**Springer Reference Medizin**

Springer Reference Medizin bietet Ärztinnen und Ärzten die optimale Lösung für ihren Arbeitsalltag. Unser Publikationsangebot beinhaltet die Qualität, die man von Springer kennt, bietet aber den Vorteil, dass das Wissen kontinuierlich aktualisiert wird und die Leser somit immer auf dem neuesten Stand sind. Die großen, umfassenden Fachbücher sind als Printausgabe verfügbar, zusätzlich bieten wir dynamische online Publikationen an.

Der Vorteil der Live Reference-Ausgaben: Das Bücherregal muss nicht in regelmäßigen Abständen erneuert werden, denn die Informationen sind jederzeit online abrufbar – schnell, übersichtlich und in deutscher Sprache. Schnelle online First Publikationen bieten nach wie vor gesichertes Wissen, denn alle Kapitel sind von führenden Experten verfasst und peer-reviewed. Springer Reference Medizin wächst ständig um neue Kapitel und Fachgebiete.

Alle deutschsprachigen Referenzwerke – auch anderer Fächer – finden Sie unter www.springerreference.de.

Gernot Marx · Elke Muhl · Kai Zacharowski · Stefan Zeuzem
Hrsg.

# Die Intensivmedizin

13. Auflage

Band 2

mit 394 Abbildungen und 426 Tabellen

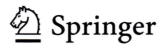

*Hrsg.*
Gernot Marx
Klinik für Operative Intensivmedizin
Universitätsklinikum RWTH Aachen
Aachen, Deutschland

Elke Muhl
Groß Grönau, Deutschland

Kai Zacharowski
Klinik für Anästhesiologie, Intensivm.
Universitätsklinikum Frankfurt am Main
Frankfurt, Deutschland

Stefan Zeuzem
Medizinische Klinik 1
Universitätsklinikum Frankfurt
Frankfurt am Main, Deutschland

ISSN 2625-3461　　　　　　　　ISSN 2625-350X (electronic)
Springer Reference Medizin
ISBN 978-3-662-68698-0　　　　ISBN 978-3-662-68699-7 (eBook)
https://doi.org/10.1007/978-3-662-68699-7

Die Deutsche Nationalbibliothek verzeichnet diese Publikation in der Deutschen Nationalbibliografie; detaillierte bibliografische Daten sind im Internet über https://portal.dnb.de abrufbar.

© Springer-Verlag GmbH Deutschland, ein Teil von Springer Nature 1955, 1971, 1972, 1977, 1982, 2001, 2004, 2008, 2011, 2015, 2024

Das Werk einschließlich aller seiner Teile ist urheberrechtlich geschützt. Jede Verwertung, die nicht ausdrücklich vom Urheberrechtsgesetz zugelassen ist, bedarf der vorherigen Zustimmung des Verlags. Das gilt insbesondere für Vervielfältigungen, Bearbeitungen, Übersetzungen, Mikroverfilmungen und die Einspeicherung und Verarbeitung in elektronischen Systemen.
Die Wiedergabe von allgemein beschreibenden Bezeichnungen, Marken, Unternehmensnamen etc. in diesem Werk bedeutet nicht, dass diese frei durch jedermann benutzt werden dürfen. Die Berechtigung zur Benutzung unterliegt, auch ohne gesonderten Hinweis hierzu, den Regeln des Markenrechts. Die Rechte des jeweiligen Zeicheninhabers sind zu beachten.
Der Verlag, die Autoren und die Herausgeber gehen davon aus, dass die Angaben und Informationen in diesem Werk zum Zeitpunkt der Veröffentlichung vollständig und korrekt sind. Weder der Verlag noch die Autoren oder die Herausgeber übernehmen, ausdrücklich oder implizit, Gewähr für den Inhalt des Werkes, etwaige Fehler oder Äußerungen. Der Verlag bleibt im Hinblick auf geografische Zuordnungen und Gebietsbezeichnungen in veröffentlichten Karten und Institutionsadressen neutral.

Planung/Lektorat: Anna Kraetz
Springer ist ein Imprint der eingetragenen Gesellschaft Springer-Verlag GmbH, DE und ist ein Teil von Springer Nature.
Die Anschrift der Gesellschaft ist: Heidelberger Platz 3, 14197 Berlin, Germany

Wenn Sie dieses Produkt entsorgen, geben Sie das Papier bitte zum Recycling.

# Vorwort zur 13. Auflage

Die Intensivmedizin zeichnet sich durch eine dynamische und umfangreiche wissenschaftliche Weiterentwicklung aus. Dies umfasst biologische, wirtschaftliche, ethische, technologische und durch künstliche Intelligenz geprägte neue Inhalte. Kontinuierlich entstehen mehr Evidenz und ein großes Spektrum an Möglichkeiten, um noch mehr Menschen in kritischen medizinischen Situationen zurück ins Leben zu bringen. Auf der anderen Seite stellen die demografische Entwicklung, Strukturreform und Defizite in den personellen und infrastrukturellen Ressourcen große Herausforderungen für die Intensivmedizin dar. Das zentrale Ziel unseres Handelns bleibt dabei immer das Wohl der Patienten und im weitesten Sinne auch dessen Umfeld. Das Erreichte zu sichern und kontinuierlich zu verbessern ist unser Anspruch als Intensivmediziner: In, um die uns anvertrauten schwer kranken Patienten auf höchstem Niveau erfolgreich und sicher behandeln zu können. Dabei benötigt diese erfolgreiche Behandlung der schwerstkranken intensivpflichtigen Patienten zwingend Multiprofessionalität und Interdisziplinarität auf allen Ebenen.

Unser Ziel: Gemeinsam besser und sicherer zu versorgen.

Grund genug, dass sich das bewährte Herausgeberteam der vorigen Auflage mit Elke Muhl, Gernot Marx, Kai Zacharowski und Stefan Zeuzem, Ende 2020 entschlossen hatte mit gewohntem Enthusiasmus, einer gehörigen Portion Ausdauer und großer Tatkraft die 13. Auflage des Standardwerkes umzusetzen.

2020 – ja 2020, also mitten in der Corona Pandemie war dieser Entschluss schon mutig, denn die Intensivmedizin sah sich genau zu dieser Zeit mit der Bewältigung der Pandemie ihrer größten Herausforderung und Bewährungsprobe in der Geschichte der Intensivmedizin in Deutschland und weltweit ausgesetzt! Alle intensivmedizinischen Teams waren maximal gefordert, es galt viele schwer- und schwerstkranke Patienten zu versorgen, die durch ein neues Virus SARS-Cov2 erkrankt waren. Die Intensivmedizin war nicht nur medizinisch, sondern auch gesellschaftspolitisch im Fokus aller Medien. Umgehend wurde die Systemrelevanz der Intensivmedizin in den westlichen Industrienationen allzu deutlich. Krisen induzieren und beschleunigen auch Innovationen. In der letzten Auflage wurde das Potenzial der Telemedizin für die Intensivmedizin, erstmals in einem eigenen Kapitel beleuchtet. In der Corona-Pandemie wurde Telemedizin an mehreren Orten umfangreich eingesetzt, um die intensivmedizinische Behandlung von Covid-19-Patienten telemedizinisch erfolgreich zu unterstützen. Konsequenterweise gelang so die Transformation von einem innovativen Forschungsansatz in die Regelversorgung seit kurzem als Teil der GKV-Regelversorgung auch mit eigenständigen Intensivzentren nach G-BA-Krise als Katalysator.

Inzwischen hat die Intensivmedizin nicht nur die Herausforderungen der Pandemie gemeistert, sondern sich auch bei der Flutkatastrophe und der Versorgung der Opfer des Ukrainekrieges als katastrophen-resistent gezeigt. Doch wir haben auch gelernt, dass Intensivmedizin nicht nur bedeutet, miteinander kompetenter für die Patienten zu sein, sondern auch, dass wir uns intensiv umeinander kümmern müssen.

Diese 13. Auflage enthält umfangreiche Aktualisierungen, ohne auf die umfassende Darstellung aller wesentlichen Inhalte zu verzichten. Es wurden alle Kapitel für die 13. Auflage komplett überarbeitet. Initial war diese Auflage als rein digitales, nicht Papier-basiertes Werk geplant. Bereits die 12. Auflage wurde komplett in die medizinische Datenbank des Springer-Verlags aufgenommen, wodurch die Inhalte ständig aktuell gehalten werden konnten. Dieses überzeugende und bewährte Konzept wird selbstverständlich bei der 13. Auflage fortgeführt. Nachdem die 13. Auflage durch die umfangreichen Aktualisierungen jetzt 17 Sektionen und 1900 Seiten umfasst und den Anforderungen eines Standardlehrbuchs mehr als gerecht wird, hat sich der Springer-Verlag entschlossen, die 13. Auflage in 2 Bänden auch als gedruckte Version zur Verfügung zu stellen. Dies begrüßen wir als Herausgeber insbesondere und danken dem Verlag für diesen sowohl mutigen als auch verständnisvollen Schritt für die noch haptisch orientierten Intensivmediziner unter uns. Auch im digitalen Zeitalter ist ein Standardlehrbuch ein wichtiger Rückhalt beim Erlernen und Bestehen der täglichen Herausforderungen bei unseren komplexen und schwer- und schwerstkranken Intensivpatienten. In der Situation eines digitalen Ausfalls auf der Intensivstation kann ein gedrucktes Standardlehrbuch sowohl in der Pflege als auch im ärztlichen Bereich durchaus mehr als hilfreich sein.

Angesichts der Pandemie und den Herausforderungen auch in der postpandemischen Periode danken wir allen Kolleginnen und Kollegen, die zum Gelingen der 13. Auflage beigetragen haben im besonderen Maße! Das Lehrbuch und die medizinische Datenbank leben von ihrem Expertenwissen. Unser Dank gilt auch den Mitarbeitern des Springer-Verlags, insbesondere Anna Krätz, die das Projekt seit vielen Jahren hervorragend betreut.

Aachen, Lübeck und Frankfurt, Deutschland
Oktober 2023

Gernot Marx
Elke Muhl
Kai Zacharowski
Stefan Zeuzem

# Inhaltsverzeichnis

**Band 1**

**Teil I  Organisation und Umfeld der Intensivmedizin** .................... 1

**1 Möglichkeiten und Grenzen der Intensivmedizin** ..................... 3
Uwe Janssens

**2 Rechtliche Probleme in der Intensivmedizin** ........................ 17
Hans-Joachim Wilke

**3 Psychosoziale Situation und psychologische Betreuung in der Intensivmedizin** ............................................. 27
Svenja Teufert und Sven Bercker

**4 Entwicklung und Bedeutung der Gesundheitsfachberufe in der Intensivmedizin** ............................................. 39
Andre Ewers

**5 Intensivpflege** .................................................. 49
Arnold Kaltwasser, Rolf Dubb, Sabrina Pelz, Carsten Hermes und Dietmar Stolecki

**6 Hygiene in der Intensivmedizin** ................................... 59
Simone Scheithauer, Reiner Schaumann, Stefan Bushuven und Markus Dettenkofer

**7 Transport kritisch kranker Patienten** ............................. 89
Tobias Hüppe und Jürgen Graf

**8 Scores in der Intensivmedizin** .................................... 97
Rolf Lefering

**9 Qualitätsmanagement, Patientendatenmanagementsysteme (PDMS) und Ökonomie in der Intensivmedizin** ............................ 111
Tobias M. Bingold, Jörg Martin, Jürgen Graf, Oliver Kumpf und Falk von Dincklage

**10 Intensivmedizinisch bedeutsame Infektionserkrankungen** ............ 129
Christine Dierkes und Enos Bernasconi

**11 Organisation und Management einer Intensivstation** ............... 147
Dierk A. Vagts

**12 Teleintensivmedizin – Möglichkeiten und Grenzen einer Innovation** ........ 157
Gernot Marx und Robert Deisz

| 13 | **Weiterbildung und Kompetenzvermittlung in der Intensivmedizin** . . . . . . . . . | 165 |
|---|---|---|
| | Axel R. Heller und Michael P. Müller | |
| 14 | **Langzeitfolgen nach Intensivtherapie** . . . . . . . . . . . . . . . . . . . . . . . . . . . . . . . | 179 |
| | J. Langgartner | |
| 15 | **Akut- und Frührehabilitation** . . . . . . . . . . . . . . . . . . . . . . . . . . . . . . . . . . . . . | 189 |
| | Gudrun Sylvest Schönherr, Michaela Eyl, Ton Hanel, Mariella Katzmayr, Simone Kircher und Patricia Meier | |
| 16 | **Palliativmedizin in der Intensivmedizin** . . . . . . . . . . . . . . . . . . . . . . . . . . . . | 225 |
| | Friedemann Nauck | |
| 17 | **Risikomanagement und Fehlerkultur** . . . . . . . . . . . . . . . . . . . . . . . . . . . . . . | 237 |
| | Jürgen Graf, Adrian Frutiger und Kyra Schneider | |
| 18 | **Patient Blood Management** . . . . . . . . . . . . . . . . . . . . . . . . . . . . . . . . . . . . . . | 253 |
| | Dania Fischer, Patrick Meybohm und Kai Zacharowski | |

**Teil II   Diagnostik und Überwachung** . . . . . . . . . . . . . . . . . . . . . . . . . . . . . . . 261

| 19 | **Hämodynamisches und respiratorisches Monitoring** . . . . . . . . . . . . . . . . . . | 263 |
|---|---|---|
| | Matthias Heringlake, Hauke Paarmann, Hermann Heinze, Heinrich V. Groesdonk und Sebastian Brandt | |
| 20 | **Zerebrales und neurophysiologisches Monitoring** . . . . . . . . . . . . . . . . . . . . | 307 |
| | Martin Jakobs, Alexander Younsi, Asita Simone Sarrafzadeh und Karl Ludwig Kiening | |
| 21 | **Bildgebende Verfahren in der Intensivmedizin: Röntgen, Sonographie, CT, MRT, Nuklearmedizin und bildgesteuerte Interventionen** . . . . . . . . . . . | 317 |
| | Peter Hunold, Thomas Schlosser, Sonja Kinner, Marc Schlamann und Ingo Janssen | |
| 22 | **Intensivtherapie bei erhöhtem intrakraniellem Druck** . . . . . . . . . . . . . . . . . | 385 |
| | Mohammed Issa, Alexander Younsi, Oliver W. Sakowitz und Andreas W. Unterberg | |
| 23 | **Endoskopische Diagnostik** . . . . . . . . . . . . . . . . . . . . . . . . . . . . . . . . . . . . . . | 397 |
| | Mireen Friedrich-Rust, Florian Alexander Michael und Jörg Albert | |
| 24 | **Blutgasanalyse** . . . . . . . . . . . . . . . . . . . . . . . . . . . . . . . . . . . . . . . . . . . . . . . . | 413 |
| | Markus Rehm, Klaus Hofmann-Kiefer und Peter Conzen | |
| 25 | **Point of Care Testing in der Gerinnungsanalytik** . . . . . . . . . . . . . . . . . . . . . | 427 |
| | Christian F. Weber und Kai Zacharowski | |

**Teil III   Techniken** . . . . . . . . . . . . . . . . . . . . . . . . . . . . . . . . . . . . . . . . . . . . . . 433

| 26 | **Endotracheale Intubation** . . . . . . . . . . . . . . . . . . . . . . . . . . . . . . . . . . . . . . . | 435 |
|---|---|---|
| | Fritz Fiedler und Michael Quintel | |
| 27 | **Perkutane Tracheotomie** . . . . . . . . . . . . . . . . . . . . . . . . . . . . . . . . . . . . . . . . | 451 |
| | Stefan Utzolino, Michael Quintel und Axel Prause | |
| 28 | **Nichtinvasive Beatmung zur Therapie der akuten respiratorischen Insuffizienz** . . . . . . . . . . . . . . . . . . . . . . . . . . . . . . . . . . . . . . . . . . . . . . . . . . | 467 |
| | Bernd Schönhofer und Sarah Bettina Schwarz | |

**29  Maschinelle Beatmung und Entwöhnung von der Beatmung** .............. 483
Johannes Bickenbach und Rolf Dembinski

**30  Heimbeatmung und Überleitung in die Heimbeatmung** ................ 513
Christopher Wagner, Sönke Wallis und Daniel Drömann

**31  Drainagen in der Intensivmedizin** ............................. 517
Patrick Kassenbrock, Ursula Wild und Samir G. Sakka

**32  Katheter in der Intensivmedizin** .............................. 541
Maximilian Ragaller und Oliver Vicent

**33  Kardiopulmonale Reanimation** ............................... 573
Holger Herff, Udo Wagner und Volker Wenzel

**Teil IV  Prinzipien der Therapie** ..................................... 587

**34  Pharmakodynamik und Pharmakokinetik beim Intensivpatienten, Interaktionen** ............................................. 589
Julia Langgartner

**35  Ernährung der Intensivpatient*in** ............................. 607
Wolfgang H. Hartl

**36  Volumentherapie** ........................................... 623
Tim-Philipp Simon, Kai Zacharowski und Gernot Marx

**37  Inotropika und Vasopressoren** ............................... 631
Steffen Rex und Kira Erber

**38  Hämostase** ................................................ 643
W. Miesbach und H. Schöchl

**39  Schmerz, Sedierung und Delir** ................................ 677
Claudia Spies, Björn Weiß, Alawi Lütz und Anika Müller

**40  Prophylaxen** ............................................... 691
Tobias M. Bingold, Martin Hoffmann, Susanne Krotsetis und Elke Muhl

**Teil V  Extrakorporale Organunterstützung, VAD-Systeme** ................. 711

**41  Extrakorporale Verfahren zur Unterstützung bei Lungenversagen** ......... 713
Christopher Lotz, Jonas Ajouri, Tobias M. Bingold, Harald Keller und
Ralf M. Muellenbach

**42  Mechanische Unterstützung bei Herzversagen** ..................... 723
Fabian Emrich und Thomas Walther

**43  Extrakorporale Verfahren zur Unterstützung bei Leberversagen** ......... 735
Jörg Bojunga

**44  Extrakorporale Verfahren zur Behandlung des akuten Nierenversagens** ..... 743
Bernhard K. Krämer

**Teil VI  Störungen des ZNS und neuromuskuläre Erkrankungen** ............ 755

**45  Koma, metabolische Störungen und Hirntod** ...................... 757
Andreas Bitsch

| 46 | **Zerebrovaskuläre Notfälle**........................................... | 771 |

Thorsten Steiner, Lea Küppers-Tiedt, Stefan Schwab und Werner Hacke

| 47 | **Intensivtherapie bei Anfallsserien und Status epilepticus**............... | 787 |

Stephanie Gollwitzer, Hajo M. Hamer und Stefan Schwab

| 48 | **Psychische und psychosomatische Störungen bei Intensivpatienten**......... | 795 |

Tilman Wetterling

| 49 | **Intensivtherapie bei Infektionen des ZNS**............................ | 805 |

Bernd Salzberger

| 50 | **Querschnittlähmung: Akutbehandlung und Rehabilitation**............... | 813 |

Michael Baumberger, Franz Michel, Luca Brendebach, Hans Georg Koch, Peter Felleiter und Anke Scheel-Sailer

| 51 | **Neuromuskuläre Erkrankungen bei Intensivpatienten**................... | 829 |

Tobias Ruck, Hans-Peter Hartung, Sven G. Meuth, Bernd C. Kieseier und Helmar C. Lehmann

| 52 | **Neurologisch-neurochirurgische Frührehabilitation**.................... | 845 |

Jens D. Rollnik

**Teil VII  Kardiale Störungen**........................................... 861

| 53 | **Intensivtherapie bei akuter Herzinsuffizienz, kardiogenem Schock und Herzbeuteltamponade**............................................ | 863 |

Sonja Iken, Martin Calineata, Christian Reyher und Andreas Zierer

| 54 | **Intensivtherapie bei akutem Koronarsyndrom, Myokardinfarkt und instabiler Angina pectoris**....................................... | 895 |

Stephan Fichtlscherer und Joachim Weil

| 55 | **Intensivtherapie bei Herzrhythmusstörungen**........................ | 929 |

Hans-Joachim Trappe

| 56 | **Intensivtherapie bei infektiöser Endokarditis**........................ | 949 |

Marcus Maximilian Mücke und Johanna Maria Kessel

**Band 2**

**Teil VIII  Vaskuläre Störungen**......................................... 963

| 57 | **Hypertensiver Notfall**........................................... | 965 |

Nicholas Obermüller

| 58 | **Intensivtherapie bei Lungenarterienembolie**......................... | 977 |

Wolfgang A. Wetsch und Bernd W. Böttiger

| 59 | **Thrombose in der Intensivmedizin**................................ | 985 |

Bruno Geier

| 60 | **Intensivtherapie bei akutem arteriellem Verschluß**................... | 993 |

Heiner Wenk

| 61 | **Mesenteriale Durchblutungsstörungen**............................. | 999 |

Felix Rockmann

## Teil IX Respiratorische Störungen ............... 1011

**62 Intensivtherapie bei Pneumonien** ............... 1013
Santiago Ewig

**63 Intensivtherapie bei akutem Lungenversagen** ............... 1039
Rolf Dembinski

**64 Intensivtherapie bei COPD und Asthma bronchiale** ............... 1047
Robert Bals, Bernd Schönhofer und Christian Taube

## Teil X Gastrointestinale Störungen ............... 1061

**65 Intensivtherapie bei akutem und chronischem Leberversagen** ............... 1063
Christoph Sarrazin, Maximilian David Schneider, Wolf O. Bechstein und
Stefan Zeuzem

**66 Intensivtherapie bei akuten gastrointestinalen Blutungen** ............... 1089
Georg Braun, Frank Klebl und Helmut Messmann

**67 Intensivtherapie bei Ileus und toxischem Megakolon** ............... 1097
Guido Woeste und Oliver Schröder

**68 Intensivtherapie bei Peritonitis** ............... 1109
Wolfgang H. Hartl

**69 Intensivtherapie bei akuter Pankreatitis** ............... 1121
Stephanie-Susanne Stecher, Georg Beyer, Sofia Antón, Ali Alexander Aghdassi,
Jonas Adrian Scheiber, Markus M. Lerch und Julia Mayerle

## Teil XI Stoffwechsel, Niere, Säure-Basen-, Wasser- und Elektrolythaushalt ... 1133

**70 Diabetisches Koma und perioperative Diabetestherapie** ............... 1135
Gesine Meyer und Jörg Bojunga

**71 Endokrine Störungen beim Intensivpatienten** ............... 1147
Gesine Meyer und Jörg Bojunga

**72 Intensivtherapie bei akuten Porphyrien** ............... 1167
Eva Diehl-Wiesenecker, Rajan Somasundaram und Nils Wohmann

**73 Intensivtherapie bei akutem Nierenversagen (ANV), extrakorporale Eliminationsverfahren und Plasmaseparation** ............... 1179
Bernhard K. Krämer und Bernd Krüger

## Teil XII Infektionen ............... 1199

**74 Antibiotika, Antibiotikaprophylaxe und Antimykotika in der Intensivmedizin** ............... 1201
Nils Wetzstein, Janne J. Vehreschild und Maria J. G. T. Vehreschild

**75 Nosokomiale Infektionen auf der Intensivstation** ............... 1215
Gösta Lotz, Jan Kloka, Linda Vo, Helga Häfner, Simone Scheithauer und
Sebastian Lemmen

**76 Sepsis** ............... 1245
Tobias Schürholz und Gernot Marx

| 77 | **Infektionen bei Immundefizienz** .................................. 1261 |
|---|---|
| | Bernd Salzberger und Christine Dierkes |
| 78 | **Intensivtherapie bei Haut- und Weichgewebsinfektionen** ............... 1271 |
| | Elke Muhl und Peter Kujath |

## Teil XIII  Trauma .................................. 1281

| 79 | **Polytrauma** .................................. 1283 |
|---|---|
| | Mark Lehnert und Ingo Marzi |
| 80 | **Schädel-Hirn-Trauma** .................................. 1305 |
| | Alexander Younsi, Moritz Scherer und Andreas W. Unterberg |
| 81 | **Intensivtherapie bei Verletzungen der Kiefer- und Gesichtsregion** ......... 1323 |
| | Siegmar Reinert und Michael Krimmel |
| 82 | **Thoraxtrauma** .................................. 1333 |
| | Reto Stocker |
| 83 | **Intensivtherapie bei Abdominalverletzungen** .......................... 1347 |
| | Anna Philine Düssel, Martin Hornberger, Christian Hierholzer, Michael Lang und Alexander Woltmann |
| 84 | **Intensivtherapie bei Brandverletzungen** .............................. 1369 |
| | Felix Stang, Norbert Pallua und Erhan Demir |
| 85 | **Unterkühlung, Ertrinken und Tauchunfälle** ........................... 1395 |
| | Jan-Christoph Lewejohann |

## Teil XIV  Operative Intensivmedizin .................................. 1413

| 86 | **Intensivtherapie nach neurochirurgischen Eingriffen: elektive Kraniotomie, intrakranielle Blutung, Schädel-Hirn-Trauma, Rückenmarkverletzung** ..... 1415 |
|---|---|
| | Stefanie Pilge und Gerhard Schneider |
| 87 | **Intensivtherapie nach herzchirurgischen Eingriffen** ..................... 1445 |
| | Frank Vogel, Tobias Ninke, Bernhard Zwißler und Erich Kilger |
| 88 | **Intensivtherapie nach thoraxchirurgischen Eingriffen** ................... 1471 |
| | Jens Geiseler, Volkan Kösek, Burkhard Thiel, Hans-Georg Bone, Robert Kaiser und Lorenz Nowak |
| 89 | **Intensivtherapie nach abdominalchirurgischen Eingriffen** ................ 1493 |
| | Hany Ashmawy, Guido Peterschulte und Matthias Schauer |
| 90 | **Intensivtherapie nach gefäßchirurgischen Eingriffen** .................... 1523 |
| | Andreas Greiner, Michael Jacobs, Jochen Grommes und Alexander Gombert |

## Teil XV  Organtransplantation .................................. 1533

| 91 | **Hirntodfeststellung und intensivmedizinische Behandlung von Organspendern** .................................. 1535 |
|---|---|
| | Hans-Joachim Wilke |
| 92 | **Intensivtherapie im Rahmen der Transplantation solider Organe** .......... 1545 |
| | Christoph Lichtenstern, Frederike Lund, Matthias Müller, Jan Schmidt, Konstantin Mayer und Markus A. Weigand |

**Teil XVI  Spezielle Notfälle** ........................................ 1585

**93  Hämorrhagischer Schock** ........................................ 1587
Patrick Meybohm und Kai Zacharowski

**94  Schwangere in der Intensivmedizin** ............................. 1605
Michael K. Bohlmann

**95  Schwangerschaftsassoziierte Notfälle** .......................... 1621
Peter Kranke, Dorothee Bremerich und Benedikt Schmid

**96  Anaphylaxie – Diagnostik und Therapie unter intensivmedizinischen Gesichtspunkten** ........................................ 1635
Christoph Steup und Kai-Henrik Peiffer

**97  Rheumatologische Notfälle** ..................................... 1647
Sylvia Pemmerl und Boris Ehrenstein

**98  Hämatologische und onkologische Notfälle** ...................... 1657
Johannes Atta, Salem Abdulfatah Ajib und Stefanie Froh

**99  Intensivtherapie bei Vergiftungen** .............................. 1673
Herbert Desel und Martin Ebbecke

**Teil XVII  Pädiatrische Intensivmedizin** ............................ 1687

**100  Intensivmedizin bei Früh- und Neugeborenen** ................... 1689
Johannes Wirbelauer und Christian P. Speer

**Sachwortverzeichnis** ............................................... 1743

# Herausgeber- und Autorenverzeichnis

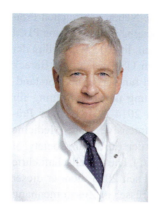

**Gernot Marx** studierte Humanmedizin an der Medizinischen Hochschule Hannover. Nach seiner Promotion und Habilitation arbeitete er als Senior Lecturer in der Anästhesiologie und Intensivmedizin an der University of Liverpool und wurde 2004 auf eine Professur für Anästhesiologie, Intensiv- und Notfallmedizin an die Friedrich-Schiller-Universität Jena berufen. Seit 2008 ist er W3-Professor für Anästhesiologie mit Schwerpunkt operativer Intensivmedizin und Intermediate Care an der RWTH Aachen und Direktor der Klinik für Operative Intensivmedizin und Intermediate Care an der Uniklinik RWTH Aachen. Seit seiner Berufung in Aachen engagiert sich Marx stark für die Themen Telemedizin und Digitalisierung im Gesundheitswesen. In diesem Kontext leitete Marx verschiedene Forschungsverbünde, die national z. B. die Medizininformatikinitiative durch das BMBF oder von der EU gefördert worden sind (z. B. das Projekt THALEA). Sein Projekt TELnet@NRW wurde im Jahr 2021 mit dem Deutschen Preis für Patientensicherheit ausgezeichnet. Im Rahmen der Corona-Pandemie koordinierte Marx auch die Vorstufe des Virtuellen Krankenhauses NRW. 2021–2022 ist Gernot Marx Präsident der Deutschen Interdisziplinären Vereinigung für Intensiv– und Notfallmedizin (DIVI) gewesen. 2023 ist er als Mitglied in das Expertengremium der Nationalen Forschungsdateninfrastruktur (NFDI) berufen worden. Für die Deutsche Gesellschaft für Anästhesiologie und Intensivmedizin ist Marx für die Amtszeit 2025/2026 als Präsident gewählt worden.

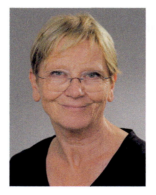

**Elke Muhl** hat nach dem Studium der Humanmedizin an der Christian-Albrechts-Universität in Kiel am Universitätsklinikum Schleswig-Holstein (UKSH) Campus Lübeck ihre Weiterbildung zur Ärztin für Chirurgie absolviert und die Zusatzbezeichnungen als Ärztin für Unfallchirurgie und Ärztin für Gefäßchirurgie erworben, sowie die Fakultative Zusatzweiterbildung Intensivmedizin. Sie war nach Promotion und Habilitation für das Fach Chirurgie zuletzt langjährig als Oberärztin und Leiterin der Chirurgischen Intensivstation am UKSH Campus Lübeck tätig. Berufspolitisch hat sie sich in der DIVI engagiert, war Mitglied des Präsidiums der DIVI von 2009–2014, 2011/2012 deren Präsidentin und 2018 Kongresspräsidentin des DIVI-Kongresses. Sie ist zudem Ehrenmitglied der Fachgesellschaft.

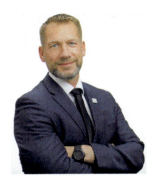

**Kai Zacharowski,** ML FRCA FESAIC ist seit 2009 Direktor der Klinik für Anästhesiologie, Intensivmedizin und Schmerztherapie an der Goethe Universität Frankfurt. Von 2006 bis 2008 hatte er die gleiche Position am Universitätsklinikum Bristol, UK inne. Seine Forschungsinteressen liegen insbesondere in der Patientensicherheit, Patient Blood Management (PBM) und dem Immunsystem in der Intensivmedizin. Er promovierte zum Dr. med. in Mainz und Dr. phil. in London. Seit 2016 ist er Mitglied der Leopoldina, der ältesten wissenschaftlichen Akademie der Welt. Seine wissenschaftlichen Arbeiten sind publiziert u. a. in *Nature Medicine, Lancet, NEJM* and *Proceedings of the National Academy of Science* (in PubMed mehr als 560 Beiträge). Neben zahlreichen Preisen und Ehrungen erhielt er mit seiner Gruppe für das Thema PBM den deutschen Preis für Patientensicherheit. In 2015 wurde ihm der Humanitarian Award gemeinsam mit den US-Präsidenten Barack Obama und Joe Biden überreicht. Aktuell fungiert er als Vorstandvorsitzender der Christoph-Lohfert Stiftung und der Stiftung für Gesundheit, Prävention und PBM. Von 2014–2018 war er Präsident des Multiple Joint Committee Intensive Care Medicine (UEMS) und von 2020–2021 Präsident der European Society of Anaesthesiology & Intensive Care (ESAIC). Die Gesellschaft ehrte ihn als Honorary member of ESAIC und seit 2023 dient er dieser als Botschafter für alle EU Fragen in Brüssel in Zusammenhang mit der Anästhesiologie und Intensivmedizin.

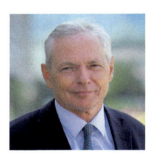

**Stefan Zeuzem** studierte Humanmedizin in Frankfurt a.M., Cambridge und Newcastle upon Tyne, England. Facharztweiterbildung am Universitätsklinikum Frankfurt a.M., Forschungsaufenthalte am Max-Planck-Institut für Biophysik (1990–1991) und am Howard Hughes Medical Institute, Yale University (1993). Nach dem Facharzt für Innere Medizin, Schwerpunktweiterbildung in der Gastroenterologie, Endokrinologie und Internistischen Intensivmedizin. Nach Habilitation (1992) und Ernennung zum außerplanmäßigen Professor (1998) an der Universität Frankfurt, Ruf auf den Lehrstuhl für Innere Medizin an der Universitätsklinik des Saarlandes (2002–2006), seit dem 1. Januar 2007 Lehrstuhl für Innere Medizin und Direktor der Medizinischen Klinik 1 am Universitätsklinikum Frankfurt a.M. Von 2010 bis 2016 Mitglied des Wissenschaftsrats, seit 2019 Dekan der Medizinischen Fakultät.

# Autorenverzeichnis

**Ali Alexander Aghdassi** Klinik und Poliklinik für Innere Medizin A, Universitätsmedizin Greifswald, Greifswald, Deutschland

**Salem Abdulfatah Ajib** Hämatologie/Onkologie (Med 2), Universitätsklinikum Frankfurt, Frankkfurt a. M, Deutschland

**Jonas Ajouri** Klinik für Anästhesiologie, Intensivmedizin, Notfallmedizin und Schmerztherapie, ECMO-Zentrum, Klinikum Kassel, Kassel, Deutschland

**Jörg Albert** Klinik für Gastroenterologie, gastroenterologische Onkologie, Hepatologie, Infektiologie und Pneumologie, Klinikum Stuttgart, Stuttgart, Deutschland

**Sofía Antón** Medizinische Klinik und Poliklinik II, Klinikum der LMU München, München, Deutschland

**Hany Ashmawy** Klinik für Allgemein-, Viszeral- und Kinderchirurgie, Universitätsklinikum Düsseldorf, Düsseldorf, Deutschland

**Johannes Atta** Sektionsleitung Hämatologie und Infektiologie, Hochwaldkrankenhaus – GZ Wetterau, Bad Nauheim, Deutschland

**Robert Bals** Klinik für Innere Medizin V, Universitaetsklinikum des Saarlandes, Homburg/Saar, Deutschland

**Michael Baumberger** Schweizer Paraplegiker-Zentrum Nottwil, Nottwil, Schweiz

**Wolf O. Bechstein** Klinik für Allgemein-, Viszeral und Transplantationschirurgie, Universitätsklinikum Frankfurt, Frankfurt am Main, Deutschland

**Sven Bercker** Klinik für Anästhesiologie und Intensivtherapie, Universitätsklinikum Leipzig AöR, Leipzig, Deutschland

**Enos Bernasconi** Ospedale Civico Lugano, Lugano, Schweiz

**Georg Beyer** Medizinische Klinik und Poliklinik II, Klinikum der LMU München, München, Deutschland

**Johannes Bickenbach** Klinik für Operative Intensivmedizin und Intermediate Care, Universitätsklinikum Aachen, Aachen, Deutschland

**Tobias M. Bingold** Clinical Affairs, ADVITOS GmbH, München, Deutschland

**Andreas Bitsch** Klinik für Neurologie und Stroke Unit, Mediclin Krankenhaus Plau am See, Plau am See, Deutschland

**Michael K. Bohlmann** Zentrum für Gynäkologie & Geburtshilfe, St. Elisabethen-Krankenhaus GmbH, Lörrach, Deutschland

**Jörg Bojunga** Medizinische Klinik 1, Klinik für Gastroenterologie, Hepatologie, Pneumologie und Endokrinologie, Universitätsklinikum Frankfurt, Frankfurt am Main, Deutschland
Internistische Intensivmedizin, Medizinische Klinik, Universitätsklinikum Frankfurt, Frankfurt am Main, Deutschland

**Hans-Georg Bone** Zentrum für Anästhesiologie, Intensiv- und Schmerztherapie, Klinikum Vest, Recklinghausen, Deutschland

**Bernd W. Böttiger** Medizinische Fakultät, Klinik für Anästhesiologie und Operative Intensivmedizin, Uniklinik Köln, Universität zu Köln, Köln, Deutschland

**Sebastian Brandt** Klinik für Anaesthesiologie, Intensivmedizin und perioperative Schmerztherapie, Städtisches Klinikum Dessau, Dessau-Roßlau, Deutschland

**Georg Braun** Medizinische Klinik III am Universitätsklinikum Augsburg, Augsburg, Deutschland

**Dorothee Bremerich** Klinik für Anästhesiologie, Helios Kliniken Schwerin, Schwerin, Deutschland

**Luca Brendebach** Schweizer Paraplegiker-Zentrum Nottwil, Nottwil, Schweiz

**Stefan Bushuven** Institut für Krankenhaushygiene und Infektionsprävention am Hegau-Bodensee-Klinikum Radolfzell, Gesundheitsverbund Landkreis Konstanz (GLKN), Radolfzell, Deutschland

**Martin Calineata** Klinik für Anästhesiologie, Intensivmedizin und Schmerztherapie, Goethe-Universität Frankfurt, Universitätsklinikum, Frankfurt am Main, Deutschland

**Peter Conzen** Klinik für Anästhesiologie, Klinikum der Universität München Campus Großhadern, München, Deutschland

**Robert Deisz** Intensive Care Philips GmbH Market DACH, Philips GmbH, Hamburg, Deutschland

**Rolf Dembinski** Klinik für Intensivmedizin und Notfallmedizin, Klinikum Bremen-Mitte, Bremen, Deutschland

**Erhan Demir** Privatklinik für Plastische und Ästhetische Chirurgie, Handchirurgie, Köln, Deutschland

**Herbert Desel** Abteilung Exposition, Fachgruppe „Expositionsbewertung von gefährlichen Produkten", Bundesinstitut für Risikobewertung, Berlin, Deutschland

**Markus Dettenkofer** Hygiene und Infektiologie, Sana Kliniken AG, Ismaning, Deutschland

**Eva Diehl-Wiesenecker** Zentrale Notaufnahme Campus Benjamin Franklin, Porphyrie-Ambulanz Campus Benjamin Franklin, Charité Universitätsmedizin Berlin, Berlin, Deutschland

**Christine Dierkes** Gastroenterologie und interventionelle Endoskopie, Krankenhaus Barmherzige Brüder Regensburg, Regensburg, Deutschland

**Falk von Dincklage** Klinik für Anästhesie, Intensiv-, Notfall- und Schmerzmedizin, Universitätsmedizin Greifswald, Greifswald, Deutschland

**Daniel Drömann** Medizinische Klinik III, Universitätsklinikum Schleswig-Holstein – Campus Lübeck, Lübeck, Deutschland

**Rolf Dubb** Fachbereichsleitung Weiterbildung an der Akademie der Kreiskliniken Reutlingen GmbH, Reutlingen, Deutschland

**Anna Philine Düssel** Abt. für Viszeraltraumatologie und viszerale Paraplegiologie, Berufsgenossenschaftliche Unfallklinik Murnau, Murnau/Staffelsee, Deutschland

**Martin Ebbecke** Giftinformationszentrum-Nord der Länder Bremen, Hamburg, Niedersachsen und Schleswig-Holstein (GIZ-Nord) und Toxikologisches Labor, Universitätsmedizin Göttingen, Göttingen, Deutschland

**Boris Ehrenstein** Klinik und Poliklinik für Rheumatologie, Asklepios Klinik Bad Abbach, Bad Abbach, Deutschland

**Fabian Emrich** Klinik für Herz- und Gefäßchirurgie, Universitäres Herzzentrum, Universitätsklinikum Frankfurt, Frankfurt am Main, Deutschland

**Kira Erber** Klinik für Anästhesiologie und Intensivmedizin, Universitätsklinikum Schleswig-Holstein, Lübeck, Deutschland

**Andre Ewers** Leitung Koordination Klinische Pflegewissenschaft und Pflegeforschung, Pflegedirektion, Universitätsklinikum Salzburg, Salzburg, Österreich

**Santiago Ewig** Kliniken für Pneumologie und Infektiologie, EVK Herne und Augusta-Kranken-Anstalt Bochum, Thoraxzentrum Ruhrgebiet, Bochum, Deutschland

**Michaela Eyl** Neurorehabilitation, Universitätsklinik Innsbruck, Innsbruck, Österreich

**Peter Felleiter** Schweizer Paraplegiker-Zentrum Nottwil, Nottwil, Schweiz

**Stephan Fichtlscherer** Medizinische Klinik III: Kardiologie, Angiologie Universitäres Herz- & Gefäßzentrum Universitätsklinikum Frankfurt, Frankfurt am Main, Deutschland

**Fritz Fiedler** St. Elisabeth-Krankenhaus GmbH, Klinik für Anaesthesie und Operative Intensivmedizin, Köln, Deutschland

**Dania Fischer** Klinik für Anästhesiologie, Universitätsklinikum Heidelberg, Heidelberg, Deutschland

**Mireen Friedrich-Rust** Medizinische Klinik 1 – Gastroenterologie und Hepatologie, Pneumologie und Allergologie, Endokrinologie und Diabetologie sowie Ernährungsmedizin, Universitätsklinikum Frankfurt, Frankfurt am Main, Deutschland

**Stefanie Froh** Luzern, Schweiz

**Adrian Frutiger** Trimmis, Schweiz

**Bruno Geier** Department of Vascular Surgery, Krankenhaus Bethanien Moers, Moers, Deutschland

**Jens Geiseler** Klinik für Pneumologie, Beatmungs- und Schlafmedizin, Klinikum Vest, Behandlungszentrum Paracelsus-Klinik Marl, Marl, Deutschland

**Stephanie Gollwitzer** Neurologische Klinik, Universitätsklinikum Erlangen, Erlangen, Deutschland

**Alexander Gombert** Europäisches Gefäßzentrum Aachen-Maastricht, Klinik für Gefäßchirurgie, Universitätsklinikum RWTH Aachen, Aachen, Deutschland

**Jürgen Graf** Universitätsklinikum Frankfurt, Frankfurt, Deutschland

**Jürgen Graf** Ärztlicher Direktor Universitätsklinik Frankfurt, Goethe Universität, Stuttgart, Deutschland

**Andreas Greiner** Klinik für Gefäßchirurgie, Charité – Universitätsmedizin Berlin, Berlin, Deutschland

**Heinrich V. Groesdonk** Klinik für Interdisziplinäre Intensivmedizin und Intermediate Care, HELIOS Klinikum Erfurt, Erfurt, Deutschland

**Jochen Grommes** Klinik für Gefäßchirurgie, Marienhospital Aachen, Aachen, Deutschland

**Werner Hacke** Universitaetsklinikum Heidelberg, Neurologische Klinik, Heidelberg, Deutschland

**Helga Häfner** Zentralbereich für Krankenhaushygiene und Infektiologie, Uniklinik RWTH Aachen, Aachen, Deutschland

**Hajo M. Hamer** Neurologische Klinik, Universitätsklinikum Erlangen, Erlangen, Deutschland

**Ton Hanel** Neurorehabilitation, Universitätsklinik Innsbruck, Innsbruck, Österreich

**Wolfgang H. Hartl** Klinik für Allgemeine, Viszeral- und Transplantationschirurgie, Ludwig-Maximilians-Universität München – Klinikum der Universität Campus Großhadern, München, Deutschland

**Hans-Peter Hartung** Medizinische Fakultät, Klinik für Neurologie, Heinrich-Heine-Universität, Düsseldorf, Deutschland

Brain and Mind Center, University of Sydney, Sydney, Australien

Klinik für Neurologie, Medizinische Universität Wien, Wien, Österreich

**Hermann Heinze** Klinik für Anästhesiologie, AGAPLESION DIAKONIEKLINIKUM HAMBURG gemeinnützige GmbH, Hamburg, Deutschland

**Axel R. Heller** Klinik für Anästhesiologie und Operative Intensvmedizin, Universitätsklinikum Augsburg, Augsburg, Deutschland

**Holger Herff** Anästhesiologie, PAN Klinik Köln, Köln, Deutschland

**Matthias Heringlake** Klinik für Anästhesiologie und Intensivmedizin, Herz- und Diabeteszentrum Mecklenburg Vorpommern – Klinikum Karlsburg, Karlsburg, Deutschland

**Carsten Hermes** HELIOS Klinikum Siegburg, Siegburg, Deutschland

**Christian Hierholzer** Klinik für Traumatologie, Universitätsspital Zürich, Zürich, Schweiz

**Martin Hoffmann** Klinik für Allgemein-Viszeral- und minimalinvasive Chirurgie, Asklepios Paulinen-Klinik Wiesbaden, Wiesbaden, Deutschland

**Klaus Hofmann-Kiefer** Klinik für Anästhesiologie, Klinikum der Universität München Campus Großhadern, München, Deutschland

**Martin Hornberger** Abt. für Viszeraltraumatologie und viszerale Paraplegiologie, Berufsgenossenschaftliche Unfallklinik Murnau, Murnau/Staffelsee, Deutschland

**Peter Hunold** FOKUS Radiologie & Nuklearmedizin, Göttingen, Heilbad Heiligenstadt, Eisenach, Deutschland

**Tobias Hüppe** Klinik für Anästhesiologie, Intensivmedizin und Schmerztherapie, Universitätsklinikum des Saarlandes, Homburg, Deutschland

**Sonja Iken** Klinik für Anästhesiologie, Intensivmedizin und Schmerztherapie, Goethe-Universität Frankfurt, Universitätsklinikum, Frankfurt am Main, Deutschland

**Mohammed Issa** Neurochirurgische Klinik, Universitätsklinikum Heidelberg, Heidelberg, Deutschland

**Michael Jacobs** Europäisches Gefäßzentrum Aachen-Maastricht, Klinik für Gefäßchirurgie, Universitätsklinikum RWTH Aachen, Aachen, Deutschland

**Martin Jakobs** Neurochirurgische Klinik, Universitätsklinikum Heidelberg, Heidelberg, Deutschland

**Ingo Janssen** Nuklearmedizin, BeRaNuk Berliner Radiologie und Nuklearmedizin, Berlin, Deutschland

**Uwe Janssens** Klinik für Innere Medizin, St. Antonius Hospital, Eschweiler, Deutschland

**Robert Kaiser** Lungenmedizin, Klinikverbund Allgäu gGmbH – Klinik Immenstadt, Immenstadt im Allgäu, Deutschland

**Arnold Kaltwasser** Fachbereichsleitung Weiterbildung an der Akademie der Kreiskliniken Reutlingen GmbH, Reutlingen, Deutschland

**Patrick Kassenbrock** Gemeinschaftsklinikum Mittelrhein, Klinik für Intensivmedizin, Akademisches Lehrkrankenhaus der Universitätsmedizin der Johannes Gutenberg-Universität Mainz, Koblenz, Deutschland

**Mariella Katzmayr** Neurorehabilitation, Universitätsklinik Innsbruck, Innsbruck, Österreich

**Harald Keller** Thorax-, Herz-, Thorakale Gefäßchirurgie, Abteilung Kardiotechnik, Universitätsklinikum Frankfurt, Frankfurt am Main, Deutschland

**Johanna Maria Kessel** Medizinische Klinik 2, Zentrum Innere Medizin, Universitätsklinikum Frankfurt, Frankfurt, Deutschland

**Karl Ludwig Kiening** Neurochirurgische Klinik, Universitätsklinikum Heidelberg, Heidelberg, Deutschland

**Bernd C. Kieseier** Neurologische Klinik, Universitätsklinikum Düsseldorf, Düsseldorf, Deutschland

**Erich Kilger** Klinik für Anästhesiologie, Herzklinik der Universität München am Augustinum, München, Deutschland

**Sonja Kinner** Institut für Diagnostische und Interventionelle Radiologie und Neuroradiologie, Universitätsklinikum Essen, Universität Duisburg-Essen, Essen, Deutschland

**Simone Kircher** Neurorehabilitation, Universitätsklinik Innsbruck, Innsbruck, Österreich

**Frank Klebl** Praxiszentrum Alte Mälzerei, Regensburg, Deutschland

**Jan Kloka** Klinik für Anästhesiologie, Intensivmedizin und Schmerztherapie, Universitätsklinikum Frankfurt, Frankfurt, Deutschland

**Hans Georg Koch** Grosswangen, Schweiz

**Volkan Kösek** Klinik für Thoraxchirurgie, Klinik am Park Lünen, Klinkum Westfalen, Lünen, Deutschland

**Bernhard K. Krämer** V. Medizinische Klinik (Nephrologie, Hypertensiologie, Endokrinologie, Diabetologie, Rheumatologie, Pneumologie), Universitätsmedizin Mannheim, Medizinische Fakultät Mannheim der Universität Heidelberg, Mannheim, Deutschland

**Bernhard K. Krämer** V. Medizinische Klinik, Klinikum Mannheim GmbH, Universitätsklinikum, Medizinische Fakultät Mannheim der Universität Heidelberg, Mannheim, Deutschland

**Peter Kranke** Klinik und Poliklinik für Anästhesiologie, Intensivmedizin, Notfallmedizin und Schmerztherapie, Universitätsklinikum Würzburg, Würzburg, Deutschland

**Michael Krimmel** Klinik u. Poliklinik für Mund-, Kiefer- u. Gesichtschirurgie, Universitätsklinikum Tübingen, Tübingen, Deutschland

**Susanne Krotsetis** Pflegedirektion, Universitätsklinikum Schleswig-Holstein – Campus Lübeck, Lübeck, Deutschland

**Bernd Krüger** Medizinische Klinik III, Klinikum Darmstadt GmbH, Darmstadt, Deutschland

**Peter Kujath** Klinik für Allgemein-, Gefäß und Thoraxchirurgie, KMG Klinikum Güstrow GmbH, Güstrow, Deutschland

**Oliver Kumpf** Klinik für Anästhesiologie mit Schwerpunkt operative Intensivmedizin, Charité – Universitätsmedizin Berlin, Berlin, Deutschland

**Lea Küppers-Tiedt** Klinik für Neurologie, Varisano – Klinikum Frankfurt Höchst, Frankfurt, Deutschland

**Michael Lang** Abt. für Viszeraltraumatologie und viszerale Paraplegiologie, Berufsgenossenschaftliche Unfallklinik Murnau, Murnau/Staffelsee, Deutschland

**J. Langgartner** Medizinische Klinik II, Klinikum Landshut, Landshut, Deutschland

**Julia Langgartner** Medizinische Klinik II, Klinikum Landshut, Landshut, Deutschland

**Rolf Lefering** IFOM – Institut für Forschung in der Operativen Medizin, Private Universität Witten/Herdecke gGmbh, Köln, Deutschland

**Helmar C. Lehmann** Klinik und Poliklinik für Neurologie, Universitätsklinikum Köln, Köln, Deutschland

**Mark Lehnert** Klinik für Unfallchirurgie und Orthopädie, Klinikum Hanau, Hanau, Deutschland

**Sebastian Lemmen** Zentralbereich für Krankenhaushygiene und Infektiologie, Uniklinik RWTH Aachen, Aachen, Deutschland

**Markus M. Lerch** Medizinische Fakultät, Ludwig-Maximilians-Universität München, München, Deutschland

**Jan-Christoph Lewejohann** Klinik für Notfallmedizin, Universitätsklinikum Jena, Jena, Deutschland

**Christoph Lichtenstern** Klinik für Anästhesiologie, Universitätsklinikum Heidelberg, Heidelberg, Deutschland

**Christopher Lotz** Klinik und Poliklinik für Anästhesiologie, Intensivmedizin, Notfallmedizin und Schmerztherapie, Universitätsklinikum Würzburg, Würzburg, Deutschland

**Gösta Lotz** Klinik für Anästhesiologie, Intensivmedizin und Schmerztherapie, Universitätsklinikum Frankfurt, Frankfurt, Deutschland

**Frederike Lund** Klinik für Anästhesiologie, Universitätsklinikum Heidelberg, Heidelberg, Deutschland

**Alawi Lütz** Klinik für Anästhesiologie m.S. operative Intensivmedizin (Campus Charité Mitte und Campus Virchow-Klinikum), Charité – Universitätsmedizin Berlin, Berlin, Deutschland

**Jörg Martin** Anästhesie-Abteilung, Kliniken des Landkreises Göppingen, Göppingen, Deutschland

**Gernot Marx** Klinik für Operative Intensivmedizin und Intermediate Care, Universitätsklinikum Aachen, Aachen, Deutschland

**Ingo Marzi** Klinik für Unfall-, Hand- und Wiederherstellungschirurgie, Universitätsklinikum Frankfurt, Frankfurt am Main, Deutschland

**Konstantin Mayer** Klinik für Pneumologie und Schlafmedizin, ViDia Kliniken Karlsruhe, Karlsruhe, Deutschland

**Julia Mayerle** Klinik und Poliklinik für Innere Medizin II, LMU Klinikum, München, Deutschland

Medizinische Klinik II, Klinikum der Universitaet Muenchen-Großhadern, München, Deutschland

**Patricia Meier** Neurorehabilitation, Universitätsklinik Innsbruck, Innsbruck, Österreich

VASCage GmbH, Research Centre on Vascular Ageing and Stroke, Innsbruck, Österreich

**Helmut Messmann** Medizinische Klinik III am Universitätsklinikum Augsburg, Augsburg, Deutschland

**Sven G. Meuth** Neurologische Klinik, Universitätsklinikum Düsseldorf, Düsseldorf, Deutschland

**Patrick Meybohm** Klinik und Poliklinik für Anästhesiologie, Intensivmedizin, Notfallmedizin und Schmerztherapie, Universitätsklinikum Würzburg, Würzburg, Deutschland

**Gesine Meyer** Zentrum der Inneren Medizin Medizinische Klinik 1, Universitätsklinikum Frankfurt, Frankfurt am Main, Deutschland

**Florian Alexander Michael** Medizinische Klinik 1 – Gastroenterologie und Hepatologie, Pneumologie und Allergologie, Endokrinologie und Diabetologie sowie Ernährungsmedizin, Universitätsklinikum Frankfurt, Frankfurt am Main, Deutschland

**Franz Michel** Rehab Basel, Basel, Schweiz

**W. Miesbach** Schwerpunkt Hämostaseologie/Hämophiliezentrum, Medizinische Klinik II, Institut für Transfusionsmedizin, Universitätsklinikum Frankfurt, Frankfurt am Main, Deutschland

**Marcus Maximilian Mücke** Medizinische Klinik 1, Zentrum Innere Medizin, Universitätsklinikum Frankfurt, Frankfurt, Deutschland

**Ralf M. Muellenbach** Klinik für Anästhesiologie, Intensivmedizin, Notfallmedizin und Schmerztherapie, ECMO-Zentrum, Klinikum Kassel, Kassel, Deutschland

**Elke Muhl** Klinik für Chirurgie, Universitaetsklinikum Schleswig-Holstein, Campus Luebeck, Luebeck, Deutschland

**Anika Müller** Klinik für Anästhesiologie m.S. operative Intensivmedizin (Campus Charité Mitte und Campus Virchow-Klinikum), Charité – Universitätsmedizin Berlin, Berlin, Deutschland

**Matthias Müller** Klinik für Anaesthesiologie und Operative Intensivmedizin, Universitaetsklinikum Gießen und Marburg, Gießen, Deutschland

**Michael P. Müller** Klinik für Anästhesiologie, Intensiv- und Notfallmedizin, St. Josefskrankenhaus, Freiburg im Breisgau, Deutschland

**Friedemann Nauck** Klinik für Palliativmedizin, Universitaetsmedizin Goettingen, Goettingen, Deutschland

**Tobias Ninke** Klinik für Anästhesiologie, Klinikum der Universität München, München, Deutschland

**Lorenz Nowak** Klinik für Intensivmedizin, Schlaf- und Beatmungsmedizin, Asklepios Fachkliniken Muenchen-Gauting, Gauting, Deutschland

**Nicholas Obermüller** Nephrologie, Medizinische Klinik III, Universitätsklinikum Frankfurt, Frankfurt, Deutschland

**Hauke Paarmann** Klinik für Anästhesiologie und Intensivmedizin, Herz- und Diabeteszentrum Mecklenburg Vorpommern – Klinikum Karlsburg, Karlsburg, Deutschland

**Norbert Pallua** Aesthetic Elite International, Private Practice, Düsseldorf, Deutschland

**Kai-Henrik Peiffer** Klinik für Innere Medizin B: Gastroenterologie, Hepatologie, Endokrinologie und Klinische Infektiologie, Universitätsklinikum Münster, Münster, Deutschland

**Sabrina Pelz** Intensivstation, Universitäts- und Rehabilitationskliniken Ulm, Ulm, Deutschland

**Sylvia Pemmerl** Medizinisch-Ärztliche Direktion, Ärztliche Leitung Klinikhygiene, Caritas-Krankenhaus St. Josef, Regensburg, Deutschland

**Guido Peterschulte** Klinik für Viszeral-, Tumor-, Transplantations- und Gefäßchirurgie, Krankenhaus Holweide, Köln, Deutschland

**Stefanie Pilge** Klinik für Anästhesiologie und Intensivmedizin, Klinikum rechts der Isar der TU München, München, Deutschland

**Axel Prause** Abteilung Anaesthesiologie, Intensivmedizin, Notfallmedizin, Schmerztherapie, Asklepios Klinik Altona, Hamburg, Deutschland

**Michael Quintel** Zentrum für Anästhesiologie, Donau-Isar-Klinikum, Deggendorf, Deutschland

Klinik für Anästhesiologie, Universitätsmedizin Göttingen UMG, Göttingen, Deutschland

**Maximilian Ragaller** Klinik und Poliklinik für Anästhesiologie und Intensivtherapie, Universitätsklinikum Carl Gustav Carus an der Technischen Universität Dresden, Dresden, Deutschland

**Markus Rehm** Klinik für Anästhesiologie, Klinikum der Universität München Campus Großhadern, München, Deutschland

**Siegmar Reinert** Klinik u. Poliklinik für Mund-, Kiefer- u. Gesichtschirurgie, Universitätsklinikum Tübingen, Tübingen, Deutschland

**Steffen Rex** Department of Anesthesiology, Campus Gasthuisberg & Department of Cardiovascular Sciences, Katholieke Universiteit Leuven, Leuven, Belgien

**Christian Reyher** Klinik für Anästhesiologie, Intensivmedizin, Notfall- und Palliativmedizin, Elisabeth-Krankenhaus Kassel GmbH, Kassel, Deutschland

**Felix Rockmann** Notfallzentrum, Krankenhaus Barmherzige Brueder, Notfallzentrum, Regensburg, Deutschland

**Jens D. Rollnik** Institut für neurorehabilitative Forschung (InFo), Assoziiertes Institut der Medizinischen Hochschule Hannover (MHH), BDH-Klinik Hessisch Oldendorf gGmbH, Hessisch Oldendorf, Deutschland

**Tobias Ruck** Neurologische Klinik, Universitätsklinikum Düsseldorf, Düsseldorf, Deutschland

**Samir G. Sakka** Gemeinschaftsklinikum Mittelrhein, Klinik für Intensivmedizin, Akademisches Lehrkrankenhaus der Universitätsmedizin der Johannes Gutenberg-Universität Mainz, Koblenz, Deutschland

**Oliver W. Sakowitz** Neurochirurgisches Zentrum Ludwigsburg-Heilbronn, RKH Gesundheit – Klinikum Ludwigsburg, Ludwigsburg, Deutschland

**Bernd Salzberger** Abt. Krankenhaushygiene und Infektiologie, Universitätsklinikum Regensburg, Regensburg, Deutschland

**Asita Simone Sarrafzadeh** Clinique des Grangettes, Chene-Bougeries, Schweiz

**Christoph Sarrazin** Medizinische Klinik 1, Universitätsklinikum Frankfurt, Frankfurt am Main, Deutschland
Medizinische Klinik 2, St. Josefs-Hospital Wiesbaden, Wiesbaden, Deutschland

**Matthias Schauer** Klinik für Allgemein-, Viszeral-, Thorax- und Endokrine Chirurgie, Augusta-Krankenhaus Düsseldorf, Düsseldorf, Deutschland

**Reiner Schaumann** Institut für Krankenhaushygiene und Infektiologie (IK&I), Universitätsmedizin Göttingen, Georg-August-Universität, Göttingen, Deutschland

**Anke Scheel-Sailer** Schweizer Paraplegiker-Zentrum Nottwil, Nottwil, Schweiz

**Jonas Adrian Scheiber** Klinik und Poliklinik für Innere Medizin A, Universitätsmedizin Greifswald, Greifswald, Deutschland

**Simone Scheithauer** Institut für Krankenhaushygiene und Infektiologie (IK&I), Universitätsmedizin Göttingen, Georg-August-Universität, Göttingen, Deutschland

**Simone Scheithauer** Zentralabteilung Krankenhaushygiene und Infektiologie, Georg-August-Universität, Göttingen, Deutschland

**Moritz Scherer** Neurochirurgische Klinik, Universitätsklinikum Heidelberg, Heidelberg, Deutschland

**Marc Schlamann** Sektion Neuroradiologie, Institut für Diagnostische und Interventionelle Radiologie, Uniklinik Köln, Köln, Deutschland

**Thomas Schlosser** Institut für Diagnostische und Interventionelle Radiologie und Neuroradiologie, Universitätsklinikum Essen, Universität Duisburg-Essen, Essen, Deutschland

**Benedikt Schmid** Klinik und Poliklinik für Anästhesiologie, Intensivmedizin, Notfallmedizin und Schmerztherapie, Universitätsklinikum Würzburg, Würzburg, Deutschland

**Jan Schmidt** Klinik Hirslanden/Klinik Im Park, Zürich, Schweiz

**Gerhard Schneider** Klinik für Anästhesiologie und Intensivmedizin, Klinikum rechts der Isar der TU München, München, Deutschland

**Kyra Schneider** Universitätsklinikum Frankfurt, Frankfurt, Deutschland

**Maximilian David Schneider** Internistische Praxisgemeinschaft Hanau, Hanau, Deutschland

**H. Schöchl** Abteilung für Anästhesiologie und Intensivmedizin, AUVA Unfallkrankenhaus Salzburg und Ludwig-Boltzmann-Institut für experimentelle und klinisch Traumatologie, Wien, Österreich

**Gudrun Sylvest Schönherr** Neurorehabilitation, Universitätsklinik Innsbruck, Innsbruck, Österreich

**Bernd Schönhofer** Klinik für Innere Medizin, Pneumologie und Intensivmedizin; Evangelisches Klinikum Bethel, Universitätsklinikum Ostwestphalen Lippe (OWL) der Universität Bielefeld, Bielefeld, Deutschland

**Oliver Schröder** Gastroenterologie, MVZ Sachsenhausen, Frankfurt, Deutschland

**Tobias Schürholz** Klinik für Operative Intensivmedizin und Intermediate Care, Universitätsklinikum Aachen, Aachen, Deutschland

**Stefan Schwab** Neurologische Klinik, Universitätsklinikum Erlangen, Erlangen, Deutschland

**Sarah Bettina Schwarz** Fakultät für Gesundheit/Department für Humanmedizin, Lungenklinik Köln-Merheim, Kliniken der Stadt Köln gGmbH, Universität Witten/Herdecke, Köln, Deutschland

**Tim-Philipp Simon** Klinik für Operative Intensivmedizin und Intermediate Care, Universitätsklinikum Aachen, Aachen, Deutschland

**Rajan Somasundaram** Zentrale Notaufnahme Campus Benjamin Franklin, Porphyrie-Ambulanz Campus Benjamin Franklin, Charité Universitätsmedizin Berlin, Berlin, Deutschland

**Christian P. Speer** Kinderklinik und Poliklinik, Universitätsklinikum Würzburg, Würzburg, Deutschland

**Claudia Spies** Klinik für Anästhesiologie m.S. operative Intensivmedizin (Campus Charité Mitte und Campus Virchow-Klinikum), Charité – Universitätsmedizin Berlin, Berlin, Deutschland

**Felix Stang** Klinik für Plastische Chirurgie, Handchirurgie, Intensiveinheit für Schwerbrandverletzte, Universitätsklinikum Schleswig-Holstein, Campus Lübeck, Lübeck, Deutschland

**Stephanie-Susanne Stecher** Medizinische Klinik und Poliklinik II, Klinikum der LMU München, München, Deutschland

**Thorsten Steiner** Neurologische Klinik, Varisano-Kliniken Frankfurt Hoechst, Frankfurt am Main, Deutschland

Neurologische Klinik, Universitätsklinik Heidelberg, Heidelberg, Deutschland

**Christoph Steup** Medizinische Klinik 1, Gastroenterologie, Hepatologie, Pneumologie, Endokrinologie, Universitätsklinikum Frankfurt, Frankfurt am Main, Deutschland

**Reto Stocker** Hirslanden AG Hirslanden, Zuerich, Schweiz

**Dietmar Stolecki** Referat Fort- u. Weiterbildung, Kath. St.-Johannes-Gesellschaft Dortmund gGmbH Deutsche Gesellschaft für Fachkrankenpflege, Dortmund, Deutschland

**Christian Taube** Klinik für Pneumologie, Universitätsmedizin Essen – Ruhrlandklinik, Essen, Deutschland

**Svenja Teufert** Diplom-Psychologin Abteilung für Medizinische Psychologie und Medizinische Soziologie, Universitätsklinikum Leipzig AöR, Leipzig, Deutschland

**Burkhard Thiel** Klinik für Thoraxchirurgie, Klinik am Park Lünen, Klinkum Westfalen, Lünen, Deutschland

**Hans-Joachim Trappe** Ruhr-Universität Bochum, Medizinische Universitätsklinik II, Universitätsklinik Marien Hospital Herne, Herne, Deutschland

**Andreas W. Unterberg** Neurochirurgische Klinik, Universitätsklinikum Heidelberg, Heidelberg, Deutschland

**Stefan Utzolino** Universitätsklinikum Freiburg, Klinik für Allgemein- und Viszeralchirurgie, Freiburg, Deutschland

**Dierk A. Vagts** Klinik für Anästhesiologie und Intensivmedizin, Notfallmedizin, Palliativmedizin und Schmerztherapie, Marienhaus Klinikum Hetzelstift, Neustadt an der Weinstraße, Deutschland

**Janne J. Vehreschild** Medizinische Klinik I, Infektiologie, Uniklinik Köln, Köln, Deutschland

**Maria J. G. T. Vehreschild** Medizinische Klinik II, Infektiologie, Universitätsklinikum Frankfurt, Goethe-Universität, Frankfurt am Main, Deutschland

**Oliver Vicent** Klinik und Poliklinik für Anästhesiologie und Intensivtherapie, Universitätsklinikum Carl Gustav Carus an der Technischen Universität Dresden, Dresden, Deutschland

**Linda Vo** Klinik für Anästhesiologie, Intensivmedizin und Schmerztherapie, Universitätsklinikum Frankfurt, Frankfurt, Deutschland

**Frank Vogel** Anästhesiologie und Intensivmedizin, Artemed Klinikum München Süd, München, Deutschland

**Christopher Wagner** Medizinische Klinik III, Universitätsklinikum Schleswig-Holstein – Campus Lübeck, Lübeck, Deutschland

**Udo Wagner** Landeskrankenhaus-Universitaetskliniken Innsbruck, Klinik für Anaesthesie und Allgemeine Intensivmedizin, Innsbruck, Österreich

**Sönke Wallis** Schön Klinik Neustadt SE & Co. KG, Neustadt, Deutschland

**Thomas Walther** Klinik für Herz- und Gefäßchirurgie, Universitäres Herzzentrum, Universitätsklinikum Frankfurt, Frankfurt am Main, Deutschland

**Christian F. Weber** Klinik für Anästhesiologie, Intensiv- und Notfallmedizin, Asklepios Klinik Wandsbek, Hamburg, Deutschland

**Markus A. Weigand** Klinik für Anästhesiologie, Universitätsklinikum Heidelberg, Heidelberg, Deutschland

**Joachim Weil** Sana-Kliniken Lübeck GmbH, Medizinische Klinik II – Kardiologie und Angiologie, Lübeck, Deutschland

**Björn Weiß** Klinik für Anästhesiologie m.S. operative Intensivmedizin (Campus Charité Mitte und Campus Virchow-Klinikum), Charité – Universitätsmedizin Berlin, Berlin, Deutschland

**Heiner Wenk** Chirurgie, Klinik Lilienthal, Lilienthal, Deutschland

**Volker Wenzel** Klinik für Anästhesiologie, Intensivmedizin, Notfallmedizin und Schmerztherapie, Klinikum Friedrichshafen, Friedrichshafen, Deutschland

**Wolfgang A. Wetsch** Medizinische Fakultät, Klinik für Anästhesiologie und Operative Intensivmedizin, Uniklinik Köln, Universität zu Köln, Köln, Deutschland

**Tilman Wetterling** Berlin, Deutschland

**Nils Wetzstein** Medizinische Klinik II, Infektiologie, Universitätsklinikum Frankfurt, Goethe-Universität, Frankfurt am Main, Deutschland

**Ursula Wild** Klinik für Anästhesiologie und operative Intensivmedizin, Kliniken der Stadt Köln, Krankenhaus Merheim, Köln, Deutschland

**Hans-Joachim Wilke** Klinik für Anästhesiologie, Intensivmedizin und Schmerztherapie, Universitätsklinikum Frankfurt, Frankfurt am Main, Deutschland

**Johannes Wirbelauer** Kinderklinik und Poliklinik, Universitätsklinikum Würzburg, Würzburg, Deutschland

**Guido Woeste** Klinik für Allgemein- und Viszeralchirurgie, AGAPLESION ELISABETHENSTIFT gemeinnützige GmbH, Darmstadt, Deutschland

**Nils Wohmann** Sächsisches Porphyrie Zentrum, Klinikum Chemnitz gGmbH, Chemnitz, Deutschland

**Alexander Woltmann** Abt. für Allgemein- und Traumachirurgie, Berufsgenossenschaftliche Unfallklinik Murnau, Murnau/Staffelsee, Deutschland

**Alexander Younsi** Neurochirurgische Klinik, Universitätsklinikum Heidelberg, Heidelberg, Deutschland

**Kai Zacharowski** Klinik für Anästhesiologie, Intensivmedizin und Schmerztherapie, Universitätsklinikum Frankfurt a. M., Goethe-Universität, Frankfurt am Main, Deutschland

**Stefan Zeuzem** Medizinische Klinik 1, Universitätsklinikum Frankfurt, Frankfurt am Main, Deutschland

**Andreas Zierer** Klinik für Herz-, Gefäß- und Thoraxchirurgie, Kepler Universitätsklinikum, Linz, Österreich

**Bernhard Zwißler** Klinik für Anästhesiologie, Klinikum der Universität München, München, Deutschland

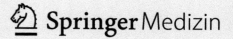

# So geht Nachschlagen heute!

e.Medpedia – die digitale Enzyklopädie

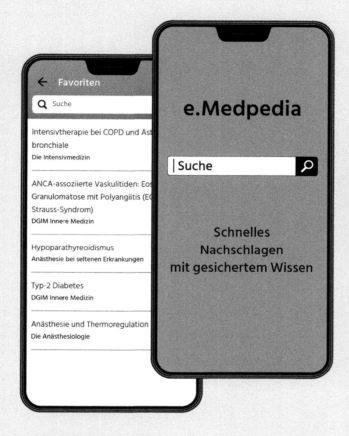

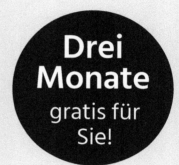

**Drei Monate gratis für Sie!**

Zugriff auf 34 Referenzwerke von Springer Medizin

**So erhalten Sie Zugang zu e.Medpedia:**

- QR-Code scannen
- Mit Springer Medizin-Zugangsdaten einloggen oder einmalig registrieren
- 11-stellige TAN einlösen – e.Medpedia 3 Monate gratis nutzen!*

TAN einlösen

**TAN   52159300004**

SpringerMedizin.de/eMedpedia

*Der kostenlose Zugang zu e.Medpedia wird ab dem Tag der Einlösung aktiviert und ist für 3 Monate freigeschaltet. Nach den 3 Monaten läuft der Zugang automatisch aus. Keine Kündigung erforderlich.

# Teil VIII

## Vaskuläre Störungen

# Hypertensiver Notfall

Nicholas Obermüller

## Inhalt

1 Definition .................................................................. 965
2 Epidemiologie ............................................................ 966
3 Ätiologie .................................................................. 966
4 Pathophysiologie ......................................................... 967
5 Diagnostik ................................................................ 967
6 Allgemeine Therapieleitlinien ........................................... 968
7 Spezielle Therapieindikationen ......................................... 969
7.1 Hypertensive Enzephalopathie ......................................... 969
7.2 Zerebraler Insult ....................................................... 969
7.3 Präeklampsie/Eklampsie ................................................ 970
7.4 Akute Aortendissektion ................................................ 970
7.5 Phäochromozytomkrise und sonstige Katecholaminexzesse ........... 970
7.6 Akutes Nierenversagen und chronische Niereninsuffizienz ........... 970
8 Antihypertensiva im Hypertensiven Notfall ........................... 971
8.1 β-Blocker ............................................................... 972
8.2 Diuretika ............................................................... 973
8.3 ACE-Hemmer ........................................................... 973
8.4 Kalziumantagonisten ................................................... 973
8.5 Nitrate .................................................................. 973
8.6 Uradipil ................................................................. 973
8.7 Clonidin ................................................................ 974
8.8 Direkte Vasodilatatoren ................................................ 974
Literatur ................................................................... 974

## 1 Definition

**Definitionen**
**Hypertensiver Notfall und hypertensive Dringlichkeit**
Im klinischen Alltag werden die Begriffe „hypertensive Krise", „hypertensive Entgleisung" und „hypertensiver Notfall" manchmal äquivalent verwendet, dies sollte jedoch vermieden werden.

Bei einem „hypertensiven Notfall" liegen definitionsgemäß eine akute Erhöhung des systolischen und diastolischen Blutdrucks und gleichzeitig akute bluthochdruckbedingte Endorganschäden vor. Eine akute Blutdruckerhöhung ohne Zeichen von Endorganschäden wurde hingegen als „hypertensive Dringlichkeit" bezeichnet.

Dies hat wichtige therapeutische Konsequenzen, da im Falle der „hypertensiven Dringlichkeit" eine Blutdrucksenkung durch körperliche Ruhe und orale Gabe von Antihypertensiva ausreicht. Im Gegensatz hierzu liegt beim „hypertensiven Notfall" eine lebensbedrohliche Situation vor, die eine sofortige (jedoch nicht abrupte!) Blutdrucksenkung

N. Obermüller (✉)
Nephrologie, Medizinische Klinik III, Universitätsklinikum Frankfurt, Frankfurt, Deutschland
E-Mail: obermueller@em.uni-frankfurt.de

verlangt, um den Fortgang hochdruckinduzierter Organschäden zu verhindern. In der Regel erfordert dies eine intensive Überwachung des Patienten, ggf. auch auf der Intensivstation und eine intravenöse antihypertensive Therapie. In neueren Bewertungen von hypertensiver Dinglichkeit versus hypertensiver Notfall wird bereits diese Unterscheidung als überholt angesehen, was sicherlich auch praktisch -therapeutischen Überlegungen geschuldet ist (van den Born et al. 2019).

Patienten mit langjähriger arterieller Hypertonie tolerieren einen Blutdruckanstieg auf systolische Blutdruckwerte über 200 mm Hg systolisch und/oder über 150 mm Hg diastolisch ohne Auftreten von schwerwiegenden klinischen Beschwerden oder akuten Endorganschäden, nicht jedoch zuvor normotensive Patienten. Bei Schwangeren mit Präeklampsie und Eklampsie kann sich beispielsweise das Bild einer hypertensiven Enzephalopathie in einem immunologisch komplexen Hintergrund schon bei Werten deutlich unter 200 mm Hg systolisch zeigen (Vaughan und Delanty 2000).

Folgende klinische Krankheitsbilder werden im Zusammenhang mit einer akuten Blutdruckerhöhung zu hypertensiven Notfällen gezählt:

- akute Aortendissektion,
- instabile Angina pectoris/akuter Myokardinfarkt,
- akute Linksherzdekompensation mit Lungenödem,
- hypertensive Enzephalopathie,
- ischämischer Hirninfarkt/intrazerebrale Blutung,
- Präeklampsie/Eklampsie,
- Phäochromozytomkrise/sonstige Katecholaminexzesse,
- akutes Nierenversagen.

Eine spezielle Entität stellt die sogenannte „maligne Hypertonie" dar (Kaplan 1994). Hierbei besteht in der Regel ein diastolischer Blutdruck von > 120 mm Hg. Sie ist besonders bedrohlich wegen des Risikos einer dauerhaften Erblindung (hypertensive Retinopathie mit Papillenödem, retinalen Hämorrhagien und Exsudaten), einer lebensbedrohlichen Linksherzdekompensation und/oder schwerer Nierenschädigung (maligne Nephrosklerose) bis hin zum akuten Nierenversagen, sowie neurologischer Ausfälle aufgrund von ischämischen Hirninfarkten, intrazerebralen Blutungen oder einer hypertensiven Enzephalopathie im Rahmen eines Hirnödems. Als pathomorphologisches Korrelat lassen sich fibrinoide Nekrosen in den Arteriolen der betroffenen Organe nachweisen (Kincaid-Smith et al. 1958). Um die Nomenklatur zu vereinfachen, wurde vorgeschlagen, den Begriff der „malignen Hypertonie" zu verlassen und die entsprechende Organmanifestationen den einzelnen hypertensiven Notfällen zuzuordnen (Chobanian et al. 2003; Haas und Marik 2006).

## 2 Epidemiologie

Die arterielle Hypertonie ist die häufigste internistische Erkrankung und gewinnt insgesamt an immer größerer sozialmedizinischer Bedeutung. Mit steigendem Lebensalter nimmt ihre Prävalenz zu: mehr als die Hälfte der Älteren zwischen 60 und 69 Jahren leiden an einer arteriellen Hypertonie, bei über 70-Jährigen sind es sogar bis zu 75 % (Kitiyakara und Guzman 1998). Zum Vorkommen von hypertensiven Notfällen existieren jedoch nur wenige Daten. Sie zeigen, dass etwa 1 % aller Hypertoniker im Laufe ihres Lebens eine hypertensive Krise erleiden (Rhoney und Peacock 2009a). Eine große Zahl von Patienten jeder beliebigen Notaufnahme suchen diese aufgrund einer akuten Blutdruckentgleisung auf, wobei bei etwa 75 % der Patienten eine arterielle Hypertonie vorbekannt ist (Rhoney und Peacock 2009a).

In Studien von (Zampaglione et al. 1996) und (Martin et al. 2004) wies allerdings die Mehrheit der Patienten eine hypertensive Dringlichkeit (60–76 %) vs. einen hypertensiven Notfall (24–39 %) auf. In beiden Studien fanden sich höhere diastolische Blutdrücke bei Patienten mit hypertensiven Notfällen. Weiterhin sind Frauen häufiger von einer hypertensiven Dringlichkeit betroffen, bei Männern dagegen liegen häufiger Zeichen von Endorganschäden und somit hypertensive Notfälle vor. Ebenfalls treten hypertensive Krisen bei Männern in einem früheren Lebensalter auf als bei Frauen (insgesamt treten hypertensive Notfälle jedoch bei beiden Geschlechtern erst im höheren Lebensalter auf als hypertensive Dringlichkeiten). Die häufigsten Endorganschäden im Rahmen von hypertensiven Notfällen waren eine akute Linksherzdekompensation mit Lungenödem sowie der ischämische Hirninfarkt (Zampaglione et al. 1996; Martin et al. 2004).

## 3 Ätiologie

> Die häufigste Ursache für die akute Blutdruckentgleisung ist eine vorbestehende arterielle Hypertonie.

Bei vielen Patienten besteht bereits vor der akuten Blutdruckentgleisung eine unzureichende Blutdrucksenkung, oft wegen fehlender Einnahmetreue der antihypertensiven Medikation. Nicht selten ist eine vorbestehende arterielle Hypertonie renaler Genese, entweder aufgrund einer chronischen Nierenerkrankung oder einer Nierenarterienstenose (Zoccali et al. 2002) zu finden. Seltenere Ursachen eines sekundären

Hypertonus sind endokrinologische Erkrankungen wie ein primärer Hyperaldosteronismus (Kaplan 1994; Labinson et al. 2006) oder ein Phäochromozytom (Varon und Marik 2003). Andere Ursachen für einen Katecholaminexzess sind neurologische Störungen mit Beeinträchtigung der Regulation des autonomen Nervensystems (z. B. Guillain-Barré-Syndrom), das abrupte Beenden einer zentral wirksamen antihypertensiven Medikation (Clonidin-Entzugssyndrom), die Einnahme von Amphetaminen oder eine Therapie mit nichtspezifischen Monoaminooxidase-Inhibitoren und gleich-zeitigem Verzehr von Tyramin-reichen Lebensmitteln wie z. B. fermentierter Käse, Schokolade und Bier (Slama und Modeliar 2006).

Auch während operativer Eingriffe treten akute Blutdruckentgleisungen bis hin zum hypertensiven Notfall auf. In der Literatur wird eine Inzidenz von bis zu 35 % im zeitnahen postoperativen Verlauf angegeben (Halpern et al. 1992; Gal und Cooperman 1975). Ursächlich ist auch hier meistens eine vorbestehende arterielle Hypertonie mit unzureichender Blutdruckeinstellung oder aber das präoperative Pausieren von langwirksamen Antihypertensiva. Ebenfalls bedeutsam sind perioperative Volumenüberlastung, schmerzinduzierte Sympathikusaktivierung, Narkoseeinleitung, Hypoxämie, Hyperkapnie, Hypothermie und auch die Art des operativen Eingriffs: koronare Bypass-Operationen, Operationen, die ein Abklemmen der Aorta erfordern sowie Operationen im Bereich der Karotiden sind vermehrt mit postoperativen Blutdruckentgleisungen assoziiert (Link et al. 2009; Toraman et al. 2005).

## 4 Pathophysiologie

Bei der Blutdruckregulation spielt neben renalen Mechanismen das Gefäßendothel als Zielstruktur eine wichtige Rolle. Durch das Wirken von Scherkräften oder Endothelagonisten (z. B. Acetylcholin) kommt es zur Freisetzung von Stickstoffmonoxid (NO) und Prostazyklin mit anschließender Vasodilatation. Im Falle eines abrupten und starken Anstieges des Gefäßwiderstandes durch verminderte Synthese vasodilatierender Substanzen, einen Katecholaminexzess oder eine vermehrte Bildung von gefäßverengenden Substanzen wie Thromboxan oder Angiotensin II kann es zur schweren Beeinträchtigung der Endothelfunktion mit Hypoperfusion der Endorgane, fibrinoiden Nekrosen in den Arteriolen und erhöhter Endothelpermeabilität mit perivaskulärem Ödem kommen. Weiterhin kann der Verlust der fibrinolytischen Endothelaktivität durch vermehrte Koagulation und Thrombozytenaggregation zur disseminierten intravasalen Gerinnung führen (Vaughan und Delanty 2000).

Die genauen Mechanismen, welche zum Zusammenbruch der Gefäßautoregulation führen, sind noch nicht genau erforscht. Wesentlich scheint eine vermehrte Aktivierung des Renin-Angiotensin-Aldosteron-Systems (RAAS) mit direkten toxischen Effekten von Angiotensin II auf das Gefäßendothel zu sein (Funakoshi et al. 1999; Muller et al. 2000). Ein Teil dieser Effekte wird vermutlich auch durch die Angiotensin-II-vermittelte Freisetzung von pro-inflammatorischen Zytokinen hervorgerufen. Komplementär zeigen Untersuchungen im Tiermodell der malignen Hypertonie, dass eine medikamentöse Hemmung des RAAS intimale Fibrosen und fibrinoide Nekrosen der Gefäßwand vermindert (Montgomery et al. 1998). Durch einen massiv erhöhten Blutdruck kann es neben der Aktivierung von pro-inflammatorischen Signalwegen auch zur Aktivierung von pro-koagulatorischen Signalkaskaden kommen, welche zum Bild einer thrombotischen Mikroangiopathie (TMA) führen können. Die Unterscheidung zu anderen Ursachen einer TMA wie die thrombotisch-thrombozytopenische Purpura (TTP) oder das hämolytisch-urämische Syndrom (HUS) ist nicht einfach (siehe auch unter ▶ Kap. 5, „Intensivpflege").

## 5 Diagnostik

Oberste Priorität haben eine zielgerichtete Anamneseerhebung und körperliche Untersuchung des Patienten.

Insbesondere das Vorbestehen einer arteriellen Hypertonie sollte erfragt werden sowie deren bisheriger Schweregrad, Güte der Blutdruckeinstellung und antihypertensive Medikation. Bedeutsam ist auch die Einnahme von Sympathomimetika, Drogenkonsum (Kokain, Amphetamine) oder die Einnahme von Antidepressiva vom Typ der Monoaminoxidase-Inhibitoren bei gleichzeitigem Verzehr von Tyramin-haltigen Nahrungsmitteln. Auch die prolongierte, hochdosierte Einnahme von Schmerzmitteln aus der NSAID Gruppe (nicht steroidale Antiphlogistika) wie Ibuprofen, Diclofenac oder andere, kann insbesondere bei chronischer Niereninsuffizienz und Bluthochdruck in einen hypertensiven Notfall münden. Symptome, die auf einen Endorganschaden hinweisen könnten, müssen erfragt werden: Brustschmerzen (Myokardischämie, Dissektion der thorakalen Aorta), Rückenschmerzen (Dissektion der abdominellen Aorta), Atemnot (linkskardiale Dekompensation), Schwindel, Kopfschmerzen oder Schläfrigkeit (hypertensive Enzephalopathie, zerebrale Ischämie oder Hämorrhagie).

Bei der körperlichen Untersuchung sollte auf das Vorliegen von Herzgeräuschen (perikardiales, systolisch-diastolisches Reibegeräusch), Zeichen der kardialen Dekompensation (auskultatorisch pulmonale Rasselgeräusche, Unterschenkelödeme, vermehrte Füllung der Jugularvenen) und periumbilikale Strömungsgeräusche (Aortendissektion) geachtet werden. Weiterhin sollte ein neurologischer Status erhoben werden (Testung der konsensuellen Lichtreaktion der Pupillen, Motorik, Kraft, Sensibilität, Hirnnerven, Glasgow-Coma-Scale, Zeichen eines Meningismus). Die

Untersuchung des Augenhintergrundes ist bei Vorliegen eines Papillenödems und retinaler Hämorrhagien wichtig für die Unterscheidung eines hypertensiven Notfalls von einer hypertensiven Dringlichkeit (Vaughan und Delanty 2000).

Engmaschige Blutdruckkontrollen sollten in Rückenlage, im Sitzen und wenn möglich, auch im Stehen erfolgen, letzteres ist bei Diabetikern sinnvoll. Zumindest bei der Erstuntersuchung sollte auch eine seitengetrennte Blutdruckmessung erfolgen, da eine Seitendifferenz von mehr als 20 mm Hg einen Hinweis auf das Vorliegen einer thorakalen Aortendissektion liefern könnte.

Bei dringendem Verdacht auf das Vorliegen eines hypertensiven Notfalls ist die Durchführung umfassender laborchemischer Untersuchungen angezeigt (Elektrolyte, Nierenretentionswerte, Leberwerte, myokardiale Ischämiemarker, LDH, Haptoglobin, Blutbild (insbesondere rote Blutkörper und Thrombozyten), Gerinnungsstatus, Blutgasanalyse, Urinstatus inklusive einem Screening auf Amphetamine) sowie auch die Durchführung eines Elektrokardiogramms und einer Röntgenthoraxaufnahme. Sollte sich der Verdacht auf einen Endorganschaden erhärten, ist eine weiterführende Diagnostik in die Wege zu leiten; dies beeinhaltet eine kraniale Computertomographie (cCT) und ggf. eine kraniale Magnetresonanztomographie (cMRT) bei bewusstseinsgetrübten Patienten (Abb. 1) Eine transthorakale Echokardiographie und/oder eine CT-Angiographie sind bei Verdacht auf eine thorakale Aortendissektion indiziert (Abb. 2).

Eine wichtige differenzialdiagnostische Entität ist die Thrombotische Mikroangiopathie (TMA) ausgelöst durch den massiven Blutdruckanstieg oder im Rahmen einer TTP oder eines HUS. Im ersteren Fall ist die TMA etwas schwächer ausgeprägt, erkennbar an einer im Vergleich zu TTP/HUS eher mässigen LDH Erhöhung, geringer ausgeprägten Thrombozytopenie und nur wenigen Fragmentozyten im peripheren Blutausstrich. Zur weiteren Diskriminierung etwa zur TTP sollte die ADAMTS13-Aktivität bestimmt werden. Eine Funduskopie mit Nachweis einer deutlichen Retinopathie spricht eher für ein primäres Blutdruckproblem, dabei wird sich die TMA durch Blutdrucksenkung innerhalb von 2–3 Tagen deutlich verbessern (van den Born et al. 2019).

## 6 Allgemeine Therapieleitlinien

Bei Vorliegen eines hypertensiven Notfalls ist eine sofortige, aber nicht überschießende Blutdrucksenkung angezeigt. Dies wird in rezenten Empfehlungen formuliert (van den Born et al. 2019; Williams et al. 2018).

> Insgesamt sollte eine Blutdrucksenkung auf 160/100 mm Hg als Zielwert in den nächsten Stunden angestrebt werden und erst innerhalb von 24–48 h die Normalisierung des Blutdrucks erreicht werden. Bei einem Schlaganfall sollte jedoch deutlich vorsichtiger vorgegangen werden.

Eine schnellere, radikalere Senkung des Blutdrucks kann u. U. zur renalen, koronaren oder zerebralen Minderdurchblutung und zu vitalen Bedrohung führen, weswegen die Blutdrucksenkung vorzugsweise auf einer Überwachungseinheit und somit gut steuerbarer Gabe von Antihypertensiva durchzuführen ist (Elliott 2004).

Trotz der vorhandenen Empfehlungen sollte im Hinblick auf die Art des hypertensiven Notfalls bzw. der Organschädigung und auf die Besonderheiten des einzelnen Patienten das therapeutische Vorgehen immer individuell angepasst werden. Besonderheiten und Vorgehensweise bei speziellen hypertensiven Notfällen werden nachfolgend besprochen.

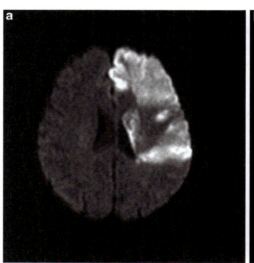 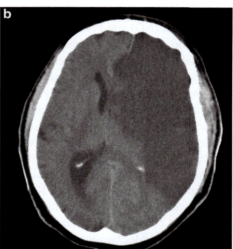

**Abb. 1 a, b.** Ischämischer Insult im A.-cerebri-anterior- und A.-cerebri-media-Stromgebiet links. **a** Diffusionsgewichtete MR-Sequenz („DWI"). **b** CCT, ca. 2 Tage nach Eintritt des Infarktes. (Abb. von Prof. Dr. W. Reith, Klinik für Diagnostische und Interventionelle Neuroradiologie, Universitätsklinik des Saarlandes, Homburg/Saar, mit freundlicher Genehmigung)

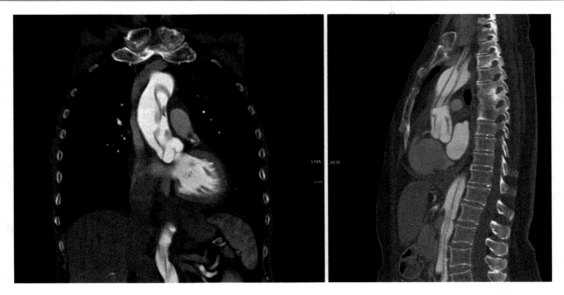

**Abb. 2** Typ-A-Aortendissektion (Abb. von Prof. Dr. A. Bücker, Klinik für Diagnostische und Interventionelle Radiologie, Universitätsklinik des Saarlandes, Homburg/Saar, mit freundlicher Genehmigung)

## 7 Spezielle Therapieindikationen

### 7.1 Hypertensive Enzephalopathie

Die hypertensive Enzephalopathie ist klinisch nicht immer von einem ischämischen oder hämorrhagischen zerebralen Insult zu unterscheiden. Die Patienten beklagen starke Kopfschmerzen, Übelkeit und Erbrechen. Es können Krampfanfälle, Somnolenz bis hin zum Koma oder auch fokalneurologische Störungen auftreten. Im Gegensatz zum zerebralen Insult entwickeln sich die Symptome in der Regel langsam über einen Zeitraum von bis zu 48 h und bilden sich nach Blutdrucksenkung rasch vollständig zurück. Eine Senkung des Blutdruckes sollte vorsichtig erfolgen, Clonidin sollte eher zurückhaltend eingesetzt werden. Mit letzter Sicherheit wird ein zerebraler Insult jedoch nur durch bildgebende Verfahren (cCT oder cMRT) ausgeschlossen. Im MRT zeigt sich bei der hypertensiven Enzephalopathie eine Ödembildung bevorzugt in der weißen Substanz der parietookzipitalen Region, bezeichnet als reversible posteriore Leukenzephalopathie (Hinchey et al. 1996).

### 7.2 Zerebraler Insult

Insbesondere bei Patienten mit ischämischen zerebralen Insulten wird die Blutdruckeinstellung kontrovers diskutiert. Anhand der Studienlage zeigten sich z. T. widersprüchliche Ergebnisse: Einige Arbeitsgruppen fanden eine geringere neurologische Beeinträchtigung als auch Mortalität der Patienten nach deutlicher Blutdrucksenkung (Willmot et al. 2004) andere hingegen fanden ein besseres Ergebnis bei Patienten mit höheren Blutdruckwerten (Jorgensen et al. 1994). Wahrscheinlich ist von einem „U-förmigen" Zusammenhang zwischen Blutdruckhöhe und Überleben auszugehen, d. h. mit einer Verschlechterung der Prognose bei zu starker oder zu geringer Blutdrucksenkung (Stead et al. 2005).

Die Deutsche Hochdruckliga (www.hochdruckliga.de) empfiehlt aufgrund der aktuell noch unklaren Datenlage zu den Auswirkungen einer antihypertensiven Therapie eine sehr vorsichtige Blutdrucksenkung in den ersten Stunden nach einer zerebralen Ischämie; falls vertretbar, sollte eine definitive Blutdrucksenkung erst nach Stabilisierung der Situation erfolgen. Hiervon ist jedoch bei anderen gleichzeitig auftretenden bluthochdruckbedingten Endorganschäden Abstand zu nehmen (z. B. Lungenödem, akute Aortendissektion).

Neuere Leitlinien (van den Born et al. 2019; Powers et al. 2019) empfehlen ein ähnlich zurückhaltendes Vorgehen mit einer Blutdrucksenkung von maximal 25 % in den ersten 24 h. Eine intravenöse antihypertensive Therapie sollte bei Blutdruckwerten > 185 mm Hg systolisch und > 110 mm Hg diastolisch bei geplanter Thrombolyse erfolgen. Bei Patienten, die nicht für eine Thrombolyse in Frage kommen, sollte erst eine medikamentöse Blutdrucksenkung bei Blutdruckwerten > 220 mm Hg systolisch und > 120 mm Hg diastolisch erfolgen.

Im Fall eines hämorrhagischen Schlaganfalles sollte eine kontinuierliche antihypertensive intravenöse Medikation im Fall von systolischen Blutdruckwerten > 200 mm Hg systolisch initiiert und ein Zielwert um 160/90 mm Hg angestrebt werden. Tritt begleitend ein erhöhter intrakranieller Druck

## 7.3 Präeklampsie/Eklampsie

Definitionsgemäß liegt in der Schwangerschaft eine arterielle Hypertonie bei Blutdruckwerten > 140 mm Hg systolisch und > 90 mm Hg diastolisch vor (Slama und Modeliar 2006). Das Erscheinungsbild der Präeklampsie wird durch das Vorliegen einer arteriellen Hypertonie, Proteinurie und häufig auch Ödembildung definiert. 5–8 % aller Schwangerschaften sind davon betroffen. Eine arterielle Hypertonie kann bereits vor Beginn der Schwangerschaft bestehen (chronische Hypertonie), oder wenn sie nach der 20. Schwangerschaftswoche erstmals und ohne Proteinurie auftritt und spätestens 12 Wochen nach der Schwangerschaft wieder verschwindet (Schwangerschaftshypertonie). Unter all diesen Bedingungen kann sich eine Verschlechterung der Blutdrucksituation bis hin zur Eklampsie entwickeln.

Prädisponierend für eine Präeklampsie/Eklampsie sind ein hohes oder sehr junges Alter der Mutter, familiäre Belastung, Erstschwangerschaft, Zwillingsschwangerschaft, vorbestehende arterielle Hypertonie und/oder Diabetes mellitus und molare Schwangerschaft.

Klinisch wichtig ist der Übergang der Präeklampsie in die Eklampsie mit Sehstörungen, Krampfanfällen, akutem Nierenversagen, Herzversagen oder zerebralen Insulten, oder in ein HELLP-Syndrom („hemolysis, elevated liver enzymes, low platelets"). Ursächlich scheint hier eine Fehlimplantation des Trophoblasten mit einer Störung der lokalen Immunität und der Induktion einer endothelialen Dysfunktion zu sein (Levine et al. 2006).

Bei der antihypertensiven Behandlung sollte die Aufrechterhaltung der plazentaren Durchblutung beachtet werden, jedoch muss spätestens bei Blutdruckwerten zwischen 150 und 160 mm Hg systolisch und 100–110 mm Hg diastolisch eine medikamentöse Behandlung initiiert werden, bei Hinweisen auf bluthochdruckassoziierte Organschäden auch früher (Chobanian et al. 2003). Alpha Methyldopa als einziges sicheres Medikament zur Bluthochdruckbehandlung in der Schwangerschaft sollte bereits rechtzeitig höherdosiert gegeben werden, später ist die Gabe von Dihydralazin möglich. Je nach weiterem Verlauf kann auch eine vorzeitige Entbindung des Kindes erforderlich werden, um die Eklampsie zu beenden.

## 7.4 Akute Aortendissektion

Begründete Ausnahmen, die eine rasche Senkung des Blutdrucks erforderlich machen, stellen die Krankheitsbilder der linkskardialen Dekompensation, der akuten myokardialen Ischämie und die Aortendissektion dar. Im Fall der akuten Aortendissektion ist eine Blutdrucksenkung innerhalb kürzester Zeit auf systolische Werte zwischen 100 und 120 mm Hg systolisch notwendig. Der Blutdruck, die myokardiale Kontraktilität und somit die Kraft des pulsatilen Blutflusses sollten soweit gesenkt werden, wie es für den Patienten tolerabel ist, um eine weitere Dissektion der Intima zu vermeiden (Kitiyakara und Guzman 1998). Während Typ-A-Dissektionen einer chirurgischen Intervention bedürfen, können Typ-B-Dissektionen häufig konservativ behandelt werden (Slama und Modeliar 2006; Pretre und Von Segesser 1997).

## 7.5 Phäochromozytomkrise und sonstige Katecholaminexzesse

Häufig bewirkt ein Phäochromozytom aus der Ruhe heraus krisenhafte, paroxysmale Blutdruckentgleisungen mit pulsatilen Kopfschmerzen, Schwindel, Palpitationen und Schwitzen in Begleitung mit blassem Hautkolorit. Ausgelöst werden die Phäochromozytomkrisen durch abdominelle, bestimmte Lageänderungen oder Bewegungen, Tyramin-haltige Nahrungsmittel und emotionale Erregung. Gelegentlich präsentieren sich Patienten mit einem Phäochromozytom auch mit einer schweren persistierenden arteriellen Hypertonie. Ein Katecholaminexzess, der durch ein Phäochromozytom oder z. B. durch Konsum von Kokain oder Amphetaminen verursacht wird, geht speziell mit einem erhöhten Risiko für kardiale Arrhythmien und einen adrenergen Schock einher (Slama und Modeliar 2006). Phentolamin steht als Akutbehandlungsoption nicht mehr zur Verfügung, so dass hier u. a. am wirkungsvollsten Urapidil angewendet werden kann.

## 7.6 Akutes Nierenversagen und chronische Niereninsuffizienz

Ein akutes Nierenversagen kann Folge oder Ursache einer anhaltenden Blutdruckentgleisung sein. Vor allem im Rahmen einer malignen Hypertonie mit exorbitant hohen Blutdruckwerten über längere Zeiträume können schwere vaskuläre Läsionen in Zielorganen bis hin zum akuten Myokardinfarkt, zerebralen Insult und zum akuten Nierenversagen führen (Laragh 2001). Eine maligne Hypertonie mit akutem Nierenversagen ist heute eher eine Seltenheit. Bei entsprechender klinischer Konstellation (schwere arterielle Hypertonie mit Anstieg des Serumkreatinins) sollte aber daran gedacht werden, da bei verzögerter Diagnosestellung und Einleitung der Therapie eine irreversible Nierenschädigung eintreten kann (maligne Nephrosklerose).

Aufgrund der ausgeprägten Aktivierung des Renin-Angiotensin-Aldosteron-Systems (RAAS) mit starker Vasokonstriktion und Hypervolämie sind Inhibitoren des RAAS bei

Vorliegen einer malignen Hypertonie besonders wirkungsvoll. Zum (meist reversiblen) akuten Nierenversagen kommt es häufiger im Rahmen von akuten Blutdruckentgleisungen, wenn gleichzeitig eine Exsikkose vorliegt. Umgekehrt kann es im Rahmen eines akuten Nierenversagens aufgrund vermehrter RAAS-Aktivierung zur Hypervolämie und zum Anstieg des Blutdrucks kommen.

Eine vorbestehende fortgeschrittene chronische Niereninsuffizienz prädisponiert zu massiven Blutdruckentgleisungen und zu einem hypertensiven Notfall, vor allem bei nicht oder unzureichend eingestellter renaler Hypertonie.

## 8 Antihypertensiva im Hypertensiven Notfall

In Tab. 1 sind spezielle hypertensive Notfälle und Indikationen zum möglichen Einsatz von oral verfügbaren Antihypertensiva zusammengefasst. Antihypertensiva zur intravenösen Therapie (Wirkungsprofil und Dosierung) sind in Tab. 2 aufgelistet. Einige Substanzen sind sowohl oral wie auch intravenös verfügbar. Zur Behandlung der hypertensiven Dringlichkeit sind die in Tab. 1 als per os zuführbaren Substanzen anwendbar. Hervorzuheben ist, dass bestimmte antihypertensiv wirkende Substanzen in Europa, und speziell in Deutschland nicht direkt verfügbar sind und daher kaum im klinischen Alltag angewendet werden, obwohl sie häufig in Publikationen erwähnt werden. Hierzu gehört u. a. der Calciumantagonist Nicardipin und der Betablocker Labetalol. Das bislang häufig angewendete Nitrendipin als flüssige Form zur sublingualen Verabreichung wurde im Jahre 2021 vom Markt genommen worden. Es gibt eine Reihe oral wirksamer Substanzen, jedoch muss auch von einer gewissen relevanten Wirklatenzzeit ausgegangen werden. Wichtig ist zusätzlich, ob eine Therapie ausserhalb oder im Krankenhaus begonnen wird. Soweit eine Monitorüberwachung, z. B. in einem Krankenwagen gegeben ist, kann auch direkt mit einer intravenösen blutdrucksenkenden Therapie begonnen werden.

**Tab. 1** Übersicht *oral* verfügbarer Antihypertensiva bei hypertensiven Notfällen

| Substanzklasse | Medikament | (initiale) Dosis/ Kommentar | Primäreinsatz Hypertensiver Notfall (bei) | Kontraindikationen/ Nebenwirkungen |
|---|---|---|---|---|
| Betarezeptorenblocker | Metoprolol ß1 selektiv | 50–100 mg po | Akutes Koronarsyndrom Akute Aortendissektion Supraventrikuläre Tachykardie | Bradykardien AV-Blockierungen Asthma bronchiale Kardiale Dekompensation |
| | Labetalol Nicht ß-selektiv zusätzliche alfa1-Blockade; in Deutschland nicht verfügbar | 100–200 mg po Eine iv Anwendung ist jedoch vorzuziehen | Ischämischer Schlaganfall Schwangerschaft mit Präeklampsie/ Eklampsie Katecholaminexzess | |
| Diuretika | Furosemid Hemmung des Na/Cl/K-Kotransporters in der Henleschen Schleife | 40–80 mg po Eine iv Anwendung ist jedoch vorzuziehen | Kardiale Dekompensation, Lungenödem | Exsikkose, Hyponatriämie, Hypokaliämie |
| ACE-Hemmer | Enalapril Hemmer des Angiotensin-converting Enzyms | 5 mg po iv Anwendung möglich, aber nur im stationären Setting | Herzinsuffizienz | Einzelniere, bilaterale Nierenarterienstenose, Schwangerschaft |
| | Captopril Hemmer des Angiotensin-converting Enzyms | 25 mg po | Herzinsuffizienz | |
| Calciumantagonisten (Dihydropyridine) | Nifedipin Hemmung von L-Type Calciumkanälen | 5 mg oral | Ischämischer/ hämorrhagischer Schlaganfall | Akuter Myokardinfarkt Tachyarrhythmie |
| Nitrate | Glyceroltrinitrat (venöse Vasodilatation) | 0,4–0,8 mg per Spray-Hub oder Kapsel, niedrig dosieren | Akutes Koronarsyndrom | Schwangerschaft Exsikkose, hypertensive Enzephalopathie |
| Vorwiegend zentral wirksame Substanzen | Clonidin Stimulation von alfa2-Rezeptoren | 150–300 µg po Alternative: 150 µg sc | Hypertensiver Notfall generell Entzugsdelir | Bradykardie, höhergradige AV-Blockierungen, Bewusstseinseintrübung |

**Tab. 2** Antihypertensiva mit Wirkungsprofil und Dosierung bei *intravenöser* Applikation bei hypertensiven Notfällen

| Substanzklasse | Medikament | Dosierung | Wirkungseintritt | Wirkdauer |
|---|---|---|---|---|
| Betarezeptorenblocker Monitorüberwachung bei iv-Gabe! | Metoprolol | 2,5- max. 5 mg iv als Bolus über 1–2 min | 2–5 min | 5–8 h |
| | Esmolol sehr kurze Halbwertszeit | 0,5–1 mg/kg über 1 Minute iv, danach 50 µg/kg/min | 1 min | 10–20 min |
| | Labetalol in Deutschland nicht verfügbar | 20–60 mg als Bolus, danach 1–2 mg/min als Infusion | 2–5 min | 2–4 h |
| Diuretika | Furosemid | 40–80 mg iv Wiederholung frühestens nach 1 Stunde, Perfusorgabe über mehrere Stunden, max. 80 mg/h, nur bei massiver Überwässerung | 1 h | 24 h |
| ACE-Hemmer | Enalapril | 0,625 mg bis (1,25 mg) als Kurzinfusion über 10–15 min., Wiederholung max. einmalig nach 6 Stunden (0,625 mg) | 15–30 min | 6–8 h |
| Nitrate | Glyceroltrinitrat | 5 µg/min iv, als Perfusor, dann langsame Steigerung auf maximal 100 µg/min, wenn notwendig | 1–5 min | 3–8 min |
| Periphere alfa1-Blocker | Urapidil | 10–20 mg iv als Bolus, bzw. langsam fraktioniert, danach als Perfusor 5–20 mg/h | 5–10 min | 4–6 h |
| Vorwiegend zentral wirksame Substanzen | Clonidin | 0,15–0,45 mg iv als Bolus, danach 0,04–0,15 mg/h als Perfusor | 5–20 min | 8–10 h |
| Direkte Vasodilatatoren | Dihydralazin | 6,25–12,5 mg über 2 min langsam iv. Als Perfusortherapie nur sinnvoll als Kombinationstherapie mit Clonidin | 5–10 min | 4–6 h |

Bei primär intravenöser Therapie ausserhalb einer Klinik ist Urapidil als vasodilatierender alfa1-Blocker generell eine sehr sinnvolle Option. Urapidil, als orale Substanz, sollte beim hypertensiven Notfall nicht eingesetzt werden.

Ausserhalb des Krankenhauses in der Primärversorgung können in oraler Form Medikamente wie Glyceroltrinitrat (Nitroglycerin) als Spray oder als Kapsel sublingual verabreicht werden. Ein Sprühstoss entspricht 0,4 mg Glyceroltrinitrat, so dass initial 1 bis maximal 2 Sprühstösse appliziert werden sollen (alternativ Glyceroltrinitrat Zerbeißkapseln, 0,8 mg/Kapsel), um einen blutdrucksenkenden Effekt zu erreichen. Nifedipin 5 mg (Startdosis!), als Zerbeißkapsel ist ebenfalls sinnvoll. Eine erneute Gabe, bei ausbleibendem oder sehr insuffizientem Effekt, sollte nach frühestens 20 Minuten erfolgen.

Bezüglich direkter hochwirksamer Vasodilatatoren wie Nitroprussidnatrium und Dihydralazin gilt: Ersteres sollte nicht mehr eingesetzt werden. Dihydralazin sollte als orale Form nicht beim hypertensiven Notfall gegeben werden, hat aber einen Platz in der späteren Schwangerschaft bei exazerbierenden Blutdruckwerten. Als intravenöses Prinzip hat diese Substanz einen guten Platz in der Notfallsituation, da es in der Kombination mit Clonidin als niedrigdosierte Bolusgaben, gefolgt von der Gabe mittels Perfusor mit gutem Erfolg verabreicht werden kann. Es werden 2 Ampullen Clonidin, entsprechend 0,3 mg, mit 25 mg Dihydralazin ad 20 ml (normale Spritze, Bolus max.1–2 ml) oder ad 50 ml (Perfusorspritze, Laufrate 0,5–4 ml /Stunde) kombiniert. Zur Behandlung einer Phäochromozytomkrise kann Urapidil intravenös gegeben werden, weiterhin sollte dann eine primäre bzw. höher dosierte Gabe von Phenoxybenzamin (30–60 mg/die, p.o.) initiiert werden. Der Alphablocker Phentolamin ist in Deutschland nicht verfügbar.

Als generelles Ziel sollte bei zunächst unklarer Genese des hypertensiven Notfalls eine Blutdrucksenkung von max 15–20 % angestrebt werden, siehe sonst ▶ Kap. 7, „Transport kritisch kranker Patienten". Bei bekannter Einnierigkeit (z. B. Z. n. Nephrektomie) sollte eine ACE-Hemmer-Gabe oder eine Angiotensin II Rezeptorblockade in der Notfallsituation vermieden werden.

## 8.1 β-Blocker

In der Behandlung eines hypertensiven Notfalls gehören die β-Blocker als intravenöse Substanzen zu den wirksamen Medikamenten. Heute werden bevorzugt $β_1$-wirksame Substanzen wie Metoprolol und Esmolol eingesetzt, da diese die Herzfrequenz und Myokardkontraktilität senken ohne vasodilatierende Wirkung. Esmolol hat eine Halbwertszeit von etwa 10 min und ist somit sehr gut steuerbar. Die Halbwertszeit von Metoprolol beträgt 5–8 h. Die intravenöse Gabe eines Betablockers erfordert jedoch immer eine Monitorüberwachung. Die fraktionierte Gabe von 1–5 mg Metoprolol sollte in Abständen von 5–10 min erfolgen. Eine wichtige Indikation ist die Aortendissektion.

Weiterhin kann der nichtselektive β-Blocker Labetalol eingesetzt werden, der zusätzlich auch eine α-blockierende Wirkung aufweist und somit bei Phäochromozytomkrisen verwendet werden kann. Bei intravenöser Verabreichung beträgt das

Verhältnis der α- zur β-Aktivität 1:7. Labetalol wird auch zur Behandlung der Schwangerschaftshypertonie und zur Blutdrucksenkung im Fall von ischämischen und zerebralen Insulten empfohlen, da Labetalol keinen Anstieg des intrakraniellen Druckes bewirkt (Rhoney und Peacock 2009b; Broderick et al. 2007). Es muss jedoch betont werden, dass diese Substanz in Deutschland praktisch nicht angewendet wird.

Kontraindikationen für den Einsatz von β-Blockern stellen eine dekompensierte Herzinsuffizienz, eine Bradykardie oder höhergradige AV-Blockierungen sowie eine akut exazerbierte COPD oder ein exazerbiertes Asthma bronchiale dar. Insbesondere ist Labetalol aufgrund seiner nichtselektiv β-blockierenden Wirkung bei Patienten mit Atemwegserkrankungen kontraindiziert.

## 8.2 Diuretika

Diuretika sollten nur im Fall einer hydropischen Dekompensation verabreicht werden, wie z. B. beim kardialen Lungenödem, dann vorzugsweise in intravenöser Form. Ob die Applikation als Bolus oder als kontinuierliche Infusion erfolgt, erscheint in diesem Fall von untergeordneter Bedeutung zu sein, jedoch ist die Applikation höherer Dosierungen im Vergleich mit der Applikation niedrigerer Dosierungen signifikant häufiger mit einer kurzfristigen Verschlechterung der Nierenfunktion assoziiert. Im mittelfristigen ereignisfreien Überleben der Patienten zeigten sich wiederum keine Unterschiede (Felker et al. 2011).

## 8.3 ACE-Hemmer

Enalapril kann intravenös verabreicht werden. Die vasodilatierende Wirkung wird über eine Hemmung des Angiotensin-converting-Enyzms (ACE) vermittelt, so dass die Entstehung von Angiotensin II gehemmt wird. Enalapril vermindert den peripheren Gefäßwiderstand, ohne sonstige Parameter des Kreislaufs zu verändern, wie z. B. Pumpleistung oder Herzfrequenz. Enalapril ist daher günstig im Einsatz bei Patienten mit Herzinsuffizienz und zeigt eine gute, aber auch evtl. überschießende Wirkung bei Patienten mit stark aktiviertem RAAS (Zampaglione et al. 1996; Hirschl et al. 1997).

Von einem Einsatz von Enalapril sollte abgesehen werden bei Patienten mit akutem Myokardinfarkt, bilateraler Nierenarterienstenose und bei Schwangeren. Aufgrund seiner schlechten Steuerbarkeit ist Enalapril kein Mittel der 1. Wahl bei hypertensiven Notfällen, kann aber bei der hypertensiven Dringlichkeit zum Einsatz kommen (Rhoney und Peacock 2009a; Link et al. 2009). Die intravenöse Gabe von Enalapril im stationären Setting erfordert eine gewisse Erfahrung und eine sehr vorsichtige Dosierung, mit Anwendung von sehr geringen, gesplitteten Dosen. Liegen keine Kontraindikationen für ACE-Hemmer vor, kann auch im ambulanten Setting mit Captopril 25 mg p.o. begonnen werden.

## 8.4 Kalziumantagonisten

Nifedipin und Nitrendipin sind Kalziumantagonisten vom Dihydropyridin-Typ. Innerhalb von Minuten nach oraler und sublingualer Einnahme kommt es zu einer Vasodilatation und Blutdrucksenkung. Von Nachteil ist eine erhöhte Rate an Hypotonien und konsekutiven Endorganischämien sowie eine Reflextachykardie. Der Einsatz im Rahmen einer instabilen Angina pectoris oder eines akuten Myokardinfarktes ist kontraindiziert. Weiterhin sollten Kalziumantagonisten bei hypertensiven Notfällen und bei hypertensiver Dringlichkeit aufgrund der mässigen Steuerbarkeit initial in niedriger Dosis eingesetzt und die Wirkung genau kontrolliert werden.

## 8.5 Nitrate

Nitroglyzerin (Glyzeroltrinitrat) ist in erster Linie ein venöser Dilatator, in ausreichend hoher Dosierung tritt zusätzlich eine arterielle Vasodilatation auf. Nitroglyzerin wird in NO umgewandelt und aktiviert die Guanylatzyklase, sodass vermehrt zyklisches Guanosinmonophosphat (cGMP) entsteht. Der vermehrte Anfall von cGMP bewirkt dann eine Relaxation der glatten Gefäßmuskulatur. Nitroglyzerin findet Anwendung in der supportiven Therapie des akuten Koronarsyndroms und des akuten Lungenödems aufgrund seiner vorlastreduzierenden Wirkung (Rhoney und Peacock 2009a). Bezüglich der Behandlung des hypertensiven Notfalls, ohne Vorliegen einer der beiden zuvor genannten Entitäten, stellt Nitroglyzerin zwar nicht unbedingt die Medikation der 1. Wahl dar, ist aber bei niedrig dosierter Anwendung eine Option. Zu bedenken ist, daß es zu einer schweren Reflextachykardie und Hypotonie kommen kann, dies insbesondere bei volumendepletierten Patienten. Weiterhin sollte Nitroglyzerin nicht bei Patienten mit erhöhtem intrakraniellen Druck zum Einsatz kommen. Limitierend im Gebrauch sind die bekannte Toleranzentwicklung gegenüber der Wirkung von Nitroglyzerin und die selten auftretende Methämoglobinämie.

## 8.6 Uradipil

Uradipil bewirkt eine Blockade peripherer postsynaptischer alfa1-Rezeptoren und eine Stimulation von zentralen Serotoninrezeptoren. Uradipil bewirkt im Gegensatz zu anderen Vasodilatatoren keine Reflextachykardie (Brakemeier et al. 2002; Link et al. 2009), weswegen Uradipil z. B. auch bei einer akuten Aortendissektion eingesetzt werden kann. Ebenfalls günstig ist, dass Uradipil im Vergleich zu anderen Vasodilatatoren keinen Anstieg des intrakraniellen Druckes bewirkt und bei zerebralen Insulten oder im Fall einer hypertensiven Enzephalopathie verwendbar ist.

## 8.7 Clonidin

Clonidin wirkt über Stimulation von zentralen und peripheren alfa2-Rezeptoren sowie von Imidazolrezeptoren (Brakemeier et al. 2002). Clonidin wirkt sedierend und sollte deshalb nicht als primäre Therapie bzw. nur in niedriger Dosierung bei Patienten mit einer hypertensiven Enzephalopathie eingesetzt werden. Günstig ist der Einsatz von Clonidin bei agitierten, deliranten Patienten sowie bei Drogenabhängigen. Eine ernste Nebenwirkung ist die Bradykardie, weswegen Clonidin nicht bei AV-Blockierungen oder höhergradigen Erregungsleitungsstörungen gegeben werden sollte. In der akuten Situation besteht auch ein Vorteil in der subkutanen Applikation. Nach dem abrupten Absetzen einer Therapie kann es im Sinne eines „Rebound-Phänomens" zu einer akuten Blutdruckentgleisung kommen (Brakemeier et al. 2002).

## 8.8 Direkte Vasodilatatoren

Dihydralazin ist ein direkt auf das arterielle Gefäßsystem einwirkender Vasodilatator und findet Einsatz bei der Präeklampsie und Eklampsie. Aufgrund einer ausgeprägten Reflextachykardie und seiner schlechten Steuerbarkeit ist Dihydralazin kein Mittel der 1. Wahl bei sonstigen hypertensiven Notfällen. Es ist in erster Linie intravenös in Kombination mit Clonidin einsetzbar (siehe ▶ Kap. 8, „Scores in der Intensivmedizin" Einführung) und hier als Perfusorapplikation eine Alternative zum Urapidil-Perfusor.

Nitroprussid-Natrium ist formal der potenteste Vasodilatator mit gleichzeitiger Dilatation des venösen und arteriellen Systems. Es ist gut steuerbar aufgrund einer kurzen Anflutungszeit und kurzen Wirkdauer (im Minutenbereich). Aufgrund seiner starken Wirksamkeit ist eine engmaschige Überwachung des Kreislaufs erforderlich. Ein Problem ist die aufwendige Handhabung von Nitroprussid-Natrium und die potenzielle Toxizität. Die Anwendung von Nitroprussid-Natrium wird weiter kontrovers diskutiert bei Patienten mit zerebralen Läsionen, da in klinischen Studien ein Zusammenhang zwischen erhöhtem intrakraniellen Druck und dem Einsatz von Natrium-Nitroprussid gefunden wurde (Immink et al. 2008). Aufgrund der vasodilatierenden Wirkung kommt es zu einer Abnahme des zerebralen Perfusionsdruckes. Weiterhin kann es bei Patienten mit koronarer Herzerkrankung durch einen verminderten koronaren Füllungsdruck zu einem sogenannten „koronaren Steal-Phänomen" kommen (Mann et al. 1978). Diese Substanz sollte daher nicht mehr eingesetzt werden.

## Literatur

Born BH van den, Lip GYH, Brguljan-Hitij J, Cremer A, Segura J, Morales E, Mahfoud F, Amraoui F, Persu A, Kahan T, Agabiti Rosei E, de Simone G, Gosse P, Williams B (2019) ESC Council on hypertension position document on the management of hypertensive emergencies. Eur Heart J Cardiovasc Pharmacother 5(1): 37–46. https://doi.org/10.1093/ehjcvp/pvy032

Brakemeier S, Eichler I, Hoyer J (2002) Hypertensive emergency. Dtsch Med Wochenschr 127(45):2392–2395. https://doi.org/10.1055/s-2002-35353

Broderick J, Connolly S, Feldmann E, Hanley D, Kase C, Krieger D, Mayberg M, Morgenstern L, Ogilvy CS, Vespa P, Zuccarello M, American Heart A, American Stroke Association Stroke C, High Blood Pressure Research C, Quality of C, Outcomes in Research Interdisciplinary Working G (2007) Guidelines for the management of spontaneous intracerebral hemorrhage in adults: 2007 update: a guideline from the American Heart Association/American Stroke Association Stroke Council, High Blood Pressure Research Council, and the Quality of Care and Outcomes in Research Interdisciplinary Working Group. Stroke 38(6):2001–2023. https://doi.org/10.1161/STROKEAHA.107.183689

Chobanian AV, Bakris GL, Black HR, Cushman WC, Green LA, Izzo JL Jr, Jones DW, Materson BJ, Oparil S, Wright JT Jr, Roccella EJ, Joint National Committee on Prevention DE, Treatment of High Blood Pressure, National Heart L, Blood I, National High Blood Pressure Education Program Coordinating C (2003) Seventh report of the Joint National Committee on Prevention, Detection, Evaluation, and Treatment of High Blood Pressure. Hypertension 42(6): 1206–1252. https://doi.org/10.1161/01.HYP.0000107251.49515.c2

Elliott WJ (2004) Clinical features and management of selected hypertensive emergencies. J Clin Hypertens (Greenwich) 6(10):587–592. https://doi.org/10.1111/j.1524-6175.2004.03608.x

Felker GM, Lee KL, Bull DA, Redfield MM, Stevenson LW, Goldsmith SR, LeWinter MM, Deswal A, Rouleau JL, Ofili EO, Anstrom KJ, Hernandez AF, McNulty SE, Velazquez EJ, Kfoury AG, Chen HH, Givertz MM, Semigran MJ, Bart BA, Mascette AM, Braunwald E, O'Connor CM, Network NHFCR (2011) Diuretic strategies in patients with acute decompensated heart failure. N Engl J Med 364(9): 797–805. https://doi.org/10.1056/NEJMoa1005419

Funakoshi Y, Ichiki T, Ito K, Takeshita A (1999) Induction of interleukin-6 expression by angiotensin II in rat vascular smooth muscle cells. Hypertension 34(1):118–125. https://doi.org/10.1161/01.hyp.34.1.118

Gal TJ, Cooperman LH (1975) Hypertension in the immediate postoperative period. Br J Anaesth 47(1):70–74. https://doi.org/10.1093/bja/47.1.70

Haas AR, Marik PE (2006) Current diagnosis and management of hypertensive emergency. Semin Dial 19(6):502–512. https://doi.org/10.1111/j.1525-139X.2006.00213.x

Halpern NA, Goldberg M, Neely C, Sladen RN, Goldberg JS, Floyd J, Gabrielson G, Greenstein RJ (1992) Postoperative hypertension: a multicenter, prospective, randomized comparison between intravenous nicardipine and sodium nitroprusside. Crit Care Med 20(12): 1637–1643

Hinchey J, Chaves C, Appignani B, Breen J, Pao L, Wang A, Pessin MS, Lamy C, Mas JL, Caplan LR (1996) A reversible posterior leukoencephalopathy syndrome. N Engl J Med 334(8):494–500. https://doi.org/10.1056/NEJM199602223340803

Hirschl MM, Binder M, Bur A, Herkner H, Woisetschlager C, Bieglmayer C, Laggner AN (1997) Impact of the renin-angiotensin-aldosterone system on blood pressure response to intravenous enalaprilat in patients with hypertensive crises. J Hum Hypertens 11(3):177–183. https://doi.org/10.1038/sj.jhh.1000404

Immink RV, van den Born BJ, van Montfrans GA, Kim YS, Hollmann MW, van Lieshout JJ (2008) Cerebral hemodynamics during treatment with sodium nitroprusside versus labetalol in malignant hypertension. Hypertension 52(2):236–240. https://doi.org/10.1161/HYPERTENSIONAHA.108.110395

Jorgensen HS, Nakayama H, Raaschou HO, Olsen TS (1994) Effect of blood pressure and diabetes on stroke in progression. Lancet 344(8916):156–159. https://doi.org/10.1016/s0140-6736(94)92757-x

Kaplan NM (1994) Management of hypertensive emergencies. Lancet 344(8933):1335–1338

Kincaid-Smith P, Mc MJ, Murphy EA (1958) The clinical course and pathology of hypertension with papilloedema (malignant hypertension). Q J Med 27(105):117–153

Kitiyakara C, Guzman NJ (1998) Malignant hypertension and hypertensive emergencies. J Am Soc Nephrol 9(1):133–142. https://doi.org/10.1681/ASN.V91133

Labinson PT, White WB, Tendler BE, Mansoor GA (2006) Primary hyperaldosteronism associated with hypertensive emergencies. Am J Hypertens 19(6):623–627. https://doi.org/10.1016/j.amjhyper.2005.12.011

Laragh J (2001) Laragh's lessons in pathophysiology and clinical pearls for treating hypertension. Am J Hypertens 14(9 Pt 1):837–854. https://doi.org/10.1016/s0895-7061(01)02222-1

Levine RJ, Lam C, Qian C, Yu KF, Maynard SE, Sachs BP, Sibai BM, Epstein FH, Romero R, Thadhani R, Karumanchi SA, Group CS (2006) Soluble endoglin and other circulating antiangiogenic factors in preeclampsia. N Engl J Med 355(10):992–1005. https://doi.org/10.1056/NEJMoa055352

Link A, Selejan S, Walenta K, Reil JC, Bohm M (2009) Treatment of peri- and postoperative hypertensive emergencies. Dtsch Med Wochenschr 134(14):701–707. https://doi.org/10.1055/s-0029-1208109

Mann T, Cohn PF, Holman LB, Green LH, Markis JE, Phillips DA (1978) Effect of nitroprusside on regional myocardial blood flow in coronary artery disease. Results in 25 patients and comparison with nitroglycerin. Circulation 57(4):732–738. https://doi.org/10.1161/01.cir.57.4.732

Martin JF, Higashiama E, Garcia E, Luizon MR, Cipullo JP (2004) Hypertensive crisis profile. Prevalence and clinical presentation. Arq Bras Cardiol 83(2):131–136, 125–130. https://doi.org/10.1590/s0066-782x2004001400004

Montgomery HE, Kiernan LA, Whitworth CE, Fleming S, Unger T, Gohlke P, Mullins JJ, McEwan JR (1998) Inhibition of tissue angiotensin converting enzyme activity prevents malignant hypertension in TGR(mREN2)27. J Hypertens 16(5):635–643. https://doi.org/10.1097/00004872-199816050-00011

Muller DN, Dechend R, Mervaala EM, Park JK, Schmidt F, Fiebeler A, Theuer J, Breu V, Ganten D, Haller H, Luft FC (2000) NF-kappaB inhibition ameliorates angiotensin II-induced inflammatory damage in rats. Hypertension 35(1 Pt 2):193–201. https://doi.org/10.1161/01.hyp.35.1.193

Powers WJ, Rabinstein AA, Ackerson T, Adeoye OM, Bambakidis NC, Becker K, Biller J, Brown M, Demaerschalk BM, Hoh B, Jauch EC, Kidwell CS, Leslie-Mazwi TM, Ovbiagele B, Scott PA, Sheth KN, Southerland AM, Summers DV, Tirschwell DL (2019) Guidelines for the Early Management of Patients With Acute Ischemic Stroke: 2019 update to the 2018 Guidelines for the Early Management of Acute Ischemic Stroke: a Guideline for Healthcare Professionals From the American Heart Association/American Stroke Association. Stroke 50(12):e344–e418. https://doi.org/10.1161/STR.0000000000000211

Pretre R, Von Segesser LK (1997) Aortic dissection. Lancet 349(9063):1461–1464. https://doi.org/10.1016/S0140-6736(96)09372-5

Rhoney D, Peacock WF (2009a) Intravenous therapy for hypertensive emergencies, part 1. Am J Health Syst Pharm 66(15):1343–1352. https://doi.org/10.2146/ajhp080348.p1

Rhoney D, Peacock WF (2009b) Intravenous therapy for hypertensive emergencies, part 2. Am J Health Syst Pharm 66(16):1448–1457. https://doi.org/10.2146/ajhp080348.p2

Slama M, Modeliar SS (2006) Hypertension in the intensive care unit. Curr Opin Cardiol 21(4):279–287. https://doi.org/10.1097/01.hco.0000231396.56738.d8

Stead LG, Gilmore RM, Decker WW, Weaver AL, Brown RD Jr (2005) Initial emergency department blood pressure as predictor of survival after acute ischemic stroke. Neurology 65(8):1179–1183. https://doi.org/10.1212/01.wnl.0000180939.24845.22

Toraman F, Karabulut H, Goksel O, Evrenkaya S, Tarcan S, Alhan C (2005) Comparison of antihypertensives after coronary artery surgery. Asian Cardiovasc Thorac Ann 13(4):302–306. https://doi.org/10.1177/021849230501300402

Varon J, Marik PE (2003) Clinical review: the management of hypertensive crises. Crit Care 7(5):374–384. https://doi.org/10.1186/cc2351

Vaughan CJ, Delanty N (2000) Hypertensive emergencies. Lancet 356-(9227):411–417. https://doi.org/10.1016/S0140-6736(00)02539-3

Williams B, Mancia G, Spiering W, Agabiti Rosei E, Azizi M, Burnier M, Clement DL, Coca A, de Simone G, Dominiczak A, Kahan T, Mahfoud F, Redon J, Ruilope L, Zanchetti A, Kerins M, Kjeldsen SE, Kreutz R, Laurent S, Lip GYH, McManus R, Narkiewicz K, Ruschitzka F, Schmieder RE, Shlyakhto E, Tsioufis C, Aboyans V, Desormais I, Authors/Task Force M (2018) 2018 ESC/ESH Guidelines for the management of arterial hypertension: the Task Force for the management of arterial hypertension of the European Society of Cardiology and the European Society of Hypertension: The Task Force for the management of arterial hypertension of the European Society of Cardiology and the European Society of Hypertension. J Hypertens 36(10):1953–2041. https://doi.org/10.1097/HJH.0000000000001940

Willmot M, Leonardi-Bee J, Bath PM (2004) High blood pressure in acute stroke and subsequent outcome: a systematic review. Hypertension 43(1):18–24. https://doi.org/10.1161/01.HYP.0000105052.65787.35

Zampaglione B, Pascale C, Marchisio M, Cavallo-Perin P (1996) Hypertensive urgencies and emergencies. Prevalence and clinical presentation. Hypertension 27(1):144–147. https://doi.org/10.1161/01.hyp.27.1.144

Zoccali C, Mallamaci F, Finocchiaro P (2002) Atherosclerotic renal artery stenosis: epidemiology, cardiovascular outcomes, and clinical prediction rules. J Am Soc Nephrol 13(Suppl 3):S179–S183. https://doi.org/10.1097/01.asn.0000032548.18973.0f

# Intensivtherapie bei Lungenarterienembolie

Wolfgang A. Wetsch und Bernd W. Böttiger

## Inhalt

1 Epidemiologie .................................................................................................... 977
2 Ätiologie und Pathogenese ................................................................................. 978
3 Pathophysiologie ................................................................................................ 978
4 Symptome .......................................................................................................... 978
5 Initiale Risikostratifizierung ............................................................................... 979
6 Diagnostik .......................................................................................................... 979
6.1 Vorgehen bei Verdacht auf Hochrisikolungenembolie ...................................... 979
6.2 Vorgehen bei Verdacht auf Nichthochrisikolungenembolie .............................. 981
7 Therapie ............................................................................................................. 982
7.1 Intensivmedizinische Therapie der Hochrisiko-Lungenarterienembolie ........... 982
7.2 Thrombolyse ...................................................................................................... 983
7.3 Operative Embolektomie ................................................................................... 983
7.4 Perkutane Katheterembolektomie ..................................................................... 983
7.5 ECMO-Therapie ................................................................................................ 983
7.6 Therapie der Nichthochrisiko-Lungenarterienembolie ..................................... 984
8 Langzeitantikoagulation und Rezidivprophylaxe nach Lungenarterienembolie ...... 984
Literatur .................................................................................................................. 984

## 1 Epidemiologie

Register aus Europa und den USA geben eine Inzidenz von etwa 50–150 Lungenarterienembolien pro 100.000 Einwohnern und Jahr an. Autopsiestudien zeigten jedoch, dass die Diagnose der Lungenembolie nur bei 30 % der daran verstorbenen Patienten bereits zu Lebzeiten gestellt wurde. Die tatsächliche Inzidenz dürfte daher also deutlich höher sein.

Bei richtiger Diagnosestellung und adäquater Therapie liegt die Letalität – abhängig von der Ausprägung – immer noch über 15 % in der Hochrisikogruppe und zwischen 3 und 15 % in der Gruppe mit mittlerem Risiko. Somit kommt es allein in Deutschland jährlich zu geschätzten 40.000 Todesfällen infolge einer Lungenarterienembolie.

Eine Besonderheit der Lungenarterienembolie ist die ausgesprochen hohe Frühletalität: bei 90 % aller tödlichen Verläufe kommt es innerhalb von 2 Stunden nach dem ersten Einsetzen von Symptomen zum Tod.

> Von entscheidender Bedeutung für das Überleben des Ereignisses sind die schnelle Diagnose und die unmittelbar darauf folgende, leitliniengerechte intensivmedizinische Therapie.

Dies zeigt die enorme Wichtigkeit, die Lungenarterienembolie bei unklarer kardiopulmonaler Zustandsverschlechterung als mögliche Diagnose zu bedenken (Agnelli und Becattini 2010).

W. A. Wetsch (✉) · B. W. Böttiger
Medizinische Fakultät, Klinik für Anästhesiologie und Operative Intensivmedizin, Uniklinik Köln, Universität zu Köln, Köln, Deutschland
E-Mail: wolfgang.wetsch@uk-koeln.de;
direktor-anaesthesiologie-vorzimmer@uk-koeln.de

## 2 Ätiologie und Pathogenese

Die mit über 90 % häufigste Ursache einer Lungenarterienembolie ist die tiefe Beinvenenthrombose, die im Bereich der Unterschenkel-, Oberschenkel- und Beckenvenen entstehen kann. Häufig wird diese Beinvenenthrombose klinisch gar nicht symptomatisch, sondern erst nach Diagnosestellung als Emboliequelle identifiziert. Allgemein gilt, dass sich weiter proximal gelegene tiefe Beinvenenthrombosen häufiger als Lungenembolie manifestieren. Thromben, die sich aus dem Bereich des rechten Vorhofs oder aus den Venen der oberen Extremitäten ablösen, sind dagegen deutlich seltener.

Im perioperativen Umfeld kommen viele weitere mögliche Emboliequellen hinzu: bei operativen Eingriffen können Fett, Knochenmark, Knochenzement (Palacos) oder Luft (z. B. nicht korrekt verschlossene zentralvenöse Katheter, Sinuseröffnung bei intrakraniellen Eingriffen) als Emboliequelle dienen, peripartal kann Amnionflüssigkeit zur seltenen, aber gefürchteten Fruchtwasserembolie führen. Im Rahmen von Tauchunfällen kann es zu Gasembolien kommen.

Die **Risikofaktoren** für die Entstehung einer Lungenarterienembolie entsprechen weitestgehend denen einer Phlebothrombose (Geerts et al. 2008) und sind in der Übersicht gelistet.

### Risikofaktoren für die Entstehung einer Lungenarterienembolie

**Primäre Risikofaktoren**, die gehäuft zum Auftreten thrombembolischer Ereignisse führen:

- Resistenz gegen aktiviertes Protein C (APC-Resistenz; meist verursacht durch eine Faktor-V-Mutation vom Typ Leiden)
- Protein-C-Mangel
- Protein-S-Mangel
- Antithrombin-III-Mangel
- Faktor-XIII-Mangel
- Prothrombin-20210A-Mutation
- Hyperhomozysteinämie
- Antikardiolipin-Antikörper

**Sekundäre Risikofaktoren** für thrombembolische Ereignisse (Auswahl):

- Frakturen der unteren Extremitäten
- Gelenkersatzoperationen der unteren Extremität (Hüfte, Knie)
- Höheres Lebensalter
- Myokardinfarkt (in den vergangenen 3 Monaten)
- Hospitalisierung aufgrund vom Vorhofflattern oder Vorhofflimmern (in den vergangen 3 Monaten)
- Stattgehabte Thrombembolie
- Polytrauma
- Verletzungen des Rückenmarks
- Große allgemeinchirurgische Eingriffe
- Liegende zentralvenöse Zugänge
- Malignome
- Chemotherapie
- Einnahme oraler Kontrazeptiva oder Hormonersatztherapie
- Adipositas
- Schwangerschaft
- Postpartalperiode

## 3 Pathophysiologie

Durch die Lungenarterienembolie werden die dem betroffenen Pulmonalarterienast nachgeordneten Lungenareale nicht mehr durchblutet; die betroffenen Lungenareale werden zwar noch ventiliert, jedoch nicht mehr perfundiert und stehen für den Gasaustausch nicht mehr zur Verfügung. Bei großen Lungenarterienembolien führt dies zur Hypoxämie und Hyperkapnie.

Eine kleine periphere Lungenembolie bleibt meist ohne relevante hämodynamische Auswirkungen. Kommt es jedoch zu einer zentralen Lungenembolie oder zu multiplen peripheren Lungenembolien, so steigt die rechtsventrikuläre Nachlast schlagartig an. Der muskelschwache rechte Ventrikel verfügt über nur sehr geringe kontraktile Reserven, sodass es mit der vermehrten rechtsventrikulären Füllung zur Zunahme der Wandspannung mit einer Abnahme der Koronarperfusion und zum Septumshift in den linken Ventrikel kommt. Der daraus resultierende Abfall des linksventrikulären Schlagvolumens kann zum Abfall des systemischen Blutdrucks und damit zum kardiogenen Schock mit kritischem Abfall der Koronar- und der systemischen Perfusion führen.

## 4 Symptome

Die Lungenarterienembolie kann sich klinisch sehr vielgestaltig präsentieren (Übersicht).

▶ **Cave** Das größte Problem bei der Diagnose der Lungenarterienembolie ist das Fehlen spezifischer Symptome, Untersuchungs- oder Laborbefunde.

### Symptomatik der Lungenarterienembolie
Häufige Symptome:

- Dyspnoe
- Thoraxschmerzen (pleuritisch oder substernal)
- Hustenreiz
- Hämoptysen
- Synkope

Mögliche Befunde der klinischen Untersuchung:

- Tachypnoe (Atemfrequenz > 20/min)
- Tachykardie (Herzfrequenz > 100/min)
- Fieber (> 38,5 °C)
- Zyanose
- gestaute Halsvenen
- akzentuierter 2. Herzton als Zeichen der akut eingetretenen Rechtsherzbelastung

Liegt ein Vor-EKG vor, so sind ein neu aufgetretener Rechtsschenkelblock, eine Verlagerung der Herzachse nach rechts und insbesondere ein $S_I Q_{III}$-Lagetyp (Abb. 1) hinweisend; diese EKG-Veränderungen können jedoch bei bis zur Hälfte der Patienten mit Lungenarterienembolie fehlen. Bei größeren Lungenarterienembolien kann es zum Abfall des $p_aO_2$ und des $S_pO_2$ kommen. Beim spontan atmenden Patienten kann der $p_aCO_2$ im Sinne einer globalen respiratorischen Insuffizienz erhöht sein, jedoch initial meist auch kompensatorisch (durch Hyperventilation) normale bis erniedrigte Werte aufweisen.

Charakteristisch ist beim kontrolliert beatmeten Patienten ein plötzlicher, mit dem Symptombeginn einhergehender Abfall des $p_{et}CO_2$ bei gleichzeitigem Anstieg des $p_aCO_2$.

Keiner dieser Befunde ist beweisend für eine Lungenarterienembolie, das Fehlen eines oder mehrerer Symptome schließt eine Lungenarterienembolie jedoch auch nicht aus.

Es ist daher besonders wichtig, bei einer neu aufgetretenen und anderweitig nicht zu erklärenden kardiopulmonalen Instabilität immer differenzialdiagnostisch die Lungenarterienembolie in Erwägung zu ziehen.

## 5 Initiale Risikostratifizierung

Die aktuellen Leitlinien der Europäischen Gesellschaft für Kardiologie (ESC) schlagen ein praxisnahes Vorgehen für die initiale Risikostratifizierung vor: Patienten mit der Verdachtsdiagnose Lungenarterienembolie werden unterschieden in eine stabile („Nicht-Hochrisiko-") und eine hämodynamisch instabile („Hochrisiko-") Gruppe. Die hämodynamische Instabilität liegt dann vor, wenn entweder (a) ein Kreislaufstillstand mit Notwendigkeit der kardiopulmonalen Reanimation, (b) ein obstruktiver Schock (definiert als systolischer Blutdruck < 90 mmHg oder Vasopressorbedarf trotz ausreichendem Füllungszustand *und* Endorganhypoperfusion) oder (c) persistierender Hypotension (systolischer Blutdruck < 90 mmHg ein manifester Schock (systolischer Blutdruck < 90 mmHg oder Abfall um ≥ 40 mmHg über 15 min ohne Vorliegen einer Hypovolämie, Sepsis oder neuaufgetretenen Arrhythmie) eingetreten ist.

Die initiale Risikostratifizierung ist leicht durchzuführen und unterscheidet das weitere Management des Patienten, ersetzt aber nicht die weitere Diagnostik.

## 6 Diagnostik

Eine Basisdiagnostik (bestehend aus klinischer Untersuchung, EKG, Thoraxröntgenaufnahme und arterieller Blutgasanalyse) sollte bei jedem Patienten mit dem geringsten Verdacht auf eine Lungenarterienembolie durchgeführt werden, v. a. um mögliche Differenzialdiagnosen sicher ausschließen zu können. Darüber hinaus sollte der Revised Geneva-Scope (Tab. 1) zur Ermittlung der klinischen Wahrscheinlichkeit einer Lungenarterienembolie erhoben werden.

### 6.1 Vorgehen bei Verdacht auf Hochrisikolungenembolie

▶ **Cave** Patienten mit Verdacht auf eine Hochrisikolungenembolie sind akut vital bedroht und stellen einen medizinischen Notfall dar, der intensivmedizinische Überwachung und Therapie indiziert.

Aufgrund der jederzeit gegebenen Möglichkeit der kardiopulmonalen Dekompensation müssen alle Transporte – auch zur Diagnostik – mit Notfallausrüstung durchgeführt und durch einen Arzt begleitet werden. Der Patient muss auf jeden Fall kontinuierlich am Monitor überwacht werden, es müssen zumindest sichere periphervenöse Zugänge vorhanden sein. Ein erweitertes hämodynamisches Monitoring (arterielle Druckmessung) sollte beim instabilen Patienten umgehend etabliert werden, wenn dies ohne großen Zeitverlust möglich ist. Medikamentöse und apparative Ausstattung für eine mögliche Reanimation (z. B. Notfallwagen) sollten bettseitig bereitgehalten werden.

Wenn sich der Notfall auf Normalstation oder in einem Außenbereich (z. B. Diagnostik, Poliklinik) ereignet, in dem nicht regelhaft vital bedrohliche Notfälle versorgt werden, sollte die Alarmierung des Notfallteams („medical emergency team", MET) zur Erstversorgung erfolgen, sofern ein solches von der Klinik vorgehalten wird.

Oberste Priorität hat auch in dieser Phase die Stabilisierung des Patienten. Bei hämodynamisch instabilen Patienten oder bei situativen Besonderheiten (z. B. intraoperatives Ereignis) sollten zunächst jedoch bettseitig eine transösophageale Echokardiografie (TEE) oder eine transthorakale Echokardiografie (TTE) erfolgen. Bei Vorliegen einer hämodynamisch relevanten Lungenarterienembolie zeigen sich in der Echokardiografie

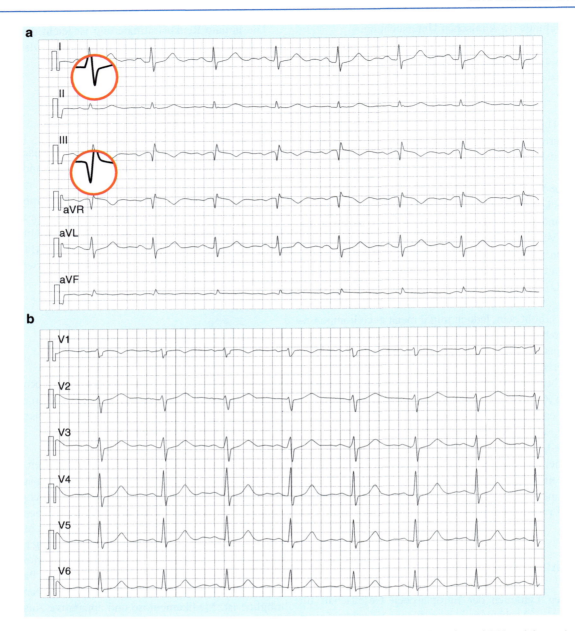

**Abb. 1** (a, b) S I Q III-Typ als Zeichen der Rechtsherzbelastung im EKG: S-Zacke in Ableitung I, Q-Zacke und T-Negativierung in Ableitung III; zusätzlich neu aufgetretener inkompletter Rechtsschenkelblock

- ein hypokinetischer, dilatierter rechter Ventrikel,
- die Vorwölbung des Septums in den linken Ventrikel (Abb. 2) und
- dilatierte Pulmonalarterien.

Eine normale rechtsventrikuläre Pumpfunktion schließt hingegen eine massive Lungenembolie nahezu aus. Eine definitive Diagnostik mittels CT-Pulmonalisangiographie sollte nach klinischer Stabilisierung im Verlauf stattfinden.

Wenn der Patient stabil genug für eine CT-Diagnostik erscheint, sollte unmittelbar eine Multidetektor-CT-Pulmonalisangiographie zum Nachweis bzw. zum Ausschluss relevanter Thromben in den Pulmonalarterien erfolgen. Eine Pulmonalisangiographie (DSA) ist prinzipiell ebenfalls möglich, aufgrund der Invasivität der Untersuchung und der damit verbundenen Risiken steht die CT-Diagnostik jedoch im Vordergrund.

Eine Blutprobe zur Labordiagnostik sollte ebenfalls umgehend gewonnen und zur Analytik versendet werden. Die Bestimmung der D-Dimere, der kardialen Troponine (Troponin T, Troponin I) sowie ggf. von natriuretischem Peptid Typ B (BNP) oder dessen n-terminalem Precursor-Protein NT-proBNP wird empfohlen.

Einen Algorithmus zum Vorgehen bei vermuteter Hochrisikolungenembolie zeigt Abb. 3.

# 58 Intensivtherapie bei Lungenarterienembolie

**Tab. 1** Revised Geneva Score zur Ermittlung der klinischen Wahrscheinlichkeit einer Lungenembolie. (Nach Konstantinides et al. 2019)

|  | Originalversion | Vereinfachte Version |
|---|---|---|
| Stattgehabte PE oder TVT | 3 | 1 |
| Herzfrequenz | | |
|   75–94/min | 3 | 1 |
|   > = 95/min | 5 | 2 |
| Stattgehabte Operation oder Fraktur im letzten Monat | 2 | 1 |
| Hämoptysen | 2 | 1 |
| Aktive Tumorerkrankung | 2 | 1 |
| Unilaterale Schmerzen einer unteren Extremität | 3 | 1 |
| Schmerzhafte Palpation der tiefen Beinvenen und einseitiges Beinödem | 4 | 1 |
| Alter > = 65 Jahre | 1 | 1 |
| Klinische Wahrscheinlichkeit | | |
| Drei-Level-Score | | |
|   Niedrig | 0–3 | 0–1 |
|   Intermediär | 4–10 | 2–4 |
|   Hoch | ≥ 11 | ≥ 5 |
| Zwei-Level-Score | | |
|   PE unwahrscheinlich | 0–5 | 0–2 |
|   PE wahrscheinlich | ≥ 6 | ≥ 3 |

## 6.2 Vorgehen bei Verdacht auf Nichthochrisikolungenembolie

Bei Verdacht auf Nichthochrisikolungenembolie sollten die Basisdiagnostik, die Erhebung des Revised Geneva Scores, eine Blutabnahme zur Bestimmung der D-Dimere, der kardialen Troponine T und I sowie der Herzinsuffizienzmarker BNP oder NT-proBNP und eine Echokardiografie erfolgen.

Bei hoher klinischer Wahrscheinlichkeit auf Vorliegen einer Lungenarterienembolie (rechtsventrikuläre Dysfunktion in der Echokardiografie) sollte zur Diagnosesicherung eine Multidetektor-CT-Pulmonalisangiographie angefertigt werden; ist dies nicht ohne Zeitverzug möglich, sollte – genau wie bei positivem Thrombusnachweis in der CT-PA – unmittelbar mit der Therapie begonnen werden. Ist die Diagnose der Lungenarterienembolie hingegen klinisch unwahrscheinlich, sollte auf das Ergebnis der D-Dimer-Bestimmung gewartet werden.

Normale D-Dimer-Plasmaspiegel (< 500 µg/ml) schließen eine Lungenarterienembolie nahezu aus (Sensitivität von annähernd 100 %). Bei einer relativ niedrigen Spezifität von 40–70 % machen erhöhte Werte hingegen im Regelfall eine weitere Diagnostik erforderlich. Dies gilt insbesondere für peri- und postoperative Patienten sowie für Traumapatienten, bei denen die D-Dimere regelhaft erhöht sind. Alternativ kann ein alters-adjustierter D-Dimer cut-off-Wert (Alter x 10 µg/L bei Patienten über 50 Jahren) benutzt werden, um falsch-positive Ergebnisse zu reduzieren.

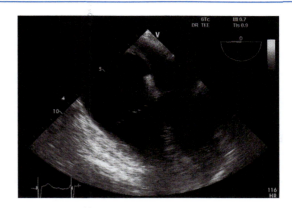

**Abb. 2** Zeichen der akuten Rechtsherzbelastung im TTE: Dilatierter rechter Ventrikel mit Septumshift nach links als bildmorphologisches Korrelat des akuten Rechtsherzversagens nach einer massiven Lungenembolie

> Bei negativen D-Dimeren ist also keine weitere Diagnostik nötig, der Verdacht auf Lungenembolie muss hier verworfen werden. Bei erhöhten Werten sollte auch in Hinblick auf die notwendige Langzeitantikoagulation bei Bestätigung der Diagnose eine Diagnosesicherung mittels Multidetektor-CT-Pulmonalisangiographie erfolgen.

Bei Kontraindikationen zur CT-Pulmonalisangiographie (z. B. hochgradige Niereninsuffizienz, Allergie gegen jodhaltiges Kontrastmittel) kann auch eine Ventilations-Perfusion-Szintigrafie durchgeführt werden.

Zur weiteren Unterteilung des Schweregrades dienen die zuvor bestimmten Laborparameter und erhobenen Untersuchungsergebnisse. Ein mittleres Risiko liegt vor

- bei Nachweis einer rechtsventrikulären Dysfunktion in den bildgebenden Verfahren (rechtsventrikuläre Dilatation im CT, rechtsventrikuläre Dilatation oder Hypokinesie des rechten Herzens in der Echokardiografie)
- oder laborchemisch (Erhöhung von BNP oder NT-proBNP)
- und/oder bei laborchemischem Nachweis von myokardialem Schaden (Erhöhung von Troponin T/I).

Bei fehlendem Nachweis einer rechtsventrikulären Dysfunktion und einer myokardialer Schädigung hingegen liegt ein niedriges Risiko vor.

Einen Algorithmus zum Vorgehen bei vermuteter Nichthochrisikolungenembolie zeigt Abb. 4.

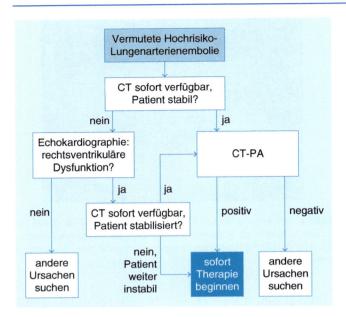

**Abb. 3** Algorithmus zum Vorgehen bei vermuteter Hochrisikolungenembolie. (Nach Torbicki et al. 2008)

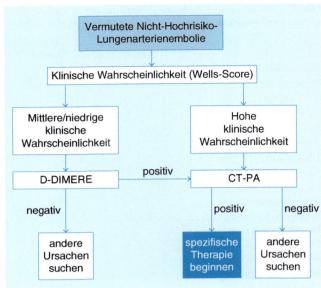

**Abb. 4** Algorithmus zum Vorgehen bei vermuteter Nichthochrisikolungenembolie. (Nach Torbicki et al. 2008)

## 7 Therapie

Die Haupttodesursache bei Patienten mit einer Hochrisiko-Lungenarterienembolie ist das akute Rechtsherzversagen mit konsekutivem kritischem Abfall des Herzzeitvolumens. Die intensivmedizinische Therapie und die systemische Thrombolyse sind die Eckpfeiler der Therapie einer Hochrisiko-Lungenarterienembolie. Nichthochrisiko-Lungenarterienembolien werden im Regelfall konservativ behandelt, die Antikoagulation steht hier im Vordergrund.

### 7.1 Intensivmedizinische Therapie der Hochrisiko-Lungenarterienembolie

Bei Nachweis einer Hochrisikolungenembolie sollte unmittelbar die therapeutische Antikoagulation (1,5- bis 2,5-fache PTT-Verlängerung) mit unfraktioniertem Heparin eingesetzt werden; in der Regel als einmalige Bolusgabe von 80 IE/kg KG, gefolgt von einer Dauerinfusion (beginnend mit 18 IE/kg KG/h, Dosisadaptation nach PTT-Kontrolle nach 4 h).

Die Gabe von Sauerstoff ist indiziert bei SpO2-Werten < 90 %. Erweiterte Maßnahmen (z. B. High-flow nasal oxygenation, HFNO, oder nicht-invasive Ventilation, NIV) sollten erwogen werden, können aber ohne gleichzeitige Reperfusion der pulmonalen Strombahn alleine meist nicht ausreichen, um einen vollständig adäquaten Gasaustausch wiederherzustellen. Sofern im Rahmen einer Reanimationssituation auch Intubation und Beatmung erforderlich werden, sollte die Beatmung mit moderaten Beatmungsdrücken und möglichst niedrigem PEEP durchgeführt werden, um das rechte Herz nicht zusätzlich zu belasten.

Bei hypotensiver Kreislaufsituation sollte zunächst der Volumenstatus kontrolliert und optimiert werden; sofern sich Hinweise auf Hypovolämie aus Echokardiografie oder ZVD-Messung ergeben, kann äußerst vorsichtig eine „volume challenge" von maximal 500 ml erwogen werden. Reicht dies nicht aus oder liegt keine Hypovolämie vor, so muss eine Katecholamintherapie initiiert werden. Katecholamin der Wahl ist Noradrenalin mit dem Ziel der Aufrechterhaltung eines ausreichenden systemischen Blutdrucks mit guter rechtsventrikulärer Koronarperfusion. Bei „low cardiac output" kann zusätzlich vorsichtig Dobutamin verwendet werden. Volumen sollte sehr restriktiv appliziert werden, da eine weitere Volumenüberladung sehr schnell zur kardialen Dekompensation führen kann.

Die wichtigste Therapie bei kardiogenem Schock und/oder persistierender Hypotension ist die systemische Thrombolyse (Abschn. 7.2). Bei absoluten Kontraindikationen zur Lysetherapie können eine Trendelenburg-OP oder der Versuch der katheterassoziierten Thrombusfragmentation erfolgen (Torbicki et al. 2008).

**Tab. 2** Zugelassene Thrombolytika für den Einsatz bei Lungenarterienembolie. (Nach Torbicki et al. 2008)

| Medikament | Dosierung | Alternative Dosierung |
|---|---|---|
| Streptokinase | 250.000 IE über 30 min, gefolgt von 100.000 IE/h für 12–24 h | 1,5 Mio. IE über 2 h |
| Urokinase | 4400 IE/kg KG über 10 min, weitere 4400 IE/kg KG über 12–24 h | 3 Mio. IE über 2 h |
| rt-PA | 100 mg über 2 h | 0,6 mg/kg KG über 15 min (maximal 50 mg) |

## 7.2 Thrombolyse

> Während alle anderen Therapiemaßnahmen lediglich supportiver Natur sind, stellt die Thrombolyse die kausale Therapie der Hochrisiko-Lungenarterienembolie dar.

Eine Lysetherapie sollten alle Patienten erhalten, die eine gesicherte Lungenarterienembolie haben und die im manifesten kardiogenen Schock sind und bei denen keine absoluten Kontraindikationen (Übersicht) vorliegen.

*Absolute Kontraindikationen zur Thrombolyse*
- Stattgehabte intrakranielle Blutung
- Neoplasien des ZNS
- Ischämischer Schlaganfall in den letzten 6 Monaten
- Schweres Trauma, große Operation oder Schädel-Hirn-Trauma in den letzten 3 Wochen
- Gastrointestinale Blutung in den letzten 4 Wochen
- Bekannte Blutungsneigung

Instabile Patienten mit Nachweis einer rechtsventrikulären Dysfunktion und hoher Wahrscheinlichkeit einer Lungenarterienembolie (Wells-Score; Tab. 1) sollten ebenfalls unmittelbar eine Lysebehandlung erfahren. Auch Patienten, bei denen eine kardiopulmonale Reanimation aufgrund einer Lungenarterienembolie erforderlich ist, sollten unmittelbar eine Lysetherapie erhalten. Bei dieser Patientengruppe ist darauf zu achten, dass die Reanimation für 60–90 min nach Gabe des Thrombolytikums aufrecht erhalten werden sollte (Böttiger et al. 2008).

Für die Lungenarterienembolie zugelassene Thrombolytika sind rt-PA („recombinant tissue-type plasminogen activator"), Streptokinase und Urokinase (Tab. 2).

Tenecteplase und Reteplase sind für die Indikation der Lungenarterienembolie nicht zugelassen, Studien belegen jedoch deren Wirksamkeit auch für diese Indikation (Becattini et al. 2010; Konstantinides et al. 2019).

Eine katheterassoziierte, lokale Lysetherapie bringt gegenüber der systemischen Applikation keine Vorteile für den Patienten; aufgrund des interventionellen Risikos und des hohen Blutungsrisikos an der Kathetereinstichstelle sollte dieses Verfahren daher nicht angewandt werden.

## 7.3 Operative Embolektomie

Die operative Embolektomie nach Versagen der Thrombolyse, bei absoluten Kontraindikationen oder bei maximaler kardiozirkulatorischer Instabilität (unter Reanimationsbedingungen) ist nur in kardiochirurgischen Zentren unter Einsatz der Herz-Lungen-Maschine möglich. Nach Narkoseeinleitung erfolgen die mediane Sternotomie und Kanülierung zum Anschluss an die Herz-Lungen-Maschine. Nun können der Pulmonalarterienhauptstamm und die rechte Pulmonalarterie eröffnet und die Emboli entfernt werden. Bis zur Erholung der rechtsventrikulären Funktion kann postoperativ der Einsatz einer extrakorporalen Membranoxygenierung (ECMO) erforderlich werden.

## 7.4 Perkutane Katheterembolektomie

Eine perkutane Katheterintervention kann bei einigen Patienten mit Hochrisiko-Lungenarterienembolie mit absoluter Kontraindikation zur Lysetherapie lebensrettend sein, wenn der Hauptstamm oder große Äste der Pulmonalarterie durch einen Embolus okkludiert sind. Die Entfernung des Embolus wird zwar nur selten gelingen, durch die Fragmentierung des Embolus kann jedoch oft die hämodynamische Situation stabilisiert werden. Bei kleineren Embolien in Subsegmentarterien hingegen ist das interventionelle Risiko deutlich erhöht, eine Katheterintervention sollte in solchen Fällen unterbleiben.

## 7.5 ECMO-Therapie

Eine veno-arterielle extrakorporale Membranoxygenierung (va-ECMO) sollte in allen Zentren, wo diese Technologie verfügbar ist, als Rescue-Therapie in allen Fällen erwogen werden, in denen Gasaustausch und Hämodynamik trotz der oben genannten Therapien nicht stabilisiert werden können. Trotz insgesamt hoher Komplikationsraten sind positive Verläufe in der literatur beschrieben, wenngleich randomisierte Studien hierzu noch fehlen. Insbesondere bei Patienten mit Herz-Kreislauf-Stillstand aufgrund einer Lungenembolie scheint die va-ECMO eine vielversprechende Therapieoption zu sein, um Zeit für die kausale Therapie zu gewinnen.

## 7.6 Therapie der Nichthochrisiko-Lungenarterienembolie

Bei normotensiven Patienten mit submassiver Lungenembolie ist die Lysetherapie ohne wesentlichen Nutzen bei einem deutlich erhöhten Risiko für schwerwiegende Blutungskomplikationen (Riera-Mestre et al. 2012; Meyer et al. 2014). Die Therapie der Wahl der Nichthochrisiko-Lungenarterienembolie bei klinisch stabilen, normotensiven Patienten ist daher die therapeutische Antikoagulation. Hierfür stehen verschiedenste Antikoagulantien zur Verfügung: unfraktioniertes Heparin, niedermolekulare Heparine, Fondaparinux oder auch direkte orale Antikoagulantien (DOAKs).

## 8 Langzeitantikoagulation und Rezidivprophylaxe nach Lungenarterienembolie

Zur Rezidivprophylaxe wird die Fortführung der Antikoagulation in Abhängigkeit der vorliegenden Risikofaktoren empfohlen. Zur Fortführung der Therapie werden im Regelfall orale Vitamin-K-Antagonisten (z. B. Phenprocoumon, Ziel-INR 2,0–3,0) oder niedermolekulare Heparine verwendet. Alternativ können direkte orale Antikoagulantien (DOAKs) verwendet werden.

Für Patienten, die eine erstmalige Lungenarterienembolie bei Vorliegen eines vorübergehenden Risikofaktors (z. B. Immobilisation) erlitten haben, wird die Antikoagulation für 3 Monate empfohlen. Bei Patienten ohne transienten Risikofaktor wird die Antikoagulation ebenfalls für mindestens 3 Monate empfohlen, in Abwägung des Blutungsrisikos ggf. auch länger. Hat ein Patient bereits zuvor eine Lungenarterienembolie erlitten oder wurde ein primärer Risikofaktor nachgewiesen, so ist die Langzeitantikoagulation indiziert. Tumorpatienten sollten nach einer Lungenarterienembolie für 3–6 Monate mit niedermolekularen Heparinen antikoaguliert und nach dieser Zeit langfristig auf orale Vitamin-K-Antagonisten umgestellt werden (Torbicki et al. 2008).

## Literatur

Agnelli G, Becattini C (2010) Acute pulmonary embolism. N Engl J Med 363:266–274

Becattini C, Agnelli G, Salvi A, Grifoni S, Pancaldi LG, Enea I et al (2010) Bolus tenecteplase for right ventricle dysfunction in hemodynamically stable patients with pulmonary embolism. Thromb Res 125:e82–e86

Böttiger BW, Arntz HR, Chamberlain DA, Bluhmki E, Belmans A, Danays T et al (2008) Thrombolysis during resuscitation for out-of-hospital cardiac arrest. N Engl J Med 359:2651–2662

Geerts WH, Bergqvist D, Pineo GF, Heit JA, Samama CM, Lassen MR et al (2008) Prevention of venous thromboembolism: American College of Chest Physicians evidence-based clinical practice guidelines (8th Edition). Chest 133:381S–453S

Konstantinides SV, Meyer G, Becattini C, Bueno H, Geersing GJ, Harjola VP et al (2019) 2019 ESC Guidelines for the diagnosis and management of acute pulmonary embolism developed in collaboration with the European Respiratory Society (ERS): The Task Force for the diagnosis and management of acute pulmonary embolism of the European Society of Cardiology (ESC). Eur Respir J 54(3): 1901647. https://doi.org/10.1183/13993003.01647-2019

Meyer G, Vicaut E, Danays T, Agnelli G, Becattini C, Beyer-Westendorf J et al (2014) Fibrinolysis for patients with intermediate-risk pulmonary embolism. N Engl J Med 370:1402–1411

Riera-Mestre A, Jimenez D, Muriel A, Lobo JL, Moores L, Yusen RD et al (2012) Thrombolytic therapy and outcome of patients with an acute symptomatic pulmonary embolism. J Thromb Haemost 10: 751–759

Torbicki A, Perrier A, Konstantinides S, Agnelli G, Galiè N, Pruszczyk P, et al (2008) Guidelines on the diagnosis and management of acute pulmonary embolism: the Task Force for the Diagnosis and Management of Acute Pulmonary Embolism of the European Society of Cardiology (ESC). Eur Heart J 29(18):2276–2315

# Thrombose in der Intensivmedizin

Bruno Geier

## Inhalt

1 Inzidenz .................................................................................................. 985
2 Diagnostik ............................................................................................... 985
2.1 Klinische Untersuchung .............................................................................. 985
2.2 D-Dimere ............................................................................................... 986
2.3 Ultraschall .............................................................................................. 986
2.4 CT und MRT ........................................................................................... 986
3 Therapie .................................................................................................. 987
3.1 Thromboseprophylaxe ................................................................................ 987
3.2 Konservative Therapie einer TVT .................................................................. 988
3.3 Aktiv rekanalisierende Therapie .................................................................... 988
3.4 Cava-Filter ............................................................................................. 989
4 Sonderformen ........................................................................................... 990
4.1 Katheterassoziierte Thrombose ..................................................................... 990
4.2 Armvenenthrombose .................................................................................. 990
4.3 Thrombose in der Schwangerschaft ................................................................ 991
Literatur ..................................................................................................... 991

## 1 Inzidenz

Die tiefe Venenthrombose (TVT) ist mit einer jährlichen Inzidenz von 50–100 Fällen auf 100.000 Personen in der Gesamtbevölkerung (Kakkos et al. 2021) einer der häufigsten gefäßmedizinischen Notfälle. Risikofaktoren für eine TVT können unter der Virchow'schen Trias zusammengefasst werden, bestehend aus Stase, Alteration der Venenwand und Veränderung der Blutzusammensetzung, und können angeboren oder erworben sein (Tab. 1). Im Rahmen der Intensivtherapie kommen zu den allgemeinen Risikofaktoren noch spezifische hinzu, wie z. B. Sepsis, zentralvenöse Katheter, Gebrauch von Vasopressoren, mechanische Beatmung etc. (Tab. 1). Dadurch kann während des Aufenthaltes auf einer Intensivstation von einem höheren Risiko für eine TVT im Vergleich zur Normalbevölkerung ausgegangen werden, hier werden Inzidenzen von 3–10 % genannt, wobei die Inzidenz in westlichen Ländern höher zu sein scheint als in Asien (Minet et al. 2015). Die Lungenembolie (LE) als potenziell gefährliche Komplikation einer TVT wurde im Rahmen von Autopsiestudien bei 7–27 % intensivpflichtiger Patienten nachgewiesen, von diesen wies nur ca. ein Drittel entsprechende klinische Befunde auf (McLeod und Geerts 2011).

## 2 Diagnostik

### 2.1 Klinische Untersuchung

Außerhalb der Intensivstation ist die klinische Untersuchung und Anamnese des Patienten der erste und wichtigste Schritt in der Diagnostik einer TVT. Basierend darauf kann mithilfe von Scores die klinische Wahrscheinlichkeit für eine TVT eingeschätzt werden, hier ist der Wells-Score das am häufigsten verwendete Tool (Tab. 2) (Wells et al. 1997). Ausgehend von der klinischen Wahrscheinlichkeit kann dann das weitere

B. Geier (✉)
Department of Vascular Surgery, Krankenhaus Bethanien Moers, Moers, Deutschland
E-Mail: bruno.geier@bethanienmoers.de

© Springer-Verlag GmbH Deutschland, ein Teil von Springer Nature 2024
G. Marx et al. (Hrsg.), *Die Intensivmedizin*, Springer Reference Medizin,
https://doi.org/10.1007/978-3-662-68699-7_67

**Tab. 1** Allgemeine und spezifische Risikofaktoren (*RF*) für die Entstehung einer tiefen Venenthrombose (*TVT*)

| Allgemeine RF für TVT | Intensiv-spezifische RF für TVT |
|---|---|
| Alter | Sepsis |
| Maligne Erkrankung in Anamnese | Herz- oder Lungenversagen |
| TVT in der Anamnese | Künstliche Beatmung |
| Adipositas | Zentrale Venenkatheter |
| Immobilisation | Vasopressoren-Gabe |
| Schwangerschaft | Nierenversagen |
| Trauma | Pharmakologische Sedierung |
| Schlaganfall | |
| Koagulopathien | |

**Tab. 2** Einschätzung der TVT-Wahrscheinlichkeit anhand des Wells-Scores

| Klinisches Merkmal | Score |
|---|---|
| Aktive Krebserkrankung | 1 |
| Lähmung oder kürzliche Immobilisation | 1 |
| Bettruhe > 3 Tage, größere Operation < 12 Wochen | 1 |
| Schmerzen/Verhärtung entlang der tiefen Venen | 1 |
| Schwellung des gesamten Beines | 1 |
| Unterschenkelschwellung > 3 cm zur Gegenseite | 1 |
| Eindrückbares Ödem am betroffenen Bein | 1 |
| Kollateralvenen | 1 |
| Frühere TVT | 1 |
| Andere Diagnose mindestens so wahrscheinlich wie TVT | − 2 |

Score ≥ 2: Wahrscheinlichkeit für TVT hoch
Score ≤ 2: Wahrscheinlichkeit für TVT niedrig

diagnostische Vorgehen gewählt werden (Abb. 1). Auf der Intensivstation ist, je nach Zustand des Patienten, die Aussagekraft der Klinik geringer einzuschätzen, da sowohl die Untersuchung wie auch die Anamnese erschwert bis unmöglich sein können, z. B. durch periphere Flüssigkeitseinlagerungen, bei beatmeten Patienten etc. Insofern liegt hier der Fokus auf den bildgebenden Verfahren.

## 2.2 D-Dimere

D-Dimere sind Fibrinabbauprodukte und entstehen somit bei vermehrter Gerinnungsaktivität, also auch bei einer TVT. Erhöhte D-Dimer-Werte weisen eine hohe Sensitivität von 95 % für das Vorliegen einer TVT auf, allerdings nur eine geringe Spezifität von 35–55 % (Kakkos et al. 2021), da eine ganze Reihe anderer Ursachen das Testergebnis verfälschen können. Insbesondere können auch Krankheitsbilder, die häufig bei intensivpflichtigen Patienten zu finden sind (z. B. Vorhofflimmern, akutes Koronarsyndrom, Hirninfarkt, disseminierte intravaskuläre Koagulopathie, Nierenversagen, gastrointestinale Blutungen, Infektionen) zu einer Erhöhung der D-Dimer-Werte im Labor führen, sodass im Kontext einer Intensivtherapie die Aussagekraft der D-Dimer-Erhöhung als noch geringer einzuschätzen ist und daher nicht als diagnostischer Test für das Vorliegen einer TVT verwendet werden sollte (Sathe und Patwa 2014).

Der Wert der D-Dimer-Bestimmung liegt vielmehr außerhalb der Intensivstation in der Kombination mit der Einschätzung der klinischen Wahrscheinlichkeit: eine niedrige klinische Wahrscheinlichkeit nach dem Wells-Score in Kombination mit negativen D-Dimer-Werten schließt eine TVT mit ausreichender Sicherheit aus, sodass auf weitere diagnostische Untersuchungen verzichtet werden kann (Abb. 1).

## 2.3 Ultraschall

Die Sonografie hat sich in den letzten Jahrzehnten als Goldstandard in der Diagnostik der TVT etabliert und die Phlebografie bis auf wenige Ausnahmen abgelöst. Eine Ultraschalluntersuchung ist nichtinvasiv, einfach durchzuführen, kostengünstig und beliebig oft wiederholbar. Sie sollte zur Diagnostik einer TVT als Kompressionssonografie im Querschnitt erfolgen und die V. femoralis, die V. poplitea und die Unterschenkelvenen inklusive der Muskelvenen erfassen (Valentin et al. 2016). Dabei sind fehlende Kompression, echoarme oder echoreiche Strukturen im Gefäßlumen sowie auch ein vergrößerter Durchmesser im Vergleich zur benachbarten Arterie als Hinweise auf eine TVT zu deuten (Valentin et al. 2016). Mit der Duplex-Sonografie können zusätzlich Flussphänomene in den Venen dargestellt werden, dabei weist ein fehlender Fluss auf eine TVT hin, eine regelrechte Atemmodulation des venösen Flusses in der V. femoralis deutet auf eine freie Durchgängigkeit der Beckenvenen.

Patienten mit klinischen Zeichen einer TVT und zwei konsekutiven negativen Duplex-Sonografien innerhalb einer Woche haben ein Risiko von unter 1 %, eine TVT zu entwickeln (Gibson et al. 2009). Auch bei Intensivpatienten konnte mithilfe einer von Intensivärzten am Patientenbett durchgeführten Duplex-Ultraschall-Untersuchung eine TVT mit 85 %iger Sensitivität und 96 %iger Spezifität korrekt diagnostiziert werden (Kory et al. 2011).

## 2.4 CT und MRT

Schnittbildgebung mittels Computertomografie (CT) oder Magnetresonanztomografie (MRT) wird in der Regel zur Beurteilung der Beckenvenen und/oder der V. cava eingesetzt, da hier aufgrund von Darmgasüberlagerung und bei adipösen Patienten der Duplex-Sonografie Grenzen gesetzt sind (Abb. 2). Zudem hat sich das Pulmonalis-Angio-CT als Goldstandard in der Diagnostik einer LE etabliert und die Ventilations-/Perfusionsszintigrafie sowie die Pulmonalis-Angiografie ersetzt (Kakkos et al. 2021). Somit können im Rahmen einer einzigen CT-Untersuchung die Beckenvenen und die V. cava im Hinblick auf eine TVT beurteilt sowie eine LE diagnostiziert oder ausgeschlossen werden. Zusätzlich kann im CT die Funktion des rechten Ventrikels beurteilt und somit eine Aussage über den Schweregrad einer eventuellen LE getroffen werden, da

**Abb. 1** Diagnostischer Algorithmus bei Verdacht auf eine TVT

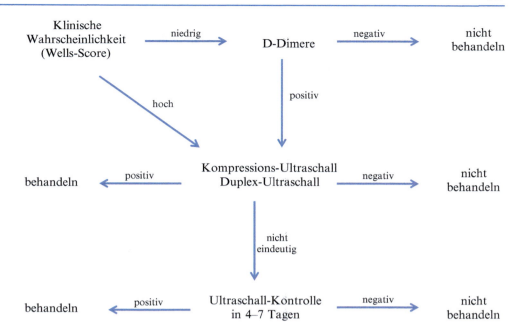

## 3 Therapie

### 3.1 Thromboseprophylaxe

Kritisch kranke Patienten auf der Intensivstation weisen im Vergleich zur Gesamtbevölkerung ein erhöhtes Risiko für eine TVT auf (siehe Abschn. 1), daher sollte bei allen Patienten eine Thromboseprophylaxe durchgeführt werden (Kearon et al. 2012). Neben den Basismaßnahmen (Frühmobilisation, Kompressionsstrümpfe, intermittierende pneumatische Kompression) steht hier vor allem die medikamentöse Thromboseprophylaxe mit niedermolekularem (NMH) oder unfraktioniertem Heparin (UFH) im Vordergrund. Orale Antikoagulanzien spielen aufgrund der unsicheren enteralen Aufnahme bei Intensivpatienten in der Regel keine Rolle. Die Wirksamkeit von NMH und UFH war in einer großen, randomisierten Studie vergleichbar, auch die Blutungskomplikationen waren ähnlich (Cook et al. 2011). Als Dosierung sollte – bei normalem Blutungsrisiko – bei den NMHs die höchste zur Prophylaxe zugelassene Dosis gewählt werden, beim UF sollte eine Verlängerung der aPTT auf das 1,5-Fache angestrebt werden.

Bei niereninsuffizienten Patienten kann es zu einer Kumulation der NMH kommen, sodass hier ggf. ein Monitoring der Gerinnungsaktivität durch Bestimmung des Anti-Faktor-Xa-Gehaltes im Blut indiziert ist (Minet et al. 2015). Dabei werden Zielwerte von 0,2–0,4 IE/ml für die Thromboseprophylaxe und von 0,4–1,0 IE/ml für die therapeutische Dosierung angestrebt. Bei generalisierten peripheren Ödemen, Zentralisation und Vasopressoren-Gabe wiederum konnten erniedrigte Levels von Anti-Faktor-Xa im Blut nachgewiesen

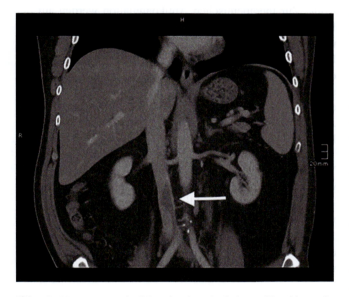

**Abb. 2** Venöses Angio-CT mit thrombotischem Verschluss der V. iliaca com. links und Thrombuszapfen in der V. cava inferior (*Pfeil*)

hier die CT-Befunde sehr gut mit der Echokardiografie korrelieren (Park et al. 2012).

Auf der anderen Seite ist der Transport eines intensivpflichtigen Patienten ins CT mit Risiken und logistischem Aufwand verbunden, zusätzlich muss eine Verschlechterung der Nierenfunktion durch die Kontrastmittelgabe in Betracht gezogen werden. Insofern ist bei jedem Patienten individuell zu entscheiden, ob der Erkenntnisgewinn eines venösen Angio-CT das Risiko rechtfertigt bzw. ob sich dadurch therapeutische Konsequenzen ergeben.

werden, was dann zu einer erniedrigten Wirkung von NMH führen kann und damit zu einer weniger effektiven Thromboseprophylaxe (Minet et al. 2015). In diesen Fällen erscheint die Gabe von UFH sinnvoller.

Auch bei Patienten mit hohem Blutungsrisiko ist die Gabe von UFH angebracht, in diesen Fällen sollte eine Dosierung von 50–100 IE/h gewählt werden. Für den Einsatz von UFH in solchen Situationen sprechen die kürzere Halbwertszeit, die bessere Steuerbarkeit durch einfaches Monitoring sowie die Möglichkeit der Antagonisierung durch Protamin.

Bei Patienten mit dem Risiko einer lebensbedrohlichen Blutung bei Gabe eines Antikoagulans (z. B. frische intrazerebrale Blutung, Thrombozytopenie < 10.000/μl) muss gegebenenfalls auf eine medikamentöse Thromboseprophylaxe verzichtet werden, in diesen Fällen sollte nach Möglichkeit die intermittierende pneumatische Kompression zur Thromboseprophylaxe durchgeführt werden (Minet et al. 2015).

Bei Vorliegen einer Heparin-induzierten Thrombozytopenie (HIT) können zur Thromboseprophylaxe Danaparoid-Natrium (Orgaran®), Argatroban (Argatra®), Fondaparinux (Arixtra®) oder das Hirudin-Analogon Bivalirudin (Angiox®) eingesetzt werden.

## 3.2 Konservative Therapie einer TVT

Die überwiegende Mehrzahl der TVTs kann konservativ behandelt werden. Die Ziele der Therapie sind in der Akutsituation die Verhinderung einer Thrombuszunahme sowie die Verhinderung einer LE, im Langzeitverlauf soll eine möglichst vollständige Rekanalisation der betroffenen Venenabschnitte erreicht und damit die Entwicklung eines postthrombotischen Syndroms (PTS) verhindert werden. Die beiden Säulen der konservativen Therapie sind die externe Kompression der betroffenen Extremität sowie die therapeutische Antikoagulation.

Eine früher propagierte Immobilisation der Patienten ist nicht notwendig, auch nicht im Falle von Thrombosen mit Beteiligung der Beckenvenen oder mit flottierenden Thromben. Es konnte gezeigt werden, dass auch in diesen Fällen – bei zeitgerechtem Beginn der Antikoagulation – durch die Mobilisation der Patienten die Rate an Lungenembolien nicht zunimmt, vielmehr konnte häufig eine raschere Abnahme der Symptome erreicht werden (Hach-Wunderle et al. 2016; Liu et al. 2015).

### 3.2.1 Kompression

Die Kompressionstherapie führt in der Frühphase der TVT zu einer Reduktion des Ödems und der Schmerzen (Hach-Wunderle et al. 2016; Rabe et al. 2018), zusätzlich verbessert sich durch Verringerung des Venenquerschnitts der venöse Rückfluss aus der betroffenen Extremität. Im Langzeitverlauf konnte durch die Kompressionstherapie eine Verringerung des PTS nachgewiesen werden (Amin et al. 2018). Die Kompression erfolgt im Akutstadium der TVT in der Regel durch elastische Wickelung, nach Abschwellen der Extremität können dann entsprechende Kompressionsstrümpfe ausgemessen und angepasst werden.

Im Rahmen der Therapie einer TVT sollte die Kompression immer in Verbindung mit einer therapeutischen Antikoagulation angewendet werden.

### 3.2.2 Antikoagulation

Die therapeutische Antikoagulation wird außerhalb der Intensivstation in der Regel als orale Medikation durchgeführt, wobei in der letzten Zeit die direkten oralen Antikoagulanzien(DOAK) zunehmend die Vitamin-K-Antagonisten ersetzt haben. Gründe liegen in der einfacheren Anwendung durch eine feste Dosierung und Wegfall der Gerinnungskontrollen, auch kann zumindest bei zwei der DOAK (Rivaroxaban und Apixaban) direkt mit der oralen Gabe begonnen und auf eine initiale Heparingabe verzichtet werden.

Genau wie bei der Thromboseprophylaxe spielt bei kritisch kranken Patienten aufgrund der unsicheren enteralen Resorption die orale Antikoagulation in der Regel keine Rolle. Zur therapeutischen Antikoagulation werden auf der Intensivstation UFH oder NMH eingesetzt, jeweils in der therapeutischen Dosierung (siehe Tab. 3). Die Vorteile des UFH liegen in der besseren Überwachung und Steuerbarkeit durch Bestimmung der aPTT, der Möglichkeit der Antagonisierung durch Protamin sowie in der besseren Wirksamkeit der i.v.-Gabe in bestimmten Situationen (siehe auch Abschn. 3.1 Thromboseprohylaxe). Nachteil ist die höhere Rate an HIT im Vergleich zu NMH.

Im Falle einer HIT stehen die gleichen Substanzen zur Verfügung, wie sie zur Thromboseprophylaxe eingesetzt werden, dann in entsprechender therapeutischer Dosierung.

Tab. 3 gibt einen Überblick über die zur Antikoagulation verwendeten Substanzen.

Im Falle einer Blutung muss die Antikoagulation pausiert und – je nach Stärke der Blutung – zusätzlich antagonisiert werden (Tab. 4).

## 3.3 Aktiv rekanalisierende Therapie

Das Ziel der aktiv rekanalisierenden Therapie einer TVT ist die zeitnahe möglichst vollständige Entfernung des thrombotischen Materials aus den betroffenen Venen. Die Rationale hinter dieser Therapie ist, dass eine rasche und komplette Wiedereröffnung der Venen nicht nur die akuten Symptome wie Schmerzen oder Schwellung beseitigen kann, sondern auch im Langzeitverlauf ein PTS verhindert. Die Rate an Lungenembolien ist unter einer aktiv rekanalisierenden und einer konservativen Therapie gleich.

Eine Sonderindikation für eine aktive Rekanalisation stellt die Phlegmasia coerulea dolens dar. Dabei handelt es sich um eine sehr selten auftretende ausgedehnte Form einer TVT mit

**Tab. 3** Übersicht über die wichtigsten zur Thrombosetherapie auf der Intensivstation eingesetzten Antikoagulanzien. Nach (Hach-Wunderle et al. 2016)

| Wirkstoff | Präparat | Dosierung |
|---|---|---|
| **NM-Heparine** | | **Dosierung s.c.** |
| Certoparin | Mono-Embolex 8000 IE | 8000 IE 2 × tgl. |
| Dalteparin | Fragmin | 200 IE/kg KG 2 × tgl. |
| Enoxaparin | z. B. Clexane | 1,0 mg/kg KG 2 × tgl. |
| Nadroparin | z. B. Fraxiparin | gewichtsadaptiert 0,2–0,9 ml 2 × tgl. |
| Tinzaparin | Innohep | 175 IE/kg KG 1 × tgl. |
| **Pentasaccharide** | | **Dosierung s.c.** |
| Fondaparinux | Arixtra | KG < 50 kg: 5 mg 1 × tgl. |
| | | KG 50 kg–100 kg: 7,5 mg 1 × tgl. |
| | | KG > 100 kg: 10 mg 1 × tgl. |
| **UF-Heparin** | | **Dosierung i. v.** |
| Heparin-Natrium | | 5000 IE i. v. als Bolus, dann |
| Heparin-Calcium | | 1000 IE/h kontinuierlich |
| **Thrombininhibitoren** | | **Dosierung i. v.** |
| Argatroban | z. B. Argatra | 2 µg/kg KG/min |
| **Heparinoide** | | **Dosierung i. v.** |
| Danaparoid | Orgaran | 1500–3750 IE als Bolus, |
| | | dann 400 IE/h über 4 h, |
| | | dann 150–200 IE/h |

**Tab. 4** Vorgehen bei Blutungen unter Antikoagulation

| Blutung | Konsequenz |
|---|---|
| **Lebensbedrohlich** | - Stopp der Antikoagulation |
| | - Antagonisierung der antikoagulatorischen Wirkung |
| | - Nach Sistieren der Blutung Wiederaufnahme der Antikoagulation in niedriger Dosierung |
| **Hb-wirksam, aber nicht bedrohlich** | - Stopp der Antikoagulation |
| | - Nach Sistieren der Blutung Wiederaufnahme der Antikoagulation in niedriger Dosierung |
| **Nicht HB-wirksam (Petechien, Hämatome)** | - Reduktion der Antikoagulanziendosierung |

Verschluss aller venösen Abflüsse der betroffenen Extremität. Durch das Ansteigen des venösen Druckes kommt es zu arterieller Minderperfusion und Gewebeuntergang, in diesen Fällen ist eine sofortige venöse Thrombektomie indiziert (Mühlberger et al. 2020).

Die aktive Rekanalisation kann durch Lyse, interventionelle oder offene Thrombektomie erfolgen oder durch eine Kombination dieser Verfahren (z. B. offene Thrombektomie in Kombination mit peripherer Lyse (Mumme und Hummel 2013).

Die Lysetherapie erfolgt katheterGesteuert lokal, eine systemische Lyse ist aufgrund der erhöhten Blutungsneigung obsolet. Als Lytika werden rekombinanter Tissue plasminogen activator (rTPA) oder Urokinase eingesetzt, auch eine ultraschallassistierte Lysetherapie wird angewendet (Kakkos et al. 2021).

Bei der interventionellen venösen Thrombektomie wird das thrombotische Material durch entsprechende Katheter fragmentiert und dann abgesaugt (Kakkos et al. 2021).

Die offene chirurgische Therapie erfolgt über einen Leistenschnitt, die iliakalen Venenabschnitte werden dann mithilfe eines Ballonkatheters thrombektomiert, die distalen Venenabschnitte werden passiv durch Ausklopfen oder Auswickeln von Thromben befreit.

Bei allen aktiv rekanalisierenden Verfahren ist eine unmittelbare Kontrolle der wiedereröffneten Venenabschnitte mittels Phlebografie oder intravaskulärem Ultraschall zwingend erforderlich, um eventuell verbliebene residuelle Thromben oder Stenosen (z. B. an der Kreuzungsstelle zwischen rechter A. iliaca communis und linker V. iliaca communis: May-Thurner-Punkt) zu erkennen und ggf. durch Stentimplantation zu behandeln (Abb. 3a, b).

Die Studienlage zu den Ergebnissen der aktiv rekanalisierenden Therapie – unabhängig vom gewählten Verfahren – ist spärlich, beruht größtenteils auf kleinen, monozentrischen Serien und liefert teilweise widersprüchliche Ergebnisse. So zeigte eine randomisierte Studie zur interventionellen Thrombektomie einen Vorteil im Hinblick auf die Verhinderung eines PTS, während zwei andere Studien keine Unterschiede zur rein konservativen Therapie fanden (Enden et al. 2012; Vedantham et al. 2017; Notten et al. 2020).

Nach den aktuellen Empfehlungen sollte die aktiv rekanalisierende Therapie nur unter strenger Indikationsstellung und bei ausgewählten Patienten erwogen werden (Kakkos et al. 2021). Folgende Kriterien sollten erfüllt sein: ausgedehnte Thrombosen unter Beteiligung der Beckenvenen, Thrombusalter weniger als 14 Tage, Lebenserwartung des Patienten mehr als 5 Jahre.

Zudem sollten die Eingriffe Zentren mit entsprechender Ausstattung und Erfahrung vorbehalten sein.

### 3.4 Cava-Filter

Durch die Implantation eines Cava-Filters sollen embolisierende Thromben abgefangen und so Lungenembolien verhindert werden. Die Anwendung wird in Deutschland und im europäischen Ausland restriktiv gehandhabt, in den USA werden Cava-Filter wesentlich großzügiger eingesetzt, z. B. prophylaktisch bei Polytrauma-Patienten (Li et al. 2020). Während in den meisten verfügbaren Studien ein positiver Effekt im Hinblick auf die Verhinderung einer LE

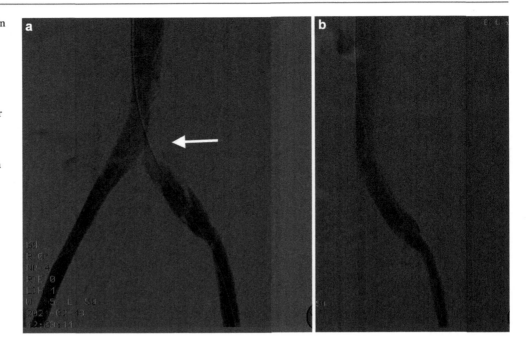

**Abb. 3** **a** Gleicher Patient wie in Abb. 2. Intraoperative Phlebografie nach Thrombektomie der V. iliaca communis links mit noch vorhandenem wandadherenten Thrombus in der proximalen V. iliaca communis links und der V. cava inferior. Kontrastmittelgabe über beide Leisten. **b** Befund nach Stentimplantation in die V. iliaca communis links und die distale V. cava inferior. Kontrastmittelgabe nur von der linken Seite aus, daher fehlende Darstellung der rechtsseitigen Beckenvenen

nachgewiesen werden konnte, sind allerdings auch eine Reihe von Komplikationen mit der Einbringung von Cava-Filtern verbunden: Bruch oder Migration des Filters und vor allem rekurrente thromboembolische Ereignisse in den Bein- und Beckenvenen unterhalb des Filters (Duffet und Carrier 2017). Nach Abwägung des Nutzen-Risiko-Verhältnisses werden daher in den europäischen Leitlinien Cava-Filter nur bei Patienten empfohlen, die eine proximale TVT aufweisen und bei denen eine absolute Kontraindikation gegen eine Antikoagulation besteht (z. B. lebensgefährliche Blutung) (Kakkos et al. 2021). Wird ein Cava-Filter implantiert, sollte ein wieder entfernbares Modell gewählt und eine zeitnahe Explantation angestrebt werden, nach Möglichkeit innerhalb der ersten 30 Tage (Li et al. 2020).

## 4 Sonderformen

### 4.1 Katheterassoziierte Thrombose

Der in der Intensivmedizin weit verbreitete Einsatz von zentralvenösen Kathetern (ZVK) führt in dieser Patientenpopulation zu einer vergleichsweise hohen Rate an katheterassoziierten Thrombosen. Screening-Studien bei Patienten mit ZVK zeigen eine Inzidenz dieser Thrombosen von 16–18 %, wobei nur in 1–5 % der Fälle Symptome auftreten (van den Houten et al. 2016; Ageno et al. 2019).

Das Risiko für eine Thrombose wird neben der Grunderkrankung (Malignome mit höchstem Risiko) auch von der Insertionsstelle des Katheters (V. femoralis > V. subclavia > V. jugularis), der Lage der Katheterspitze (proximal der V. cava superior > V. cava superior/Übergang zum rechten Vorhof) und der Art des Katheters (peripher implantierte Katheter > Portkatheter) beeinflusst (Saber et al. 2011).

Die Therapie besteht analog zur peripheren TVT in einer therapeutischen Antikoagulation. Über die Dauer der Antikoagulation besteht kein Konsens, in den neuesten Leitlinien wird eine therapeutische Antikoagulation über mindestens 3 Monate empfohlen sowie für 6 Wochen nach Entfernung des Katheters (Kakkos et al. 2021).

Ein noch funktionierender ZVK kann weiter benutzt werden, eine Entfernung des Katheters sollte erfolgen, wenn er nicht mehr funktionsfähig ist oder nicht mehr gebraucht wird. Weiterhin sollte eine Explantation erwogen werden, wenn eine Antikoagulation nicht durchgeführt werden kann, die Symptome sich unter der Antikoagulation nicht bessern oder wenn eine die Extremitäten oder das Leben gefährdende Thrombose vorliegt (Kakkos et al. 2021).

### 4.2 Armvenenthrombose

Armvenenthrombosen machen etwa 10 % aller TVTs aus und sind somit wesentlich seltener als Bein- oder Beckenvenenthrombosen (van den Houten et al. 2016). Am häufigsten kommen sie als sekundäre Thrombosen in Folge von zentralen Venenkathetern oder Herzschrittmachern vor (siehe Abschn. 4.1) oder als Folge einer Tumorkompression (Evans et al. 2010).

Die primären Formen als idiopathische Armvenenthrombose oder im Rahmen eines kostoklavikulären Kompressionssyndroms sind wesentlich seltener.

Die Diagnose kann überwiegend mithilfe der Duplex-Sonografie erfolgen, bei Beteiligung der zentralen Venenabschnitte kommen CT- und MRT-Untersuchungen zum Einsatz.

Die Therapie besteht in einer therapeutischen Antikoagulation für 3 Monate sowie einer Kompressionstherapie des betroffenen Armes (Kakkos et al. 2021).

Im Falle von jungen, aktiven Patienten mit ausgeprägter Symptomatik und frischer Thrombose (< 14 Tage) kann eine Rekanalisation der Armvenen durch kathetergesteuerte lokale Lyse erwogen werden. Bei Nachweis eines kostoklavikulären Kompressionssyndroms (CT oder MRT in Ruhe und bei Elevation der Arme) muss im weiteren Verlauf auch eine Resektion der ersten Rippe oder einer eventuellen Halsrippe erfolgen.

### 4.3 Thrombose in der Schwangerschaft

Verglichen mit einer Population von gesunden Frauen gleichen Alters ist das Risiko einer TVT während der Schwangerschaft um den Faktor 10 vor der Geburt und um den Faktor 25 nach der Geburt erhöht (Greer 2015). Das erhöhte Risiko beginnt schon früh in der Schwangerschaft und erstreckt sich bis zu 12 Wochen post partum (Kamel et al. 2014). Ursachen dafür sind eine Erhöhung von Koagulationsfaktoren während der Schwangerschaft, eine kompressionsbedingte Reduktion des Blutflusses in den unteren Extremitäten in den fortgeschrittenen Stadien der Gravidität sowie hormonbedingte Veränderungen des Venenendothels (Kakkos et al. 2021).

Sowohl klinische Zeichen wie der Wells-Score wie auch die D-Dimer-Bestimmung sind in der Schwangerschaft unzuverlässig, sodass die Diagnose der TVT sich hauptsächlich auf die Duplex-Sonografie stützt. Zur Beurteilung der Beckenvenen können im Bedarfsfall spezielle MRT-Untersuchungen durchgeführt werden.

Die Therapie besteht in einer therapeutischen Antikoagulation für mindestens 3 Monate während der Schwangerschaft und sollte für mindestens 6 Wochen post partum fortgeführt werden (Kakkos et al. 2021).

Als Antikoagulanzien der Wahl haben sich NMH etabliert, die im Vergleich zu UFH ein geringeres Risiko für Blutungen und Osteoporose aufweisen (Bates et al. 2008). Sowohl Vitamin-K-Antagonisten als auch DOAK sind während Schwangerschaft und Stillzeit kontraindiziert – Erstere, weil sie plazentagängig sind und fetale Blutungen verursachen können, Letztere, weil ihr Einsatz in diesen speziellen Situationen noch nicht untersucht ist. Patientinnen, die aus anderer Indikation längerfristig mit Vitamin-K-Antagonisten oder DOAK eingestellt sind, sollten im Falle einer Schwangerschaft auf NMH umgestellt werden.

## Literatur

Ageno W, Haas S, Weitz JI, Goldhaber SZ et al (2019) Upper extremity DVT versus lower extremity DVT: perspectives from the GARFIELD-VTE registry. Thromb Haemost 119:1365–1372

Amin EE, Bistervels IM, Meijer K, Tick LW et al (2018) Reduced incidence of vein occlusion and postthrombotic syndrome after immediate compression for deep vein thrombosis. Blood 132: 2298–2304

Bates SM, Greer IA, Pabinger I, Sofaer S et al (2008) Venous thromboembolism, thrombophilia, antithrombotic therapy, and pregnancy: American College of Chest Physicians Evidence-Based Clinical Practice Guidelines (8th Edition). Chest 133:844S–886S

Cook D, Meade M, Guyatt G, Walter S et al (2011) Dalteparin versus unfractioned Heparin in critically ill patients. N Engl J Med 364: 1305–1314

Duffet L, Carrier M (2017) Inferior vena cava filters. J Thromb Haemost 15:3–12

Enden T, Haig Y, Klow NE, Slagsvold CE et al (2012) Long-term outcome after additional catheter-directed thrombolysis versus standard treatment for acute iliofemoral deep vein thrombosis (the CaVenT study): a randomised controlled trial. Lancet 379:31–38

Evans RS, Sharp JH, Linford LH, Lloyd JF et al (2010) Risk of symptomatic DVT associated with peripherally inserted central catheters. Chest 138:803–810

Gibson NS, Schellong SM, Kheir DY, Beyer-Westendorf J et al (2009) Safety and sensitivity of two ultrasound strategies in patients with clinically suspected deep venous thrombosis: a prospective management study. J Thromb Haemost 7:2035–2041

Greer IA (2015) Pregnancy complicated by venous thrombosis. N Engl J Med 373:540–547

Hach-Wunderle V, Gerlach H, Konstantinides S, Noppeney T et al (2016) S2k-Leitlinie zur Diagnostik und Therapie der Venenthrombose und der Lungenembolie. Vasa 45(suppl 90):1–48

Houten MM van den, van Grinsven R, Pouwels S, Yo LS et al (2016) Treatment of upper-extremity outflow thrombosis. Phlebology 31: 28–33

Kakkos SK, Gohel M, Baekgaard N, Bauersachs R et al (2021) European Society for Vascular Surgery (ESVS) 2021 clinical practice guidelines on the management of venous thrombosis. Eur J Vasc Endovasc Surg 61:9–82

Kamel H, Navi BB, Sriram N, Hovsepian DA et al (2014) Risk of a thrombotic event after the 6-week postpartum period. N Engl J Med 370:1307–1315

Kearon C, Akl EA, Comerota AJ, Prandoni P et al (2012) Antithrombotic therapy for VTE disease: antithrombotic therapy and prevention of thrombosis, 9th ed: American College of Chest Physicians evidence-based clinical practice guidelines. Chest 141:e419S–e496S

Kory PD, Pellechia CM, Shiloh AL, Mayo PH et al (2011) Accuracy of ultrasonography performed by critical care physicians for the diagnosis of DVT. Chest 139:538–542

Li X, Haddadin I, McLennan G, Farivar B et al (2020) Inferior vena cava filter – comprehensive overview of current indications, techniques, complications and retrieval rates. Vasa 49(6):449–462

Liu Z, Tao X, Chen Y, Fan Z et al (2015) Bed rest versus early ambulation with standard anticoagulation in the management of deep vein thrombosis: a meta-analysis. PLoS One 10:e0121388

McLeod AG, Geerts W (2011) Venous thromboembolism prophylaxis in critically ill patients: an observational study. Crit Care Clin 27: 765–780

Minet C, Potton L, Bonadona A, Hamidfar-Roy R et al (2015) Venous thromboembolism in the ICU: main characteristics, diagnosis and thromboprophylaxis. Crit Care 19:287

Mühlberger D, Mumme A, Stücker M, Reich-Schupcke S et al (2020) Multimodal approach of venous recanalisation in patients with a critical limb ischemia due to phlegmasia cerulea dolens: a case series of 17 patients in a single center. Phlebology 35(9):701–705

Mumme A, Hummel T (2013) Die multimodale operative Therapie der tiefen Beinvenenthrombose. Gefäßchirurgie 18:695

Notten P, Ten Cate-Hoek AJ, Arnoldussen C, Strijkers RHW et al (2020) Ultrasound-accelerated catheter-directed thrombolysis versus anticoagulation for the prevention of postthrombotic syndrome (CAVA): a single-blind, multicentre, randomised trial. Lancet Haematol 7: e40–e49

Park JR, Chang SA, Jang SY, No HJ et al (2012) Evaluation of right ventricular dysfunction and prediction of clinical outcomes in acute pulmonary embolism by chest computed tomography: comparisons with echocardiography. Int J Card Imaging 28:979–987

Rabe E, Partsch H, Hafner J, Lattimer C et al (2018) Indications for medical compression stockings in venous and lymphatic disorders: an evidence-based consensus statement. Phlebology 33(3):163–184

Saber W, Moua T, Williams EC, Verso M et al (2011) Risk factors for catheter-related thrombosis (CRT) in cancer patients: a patient-level data (IPD) meta-analysis of clinical trials and prospective studies. J ThrombHaemost 9:312–319

Sathe PN, Patwa UD (2014) D-Dimer in acute care. J Crit Illn Inj Sci 4: 229–232

Valentin ML, Clemens R, Thalhammer C (2016) Duplex ultrasound of deep vein thrombosis of the leg. Dtsch Med Wochenschr 141(13): 946–949

Vedantham S, Goldhaber SZ, Julian JA, Kahn SR et al (2017) Pharmacomechanical catheter-directed thrombolysis for deep-vein thrombosis. N Engl J Med 377:2240–2252

Wells PS, Anderson DR, Bormanis J, Guy F et al (1997) Value of assessment of pretest probability of deep-vein thrombosis in clinical management. Lancet 350:1795–1798

# Intensivtherapie bei akutem arteriellem Verschluß

Heiner Wenk

## Inhalt

| | | |
|---|---|---|
| 1 | Klinik | 993 |
| 2 | Arterielle Embolie, arterielle Thrombose | 994 |
| 3 | Diagnostik | 994 |
| 4 | Therapie | 995 |
| 5 | Verschlüsse bestimmter Gefäßregionen | 996 |
| 5.1 | Dialyseshuntverschlüsse | 996 |
| 5.2 | Akuter Verschluß der Beinarterien | 996 |
| 5.3 | Aortenverschluß | 996 |
| 5.4 | Viszeralarterien und Nierenarterien | 996 |
| 5.5 | Akute Verschlüsse der supraaortalen Gefäße | 997 |
| | Literatur | 997 |

## 1 Klinik

Der akute arterielle Verschluß ist Anlaß zu **umgehender Diagnostik und Behandlung,** denn die abhängige Körperprovinz ist durch die akute Mangeldurchblutung beim arteriellen Verschluß zumeist vital gefährdet.

Diese vitale Gefährdung äußert sich in einem Bild, welches plakativ mit den „6 P" (**nach Pratt und Krahl** 1954) beschrieben wird:

- **Pulselessness** (Pulslosigkeit)
- **Paresthesia** (Parästhesie),
- **Palor** (Blässe),
- **Pain** (Schmerz),
- **Prostration** (Erschöpfung),
- **Paralysis** (Lähmung).

Eine differenzierte Einteilung der „akuten Ischämie", die sich allerdings im Gegensatz zur Stadieneinteilung der arteriellen Verschlußerkrankung nach Fontaine im deutschen Sprachgebiet nicht flächendeckend durchgesetzt hat, findet sich bei Rutherford (Rutherford et al. 1997):

**Stadieneinteilung der arteriellen Verschlusserkrankung nach Rutherford et al. (1997)**
- **Das Stadium I** beschreibt eine funktionsfähige abhängige Körperpartie ohne Gefühls- und Bewegungsstörungen.

Dopplersignale sind vorhanden.

- **Im Stadium II** ist ein Extremitätenerhalt bei zeitgerechter Wiederherstellung der arteriellen Perfusion möglich, es finden sich diskrete Gefühlsstörungen oder Ruheschmerz und leichte bis mäßige motorische Störungen.
- **Das Stadium III** beschreibt eine irreversible Nekrose oder Nervenschädigung mit ausgedehntem Sensibilitätsverlust und Lähmung (Rigor). Dopplersignale sind nicht ableitbar.

Die Symptomatik und die Schwere der Erkrankung wird wesentlich dadurch bestimmt, wie gut die distal eines akuten Verschlusses gelegene Körperprovinz kollateralisiert ist:

H. Wenk (✉)
Chirurgie, Klinik Lilienthal, Lilienthal, Deutschland
E-Mail: heiner.wenk@gmx.de

Liegt sie im Bereich einer Endstrombahn, ist die klinische Symptomatik besonders ausgeprägt (Wenk et al. 2019).

## 2 Arterielle Embolie, arterielle Thrombose

**Ätiologie, Pathogenese, Diagnostik und Therapieprinzipien**
Akute Gefäßverschlüsse können durch verschiedene Ursachen entstehen:

Akute **embolische** Verschlüsse haben ihre Ursachen zumeist in einer absoluten Arrhythmie bei Vorhofflimmern, wenn sich intracardiale Thromben gebildet haben.

Aber auch **arterioarterielle Embolien** treten auf: Thromben aus vorgeschalteten Aneurysmen spielen eine Rolle (insbesondere das Popliteaaneurysma neigt zu arterioarteriellen Embolien), Embolien aus arteriosklerotisch veränderten Gefäßen (Arteria Carotis-Bifurkation, Arteria femoralis superficialis im Adduktorenkanal) sind beschrieben und können als schmerzhafte Cholesterinembolien insbesondere die Endstrombahn verlegen (Dedow et al. 2002).

**Arterioarterielle Embolien und arterielle Thrombosen** können auch durch eine chronische Gefäßwandschädigung bei Engpaßsyndromen hervorgerufen werden, die eine eigene Entität unter den Gefäßwandschädigungen darstellen Die häufigeten Engpaßsyndrome sind an der oberen Extremität das Thoracic outlet Syndrom (durch Enge der vorderen oder hinteren Skalenuslücke, durch den zu engen Raum zwischen 1. Rippe und Schlüsselbein oder durch einen zu engen Raum zwischen dem Processus coracoideus und dem Musculus pectoralis minor),

und an der unteren Extremität das Entrapmentsyndrom der A. Poplitea), bei dem Muskelkontraktionen die Arteria poplitea rezidivierend komprimieren und zur Gefäßwandschädigung führen können. Zu den Engpass-Syndromen gehört auch das seltene Trunkus-coeliakus-Kompressionssyndrom (Dunbar-Syndrom) am Ligamentum arcuatum, das zu rezidivierenden Ischämie-Zeichen führen kann, aber extrem selten zu einem Verschluss des Trunkus führt.

**Arterielle Embolien bei venösen Thrombosen** sind im großen Kreislauf eine Rarität: Sie entstehen (mit Ausnahme der Lungenarterienembolie) nur bei Vorliegen eines Herzwanddefektes (Vorhof- oder Ventrikelseptumdefekt).

Größere Emboli verlegen typischerweise eine Gefäßaufzweigung, da sich hier der Querschnitt des nachgeschalteten Gefäßes verringert. Am häufigsten sind die Aufzweigung der Arteria femoralis communis in die Arteria profunda femoris und die Arteria femoralis superficialis betroffen. Prinzipiell sind aber an allen Bifurkationen und Trifurkationen embolische Verschlüsse denkbar und zu behandeln.

**Arterielle Thrombosen** haben demgegenüber ganz andere Ursachen, die im Wesentlichen auf die Virchow'sche Trias zurückgehen: Veränderungen der Gefäßwand (Endothelläsion), Veränderungen der Fließlichkeit und Fließeigenschaften des Blutes (Stase) und Veränderungen der Blutgerinnung können Ursache einer arteriellen Thrombose sein. Während also bei einer arteriellen Embolie meistens ein intaktes Gefäß vorliegt, ist es bei einer arteriellen Thrombose zumeist erkrankt und damit Ursache für den Gefäßverschluß.

Dies erklärt die unterschiedlichen Lokalisationen der beiden Krankheitsbilder. Arterielle Thrombosen treten im Gegensatz zur Embolie nicht an Gefäßaufzweigungen auf, sondern in Provinzen, in denen die Gefäßwände besonders häufig geschädigt sind: Im Adduktorenkanal (Arteria femoralis superficialis), beim Thoracic outlet Syndrom in der Arteria subclavia), beim Gastrocnemius-Kompressionssyndrom in der Arteria poplitea.

**Venöse Thrombosen**, also der akute Verschluß eines venösen Blutleiters, äußern sich in einer Schwellung und lividen Verfärbung des betroffenen Körperteils oder Organes. Ihre Symptomatik ist mit Außnahme der seltenen Krankheitsbilder „Phlegmasia coerulea dolens" und „Phlegmasia alba dolens" weit weniger dramatisch als die eines arteriellen Verschlusses. Die Behandlung besteht vor allem in physikalischen (Hochlagerung, Kompression) und pharmakologischen Maßnahmen (Antikoagulation).

Der Thrombose ist in diesem Buch ein eigenes Kapitel gewidmet.

Eine seltene Ursache einer arteriellen Verschluss-Symptomatik können Gefäß-Verletzungen sein, eine Dissektion der Intima oder eine Gefäßdurchtennung.

## 3 Diagnostik

Akute **arterielle** Verschlüsse erfordern eine diagnostische Absicherung, um die dringliche Therapie einleiten zu können.

### Pulsstatus
Bei einer arteriellen Embolie, arterieller Thrombose oder Gefäßdurchtrnnung ist distal der verschossenen Strombahn kein Puls tastbar. Die klinische Untersuchung beschreibt darüber hinaus die Blässe und die sensiblen und motorischen Störungen (siehe auch „6 P").

### Doppler und Duplexsonografie
Bei der apparativen Untersuchung stehen die Doppler- und Duplexsonografie im Vordergrund. Im Falle einer Embolie wird das typische Bild des „reitenden Embolus", der häufig noch umspült ist, sichtbar. Dopplerverschlußdrucke sind oft nicht ableitbar, in den abhängigen Arterien finden sich lediglich pseudovenöse Signale als Ausdruck einer Restperfusion.

### Radiologische Bildgebung
Angiografische Untersuchungen sind bei einem embolischen Verschluß zumeist entbehrlich. Arterielle Thrombosen sollten dagegen regelhaft angiografisch lokalisiert werden. Dies muß nicht unbedingt präoperativ erfolgen, sondern kann

intraoperativ nach Freilegung des arteriellen Blutleiters ausgeführt werden. Die intraoperative Angiografie dient dann auch als Qualitätskontrolle in Bezug auf Vollständigkeit der durchgeführten Thrombektomie, der Wiederherstellung der arteriellen Strombahn und Beurteilung der arteriellen Ausstrombahn.

Gelingt im Falle einer arteriellen Thrombose die Thrombektomie nicht oder nicht komplett, kann durch die intraoperative Angiografie festgestellt werden, ob in gleicher Operation weitere Maßnahmen, wie eine Stentimplantation oder eine Bypassanlage zur Wiederherstellung der Durchblutung möglich oder erforderlich sind. Die Option einer Bypassoperation sollte bei jeder Therapieplanung bei akutem arteriellen Verschluß bedacht und vorgehalten werden (Bock 2003).

Akute Verschlüsse führen -abhängig von der Zeitdauer ihres Bestehens- zum Gewebsuntergang. Besteht der Verdacht auf eine irreversible Schädigung von Muskulatur, wird im Blut, auch im Urin, Myoglobin nachweisbar sein. Auch die Creatinkinase (CK) steigt im Serum an. Beide Laborwerte können zur Beurteilung einer Gewebsschädigung und der Aufdeckung eines sich eventuell entwickelnden Reperfusionssyndroms nach erfolgreicher Wiederherstellung der arteriellen Strombahn hilfreich sein (Golecki und Kehl 2020; Hepp 2002).

Akute **venöse** Verschlüsse werden klinisch und apparativ durch die Duplexsonografie diagnostiziert. Die Phlebografie wird nur noch selten eingesetzt und dient häufig auch zur forensischen Absicherung. Zentrale Venen können ausgezeichnet mit einer Angio-CT dargestellt werden.

## 4 Therapie

Die zeitnahe Behandlung eines akuten Verschlusses dient der **Wiederherstellung der arteriellen Strombahn**.

Die **einfachste Behandlungsform** ist die Eröffnung des Blutleiters mit der Entfernung des Thrombus oder der Embolus. Dieses Operationsverfahren ist schon lange bekannt, nachdem Alexis Carell die Technik der Gefäßnaht angegeben hatte und für seine Arbeiten mit dem Medizinnobelpreis ausgezeichnet wurde (1912). Auch die erste Endarteriektomie durch Dos Santos im Jahre 1946 war eigentlich als Thrombektomie geplant, die Mitentnahme der Intima war accidentell und die Thrombendarteriektomie war somit eigentlich ein „Unfall" (Wenk 2001; Wenk und Schmid 2008).

Ein weiteres wertvolles Instrument für die Thrombektomie wurde von Fogarty im Jahre 1963 vorgestellt und hat weltweit Verbreitung gefunden. Es handelt sich dabei um einen **Ballonkatheter**, der in verschiedenen Größen angeboten wird und der eine „**Fernthrombembolektomie**" erlaubt: Das Gefäß kann an einer gut erreichbaren Stelle freigelegt werden, der Thrombembolus wird mit dem Katheter passiert und durch den Ballonkatheter im entfalteten Zustand über die Arteriotomie geborgen.

Fogartykatheter sind heute auch als Zentrallochkatheter („through lumen Katheter") verfügbar, sodaß Maßnahmen über einen Draht möglich sind und auch Kontrastmittel oder Medikamente über den geblockten Katheter gegeben werden können.

**Aspirationsthrombektomie**

In Einzelfällen kann eine Thrombektomie auch interventionell durch Punktion des Gefäßes und Aspiration des Gerinnsels über einen Aspirations- oder Angiografiekatheter gelingen.

Arterielle Thrombosen können darüber hinaus durch eine **arterielle Lyse** behandelt werden. Es stehen als Thrombolysesubstanzen rTPA (reversed Tissue Plasmin Aktivator), Streptokinase und Urokinase zur Verfügung. Eine arterielle Lyse benötigt aber in aller Regel mehr Zeit als die Katheterthrombembolektomie, sodaß die klinische Symptomatik und die Akuizität Einfluß auf die differenzierte Indikationsstellung haben. Die Lyse bleibt damit Einzelfällen vorbehalten. Sie kann insbesondere bei Bypassverschlüssen sinnvoll sein. Vorteil dieser Behandlung ist, daß die Ursachen für eine arterielle Thrombose durch die Lyse aufgedeckt werden, sodaß im Anschluß bei wiederhergestellter Durchblutung elektiv ggfs. die Ursache beseitigt werden kann (Dedow et al. 2002; Tiek 2009; Wenk 2000). Diese Maßnahme kann in einer endovasculären Therapie (Ballondilatation, Stentimplantation) oder einer offenen gefäßchirurgischen Maßnahme (Endarteriektomie, Patchplastik, Gefäßinterponat/Bypass) bestehen.

**Perioperative Medikation**

Zur Vermeidung einer Re-Thrombose oder einer Appositionsthrombose gehört die Antikoagulation zur obligaten Medikation. Sie wird zumeist initial mit Heparinlösung durchgeführt. Bei Heparinunverträglichkeit oder heparininduzierter Thrombopenie muß ggf. auf Alternativsubstanzen wie z. B. Argatroban oder Danaparoid-Natrium (Orgaran®) ausgewichen werden, wobei bei letzterem vor seiner Anwendung erst geklärt werden mzuss, ob die für die HIT verantwortlichen Antikörper auch mit Danaparoid kreuzreagieren, was allerdings in weniger als 10 % der Fälle der Fall ist.

Immer muß an eine ausreichende Analgesie und Flüssigkeitsgabe gedacht werden.

Nach einer erfolgreichen gefäßchirurgischen Wiedereröffnung der arteriellen Strombahn muß einem erneuten Verschluß vorgebeugt werden. Zum einen muß deshalb die **Verschlußursache** behandelt werden (z. B. bei einer Herzrhythmusstörung als Ursache für eine arterielle Embolie die Rhythmisierung), zum anderen ist zu beachten, daß endovaskuläre oder offene gefäßchirurgische Interventionen die Thrombogenität der bearbeiteten Gefäßwand erheblich erhöhen. Diese wird durch die Endothelschädigung und die Freisetzung von Gewebsthrombokinase begründet.

Daher muß postoperativ in die Blutgerinnung eingegriffen werden. Bewährt hat sich wegen seiner guten Steuerbarkeit Heparin, dessen Wirkung durch die Bestimmung der partiellen Thromboplastinzeit (ptt) gemessen werden kann. Die Verwendung niedermolekularer Heparine wird empfohlen, da die Komplikationen und Nebenwirkungen einer heparininduzierten Thrombopenie vom Typ I oder II seltener auftreten (Golecki und Kehl 2020).

Eine weitere Möglichkeit, in die Blutgerinnung postoperativ einzugreifen, besteht in der Gabe eines Thrombocytenaggregationshemmers. Die weiteste Verbreitung hat die Acetysalicylsäure (ASS) erfahren, die in niedriger Dosierung gegeben werden kann. Mit den P2Y-12-Rezeptorinhibitoren (z. B. Clopidogrel, Prasugrel, Ticagrelor) gibt es insbesondere bei Kontraindikationen zu ASS eine Behandlungsalternative. Über die Kombination dieser Thrombocytenaggregationshemmer mit ASS gibt es außerhalb der invasiven Kardiologie keine eindeutigen und evidenzbasierten Daten, so daß diese Kombination derzeit eine risikoadaptierte Einzelfallentscheidung bleibt.

Eine Antikoagulation mit Phenprocumon oder oralen Antikoagulantien (NOAK) ist heute zumeist dem venösen Gefäßsystem vorbehalten, nach arteriellen Verschlüssen wird sie nur ausnahmsweise angewendet. Bei Venenthombosen ist jedoch nach initialer Heparintherapie die Antikoagulation mit Marcumar für ein halbes Jahr etabliert – liegen hereditäre Gerinnungsstörungen vor, gegebenenfalls auch lebenslang.

# 5 Verschlüsse bestimmter Gefäßregionen

## 5.1 Dialyseshuntverschlüsse

Mit Verschlüssen von Dialysezugängen muß stets gerechnet werden, da die arteriovenösen Fisteln regelmäßig punktiert werden müssen und damit einem rezidivierendem Gefäßwandtrauma ausgesetzt sind. Dialyseshuntverschlüsse stellen relative Notfallindikationen dar und erfordern das gesamte Spektrum gefäßchirurgischer und interventioneller Expertise.

Die einfachste Therapieoption ist die Shunt-Thrombektomie.

Bei Shuntstenosen, Aneurysmen, Infekten etc. kommt das gesamte gefäßchirurgische (offene und endovaskuläre) Repertoire zum Einsatz.

## 5.2 Akuter Verschluß der Beinarterien

Die Femoralisbifurkation ist die häufigste Lokalisation arterioarterieller Embolien.

Der Verschluß wird durch eine direkte Thrombektomie behandelt.

Verschlüsse der a. femoralis superficialis, der a. poplitea und der Unterschenkelarterien werden durch eine Katheterthrombektomie behandelt. Hier empfiehlt sich zum Nachweis der kompletten Thrombeektomie eine Angiografie, ggf. ergänzende operative Verfahren (Angioplastie, Stent, Bypass) (Marcucci et al. 2007).

Die Erfolgskontrolle nach Thrombektomie ist die postoperative Erhebung des Pulsstatus, ergänzend kann eine Duplexsonografie sinnvoll sein. Empfohlen wird im Zweifelsfall eine intraoperative Angiografie, da häufig arterielle Thrombosen oder Embolien mit einer Arteriosklerose kombiniert sind.

Ein **Reperfusionssyndrom** oder **Kompartmentsyndrom** der unteren Extremität manifestiert sich zumeist an den Fußhebermuskeln des Unterschenkels (Musculus tibialis anterior etc.). Klinische Untersuchung, Kompartmentdruckmessung, Messung des CK und Myoglobinwertes erleichtern die Diagnose.

Im Zweifelsfall muß eine Kompartmentspaltung erfolgen.

Postoperativ ist nach einer Thrombektomie immer eine Antikoagulation und ggf. Thrombocytenaggregationshemmung angezeigt.

## 5.3 Aortenverschluß

Der hohe Aortenverschluß wird auch als Lériche Syndrom bezeichnet.

Die *chronische Form* ist durch eine Claudicatio intermittens (und beim Erstbeschreiber René Leriche durch Impotenz und AVK) gekennzeichnet.

Die *akute Form* ist wegen der plötzlichen Durchblutungsbeeinträchtigung der gesamten unteren Körperhälfte lebensbedrohlich: Die Letalität steigt pro Stunde um 10 %.

Somit besteht die Indikation zur umgehenden Wiederherstellung der Durchblutung, entweder durch Thrombektomie oder durch Bypassimplantation (anatomisch, oder in der Notfallsituation auch extraanatomisch als axillobifemoraler Bypass).

Auch beim Aortenverschluß ist auf die mögliche Rhabdomyolyse zu achten, insbesondere muß an die gluteale Ischämie gedacht werden. Durch die exzessive Freisetzung von Muskelprotein (Myoglobinurie) besteht die Gefahr einer Crushniere.

Die Kontrolle der Unrinausscheidung und die Beobachtung von Myoglobin im Urin erfordern die Einlage einer Harnableitung, eine diuretische Medikation und einen erhöhten Flüssigkeitsdurchsatz („Spülbehandlung").

## 5.4 Viszeralarterien und Nierenarterien

Der akute Verschluß der a. mesenterica superior ist trotz der Weiterentwicklung der Medizin in den letzten 30 bis 40 Jahren mit einer konstant hohen Letatlität (um 80 %) belastet.

Die ist vor allem durch die eigenartige Klinik mit einem „Vernichtungsschmerz", der von einem längeren, tückischen „stillen Intervall" gefolgt wird, bedingt. Die meisten Patienten werden deshalb erst im Stadium der wieder schmerzhaften Durchwanderungsperitonitis behandelt.

Wichtig ist also vor allem das „daran denken" und – wie beim Lériche Syndrom – die zeitgerechte Therapie.

Nach Thrombektomie der Arterie bleibt die Erholung des Dünn- und Dickdarms abzuwarten, in der Regel ist also eine Second Look Operation erforderlich.

Postoperativ werden das Laktat und die CK als Verlaufsparameter herangezogen.

Die Nierenarterien sind seltener von akuten Verschlüssen betroffen: Plötzlich auftretender Flankenschmerz muß nicht immer eine Nierenkolik, sondern kann auch Ausdruck eines akuten Gefäßverschlusses sein. Da die Nierenarterie eine Endarterie ist, ist die umgehende Revaskularisation anzustreben (Wenk 2001). Die Thrombektomie erfolgt als Aspirationsthrombektomie durch die Leiste oder direkt transaortal, wie im eigenen Fall dargestellt.

Im postoperativen Verlauf werden die Urinausscheidung und die harnpflichtigen Substanzen kontrolliert.

## 5.5 Akute Verschlüsse der supraaortalen Gefäße

Notfalleingriffe an der Karotis sind gefäßchirurgische Seltenheiten. Der akute Verschluß der arteria carotis oder der a. vertebralis wird heute zumeist **interventionell** von **Neuroradiologen** versorgt.

Im Einzelfall kann eine Thrombektomie bei akutem Verschluß oder bei traumatischer Gefäßverletzung mit Dissektion und Appositionsthrombose erforderlich sein (Wenk 2021).

Diese Patienten benötigen ein Neuromonitoring und eine engmaschige Blutdrucküberwachung.

## Literatur

Dedow E, Bangemann U, Koenig H (2002) Die Ergebnisse der intraarteriellen rTPA Lyse verschlossener femoro-distaler Bypasse. In: Hepp W (Hrsg) Akuter Extremitäten-Arterienverschluß. Steinkopff, Heidelberg

Golecki N, Kehl F (2020) Intensivmedizin bei Gefäßeingriffen. In: Debus ES, Groß-Fengels W (Hrsg) Operative und interventionelle Gefäßmedizin. Springer, Berlin

Hepp W (Hrsg) (2002) Akuter Extremitäten-Arterienverschluß. Steinkoff, Heidelberg

Marcucci G, Antonelli R, Accrocca F et al (2007) The role of cross-over Bypass graft in the treatmment of acute ischemia of the lower limb. G Chir 28(6–7):277–280

Pratt GH, Krahl E (1954) Surgical therapy for the occluded artery. Am J Surg 87(5):722–727

Rutherford RB, Baker Ernst JD, Johnston C et al (1997) Recommended standards for reports dealing with lower extremity ischemia: revised version. J Vasc Surg 26:517–538

Tiek J, Fourneau I, Daenens K, Nevelsteen A (2009) The role of thrombolysis in acute infrainguinal bypass occlusion: a prospektive nonrandomized controlled study. Ann Vasc Surg 23(2):179–185. https://doi.org/10.1016/j.avsg.2006.06.001

Wenk H (2000) Die lokoregionale Lyse – heute eine Conditio sine qua non? In: Metz L, Kortmann H (Hrsg) Hersfelder Gefäßdialog 1998. Steinkopf, Darmstadt

Wenk H (2001) Abdominalgefäße. In: Hartel W, Keminger K, Rehner M, Reith HB, Schreiber HW (Hrsg) Visceralchirurgie. Einhorn Verlag, Reinbek bei Hamburg

Wenk H (2021) Traumatische Gefäßverletzungen. Chirurg. https://doi.org/10.1007/s00104-021-01390-0

Wenk H, Schmid A (2008) Gefäßchirurgie. In: Henne-Bruns D, Dürig M, Kremer B (Hrsg) Chirurgie. Thieme, Stuttgart

Wenk H, Jahnke T, Debus ES (2019) Akuter arterieller Verschluß. In: Debus ES, Gross-Fengels W (Hrsg) Operative und interventionelle Gefäßmedizin. Springer, Heidelberg/Berlin

# Mesenteriale Durchblutungsstörungen

Felix Rockmann

## Inhalt

| | | |
|---|---|---|
| **1** | **Grundlagen** | 999 |
| 1.1 | Definition und Klassifikation | 1000 |
| 1.2 | Epidemiologie | 1000 |
| 1.3 | Ätiologie | 1000 |
| 1.4 | Pathophysiologie | 1001 |
| 1.5 | Klinik | 1002 |
| **2** | **Diagnostik** | 1002 |
| 2.1 | Differenzialdiagnose | 1003 |
| 2.2 | Diagnosesicherung | 1003 |
| **3** | **Therapie** | 1006 |
| 3.1 | Basistherapie | 1006 |
| 3.2 | Interventionelle Maßnahmen | 1007 |
| 3.3 | Operative Therapie | 1007 |
| 3.4 | NOMI | 1007 |
| 3.5 | Mesenterialvenenthrombose | 1008 |
| **4** | **Prognose** | 1008 |
| **5** | **Fazit** | 1008 |
| | Literatur | 1009 |

## 1 Grundlagen

Intestinale Durchblutungsstörungen erfassen neben der akuten mesenterialen Ischämie (arterielle Embolie, arterielle Thrombose, nicht-okklusive Ischämie) die mesenteriale Venenthrombose. Die akute mesenteriale Ischämie ist ein lebensbedrohlicher Notfall mit einer nach wie vor erschreckend hohen Letalität von 50–90 %. Die klinischen Erscheinungsformen werden von Art und Ausmaß der vaskulären Läsion und von der zugrunde liegenden Erkrankung bestimmt. Die entscheidende Determinante der Prognose ist die Geschwindigkeit der Diagnose, die im Wesentlichen durch bildgebende Verfahren erfolgt. Die Behandlung der akuten Mesenterialarterienverschlüsse und der Mesenterialvenenthrombose ist meist chirurgisch, seltener interventionell, die nichtokklusiven Formen werden wenn möglich konservativ behandelt.

Die Gefäßversorgung des Magen-Darm-Traktes wird durch große Arterien sichergestellt:

- Truncus coeliacus,
- A. mesenterica superior (AMS)
- A. mesenterica inferior (AMI).

Diese Hauptstämme sind untereinander durch Anastomosen verknüpft. Diese bestehen zwischen Truncus coeliacus und AMS (Rio-Branco-Arkade) ebenso wie zwischen AMS und AMI: Riolan- Anastomose). Es ist auch eine präformierte Anastomose von der AMI zur A. iliaca interna sinistra vorhanden (Sudeck-Anastomose), innerhalb der Versorgungsgebiete der Gefäßstämme bestehen ebenfalls zahlreiche Querverbindungen. Diese Anastomosenbildung gewährleistet, dass erst Ausfälle größerer Stromgebiete eine Mangel-

F. Rockmann (✉)
Notfallzentrum, Krankenhaus Barmherzige Brueder, Notfallzentrum, Regensburg, Deutschland
E-Mail: felix.rockmann@barmherzige-regensburg.de

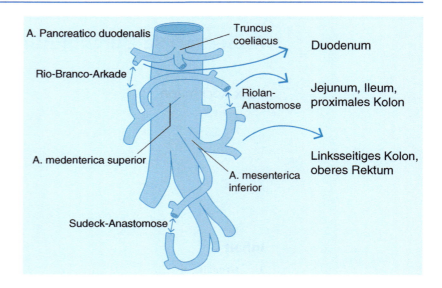

**Abb. 1** Arterielle Gefäßversorgung des Intestinaltraktes mit präformierten Anastomosen

versorgung mit sich bringen, während Astverschlüsse der 2. oder 3. Ordnung vollständig kompensiert werden können (Abb. 1) oder eine CMI verursachen.

## 1.1 Definition und Klassifikation

Die arteriellen ischämischen Läsionen werden in die arterielle Embolie, die arterielle Thrombose und die nichtokklusive mesenteriale Ischämie (NOMI) eingeteilt. Dabei handelt es sich bei der NOMI um eine Ausschlussdiagnose: Eine mesenteriale Ischämie, die weder durch Arteriosklerose, arterielle oder venöse Thrombosen, Embolien oder eine Vaskulitis verursacht wird, sondern Konsequenz einer verminderten Perfusion der Mesenterialgefäße aufgrund verschiedenster Ursachen ist.

Zu unterscheiden sind die chronische mesenteriale Ischämie (die in eine acute on chronic Ischämie übergehen kann) von der akuten mesenterialen Ischämie mit akuter intestinaler Minderdurchblutung und mit i. d. R. nachfolgender Organinfarzierung (Embolie, Thrombose, NOMI), die in diesem Kapitel behandelt wird.

Bei der chronischen mesenterialen Ischämie (CMI) ist die Steigerung des intestinalen Blutflussses postprandial nicht möglich, die Patienten leiden üblicherweise unter postprandialen Schmerzen, die meist 20–30 Minuten nach der Nahrungsaufnahme auftreten, unter Abneigung gegen Nahrungsaufnahme und folglichem Gewichtsverlust, aber auch andere gastrointestinale Symptome. Die häufigste Ursache ist das mediane Ligamentum Arcuatum Syndrom und Verengung des Raums zwischen den Zwerchfellschenkeln mit abgangsnaher Verengung des Truncus coeliacus. Weitere Ursachen sind vor allem Stenosen eines oder mehrerer mesenterialer Gefäße. Die elektive offen gefäßchirurgische oder interventionelle Beseitigung der Ursache ist erforderlich und wird die Entwicklung einer Acute on Chronic Ischämie vermeiden. Die CMI ist nicht Thema dieses Kapitels. Eine gute Übersicht über das klinische Management der CMI geben das Review der Society of Vascular Surgery von (van Dijk et al. 2019) und die Praxis-Leitlinie von (Huber et al. 2021).

## 1.2 Epidemiologie

Die Inzidenz der mesenterialen Durchblutungsstörungen beträgt ca. 12/100.000 Einwohner/Jahr in klassischen Autopsiedaten (Acost 2010). Jüngere Daten zeigen einen leichten Abfall der Inzidenz auf zuletzt 5,3–6,7/100.000 Einwohner/Jahr (Karkkainen und Acosta 2017a). Die Verteilung der Durchblutungsstörung ist ca. 70 % thromboembolisch, ca. 1/6 im Sinne einer NOMI und ca. 1/6 als mesenteriale Venenthrombose.

Die akuten intestinalen Durchblutungsstörungen haben insgesamt wegen ihrer gravierenden Prognose und trotz ihrer relativen Seltenheit erhebliche Bedeutung im Krankenhausalltag, da nur eine rasche Diagnose die Prognose im Einzelfall verbessern kann. Die **Mesenterialvenenthrombose** ist eine seltene Form der intestinalen Gefäßobstruktion, die langsam und symptomlos, subakut über Wochen und Monate, aber auch als akutes schweres Krankheitsbild verlaufen kann

## 1.3 Ätiologie

Patienten mit mesenterialen Durchblutungsstörungen weisen eine ausgeprägte Komorbidität auf (Tab. 1). In der Mehrzahl

**Tab. 1** Komorbiditäten bei Patienten mit mesenterialen Durchblutungsstörungen. (Nach (O'Grady et al. 2009), Angaben in Prozent)

|  | Thromboembolische Genese | Thrombotische Genese |
|---|---|---|
| KHK | 78 | 79 |
| Aortensklerose | 68 | 79 |
| Myokardinfarkt | 50 | 39 |
| Stattgehabter Apoplex | 15 | 10 |
| Aortenaneurysma | 14 | 11 |
| Lungenemphysem | 17 | 28 |
| Malignom | 7 | 18 |

**Tab. 2** Risikofaktoren für eine NOMI. (Nach (Bala et al. 2017))

| Erkranktes Organ/Begleiterkrankung |
|---|
| Herzinsuffizienz |
| Akutes Pumpversagen mit kardiogenem Schock |
| Multi-Organversagen |
| Vasopressor-Therapie |

**Tab. 3** Risikofaktoren für eine Mesenterialvenenthrombose

| Risikofaktoren | |
|---|---|
| Thrombophile Zustände | - Antithrombin III-Mangel<br>- Protein-S-Mangel<br>- Protein-C-Mangel<br>- Faktor-V-Leiden<br>- G20210A-Mutation im Prothrombingen<br>- Phospholipidantikörper<br>- Hyperhomozysteinämie<br>- Orale Antikontrazeptiva<br>- Schwangerschaft<br>- Maligne Tumoren |
| Hämatologische Erkrankungen | - Polycythaemia vera<br>- Essenzielle Thrombozythämie<br>- Paroxysmale nächtliche Hämoglobinurie |
| Entzündliche Erkrankungen | - Pankreatitis<br>- Peritonitis und intraabdominelle Sepsis<br>- Entzündliche Darmerkrankungen<br>- Divertikulitis |
| Postoperative Zustände | - Abdominelle Operationen<br>- Splenektomie |
| Zirrhose und portale Hypertension | - Sklerosierung von Ösophagusvarizen |
| Verschiedene Ursachen | - Abdominelles Trauma<br>- Dekompressionstrauma |

der arteriellen Verschlüsse liegt eine Emboliequelle im Herzen, sehr viel seltener sind Aneurysmen der Aorta und der Mesenterialgefäße mögliche Streuquellen, Thromben im venösen Kreislauf mit paradoxer Embolie sind eine Rarität.

Die bei weitem häufigste Ursache der Mesenterialarterienthrombose ist eine vorbestehende Stenosierung durch Arteriosklerose der Viszeralarterien. Seltenere prädisponierende Faktoren sind Vaskulitiden oder intraabdominelle Tumoren. Bei Vorliegen einer Vaskulitis ist eine intestinale Beteiligung eher selten, lediglich bei der Polyarteritis nodosa, dem Churg-Strauss-Syndrom und der Purpura Schoenlein-Henoch wird diese häufiger beobachtet (Misra et al. 2017; Lerkvaleekul et al. 2016).

Bei einer NOMI finden sich andere Risikofaktoren (Tab. 2 (Bala et al. 2017)).

Hier ist im Wesentlichen eine verminderte Perfusion der Mesenterialgefäße entweder infolge einer Linksherzinsuffizienz, einer schock- oder sepsisbedingten Hypotonie oder einer Hypovolämie bei Dehydratation, Blutung, Dialyse oder überhöhter Diuretikatherapie ursächlich (Scheurlen 2015). Eine sekundäre mesenteriale Vasokonstriktion infolge eines systemischen „Niedrigflusssyndroms" ist die entscheidende Ursache. Medikamente, die die splanchnische Perfusion beeinflussen, werden ebenfalls angeschuldigt, hier sind insbesondere Digoxin, Ergotamin, Katecholamine (Cappell 2004), Angiotensin II, Vasopressin und ß-Blocker zu erwähnen (Schwartzkopff und Hennersdorf 2005), die alle auf Intensivstationen besonders häufig benutzt werden. Eine gestörte Sauerstoffutilisation bei Sepsis und die bei Intensivpatienten ebenfalls häufige Anämie und Hypoxie aufgrund anderer Ursachen verstärken den lokalen Ischämieeffekt (Kolkman und Mensink 2003). Eine seltene Ursache ist Kokainabusus.

Bei der Mesenterialvenenthrombose ist eine erhöhte Gerinnungsneigung die häufigste Ursache – beispielsweise findet sich ein AT III-Mangel bei etwa 50 % der Patienten (Agaoglu et al. 2005). Tab. 3 gibt die Risikofaktoren wider. Wenn diese zugrunde liegenden primären Störungen ausgeschlossen wurden, bleiben etwa 20 % der Mesenterialvenenthrombosen ätiologisch ungeklärt (Lock 2001). Nach Splenektomie finden sich ein verminderter Perfusionsdruck und eine konsekutive Thrombozytose als Risikofaktoren.

## 1.4 Pathophysiologie

Grundlage der ischämischen Störungen ist eine Verminderung der Sauerstoffversorgung auf < 50 %. Ab dieser Grenze kommt es zu Funktionsstörungen des Darmes. Bei einem Abfall auf < 20 % tritt eine Nekrose auf, die aufgrund der Anatomie der Gefäßversorgung (Serosa bis in die Villusspitzen) von der Mukosa ausgeht und dann die gesamte Darmwand betrifft (Blikslager et al. 2007). In der zeitlichen Abfolge sind zunächst eine Verminderung der Resorption, ein Motilitätsverlust, ein Ileus, eine Schleimhautablösung, eine Blutung, eine Permeabilitätssteigerung mit bakterieller Translokation, eine Peritonitis und schließlich eine Sepsis zu beobachten (Grootjans et al. 2016).

## 1.5 Klinik

Die Häufigkeit der Symptome bei der akuten *Mesenterialarterienembolie* ist in Tab. 4 wiedergegeben. Leitsymptom ist der plötzlich auftretende Bauchschmerz, der in der Regel periumbilikal oder im rechten Unterbauch lokalisiert ist. Das subjektiv starke Schmerzempfinden steht häufig im Gegensatz zur klinischen Untersuchung, bei der das Abdomen noch weich und nur diskret druckempfindlich ist. Viele Patienten klagen über Übelkeit, Erbrechen und Durchfall (Schneider et al. 1994). Von klinischer Bedeutung ist der zeitliche Verlauf der Symptomatik, wobei sich ein Initialstadium, ein „stilles Intervall" und ein Spätstadium unterscheiden lassen (Tab. 5). Insbesondere das stille Intervall ist Ursache vieler diagnostischer Probleme, da es vermeintlich die Dringlichkeit der Diagnostik reduziert.

▶ **Merke (nach (Bala et al.** 2017**)):** *Bei der akuten mesenterialen Ischämie ist initial häufig eine Diskrepanz zwischen starken Schmerzen und diskreter Druckempfindlichkeit des Abdomens zu beobachten. Daher sollen bei ausgeprägten abdominelle Schmerzen, die kein eindeutiges Korrelat in der körperlichen Untersuchung finden, diese bis zum Ausschluss als AMI gewertet werden (benötigen also eine Bildgebung)!*

Wegen der bei der Mesenterialarterienthrombose häufig infolge der Arteriosklerose bereits ausgebildeten Kollateralen verläuft die Symptomatik weniger akut als bei der Embolie. Typisch sind allmählich zunehmende abdominelle Schmerzen mit einer Auftreibung des Bauches. Das Zeitintervall zwischen Beschwerdebeginn und Mesenterialinfarkt beträgt häufig 24 h. Gelegentlich finden sich auch länger zurück liegende Beschwerden einer chronischen mesenterialen Ischämie. Es besteht aber auch bei diesen Patienten zunächst eine Diskrepanz zwischen subjektiven Beschwerdeangaben und objektivem Befund.

Das klinische Erscheinungsbild der *NOMI* leitet oft fehl, da die Patienten meist wegen eines zugrunde liegenden Krankheitsbildes in der Regel schwerkrank oder frisch operiert sind und häufig auf der Intensivstation behandelt werden. Die intestinalen Symptome können unspezifisch sein und sich als Verstopfung, unspezifische Bauchschmerzen, Übelkeit, Erbrechen und schleimig-blutige Durchfälle äußern. Wenn es zu einer intestinalen Gangrän gekommen ist, weist der Patient Zeichen einer Peritonitis oder einer Sepsis auf.

▶ **Merke:** *Bei allen Patienten, die eine entsprechende Vorerkrankung haben und bei denen mit Verschiebungen des Flüssigkeitshaushaltes oder Veränderungen der Durchblutung zu rechnen ist, muss bei Auftreten entsprechender Symptome oder bei unerklärten Laborveränderungen auf der Intensivstation (Leukozytose, LDH-Erhöhung) an die NOMI gedacht werden.*

Auch die *akalkulöse Cholezystitis* wird in den Kontext dieses Krankheitsbildes gestellt und sollte an gleichzeitig bestehend intestinale Durchblutungsstörungen denken lassen. Besonders problematisch ist die Tatsache, dass die Mehrzahl der Patienten infolge ihrer Analgosedierung gar keine Symptome angeben und Diagnose und erforderliche Therapiemaßnahme: ausschließlich durch aufmerksame klinische Beobachtung und Sichtung der routinemäßig erhobenen Kontrollparameter indiziert werden.

Auch bei der *Mesenterialvenenthrombose* ist die klinische Symptomatik unspezifisch. Leitsymptom ist bei mehr als 90 % der Patienten der Schmerz, wobei Dauer, Art, Schweregrad uni Lokalisation große Variationen aufweisen. Meist bestehen die Schmerzen bei Aufnahme in die Klinik schon einige Tage, über 50 % der Patienten geben auch Übelkeit und Erbrechen an. Blutige Diarrhöen, Hämatochezie oder Hämatemesis sprechen für einen erfolgten Mesenterialinfarkt. Die Mehrzahl der Patienten hat ein schmerzhaftes aufgetriebenes Abdomen mit abgeschwächten Darmgeräuschen, die Hälfte hat peritonitische Zeichen und Temperaturen über 38 °C.

## 2 Diagnostik

Da Anamnese und klinischer Befund bei Patienten mit den verschiedenen mesenterialen Durchblutungsstörungen fast immer unspezifisch und vieldeutig sind, stellt die definitive Diagnose eine klinische Herausforderung dar. Dies umso mehr, da bei den akuten Formen der mesenterialen Ischämie der Zeitfaktor eine entscheidende Rolle für das Überleben der Patienten spielt (Tab. 6). Flüssigkeitsexsudation in das Darmlumen oder den Peritonealraum kann zur Hämokonzentration führen; Hypoxämie und prärenales Nierenversagen treten oft begleitend auf. Sind diese Komplikationen aber erst

**Tab. 4** Häufigkeit der Symptome bei Mesenterialarterienembolie

| Symptome | Häufigkeit(%) |
|---|---|
| **Abdomineller Schmerz** | 90 |
| **Erbrechen** | 47 |
| **Diarrhö** | 19 |
| **Meteorismus** | 19 |
| **Schock** | 17 |
| **Hämatochezie** | 15 |
| **Fieber** | 13 |
| **Stuhlverhalt** | 6 |
| **Hämatemesis** | 3 |

**Tab. 5** Zeitlicher Verlauf der Klinik der arteriellen mesenterialen Embolie

| Formen | Initialstadium (0–6 h) | „Stilles Intervall" (7–12 h) | Spätstadium (> 12 h) |
|---|---|---|---|
| **Klinik** | | | |
| Schmerz | +++ | + | ++ |
| Ileussymptome | 0 | + | +++ |
| Peritonismus | 0 | + | +++ |
| AZ | 0 | – | — |
| **Labor** | | | |
| Leukozytose | ++ | ++ | +++ |
| Laktat | 0 | 0 | > 6 mmol/l |
| **Therapie** | | | |
| Revaskularisierung | +++ | ++ | + |
| Resektion | 0 | ++ | +++ |
| Letalität | rund 25 % | rund 60 % | 80–90 % |

**Tab. 6** Bedeutung der frühen Diagnose der akuten mesenterialen Ischämie für das Überleben. (Nach (Brandt und Boley 2000))

| Jahr der Studie | Patienten (n) | Mortalität in Abhängigkeit eines anatomischen Korrelats | | Mortalität in Abhängigkeit von der Zeit | |
|---|---|---|---|---|---|
| | | Keine Gangrän | Gangrän | < 24 h | > 24 h |
| 1977 | 52 | - | - | 54 | 95 |
| 1981 | 47 | - | - | 57 | 73 |
| 1986 | 23 | 25 | 75 | - | - |
| 1990 | 65 | 25 | 68 | - | - |
| 1990 | 83 | - | - | 0 | 88 |
| 1990 | 98 | 26 | 71 | - | - |
| 1990 | 82 | 31 | 73 | - | - |
| 1997 | 141 | - | - | 44 | 92 |

eingetreten, ist das „therapeutische Fenster" meist bereits geschlossen.

## 2.1 Differenzialdiagnose

Die Differenzialdiagnose der akuten mesenterialen Ischämie ist umfangreich (Tab. 7), viele der Differenzialdiagnosen können durch klinische Untersuchungen, einzelne technische Verfahren wie Elektrokardiogramm, Sonographie, Computertomographie und Labormethoden ausgeschlossen werden (Clair und Beach 2016). Bis zum Beweis einer anderen Diagnose muss die Verdachtsdiagnose einer mesenterialen Ischämie aufrechterhalten und zügig weiter verfolgt werden.

## 2.2 Diagnosesicherung

Wie bei jeder akuten Erkrankung findet sich häufig eine Leukozytose. Eine LDH-Erhöhung ist häufig, aber unspezifisch. Die Wertigkeit erhöhter Phosphatspiegel ist umstritten, normale Werte schließen eine mesenteriale Ischämie aber nicht aus. Dasselbe gilt für erhöhte Laktatwerte und eine metabolische Azidose.

Potenzielle Biomarker wie das „Ischämie-modifizierte Albumin" oder der Cobalt-Albumin Bindungstest (cobalt-albumin binding assay, CABA) haben sich nicht durchgesetzt, weitere Marker werden immer wieder in Studien untersucht, haben für die Klinik jedoch keine Relevanz.

### 2.2.1 Bildgebende Verfahren

Die Sonographie ist das bildgebende Verfahren der 1. Wahl bei Patienten mit abdominellen Beschwerden. Bei akuter mesenterialer Ischämie können als Folgen sono-graphisch eine verdickte Dünndarmwand (> 5 mm), Zeichen eines Subileus oder Ileus mit erweiterten Darmschlingen und fehlender Peristaltik und – in fortgeschrittenen Fällen – freie intraabdominelle Flüssigkeit und Lufteinschlüsse im Portalgefäßsystem gefunden werden (American Gastroenterological Association Medical Position Statement: guidelines on intestinal ischemia 2000). Die wesentliche Bedeutung der Sonographie liegt im Ausschluss anderer abdomineller Erkrankungen (Aortenaneurysma, mechanischer Ileus, biliäre Erkrankungen etc.). Die Rolle der Duplexsonographie beim akuten Mesenterialarterienverschluss ist bislang nur unzureichend untersucht (Baccoli et al. 2008). Die Untersuchung kann durch den häufig vorhandenen Meteorismus erheblich erschwert oder unmöglich sein. Wenn ein normaler Fluss in der AMS gefunden wird, ist eine Okklusion des Hauptstammes proximal der A. colica unwahrscheinlich, dennoch können signifikante Embolien in größere Gefäßabschnitte distal dieser vorliegen. Die thrombosierte

Tab. 7 Mögliche Differenzialdiagnosen der akuten mesenterialen Ischämie

| Diagnose | Verfahren zum Ausschluss |
|---|---|
| **Akuter Myokardinfarkt (Hinterwand)** | EKG |
| **Ulcus ventriculi/duodeni (mit Penetration/Perforation)** | CT/ÖGD |
| **Sonstige Hohlorganperforation** | CT |
| **Akute Pankreatitis** | Labor, CT |
| **Akute Gastroenteritis** | Anamnese |
| **Mechanischer Ileus (inkarzerierte Hernie, Volvulus, etc.)** | CT |
| **Gallenkolik** | Sonographie |
| **Peritonitis (Divertikulitis, Appendizitis, spontan bakterielle Peritonitis, Pseudoperitonitis diabetica, etc.)** | Klinisches Bild |
| **Obstipation** | Anamnese |
| **Ureterenkolik** | Sonographie, Urinstatus |
| **Dissezierendes Aortenaneurysma** | Sonographie, CT |
| **Intoxikation (Blei, Arsen)** | Anamnese |
| **Akute intermittierende Porphyrie** | Labor |
| **Vertebragene Beschwerden** | Anamnese |
| **Funktionelle Erkrankungen** | Anamnese, Erfahrung des Arztes |

Mesenterialvene kann als erweitertes röhrenförmiges Gebilde ohne Flusssignal dargestellt werden. Bei guten Untersuchungsbedingungen kann hier eine definitive Diagnose möglich sein.

Die weite Verbreitung der Computertomographie hat dazu geführt, dass bei vielen Patienten mit unklaren abdominellen Schmerzen diese Untersuchung relativ rasch und unkompliziert durchgeführt werden kann. Die Multidetektor-Computertomographie mit arterieller Kontrastierung (hier ist besonders auf eine flussgetriggerte und frühe arterielle Phase zu achten) ist heute in der Lage, arterielle Verschlüsse mit hoher Sensitivität (93 %) und Spezifität (bis 100 %) darzustellen (Aschoff et al. 2009; Yang und Wang 2019). Diese wird auch in Leitlinien/Übersichten als Diagnostikum der 1. Wahl empfohlen (Bala et al. 2017; Karkkainen und Acosta 2017a; Scheurlen 2015).

▶ **Merke:** *Der Goldstandard zur Diagnose einer akuten mesenterialen Ischämie ist heute die kontrastmittelgestützte Multidetektor Computertomographie (MDCT).*

Entscheidend bei der Durchführung der CT-Untersuchung ist, dass in der Anforderung explizit nach der mesenterialen Ischämie gefragt wird, da sonst häufig nur eine spätere Kontrastmittelphase (sog. Portal-venöse Phase) als Zeitpunkt der Untersuchung genutzt wird. Hier existieren Protokolle, die den Untersuchungsablauf standardisieren (Karkkainen und Acosta 2017a).

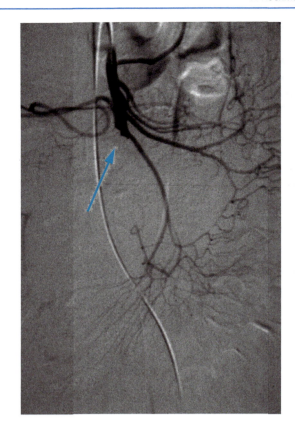

**Abb. 2** Hauptstammverschluss der A. mesenterica sup. (Original beim Verlag)

Einzig bei der NOMI ist weiterhin eine Angiographie als Goldstandard zu sehen, da hier sowohl die funktionelle Engstellung untersucht als auch gleich eine Therapie durchgeführt werden kann (Kammerer et al. 2015), in der Diagnostik kommt aber ebenfalls die MDCT mit ähnlich gutem Erfolg regelhaft zum Einsatz (Woodhams et al. 2010).

Der Untersuchungsablauf der Angiographie gliedert sich wie folgt:

Nach Darstellung der Aorta und der Abgänge des Truncus coeliacus und der AMS wird Letztere selektiv dargestellt. Bei unauffälligem Befund können anschließend AMI und Truncus coeliacus selektiv dargestellt werden (Schneider et al. 1994). In der AMS findet sich meist ein abrupter Kontrastmittelabbruch, häufig am Gefäßabgang oder innerhalb von 1–2 cm nach dem Abgang (Abb. 2). Mesenterialarterienembolien zeigen sich als scharfe, abgerundete Füllungsdefekte in der Kontrastmittelsäule („Meniskuszeichen"). Wie bei der Thrombose finden sich zusätzliche Vasospasmen. Die Embolien sind üblicherweise an Gefäßengen, Verzweigungen oder Bifurkationen und meist distal des Abgangs der A. colica media lokalisiert (Abb. 3 und 4).

Im Vergleich hierzu die Darstellung einer Mesenterialarterienembolie im MDCT: auch hier lässt sich sowohl in den Originalschichten (Abb. 5) als auch in der 3D Rekonstruktion (Abb. 6) der Embolus eindeutig differenzieren.

# 61 Mesenteriale Durchblutungsstörungen

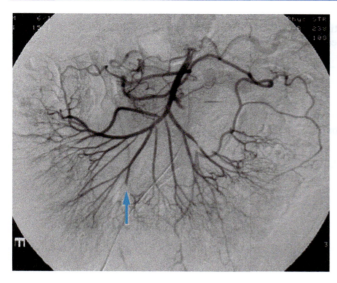

**Abb. 3** Astverschluss der A. mesenterica sup. nach Embolie (Original beim Verlag)

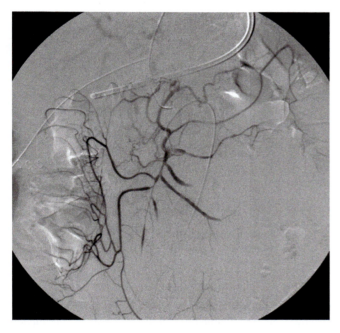

**Abb. 4** Angiographische Darstellung einer nicht-okklusiven mesenterialen Ischämie mit Wechsel von Spasmen und normal weiten Abschnitten der Gefäße (Original beim Verlag)

▶ **Merke:** *Für die NOMI ist die Mesenterialangiographie nicht mehr das einzig verlässliche Diagnoseverfahren. Hier scheint das MDCT ähnlich gut geeignet. Entscheidend ist, dass bei klinischem Verdacht und Fehlen eines Therapieerfolges von Allgemeinmaßnahmen wie Volumenersatz und Schocktherapie eine rasche Diagnostik hier vorzugsweise mit der Angiographie angewendet wird.*

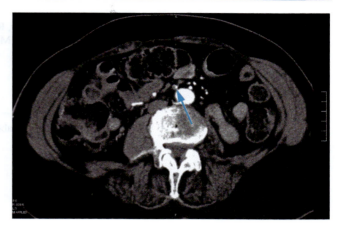

**Abb. 5** Multislice Angio CT einer mesenterialen Ischämie: Der in diesem Bereich noch von Kontrastmittel teilumspülte Embolus ist mit einem Pfeil markiert

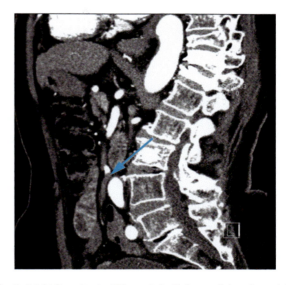

**Abb. 6** Multislice Angio CT: sagitale Rekonstruktion des originaldatensatzes mit deutlicher Darstellung der KM-Aussparung in der A. mesenterica sup

Die NOMI ist angiographisch durch eine diffuse Verengung der AMS und ihrer Äste als Ausdruck der zugrunde liegenden Vasokonstriktion charakterisiert. Die peripheren Gefäßarkaden können spastisch enggestellt sein, weitgestellte und spastische Abschnitte der Gefäße können aufeinander folgen, und das Bild kann dann an eine Kette von Würsten erinnern („string of sausage"-sign; Abb. 4).

Bei der chronischen mesenterialen Ischämie haben CT-Angiographie und die kontrastmittelverstärktes Magnet-Resonanz-Angiographie (MRT) die konventionelle Angiographie als Gold-Standard abgelöst (Terlouw 2020 – europäische Leitlinie)

Abb. 7 fasst die Diagnostik zusammen.

**Abb. 7** Vorgehen bei Verdacht auf akute mesenteriale Ischämie

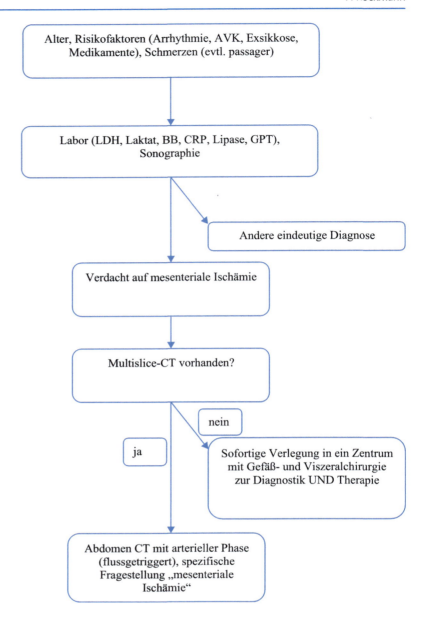

## 3 Therapie

### 3.1 Basistherapie

Der erste Schritt der Therapie bei allen Formen der akuten mesenterialen Ischämie ist die Stabilisierung der Kreislaufverhältnisse. Anämie, Flüssigkeitsdefizite und Störung des Elektrolyt-und Säure-Basen-Haushaltes (Azidose!) sollten ausgeglichen, die Pumpleistung des Herzens optimiert und hämodynamisch relevante Arrhythmien behandelt werden. Bei klinischen oder laborchemischen Zeichen einer fortgeschrittenen Ischämie müssen unverzüglich Antibiotika (z. B. ein Cephalosporin der 3. Generation in Kombination mit Metronidazol) appliziert werden. Potenziell vasokonstriktorische Medikamente (Digitalis!) sollten vermieden werden, das gilt auch für vasokonstriktorisch wirkende Katecholamine.

***Bei hypotensiven, hypovolämischen und im Schock befindlichen Patienten liegt immer eine mesenteriale Vasokonstriktion vor.***

Eine Angiographie in dieser Situation ist bei begründetem Verdacht auf eine NOMI daher nur sinnvoll, wenn Allgemeinmaßnahmen nicht zu einer Besserung führen. Dann muss eine andere Form der mesenterialen Ischämie als Ursache des Schocks sicher ausgeschlossen werden (Kammerer et al. 2015; Calame et al. 2021).

## 3.2 Interventionelle Maßnahmen

Die Mehrzahl der Autoren empfiehlt bei angiographischem Nachweis einer mesenterialen Ischämie eine selektive Applikation von Papaverin in die AMS über Angiographiekathet (Mahlke et al. 2017). Bei Vorliegen eines embolischen oder thrombotischen Gefäßverschlusses soll dadurch die häufig gleichzeitig vorhandene mesenteriale Vasokonstriktion behandelt werden. Bei der NOMI ist diese Maßnahme auch als definitive Therapiemöglichkeit anzusehen, wenn noch keine Nekrosen aufgetreten sind. Papaverin ist ein potenter Phosphodiesteraseinhibitor und führt über eine Erhöhung der cAMP-Konzentration zu einer Vasodilatation.

Die Dosierung liegt nach einem Bolus von 5–10 mg bei 30–60 mg/h (Applikation über eine Infusionspumpe) (Kammerer et al. 2015). Heparin darf wegen Inkompatibilität mit Papaverin nicht im gleichen System gegeben werden. Bei ausgeprägter Hypovolämie und Hypotonie ist Papaverin kontraindiziert. Während der Infusion muss eine kontinuierliche Überwachung von Blutdruck, Herzfrequenz und Herzrhythmus gewährleistet sein. Bei korrekter Lage des Infusionskatheters in der AMS kommt es allerdings nur selten zu systemischen Blutdruckabfällen, da Papaverin während der ersten Leberpassage zu über 90 % abgebaut wird. Beim plötzlichen Blutdruckabfall sollte die Infusion sofort gestoppt und die korrekte Lage des Angiographiekatheters überprüft werden. Eine seltenere Ursache einer akuten Hypotension ist eine Leberinsuffizienz mit inadäquater Clearance. Eine Alternative ist Prostaglandin $E_1$.

Ebenfalls deutlich zunehmend sind die radiologisch interventionellen Verfahren, durch die rasche Diagnose mittels MDCT kann bei noch fehlenden Zeichen einer Darmnekrose eine interventionelle Therapie gerade bei abgangsnahen Verschlüssen der mesenterialen Gefäße versucht werden. In den USA wurden von 2000 bis 2006 bereits über 30 % der Patienten mit akuter mesenterialer Ischämie mittels PTA mit und ohne Stentimplantation behandelt (Schermerhorn et al. 2009). Gerade für ältere und multimorbide Patienten kann dies bei rascher Diagnosestellung eine günstigere Option sein (Cortese und Limbruno 2010).

## 3.3 Operative Therapie

Nach wie vor ist bei der Mesenterialarterienembolie und -thrombose nach Stabilisierung des Patienten die rasche operative Gefäßdesobliteration die Therapie der Wahl (Knichwitz et al. 2005; Zientara et al. 2021). Nach einer medianen Oberbauchlaparotomie wird zunächst das Intestinum beurteilt. Bei der Embolie ist das proximale Jejunum in der Regel unauffällig, die betroffenen Darmanteile können den gesamten übrigen Dünndarm und den Dickdarm bis ins Colon transversum einschließen. Wenn ein Embolus in der AMS angenommen wird, wird die Eröffnung der AMS im Mesenterium durchgeführt, nachdem der Patient systemisch heparinisiert wurde. Die Arteriotomie sollte proximal der A. colica media erfolgen. Ebenfalls steht bei offenem Abdomen die retrograde interventionelle Wiedereröffnung als Möglichkeit zur Verfügung (Pisimisis und Oderich 2011; Lim et al. 2019).

*Nach erfolgreicher proximaler und distaler Embolektomie werden 30 min Reperfusion abgewartet, bevor eine Darmresektion durchgeführt wird. Hierdurch wird versucht, das Resektionsausmaß möglichst zu minimieren (Karkkainen und Acosta 2017b)*

*Eine Second-look-Operation kann 12–24 h später durchgeführt werden, um Regionen fraglicher Vitalität zu inspizieren. Dies unterstützt die Reduktion der initialen Resektion. Neuere Daten lassen aber annehmen, dass eine Second-look-Operation nicht in allen Fällen hilfreich oder erforderlich ist (Zientara et al. 2021).*

Wenn der gesamte Dünndarm gangränös ist, ist eine mehr oder weniger komplette Enterektomie mit konsekutiver lebenslanger intravenöser Ernährung gelegentlich die einzige Option, die dann aber mit den ansonsten vorliegenden Erkrankungen abgewogen werden muss.

Ist die Darmvitalität und Reperfusion nicht ausreichend beurteilbar, sollte keine die Kontinuität wieder herstellende Anastomose erfolgen, sondern zunächst ein Splitstoma angelegt werden, das eine Beurteilung der Durchblutung der beiden herausgeleiteten Darmenden erlaubt. Weitere operative Eingriffe werden dann von der Vitalität der Splitstomata abhängig gemacht.

## 3.4 NOMI

Bei einer NOMI besteht das Hauptproblem in der mesenterialen Vasokonstriktion, die nicht operativ korrigiert werden kann. Eine operative Exploration bei Patienten mit NOMI ist daher nur dann zweckmäßig, wenn die Patienten Zeichen einer Peritonitis aufweisen (Bala et al. 2017). Entsprechend den oben dargestellten pathophysiologischen Prinzipien besteht die frühe Behandlung in der Korrektur prädisponierender und präzipitierender Faktoren und einer effektiven Behandlung der mesenterialen Vasokonstriktion. Die oben genannten allgemeinen Behandlungsmaßnahmen sind daher in diesem Fall von besonderer Bedeutung (Bourcier et al. 2016; Terlouw et al. 2020; Prakash et al. 2019).

Die weitere Therapie erfolgt pharmakologisch mit Hilfe der selektiven Infusion von Papaverin (vgl. Abschn. 3.2), anschließend oder alternativ kann Prostaglandin $E_1$ (Bolus 20 µg, 0,1–0,6 ng/kg KG/min Dauerinfusion für maximal 48 h) in die AMS infundiert werden. Die Angiographie muss nach 30 min wiederholt werden, um die Beseitigung der Vasokonstriktion zu dokumentieren. Im Erfolgsfall wird die Papaverin-Infusion für 24 h fortgesetzt und eine erneute Angiographie nach 30-minütigem Ersetzen der Papaverin-Infusion durch Kochsalz zur Definition des weiteren Vorgehens durchgeführt.

Entsprechende Behandlungszyklen mit diesem Verfahren über bis zu 5 Tage sind beschrieben, aber nicht durch Studien evaluiert. Ein Effekt der lokalen Pharmakotherapie kann durch extremen Gefäßspasmus und ausgedehnte Kollateralisierung ausbleiben.

Wenn sich Zeichen einer Peritonitis entwickeln oder sich unter der Infusion nicht zurückbilden, muss bei NOMI eine chirurgische Exploration erfolgen.

Die Papaverin-Infusion wird während und nach der Operation fortgesetzt. Eine Peritoneallavage mit warmer Kochsalzlösung (37 °C) kann die Vasokonstriktion ebenfalls reduzieren. Offensichtlich nekrotischer Darm wird reseziert. Wenn die Operationsränder eindeutig vital sind, kann eine primäre Anastomose versucht werden. In allen anderen Fällen ist eine Exteriorisierung mit Anlage eines Splitstomas zur Beurteilung der Vitalität im weiteren Verlauf angezeigt.

## 3.5 Mesenterialvenenthrombose

Bei der akuten Mesenterialvenenthrombose ist in der Regel eine unverzügliche Antikoagulation notwendig. Wenn keine Peritonitis und keine Zeichen der Darmnekrose erkennbar sind, kann sich das weitere Vorgehen auf Antikoagulation beschränken. Diese muss in der Regel lebenslang weiter geführt werden. Wie bei der arteriellen Ischämie sind Antibiotika indiziert.

Eine thrombolytische Therapie bei akuter Mesenterialvenenthrombose kann auf drei Wegen durchgeführt werden: systemisch, regional oder portal regional. Die systemische Thrombolyse birgt die Gefahr der generalisierten Blutungsneigung. Die regionale Thrombolyse kann im Rahmen der Operation ermöglicht werden, indem über eine Mesenterialvene ein Katheter in die V. mesenterica oder die Pfortader eingelegt wird. Verwendet wird hier rt-PA in der Dosierung 2 mg/h für 2–3 Tage (Klar et al. 2012). Dies kann durch einen transjugulär-transhepatisch-intraportal gelegten Katheter ebenfalls erreicht werden. Die operative Thrombektomie bei Pfortaderthrombose mit regionaler Thrombolyse wird vereinzelt beschrieben. Der operative Zugang hat durch das interventionelle Verfahren der TIPS-Katheterplatzierung an Bedeutung verloren.

## 4 Prognose

Die verschiedenen Formen der akuten arteriellen mesenterialen Ischämie und die akute venöse Thrombose im Splanchnikusstromgebiet weisen nach wie vor eine sehr hohe Mortalität auf (Acosta-Mérida et al. 2020). Dies ist teilweise durch die Begleiterkrankungen der Patienten, v. a. aber durch die häufig verzögerte Diagnose bedingt. Ein Überblick über die publizierten größeren Serien akuter mesenterialer Ischämie zeigt die Bedeutung einer frühen Diagnose für das Überleben der Patienten (Hou et al. 2021). Wenn die Diagnose vor Auftreten einer Gangrän erfolgt, liegen die Mortalitätsraten in den Studien, die dies analysiert haben, unter 30 %. Erfreulicherweise lassen neue Übersichten (Acosta-Mérida et al. 2020; Clair und Beach 2016) erkennen, dass die Prognose sich in den letzten Jahren verbessert hat, wobei dies insbesondere für die Mesenterialarterienthrombose und für die -venenthrombose gilt.

Unverändert schlecht ist die Prognose der NOMI, die ja in der Regel Patienten betrifft, die a priori eine ungünstige Prognose aufweisen und bereits intensivbehandlungspflichtig sind. Hier spielen auch die erheblichen Probleme der Erkennung des Krankheitsbildes bei analgosedierten Patienten eine Rolle, sodass die Prävalenz der NOMI und ihrer Rolle für die Prognose dieser Patienten sicher immer noch unterschätzt wird.

Die Mortalität nach einer chirurgischen Therapie einer arteriellen Embolie und einer venösen Thrombose liegt mit 54,1 und 32,1 % deutlich niedriger als nach Operation einer arteriellen Thrombose oder einer NOMI (77,4 und 72,7 %) (Hou et al. 2021).

Tab. 8 gibt eine Übersicht über die akuten mesenterialen Durchblutungsstörungen.

## 5 Fazit

**5 Grundsätze, die als Entscheidungshilfe verstanden werden sollten**
- Ähnlich wie beim Myokardinfarkt gibt es auch für den Mesenterialinfarkt ein bestimmtes Risikoprofil, das das Vorliegen einer mesenterialen Ischämie wahrscheinlich macht.
- Typisch für das Frühstadium der akuten mesenterialen Ischämie ist ein Missverhältnis zwischen der erheblichen Beschwerdeangabe des Patienten und dem relativ unauffälligen abdominellen Untersuchungsbefund. Bei akuten, heftigen, anderweitig nicht erklärbaren Bauchschmerzen muss immer auch an eine mesenteriale Ischämie gedacht werden.
- Pathologische Laborwerte wie eine sonst nicht zu erklärende Leukozytose, eine metabolische Azidose oder ein erhöhter Laktatwert können als Hinweis auf eine mesenteriale Ischämie insbesondere bei Intensivpatienten gedeutet und als Argument für eine bildgeberische Klärung verwendet werden. Das Fehlen dieser Parameter schließt eine mesenteriale Ischämie niemals aus.
- Die MDCT ist heutzutage das Mittel der Wahl zur Diagnosestellung. Sie ist flächendeckend verfügbar, kann

**Tab. 8** Übersicht über die akuten mesenterialen Durchblutungsstörungen

| Mesenteriale Durchblutungsstörung | Prädisposition | Leitsymptom | Definitive Diagnosesicherung | Therapie |
|---|---|---|---|---|
| **Mesenterialarterienembolie** | Herzrhythmusstörungen, Zustand nach Myokardinfarkt, Aortenaneurysma | plötzlich auftretende heftige Bauchschmerzen | multislice Computertomographie (Angiographie) | Embolektomie, Resektion von infarziertem Darm |
| **Mesenterialarterienthrombose** | Generalisierte Arteriosklerose | Allmählich zunehmende Bauchschmerzen | multislice Computertomographie (Angiographie) | Operative Revaskularisierung, Resektion von infarziertem Darm |
| **Nicht-okklusive Darmischämie** | Linksherzinsuffizienz, ausgeprägte Hypotonie, Hypovolämie, Anämie, Vasokontriktorische Medikation | Allmählich zunehmende Bauchschmerzen, aufgetriebenes Abdomen; unerklärte Erhöhung von Laktat oder LDH bei analgosedierten Intensivpatienten | Angiographie, multislice Computertomographie | Papaverin, Resektion von infarziertem Darm |
| **Mesenterialvenenthrombose** | Hyperkoagulabilität, portale Hypertonie, entzündliche intraabdominelle Erkrankungen, postoperativ | Allmählich zunehmende Bauchschmerzen, Übelkeit, Erbrechen | (multislice) Computertomographie, (Duplexsonographie) | Darmresektion und Heparin, evtl. Thrombektomie, in Einzelfällen nur Heparin und Thrombolyse |

rasch durchgeführt werden und bietet neben der sicheren Diagnose auch die Möglichkeit, differentialdiagnostische Fragestellungen zu beantworten. Entscheidend ist hier die gezielte Fragestellung, so dass die Untersuchung mit arterieller Phase und Gefäßrekonstruktion durchgeführt wird.
- Bei arteriellen Verschlüssen steht die Thrombektomie bzw. Embolektomie im Vordergrund, gefolgt von der Antikoagulation. Bei venösen Thrombosen kann eine lokale Antikoagulation und Lyse durchgeführt werden, unterschiedliche Zugangswege sind möglich.

## Literatur

Acosta S (2010) Epidemiology of mesenteric vascular disease: clinical implications. Semin Vasc Surg 23(1):4–8. https://doi.org/10.1053/j.semvascsurg.2009.12.001

Acosta-Mérida MA, Marchena-Gómez J, Saavedra-Santana P, Silvestre-Rodríguez J, Artiles-Armas M, Callejón-Cara MM (2020) Surgical outcomes in acute mesenteric ischemia: has anything changed over the years? World J Surg 44(1):100–107. https://doi.org/10.1007/s00268-019-05183-9

Agaoglu N, Turkyilmaz S, Ovali E, Ucar F, Agaoglu C (2005) Prevalence of prothrombotic abnormalities in patients with acute mesenteric ischemia. World J Surg 29(9):1135–1138. https://doi.org/10.1007/s00268-005-7692-5

American Gastroenterological Association Medical Position Statement: guidelines on intestinal ischemia (2000) Gastroenterology 118(5):951–953. https://doi.org/10.1016/s0016-5085(00)70182-x

Aschoff AJ, Stuber G, Becker BW, Hoffmann MH, Schmitz BL, Schelzig H et al (2009) Evaluation of acute mesenteric ischemia: accuracy of biphasic mesenteric multi-detector CT angiography. Abdom Imaging 34(3):345–357. https://doi.org/10.1007/s00261-008-9392-8

Baccoli A, Manconi AR, Sau P, Pisu S, Serra C, Sau M (2008) Duplex US evaluation of mesenteric vessels in acute abdomen. Prospective study on 325 patients. G Chir 29(10):449–454

Bala M, Kashuk J, Moore EE, Kluger Y, Biffl W, Gomes CA et al (2017) Acute mesenteric ischemia: guidelines of the World Society of Emergency Surgery. World J Emerg Surg 12:38. https://doi.org/10.1186/s13017-017-0150-5

Blikslager AT, Moeser AJ, Gookin JL, Jones SL, Odle J (2007) Restoration of barrier function in injured intestinal mucosa. Physiol Rev 87(2):545–564. https://doi.org/10.1152/physrev.00012.2006

Bourcier S, Oudjit A, Goudard G, Charpentier J, Leblanc S, Coriat R et al (2016) Diagnosis of non-occlusive acute mesenteric ischemia in the intensive care unit. Ann Intensive Care 6(1):112. https://doi.org/10.1186/s13613-016-0213-x

Brandt LJ, Boley SJ (2000) AGA technical review on intestinal ischemia. American Gastrointestinal Association. Gastroenterology 118(5):954–968. https://doi.org/10.1016/s0016-5085(00)70183-1

Calame P, Winiszewski H, Doussot A, Malakhia A, Grillet F, Verdot P et al (2021) Evaluating the risk of irreversible intestinal necrosis among critically ill patients with nonocclusive mesenteric ischemia. Am J Gastroenterol 116(7):1506–1513. https://doi.org/10.14309/ajg.0000000000001274

Cappell MS (2004) Colonic toxicity of administered drugs and chemicals. Am J Gastroenterol 99(6):1175–1190. https://doi.org/10.1111/j.1572-0241.2004.30192.x

Clair DG, Beach JM (2016) Mesenteric ischemia. N Engl J Med 374(10):959–968. https://doi.org/10.1056/NEJMra1503884

Cortese B, Limbruno U (2010) Acute mesenteric ischemia: primary percutaneous therapy. Catheter Cardiovasc Interv 75(2):283–285. https://doi.org/10.1002/ccd.22261

Dijk LJ van, van Noord D, de Vries AC, Kolkman JJ, Geelkerken RH, Verhagen HJ et al (2019) Clinical management of chronic mesenteric ischemia. United European Gastroenterol J 7(2):179–188. https://doi.org/10.1177/2050640618817698

Grootjans J, Lenaerts K, Buurman WA, Dejong CH, Derikx JP (2016) Life and death at the mucosal-luminal interface: new perspectives on human intestinal ischemia-reperfusion. World J Gastroenterol 22(9): 2760–2770. https://doi.org/10.3748/wjg.v22.i9.2760

Hou L, Wang T, Wang J, Zhao J, Yuan D (2021) Outcomes of different acute mesenteric ischemia therapies in the last 20 years: a meta-analysis and systematic review. Vascular 30(4). https://doi.org/10.1177/17085381211024503

Huber TS, Bjorck M, Chandra A, Clouse WD, Dalsing MC, Oderich GS et al (2021) Chronic mesenteric ischemia: clinical practice guidelines from the Society for Vascular Surgery. J Vasc Surg 73(1S):87S–115S. https://doi.org/10.1016/j.jvs.2020.10.029

Kammerer S, Köhler M, Schülke C, Lebiedz P, Heindel W, Buerke B (2015) Nichtokklusive mesenteriale Ischämie (NOMI) : Moderne diagnostische und therapeutisch interventionelle Strategien aus radiologischer Sicht. Med Klin Intensivmed Notfmed 110(7):545–550. https://doi.org/10.1007/s00063-014-0420-x

Karkkainen JM, Acosta S (2017a) Acute mesenteric ischemia (part I) – incidence, etiologies, and how to improve early diagnosis. Best Pract Res Clin Gastroenterol 31(1):15–25. https://doi.org/10.1016/j.bpg.2016.10.018

Karkkainen JM, Acosta S (2017b) Acute mesenteric ischemia (Part II) – vascular and endovascular surgical approaches. Best Pract Res Clin Gastroenterol 31(1):27–38. https://doi.org/10.1016/j.bpg.2016.11.003

Klar E, Rahmanian PB, Bucker A, Hauenstein K, Jauch KW, Luther B (2012) Akute mesenteriale Ischämie – ein vaskulärer Notfall (Review). Dtsch Arztebl Int 109(14):249–256. https://doi.org/10.3238/arztebl.2012.0249

Knichwitz G, Kruse C, van Aken H (2005) Intestinale Perfusionsstörungen beim Intensivpatienten. Anaesthesist 54(1):41–48. https://doi.org/10.1007/s00101-004-0769-y

Kolkman JJ, Mensink PB (2003) Non-occlusive mesenteric ischaemia: a common disorder in gastroenterology and intensive care. Best Pract Res Clin Gastroenterol 17(3):457–473. https://doi.org/10.1016/s1521-6918(03)00021-0

Lerkvaleekul B, Treepongkaruna S, Saisawat P, Thanachatchairattana P, Angkathunyakul N, Ruangwattanapaisarn N et al (2016) Henoch-Schonlein purpura from vasculitis to intestinal perforation: a case report and literature review. World J Gastroenterol 22(26): 6089–6094. https://doi.org/10.3748/wjg.v22.i26.6089

Lim S, Halandras PM, Bechara C, Aulivola B, Crisostomo P (2019) Contemporary management of acute mesenteric ischemia in the endovascular era. Vasc Endovascular Surg 53(1):42–50. https://doi.org/10.1177/1538574418805228

Lock G (2001) Acute intestinal ischaemia. Best Pract Res Clin Gastroenterol 15(1):83–98. https://doi.org/10.1053/bega.2000.0157

Mahlke C, Kühn JP, Mensel B, Schreiber A, Juretzko A, Steinbach A et al (2017) Iloprost, prostaglandin E1, and papaverine relax human mesenteric arteries with similar potency. Shock 48(3):333–339. https://doi.org/10.1097/shk.0000000000000866

Misra DP, Krishnan N, Gochhait D, Emmanuel D, Negi VS (2017) Takayasu arteritis (TA) first presenting with intestinal ischemia: a case report and review of gastrointestinal tract involvement (ischemic and non-ischemic) associated with TA. Rheumatol Int 37(1):169–175. https://doi.org/10.1007/s00296-016-3600-6

O'Grady G, Ghambir S, Koelmeyer TD (2009) Death by midgut infarction: clinical lessons from 88 post-mortems in Auckland, New Zealand. ANZ J Surg 79(1-2):38–41. https://doi.org/10.1111/j.1445-2197.2008.04796.x

Pisimisis GT, Oderich GS (2011) Technique of hybrid retrograde superior mesenteric artery stent placement for acute-on-chronic mesenteric ischemia (case reports). Ann Vasc Surg 25(1):132.e7–132.e11. https://doi.org/10.1016/j.avsg.2010.04.004

Prakash VS, Marin M, Faries PL (2019) Acute and chronic ischemic disorders of the small bowel. Curr Gastroenterol Rep 21(6):27. https://doi.org/10.1007/s11894-019-0694-5

Schermerhorn ML, Giles KA, Hamdan AD, Wyers MC, Pomposelli FB (2009) Mesenteric revascularization: management and outcomes in the United States, 1988–2006. J Vasc Surg 50(2):341–348. https://doi.org/10.1016/j.jvs.2009.03.004

Scheurlen M (2015) Akute Mesenterialischamie. Med Klin Intensivmed Notfmed 110(7):491–499. https://doi.org/10.1007/s00063-015-0075-2

Schneider TA, Longo WE, Ure T, Vernava AM 3rd (1994) Mesenteric ischemia. Acute arterial syndromes. Dis Colon Rectum 37(11): 1163–1174. https://doi.org/10.1007/BF02049824

Schwartzkopff B, Hennersdorf M (2005) Einfluss der kardialen Zirkulation und einer herzwirksamen Medikation auf die Durchblutung der Bauchorgane. Zentralbl Chir 130(3):218–222. https://doi.org/10.1055/s-2005-836555

Terlouw LG, Moelker A, Abrahamsen J, Acosta S, Bakker OJ, Baumgartner I et al (2020) European guidelines on chronic mesenteric ischaemia – joint United European Gastroenterology, European Association for Gastroenterology, Endoscopy and Nutrition, European Society of Gastrointestinal and Abdominal Radiology, Netherlands Association of Hepatogastroenterologists, Hellenic Society of Gastroenterology, Cardiovascular and Interventional Radiological Society of Europe, and Dutch Mesenteric Ischemia Study group clinical guidelines on the diagnosis and treatment of patients with chronic mesenteric ischaemia. United European Gastroenterol J 8(4): 371–395. https://doi.org/10.1177/2050640620916681

Woodhams R, Nishimaki H, Fujii K, Kakita S, Hayakawa K (2010) Usefulness of multidetector-row CT (MDCT) for the diagnosis of non-occlusive mesenteric ischemia (NOMI): assessment of morphology and diameter of the superior mesenteric artery (SMA) on multiplanar reconstructed (MPR) images. Eur J Radiol 76(1):96–102. https://doi.org/10.1016/j.ejrad.2009.05.012

Yang H, Wang BL (2019) Evaluation of the diagnostic value of multi-slice spiral CT in acute mesenteric ischemic diseases: a meta-analysis of randomized controlled trials. Eur Rev Med Pharmacol Sci 23(23): 10218–10225. https://doi.org/10.26355/eurrev_201912_19657

Zientara A, Domenghino AR, Schwegler I, Bruijnen H, Schnider A, Weber M et al (2021) Interdisciplinary approach in emergency revascularization and treatment for acute mesenteric ischemia. BMC Surg 21(1):89. https://doi.org/10.1186/s12893-021-01102-9

# Teil IX

## Respiratorische Störungen

# Intensivtherapie bei Pneumonien

**62**

Santiago Ewig

## Inhalt

| | | |
|---|---|---|
| 1 | **Begriffsbestimmungen** | 1013 |
| 2 | **Pathophysiologie** | 1014 |
| 3 | **Schwere Verlaufsformen der ambulant erworbenen Pneumonie** | 1015 |
| 3.1 | Definitionen | 1015 |
| 3.2 | Epidemiologie | 1015 |
| 3.3 | Diagnosestellung einer ambulant erworbenen Pneumonie | 1016 |
| 3.4 | Indikationen für eine Therapie auf Intensivstation bzw. für eine intensivierte Therapie | 1017 |
| 3.5 | Mikrobiologische Diagnostik | 1017 |
| 3.6 | Prognose | 1018 |
| 3.7 | Therapie | 1018 |
| 3.8 | Therapieversagen | 1020 |
| 4 | **Nosokomiale Pneumonien** | 1021 |
| 4.1 | Begriffsbestimmung | 1021 |
| 4.2 | Pathogenese | 1021 |
| 4.3 | Epidemiologie | 1022 |
| 4.4 | Diagnostik | 1023 |
| 4.5 | Prognose | 1026 |
| 4.6 | Therapie | 1026 |
| 4.7 | Verlauf unter Therapie und Therapieversagen | 1029 |
| 5 | **Schwere Pneumonien unter Immunsuppression** | 1030 |
| 5.1 | HIV-Infektion | 1031 |
| 5.2 | Organtransplantation und andere Zustände mit iatrogener Immunsuppression | 1032 |
| 5.3 | Neutropenie | 1033 |
| 5.4 | Hämatopoetische Stammzelltransplantation | 1035 |
| 6 | **Systematik wichtiger antimikrobieller Substanzen und ihrer Dosierungen zur Therapie schwerer Pneumonien** | 1035 |
| | Literatur | 1037 |

## 1 Begriffsbestimmungen

Die heute gebräuchlichen Definitionen der unterschiedlichen Formen der Pneumonie haben nicht nur eine begrifflich ordnende Funktion, sondern bezeichnen jeweils spezifische ätiopathogenetische, diagnostische und therapeutische Konzepte. Es kommt ihnen somit ein **klinisch handlungsanweisender Wert** zu.

**Definitionen**

*Ambulant erworbene Pneumonie*
Unter ambulant erworbenen Pneumonien versteht man Pneumonien des nicht schwergradig immunsupprimierten Patienten, die sich außerhalb des Krankenhauses entwickeln. Der Begriff der schwergradigen Immunsuppression bezeichnet

S. Ewig (✉)
Kliniken für Pneumologie und Infektiologie, EVK Herne und Augusta-Kranken-Anstalt Bochum, Thoraxzentrum Ruhrgebiet, Bochum, Deutschland
E-Mail: sewig@versanet.de

dabei Zustände bzw. Erkrankungen, die mit einem relevanten Risiko opportunistischer Infektionen einhergehen.

In die Gruppe der nicht schwergradig immunsupprimierten Patienten werden auch solche eingeschlossen, die eine mit bestimmten Grunderkrankungen einhergehende Immunsuppression ohne definierbares Risiko opportunistischer Infektionen aufweisen (z. B. COPD, Diabetes mellitus, Leberzirrhose).

Eine individuelle Evaluation und Bewertung von Risikofaktoren für multiresistente Erreger (zurückliegende Hospitalisierung bzw. antimikrobielle Therapie) soll zusätzlich erfolgen.

Die Gruppe der ambulant erworbenen Pneumonie des älteren Menschen (≥ 65 Jahre) umfasst ca. 80 % der Fälle. Dennoch kommen schwere ambulant erworbene Pneumonien auch bei jungen und nicht komorbiden Patienten vor!

### Nosokomiale Pneumonie

Im Gegensatz zur ambulant erworbenen Pneumonie bezeichnet man Pneumonien des nicht schwergradig immunsupprimierten Patienten, die nach stationärer Aufnahme im Krankenhaus auftreten, als nosokomiale Pneumonien. Man unterscheidet nosokomiale Pneumonien des spontan atmenden Patienten von den Pneumonien des beatmeten Patienten (Beatmungspneumonie). Weitere Differenzierungen sind möglich (Abschn. 4.1), jedoch bislang noch von untergeordneter klinischer Relevanz.

### Pneumonie unter Immunsuppression

Schließlich bilden Pneumonien des schwergradig immunsupprimierten Patienten eine eigene Gruppe, die je nach vorherrschendem Typus der Immunsuppression (z. B. T-Zell-, B-Zell-Defekt oder Neutropenie) und dem daraus resultierenden Risiko opportunistischer Infektionen differenziert werden können. Auch in dieser Gruppe findet sich das spezifische Muster des Erregerspektrums der ambulant und nosokomial erworbenen Pneumonien entsprechend dem Ort der Pneumonieentstehung; der jeweilige Grad der Immunsuppression bleibt jedoch für das Muster des Erregerspektrums bestimmend.

Für die Klassifikation als Immunsuppression ist darüber hinaus immer wichtig, den „net state of immunosuppression" zu berücksichtigen. So müssen z. B. Patienten nach septischem Schock mit. „PICS" (persistent inflammation/immunosuppression and catabolism syndrome) als schwergradig immunsupprimiert angesehen werden. (Crit Care Med, 2017) (Abschn. 4)

### Typische/atypische Pneumonie

„Typische" Pneumonien waren nach klassischer Vorstellung bedingt durch pyogene Erreger, „atypische" Pneumonien durch „atypische" Bakterien und Viren. Diese Einteilung ist heute nur von heuristischem Interesse, da sie keine klinisch relevante Differenzierung leistet. Insbesondere sind Pneumokokken- und Legionellen-Pneumonien im individuellen Fall weder klinisch noch radiologisch nach diesen Kriterien zu unterscheiden!

▶ Die Unterscheidung in „typische" und „atypische" Pneumonien stellt weder nach klinischen noch nach mikrobiologischem und radiologischen Kriterien eine Grundlage für differenzialtherapeutische Entscheidungen dar. Lediglich die Einteilung der Erreger in „typische" und „atypische" kann demgegenüber weiterhin hilfreich sein.

## 2 Pathophysiologie

Von einer schweren Pneumonie im engeren Sinne sprechen wir, wenn eine schwere akute respiratorische Insuffizienz allein oder zusammen mit einer Sepsis bzw. einem septischen Schock vorliegt.

Bei schweren Pneumonien kommt es als Folge des lokalen pulmonalen Inflammationsgeschehens zu einer ausgeprägten Minderbelüftung gut perfundierter Lungenabschnitte und zu einem hohen Anteil von Kompartimenten mit niedrigem Ventilations-Perfusions-Quotienten bis hin zum Shunt. Der **Shuntanteil** kann dabei 20 % und mehr des Herzminutenvolumens betragen.

Ein Teil der Ventilations-Perfusions-Störungen ist offenbar auf eine partielle Aufhebung der hypoxischen Vasokonstriktion durch im Rahmen der Immunantwort frei werdende vasodilatierende Metaboliten der Arachidonsäure (Prostacyclin) zurückzuführen. Zusätzlich kann aufgrund flacher Atmung (Minderung der Compliance, schmerzbedingte Schonhaltung) die **Totraumventilation** auf bis zu 60 % zunehmen. Der pulmonalarterielle Druck kann auf ca. 35 mm Hg ansteigen (Gea et al. 1991; Rodriguez-Roisin und Roca 1996).

Im Falle einer zusätzlichen Aktivierung systemischer inflammatorischer Kaskaden kommt es infolge einer schweren Mikro- und Makrozirkulationsstörung zu einer Hypotonie mit Organfunktionsstörungen bzw. zu einer schweren Kreislaufinsuffizienz und Gewebshypoxie mit Multiorganversagen.

Genetische Faktoren spielen für die Entwicklung einer ambulant erworbenen Pneumonie mit hoher Wahrscheinlichkeit eine Rolle, entsprechende Untersuchungen haben jedoch noch nicht zu klinisch relevanten Ergebnissen geführt.

Im erweiterten Sinne muss von einer schweren (d. h. vital bedrohlichen) Pneumonie gesprochen werden, wenn es im Rahmen der Pneumonie zu schweren pulmonalen oder extrapulmonalen Komplikationen und/oder zu einer schweren Dekompensation einer Komorbidität kommt. In diesem Zusammenhang sind insbesondere kardiovaskuläre Ereignisse zu nennen.

Neuere Untersuchungen zeigen entsprechend, dass neben einer intraktablen Hypoxie bzw. Schocksituation v. a.

kardiovaskuläre Ereignisse Todesursachen der Pneumonie darstellen (Corrales-Medina et al. 2013).

Mit der **Pneumonieprophylaxe** beschäftigt sich Kap. Prophylaxen in der Intensivmedizin, Abschn. Pneumonieprophylaxe 37.1.

## 3 Schwere Verlaufsformen der ambulant erworbenen Pneumonie

### 3.1 Definitionen

Die Bestimmung des Schweregrades ist ein zentraler Bestandteil der Erstuntersuchung eines Patienten mit ambulant erworbener Pneumonie.

Zwei Scores sind dabei hilfreich:

- Der CRB-65 Score
  Dieser enthält die Pneumonie-assoziierte Bewußtseinstrübung (= C, confusion); den Blutdruck, systolisch < 90 oder diastolisch ≤ 60 mmHg) (B = blood pressure); die Atemfrequenz (≥ 30/min) (= R, respiratory rate); zudem das Alter ≥ 65 Jahre
  Der CRB-65 Score ist gut geeignet zur Identifikation leichtgradiger Pneumonien. Die CRB-Kriterien ähneln dem qSOFA-Score, der als generativ konzipierter Score allerdings andere Grenzwerte führt. Die CRB-Kriterien sind Teil der ATS-Minorkriterien.
- Die ATS Minorkritieren (Tab. 1)
  Diese Kriterien enthalten noch weitere Sepsis-Kriterien. Sie dienen zur Identifikation der mittelschweren und schweren Pneumonien.

Weitere wichtige Parameter der Schweregradevaluation bzw. Letalitätsprädiktion umfassen:

**Tab. 1** Minorkriterien nach ATS. (Ewig et al. 2021)

| |
|---|
| **Kriterien der schweren akuten respiratorischen Insuffizienz** |
| Atemfrequenz > 30/min |
| p aO 2 < 55 unter Raumluft |
| **Kriterien der Sepsis bzw. des septischen Schocks** |
| Systemische Hpotension (systolischer arterieller Blutdruck < 90 mm Hg, diastolischer arterieller Blutdruck ≤ 60 mm Hg) und Notwendigkeit einer aggressiven Volumentherapie |
| Neu aufgetretene Bewusstseinstrübung |
| Akutes Nierenversagen (Kreatinin > 2 mg/dL) |
| Leukopenie < 4000/μL |
| Thrombopenie < 100.000/μL |
| Hypothermie < 36 Grad C |
| **Kriterien der röntgenologischen Ausbreitung** |
| Multilobäre Infiltrate |

- die instabile Komorbidität
- die Funktionalität (Bettlägerigkeit ≥ 50 % des Tages)
- das Laktat (> 2 mmol/L)

Diese Scores sollten nur im Zusammenhang mit dem klinischen Urteil Anwendung finden!

Die ATS Majorkriterien umfassen die Notwendigkeit der Intubation bzw. den spetischen Schock. Diese begründen selbstevident eine Intensivtherapie.

Die aktualisierte Leitlinie von 2021 definiert drei Schweregrade der Pneumonie und ordnet diesen ein entsprechendes Therapiesetting zu.

*Leichtgradige Pneumonie (in der Regel ambulante Behandlung)*
Patienten ohne Schweregradkriterien (CRB und Oxygenierungskriterien) oder Risikofaktoren (keine instabile Komorbidität und gute Funktionalität)

*Mittelschwere Pneumonie (intensiviertes Monitorng erforderlich)*
Patienten mit erhöhtem Letalitäts-Risiko (1–2 Minorkriterien, instabile chronische Komorbidität (insbesondere kardial) oder Laktat > 2 mmol/L.)

Die chronische Bettlägerigkeit geht zwar mit einer erhöhten Letalität einher, impliziert aber nicht per se die Notwendigkeit eines intensivierten Monitorings und wird daher nicht als unabhängiges Schweregradkriterium gewertet.

Auch die mittelschwere Pneumonie geht bereits mit einem erhöhten Letalitätsrisiko einher. Patienten mit mittelschwerer Pneumonie sollen daher bis zur Dokumentation des Therapieansprechens ein intensiviertes Monitoring erhalten.

*Schwere Pneumonie: Patienten mit Pneumonie als Notfall (ICU-Aufnahme)*
> 2 Minorkriterien oder systemische Hypotension mit Vasopressortherapie bzw. Beatmung (NIV oder MV).

### 3.2 Epidemiologie

**Inzidenz**
Die Inzidenz der ambulant erworbenen Pneumonie beträgt nach Daten aus der bundesweiten Qualitätssicherung 2–3/1000 Einwohner/Jahr, bei Patienten über 65 Jahren ist sie mit 7–8/1000 Einwohner/Jahr deutlich höher. Etwa 20 % der Fälle erfordern eine stationäre Behandlung. Von diesen nehmen ca. 10–15 % einen schweren (intensivtherapiepflichtigen) Verlauf (Ewig et al. 2013).

**Komorbidität**

Etwa 1/3 der Patienten weist keine Grunderkrankung auf (primäre Pneumonien), während bei zwei Dritteln Grundkrankheiten bestehen. Am häufigsten liegen eine chronisch-obstruktive Lungenerkrankung (COPD), eine Alkoholkrankheit, eine chronische Herzerkrankung oder ein Diabetes mellitus vor.

**Gründe für eine Intensivierte Therapie**

Häufigster Grund für eine schwere Pneumonie ist eine schwere respiratorische Insuffizienz, gefolgt von Sepsis mit Hypotonie bzw. septischem Schock. Andere pulmonale und extrapulmonale Komplikationen (z. B. Abszessbildung, Empyem, dekompensierte Herzinsuffizienz) können Ursache einer schwerern Pneumonie sein.

**Ätiologie**

Die Angaben zur Ätiologie in der Literatur sind aus mehreren Gründen kritisch zu lesen. Zum einen sind die untersuchten Populationen sowie die zugrundegelegte diagnostische Methodik sehr verschieden. Zum anderen wird die Bezugsgröße, die zur Berechnung der Häufigkeiten Verwendung findet, recht unterschiedlich gewählt:

- Gesamtpopulation,
- Population mit diagnostischer Testung, die den in Frage stehenden Erreger hätte erfassen können, oder
- Population mit positivem Erregernachweis.

Während die erstgenannte Bezugsgröße eine Unterschätzung eines Erregers ergibt, birgt die Letztgenannte eine Überschätzung der Häufigkeiten.

Daher wird an dieser Stelle auf exakte Zahlenangaben verzichtet und lediglich eine orientierende Häufigkeitsangabe getroffen.

Weiterhin ist zumindest in Europa und Deutschland Streptococcus pneumoniae der häufigste Erreger auch der schweren Verlaufsformen. Das sonstige Erregerspektrum ist in Deutschland bzw. Europa und USA regional unterschiedlich, allerdings häufig nur in Nuancen.

Die Bedeutung der Viren als Erreger ist zuletzt deutlich gestiegen. Im Rahmen der jüngsten Pandemie war SARS-CoV2 der mit Abstand häufigste Erreger. Influenzaviren können in einer epidemischen Influenzasaison im Vordergrund stehen. Auch das RSV ist zuletzt als relevanter Erreger identifiziert worden. Die Bedeutung anderer Viren (Para-influenza-, Adeno-, Metapneumovirus) ist Gegenstand aktueller Untersuchungen.

Häufige Erreger sind in Tab. 2 wiedergegeben.

▶ **Cave** Patienten unter Steroidtherapie in einer Dosis ≥ 20 mg/Tag über > 3 Wochen sind bereits als schwergradig immunsupprimierte Patienten einzuschätzen! Entsprechend muss mit opportunistischen Erregern (Aspergillus!) gerechnet werden.

**Tab. 2** Ätiologie der schweren Verlaufsformen der ambulant erworbenen Pneumonie. Streptococcus pneumoniae stellt den einzigen Erreger dar, der in allen Studien gefunden worden ist. (Nach Ewig und Torres 1999; Welte et al. 2012)

| Erreger | Häufigkeit (%) |
|---|---|
| Streptococcus pneumoniae | Häufigster Erreger, bis ca. 30 % |
| Respiratorische Viren | Influenza: saisonal und epidemisch (nach Antigendrift bzw. – shift) Andere Viren: je nach epidemischer Lage, PCR-Nachweise bis zu 50 % |
| Haemophilus influenzae | ca. 10 % |
| Legionella pneumophila und andere spp. | ca. 3–5 % (nicht nur Reisekrankheiten!) |
| Staphylococcus aureus | ca. 2–5 % (meist als Koinfektion bei Influenza) |
| Mycoplasma pneumoniae | < 5 % (häufiger bei jungen Menschen) |
| Enterobakterien (EB) | < 5 % (nur bei Vorliegen von speziellen Risikofaktoren) |
| Pseudomonas aeruginosa | < 5 % (nur bei Vorliegen von speziellen Risikofaktoren) |

## 3.3 Diagnosestellung einer ambulant erworbenen Pneumonie

Kriterien für das Vorliegen einer ambulant erworbenen Pneumonie umfassen:

- Nachweis eines neu aufgetretenen Infiltrats im Thoraxröntgenbild,
- Temperatur ≥ 38,3 °C oder < 36 °C,
- akut oder subakut aufgetretene respiratorische Symptome (Husten, Auswurf, Dyspnoe),
- akut oder subakut aufgetretene Allgemeinsymptome
- konstitutionelle Symptome: Übelkeit/Erbrechen, Diarrhö, Kopf-, Glieder-, Muskelschmerzen,
- Sepsissymptome: Schwindel, neu aufgetretene Bewußtseinstrübung.

▶ **Cave** Gerade schwere Pneumonien können oligosymptomatisch verlaufen. Dies gilt insbesondere für ältere Menschen. Fieber z. B. ist in bis zu 50 % der Fälle nicht zu verzeichnen. Hingegen kann eine neu aufgetretene Bewußtseinstrübung einziges Symptom einer schweren Pneumonie sein. Das Ausmaß der Infiltrate in der Röntgenthoraxaufnahme kann gerade bei schwerer COPD mit Lungenemphysem oder Dehydratation leicht unterschätzt werden.

## 3.4 Indikationen für eine Therapie auf Intensivstation bzw. für eine intensivierte Therapie

Nach Daten der bundesweiten Qualitätssicherung wurden in Deutschland nur 24 % der stationär behandelten Patienten, die an einer ambulant erworbenen Pneumonie starben, im Laufe ihrer Behandlung invasiv oder nichtinvasiv beatmet (Ewig et al. 2009). Die Rate war auch bei jungen Patienten < 65 Jahren, die nicht in Seniorenheimen wohnten und nicht bettlägerig waren, niedrig (37 %) (Bauer et al. 2013). Diese Zahlen geben Anlass zu zwei Folgerungen:

- In jedem Fall einer schweren ambulant erworbenen Pneumonie mit Schweregradkriterien ist bei Aufnahme und wiederholt im Verlauf kritisch zu prüfen, ob eine Indikation zu einer einer intensivierten Therapie bzw. Beatmung besteht.
- Eine schwere ambulant erworbene Pneumonie als terminales Ereignis einer schweren Komorbidität mit bewusstem Verzicht auf eine Intensivtherapie ist häufig. Eine Entscheidung zur Therapiezieländerung unter Verzicht auf eine intensivierte Therapie bzw. Organersatztherapie soll als solche im Einklang mit dem geäußerten bzw. mutmaßlichen Willen des Patienten stehen bzw. dem Willen seines Betreuers entsprechend eindeutig dokumentiert und behandelt werden.

▶ **Cave** Besonders wichtig ist die Unterscheidung von akuter, Pneumonie-bedingter und chronischer, Komorbiditätsbedingter Einschränkung der Funktionalität. Die Einbeziehung der Vorgeschichte des Patienten ist unverzichtbar. In nicht wenigen Fällen kann eine solche Unterscheidung nur im Verlauf hinreichend sicher getroffen werden.

Das Alter per se stellt keine Kontraindikation zur Intensivtherapie dar. Nach Daten aus der bundesweiten Qualitätssicherung verlassen ca. 70 % der Patienten über 90 Jahre mit ambulant erworbener Pneumonie lebend das Krankenhaus (Ewig et al. 2013).

Indikationen für eine Aufnahme auf der Intensivstation sind

- die Notwendigkeit einer invasiven Beatmung,
- das Vorliegen eines septischen Schocks,
- die Notwendigkeit einer Organersatztherapie.

Vor diesen Endpunkten liegt eine weite Zone des Ermessensspielraums. Die Entscheidung über die Aufnahme auf einer Intensivstation wird in diesen Fällen erheblich davon abhängen, welche Versorgungsstrukturen in einem Krankenhaus vorgehalten werden. Allgemein gilt: Je besser eine Intermediate-care-Station etabliert ist, desto weniger Patienten werden auf der Intensivstation aufgenommen.

## 3.5 Mikrobiologische Diagnostik

### 3.5.1 Stellenwert

Die konventionelle mikrobiologische Diagnostik weist eine Reihe wichtiger **Nachteile** auf:

- Die Ergebnisse der mikrobiologischen Diagnostik sind meist erst nach Stunden (Sofortdiagnostik) oder Tagen (Kulturen, Serologien) verfügbar, in jedem Fall aber nicht zum Zeitpunkt der initialen Einschätzung. Die möglichst rasche Einleitung einer adäquaten antimikrobiellen Therapie ist jedoch prognostisch entscheidend.
- Die meisten diagnostischen Techniken weisen nur eine begrenzte Sensitivität und Spezifität auf; die diagnostische Ausbeute aller kulturellen Techniken wird durch eine vorbestehende antimikrobielle Therapie noch weiter verschlechtert.
- Auch ein valider Erregernachweis kann naturgemäß eine Infektion durch mehrere Erreger nicht ausschließen.
- Eine Reduktion der Letalität durch den Einsatz der mikrobiologischen Diagnostik ist nicht nachgewiesen.

Andererseits ergeben sich für die mikrobiologische Diagnostik 2 wichtige **Funktionen** (Ewig und Torres 1999; Rello et al. 2003):

- Identifikation des Erregerspektrums des eigenen Krankenhauses als Orientierung für eine initiale kalkulierte antimikrobielle Therapie („epidemiologische Funktion"); um dies zu gewährleisten, muss allerdings ein sehr umfangreiches diagnostisches Programm über einen relevanten Zeitraum durchgeführt werden.
- Identifikation des Erregers im Individualfall, um die initiale antimikrobielle Therapie zu deeskalieren bzw. fokussieren („individuelle Funktion").

▶ Jede größere Intensivstation sollte daher eine umfassende, möglichst standardisierte mikrobiologische Diagnostik durchführen und die Ergebnisse systematisch erfassen, um das eigene Erregerspektrum als Basis der initialen kalkulierten antimikrobiellen Therapie zu identifizieren. Die prognostische Relevanz des Erregernachweises im Individualfall ist ungeklärt, dieser erleichtert jedoch in jedem Fall die Therapiesteuerung. Zudem eröffnet ein Erregernachweis die Möglichkeit einer Deeskalation bzw. Fokussierng im Sinne einer Reduktion des Selektionsdrucks.

### 3.5.2 Verfahren

**Antigentests im Urin**

Die Tests für Streptococcus pneumoniae und Legionella pneumophila der Serogruppe 1 als einfache, bettseitig durchführbare Antigentests im Urin weisen eine Sensitivität von 50–80 % und eine Spezifität von > 95 % auf. Der resultierende hohe positive Vorhersagewert sowie die einfache Durchführbarkeit und rasche Verfügbarkeit der Ergebnisse (binnen 15 min nach Testansatz) lassen diese Tests als wertvolle Ergänzung erscheinen.

**Diagnostische Verfahren**

Bei allen Patienten sollten zwei Paare Blutkulturen gewonnen sowie Urinantigentests auf Streptococcus pneumoniae und Legionella pneumophila Serogruppe 1 durchgeführt werden. Gegebenenfalls kann auch eine Sputumprobe nach Gram gefärbt, validiert und kulturell angezüchtet werden. Im Falle eines größeren Pleuraergusses muss eine Thorakozentese mit Zytologie, Bestimmung der laborchemischen Charakteristika (Transsudat/Exsudat) sowie Kultur erfolgen.

Gepaarte Serologien auf Legionella pneumophila, Mycoplasma pneumoniae, Coxiella burnetti und respiratorische Viren (Influenzavirus, Parainfluenzavirus, RS-Virus, Adenovirus) sind nur im Rahmen systematischer Erhebungen des Erregerspektrums sinnvoll. Bei jüngeren Patienten kann ein IgM auf Mycoplasma pneumoniae bestimmt werden.

Untersuchungen des Serums oder der BALF mittels Multiplex-PCR-Tests werden auch in der aktualisierten Leitlinie nicht empfohlen, da.

- sie nicht allgemein standardisiert sind
- viele Nachweise von typischen und atypischen bakteriellen Erregern und Viren von zweifelhafter ätiologischer Bedeutung bleiben

Andersereits können im Rahmen einer gezielten Diagnostik durch eine PCR des Nasen- Rachenabstrichs Influenzavirus, RSV und SARS-CoV2 hinreichend valide identifiziert werden. Auch eine Reihe ungewöhnlicher Erreger sind über eine PCR nachweisbar.

▶ Beim beatmeten Patienten sollte Tracheobronchialsekret gewonnen und quantitativ kulturell aufgearbeitet werden. Eine Bronchoskopie mit bronchoalveolärer Lavage (BAL) sollte in erster Linie bei einem Scheitern der initialen antimikrobiellen Therapie erwogen werden.

Methodische Voraussetzungen sind in Tab. 5 (Abschn. 4.4) aufgeführt.

### 3.6 Prognose

Die **Letalität** der schweren Verlaufsformen der ambulant erworbenen Pneumonie beträgt 20–35 %, in einigen Untersuchungen auch > 50 %. Todesursachen sind meist eine therapierefraktäre Hypoxie (zuletzt seltener) oder ein therapierefraktärer septischer Schock bzw. ein Multiorganversagen. Neuere Daten haben die Bedeutung pneumonieassoziierter kardiovaskulärer Ereignisse als Todesursache belegt. Von den Überlebenden haben nach 2 Jahren ca. 50 % wieder ihre normale Lebens- und Arbeitsweise aufgenommen.

Die Letalität von Patienten mit ambulant erworbener Pneumonie ist in jedem Schweregrad, also auch bei Patienten mit niedrigem CRB-65-Risiko-Score am Aufnahmetag am höchsten und sinkt dann mit jedem weiteren Tag deutlich ab (Abb. 1).

▶ Eine ambulant erworbene Pneumonie mit > 2 Minor-Schweregradkriterien stellt einen Notfall dar, der einer entsprechenden Notfallversorgung bzw. intensivierten Überwachung bedarf!

**Prognostische Faktoren**

Die wichtigsten prognostischen Faktoren umfassen den prämorbiden Allgemeinzustand des Patienten, seine Funktionalität, eine inadäquate initiale antimikrobielle Therapie, das Vorliegen einer Bakteriämie sowie Faktoren, die die schwere respiratorische Insuffizienz, die Sepsis bzw. den septischen Schock sowie die röntgenologische Ausbreitung der Infiltrate reflektieren. Unter den mikrobiellen Ätiologien kommt Streptococcus pneumoniae, Legionella pneumophila, Staphylococcus aureus, Klebsiella pneumoniae, anderen Enterobakterien (EB) sowie Pseudomonas aeruginosa eine unabhängige prognostische Bedeutung zu.

### 3.7 Therapie

#### 3.7.1 Antimikrobielle Therapie

*Initiale Kalkulierte antimikrobielle Therapie*

Kontrollierte Studien zur Therapie der schweren ambulant erworbenen Pneumonie liegen nicht vor. Die initiale antimikrobielle Therapie sollte sich daher am lokalen Erregerspektrum orientieren oder – wo dies nicht bekannt ist – am mutmaßlich der eigenen Region ähnlichsten Spektrum anderer Regionen („kalkulierte antimikrobielle Therapie").

Die kalkulierte antimikrobielle Therapie umfasst eine Kombination aus einem ß-lakatm (Pipercillin/Tazopnbactam oder Ceftriaxon) mit einem Makrolid, aufgrund des fehlenden Interaktionspotenzials vorzugsweise Azithromycin.

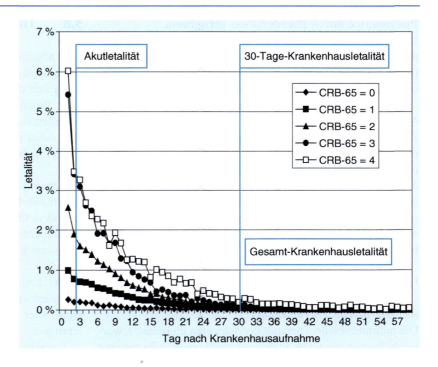

**Abb. 1** Die Letalität der ambulant erworbenen Pneumonie ist an Tag 1 am höchsten. Insgesamt sticht die deutlich höhere Frühletalität innerhalb der ersten 72 h von der nachfolgenden Letalität bis zum 30. Tag (30-Tage-Krankenhausletalität) bzw. darüber hinaus (Gesamt-Krankenhausletalität) deutlich ab. (Nach Ewig et al. 2009)

Diese Kombination beruht auf Daten, die eine Überlegenheit einer Kombinationstherapie über eine β-Laktam-Monotherapie selbst bei schweren invasiven Pneumokokkeninfektionen nahelegen (Baddour et al. 2004). Eine Überlegenheit der initialen Kombinationstherapie bei schwerer ambulant erworbener Pneumonie und septischem Schock ist belegt (Rodríguez et al. 2007).

Alternativ ist bei Allergie oder Unverträglichkeit gegenüber ß-Laktamen die Gabe eines Chinolons (Levofloxacin oder Moxifloxacin) möglich. Im Falle eines septischen Schocks ist eine Kombinationstherapie erforderlich.

In einer epidemischen Influenzasaison oder einer saisonalen Influenza mit hoher Aktivität soll zusätzlich eine kalkulierte antivirale Therapie mit Oseltamivir erfolgen.

▶ **Wichtig** Differenzialtherapeutisch sollte das Risiko einer Pneumonie durch multiresistente Enterobakterien (ggf. mit ESBL) und/oder P. aeruginosa erwogen werden (Ewig et al. 2021). Ein solches besteht bei vorangegangener antimikrobieller Therapie und/oder Hospitalisation sowie schwerer pulmonaler Grunderkrankung. Dennoch sind ambulant erworbene Pneumonien durch diese Erreger selten. Noch seltener sind MRSA.

Im Rahmen der Pandemie stand die Behandlung der schweren Pneumonie durch SARS-CoV2 im Vordergrund.

Die initiale kalkulierte antimikrobielle Therapie wird stets intravenös begonnen und in der Regel über den ganzen Therapiekurs fortgesetzt. In Fällen ohne Beeinträchtigung des Kreislaufs bzw. mit rascher Reversibilität der akuten respiratorischen Insuffizienz bzw. Sepsis kann jedoch auch eine Sequenztherapie erfolgen. Sie wird ggf. entsprechend den Ergebnissen der mikrobiologischen Diagnostik (Erreger, Resistenz) im Individualfall deeskaliert bzw. fokussiert.

**Aspirationspneumonie und Lungenabszesse**
Patienten mit Verdacht auf Aspirationspneumonie sollten ein Aminopenicillin plus β-Laktamasehemmer, z. B. Amoxicillin/Clavulansäure oder Ampicillin/Sulbactam, Clindamycin plus Cephalosporin der 3. Generation, oder ein Carbapenem erhalten. Alternativ ist Moxifloxacin möglich.

*Gezielte Therapie*
Bei jedem Erregernachweis ist zu prüfen, ob die initiale kalkulierte Therapie deeskaliert bzw. fokussiert werden kann.

Insbesondere im Falle einer gesicherten Pneumonie durch Streptococcus pneumoniae sollte eine Umstellung der Therapie auf Penicillin G (Regeldosis Bolus plus 4 × 5 g in prolongierter Gabe über jeweils 4 h) erfolgen.

Bei Kombinationstherapien sollte spätestens nach 3 Tagen die Umstellung auf eine Monotherapie geprüft werden.

**Influenza-Pneumonien**
Diese sind möglich als primäre oder als sekundär bakteriell superinfizierte Virus-Pneumonien. In jedem Fall ist eine kombinierte antibakterielle und antivirale Therapie indiziert. Antivirales Mittel der Wahl ist Oseltamivir.

**Pneumonien durch Pseudomonas aeruginosa**

In diesen Fällen ist eine initiale kalkulierte Kombinationstherapie aus einem antipseudomonal wirksamen ß-Laktam (Piperacillin/Tazobactam oder Carbapenem) plus Ciprofloxacin (oder Aminoglykosid). erforderlich.

**MRSA**

Zusätzlich zu den nosokomial erworbenen MRSA-Stämmen müssen ambulant erworbene in Betracht gezogen werden (CA-MRSA). Diese weisen über das Panton-Valentin-Leucocidin (PVL) und andere Toxine eine erhöhte Pathogentität auf. Klinisch manifestieren sie sich durch hochakute und nekrotisierende Pneumonien. Unerkannt ist die Pneumonie durch cMRSA entsprechend mit einer hohen Letalität belastet.

MRSA-wirksame Substanzen sind Vancomycin oder Linezolid.

*Antimikrobielle Therapiedauer*

Die antimikrobielle Therapie der schweren ambulant erworbenen Pneumonie sollte analog der nosokomialen Pneumonie 7 Tage nicht überschreiten. Ausnahmen sind:

- Bakteriämische Pneumonien durch S. aureus: Antimikrobielle Therapiedauer mindestens 14 Tage.
- Abszedierende Pneumonien: Antimikrobielle Therapiedauer bis zur kompletten radiologischen Rückbildung, Sequenztherapie möglich und indiziert.

Die Therapiedauer bei P. aeruginosa ist häufig Gegenstand von Kontroversen. Es ist belegt, dass P. aeruginosa häufiger zu Rezidiven führt. Demgegenüber ist nicht belegt, dass die Rezidivhäufigkeit durch eine verlängerte Therapiedauer verringert werden kann; im Gegenteil ist durch eine prolongierte Therapie eine erhöhte Rate von Resistenzinduktionen zu erwarten. Daher sollte die Therapie nach 7 Tagen beendet und täglich nach Rezidiven gefahndet werden. Im Fall eines Rezidivs sollte ein Wechsel der Substanzklasse erfolgen.

### 3.7.2 Nichtmedikamentöse (adjuvante) Therapie

Die Therapie der respiratorischen Insuffizienz umfasst die Sauerstoffgabe bzw. Highflow-Sauerstoff-Therapie. Die Indikation für Intubation und Beatmung folgt nicht der Hypoxämie, sondern (u. a.) der Atemfrequenz und dem Sauerstoffgehalt bzw. -angebot. Eine nichtinvasive Beatmung ist im Falle einer Hyperkapnie indiziert, insbesondere bei Patienten mit COPD.

### 3.7.3 Antikoagulation

Bei jeder akuten respiratorischen Insuffizienz ist eine Low-dose-Heparinisierung indiziert.

### 3.8 Therapieversagen

Eine allgemein akzeptierte Definition ist nicht verfügbar. Im Allgemeinen wird von einem Therapieversagen gesprochen, wenn sich die klinische Situation des Patienten binnen 72 h nach Beginn der initialen antimikrobiellen Therapie nicht gebessert oder zumindest stabilisiert hat. Folgende Kriterien sind dabei insbesonders in ihrer Entwicklung seit Therapiebeginn zu beachten:

- Atmung und Gasaustausch,
- Kreislaufsituation,
- andere Organfunktionen (z. B. Niere),
- Körpertemperatur,
- Biomarker (CRP, PCT).

In der komplexen Situation eines Patienten mit schwerer ambulant erworbener Situation kann nur die Berücksichtigung aller dieser Kriterien eine adäquate Einschätzung erbringen.

**Ursachen** eines Therapieversagens sind vielfältig und umfassen:

- inadäquate initiale antimikrobielle Therapie,
- erregerassoziierte Therapieversager (persistierende, resistente oder „atypische" Erreger),
- Therapieversager durch Komplikationen der Pneumonie (Empyem, Abszess, nosokomiale Superinfektion),
- Therapieversager durch Sonderformen der Pneumonie (Aspirations-, Retentionspneumonie oder seltene Erreger, einschließlich M. tuberculosis),
- Pseudotherapieversager durch nicht infektiöse Lungenerkrankungen, die eine Pneumonie vortäuschen

Entsprechend komplex ist die **differenzialdiagnostische Abklärung**. Daher sollte bei einem Therapieversagen stets ein Pneumologe und/oder Infektiologe konsultiert werden.

*Aktuelle Leitlinien und Kommentare zur Leitlinien*

- Metlay JP, Waterer GW, Long AC, Anzueto A, Brozek J, Crothers K, Cooley LA, Dean NC, Fine MJ, Flanders SA, Griffin MR, Metersky ML, Musher DM, Restrepo MI, Whitney CG; on behalf of the American Thoracic Society and Infectious Diseases Society of America (2019) Diagnosis and treatment of adults with community-acquired pneumonia. An Official Clinical Practice Guideline of the American Thoracic Society and Infectious Diseases Society of America- Am J Respir Crit Care Med 200:e-45–e-67
- Rezente Übersicht zur schweren ambulant erworbenen Pneumonie aus US-amerikanischer Sicht

- Nair GB, Niederman MS (2021) Updates on community acquired pneumonia management in the ICU. Pharmacol Ther 217:107663
- Lim WS, Baudouin SV, George RC, Hill AT, Jamieson C, Le Jeune I, Macfarlane JT, Read RC, Roberts HJ, Levy ML, Wani M, Woodhead MA, Pneumonia Guidelines Committee of the BTS Standards of Care Committee (2009) BTS guidelines for the management of community acquired pneumonia in adults: update 2009. Thorax 64 (Suppl 3):iii1–iii55
- Ewig S, Kolditz M, Pletz M, Altiner A, Albrich W, Drömann D, Flick H, Gatermann S, Krüger S, Nehls W, Panning M, Rademacher J, Rohde G, Rupp J, Schaaf B, Heppner HJ, Krause R, Ott S, Welte T, Witzenrath M (2021) Behandlung von erwachsenen Patienten mit ambulant erworbener Pneumonie – Update 2021. S3-Leitlinie, Pneumologie: 75! 665–729
- Kommentar europäischer Experten zur ATS-Leitlinie
- Pletz MW, Blasi F, Chalmers JD, Dela Cruz CS, Feldman C, Luna CM, Ramirez JA, Shindo Y, Stolz D, Torres A, Webb B, Welte T, Wunderink R, Aliberti S (2020) International perspective on the new 2019 American Thoracic Society/Infectious Diseases Society of America Community-Acquired Pneumonia Guideline: A critical appraisal by a Global Expert Panel. Chest 158: 1912–1918

*Monografie*
- Ewig S (2015) Ambulant erworbene Pnuemonie. Springer

## 4 Nosokomiale Pneumonien

### 4.1 Begriffsbestimmung

Nosokomiale Pneumonien können sich entwickeln:

- beim spontan atmenden Patienten,
- beim spontan atmenden Patienten mit Tracheostomie,
- unter Beatmung (nichtinvasiv oder invasiv).

Die weitaus meisten Untersuchungen zur nosokomialen Pneumonie beziehen sich auf die Pneumonie des nicht schwergradig imunsuprimierten Patienten unter invasiver Beatmung, hier bezeichnet als

**Beatmungspneumonie**
Für die Beatmungspneumonie hat sich im angelsächsischen Sprachraum die sachlich inadäquate und irreführende Bezeichnung der „ventilator-associated pneumonia" (VAP) durchgesetzt; korrekt ist die Bezeichnung „ventilation-associated pneumonia" unter Erhaltung des Akronyms „VAP".

**Definition**

*Nosokomiale Pneumonie*
Von einer nosokomialen Pneumonie wird gesprochen, wenn sich diese mindestens 48 h nach Krankenhausaufnahme entwickelt. Intubationsassoziierte Pneumonien (Early-onset-Pneumonien) können sich jedoch auch früher ausbilden.

### 4.2 Pathogenese

Die nosokomiale Pneumonie entsteht in erster Linie durch **Mikroaspiration pathogener Keime**, die den Oropharynx besiedeln (Kollef 1999) (Abb. 2). Das endogen oder pathologisch besiedelte oropharyngeale Reservoir ist am bedeutsamsten. Für die spät einsetzende („late onset") nosokomiale Pneumonie spielt das (pathologisch besiedelte) gastrische Reservoir eine zusätzliche Rolle. Begünstigende Faktoren sind:

- Umgehung der unspezifischen Abwehr des oberen Respirationstrakts durch den Endotrachealtubus,
- Beeinträchtigung der Immunitätslage des kritisch Kranken,
- bestimmte Grunderkrankungen (z. B. COPD).

Darüber kann die **exogene Übertragung von Erregern** eine Rolle spielen. Ein weniger häufiger Pathomechanismus besteht in septischen Absiedlungen. Noch ungeklärt sind Rolle und Häufigkeit der Translokation von Darmbakterien aus dem ischämischen Darm. Die nosokomiale Pneumonie entwickelt sich bevorzugt in den abhängigen Lungenpartien, breitet sich typischerweise multifokal aus und weist häufig eine polymikrobielle Ätiologie auf (Fabregas et al. 1996; Marquette et al. 1995).

#### 4.2.1 Early-onset- und Late-onset-Pneumonie
Von einer „early onset pneumonia" wird gesprochen, wenn sich diese von der Krankenhausaufnahme an gerechnet innerhalb von bis zu 4 Tagen entwickelt. Die „early-onset pneumonia" entsteht durch Mikroaspiration von Keimen der oropharyngealen Flora bereits außerhalb oder innerhalb des Krankenhauses (z. B. bei Schluckstörungen, häufig im Rahmen der Intubation). Man kann diese Form der Beatmungspneumonie auch als „intubationsasoziierte Pneumonie" bezeichnen.

Die früh einsetzende Pneumonie ist gegenüber den beiden anderen Formen vergleichsweise selten. Sie wird insbesondere in Kliniken mit einer hohen Rate an Aufnahmen von intensivtherapiepflichtigen Patienten von zu Hause sowie von Patienten mit Unfällen gesehen.

Die **„late-onset pneumonia"** entwickelt sich demgegenüber ab dem 5. Tag der Krankenhausaufnahme. Ihr liegt eine

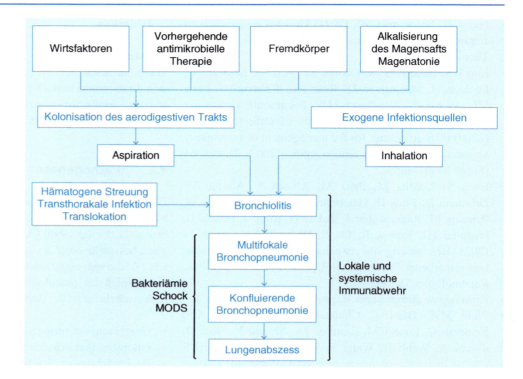

**Abb. 2** Pathogenese der nosokomialen Pneumonie

Mikroaspiration von im Krankenhaus erworbenen, meist oropharyngealen, gelegentlich auch gastrischen (potenziell multiresistenten) Kolonisationskeimen zugrunde. Ein liegender Tubus stellt dabei eine „via regia" für die Deszension von Keimen dar – sowohl über das Lumen des Tubus als auch entlang des Tubus am keineswegs dichten Tubuscuff. Die Bildung eines „Biofilms" am Tubus spielt dabei eine wichtige Rolle als Keimreservoir. Bei dieser Form der Beatmungspneumonie kann man daher von einer „tubusassoziierten Pneumonie" sprechen.

Für das Verständnis des Konzepts ist es wichtig, den Bezugspunkt (Aufnahme im Krankenhaus, nicht Intubation!) und die Modifikation durch Risikofaktoren für multiresistente Keime zu beachten. Letztere implizieren immer ein Erregerspektrum wie bei late onset pneumonia. Eine Reihe von Studien, die dieses Konzept überprüfen sollten, haben das Konzept selbst mißverstanden (z. B.: Gastmeier et al. 2009).

▶ **Cave** Eine prolongierte antimikrobielle Therapie mit breitem antimikrobiellem Spektrum birgt ein hohes Risiko für die Selektion multiresistenter Keime (Rello et al. 1993).

#### 4.2.2 Rolle des Mikrobioms

Neue Aspekte zur Pathogenese der VAP hat die Mikrobiom-Forschung ergeben (Fromentin et al. 2021). Demnach kommt es nach Intubation und invasiver Beatmung zu einer Dysbiose mit einem Verlust an Diversität des Mikrobioms. Die Entwicklung einer VAP ist durch ein Vorherrschen von Proteobacteria gekennzeichnet; bei ARDS scheinen Enterobak-terien aus dem Darm-Habitat vorherrschend. Antibiotika fördern maßgeblich den Verlust an Diversität. Offenbar ist dieser Verlust mit der Entwicklung von Pneumonien assoziiert, mutmaßlich, indem dadurch eine protektive Schranke geschwächt bzw. eliminiert wird. Dysbiosen wurden auch für Pilze und Viren beschrieben. Ob unter der Vielzahl der ansonsten durch konventionelle Kultur nicht identifizierten Species auch pathogene Erreger sind, muss noch weiter untersucht werden (Fromentin et al. 2021).

### 4.3 Epidemiologie

*Inzidenz*

Die Inzidenz der nosokomialen Pneumonie unter Beatmung beträgt nach Daten des KISS 5,4 und 1,6 pro 1000 invasive bzw. nichtinvasive Beatmungstage bzw. 0,6 ohne Beatmung pro 1000 Patiententage. Die Diagnose erfolgt allerdings bei KISS nach den CDC-Kriterien, die aus klinischer und epidemiologischer Sicht überholt sind.

Global betrachtet kommt es bei ca. 10 % der beatmteten Patienten zu einer Pneumonie, mit erheblicher Varianz je nach Intensivstation und behandelten Patienten.

Absolut beträgt die Inzidenz der nosokomialen Pneumonie in Deutschland ca. 75.000–110.000/Jahr.

## Ätiologie

Die Angaben zur relativen Häufigkeit der ursächlichen Erreger sind ebenso wie bei der ambulant erworbenen Pneumonie kritisch zu werten. Insgesamt erscheint die Variationsbreite in Abhängigkeit von dem zugrunde liegenden Setting, den untersuchten Populationen und der diagnostischen Methodik hoch.

Bei den früh einsetzenden nosokomialen Pneumonien (d. h. bis zu 4 Tage nach Krankenhausaufnahme bei einem Patienten ohne Risikofaktoren für ein modifiziertes Erregerspektrum, s. unten) überwiegen ambulant vorherrschende Keime und leichter therapierbare, weil nicht multiresistente Enterobakterien (EB). Mit folgenden Erregern ist am häufigsten zu rechnen (Rello und Torres 1996):

- Oxacillin- bzw. Methicilin-sensible Staphylococcus aureus (OSSA bzw. MSSA),
- Haemophilus influenzae,
- Streptococcus pneumoniae,
- Escherichia coli und andere Enterobakterien.

Bei den **spät einsetzenden nosokomialen Pneumonien** (d. h. ab dem 5. Krankenhaustag) finden sich zusätzlich meist komplizierte, ggf. auch typische multiresistente Erreger (MRE):

- Oxacillin- bzw. Methicillin-resistente Staphylococcus-aureus-Stämme (ORSA bzw. MRSA),
- Pseudomonas aeruginosa,
- Acinetobacter baumanii,
- Stenotrophomonas maltophilia,
- Enterobakterien.

In therapeutischer Perspektive lassen sich evidenzbasiert eine Reihe von Risikofaktoren definieren, bei denen mit MRE gerechnet werden muss. Die spät einsetzende Pneumonie ist dabei einer der relevanten Faktoren (Tab. 3)

▶ **Cave** die Mehrzahl der Patienen mit einer Kolonisation durch MRSA bzw. MRE weist keine Pneumonie durch diese Erreger auf; daher ist insbesonders bei Patienten mit diesen Risikofaktoren nach Eintreffen der Ergebnisse der Diagnostik auf eine Deeskalation zu achten!

## Risikofaktoren

Das Risiko für die Entwicklung einer nosokomialen Pneumonie ist bei folgenden Faktoren erhöht:

- hohes Lebensalter,
- kardiopulmonale oder andere schwere Grunderkrankungen,
- Morbidität (hoher APACHE-II- oder SAPS-II-Score-Wert),

**Tab. 3** Therapierelevante Risikofaktoren für MRE bei nosokomialer Pneumonie

| Risikofaktoren |
|---|
| Antimikrobielle Therapie in dne letzten 90 Tagen |
| Spät einsetzende Pneumonien ($\geq$ 5 Tage nach Krankenhausaufnahme) |
| Kolonisation mit MRSA bzw. MRE |
| Medizinische Versorgung in Süd- und Osteuropa, Afrika, Naher Osten, Asien |
| Septischer Schock, sepsisassoziierte Organdysfunktion |
| **Zusätzliche Risikofaktoren für P. aeruginosa:** |
| Strukturelle Lungenerkrankung (COPD und/oder Bronchiektasen) |
| Bekannte Kolonisation durch P. aeruginosa |

- Bewusstseinstrübung,
- vorangegangener thorakoabdomineller Eingriff,
- prolongierte Hospitalisation, invasive Beatmung und antimikrobielle Therapie.

Nur die invasive Beatmung und antimikrobielle Therapie sind dabei potenziell modifizierbare Faktoren.

▶ **Wichtig** Wichtige zusätzliche häufige Risikofaktoren sind eine horizontale Körperlage, ein subglottischer Sekretstau sowie die Reintubation, aber auch Patiententransporte und Bronchsokopie. Jüngst wurde als weiterer Riskofaktor die Kühlung nach Reanimation identifiziert. Die Bedeutung der Protonenpumpeninhibitoren, H2-Blocker und Antazida im Rahmen der Stressulkusprophylaxe als Risikofaktoren wird kontrovers diskutiert, hat sich jedoch aufgrund neuer Sedierungs- und Beatmungskonzepte relativiert.

## 4.4 Diagnostik

### 4.4.1 Stellenwert der klinischen Diagnostik

Zu den klassischen Diagnosekriterien einer Beatmungspneumonie gehören:

- neu aufgetretenes und persistierendes Infiltrat in der Thoraxröntgenaufnahme plus
- mindestens 2 der 3 folgenden Kriterien:
- Fieber > 38,3 °C oder Hypothermie < 36 °C,
- Leukozytose > 12.000/μl oder Leukopenie < 4000/μl,
- purulentes Tracheobronchialsekret.

Alle diese Zeichen kommen bei kritisch Kranken häufig vor, auch ohne dass eine Pneumonie besteht (zur Differenzialdiagnose unten). Daher sind **klinische Kriterien** – im Gegensatz zur ambulant erworbenen Pneumonie – nur begrenzt sensitiv und spezifisch (20–40 % falsch-negative und falsch-positive Befunde). Dennoch müssen sie Grundlage für alle weiteren diagnostischen Entscheidungen bleiben

(Ewig 1999; Ewig und Torres 2000). Insbesondere die mikrobiologische Diagnostik einschließlich quantitativer Kulturen ist kein unabhängiges Kriterium für die Entscheidung über das Vorliegen einer nsokomialen Pneumonie.

Alternativ wurde von Pugin et al. (1991) der „clinical pulmonary infection score" (CPIS) beschrieben (Tab. 4). Eine Überlegenheit gegenüber den klassischen Kriterien besteht nicht, der CPIS-Score ist jedoch wertvoll als Instrument der Evaluation des Therapieansprechens (s. unten).

### 4.4.2 Differenzialdiagnose der nosokomialen Pneumonie

**Nichtinfektiös**
- Atelektasen
- Linksherzinsuffizienz bzw. Lungenödem
- Nierenversagen mit Lungenödem
- Lungenembolie bzw. -infarkt
- Pulmonale Hämorrhagien
- ARDS
- Medikamentös bedingte Alveolitis

**Tab. 4** Modifizierter Clinical Pulmonary Infection Score (CPIS). (Adaptiert nach Pugin et al. 1991)

| Parameter | Punktzahl |
|---|---|
| **Temperatur [°C]** | |
| Zwischen $\geq 36{,}5\,°C$ und $\leq 38{,}4\,°C$ | 0 |
| Zwischen $\geq 38{,}5\,°C$ und $\leq 38{,}9\,°C$ | 1 |
| Zwischen $\geq 39\,°C$ und $\leq 36\,°C$ | 2 |
| **Leukozyten, mm³** | |
| Zwischen $\geq 4000$ und $\leq 11.000$ | 0 |
| Zwischen $< 4000$ oder $> 11.000$ | 1 |
| Zwischen $< 4000$ oder $> 11.000$ + Stabkernige $\geq 50\,\%$ | 2 |
| **Tracheobronchialsekret (TBAS)** | |
| Kein Sekret | 0 |
| Nichteitriges Sekret | 1 |
| Eitriges Sekret | 2 |
| **ARDS/Oxygenierung: $p_aO_2/F_iO_2$ [mm Hg]** | |
| ARDS (Definition ARDS: $p_aO_2/F_iO_2 \leq 200$, pulmonal arterieller Wedge-Druck $\leq 18$ mm Hg (bzw. keine Stauung) und akute bilaterale Infiltrate) | 0 |
| $p_aO_2/F_iO_2 \leq 240$ and kein ARDS | 2 |
| **Thoraxröntgenaufnahme** | |
| Kein Infiltrat | 0 |
| Diffuse (oder fleckige) Infiltrate | 1 |
| Lokalisierte Infiltrate | 2 |
| **Kultur TBAS/BALF** | |
| Pathogene Bakterien nicht nachweisbar | 0 |
| Pathogene Bakterien in nicht signifikanter Keimzahl (TBAS $< 10^5$, BALF $< 10^4$ KBE/ml) | 1 |
| Pathogene Bakterien in signifikanter Keimzahl (TBAS $\geq 10^5$, BALF $\geq 10^4$ KBE/ml) | 2 |
| **Auswertung:** – Maximale Punktzahl = 12 Punkte – Verdacht auf Pneumonie: $\geq 6$ Punkte | |

**Infektionen**
- Sinusitis
- Katheterinfektionen
- Harnwegsinfektionen
- Abdominelle Infektionen

### 4.4.3 Stellenwert der mikrobiologischen Diagnostik

Die mikrobiologische Diagnostik hat drei Ziele:

- die Diagnose einer Pneumonie mikrobiologisch zu sichern;
- den oder die zugrunde liegenden Erreger im Individualfall zu identifizieren;
- das lokale Erreger- und Resistenzspektrum zu dokumentieren, auf das eine initial kalkulierte antimikrobielle Therapie ausgerichtet werden kann.

Die **qualitative Kultur** respiratorischer Sekrete ist für die Diagnosestellung einer Pneumonie eine sensitive, jedoch wenig spezifische Methode ($> 75\,\%$ falsch-positive Ergebnisse). Das erste Ziel kann daher mit dieser Methode nicht erreicht werden. Die **quantitative Kultur** respiratorischen Sekrets erreicht gegenüber der qualitativen Kultur eine ungleich höhere Spezifität. Dennoch muss auch bei sorgfältiger Beachtung der Methodik der Materialentnahme und -verarbeitung mit ca. 10–30 % falsch-negativen und falsch-positiven Ergebnissen gerechnet werden (Ewig und Torres 2000; Fabregas et al. 1996; Marquette et al. 1995).

Neue Untersuchungen unter Einschluss des Mikrobioms konnten belegen, dass den definierten Trennwerten der BALF tatsächlich eine hohe Validität in der Unterscheidung von Kolonisation und Infektion zukommt (Dickson et al. 2014). So zeigte sich, dass Patienten mit einer VAP (durch P. aeruginosa) sowohl eine höhere Keimnzahl in der 16SDNA-Analyse aufweisen als auch eine für eine Pneumonie typische signifikant geringere Diversität (nach Shannon-Index, sog. Alpha-Diversität) und vergleichsweise höhere Keimmenge (abundance, sog. Beta-Diversität) innerhalb des Mikrobioms aufwiesen.

Entsprechend hat die mikrobiologische Diagnostik die Funktionen,

- die Grundlage für die Auswahl der kalkulierten antimikrobiellen Therapie zu liefern („epidemiologische Funktion") sowie
- die initiale kalkulierte antimikrobielle Therapie zu modifizieren („individuelle" Funktion).

Eine Option der Schnelldiagnostik besteht in der Anfertigung eines **Gram-Präparats** sowie der Bestimmung der

„intracellular organisms" (ICO) in phagozytierenden Zellen im **Giemsa-Präparat**. Ein Anteil von > 5 % spricht für das Vorliegen einer Pneumonie. Die Sensitivität dieser Untersuchung unter antimikrobieller Vorbehandlung ist jedoch deutlich reduziert (< 50 %).

Zusätzlich zu respiratorischen Sekreten sollten folgende Materialien untersucht werden:

- 2 Paare Blutkulturen,
- ggf. (bei relevanter Ergussmenge) Pleuraergusspunktat,
- ggf. Schnelltest auf Legionella pneumophila Serogruppe 1.

Darüber hinaus ist stets gleichzeitig nach extrapulmonalen Infektionsherden zu fahnden.

*Diagnostische Methodik*
Der korrekten Materialgewinnung und -verarbeitung ist hohe Bedeutung beizumessen. Tracheobronchialsekret sollte nativ gewonnen und kulturell quantitativ aufgearbeitet werden.

Methodische Voraussetzungen zur Wahrung qualitativ hochwertiger diagnostischer Proben aus dem unteren Respirationstrakt sind in Tab. 5 aufgeführt. Als Trennwert für ein positives Ergebnis gelten Befunde von $10^5$ KBE (koloniebildende Einheiten)/ml.

Bronchoskopisch gewonnene Proben (BALF) weisen gegenüber dem Tracheobronchialsekret eine tendenziell höhere Spezifität auf. Die klinische Bedeutung dieses Vorteils wird jedoch kontrovers gesehen. Eine Überlegenheit hinsichtlich des Überlebens konnte für die bronchoskopische Diagnostik nicht nachgewiesen werden (Canadian Critical Care Trials Group 2006).

Die bronchoskopische Diagnostik kann daher auf Fälle beschränkt bleiben, in denen der Inspektion des Tracheobronchialbaums eine differenzialdiagnostische Bedeutung zukommt (Ewig und Torres 2000). Der Trennwert für ein positives Ergebnis in der BALF beträgt $10^4$ KBE/ml.

Entscheidend für eine optimale diagnostische Ausbeute ist auch die **korrekte Steuerung der antimikrobiellen Therapie**. Hier gelten die beiden folgenden Regeln:

Optimal ist eine mikrobiologische Diagnostik vor Beginn der antimikrobiellen Therapie.

- Besteht aufgrund einer anderen Infektion bereits eine antimikrobielle Therapie (häufige Konstellation), so sollte diese 72 h vor der Probenentnahme nicht verändert werden.

Hingegen ist ein sog. „**antibiotisches Fenster**" für die diagnostische Ausbeute irrelevant.

### 4.4.4 Stellenwert der radiologischen Diagnostik

Die Thoraxröntgenaufnahme ist Grundlage der Diagnostik bei Verdacht auf eine Pneumonie. Liegendaufnahmen weisen allerdings eine Reihe von „toten Winkeln" auf, in denen sich Infiltrate verbergen können (oberes Mediastinum, para- und retrokardialer Raum).

Um die Validität der Thoraxaufnahme zu verbessern, sollten die in Tab. 6 aufgelisteten Maßnahmen sichergestellt werden.

Zudem sollte die Befundung einem standardisierten Schema folgen (Tab. 7). Auf diese Weise wird eine gute Vergleichbarkeit der Aufnahmen im Verlauf sichergestellt.

**Tab. 5** Methodische Voraussetzungen zur Wahrung qualitativ hochwertiger diagnostischer Proben aus dem unteren Respirationstrakt

| Probe | Voraussetzungen |
|---|---|
| Tracheobronchialsekret | – Absaugung des Sekrets aus dem Tubus<br>– Tiefes Einführen eines frischen Katheters mit angeschlossenem Auffanggefäß, dann erst Absaugung einstellen<br>– Keine vorherige Instillation von Kochsalz |
| Bronchoskopie | – Gute Sedierung<br>– Keine Anwendung von Lokalanästhetika<br>– Keine Aspiration über den Arbeitskanal des Bronchoskops vor Gewinnung der respiratorischen Sekrete |

Falls eine simultane Gewinnung von Tracheobronchialsekret und Material aus der bronchoalveolären Lavage erfolgt, wird erst das Tracheobronchialsekret gewonnen und dann die bronchoalveoläre Lavage durchgeführt. Die erste rückgewonnene Portion aus der bronchoalveolären Lavage wird verworfen.
Lagerung und Transportzeit der gewonnenen Proben sind möglichst kurz zu halten. Die Verarbeitung der Proben sollte innerhalb von spätestens 4 h (besser 2 h) nach Probengewinnung erfolgen.

**Tab. 6** Vorschläge für Maßnahmen zur Qualitätssicherung von Röntgen-Thorax-Liegendaufnahmen auf der Intensivstation

| Aufgabe | Vorgehen |
|---|---|
| Vorbereitung | symmetrische Rückenlage des Patienten; Entfernung aller Kabel, Katheter und sonstigen auf dem Thorax gelegenen schattengebenden Fremdkörper, soweit klinisch vertretbar, unter fortgesetzter klinischer Beobachtung |
| Technische Durchführung | Sicherstellung eines möglichst konstanten Röhren-Film- und Film-Patienten-Abstands, um möglichst verlässliche Voraussetzungen zur Beurteilung von Variationen der Verschattung von Mediastinum und Herz zu gewährleisten |
| | Die Belichtung sollte zum Zeitpunkt der maximalen Inspiration erfolgen (Respiratoren bieten entsprechende Hold-Tasten) |
| | Belichtung: 120–130 kV, kurze Expositionszeit |
| Dokumentation | Jeweilige Beatmungseinstellungen (vor allem der inspiratorischen Beatmungsdrucke und des PEEP) |

**Tab. 7** Formalisierte Auswertung von Röntgen-Thorax-Liegendaufnahmen auf der Intensivstation

| Parameter | Befundung |
|---|---|
| Technische Daten und Qualität | |
| Herzgröße (cm) | |
| Zeichen der Überwässerung | Umverteilung<br>Cuffing<br>Kerley Linien<br>Lungenödem |
| Verschattungsausbreitung | Lokalisation (rechts/links)<br>oberes/mittleres/unteres Drittel |
| Verschattungsmuster | Lobär/retikulonodulär/interstitiell<br>Aerobronchogramm |
| Pleuraerguss | Lokalisation (rechts/links)<br>Ausmaß |
| Atelektase | Lokalisation (rechts/links)<br>Betroffene Lappen |
| Kavitationen | Lokalisation (rechts/links) |
| Sonstiges | |
| Arbeitsdiagnose | |

▶ **Cave** Viele Infektionen spielen sich in vorgeschädigten Lungenarealen ab. Daher ist das diagnostische Kriterium eines „neuen" oder „progredienten" Infiltrats in vielen Fällen nicht adäquat.

VAP bei ausgedehntem ARDS entzieht sich der Bildgebung durch die Röntgen-Thorax-Liegendaufnahme.

Eine relevante Alternative zur Röntgen-Thoraxaufnahme stellt die thorakale Sonografie dar. Infiltrationen, Ergüsse und Atelektasen können identifiziert werden (Wang et al. 2016).

Ein Vorteil ist die beliebige Wiederholbarkeit der Untersuchung, sodass Verläufe gut untersucht werden können. Nachteile der Methode umfassen die geringe Eindringtiefe mit der Folge der Limitation der Reichweite auf die äußere Hälfte des Thorax, die Untersucherabhängigkeit sowie die bislang limitierte Verbreitung.

In Einzelfällen kann eine Computertomografie des Thorax bei der Identifikation von Infiltraten oder Abszessen hilfreich sein.

#### 4.4.5 Zusammenschau der Diagnostik

Auch die Zusammenschau der klinischen, mikrobiologischen und radiologischen Parameter ergibt nicht selten keine sichere Aussage über das Vorliegen einer nosokomialen Pneumonie. Dies gilt besonders für den thoraxchirurgisch operierten Patienten.

Es bedarf daher einer Strategie, die zu einem rationalen Umgang mit diesen Unsicherheiten anleiten, indem sie das Risiko für eine verspätete oder inadäquate antimikrobielle Therapie einerseits bzw. einer Übertherapie andererseits gleichermaßen minimieren helfen.

Eine solche Strategie verzahnt diagnostische Konstellationen mit Optionen der Therapie (Tab. 6).

In der Regel können nur potenziell pathogene Keime („potentially pathogenic microorganisms", PPM) als ursächliche Erreger angesehen werden. Non-PPM (d. h. Streptococcus-viridans-Gruppe, andere Streptococcus spp. außer Streptococcus pneumoniae, koagulasenegative Staphylokokken, Corynebacterium spp., Neisseria spp., Enterokokken, Anaerobier) stellen in der Regel keine ursächlichen Erreger dar. Candida spp. in respiratorischen Sekreten sind immer als Kolonisation zu werten. Ihre ursächliche Rolle in extrem seltenen Ausnahmefällen kann nur bioptisch gesichert werden.

▶ Bei Nachweis von Aspergillus spp. sollte insbesonders bei Risikopatienten (Steroidtherapie, schwere akute Erkrankung und/oder Grunderkrankung, Z. n. Influenzavirus-Infektkion bzw. Pneumonie) durch eine Computertomografie des Thorax) nach Hinweisen für eine Aspergillus-Pneumonie gesucht werden. Bei Vorliegen entsprechender Hinweise ist eine kalkulierte antifungale Therapie indiziert.

### 4.5 Prognose

Die **Letalität** der nosokomialen Pneumonie beträgt 30–50 %. Der Nachweis einer Pneumonie-assoziierten Exzessletalität ist insbesonders bei schwerkranken Patienten schwierig zu führen. Wahrscheinlich kommt der früh einsetzenden nosokomialen Pneumonie keine bzw. nur eine sehr geringe Exzessletalität zu, während mit einer solchen bei der spät einsetzenden Pneumonie gerechnet werden muss. Ursächlich dafür ist dann die Multiresistenz der Keime bzw. eine inadäquate antimikrobielle Therapie. Auch in diesen Fällen beträgt die Exzessletalität jedoch nach neueren Untersuchungen nicht mehr als 10 bis maximal 20 %.

▶ **Cave** Der umgehenden Einleitung einer adäquaten antimikrobiellen Therapie kommt eine hohe prognostische Bedeutung zu.

Der prognostische Nachteil einer inadäquaten initialen antimikrobiellen Therapie kann auch nach adäquater Korrektur häufig nicht mehr eingeholt werden.

### 4.6 Therapie

#### 4.6.1 Allgemeine Überlegungen

Die antimikrobielle Therapie der nosokomialen Pneumonie erfolgt in der Regel in einem Setting und bei Patienten, die jeweils ein Hochrisiko für die Entwicklung und Übertragung bakterieller Resistenzen haben. Daher sind neben konkreten Empfehlungen zur antimikrobiellen Therapie auch allgemeine Maßgaben der **Resistenzprävention** durch die Auswahl und Gestaltung der Therapie zu beachten.

Das grundlegende Konzept der Resistenzprävention innerhalb der antimikrobiellen Therapie besteht aus folgenden Elementen:

*Strenge Indikationsstellung für eine antimikrobielle Therapie*
Dies kann unter intensivmedizinischen Bedingungen nur heißen, eine antimikrobielle Therapie auf Fälle zu beschränken, in denen eine Infektion gesichert oder sehr wahrscheinlich vorliegt. In Fällen, in denen sich die Verdachtsdiagnose einer Infektion im kurzfristigen Verlauf nicht aufrechterhalten lässt, sollte die antimikrobielle Therapie abgesetzt werden.

*Beachtung der Prinzipien der „Tarragona-Strategie"*
- „Look at your patient": Diagnose der vorliegenden Infektion und des wahrscheinlichen Erregerspektrums.
- „Listen to your hospital": Beachtung des Erreger- und Resistenzspektrums des eigenen Krankenhauses.
- „Hit hard": Breite kalkulierte antimikrobielle Therapie in geeigneter hoher Dosis.
- „Get to the point": Auswahl der Therapie nach Infektionsort.
- „Focus, focus, focus": Deeskalation und Fokussierung nach Erregernachweis und Resistenzlage.

**Deeskalationsstrategie**
Die Deeskalationsstrategie basiert auf der Vorstellung, dass bei schweren, vital bedrohlichen Infektionen eine breite und hoch dosierte Therapie die größte Aussicht auf Erfolg bietet, gleichzeitig aber nur dann mit begrenztem Risiko für Kollateralschäden der Resistenzinduktion eingesetzt werden kann, wenn sie sobald wie möglich auf das ausweislich der Infektionslokalisation, des Verlaufs und der mikrobiologischen Diagnostik erforderliche Niveau reduziert wird. Deeskalation kann auf unterschiedliche Weise erfolgen und sollte stets versucht werden:

- Fokussierung der Therapie auf den oder die nachgewiesenen empfindlichen Erreger: Diese erfolgt in der Regel durch Umstellung der Kombinations- auf eine Monotherapie entsprechend Erregernachweis und Resistogramm. Möglich sind aber auch gezielte Umstellungen auf zwei wirksame Substanzen (z. B. bei Staphylokokken-Lungenabszess)
- Deeskalation der Therapie nach erfolgter Stabilisierung: Diese erfolgt ebenfalls durch Umstellung der Kombinations- auf eine Monotherapie.
- Begrenzung der Therapiedauer: Die Therapiedauer beträgt in der Regel 7 Tage, kann aber ggf. durch protokollierten Einsatz von Biomarkern (PCT) noch weiter verkürzt werden.

*Selektiver Einsatz antimikrobieller Substanzen*
Allgemein gilt, dass eine Penicillin-basierte Therapiestrategie das geringste Risiko einer Resistenzselektion bzw. -induktion aufweist. Demgegenüber sind für den Einsatz anderer Substanzgruppen charakteristische Risiken für die Selektion oder Induktion von Resistenzen beschrieben:

- Cephalosporine: ESBL, zudem Vancomycin-resistente Enterokokken (VRE), β-Laktam-resistente A. baumanii, C. difficile; Induktion von AmpC-Laktamasen,
- Chinolone: MRSA und MRE-Enterobakterien,
- Carbapeneme: MRSA, P. aeruginosa und Stenotrophomonas maltophilia.

Auch wenn eine allgemeine Restriktion dieser Substanzen aufgrund der limitierten Auswahl auf Grenzen stößt, kann doch versucht werden, diese gezielt einzusetzen. Dies erfolgt am besten auf dem Boden einer standardisierten Antibiotikatherapie sowie unter strukturiertem Einsatz des Instruments des Antimicrobial Stewardships (ABS).

### 4.6.2 Antimikrobielle Therapiestrategie

Ein Vorschlag für eine Therapiestrategie angesichts der bestehenden diagnostischen Unsicherheiten ist in Tab. 8 wiedergegeben (Torres und Ewig 2004).

Eine antimikrobielle Therapie kann demnach bei **negativem mikrobiologischem Ergebnis** abgesetzt werden, wenn

- das Vorliegen einer weiterhin behandlungspflichtigen Pneumonie im Verlauf unwahrscheinlich ist und/oder
- eine alternative Diagnose gefunden worden oder wahrscheinlich ist.

### 4.6.3 Initiale kalkulierte antimikrobielle Therapie

Es gibt nur wenige kontrollierte Studien zur Therapie der nosokomialen Pneumonie, die auch noch heute Aktualität beanspruchen dürfen.

Die Auswahl der kalkulierten antimikrobiellen Therapie richtet sich nach heutigem Konsens nach dem **Vorliegen von Risikofaktoren** (siehe Tab. 3). Diese ergeben sich aus dem mit diesen assoziierten erhöhten Letalitätsrisiko.

For die **initiale kalkulierte antimikrobielle Therapie** ergeben sich demnach vier mögliche Konstellationen:

*Hämodynamisch stabil bzw. keine Sepsis-assoziierte Organdysfunktion, kein Risiko MRE, nicht beatmet oder beatmet:*
Monotherapie mit limitiertem Spektrum: Amoxicillin/Clavulansäure oder Ampicillin/Sulbactam oder Moxifloxacin

*Hämodynamisch stabil bzw. keine Sepsis-assoziierte Organdysfunktion, Risiko MRE, nicht beatmet:*

**Tab. 8** Umgang mit diagnostischer Unsicherheit: Vorgehen nach Einleitung einer antimikrobiellen Therapie bei Verdacht auf eine nosokomiale Pneumonie. Im Falle eines septischen Schocks muss natürlich in jeder Konstellation eine antimikrobielle Therapie erfolgen. (Modifiziert nach Torres und Ewig 2004)

| Klinische Konstellation | Strategie | Rationale |
|---|---|---|
| Klinischer Verdacht auf VAP | Quantitative Kulturen TBAS Kalkulierte antimikrobielle Therapie | Gesicherter prognostischer Vorteil |
| Reevaluation nach 72 h; 5 mögliche klinische Konstellationen: | | |
| VAP wahrscheinlich (klinisch und/oder durch Kulturergebnisse) | Fortführung der antimikrobiellen Therapie Deeskalation bzw. Fokussierung nach Kulturergebnissen | Vorgehen evident |
| VAP möglich (eindeutiges Infiltrat, Kulturergebnisse nicht signifikant) | Individuelle Abwägung Eher Fortführung der Therapie, ggf. Therapiezeitverkürzung | Keine gesicherte Empfehlung möglich |
| VAP fraglich (Infiltrat fraglich, jedwede Kulturergebnisse) | Individuelle Abwägung Eher Absetzen der antimikrobiellen Therapie, ggf. Therapiezeitverkürzung | Keine gesicherte Empfehlung möglich |
| VAP ausgeschlossen (Infiltrat nicht persistierend oder alternative Infektionsquelle) | Fortsetzen bzw. adjustieren der antimikrobiellen Therapie | Vorgehen evident |
| Unklare Situation (eindeutige Infiltrate, Kultur negativ) | Individuelle Abwägung Vorgehen je nach Einschätzung der Reichweite weiter diagnostischer Maßnahmen • zweite kalkulierte Therapie • Steroidkurs • Biopsie (Kryo oder VATS) • Absetzen der antimikorbiellen Therapie | Keine gesicherte Empfehlung möglich Fragen: • adäquate Diagnostik erfolgt? • OP? • andere Lungenerkrankungen? • Diffuser Alveolarschaden (DAD)? |

Monotherapie mit antipseudomonaler Wirksamkeit: Piperacillin/Tazobactam oder Imipenem/Cilastatin oder Meropenem

*Hämodynamisch stabil bzw. keine Sepsis-assoziierte Organdysfunktion, Risiko MRE, beatmet:*
Kombinationstherapie, zweifach (antipseudomonal) oder dreifach (plus MRSA-wirksam):
Piperacillin/Tazobactam oder Imipenem/Cilastatin oder Meropenem PLUS Ciprofloxacin oder Aminoglykosid oder Fosfomycin

**Oder**
Piperacillin/Tazobactam oder Imipenem/Cilastatin oder Meropenem PLUS Ciprofloxacin oder Aminoglykosid PLUS Vancomycin oder Linezolid

*Sepsis-assoziierte Organdysfunktion bzw. septischer Schock*
Kombinationstherapie, zweifach (antipseudomonal) oder dreifach (plus MRSA-wirksam)
Piperacillin/Tazobactam oder Imipenem/Cilastatin oder Meropenem PLUS Ciprofloxacin oder Aminoglykosid oder Fosfomycin

**Oder**
Piperacillin/Tazobactam oder Imipenem/Cilastatin oder Meropenem PLUS Ciprofloxacin oder Aminoglykosid oder Fosfomycin PLUS Vancomycin oder Linezolid

Eine Kombinationstherapie wird nur noch initial (bis zum Vorliegen der Ergebnisse aus Kultur und Resistenztestung, demnach 3–5 Tage) empfohlen, anschließend ist eine Reevaluation zur Evaluation des Potenzials zur Deeskalation bzw. Fokussierung angezeigt. Die Rationale für diese Empfehlung liegt ausschließlich darin, dass durch die Kombinationstherapie das Risiko einer initial inadäquaten Therapie vermindert wird.

### 4.6.4 Gezielte antimikrobielle Therapie

Nach Vorliegen des mikrobiologischen Befundes ist ggf. eine entsprechende Modifikation (Umstellung, Adaptation entsprechend Suszeptibilität) der initialen kalkulierten antimikrobiellen Therapie vorzunehmen (Rello et al. 2004).

Die Kenntnis der Resistenzmechanismen relevanter Gram-negativer nosokomialer Erreger für diue gezielte Therapie hat direkte therapeutische Implikationen. Grundsätzlich gibt es vier wesentliche Resistenzmechanismen:

- enzymatische Inaktivierung (ß-Laktamasen)
- Veränderung der Zielstrukturen (z. B. Änderung der Penicillin-Binde-Proteine, der Topoisomerasen, der ribosomalen Bindungsstelle)
- Porinmutationen, Porinverlust (reduzierte Permeabilität), nur bei Gram-negativen Erregern, da nur diese eine äußere Membran aufweisen
- Überexpression von Effluxpumpen

Unter den ß-Laktamasen wird unterschieden zwischen den Serin-ß-Laktamansen der Gruppen A (inklusive ESBL), C (Amp-C ß-Laktamasen) und D und den Metallo-ß-Laktamasen der Gruppe B. Gegenüber letzterer sind sämtliche ß-Laktamasehemmer unwirksam.

Bei ca. 80 % der Isolate von P. aeruginosa liegt ein Porinverlust/Efflux als Resistenzmechanismus vor. Carbapenemasen sind in Deutschland vergleichsweise selten; meistens handelt es sich in Deutschland um solche der Gruppe B.

**Tab. 9** Neue Substanzen zur Therapie der nosokomialen Pneumonie durch multiresistente Gram-negative Enterobakterien bzw. Nonfermenter

| Substanz | Dosierung (Zulassung) | Wirksamkeit |
|---|---|---|
| Ceftolozan/ Tazobactam | 3 × 1,5 g i.v. | ß-Laktamasen A und C (P. aeruginosa) |
| Ceftazidim/ Avibactam | 3 × 2,0 g i.v. | ß-Laktamasen A, C und D (P. aeruginosa) |
| Meropenem/ Vaborbactam | 3 × 2,0 g i.v. | ß-Laktamasen A und C (P. aeruginosa) |
| Cefiderocol | 3 × 2,0 g i.v. (3-h-Infusion) | ß-Laktamasen A-D (P. aeruginosa, Acinetobacter baumannii, Stenotrophomonas maltophilia) |

Bei Enterobakterien zeigt eine erhöhte Carbapenem-MHK (> 0,25) und/oder eine Resistenz bei Ertapenem meist eine Carbapenemase an, auch hier meist der Gruppe B. Eine isolierte Resistenz von Ertapenem zeigt eine Carbapenemase der Gruppe D an.

Eine Carbapenem-Resistenz bei Acintobacter baumanii zeigt fast immer Oxa-23 oder Oxa-72 an (Gruppe D).

Ansonsten ist die Identifikation von KPC (Gruppe A), NDM, VIM (Gruppe B) und OXA-48-like (Gruppe D) mit einfacher PCR oder Lateral Immunoflow möglich; andere Mechanismen können im entsprechenden Referenzlabor zeitnah identifiziert werden.

Neu eingeführte Antibiotika mit einer Zulassung für die Therapie der nosokomialen Pneumonie bzw. schwere Infektionen durch MRE sind in Tab. 9 zusammengefasst. Sie finden ihre Indikation in der gezielten Therapie.

Cefiderocol ist eine besonders interessante Innovation. Sie verfügt über einen neuen Wirkmechanismus der Aufnahme durch die äußere Membran über aktive Eisentransportsysteme. Sie ist stabil gegenüber fast allen gegen ß-Laktamasen einschließlich der Gruppe B und stellt zudem ein schlechtes Substrat gegenüber Effluxpumpen dar, sodass die intrabakteriellen Konzentrationen trotz Überexpression von Effluxpumpen aufrechterhalten werden.

Eine andere Optionen bei multiresistenten Enterobakterien und Nonfermentern kann intravenöses Colistin sein. Es wird mit einer Ladedosis von 800 mg (entsprechend 10 Mio. Einheiten) und einer Tagesdosis von 1600 mg intravenös, aufgeteilt in 2–3 Dosen, appliziert (Stocker und Kern 2013). Eine engmaschige Kontrolle der Nierenfunktion ist erforderlich.

Colistin kann (in sehr hoher Dosis) bei stabiler hämodynamischer Situation alternativ auch inhalativ über das Aeroneb-System gegeben werden (3 × 3 bis 3 × 5 Mio. Einheiten, dabei entspricht 1 Mio. Einheiten 80 mg) (Lu et al. 2012).

### 4.6.5 Therapiedauer

Die Therapiedauer sollte grundsätzlich entsprechend einer klassischen Studie 8 Tage nicht überschreiten (Chastre et al. 2003). Die Empfehlung einer Regeltherapiedauer von 7 Tagen erscheint ebenso möglich.

Insbesondere die Gruppe der Non-Fermenter (Pseudomonas spp., Acinetobacter spp.) neigt jedoch zu Rezidiven. In diesen Fällen ist bei fortbestehender Beatmungspflichtigkeit täglich nach Anhaltspunkten für ein Rezidiv zu fahnden. Für den Fall eines Rezidivs soll prinzipiell eine Substanz aus einer anderen Substanzgruppe ausgewählt werden (s. oben).

Ausnahmen von der 7-Tage-Regel umfassen z. B. Lungenabszesse (Therapie bis zur vollständigen Rückbildung des Abszesses) sowie eine bakteriämische Staphykokokken-Infektion (14 Tage). Pilz-Pneumonien müssen deutlich länger, mindestens jedoch 14 Tage behandelt werden.

Die serielle Bestimmung von Procalcitonin (PCT) kann dazu eingesetzt werden, die antimikrobielle Therapiedauer weiter zu verkürzen. Dabei müssen Stopp-Regeln definiert sein (d. h. absolute oder relative PCT-Werte, die auf die Möglichkeit der Beendigung der antimikrobiellen Therapie hinweisen), die jedoch im Zweifelsfall nach klinischem Urteil übergangen werden können (Nobre et al. 2008; Bouadma et al. 2010).

### 4.7 Verlauf unter Therapie und Therapieversagen

Ein klinisches Ansprechen auf eine Therapie kann binnen 3–6 Tagen erwartet werden (Dalhoff et al. 2018). Der CPIS-Score (Tab. 4) kann als klinischer Score zur Evaluation des Therapieansprechens dienen. Als Biomarker kommen die Bestimmung des CRP- und/oder des Procalcitonin (PCT)-Wertes in Frage.

Hinsichtlich der Kriterien für ein Therapieversagen siehe Abschn. 3.8 (schwere ambulant erworbene Pneumonie).

Die Ursachen des Therapieversagens sind ähnlich komplex wie bei der ambulant erworbenen Pneumonie. Häufiger als bei letzterer ist jedoch das **Therapieversagen aufgrund resistenter Erreger**. Abhängig von der jeweiligen Lokalität finden sich am häufigsten:

- P. aeruginosa,
- MRSA,
- Acinetobacter baumannii.,
- Stenotrophomonas maltophilia,
- multiresistente Enterobakterien (ESBL), wie Klebsiella spp., Proteus spp., Enterobacter spp., Serratia spp.

Ebenso ist mit einer Resistenzentwicklung unter Therapie zu rechnen. Dies geschieht meist innerhalb der 2. Woche.

Daher ist in der Regel bei einem Therapieversagen eine auch invasive bronchoskopische Reevaluation mit Gewinnung von Proben mittels BALF indiziert.

*Leitlinien zur nosokomialen Pneumonie*
- Kalil AC, Metersky ML, Klompas M, Muscedere J, Sweeney DA, Palmer LB, Napolitano LM, O'Grady NP, Bartlett JG, Carratalà J, El Solh AA, Ewig S, Fey PD, File TM Jr, Restrepo MI, Roberts JA, Waterer GW, Cruse P, Knight SL, Brozek JL (2016) Management of adults with hospital-acquired and ventilator-associated pneumonia: 2016 clinical practice guidelines by the Infectious Diseases Society of America and the American Thoracic Society. Clin Infect Dis 63:e61–e111
- Torres A, Niederman MS, Chastre J, Ewig S, Fernandez-Vandellos P, Hanberger H, Kollef M, Li Bassi G, Luna CM, Martin-Loeches I, Paiva JA, Read RC, Rigau D, Timsit JF, Welte T, Wunderink R (2017) International ERS/ESICM/ESCMID/ALAT guidelines for the management of hospital-acquired pneumonia and ventilator-associated pneumonia: Guidelines for the management of hospital-acquired pneumonia (HAP)/ventilator-associated pneumonia (VAP) of the European Respiratory Society (ERS), European Society of Intensive Care Medicine (ESICM), European Society of Clinical Microbiology and Infectious Diseases (ESCMID) and Asociación Latinoamericana del Tórax (ALAT). Eur Respir J 50: 1700.582
- Dalhoff K, Abele-Horn M, Andreas S, Deja M, Ewig S, Gastmeier P, Gatermann S, Gerlach H, Grabein B, Heußel CP, Höffken G, Kolditz M, Kramme E, Kühl H, Lange C, Mayer K, Nachtigall I, Panning M, Pletz M, Rath PM, Rohde G, Rosseau S, Schaaf B, Schreiter D, Schütte H, Seifert H, Spies C, Welte T (2018) Deutsche Gesellschaft für Chirurgie; Deutsche Gesellschaft für Innere Medizin; Deutsche Gesellschaft für Internistische Intensivmedizin und Notfallmedizin; Deutsche Sepsis-Gesellschaft; und Robert Koch-Institut. Epidemiologie, Diagnose und Therapie erwachsener Patienten mit nosocomialer Pneumonie – Update 2017. Pneumologie 72:15–63

*Monografie*
- Ewig S (2017) Nosokomiale Pneumonie. Springer

## 5 Schwere Pneumonien unter Immunsuppression

### Definition

*Immunsuppression*
Unter Immunsuppression werden hier schwergradige Beeinträchtigungen der systemischen Immunität verstanden.

Zu diesen schwergradige Beeinträchtigungen der systemischen Immunität gehören typischerweise:

- HIV-Infektion mit verminderter CD4-Zellzahl < 200/µL,
- Solide Organtransplantation
- Neutropenie (Neutrophile < 500/µl oder < 1000/µl mit zu erwartendem Abfall auf < 500/µl in den nächsten 2 Tagen),
- hämatopoetische Stammzelltransplantation

Humorale Immundefekte (angeboren oder erworben)
- Zustände mit iatrogener Immunsuppression (z. B. Steroidtherapie ≥ 20 mg Prednisolonäquivalent über mehr als 2 Wochen),
- Eine weitere Gruppe mit schwerer Immunsuppression umfasst das sogenannte PICS-Syndrom („persistent inflammation/immunosuppression and catbolism syndrome") (CCM 2017). Es ist definiert als
  - Intensivtherapie aufgrund einer schweren Inflammation von > 14 Tagen
  - -persistierende Inflammation (CRP > 50 µg/dL, Retinol-bindendes Protein < 1 mg/dL
  - Lymphozytopenie < 800/µL
  - katabole Stoffwechsellage (Serum-Albumin < 3 mg/dL, Kreatinin-Height-Index < 80 %, Gewichtsverslut von > 10 % oder BMI < 18 während der Hospitalisation

Die Behandlung dieser Patienten umfasst zunächst 3 wesentliche Schritte:

1. Identifikation des Typus der Immunsuppression
2. Häufig: CT des Thorax
3. Prüfung der Indikation zur Durchführung einer invasiven bronchoskopischen Diagnostik

Die CT des Thorax ergibt in vielen Fällen bereits differenzialdiagnostische Hinweise, reicht allein aber nie aus, um die Ätiologie zu identifizieren.

Eine duplikation zur invasiven bronchoskopischen Diagnostik ist bei allen Patienten mit diffusen bzw. beidseitigen Infiltraten grundsätzlich gegeben. Dies begründet sich aus der Vielfalt potenzieller nichtbakterieller Erreger (Azoulay et al. 2020) (Tab. 10).

Einseitige Infiltrate können ggf. auch zunächst kalkuliert antibakteriell behandelt werden.

In Fällen, die aufgrund einer schweren akuten respiratorischen Insuffizienz nicht bronchoskopisch untersucht werden können, muss die Diagnostik auf die nichtinvasiven Methoden beschränkt bleiben und eine breite antimikrobielle Therapie angesetzt werden, die je nach Typus der Immunsuppression unterschiedliche nichtbakterielle Erreger umfasst (Tab. 10).

In Fällen, in denen die Ätiologie auch nach maximaler Diagnostik nicht gesichert werden kann und die nach 48–72 h nicht auf eine kalkulierte antimikrobielle Therapie

**Tab. 10** Erregerdiagnostik bei Patienten mit schwerer Pneumonie unter schwerer Immunsuppression. Der Umfang der indizierten diagnostischen Methoden unterscheidet sich je nach Typus der Immunsuppression

|  | Verfahren |
|---|---|
| Nichtinvasiv |  |
| Nasen- und Rachenabstrich | PCR:<br>Influneza A/B<br>RSV<br>Andere Viren (Parainfluneza, Adenovirus, Rhinoviren, ggf. SarsCoV2) |
| Sputum | Kulturen:<br>– Bakterien, Pilze,<br>– Mykobakterien<br>PCR:<br>– M. tuberculosis, falls säurefeste Stäbchen nachweisbar<br>Giemsa, Immunfluoreszenz (und/oder) Grocott-Färbung:<br>– Pneumocystis jiroveci |
| Serum | Antigen:<br>– Galaktomannan<br>– ß-D-Glucan<br>PCR<br>– CMV |
| Blutkulturen | Bakterien, Pilze |
| Urin | Antigen:<br>– Streptococcus pneumoniae<br>– Legionella pneumophila |
| Invasiv bronchoskopisch |  |
| BALF | Kulturen:<br>– Bakterien (quantitativ), Pilze, Mykobakterien<br>PCR:<br>– M.tb, falls säurefeste Stäbchen nachweisbar<br>– Galaktomannan<br>– CMV, HSV<br>• Pneumocystis jirovecii<br>Giemsa, Immunfluoreszenz und/oder Grocott-Färbung:<br>– Pneumocystis jiroveci<br>– Toxoplasma gondii |
| Transbronchiale Biopsie (TBB) | Giemsa, Immunfluoreszenz und/oder Grocott-Färbung:<br>– Pneumocystis jirovecii<br>Immunhistochemie oder In-situ-Hybridisierung)<br>• CMV, HSV |

ansprechen, ist die Indikation zu einer wiederholten Diagnostik zu überprüfen, v. a. wenn die erste Untersuchung nicht alle Möglichkeiten ausgeschöpft hat. Insbesondere bei transplantierten Patienten ist auch die Indikation zu einer bronchoskopischen transbronchialen oder Kryobiopsie oder zu einer videoassistierten thorakoskopischen (VATS)-Lungenbiopsie zu erwägen (Agusti und Torres 2009).

## 5.1 HIV-Infektion

### Erregerspektrum

Im Zuge der antiviralen Therapie HIV-infizierter Patienten hat sich das Erregerspektrum der HIV-assoziierten Pneumonien deutlich verändert. Die häufigste Ätiologie ist heute unverändert die bakterielle Pneumonie, v. a. durch S. pneumoniae und H. influenzae, gefolgt von Pneumocystis jiroveci (PJP) und M. tuberculosis (Alves et al. 2001). Dennoch muss auch das gesamte Spektrum der HIV-assoziierten Komplikationen berücksichtigt werden

▶ **Cave** In Fällen einer schweren HIV-assoziierten Pneumonie mit HIV-Erstdiagnose, oralem Soor und CD4-Zellzahlen < 200/μl ist die Wahrscheinlichkeit des Vorliegens einer Pneumocystis-jiroveci-Pneumonie (PJP) sehr hoch.

### Pneumocystis-jiroveci-Pneumonie (PJP)

Der Anteil der Episoden einer PCP mit akuter respiratorischer Insuffizienz konnte von ca. 20 % auf < 10 % gesenkt werden (Alves et al. 2001; Miller et al. 2006). Die Kurzzeitprognose dieser schweren Verläufe (Ausgang auf der Intensivstation) wird durch folgende Faktoren bestimmt:

- Zeitpunkt der Diagnosestellung einer PJP (ungünstige Prognose bei später Diagnosestellung),
- Verlauf der PJP unter Therapie (ungünstige Prognose bei Verschlechterung der akuten respiratorischen Insuffizienz trotz optimaler Therapie),
- Alter,
- Immunitätsstatus,
- Stand der Aids-Erkrankung (Anzahl opportunistischer Infektionen),
- pulmonale Koinfektionen (z. B. Zytomegalievirus),
- Auftreten eines Pneumothorax.

Gefährdet sind heute insbesonders Patienten mit noch unbekanntem HIV-Status und PJP als Aids-Erstmanifestation, da nicht selten eine verzögerte Diagnosestellung erfolgt.

Die Letalität auf der Intensivstation ist bei rechtzeitiger Diagnosestellung gering. Die Langzeitprognose (Ausgang nach erfolgreicher Therapie auf der Intensivstation bzw. Entlassung aus dem Krankenhaus) wird bestimmt von den Optionen der antiretroviralen Therapie.

### Diagnostik

Aufgrund der Diversität der potenziellen ursächlichen Erreger sowie der guten diagnostischen Ausbeute zumindest bei opportunistischen Erregern sollte stets der Versuch eines Erregernachweises erfolgen. Zumindest bei beatmeten

Patienten ist stets eine bronchoskopische Diagnostik mit bronchoalveolärer Lavage (BAL) indiziert.

Die BAL-Flüssigkeit (BALF) sollte untersucht werden auf:

- bakterielle Erreger (möglichst quantitativ),
- Pilze, vor allem Aspergillus
- Mykobakterien,
- Viren (CMV),
- Pneumocystis jiroveci,
- Toxoplasma gondii.

Leider hat der unvermeidlich hohe Zeitaufwand färberischer Verfahren zum Nachweis von Pneumocystis jirovecii dazu geführt, dass häufig nur noch eine PCR durchgeführt wird. Eine positive (qualitative) PCR alleine ist jedoch nicht diagnostisch, da sie keine Unterscheidung von Kolonisation und Infektion erlaubt. Daher hat die IDSA jüngst folgende Kriterien für die Diagnose einer PJP definiert (Lalgrou 2020):

- Passende klinische und radiologische Konstellation plus
- eine positive Färbung (Giemsa, Immunfluoreszenz oder Grocott) oder
- quantitative Real-Time PCR (Ronbert-Gangneux 2014) oder
- positiver Nachweis des ß-D-Glucans im Serum (und Ausschluss einer anderen Pilzinfektion) (Del Corpo 2020).

Die quantitative PCR ist allerdings nicht methodologisch standardisiert und es besteht kein allgemein anerkannter Trennwert. Das ß-D-Glucan hat eine hohe Sensitivität und hohen negativen Prädiktionswert; ein Trennwert ist ebenfalls noch nicht definiert.

Merke: Die färberischen Methoden sind die einzigen, die eine PJP sicher nachweisen; quantitative PCR und ß-D-Glucan begründen eine wahrscheinliche Diagnose. Bei fehlendem Nachweis und entsprechender klinischer Situation kann dennoch eine kalkulierte Therapie indiziert sein.

### 5.1.1 Therapie

***Therapie schwerer Pneumonien bei HIV-Infektion***
**Kalkulierte initiale antimikrobielle Therapie**

Die kalkulierte initiale antimikrobielle Therapie ohne bzw. vor Erregernachweis erfolgt in Abhängigkeit von der CD4-Lymphozyten-Zellzahl:

- CD4 $\geq$ 250/µl: wie schwere Verlaufsformen der ambulant erworbenen Pneumonie
- CD4 < 250/µl: wie schwere Verlaufsformen der ambulant erworbenen Pneumonie plus Therapieregime für Pneumocystis jiroveci

**Therapie der schweren Pneumocystis-jiroveci-Pneumonie (PJP)**

Basis der antimikrobiellen Therapie ist Cotrimoxazol, Reservemittel der 1. Wahl ist Pentamidin. Die Therapiedauer beträgt 3 Wochen. Adjuvant werden Steroide eingesetzt (Prednisolon 80 mg/Tag in der 1. Woche, 40 mg/Tag in der 2. Woche, dann absetzen). Ein Ansprechen auf die Therapie zeigt sich bei einigen Patienten bereits in den ersten 72 h, abweichend von geltenden Regeln der antibakteriellen Therapie häufiger jedoch erst nach 4–8 (bis 10) Tagen. Eine Änderung der Medikation bei Nichtansprechen ist daher vor Ablauf von 7 Tagen nicht sinnvoll. Bei Therapieversagen sollte jedoch die Möglichkeit von Koinfektionen erwogen werden.

Alle therapeutischen Optionen sind mit einer hohen Toxizität belastet, sodass eine Umstellung der Therapie häufig erforderlich wird.

Kontrollierte Studien zur Therapie der PJP im Fall eines Nichtansprechens auf das erste antimikrobielle Regime liegen derzeit nicht vor. Auch steht keine Methodik zur klinischen Verfügung, um die **Empfindlichkeit des Erregers** zu prüfen. Da für Pentamidin die relativ beste Datenbasis besteht, sollte es als Reservemittel der Wahl eingesetzt werden. Eine Kombinationstherapie aus Cotrimoxazol und Pentamidin ist ebenfalls nicht gesichert überlegen, erhöht jedoch die Toxizität.

*Salvage-Therapie*

Sogenannte Salvage-Optionen nach Versagen von oder Kontraindikationen gegen Cotrimoxazol und Pentamidin bestehen in der Kombination aus Clindamycin und Primaquin oder Trimetrexat plus Leucovorin ($\pm$ Dapsone). Mit der antiviralen Therapie gegen HIV kann frühzeitig begonnen werden.

## 5.2 Organtransplantation und andere Zustände mit iatrogener Immunsuppression

*Erregerspektrum*

Das Erregerspektrum ähnelt demjenigen der HIV-Infektion. Bei transplantierten Patienten ist das Zeitfenster zu berücksichtigen, nach dem das Risiko für bestimmte Erreger abgeschätzt werden kann (Rello et al. 2004; Tab. 11). Allgemein ist die CMV-Infektion bzw. -Pneumonie hier zwischen dem 2. und 6. Monat die führende Komplikation.

Die PJP ist in der Gruppe der iatrogenen T-Zell-Immunsuppression, insbesondere bei allen Patienten unter Steroidtherapie, vorrangig in Betracht zu ziehen. Ihre Inzidenz ist

# 62 Intensivtherapie bei Pneumonien

**Tab. 11** Zeitfenster des Erregerspektrums bei Pneumonien organtransplantierter Patienten. (Nach Rubin 1989)

| Zeit nach Organtransplantation | Vorherrschende Erreger |
|---|---|
| 1–28 Tage | – Grampositive und gramnegative Bakterien (bei Neutropenie auch Pilze: Aspergillus spp., Candida spp., andere) |
| 29–180 Tage | – Zytomegalievirus<br>– Pneumocystis jiroveci<br>– Pilze (Aspergillus spp., Candida spp., andere)<br>– Mykobakterien<br>– (Häufigkeit und Spektrum bakterieller Erreger abhängig von Notwendigkeit der Beatmung und sonstigen Komorbiditäten) |
| >180 Tage | – Abhängigkeit vom Grad der Immunsuppression:<br>– Immunsuppression gering: Spektrum wie ambulant bzw. nosokomial erworben<br>– Immunsuppression schwer: Spektrum wie 29–180 Tage |

zwar geringer als bei der HIV-Infektion, die Letalität beträgt hier jedoch unverändert bis 50 %.

Wichtige Unterschiede zur HIV-assoziierten PJP bestehen in einer kürzeren Dauer der Symptomatik bis zur Diagnosestellung sowie einer höheren Inzidenz der akuten respiratorischen Insuffizienz. Zudem ist die Erregerlast deutlich geringer.

Je nach transplantiertem Organ sind Besonderheiten des Erregerspektrums zu berücksichtigen. Darüber hinaus modifizieren individuelle Risikofaktoren (z. B. Komorbiditäten bzw. Transplantations-Matching) sowie gegebene präemptive Therapien (z. B. gegen CMV) bzw. Prophylaxen (z. B. gegen Pneumocystis jiroveci und Aspergillus spp.) das zu erwartende Erregerspektrum und die Auswahl der kalkulierten bzw. gezielten antimikrobiellen Therapie.

### Diagnostik
Für die Indikation und den Umfang der Diagnostik gelten die Ausführungen zur HIV-Infektion (Abschn. 5.1).

### Differenzialdiagnose
Mögliche nicht infektiöse Differenzialdiagnosen sind:

- Lungenödem,
- akuter Alveolarschaden („acute lung injury", ALI),
- transfusionsassoziierter Alveolarschaden („transfusion-associated lung injury, TRALI),
- medikamentenassoziierter Alveolarschaden,
- Lungenblutungen,
- Abstoßungsreaktion (bei Lungentransplantation),
- Neoplasie (z. B. lymphoproliferativ).

### Diagnose der CMV-Pneumonie
Die Diagnostik der CMV-Pneumonie ist erschwert dadurch, dass sowohl positive Kulturen in der BALF als auch eine positive PCR in Serum oder BALF zunächst lediglich eine Virusaktivierung bzw. Virämie nachweisen.

Eine sichere Diagnose ist nur möglich über über den Nachweis von CMV-Einschlusskörperchen im Lungengewebe (Immunhistochemie oder In-situ-Hybridisierung).

Eine quantitaive PCR in der BALF erreicht ebenfalls gute Vorhersagewerte. Es sind jedoch keine Trennwerte definiert, sodass nur gesagt werden kann, dass sich die Wahrscheinlichkeit einer CMV-Pneumonie mit steigender Kopienzahl erhöht (Boeckh et al. 2017).

Begleitend muss der Ausschluss anderer möglicher Erreger und nichtinfektiöser Ätiologien soweit möglich erfolgen. Der Nachweis anderer Erreger macht das Vorliegen einer CMV-Pneumonie weniger wahrscheinlich.

### 5.2.1 Therapie
**Initiale kalkulierte antimikrobielle Therapie**
Es kann nach dem in der Übersicht dargestellten Schema vorgegangen werden.

*Initiale kalkulierte antimikrobielle Therapie*
**Tage 1–28 ab Organtransplantation**

- Antibakterielles Regime analog der Therapie der Beatmungspneumonie (Abschn. 4.5)

**Tage 28–180 ab Organtransplantation**

- Gegen Zytomegalievirus wirksame Therapie (Ganciclovir oder Foscarnet) plus antibakterielles Regime analog der Therapie der Beatmungspneumonie
- Ggf. Therapie gegen Pneumocystis jiroveci

**Tage ≥ 180 ab Organtransplantation**

- Abhängig vom Grad der fortbestehenden iatrogenen Immunsuppression
- Falls CD4-Zellen < 400/µl: entsprechend Tage 28–180 ab Organ-transplantation
- Falls CD4-Zellen > 400/µl: entsprechend ambulant oder nosokomial erworbener Pneumonie

## 5.3 Neutropenie

### Definition und Risikozuordnung
Eine Neutropenie besteht bei Neutrophilenzahlen < 500/µl oder < 1000/µl mit einem zu erwartenden Abfall der Neutrophilenzahl auf < 500/µl in den folgenden 2 Tagen. Patienten mit Neutropenie und Lungeninfiltraten sind stets Patienten mit erhöhtem Risiko. Als Standardrisiko (nicht Niedrigrisiko!) gilt dabei eine zu erwartende Neutropeniedauer von 6–9 Tagen, als Hochrisiko von ≥ 10 Tagen.

Nicht immer demarkieren sich Infiltrate auf der Thoraxröntgenaufnahme bereits zum Zeitpunkt des Fieberbeginns. Daher muss bei Fieber zunächst unklarer Ursache eine CT des Thorax angefertigt werden.

*Erregerspektrum, Differenzialdiagnose*
In dieser Gruppe sind bakterielle und fungale Pneumonien führend. Unter den Therapieversagern finden sich mehrheitlich Pilzpneumonien, hier überwiegend durch Aspergillus spp. und andere Pilze (nur sehr selten Candida spp.) verursacht.

Die typischen Erreger der T-Zell-Immunsuppression sind in dieser Gruppe von nachgeordneter Häufigkeit und manifestieren sich meist als diffuse beidseitige retikulonoduläre Infiltration. Ein nicht geringer Anteil der Patienten weist offenbar nicht infektiöse Ätiologien (diffuser Alveolarschaden, Hämorrhagien u. a.) auf. Eine schwere respiratorische Insuffizienz entwickelt sich jedoch meist im Rahmen einer Pneumonie.

*Prognose*
Etwa 30 % der Patienten sprechen auf die erste kalkulierte antimikrobielle Therapie an, weitere 30 % auf eine frühzeitige antimykotische Therapie. Die Prognose neutropenieassoziierter beatmungspflichtiger Pneumonien konnte in den letzten Jahren verbessert werden (Mokart et al. 2020).

*Diagnostik*
Gelegentlich liegt zum Zeitpunkt der Entwicklung eines Infiltrats im Röntgenbild des Thorax bereits ein Erregernachweis über eine positive Blutkultur vor. Ein Erregernachweis im Bronchialsekret gelingt demgegenüber häufig nicht, da die meisten dieser Patienten bereits breit antimikrobiell vorbehandelt sind. In der Diagnostik von Pilzpneumonien geben klinische Charakteristika und das Computertomogramm des Thorax bereits wesentliche Hinweise, während die Ausbeute bei Pilzerregern in der BALF limitiert ist. Galaktomannan in der BALF weist eine hohe Sensitivität und Spezifität für die invasive pulmonale Aspergillose auf.

▶ Bei beatmeten Patienten sollte aufgrund der Diversität der potenziell ursächlichen Erreger dennoch der Versuch eines Erregernachweises über Bronchoskopie mit BAL erfolgen.

### 5.3.1 Therapie
*Initiale kalkulierte antimikrobielle Therapie*
Aufgrund der vitalen Gefährdung ist stets die umgehende Einleitung einer kalkulierten antimikrobiellen Therapie erforderlich. Wichtig ist eine Wirksamkeit gegen Streptokokken, Staphylokokken, Enterobakterien (EB) und P. aeruginosa.

Als Substanzen kommen somit in Frage:

- Acylureido-Penicillin (Piperacillin/Tazobactam),
- Cephalosporin der Generation 3b (Ceftazidim; dieses ist nicht hinreichend wirksam gegen S.pneumoniae und andere Streptokokken; daher nur Einsatz als Kombinationstherapie mit z. B. Ampicillin),
- Cephalosporin der 4. Generation (Cefepim),
- Carbapeneme (Imipenem/Cilastatin, Meropenem).

Bei Patienten mit einer zu erwartenden Therapiedauer von > 7 Tagen ist bereits initial eine zusätzliche antifungale Therapie indiziert. Als antifungale Substanzen kommen zuerst in Frage:

- Caspofungin
- liposomales Amphotericin B; vor allem nach Posaconazol-Prophylaxe und Hinweisen für eine Mucor-Pneumonie

▶ **Cave** Voriconazol ist zur initialen kalkulierten Therapie bei Neutropenie nicht zugelassen.

Für die gezielte Therapie der Aspergillose sind Voriconazol und Isavuconazol Mittel der Wahl Möglich ist auch Posaconazole.

*Therapiedauer*
Patienten mit Pneumonie unter Neutropenie werden solange behandelt, bis keine klinischen oder mikrobiologischen Zeichen der Infektion mehr nachweisbar sind. Im Fall einer persistierenden Neutropenie ist eine engmaschige Überwachung zur Erkennung möglicher erneuter Infektionen erforderlich. Die antibakterielle Therapie sollte nicht abgesetzt werden bei Patienten mit ausgeprägter Neutropenie <100/μl. Die antimykotische Therapie wird nach klinischem Ansprechen bis zur Erholung der Knochenmarkfunktion und Rückbildung der radiologischen Veränderungen fortgesetzt.

*Therapieversagen*
Im Fall eines Therapieversagens ist eine umfangreiche diagnostische Reevaluation angezeigt. Als Substanzen für die kalkulierte Second-line-Therapie kommen somit in Frage:

- nach Monotherapie: zusätzlich Aminoglykosid,
- Carbapeneme,
- Glykopeptid (Vancomycin),

- Oxazolidinon (Linezolid),
- Fluorchinolone III/IV,
- antifungale Substanzen (oben).

*Adjuvante Therapie*
Der Einsatz von G-CSF erfolgt, wenn die Knochenmarkregeneration noch deutlich verzögert sein wird oder wenn ein Terapieversagen vorliegt.

## 5.4 Hämatopoetische Stammzelltransplantation

Das Erregerspektrum bei Patienten mit Pneumonien nach allogener Stammzelltransplantation weist einige Besonderheiten auf. Dazu gehört v. a. die gegenüber der soliden Organtransplantation modifizierte Dauer der Zeitfenster (Tab. 12) sowie die Häufigkeit und Art nichtinfektiöser Komplikationen.

Nichtinfektiöse **Komplikationen** sind vielfältig und häufig. Sie müssen entsprechend differenzialdiagnostisch erwogen werden.

Innerhalb der ersten 30 Tage kommt gehäuft eine diffuse alveoläre Hämorrhagie und ein „periengraftment respiratory distress syndrome" vor (letzteres bis 5 Tage nach Transplantation der Neutrophilen). Eine Bronchiolitis obliterans (BO) bildet sich nur bei allogener Transplantation mit „graft versus host disease" aus. Das idiopathische Pneumoniesyndrom (im Sinne eines akuten Alveolarschadens ohne Nachweis einer Infektion) kann zu jeder Zeit nach Transplantation auftreten. (Weitere nichtinfektiöse pulmonale Komplikationen siehe Ewig, 2017)

Prinzipien der **Diagnostik und Therapie** folgen denen transplantierter und neutropenischer Patienten (Abschn. 5.2 und 5.3).

*Monografien*
- Augusti C, Torres A (2009) Pulmonary infection in the immunosuppressed host. Startegeis for management. Wileyx-Blackwell
- Ewig S (2017) Pneumonie unter Immunsuppression. Springer

**Tab. 12** Zeitfenster des Erregerspektrums bei Patienten mit Pneumonien nach allogener Stammzelltransplantation Das Auftreten der einzelnen Erreger zeigt erhebliche Überschneidungen zwischen den Phasen

| Zeit nach Organtransplantation | Vorherrschende Erreger |
|---|---|
| 1–29 Tage | – Grampositive und gramnegative Bakterien (bei Neutropenie auch Pilze: Aspergillus spp., Candida spp., andere) Respiratorische Viren, Herpes simplex Virus (HSV) |
| 30–100 Tage | – Zytomegalievirus<br>– Pneumocystis jirovici<br>– Pilze (Aspergillus spp., Candida spp., andere)<br>– Mykobakterien<br>– Häufigkeit und Spektrum bakterieller Erreger abhängig von Notwendigkeit der Beatmung und sonstigen Komorbiditäten |
| > 100 Tage | Bei allogener Transplantation:<br>– Zytomegalievirus<br>– Respiratorische Viren<br>– kapseltragende Bakterien (S.pneumoniae)<br>– Mykobakterien |

## 6 Systematik wichtiger antimikrobieller Substanzen und ihrer Dosierungen zur Therapie schwerer Pneumonien

Wichtige antimikrobielle Substanzen und ihre Dosierung zur Therapie der schweren Pneumonie zeigt Tab. 13.

Die angegebenen Dosierungen sind Standarddosierungen entsprechen der Zulassung. Bei Patienten mit septischem Schock ist die Pharmakokinetik erheblich verändert. Dies macht eine individualisierte Dosierung auf dem Hintergrund von Patientendaten (Komorbidität, Herz-, Leber-, Nierenfunktion) als auch Medikamentencharakteristika (Wasser- bzw. Fettlöslichkeit, Clearance, Eiweißbindung) erforderlich.

Eine weitere Indikation zur prolongierten bzw. intermittierenden Therapie kann auch bei Vorliegen von MRE indiziert sein.

In diesen Fällen ist für eine prolongierte oder kontinuierliche Antibiotikagabe (mit initialem Bolus) ein Überlebensvorteil gesichert. Die Dosierungen erfolgen auf dem Boden des PK/PD-Verhältnisses und der MHK bzw. des epidemiologischen (MHK) cut-offs (ECOFF = höchste MHK eines Wildtyps, die noch als sensibel bewertet wird).

Für eine kontinuierliche Gabe ist ein therapeutisches Drug-Management (TDM) zwingend erforderlich, um eine dauerhafte Unterdosierung zu vermeiden (Brinkmann et al. 2021).

Besondere Dosisempfehlungen gelten bei Nieren- und Leberinsuffizienz. Empfohlene Internetadresse: http://www.dosing.de. Dabei ist zu beachten, dass bei Niereninsuffizienz mindestens die erste Dosis nicht reduziert werden sollte!

**Tab. 13** Wichtige antimikrobielle Substanzen zur Therapie der schweren Pneumonie. (Alle Substanzen sind in ihrer intravenösen Applikationsform aufgeführt)

| Substanz-gruppe | Substanz | Handelsname | Dosierung |
|---|---|---|---|
| **Penicilline** | | | |
| Aminopenicillin plus β-Laktamasehemmer | Amoxicillin/Clavulansäure | Augmentan | 3 × 2,2 g |
| | Ampicillin/Sulbactam | Unacid | 3 × 3 g |
| Acylureido-Penicillin plus β-Laktamasehemmer | Piperacillin/Tazobactam | Tazobac | 4 × 4,5 g |
| **Cephalosporine** | | | |
| 3. Generation | Cefotaxim | Claforan | 3 × 2 g |
| | Ceftriaxon | Rocephin | 1 × 1–2 g |
| 4. Generation, gegen Pseudomonas wirksam | Ceftazidim | Fortum | 3 × 2 g |
| | Cefepim | Maxipime | 3 × 2 g |
| **Carbapeneme** | | | |
| | Impinem/Cilastatin | Zienam | 3 × 1 g |
| | Meropenem | Meronem | 3 × 1–2 g |
| **Fluorchinolone** | | | |
| Gruppe II | Ciprofloxacin | Ciprobay | 3 × 400 mg |
| Gruppe III | Levofloxacin | Tavanic | 1 × 750 mg oder 2 × 500 mg |
| Gruppe IV | Moxifloxacin | Avalox | 1 × 400 mg |
| **Makrolide** | | | |
| | Azithromycin | Zithromax | 1 × 500 mg |
| | Clarithromycin | Klacid | 2 × 500 mg |
| **Glykopeptid** | | | |
| | Vancomycin | Vancomycin | 2 × 1 g |
| **Andere antibakterielle Substanzen** | | | |
| Lincosamid | Clindamycin | Sobelin | 3 × 600 mg |
| Oxazolidinon | Linezolid | Zyvoxid | 2 × 600 mg |
| | Fosfomycin | Fosfomycin Sandoz Infectophos | 2–3 Einzeldosen von 4, 5 oder 8 g Höchstdosis 20 g |
| Polymyxin | Colistin „loading dose" 10 Mio. E, Erhaltungsdosis 2 × 10 Mio. E | Promixin | entsprechend 800 mg bzw. 1600 mg/Tag |
| **Antifungale Substanzen** | | | |
| | Liposomales Amphotericin B | Ambisome | 3–5 mg/kg KG |
| | Caspofungin | Caspofungin | Initial 70 mg, dann 50 mg |
| | Voriconazol | Vfend | Initial 2 × 6 mg/kg KG, dann 2 × 3 mg/kg KG |
| | Isavuconazol | Cresemba | Ladedosis 3 × 200 mg Erhaltung: 1 × 200 mg |
| **Antivirale Substanzen** | | | |
| Neuraminidase-hemmer | Oseltamivir | Tamiflu | 2 × 75 mg (nur oral) |
| Wirksam gegen CMV | Ganciclovir | Cymeven | 2 × 5 mg/kg KG |
| | Foscarnet | Foscavir | 3 × 60 mg/kg KG |
| **Substanzen zur Therapie der Pneumocystis-jiroveci-Pneumonie** | | | |
| | Sulfmethoxazol/Pyrimethamin (Cotrimoxazol) | Bactrim | 20/100 mg/kg KG in 4 Dosen |
| | Pentamidin | Pentacarinat | 4 mg/kg KG |

# Literatur

Agusti C, Torres A (2009) Pulmonary infections in the immunosuppressed patient: strategies for management. Wiley, New York

Alves C, Nicolas JM, Miro JM, Torres A, Agusti C, Gonzalez J, Rano A, Benito N, Moreno A, Garcia F, Milla J, Gatell JM (2001) Reappraisal of the aetiology and prognostic factors of severe acute respiratory failure in HIV patients. Eur Respir J 17:87–93

Azoulay E, Russell L, Van de Louw A, Metaxa V, Bauer P, Povoa P, Montero JG, Loeches IM, Mehta S, Puxty K, Schellongowski P, Rello J, Mokart D, Lemiale V, Mirouse A, Nine-i Investigators (2020) Diagnosis of severe respiratory infections in immunocompromised patients. Intensive Care Med 46(2):298–314

Baddour LM, Yu VL, Klugman KP, Feldman C, Ortqvist A, Rello J, Morris AJ, Luna CM, Snydman DR, Ko WC, Chedid MB, Hui DS, Andremont A, Chiou CC, International Pneumococcal Study Group (2004) Combination antibiotic therapy lowers mortality among severely ill patients with pneumococcal bacteremia. Am J Respir Crit Care Med 170:440–444

Bauer TT, Welte T, Strauss R, Bischoff H, Richter K, Ewig S (2013) Why do nonsurvivors from community-acquired pneumonia not receive ventilatory support? Lung 191:417–424

Boeckh M, Stevens-Ayers T, Travi G, Huang ML, Cheng GS, Xie H, Leisenring W, Erard V, Seo S, Kimball L, Corey L, Pergam SA, Jerome KR (2017) Cytomegalovirus (CMV) DNA quantitation in bronchoalveolar lavage fluid from hematopoietic stem cell transplant recipients with CMV pneumonia. J Infect Dis 215:1514–1522

Brinkmann A, Röhr A, Richter D, Chiriac U, Frey OR (2021) Therapeutisches Drug Monitoring (TDM) in der antiinfektiven Therapie: von der Theorie zur Praxis. Krankenhaushygiene up2date 16:187–201

Canadian Critical Care Trials Group (2006) A randomized trial of diagnostic techniques for ventilator-associated pneumonia. N Engl J Med 355:2619–2630

Capelastegui A, Espana PP, Quintana JM, Areitio I, Gorordo I, Egurrola M, Bilbao A (2006) Validation of a predictive rule for the management of community-acquired pneumonia. Eur Respir J 27:151–157

Chastre J, Wolff M, Fagon JY, Chevret S, Thomas F, Wermert D, Clementi E, Gonzalez J, Jusserand D, Asfar P, Perrin D, Fieux F, Aubas S, PneumA Trial Group (2003) Comparison of 8 vs 15 days of antibiotic therapy for ventilator-associated pneumonia in adults: a randomized trial. JAMA 290:2588–2598

Corrales-Medina VF, Musher DM, Shachkina S, Chirinos JA (2013) Acute pneumonia and the cardiovascular system. Lancet 381:496–505

Dalhoff K, Abele-Horn M, Andreas S, Deja M, Ewig S, Gastmeier P, Gatermann S, Gerlach H, Grabein B, Heußel CP, Höffken G, Kolditz M, Kramme E, Kühl H, Lange C, Mayer K, Nachtigall I, Panning M, Pletz M, Rath PM, Rohde G, Rosseau S, Schaaf B, Schreiter D, Schütte H, Seifert H, Spies C, Welte T (2018) Deutsche Gesellschaft für Chirurgie; Deutsche Gesellschaft für Innere Medizin; Deutsche Gesellschaft für Internistische Intensivmedizin und Notfallmedizin; Deutsche Sepsis-Gesellschaft; und Robert Koch-Institut. Epidemiologie, Diagnose und Therapie erwachsener Patienten mit nosokomialer Pneumonie – Update 2017. Pneumologie 72:15–63

Dickson RP, Erb-Downward JR, Prescott HC, Martinez FJ, Curtis JL, Lama VN, Huffnagle GB (2014) Analysis of culture-dependent versus culture-independent techniques for identification of bacteria in clinically obtained bronchoalveolar lavage fluid. J Clin Microbiol 52:3605–3613

Ewig S (1999) Validation of diagnostic techniques in ventilator-assisted pneumonia – a critical appraisal. Pneumologie 53:513–520

Ewig S, Torres A (1999) Severe community-acquired pneumonia. Clin Chest Med 20:575–587

Ewig S, Torres A (2000) Flexible bronchoscopy for nosocomial pneumonia. Clin Chest Med 22:263–279

Ewig S, Birkner N, Strauss R, Schaefer E, Pauletzki J, Bischoff H, Schraeder P, Welte T, Hoeffken G (2009) New perspectives on community-acquired pneumonia in 388,406 patients. Thorax 64:1062–1069. [Epub ahead of print 18.05.2009]

Ewig S, Bauer T, Richter K, Szenscenyi J, Heller G, Strauss R, Welte T (2013) Prediction of in-hospital death from community-acquired pneumonia by varying CRB-age groups. Eur Respir J 41:917–922

Ewig S, Kolditz M, Pletz M, Altiner A, Albrich W, Drömann D, Flick H, Gatermann S, Krüger S, Nehls W, Panning M, Rademacher J, Rohde G, Rupp J, Schaaf B, Heppner HJ, Krause R, Ott S, Welte T, Witzenrath M (2021) Behandlung von erwachsenen Patienten mit ambulant erworbener Pneumonie – Update 2021. S3-Leitlinie. Pneumologie 75:665–729

Fabregas N, Torres A, El-Ebiary M et al (1996) Histopathological and microbiological aspects of ventilator-associated pneumonia. Anesthesiology 84:260–271

Fromentin M, Ricard JD, Roux D (2021) Respiratory microbiome in mechanically ventilated patients: a narrative review. Intens Crae Med. https://doi.org/10.1007/s00134-02006338-2

Gastmeier P, Sohr D, Geffers C, Rüden H, Vonberg RP, Welte T (2009) Early- and late-onset pneumonia: is this still a useful classification? Antimicrob Agents Chemother 53:2714–2718

Gea J, Roca J, Torres A, Wagner P, Rodriguez-Roison R (1991) Mechanisms of abnormal gas exchange in patients with pneumonia. Anesthesiology 75:782–789

Kalil AC, Metersky ML, Klompas M, Muscedere J, Sweeney DA, Palmer LB, Napolitano LM, O'Grady NP, Bartlett JG, Carratalà J, El Solh AA, Ewig S, Fey PD, File TM Jr, Restrepo MI, Roberts JA, Waterer GW, Cruse P, Knight SL, Brozek JL (2016) Management of adults with hospital-acquired and ventilator-associated Pneumonia: 2016 clinical practice guidelines by the infectious diseases society of America and the American Thoracic Society. Clin Infect Dis 63:e61–e111

Kollef MH (1999) The prevention of ventilator-associated pneumonia. N Engl J Med 340:627–634

Lim WS, Baudouin SV, George RC, Hill AT, Jamieson C, Le Jeune I, Macfarlane JT, Read RC, Roberts HJ, Levy ML, Wani M, Woodhead MA, Pneumonia Guidelines Committee of the BTS Standards of Care Committee (2009) BTS guidelines for the management of community acquired pneumonia in adults: update 2009. Thorax 64 (Suppl 3):iii1–iii55

Ljungman P, Griffiths P, Paya C (2002) Definitions of cytomegalovirus infection and disease in transplant recipients. Clin Infect Dis 34:1094–1097

Mandell LA, Wunderink RG, Anzueto A, Bartlett JG, Campbell GD, Dean NC, Dowell SF, File TM Jr, Musher DM, Niederman MS, Torres A, Whitney CG (2007) Infectious diseases society of America/American thoracic society consensus guidelines on the management of community-acquired pneumonia in adults. Clin Infect Dis 44:S27–S72

Marquette CH, Copin MC, Wallet F et al (1995) Diagnostic test for pneumonia in ventilated patients: prospective evaluation of diagnostic accuracy using histology as a diagnostic gold standard. Am J Respir Crit Care Med 151:1878–1888

Metlay JP, Waterer GW, Long AC, Anzueto A, Brozek J, Crothers K, Cooley LA, Dean NC, Fine MJ, Flanders SA, Griffin MR, Metersky ML, Musher DM, Restrepo MI, Whitney CG, on behalf of the American Thoracic Society and Infectious Diseases Society of America (2019) Diagnosis and treatment of adults with community-acquired pneumonia. An official clinical practice guideline of the American thoracic society and infectious diseases society of America. Am J Respir Crit Care Med 200:e45–ee67

Miller RF, Allen E, Copas A, Singer M, Edwards SG (2006) Improved survival for HIV infected patients with severe *Pneumocystis jirovecii* pneumonia is independent of highly active antiretroviral therapy. Thorax 61(8):716–721

Mokart D, Darmon M, Schellongowski P, Pickkers P, Soares M, Rello J, Bauer PR, van de Louw A, Lemiale V, Taccone FS, Martin-Loeches I, Salluh J, Rusinova K, Mehta S, Antonelli M, Kouatchet A, Barratt-Due A, Valkonen M, Landburg PP, Bukan RB, Pène F, Metaxa V, Burghi G, Saillard C, Nielsen LB, Canet E, Bisbal M, Azoulay E (2020) Efraim investigators and the Nine-I study group. Acute respiratory failure in immunocompromised patients: outcome and clinical features according to neutropenia status. Ann Intensive Care 10:146

Nair GB, Niederman MS (2021) Updates on community acquired pneumonia management in the ICU. Pharmacol Ther 217:107663

Nobre V, Harbarth S, Graf JD, Rohner P, Pugin J (2008) Use of procalcitonin to shorten antibiotic treatment duration in septic patients: a randomized trial. Am J Respir Crit Care Med 177(5):498–505

Pletz MW, Blasi F, Chalmers JD, Dela Cruz CS, Feldman C, Luna CM, Ramirez JA, Shindo Y, Stolz D, Torres A, Webb B, Welte T, Wunderink R, Aliberti S (2020) International perspective on the new 2019 American thoracic society/infectious diseases society of America community-acquired pneumonia guideline: a critical appraisal by a global expert panel. Chest 158:1912–1918

Preiksaitis JK, Brennan DC, Fishman J, Allen U (2005) Canadian society of transplantation consensus workshop on cytomegalovirus management in solid organ transplantation final report. Am J Transplant 5:218–227

Pugin J, Auckenthaler R, Mili N, Janssens JP, Lew PD, Suter PM (1991) Diagnosis of ventilator-associated pneumonia by bacteriologic analysis of bronchoscopic and nonbronchoscopic „blind" bronchoalveolar lavage fluid. Am Rev Respir Dis 143:1121–1129

Rello J, Torres A (1996) Microbial causes of ventilator-associated pneumonia. Semin Respir Infect 11:24–31

Rello J, Bodi M, Mariscal D, Navarro M, Diaz E, Gallego M, Valles J (2003) Microbiological testing and outcome of patients with severe community-acquired pneumonia. Chest 123:174–180

Rello J, Vidaur L, Sandiumenge A, Rodríguez A, Gualis B, Boque C, Diaz E (2004) De-escalation therapy in ventilator-associated pneumonia. Crit Care Med 32:2183–2190

Rodríguez A, Mendia A, Sirvent JM, Barcenilla F, de la Torre-Prados MV, Solé-Violán J, Rello J, CAPUCI Study Group (2007) Combination antibiotic therapy improves survival in patients with community-acquired pneumonia and shock. Crit Care Med 35(6):1493–1498

Rodriguez-Roisin R, Roca J (1996) Update 96 on pulmonary gas exchange pathophysiology in pneumonia. Semin Respir Infect 11:3–12

Rubin R (1989) Infection in the renal and liver transplant patient. In: Rubin R, Young LS (Hrsg) Clinical approach to infection in the compromised host, 2. Aufl. Plenum Medical Book, New York/London, S 557–621

Stocker H, Kern WV (2013) Colistin: Renaissance eines alten Antibiotikums? Internist 54:936–944

Torres A, Ewig S (2004) Diagnosing ventilator-associated pneumonia. N Engl J Med 350:433–455

Torres A, Niederman MS, Chastre J, Ewig S, Fernandez-Vandellos P, Hanberger H, Kollef M, Li Bassi G, Luna CM, Martin-Loeches I, Paiva JA, Read RC, Rigau D, Timsit JF, Welte T, Wunderink R (2017) International ERS/ESICM/ESCMID/ALAT guidelines for the management of hospital-acquired pneumonia and ventilator-associated pneumonia: guidelines for the management of hospital-acquired pneumonia (HAP)/ventilator-associated pneumonia (VAP) of the European Respiratory Society (ERS), European Society of Intensive Care Medicine (ESICM), European Society of Clinical Microbiology and Infectious Diseases (ESCMID) and Asociación Latinoamericana del Tórax (ALAT). Eur Respir J 50:1700582

Violi F, Cangemi R, Falcone M, Taliani G, Pieralli F, Vannucchi V, Nozzoli C, Venditti M, Chirinos JA, Corrales-Medina VF, SIXTUS (Thrombosis-Related Extrapulmonary Outcomes in Pneumonia) Study Group (2017) Cardiovascular complications and short-term mortality misk in community-acquired pneumonia. Clin Infect Dis 64:1486–1493

Welte T, Torres A, Nathwani D (2012) Clinical and economic burden of community-acquired pneumonia among adults in Europe. Thorax 67:71–79

# Intensivtherapie bei akutem Lungenversagen

Rolf Dembinski

## Inhalt

1  Einleitung und Definition ............................................................. 1039
2  Pathophysiologie ........................................................................ 1039
3  Klinik und Diagnostik ................................................................. 1042
4  Therapie .................................................................................... 1043
4.1  Maschinelle Beatmung ............................................................. 1043
4.2  Kreislaufunterstützung ............................................................. 1044
4.3  Adjuvante Verfahren zur Verbesserung des Gasaustausches ........... 1044
Literatur .................................................................................... 1045

## 1 Einleitung und Definition

Das akute Lungenversagen („Acute Respiratory Distress Syndrome"; ARDS) ist als Syndrom durch verschiedene Symptome und Befunde gekennzeichnet, die Folge einer Inflammationsreaktion der Lunge sind. Die genauen Ursachen für diese Inflammationsreaktion sind bislang unbekannt, allerdings finden sich typischerweise auslösende Grunderkrankungen, die in der aktuellen Definition des ARDS als direkte, primär pulmonale und indirekte, primär nichtpulmonale Risikofaktoren bezeichnet werden. Leitsymptom ist die akut auftretende Gasaustauschstörung auf dem Boden einer Atelektasenbildung, wegweisender radiologischer Befund sind bipulmonale Infiltrate als Ausdruck des inflammationsbedingten Lungenödems. Das kardiogene Lungenödem ist damit als primäre Ursache ausgeschlossen. Der Schweregrad des ARDS bemisst sich an Hand des Ausmaßes der Gasaustauschstörung.

**Definition**
In der aktuellen, sogenannten ‚Berlin'-Definition einer Expertengruppe aus dem Jahre 2012 (Ranieri et al. 2012) werden entsprechend des Ausmaßes der Hypoxämie 3 Schweregrade unterschieden (Tab. 1):

## 2 Pathophysiologie

Meist entsteht das ARDS auf dem Boden einer Pneumonie oder einer Sepsis, allerdings mündet nicht jede Pneumonie und jede Sepsis in ein ARDS. Oft sind es besonders schwere Verläufe, in deren Rahmen sich ein ARDS entwickelt. Wahrscheinlich gibt es jedoch zusätzlich prädisponierende genetische Faktoren, die das Entstehen eines ARDS begünstigen oder zumindest den Krankheitsverlauf im Sinne einer erhöhten Sterblichkeit aggravieren. So zeigen verschiedene Genpolymorphismen Effekte auf die Immunreaktion, das Gerinnungssystem, die Gefäßpermeabilität oder das Zellwachstum sowie Fibrose- und Apoptoseprozesse und sind mit dem Auftreten des ARDS oder dem Schweregrad des Krankheitsverlaufs assoziiert (Hernandez-Beeftink et al. 2019).

Unabhängig von der Ursache ist das ARDS durch vergleichbare pathophysiologische Prozesse gekennzeichnet, die durch eine Freisetzung von Inflammationsmediatoren vor allem aus Endothelzellen initiiert werden (Millar et al. 2016) und in einer Aktivierung von polymorphkernigen Granulozyten münden (Castillo et al. 2015). Beim transfusionsassoziierten Lungenversagen (Transfusion related Acute

R. Dembinski (✉)
Klinik für Intensivmedizin und Notfallmedizin, Klinikum Bremen-Mitte, Bremen, Deutschland
E-Mail: rolf.dembinski@klinikum-bremen-mitte.de

**Tab. 1** Die Berlin-Definition des ARDS aus dem Jahr 2012

| Beginn | Innerhalb einer Woche nach Auftreten von Risikofaktoren (siehe unten) oder neuer oder zunehmender respiratorischer Symptome | |
|---|---|---|
| Radiologische Befunde | Bilaterale Infiltrate in Röntgen- oder CT-Thorax-Aufnahmen, nicht gänzlich erklärt durch Pleuraergüsse, Atelektasen oder Rundherde | |
| Ursache des Lungenödems | Nicht gänzlich erklärt durch Herzinsuffizienz oder Hypervolämie; Eine Objektivierung (z. B. durch Echokardiografie) ist erforderlich, wenn keine Risikofaktoren (siehe unten) vorliegen | |
| Ausmaß der Hypoxämie | mild | 200 mmHg < $p_aO_2/F_iO_2$ ≤ 300 mmHg mit PEEP oder CPAP ≥ 5 $cmH_2O$ |
| | moderat | 100 mmHg < $p_aO_2/F_iO_2$ ≤ 200 mmHg mit PEEP ≥ 5 $cmH_2O$ |
| | schwer | $p_aO_2/F_iO_2$ < 100 mm Hg mit PEEP ≥ 5 $cmH_2O$ |
| Risikofaktoren | Direkt, primär pulmonal: Pneumonie, Aspiration, Inhalationstrauma, Lungenkontusion, Pulmonale Vaskulitis, Beinahe-Ertrinken | |
| | Indirekt, primär nicht-pulmonal: Nicht-pulmonale Sepsis, Trauma, Pankreatitis, Verbrennungen, Nicht-kardiogener Schock, Intoxikationen, Massentransfusion | |

$p_aO_2$ = arterieller Sauerstoffpartialdruck, $F_iO_2$ = inspiratorische Sauerstofffraktion, $p_aO_2/F_iO_2$ = Horowitz-Quotient, CPAP = kontinuierlicher positiver Atemwegsdruck (nicht-invasive Beatmung), PEEP = positiver end-exspiratorischer Druck (invasive Beatmung)

Lung Injury, TRALI) als Sonderform des ARDS erfolgt die Aktivierung in erster Linie durch Antikörper gegen HLA-1 und HLA 2 Antigene auf den Granulozyten, wofür das Risiko besonders bei Transfusion von Frischplasmaprodukten erhöht ist. Aber auch mit einer Transfusion übertragene proinflammatorische Mediatoren können Ursache einer Granulozytenaktivierung beim TRALI sein (Vlaar et al. 2019).

In der Lungenstrombahn setzen die aktivierten Granulozyten bei Kontakt mit den Endothelzellen reaktive Sauerstoffspezies und Proteasen frei, die zur Auflösung der Endothel- und Epithelzellverbindungen führen und eine Transmigration durch die Gefäßwand möglich machen. Eine dieser freigesetzten Proteasen ist die in den Granula gespeicherte Humane neutrophile Elastase (HNE) (Aikawa und Kawasaki 2014), die physiologisch der Degradierung von zellulär aufgenommenen Antigenen dient und normalerweise durch Inhibitoren wie dem Peptidase Inhibitor 3 (PI3) sequestriert und reguliert wird (Rice und Weiss 1990). Die beim ARDS vorliegende Imbalance zwischen Proteasen wie der HNE und deren Inhibitoren wie dem PI3 ist wesentlich für die Schädigung der alveolokapillären Membran verantwortlich und scheint auch die Schwere des Krankheitsverlaufs mit zu bestimmen (Wang et al. 2017).

Mit der Zerstörung der alveolokapillären Membran kommt es zu einem Einstrom proteinreicher Flüssigkeit in das Interstitium und die Alveolen, was im Röntgenbild als diffuse, inhomogen verteilte Verschattung der Lunge imponiert (Huppert et al. 2019). Das alveoläre und interstitielle Lungenödem erhöht das Eigengewicht der Lunge derart, dass sich in den abhängigen Lungenarealen Atelektasen bilden (Pelosi et al. 1994). Diese Atelektasenbildung wird durch eine Störung der Surfactant-Produktion und -Funktion im Rahmen der Alveolären Ödembildung mit Schädigung der Alveolardeckzellen verstärkt (Lewis und Jobe 1993): Zum einen ist deren Produktion von Surfactant in Menge und Qualität eingeschränkt, zum anderen wird sezernierter Surfactant in der Ödemflüssigkeit schnell inaktiviert (Abb. 1):

Der alveoläre Kollaps in den schwerkraftabhängigen Lungenarealen lässt sich in computertomografischen Untersuchungen leicht nachvollziehen. In den nicht abhängigen ventralen Arealen findet sich hingegen typischerweise eine Überblähung im Rahmen der maschinellen Beatmung. Selbst beim schweren ARDS bleiben jedoch Lungenareale mit relativ normaler Funktionalität erhalten, auch wenn diese Anteile insgesamt gering sein können (Gattinoni und Pesenti 2005). Dieser beim ARDS noch verbleibende, für die Ventilation zur Verfügung stehende Lungenanteil wird als „baby lung" bezeichnet (Gattinoni et al. 2016), um zu verdeutlichen, wie vorsichtig die maschinelle Beatmung für diese nun funktionell kleine Lunge eingestellt werden muss (Abb. 2).

Folge der Atelektasenbildung ist ein erhöhter intrapulmonaler Rechts-Links Shunt mit konsekutiver Hypoxämie und Hyperkapnie. Durch diese Pathophysiologie erklärt sich auch, warum die Erhöhung der inspiratorischen Sauerstoffkonzentration nur von geringem Erfolg ist, da der Sauerstoff in den nicht ventilierten, atelektatischen Arealen nicht mit den Kapillaren in Kontakt treten kann. Interessanterweise wurde diese Pathophysiologie schon bei der klinischen Erstbeschreibung des ARDS gewürdigt, als man von einer sauerstoffrefraktären Zyanose der Patienten sprach (Ashbaugh et al. 2005). Neben der Shunt-Perfusion ist eine Überblähung von ventral gelegenen Lungenaralen typisch, die als Bereiche mit hohen Ventilations-Perfusions-Verhältnis gekennzeichnet werden können (Dantzker et al. 1979) (Abb. 3).

Die Berücksichtigung der inhomogenen Ventilations-Verteilung ist für die Therapie des akuten Lungenversagens bedeutend: Die atelektatischen Lungenareale sollen so weit als möglich eröffnet und offen gehalten werden, ohne dass es hierbei zu einer Überdehnung der noch nicht beeinträchtigten Bezirke kommt. Die Überdehnung der Lungen durch zu hohes Volumen oder zu hohen Beatmungsdruck ist ebenso wie der rezidivierende Kollaps der Lunge am Ende der Exspiration als wesentlicher Mechanismus für die Progression eines bestehenden Lungenschadens im Sinne einer Beatmungs-Assoziierten Lungenschädigung (Ventilator Associated Acute Lung Injury, VALI) identifiziert worden (Villar et al. 2011). In dieser Hinsicht ist zu berücksichtigen, dass pulmonale Atelektasen in der Frühphase des ARDS funktionell eher kollaptisch sind und daher häufig mit

**Abb. 1** Schematische Darstellung der Pathophysiologie des akuten Lungenversagens

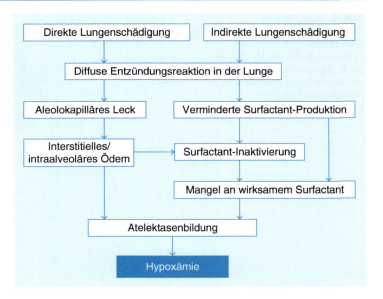

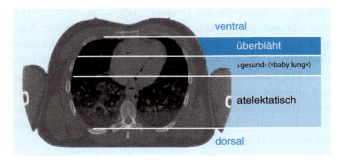

**Abb. 2** Schematische Darstellung eines typischen CT-Bildes des Thorax beim akuten Lungenversagen

vergleichsweise geringen Beatmungsdrücken rekrutierbar sind. Demgegenüber ist eine Rekrutierung bereits länger bestehender, konsolidierter Atelektasen im späteren Krankheitsverlauf deutlich schwieriger.

Die Aktivierung des Blutgerinnungssystems im Rahmen des Inflammationsprozesses kann zusätzlich mit einer Mikrothrombenbildung in den Lungenkapillaren einhergehen (Livingstone et al. 2021). Zusammen mit einer Hypoxämie- und Hyperkapnie-bedingten pulmonalen Vasokonstriktion ist diese Thrombenbildung für die Erhöhung des pulmonalarteriellen Blutdrucks und des rechtsventrikulären Widerstandes verantwortlich. Die entstehende Rechtsherzbelastung stellt ein hohes Risiko für die mögliche Entwicklung eines akut lebensbedrohlichen Rechtsherzversagens dar (Zochios et al. 2017). Die Thrombenbildung führt zudem zu einer vermehrten Totraumventilation in nicht mehr perfundierten, aber noch ventilierten Lungenarealen. Die Gasaustauschstörung beim ARDS ist daher letztlich durch eine komplexe Ventilations-Perfusionsstörung bedingt (Dantzker et al. 1979). In deren Mittelpunkt steht allerdings die Atelektasenbildung mit erhöhtem Rechts-Links-Shunt.

Die optimale Beatmungseinstellung muss sich auf Grund des häufig erhöhten pulmonalvaskulären Widerstands nicht nur an der Gasaustauschfunktion, sondern auch an der Hämodynamik orientieren und insbesondere die Rechtsherzbelastung beim ARDS berücksichtigen: So ist zwar grundsätzlich davon auszugehen, dass eine erfolgreiche Rekrutierung im Rahmen der maschinellen Beatmung zu einer Reduktion der hypoxischen pulmonalen Vasokonstriktion und damit der rechtsventrikulären Nachlast führt. Wenn der hierfür erhöhte Atemwegsdruck allerdings gleichzeitig in anderen Lungenarealen zu einer Kapillarkompression führt, wird dieser positive Effekt konterkariert. In Anbetracht von Studienergebnissen, die eine Prävalenz von 22 % für das Vorliegen eines akuten Cor Pulmonale mit erheblichen Effekten auf die Letalität belegen, muss eine regelhafte echokardiografische Überwachung von ARDS Patienten als unbedingt notwendig angesehen werden (Mekontso Dessap et al. 2016). Auch wenn sich in kontrollierten klinischen Studien hierfür kein Vorteil belegen lässt, kann die kontinuierliche Überwachung des pulmonalarteriellen Drucks mittels Rechtsherzkatheter sinnvoll sein, etwa um bei pulmonalarterieller Hypertonie die Therapie mit pulmonalen Vasodilatatoren zu steuern. Das hämodynamische Monitoring mittels transpulmonaler Thermodilutionstechnik bietet durch die Kalkulation des extravaskulären Lungenwasserindex eine sinnvolle Möglichkeit zur Überwachung des Lungenödems (Tagami und Ong 2018).

Der Krankheitsverlauf des ARDS ist klassischerweise durch drei Phasen gekennzeichnet: Die initiale exsudative Phase geht zunächst in eine proliferative Phase über, die letztlich in eine fibrotische Phase mündet und mit einem

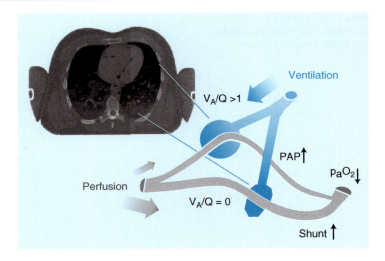

**Abb. 3** Schematische Darstellung der intrapulmonalen Shuntperfusion (Ventilations-Perfusions-Verhältnis $V_A/Q = 0$) bei atelektatischen Lungenarealen und überblähten Lungenarealen (Ventilations-Perfusions-Verhältnis $V_A/Q > 1$)

entsprechenden Umbau, einer sogenannten Hepatisierung der Lunge einhergehen kann. Diese Phasen lösen sich jedoch nicht zeitlich aufeinander folgend ab, sondern entwickeln sich überlappend über weite Strecken parallel (Dembinski 2020). So beginnen bereits wenige Stunden nach Beginn der exsudativen Phase antiinflammatorische und proliferative Prozesse den pathophysiologischen Prozess zu beeinflussen. Wie bei der Sepsis sind daher individuell unterschiedliche Verläufe mit Einfluss auf den Krankheitsverlauf der Patienten entsprechend dem Ausmaß der pro- und antiinflammatorischen Reaktionen möglich (Blondonnet et al. 2016). Proliferative Prozesse beeinflussen das Outcome der Patienten oft erheblich durch eine dauerhafte irreversible Lungenfunktionsstörung mit erheblicher Einschränkung der Lebensqualität.

## 3 Klinik und Diagnostik

Das wesentliche Symptom des ARDS ist die Dyspnoe mit schwerer Einschränkung der arteriellen Oxygenierung, die sich auch mit Sauerstoffgabe kaum therapieren lässt. Aus der Hypoxämie resultiert eine Tachypnoe, die zu Beginn unter Spontanatmung zur Hyperventilation mit Erniedrigung des $p_aCO_2$ führen kann. Ohne frühzeitige Therapie wird die permanente Erhöhung der Atemarbeit aber zu einem sekundären Versagen der Atempumpe mit konsekutiver Abnahme der alveolären Ventilation und Erhöhung des $p_aCO_2$ führen.

Die Diagnose im Sinne der Definitionskriterien setzt zunächst einmal eine gründliche Anamnese, eine Blutgasanalyse, eine Röntgen-Thoraxaufnahme und den Ausschluss eines primär kardiogenen Lungenödems, am besten mittels Echokardiografie voraus (Brochard et al. 2016). Für eine optimale Behandlung sind jedoch weitergehende Untersuchungen zwingend erforderlich, die sich unter anderem an den vorliegenden Risikofaktoren orientieren (Umbrello et al. 2016). Hierzu gehören eine Bronchoskopie zur Therapie möglicher Sekretverlegungen und mikrobiologischen Diagnostik mittels seitengetrennter Brochoalveolärer Lavage, weitere mikrobiologische Untersuchungen zur Abklärung infektiologischer Ursachen (Papazian et al. 2016), eine Computertomografie der Lunge zur Analyse von Ausmaß und Rekrutierbarkeit der Infiltrate bzw. Atelektasen sowie deren Charakterisierung bzgl. spezieller infektiologischer Fragestellungen, zum Ausschluss von Lungenembolien und anderweitig schwer zu diagnostizierenden Pneumothoraces (Pesenti et al. 2016) und eine Echokardiografie insbesondere zur Beurteilung der Rechtsherzfunktion soweit zur initialen Diagnostik noch nicht durchgeführt.

Im weiteren Behandlungsverlauf dient die Thoraxsonografie der Kontrolle möglicher Pleuraergüsse, kann jedoch auch wertvolle Aussagen zum Ausmaß des Lungenödems und dem Vorliegen konsolidierter Lungenareale oder dem Vorliegen ventraler Pneumothoraces liefern (Bass et al. 2015; Mongodi et al. 2016).

Die Elektrische Impedanztomografie EIT erlaubt eine nicht-invasive, bettseitige Visualisierung der Ventilationsverteilung in der Lunge und ist bereits in einigen Studien erfolgreich zur Steuerung der Beatmungseinstellung eingesetzt worden. Noch fehlen allerdings allgemeingültige Empfehlungen im Sinne eines einfachen klinischen Algorithmus. Da zudem der Anschaffungspreis hoch ist, hat das System bislang nur begrenzt Eingang in die klinische Routine gefunden (Hsu et al. 2016).

Bei ausgeprägter pulmonalarterieller Hypertonie kann neben der Echokardiografie auch der Einsatz eines Rechtsherzkatheters zur kontinuierlichen Kontrolle zum Beispiel unter Therapie mit einem pulmonalen Vasodilatator sinnvoll sein (Vieillard-Baron et al. 2016).

Lassen sich keine Risikofaktoren als mögliche Ursache des ARDS identifizieren, müssen systemische Erkrankungen wie eine pulmonale Sarkoidose oder eine Granulomatose mit Polyangiitis, medikamentös bedingte Lungenschäden, aber auch Tumore als mögliche Ursache in Erwägung und nötigenfalls mit Hilfe der entsprechenden biochemischen Verfahren bzw. mittels Lungenbiopsie ausgeschlossen werden (Papazian et al. 2016).

## 4 Therapie

Der Versuch einer medikamentösen Therapie zur gezielten Beeinflussung pathophysiologischer Prozesse beim ARDS erbrachte in klinischen Studien bislang keine Verbesserung des Krankheitsverlaufes (Peck und Hibbert 2019). Im Mittelpunkt der Studien standen dabei meist antiinflammatorisch wirksame Substanzen wie Kortikoide oder Statine.

Eine mögliche Ursache für die Ineffektivität entsprechender Behandlungsansätze ist eine ungenügende Differenzierung des ARDS innerhalb der Definition. So ist aktuell allein eine Unterscheidung entsprechend der Schwere der Gasaustauschstörung und der Ursache als Folge direkter oder indirekter Risikofaktoren vorgesehen. Wissenschaftliche Bemühungen sind deshalb darauf ausgerichtet, Risikofaktoren und Phänotypen des ARDS zu identifizieren, die eine spezifischere Therapie des ARDS ermöglichen.

So wird aktuell diskutiert, ob eine frühzeitigere Identifizierung der primären Lokalisation der Lungenschädigung möglicherweise eine gezielte pharmakologische Therapie erlauben könnte (Ware und Calfee 2016). Dies ist eine Rationale für die Untersuchung von Biomarkern beim ARDS: So wurden neben anderen der lösliche epitheliale Rezeptor sRAGE (soluble Receptor for Advanced Glycation Endproducts) und Angiopoietin 2, ein endothelialer Wachstumsfaktor, als vielversprechende Biomarker identifiziert. In einer observationellen Multicenterstudie, in die 500 Intensivpatienten mit mindestens einem ARDS-Risikofaktor bei Aufnahme eingeschlossen wurden, war der sRAGE Serumspiegel am Aufnahmetag und am ersten Behandlungstag bei den Patienten, die ein ARDS entwickelten, signifikant erhöht (Jabaudon et al. 2018). Da RAGE in hohem Maß auf Alveolarepithelzellen exprimiert wird, spiegeln dessen Plasmakonzentrationen in erster Linie eine epitheliale Schädigung wider und scheinen damit zudem als Marker für das Ausmaß der Ventilator-assoziierten Lungenschädigung geeignet zu sein. Demgegenüber sind Plasmakonzentrationen von Angiopoietin 2 vor allem Ausdruck einer endothelialen Schädigung. Auch für Angiopoietin 2 konnte in observationellen klinischen Studien eine Korrelation zum Auftreten eines ARDS bei Intensivpatienten mit einem ARDS-Risikofaktor nachgewiesen werden (Xu et al. 2018). In der Kombination erlaubten beide Biomarker in einer Untersuchung an 439 polytraumatisierten Patienten eine verlässlichere Identifikation des ARDS als durch die behandelnden Ärzte (Ware et al. 2017). Ob die Nutzung von Panels mit weiteren Biomarkern möglicherweise in Zukunft eine Differenzierung der Pathophysiologie oder gar eine differenzierte Behandlung des ARDS ermöglichen, bleibt allerdings abzuwarten.

Neben der Analyse der verschiedenen Ursachen des ARDS bietet die Beachtung des Phänotyps, also der Ausprägung des Krankheitsverlaufs, zukünftig eine weitere Möglichkeit, die Therapie zu individualisieren (Reilly et al. 2019). Beispiel hierfür ist das Ausmaß der Inflammationsreaktion: Schon länger werden verschiedene pharmakologische Therapieansätze zur Beeinflussung der Inflammation beim ARDS untersucht. Unter anderem wurde in einer randomisierten kontrollierten Studie ein möglicher Effekt des Statins Rosuvastatin getestet (McAuley et al. 2014). Im Ergebnis fand sich jedoch kein Hinweis auf eine Reduktion der Sterblichkeit oder einen anderweitigen positiven Effekt auf den Krankheitsverlauf. In einer post-hoc Analyse dieser Daten konnte jedoch eine signifikante Korrelation der Sterblichkeit mit dem Ausmaß der Inflammation nachgewiesen werden (Calfee et al. 2018). Der Ansatz, einer gezielten antiinflammatorischen Therapie bei Patienten mit ausgeprägter Inflammationsreaktion ist daher vielversprechend. Möglicherweise werden auch andere, bislang erfolglose Konzepte wie die Kortisontherapie in weiteren Studien in entsprechenden Subgruppen noch einmal gezielt untersucht.

Zusammenfassend muss jedoch festgehalten werden, dass außer der konsequenten und zeitnahen Behandlung der Grunderkrankung keine kausale bzw. gezielte Therapie des ARDS bekannt ist. Insofern richtet sich der Fokus der intensivmedizinischen Maßnahmen auf die symptomatische Therapie zur Sicherstellung eines suffizienten Gasaustausches bei gleichzeitiger Vermeidung einer Beatmungs-induzierten Lungenschädigung und der Kreislaufstabilisierung unter besonderer Berücksichtigung der Rechtsherzbelastung.

Die Grundzüge der symptomatischen Therapie des akuten Lungenversagens sind daher

- **Maschinelle Beatmung** mit positiv-endexspiratorischem Druck (PEEP), Reduktion der Atemwegsdrücke und des Atemzugvolumens, ggf. unter Hinnahme einer permissiven Hyperkapnie
- **Kreislaufunterstützung** mit Vermeidung interstitieller Hyperhydratation
- **Adjuvante Verfahren zur Verbesserung des Gasaustausches**: Lagerungstherapie und ggf. extrakorporale Gasaustauschverfahren

### 4.1 Maschinelle Beatmung

Entsprechend der teilweise ausgeprägten Verminderung der Gasaustauschfläche durch pulmonale Infiltrate und Atelektasenbildung soll durch Beatmung möglichst viel Lungengewebe für den Gasaustausch eröffnet und exspiratorisch offen gehalten werden (Gattinoni et al. 2017). Auf der anderen

Seite darf die Beatmung nicht dazu führen, dass die meist kleinen Anteile normalen Lungengewebes überdehnt und dadurch geschädigt werden. Dies ist insbesondere deshalb wichtig, weil CT-Untersuchungen zeigen, dass im Mittel nur ca. 10 % der Lunge rekrutierbar sind, während bis zu 25 % der Lunge konsolidiert verschlossen und durch Beatmung auch nicht kurzfristig zu eröffnen sind (Gattinoni et al. 2006). Klinische Studien zeigen zudem, dass rekrutiertes Lungengewebe immer noch eine geringere Compliance aufweist als die der „baby lung" (Grasso et al. 2009). Trotz Rekrutierung bleibt also eine ungleichmäßige Verteilung der Ventilation mit entsprechender Lungenschädigung bestehen.

Beim ARDS hat sich die Beatmung mit hohen PEEP-Werten bei kleinem Atemzugvolumen durchgesetzt; je nach Schwere des Lungenversagens wird ein PEEP von 10–20 mbar und ein Tidalvolumen $\leq$ 6 ml/kg idealem Körpergewicht gewählt. Die Relevanz der lungenprotektiven Beatmung konnte eindrücklich in der großen, kontrollierten, randomisierten Untersuchung belegt werden (Brower et al. 2000). Das amerikanische ARDS-Netzwerk ARDSnet berichtete bei 861 Patienten über eine Abnahme der Letalität von 40 % auf 30 % bei Anwendung reduzierter Atemzugvolumina (6 ml/kg KG vs. 12 ml/kg KG), sodass die Studie wegen der Eindeutigkeit des Effekts vorzeitig abgebrochen wurde. Weitere Details zur Einstellung der Beatmung sind in ▶ Kap. 29, „Maschinelle Beatmung und Entwöhnung von der Beatmung" zu finden.

Mit der lungenprotektiven Beatmung kann nicht immer ein normaler Gasaustausch aufrechterhalten werden, da es bei reduziertem Atemzugvolumen häufig zur Entwicklung einer Hyperkapnie kommt. Die Toleranz erhöhter $CO_2$-Werte im Rahmen einer protektiven Beatmung zur Vermeidung beatmungsassoziierter Lungenschäden wird als permissive Hyperkapnie bezeichnet (Barnes et al. 2018). Die Hyperkapnie soll sich nur langsam entwickeln, damit es nicht zu einer akuten respiratorischen Azidose kommt. Kann im Einzelfall keine Kompensation des pH-Wertes erreicht werden, kann eine Pufferung mit TRIS Puffer ab einem pH-Wert < 7,25 erwogen werden. Allerdings gibt es hierfür auf dem Boden der komplexen Interaktionen der Pufferung mit Hinblick auf den intrazellulären pH-Wert und die $CO_2$-Produktion keine allgemeine Empfehlung. Hyperkapnie kann zu einer Zunahme des pulmonalen Drucks führen, sodass sich hieraus bei schon vorbestehender Erhöhung des rechtsventrikulären Widerstands ein Rechtsherzversagen entwickeln kann. In solchen Fällen kann die Hyperkapnie nur bei gleichzeitiger Senkung des Pulmonalisdrucks realisiert werden.

## 4.2 Kreislaufunterstützung

Das Kreislaufmanagement beim ARDS sollte sich nicht grundsätzlich von dem anderer Intensivpatienten unterscheiden. Allerdings ist eine zumindest ausgeglichene Flüssigkeitsbilanz bei kardiopulmonal stabilen Patienten besonders wichtig, um eine Zunahme des beim ARDS typischen interstitiellen Lungenödems zu vermeiden. So kann häufig durch Negativbilanzierung mittels medikamentöser Dehydratation oder kontinuierlicher Hämofiltration eine Besserung der Oxygenierungsstörung erreicht werden. Wichtiger Bestandteil dieses Therapiekonzeptes ist jedoch gleichzeitig die Verhinderung des intravasalen Volumenmangels, um Hypoperfusionsschäden anderer Organsysteme vorzubeugen. Besteht zudem gleichzeitig eine schwere Sepsis mit Hypotonie, kann dieses Therapieziel kaum eingehalten werden, da entsprechend den international anerkannten Richtlinien zur Behandlung der Sepsis eine frühzeitige, hochdosierte Flüssigkeitszufuhr zur Kreislaufstabilisierung empfohlen wird (Levy et al. 2018).

Dieser Problematik widmete sich eine klinische Studie, in der 1000 ARDS-Patienten randomisiert mit einem liberalen oder restriktiven Flüssigkeitsregime behandelt wurden (Wiedemann et al. 2006). Wenngleich die Letalität in beiden Gruppen nicht signifikant unterschiedlich war, zeigte sich in der Gruppe mit restriktivem Regime und einer kumulativen Bilanz von $-136 \pm 491$ ml innerhalb der 1. Woche eine kürzere Beatmungs- und Intensivaufenthaltsdauer als bei liberaler Strategie mit einer Wochenbilanz von $+6992 \pm 502$ ml. Eine gleichzeitige Zunahme von Organversagen wie etwa von akutem Nierenversagen zeigte sich nicht. Diese Daten belegen die möglichen Vorteile einer flüssigkeitsrestriktiven Therapie beim ARDS. Nach Studienprotokoll war jedoch nur das Management bei stabilen Kreislaufverhältnissen unterschiedlich, während bei instabiler Hämodynamik in beiden Gruppen eine adäquate Flüssigkeitszufuhr vorgesehen war. Die Empfehlung einer initial adäquaten Flüssigkeitstherapie bei ARDS Patienten mit instabilen Kreislaufverhältnissen bleibt von diesen Studienergebnissen also unbeeinflusst. Allerdings lässt sich ableiten, dass bei diesen Patienten nach initialer Stabilisierung der Hämodynamik im weiteren Verlauf eine negative Flüssigkeitsbilanz angestrebt werden sollte.

## 4.3 Adjuvante Verfahren zur Verbesserung des Gasaustausches

Lagerungstherapie, inhalative Vasodilatatoren und extrakorporale Gasaustauschverfahren sind Verfahren, mit denen beim ARDS der pulmonale Gasaustausch häufig zumindest kurzfristig verbessert werden kann.

So kann durch die Inhalation von kurzwirksamen Vasodilatatoren wie dem Stickstoffmonoxid (NO) eine selektive Vasodilatation in ventilierten Lungenarealen erzielt werden, da der Wirkstoff im Blut so schnell inaktiviert wird, dass der Gefäßtonus in anderen Lungenbezirken oder extrapulmonalen Organen kaum beeinflusst wird (Monsalve-Naharro et al. 2017). Durch eine Blutflussumverteilung von atelektatischen, nicht ventilierten Arealen hin zu ventilierten Lungenbereichen kommt es bei etwa 70 % der ARDS-Patienten zu einer Verbesserung der Oxygenierung. Weiterhin kann hiermit der typischerweise erhöhte pulmonalarterielle Druck gesenkt und so einem Rechtsherzversagen entgegengewirkt werden. Eine Reduktion der Sterblichkeit durch NO-Inhalation konnte allerdings in keiner der zahlreichen klinischen Studien nachgewiesen werden, weshalb diese Therapie in Behandlungszenten nur noch als Rescue- und Bridging-Verfahren eingesetzt wird, bis andere Techniken, wie z. B. die ECMO-Therapie (siehe unten), verfügbar sind.

Neben der routinemäßig durchzuführenden intermittierenden Seitenlagerung aller beatmeten und sedierten Patienten zur Druckulkusprophylaxe und Sekretmobilisation führt die Bauchlagerung von ARDS-Patienten zusätzlich in ebenfalls etwa 70 % der Fälle zu einer Verbesserung des pulmonalen Gasaustausches (Guérin et al. 2020). Mögliche Ursachen hierfür sind eine Homogenisierung des transpulmonalen Druckgradienten mit günstigerer Ventilationsverteilung sowie eine Rekrutierung atelektatischer Lungenareale. In einer randomisierten kontrollierten Studie konnte für den Einsatz der Bauchlage bei ARDS-Patienten eine signifikante Reduktion der Sterblichkeit nachgewiesen werden (Guerin et al. 2013). Die Lagerungstherapie hat seither einen festen Stellenwert im Therapiealgorithmus und sollte bei Wirksamkeit mindestens 16 Stunden pro Tag durchgeführt werden.

Sehr effektive Verfahren zur Verbesserung des Gasaustausches beim ARDS sind extrakorporale Gasaustauschverfahren wie die extrakorporale Membranoxygenierung (ECMO; s. dazu ▶ Kap. 41, „Extrakorporale Verfahren zur Unterstützung bei Lungenversagen"). Trotz des hohen Aufwandes ist diese Technik nicht zuletzt dank der technischen Optimierung innerhalb der letzten Jahrzehnte in spezialisierten Zentren bei moderatem Komplikationsrisiko durchführbar (Combes et al. 2020). Ein Ziel der Behandlung ist dabei die Sicherstellung eines ausreichenden Sauerstoffangebotes bei akut lebensbedrohlicher Hypoxämie, bis eine ursächliche Therapie wie etwa die antimikrobielle Therapie einer Pneumonie zur Verbesserung der Symptomatik des ARDS geführt hat. Zum anderen soll der extrakorporale Gastransfer eine lungenprotektive Beatmung ermöglichen, um einen beatmungsassoziierten Progress des Lungenschadens zu vermeiden. Darum profitieren nur Patienten mit einer prinzipiell reversiblen Erkrankung von dem Verfahren, während ECMO bei allen nicht reversiblen Formen des Lungenversagens kontraindiziert ist, sei es, weil die Lunge an sich irreversibel geschädigt ist oder die zum ARDS führende Grunderkrankung irreversibel ist. Eine Ausnahme bilden hier Situationen, in denen eine Lungentransplantation in Erwägung gezogen wird und die ECMO-Therapie dementsprechend als Bridging Verfahren fungiert.

## Literatur

Aikawa N, Kawasaki Y (2014) Clinical utility of the neutrophil elastase inhibitor sivelestat for the treatment of acute respiratory distress syndrome. Ther Clin Risk Manag 10:621–629. https://doi.org/10.2147/tcrm.s65066

Ashbaugh DG, Bigelow DB, Petty TL et al (2005) Ashbaugh DG, Bigelow DB, Petty TL, Levine BE. Acute respiratory distress in adults. The Lancet, Saturday 12 August 1967. Crit Care Resusc 7:60–61

Barnes T, Zochios V, Parhar K (2018) Re-examining permissive hypercapnia in ARDS: a narrative review. Chest 154:185–195. https://doi.org/10.1016/j.chest.2017.11.010

Bass CM, Sajed DR, Adedipe AA et al (2015) Pulmonary ultrasound and pulse oximetry versus chest radiography and arterial blood gas analysis for the diagnosis of acute respiratory distress syndrome: a pilot study. Crit Care 19:282. https://doi.org/10.1186/s13054-015-0995-5

Blondonnet R, Constantin JM, Sapin V et al (2016) A pathophysiologic approach to biomarkers in acute respiratory distress syndrome. Dis Markers 2016:3501373. https://doi.org/10.1155/2016/3501373

Brochard L, Pham T, Rubenfeld G (2016) Does my patient really have ARDS? Intensive Care Med 42:656–658. https://doi.org/10.1007/s00134-016-4332-5

Brower RG, Matthay MA, Morris A et al (2000) Ventilation with lower tidal volumes as compared with traditional tidal volumes for acute lung injury and the acute respiratory distress syndrome. N Engl J Med 342:1301–1308. https://doi.org/10.1056/nejm200005043421801

Calfee CS, Delucchi KL, Sinha P et al (2018) Acute respiratory distress syndrome subphenotypes and differential response to simvastatin: secondary analysis of a randomised controlled trial. Lancet Respir Med 6:691–698. https://doi.org/10.1016/s2213-2600(18)30177-2

Castillo RL, Carrasco Loza R, Romero-Dapueto C (2015) Pathophysiological approaches of acute respiratory distress syndrome: novel bases for study of lung injury. Open Respir Med J 9:83–91. https://doi.org/10.2174/1874306401509010083

Combes A, Schmidt M, Hodgson CL et al (2020) Extracorporeal life support for adults with acute respiratory distress syndrome. Intensive Care Med 46:2464–2476. https://doi.org/10.1007/s00134-020-06290-1

Dantzker DR, Brook CJ, Dehart P et al (1979) Ventilation-perfusion distributions in the adult respiratory distress syndrome. Am Rev Respir Dis 120:1039–1052. https://doi.org/10.1164/arrd.1979.120.5.1039

Dembinski R (2020) Is it really an acute respiratory distress syndrome?: current definitions, pathophysiology and differentiated diagnoses. Anaesthesist 69:439–450. https://doi.org/10.1007/s00101-020-00789-4

Gattinoni L, Pesenti A (2005) The concept of „baby lung". Intensive Care Med 31:776–784. https://doi.org/10.1007/s00134-005-2627-z

Gattinoni L, Caironi P, Cressoni M et al (2006) Lung recruitment in patients with the acute respiratory distress syndrome. N Engl J Med 354:1775–1786. https://doi.org/10.1056/NEJMoa052052

Gattinoni L, Marini JJ, Pesenti A et al (2016) The „baby lung" became an adult. Intensive Care Med 42:663–673. https://doi.org/10.1007/s00134-015-4200-8

Gattinoni L, Marini JJ, Collino F et al (2017) The future of mechanical ventilation: lessons from the present and the past. Crit Care 21:183. https://doi.org/10.1186/s13054-017-1750-x

Grasso S, Stripoli T, Sacchi M et al (2009) Inhomogeneity of lung parenchyma during the open lung strategy: a computed tomography scan study. Am J Respir Crit Care Med 180:415–423. https://doi.org/10.1164/rccm.200901-0156OC

Guerin C, Reignier J, Richard JC et al (2013) Prone positioning in severe acute respiratory distress syndrome. N Engl J Med 368:2159–2168. https://doi.org/10.1056/NEJMoa1214103

Guérin C, Albert RK, Beitler J et al (2020) Prone position in ARDS patients: why, when, how and for whom. Intensive Care Med 46: 2385–2396. https://doi.org/10.1007/s00134-020-06306-w

Hernandez-Beeftink T, Guillen-Guio B, Villar J et al (2019) Genomics and the acute respiratory distress syndrome: current and future directions. Int J Mol Sci 20. https://doi.org/10.3390/ijms20164004

Hsu CF, Cheng JS, Lin WC et al (2016) Electrical impedance tomography monitoring in acute respiratory distress syndrome patients with mechanical ventilation during prolonged positive end-expiratory pressure adjustments. J Formos Med Assoc 115:195–202. https://doi.org/10.1016/j.jfma.2015.03.001

Huppert LA, Matthay MA, Ware LB (2019) Pathogenesis of acute respiratory distress syndrome. Semin Respir Crit Care Med 40: 31–39. https://doi.org/10.1055/s-0039-1683996

Jabaudon M, Berthelin P, Pranal T et al (2018) Receptor for advanced glycation end-products and ARDS prediction: a multicentre observational study. Sci Rep 8:2603. https://doi.org/10.1038/s41598-018-20994-x

Levy MM, Evans LE, Rhodes A (2018) The surviving sepsis campaign bundle: 2018 update. Intensive Care Med 44:925–928. https://doi.org/10.1007/s00134-018-5085-0

Lewis JF, Jobe AH (1993) Surfactant and the adult respiratory distress syndrome. Am Rev Respir Dis 147:218–233. https://doi.org/10.1164/ajrccm/147.1.218

Livingstone SA, Wildi KS, Dalton HJ et al (2021) Coagulation dysfunction in acute respiratory distress syndrome and its potential impact in inflammatory subphenotypes. Front Med 8:723217. https://doi.org/10.3389/fmed.2021.723217

McAuley DF, Laffey JG, O'Kane CM et al (2014) Simvastatin in the acute respiratory distress syndrome. N Engl J Med 371:1695–1703. https://doi.org/10.1056/NEJMoa1403285

Mekontso Dessap A, Boissier F, Charron C et al (2016) Acute cor pulmonale during protective ventilation for acute respiratory distress syndrome: prevalence, predictors, and clinical impact. Intensive Care Med 42:862–870. https://doi.org/10.1007/s00134-015-4141-2

Millar FR, Summers C, Griffiths MJ et al (2016) The pulmonary endothelium in acute respiratory distress syndrome: insights and therapeutic opportunities. Thorax 71:462–473. https://doi.org/10.1136/thoraxjnl-2015-207461

Mongodi S, Bouhemad B, Iotti GA et al (2016) An ultrasonographic sign of intrapulmonary shunt. Intensive Care Med 42:912–913. https://doi.org/10.1007/s00134-015-4169-3

Monsalve-Naharro J, Domingo-Chiva E, García Castillo S et al (2017) Inhaled nitric oxide in adult patients with acute respiratory distress syndrome. Farm Hosp 41:292–312. https://doi.org/10.7399/fh.2017.41.2.10533

Papazian L, Calfee CS, Chiumello D et al (2016) Diagnostic workup for ARDS patients. Intensive Care Med 42:674–685. https://doi.org/10.1007/s00134-016-4324-5

Peck TJ, Hibbert KA (2019) Recent advances in the understanding and management of ARDS. F1000Research 8. https://doi.org/10.12688/f1000research.20411.1

Pelosi P, D'Andrea L, Vitale G et al (1994) Vertical gradient of regional lung inflation in adult respiratory distress syndrome. Am J Respir Crit Care Med 149:8–13. https://doi.org/10.1164/ajrccm.149.1.8111603

Pesenti A, Musch G, Lichtenstein D et al (2016) Imaging in acute respiratory distress syndrome. Intensive Care Med 42:686–698. https://doi.org/10.1007/s00134-016-4328-1

Ranieri VM, Rubenfeld GD, Thompson BT et al (2012) Acute respiratory distress syndrome: the Berlin Definition. JAMA 307: 2526–2533. https://doi.org/10.1001/jama.2012.5669

Reilly JP, Calfee CS, Christie JD (2019) Acute respiratory distress syndrome phenotypes. Semin Respir Crit Care Med 40:19–30. https://doi.org/10.1055/s-0039-1684049

Rice WG, Weiss SJ (1990) Regulation of proteolysis at the neutrophil-substrate interface by secretory leukoprotease inhibitor. Science (New York, NY) 249:178–181

Tagami T, Ong MEH (2018) Extravascular lung water measurements in acute respiratory distress syndrome: why, how, and when? Curr Opin Crit Care 24:209–215. https://doi.org/10.1097/mcc.0000000000000503

Umbrello M, Formenti P, Bolgiaghi L et al (2016) Current concepts of ARDS: a narrative review. Int J Mol Sci 18:64. https://doi.org/10.3390/ijms18010064

Vieillard-Baron A, Matthay M, Teboul JL et al (2016) Experts' opinion on management of hemodynamics in ARDS patients: focus on the effects of mechanical ventilation. Intensive Care Med 42:739–749. https://doi.org/10.1007/s00134-016-4326-3

Villar J, Blanco J, Añón JM et al (2011) The ALIEN study: incidence and outcome of acute respiratory distress syndrome in the era of lung protective ventilation. Intensive Care Med 37:1932–1941. https://doi.org/10.1007/s00134-011-2380-4

Vlaar APJ, Toy P, Fung M et al (2019) A consensus redefinition of transfusion-related acute lung injury. Transfusion 59:2465–2476. https://doi.org/10.1111/trf.15311

Wang T, Zhu Z, Liu Z et al (2017) Plasma neutrophil elastase and elafin as prognostic biomarker for acute respiratory distress syndrome: a multicenter survival and longitudinal prospective observation study. Shock (Augusta, GA) 48:168–174. https://doi.org/10.1097/shk.0000000000000845

Ware LB, Calfee CS (2016) Biomarkers of ARDS: what's new? Intensive Care Med 42:797–799. https://doi.org/10.1007/s00134-015-3973-0

Ware LB, Zhao Z, Koyama T et al (2017) Derivation and validation of a two-biomarker panel for diagnosis of ARDS in patients with severe traumatic injuries. Trauma Surg Acute Care Open 2:e000121. https://doi.org/10.1136/tsaco-2017-000121

Wiedemann HP, Wheeler AP, Bernard GR et al (2006) Comparison of two fluid-management strategies in acute lung injury. N Engl J Med 354:2564–2575. https://doi.org/10.1056/NEJMoa062200

Xu Z, Wu GM, Li Q et al (2018) Predictive value of combined LIPS and ANG-2 level in critically ill patients with ARDS risk factors. Mediat Inflamm 2018:1739615. https://doi.org/10.1155/2018/1739615

Zochios V, Parhar K, Tunnicliffe W et al (2017) The right ventricle in ARDS. Chest 152:181–193. https://doi.org/10.1016/j.chest.2017.02.019

# Intensivtherapie bei COPD und Asthma bronchiale

Robert Bals, Bernd Schönhofer und Christian Taube

## Inhalt

1 Hintergrund .................................................................. 1047
2 Epidemiologie und Definitionen von Asthma bronchiale und COPD .......................... 1047
3 Diagnostik und Monitoring ........................................................... 1049
4 Verlauf und Prognose ................................................................ 1049
5 Kriterien zur Aufnahme ins Krankenhaus und auf die Intensivstation ................... 1050
6 Therapie ............................................................................ 1050
6.1 Therapiemaßnahmen der schweren AEAB beim Erwachsenen ................................. 1051
6.2 Medikamentöse Behandlung einer COPD-Exazerbation ...................................... 1054
6.3 Nichtpharmakologische Therapie ....................................................... 1055
6.4 Adjunktive Therapiemaßnahmen ......................................................... 1058
7 Entlassungskriterien ................................................................ 1058
Literatur .............................................................................. 1058

## 1 Hintergrund

Asthma bronchiale und COPD sind obstruktive Atemwegserkrankungen, die einige Gemeinsamkeiten, aber auch Unterschiede aufweisen (Tab. 1). Asthma bronchiale kann bereits im frühen Kindesalter auftreten, wohingegen die COPD eine Erkrankung des Erwachsenen ist und jenseits des 60. Lebensjahres den Altersgipfel hat. In den meisten Fällen wird die COPD durch aktives oder passives Rauchen verursacht.

R. Bals (✉)
Klinik für Innere Medizin V, Universitaetsklinikum des Saarlandes, Homburg/Saar, Deutschland
E-Mail: robert.bals@uks.eu

B. Schönhofer
Klinik für Innere Medizin, Pneumologie und Intensivmedizin; Evangelisches Klinikum Bethel, Universitätsklinikum Ostwestphalen Lippe (OWL) der Universität Bielefeld, Bielefeld, Deutschland

C. Taube
Klinik für Pneumologie, Universitätsmedizin Essen – Ruhrlandklinik, Essen, Deutschland
E-Mail: Christian.Taube@rlk.uk-essen.de

## 2 Epidemiologie und Definitionen von Asthma bronchiale und COPD

*Asthma bronchiale*
Das Asthma bronchiale ist eine Atemwegserkrankung mit bronchialer Hyperreagibilität sowie variabler Atemwegsobstruktion (GINA 2021). Es werden verschiedene klinische Erscheinungsformen (Phänotypen) beschrieben. Dabei erfolgt die Unterscheidung insbesondere in Bezug auf eine mögliche Sensibilisierung und Allergie und in Bezug auf die nachweisbare Entzündungsreaktion. Das allergische Asthma oder das Asthma mit eosinophiler Entzündung basieren auf einer Fehlregulation der adaptiven Immunologie mit Überwiegen der ... Eine T2 Immunantwort ist durch die eine Erhöhung der Zytokine Interleukin (IL)-4, IL-5 und IL-13 charakterisiert. Das allergische Asthma wird auch als extrinsisches Asthma bezeichnet und ist mit einer Typ-I-Allergie und erhöhten IgE-Spiegeln assoziiert. Der Phänotyp des intrinsischen Asthmas umfasst oft Personen älter als 40 Jahre ohne Allergien und mit einer eosinophilen Entzündungsreaktion.

**Tab. 1** Differenzialdiagnose von Asthma versus COPD

| Merkmal | Asthma | COPD |
|---|---|---|
| Alter bei Erstdiagnose | Variabel; häufig: Kindheit, Jugend | Meist 6. Lebensjahrzehnt |
| Tabakrauchen | Kein direkter Kausalzusammenhang; Verschlechterung durch Tabakrauchen ist möglich | Direkter Kausalzusammenhang |
| Hauptbeschwerden | Anfallsartig auftretende Atemnot | Atemnot bei Belastung |
| Verlauf | Variabel, episodisch | Progredient |
| Allergie | Häufig | Selten |
| Obstruktion | Variabel | Persistierend |
| Reversibilität der Obstruktion | > 20 % $FEV_1$ | < 15 % $FEV_1$ |
| Bronchiale Hyperreaktivität | Regelhaft vorhanden | Gelegentlich |
| Ansprechen auf Kortison | Regelhaft vorhanden | Gelegentlich |

Der Schwerpunkt der Ausführungen dieses Kapitels liegt auf der Erwachsenenmedizin; nur einige Aspekte der Pädiatrie werden aufgeführt

Das Asthma ist eine häufige Erkrankung im Kindes- und jungen Erwachsenenalters, tritt aber auch bei ca. 5 % der erwachsenen Bevölkerung auf. Die Prävalenz des Asthmas hat in den vergangenen Jahrzehnten in vielen Ländern zugenommen und steigt weiterhin weltweit an. Die Einteilung des Asthma bronchiale erfolgt nach dem Grad der Kontrolle und es wir in „kontrolliertes", „teilweise kontrolliertes" und „unkontrolliertes" Asthma unterschieden werden. Der Grad der Kontrolle wird dabei durch einfach zu erfragende Charakteristika wie Symptome am Tag, Symptome in der Nacht, Einschränkung der Belastungsfähigkeit und Verwendung von Bedarfsmedikation ermittelt (GINA 2021).

Ein akuter Asthmaanfall (akute Exazerbation, AEAB) wird oft durch akute virale oder bakterielle Infekte der Atemwege oder durch die Exposition gegenüber Allergenen, Umweltverschmutzung oder ungenügende anti-inflammatorische Therapie ausgelöst. Die internationalen Leitlinien teilen dabei den Schweregrad der Exazerbation in mild, moderat, schwergradig und lebensbedrohlich ein (GINA 2021).

Kriterien für einen schweren Asthmaanfall sind
Starke Symptome

- PEF < 50 % PBW
- Sprech-Dyspnoe (Sprechen von lediglich Satzteilen oder Worten in einem Atemzug)
- Atemfrequenz ≥ 25/min
- Herzfrequenz ≥ 110/min

Kriterien für einen Lebensbedrohlichen Anfall sind

- kein Atemgeräusch („stille Lunge")
- atemerleichternde Stellung, Zyanose
- frustrane Atemarbeit/flache Atmung
- Erschöpfung, Konfusion, Bradykardie, Blutdruckabfall
- Peak flow < 33 % PBW
- $S_aO_2$ < 92 %
- $P_aCO_2$ normal oder > 45 mmHg

### COPD

Die COPD ist eine chronische Erkrankung, die durch die Inhalation von Schadsubstanzen verursacht wird und durch eine wenig reversible Atemwegsobstruktion gekennzeichnet ist. Die COPD besteht im Wesentlichen aus zwei morphologisch-pathophysiologische Komponenten, zum einen der chronisch obstruktive Bronchitis, zum anderen dem Emphysem. Die COPD besitzt viele extrapulmonale Manifestationen (Muskelschwäche, systemische Entzündung) und ist oft mit anderen Erkrankungen des älteren Patienten assoziiert (kardiovaskuläre Komorbiditäten, Lungenkrebs) (GOLD Leitlinie, https://goldcopd.org/2021-gold-reports).

Nach aktuellen epidemiologischen Daten liegt die Inzidenz für COPD je nach Betrachtungsweise zwischen 8 und 15 %. Ungefähr 20 % aller Raucher entwickeln eine COPD, ohne dass bisher klar ist, welche Suszeptibilitätsfaktoren zugrunde liegen. Weltweit ist die COPD derzeit die dritt- bis vierthäufigste Todesursache.

Die stabile COPD wird nach Parametern der Lungenfunktion in verschiedene spirometrische Schweregrade I-IV eingeteilt. In der GOLD-Leitlinie (GOLD Leitlinie, https://goldcopd.org/2021-gold-reports) werden auch die Zahl der Exazerbationen in den letzten 12 Monaten und die Symptomatik des Patienten miteinbezogen, um eine Eingruppierung in die Klassen A–D zu erreichen.

Einer Akuten Exazerbation einer COPD (AECOPD) liegt eine Entzündung der Atemwege bzw. der Lunge zugrunde, die meist durch eine Infektion ausgelöst wird. Die Definition ist klinisch und bezeichnet die AECOPD als einer akute

**Tab. 2** Einteilung der akuten Exazerbationen der COPD nach Anthonisen

| Typ | Kennzeichen | |
|---|---|---|
| I | Vorliegen aller 3 Parameter: | – Zunahme von Luftnot oder Brustenge<br>– erhöhtes Sputumvolumen<br>– vermehrte Sputumpurulenz |
| II | Vorliegen von 2 der 3 oben genannten Parameter | |
| III | von 1 der 3 oben genannten Parameter und mindestens 1 zusätzliches Symptom: | – Hinweis auf eine Infektion der oberen Luftwege (Schluckbeschwerden, Schnupfen)<br>– erhöhte Körpertemperatur<br>– Zunahme der Bronchospastik, Husten oder Zunahme der Atemfrequenz über 20 % vom Ausgangswert |

(mindestens zwei Tage anhaltenden) Verschlechterung der respiratorischen Symptomatik, die mit einer Intensivierung der Therapie einhergeht. Zur Klassifizierung wird oft die Einteilung nach Anthonisen et al. angewendet (Tab. 2).

Eine weitere klinisch orientierte Klassifikation unterscheidet die AECOPD nach Stockley in 2 Typen:

- Typ I: Zunahme der Dyspnoe, ggf. auch der Sputummenge.
- Typ II: Zunahme der Dyspnoe, ggf. auch der Sputummenge und Vorliegen eines eitrigen Sputums.

Eine Schweregradeinteilung nach GOLD erfolgt nach der Inanspruchnahme von Gesundheitsleistungen:

i) Leichte Exazerbation: vom Patienten selbst behandelt, meist nur kurzwirksame Bronchodilatoren,
ii) Mittelschere Exazerbation: Steroid und/oder Antibiotigabe durch einen Arzt
iii) Schwere Exazerbation: Stationäre Behandlung

Sowohl eine Exazerbation also auch die kontinuierliche Verschlechterung einer ansonsten stabilen COPD können zum ventilatorischen Versagen führen, im Wesentlichen infolge der Erschöpfung der Atemmuskulatur. Hieraus resultieren die respiratorische Azidose infolge Hyperkapnie sowie eine Hypoxämie.

***Faktoren, die zum ventilatorischen Versagen führen***
- Hohe Belastung der Atempumpe
  - Massive Atemwegsobstruktion (d. h. erhöhter Atemwegswiderstand)
  - Erhöhter Atemantrieb
  - Verkürzte Inspiration
  - Hypersekretion
  - „Intrinsic positive endexpiratory pressure" (PEEPi)
- Reduzierte Kapazität der Atempumpe
  - Dynamische Lungenüberblähung
  - Abflachung des Zwerchfells

## 3 Diagnostik und Monitoring

Gerade unter intensivmedizinischer Betrachtung ist es wichtig, zur Erkennung der akuten Atemwegsobstruktion über eine einfache, aber aussagekräftige Diagnostik und das adäquate Monitoring zur verfügen. Im Wesentlichen gehören hierzu die Erfassung der klinischen Symptome, die Lungenfunktion, die Blutgasanalyse und die Pulsoxymetrie. Bei akuter Exazerbationen kann in den meisten Fällen keine Lungenfunktion durchgeführt werden. Ein wichtiger Hinweis auf das Vorliegen eines Asthmas oder einer COPD liefert die Vorgeschichte. In Tab. 3 sind diese Aspekte und deren Aussagefähigkeit zur Beurteilung des Schweregrades von AECOPD oder AEAB tabellarisch aufgeführt.

Weiterhin besteht oft ein entzündlich-infektiöses Krankheitsbild, so dass hier die Diagnose- und Therapieprinzipen der Pneumonie bzw. der Sepsis mitbedacht werden müssen: Identifikation des Erregers, Beurteilung der Hämodynamik, kalkulierte Antibiotikatherapie und Steuerung der Hämodynamik. Die Laboruntersuchung schließt neben allgemeinen Parametern (Blutbild, Niere, Leber, Gerinnung, Myokard) auch Entzündungsbiomarker (CRP, ggf. Procalcitonin) und Messwerte zum Ausschluss von Differentialdiagnosen (Lungenembolie, D-Dimere; Myokardischämie/Herzinsuffizient, CK/MB, Troponin, pro-BNP) mit ein. Bei Infektzeichen sind auch eine mikrobiologische Untersuchung des Sputums und Blutkulturen durchzuführen (zeitnah ohne Verzögerung der Antibiose).

Ein Röntgen des Thorax in zwei Ebenen dient auch dem Ausschluss einer Pneumonie oder anderen Diagnose (z. B. Pneumothorax), ggf. ist bei diagnostischer Unsicherheit eine CT des Thorax mit Kontrastmittel sinnvoll.

Gerade eine AECOPD ist oft eine Ausschlussdiagnose, bei der typische Differentialdiagnosen bedacht werden müssen (Myokardischämie, Herzinsuffizienz, Pneumothorax, Pneumonie, COVID-19).

## 4 Verlauf und Prognose

Patienten mit AECOPD haben eine ungünstige Prognose. Die Krankenhaussterblichkeit von Patienten mit einer schweren AECOPD liegt zwischen 3 und 10 %. Unabhängige Prädiktoren für eine erhöhte Mortalität sind die Langzeitgabe von oralen Kortikosteroiden, pathologische Blutgase, hohes Lebensalter, niedrigeres Albumin, niedriger Body-Mass-Index (BMI), kurzer zeitlicher Abstand zur letzten Hospitalisation.

**Tab. 3** Klinische und Funktionsdiagnostik

| Variable/Messmethode/Symptome | Hinweis auf schwere Atemwegsobstruktion |
|---|---|
| Dyspnoe | In Ruhe |
| Sprache | Nur noch einzelne Worte |
| Vigilanz | Agitation |
| Atemfrequenz | > 30/min |
| Herzfrequenz | > 120/min |
| Pulsus paradoxus | Ja |
| Einsatz der Atemhilfsmuskulatur | Ja |
| Auskultation | Giemen und Pfeifen (Cave: „silent chest") |
| Spirometrie (PEF oder $FEV_1$) | < 50 l/min oder < 50 % vom Soll |
| BGA | |
| $p_aO_2$ | < 60 mm Hg |
| $p_aCO_2$ | > 45 mm Hg |
| pH-Wert | < 7,3 |
| $S_aO_2$ (Pulsoxymetrie) | < 90 % |

$p_aCO_2$ = arterieller Kohlendioxidpartialdruck; $p_aO_2$ = arterieller Sauerstoffpartialdruck; PEF = „peak expiratory flow"; $S_aO_2$ = Sauerstoffsättigung

Auch wenn die absolute Anzahl der gefährdeten Patienten deutlich niedriger liegt, sind die Prädiktoren für eine eingeschränkte Prognose beim AEAB ähnlich. Asthmapatienten mit folgenden Charakteristika weisen eine deutlich gesteigerte Mortalitätsrate auf: wiederholte schwere Exazerbationen, frühere asthmabedingte Hospitalisation oder ambulante Notfallsituationen, Anwendung von > 2 Patronen β$_2$-Mimetika monatlich, Anwendung systemischer Kortikosteroide, Komorbidität (z. B. kardiovaskuläre Erkrankungen), schwere psychiatrische oder psychosoziale Störungen und niedriger sozioökonomischer Status.

Unter dem Aspekt der zeitlichen Dynamik kann der Beginn einer AECOP variieren. Auch bei der AEAB ist es klinisch sinnvoll, zwischen langsamem und schnellem Verlauf der Erkrankung zu unterscheiden. Mehr Details hierzu sind in Tab. 4 aufgeführt.

## 5 Kriterien zur Aufnahme ins Krankenhaus und auf die Intensivstation

Bei schwergradigen Exazerbationen beider Grunderkrankungen ist es von entscheidender Bedeutung, gefährdete Patienten frühzeitig zu erkennen und ggf. ins Krankenhaus bzw. in die Intensivstation einzuweisen.

### Kriterien zur stationären Aufnahme
**Anamnese:**

- Rasche und deutliche Zunahme von Symptomen
- Unfähigkeit zur Verrichtung gewöhnlicher Aktivitäten
- Oftmals vorbekannte schwere COPD mit $FEV_1$ < 1/l oder < 30 % Soll, gehäufte Exazerbationsrate, ggf. Langzeitsauerstofftherapie

**Komorbidität:**

- Hohes Alter
- Schwere chronische Erkrankungen

**Symptome:**

- Fehlendes Ansprechen auf eine ambulante Therapie
- Unzureichende häusliche Versorgung
- Dyspnoe bereits bei leichter Belastung oder in Ruhe
- neu aufgetretene Lippenzyanose
- neu aufgetretene beeinträchtigte Wahrnehmung, Schläfrigkeit
- neue Rechtsherzdekompensation mit peripherem Ödem
- neu aufgetretene Arrhythmien
- Pulsoxymetrie, BGA:
  - evtl. $S_aO_2$ < 90 %
  - $p_aO_2$ < 60 mm Hg

### Kriterien zur Aufnahme auf die Intensivstation
- Verschlechterung der PEF-Werte trotz Therapie (bei Asthma bronchiale)
- Schwerste Dyspnoe
- Orthopnoe trotz eingeleiteter Therapie
- Verwirrtheit, Lethargie
- Muskuläre Erschöpfung
- Persistierende oder zunehmende Hypoxämie
- Hyperkapnie
- Fallender arterieller pH-Wert (respiratorische Azidose)
- Koma oder Atemstillstand
- Notwendigkeit der Beatmungstherapie oder Kreislaufunterstützung

## 6 Therapie

### Leitlinien, die als Grundlage für die Darstellungen zur Therapie in diesem Kapitel dienen
- Guideline der Global Initiative for Asthma (GINA) [http://www.ginasthma.org] (2021)
- S2-Leitlinie zur Diagnostik und Therapie von Patienten mit Asthma, herausgegeben von der Deutschen Atemwegsliga

**Tab. 4** Hauptcharakteristiken bei Patienten mit Asthmaanfall der langsamen bzw. schnellen Verlaufsform

| Variable/Parameter | Langsamer Verlauf | Schneller Verlauf |
|---|---|---|
| Zeitverlauf | Progressive Exazerbation > 6 h (üblicherweise über Tage oder Wochen) | Akut exazerbierend, < 6 h |
| Häufigkeit | 80–90 % | 10–20 % |
| Geschlecht | Überwiegend weiblich | Überwiegend männlich |
| Triggerfaktoren | Überwiegend Infektionen der oberen Luftwege | Überwiegend Allergene, körperliche Belastung oder psychosozialer Stress |
| Schweregrad der Obstruktion | Mittel | Hoch |
| Ansprechen auf Therapie | Langsames Ansprechen auf Behandlung, hohe Hospitalisierungsrate | Schnelles Ansprechen auf Behandlung, geringe Hospitalisierungsrate |
| Dominierender pathophysiologischer Mechanismus | Inflammatorisch | Bronchospasmus |

und der Deutschen Gesellschaft für Pneumologie und Beatmungsmedizin (Buhl et al. 2021)
Guideline der Global Initiative for Chronic Obstructive Lung Disease (GOLD) [http://www.gold.copd.org] (2021)
- Leitlinie der Deutschen Atemwegsliga und der Deutschen Gesellschaft für Pneumologie und Beatmungsmedizin zur Diagnostik und Therapie von Patienten mit chronisch obstruktiver Bronchitis und Lungenemphysem (Vogelmeier et al. 2018)
 S3 Leitlinie: Sauerstoff in der Akuttherapie beim Erwachsenen (Gottlieb et al. 2021)
 S3-Leitlinie: Nichtinvasive Beatmung als Therapie der akuten respiratorischen Insuffizienz (Westhoff et al., Anmerkung: nicht aktualisiert, wird zur Zeit (9/2021) überarbeitet) (Westhoff et al. 2015)
 S3-Leitlinie – Invasive Beatmung und Einsatz extrakorporaler Verfahren bei akuter respiratorischer Insuffizienz (Adamzik et al. 2021; Clinical guideline for treating acute respiratory insufficiency 2021)

Die Therapieprinzipien sind bei beiden Erkrankungen ähnlich und bestehen aus der Intensivierung der antiobstruktiven Therapie, der Gabe von Antibiotika bei Hinweisen auf einen bakteriellen Infekt und der Gabe von Glukokortikoiden. Die inhalativen Medikamente umfassen Beta2-Sympathomimetika (beta-Agonisten; kurzwirksam, SABA; langwirksam, LABA), Anticholinergika (kurzwirksam, SAMA; langwirksam, LAMA) und inhalative Steroide (ICS). Weiterhin wird eine respiratorische Insuffizienz durch Sauerstoffgabe, high-flow Sauerstoffgabe, nichtinvasive Beatmung (NIV), invasive Beatmung oder extrakorporalen Lungenersatz (ECMO) behandelt.

## 6.1 Therapiemaßnahmen der schweren AEAB beim Erwachsenen

> Die grundlegenden Therapiemaßnahmen eines Asthmaanfalls bestehen in der wiederholten inhalativen Gabe von SABA und SAMA, der frühen Gabe systemischer Glukokortikosteroide und der Sauerstoffgabe.

Wichtig sind insbesondere kurzfristige Kontrollen, ob die bereits getroffenen Maßnahmen zu einer klinischen Verbesserung führen oder ob die Therapie erweitert werden muss. Die Notfallversorgung des schweren Asthmaanfalls entsprechend den Leitlinien von GINA und DGP ist in einer Übersicht und einem vereinfachten Algorithmus (Abb. 1) dargestellt.

**Erstversorgung – ggf. präklinisch**
- 2–4 l O$_2$/min über eine Nasensonde (Ziel: S$_a$O$_2$ 92–95 %)
- 2–4 Hübe eines kurzwirksamen Beta-2-Sympathomimetikums (Dosieraerosol, ggf. mit Spacer)
- 50–100 mg Prednisolon-Äquivalent oral oder i. v.
- Ipratropiumbromid 0,5 mg durch Vernebler oder 4 Hübe (= 80 µg) aus einem Dosieraerosol
- Selbsthilfetechniken zur Atemerleichterung

Bei Hinweise für einen lebensbedrohlichen Anfall
2–4 l O$_2$/min über eine Nasensonde (Ziel: S$_a$O$_2$ 92–95 %)
Cave: Hyperkapnie!

- 2–4 Hübe eines kurzwirksamen Beta-2-Sympathomimetikums, ggf. nach 10–15 Minuten wiederholen (max. alle 10 Minuten), oder 10–20 Tropfen in 1 ml NaCl über Vernebler alle 20 Minuten, ggf. zusätzlich Ipratropiumbromid-Vernebelung (z. B. 0,5 mg bzw. 4 Hübe à 20 µg aus Dosieraerosol alle 30–60 Minuten) [344, 345].
- Beta-2-Sympathomimetika sollten nur noch beingeseei Patienten werden, bei denen eine inhalative Gabe dieser Substanzgruppe nicht realisierbar ist, dann z. B. Terbutalin 0,25–0,5 mg subkutan alle 4 Stunden, oder Reproterol 0,09 mg langsam intravenös (Wiederholung nach 10 Minuten möglich) bzw. 0,018–0,09 mg/Stunde (= 5 Ampullen Reproterol auf 50 ml, Perfusor auf 2–10 ml/Stunde einstellen).
- 1–2 mg/kg Körpergewicht Prednisolon-Äquivalent (oral, intravenös oder bei Kleinkindern rektal), z. B. bei Erwachsenen 50–100 mg intravenös alle 4–6 Stunden
- Magnesiumsulfat 2 g/20 Minuten intravenös [346]

**Abb. 1** Algorithmus zur Therapie des schweren Asthmaanfalls. (Nach den Leitlinien der NVL Asthma)

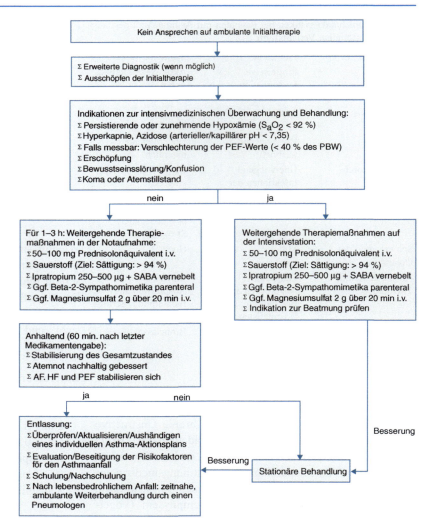

- Ausgleich einer metabolischen Azidose mit Bicarbonat bei pH < 7,2
- atemerleichternde Lagerung bzw. Körperposition
- Selbsthilfetechniken zur Atemerleichterung

Transport ins Krankenhaus mit Arztbegleitung
**Erstversorgung im Krankenhaus**

- Diagnostische Maßnahmen (BGA, Thoraxröntgenaufnahme, Blutabnahme, EKG)
- Fortsetzen der Gabe von Sauerstoff (Ziel für die Sauerstoffsättigung 94–98 %) und inhalativer Bronchodilatatoren
- evtl. $\beta_2$-Agonisten parenteral (Einschränkungen > Text)
- 50–100 mg Prednisolon-Äquivalent i.v., alle 4–6 h
- Indikation zur Intensivtherapie und Beatmung prüfen

**Glukokortikosteroide** beschleunigen die Abheilung der Exazerbation und werden bei allen Schweregraden des AEAB **empfohlen**. Ein schwerer AEAB sollte mit systemischen Glukokortikosteroiden behandelt werden, die oral oder intravenös gegeben werden können. Der intravenöse Zugang sollte bei Patienten bevorzugt werden, die nicht schlucken können, oder wenn die Resorption vermindert sein kann. Eine Dosis von 60–80 mg Methylprednisolon oder 300–400 mg Hydrokortison pro Tag ist ausreichend für hospitalisierte Patienten.

Es ist nicht geklärt, wie lange systemische Glukokortikosteroide gegeben werden sollten. Für Erwachsene wird eine Dauer von 10–14 Tage angegeben, für Kinder 3–5 Tage. Es existieren auch keine wissenschaftlichen Daten, die zeigen, dass nach der Kurzzeittherapie die schrittweise Reduktion der Dosis („Ausschleichen") erforderlich ist. Nach klinischer Erfahrung ist nach Besserung der Akutsymptomatik das komplette Absetzen ohne Ausschleichen der Steroidtherapie problemlos möglich.

Inhalierte Glukokortikosteroide sind als Bestandteil eines bereits etablierten Therapieprogramms effektiv. Einige

Studien zeigen, dass bei Patienten, die keine oralen Glukokortikosteroide einnehmen können oder wollen, durch hohe Dosen inhalativer Glukokortikosteroide ähnliche Effekte erreichbar ist.

### 6.1.1 Bronchodilatatoren bei Asthma bronchiale

Inhalativ applizierte **kurzwirksame β₂-Agonisten (SABA)** sind die 1. Wahl der bronchodilatatorischen Therapie. Die Applikation kann über unterschiedliche Systeme erfolgen: Vernebelung, Pulverinhalatoren oder Dosieraerosole („metered dose inhaler") mit einem Spacer. Das optimale Atemmanöver ist für die bronchiale Wirkstoffdeposition entscheidend. Das bedeutet

- für Dosieraerosol: langsame tiefe Inspiration (ein Anhalten des Atmens ist bei β₂-Mimetika nicht erforderlich, da die trockenen Partikel schnell im Bronchialsystem an Größe zunehmen und damit praktisch alle deponieren),
- für Pulverinhalator: rasche tiefe Inspiration,
- für Vernebler: langsame tiefe Inspiration, möglichst mit kurzer Pause.

Die Anwendung von Dosieraerosolen mit Spacer führt in einigen Studien zum Effekt der Verneblungssysteme. Die Studienlage erlaubt keine sichere Empfehlung zu den Pulverinhalationssystemen beim akuten Asthmaanfall, da meist der Inspirationsfluss zu niedrig ist. Im Vergleich zu den beiden anderen Applikationsformen ist die Vernebelung des Medikamentes bei Kindern zu bevorzugen.

Die klinische Erfahrung zeigt, dass eine AEAB durch inhalative Applikation unter Kontrolle gebracht und auf die Gabe systemisch wirksamer Medikamente verzichtet werden kann. Der langwirksame β₂-Agonist Formoterol, der ebenfalls einen schnellen Wirkungsbeginn aufweist, hat eine vergleichbare Wirkung wie kurzwirksame β₂-Agonisten ohne vermehrte Nebenwirkungen. Bereits durch die Inhalation von β₂-Agonisten kommt es zur signifikanten Steigerung der Herzfrequenz. Um v. a. kardiale Nebenwirkungen zu vermeiden, sollte die parenterale Gabe von β₂-Agonisten nur noch bei Patienten eingesetzt werden, bei denen eine inhalative Gabe dieser Substanzgruppe nicht möglich ist. Bei invasiver Beatmung ist alternativ zur Inhalation auch eine Instillation via Tubus möglich.

Die Gabe von **Epinephrin (Adrenalin)** als subkutane, intramuskuläre oder intravenöse Injektion wird zur Behandlung einer Anaphylaxie oder eines Angioödems empfohlen, spielt beim Asthma aber keine Rolle. Über eine inhalative Gabe beim Asthma existieren keine ausreichenden Daten, um eine klare Empfehlung abgeben zu können.

Die Kombination aus einem inhalativen β₂-Agonisten mit einem **Anticholinergikum** (Ipratropium) kann bezüglich der Bronchodilatation additiv wirken. Generell wird die Zugabe von Ipratropium empfohlen, wenn die Gabe eines schnellwirksamen β₂-Agonisten nicht zum Erfolg führt.

Auch **Methylxanthine (Theophylin)** haben eine bronchodilatatorische Wirkung, die derjenigen inhalativer β₂-Agonisten allerdings nicht äquivalent ist. Ihre Anwendung geht jedoch mit relevanten Nebenwirkungen einher (z. B. Tachykardie und Krampfanfälle) und ist im Vergleich zu den genannten Bronchodilatatoren wenig effektiv.

Daher sollte nur bei Patienten mit lebensbedrohlichem Asthma und fehlender Besserung auf die initiale Therapie eine Theophylinbehandlung als Einzelfallentscheidung gegeben werden. Die Dosis beträgt: initial 5 mg/kg Körpergewicht (KG) als Kurzinfusion; Erhaltungsdosis 0,5–0,7 mg/kg/KG/h. Sollte der Patient bereits Theophylin erhalten haben ist eine Bestimmung der Serumkonzentration notwendig, um eine Intoxikation zu vermeiden.

**Magnesium** wird als einmalige Infusion von 2 g über 20 min verabreicht. Obwohl Studien zeigen, dass bestimmte Patientengruppen (z. B. Patienten mit $FEV_1$ 25–30 % des Solls, Erwachsene und Kinder, die nicht auf die Initialtherapie ansprechen, Kinder, deren $FEV_1$ unter Therapie nicht auf > 60 % des Solls ansteigt) von einer Magnesiumgabe profitieren können, ist diese Substanz in aktuellen Leitlinien bisher nicht für die routinemäßige Gabe empfohlen.

Die Exazerbation eines Asthma bronchiale kann, muss aber nicht zwingend durch eine bakterielle Infektion verursacht werden. Bei Zeichen eines bakteriellen Infektes (d. h. Verfärbung des Bronchialsekretes, laborchemischer Nachweis der Inflammation wie z. B. Procalcitonin) sollte **antibiotisch** behandelt werden. Auch wenn die oben genannten Leitlinien nicht spezifisch auf die Art der Antibiotikatherapie eingehen, liegt es nahe, sich an den Leitlinien zur Behandlung ambulant erworbener Pneumonien zu orientieren.

**Leukotrienrezeptorantagonisten** sind eine etablierte therapeutische Option bei der Behandlung des chronischen Asthmas, ihre Bedeutung beim Asthmaanfall ist allerdings unklar. Nur eine Studie zeigte eine Verbesserung der $FEV_1$ nach Gabe von Montelukast beim AEAB.

### 6.1.2 Asthma in der Schwangerschaft

Um die Entwicklung des Embryos bzw. Fetus nicht zu gefährden, sollte die inhalative Basistherapie mit regelmäßiger Applikation von Glukokortikosteroiden und bedarfsweise β₂-Agonisten in der Schwangerschaft nicht geändert werden. Die Therapie einer AEAB erfolgt ebenfalls wie bei nicht schwangeren Frauen. Diese Behandlung sollte stationär durchgeführt werden. Insbesondere ist auf eine ausreichende Oxygenierung zu achten.

### 6.1.3 Sonstiges

Die Gabe von **Sedativa** sollte sehr zurückhaltend gehandhabt werden. Es wurde gezeigt, dass die Gabe dieser Medikamente mit einer erhöhten Rate an Todesfällen durch Asthma einhergeht. Daher werden Sedativa in den Leitlinien sogar als kontraindiziert betrachtet. Dennoch zeigt die klinische Praxis, dass sich durch die i.v. Gabe von Morphinen in der Hand des erfahrenen Intensivmediziners auch extreme Dyspnoe und Agitation im Einzelfall bessern und so evtl. die Intubation und die assoziierten Komplikationen verhindern lassen. Auch ohne Gefahr einer bedrohlichen Hypoventilation führt die langsame Gabe von Morphin zur Abnahme des Atemantriebs und der Atemfrequenz und damit verbunden zur Besserung der Atemmechanik (u. a. infolge Verlängerung des Exspiriums und Abnahme des intrinsischen PEEP) und des subjektiven Befindens.

Steht die Hypersekretion beim Asthma bronchiale im Vordergrund, kann der endoskopisch versierte Intensivmediziner durchaus beim spontan atmenden und nur flach sedierten Patienten unter Monitoring der Vitalfunktionen und Intubationsbereitschaft eine Bronchoskopie zur Sekretentfernung durchführen.

## 6.2 Medikamentöse Behandlung einer COPD-Exazerbation

Bei der Pharmakotherapie der AECOPD kommen im Wesentlichen die gleichen Medikamentengruppen wie bei der AEAB zum Einsatz:

**Glukokortikosteroide** können oral oder intravenös verabreicht werden. Sie verkürzen die Genesungszeit und führen zu einer schnelleren Verbesserung der Lungenfunktion. 40–50 mg Prednosolonäquivalent pro Tage werden für fünf Tage gegeben. Dann sollten die Glukokortikoide auch bei der AECOPD komplett abgesetzt werden. In Einzelfällen ist eine längere Gabe sinnvoll, eine Dauertherapie sollte wegen des umfangreichen Nebenwirkungsprofils nicht durchgeführt werden.

**Bronchodilatatoren:** Kurzwirksame β$_2$-Agonisten (SABA) sind die Therapie der Wahl. GGf. kann gleichzeitig ein kurzwirksames Anticholinergikum (d. h. Ipratropium oder Oxitropium) inhaliert werden. Auch kurzwirksame Anticholinergika (SAMA) kommen meist zusätzlich zum Einsatz.

Analog zum Asthma bronchiale sollte die parenterale Gabe von β$_2$-Agonisten nur auf solche Fälle beschränkt werden, bei denen eine inhalative Gabe nicht möglich ist. Gerade bei COPD-Patienten mit Komorbidität (u. a. kardiale Erkrankungen) ist mit einer erhöhten Nebenwirkungsrate zu rechnen. Eine Dauertherapie mit LAMA, LABA und/oder ICS wird weitergeführt.

Die orale oder intravenöse Gabe von **Theophyllin** sollte nicht bei einer AECOPD nicht gegeben werden

**Antibiotika**: Wie bereits oben dargestellt sind AECOPD meist durch virale und bakterielle Infektionen verursacht.

Die häufigsten bakteriellen Erreger sind *H. influenzae*, *S. pneumonia*, *M. catarrhalis*, Enterobacteriaceae und *P. aeruginosa*. Generell ist die Datenlage nicht umfangreich was die Indikationsstellung und Auswahl der Antibiotika angeht. Neben der Klinik (Fieber, purulentes Sputum), kann die Therapie auch durch Biomarker gesteuert werden (Leukozyten (cave: erhöht bei Steroidgabe), CRP, Procalcitonin (PCT)). Bei schwerer COPD als Grunderkrankungn oder rezidivierender AECOPD empfiehlt sich auch eine gezielte Antibiose nach Antibiogramm.

**Leichtgradige AECOPD** (ambulante Therapie): Amoxicillin, Amoxixillin/Clavulansäue, bei Unverträglichkeit, Makrolide (Azithromycin, Clarithromycin), Tetracyclin (Docycyclin). Therapiedauer: 5–7 Tage.

- Für Patienten mit **mittelschwerer AECOPD** (hospitalisierte Patienten auf Normalstation) ohne bekannte Kolonisation durch *P. aeruginosa*: Aminopenicillin mit β-Laktamaseinhibitor (Amoxicillin + Clavulansäure oder Sultamicillin); alternativ: Makrolide (Azithromycin, Clarithromycin), Tetracyclin (Docycyclin) oder Chinolone (Moxifloxacin, Levofloxacin; cave: Nebenwirkungen)
- **Schwere AECOPD** (Indikation zur Intensivtherapie nach den oben genannten Kriterien): antimikrobielle Therapie immer indiziert: Aminopenicillin mit β-Laktamaseinhibitor (Amoxicillin + Clavulansäure oder Sultamicillin); alternativ: Chinolone (Moxifloxacin, Levofloxacin; cave: Nebenwirkungen), Cephalosporin Klasse 2/3a (Cefuroxim, Ceftriaxon, Cefotaxim).

Für AECOPD-Patienten mit bekannter **Kolonisation durch *P. aeruginosa***, bei Risikofaktoren für eine solche Kolonialisierung (schwere COPD GOLD IV, Bronchiektasen, kürzliche Antibiotikagabe oder Hospitalisierung) gibt es keine Daten, die eine Überlegenheit einer *Pseudomomas*-spezifischen Antibiose zeigen. Hier ist klinisch abzuwägen, ob eine *Pseudomonas*-wirksame Antibiose gegeben werden sollte.

**Beatmete Patienten**: Acylureidopenicillin + Betalaktamaseinhibitor (Piperacillin/Tazobactam), *Pseudomonas*-wirksames Carbapenem (Imipenem, Meropenem), *Pseudomonas*-wirksames Cephalosporin (Ceftazidim, Cefepim), oder *Pseudomonas*-wirksames Fluorchinolon (Ciprofloxacin, Levofloxacin).

Auch wenn hierzu keine harten Daten vorliegen, orientiert sich die Dauer der Antibiotikatherapie an der Symptomatik, der Färbung des Sputums und evtl. auch am Rückgang von erhöhten Entzündungsparametern (CRP, Procalcitonin). Im Allgemeinen sollte eine Antibiose für 5–7 Tage durchgeführt werden. Bei Therapieversagen ist die Antibiotikagabe abzusetzen und je nach klinischer Situation auf ein anderes empirisches Regime zu wechseln.

Wegen der weitgehenden Immobilität der Patienten mit AECOPD sollte eine Antikogulation mit niedermolekularen oder unfraktionierten Heparinen durchgeführt werden.

## 6.3 Nichtpharmakologische Therapie

> Neben der aufgeführten Pharmakotherapie stehen zur Notfalltherapie der schwergradigen akuten Atemwegsobstruktion im Wesentlichen die Gabe von Sauerstoff, die high-flow Sauerstoffgabe (HFNC) und die maschinelle Beatmung in Form der nichtinvasiven Beatmung (NIV) und invasiven Beatmung (IMV) sowie der extrakorporale Lungenersatz zur Verfügung (Abb. 2). Prinzipiell wird eine pulmonale Insuffizienz („Partialinsuffizienz") mit Sauerstoffgabe behandelt, eine ventilatorische Insuffizienz (Atempumpenversagen, „Globalinsuffizienz") mit einer Beatmungstherapie.

### 6.3.1 Sauerstofftherapie und High-Flow Sauerstoffgabe

Eine akute hypoxämische respiratorische Insuffizienz wird mit **Sauerstoffgabe** behandelt (Vogelmeier et al. 2018; Gottlieb et al. 2021). Liegt eine Hypoxämie mit einer Sauerstoffsättigung < 90 % oder mit einem $p_aO_2$ < 60 mm Hg vor, sollte dem Patienten Sauerstoff verabreicht werden.

Auch bei akuter Atemwegsobstruktion besteht die generelle Gefahr, dass es zu einer lebensbedrohlichen Hyperkapnie mit $CO_2$-Narkose kommen kann. Hier ist die Sauerstoffgabe zur Erreichung der Ziel-Sättigung zu steuern und der Patient eng zu überwachen. Sauerstoff soll nicht oder nur kurzzeitig zur Vernebelung von Medikamenten verwendet werden. Ein Hyperkapnie-Risiko besteht bei Patienten mit COPD, BMI > 40 kg/m². Mukoviszidose, Erwachsenen mit neuromuskulären oder Thoraxwanderkrankungen.

Die Applikation kann über verschiedene Interfaces erfolgen: Nasenbrillen (niedrige Flussraten bis 6 L/min, einfache Gesichtsmasken, Venturi-Maske, Reservoir-Masken). Die Hypoxämie lässt sich häufig bereits durch moderates Anheben der $F_iO_2$ (z. B. 2–3 l/min Flussrate) vollständig korrigieren. Es erweist sich als vorteilhaft, anstelle schematischer Sauerstoffkonzentrationen und -flussraten den Sauerstoff-Flow anhand des $pO_2$ bzw. der $S_pO_2$ zu titrieren. Eine kontrollierte Sauerstoffgabe hat zum Ziel, bei Patienten mit Hyperkapnie-Risiko eine Sättigung $S_pO_2$ von 88–92 % zu erzielen. Ohne Hyperkapnie-Risiko ist ein Zielbereich von 92–96 % anzustreben.

Neben der Verbesserung der Oxygenierung kann die Sauerstoffgabe bei Patienten mit schwergradiger Atemwegsobstruktion, die per se einen hohen Atemantrieb aufweisen, über eine mäßige Hypoventilation mit assoziierter Hyperkapnie zur Entlastung der Atemmuskulatur führen.

Bei schwerer hypoxämischer Insuffizienz soll mit **High-Flow-Sauerstoffgabe (high flow nasal cannula, HFNC)** behandelt werden. Unter einer hohen Flussrate (20–60 l/min) kann auch ein hoher $F_iO_2$ appliziert werden. Der Luftstrom ist angewärmt und angefeuchtet und wird meist über ein spezielles nasales Interface appliziert. Es kommt auch meist zu einem geringen Abfall des $P_aCO_2$, so dass HFNC auch bei moderat hyperkapnischen Patienten zum Einsatz kommt.

### 6.3.2 Nicht-invasive Beatmung (NIV)

Die NIV behandelt die hypoxämische respiratorische Insuffizienz und das ventilatorische Versagen. Allgemein gesprochen ergeben sich die Vorteile der NIV aus den Nachteilen

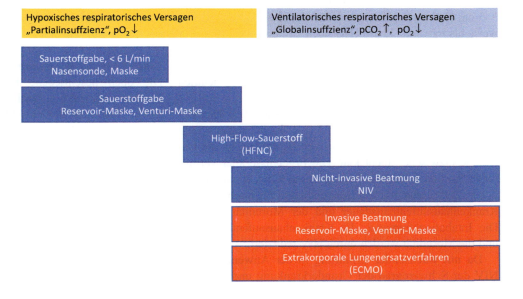

**Abb. 2** Methoden der Sauerstoffgabe und Beatmung bei Exazerbationen einer COPD oder eines Asthma. Bei einer hypoxämischen, pulmonalen Insuffizienz wird mit Sauerstoffgabe behandelt, ggf. bei Versagen mit NIV oder invasiver Beatmung. Bei leichter Hypokapnie kann mit HFNC behandelt werden, bei Versagen oder schwerer Hyperkapnie mit NIV oder invasiver Beatmung. Extrakorporale Verfahren kommen bei schwerer Hypoxämie oder Hyperkapnie zum Einsatz, wenn angesichts der Gesamtsituation eine Indikation besteht. Invasive Verfahren sind in roten Kästen dargestellt

bzw. Komplikationen der invasiven Beatmung. Der Ersatz des Endotrachealtubus durch die Beatmungszugänge der NIV (d. h. vor allem Masken) ist der wesentliche Grund für die Reduktion der tubusassoziierten Komplikationen. Insbesondere führt die Vermeidung der endotrachealen Intubation zur Reduktion der ventilatorassoziierten, besser jedoch tubusassoziierten Pneumonie. Mögliche Nachteile der NIV sind der unsichere Beatmungszugang, lokale Hautschädigung und unzureichende Beatmungsqualität durch Leckagen.

Bei einem $pCO_2 > 45$ mmHg und insbesondere einem niedrigen pH als Zeichen einer akuten Dekompensation besteht im Prinzip die Indikation zu einer Beatmungstherapie. Die NIV ist detailliert beschrieben in ▶ Kap. 28, „Nichtinvasive Beatmung zur Therapie der akuten respiratorischen Insuffizienz".

In die folgenden Ausführungen gehen die Empfehlungen der S3-Leitlinie „Nicht-invasive Beatmung zur Therapie der akuten respiratorischen Insuffizienz" ein (Westhoff et al. 2015).

### *Interfaces*
Eine Auswahl von Nasalmasken und Mund-Nasen-Masken in verschiedenen Größen sollte vorrätig sein. Bei der hyperkapnischen Verlaufsform der ARI (akut respiratorische Insuffizienz) werden Mund-Nasen-Masken v. a. in der Initialphase der NIV bevorzugt eingesetzt. Bei erfolgreicher Therapie kann nach 24 h auf eine Nasalmaske umgestellt werden. Ein Beatmungshelm, der den gesamten Kopf umschließt und bisher vorwiegend bei Patienten mit hypoxischer ARI eingesetzt wurde, wird bei COPD-Patienten oft gut toleriert, die Absenkung des $p_aCO_2$ ist jedoch geringer als bei der Maskenbeatmung.

### *NIV beim Asthma bronchiale*
Es wird empfohlen, beim Asthma bronchiale mit niedrigen Inspirationsdrücken (5–7 cm $H_2O$) bei einem PEEP von 3–5 cm $H_2O$ zu beginnen und den Inspirationsdruck schrittweise bis maximal 25 cm $H_2O$ hoch zu titrieren.

### *NIV bei AECOPD*
Im Vergleich zu AEAB wird NIV bei AECOPD deutlich häufiger eingesetzt.

Für den Indikationsbereich der NIV als additive Therapie der leicht- bis mittelgradigen ARI, d. h. bei nicht primär bestehender Indikation zur invasiven Beatmung, ist die Datenlage inzwischen recht klar. Die Ergebnisse aller verfügbaren Studien wurden in Metaanalysen hinsichtlich wesentlicher Zielkriterien wie der Notwendigkeit zur Intubation, der Krankenhausaufenthaltsdauer und der Mortalität beurteilt. Die Intubationsfrequenz, die Krankenhausaufenthaltsdauer und die Mortalität werden durch NIV reduziert.

Da mit wachsender Erfahrung in der Anwendung von NIV der Schweregrad der Grunderkrankung und das Ausmaß der Komorbidität der behandelten Patienten zunehmen,

relativiert sich der Begriff „Kontraindikation" für NIV als Therapieverfahren der hyperkapnischen ARI immer mehr. Daher sind in Tab. 5 die **relativen** Kontraindikationen aufgeführt.

Auch anhand des Verlaufes der Dyspnoe, Atemfrequenz und $pCO_2$ lässt sich oft bereits 1–2 h nach Therapiebeginn zwischen Respondern (d. h. Abnahme dieser Parameter) bzw. Non-Respondern (d. h. ausbleibende Abnahme bzw. Zunahme dieser Parameter) unterscheiden. Beim Therapieversagen der NIV, im Wesentlichen definiert als Verschlechterung des Vigilanzzustandes, des pH-Wertes und/oder persistierendem $pO_2 < 40$ mm Hg, sind Intubation und invasive Beatmung indiziert Ein Therapieversuch mit NIV zur Vermeidung von tubusassoziierten Komplikationen sollte auch bei Patienten mit schwergradiger Azidose unternommen werden, wenn die notwendigen Voraussetzungen (d. h. Erfahrung des Behandlungsteams und Möglichkeit zur unverzögerten Intubation und invasiven Beatmung) gewährleistet sind.

### 6.3.3 Invasive Beatmung
Oft kann eine Eskalation der Beatmungstherapie nicht vermieden werden. Die Vorteile einer invasiven Beatmung sind die hierdurch erfolgende komplette Übernahme der Atemarbeit, die Möglichkeit der besseren tracheobronchialen Sekretabsaugung durch Bronchoskopie mit und ohne Lavage und die effektiv mögliche Sedation bis hin zur Vollnarkose und Muskelrelaxation im Extremfall. Letzteres kann in therapierefraktären Fällen die einzige Möglichkeit zur Durchbrechung des Asthmaanfalls sein. Als Nachteile sind dagegen zu nennen, dass die Intubation bei hochgradiger Dyspnoe schwierig und das Risiko von Herzrhythmusstörungen bei vorliegender Hypoxämie, Azidose, Therapie mit $β_2$-Agonisten und evtl. Theophyllin nicht unbeträchtlich ist. Bereits weit zuvor sollte bei schweren, terminalen Stadien einer COPD Erkrankung mit dem Patienten besprochen werden, welche Therapieziele angestrebt sind und ob invasive Maßnahmen erwünscht sind.

### *Einstellung der Beatmung*
Die oben beschriebene Pathophysiologie der schweren Atemwegsobstruktion wird bei der Einstellung der maschinellen Beatmung berücksichtigt. Wichtige Aspekte v. a. in der Initialphase der Beatmung sind in Tab. 6 aufgeführt.

Es ist wesentlich, darauf zu achten, dass durch Applikation des externen PEEP (etwa 3–6 cm $H_2O$) der intrinsische PEEP antagonisiert und durch inspiratorische Druckunterstützung die diaphragmale Atemarbeit reduziert und die Ventilation erhöht wird.

### 6.3.4 Extrakorporaler Lungenersatz
In den letzten Jahren haben sich die Möglichkeiten zum extrakorporalen Lungenersatz deutlich verändert. Es stehen Verfahren zur Oxygenierung und zur $CO_2$-Eliminatiion zur

**Tab. 5** Relative und absolute Kontraindikationen für nichtinvasive Beatmung.

| Kontraindikationen für die NIV | Fehlende Spontanatmung, Schnappatmung |
|---|---|
| | Fixierte oder funktionelle Verlegung der Atemwege |
| | Gastrointestinale Blutung oder Ileus |
| Relative Kontraindikationen | Koma |
| | Massive Agitation |
| | Massiver Sekretverhalt trotz Bronchoskopie |
| | Schwergradige Hypoxämie oder Azidose (pH < 7,1) |
| | Hämodynamische Instabilität (kardiogener Schock, Myokardinfarkt) |
| | Anatomische und/oder subjektive Interface-Inkompatibilität |
| | Zustand nach gastrointestinaler Operation |

Verfügung, die auch bei Exazerbationen eines Asthmas oder einer COPD eingesetzt werden können. Die Verfahren unterscheiden sich durch die Gasaustausch-Technologie und die Gefäßzugänge. Einige arterio-venöse Verfahren nutzen den Blutdruckgradienten zur Propulsion des Blutflusses durch die Gasaustaschmembran. Pumpen-getriebene Verfahren können venö-venöse oder veno-arteriell angelegt sein. Bei einer klassischen veno-venösen ECMO (extracorporal membran oxygenation) kann die $CO_2$-Elimination (sweep flow) und die Oxygenierung (Pumpenfluss) gesteuert werden. Prinzipiell können diese Therapieverfahren auch beim wachen Patienten ohne invasive Beatmung angewendet werden. Typische Komplikation sind durch die Gefäßzugänge bedingt und umfassen weiterhin Neigung zu Thrombosen und Embolien sowie Gerinnungsstörungen. Wegen der Invasivität dieser Maßnahmen ist gerade bei terminal COPD-Erkrankten eine restriktive Indikationsstellung zu empfehlen.

### 6.3.5 Sekretmobilisation

> Das Management der Hypersekretion kann sowohl bei AECOPD als auch bei AEAB zentrale Bedeutung für den Krankheitsverlauf haben.

Im Einzelfall kann sich die Indikation zur Bronchoskopie während der NIV stellen. Analog den Erfahrungen zur Bronchoskopie während der NIV kann es mit Hilfe der Sekretabsaugung mit und ohne Bronchiallavage gelingen, die Atemwegsobstruktion bei AECOPD zu verringern und damit zur Besserung der Atemmechanik beizutragen. Des Weiteren stehen effektive physiotherapeutische Manöver zur Sekretmobilisation zur Verfügung.

**Tab. 6** Initiale Beatmungsparameter bei schwerer Atemwegsobstruktion; bei bewusstlosen Patienten

| Parameter | Empfehlung | Ziel/Kommentar |
|---|---|---|
| Beatmungsmodus | Druck- oder volumengesteuert | |
| Atemfrequenz | 8–15/min | Dynamische Überblähung vermeiden, bei Blutdruckabfall evtl. weniger, bei $CO_2$-Anstieg evtl. mehr |
| Atemzugvolumen | 6–10 ml/kg KG | Atemwegsspitzendruck beachten |
| Atemminutenvolumen | 8–10 l/min | Atemwegsspitzendruck beachten |
| IPAP – druckkontrolliert | 30–35 cm $H_2O$ | |
| Externer PEEP | 3–6 cm $H_2O$, maximal 2/3 des iPEEP | Regelmäßig iPEEP kontrollieren und anpassen |
| I:E | 1:1,5 bis 1:3–4 | Exspiration möglichst lange |
| Inspiratorischer Flow | > 100 l/min | Turbulenz (Inhomogenität) vermeiden |
| Plateaudruck | < 35 cm $H_2O$ | Plateaudruck wichtiger als Spitzendruck (unten) |
| Spitzendruck | < 35 cm $H_2O$ | Optimaler Plateaudruck = Spitzendruck, ggf. durch Druckbegrenzung erzwingen |

PEEP = „positive end-expiratory pressure"; iPEEP = „intrinsic PEEP"; IPAP = „inspiratory positive airway pressure"; KG = Körpergewicht; $F_iO_2$ = inspiratorische Sauerstofffraktion; $S_aO_2$ = Sauerstoffsättigung; I:E = Verhältnis Inspiration zu Exspiration

### 6.3.6 Tracheotomie

Gestaltet sich die Entwöhnung von der invasiven Beatmung schwierig und zeichnet sich eine Langzeitbeatmung ab, dann ist die Tracheotomie der invasive Beatmungszugang der Wahl. Es war lange klinische Praxis, die Tracheotomie erst nach einer Beatmungsdauer von etwa 14 Tagen durchzuführen. Vor allem mit der zunehmenden Verbreitung der Punktionstracheotomie verkürzt sich der Zeitraum zwischen Intubation und Tracheotomie immer mehr.

### 6.3.7 NIV und Weaning vom Respirator bei COPD

Bei invasiv beatmeten Patienten mit schwergradiger COPD lässt sich die Erfolgsrate der Respiratorentwöhnung durch frühzeitige Extubation und unmittelbar anschließende NIV, verglichen mit einer invasiv beatmeten Kontrollgruppe, signifikant verbessern. Zusätzlich kommt es zur Reduktion der Letalitäts- sowie Reintubations- und Tracheotomierate.

### 6.3.8 NIV in der Postextubationsphase

In der Postextubationsphase hat die NIV in der Prävention, aber auch Therapie einer erneuten ARI ihren Stellenwert. Das Dilemma der Reintubation infolge erneuter ventilatorischer Insuffizienz liegt in der hohen Komplikations- und Letalitätsrate. Vor allem bei Risikopatienten mit COPD, hohem Alter und Hypersekretion, die nach Extubation eine hyperkapnische ARI entwickeln, führt der frühzeitige Einsatz von NIV zur Reduktion der Reintubations- und Letalitätsrate; dies wurde auf unterschiedlichen EBM-Niveaus gezeigt.

## 6.4 Adjunktive Therapiemaßnahmen

### 6.4.1 Helium-Sauerstoff-Therapie

Die Zumischung von Helium in das Inspirationsgas erleichtert aufgrund der geringen Viskosität von Helium die Verteilung des Gasgemisches bei hohem Atemwegswiderstand und reduziert die Atemarbeit bei Patienten mit AECOPD, sodass in der Regel die Überblähung, die Ventilation und die Hyperkapnie gebessert werden können. Zudem haben Studien gezeigt, dass Heliox die Partikelretention von Aerosolen in der Lunge verbessert und damit die Wirksamkeit von Bronchodilatatoren erhöht. Der Vorteil von Heliox geht jedoch verloren, wenn die Sauerstoffkonzentration erhöht wird und der Heliumanteil dadurch unter 70–80 % sinkt.

Ein praktisches Problem beim Einsatz von Heliox in der mechanischen Beatmung besteht darin, dass die Flusssensoren in Beatmungsgeräten nicht auf die Dichte des Heliums kalibriert sind und daher Gasfluss und Tidalvolumen zu niedrig anzeigen. Eine Umrüstung von Beatmungsgeräten speziell für diesen Zweck ist möglich, aber sehr aufwendig.

### 6.4.2 Inhalationstherapie während der s

Prinzipiell sollte auch während der Beatmung die antiobstruktive Inhalationstherapie fortgeführt werden. Es stehen hierzu Dosieraerosole und Vernebler („metered dose inhaler systems"; MDI, „jet nebuliser system", „ultrasonic nebulisers") zur Verfügung.

Bei der Inhalationstherapie während der Beatmung ist u. a. auf Folgendes zu achten:

- Verwendung von Spacern,
- Applikation im inspiratorischen Schenkel des Schlauchsystems,
- keine Befeuchtung,
- lange Inspirationszeit.

## 7 Entlassungskriterien

Der Zeitpunkt, an dem ein Patient mit AEAB oder AECOPD von der Intensiv- auf die Normalstation verlegt werden kann, erfordert eine klinische Beurteilung der Situation. Die genannten Leitlinien sprechen hierzu keine Empfehlungen aus. Demgegenüber formulieren die Leitlinien Kriterien, die vor einer geplanten Entlassung von Patienten mit exazerbierter COPD bzw. Asthma bronchiale erfüllt sein sollten.

*Kriterien für die Entlassung eines Patienten nach Exazerbation einer COPD oder eines Asthma bronchiale aus dem Krankenhaus*

- Die Gabe inhalativer $\beta_2$-Agonisten alle 4 h ist ausreichend.
- Der Patient kann im Raum herumgehen (wenn dies vorher möglich war).
- Essen ohne Dyspnoe und Schlafen ohne Aufwachen wegen Atemnot.
- Klinische Stabilität für 12–24 h.
- Stabile Blutgase für 12–24 h ($O_2$-Sättigung > 90 % oder nahe am persönlichen optimalen Niveau).
- Der Patient versteht die Verwendung der Medikamente.
- Die Versorgung zuhause ist sicher gestellt.
- Patient, Familie und Arzt sind zuversichtlich, dass der Patient die Situation kontrollieren kann.
- Klinische Untersuchung ist (nahezu) unauffällig (Asthma).
- PEF oder $FEV_1$ betragen > 70 % des Normwerts oder des persönliches Bestwertes nach Gaben eine kurzwirksamen $\beta_2$-Agonisten (Asthma).

Nicht selten kommt es nach passagerem Einsatz von NIV als Therapie der hyperkapnischen AECOPD zur Normalisierung des $p_aCO_2$. Allerdings wurde in der sogenannten „HOT-HMV-Studie" im randomisiert/kontrollierten Design gezeigt, dass es bei Patienten mit Sauerstofflangzeittherapie, die auch 2–4 Wochen nach Beendigung der NIV weiterhin hyperkapnisch waren, durch Beginn einer außerklinischen NIV mit hohen inspiratorischen Drücken zur effektiven Reduktion der pCO2-Werte am Tage und zur Verbesserung der Überlebensrate kam (Murphy et al. 2017). Daher wird inzwischen die außerklinische NIV bei anhaltender Hyperkapnie nach AECOPD empfohlen.

## Literatur

Adamzik et al (2021) Clinical guideline for treating cute respiratory insufficiency with invasive ventilation and extracorporeal membrane oxygenation. Chirurg 92(9):851–852

Buhl R, Bals R, Baur X, Berdel D, Criee CP, Gappa M, Gillissen A, Greulich T, Haidl P, Hamelmann E, Horak F, Kardos P, Kenn K,

Klimek L, Korn S, Magnussen H, Nowak D, Pfaar O, Rabe KF, Riedler J, Ritz T, Schultz K, Schuster A, Spindler T, Taube C, Vogelmeier C, von Leupoldt A, Wantke F, Wildhaber J, Worth H, Zacharasiewicz A, Lommatzsch M, Unter Mitwirkung der folgenden Wissenschaftlichen Gesellschaften: Deutsche Gesellschaft für Arbeitsmedizin und Umweltmedizin e. V., Deutsche Gesellschaft für Rehabilitationswissenschaften e V, Deutsche Gesellschaft für Gynakologie und Geburtshilfe e. V. (2021) [Guideline for the diagnosis and treatment of asthma – Addendum 2020 – guideline of the German Respiratory Society and the German Atemwegsliga in cooperation with the Paediatric Respiratory Society and the Austrian Society of Pneumology]. Pneumologie 75(3):191–200

[Clinical guideline for treating acute respiratory insufficiency with invasive ventilation and extracorporeal membrane oxygenation] (2021) Chirurg 92(9):851–852

Global Initiative for Asthma Global strategy for the diagnosis and prevention. (2021). https://ginasthma.org

Gottlieb J, Capetian P, Hamsen U, Janssens U, Karagiannidis C, Kluge S, Konig M, Markewitz A, Nothacker M, Roiter S, Unverzagt S, Veit W, Volk T, Witt C, Wildenauer R, Worth H, Fuhner T (2021) [German S3 guideline – oxygen therapy in the acute care of adult patients]. Pneumologie 76(3):159–216

Murphy PB, Rehal S, Arbane G, Bourke S, Calverley PM, Crook AM, Dowson L, Duffy N, Gibson GJ, Hughes PD (2017) Effect of home noninvasive ventilation with oxygen therapy vs oxygen therapy alone on hospital readmission or death after an acute COPD exacerbation: a randomized clinical trial. JAMA 317:2177–2186

Vogelmeier C, Buhl R, Burghuber O, Criee CP, Ewig S, Godnic-Cvar J, Hartl S, Herth F, Kardos P, Kenn K, Nowak D, Rabe KF, Studnicka M, Watz H, Welte T, Windisch W, Worth H, unter Mitwirkung der folgenden wissenschaftlichen Fachgesellschaften: Deutsche Gesellschaft für Arbeitsmedizin und Umweltmedizin e. V., Deutsche Gesellschaft für Rehabilitationswissenschaften e. V. (2018) [Guideline for the diagnosis and treatment of COPD patients – issued by the German Respiratory Society and the German Atemwegsliga in Cooperation with the Austrian Society of Pneumology]. Pneumologie 72(4):253–308

Westhoff M, Schonhofer B, Neumann P, Bickenbach J, Barchfeld T, Becker H, Dubb R, Fuchs H, Heppner HJ, Janssens U, Jehser T, Karg O, Kilger E, Kohler HD, Kohnlein T, Max M, Meyer FJ, Mullges W, Putensen C, Schreiter D, Storre JH, Windisch W (2015) [Noninvasive mechanical ventilation in acute respiratory failure]. Pneumologie 69(12):719–756

# Teil X
# Gastrointestinale Störungen

# Intensivtherapie bei akutem und chronischem Leberversagen

Christoph Sarrazin, Maximilian David Schneider, Wolf O. Bechstein und Stefan Zeuzem

## Inhalt

| | | |
|---|---|---|
| 1 | **Allgemeines Vorgehen bei Leberwerterhöhungen auf Intensivstation** | 1063 |
| 1.1 | Typische Intensivmedizinische Krankheitsbilder beim „Lebergesunden" | 1064 |
| 2 | **Akutes Leberversagen (ALV)** | 1065 |
| 2.1 | Definition | 1065 |
| 2.2 | Epidemiologie | 1065 |
| 2.3 | Diagnose | 1065 |
| 2.4 | Spezifische Diagnose und Therapie | 1066 |
| 2.5 | Prognose und Lebertransplantation | 1071 |
| 3 | **Akut-auf-chronisches Leberversagen (ACLV)** | 1072 |
| 4 | **Intensivmedizinisches Management und Therapie der Komplikationen des ALV und ACLV** | 1074 |
| 4.1 | Hepatische Enzephalopathie (HE) | 1074 |
| 4.2 | Renale Dysfunktion | 1076 |
| 4.3 | Hyponatriämie | 1077 |
| 4.4 | Alkoholische Hepatitis (ASH) | 1078 |
| 4.5 | Gastrointestinale Blutung | 1079 |
| 4.6 | Infektionen | 1079 |
| 4.7 | Aszites | 1081 |
| 4.8 | Koagulopathie | 1081 |
| 4.9 | Beatmung und Sedierung | 1082 |
| 5 | **Operative Therapie bei Patienten mit Lebererkrankungen** | 1082 |
| | Literatur | 1082 |

C. Sarrazin (✉)
Medizinische Klinik 1, Universitätsklinikum Frankfurt, Frankfurt am Main, Deutschland

Medizinische Klinik 2, St. Josefs-Hospital Wiesbaden, Wiesbaden, Deutschland
E-Mail: csarrazin@joho.de

M. D. Schneider
Internistische Praxisgemeinschaft Hanau, Hanau, Deutschland

W. O. Bechstein
Klinik für Allgemein-, Viszeral und Transplantationschirurgie, Universitätsklinikum Frankfurt, Frankfurt am Main, Deutschland
E-Mail: wolf.bechstein@kgu.de

S. Zeuzem
Medizinische Klinik 1, Universitätsklinikum Frankfurt, Frankfurt am Main, Deutschland
E-Mail: zeuzem@em.uni-frankfurt.de

## 1 Allgemeines Vorgehen bei Leberwerterhöhungen auf Intensivstation

Erhöhte Leberwerte bei Intensivpatienten finden sich häufig. Meist sind diese nur passager erhöht in nur geringer Ausprägung. Zu unterscheiden ist zunächst, ob es sich um eine akute Leberschädigung, erhöhte Werte im Rahmen einer chronischen Lebererkrankung oder um eine Erhöhung der Transaminasen durch andere Ursachen wie z. B. einem akuten Muskelschaden mit stark erhöhter CK und entsprechender Freisetzung von GOT/AST aber auch GPT/ALT handelt.

Hier kann, falls die Anamnese diesbezüglich unauffällig ist, häufig nur der kurzfristige Verlauf helfen. Massive Leberwertanstiege sprechen dabei immer für ein Akutgeschehen, wobei dadurch eine chronische Hepatopathie nicht auszuschließen ist. Grundsätzlich sollte die Störung anhand der Laborkonstellation weiter eingegrenzt werden. Betonte Erhöhung der Transaminasen sprechen für einen hepatozellulären Schaden, wie bei der akuten Hepatitis oder der Ischämie. Erhöhung der GGT und AP mit oder ohne Hyperbilirubinämie sind in der Regel Ausdruck einer Cholestase, wobei diese sowohl mechanisch als auch auf zellulärer Ebene vorliegen kann (z. B. Toxizität). Bei eingeschränkter Gerinnung, Hyperbilirubinämie oder Hypalbuminämie ist von einer reduzierten Leberfunktion, klassischerweise im Rahmen einer Leberzirrhose oder eines akuten Leberversagens auszugehen.

Neben dem Labor und einer ggfs. weiterführenden laborchemischen Diagnostik ist eine Bildgebung der Leber, in erster Linie Ultraschall mit Duplexsonographie, unabdingbar. Hierbei ist die Abklärung einer mechanischen Cholestase, das Vorliegen einer chronischen Lebererkrankung (Zirrhose) und Durchblutungsstörungen der Leber vordergründig.

Im Folgenden soll auf typische Ursachen bei Intensivpatienten eingegangen werden.

## 1.1 Typische Intensivmedizinische Krankheitsbilder beim „Lebergesunden"

### Toxische Leberwerterhöhung

Im Detail wird im Kapitel akutes Leberversagen auf die toxische Schädigung eingegangen. Nicht selten liegt bei einer Arzneimitteltoxizität eine genetische Prädisposition zugrunde. Hervorzuheben ist, dass zahlreiche Medikamente insbesondere im intensivmedizinischen Setting (eingeschränkte Nierenfunktion etc.) toxisch sein können. Eine parenterale Ernährung ist ein typischer Auslöser für eine meist cholestatische Leberwerterhöhung.

### Sepsis-induzierte Cholestase

Eine wichtige Differenzialdiagnose bei Patienten mit Sepsis auf der Intensivstation und laborchemischen Zeichen einer **Cholestase** ist die sepsisinduzierte Cholestase. Vor allem im Rahmen von Septikämien mit gramnegativen Erregern kommt es vermutlich durch die endotoxinvermittelte Störung hepatobiliärer Transportproteine zu einer Cholestase mit führender konjugierter Hyperbilirubinämie (2–10 mg/dl) und mittelgradiger Erhöhung der AP bei nur leichtem Anstieg der Transaminasen (Chand und Sanyal 2007). Die Therapie besteht in der Behandlung der Grunderkrankung.

### Sinusoidales Obstruktionssyndrom („Veno-occlusive disease" (VOD))

Beim sinusoidalen Obstruktionssyndrom (SOS) oder VOD kommt es als Folge einer toxischen Schädigung der hepatischen Sinusendothelzellen zur Gefäßobstruktion der kleinen Lebervenen. Ursache ist häufig eine Hochdosiskonditionierungschemotherapie (meist Cyclophosphamid-haltig) vor Stammzelltransplantation aber es kommen auch andere Chemotherapeutika insbesondere bei oxaliplatinbasierten Regimen, Azathioprin oder sonstige Noxen als Ursache in Betracht. Das klassische SOS/VOD tritt in den ersten drei Wochen nach Konditionierung bzw. Chemotherapie auf. In unterschiedlicher Schwere zeigen sich Ikterus, rechtsseitiger Oberbauchschmerz und Zeichen der hydropischen Dekompensation wie Aszites oder periphere Ödeme. Die Erkrankung hat unbehandelt eine Mortalität von mehr als 80 %.

Die Diagnosesicherung erfolgt meist aufgrund der Klinik und des zeitlichen Verlaufs nach Stammzelltransplantation bzw. Chemotherapie. Typisch ist ein fehlendes Thrombozyteninkrement auf Thrombozytentransfusionen. Leberbiopsie, Lebervenendruckmessung und Doppler-/Duplexsonographie (u. a. Pfortaderumkehrfluss, Pfortaderflussminderung, RI Arteria hepatica > 0,75) können die Diagnose stützen, werden jedoch aufgrund einer möglichen Verzögerung der Diagnose nicht als Standard empfohlen (Mahadeo et al. 2020). Defibrotide, das Endothelzellen schützen und eine antithrombotische und profibrinolytische Aktivität haben soll, stellt eine zugelassene Therapie beim schweren SOS/VOD im Rahmen einer Stammzelltransplantation dar und steigert die Überlebensrate (Richardson et al. 2016). Die hämatologische Grunderkrankung stellt in der Regel eine Kontraindikation zur LTX dar. Andere Therapieoptionen bestehen in der Gabe von Ursodeoxycholsäure bei erhöhtem Bilirubin, was nach Stammzelltransplantation bereits zur Prophylaxe eingesetzt werden sollte und einer Antikoagulation, die jedoch als Prophylaxe keinen Einfluss auf die Entstehung des SOS hat (De Lédinghen et al. 2020).

### Schockleber („ischämische Hepatitis")

Als Folge einer relevanten Hypotension oder Hypoxämie kann sich das Bild einer hypoxischen Hepatitis oder sog. Schockleber entwickeln. Ursache ist in der Regel ein kardiales Ereignis, eine Hypovolämie im Rahmen eines hämorrhagischen oder septischen Schocks oder eine Ischämie im Rahmen einer Operation, wobei bei nur etwa 50 % der Patienten ein Schockstatus beobachtet wird (Henrion 2012). Typischerweise zeigt sich kurz nach dem auslösenden Ereignis ein massiver Anstieg der Transaminasen (GOT > GPT) und der GLDH. Auch die Gerinnung kann schnell derrangiert sein. Im Verlauf einiger Tage zeigt sich dann erst ein Anstieg des Bilirubins. Ein Anstieg der Cholestaseparameter und Persistenz des Bilirubins kann dann im Verlauf ein Hinweis auf eine resultierende sekundär-sklerosierende Cholangitis (s. u.) sein (Fuhrmann et al. 2010). Sonographisch zeigt sich bei zugrunde liegender Herzinsuffizienz eine Dilatation der Lebervenen und ein stark pulsatiler Pfortaderfluss, echokardiographisch entsprechende Zeichen der Links- und/oder Rechtsherzinsuffizienz.

Die Therapie besteht in der Behebung der zugrundeliegenden Ursache und ggf. interventionellen Behandlung von Gallenwegsveränderungen (siehe unter SSC).

*Sekundär sklerosierende Cholangitis (SSC)*
Während Trauma, iatrogene Gallenwegsläsionen bzw. Verletzungen der vasa privata der Gallenwege im Rahmen einer Cholezystektomie, langdauernde Cholestase oder Komplikationen der Lebertransplantation („ischemic-type biliary lesion", ITBL) bereits lange als mögliche Ursachen für die Entstehung einer sekundär-sklerosierenden Cholangitis (SSC) bekannt sind, fand sich in den letzten Jahren zunehmende Evidenz für das Auftreten einer sekundären Cholangitis bei kritisch kranken Intensivpatienten („sclerosing cholangitis in critically ill patients", SSC-CIP) ohne vorbekannte Lebererkrankung (Ruemmele et al. 2009).

Ursache des Intensivaufenthaltes sind meist Polytrauma, ARDS und/oder Sepsis. Risikofaktoren für die Entwicklung einer SSC-CIP stellen eine Katecholamintherapie, intermittierende Bauchlagerung und mechanische Beatmung mit hohem PEEP dar, sodass pathogenetisch eine arterielle Minderperfusion der intra- und extrahepatischen Gallenwege mit sekundärer Infektion als Ursache gilt (Gelbmann et al. 2007). Bereits nach wenigen Tagen zeigt sich ein cholestatisches Laborbild mit deutlicher Erhöhung der GGT und AP. Beweisend für die SSC-CIP ist der Nachweis sog. biliärer Casts in der ERCP, welche als Ausgusskonkremente die kleinen und mittelgroßen Gallenwege okkludieren (Gelbmann und Schölmerich 2008). Trotz endoskopischer Entfernung dieser Casts tritt bei vielen Patienten im weiteren Verlauf eine zunehmende Sklerosierung und relativ rasch eine sekundäre biliäre Zirrhose auf. Der zeitliche Ablauf kann wenige Wochen bis Jahre betragen.

Für viele Patienten stellt die LTX die einzige kurative Therapieoption dar (Kirchner et al. 2011), kommt jedoch aufgrund des schlechten Allgemeinzustandes bei vielen Betroffenen nicht infrage, sodass etwa die Hälfte der Patienten verstirbt (Voigtländer et al. 2012). Evidenz-basierte Daten zur häufig eingesetzten Ursodeoxycholsäure existieren nicht. Die endoskopische Therapie mit Entfernung der Casts (sog. „Gallengangstoilette") und Stenting bzw. die Dilatation von Gallengangsstenosen im Verlauf können zu einer Verbesserung der Cholestaseparameter und von sekundären Cholangitiden führen. Eine Abheilung der Gallengänge wird jedoch nicht erreicht, so dass im Erfolgsfall eine langfristige Behandlung und Surveillance notwendig ist.

## 2 Akutes Leberversagen (ALV)

### 2.1 Definition

Das akute Leberversagen (ALV) stellt ein heterogenes klinisches Syndrom mit weiterhin hohen Mortalitätsraten dar. Die Definition des akuten Leberversagens ist uneinheitlich. Die Hauptfaktoren, die ein ALV definieren, sind die rasche Entwicklung einer Koagulopathie und einer hepatischen Enzephalopathie (HE) bei Patienten ohne vorbestehende Lebererkrankung. Der zeitliche Ablauf zwischen den ersten Symptomen (meist Ikterus) und dem Auftreten der HE variiert zwischen wenigen Tagen bis zu 26 Wochen abhängig von der Ätiologie des ALV.

Eine früher gängige Einteilung unterscheidet zwischen einem hyperakuten (< 7 Tage), akuten (7–28 Tage) und subakuten (4–26 Wochen) Verlauf. Prognostisch entscheidend ist jedoch nicht der zeitliche Verlauf, sondern die Ursache des ALV, sodass diese Einteilung nur noch klinisch beschreibende Bedeutung hat.

### 2.2 Epidemiologie

Ein ALV stellt mit jährlich schätzungsweise 200–500 Fällen in Deutschland eine insgesamt seltene Erkrankung dar (Canbay et al. 2011). Eine Auswertung der Ursachen eines ALV in Deutschland zeigte, dass mittlerweile das medikamentös induzierte Leberversagen die Hauptursache (41 % der Fälle) ist (Hadem et al. 2012b). Auch wenn hierbei das Acetaminophen (Paracetamol)-induzierte ALV mit 9 % der Gesamtfälle einen bedeutenden Teil ausmacht, ist dieser Anteil im Vergleich zu US-amerikanischen Daten niedrig (dort bis zu 51 % der Fälle) (Larson et al. 2005). Im Vergleich zu historischen Daten hat der Anteil des viral bedingten ALV abgenommen (21 %), stellt jedoch weiterhin in vielen Ländern die Hauptursache für ein ALV dar. Bei fast 1/4 der Fälle bleibt die Ursache ungeklärt (Tab. 1). Trotz Verbesserungen in den Behandlungsoptionen und intensivmedizinischen Management liegt die Mortalität des ALV bei etwa 30 % (Stravitz und Lee 2019).

### 2.3 Diagnose

Klinisch präsentieren sich die Patienten häufig mit einem Ikterus als Initialsymptom, dem meist allgemeine Prodromi wie Müdigkeit, Abgeschlagenheit oder Oberbauchschmerzen vorangestellt sind. Im weiteren Verlauf, der sich mitunter beim protahierten akuten Leberversagen auch über mehrere Wochen bis Monate erstrecken kann, tritt meist in der Folge die Koagulopathie, dann die Enzephalopathie und schließlich das progrediente Leberversagen mit Multiorganversagen auf.

Aufgrund möglicher spezifischer Therapien bei verschiedenen Auslösern des ALV ist es von entscheidender prognostischer Bedeutung, diese rechtzeitig zu erkennen. Bei Hinweisen auf ein ALV ist daher eine umfangreiche und sofortige Diagnostik notwendig. Bereits frühzeitig sollte Kontakt mit einem Lebertransplantationszentrum aufgenommen werden, um ggfs. rechtzeitig eine Verlegung zu initiieren. Neben einer – soweit möglich – zielgerichteten (Fremd-)Anamnese (Einnahme von toxischen Substanzen, Alkoholkonsum, Phytotherapeutika, Pilze, Nahrungsergänzungsmitteln; Symptombeginn, Risikoverhalten, Auslandsaufenthalte) und einer geeigneten dynamischen Bildgebung des Abdomens (Duplexsonographie, Kontrastmittel-CT), sind Laboruntersuchungen von richtungsweisender Bedeutung. Zur Grundabklärung wird die Bestimmung der in Tab. 2 genannten Marker empfohlen.

Die Indikation zur Leberbiopsie wird im klinischen Alltag häufig gestellt. Dennoch muss das Blutungsrisiko durch die fortschreitende Koagulopathie dem diagnostischen Nutzen gegenübergestellt werden. Für den Pathologen ergibt sich die Schwierigkeit einer ätiologischen Einordnung durch die Nekrosen. Das Ausmaß der Nekrosen im Biopsat als prognostischer Marker wird kontrovers diskutiert und von der EASL Leitlinie nicht empfohlen (European Association for the Study of the Liver 2017). Die transjuguläre Leberbiopsie reduziert das Blutungsrisiko und ist damit der allgemein zu bevorzugende Zugangsweg. Weitere spezifische Untersuchungen ergeben sich aus der vermuteten Ätiologie.

**Tab. 1** Ursachen des ALV in Deutschland. (Hadem et al. 2012b)

| | Häufigkeit (in %) | Überleben ohne LTX (in %) |
|---|---|---|
| Medikamenteninduziert (ohne Acetaminophen) | 32 | 46 |
| Acetaminophen | 9 | 70 |
| Amatoxin | 2 | 100 |
| Viral | 21 | 30 |
| Autoimmun | 3 | 33 |
| M. Wilson | 3 | 0 |
| Vaskulär | 2 | 0 |
| Malignität | 3 | 0 |
| Schwangerschaft | 3 | 66 |
| Unbekannt | 24 | 19 |
| Sonstige | 4 | 20 |

Mehrere Ursachen bei einem Patienten möglich, daher Summe > 100 %.

**Tab. 2** Laborchemische Diagnostik „Leberversagen"

| | |
|---|---|
| Basislabor + Differenzialblutbild; Blutgasanalyse + Laktatbestimmung | |
| Erweiterte Leberfunktionsdiagnostik | Bilirubin (direkt, indirekt), AST, ALT, GGT, AP, GLDH, Gesamt-Eiweiß, Albumin, Cholinesterase, Ammoniak, AFP |
| Erweiterte Gerinnungsdiagnostik | INR (Quick), PTT, AT III, Fibrinogen, Faktor II, Faktor V, Faktor VII |
| Schwangerschaftstest | |
| Toxikologisches Screening | Drogenscreening, Alkoholtest, Acetaminophen-Spiegelbestimmung |
| Autoimmunmarker | ANA, SMA, LKM, SLA (p-ANCA, AMA) Gesamt-IgG,- IgM,- IgA |
| Infektiologisches Screening | Blut- und Urinkultur anti-HAV-IgM, -IgG HBs-Ag, anti-HBc-IgG, anti-HBc-IgM, HBe-Ag, HBV-DNA, anti-HBs, anti-HBe (bei pos. HBs-Ag anti-HDV und ggf. HDV-RNA) anti-HCV und HCV-RNA anti-HEV-IgG,- IgM und HEV-RNA anti-CMV-IgG,- IgM, CMV-DNA anti-EBV: EBNA-1-IgG, VCA-IgG, VCA-IgM, EBV-DNA anti-HSV-IgG, -IgM, HSV-DNA anti-VZV-IgG,- IgM, VZV-DNA anti-HIV Leptospirose-Ak (Direktnachweis in Blut-/Urinkultur) Bei Leberabszessen: Aktinomykose-Direktpräparat, Entamoeba-histolytica-Ak Bei Reiseanamnese und Fieber: u. a. Malaria-Diagnostik („dicker Tropfen"), Dengue-Virus-RNA Gelbfieber-RNA SARS-CoV-2-RNA |
| Metabolisches Screening | Coeruloplasmin (ggf. Kuper in Serum und Urin) α-1-Antitrypsin (ggf. Genotypisierung) Eisenstatus (Eisen, Transferrin, Transferrinsättigung, Ferritin, ggf. HFE-Genanalyse) |

## 2.4 Spezifische Diagnose und Therapie

### 2.4.1 Medikamentös induziertes Leberversagen

*Acetaminophen (Paracetamol)-induziertes Leberversagen*
Das ALV durch Intoxikation mit Acetaminophen (Paracetamol, akzidentell oder suizidal) ist dosisabhängig. Eine Einzeldosis von 150 mg/kg KG wird als toxische Grenze angesehen. Bei geringem Körpergewicht, chronischen Erkrankungen und Alkoholikern können jedoch bereits Dosen um 100 mg/kg KG (Tagesdosis von ca. 4 g) ein ALV auslösen. Dabei scheint eine gleichzeitige Alkoholintoxikation aufgrund von einer Cytochrom-P450–2E1-

Enzyminhibition eher protektiv zu sein, während die fehlende Einnahme von Alkohol bei Alkoholikern das Risiko eines Leberversagens erhöht. Ein Teil der Patientin stellt sich nach suizidaler Einmaleinnahme vor. Ein weiterer Teil stellt sich erst verzögert nach Einnahme hoher, supratherapeutischer Dosen über mehrere Tage (meist zur Schmerztherapie) vor. Im letzten Fall ist zwar die Höhe der Transaminasen und Koagulopathie initial weniger ausgeprägt, die Prognose ist jedoch aufgrund eines rasch drohenden Multiorganversagens schlechter (Craig et al. 2012).

Neben der Anamnese ist das laborchemische Bild mit bereits nach wenigen Stunden massiv erhöhten Transaminasen und relativ geringen Bilirubinwerten sowie der Acetaminophenspiegelnachweis im Blut wegweisend. Anhand des Rumack-Matthew-Normogramms (Abb. 1) lässt sich mit Hilfe des Acetaminophen-Spiegels und der Zeit nach Ingestion von Acetaminophen eine Vorhersage über die zu erwartende Hepatotoxizität treffen (Rumack und Matthew 1975). Als weitere Komplikation tritt häufig ein akutes Nierenversagen mit renaler Azidose auf.

> Entscheidend für die Prognose ist die Zeit von der Ingestion bis zur medizinischen Behandlung. N-Acetylcystein (NAC) ist das spezifische Antidot von Acetaminophen.

N-Acetylcystein (NAC) muss bereits bei Verdacht auf eine Paracetamol-Intoxikation so früh wie möglich (innerhalb von 10–15 h nach Ingestion) verabreicht werden. Ein Beginn bis 36 h nach Ingestion scheint jedoch auch noch eine günstige Wirkung auf die Entwicklung der hepatischen Enzephalopathie zu haben. Aufgrund der häufigen Übelkeit und des Erbrechens als unerwünschter Wirkung sowie der möglichen fulminanten Verschlechterung des Patientenzustandes im Verlauf, ist die intravenöse der oralen Gabe vorzuziehen. Als Bolus werden 150 mg/kg KG innerhalb von 15 min gefolgt von 50 mg/kg KG über 4 h und 100 mg/kg KG über weitere 16 Stunden gegeben (Prescott et al. 1979). In schweren Fällen soll die Therapie bis zur klinischen Besserung fortgeführt werden.

Wenn die Ingestion maximal 4 h zuvor erfolgte, kann Aktivkohle zur Minderung der Absorption (Dosis 0,5–1,0 g/kg KG) gegeben werden. Zur Vermeidung einer Aspiration ist hierbei auf ein erhaltenes Bewusstsein zu achten, da die Kohlegabe zu Erbrechen führen kann (Kap. 99, ▸ „Intensivtherapie bei Vergiftungen"), ggf. ist eine Schutzintubation zu erwägen.

Das akute Nierenversagen und die Therapie der metabolischen Azidose bedürfen häufig den Einsatz einer Nierenersatztherapie.

### Medikamentenassoziierte Leberschädigung („drug-induced liver injury", DILI)

Medikamente können als Nebenwirkung alle Formen der Lebererkrankungen von einem chronischen Schädigungsbild bis hin zum akuten Leberversagen auslösen. Eine Vielzahl von Medikamenten ist als Ursache eines akuten Leberversagens beschrieben worden. Anders als beim Acetaminophen-induzierten ALV liegt hier meist eine dosisunabhängige idiosynkratische Reaktion auf die Substanz vor.

Die Leberschädigung manifestiert sich in der Regel als subakutes Leberversagen über mehrere Wochen bis Monate. Die Latenzzeit nach Einnahme der Medikation ist üblicherweise relativ kurz im Bereich von wenigen Tagen bis Wochen, kann aber im Einzelfall auch mehrere Monate betragen.

> Die definitive Diagnose eines DILI sollte erst nach Ausschluss aller anderen Auslöser erfolgen.

Eine genetische Prädisposition durch Polymorphismen insbesondere im Bereich der HLA-Gene (z. B. A02:01 für Amoxicillin) aber auch andere Polymorphismen sind in Assoziation für zahlreiche medikamentenassoziierte Leberschädigungen nachgewiesen worden. Meistens handelt es sich bei einem genetischen Polymorphismus um ein Medikamenten-spezifisches Risiko und seltener um einen generellen Risikofaktor. Allerdings sind auch zahlreiche nicht-

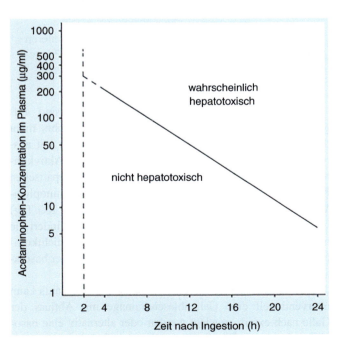

**Abb. 1** Rumack-Matthew-Normogramm bei Acetaminophen-Intoxikation. (Adaptiert nach Rumack und Matthew 1975)

genetische Risikofaktoren für die Entstehung eines DILI wie Alter, Geschlecht, und Medikamentinteraktionen von Bedeutung (Daly 2017).

Antibiotika sind der häufigste Verursacher einer medikamentös induzierten Leberschädigung (Chalasani et al. 2008). Aufgrund des breiten Einsatzes ist in Deutschland auch die Phenprocoumon-induzierte Hepatotoxizität zu bedenken. Einen Risikofaktor stellt hierbei das wiederholte An- und Absetzen (z. B. bei häufigen medizinischen Eingriffen) dar (Schimanski et al. 2004).

Als potenzielle Auslöser eines ALV sind neben zugelassenen Medikamenten auch Nahrungsergänzungsmittel, verschiedene pflanzliche Stoffe (z. B. Kavapflanze, Schöllkraut), Kräutertees oder auch Produkte zur Gewichtsreduktion (LipoKinetixs, MaHuang/Ephedra, Herbalife) und anabolikahaltige Muskelaufbaupräparate sowie Drogen (z. B. Ecstasy, MDMA, Amphetamine, synthetische Drogen) in Betracht zu ziehen.

Die Primärmaßnahme ist das Absetzen der verdächtigten Substanz.

Eine Therapie mit NAC analog zur Acetaminophen-Vergiftung zeigte im Rahmen einer kontrollierten-randomisierten Studie einen signifikanten Vorteil in Bezug auf das transplantationsfreie Überleben. Besonders deutlich war dies bei Patienten mit erst- oder zweitgradiger hepatischer Enzephalopathie und DILI, Patienten mit höhergradiger HE profitieren nicht vom NAC-Einsatz (Lee et al. 2009). Im frühzeitigen Verlauf des DILI-assoziierten ALF sollte daher NAC gegeben werden (European Association for the Study of the Liver 2019).

Eine probatorische Therapie mit Kortikosteroiden ist in folgenden Situationen gerechtfertigt:

- bei Hinweisen auf eine Hypersensitivitätsreaktion („drug-induced hypersensitivity syndrome", DIHS; „drug reaction with eosinophilia and systemic symptoms", DRESS) (Lee et al. 2012). Diese sind gekennzeichnet durch weitere Befunde wie Hautausschläge, Eosinophilie oder Fieber,
- bei V. a. eine medikamentös-ausgelöste Autoimmunhepatitis. Diese ist u. a. für Diclofenac, Halothan, Indomethacin, Infliximab, Methyldopa, Minocyclin, Nitrofurantoin und Statine beschrieben und weist zum einen den Zusammenhang zur Medikamenteneinnahme aber auch Merkmale einer klassischen Autoimmunhepatitis auf (Histologie, ANA, IgG etc.),
- bei einer schweren Hepatotoxizität (Grad 3–4 nach WHO) unter eine Immun-Checkpoint Inhibitor-Therapie. Bei fehlender Besserung nach 2–3 Tagen Steroidtherapie (Prednisolon 2 mg/kg KG) wird die Hinzunahme von Mycophenolat mofetil (500–1000 mg zweimal täglich) empfohlen (European Association for the Study of the Liver 2019; Reddy et al. 2018)

### 2.4.2 Toxisches Leberversagen

*Pilzvergiftung*

Mehr als 90 % der Pilzvergiftungen, die einer medizinischen Behandlung bedürfen, sind durch das hitzebeständige Amatoxin des **Amanita phalloides (Knollenblätterpilz)** verursacht. Besonders in der Pilzsaison ab August treten gehäuft Pilzvergiftungen auf. Eine Verwechslung des Knollenblätterpilzes mit meist in Osteuropa heimischen nicht toxischen Champignonarten führt zur akzidentellen Intoxikation bei unerfahrenen Pilzsammlern. Die letale Toxindosis (0,1 mg/kg KG) ist regional verschieden und kann bereits durch Verzehr eines Pilzes erreicht werden. Nach intestinaler Resorption hemmt das Amatoxin die RNA-Polymerase II der Hepatozyten, was über eine verminderte Proteinsynthese zum Zelltod führt. Trotz biliärer Sekretion des Amatoxins kann es über den enterohepatischen Kreislauf erneut aufgenommen werden und dadurch weitere Nekrosen der Hepatozyten induzieren (Santi et al. 2012).

Charakteristischerweise zeigen sich im klinischen Verlauf nach einer Inkubationszeit von 6–40 h teils heftige gastrointestinale Symptome, die nach weiteren 12–24 h abklingen. Nach einer 2. Phase mit einer trügerischen klinischen Besserung treten in der 3. Phase erste Zeichen des beginnenden Leberversagens auf. Daneben zeigt sich zum einen durch die Flüssigkeitsverluste während der gastrointestinalen Phase ein prärenales sowie zum anderen aufgrund direkter Nephrotoxizität des Amatoxins ein intrarenales Nierenversagen.

Amatoxinkonzentrationen sind im Urin messbar.

> Es ist wichtig, neben dem Indexpatienten alle weiteren Personen mit möglicher Intoxikation durch das Pilzgericht zu identifizieren.

Magenspülungen und induziertes Erbrechen sind aufgrund des meist zu lang zurück liegenden Verzehrs nicht erfolgreich. Neben der symptomatischen Therapie mit ausreichender Flüssigkeitstherapie wird den Patienten Aktivkohle (0,5–1,0 g/kg KG, Unterbrechung des enterohepatischen Kreislaufs), NAC (nach Schema der Acetaminophen-Vergiftung; siehe oben) und Silibinin (20–50 mg/kg KG/Tag) verabreicht. Das Mariendistelderivat Silibinin verhindert die hepatozelluläre Aufnahme des Amatoxins durch nichtkompetitive Inhibition des OATP1B3-Transporters an der basolateralen Hepatozytenmembran.

Zur Unterbrechung des enterohepatischen Kreislaufs kann interventionell eine Gallenblasendrainage mit Abfluss der Galle nach extern angelegt werden oder alternativ eine nasobiliäre Sonde via ERCP. Hierzu liegen jedoch keine kontrollierten klinischen Daten vor (Ye und Liu 2018). Einen weiterer Therapieansatz zur Toxinelimination und auch Stabilisierung der Leberfunktion (mglw. Als Überbrückungstherapie bis zur

Lebertranplantation) stellen extrakorporale Detoxifikationssysteme wie MARS und die fraktionierte Plasmaseparation und -adsorption dar (▶ Kap. 43, „Extrakorporale Verfahren zur Unterstützung bei Leberversagen"; Bergis et al. 2012).

### 2.4.3 Virale Hepatitis

Virale Hepatitiden spielen als Auslöser des ALV v. a. in Regionen mit niedrigen Hygienestandards und in Regionen mit hoher Prävalenz chronischer Hepatitiden eine bedeutende Rolle. Klinisch sind die akuten Hepatitiden nicht voneinander zu unterscheiden. Nach einem Prodromalstadium mit grippalen Symptomen, häufig rechtsseitigen Oberbauchbeschwerden sowie Übelkeit und Erbrechen kann ein Ikterus auftreten, der im Rahmen einer fulminanten Hepatitis von einer Gerinnungsstörung und Zeichen der HE begleitet wird.

**Hepatitis A (HAV)**
Nach Auslandsaufenthalten, ist bei nicht geimpften Personen an eine Hepatitis A (HAV) zu denken. Die Übertragung erfolgt fäkal-oral. Die Mehrzahl der Infektionen in Deutschland ist jedoch nicht direkt mit einer Reiseanamnese verbunden (vermutlich aber indirekt ausgelöst durch einen Reiseindexfall), so dass die Diagnostik auf eine akute Hepatitis A unabhängig von der Reiseanamnese erfolgen sollte. Eine spezifische Therapieoption liegt nicht vor.

**Hepatitis B (HBV)**
Bei Zeichen einer Einschränkung der Lebersynthese im Verlauf einer akuten Hepatitis-B-Infektion (TPZ < 50 %, INR > 1,5) ist eine antivirale Therapie mit Nukleosid- oder Nukleotidanaloga indiziert (Cornberg et al. 2021). Hierbei wurde in den bereits älteren Studien häufig Lamivudin eingesetzt (Jochum et al. 2016; Tillmann et al. 2006). Aufgrund der generell guten Verträglichkeit, der stärkeren antiviralen Potenz und neuerer Studiendaten kann auch der Einsatz von Entecavir oder Tenofovir empfohlen werden. Die Therapie sollte bis zur Serokonversion zu antiHBs bzw. 6 Monate über den HbsAg-Verlust hinaus durchgeführt werden. Im Rahmen einer Chemotherapie oder anderen immunsuppressiven Therapien (v. a. CD-20-Antikörper) kann es zu fatalen Reaktivierungen einer chronischen oder auch ausgeheilten HBV-Infektion kommen. Eine entsprechende präemptive Prophylaxe mit einem Nukleosid-/Nukleotidanalogon ist daher obligat. Zudem muss bei Patienten mit Hepatitis-B-Infektion an die Möglichkeit einer Hepatitis-Delta-Simultan- oder Superinfektion gedacht werden.

**Hepatits C (HCV)**
Eine akute Hepatitis C verläuft äußerst selten fulminant. Bei der Diagnose ist die Bestimmung der HCV-RNA obligat, da HCV-Antikörper initial noch fehlen können. Untersuchungen zu einer direkt antiviralen Therapie liegen bei der Seltenheit eines fulminanten Verlaufs bisher nicht vor. Dies sollte jedoch aufgrund der Verfügbarkeit der hochwirksamen direkt antiviralen Behandlungsmöglichkeiten im Einzelfall geprüft werden.

**Hepatits E (HEV)**
Die akute Hepatitis-E-Infektion weist mit der fäkal-oralen Transmission und des in der Regel selbstlimitierenden Verlaufs viele Ähnlichkeiten zur HAV-Infektion auf. Ein ALV wird in Ländern wie Indien oder Pakistan (HEV-Genotyp 1) in mehr als 50 % der Fälle durch HEV ausgelöst (Sarwar et al. 2006) und nimmt insbesondere bei Schwangeren gehäuft einen fulminanten Verlauf. Die in Deutschland beheimatete Form der HEV-Infektion mit dem Genotyp 3 ist eine Zoonose, die im Wesentlichen durch den Verzehr von ungenügend gekochtem Fleisch und anderer Lebensmittel übertragen wird und die in der Regel (auch bei Schwangeren) nicht fulminant verläuft. Zur erfolgreichen Behandlung der akuten und chronischen HEV existieren kleinere Fallserien mit der Gabe von Ribavirin, dessen Gabe im Einzelfall indiziert sein kann.

**Sonstige virale Infektionen**
Ein ALV auf dem Boden einer HSV- (Therapie Aciclovir), CMV- (Therapie Ganciclovir, Valganciclovir), EBV- oder HHV-6-Infektion ist bei immunkompetenten Patienten äußerst selten. Selten wird ein akutes Leberversagen auf der Grundlage eines durch eine z. B. virale Infektion ausgelöste hämophagozytisches Lymphohistiozytose (HLH) oder Makrophagen Aktivierungssyndroms (MAS) ausgelöst. Die Therapie erfolgt hier zum einen soweit möglich antiviral und zum anderen immunsuppressiv durch Steroide und IL-Antagonisten/Biologika.

Tropische Infektionen wie Dengue-, Gelbfieber oder eine Malaria tropica gehen häufig mit einer hepatischen Beteiligung einher und können durch Blutungszeichen, Ikterus und entsprechende laborchemische Veränderungen das Bild eines ALV imitieren. Bei Reiserückkehrern ist dies daher unbedingt in die differenzialdiagnostischen Überlegungen einzubeziehen.

### 2.4.4 Bakteriell induziertes Leberversagen

Bakterielle Erreger sind eine seltene Ursache eines ALV. Bei einer **Cholangiosepsis** kann sich im Rahmen eines Multiorganversagens ein Leberversagen entwickeln. Eine breite antibiotische Therapie sowie Infektsanierung mittels endoskopisch retrograder Cholangiographie (ERC) oder externer Drainage der Gallenwege ist das Mittel der Wahl.

Bei Nachweis hepatischer **Abszesse** oder nicht liquider Infiltration, ist eine direkte Erregerdiagnostik durch Punktion und Drainage oder ggf. chirurgische Sanierung anzustreben. Bereits frühzeitig sollte auch an eine Infektion mit Entamoeba histolytica oder eine Aktinomykose gedacht werden und eine serologische Diagnostik hierzu initiiert werden.

Die **Leptospirose** stellt eine der wenigen bakteriellen Infektionen dar, die als schwere ikterische Verlaufsform (M. Weil) zu einem Leberversagen führen kann. Als weltweit verbreitete Zoonose werden die Spirochäten meist durch den Urin infizierter Tiere (z. B. Nagetiere, Hunde, Schweine) auf den Menschen übertragen. Initial zeigen sich grippeähnliche Symptome mit hohem Fieber und schlagartigem Beginn. Im Gegensatz zur meist milden anikterischen Leptospirose ist der Fieberverlauf beim M. Weil (5–10 % der Leptospiroseinfektionen) nicht biphasisch. Als klinisches Charakteristikum treten nach etwa einer Woche ein profunder Ikterus und im weiteren Verlauf ein akutes Nierenversagen sowie eine hämorrhagische Diathese auf (Bharti et al. 2003). Diagnostisch können die Erreger aus Blut und ab der zweiten Krankheitswoche aus Liquor und Urin isoliert werden. Serologische Tests sind meist erst ab der zweiten Krankheitswoche positiv und zeigen einen Titeranstieg im weiteren Verlauf.

Therapeutisch kommen Doxycyclin, Cephalosporine der 3. Generation oder Penicilline zum Einsatz, welche in der Wirksamkeit äquivalent zu sein scheinen (Suputtamongkol et al. 2004).

### 2.4.5 M. Wilson

Das ALV stellt eine mögliche Erstmanifestation eines M. Wilson dar. Insbesondere bei jungen Patienten (< 45–55 Jahre) mit ALV muss stets ein M. Wilson differenzialdiagnostisch bedacht werden: Eine Coombs-negative-Hämolyse sowie eine im Vergleich zum deutlich erhöhten Bilirubin sehr niedrige alkalische Phosphatase [AP (IU/ml)/Bilirubin (mg/dl)-Quotient < 2] können bereits frühzeitige Hinweise geben (Berman et al. 1991). Der Nachweis eines AST/ALT-Verhältnisses > 2,2 gemeinsam mit einem AP/Bilirubin-Quotient < 4 erhöht die Sensitivität und Spezifität für einen akuten M. Wilson auf bis zu 100 % (Korman et al. 2008). Die pathognomonischen Kayser-Fleischer-Kornealringe finden sich bei hepatischer Manifestation nur in etwa 50 % der Fälle. Im kranialen MRT können auch ohne neurologische Auffälligkeiten strukturelle Abnormitäten und Verdichtungen der Basalganglien nachweisbar sein. Ein erniedrigtes Coeruloplasmin (Akutphaseprotein), eine erhöhte Kupferausscheidung im Urin sowie erniedrigte Serumkupferwerte (grundsätzlicher Leberzellzerfall beim ALV mit Kupferfreisetzung) haben aufgrund niedriger Spezifität im ALV keine wesentliche diagnostische Bedeutung. Beweisend wären eine erhöhte Kupferspeicherung in der Leber und eine genetische Diagnostik, die jedoch wegen der Koagulopathie, mehr als 200 beteiligter Mutationen im Wilson-Gen (ATP7B) und langer Auswertungszeiten keine praktische Bedeutung beim ALV besitzen.

> Der fulminante M. Wilson mit ALV verläuft ohne LTX in der Regel infaust, sodass alle Patienten frühzeitig für eine High-urgency-Lebertransplantation evaluiert werden müssen (Ferenci et al. 2012). Die häufig unbemerkt vorliegende chronische Leberschädigung stellt in diesem Fall keine Kontraindikation zur HU-Listung dar.

Durch eine Plasmapherese oder Albumindialyseverfahren (MARS, Prometheus; ▶ Kap. 43, „Extrakorporale Verfahren zur Unterstützung bei Leberversagen") kann beim ALV freies Kupfer entfernt und damit die Gesamtsituation und die Nierenfunktion bis zur Transplantation stabilisiert werden (Roberts und Schilsky 2008). In einem publizierten Fallbericht konnte durch die Kombination der Plasmapherese mit D-Penicillamin sogar die Transplantation verhindert werden (Damsgaard et al. 2019).

### 2.4.6 Autoimmunhepatitis

In bis zu 20 % der Fälle verläuft die Erstmanifestation einer Autoimmunhepatitis (AIH) als ALV (Verma et al. 2009). Die Betroffenen sind meist weiblich und eher jüngeren Alters, wobei die AIH in jeder Altersstufe auftreten kann. In der Anamnese ist auf begleitende vorbekannte Autoimmunerkrankungen zu achten. Laborchemisch zeigt sich ein hepatitisches Bild mit meist führender ALT. Ein erhöhtes Gesamt-IgG ist neben den Autoimmunmarkern (ANA, SMA, SLA/LP, LKM) wegweisend, diese können jedoch bei der akuten Verlaufsform auch fehlen. In der Leberbiopsie kann das histologische Bild dem eines DILI ähneln und als solches verkannt werden. Im Vergleich zur chronischen AIH ist das Schädigungsmuster häufig zentrilobulär (Stravitz et al. 2011).

Die Anwendung eines vereinfachten AIH-Scores (Tab. 3) bestehend aus Autoimmunmarkern, IgG, histologischem Bild und dem Ausschluss einer viralen Genese (Hennes et al. 2008) ist zwar beim ALV bisher nicht evaluiert worden, aufgrund der dringenden Notwendigkeit einer Diagnosefindung und eines Behandlungsbeginns jedoch hilfreich.

Auch wenn die Steroidtherapie beim akuten Leberversagen häufig eine Lebertransplantation nicht verhindern kann, sollte insbesondere bei frühzeitiger Diagnose eine Therapie mit Kortikosteroiden versucht werden (Prednisolon mind. 1 mg/kgKG) (Deutsche Gesellschaft für Gastroenterologie, Verdauungs- und Stoffwechselkrankheiten 2017).

Bei bis zu 50 % der Patienten mit ALV zeigt sich kein Ansprechen auf die Steroidtherapie. Dies sind meist Patienten mit höherem MELD-Score (> 28) und massiver hepatischer Nekrose in der Biopsie (Verma et al. 2009).

> Eine zügige Evaluation zur Lebertransplantation (LTX) ist in etwa der Hälfte der Fälle die einzige lebensrettende Maßnahme.

**Tab. 3** Vereinfachte diagnostische AIH-Kriterien. (Nach Hennes et al. 2008)

| Variable | Cut-off | Punkte |
|---|---|---|
| ANA oder SMA | ≥ 1:40 | 1 |
| ANA oder SMA | ≥ 1:80 | 2 |
| oder LKM | ≥ 1:40 | |
| oder SLA | Positiv | |
| Gesamt-IgG | > Normwert | 1 |
| | > 1,1 × Normwert | 2 |
| Leberhistologie | Passend zu AIH | 1 |
| | Typisch für AIH | 2 |
| Ausschluss virale Hepatitis | | 2 |
| **Auswertung** | Gesamtscore | ≥ 6: AIH wahrscheinlich ≥ 7: AIH gesichert |

### 2.4.7 Schwangerschaftsassoziiertes ALV

Neben der Häufung schwerer Verläufe einer akuten Hepatitis E (Genotyp 1) in der Schwangerschaft, sind das HELLP-Syndrom sowie die akute Schwangerschaftsfettleber für ein ALV bei Schwangeren bzw. postpartal hauptverantwortlich. Zusätzlich zu Symptomen der Präeklampsie treten beim HELLP-Syndrom eine hämolytische Anämie (Coombs-Test negativ), erhöhte Leberwerte und eine Thrombozytopenie auf. Eine Leberruptur kann den Verlauf komplizieren (Haram et al. 2009). Die akute Schwangerschaftsfettleber ist durch Zeichen der Leberinsuffizienz sowie Hinweise auf eine Leberverfettung gekennzeichnet. Gemeinsam ist beiden Erkrankungen das Auftreten im 3. Trimenon. Die Therapie besteht in der zügigen Entbindung und begleitenden supportiven Maßnahmen (s. dazu auch ▶ Kap. 95, „Schwangerschaftsassoziierte Notfälle"). Meist erholt sich die Leberfunktion nach Entbindung vollständig, eine postpartale Verschlechterung ist dennoch möglich, so dass die Patientinnen engmaschig überwacht werden sollten.

### 2.4.8 Vaskulär bedingtes Leberversagen

**Budd-Chiari-Syndrom (BCS)**

Das Budd-Chiari-Syndrom (BCS) kann als akute Thrombose der Lebervenen sowie der intra- oder suprahepatischen V. cava zu einem akuten Leberversagen führen. Zu unterscheiden ist zwischen einem

- primären BCS auf dem Boden meist einer Thrombophilie oder hämatologischen Grunderkrankung (myeloproliferative Erkrankungen) und einem
- sekundären BCS durch eine Obstruktion von z. B. Tumoren (hepatozelluläres Karzinom, Metastasen, Echinokokkuszysten, fokal-noduläre Hyperplasie).

Klinisch zeigen sich bei den Patienten (meist Frauen) diffuse abdominelle Schmerzen mit Hepatomegalie und Aszites.

Gemäß der Leitlinie der europäischen Lebergesellschaft ist therapeutisch nach einem Stufenschema vorzugehen (EASL Clinical Practice Guidelines: Vascular diseases ft he liver. J Hepatol 2015): Die Vollantikoagulation nach Abnahme der umfangreichen Thrombophiliediagnostik stellt hierbei die Basistherapie dar. Kurzstreckige Stenosen oder reine Stenosen der Vena cava inferior, die mittels perkutaner Angioplastie behandelbar sind, finden sich bei europäischen Patienten selten (häufiger in Asien). In einer randomisieren Studie konnte die Angioplastie mit anschließendem Stenting höhere Offenheitsraten gegenüber der reinen Angioplastie zeigen. Allerdings sind in Fallserien teilweise hohe Komplikationsraten berichtet worden, so dass die interventionelle Therapie nur in einem Zentrum mit entsprechender Erfahrung durchgeführt werden sollte (Wang et al. 2019).

Bei weiterer Verschlechterung des Patientenzustandes ist zeitnah die Option einer TIPS-Implantation (transjugulärer intrahepatischer portosystemischer Stent-Shunt) entweder als Bridging-Therapie zur LTX oder definitive Therapie zu prüfen (Hernández-Gea et al. 2019). Die nicht selten im Rahmen der BCS-Diagnose erstdiagnostizierte myeloproliferative Erkrankung stellt keine Kontraindikation zur Lebertransplantation dar.

### 2.5 Prognose und Lebertransplantation

Die Prognose des ALV hat sich in den letzten Jahren kontinuierlich verbessert. Die Mortalität des ALV vor Etablierung der Lebertransplantation (LTX) lag zwischen 80 und 85 % (Bernuau et al. 1986). Heutzutage überleben etwa 35 % der Betroffenen ohne und weitere 38 % mit einer LTX (Hadem et al. 2012b).

> Die Mortalität nach LTX ist in den ersten 3 Monaten besonders hoch. Unabhängige Prädiktoren sind hierbei AB0-Inkompatibiltät, nicht virale Ursache des ALV und zu geringe Organgröße. Das 5-Jahres-Überleben nach Transplantation beim ALV hat sich in Europa auf 72 % verbessert (Germani et al. 2012).

Nach wie vor bestehen prognostische Probleme, welche Patienten einer dringenden („high-urgency"; HU) LTX zugeführt werden müssen. Eine retrospektive Analyse zeigte, dass die Mortalität und das Translantationsfreie Überleben (TFS) entscheidend von der Ursache des ALV bestimmt werden: So liegt das TFS beim Acetaminophen-induzierten Leberversagen und beim Schwangerschaftsassoziierten Leberversagen bei 75 bzw. 83 %. Auf der anderen Seite weisen Patienten mit DILI, unbekannter Ursache, akuter Hepatitis

**Tab. 4** King's-College-Kriterien. (O'Grady et al. 1989)

| Acetaminophen-(Paracetamol-) induziert | Arterieller pH-Wert < 7,3 oder INR > 6,5 + Kreatinin > 300 µmol/l (> 3,4 mg/dl) + hepatische Enzephalopathie (HE) Grad 3–4 |
|---|---|
| Nicht-Acetaminophen-(Paracetamol-) induziert | INR > 6,5 + HE (Grad unabhängig) oder 3 von 5 der folgenden Kriterien<br>– Alter < 10 oder > 40 Jahre<br>– Ursache: unbekannt, Medikamenten-induziert, virale Hepatitis (außer HAV/HBV)<br>– Zeit vom Beginn Ikterus bis zu Entwicklung HE > 7 Tage<br>– INR > 3,5<br>– Bilirubin > 300 µmol/l (> 17,5 mg/dl) |

**Tab. 5** Clichy-Kriterien. (Bismuth et al. 1995)

| Alter < 30 Jahre | Hepatische Enzephalopathie + Faktor V < 20 % |
|---|---|
| Alter > 30 Jahre | Hepatische Enzephalopathie + Faktor V < 30 % |

B und AIH deutlich geringere TFS Raten auf. Der Schweregrad der hepatischen Enzephalopathie ist ein weiterer wichtiger prognostischer Faktor und korrelierte mit dem TFS (Reuben et al. 2016).

Verschiedene Scores zur prognostischen Einschätzung wurden seit Etablierung der LTX im Management des ALV entwickelt. Einzug in die klinische Praxis zur Beurteilung der Notwendigkeit der Verlegung in ein Transplantationszentrum bzw. zur Transplantationsmeldung haben hierbei in erster Linie der King's-College-Score (KCS) (O'Grady et al. 1989) und die Clichy-Kriterien (Bismuth et al. 1995) erlangt.

- Beim **King's-College-Score (KCS)** wird zwischen Paracetamol – und nicht-Paracetamol-induziertem ALV unterschieden (Tab. 4). Nach den Richtlinien zur Organtransplantation in Deutschland ist der KCS maßgeblich für die Meldung zu einer LTX der höchsten Dringlichkeitsstufe („high-urgency"; HU) (Bundesärztekammer 2011). Der KCS ist der bisher am besten validierte prädiktive Score beim ALV. Der guten Spezifität von etwa 82–92 % steht eine bisher unbefriedigende Sensitivität von 68–69 % in der Detektion von Patienten mit fatalem Verlauf gegenüber (McPhail et al. 2010).
- Die **Clichy-Kriterien** wurden bei Patienten mit Hepatitis-B-induziertem Leberversagen evaluiert und sind daher nach den Richtlinien der Bundesärztekammer bei Vorliegen einer viralen Hepatitis bei der Evaluation einer HU-Listung anzuwenden. Neben einer hepatischen Enzephalopathie sind ein Faktor V-Wert < 20 % bzw. < 30 % abhängig vom Patientenalter zur Erfüllung der Kriterien notwendig (Tab. 5). Mehr als 90 % der Patienten mit letalem Ausgang werden hierdurch erfasst (Hadem et al. 2012a).

Auch der MELD-Score, der maßgeblich für die Transplantationsdringlichkeit beim chronischen Leberversagen ist, zeigte im Vergleich mit dem KCS zumindest beim nicht-Paracetamol-induzierten Leberversagen eine bessere Genauigkeit in der Vorhersage der Mortalität (McPhail et al. 2016).

Aufgrund der unzureichenden Prädiktion der etablierten Scoring-Systeme können weitere Parameter berücksichtigt werden: ein Anteil von mehr als 70 % nekrotisierten Hepatozyten in der Leberbiopsie (Donaldson et al. 1993), eine kurzfristige deutliche Leberschrumpfung (< 1000 cm$^3$ in der Volumetrie (Zabron et al. 2018), Phosphatwerte > 1,2 mmol/l (Schmidt und Dalhoff 2002) oder ein Serum-Laktat > 3,5 mmol/l (Bernal et al. 2002) sind jeweils mit einer schlechteren Prognose assoziiert.

Eine retrospektive Analyse von Leberlebendspenden beim akuten Leberversagen aus Indien zeigte mit den geplanten Leberlebendspenden beim chronischen Leberversagen vergleichbare Erfolgsraten (Pamecha et al. 2019), so dass dies eine potentielle Alternative zur konventionellen LTX darstellt. Die gesetzlichen Regularien in Deutschland und die Bewertung der Spende durch eine Ethikkommission machen den zeitlichen Ablauf wie in der genannten Studie (mediane Spenderevaluationszeit 18 h) nicht reproduzierbar. Bei der subakuten Verlaufsform ist eine Leberlebendspende allerdings eine zu prüfende Option.

**Extrakorporale Leberersatzverfahren**

Auf den Einsatz extrakorporaler Leberersatzverfahren wird im Detail im ▶ Kap. 43, „Extrakorporale Verfahren zur Unterstützung bei Leberversagen" eingegangen. Während die gängigen Leberersatzverfahren (in erster Linie MARS (molecular adsorbent recirculating system)) bisher keine eindeutige prognostische Verbesserung zeigten, konnte durch den hochvolumigen Plasmaaustausch ein signifikanter Überlebensvorteil in einer randomisierten Studie gezeigt werden und wird daher in vielen Zentren mittlerweile standardisiert eingesetzt (Larsen et al. 2016).

## 3 Akut-auf-chronisches Leberversagen (ACLV)

Von der akuten Dekompensation einer Leberzirrhose spricht man vor allem beim Auftreten einer gastrointestinalen Blutung, hepatischen Enzephalopathie und/oder Aszites bei vorbestehender Lebererkrankung bzw. Leberzirrhose. Diese Dekompensationen treten bei einem Teil der Patienten wiederholt auf, ohne dass es zu einer Verschlechterung der Organfunktionen kommt und die Patienten daher eine relativ geringe Ein-Jahres-Mortalität aufweisen (stabile oder instabile Dekompensation). Eine Gruppe von Patienten jedoch mit vorbestehender Lebererkrankung, zeigt einen von der natürlichen Progression einer Leberzirrhose distinkten Verlauf: Das akut-auf-chronische Leberversagen (ACLV) ist als akute Verschlechterung bei vorbestehender chronischer Lebererkrankung mit einer hohen 3-Monats-Mortalität definiert und ist durch eine hohe inflammatorische Aktivität, einen zeitlichen Zusammenhang zu einem auslösenden Ereignis und ein Ein- oder Mehrorganversagen charakterisiert (Jalan et al. 2012; Arroyo et al. 2020). Kürzlich ließ sich noch eine weitere Patientengruppe charakterisieren, die bei hepatischer Dekompensation bereits hohe inflammatorische Marker aufwiesen ohne ein Organversagen, aber hierdurch eine hohe Gefahr der Entwicklung eines ACLV aufwiesen (sog. Pre-ACLV) (Trebicka et al. 2020).

In einer prospektiven Studie bei 1343 Patienten mit chronischer Lebererkrankung und hepatischer Dekompensation lag bei 30,4 % ein ACLV vor. Die 28-Tages-Mortalität war mit 32,8 % (90-Tages-Mortalität 51,2 %) gegenüber 1,9 % (90-Tages-Mortalität 9,7 %) bei Patienten mit einfacher Dekompensation der Zirrhose ohne Vorliegen eines ACLV mehr als 15-fach erhöht. Als präzipitierende Faktoren eines ACLV fanden sich meist Infektionen (32,6 %), Alkoholabusus mit Alkoholhepatitis (24,5 %) und gastrointestinale Blutungen (13,2 %). Bei 43,6 % der Patienten fand sich kein auslösendes Ereignis. Interessanterweise war der Verlauf bei Patienten mit erstmaliger Dekompensation, die häufig auch jünger waren, am schwerwiegendsten. (Moreau et al. 2013). Pathophysiologisch ist die systemische Inflammation im Rahmen der Dekompensation der Haupttrigger, der zu einer metabolischen Dysregulation führt, was wiederum die Organdysfunktion begünstigt (Jalan et al. 2021).

### Klinik, Symptomatik
Die Klinik ist abhängig von der zu Grunde liegenden Dekompensationsursache (z. B. Hämatemesis bei Ösophagusvarizenblutung, Bauchschmerzen und Aszites bei SBP). Eine Lebererkrankung ist häufig bekannt oder kann aufgrund der Anamnese vermutet werden (z. B. langjähriger Alkoholmissbrauch). Laborchemisch weisen die Patienten erhöhte Bilirubinwerte und eine Einschränkung der Gerinnungsparameter auf. Häufig liegen Merkmale eines systemischen inflammatorischen Response-Syndroms (SIRS) mit hohen CRP und Leukozytenzahlen auch unabhängig von einer Infektion vor. Ein Nierenversagen ist die am häufigsten auftretende Organdysfunktion. Zur Diagnose, Stadieneinteilung und damit Prognoseabschätzung des ACLV wird nach den Kriterien der europäischen Lebergesellschaft das CLIF-C organ failure scoring system, was Ähnlichkeiten zum konventionellen SOFA-Score aufweist, herangezogen (Tab. 6). Hierbei wird deutlich, dass für die Diagnose eines ACLV das eigentliche Versagen der Leber (gekennzeichnet durch Hyperbilirubinämie, hepatische Enzephalopathie und INR-Wert) nicht alleine entscheidend ist, sondern zudem Nieren-, Kreislauf- und Lungenversagen eine wichtige Rolle spielen. Das ACLV wird hierbei nach Schweregrad eingeteilt: Ein ACLV Grad 1 liegt vor bei einem Nierenversagen, bei einem anderen Organversagen und einer begleitenden Nierendysfunktion oder höhergradigen hepatischen Enzephalopathie. ACLV Grad 2 und 3 sind durch zwei bzw. drei oder mehr Organversagen definiert (Moreau et al. 2013).

### Therapie
Die Therapie des ACLV besteht in der Behandlung des zugrunde liegenden Auslösers und der intensivmedizinischen Behandlung der jeweiligen Komplikationen auf die im nächsten Kapitel näher eingegangen wird. Hierbei liegen jedoch nur wenige spezifische Therapieoptionen, wie z. B. die Behandlung einer Hepatitis-B-Exazerbation mittels Nukleosid-/Nukleotidanaloga, vor (Garg et al. 2011).

**Tab. 6** Chronic Liver Failure – Organ Failure score system (nach Jalan et al. 2014) Kalkulator unter https://www.efclif.com/scientific-activity/score-calculators/clif-c-aclf

| Organsystem | 1 Punkt | 2 Punkte | 3 Punkte |
|---|---|---|---|
| Leber | Bilirubin < 6 mg/dl | Bilirubin 6–11,9 mg/dl | Bilirubin ≥ 12 mg/dl |
| Niere | < 1,5 mg/dl<br>1,5–1,9 mg/dl | Kreatinin 2–3,4 mg/dl | Kreatinin ≥ 3,5 mg/dl |
| Gehirn (West-Haven-Score) | Grad 0 | Grad 1–2 | Grad 3–4 |
| Gerinnung | INR < 2,0 | INR 2,0–2,4 | INR ≥ 2,5 |
| Kreislauf | MAD ≥ 70 mmHg | MAD < 70 mmHg | Katecholamintherapie |
| Atmung | $p_aO_2/F_iO_2 > 300$<br>$SpO_2/F_iO_2 > 357$ | $p_aO_2/F_iO_2 = 201–300$<br>$SpO_2/F_iO_2$ 215–357 | $P_aO_2/F_iO_2 \leq 200$<br>$SpO_2/F_iO_2 \leq 214$ |

MAD = mittlerer arterieller Druck, INR = International Normalized Ratio
Interpretation: Kein ACLV:
a) kein Organversagen
b) Ein Organversagen (Leber, Gerinnung, Kreislauf, Atmung + Kreatinin < 1,5 mg/dL + keine HE
c) HE Grad 1–4 + Kreatinin < 1,5 mg/dL
ACLV Grad 1
a) Nierenversagen (Kreatinin > 2 mg/dl)
b) Ein Organversagen (Leber, Gerinnung, Kreislauf, Atmung + Kreatinin 1,5–1,9 mg/dL und/oder HE Grad 1–2
c) HE Grad 3–4 + Kreatinin 1,5–1,9 mg/dL
ACLV Grad 2: 2 Organversagen
ACLV Grad 3: 3 oder mehr Organversagen

Prognose:

▶ **Cave** Grundsätzlich beschleunigt das ACLV die spontane Progression des chronischen Leberversagens um ein Vielfaches.

Der CLIF-SOFA-Score erlaubt vor allem an Tag 3–7 nach Diagnose des ACLF eine valide Abschätzung der Prognose. Wenn mindestens 4 Organversagen vorliegen, ist die Mortalität ohne Lebertransplantation nahezu 100 %, so dass in diesen Fällen die europäische Lebergesellschaft (EASL) eine Beendigung der Therapie empfiehlt. Neben der Anzahl an Organversagen wird der sog. CLIF-C-Score noch von dem Patientenalter und der Leukozytenzahl beeinflusst. Ein Wert > 64 sollte ebenso zum Abbruch der Therapie führen (Kalkulator unter https://www.efclif.com/scientific-activity/score-calculators/clif-c-aclf) (European Association for the Study of the Liver 2018).

Aufgrund der hohen Mortalität sind Patienten, die für eine **Lebertransplantation** (LTX) infrage kommen, rechtzeitig zu identifizieren. Das Ein-Jahres-Überleben bei ACLV-Patienten nach Lebertransplantation liegt bei mehr als 80 % (Belli et al. 2021). Die wichtigsten Kontraindikationen zur LTX stellen eine akute, unkontrollierte Infektion (insbesondere Sepsis), eine maligne Tumorerkrankung, eine fortgeschrittene Herz- oder Lungenerkrankung und in den meisten Ländern auch ein florider Alkoholabusus dar. Die Möglichkeit einer HU-Listung analog des ALV besteht bei vorbestehender chronischer Lebererkrankung nicht.

Die Allokation von Spenderorganen in Deutschland erfolgt über die Stiftung Eurotransplant. Zur Bemessung der Dringlichkeit einer LTX wird aktuell der MELD-Score, welcher anhand des Bilirubin-, Kreatinin und INR-Wertes berechnet wird, herangezogen. Dieser korreliert mit der 3-Monats-Mortalität des Empfängers (Wiesner et al. 2003). Zur weiteren Verbesserung der Prognoseabschätzung wird zukünftig möglicherweise der MELD-Score um den Parameter Natrium (MELD-Na) erweitert. Je höher der MELD-Score, umso größer ist die Chance für den Patienten, auf der Warteliste eine Leber zu erhalten, umso höher jedoch auch die Gefahr, kurzfristig zu versterben. Auch der Verlauf nach LTX ist ungünstiger, je höher der MELD bei Transplantation ist (Saab et al. 2003). Patienten mit einer möglichen LTX-Option sollten daher frühzeitig an ein Transplantationszentrum überwiesen werden. Hier stehen in der Regel auch extrakorporale Leberersatzverfahren zur Verfügung, die auch beim ACLV eingesetzt werden. Bereits frühzeitig müssen hier jedoch bei Patienten mit hohem MELD-Score und Multiorganversagen ohne LTX-Option die begrenzten Aussichten des Einsatzes berücksichtigt werden („bridging-to-nowhere"). Es wird zur ausführlichen Besprechung auf ▶ Kap. 43, „Extrakorporale Verfahren zur Unterstützung bei Leberversagen" verwiesen.

## 4 Intensivmedizinisches Management und Therapie der Komplikationen des ALV und ACLV

### 4.1 Hepatische Enzephalopathie (HE)

Die HE im Rahmen eines akuten Leberversagens (HE Typ A) ist aufgrund der potenziell raschen Verschlechterung mit dem deutlich höheren Risiko der Entwicklung eines Hirnödems mit konsekutivem Hirndruck und fatalem Ausgang von der HE bei Patienten mit chronischer Leberinsuffizienz (HE Typ C) zu unterscheiden.

Die Pathophysiologie der HE ist bisher nicht vollständig geklärt. Aufgrund der Leberinsuffizienz kommt es zu einer Kumulation von Neurotoxinen (in erster Linie Ammoniak), die letztlich zu einer Astrozytenschwellung führt und damit die glioneuronale Kommunikation stört. Diese Kommunikation ist sowohl auf zentraler als auch motoneuronaler Ebene beeinflusst, so dass das klinische Bild sehr heterogen sein kein. Im Vordergrund steht jedoch meist eine kognitive und motorische Verlangsamung mit u. a. erhöhtem Schlafbedürfnis, Konzentrationsstörungen, Asterixis („flapping tremor") und Dysarthrie bis hin zum Coma hepaticum.

Die HE ist eine Ausschlussdiagnose und sollte bei neuropsychologischen Störungen bei Patienten mit Leberinsuffizienz in Betracht gezogen werden. Die Differentialdiagnosen sind vielfältig (u. a. Intoxikationen, septische Enzephalopathie, ZNS-Infektionen, Hirnblutungen, ischämischer Schlaganfall, Demenz etc.). Die Diagnose und Einteilung des Schweregrades erfolgt nach den West-Haven-Kriterien (Conn et al. 1977) (Tab. 7).

Im klinischen Alltag findet die Bestimmung des Ammoniak-Spiegels häufig Anwendung. Dennoch rät die aktuelle Leitlinie der DGVS von einer routinemäßigen Bestimmung bei der Leberzirrhose ab, da Sensitivität und Spezifität aufgrund mehrerer Störfaktoren bei der Analyse und Probenentnahme zu gering sind (Gerbes et al. 2019). Hilfreich kann der Ammoniakspiegel in der Differentialdiagnostik sein. Ein normaler Ammoniakspiegel bei klinisch manifester HE, sollte zur Überprüfung der Diagnose HE führen. Dennoch weisen

**Tab. 7** West-Haven-Kriterien. (Nach Conn et al. 1977)

| Grad | Kennzeichen |
|---|---|
| 0 | Minimale HE (nur mittels psychometrischer Tests nachweisbar) |
| 1 | Verhaltensänderungen; leichte Verlangsamung; verminderte Aufmerksamkeit; schlechtere Rechenleistung; Dysphorie |
| 2 | Lethargie oder Apathie; beginnende Desorientierung zu Zeit und Ort; unangemessenes Verhalten; „flapping tremor" |
| 3 | Somnolenz bis Semistupor mit erhaltener Antwort auf verbale Stimuli |
| 4 | Coma hepaticum |

etwa 10 % der Patienten mit HE normale Ammoniakwerte auf (Stahl 1963).

Beim ALV weisen Patienten mit hochgradiger HE (Grad III/IV) signifikant höhere Ammoniakspiegel auf als Patienten ohne hochgradige HE und zeigten ein schlechteres Transplantationsfreies Überleben (Cardoso et al. 2018). Arterielle Ammoniakwerte > 100 µmol/l bei Aufnahme sind ein prädiktiver Faktor zur Vorhersage einer schweren HE beim ALV (Bernal et al. 2007).

Grundsätzlich sollten Patienten spätestens ab einer HE Grad 3 intensivmedizinisch überwacht werden. Beim Coma hepaticum, ist eine Schutzintubation zu erwägen. Eine enterale Ernährungstherapie sollte beibehalten werden, eine Proteinrestriktion, wie früher häufig durchgeführt, darf nicht mehr erfolgen (Proteinzufuhr 1,2–1,5 g/kg Idealgewicht), da bei einer Proteinrestriktion eine katabole Stoffwechselsituation mit Verschlechterung der Stickstoffbelastung entsteht (Gerbes et al. 2019).

### 4.1.1 Therapie beim ALV

Zum Einsatz der konventionellen Therapien der HE wie Laktulose und Rifaximin liegen keine spezifischen Studien beim ALV vor, sie werden jedoch aufgrund der Evidenz bei der einfachen HE und überzeugenden Wirkweise auf den Ammoniakstoffwechsel auch beim ALV im Alltag häufig verwendet. Zu berücksichtigen ist insbesondere bei Laktulose das erhöhte Risiko eines Ileus oder einer im Falle einer LTX erschwerenden Darmdilatation. L-Ornithin-L-Aspartat (LOLA)-Infusionen (40 ml/Tag über 4 h) zeigten beim ALV in einer randomisierten, Placebo-kontrollierten Studie keinen Vorteil gegenüber Placebo (Acharya et al. 2009).

Zusammenfassend werden diese Therapie von der Leitlinie der europäischen Lebergesellschaft nicht generell empfohlen (European Association for the Study of the Liver 2017).

### 4.1.2 Prophylaxe und Therapie des Hirnödems und Hirndrucks

Etwa 20–25 % der Todesfälle beim ALV beruhen auf der Entwicklung eines erhöhten Hirndrucks (ICP) als Folge eines Hirnödems, die letztlich ähnlich wie beim chronischen Leberversagen auf der Astrozytenschwellung basiert (Stravitz und Larsen 2009). Besonders gefährdet sind Patienten mit einer hyperakuten Verlaufsform.

*Prophylaxemaßnahmen*
- Engmaschige klinische Überwachung von Patienten mit klinischen Zeichen der HE Grad I/II
- Patienten mit HE Grad III/IV sollten schutzintubiert, mechanisch beatmet und ausreichend, aber nicht zu tief sediert werden.
- Als prophylaktische Maßnahmen zur Vermeidung eines erhöhten Hirndrucks sollte eine 30°-Oberkörperhochlagerung erfolgen.
- Manipulationen am Patienten (v. a. Absaugung) müssen auf das Nötigste reduziert werden.
- Eine Hyperkapnie muss vermieden werden (Lee et al. 2012) und die im Rahmen der HE häufig bei Spontanatmung entstehende respiratorische Alkalose sollte nicht verhindert werden (Jalan et al. 2001)
- Die prophylaktische Gabe hypertoner NaCl-Lösungen zeigte eine signifikante Reduktion des ICP (Ziel-Natrium 145–155 mmol/l) (Murphy et al. 2004).

Eine rezente Analyse von mehr als 1000 Patienten mit ALV zeigte eine signifikante Senkung der Ammoniakwerte und eine Verbesserung des Transplantations-freien Überlebens nach multivariater Adjustierung durch den frühzeitigen Einsatz der kontinuierlichen Hämodialyse. Der gleiche Effekt konnte durch intermittierende Dialyseverfahren hingegen nicht erzielt werden (Cardoso et al. 2018). In weiteren Arbeiten zeigt sich, dass der Einsatz möglichst früh, unabhängig vom Stadium bzw. des Vorliegens eines Nierenversagens und längerfristig durchgeführt werden sollte (Warrillow et al. 2020a, b).

Der Stellenwert einer invasiven Hirndruckmessung wird kontrovers diskutiert. Da klinische Zeichen eines Hirndrucks (u. a. Kopfschmerzen, Erbrechen, Stauungspapille, Bradykardie, Hypertension) fehlen können oder Spätsymptome darstellen, erhofft man sich von einer rechtzeitigen Detektion eines erhöhten ICP einen prognostischen Vorteil. Die bisher größte prospektive Serie zur ICP-Messung beim ALV zeigte allerdings keinen Überlebensvorteil gegenüber Patienten ohne ICP-Messung. Die Rate postinterventioneller intrakranieller Blutungen betrug hierbei 10,3 % (Vaquero et al. 2005).

Bei Vorliegen eines erhöhten ICP, die sich häufig durch Pupillenveränderungen zeigt, wird als Erstlinientherapie die Gabe von Mannitol (20 %, 0,5–1,0 mg/kg KG als Bolus i. v.) empfohlen (Lee et al. 2012). Unter engmaschiger Kontrolle der Serumosmolalität (Ziel < 320 mOsm/l) ist eine wiederholte Gabe möglich. Bei fehlendem Ansprechen auf die Mannitolgabe kann hypertone NaCl-Lösung (30 %, 5–20 ml/h, Zielnatrium 145–155 mmol/l) verwendet werden (Stravitz et al. 2007). Eine durch Hyperventilation induzierte Hypokapnie führt über eine Vasokonstriktion und Wiederherstellung der zerebrovaskulären Autoregulation zu einer kurzfristigen Senkung des ICP (Strauss et al. 1998). Die therapeutische Hypothermie zeigte in einer randomisierten Studie keinen prognostischen Unterschied zu Patienten mit Normaltemperatur, so dass dies nur noch in Einzelfällen zum Einsatz kommen sollte (Bernal et al. 2016).

### 4.1.3 HE-Therapie beim ACLV

Bei der Therapie der hepatischen Enzephalopathie beim ACLV, ist eine gründliche Suche nach einem potenziellen Auslöser (Infektion, Blutung, nutritiver Proteinexzess, Obstipation, Exsikkose, Elektrolytentgleisung, Medikamente) durchzuführen. Die adäquate Behandlung des Auslösers führt bereits bei 70–80 % der Patienten zu einer Besserung der klinischen Symptomatik (Gillmann et al. 2012). Nach porto-systemischen Shunts sollte insbesondere bei Therapierefraktären Verläufen gesucht werden.

Die orale und bei fehlendem Ansprechen rektale Gabe von nicht resorbierbaren Disacchariden (Laktulose oder Lactitol) stellt die Erstlinien- und Basistherapie dar. Gestützt wird dies durch die nachgewiesene Effektivität von Laktulose in der Primär- (Sharma et al. 2012) und Sekundärprophylaxe (Sharma et al. 2009) sowie die Prophylaxe einer HE nach Ösophagusvarizenblutung (Sharma et al. 2011). Die Dosis sollte mit 10–30 ml dreimal täglich auf 2–3 weiche Stühle pro Tag titriert werden.

Das nur minimal resorbierbare Antibiotikum Rifaximin führt zu einer Reduktion Ammoniak-bildender Bakterien der Darmflora. Rifaximin ist für die Rezidivprophylaxe der HE zugelassen (Bass et al. 2010). Bei der Therapie der akuten HE-Episode liegt eine nicht eindeutige Datenlage vor, so dass mehrere Leitlinien keinen standardisierten Einsatz zur Behandlung der akuten HE-Episode empfehlen. Die Kombinationstherapie mit Laktulose kann in Einzelfällen erfolgen (Gerbes et al. 2019).

Verzweigtkettige Aminosäuren (BCAA) finden sich in reduzierter Konzentration beim/der Leberzirrhotiker/in. Sie fördern den Ammoniakabbau und zeigten in einer Meta-Analyse einen positiven Effekt auf die HE, auch wenn weitere Endpunkte wie Mortalität nicht beeinflusst werden (Gluud et al. 2017). Der parenterale Einsatz kann zusätzlich oder alternativ zu Laktulose nach fehlendem Ansprechen erfolgen (Gerbes et al. 2019).

L-Ornithin-L-Aspartat (LOLA)-Infusionen zeigten in randomisierten kontrollierten Studien positive Effekte auf den mentalen Status und die Ammoniakwerte bei der chronischen HE (Ahmad et al. 2008; Kircheis et al. 1997). Der Einsatz von LOLA wird von der DGVS-Leitlinie bei fehlendem Ansprechen auf eine Laktulosetherapie empfohlen. Explizit erwähnt werden muss, dass dies nicht für die orale Formulierung gilt, da hierfür ein eindeutiger Wirknachweis im ACLF nicht vorliegt (Gerbes et al. 2019).

### 4.2 Renale Dysfunktion

Sowohl beim ALV als auch ACLV tritt häufig eine akute Einschränkung der Nierenfunktion auf. Während beim ALV meist eine direkte toxische Schädigung im Sinne einer tubulären Nekrose (v. a. Acetaminophen-induziert) sowie ein prärenales Nierenversagen durch Exsikkose vorliegen, findet sich beim ACLV meist ein **hepatorenales Syndrom (HRS)**.

> Bei Patienten mit Hinweisen auf eine akute Verschlechterung der Nierenfunktion gilt es zunächst, alle potenziell nephrotoxischen Substanzen sowie Diuretika zu pausieren und eine parenchymatöse Nierenerkrankung auszuschließen (kein Infekt, keine Mikrohämaturie, keine Proteinurie). Zusätzlich muss ein postrenales Nierenversagen mittels Sonographie ausgeschlossen werden.

*Diagnosekriterien des hepatorenalen Syndroms (HRS-AKI)*
- Leberzirrhose mit Aszites
- Anstieg des Serumkreatinin um ≥ 0,3 mg/dl innerhalb von 48 Stunden oder
- Anstieg des Serumkreatinin um das mehr als 1,5-fache eines Ausgangswertes
- Keine signifikante Besserung des Serumkreatinin (< 1,5 mg/dl) nach mindestens 2 Tagen Pausierung von Diuretika und Volumenexpansion mit Humanalbumin (20–25 %, 1 g/kg KG/d; maximal 100 g/Tag)
- Fehlen eines Schocks
- Keine Behandlung mit nephrotoxischen Medikamenten
- Fehlen einer renalen Grunderkrankung (Proteinurie > 500 mg/Tag, Mikrohämaturie, pathologische Nierensonographie)

Das HRS ist eine Ausschlussdiagnose. Die 2015 aktualisierten Diagnosekriterien lehnen sich an die KDIGO-Kriterien beim akuten Nierenversagen an und unterscheiden nunmehr nicht den Typ 1 und 2, sondern eine akute Variante (HRS-AKI) von einer nicht-akuten Variante (HRS-NAKI). HRS-AKI wird hierbei in 3 Schweregrade eingeteilt, deren Management sich unterscheidet (s. u.) (Angeli et al. 2015).

*Stadieneinteilung HRS-AKI*
- Stadium 1: Anstieg Serumkreatinin ≥ 0,3 mg/dl oder 1,5 bis 2-facher Anstieg des Serumkreatinin
- Stadium 2: 2 bis 3-facher Anstieg des Serumkreatinin
- Stadium 3: mehr als 3-facher Anstieg des Serumkreatinin oder Serumkreatinin ≥ 4,0 mg/dl oder Beginn einer Nierenersatztherapie

Neben den klinischen Diagnosekriterien geben weiterhin ein Urinnatrium < 10 mmol/l, eine Urinosmolalität größer als die Serumosmolalität und eine Diurese < 500 ml/Tag Hinweise auf ein HRS (Lata 2012).

Im Stadium 1 ist zunächst eine engmaschige Kontrolle und Behebung potenzieller Auslöser ausreichend. Bei fehlendem Ansprechen sowie im Stadium 2 und 3 ist eine

Volumenexpansion mit Humanalbumin indiziert. Falls sich auch hierauf nach 2 Tagen kein Ansprechen zeigt, besteht die Therapie aus einem Vasokonstriktor in Kombination mit Humanalbumin (20–40 g/d). Terlipressin ist nach den deutschen und europäischen Leitlinien der Vasokonstriktor der ersten Wahl (Gerbes et al. 2019; European Association for the Study of the Liver 2018). Eine aktuelle randomisierte, Placebo-kontrollierte Studie für die Zulassung von Terlipressin in den USA zeigte ein signifikant häufigeres Ansprechen auf die Terlipressingabe. Eine Verbesserung der Mortalität wurde jedoch nicht erreicht und die Rate an gefährlichen unerwünschten Nebenwirkungen insbesondere einem respiratorischen Versagen war relevant höher in der Verumgruppe (Wong et al. 2021). Einschränkend muss erwähnt werden, dass ein Studieneinschluss erst ab einem Serumkreatinin von 2,25 mg/dl erfolgte und die Patienten sich in der Studie mit einem MELD-Score von 32 bis 33 in einem weit fortgeschrittenen Stadium des ACLV befanden und damit eine sehr vulnerable Interventionsgruppe bildeten. Alternativen zu Terlipressin stellen Vasopressin, Noradrenalin und Midodrin + Octreotid dar. Im Alltag auf der Intensivstation wird häufig Noradrenalin statt Terlipressin verwendet, da der unmittelbar erkennbare Effekt (Blutdrucksteigerung) hierdurch ebenfalls erzielt werden kann. Eine rezente Vergleichsstudie konnte jedoch die Überlegenheit von Terlipressin in der HRS-Resolution und Mortalitätssenkung demonstrieren (Arora et al. 2020).

Ein sinnvoller Kompromiss bei den derzeit vorliegenden Daten ist die kontinuierliche Gabe von Terlipressin, die weniger Nebenwirkungen bei geringeren Dosen und vergleichbarer Effektivität zeigte (Cavallin et al. 2016). Die Initialdosis sollte 3 mg/d betragen (Gerbes et al. 2019). Bei Patienten ohne Reduktion des Serumkreatinins sollte die Dosis zunächst erhöht (Tageshöchstdosis 12 mg), bei fehlendem Ansprechen die Behandlung insgesamt jedoch nicht mehr als 14 Tage fortgeführt werden.

Bei persistierendem Therapieversagen ist eine Dialyse v. a. als Überbrückung zur Lebertransplantation möglich. Generell ist aufgrund der schlechten Toleranz von Flüssigkeitsveränderungen beim Leberversagen die kontinuierliche Hämodialyse zu bevorzugen. Bei Patienten ohne Transplantationsoption muss die generell schlechte Prognose, insbesondere beim HRS-AKI (medianes Überleben etwa 1 Monat; Alessandria et al. 2005) berücksichtigt werden.

Eine TIPS-Implantation (TIPS = transjugulärer intrahepatischer portosystemischer Stent-Shunt) stellt grundsätzlich aufgrund der Reduktion der zugrunde liegenden portalen Hypertension eine sinnvolle Therapieoption des HRS dar. Kontrollierte Studien mit einer medikamentösen Therapie liegen jedoch nicht vor und aufgrund häufiger Kontraindikationen ist eine TIPS-Anlage nur in wenigen Fällen möglich. Nach Lebertransplantation wird typischerweise aufgrund der fehlenden strukturellen Nierenerkrankung eine Normalisierung der Nierenfunktion beobachtet, sodass eine etwaig sequenzielle Nierentransplantation nach erfolgter LTX gegenüber einer simultanen Leber- und Nierentransplantation zu bevorzugen ist. Das therapeutische Management des HRS-AKI verdeutlicht Abb. 2.

### 4.3 Hyponatriämie

Insbesondere bei Patienten mit Aszites tritt im Endstadium der Leberzirrhose regelhaft eine Hyponatriämie auf. Die Hyponatriämie korreliert mit einer erhöhten Mortalität (Kim et al. 2008). In der Regel liegt bei Patienten mit Zirrhose

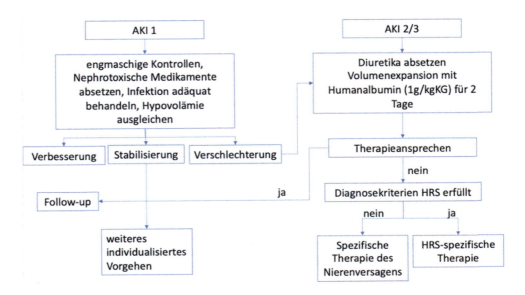

**Abb. 2** Vorgehen beim AKI bei Leberzirrhose, nach Angeli et al. 2015

eine Dilutionshyponatriämie, entsprechend einer hypotonen Hyperhydratation, vor. Dennoch sind andere Ursachen insbesondere bei klinisch euvolämen oder exsikkierten Patienten mittels Bestimmung der Serum- und Urinosmolarität sowie Urinnatriumkonzentration auszuschließen (hypotone Hypohydratation meist Diuretikainduziert, SIADH, Hypothyreose etc.).

Bei Vorliegen einer Verdünnungshyponatriämie ist eine Natriumsubstitution nicht indiziert. Therapeutisch steht bei einem Natrium < 125 mmol/l die Flüssigkeitsrestriktion auf etwa 1000 ml/d im Vordergrund (European Association for the Study of the Liver 2018). Der Einsatz des Vasopressin-V2-Rezeptor-Antagonisten Tolvaptan zeigte bei Zirrhosepatienten mit Hyponatriämie einen adäquaten Anstieg der Serumnatriums (Schrier et al. 2006), nach Absetzen kommt es jedoch zu einem Wiederauftreten der Hyponatriämie. Zudem fand sich kein Vorteil hinsichtlich klinischer Endpunkte [HE, spontan-bakterielle Peritonitis (SBP), HRS, Mortalität] bei jedoch erhöhter Rate an gastrointestinalen Blutungen (Cardenas et al. 2012).

## 4.4 Alkoholische Hepatitis (ASH)

Bei Patienten mit bekannter alkoholischer Lebererkrankung (Steatosis hepatis, Zirrhose) kann es im Rahmen eines fortgesetzten oder intensivierten Alkoholabusus zu einem ACLV kommen mit Ausbildung einer akuten Fettleberhepatitis. Klinisch imponiert eine Hepatomegalie mit Ikterus. Laborchemisch zeigt sich eine Hyperbilirubinämie mit leichter bis mäßiger Erhöhung der Transaminasen und der neutrophilen Granulozyten sowie weiteren Zeichen der hepatischen Insuffizienz. Viele Patienten sind mangelernährt.

Klinische Diagnosekriterien der Alkoholhepatitis (AASLD-Guideline)

- Ikterusentwicklung innerhalb der letzten 8 Wochen
- > 40 g/d (Frauen) bzw. > 60 g/d (Männer) Alkoholkonsum über mehr als 6 Monate (Abstinenz < 60 Tage)
- AST > 50U/l, AST/ALT-Ratio > 1,5, Transaminasen < 400U/l
- Gesamtbilirubin > 3,0 mg/dl

Eine Biopsie ist der Goldstandard in der Diagnostik und sollte bei diagnostischer Unklarheit erfolgen (bevorzugt transjugulär).

Die ASH weist eine insgesamt hohe Mortalitätsrate auf. Daher gilt es, Patienten mit schlechter Prognose frühzeitig zu identifizieren. Hierzu haben sich verschiedene Scores etabliert, wie der Maddrey-Score (Maddrey et al. 1978) oder der Glasgow Alcoholic Hepatitis Score (Forrest et al. 2005). Ein Maddrey-Score > 32 oder ein Glasgow-Score > 8 identifiziert die Mehrzahl der Patienten mit erhöhtem Mortalitätsrisiko (Tab. 8 und 9).

Beim Vorliegen einer schweren alkoholischen Hepatitis empfehlen die amerikanische und europäische Leitlinie den Einsatz von Kortikosteroiden (Prednisolon 40 mg/Tag oder Methylprednisolon 32 mg/d), auch wenn ein eindeutiger Vorteil der Therapie bisher nicht nachgewiesen werden konnte. Die sog. STOPAH-Studie zeigte eine nicht-signifikante Verbesserung der 30-Tages-Mortalität bei unveränderter 90-Tage Mortalität (Thursz et al. 2015). Die Patienten müssen sorgfältig hinsichtlich des Vorliegens von floriden Infektionen untersucht werden. In diesem Fall sollte die Steroidtherapie bis zur Infektkontrolle zurückgehalten werden. Nach 7 Tagen Therapie sollte mit Hilfe des Lille-Scores (Tab. 10; (Internet-Kalkulatur unter http://www.lillemodel.com) das

**Tab. 8** Glasgow Alcoholic Hepatitis Score. (Nach Forrest et al. 2005)

| Punkte | 1 | 2 | 3 |
|---|---|---|---|
| Alter (Jahre) | < 50 | ≥ 50 | – |
| Leukozytenzahl ($10^9$/l) | < 15 | ≥ 15 | – |
| Harnstoff (mg/dl) | < 30 | ≥ 30 | – |
| INR | < 1,5 | 1,5–2,0 | > 2,0 |
| Bilirubin (mg/dl) | < 7,3 | 7,3–14,6 | > 14,6 |
| Auswertung: | Ein Gesamtscore > 8 Punkte zeigt eine schlechte Prognose an, eine Steroidtherapie ist indiziert. | | |

**Tab. 9** Prognose-Score: Maddrey's Modified Discriminant-Function-Score (mDF). (Nach Carithers et al. 1989)

| | Maddrey's Modified Discriminant-Function-Score (mDF) |
|---|---|
| Berechnung | 4,6 × (Prothrombinzeit Patient – Prothrombinzeit Kontrolle) + Bilirubin (µmol/l)/17,1 |
| Auswertung | Ein Score > 32 zeigt eine schlechte Prognose an. Eine Steroidtherapie ist indiziert (die Prothrombinzeit des Patienten als auch die der Kontrolle muss aus dem Labor als Zeit in Sekunden zur Berechnung der TPZ erfragt werden). |

**Tab. 10** Therapieansprechen: Lille-Score. (Nach Louvet et al. 2007)

| | Lille-Score (Internet-Kalkulatur unter http://www.lillemodel.com) |
|---|---|
| Berechnung | 3,19–0,101 × Alter (Jahre) + 0,147 × Albumin Tag 0 (in g/l) + 0,0165 × Entwicklung des Bilirubin an Tag 7 (in µmol/l) – 0,206 × 0 oder 1 (je nach Kreatinin Tag 0 < 1,3 mg/dl oder > 1,3 mg/dl) – 0,0065 × Bilirubin Tag 0 (in µmol/l) – 0,0096 × TPZ/Quick [s] |
| Auswertung | Score < 0,16 gutes Ansprechen, 28 Tages Mortalität 9 % Score 0,16–0,56 partielles Ansprechen 28 Tages Mortalität 21 % Score > 0,56 Kein Ansprechen 28 Tages Mortalität 47 % = > Steroidtherapie beenden (Mathurin et al. 2011). |

Therapieansprechen evaluiert und ggf. wieder beendet werden. Patienten mit einem Score ≥ 0,45 weisen eine 6-Monats-Mortalität von etwa 75 % auf (Louvet et al. 2007). In einer kleinen Studie konnte bei diesen Patienten ein Benefit durch die Therapie mit Granulozyten-Kolonie stimulierenden Faktoren (G-CSF) erzielt werden (Shasthry et al. 2019). Ein günstiger Effekt von G-CSF konnte jedoch in einer größeren, prospektiv kontrollieren Studie beim ACLF nicht bestätigt werden (Engelmann et al. 2021).

Eine weitere Therapieoption bei schwerer Alkoholhepatitis stellt die Kombination von Kortikosteroiden und N-Acetylcystein dar, die eine nicht-signifikante Verbesserung der 6-Monatsmortalität bei jedoch deutlicher Verbesserung der 28-Tagesmortalität zeigte (Nguyen-Khac et al. 2011) und kann nach der EASL Leitlinie gegeben werden (European Association for the Study of the Liver 2018).

> Bei allen Patienten mit einer Alkoholanamnese sind eine Prophylaxe der Wernicke-Enzephalopathie mit Thiamin (100 mg/Tag für 5–7 Tage) und eine frühe enterale Ernährung von Bedeutung.

Der enteralen Ernährung bei ASH kommt eine große Bedeutung zu. Eine Energieaufnahme von 35–40 kcal/kgKG sowie eine tägliche Eiweißaufnahme von 1,2–1,5 g/kgKG sollten ggfs. mit einer enteralen Sondenapplikation erreicht werden (Plauth et al. 2006).

### 4.5 Gastrointestinale Blutung

Die schwere gastrointestinale Blutung – meist eine akute Ösophagusvarizenblutung – ist eine der Hauptursachen für die Aufnahme von Zirrhosepatienten auf der Intensivstation (Levesque et al. 2012) und kann zum ACLV führen. Das Management wird im Detail in ▶ Kap. 66, „Intensivtherapie bei akuten gastrointestinalen Blutungen" beschrieben.

Bei der akuten Varizenblutung führt die prophylaktische Antibiotikagabe zu einer Reduktion von Infektionen (insbesondere Pneumonie und SBP), Re-Blutungen und Gesamtmortalität (Chavez-Tapia et al. 2011). Die meisten Daten liegen für die Gabe von Ceftriaxon oder Fluorchinolonen vor. Zur Verhinderung einer hepatischen Enzephalopathie nach gastrointestinaler Blutung empfiehlt sich die prophylaktische Gabe von Laktulose (Sharma et al. 2011). Im Intervall ist neben der Fortführung der Ligatur-/Sklerosierungstherapie die Therapie mit einem nichtselektiven β-Blocker (Propranolol, Carvedilol) zu initiieren (de Franchis 2010). Die TIPS-Anlage stellt eine effektive kausale Therapie bei fehlenden Kontraindikationen dar und sollte möglichst frühzeitig insbesondere bei Patienten mit hohem Re-Blutungsrisiko (Child-Pugh-Stadium C und Child-Pugh Stadium B mit aktiver Blutung bei Indexendoskopie) erfolgen (Hernández-Gea et al. 2019b).

### 4.6 Infektionen

Eine der Haupttodesursachen für Patienten mit ALV und ACLV stellen Infektionen dar. Das Mortalitätsrisiko bei Patienten mit Zirrhose ist durch eine Infektion etwa 4-fach erhöht (Arvaniti et al. 2010). Patienten mit ACLV weisen häufig bereits initial eine Infektion auf und etwa die Hälfte der Patienten ohne Infektion entwickeln kurzfristig eine infektiöse Komplikation (Fernández et al. 2018). Meist handelt es sich um bakterielle Infektionen, Pilzinfektionen finden sich in 3–7 % der Kultur-positiven Infektionen, meist bei hospitalisierten Patienten. Eine spontanbakterielle Peritonitis ist die häufigste Infektionsquelle, gefolgt von Harnwegsinfektionen und Pneumonien. (Fernández et al. 2021).

Erschwert wird die frühzeitige Detektion einer Infektion bei Patienten mit Leberversagen durch die generell niedrigeren Werte der hepatisch synthetisierten Infektionsmarker Procalcitonin und CRP (Mackenzie und Woodhouse 2006), die hyperdyname Kreislaufsituation und die Hyperventilation im Rahmen einer HE. Umso größere Bedeutung erlangt hierdurch die regelmäßige Asservierung für mikrobiologische Kulturen (Blut, Urin, Aszites, Pleurapunktat, Stuhl) und Abstriche sowie der Verlauf der Entzündungsparameter.

Problematisch erwies sich in den letzten Jahren das zunehmende Vorkommen von Infektionen mit multi-resistenten Erregern (MRE). Hierbei findet sich eine große Variabilität in der Verteilung der MRE sowohl zwischen einzelnen Ländern als auch einzelnen Zentren, so dass neben patientenabhängigen Faktoren (antibiotische Vortherapie, nosokomiale Infektion, bereits bekannte MRE-Kolonisation) die lokale Resistenzsituation unbedingt in der empirischen Initialtherapie berücksichtigt werden muss (Fernández et al. 2019).

Beim ALV liegen bisher keine überzeugenden Daten zum prophylaktischen Einsatz von Antibiotika zur Mortalitätsreduktion vor. Das Fortschreiten einer HE ist mit dem Vorliegen einer Infektion verbunden (Vaquero et al. 2003). Bei Patienten mit zunehmender HE, einem SIRS und anderen Hinweisen auf eine Infektion ist beim ALV jedoch eine prophylaktische/frühzeitige Antibiotikatherapie indiziert (European Association for the Study of the Liver 2018).

*Allgemeine Therapieprinzipien*
Neben der lokalen Resistenzsituation, Risikofaktoren für das Vorliegen von MRE (insbesondere antibiotische Vortherapie,

nosokomiale Infektion) und der Schwere der Infektion, sind folgende Faktoren bei der Auswahl der antibiotischen Therapie zu berücksichtigen:

- Durch Hypalbuminämie und Überwässerung/Aszites und damit Verteilung auf den sog. „Dritten Raum" werden mit konventionellen Antibiotikadosierungen, insbesondere im septischen Schock nur unzureichende Wirkkonzentrationen erreicht.
- Eine kontinuierliche Piperacillin/Tazobactam bzw. prolongierte Gabe von Meropenem oder Imipenem zeigte in einer prospektiven Studie eine Verbesserung der Mortalität bei Zirrhosepatienten mit Infektion und positiver Blutkultur (Bartoletti et al. 2019).
- Bei schweren Infektionen ist eine Hochdosistherapie gegenüber einer Standarddosis zu bevorzugen (z. B. Meropenem 6g Tagesdosis) (Fernández et al. 2021)
- Strategien zur zeitnahen Deeskalation und kurze Therapiedauern (in der Regel 5–7 Tage), sind im Rahmen von Antibiotic Stewardship Maßnahmen zur Verhinderung weiterer Resistenzentwicklungen anzuwenden.

Tab. 11 gibt einen Überblick über die von der EASL empfohlenen Therapieregime in Abhängigkeit der Infektionsquelle und Situation.

Prospektive Daten zu neueren Antibiotika (z. B. Ceftazidim/Avibactam, Ceftolozan/Avibactam, Cefiderocol) speziell bei Leberpatienten liegen bisher nicht vor. Aufgrund der Resistenzsituation werden diese aber in Zukunft insbesondere zur Therapie Carbapenem-resistenter gramnegativer Erreger eine große Rolle spielen.

### Spontan-bakterielle Peritonitis (SBP)

Bei jedem neu aufgetretenen Aszites, klinischer Verschlechterung des Patientenzustandes oder laborchemischen Hinweisen auf eine Infektion ist eine diagnostische Parazentese durchzuführen, um eine SBP auszuschließen bzw. zu diagnostizieren. Die Diagnostik darf nicht verzögert werden, da eine verspätete SBP-Diagnose die Prognose eindeutig verschlechtert (Kim et al. 2014).

Eine SBP liegt definitionsgemäß bei einer Leukozytenzahl > 500/µl oder neutrophilen Granulozyten > 250/µl im Aszites vor. Auf die Diagnose einer SBP sollte die Abnahme von Blutkulturen folgen (European Association for the Study of the Liver 2018).

Differenzialdiagnostisch ist bei Bauchschmerzen, nach Interventionen, massiv erhöhter Zellzahl im Aszites oder fehlendem Therapieansprechen an eine sekundäre Peritonitis durch z. B. eine spontane oder iatrogene Hohlorganperforation oder Keimverschleppung nach Parazentese zu denken.

In der kalkulierten Initialtherapie, sind bei der ambulant erworbenen SBP ohne Risikofaktoren für MRE primär Cephalosporine der Gruppe 3a einzusetzen. Bei der nosokomialen SBP steigert eine Kombinationstherapie aus Meropenem und Daptomycin im Vergleich mit Ceftazidim die Ansprechraten deutlich, so dass eine kalkulierte Kombinationstherapie vor allem nach wiederholten Parazentesen zur Abdeckung grampositiver Erreger und ESBL-Bildner empfehlenswert ist (Piano et al. 2016).

Die Kontrolle einer effektiven Therapie ist durch erneute Aszitespunktion und Zellzahlmessung 48 h nach Therapiebeginn notwendig. Bei nicht-Ansprechen (Reduktion des Ausgangswertes um < 25 %) muss die Therapie verändert werden (Gerbes et al. 2019). Die Gabe von Humanalbumin bei gesicherter SBP (1,5 g/kg KG an Tag 1; 1,0 g/kg KG an Tag 3) reduziert signifikant das Vorkommen eines HRS und senkt dadurch die Mortalität (Sort et al. 1999).

Die Bedeutung einer Sekundärprophylaxe nach behandelter SBP wird aufgrund einer potentiellen Aggravation möglicher Resistenzmechanismen immer wieder diskutiert, wird allerdings generell weiterhin empfohlen. Norfloxacin 400 mg/d sollte hierbei zum Einsatz kommen. Patienten mit hohem Risiko für die Entwicklung einer SBP (Eiweißgehalt Aszites < 1,5 g/dl, Child-Pugh-Stadium C oder Niereninsuffizienz) profitieren vermutlich sogar von einer Primärprophylaxe (Gerbes et al. 2019).

**Tab. 11** Empfehlung zur antibiotischen Initialtherapie. (Nach Fernández et al. 2021)

| Infektionsquelle | Ambulant erworben | Nosokomial erworben |
|---|---|---|
| **SBP** | Cefotaxim o. Ceftriaxon o. Amoxicillin/ Clavulansäure | Piperacillin/ Tazobactam* o. Meropenem ± Glykopeptid o. Linezolid** o. Daptomycin |
| **Harnwegsinfektion (unkompliziert)** | Fosfomycin o. Cotrimoxazol | Fosfomycin o. Cotrimoxazol |
| **Urosepsis** | Cefotaxim o. Ceftriaxon o. Amoxicillin/ Clavulansäure | Piperacillin/ Tazobactam* o. Meropenem ± Glykopeptid |
| **Pneumonie** | Amoxicillin/ Clavulansäure o. Ceftriaxon + Makrolid (alternativ Levofloxacin o. Moxifloxacin) | Piperacillin/ Tazobactam* o. Meropenem + Ciprofloxacin ± Glykopeptid o. Linezolid**/ *** |
| **Haut- und Weichteilinfektionen Nekrotisierende Fasziitis** | Amoxicillin/ Clavulansäure + Clindamycin Meropenem + Daptomycin + Clindamycin | Piperacillin/ Tazobactam* o. Meropenem + Glykopeptid o. Linezolid** o. Daptomycin ± Clindamycin |

Anmerkungen: * bei niedriger lokaler Rate an multiresistenten Erregern. ** Linezolid bei hoher lokaler Rate an Vancomycin-resistenten Enterokokken. *** Glykopeptid oder Linezolid bei Risiko für MRSA-Infektion

*Sepsis/septischer Schock*
Die Mortalität von Zirrhosepatienten im septischen Schock hat sich zwar verbessert, liegt aber weiterhin bei etwa 65 % (Galbois et al. 2014). Wie auch bei nicht-Zirrhosepatienten verbessert eine frühzeitige antibiotische Therapie die Prognose (Arabi et al. 2012)

Die allgemeinen Therapieprinzipien in der Sepsis-Behandlung gelten auch für Patienten mit Leberzirrhose, bedürfen in einzelnen Punkten aber einer Präzisierung:

- Aufgrund der häufig vorbestehenden hyperdynamen Kreislaufsituation mit Hypotonie, ist ein mittlerer arterielle Blutdruck von > 60 mmHg als ausreichend anzusehen.
- Das Volumenmanagement muss aufgrund der Prädisposition für Ödem- und Aszitesbildung und häufig bereits vorbestehender Volumenüberladung mit entsprechender Vorsicht erfolgen. Zur Initialtherapie werden 10–20 ml Kristalloide pro KgKG empfohlen. Regelmäßige Echokardiographien zur hämodynamischen Einschätzung sind zu empfehlen (Nadim et al. 2016).
- Der Serum-Laktatwert ist mit Vorsicht zu betrachten, da der Absolutwert aufgrund einer verminderten Clearance höher sein kann als bei Lebergesunden.

Der Einsatz von Humanalbumin wird immer wieder diskutiert. Potentiell antioxidative und immunmodulatorische Funktionen sowie die Eigenschaften als Plasmaexpander bei in der Regel hypalbuminämen Patienten werden hierbei angeführt. Der Einsatz im Rahmen des hepatorenalen Syndroms, bei der spontan-bakteriellen Peritonitis und zur Prävention einer zirkulatorischen Dysfunktion nach großvolumiger Parazentese ist weiterhin Leitlinien-konform. In der INFICIR-Studie konnte durch die Albumingabe bei nicht-SBP-Infektionen keine Mortalitäts-Verbesserung erreicht werden (Fernández et al. 2020). Zudem konnte jüngst keine Reduktion des Auftretens von Komplikationen und Tod bei dekompensierten, hospitalisierten Zirrhosepatienten, die mit Humanalbumin substituiert wurden, erzielt werden (Ziel-Albuminwert > 30 g/l). Es fand sich sogar eine höhere Rate an lebensbedrohlichen Nebenwirkungen, insbesondere respiratorischen Komplikationen, was die Fragilität der Patientengruppe nochmals unterstreicht (China et al. 2021).

## 4.7 Aszites

Patienten mit dekompensierter Leberzirrhose und Aszites, die auf Intensivstation behandelt werden, weisen häufig eine sehr instabile Nierenfunktion auf, so dass zur Therapie des Aszites in erster Linie die therapeutische Punktion des Aszites infrage kommt. Die großvolumige Parazentese sollte von der Gabe von Humanalbumin zur Vermeidung einer zirkulatorischen Dysfunktion begleitet werden (6–8 g/l Aszites). Gerade bei Intensivpatienten im Koma oder unter Analgosedierung ist zu beachten, dass ein ausgeprägter Aszites auch bei vorbekanntem Aszites ein abdominelles Kompartmentsyndrom mit hämodynamischer Beeinträchtigung und Multiorganversagen verursachen kann (Nadim et al. 2016). In solchen Fällen ist eine passagere Aszitesdrainage eine elegante Lösung, um regelmäßig geringer Mengen Aszites abzulassen, das mögliche Risiko einer Katheter-assoziierten Peritonitis ist hierbei aber zu bedenken.

Die Parazentese stellt ein sehr sicheres Verfahren dar und eine Substitution von Thrombozytenkonzentraten wird erst bei einer Thrombozytenzahl von < 20.000/ul empfohlen. Der INR spiegelt bei Zirrhosepatienten nicht die Gerinnungssituation adäquat wider, so dass eine Gerinnungsfaktorsubstitution nur beim Vorliegen einer disseminierten intravasalen Gerinnung (DIC) empfohlen wird (Gerbes et al. 2019).

Die diuretische Therapie sollte erst nach Stabilisierung des Allgemeinzustandes begonnen werden. Hierzu kommen primär Aldosteronantagonisten ggfs. in Kombination mit Schleifendiuretika infrage (z. B. Kombination Torasemid 10–40 mg/Tag + Spironolacton 100–400 mg/Tag).

## 4.8 Koagulopathie

Sowohl beim ALV als auch ACLV bedarf die derangierte Gerinnung per se keiner Korrektur, da Koagulation und Fibrinolyse sich bei gleichzeitig erniedrigten Laborwerten in einem Gleichgewicht – wenn auch auf niedrigem Niveau – befinden. Beim ALV liegt zunächst trotz deutlich erhöhter INR-Werte eine uneingeschränkte Hämostase vor, die durch kompensatorische pro- und antikoagulatorische Mechanismen erklärt wird (Stravitz et al. 2012). Auch bei Zirrhosepatienten, ist in der kompensierten Situation von einer balancierten Gerinnungssituation auszugehen und es liegt kein erhöhtes spontanes Blutungsrisiko vor (Tripodi und Mannucci 2007).

> Vor nur wenig riskanten Interventionen (Aszites-, Pleurapunktion, ZVK-Anlage, endoskopischen Standardeingriffen) ist grundsätzlich keine Korrektur der Gerinnungssituation erforderlich. Eine schwere Thrombozytopenie sollte aber korrigiert werden (Thrombozyten > 20.000/µl).

Bei Blutungen aufgrund der portalen Hypertension wie der klassischen Ösophagusvarizenblutung ist zunächst die Dysbalance von anti- und prokoagulatorischen Faktoren von untergeordneter Bedeutung. Diese spielen bei diffusen Blutungen z. B. aus der Schleimhaut jedoch eine besondere Rolle. Hierbei liegt dann oft eine beschleunigte intravaskuläre Koagulation und Fibrinolyse (AICF) vor, vergleichbar mit einer DIC (Unterschied FVIII normal/erhöht) (Mücke et al. 2020)

Folgende Empfehlungen liegen von der AGA (American Gastroenterological Association) vor (O'Leary et al. 2019):

- Bei aktiver Blutung oder vor Hochrisikoeingriffen sollten der Hämatokrit > 25 %, die Thrombozytenzahl > 50.000/ul und das Fibrinogen > 120 mg/dl betragen und entsprechend substituiert werden
- Fresh Frozen Plasma und auch Erythrozytenkonzentrate steigern den Druck im Portalsystem deutlich, was kontraproduktiv sein kann.
- Die Gabe von humanem Prothrombinkomplex (PPSB, Faktoren II, VII, IX, X, Protein C und S) ist demgegenüber attraktiver, wobei klare Daten zum Substitutionsziel fehlen
- Tranexamsäure sollte im Fall einer AICF und Schleimhautblutungen etc. zum Einsatz kommen

Viskoelastische Verfahren bieten als point-of-care Methoden in der Blutungssituation theoretische Vorteile und haben ihre Bedeutung beim z. B. Polytrauma bereits untermauert. In wenigen kontrollierten Arbeiten bei der Leberzirrhose konnte jeweils gezeigt werden, dass es sowohl bei elektiven Prozeduren, als auch im Blutungsfall bei einem geringeren Einsatz von Blutprodukten und Gerinnungsfaktoren zu vergleichbaren Blutungsraten kam, so dass diese Verfahren (z. B. ROTEM) bevorzugt zum Einsatz kommen sollten (De Pietri et al. 2016; Kumar et al. 2020; Rout et al. 2020)

## 4.9 Beatmung und Sedierung

Die Hauptgründe für eine invasive Beatmung beim Patienten mit Leberinsuffizienz sind

- Schutzintubation bei hochgradiger HE und fehlenden Schutzreflexen,
- die massive obere GI-Blutung sowie
- bei Entwicklung eines ARDS im Rahmen eines ALV.

Speziell beim ALV sind ein hoher PEEP und eine Hyperkapnie zu vermeiden, um den ICP nicht zusätzlich zu steigern (Stravitz et al. 2007). Hierbei ist die Senkung des ICP durch Propofol als Sedativum ein positiver Nebeneffekt. Der Einsatz von Sedativa kann bei schwergradiger HE meist auf niedrige Dosen begrenzt werden. Benzodiazepine sollten aufgrund der möglichen Verschlechterung einer HE nicht gegeben werden.

## 5 Operative Therapie bei Patienten mit Lebererkrankungen

Patienten mit einer kompensierten chronischen Lebererkrankung können durch einen operativen Eingriff eine Verschlechterung der Leberfunktion im Sinne eines ACLV erfahren. Gelegentlich ist die Lebererkrankung präoperativ nicht im Bewusstsein der behandelnden Ärzte und eine Dekompensation zeigte sich z. B. im intensivmedizinischen Verlauf postoperativ. Es gilt daher, sorgsam das postoperative Risiko der Patienten abzuschätzen. Einige Situation gelten gemeinhin als Kontraindikation für elektive Operationen (ausgenommen die Lebertransplantation), hierzu zählen:

- akutes Leberversagen
- Patienten mit Child-Pugh Stadium C
- (schwere) alkoholische Hepatitis

Die Risikoabschätzung kann anhand des Child-Pugh oder MELD Scores erfolgen. Hier zeigt sich eine zufriedenstellende Diskrimination des perioperativen Risikos. Dieses lässt jedoch die Eingriffsschwere und -Art außer Acht. Der Mayo-Score berücksichtig noch den funktionellen Status durch die adaptierte ASA-Klassifikation. Eine aktuelle retrospektive Analyse mit 3785 Patienten und mehr als 4000 Eingriffen entwickelte den VOCAL-Penn Score, der neben Leberfunktion, ASA-Status auch die Eingriffsart sowie die Akuität einfließen lässt. Er lässt sich online einfach berechnen (www.vocalpennscore.com) und zeigte eine bessere Vorhersage der postoperativen Outcomes als Child-Pugh-, MELD und Mayo-Score (Mahmud et al. 2021).

## Literatur

Acharya SK, Bhatia V, Sreenivas V, Khanal S, Panda SK (2009) Efficacy of L-ornithine L-aspartate in acute liver failure: a double-blind, randomized, placebo-controlled study. Gastroenterology 136: 2159–2168

Ahmad I, Khan AA, Alam A, Dilshad A, Butt AK, Shafqat F et al (2008) L-ornithine-L-aspartate infusion efficacy in hepatic encephalopathy. J Coll Physicians Surg Pak 18:684–687

Alessandria C, Ozdogan O, Guevara M, Restuccia T, Jimenez W, Arroyo V et al (2005) MELD score and clinical type predict prognosis in hepatorenal syndrome: relevance to liver transplantation. Hepatology 41:1282–1289

Angeli P, Ginès P, Wong F, Bernardi M, Boyer TD, Gerbes A, Moreau R, Jalan R, Sarin SK, Piano S, Moore K, Lee SS, Durand F, Salerno F, Caraceni P, Kim WR, Arroyo V, Garcia-Tsao G (2015) Diagnosis and management of acute kidney injury in patients with cirrhosis: revised consensus recommendations of the International Club of Ascites. J Hepatol 62(4):968–974. https://doi.org/10.1016/j.jhep.2014.12.029

Arabi YM, Dara SI, Memish Z, Al Abdulkareem A, Tamim HM, Al-Shirawi N, Parrillo JE, Dodek P, Lapinsky S, Feinstein D, Wood G, Dial S, Zanotti S, Kumar A, Cooperative Antimicrobial Therapy of Septic Shock (CATSS) Database Research Group (2012) Antimicrobial therapeutic determinants of outcomes from septic shock among patients with cirrhosis. Hepatology (Baltimore) 56(6): 2305–2315. https://doi.org/10.1002/hep.25931

Arora V, Maiwall R, Rajan V, Jindal A, Muralikrishna Shasthry S, Kumar G, Jain P, Sarin SK (2020) Terlipressin is Superior to Noradrenaline in the Management of Acute Kidney Injury in Acute on Chronic Liver Failure. Hepatology (Baltimore) 71(2):600–610. https://doi.org/10.1002/hep.30208

Arroyo V, Moreau R, Jalan R (2020) Acute-on-chronic liver failure. N Engl J Med 382(22):2137–2145. https://doi.org/10.1056/NEJMra1914900

Arvaniti V, D'Amico G, Fede G, Manousou P, Tsochatzis E, Pleguezuelo M et al (2010) Infections in patients with cirrhosis increase mortality four-fold and should be used in determining prognosis. Gastroenterology 139:1246–1256

Bartoletti M, Giannella M, Lewis RE, Caraceni P, Tedeschi S, Paul M, Schramm C, Bruns T, Merli M, Cobos-Trigueros N, Seminari E, Retamar P, Muñoz P, Tumbarello M, Burra P, Torrani Cerenzia M, Barsic B, Calbo E, Maraolo AE, Petrosillo N, ESGBIS/BICHROME Study Group et al (2019) Extended infusion of β-Lactams for bloodstream infection in patients with liver cirrhosis: an observational multicenter study. Clin Infect Dis 69(10):1731–1739. https://doi.org/10.1093/cid/ciz032

Bass NM, Mullen KD, Sanyal A, Poordad F, Neff G, Leevy CB et al (2010) Rifaximin treatment in hepatic encephalopathy. N Engl J Med 362:1071–1081

Belli LS, Duvoux C, Artzner T, Bernal W, Conti S, Cortesi PA, Sacleux SC, Pageaux GP, Radenne S, Trebicka J, Fernandez J, Perricone G, Piano S, Nadalin S, Morelli MC, Martini S, Polak WG, Zieniewicz K, Toso C, Berenguer M, ELITA/EF-CLIF Working Group et al (2021) Liver transplantation for patients with acute-on-chronic liver failure (ACLF) in Europe: results of the ELITA/EF-CLIF collaborative study (ECLIS). J Hepatol 75(3):610–622. https://doi.org/10.1016/j.jhep.2021.03.030

Bergis D, Friedrich-Rust M, Zeuzem S, Betz C, Sarrazin C, Bojunga J (2012) Treatment of *Amanita phalloides* intoxication by fractionated plasma separation and adsorption (Prometheus(R)). J Gastrointestin Liver Dis 21:171–176

Berman DH, Leventhal RI, Gavaler JS, Cadoff EM, Van Thiel DH (1991) Clinical differentiation of fulminant Wilsonian hepatitis from other causes of hepatic failure. Gastroenterology 100: 1129–1134

Bernal W, Donaldson N, Wyncoll D, Wendon J (2002) Blood lactate as an early predictor of outcome in paracetamol-induced acute liver failure: a cohort study. Lancet (London) 359(9306):558–563. https://doi.org/10.1016/S0140-6736(02)07743-7

Bernal W, Hall C, Karvellas CJ, Auzinger G, Sizer E, Wendon J (2007) Arterial ammonia and clinical risk factors for encephalopathy and intracranial hypertension in acute liver failure. Hepatology 46: 1844–1852

Bernal W, Murphy N, Brown S, Whitehouse T, Bjerring PN, Hauerberg J, Frederiksen HJ, Auzinger G, Wendon J, Larsen FS (2016) A multicentre randomized controlled trial of moderate hypothermia to prevent intracranial hypertension in acute liver failure. J Hepatol 65(2):273–279. https://doi.org/10.1016/j.jhep.2016.03.003

Bernuau J, Rueff B, Benhamou JP (1986) Fulminant and subfulminant liver failure: definitions and causes. Semin Liver Dis 6:97–106

Bharti AR, Nally JE, Ricaldi JN, Matthias MA, Diaz MM, Lovett MA et al (2003) Leptospirosis: a zoonotic disease of global importance. Lancet Infect Dis 3:757–771

Bismuth H, Samuel D, Castaing D, Adam R, Saliba F, Johann M et al (1995) Orthotopic liver transplantation in fulminant and subfulminant hepatitis. The Paul Brousse experience. Ann Surg 222:109–119

Bundesärztekammer (2011) Richtlinien zur Organtransplantation gem. § 16 Abs. 1 S. 1 Nrn. 2 und 5 TPG ⟨Allgemeiner Teil Leber⟩. Dtsch Arztebl 108:662–673

Canbay A, Tacke F, Hadem J, Trautwein C, Gerken G, Manns MP (2011) Acute liver failure: a life-threatening disease. Dtsch Arztebl Int 108:714–720

Cardenas A, Gines P, Marotta P, Czerwiec F, Oyuang J, Guevara M et al (2012) Tolvaptan, an oral vasopressin antagonist, in the treatment of hyponatremia in cirrhosis. J Hepatol 56:571–578

Cardoso FS, Gottfried M, Tujios S, Olson JC, Karvellas CJ, US Acute Liver Failure Study Group (2018) Continuous renal replacement therapy is associated with reduced serum ammonia levels and mortality in acute liver failure. Hepatology (Baltimore) 67(2):711–720. https://doi.org/10.1002/hep.29488

Carithers RL Jr, Herlong HF, Diehl AM, Shaw EW, Combes B, Fallon HJ et al (1989) Methylprednisolone therapy in patients with severe alcoholic hepatitis. A randomized multicenter trial. Ann Intern Med 110:685–690

Cavallin M, Piano S, Romano A, Fasolato S, Frigo AC, Benetti G, Gola E, Morando F, Stanco M, Rosi S, Sticca A, Cillo U, Angeli P (2016) Terlipressin given by continuous intravenous infusion versus intravenous boluses in the treatment of hepatorenal syndrome: a randomized controlled study. Hepatology (Baltimore) 63(3): 983–992. https://doi.org/10.1002/hep.28396

Chalasani N, Fontana RJ, Bonkovsky HL, Watkins PB, Davern T, Serrano J et al (2008) Causes, clinical features, and outcomes from a prospective study of drug-induced liver injury in the United States. Gastroenterology 135:1924–1934

Chand N, Sanyal AJ (2007) Sepsis-induced cholestasis. Hepatology 45: 230–241

Chavez-Tapia NC, Barrientos-Gutierrez T, Tellez-Avila F, Soares-Weiser K, Mendez-Sanchez N, Gluud C et al (2011) Meta-analysis: antibiotic prophylaxis for cirrhotic patients with upper gastrointestinal bleeding – an updated Cochrane review. Aliment Pharmacol Ther 34:509–518

China L, Freemantle N, Forrest E, Kallis Y, Ryder SD, Wright G, Portal AJ, Becares Salles N, Gilroy DW, O'Brien A, ATTIRE Trial Investigators (2021) A randomized trial of albumin infusions in hospitalized patients with cirrhosis. N Engl J Med 384(9):808–817. https://doi.org/10.1056/NEJMoa2022166

Conn HO, Leevy CM, Vlahcevic ZR, Rodgers JB, Maddrey WC, Seeff L et al (1977) Comparison of lactulose and neomycin in the treatment of chronic portal-systemic encephalopathy. A double blind controlled trial. Gastroenterology 72:573–583

Cornberg M, Sandmann L, Protzer U, Niederau C, Tacke F, Berg T, Glebe D, Jilg W, Wedemeyer H, Wirth S, Höner Zu Siederdissen C, Lynen-Jansen P, van Leeuwen P, Petersen J, Collaborators (2021) S3-Leitlinie der Deutschen Gesellschaft für Gastroenterologie, Verdauungs- und Stoffwechselkrankheiten (DGVS) zur Prophylaxe, Diagnostik und Therapie der Hepatitis-B-Virusinfektion – (AWMF-Register-Nr. 021-11). Z Gastroenterol 59(7):691–776. https://doi.org/10.1055/a-1498-2512

Craig DG, Bates CM, Davidson JS, Martin KG, Hayes PC, Simpson KJ (2012) Staggered overdose pattern and delay to hospital presentation are associated with adverse outcomes following paracetamol-induced hepatotoxicity. Br J Clin Pharmacol 73(2):285–294. https://doi.org/10.1111/j.1365-2125.2011.04067.x

Daly AK (2017) Are polymorphisms in genes relevant to drug disposition predictors of susceptibility to drug-induced liver injury? Pharm Res 34(8):1564–1569. https://doi.org/10.1007/s11095-016-2091-1

Damsgaard J, Larsen FS, Ytting H (2019) Reversal of acute liver failure due to wilson disease by a regimen of high-volume plasma exchange and penicillamine. Hepatology (Baltimore) 69(4):1835–1837. https://doi.org/10.1002/hep.30323

De Pietri L, Bianchini M, Montalti R, De Maria N, Di Maira T, Begliomini B, Gerunda GE, di Benedetto F, Garcia-Tsao G, Villa E (2016) Thrombelastography-guided blood product use before invasive procedures in cirrhosis with severe coagulopathy: a randomized, controlled trial. Hepatology (Baltimore) 63(2):566–573. https://doi.org/10.1002/hep.28148

Deutsche Gesellschaft für Gastroenterologie, Verdauungs- und Stoffwechselkrankheiten (DGVS) (federführend), Deutsche Gesellschaft für Innere Medizin (DGIM), Deutsche M. Crohn/Colitis ulcerosa Vereinigung (DCCV), Deutsche Leberhilfe e.V., Deutsche Gesellschaft für Ultraschall in der Medizin (DEGUM), Deutsche Gesellschaft für Endoskopie und Bildgebende Verfahren (DGE-BV), Deutsche Gesellschaft für Kinder- und Jugendmedizin (DGKJ), Gesellschaft für Pädiatrische Gastroenterologie (GPGE), Deutsche Gesellschaft für Rheumatologie (DGRh), Deutsche Röntgengesellschaft (DRG), Deutsche Transplantationsgesellschaft (DTG), Deutsche Gesellschaft für Pathologie (DGP) und Bundesverband Deutscher Pathologen (BDP), Österreichische Gesellschaft für Gastroenterologie (ÖGG), Schweizer Gastroenterologische Gesellschaft (SGG), Authors, Collaborators, Externe Begutachtung durch (2017) S2k Leitlinie Autoimmune Lebererkrankungen [Practice guideline autoimmune liver diseases – AWMF-Reg. No. 021-27]. Z Gastroenterol 55(11):1135–1226. https://doi.org/10.1055/s-0043-120199

Donaldson BW, Gopinath R, Wanless IR, Phillips MJ, Cameron R, Roberts EA, Greig PD, Levy G, Blendis LM (1993) The role of transjugular liver biopsy in fulminant liver failure: relation to other prognostic indicators. Hepatology (Baltimore) 18(6):1370–1376

Engelmann C, Herber A, Franke A, Bruns T, Reuken P, Schiefke I, Zipprich A, Zeuzem S, Goeser T, Canbay A, Berg C, Trebicka J, Uschner FE, Chang J, Mueller T, Aehling N, Schmelzle M, Splith K, Lammert F, Lange CM, Berg T et al (2021) Granulocyte-colony stimulating factor (G-CSF) to treat acute-on-chronic liver failure: a multicenter randomized trial (GRAFT study). J Hepatol S0168-8278(21)01963-2. https://doi.org/10.1016/j.jhep.2021.07.033

European Association for the Study of the Liver. Electronic address: easloffice@easloffice.eu, Clinical practice guidelines panel, Wendon J, Panel members, Cordoba J, Dhawan A, Larsen FS, Manns M, Samuel D, Simpson KJ, Yaron I, EASL Governing Board representative, Bernardi M (2017) EASL Clinical Practical Guidelines on the management of acute (fulminant) liver failure. J Hepatol 66(5):1047–1081. https://doi.org/10.1016/j.jhep.2016.12.003

European Association for the Study of the Liver. Electronic address: easloffice@easloffice.eu, Clinical Practice Guideline Panel: Chair:, Panel members, & EASL Governing Board representative (2019) EASL Clinical Practice Guidelines: drug-induced liver injury. J Hepatol 70(6):1222–1261. https://doi.org/10.1016/j.jhep.2019.02.014

European Association for the Study of the Liver. Electronic address: easloffice@easloffice.eu, & European Association for the Study of the Liver (2018) EASL Clinical Practice Guidelines for the management of patients with decompensated cirrhosis. J Hepatol 69(2):406–460. https://doi.org/10.1016/j.jhep.2018.03.024

Ferenci P, Czlonkowska A, Stremmel W, Houwen R, Rosenberg W, Schilsky M (2012) EASL clinical practice guidelines: Wilson's disease. J Hepatol 56:671–685

Fernández J, Acevedo J, Wiest R, Gustot T, Amoros A, Deulofeu C, Reverter E, Martínez J, Saliba F, Jalan R, Welzel T, Pavesi M, Hernández-Tejero M, Ginès P, Arroyo V, European Foundation for the Study of Chronic Liver Failure (2018) Bacterial and fungal infections in acute-on-chronic liver failure: prevalence, characteristics and impact on prognosis. Gut 67(10):1870–1880. https://doi.org/10.1136/gutjnl-2017-314240

Fernández J, Prado V, Trebicka J, Amoros A, Gustot T, Wiest R, Deulofeu C, Garcia E, Acevedo J, Fuhrmann V, Durand F, Sánchez C, Papp M, Caraceni P, Vargas V, Bañares R, Piano S, Janicko M, Albillos A, Alessandria C, European Foundation for the Study of Chronic Liver Failure (EF-Clif) et al (2019) Multidrug-resistant bacterial infections in patients with decompensated cirrhosis and with acute-on-chronic liver failure in Europe. J Hepatol 70(3):398–411. https://doi.org/10.1016/j.jhep.2018.10.027

Fernández J, Angeli P, Trebicka J, Merli M, Gustot T, Alessandria C, Aagaard NK, de Gottardi A, Welzel TM, Gerbes A, Soriano G, Vargas V, Albillos A, Salerno F, Durand F, Bañares R, Stauber R, Prado V, Arteaga M, Hernández-Tejero M, Arroyo V et al (2020) Efficacy of albumin treatment for patients with cirrhosis and infections unrelated to spontaneous bacterial peritonitis. Clin Gastroenterol Hepatol 18(4):963–973.e14. https://doi.org/10.1016/j.cgh.2019.07.055

Fernández J, Piano S, Bartoletti M, Wey EQ (2021) Management of bacterial and fungal infections in cirrhosis: the MDRO challenge. J Hepatol 75(Suppl 1):S101–S117. https://doi.org/10.1016/j.jhep.2020.11.010

Forrest EH, Evans CD, Stewart S, Phillips M, Oo YH, McAvoy NC et al (2005) Analysis of factors predictive of mortality in alcoholic hepatitis and derivation and validation of the Glasgow alcoholic hepatitis score. Gut 54:1174–1179

Franchis R de (2010) Revising consensus in portal hypertension: report of the Baveno V consensus workshop on methodology of diagnosis and therapy in portal hypertension. J Hepatol 53:762–768

Fuhrmann V, Jager B, Zubkova A, Drolz A (2010) Hypoxic hepatitis – epidemiology, pathophysiology and clinical management. Wien Klin Wochenschr 122:129–139

Galbois A, Aegerter P, Martel-Samb P, Housset C, Thabut D, Offenstadt G, Ait-Oufella H, Maury E, Guidet B, Collège des Utilisateurs des Bases des données en Réanimation (CUB-Réa) Group (2014) Improved prognosis of septic shock in patients with cirrhosis: a multicenter study*. Crit Care Med 42(7):1666–1675. https://doi.org/10.1097/CCM.0000000000000321

Garg H, Sarin SK, Kumar M, Garg V, Sharma BC, Kumar A (2011) Tenofovir improves the outcome in patients with spontaneous reactivation of hepatitis B presenting as acute-on-chronic liver failure. Hepatology 53:774–780

Gelbmann CM, Schölmerich J (2008) Sekundär sklerosierende Cholangitis bei Intensivpatienten. Gastroenterologe 3:45–50

Gelbmann CM, Rummele P, Wimmer M, Hofstadter F, Gohlmann B, Endlicher E et al (2007) Ischemic-like cholangiopathy with secondary sclerosing cholangitis in critically ill patients. Am J Gastroenterol 102:1221–1229

Gerbes AL, Labenz J, Appenrodt B, Dollinger M, Gundling F, Gülberg V, Holstege A, Lynen-Jansen P, Steib CJ, Trebicka J, Wiest R, Zipprich A, Deutsche Gesellschaft für Allgemein- und Viszeralchirurgie (DGAV), Deutsche Gesellschaft für Innere Medizin e.V. (DGIM), Deutsche Gesellschaft für Infektiologie e.V. (DGI), Deutsche Gesellschaft für Pathologie e.V./Bundesverband deutscher Pathologen e.V. (DGP/BDP), Deutsche Röntgengesellschaft e.V. (DRG), Deutsche Gesellschaft für Interventionelle Radiologie und minimal-invasive Therapie (DeGIR), Deutsche Gesellschaft für Nephrologie (DGFN), Deutsche Gesellschaft für Ultraschall in der Medizin (DEGUM), Collaborators et al (2019) Aktualisierte S2k-Leitlinie der Deutschen Gesellschaft für Gastroenterologie, Verdauungs- und Stoffwechselkrankheiten (DGVS) „Komplikationen der Leberzirrhose" [Updated S2k-Guideline „Complications of liver cirrhosis". German Society of Gastroenterology (DGVS)]. Z Gastroenterol 57(5):611–680. https://doi.org/10.1055/a-0873-4658

Germani G, Theocharidou E, Adam R, Karam V, Wendon J, O'Grady J et al (2012) Liver transplantation for acute liver failure in Europe: outcomes over 20 years from the ELTR database. J Hepatol 57:288–296

Gillmann A, Gerharz CD, Mussig K (2012) Diagnostics and treatment of hepatic encephalopathy. Dtsch Med Wochenschr 137:29–33

Gluud LL, Dam G, Les I, Marchesini G, Borre M, Aagaard NK, Vilstrup H (2017) Branched-chain amino acids for people with hepatic encephalopathy. Cochrane Database Syst Rev 5(5):CD001939. https://doi.org/10.1002/14651858.CD001939.pub4

Hadem J, Strassburg CP, Manns MP (2012a) Prediction of outcome and selection of the liver transplantat candidate in acute liver failure. Front Physiol 3:340

Hadem J, Tacke F, Bruns T, Langgartner J, Strnad P, Denk GU et al (2012b) Etiologies and outcomes of acute liver failure in Germany. Clin Gastroenterol Hepatol 10:664–669

Haram K, Svendsen E, Abildgaard U (2009) The HELLP syndrome: clinical issues and management. A review. BMC Pregnancy Childbirth 9:8

Hennes EM, Zeniya M, Czaja AJ, Pares A, Dalekos GN, Krawitt EL et al (2008) Simplified criteria for the diagnosis of autoimmune hepatitis. Hepatology 48:169–176

Henrion J (2012) Hypoxic hepatitis. Liver Int 32:1039–1052

Hernández-Gea V, De Gottardi A, Leebeek F, Rautou PE, Salem R, Garcia-Pagan JC (2019) Current knowledge in pathophysiology and management of Budd-Chiari syndrome and non-cirrhotic non-tumoral splanchnic vein thrombosis. J Hepatol 71(1):175–199. https://doi.org/10.1016/j.jhep.2019.02.015

Hernández-Gea V, Procopet B, Giráldez Á, Amitrano L, Villanueva C, Thabut D, Ibañez-Samaniego L, Silva-Junior G, Martinez J, Genescà J, Bureau C, Trebicka J, Llop E, Laleman W, Palazon JM, Castellote J, Rodrigues S, Gluud LL, Noronha Ferreira C, Barcelo R, International Variceal Bleeding Observational Study Group and Baveno Cooperation et al (2019b) Preemptive-TIPS improves outcome in high-risk variceal bleeding: an observational study. Hepatology (Baltimore) 69(1):282–293. https://doi.org/10.1002/hep.30182

Jalan R, Olde Damink SW, Deutz NE, Hayes PC, Lee A (2001) Restoration of cerebral blood flow autoregulation and reactivity to carbon dioxide in acute liver failure by moderate hypothermia. Hepatology (Baltimore) 34(1):50–54. https://doi.org/10.1053/jhep.2001.25386

Jalan R, Gines P, Olson JC, Mookerjee RP, Moreau R, Garcia-Tsao G et al (2012) Acute-on chronic liver failure. J Hepatol 57:1336–1348

Jalan R, Saliba F, Pavesi M, Amoros A, Moreau R, Ginès P, Levesque E, Durand F, Angeli P, Caraceni P, Hopf C, Alessandria C, Rodriguez E, Solis-Muñoz P, Laleman W, Trebicka J, Zeuzem S, Gustot T, Mookerjee R, Elkrief L, CANONIC study investigators of the EASL-CLIF Consortium et al (2014) Development and validation of a prognostic score to predict mortality in patients with acute-on-chronic liver failure. J Hepatol 61(5):1038–1047. https://doi.org/10.1016/j.jhep.2014.06.012

Jalan R, D'Amico G, Trebicka J, Moreau R, Angeli P, Arroyo V (2021) New clinical and pathophysiological perspectives defining the trajectory of cirrhosis. J Hepatol 75(Suppl 1):S14–S26. https://doi.org/10.1016/j.jhep.2021.01.018

Jochum C, Maischack F, Anastasiou OE, Verheyen J, Timm J, Bechmann L, Gerken G, Canbay A (2016) Treatment of fulminant acute Hepatitis B with nucles(t)id analogues is safe and does not lead to secondary chronification of Hepatitis B. Therapie der akuten fulminanten Hepatitis B mit Nucleos(t)id-Analogen ist sicher und führt nicht zur Chronifizierung der Hepatitis B. Z Gastroenterol 54(12):1306–1311. https://doi.org/10.1055/s-0042-120418

Kim JJ, Tsukamoto MM, Mathur AK, Ghomri YM, Hou LA, Sheibani S, Runyon BA (2014) Delayed paracentesis is associated with increased in-hospital mortality in patients with spontaneous bacterial peritonitis. Am J Gastroenterol 109(9):1436–1442. https://doi.org/10.1038/ajg.2014.212

Kim WR, Biggins SW, Kremers WK, Wiesner RH, Kamath PS, Benson JT et al (2008) Hyponatremia and mortality among patients on the liver-transplant waiting list. N Engl J Med 359:1018–1026

Kircheis G, Nilius R, Held C, Berndt H, Buchner M, Gortelmeyer R et al (1997) Therapeutic efficacy of L-ornithine-L-aspartate infusions in patients with cirrhosis and hepatic encephalopathy: results of a placebo-controlled, double-blind study. Hepatology 25:1351–1360

Kirchner GI, Scherer MN, Obed A, Ruemmele P, Wiest R, Froh M et al (2011) Outcome of patients with ischemic-like cholangiopathy with secondary sclerosing cholangitis after liver transplantation. Scand J Gastroenterol 46:471–478

Korman JD, Volenberg I, Balko J, Webster J, Schiodt FV, Squires RH Jr et al (2008) Screening for Wilson disease in acute liver failure: a comparison of currently available diagnostic tests. Hepatology 48:1167–1174

Kumar M, Ahmad J, Maiwall R, Choudhury A, Bajpai M, Mitra LG, Saluja V, Mohan Agarwal P, Bihari C, Shasthry SM, Jindal A, Bhardwaj A, Kumar G, Sarin SK (2020) Thromboelastography-Guided blood component use in patients with cirrhosis with nonvariceal bleeding: a randomized controlled trial. Hepatology (Baltimore) 71(1):235–246. https://doi.org/10.1002/hep.30794

Larsen FS, Schmidt LE, Bernsmeier C, Rasmussen A, Isoniemi H, Patel VC, Triantafyllou E, Bernal W, Auzinger G, Shawcross D, Eefsen M, Bjerring PN, Clemmesen JO, Hockerstedt K, Frederiksen HJ, Hansen BA, Antoniades CG, Wendon J (2016) High-volume plasma exchange in patients with acute liver failure: an open randomised controlled trial. J Hepatol 64(1):69–78. https://doi.org/10.1016/j.jhep.2015.08.018

Larson AM, Polson J, Fontana RJ, Davern TJ, Lalani E, Hynan LS et al (2005) Acetaminophen-induced acute liver failure: results of a United States multicenter, prospective study. Hepatology 42:1364–1372

Lata J (2012) Hepatorenal syndrome. World J Gastroenterol 18:4978–4984

Lédinghen V de, Villate A, Robin M, Decraecker M, Valla D, Hillaire S, Hernandez-Gea V, Dutheil D, Bureau C, Plessier A (2020) Sinusoidal obstruction syndrome. Clin Res Hepatol Gastroenterol 44(4):480–485. https://doi.org/10.1016/j.clinre.2020.03.019

Lee WM, Hynan LS, Rossaro L, Fontana RJ, Stravitz RT, Larson AM et al (2009) Intravenous N-acetylcysteine improves transplant-free survival in early stage non-acetaminophen acute liver failure. Gastroenterology 137:856–864

Lee WM, Stravitz RT, Larson AM (2012) Introduction to the revised American Association for the Study of Liver Diseases Position Paper on acute liver failure 2011. Hepatology 55:965–967

Levesque E, Hoti E, Azoulay D, Ichai P, Habouchi H, Castaing D et al (2012) Prospective evaluation of the prognostic scores for cirrhotic patients admitted to an intensive care unit. J Hepatol 56:95–102

Louvet A, Naveau S, Abdelnour M, Ramond MJ, Diaz E, Fartoux L et al (2007) The Lille model: a new tool for therapeutic strategy in patients with severe alcoholic hepatitis treated with steroids. Hepatology 45:1348–1354

Mackenzie I, Woodhouse J (2006) C-reactive protein concentrations during bacteraemia: a comparison between patients with and without liver dysfunction. Intensive Care Med 32:1344–1351

Maddrey WC, Boitnott JK, Bedine MS, Weber FL Jr, Mezey E, White RI Jr (1978) Corticosteroid therapy of alcoholic hepatitis. Gastroenterology 75:193–199

Mahadeo KM, Bajwa R, Abdel-Azim H, Lehmann LE, Duncan C, Zantek N, Vittorio J, Angelo J, McArthur J, Schadler K, Chan S, Tewari P, Khazal S, Auletta JJ, Choi SW, Shoberu B, Kalwak K, Harden A, Kebriaei P, Abe JI, Pediatric Acute Lung Injury and Sepsis Investigators (PALISI) Network and the Pediatric Diseases Working Party of the European Society for Blood and Marrow Transplantation et al (2020) Diagnosis, grading, and treatment recommendations for children, adolescents, and young adults with sinusoidal obstructive syndrome: an international expert position statement. Lancet Haematol 7(1):e61–e72. https://doi.org/10.1016/S2352-3026(19)30201-7

Mahmud N, Fricker Z, Hubbard RA, Ioannou GN, Lewis JD, Taddei TH, Rothstein KD, Serper M, Goldberg DS, Kaplan DE (2021) Risk prediction models for post-operative mortality in patients with cirrhosis. Hepatology (Baltimore) 73(1):204–218. https://doi.org/10.1002/hep.31558

Mathurin P, O'Grady J, Carithers RL, Phillips M, Louvet A, Mendenhall CL et al (2011) Corticosteroids improve short-term survival in patients with severe alcoholic hepatitis: meta-analysis of individual patient data. Gut 60:255–260

McPhail MJ, Wendon JA, Bernal W (2010) Meta-analysis of performance of Kings's College Hospital Criteria in prediction of outcome in non-paracetamol-induced acute liver failure. J Hepatol 53: 492–499

McPhail MJ, Farne H, Senvar N, Wendon JA, Bernal W (2016) Ability of King's college criteria and model for end-stage liver disease scores to predict mortality of patients with acute liver failure: a meta-analysis. Clin Gastroenterol Hepatol 14(4):516–e45. https://doi.org/10.1016/j.cgh.2015.10.007

Moreau R, Jalan R, Gines P, Pavesi M, Angeli P, Cordoba J et al (2013) Acute-on-chronic liver failure is a distinct syndrome that develops in patients with acute decompensation of cirrhosis. Gastroenterology 144:1426–1437

Mücke MM, Miesbach W, Peiffer KH, Mücke VT, Bojunga J (2020) Gerinnungsmanagement in der gastroenterologischen Akut- und Intensivmedizin [Management of hemostasis in gastroenterology critical care]. Z Gastroenterol 58(11):1099–1106. https://doi.org/10.1055/a-1246-3423

Murphy N, Auzinger G, Bernel W, Wendon J (2004) The effect of hypertonic sodium chloride on intracranial pressure in patients with acute liver failure. Hepatology 39:464–470

Nadim MK, Durand F, Kellum JA, Levitsky J, O'Leary JG, Karvellas CJ, Bajaj JS, Davenport A, Jalan R, Angeli P, Caldwell SH, Fernández J, Francoz C, Garcia-Tsao G, Ginès P, Ison MG, Kramer DJ, Mehta RL, Moreau R, Mulligan D, Genyk YS et al (2016) Management of the critically ill patient with cirrhosis: a multidisciplinary perspective. J Hepatol 64(3):717–735. https://doi.org/10.1016/j.jhep.2015.10.019

Nguyen-Khac E, Thevenot T, Piquet MA, Benferhat S, Goria O, Chatelain D, Tramier B, Dewaele F, Ghrib S, Rudler M, Carbonell N, Tossou H, Bental A, Bernard-Chabert B, Dupas JL, AAH-NAC Study Group (2011) Glucocorticoids plus N-acetylcysteine in severe alcoholic hepatitis. N Engl J Med 365(19):1781–1789. https://doi.org/10.1056/NEJMoa1101214

O'Grady JG, Alexander GJ, Hayllar KM, Williams R (1989) Early indicators of prognosis in fulminant hepatic failure. Gastroenterology 97:439–445

O'Leary JG, Greenberg CS, Patton HM, Caldwell SH (2019) AGA clinical practice update: coagulation in cirrhosis. Gastroenterology 157(1):34–43.e1. https://doi.org/10.1053/j.gastro.2019.03.070

Pamecha V, Vagadiya A, Sinha PK, Sandhyav R, Parthasarathy K, Sasturkar S, Mohapatra N, Choudhury A, Maiwal R, Khanna R, Alam S, Pandey CK, Sarin SK (2019) Living donor liver transplantation for acute liver failure: donor safety and recipient outcome. Liver Transpl 25(9):1408–1421. https://doi.org/10.1002/lt.25445

Piano S, Fasolato S, Salinas F, Romano A, Tonon M, Morando F, Cavallin M, Gola E, Sticca A, Loregian A, Palù G, Zanus G, Senzolo M, Burra P, Cillo U, Angeli P (2016) The empirical antibiotic treatment of nosocomial spontaneous bacterial peritonitis: results of a randomized, controlled clinical trial. Hepatology (Baltimore) 63(4):1299–1309. https://doi.org/10.1002/hep.27941

Plauth M, Cabré E, Riggio O, Assis-Camilo M, Pirlich M, Kondrup J, DGEM (German Society for Nutritional Medicine), Ferenci P, Holm E, Vom Dahl S, Müller MJ, Nolte W, ESPEN (European Society for Parenteral and Enteral Nutrition) (2006) ESPEN guidelines on enteral nutrition: liver disease. Clin Nutr (Edinburgh) 25(2): 285–294. https://doi.org/10.1016/j.clnu.2006.01.018

Prescott LF, Illingworth RN, Critchley JA, Stewart MJ, Adam RD, Proudfoot AT (1979) Intravenous N-acetylcystine: the treatment of choice for paracetamol poisoning. Br Med J 2:1097–1100

Reddy HG, Schneider BJ, Tai AW (2018) Immune checkpoint inhibitor-associated colitis and hepatitis. Clin Transl Gastroenterol 9(9):180. https://doi.org/10.1038/s41424-018-0049-9

Reuben A, Tillman H, Fontana RJ, Davern T, McGuire B, Stravitz RT, Durkalski V, Larson AM, Liou I, Fix O, Schilsky M, McCashland T, Hay JE, Murray N, Shaikh OS, Ganger D, Zaman A, Han SB, Chung RT, Smith A, Lee WM et al (2016). Outcomes in adults with acute liver failure between 1998 and 2013: an observational cohort study. Ann Intern Med 164(11):724–732. https://doi.org/10.7326/M15-2211

Richardson PG, Riches ML, Kernan NA, Brochstein JA, Mineishi S, Termuhlen AM, Arai S, Grupp SA, Guinan EC, Martin PL, Steinbach G, Krishnan A, Nemecek ER, Giralt S, Rodriguez T, Duerst R, Doyle J, Antin JH, Smith A, Lehmann L, Soiffer RJ et al (2016) Phase 3 trial of defibrotide for the treatment of severe veno-occlusive disease and multi-organ failure. Blood 127(13): 1656–1665. https://doi.org/10.1182/blood-2015-10-676924

Roberts EA, Schilsky ML (2008) Diagnosis and treatment of Wilson disease: an update. Hepatology 47:2089–2111

Rout G, Shalimar, Gunjan D, Mahapatra SJ, Kedia S, Garg PK, Nayak B (2020) Thromboelastography-guided blood product transfusion in cirrhosis patients with variceal bleeding: a randomized controlled trial. J Clin Gastroenterol 54(3):255–262. https://doi.org/10.1097/MCG.0000000000001214

Ruemmele P, Hofstaedter F, Gelbmann CM (2009) Secondary sclerosing cholangitis. Nat Rev Gastroenterol Hepatol 6:287–295

Rumack BH, Matthew H (1975) Acetaminophen poisoning and toxicity. Pediatrics 55:871–876

Saab S, Wang V, Ibrahim AB, Durazo F, Han S, Farmer DG et al (2003) MELD score predicts 1-year patient survival post-orthotopic liver transplantation. Liver Transpl 9:473–476

Santi L, Maggioli C, Mastroroberto M, Tufoni M, Napoli L, Caraceni P (2012) Acute liver failure caused by *Amanita phalloides* poisoning. Int J Hepatol 2012:480–487

Sarwar S, Khan AA, Alam A, Butt AK, Ahmad I, Niazi AK et al (2006) Predictors of fatal outcome in fulminant hepatic failure. J Coll Physicians Surg Pak 16:112–116

Schimanski CC, Burg J, Mohler M, Hohler T, Kanzler S, Otto G et al (2004) Phenprocoumon-induced liver disease ranges from mild acute hepatitis to (sub-) acute liver failure. J Hepatol 41:67–74

Schmidt LE, Dalhoff K (2002) Serum phosphate is an early predictor of outcome in severe acetaminophen-induced hepatotoxicity. Hepatology (Baltimore) 36(3):659–665. https://doi.org/10.1053/jhep.2002.35069

Schrier RW, Gross P, Gheorghiade M, Berl T, Verbalis JG, Czerwiec FS et al (2006) Tolvaptan, a selective oral vasopressin V2-receptor antagonist, for hyponatremia. N Engl J Med 355:2099–2112

Sharma BC, Sharma P, Agrawal A, Sarin SK (2009) Secondary prophylaxis of hepatic encephalopathy: an open-label randomized controlled trial of lactulose versus placebo. Gastroenterology 137: 885–891

Sharma P, Agrawal A, Sharma BC, Sarin SK (2011) Prophylaxis of hepatic encephalopathy in acute variceal bleed: a randomized controlled trial of lactulose versus no lactulose. J Gastroenterol Hepatol 26:996–1003

Sharma P, Sharma BC, Agrawal A, Sarin SK (2012) Primary prophylaxis of overt hepatic encephalopathy in patients with cirrhosis: an open labeled randomized controlled trial of lactulose versus no lactulose. J Gastroenterol Hepatol 27:1329–1335

Shasthry SM, Sharma MK, Shasthry V, Pande A, Sarin SK (2019) Efficacy of granulocyte colony-stimulating factor in the management of steroid-nonresponsive severe alcoholic hepatitis: a double-blind randomized controlled trial. Hepatology (Baltimore) 70(3):802–811. https://doi.org/10.1002/hep.30516

Sort P, Navasa M, Arroyo V, Aldeguer X, Planas R, Ruiz-del-Arbol L et al (1999) Effect of intravenous albumin on renal impairment and mortality in patients with cirrhosis and spontaneous bacterial peritonitis. N Engl J Med 341:403–409

Stahl J (1963) Studies of the blood ammonia in liver disease. Its diagnostic, prognostic, and therapeutic significance. Ann Intern Med 58:1–24

Strauss G, Hansen BA, Knudsen GM, Larsen FS (1998) Hyperventilation restores cerebral blood flow autoregulation in patients with acute liver failure. J Hepatol 28:199–203

Stravitz RT, Larsen FS (2009) Therapeutic hypothermia for acute liver failure. Crit Care Med 37:258–264

Stravitz RT, Lee WM (2019) Acute liver failure. Lancet (London) 394(10201):869–881. https://doi.org/10.1016/S0140-6736(19)31894-X

Stravitz RT, Kramer AH, Davern T, Shaikh AO, Caldwell SH, Mehta RL et al (2007) Intensive care of patients with acute liver failure: recommendations of the U.S. Acute Liver Failure Study Group. Crit Care Med 35:2498–2508

Stravitz RT, Lefkowitch JH, Fontana RJ, Gershwin ME, Leung PS, Sterling RK et al (2011) Autoimmune acute liver failure: proposed clinical and histological criteria. Hepatology 53:517–526

Stravitz RT, Lisman T, Luketic VA, Sterling RK, Puri P, Fuchs M et al (2012) Minimal effects of acute liver injury/acute liver failure on hemostasis as assessed by thromboelastography. J Hepatol 56:129–136

Suputtamongkol Y, Niwattayakul K, Suttinont C, Losuwanaluk K, Limpaiboon R, Chierakul W et al (2004) An open, randomized, controlled trial of penicillin, doxycycline, and cefotaxime for patients with severe leptospirosis. Clin Infect Dis 39:1417–1424

Thursz MR, Richardson P, Allison M, Austin A, Bowers M, Day CP, Downs N, Gleeson D, MacGilchrist A, Grant A, Hood S, Masson S, McCune A, Mellor J, O'Grady J, Patch D, Ratcliffe I, Roderick P, Stanton L, Vergis N, STOPAH Trial et al (2015) Prednisolone or pentoxifylline for alcoholic hepatitis. N Engl J Med 372(17):1619–1628. https://doi.org/10.1056/NEJMoa1412278

Tillmann HL, Hadem J, Leifeld L, Zachou K, Canbay A, Eisenbach C et al (2006) Safety and efficacy of lamivudine in patients with severe acute or fulminant hepatitis B, a multicenter experience. J Viral Hepat 13:256–263

Trebicka J, Fernandez J, Papp M, Caraceni P, Laleman W, Gambino C, Giovo I, Uschner FE, Jimenez C, Mookerjee R, Gustot T, Albillos A, Bañares R, Janicko M, Steib C, Reiberger T, Acevedo J, Gatti P, Bernal W, Zeuzem S, PREDICT STUDY group of the EASL-CLIF Consortium et al (2020) The PREDICT study uncovers three clinical courses of acutely decompensated cirrhosis that have distinct pathophysiology. J Hepatol 73(4):842–854. https://doi.org/10.1016/j.jhep.2020.06.013

Tripodi A, Mannucci PM (2007) Abnormalities of hemostasis in chronic liver disease: reappraisal of their clinical significance and need for clinical and laboratory research. J Hepatol 46(4):727–733. https://doi.org/10.1016/j.jhep.2007.01.015

Vaquero J, Polson J, Chung C, Helenowski I, Schiodt FV, Reisch J et al (2003) Infection and the progression of hepatic encephalopathy in acute liver failure. Gastroenterology 125:755–764

Vaquero J, Fontana RJ, Larson AM, Bass NM, Davern TJ, Shakil AO et al (2005) Complications and use of intracranial pressure monitoring in patients with acute liver failure and severe encephalopathy. Liver Transpl 11:1581–1589

Verma S, Maheshwari A, Thuluvath P (2009) Liver failure as initial presentation of autoimmune hepatitis: clinical characteristics, predictors of response to steroid therapy, and outcomes. Hepatology 49:1396–1397

Voigtländer T, Negm AA, Schneider AS, Strassburg CP, Manns MP, Wedemeyer J, Lankisch TO (2012) Secondary sclerosing cholangitis in critically ill patients: model of end-stage liver disease score and renal function predict outcome. Endoscopy 44(11):1055–1058. https://doi.org/10.1055/s-0032-1325733

Wang Q, Li K, He C, Yuan X, Luo B, Qi X, Guo W, Bai W, Yu T, Fan J, Wang Z, Yuan J, Li X, Zhu Y, Han N, Niu J, Lv Y, Liu L, Li J, Tang S, Han G et al (2019) Angioplasty with versus without routine stent placement for Budd-Chiari syndrome: a randomised controlled trial. Lancet Gastroenterol Hepatol 4(9):686–697. https://doi.org/10.1016/S2468-1253(19)30177-3

Warrillow S, Fisher C, Bellomo R (2020a) Correction and control of hyperammonemia in acute liver failure: the impact of continuous renal replacement timing, intensity, and duration. Crit Care Med 48(2):218–224. https://doi.org/10.1097/CCM.0000000000004153

Warrillow S, Fisher C, Tibballs H, Bailey M, McArthur C, Lawson-Smith P, Prasad B, Anstey M, Venkatesh B, Dashwood G, Walsham J, Holt A, Wiersema U, Gattas D, Zoeller M, García Álvarez M, Bellomo R, Australasian Management of Acute Liver Failure Investigators (AMALFI) (2020b) Continuous renal replacement therapy and its impact on hyperammonaemia in acute liver failure. Crit Care Resusc 22(2):158–165

Wiesner R, Edwards E, Freeman R, Harper A, Kim R, Kamath P et al (2003) Model for end-stage liver disease (MELD) and allocation of donor livers. Gastroenterology 124:91–96

Wong F, Pappas SC, Curry MP, Reddy KR, Rubin RA, Porayko MK, Gonzalez SA, Mumtaz K, Lim N, Simonetto DA, Sharma P, Sanyal AJ, Mayo MJ, Frederick RT, Escalante S, Jamil K, CONFIRM Study Investigators (2021) Terlipressin plus albumin for the treatment of type 1 hepatorenal syndrome. N Engl J Med 384(9):818–828. https://doi.org/10.1056/NEJMoa2008290

Ye Y, Liu Z (2018) Management of Amanita phalloides poisoning: a literature review and update. J Crit Care 46:17–22. https://doi.org/10.1016/j.jcrc.2018.03.028

Zabron A, Quaglia A, Fatourou E, Peddu P, Lewis D, Heneghan M, Willars C, Auzinger G, Heaton N, Wendon J, Kane P, Karani J, Bernal W (2018) Clinical and prognostic associations of liver volume determined by computed tomography in acute liver failure. Liver Int 38(9):1592–1601. https://doi.org/10.1111/liv.13725

# Intensivtherapie bei akuten gastrointestinalen Blutungen

Georg Braun, Frank Klebl und Helmut Messmann

## Inhalt

| | | |
|---|---|---|
| 1 | Ersteinschätzung | 1089 |
| 1.1 | Anamnese | 1089 |
| 1.2 | Körperliche Untersuchung, Vitalparameter | 1089 |
| 1.3 | Labor | 1090 |
| 1.4 | Blutungsscores | 1090 |
| 2 | Management der vermuteten schweren NVOGIB | 1090 |
| 2.1 | Präendoskopische Therapie | 1090 |
| 2.2 | Endoskopische Therapie | 1091 |
| 2.3 | Versagen einer endoskopischen Therapie, Sekundärprophylaxe | 1092 |
| 2.4 | Stressulkusprophylaxe | 1092 |
| 3 | Management der vermuteten variköse Blutung | 1092 |
| 3.1 | Präendoskopische Therapie | 1092 |
| 3.2 | Endoskopie | 1093 |
| 3.3 | Versagen einer primären endoskopischen Therapie | 1094 |
| 3.4 | Sekundärprophylaxe | 1094 |
| 4 | Untere gastrointestinale Blutung | 1094 |
| 5 | Mittlere gastrointestinale Blutungen | 1094 |
| | Literatur | 1095 |

## 1 Ersteinschätzung

Nach einer initalen Einschätzung mittels Anamnese, körperlicher Untersuchung, Vitalparametern und einiger weniger Laborparameter muss eine erste Verdachtsdiagnose gestellt (varikös vs. nicht varikös bzw. OGIB vs. UGIB) und eine Aussage über den vermuteten Schweregrad (hämorrhagischer Schock?) getroffen werden.

G. Braun (✉) · H. Messmann
Medizinische Klinik III am Universitätsklinikum Augsburg, Augsburg, Deutschland
E-Mail: georg.braun@uk-augsburg.de; helmut.messmann@klinikum-augsburg.de

F. Klebl
Praxiszentrum Alte Mälzerei, Regensburg, Deutschland
E-Mail: hausaerzte@praxiszentrum-regensburg.de

## 1.1 Anamnese

Bei der Anamneseerhebung sollten die Blutungsmanifestation, Vorerkrankungen, inklusive vorangegangener Blutungsereignisse, die Vormedikation, Voroperationen und vorangegangene endoskopische Interventionen (insbesondere bei stationären Patienten, z. B. endoskopische Polypektomien) abgefragt werden. Ebenso hilfreich ist die Frage nach der letzten Aufnahme fester Nahrung (siehe Tab. 1).

## 1.2 Körperliche Untersuchung, Vitalparameter

Bei der körperlichen Untersuchung sollte auf das Vorliegen von Leberhautzeichen geachtet werden, ein Peritonismus bei akutem Abdomen sollte ausgeschlossen sein. Bei unklarer Blutungsmanifestation sollte eine digital-rektale Untersuchung

© Springer-Verlag GmbH Deutschland, ein Teil von Springer Nature 2024
G. Marx et al. (Hrsg.), *Die Intensivmedizin*, Springer Reference Medizin,
https://doi.org/10.1007/978-3-662-68699-7_75

**Tab. 1** Anamnese bei akuter gastrointestinaler Blutung

| | |
|---|---|
| Blutungsmanifestation | Erbrechen von Kaffeesatz (als Korrelat einer OGIB)<br>Hämatemesis (als Korrelat einer schwereren OGIB)<br>Melaena<br>Hämatochezie (ggf. auch als Korrelat einer schweren OGIB)<br>Unklarer Hb-Abfall im stationären Setting<br>Synkope<br>„Altered mental status" |
| Vorerkrankungen | Chronischer Alkokolabusus<br>Bekannte Leberzirrrhose<br>Bekanntes Ulkusleiden<br>Bekannte Refluxösophagitis<br>Z. n. Ulkusblutung<br>Z. n. variköser Blutung<br>Bekannte Virushepatitis B oder C<br>Bekanntes Malignom im GI-Trakt<br>Bekannte hämatoonkologische Neoplasie<br>Bekannte portale Hypertension<br>Bekannte viszerale Thrombosen<br>Chronische Niereninsuffizienz<br>Chronische Herzinsuffizienz<br>Absolute Arrhythmie bei Vorhofflimmern<br>Z. n. TVT/LAE |
| Vormedikation | NSAR<br>TAH/DAPT (ASS, Clopidogrel, Prasugrel, Ticagrelor)<br>Vitamin-K-Antagonisten (Phenprocoumon, Warfarin)<br>Direkte Thrombininhibitoren (Dabigatran)<br>Direkte Faktor-Xa-Inhibitoren (Apixaban, Rivaroxaban, Edoxaban)<br>Tripletherapie (DAPT + Antikoagulation)<br>Niedermolekulare Heparine s.c.<br>Unfraktioniertes Heparin i.v.<br>PPI |
| Voroperationen, vorangegangene Endoskopien | Neu angelegte Anastomosen<br>Z. n. endoskopischer Resektion von Adenomen<br>Z. n. endoskopischer Papillotomie<br>Gefäßchirurgische Eingriffe (mit dem Risiko für das Vorliegen von Darmischämien) |

Bei gastrointestinaler Blutung unter antithrombotischer Therapie sollte nach der Dosis des verabreichten Medikaments, dem letzten Einnahmezeitpunkt und der Indikation für die antithrombotische Therapie (Einschätzung des thrombembolischen Risikos bei Pausieren bzw. Antagonisierung der antithrombotischen Therapie) gefragt werden. TAH = Thrombozytenaggregationshemmer, DAPT = Dual antiplatelet therapy; TVT = Tiefe Venenthrombose; LAE = Lungenarterienembolie

erfolgen. Bezüglich der zu erhebenden Vitalparameter ist neben dem Blutdruck, der Herzfrequenz und der Körpertemperatur auch das Vorhandensein einer qualitativen bzw. quantitativen Bewusstseinsstörung („Altered mental status") von Bedeutung.

## 1.3 Labor

Bei der Ersteinschätzung einer gastrointestinalen Blutung bezüglich Blutungsintensität und Schweregrad sind nur wenige Laborparameter von Bedeutung, die teilweise auch mittels „Point-of-care"-Testung zu erheben sind, hier sind in erster Linie der Hämoglobin-Wert und das Laktat zu nennen, allerdings schließt ein im Referenzbereich befindlicher Hb-Wert eine schwere Blutung keinesfalls aus. Präendoskopisch ist die Unterscheidung zwischen variköser und nicht variköser Blutung schwierig. Bis zu 50 % der Patienten mit Leberzirrhose und oberer gastrointestinaler Blutung haben eine NVOGIB, auch die Berücksichtigung bestimmter Laborkonstellationen (Thrombozytopenie, Transaminasenerhöhung) erhöht die präendoskopische Vorhersagewahrscheinlichkeit nicht (Rockey et al. 2016).

## 1.4 Blutungsscores

Insbesondere bei vermuteter NVOGIB sind Scores zur Risikoevaluation etabliert.

Der Glasgow-Blatchford-Score (GBS) trifft eine Aussage über die Notwendigkeit der Durchführung einer endoskopischen Therapie bei der Index-ÖGD, die innerhalb von 12 Std. durchgeführt werden sollte. In seiner modifizierten Form beinhaltet der mGBS die Parameter „Herzfrequenz", „systolischer Blutdruck", „Blood urea nitrogen BUN" (BUN in mg/dl = Harnstoff in mg/dl/2,142) und „Hämoglobin-Wert". Patienten mit einer Punktzahl von 0–1 benötigen nahezu nie eine endoskopische Therapie, Patienten mit einer Punktzahl von 10–16 benötigen nahezu immer eine endoskopische Therapie (Cheng et al. 2012).

Der Rockall-Score kann präendoskopisch und nach der Index-ÖGD (Ösophagogastroduodenoskopie) („complete Rockall Score") ermittelt werden und trifft eine Aussage über Mortalität und Rezidivblutungswahrscheinlichkeit. Von einer Hochrisikokonstellation spricht man bei einem „complete Rockall Score" von sieben oder mehr Punkten, in der Originalpublikation ist das Rezidivblutungsrisiko hier > 40 % (Tab. 2 und 3) (Rockall et al. 1996).

## 2 Management der vermuteten schweren NVOGIB

### 2.1 Präendoskopische Therapie

Grundsätzlich ist bei Patienten im hämorrhagischen Schock bei schwerer oberer gastrointestinaler Blutung zunächst der Intensivmediziner gefragt.

Erst nach einer initialen hämodynamischen Stabilisierung kann eine ÖGD erfolgen. Diese initiale hämodynamische

**Tab. 2** Scoringsystem zur Beurteilung des Rezidivblutungs- und Mortalitätsrisikos bei NVOGIB. (Rockall et al. 1996)

| Risikofaktoren | 0 | 1 | 2 | 3 |
|---|---|---|---|---|
| Alter (Jahre) | < 60 | 60–80 | > 80 | |
| Schock | Nein | Tachykardie | Hypotonie | |
| Begleiterkrankungen | Nein | | Kardial | Renal Hepatisch Maligne |
| Diagnose | Mallory-Weiss-Läsion, keine Läsion | Alle anderen Blutungsquellen | Tumor | |
| Blutungsstigmata | Keine Blutungsstigmata, keine Hämatinreste | Blut, adhärentes Koagel, Gefäßstumpf, spritzende Blutung | | |

**Tab. 3** Patienten mit Scorewerten ≤ 2 können ambulant betreut werden, hingegen bedürfen Patienten mit einem Scorewert ≥ 6 einer intensivmedizinischen Betreuung. (Rockall et al. 1996)

| Score | Patienten | | Rezidivblutung | | Mortalität nach Rezidivblutung | | Gesamtmortalität | |
|---|---|---|---|---|---|---|---|---|
| | n | (%) | n | (%) | n | (%) | n | (%) |
| ≤ 2 | 744 | (30) | 32 | (4,3) | 0 | (0) | 1 | (0,1) |
| 3–5 | 1219 | (48) | 173 | (14) | 30 | (2,5) | 56 | (4,6) |
| ≥ 6 | 580 | (22) | 211 | (37) | 80 | (14) | 126 | (22) |

Stabilisierung folgt allgemeinen intensivmedizinischen Prinzipien. Es sollen zunächst balancierte Kristalloide verwendet werden, der Vasopressor der ersten Wahl ist Noradrenalin (Gotz et al. 2017). Ein restriktives Transfusionsprotokoll ist mit einem besseren Outcome assoziiert. Als Transfusionstrigger gilt ein Hb-Wert von 7–8 g/dl (Villanueva et al. 2013). Im schweren hämorrhagischen Schock erfolgt die Gabe von Erythrozytenkonzentraten ggf. unabhängig vom Hb-Wert nach Maßgabe des Intensivmediziners. Nach einer initialen hämodynamischen Stabilisierung und noch vor der Index-ÖGD sollen ein Protonenpumpeninhibitor in doppelter Standarddosierung (Lau et al. 2007) und Erythromycin bolusweise i.v. (250 mg) (Theivanayagam et al. 2013) verabreicht werden (Off-Label-Use). Nach Erythromycin i.v. und mit verbesserter Magenentleerung ist die Magenschleimhaut besser zu beurteilen, die Notwendigkeit der Durchführung einer zweiten Endoskopie und der Transfusionsbedarf sind signifikant niedriger (Theivanayagam et al. 2013). Die unerwünschten Arzneimittelwirkungen von Erythromycin sind zu beachten, z. B. ein Long-QT-Syndrom. Der Einsatz von Tranexamsäure bei vermuteter schwerer gastrointestinaler Blutung ist nicht indiziert (HALT-IT Trial Collaborators 2020). Der beste Zeitpunkt der Index-ÖGD bei vermuteter schwerer NVOGIB wird kontrovers diskutiert. Bei Patienten mit einem Glasgow-Blatchford-Score ≥ 12 war die Durchführung einer ÖGD innerhalb der ersten sechs Stunden nach Krankenhausaufnahme mit einer signifikant höheren 30-Tages-Mortalität (8,9 % vs. 6,6 %) und einer signifikant höheren Reblutungsrate nach 30 Tagen assoziiert (10,9 % vs. 7,8 %) im Vergleich zu Patienten, die innerhalb der ersten sechs bis 24 Stunden nach Krankenhausaufnahme endoskopiert wurden (Lau et al. 2020). Auch bei Patienten im hämorrhagischen Schock konnte in einer prospektiven Erfassung eine signifikant erhöhte 30-Tages-Mortalität bei den Patienten nachgewiesen werden, die innerhalb der ersten sechs Stunden nach Krankenhausaufnahme endoskopiert wurden (Laursen et al. 2017), sodass in einer europäischen Leitlinie empfohlen wird, dass bei vermuteter schwerer NVOGIB die Index-ÖGD nicht innerhalb der ersten sechs Stunden erfolgen soll (Gralnek et al. 2021). Wichtiger als die Einhaltung von Zeitintervallen erscheint die Stabilisierung des Patienten vor Durchführung einer Endoskopie.

## 2.2 Endoskopische Therapie

Bezüglich der endoskopischen Therapie bei NVOGIB ist weiterhin die Forrest-Klassifikation von 1974 maßgeblich: Bei Forrest-I-Läsionen handelt es sich um aktiv blutende Läsionen (Forrest IA als aktiv arterielle Blutung, Forrest IB als Sickerblutung), Zeichen einer stattgehabten Blutung finden sich bei Forrest-II-Läsionen. Eine endoskopische Therapie sollte bei aktiv blutenden Läsionen und bei Forrest-IIA-Ulzera erfolgen (sichtbarer Gefäßstumpf ohne aktive Blutung) (Forrest et al. 1974) (Abb. 1). Grundsätzlich ist eine Kombination aus einer Injektionstherapie mit einem zweiten endoskopischen Hämostaseverfahren (mechanisch, z. B. eine Cliptherapie, oder thermisch) empfohlen (Gotz et al. 2017). In letzter Zeit werden zunehmend „Over-the-scope-clips" verwendet im Gegensatz zu den bisher gebräuchlichen „Through-the-scope-clips", hierbei handelt es sich um Klipps, die auf einer Distanzkappe aufgezogen sind und mittels Fadenzug durch den Arbeitskanal appliziert werden können. Insbesondere bei schwerer peptischer Ulkusblutung sind „Over-the-scope-clips" effektive Werkzeuge für das Erreichen einer definitiven endoskopischen Hämostase. In der Primärtherapie sollen „Over-the-scope-clips"

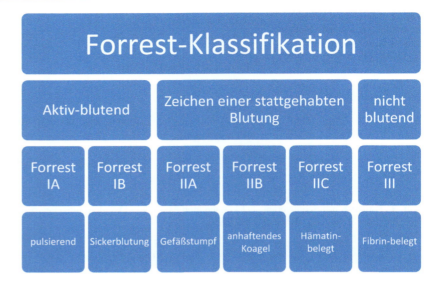

**Abb. 1** Forrest-Klassifikation. (Nach Forrest et al. 1974)

u. a. eingesetzt werden bei Ulzera mit einem hohen Rezidivblutungsrisiko, hierzu zählen Ulzera im Versorgungsgebiet der Arteria gastroduodenalis (z. B. im Bereich der Hinterwand des Bulbus duodeni) und der Arteria gastrica sinistra, sehr große Ulzera mit derbem Ulkusgrund oder Ulzera mit sehr großem Gefäßstumpf > 2 mm (Gralnek et al. 2021). Auch bei Patienten mit einem „complete Rockall score" ≥ 7 war die primäre Applikation von „Over-the-scope-clips" mit einem verbesserten Outcome assoziiert als die Verwendung von „Through-the-scope-clips" (Meier et al. 2022). Auch bei rezidivierender Ulkusblutung sind „Over-the-scope-clips" mit einer signifikant höheren Blutstillungsrate als die bisher etablierten Methoden einhergehend (Schmidt et al. 2018), sodass bei dem V. a. eine erste Rezidivblutung der erneute Versuch einer endoskopischen Blutstillung erfolgen soll (Abb. 2).

## 2.3 Versagen einer endoskopischen Therapie, Sekundärprophylaxe

Bei endoskopisch unstillbarer Blutung sollte im nächsten Schritt eine interventionelle Angiografie angestrebt werden. Hier ist eine Klippmarkierung zur besseren Identifikation des betroffenen Versorgungsgebietes in der vorangegangenen ÖGD von Vorteil. Nach interventionellem Verschluss der A. gastroduodenalis werden in seltenen Fällen postischämische Duodenaltenosen beschrieben (Loffroy et al. 2010). Eine operative Vorgehensweise ist nur noch selten erforderlich.

Der Stellenwert einer sekundärprophylaktischen Angiografie nach stattgehabter schwerer Ulkusblutung bleibt unklar (Lau et al. 2019), bei stattgehabter schwerer Blutung aus Ulzera im Bereich der Bulbushinterwand erscheint eine sekundärprophylaktische interventionelle Angiografie im Bereich der A. gastroduodenalis aber gerechtfertigt.

## 2.4 Stressulkusprophylaxe

Die Stressulkusprophylaxe (SUP) ist ein Dauerthema in der Intensivmedizin. Im „SUP-ICU trial" wiesen Patienten mit Risikofaktoren für gastrointestinale Blutungen (Schock, Beatmung, Nierenversagen, Leberinsuffizienz, Koagulopathie, Thrombozyten < 50/nl, INR > 1,5) ohne PPI und mit Placebo mehr gastrointestinale Blutungen auf ohne signifikante Unterschiede bezüglich des Auftretens von klinisch relevanten gastrointestinalen Blutungen, Pneumonien, Clostrioides-difficile-assoziierten Diarrhoen oder Myokardinfarkt (Krag et al. 2018). Im „PEPTIC trial" war die 90-Tages-Mortalität bei invasiv beatmeten Patienten mit PPI nicht signifikant unterschiedlich im Vergleich zu invasiv beatmeten Patienten mit H2-Rezeptorantagonisten. In der PPI-Gruppe traten aber signifikant weniger klinisch relevante gastrointestinale Blutungen auf (1,3 % vs. 1,8 %). Bei schwer kranken Patienten mit einem APACHE II > 18 bestand ein Trend zu einer erhöhten Mortalität in der PPI-Gruppe (Australian, P.I.f.t 2020). Beatmete Patienten ohne enterale Ernährung sollten eine Stressulkusprophylaxe mit einem PPI erhalten (Ye et al. 2020).

## 3 Management der vermuteten varikösen Blutung

### 3.1 Präendoskopische Therapie

Parallel zur schweren NVOGIB ist zunächst eine Stabilisierung des Patienten zu gewährleisten, damit die Index-ÖGD unter möglichst kontrollierten Bedingungen erfolgen kann. Präendoskopisch sollten eine vasoaktive Substanz (1–2 mg Terlipressin langsam i.v., alternativ 250 µg Somatostatin oder 50 µg Octreotid i.v.), ein Antibiotikum (im Wesentlichen Ceftriaxon als ein

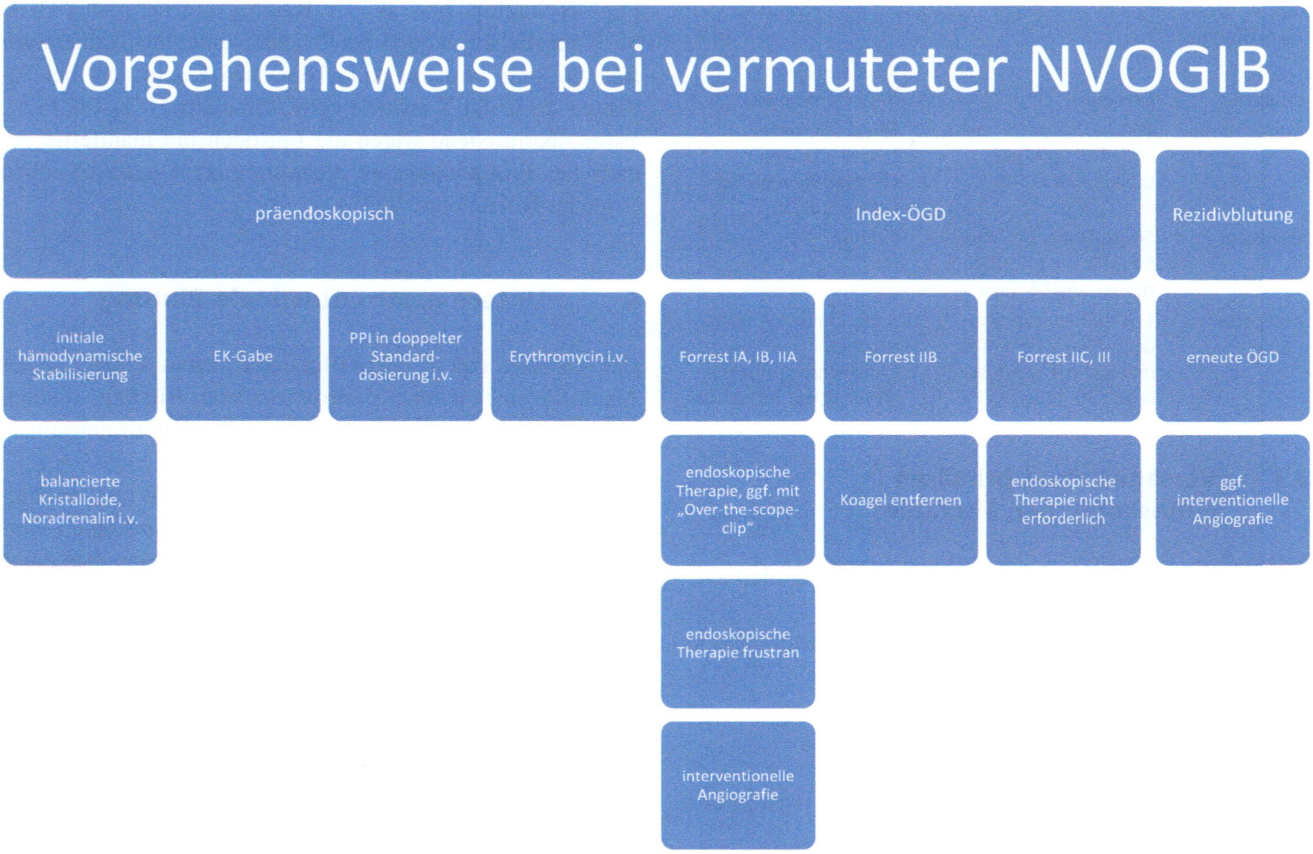

## Vorgehensweise bei vermuteter NVOGIB

**präendoskopisch**
- initiale hämodynamische Stabilisierung
- EK-Gabe
- PPI in doppelter Standarddosierung i.v.
- Erythromycin i.v.
- balancierte Kristalloide, Noradrenalin i.v.

**Index-ÖGD**
- Forrest IA, IB, IIA → endoskopische Therapie, ggf. mit „Over-the-scope-clip" → endoskopische Therapie frustran → interventionelle Angiografie
- Forrest IIB → Koagel entfernen
- Forrest IIC, III → endoskopische Therapie nicht erforderlich

**Rezidivblutung**
- erneute ÖGD
- ggf. interventionelle Angiografie

**Abb. 2** Vorgehensweise bei schwerer NVOGIB

Cephalosporin der 3. Generation) und ein PPI in doppelter Standarddosierung intravenös verabreicht werden (de Franchis et al. 2022). Die Rationale für eine präendoskopische PPI-Gabe bei vermuteter variköser Blutung liegt darin, dass präendoskopisch auch bei Patienten mit Leberzirrhose nicht zwischen variköser Blutung und nicht variköser Blutung unterschieden werden kann (Rockey et al. 2016). Die Nebenwirkungen von Terlipressin sind zu beachten, u. a. kann Terlipressin als Vasopressin-Analogon zu schweren Hyponatriämien führen (Tab. 4). Schwieriger zu beantworten ist die Frage nach der Durchführung einer präendoskopischen endotrachealen Intubation, diese sollte bei fortgesetztem frischblutigen Erbrechen und bei schwerer quantitativer Bewusstseinsstörung im Sinne einer schweren hepatischen Enzephalopathie zumindest in Betracht gezogen werden (de Franchis et al. 2022). Noch schwieriger zu beantworten ist die Frage nach einem suffizienten Gerinnungsmanagement. INR, PTT und Thrombozytenzahl erscheinen zur Steuerung einer prothrombotischen Therapie ungeeignet (de Franchis et al. 2022), Tranexamsäure i.v. ist auch bei variköser Blutung ohne Benefit (HALT-IT Trial Collaborators 2020), „Fresh frozen plasma" zur Faktorensubstitution ist mit negativen Effekten einhergehend (Mohanty et al. 2021), möglicherweise durch eine Volumenüberladung mit weiterem Druckanstieg im Splachnikusgebiet mit einem erhöhten Risiko für bakterielle Translokationen (Mukhtar und Dabbous 2016). Möglicherweise sind Thrombelastometrie-basierte Therapieschemata sinnvolle Alternativen (Rout et al. 2020). Grundsätzlich ist eine variköse Blutung ausgelöst durch einen akuten Druckanstieg im Pfortaderkreislauf nicht durch eine erhöhte Blutungsneigung bei Leberinsuffizienz. Patienten im Child-Turcotte-Pugh-Stadium C profitieren nicht mehr von einem restriktiven Transfusionsregime (Villanueva et al. 2013).

### 3.2 Endoskopie

Man unterscheidet Ösophagusvarizen von Magenvarizen. Die gastralen Varizen werden eingeteilt nach Sarin (Sarin et al. 1992). Bei Ösophagusvarizen und gastroösophagealen Varizen vom Typ 1 (Varizen, die über die Kardia in Richtung kleine Kurvatur verlaufen) wird eine Gummibandligatur angestrebt. Bei isolierten gastralen Varizen vom Typ 1 (Fundusvarizen) und gastroösophagealen Varizen vom Typ 2 (Varizen, die über die Kardia in den Fundus ziehen) wird eine Injektionstherapie mit Histoacryl angestrebt (de Franchis et al. 2022). Die Therapie von ektopen Varizen soll hier nicht besprochen werden.

**Tab. 4** Dosierung von vasoaktiven Substanzen bei (vermuteter) variköser Blutung

| Substanz | Dosierung | Unerwünschte Nebenwirkungen |
|---|---|---|
| Somatostatin | 250-µg-Bolus i.v., dann 250–500 µg/h per infusionem für 48 h | Blutdruckanstieg, Hitzewallungen, Hyperglykämien bei Dauerinfusion |
| Octreotid | 50-µg-Bolus i.v., dann 50 µg/h per infusionem für maximal 5 Tage | Diarrhö |
| Terlipressin | 1–2 mg langsam i.v., dann 1 mg alle 4–6 h, maximale Tagesdosis 6-mal 20 µg/kg KG | Arrhythmien, Angina pectoris, Linksherzinsuffizienz, mesenteriale Ischämien |

## 3.3 Versagen einer primären endoskopischen Therapie

Das Primärversagen bei variköser Blutung ist definiert als:

- Versagen der Ligaturtherapie oder Injektionstherapie mit fortgesetzter Blutung,
- fortgesetzte Hämatemesis,
- ausbleibende hämodynamische Stabilisierung,
- weiterhin fallender Hb > 3 g/dl,
- erneute blutung innerhalb von fünf Tagen (Tripathi et al. 2015).

Im Primärversagen stehen unterschiedliche Therapieoptionen zur Verfügung:

- Sengstaken-Sonde für ein Primärversagen bei Ösophagusvarizenblutung, Linton-Sonde für eine anhaltende Fundusvarizenblutung als Bridging-Verfahren, Liegezeit: 24 Stunden
- Vollummantelte selbstexpandierende Metallgitterstents als Bridging, Liegezeit bis zu sieben Tage
- „Rescue-TIPSS" (TIPSS als transjugulärer intrahepatischer portosystemischer Stent-Shunt) mit oder ohne radiologische Varizenembolisation als definitives Verfahren.

Die Verwendung von vollummantelten Metallgitterstents erwies sich als effektiver und weniger komplikativ als die Sengstaken-Sonde (Escorsell et al. 2016). Nach Implantation eines Metallgitterstents sollte die Etablierung eines TIPSS in einem Zentrum angestrebt werden (Abb. 3).

## 3.4 Sekundärprophylaxe

Als besonders effektiv in der Sekundärprophylaxe von varikösen Blutungen erscheint eine TIPSS-Implantation. So war die Ein-Jahres-Mortalität bei Patienten im Child-Turcotte-Pugh-B-Stadium und aktiver Blutung bei der Index-ÖGD 62 % verglichen zu 79 % bei Patienten unter medikamentöser Betablockade und mit endoskopischen Kontrollen, bei Patienten im Child-Turcotte-Pugh-C-Stadium 51 % vs. 75 %, etwas überraschend waren die Episoden mit manifester hepatischer Enzephalopathie nicht signifikant unterschiedlich (Nicoara-Farcau et al. 2021).

## 4 Untere gastrointestinale Blutung

Das Absetzen von frischem Blut und Koageln ist nicht immer Ausdruck einer unteren gastrointestinalen Blutung, sondern kann ein Zeichen für eine schwere obere gastrointestinale Blutung sein.

Kritisch kranke Patienten nach gefäßchirurgischen Eingriffen mit Hämatochezie sollten zeitnah endoskopiert werden (Cooper & Upchurch Jr. 2019), ggf. ist eine dringliche operative Versorgung im Anschluss erforderlich.

Grundsätzlich sollte bei Nachweis einer ischämischen Kolitis als Blutungsquelle eine CT-Angiografie erfolgen, die transmurale Ischämie ist mittels Endoskopie nur unzureichend beurteilbar (Houe et al. 2000), außerdem kann im CT die Ausbreitung nach oral beurteilt, eine Pneumatosis als indirekter Nachweis für eine transmurale Ischämie nachgewiesen und eine okklusive Ursache ausgeschlossen werden.

Sonst ist bei einer unteren gastrointestinalen Blutung die Durchführung der Index-Endoskopie nicht so zeitkritisch wie bei schwerer oberer gastrointestinaler Blutung. In einer Metaanalyse aus vier randomisiert kontrollierten Studien war eine Koloskopie nach entsprechender Vorbereitung und nicht in den ersten 24 Stunden nach Krankenhausaufnahme bei Patienten mit Hämatochezie mit „high-risk clinical features" (Tachykardie bei Krankenhausaufnahme, arterielle Hypotonie, Synkope, Enzephalopathie, Komorbiditäten, Alter > 60 Jahre, bekannte Divertikulose, bekannte Angiektasien, Kreatinin-Erhöhung, Anämie, antithrombotische Therapie) nicht mit einer erhöhten Mortalität assoziiert (Tsay et al. 2020).

Bei anhaltender Schocksymptomatik bei initial vermuteter unterer gastrointestinaler Blutung sollte eine ÖGD zum Ausschluss einer oberen gastrointestinalen Blutung erfolgen. Ist diese ausgeschlossen, kann eine Koloskopie bzw. Sigmoidoskopie bei unvorbereitetem Patienten erfolgen. Sollte die Blutungsquelle nicht identifizierbar sein, kann in einem nächsten Schritt eine CT-Angiografie erwogen werden (erforderliche Blutungsintensität: 0,3–0,5 ml/min.).

## 5 Mittlere gastrointestinale Blutungen

Mittlere gastrointestinale Blutungen sind selten und eher eine diagnostische als eine intensivmedizinische Herausforderung: Aus einer Vielzahl von diagnostischen und

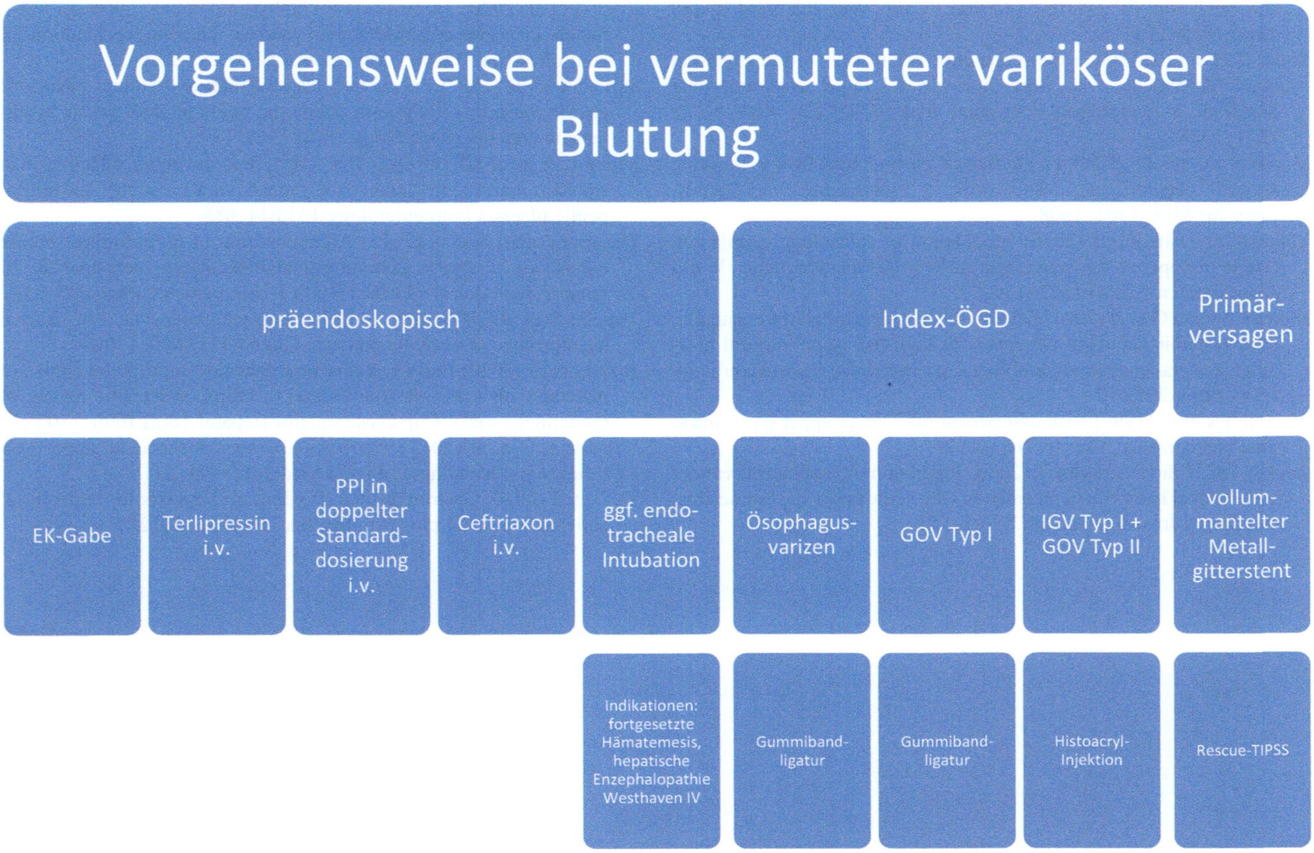

## Vorgehensweise bei vermuteter variköser Blutung

**präendoskopisch**
- EK-Gabe
- Terlipressin i.v.
- PPI in doppelter Standarddosierung i.v.
- Ceftriaxon i.v.
- ggf. endotracheale Intubation
  - Indikationen: fortgesetzte Hämatemesis, hepatische Enzephalopathie Westhaven IV

**Index-ÖGD**
- Ösophagusvarizen → Gummibandligatur
- GOV Typ I → Gummibandligatur
- IGV Typ I + GOV Typ II → Histoacryl-Injektion

**Primärversagen**
- vollummantelter Metallgitterstent
- Rescue-TIPSS

**Abb. 3** Vorgehensweise bei vermuteter variköser Blutung

therapeutischen Optionen (Jejunoskopie, obere bzw. untere Doppelballonenteroskopie, Spiralenteroskopie, intraoperative Endoskopie, Videokapselendoskopie, CT-Angiografie, konventionelle Angiografie, operative Vorgehensweise) sollte ein sinnvoller Algorithmus gewählt werden.

## Literatur

Australian, P.I.f.t et al (2020) Effect of stress ulcer prophylaxis with proton pump inhibitors vs histamine-2 receptor blockers on in-hospital mortality among ICU patients receiving invasive mechanical ventilation: the PEPTIC randomized clinical trial. JAMA 323(7):616–626

Cheng DW et al (2012) A modified Glasgow Blatchford Score improves risk stratification in upper gastrointestinal bleed: a prospective comparison of scoring systems. Aliment Pharmacol Ther 36(8):782–789

Cooper MA, Upchurch GR Jr (2019) The society of vascular surgery practice guidelines on the care of patients with abdominal aortic aneurysms. JAMA Surg 154(6):553–554

Escorsell A et al (2016) Esophageal balloon tamponade versus esophageal stent in controlling acute refractory variceal bleeding: a multicenter randomised, controlled trial. Hepatology 63(6):1957–1967

Forrest JA, Finlayson ND, Shearman DJ (1974) Endoscopy in gastrointestinal bleeding. Lancet 2(7877):394–397

Franchis R de et al (2022) Baveno VII - renewing consensus in portal hypertension. J Hepatol 76(4):959–974

Gotz M et al (2017) S2k Guideline Gastrointestinal Bleeding – guideline of the German Society of Gastroenterology DGVS. Z Gastroenterol 55(9):883–936

Gralnek IM et al (2021) Endoscopic diagnosis and management of nonvariceal upper gastrointestinal hemorrhage (NVUGIH): European Society of Gastrointestinal Endoscopy (ESGE) Guideline – Update 2021. Endoscopy 53(3):300–332

HALT-IT Trial Collaborators (2020) Effects of a high-dose 24-h infusion of tranexamic acid on death and thromboembolic events in patients with acute gastrointestinal bleeding (HALT-IT): an international randomised, double-blind, placebo-controlled trial. Lancet 395(10241):1927–1936

Houe T et al (2000) Can colonoscopy diagnose transmural ischaemic colitis after abdominal aortic surgery? An evidence-based approach. Eur J Vasc Endovasc Surg 19(3):304–307

Krag M et al (2018) Pantoprazole in patients at risk for gastrointestinal bleeding in the ICU. N Engl J Med 379(23):2199–2208

Lau JY et al (2007) Omeprazole before endoscopy in patients with gastrointestinal bleeding. N Engl J Med 356(16):1631–1640

Lau JYW et al (2019) Prophylactic angiographic embolisation after endoscopic control of bleeding to high-risk peptic ulcers: a randomised controlled trial. Gut 68(5):796–803

Lau JYW et al (2020) Timing of endoscopy for acute upper gastrointestinal bleeding. N Engl J Med 382(14):1299–1308

Laursen SB et al (2017) Relationship between timing of endoscopy and mortality in patients with peptic ulcer bleeding: a nationwide cohort study. Gastrointest Endosc 85(5):936–944 e3

Loffroy R et al (2010) Embolization of acute nonvariceal upper gastrointestinal hemorrhage resistant to endoscopic treatment: results and predictors of recurrent bleeding. Cardiovasc Intervent Radiol 33(6):1088–1100

Meier B et al (2022) Over-the-scope-clips versus standard treatment in high-risk patients with acute non-variceal upper gastrointestinal bleeding: a randomised controlled trial (STING-2). Gut 71(7):1251–1258

Mohanty A et al (2021) Fresh frozen plasma transfusion in acute variceal haemorrhage: results from a multicentre cohort study. Liver Int 41(8):1901–1908

Mukhtar A, Dabbous H (2016) Modulation of splanchnic circulation: role in perioperative management of liver transplant patients. World J Gastroenterol 22(4):1582–1592

Nicoara-Farcau O et al (2021) Effects of early placement of transjugular portosystemic shunts in patients with high-risk acute variceal bleeding: a meta-analysis of individual patient data. Gastroenterology 160(1):193–205 e10

Rockall TA et al (1996) Risk assessment after acute upper gastrointestinal haemorrhage. Gut 38(3):316–321

Rockey DC, Elliott A, Lyles T (2016) Prediction of esophageal varices and variceal hemorrhage in patients with acute upper gastrointestinal bleeding. J Investig Med 64(3):745–751

Rout G et al (2020) Thromboelastography-guided blood product transfusion in cirrhosis patients with variceal bleeding: a randomized controlled trial. J Clin Gastroenterol 54(3):255–262

Sarin SK et al (1992) Prevalence, classification and natural history of gastric varices: a long-term follow-up study in 568 portal hypertension patients. Hepatology 16(6):1343–1349

Schmidt A et al (2018) Over the scope clips are more effective than standard endoscopic therapy for patients with recurrent bleeding of peptic ulcers. Gastroenterology 155:674–688

Theivanayagam S et al (2013) Administration of erythromycin before endoscopy in upper gastrointestinal bleeding: a meta-analysis of randomized controlled trials. Saudi J Gastroenterol 19(5):205–210

Tripathi D et al (2015) U.K. guidelines on the management of variceal haemorrhage in cirrhotic patients. Gut 64(11):1680–1704

Tsay C et al (2020) Early colonoscopy does not improve outcomes of patients with lower gastrointestinal bleeding: systematic review of randomized trials. Clin Gastroenterol Hepatol 18(8):1696–1703 e2

Villanueva C et al (2013) Transfusion strategies for acute upper gastrointestinal bleeding. N Engl J Med 368(1):11–21

Ye Z et al (2020) Gastrointestinal bleeding prophylaxis for critically ill patients: a clinical practice guideline. BMJ 368:l6722

# Intensivtherapie bei Ileus und toxischem Megakolon

Guido Woeste und Oliver Schröder

## Inhalt

| 1 | **Ileus** | 1097 |
|---|---|---|
| 1.1 | Pathophysiologie | 1097 |
| 1.2 | Ätiologie | 1098 |
| 1.3 | Klinik | 1099 |
| 1.4 | Diagnostik | 1099 |
| 1.5 | Therapie | 1100 |
| 2 | **Toxisches Megakolon** | 1103 |
| 2.1 | Definition | 1103 |
| 2.2 | Pathophysiologie | 1103 |
| 2.3 | Ätiologie | 1103 |
| 2.4 | Epidemiologie | 1104 |
| 2.5 | Prognose | 1104 |
| 2.6 | Klinik | 1104 |
| 2.7 | Diagnostik | 1104 |
| 2.8 | Therapie | 1105 |
| | **Literatur** | 1107 |

## 1 Ileus

**Definition**
*Ileus*
Unter dem Begriff Ileus versteht man einen Zustand partieller oder vollständiger Blockade der Passage von Dünn- oder Dickdarm. Pathogenetisch unterscheidet man einen **mechanischen** Ileus von einem **paralytischen** Ileus, wobei entweder ein mechanisches Hindernis oder eine Störung der Peristaltik besteht.

G. Woeste (✉)
Klinik für Allgemein- und Viszeralchirurgie, AGAPLESION ELISABETHENSTIFT gemeinnützige GmbH, Darmstadt, Deutschland
E-Mail: Guido.Woeste@agaplesion.de

O. Schröder
Gastroenterologie, MVZ Sachsenhausen, Frankfurt, Deutschland
E-Mail: o.schroeder@em.uni-frankfurt.de

## 1.1 Pathophysiologie

Gemeinsames Merkmal aller Ileusformen ist die **Stase** des Darminhalts. Die generelle pathophysiologische Bedeutung einer hieraus resultierenden intraluminalen Druckerhöhung wird hingegen kontrovers diskutiert, insbesondere, da beim hohen Dünndarmileus durch die retrograde Entleerung gestauter oberer Dünndarmabschnitte in den Magen keine wesentlich erhöhten intraluminalen Drücke beobachtet werden. Wesentlicher pathogenetischer Mechanismus eines Ileus im Jejunum scheint dagegen vielmehr ein massiver **intraluminaler Flüssigkeits- und Elektrolytverlust** mit konsekutivem Nierenversagen bzw. Volumenmangelschock zu sein.

Bei tieferen Ileusformen (distaler Dünndarm und Kolon) spielt die **bakterielle Überwucherung** eine entscheidende Rolle. Adhärenz bzw. Invasion von Mikroorganismen und/oder Endo- und Exotoxinen führen zu einer Schädigung der intestinalen Mukosabarriere und triggern die systemische Freisetzung proinflammatorischer Zytokine. Die Folge ist eine Hyperperfusion der Mukosa mit Hypersekretion. Die gestörte mukosale Barrierefunktion erleichtert im weiteren

© Springer-Verlag GmbH Deutschland, ein Teil von Springer Nature 2024
G. Marx et al. (Hrsg.), *Die Intensivmedizin*, Springer Reference Medizin,
https://doi.org/10.1007/978-3-662-68699-7_76

Verlauf die **bakterielle Translokation** aus dem Darm in Blut- und Lymphbahnen sowie in die Peritonealhöhle. Eine sich daraus entwickelnde Durchwanderungsperitonitis findet sich regelmäßig auch beim Strangulationsileus. Hier wird die Schädigung der Mukosabarriere direkt durch die Minderperfusion des betroffenen Darmabschnitts ausgelöst.

Ein zusätzlicher pathophysiologischer Faktor beim Dickdarmileus ist die **Darmdistension** mit konsekutiver intraabdomineller Druckerhöhung. Daraus resultiert ein Zwerchfellhochstand mit nachfolgender respiratorischer Insuffizienz sowie einer Hypovolämie als Folge eines verminderten kardialen Rückstroms.

## 1.2 Ätiologie

### 1.2.1 Mechanischer Ileus

Prinzipiell kann die **Obstruktion** des Darms verursacht werden

- durch eine Verlegung des Lumens (Invagination, Koprostase),
- durch pathologische Wandveränderungen (Tumor, Entzündung) oder
- durch Kompression von außen (Bride, Hernie).

Ein mechanischer Ileus mit gleichzeitiger Beeinträchtigung der Mesenterialgefäßdurchblutung wird als **Strangulationsileus** bezeichnet. In ca. 80 % der Fälle ist der mechanische Ileus im Dünndarm lokalisiert, seltener ist der mechanische Dickdarmileus (ca. 20 %). Als häufigste Ursachen finden sich hier **Briden und Adhäsionen** oder Hernien. Auslöser für einen mechanischen Ileus am Dickdarm sind hingegen in der Mehrheit der Fälle ein Malignom, seltener auch Adhäsionen oder Stenosen nach rezidivierenden Divertikulitiden oder ein Volvulus.

### 1.2.2 Paralytischer Ileus

> Der paralytische Ileus gehört zu den häufigen Komplikationen bei Intensivpatienten und kann vielfältige Ursachen haben.

Es können dabei sämtliche Abschnitte des Gastrointestinaltraktes betroffen sein. Wichtige Ursachen für die Entstehung eines paralytischen Ileus beim kritisch kranken Patienten sind in Tab. 1 aufgelistet.

**Postoperativer Ileus**
Eine Sonderform stellt der postoperative Ileus als Folge einer abdominellen Operation dar. Seine Inzidenz liegt bei 10–30 %

**Tab. 1** Ursachen für einen paralytischen Ileus

| | |
|---|---|
| Infektiös | – Bakterielle oder parasitäre Darminfektionen (Peritonitis)<br>– Chronisch entzündlichen Darmerkrankung (CED)<br>– Intra- und retroperitoneale Infektionen<br>– Pseudomembranöse Kolitis<br>– Sepsis |
| Medikamentös | – Katecholamine<br>– Neuroleptika<br>– Opiate/Opioide |
| Metabolisch | – Elektrolytstörungen (Hypokaliämie)<br>– Akutes Nierenversagen/Urämie<br>– Porphyrie<br>– Diabetes mellitus |
| Vaskulär | – Intra-peritoneale Hämatome<br>– okklusive und nichtokklusive mesenteriale Ischämie<br>– Venöse Stase |
| Reflektorisch | – Postoperativ<br>– Retroperitoneale Ursachen (Hämatom, Wirbelsäulentrauma) |

(Sommer et al. 2021; Venara et al. 2016), nach colorektaler Chirurgie bei ca. 15 % (Venara et al. 2020). Die minimal invasive Chirurgie hat einen protektiven Effekt, was die Entwicklung eines postoperativen Ileus angeht (Harnsberger et al. 2019; Grass et al. 2017; Vather et al. 2015).

Ausgelöst durch die Eröffnung der Peritonealhöhle sowie eine Manipulation am Darm kommt es in einer frühen neuronalen Phase zu einer überschießenden perioperativen Sympathikusaktivierung und zu einem Anstieg verschiedener Neurotransmitter (β-Endorphin, ACTH, Neurotensin oder Katecholamine) mit unmittelbar einsetzender, direkter Hemmung der Darmmotilität (Boeckstaens und de Jonge 2009). In der sich daran anschließenden inflammatorischen Phase lösen residente Immunzellen wie Makrophagen und Mastzellen, aber auch dendritische Zellen und T-Lymphozyten eine Entzündungskaskade aus, die zu einer weiteren Beeinträchtigung der neuromuskulären Funktion des Gastrointestinaltraktes führt. Es werden in der Folge Zytokine (Interleukin 6, TNF-alpha), Neuropeptide und Stickstoffmonoxid freigesetzt, die die Peristaltik hemmen und zum postoperativen Ileus führen (Vilz et al. 2014).

> Der postoperative Ileus ist üblicherweise innerhalb von 3–5 Tagen selbstlimitierend. Magen und Dünndarm kehren dabei nach 24–48 h, das Kolon innerhalb von 72 h zur normalen Funktion zurück (Fruhwald et al. 2007). Minimalinvasive Chirurgie führt ebenso zur Verminderung der Inzidenz und Verkürzung des postoperativen Ileus wie ein semirestriktives intraoperatives Volumenmanagement (Harnsberger et al. 2019; Grass et al. 2017; Vather et al. 2015; VandeHei et al. 2017; Arslan-Carlon et al. 2020; Vilz et al. 2017)

Es fehlt eine kausale Therapie der postoperativen Darmatonie. Daher kommt der Prophylaxe eine entscheidende Bedeutung zu. Durch multimodale „Fast-track" oder ERAS („enhanced recovery after surgery")-Konzepte in der Chirurgie, insbesondere mit früher enteraler Ernährung, kann die Dauer der postoperativen Darmatonie ebenfalls reduziert werden (Ashcroft et al. 2021). Die frühe klinische Ernährung des Intensivpatienten, bei dem keine bedarfsdeckende orale Ernährung in der frühen Akutphase der Erkrankung möglich ist, sollte binnen ca. 24 Stunden begonnen werden. Verwiesen sei hier auf S2kLL Klinische Ernährung des Intensivpatienten (Elke et al. 2018).

Ein weiterer effektiver Ansatz zur Prävention eines postoperativen Ileus stellt die Epiduralanästhesie dar, insbesondere bei thorakaler Lage des Epiduralkatheters (Vilz et al. 2017; Zoumprouli et al. 2017). Eine Reduktion der Inzidenz des postperativen Ileus kann entscheidend durch minimalinvasive Operationstechniken erreicht werden (Harnsberger et al. 2019). In einer Auswertung der Nationalen Japanischen Datenbank von 46.084 laparoskopischen und 26.215 offenen Rechtshemicolektomien war die Inzidenz eines postoperativen paralytischen Ileus in der laparoskopisch operierten Gruppe signifikant niedriger (Matsuda et al. 2020). Auch Kaffee und das Kauen von Kaugummi stimulieren die Darmperistaltik (Su'a et al. 2015; Dulskas et al. 2015).

### 1.2.3 Ogilvie-Syndrom

Die **akute intestinale Pseudoobstruktion** des Kolons wird als Ogilvie-Syndrom bezeichnet. Obwohl pathogenetisch nicht vollständig geklärt, wird eine Dysbalance der autonomen Regulation zugunsten einer Stimulierung des Sympathikus postuliert, welche letztlich in einer Atonie mit Darmdilatation resultiert. Als Auslöser kommen sowohl metabolische oder pharmakologische Faktoren als auch ein spinales oder retroperitoneales Trauma, Darmischämie, Hypoxie oder Inflammation in Betracht (Saunders und Kimmey 2005).

Im Röntgenbild des Abdomens zeigt sich eine Dilatation des Kolons, der Dünndarm ist nur sehr selten betroffen. Bei Durchmessern des Colons $\geq 12$ cm besteht eine erhöhte Perforationsgefahr. Die Letalität des Ogilvie-Syndroms beträgt zwischen 10 und 15 %, kann aber bei Auftreten von Komplikationen wie Ischämie oder Perforation auf bis zu 50 % ansteigen (Saunders 2007).

### 1.3 Klinik

Die klassischen klinischen Symptome des Ileus sind in der Übersicht dargestellt.

*Leitsymptome des Ileus*
- Meteorismus
- Übelkeit und Erbrechen
- abdominelle Schmerzen
- Stuhl- und Windverhalt

Vorhandensein und Ausmaß dieser Leitsymptome variieren jedoch in Abhängigkeit von Lokalisation und Dauer des Darmverschlusses. So stehen beim hohen Dünndarmverschluss Übelkeit und galliges Erbrechen bei leerem Abdomen, beim Dickdarmileus hingegen Stuhl- und Windverhalt, Meteorismus und abdominelle Schmerzen im Vordergrund. Bei länger andauernder Symptomatik treten zudem systemische Zeichen wie Exsikkose, Blutdruckabfall und hypovolämischer Schock auf. Daneben bestehen die Symptome der jeweiligen auslösenden Grundkrankheit.

### 1.4 Diagnostik

**Klinik, Inspektion**
Das klinische Bild ist in der Regel wegweisend für die Diagnosestellung eines Ileus. Da bis zu 80 % der Fälle eines mechanischen Ileus auf postoperative Adhäsionen zurückzuführen sind, ist im Rahmen der Inspektion die Beurteilung von vorliegenden Narben (auch nach Laparoskopie) wichtig.

**Auskultation**
Auskultatorisch reicht das Spektrum von metallisch klingenden Darmgeräuschen beim mechanischen Ileus über die hochgestellte Pendelperistaltik bis hin zur „Totenstille" im Abdomen beim paralytischen Ileus oder beim mechanischen Ileus im Stadium der Paralyse.

**Palpation**
Palpatorisch zeigt sich das Abdomen häufig meteoristisch aufgetrieben. Ein Peritonismus mit Abwehrspannung kann diffus oder lokalisiert nachweisbar sein, aber auch fehlen. Durch das Abtasten der Bruchpforten können inkarzerierte Hernien nachgewiesen und mit der rektal-digitalen Untersuchung Rektumkarzinome diagnostiziert werden.

**Labordiagnostik**
Eine spezifische Labordiagnostik existiert nicht. Wie bei jedem abdominalchirurgischen Notfall ist jedoch die Bestimmung von Blutbild, Serumelektrolyten, Nieren- und Gerinnungsparametern obligat. Ein erhöhtes Serumlaktat gibt zudem einen Hinweis auf das eventuelle Vorliegen einer Darmischämie.

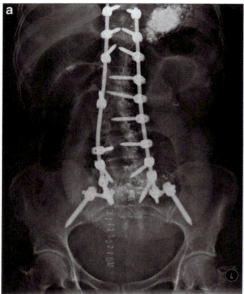
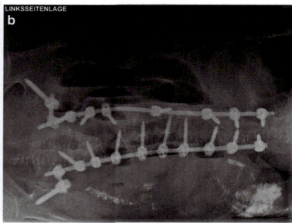

**Abb. 1 a, b** Röntgen Abdomen in 2 Ebenen mit Spiegelbildung im Dünndarm (Osteosynthesematerial nach dorsaler und ventraler Spondylodese, Kontrastmittel im Magen)

**Bildgebung**

Zur bildgebenden Basisdiagnostik gehören **Sonographie** und die **Röntgen-Abdomenüber-sichtsaufnahme**.

> Die Röntgen-Abdomenübersicht im Stehen oder in Linksseitenlage ist die klassische radiologische Diagnostik des Ileus.

Sie zeigt typischerweise stehende, flüssigkeitsgefüllte Darmschlingen mit Spiegelbildung (Abb. 1). Allerdings können diese beim hohen Dünndarmileus fehlen. Zusätzliche Luft und Spiegel im distendierten Zökum sind charakteristisch für einen Dickdarmileus. Auch freie intraabdominelle Luft als Zeichen der Perforation wird sicher erkannt.

Mit der **Sonographie** lassen sich in der Frühphase des mechanischen Ileus dilatierte und flüssigkeitsgefüllte Darmschlingen mit Pendelperistaltik darstellen. Der Nachweis freier intraabdomineller Flüssigkeit ist ein Hinweis auf ein fortgeschrittenes Krankheitsbild. Ferner kann die Sonographie wertvolle differenzialdiagnostische Hinweise auf die zugrunde liegende Grunderkrankung (Cholezystitis, intraabdominelle Abszesse etc.) des Ileus liefern. Ihre Aussagekraft ist jedoch vielfach aufgrund des vorliegenden Meteorismus eingeschränkt.

Sollte es der Allgemeinzustand des Patienten zulassen, kann die Basisdiagnostik um die **Computertomographie** (CT) des Abdomens erweitert werden, um gezielt den Nachweis der Ileusursache zu erbringen. So zeigt sich auch ohne orale Kontrastmittelgabe bei einem mechanischen Hindernis typischerweise ein Kalibersprung mit dilatiertem Darm vor und Hungerdarm hinter einer Obstruktion (Abb. 2). Auch kann mit Hilfe der CT-Angiographie mittlerweile mit guter Sensitivität und Spezifität eine mesenteriale Ischämie diagnostiziert werden. Die Abbildung anderer abdominaler Organe durch die kontrastmittelgestützte CT ermöglicht ferner die Detektion zusätzlich bestehender Begleiterkrankungen. Insbesondere das Vorliegen einer tumorbedingten Stenose oder einer Peritonealkarzinose kann im CT erkannt werden. Daher sollte gerade beim älteren Patienten die Indikation zu einer Schnittbildgebung großzügig gestellt werden.

Zum Ausschluss stenosierender Kolonprozesse beim Intensivpatienten sollte nicht zuletzt aufgrund der Kontraindikation zur orthograden Darmspülung im Ileus auf eine Koloskopie zugunsten einer CT des Abdomens verzichtet werden. Dagegen ist **Endoskopie** des oberen Gastrointestinaltrakts weiterhin diagnostische Methode der Wahl bei vermutetem Magen- oder Duodenalulkus als Ursache einer Oberbauchatonie.

## 1.5 Therapie

Je nach Genese des Ileus steht die Therapie einer die Darmperistaltik lähmenden Ursache an erster Stelle (Tab. 1). Zudem gibt es eine Reihe supportiver Maßnahmen zur Behandlung eines Ileus. Damit können insbesondere gastrointestinale Motilitätsstörungen sowohl im postoperativen als auch intensivmedizinischen Kontext verbessert werden.

# 67 Intensivtherapie bei Ileus und toxischem Megakolon

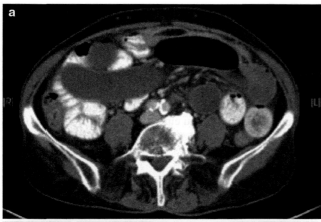

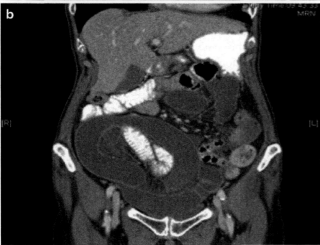

**Abb. 2 a, b** Computertomographie des Abdomens mit Spiegelbildung und Hungerdarm bei mechanischem Ileus

## 1.5.1 Allgemeinmaßnahmen

**Nasogastrale Sonde**
Die Einlage einer nasogastralen Sonde dient in erster Linie der Reduktion von Übelkeit sowie der Komplikationen eines durch die verzögerte Magenentleerung hervorgerufenen Refluxes (insbesondere Aspiration). Allerdings führt die routinemäßige, postoperative Verwendung einer solchen Sonde zu einer signifikanten Verzögerung der Darmfunktion und kann zusätzliche pulmonale Komplikationen wie Pneumonie und Atelektasen begünstigen (Nelson et al. 2005).

**Infusionstherapie**
Aufgrund der oben beschriebenen Verschiebung von Flüssigkeit ist eine intravenöse Gabe von Volumen immer notwendig. Auch der Ausgleich von Elektrolytverschiebungen ist wichtig. Eine postoperative Übertherapie mit Flüssigkeit kann auch die Inzidenz des postoperativen Ileus erhöhen (VandeHei et al. 2017). In einer 2020 publizierten prospektiven, randomisierten Studie mit Vergleich einer Standard-Volumentherapie versus einer geringeren, limitierten Flüssigkeitsgabe war die Inzidenz des postoperativen Ileus nicht signifikant unterschiedlich, allerdings die Inzidenz der akuten Verschlechterung der Nierenfunktion erhöht (Arslan-Carlon et al. 2020, Anesthesiology). Sowohl verminderte Perfusion durch Hypovolämie sind zu vermeiden, als auch die Hypervolämie mit Ödembildung und damit reduziertem Sauerstofftransport (von der Forst et al. 2021, Anaesthesist). Dies gilt perioperativ für die große Abdominalchirurgie im Allgemeinen, aber auch für die supportive Therapie des Ileus.

**Enterale Ernährung**
Die frühzeitige enterale Ernährung ist eine weitere wichtige Unterstützung für den Erhalt und die Regeneration der strukturellen und funktionellen intestinalen Integrität. Im Vergleich zur parenteralen Ernährung führt die enterale Nutrition zudem zu einer geringeren Rate an Infektionen (Warren et al. 2011). Gastrointestinale Motilitätsstörungen schränken jedoch einen unlimitierten Einsatz ein, sodass auf Intensivstationen nicht selten nur ein Teil der angestrebten Ernährung enteral verabreicht werden). Hier sei auf das Kapitel 38 Ernährung des Intensivpatienten im vorliegenden Werk verwiesen und S2kLL Klinische Ernährung des Intensivpatienten (Elke et al. 2018).

## 1.5.2 Prokinetische Therapie

Während der postoperative Ileus in der Regel ein selbstlimitierendes Phänomen darstellt, ist im Rahmen der Intensivmedizin eine schnelle Behebung der Motilitätsstörung wichtig, um eine enterale Ernährung mit ihren bekannten Vorteilen realisieren zu können (Martindale et al. 2009).

Prokinetika stimulieren direkt oder indirekt die glatte Muskulatur und führen so zu einer beschleunigten Darmpassage.

**Dopaminantagonisten** wie Domperidon (Zulassung für Übelkeit und Erbrechen zur symptomatischen Therapie) und Metoclopramid (MCP werden in erster Linie die Magenentleerung beeinflussen. Bei MCP ist die Dosisbegrenzung von 30 mg/die für maximal 5 Tage zu beachten (in höheren Dosierungen vermehrt schwere neurologische Nebenwirkungen).

Das Makrolidantibiotikum **Erythromycin** (off-label-use) stimuliert die gastrointestinale Motilität durch direkte Wirkung an Motilinrezeptoren. Hierdurch wird die Magenentleerung effektiv verbessert.

Der Cholinesteraseinhibitor **Neostigmin** führt über eine Erhöhung der Acetylcholinkonzentration an den Darmmuskelzellen zu einer gesteigerten intestinalen Motilität, insbesondere im Kolon. In einer doppelblinden Placebokontrollierten Studie von Intensivpatienten führte die verlängerte kontinuierliche Infusion von Neostigmin (0,4 mg/h) zu einer Stuhlpassage bei 79 % der Patienten gegenüber 0 % der Placebogruppe (van der Spoel et al. 2001). Neostigmin wird daher häufig in der Therapie des postoperativen Ileus wie auch des paralytischen Ileus des Intensivpatienten eingesetzt. Es gilt zudem als sichere und effektive Therapieoption beim Ogilvie-Syndrom (Elsner et al. 2012). Neostigmin ist in Deutschland zugelassen für die Therapie der Myasthenie und die Antagonisierung der muskelrelaxierenden Wirkung nicht depolarisierender Muskelrelaxantien. Die Therapie der Darmatonie stellt – trotz der häufigen Anwendung in dieser Indikation – einen off-label dar.

Die obstipierende Eigenschaft von μ-Opioidrezeptor-Agonisten wird peripher im enterischen Nervensystem vermittelt, während die analgetische Wirkung vorwiegend zentralnervös erfolgt. So sind peripher wirkende **μ-Opioidrezeptor-Antagonisten** in der Lage, die Darmmotilität zu verbessern, ohne die analgetische Wirkung zu hemmen.

Der selektive 5HT4-Rezeptoragonist **Prucaloprid** ist in Deutschland zugelassen für die laxantienrefraktäre Obstipation und wirkt prokinetisch (Kontraindikation mechanischer Ileus, Perforation und dialysepflichtige Niereninsuffizienz).

**Methylnaltrexon** ist ein reiner Opioidantagonist, der aufgrund seiner lipophoben Eigenschaften die Blut-Hirn-Schranke nicht passieren kann und daher keine zentral antagonisierenden Effekte aufweist. Parenteral verabreichtes Methylnaltrexon kann signifikant die Dauer einer postoperativen Darmdysfunktion verkürzen (Yuan und Israel 2006). Die Zulassung der EMA erfolgte für durch Opioid-Schmerzmittel verursachte Obstipation bei Erwachsenen, wenn Abführmittel keine ausreichende Wirkung zeigen.

**Das oral verabreichte Naloxegol ist ebenfall ein Antagonist der μ-Opioidrezeptoren in Gastrointestinaltrakt und kann so die paralytische Wirkung von Opioiden reduzieren.**

**Durch eine Umstellung von Opioden auf ein Kombinationspräparaten eines Opiates (z. B. Oxycodon) mit Naloxon als peripherem Opioidantagonisten kann die opioidinduzierte Paralyse reduziert werden.**

Die deutsche S3-Leitlinie „Intestinale Motilitätsstörungen: Definition, Pathophysiologie, Diagnostik und Therapie" (Keller et al. 2022) gibt u. a. eine gute Übersicht über zur Verfügung stehende Therapeutika.

### 1.5.3 Endoskopie

Die Bedeutung der Endoskopie zur Dekompression bei radiologisch dilatiertem Kolon ist weiterhin umstritten (s. auch Abschn. 2.8). Unter Beachtung des erhöhten prozeduralen Perforationsrisikos sollte eine endoskopische Dekompression bei der akuten intestinalen Pseudoobstruktion, insbesondere jedoch bei einem Kolondurchmesser von über 10 cm, einer Dauer der Dilatation von mehr als 3–4 Tagen oder bei Kontraindikation bzw. Ineffektivität von Prokinetika erwogen werden (Saunders 2007). In Einzelfällen kann bereits die Einlage einer rektalen Sonde über den rektosigmoidalen Übergang hinaus bei einer Kolondistension hilfreich sein.

### 1.5.4 Operation

Nach beschriebenen Erstmaßnahmen und entsprechender Diagnostik muss zeitnah entschieden werden, ob ein konservativer Therapieversuch möglich ist oder die Indikation zur Operation besteht. Es konnte gezeigt werden, dass die Behandlung eines mechanischen Ileus durch ein chirurgisches Team die Morbidität und Mortalität senken kann und zu einer Verkürzung der Zeit bis zu einer eventuell notwendigen Operation führt (Aquina et al. 2016).

> **Mechanischer Ileus**
> Bei Vorliegen eines mechanischen Ileus ist die operative Therapie zwingend indiziert.

Die chirurgische Beseitigung des mechanischen Hindernisses kann dabei eine Bridenlösung oder Adhäsiolyse wie auch die Resektion eines stenosierenden Tumors notwendig machen (Abb. 3).

**Paralytischer Ileus**

Im Fall eines paralytischen Ileus ist die Indikation zur Operation deutlich komplexer. Zeigt sich in der Diagnostik eine Peritonitis als Ursache der Paralyse, kann diese durch eine operative Therapie saniert werden (z. B. akute Cholezystitis).

> Wenn im Rahmen eines Ogilvie-Syndroms der Durchmesser des Kolons 12 cm übersteigt oder die Dilatation länger als 6 Tage besteht und medikamentöse Maßnahmen oder endoskopische Dekompression keine Verbesserung erzielten, besteht aufgrund eines signifikant erhöhten Perforationsrisikos die zwingende Indikation zur operativen Entlastung des Darms (Fruhwald et al. 2007).

Da die chirurgische Intervention jedoch mit einer deutlich erhöhten Morbidität und Letalität einhergeht, sollte die Operation lediglich als Ultima Ratio angesehen werden. Chirurgische Therapieoptionen sind je nach Ausprägung eine Zökalfistel bzw. Zökostomie oder eine Kolektomie mit Stoma und Schleimfistel. Eine Anastomose sollte hingegen vermieden werden (Jain und Vargas 2012).

Bei herzchirurgischen Patienten nach **kardiopulmonaler Bypassoperation** ist in 10–67 % der Fälle eine akute mesenteriale Ischämie Ursache für abdominelle Beschwerden. Trotz verbesserter diagnostischer Optionen, insbesondere durch die CT-Angiographie, lässt sich in vielen Fällen eine **mesenteriale Ischämie** als Ursache der Atonie nicht sicher ausschließen kann, sodass hier nur in einer diagnostischen Laparoskopie oder Laparotomie Klarheit geschaffen werden kann (Abboud et al. 2008).

**Abb. 3 a, b** Intraoperatives Bild eines mechanischen Dünndarmileus bei Bride: A = gestauter Darm, B = Hungerdarm (**a**), Pfeil = Bride (**b**)

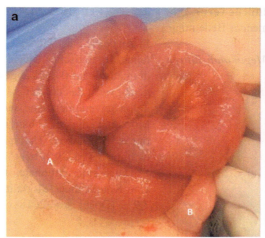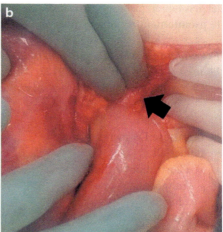

## 1.5.5 Physiotherapie

Inwieweit frühzeitige Mobilisierung des Intensivpatienten den postoperativen Ileus vermeiden kann ist bis dato nicht durch Studien eindeutig belegt.

## 2 Toxisches Megakolon

### 2.1 Definition

Das toxische Megakolon ist eine potenziell lebensbedrohliche Komplikation, die mit einer segmentalen oder totalen nichtobstruktiven Erweiterung des Dickdarmlumens > 6 cm sowie Zeichen der systemischen Krankheitsbeteiligung einhergeht. Das Kriterium der systemischen Toxizität grenzt dabei das toxische Megakolon von anderen nichtobstruktiven Erkrankungen mit Dilatation des Kolons (M. Hirschsprung, idiopathisches Megakolon, erworbenes Megakolon bei Obstipationen, chronisch intestinale Pseudoobstruktion) ab.

*Definition des toxischen Megakolons*
Pathologische Weite des Kolons > 6 cm
    Fehlende Obstruktion
    „Systemische Toxizität" definiert durch 3 von 4 der folgenden Kriterien

- Fieber
- Tachykardie (>120/min)
- Leukozytose
- Anämie

plus 1 von 4 der folgenden Kriterien

- Dehydratation
- Elektrolytstörung
- Einschränkung der Vigilanz
- Hypotension

### 2.2 Pathophysiologie

Die Pathophysiologie des toxischen Megakolons ist bislang nicht hinreichend geklärt. Eine wichtige Bedeutung wird jedoch dem proinflammatorischen Mediator Stickstoffmonoxid (NO) zugesprochen, der den Tonus glatter Muskelzellen hemmt. Eine überschießende NO-Bildung im entzündeten Kolon ist dabei Folge einer gesteigerten Exprimierung der induzierbaren NO-Synthase (iNOS) in Makrophagen und glatten Muskelzellen. So konnte an Vollwandbiopsaten von Patienten mit toxischem Megakolon eine positive Korrelation zwischen einer durch iNOS induzierten NO-Freisetzung und einer Kolonwanddistension nachgewiesen werden (Mourelle et al. 1995). Zudem ließ sich tierexperimentell über eine Hemmung der iNOS mittels Antibiotika oder Dexamethason eine Kolondilatation verhindern (Mourelle et al. 1996). In einer ersten präklinischen Anwendung führte darüber hinaus die transrektale Applikation eines Inhibitors der NOS zu einer klinischen Befundbesserung bei einem Patienten mit einem durch Colitis ulcerosa verursachten toxischen Megakolon (Schwörer et al. 2001).

### 2.3 Ätiologie

Obwohl mit dem Begriff des toxischen Megakolons üblicherweise eine schwere Komplikation einer **chronisch entzündlichen Darmerkrankung (CED)**, insbesondere der **Colitis ulcerosa**, assoziiert wird, kann dieses Krankheitsbild durch eine Vielzahl anderer, vorwiegend infektiöser Darmerkrankungen ausgelöst werden (Übersicht). Aufgrund der zunehmenden Anzahl und Schwere gewinnt darüber hinaus in den letzten Jahren insbesondere die durch **C. difficile verursachte pseudomembranöse Kolitis** an zunehmender Bedeutung.

*Erkrankungen, die zu einem toxischen Megakolon führen können (Leifeld und Kruis 2012)*
- Chronisch entzündliche Darmerkrankung
  - Colitis ulcerosa
  - M. Crohn
- Infektiöse Darmerkrankungen
- Bakteriell
  - Clostridium difficile
  - Salmonella spp.
  - Shigella
  - Campylobacter
  - Yersinia
- Viral
  - Zytomegalievirus (insbesondere bei HIV und als Superinfektion bei CED)
- Parasitär
  - Entamoeba histolytica
  - Cryptosporidien
- Andere
  - pseudomembranöse Kolitis nach MTX
  - Kaposi-Sarkom

## 2.4 Epidemiologie

Es gibt keine verlässlichen epidemiologischen Erhebungen zur Häufigkeit des toxischen Megakolons. Es sollen jedoch bis zu 5 % der stationär mit einer schweren Kolitis behandelten Patienten ein toxisches Megakolon entwickeln. Dabei ist die Inzidenz des toxischen Megakolons bei CED aufgrund rechtzeitigerer Diagnosestellung und effektiveren Therapieoptionen jedoch deutlich rückläufig (von 22 % 1964 auf 5 % 1986; Edwards und Truelove 1964; Levine 1999). Hingegen nimmt die pseudomembranöse Kolitis in den letzten Jahren zu, was auf einen vermehrten Gebrauch von Protonenpumpeninhibitoren, Antibiotika und evtl. auch Immunmodulatoren zurückzuführen ist (Hausmann und Schröder 2012). Gehäuft zu beobachtende aggressive Verläufe waren i u. a. bedingt durch die Ausbreitung des hypervirulenten Ribotyps 027 (Hausmann und Schröder 2012).

Bei **chronisch entzündlicher Darmerkrankung (CED)** tritt das toxische Megakolon gehäuft zu Beginn der Erkrankung auf (jeweils ca. 30 % innerhalb der ersten 3 Monate bzw. 3 Jahre nach Erstdiagnose). Bei Patienten mit pseudomembranöser Kolitis sind vorwiegend ältere Patienten (> 65 Jahre) betroffen, insbesondere, wenn sie eine intestinale Vorschädigung, eine Immundefizienz oder eine Multimorbidität aufweisen (Hausmann und Schröder 2012).

## 2.5 Prognose

In Analogie zum Rückgang der Inzidenz hat auch die Mortalität des toxischen Megakolons auf dem Boden einer CED dramatisch auf 0–2 % abgenommen (Danovitch 1989). Hingegen weist das durch C. difficile ausgelöste toxische Megakolon unverändert eine sehr ernste Prognose auf mit einer Mortalität, die in Abhängigkeit von der Möglichkeit einer rein konservativen Therapie oder der Erfordernis zur Kolektomie bei ca. 20 % bzw. 35–80 % liegt (Osman et al. 2011).

Daten einer nationalen Datenbank aus den USA ergaben eine Krankenhaus-Mortalität des toxischen Megacolon von 7,9 % (Doshi et al. 2018).

## 2.6 Klinik

Dem toxischen Megakolon gehen zumeist über 10–14 Tage anhaltende Symptome einer schweren, **therapierefraktären Kolitis** mit blutigen Diarrhöen, abdominellen Schmerzen und Allgemeinzustandsverschlechterung voraus. Parallel zur Dilatation und Paralyse des Kolons kommt es dann spontan zu einem Sistieren der Diarrhöen. Ein „passiver" peranaler Sekretabgang wird dabei häufig als „aktive" Stuhltätigkeit fehlinterpretiert.

Das Vollbild des toxischen Megakolons ist geprägt von Allgemeinsymptomen wie

- Fieber,
- Tachykardie,
- Hypotension sowie
- einem distendierten und gespannten Abdomen mit oder ohne Zeichen einer Peritonitis.

▶ **Cave** Mit Perforation, häufig gramnegativer Sepsis und der massiven unteren gastrointestinalen Blutung drohen schließlich 3 potenziell lebensbedrohliche Gefahren für den Patienten. Therapeutische Maßnahmen können zu einer mehr oder weniger starken Maskierung der Symptome führen.

## 2.7 Diagnostik

Das Vorliegen eines toxischen Megakolons sollte differenzialdiagnostisch bei allen Patienten mit distendiertem Abdomen und Diarrhöen in Betracht gezogen werden.

Die Diagnosestellung erfolgt klinisch durch Nachweis eines dilatierten Kolons in Verbindung mit einer systemischen Toxizität. Eine exakte Anamnese kann häufig entscheidende Hinweise auf die zugrunde liegende Genese bringen. Das Wissen um das Vorliegen einer CED, Entität und Ausdehnung sowie Informationen über die bisherige Therapie können ebenso hilfreich sein wie kurz zurückliegende Auslandsaufenthalte, der aktuelle HIV-Status oder die Medikamentenanamnese (Antibiotika, Loperamid, Anticholinergika, Chemotherapie).

**Laboruntersuchungen**
Laborchemisch ist das toxische Megakolon mit verschiedenen, unspezifischen abnormen Befunden assoziiert. Hierzu zählen neben einer Anämie eine Leukozytose mit Linksverschiebung, Erhöhung von BSG, CRP und Procacitonin, malassimilationsbedingte Elektrolytentgleisungen (Hyponatriämie, Hypokaliämie) sowie eine mäßiggradige Hypalbuminämie < 3 g/dl (bei ca. 75 % der Patienten). Stuhlkulturen inkl. Parasitologie und C.-difficile-Toxin komplettieren die Labordiagnostik und fallen bei entsprechender infektiöser Genese pathologisch aus.

**Röntgenübersichtsaufnahme des Abdomens**
Die einfache Übersichtsaufnahme des Abdomens ist das entscheidende Diagnostikum für das toxische Megakolon (Abb. 4). Hierbei spricht man vom Megakolon bei einer Aufweitung des Kolons um > 6 cm beim Erwachsenen bzw. > 5,6 cm bei Kindern.

Meist ist das Colon transversum und das Rechtsseitenkolon betroffen, seltener das Colon descendens und nur in Ausnahmefällen das Colon sigmoideum sowie das Rektum. In Einzelfällen kann die Dilatation bis zu 15 cm erreichen. Weitere Charakteristika in der Übersichtsaufnahme des Abdomens können sein:

- eine verminderte bis aufgehobene Haustrierung,
- Flüssigkeitsspiegel im Kolon,
- der Nachweis von Ulzerationen,
- als „thumbprints" bezeichnete Einstülpungen ödematöser Mukosa sowie
- submukosale Luft bei fortgeschrittener Entzündung.

Die absolute Weite des Kolons und weitere typische radiologische Abnormalitäten sind jedoch für die Beurteilung des Krankheitsbilds im Gegensatz zum klinischen Zustand des Patienten von untergeordneter Bedeutung.

**Ultraschall und Computertomographie**
Mit der Sonographie sowie der CT stehen zwei weitere apparative Untersuchungsmethoden zur Verfügung. Während die hochauflösende Darmsonographie exakte Informationen zu Ausdehnung und Schwere einer CED liefert und vielfach

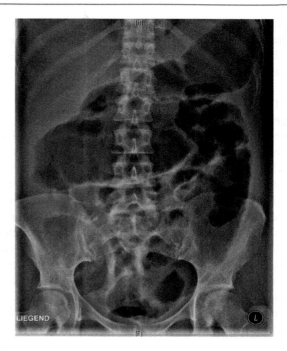

**Abb. 4** Röntgen-Adomenübersichtsaufnahme im Liegen einer Patientin mit toxischem Megakolon auf dem Boden einer Colitis ulcerosa. (Mit freundlicher Genehmigung des Instituts für diagnostische und interventionelle Radiologie, Klinikum der Johann Wolfgang Goethe-Universität, Frankfurt am Main, Direktor: Prof. Dr. med. T. J. Vogl)

Hinweise auf ein beginnendes toxisches Megakolon geben kann (Imbriaco und Balthazar 2001; Maconi et al. 2004), ermöglicht die CT des Abdomens die Detektion von Komplikationen wie Abszessen, septischen Thrombosen, Aszites Perforationen sowie den Ausschluss anderer Ursachen einer Kolondistension im Rahmen einer mechanischen Obstruktion. Selbstverständlich können in der CT auch die klassischen Zeichen des toxischen Megacolons wie Colon-Distension (zu 100 %), die Veränderungen oder Verlust der Haustrierung (zu 96 %) detektiert werden (Eghbali et al. 2021).

**Diagnostische Endoskopie**
Aufgrund des hohen Perforationsrisikos wird der Nutzen einer diagnostischen Endoskopie (insbesondere die komplette Koloskopie nach orthograder Spülung) von Experten kontrovers diskutiert. Bei unklarer Genese kann im Einzelfall jedoch eine limitierte Rektosigmoidoskopie durchaus indiziert sein. (s. auch ▶ Kap. 23, „Endoskopische Diagnostik" Abschn. Koloskopie).

## 2.8 Therapie

Das therapeutische Management strebt eine Hemmung der mukosalen Entzündung an mit dem Ziel, die Motilität des Kolons wiederherzustellen und eine Perforation zu verhindern (Teeuwen et al. 2009; Desai et al. 2020). Die Therapie ist primär konservativ, wodurch in bis zu 50 % der Fälle eine Operation vermieden werden kann. Die konservative Behandlung unterscheidet Allgemeinmaßnahmen und eine auf die auslösende Erkrankung zielgerichtete Therapie.

### 2.8.1 Konservative Therapie
**Allgemeinmaßnahmen**
Neben der intensivmedizinischen Überwachung und Therapie benötigen Patienten mit toxischem Megakolons engmaschige, mindestens tägliche interdisziplinäre Visiten des Intensivmediziner mit dem Chirurgen und Gastroenterologen. Elektrolytdysbalance und Volumendefizit müssen ausgeglichen und ggf. eine Anämie mittels Erythrozytenkonzentraten muss substituiert werden. Eine initiale total parenterale Ernährung wird heute nicht mehr empfohlen. Vielmehr ist bei klinischer Besserung eine frühe enterale Ernährung über Magen- oder Jejunalsonde zur Beschleunigung der mukosalen Heilung und zur Stimulation der Motilität anzustreben. Eine Thromboseprophyxase ist aufgrund des erhöhten Thromboserisikos bedingt durch die Entzündung und den erhöhten intraabdominellen Druck ebenso obligat wie eine Stressulkusprophylaxe. Der Einsatz potenziell toxischer Medikamente (motilitätshemmende Medikamente, NSAID) ist kontraindiziert. Zur Analgesie ist primär die Therapie mit Paracetamol möglich, wobei eine längere und hochdosierte Therapie damit vermieden werden muss. Das Risiko eines Leberversagens ist erhöht bei einer Fettleber (haben 20–30 % der Deutschen). Dosen > 6 g/Tag führen zu Lebernekrosen. Die Maximaldosis/Tag ist 4 × 1 g und sollte möglichst nicht mehr als wenige Tage gegeben werden (Hadem et al. 2012; Koch et al. 2017). Opiate verschlechtern die Darmatonie auch beim toxischen Megacolon, sind aber nicht immer zu vermeiden.

**Endoskopische Dekompression**
Die endoskopische Dekompression mit oder ohne Anlage einer Dekompressionssonde wird im Einzelfall durchgeführt, ist in der Literatur nicht ausreichend belegt und kann daher nicht allgemein empfohlen werden Bei bestehender Ileussymptomatik sollte jedoch eine Magensonde zur Verhinderung eines gastroösophagealen Reflux angelegt werden.

**Antibiotika**
Eine intravenöse Breitspektrumantibiotikatherapie unter Berücksichtigung des zu erwartenden Erregerspektrums (gramnegative Bakterien und Anaerobier) ist obligat. Übliche Antibiotikakombinationen für die kalkulierte Therapie, wenn keine positiven Blutkulturen vorhanden sind, sind z. B. Metronidazol plus ein Cephalosporin der 3. Generation oder Piperacillin-β-Laktamaseinhibitor-Kombinationen. Die S2k-Leitlinie der Paul-Ehrlich Gesellschaft zur kalkulierten Parenteralen Initialtherapie bakterieller Erkrankungen bei Erwachsenen (Bodmann et al. 2018) enthält umfänglichere Informationen zur Therapie intraabdomineller Infektionen (Peritonitis), die auch beim toxischen Megacolon in Anwendung kommen.

### 2.8.2 Spezifische Therapie des CED-assoziierten toxischen Megakolons
**Glukokortikosteroide**
Diese stellen weiterhin die Therapie der Wahl einer fulminanten Kolitis bei CED mit Ausbildung eines toxischen Megakolons dar. Die leitliniengerechte Dosierung beträgt bei der akuten schweren Kolitis täglich 60 mg Methylprednisolon oder 100 mg Hydrocortison alle 6 Stunden (Es handelt sich um eine starke Empfehlung mit hoher Evidenz (Lamb et al. 2019). Ein Therapieversagen im Sinne eines steroidrefraktären Verlaufs ist spätestens 3–7 Tage nach Therapiebeginn erkennbar. Eine Ausdehnung der Therapie mit Cortikosteroiden über 7–10 Tage hinaus bringt keinesfalls einen zusätzlichen Nutzen für den Patienten. Daher muss die Wirksamkeit einer systemischen Steroidtherapie engmaschig überprüft werden, um bei Nichtansprechen frühzeitig Konsequenzen ziehen zu können. Hier gilt es dann abzuwägen (nach Tag 3), ob eine weitere pharmakologische Rescue-Therapie (z. B. Infliximab 5 mg/kg oder CiclosporinA 2 mg/kg – oder eine Proktokolektomie erforderlich ist. Die Ciclosporintherapie sollte nicht erfolgen, wenn eine Therapie mit Thiopurinen zuvor gescheitert war, weil in dem Fall ein schlechteres Outcome zu erwarten wäre (Lamb et al. 2019).

**Ciclosporin A, Tacrolimus, Infliximab**
Bei steroidrefraktärem Verlauf der schweren Colitis ulcerosa ist der Einsatz von Ciclosporin A in einer Dosierung von 2 mg/kg KG pro Tag in Abwägung von Wirksamkeit und Nebenwirkungen bei der Therapieeinleitung sinnvoll (Lamb et al. 2019). Obwohl die optimalen therapeutischen Serumspiegel nicht bekannt sind, werden im allgemeinen Spiegel zwischen 250 und 400 ng/ml angestrebt.

Mit dieser Substanz steht ein weiterer Calcineurininhibitor zur Verfügung, der jedoch weniger gut evaluiert ist (Ogata et al. 2006). Die Dosierung von Tacrolimus bei intravenöser Gabe liegt zwischen 0,01 und 0,02 mg/kg KG pro Tag und bei oraler Gabe zwischen 0,1 und 0,2 mg/kg KG pro Tag, jeweils verteilt auf 2 Dosen. Systematische Untersuchungen zur Wirksamkeit und potenziellen Überlegenheit gegenüber Glukokortikosteroiden beim toxischen Megacolon liegen jedoch ebenso wenig vor wie für den TNF-α-Antagonisten Infliximab.

Hingegen erbrachte eine randomisierte Vergleichsstudie von Infliximab mit Ciclosporin A in der Behandlung der schweren steroidrefraktären Colitis ulcerosa keinen signifikanten Unterschied hinsichtlich der Wirksamkeit beider Medikamente (Laharie et al. 2012). Die Dosierung von Infliximab in der Induktionsphase beträgt 5 mg/kg KG zu den Zeitpunkten 0, 2 und 6 Wochen.

## 2.8.3 Spezifische Therapie des Clostridium-difficile-assoziierten toxischen Megakolons

Als therapeutische Erstmaßnahme ist die ursächliche Antibiotikatherapie zu beenden. Als Antibiotika der 1. Wahl bei der schweren Verlaufsform einer C.-difficile-Infektion gelten Metronidazol und Vancomycin. Metronidazol ist mit Ausnahme des in Deutschland recht häufig vorkommenden Ribotyp 001 gegen alle Stränge wirksam, und seine Wirksamkeit ist auch bei intravenöser Gabe gegeben (3 × 500 mg/d). Vancomycin ist hingegen gegen alle Ribotypen wirksam, erreicht jedoch nur bei oraler Gabe ausreichend hohe Konzentrationen im Stuhl. Die übliche Dosierung beträgt 4 × 500 mg/d. Bei paralytischem Ileus im Rahmen eines toxischen Megakolons ist zum Erzielen adäquater Konzentrationen ggf. die peranale Applikation von Vancomycin über eine Darmsonde (cave: Perforation) sinnvoll (initial 2 g, dann 100 mg alle 6 h und weitere 100 mg nach jedem Stuhl).

Das Schmalspektrummakrolid Fidaxomicin, welches sich in mehreren klinischen Studien als mindestens so wirksam gegen C. difficile wie Vancomycin erwies, ist im Vergleich zu diesem mit einem geringeren Rezidivrisiko assoziiert (ausgenommen Ribotyp 027) (Crook et al. 2012). Die empfohlene Dosierung beträgt 2 × 200 mg über 10 Tage.

## 2.8.4 Indikation zur Operation

> Die Operation (subtotale Kolektomie mit endständigen Ileostoma) stellt in bis zu 50 % der Fälle die einzig lebensrettende therapeutische Option dar.

Die Indikationsstellung zur Kolektomie ist individuell festzulegen, da die Operation einerseits eine inhärente Morbidität und Mortalität aufweist (Teeuwen et al. 2009) und für die Patienten eine dauerhafte Einschränkung der Lebensqualität durch die in der Regel dreizeitig erfolgende Pouch-Anlage aufweist, andererseits die Mortalität einer Kolektomie bei zu später Indikationsstellung mit bereits eingetretener Perforation von 2–8 % auf über 40 % ansteigt Absolute Operationsindikationen stellen die Perforation sowie die unstillbare Blutung mit steigender Transfusionspflichtigkeit dar. In einer japanischen Fallkontrollstudie war bei einem schweren Colitis-Verlauf – der ist beim toxischen Megacolon immer gegeben – die Dauer der medikamentösen Therapie signifikant assoziiert mit chirurgischen Komplikationen (Kimura et al. 2016). Die Leitlinie der britischen Gesellschaft für Gastroenterologie (Lamb et al. 2019) empfiehlt beim Nichterfolg einer 7-tägigen Rescue-Therapie mit Infliximab oder Ciclosporin beim toxischen Megakolon eine subtotale Kolektomie mit Anlage eines endständigen Ileostomas (starke Empfehlung, sehr geringe Evidenz, Expertenmeinung).

## Literatur

Abboud B, Daher R, Boujaoude J (2008) Acute mesenteric ischemia after cardio-pulmonary bypass surgery. World J Gastroenterol 14: 5361–5370

Aquina CT, Becerra AZ, Probst CP et al (2016) Patients with adehesive small bowel obstruction should be primarily managed by a surgical team. Ann Surg 264:437–447

Arslan-Carlon V, Tan KS, Dalbagni G, Pedoto AC, Herr HW, Bochner BH, Cha EK, Donahue TF, Fischer M, Donat SM (2020) „Three-phase" goal-directed fluid therapy for open radical cystectomy: a prospective randomized controlled trial. Anesthesiology 133(2): 293–303. https://doi.org/10.1097/ALN.0000000000003367

Ashcroft J, Singh AA, Ramachandram B, Habeeb A, Hudson V, Meyer J, Similis C, Davies RJ (2021) Reducing ileus after colorectal surgery: a network-analysis of therapeutic interventions. Clin Nutr 7: 4772–4782. https://doi.org/10.1016/j.clnu.2021.05.030

Bodmann KF, Grabein B, Kresken M, Derendorf H, Stahlmann R, Ott SR, Olzowy B, Eckmann C, Wagenlehner F, Sunderkötter C, Vossen MG, Dohmen PM, Shah PA, Mutters R, Walger P, Wilke M, für die Expertenkommision der PEG (2018) Kalkulierte parenterale Initialtherapie bakterieller Erkrankungen bei Erwachsenen – Update 2018. PEG-S2k-Leitlinie. AWMF-Register-Nummer 082-006. www.awmf.de/leitliniensuche. Zugegriffen im August 2022

Boeckstaens GE, de Jonge WJ (2009) Neuroimmune mechanisms in postoperative ileus. Gut 2009(58):1300–1311

Crook DW, Walker AS, Kean Y et al (2012) Fidaxomicin versus vancomycin for clostridium difficile infection: meta-analysis of pivotal randomized controlled trials. Clin Infect Dis 55:S93–S103

Danovitch SH (1989) Fulminant colitis and toxic megacolon. Gastroenterol Clin N Am 18:73–82

Desai J, Elnaggar M, Hanfy AA, Doshi R (2020) Toxic megacolon: background, pathophysiology, management challenges and solutions. Clin Exp Gastroenterol 13:203–2010. https://doi.org/10.2147/CEG.S200760. e-collection 2020

Doshi R, Desai J, Shah Y, Decter D, Doshi S (2018) Incidence, features, in-hospital outcomes and predictors of in-hospital mortality associated with toxic megacolon hospitalizations in the United States. Intern Emerg Med 13(6):881–887. https://doi.org/10.1007/s11739-018-1889-8. E-pub 2018 Jun 12

Dulskas A, Klimovskij M, Vitkauskiene M et al (2015) Effect of coffee on the length of postoperative ileus after elective laparoscopic left-sided colectomy: a randomized, prospective single-center study. Dis Colon Rectum 58(11):1064–1069. https://doi.org/10.1097/DCR.0000000000000449

Edwards FC, Truelove SC (1964) The course and prognosis of ulcerative colitis. III. Complications. Gut 5:1–22

Eghbali E, Milani AA, Shirmohamadi M, Hosseinifard H (2021) CT features of toxic megacolon: a systemativ review. Radiography (Lond) 2:716–720. https://doi.org/10.1016/j.radi.2020.10.019. Epub 2020 Nov 12

Elke G, Hartl W, Kreymann KG, Adolph M, Felbinger TW, Graf T, de Heer G, Heller AR, Kampa U, Mayer K, Muhl E, Niemann B, Rümelin A, Steiner S, Stoppe C, Weimann A, Bischoff SC (2018) S2k-Leitlinie DGEM-Leitlinie: „Klinische Ernährung in der Intensivmedizin". Aktuel Ernährungsmed 43:341–408

Elsner JL, Smith JM, Ensor CR (2012) Intravenous neostigmine for postoperative acute colonic pseudo-obstruction. Ann Pharmacother 46:430–435

Forst M Von der, Weiterer S, Dietrich M, Loos M, Lichtenstern C, Weigang MA, Siegler BH (2021) Perioperative fluid management in major abdominal surgery. Anaesthesist 70(2):127–143. https://doi.org/10.1007/s00101-020-00867-7

Fruhwald S, Holzer P, Metzler H (2007) Intestinal motility disturbances in intensive care patients pathogenesis and clinical impact. Intensive Care Med 33:36–44

Grass F, Slieker J, Jurt J, Kummer A, Sola J, Hahnloser D, Demartines N, Hübner M (2017) Postoperative Ileus in an enhanced recovery pathway – a retrospective cohort study. Int J Color Dis 32(5):675–681. https://doi.org/10.1007/s00384-017-2789-5. Epub 2017 Mar 11

Hadem J, Tacke F, Bruns S, Langgartner J, Strnad P, Denk GU, Fikitas P, Manns MP, Hofmann WP, Gerken G et al (2012) Etiologies and outcomes of acute liver failure in germany. Clin Gastroenterol Hepatol 10:664–669. https://doi.org/10.1016/jcgh.2012.02.016

Harnsberger CR, Maykel JA, Alavi K (2019) Postoperative Ileus. Clin Colon Rectal Surg 32(3):166–170. https://doi.org/10.1055/s-0038-1677003

Hausmann J, Schröder O (2012) Antibiotikaassoziierte Diarrhö. Gastroenterologe 7:220–227

Imbriaco M, Balthazar EJ (2001) Toxic megacolon: role of CT in evaluation and detection of complications. Clin Imaging 25:349–354

Jain A, Vargas HD (2012) Advances and challenges in the management of acute colonic pseudo-obstruction (ogilvie syndrome). Clin Colon Rectal Surg 25:37–45

Keller J, Wedel T, Seidl H, Kreis ME, van der Voort I, Gebhard M, Langhorst J, Jansen PL, Schwandner O, Storr M, van Leeuwen P, Andresen V, Preiß V, Preiß JC, Layer P (2022) Update S3-Leitlinie Intestinale Motilitätsstörungen: Definition, Pathophysiologie, Diagnostik und Therapie. Gemeinsame Leitlinie der Dtsch. Gesellschaft für Gastroenterologie, Verdauungs- und Stoffwechselkrankheiten (DGVS) und der Deutschen Gesellschaft für Neurogastroenterologie und Motilität (DGNM). Z Gastroenterol 60:192–218

Kimura H, Kunisaki R, Tatsumi K, Koganei K, Sugita A, Endo I (2016) Prolonged medical therapy increases the risk of surgical complications in patients with severe ulcerative colitis. Dig Surg 33(3):182–189. https://doi.org/10.1159/000442676. Epub 2016 Feb 10

Koch A, Trautwein C, Tacke F (2017) Akutes Leberversagen. Med Klin Intensivmed Notfallmed 112:371–381. https://doi.org/10.1007/s00063-017-0282-0

Laharie D, Bourreille A, Branche J et al (2012) Ciclosporin versus infliximab in patients with severe ulcerative colitis refractory to intravenous steroids: a parallel, open-label randomised controlled trial. Lancet 380:1909–1915

Lamb CA, Kennedy NA, Raine T, Hendy PA et al (2019) British society of gastroenterology consensus guidelines on the management of inflammatory bowel disease in adults. Gut 68:s1–s106. https://doi.org/10.1136/gutjnl-2019318484

Leifeld L, Kruis W (2012) Management des toxischen Megakolons. Z Gastroenterol 50:316–322

Levine CD (1999) Toxic megacolon: diagnosis and treatment challenges. AACN Clin Issues 10:492–499

Maconi G, Sampietro GM, Ardizzone S, Cristaldi M, Danelli P, Carsana L, Bianchi Porro G (2004) Ultrasonographic detection of toxic megacolon in inflammatory bowel diseases. Dig Dis Sci 2004:138–142

Martindale RG, McClave SA, Vanek VW, McCarthy M, Roberts P, Taylor B, Ochoa JB, Napolitano L, Cresci G (2009) Guidelines for the provision and assessment of nutrition support therapy in the adult critically ill patient: Society of critical care medicine and american society for parenteral and enteral nutrition: Executive summary. Crit Care Med 37:1757–1761

Matsuda T, Endo H, Inomata M, Hasegawa H, Kumamaru H, Miyata H, Sakai Y, Kakeji Y, Kitagawa Y, Watanabe M (2020) Clinical outcome of laparoscopic versus open right hemicolectoimy for colon Cancer: a propensity score matching analysis of the Japanese National Clinical database. Ann Gastroenterol Surg 4:693–700. https://doi.org/10.1002/ags3.12381

Mourelle M, Casellas F, Guarner F, Salas A, Riveros-Moreno V, Moncada S, Malagelada JR (1995) Induction of nitric oxide synthase in colonic smooth muscle from patients with toxic megacolon. Gastroenterology 109:1497–1502

Mourelle M, Vilaseca J, Guarner F, Salas A, Malagelada JR (1996) Toxic dilatation of colon in a rat model of colitis is linked to an inducible form of nitric oxide synthase. Am J Phys 270:G425–G430

Nelson R, Tse B, Edwards S (2005) Systematic review of prophylactic nasogastric decompression after abdominal operations. Br J Surg 92:673–680

Ogata H, Matsui T, Nakamura M et al (2006) A randomised dose finding study of oral tacrolimus (FK506) therapy in refractory ulcerative colitis. Gut 55:1255–1262

Osman KA, Ahmed MH, Hamad MA, Mathur D (2011) Emergency colectomy for fulminant Clostridium difficile colitis: striking the right balance. Scand J Gastroenterol 46:1222–1227

Saunders MD (2007) Acute colonic pseudo-obstruction. Gastrointest Endosc Clin N Am 17:341–360

Saunders MD, Kimmey MB (2005) Systematic review: acute colonic pseudo-obstruction. Aliment Pharmacol Ther 22:917–992

Schwörer H, Bohn M, Waezsada SY, Raddatz D, Ramadori G (2001) Successful treatment of megacolon associated with colitis with a nitric oxide synthase inhibitor. Am J Gastroenterol 96:2273–2274

Sommer NP, Schneider R, Wehner S, Kalff JC, Vilz TO (2021) State-of-the-art colorectal disease: postoperative ileus. Int J Color Dis 36:2017–2025

Spoel JI van der, Oudemans-van Straaten HM, Stoutenbeek CP, Bosman RJ, Zandstra DF (2001) Neostigmine resolves critical illness-related colonic ileus in intensive care patients with multiple organ failure – a prospective, double-blind, placebo-controlled trial. Intensive Care Med 27:822–827

Su'a BU, Pollock TT, Lemanu DP et al (2015) Chewing gum and postoperative ileus in adults: a systematic literature review and meta-analysis. Int J Surg 14:49–55

Teeuwen PH, Stommel MW, Bremers AJ, van der Wilt GJ, de Jong DJ, Bleichrodt RP (2009) Colectomy in patients with acute colitis: a systematic review. J Gastrointest Surg 13:676–686

VandeHei MS, Papageorge CM, Murphy MM, Kennedy GD (2017) The effect of perioperative fliud management on postoperative ileus in rectal cancer patients. Surgery 161(6):1628–1632. https://doi.org/10.1016/j.surg.2016.11.015

Vather R, Josephson R, Jaung R, Robertson J, Bissett J (2015) Development of a risk stratification system for the accurrance of prolonged postoperative ileus after colorectal surgery: a prospective risk factor analysis. Surgery 157(4):764–773. https://doi.org/10.1016/j.surg.2014.12.005

Venara A, Neunlist M, Slim K, Barbieux J, Colas PA, Hamy A, Meurette G (2016) Postoperative Ileus: pathophysiology, incidence, and prevention. J Visc Surg 153:439–446. https://doi.org/10.1016/j.jviscsurg.2016.08.010

Venara A, Meillat H, Cotte E, Quaissi M, Duchulais E, Mor-Martinez C, Wolthius A, Regimbeau JM, Ostermann S, Hamel JF, Joris J, Slim K (2020) Incidence of risk factors for severity of postoperative Ileus after colorectal surgery: a prospective data analysis. World J Surg 44(4):957–966. https://doi.org/10.1007/s00268-019-05278-3

Vilz TO, Wehner S, Pantelis D, Kalff JC (2014) Immunmodulatory aspects in the development, prophylaxis and therapy for postoperative ileus. Zentralbl Chir 139:434–444

Vilz TO, Stoffels B, Strassburg C, Schild HH, Kalff JC (2017) Ileus in adults – pathogenesis, investigation and treatment. Dtsch Arztebl Int 114:508–518. https://doi.org/10.3238/aerztebl.2017.0508

Warren J, Bhalla V, Cresci G (2011) Postoperative diet advancement: surgical dogma vs evidence-based medicine. Nutr Clin Pract 26:115–125

Yuan CS, Israel RJ (2006) Methylnaltrexone, a novel peripheral opioid receptor antagonist for the treatment of opioid side effects. Expert Opin Investig Drugs 15:541–552

Zoumprouli A, Chatzmichali A, Papadimitriou S, Xynos E, Askitopoulou H (2017) Gastrointestinal motility following thoracis surgery: the effect of thoracic epidural analgesia. A randomized trial. BMC Anaesthesiol 17(1):139. https://doi.org/10.1186/s12871-017-0427-y

# Intensivtherapie bei Peritonitis

Wolfgang H. Hartl

## Inhalt

| | | |
|---|---|---|
| 1 | Einleitung | 1109 |
| 2 | Definitionen | 1109 |
| 3 | Erscheinungsbild | 1110 |
| 4 | Diagnostik (Welsch et al. 2011) | 1111 |
| 5 | Therapie | 1112 |
| 5.1 | Antimikrobielle Therapie | 1112 |
| 5.2 | Anatomische Therapie (Hartl und Kuppinger 2015; Bartels 2009; Strobel et al. 2011) | 1116 |
| 6 | Prognose und Verlauf | 1119 |
| 6.1 | Überleben | 1119 |
| 6.2 | Lebensqualität | 1119 |
| | Literatur | 1120 |

## 1 Einleitung

Intraabdominelle Infektionen stellen – besonders, wenn sie mit einem Organversagen vergesellschaftet sind – für die nationalen Gesundheitssysteme eine große Herausforderung dar. In Deutschland entwickeln jährlich etwa 30.000 Patienten eine schwere Peritonitis, wobei ein Drittel der Fälle postoperativ als Folge einer spezifischen Komplikation auftritt. 2/3 dieser postoperativen Peritonitiden beruhen auf einer Anastomoseninsuffizienz. Die Letalität stagniert dabei trotz mittlerweile hoher Standards in der Behandlungsqualität seit vielen Jahren auf hohem Niveau (Diener und Büchler 2017; Knaebel et al. 2005; Sartelli et al. 2013).

W. H. Hartl (✉)
Klinik für Allgemeine, Viszeral- und Transplantationschirurgie, Ludwig-Maximilians-Universität München – Klinikum der Universität Campus Großhadern, München, Deutschland
E-Mail: whartl@med.uni-muenchen.de; wolfgang.hartl@med.uni-muenchen.de

## 2 Definitionen

Intraabdominelle Infektionen werden entsprechend der International Sepsis Forum Consensus Conference definiert. Generell versteht man unter einer intrabdominellen Infektion die Infektion eines beliebigen intraabdominellen Organs, mit oder (selten) ohne Beteiligung des darüber liegenden Peritoneums. Eine komplizierte intraabdominelle Infektion liegt dann vor, wenn die Infektion die anatomische Grenze des Hohlorgans überschritten und auf die Peritonealhöhle übergegriffen hat. In einem solchen Fall kann entweder ein intraabdomineller Abszess oder eine Peritonitis resultieren (Bartels 2009; Sartelli et al. 2013, 2014; Calandra und Cohen 2005).

Eine Einteilung der Peritonitis ist entsprechend ihrer Ursache möglich. Unterschieden werden dabei ambulant erworbene von nosokomialen Peritonitiden (z. B. Peritonitis auf der Basis einer Ulkus-Perforation bzw. einer postoperativen Anastomoseninsuffizienz), ferner bakterielle, chemisch-toxische sowie radiogene Peritonitiden, sowie primäre, sekundäre sowie tertiäre Peritonitiden (Tab. 1) (Sartelli et al. 2014).

**Tab. 1** Klassifizierung der Peritonitis

| Peritonitis-Typ | Primär | Sekundär | Tertiär |
| --- | --- | --- | --- |
| Häufigkeit | < 5 % | > 90 % | < 10 % |
| Keimspektrum | Solitärer Keim | Polymikrobiell | Okkulter Fokus<br>Niedrige Virulenz<br>Pilze |
| Ausbreitung | Hämatogen | Lokale Infektion | Chronischer Infekt |
| Begleitfaktoren | Leberzirrhose<br>Immunsuppression | Neoplasie<br>Posttrauma<br>Ischämie | inadäquate antibiotische/chirurgische Therapie |
| Ursachen | Translokation, Peritonealdialyse<br>Tuberkulös | **Nekrose<br>Perforation<br>OP-Kontamination<br>Anastomosen-<br>Insuffizienz** | Herdsanierung nicht möglich |

Eine primäre Peritonitis entsteht nicht durch eine makroanatomische Störung im Gastrointestinaltrakt, sondern durch molekularbiologische Mechanismen (intestinale Translokation von Mikroorganismen, hämatogene Streuung aus anderen extraabdominellen Infektherden, „sterile" Pseudoperitonitis bei Diabetes mellitus oder Lupus Erythematodes). Häufigste Ursache ist die alkoholischer Leberzirrhose (ca. 70 %), eine reduzierte Abwehrlage aus anderer Ursache (ca. 30 %) und in Einzelfällen juvenile Sonderformen.

Eine sekundäre Peritonitis entsteht aus einer anatomischen Störung im Gastrointestinaltrakt und ist durch eine Keim-Kontamination der Bauchhöhle gekennzeichnet (beispielsweise aus einer Perforation, Anastomoseninsuffizienz, penetrierenden Verletzung oder ischämischen Nekrose). Die sekundäre Peritonitis stellt die häufigste Form der Peritonitis dar (80–90 % der Fälle), und ist bei etwa 25 % der septischen Patienten die Ursache der Infektion. Unterschieden wird dabei die ambulant erworbene (Ulkusperforation) von der nosokomialen (Anastomoseninsuffizienz) sekundären Peritonitis (Pieracci und Barie 2007; Sartelli et al. 2014; Hartl et al. 2011).

Bei einer tertiären Peritonitis handelt es sich um eine chronische intraabdominelle Infektion, bei der kein umschriebener intraabdominelle Fokus mehr vorliegt. In der Regel finden sich dann sekundäre Infektionen mit multiresistenten Keimen wie Pseudomonas aeruginosa, Enterococcus faecium, bzw. mit opportunistischen Mikroorgansimen (Pilzen), und die tertiäre Peritonitis ist auch immer Ausdruck einer gestörten immunologischen Abwehr.

Eine Einteilung der Peritonitiden ist auch durch die Art des vorherrschenden Exsudats (fibrinös, eitrig, gallig, kotig) und durch die Ausdehnung (Ober-/Unterbauch; Ein-/Mehrquadrantenperitonitis, diffus, abszedierend) möglich.

Die häufigste Quelle einer intraabdominellen Infektion ist das Kolon, gefolgt vom Magen, der Bauchspeicheldrüse, dem Dünndarm und der Appendix. Ambulant erworbene intraabdominelle Infektionen gehen am häufigsten von Appendix, Kolon und Magen aus (Tab. 2), bei nosokomialen intraabdominellen Infektionen ist meistens eine insuffiziente Anastomose nach resezierenden gastrointestinalen Eingriffen die Ursache. Möglich sind jedoch auch spontane komplizierte Infektionen bei Patienten aus anderen Fachgebieten. 5–10 % der intestinalen Anastomosen sind durch eine postoperative Dehiszenz kompliziert, die dann zur Peritonitis führt. Im Vergleich zu ambulant erworbenen Infektionen sind nosokomiale intraabdominelle Infektionen signifikant öfter mit Keimen assoziiert, die gegen konventionelle Antibiotika resistent sind.

**Tab. 2** Ursachen der Peritonitis. (Nach Stocker et al. 2020)

| Ursprung der Peritonitis | Weltweit (68 Zentren) | Deutschland, Österreich, Schweiz (18 Zentren) |
| --- | --- | --- |
| Appendix | 33 % | 21 % |
| andere | 19 % | 9 % |
| Gallenblase | 15 % | 5 % |
| Magen und Duodenum | 13 % | 27 % |
| Dickdarm | 12 % | 25 % |
| Dünndarm | 8 % | 13 % |

## 3 Erscheinungsbild

Klinisch äußert sich eine Peritonitis als akutes Abdomen, welches vier Komponenten aufweist: a) Abdominalschmerz (reichend vom Druckschmerz nur bei tiefer Palpation bis hin zum Schmerz nur bei leichtem Beklopfen der Bauchdecke), b) Abwehrspannung (im Frühstadium nur bei Palpation, im Spätstadium als Dauerzustand einer reflektorischen muskulären Kontraktion an der Bauchdecke („brettharte Abdomen"), c) körperliche Schonhaltung und d) paralytischer Ileus (diffus oder mit Hauptbefall im Kolon („Ogilvie-Syndrom")) mit abgeschwächten Darmgeräuschen, abdomineller Distension, tympanitischem Klopfschall, Erbrechen und Stuhlverhalt (Bartels 2009; Stocker et al. 2020).

Molekularbiologisch ist die Peritonitis in der Akutphase durch eine Aktivierung des unspezifischen Immunsystems gekennzeichnet, welche auf einfachem Weg physikalisch (Körpertemperatur) und laborchemisch (serologische Konzentration von Interleukin-6, Leukozyten, Granulozyten, C-reaktivem Protein (CRP)) fassbar ist. Die Konzentration der serologischen Marker ist dabei durch eine spezifische zeitliche Dynamik gekennzeichnet, wobei Veränderungen der Interleukin-6-Konzentration am schnellsten, und der CRP-Konzentration am langsamsten in Erscheinung treten.

Aus therapeutischer Sicht außerordentlich wichtig ist die Erfassung von sekundären, inflammatorisch bedingten Organfunktionsstörungen (Enzaphalopathie im Sinne von Somnolenz oder Verwirrtheit/Aggression, Oxygenierungsstörung, Kreislaufschock, akutem Nierenversagen).

## 4 Diagnostik (Welsch et al. 2011)

An erster Stelle steht eine gründliche Erhebung der Anamnese, die bereits bei vielen Peritonitis-Bildern einen eindeutigen Hinweis auf die wahrscheinlichste Ursache, und damit auf die Therapie geben kann (z. B. enger zeitlicher Abstand zur Anlage einer intestinalen Anastomose). Parallel dazu erfolgt die sorgfältige körperliche Untersuchung des Abdomens und der spezifischen Organfunktionen. Laborchemische/physikalische Untersuchungen schließen sich an, wobei zum einen die Dokumentation des allgemeinen Inflammationsausmaßes erfolgt, zum anderen auch differenzialdiagnostisch relevante Parameter (Pankreas-/Gallengangs-/Darmfunktion) bestimmt werden.

An zweiter Stelle steht der Einsatz von einfachen bildgebenden Verfahren. Sonografisch können unspezifische, jedoch deutlich pathologische Befunde (freie intraabdominelle Flüssigkeit), aber auch spezifische pathologische Befunde an der Galleblase, Gallengängen, Pankreas und am Urogenital-System mit hoher Treffsicherheit identifiziert werden. Bei Nachweis von ausreichend freier intraabdomineller Flüssigkeit sollte eine sonografisch gesteuerte Punktion erfolgen mit dem Ziel, morphologisch abnormale Flüssigkeit (Darminhalt) oder biochemisch abnormale Flüssigkeit notfallmäßig nachzuweisen (entzündlichem Exsudat mit Nachweis einer erhöhter Granulozytenkonzentration, Kontamination durch Darminhalt mit Nachweis von pathologischer Amylase-/Lipasekonzentration, Kontamination durch Galleflüssigkeit mit Nachweis von pathologischer Bilirubinkonzentration, Kontamination durch Urin mit Nachweis von pathologischer Harnstoff-/Kreatininkonzentration). Ferner kann so eine frühzeitige mikrobiologische Diagnostik erfolgen. Durch radiologische Untersuchungen kann ein Luftaustritt aus Hohlorganen oder ein Ileus-Bild (Abdomen-Leeraufnahme im Stehen oder in Linksseitenlage) dokumentiert werden. Ein Dickdarmileus/Kolonüberblähung (Abb. 1) kann auch bei nicht-stehfähigen Patienten dokumentiert werden (Abdomen-Leeraufnahme im Liegen in anterior-posterior Technik).

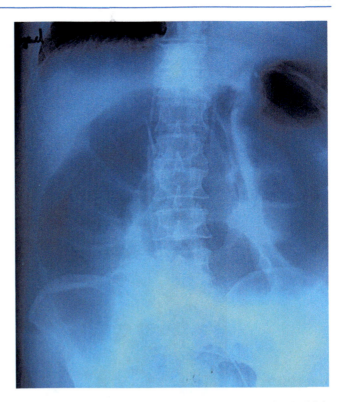

**Abb. 1** Dickdarmileus/Kolonüberblähung (Ogilvie-Syndrom) (Abdomen-Leeraufnahme im Liegen in anterior-posterior Technik)

An dritter Stelle steht (in der Regel nur indiziert bei weiterhin bestehender diagnostischer Unsicherheit) die erweiterte radiologische Diagnostik (abdominelle Computer-Tomographie mit Kontrastmittel bzw. abdominelle CT-Angiografie, z. B. zum Ausschluss einer Abszess-Bildung oder schweren intestinalen Perfusionsstörung (Abb. 2a, b)) sowie in speziellen Fällen (Dickdarm-Ileus) die endoskopische Diagnostik (z. B. zum Ausschluss einer Tumor-Obstruktion).

Bei unklarem Krankheitsbild müssen neben dem Viszeralchirurgen weitere Spezialisten (Gynäkologe, Urologe, Kardiologe) hinzugezogen werden, um Differenzialdiagnosen in den einzelnen Fachgebieten (Hinterwandinfarkt, basale Pneumonie, Erkrankungen des Ovars oder der Harnwege) sicher nachzuweisen oder ausschließen zu können.

Einen Sonderfall stellt die Diagnostik der Peritonitis beim bereits intensivmedizinisch therapierten Patienten dar. Im Gegensatz zum nicht-intensivpflichtigen Patienten kann hier die körperliche Untersuchung nur bedingt aussagekräftig sein (Analgosedierung, Relaxierung), und auch die spezifische inflammatorische Diagnostik kann durch zeitgleiche entzündliche Prozesse in anderen Kompartimenten (nosokomiale Pneumonie) überlagert sein.

Unter diesen Bedingungen kommt der mikrobiologischen, operativen und intensivmedizinischen Anamnese (Ausmaß

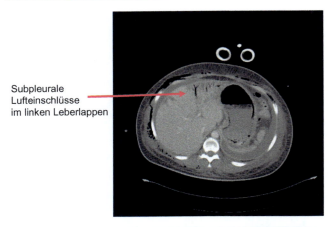
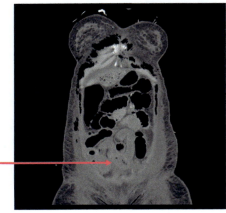

**Abb. 2** Schwere intestinale Perfusionsstörung mit Zerstörung der Mukosa-Barriere (abdominelle CT-Angiografie)

und Entwicklung des Organversagens), und der Schnittbildgebung eine zentrale Bedeutung zur Diagnosefindung und Indikationsstellung zu. Eine enge Kommunikation zwischen dem operativen Spezialisten (Viszeralchirurg, Urologe, Gynäkologe) und dem Intensivmediziner ist dabei unerlässlich, um zu einer richtigen Diagnose zu gelangen.

Können in der Diagnostik keine eindeutigen richtungsweisenden Befunde erhoben werden (vor allem im Hinblick auf den sicheren Ausschluss eines intraabdomiellen entzündlichen Prozesses), so ist vom Vorliegen einer Peritonitis auszugehen und eine entsprechende Therapie zu initiieren.

## 5 Therapie

Jede intraabdominelle Infektion ist therapiepflichtig. Konzeptionell stehen drei Verfahren zur Auswahl: a) konservativ (nur medikamentös antimikrobiell), b) interventionell (medikamentös antimikrobiell + sonografisch/CT-gesteuerte Drainage-Anlage), c) chirurgisch (medikamentös antimikrobiell + Laparoskopie/Laparotomie) (Hartl und Kuppinger 2015). Ziel der Therapie ist die Sanierung der Infektionsquelle (Fokussanierung) und Beseitigung bzw. effektive Ableitung des entzündlichen Exsudats. Die Auswahl des therapeutischen Konzeptes hängt ab von der Lokalisation des die Peritonitis auslösenden Fokus, dem Ausmaß der systemischen inflammatorischen Reaktion, und dem Ausmaß und der Entwicklung des Organversagens. Zwei Grundsätze sind zu berücksichtigen: a) je größer das Ausmaß des Organversagens ist, desto aggressiver sollte die Therapie sein, b) je schneller die Therapie eingeleitet wird, umso geringer sind die konsekutive Morbidität und Letalität (akut, aber auch im Langzeitverlauf).

### 5.1 Antimikrobielle Therapie

#### 5.1.1 Erregerspektrum

Die Wahl der initialen antimikrobiellen Therapie orientiert sich ganz wesentlich an der zu erwartenden mikrobiellen Flora, die den Infekt auslöst (Kramer et al. 2017). Die Zusammensetzung der mikrobiologischen Flora im Gastrointestinaltrakt ist je nach Abschnitt unterschiedlich. Im Nasen-Rachen-Raum sind hauptsächlich Streptokokken und andere gram-positive Keime zu finden, Magen und Duodenum sind dagegen weitgehend steril. Den restlichen Intestinaltrakt, also distaler Dünndarm, Kolon und Rektum, besiedeln vorherrschend enterische aerobe Gram-negative und Gram-positive Keime (Enterokokken oder E.coli) und anaerobe Gram-negative Mikroorganismen. Letztere nehmen prozentual vom proximalen Dünndarm zum Kolon hin in ihrer Häufigkeit zu, und sind im Kolon die dominanten Keime. Interessanterweise entspricht das Keimspektrum, welches in infizierten Pankreasnekrosen vorherrscht, dem des Dickdarms. Eine mögliche Erklärung dafür ist das Phänomen der intestinalen Translokation, durch das Keime aus dem Intestinaltrakt in das Retroperitoneum inklusive Pankreas eindringen können.

Die meisten intraabdominellen Infektionen sind polymikrobisch, dabei sind enterische Gram-negative Bakterien am häufigsten an der Infektion beteiligt. Die Empfindlichkeit dieser Mikroorganismen gegenüber gängigen Antibiotika (Fluorchinolone und β-Lactam-Antibiotika) nimmt derzeit weltweit ab, wobei jedoch gleichzeitig die Prävalenz etablierter multiresistenter Gram-negativer Keime (Pseudomonas aeruginosa oder Acinetobacter baumannii) zunimmt. 2017 waren durchschnittlich 9,5 % der Patienten bei Aufnahme in ein Krankenhaus mit multiresistente gramnegativen Bakterien (vor allem 3MRGN) kolonisiert. Mit dem Auftreten von Carbapenemasen – insbesondere bei *Klebsiella pneumoniae* – werden in Deutschland vermehrt auch 4-MRGN-Enterobakterien nachgewiesen (Hamprecht et al. 2016; Kaase et al. 2016).

Bei etwa 10 % der intraabdominellen Infektionen können anaerobe Bakterien wie Bacteroides spp. und Clostridium spp. isoliert werden, die als eindeutig pathogen anzusehen sind. Meistens finden sich Anaerobier im distalen Dünndarm und im Kolon, sie können teilweise aber auch aus den proximaleren Abschnitten des Gastrointestinaltrakts isoliert werden. Die Kultivierung dieser Keime ist dabei jedoch zum einen technisch schwierig, zum anderen kommt es häufig zu Kontaminationen bei der Probengewinnung oder zur Exposition gegenüber atmosphärischem Sauerstoff, sodass die Rolle der Anaerobier als Auslöser der Infektion oft fälschlicherweise unterschätzt wird.

Gram-positive Bakterien sind die Ursache von etwa 10 – 20 % der intraabdominellen Infektionen, häufiger bei nosokomialen Fällen. Zu dieser Erregergruppe gehören unter anderem Staphylokokken und Enterokokken, wobei die Bedeutung der Enterokokken als Infekt-auslösendes Agens kontinuierlich zunimmt. Auch hier ist eine Zunahme der Häufigkeit multiresistenter Mikroorganismen zu beobachten. 2020 waren durchschnittlich 1 % der Patienten bei Aufnahme in ein Krankenhaus mit multiresistenten Enterokokken (VRE) kolonisiert (Bui et al. 2021).

Pilze sind bei immunkompetenten Patienten selten die Ursache einer intraabdominellen Infektion, auch wenn bei bis zu 20 % der Patienten mit akuter gastrointestinaler Perforation Candida spp. in der peritonealen Flüssigkeit angezüchtet werden kann. Bestimmte Ausgangspunkte einer Infektion (oberer Gastrointestinaltrakt, Pankreasnekrose) sind überproportional häufig mit einem Nachweis von Candida spp assoziiert. Fest steht, dass bei Patienten mit nosokomialen intraabdominellen Infektionen die Isolierung von Pilzen ein prognostisch ungünstiges Zeichen ist. Die Letalität von intensivpflichtigen Patienten mit Peritonitis und Nachweis von Candida spp. überschreitet 50 %. Auch bei Candida ssp- scheint eine Verschiebung weg von empfindlichen (*C. albicans*) hin zu resistenteren (Nicht-*Candida-albicans*-spp.) Mikroorganismen stattzufinden (Zunahme der Azol- und Echinocandinresistenz), und Pilze scheinen (möglicherweise bedingt durch die zunehmende Komorbidität der Patienten) auch zunehmend Auslöser peritonealer Infektionen zu sein (Bassetti et al. 2017).

In etwa einem Viertel der Fälle mit sekundärer Peritonitis wird der intraabdominelle Erreger auch im Blut gefunden. Bakteriämien erhöhen die Letalität signifikant. Bei Bakteriämie besteht die unbedingte Indikation zur resistenzgerechten antimikrobiellen Therapie, da über diesen Ausbreitungsweg sekundäre nosokomiale Infekte (Harnwegsinfekte, Pneumonien) entstehen können. Derartige Sekundärinfekte sind dann auch mit erhöhter Wahrscheinlichkeit durch multiresistente Keime bedingt, wodurch sich Morbidität und Letalität weiter verschlechtern.

### 5.1.2 Empirische antimikrobielle Therapie

Die antimikrobielle Therapie muss spätestens zum Zeitpunkt der Diagnosestellung oder der Feststellung der Wahr-

**Tab. 3** Risikofaktoren für das Vorhandensein multiresistenter Erreger (MRE = 3MRGN, 4MRGN, MRSA, VRE) bei Bauchrauminfektionen. (Nach Empfehlungen der Paul-Ehrlich-Gesellschaft für Chemotherapie e.V. (PEG))

| |
|---|
| Postoperative Peritonitis |
| Tertiäre Peritonitis |
| Antibiotikavortherapie anderer Erkrankungen (z. B. infizierter diabetischer Fuß) |
| Verlegung aus Land/Region mit hoher Prävalenz resistenter Erreger |
| Patienten mit häufigen Auslandsreisen in Länder mit hoher MRE-Prävalenz |
| Bekannte MRE-Kolonisation des Magen-Darm-Trakts |
| (Medikamentöse) Immunsuppression |
| Verlängerter Krankenhausaufenthalt/Intensivstationsaufenthalt |

MRSA: Methicillin-resistenter Staphylococcus aureus
VRE: Vancomycin-resistente Enterokokken
MRGN: Multiresistente gramnegative Stäbchen

scheinlichkeit einer Peritonitis (d. h., u. U. bereits in der Notaufnahme) beginnen (Sablotzki et al. 2011). In der Regel ist zu diesem Zeitpunkt die Art der Infekt-auslösenden Keime noch nicht bekannt. Die Auswahl der Medikamente zur empirischen antimikrobiellen Therapie bei Peritonitis muss sich deswegen zunächst am zu erwartenden spezifischen Keimspektrum einer individuellen Klinik orientieren, und kann nur in Zusammenarbeit mit dem Mikrobiologen und Operateur erfolgen. Speziell zu berücksichtigen ist auch das individuelle Risikoprofil eines Patienten (Tab. 3). Die Auswahl des geeigneten Medikamentes richtet sich nach der individuellen Konstellation. Die üblicherweise zu erwartende Wirksamkeit der in Frage kommenden Präparate findet sich in Abhängigkeit von der Art der Peritonitis in den Tab. 4, 5, 6 und 7 (Paul-Ehrlich-Gesellschaft für Chemotherapie 2018).

Bei der ambulant erworbenen Peritonitis müssen resistente Spezies nur bei ambulant mit Antibiotika vorbehandelten Patienten und beim Vorliegen anderer spezieller Risikofaktoren (siehe Tab. 3 und 5) berücksichtigt werden. Der (einmalige) Nachweis von Candida spp. im intraoperativ gewonnenen Material bedarf in Abwesenheit einer relevanten Organdysfunktion und eines immunologischen Defizits keiner antimykotischen Therapie. Substanzen oder Kombinationen mit einem breiten Wirkungsspektrum sollten nur zur Therapie einer bereits mehr als 2–4 Stunden andauernden, diffusen Peritonitis eingesetzt werden.

Eine Sonderform der nosokomial erworbenen sekundären Peritonitis ist die postoperative Peritonitis (z. B. Anastomoseninsuffizienz nach anteriorer Rektumresektion). Viele Patienten sind zum Zeitpunkt der Erkrankung bereits antimikrobiell vorbehandelt. Daher ist bei der postoperativen Peritonitis mit einem selektionierten Erregerspektrum zu rechnen (inklusive VRE, ESBL-Bildnern und Pilzen. Pseudomonas spp. und Carbapenemase-Bildner sind (bisher) initial noch selten nachzuweisen.

**Tab. 4** Therapieempfehlungen zur Initialtherapie der verschiedenen Formen der primären Peritonitis. (Nach Empfehlungen der Paul-Ehrlich-Gesellschaft für Chemotherapie e.V. (PEG))

| Diagnose | Häufige Erreger | Therapieempfehlung | Tagesdosis | Therapiedauer |
|---|---|---|---|---|
| Juvenile Peritonitis | A-Streptokokken Pneumokokken *H. influenzae* | Ampillicin/Sulbactam Amoxicillin/Clavulansäure Cefuroxim | 3 × 3 g 3 × 2,2 g 3 × 1,5 g | 7 Tage |
| Peritonitis bei Leberzirrhose | *Escherichia coli* Enterokokken *Klebsiella* spp. ESBL-Bildner | Ceftriaxon Cefotaxim Piperacillin/Tazobactam s. Tab. 7 | 1 × 2 g 3 × 2 g 3 × 4,5 g | 7 Tage |
| Peritonitis bei Tbc | Mykobakterien | Kombinationstherapie nach Testung | | > 6 Monate |
| Peritonitis bei CAPD | Staphylokokken *Escherichia coli* Enterokokken Andere Streptokokken Andere Entero-bacteriaceae *Pseudomonas* spp. *Acinetobacter* spp. MRSA, VRE ESBL-Bildner *Candida* spp. | Cefuroxim Cefotaxim Ceftriaxon +/− Ciprofloxacin s. Tab. 7 | 3 × 1,5 g 3 × 2 g 1 × 2 g ± 2× 0,4 g | 7–10 Tage |

ESBL: Extended-Spectrum-Betalaktamase
MRSA: Methicillin-resistenter Staphylococcus aureus
VRE: Vancomycin-resistente Enterokokken
CAPD: Kontinuierliche Ambulante Peritonealdialyse

Die tertiäre Peritonitis weist aufgrund der antimikrobiellen Vorbehandlung ein ähnliches Erregerspektrum auf wie die sekundäre postoperative Peritonitis. Allerdings sind Pseudomonas spp. und Candida spp. bei einer tertiären Peritonitis etwas häufiger nachzuweisen. In Grundsätzen entspricht die antimikrobielle Therapie der der nosokomialen Peritonitis (Tab. 5). Ist eine intraabdominelle invasive Mykose bei nosokomialer sekundärer/tertiärer Peritonitis gesichert, so besteht die Indikation zur gezielten Therapie (Tab. 6).

Eine weitere Sonderform der nosokomial erworbenen sekundären Peritonitis ist die nekrotisierende Pankreatitis, bei er es im Verlauf durch Translokation von Erregern aus dem Kolon in das peripankreatische Gewebe zur sekundären Infektion kommen kann. Eine generelle Gabe von Antibiotika wird aktuell nicht empfohlen, da dadurch eher resistente Erreger und Candida spp. selektiniert werden. Eine sichere Indikation für eine Antibiotikaherapie besteht jedoch bei dokumentiertem Keimnachweis. Die wichtigsten Erreger bei infizierten Pankreasnekrosen sind Enterobacteriaceae, Enterokokken, Staphylokokken, Anaerobier und Candida spp., wobei bei der Auswahl geeigneter Antibiotika speziell die Pankreasgängigkeit der Medikamente zu berücksichtigen ist (Tab. 6).

### 5.1.3 Zielgerichtete antimikrobielle Therapie

Im Rahmen der primären Intervention muss entzündliches abdominelles Sekret zur mikrobiologischen Untersuchung konserviert werden. Entsprechende Keim-Nachweise und Empfindlichkeiten sind trotz modernster Technik jedoch nicht vor Ablauf von 24 bis 48h, teilweise auch deutlich später verfügbar. Es ist davon auszugehen, dass die vorbestehende empirische antimikrobielle Therapie bei ungefähr 20–30 % der Patienten dann nicht adäquat ist. In der Regel ist eine inadäquate empirische antibiotische Therapie mit einer erhöhten Letalität assoziiert, wobei jedoch nicht zwangsläufig eine kausale Beziehung zwischen einer unzulänglichen empirischen antibiotischen Therapie und einer erhöhten Letalität bestehen muss. Ein typischer Kandidat für solch eine Assoziation wäre Candida spp., dessen Nachweis eher ein vorbestehendes Immundefizit anzeigt.

Aktuelle Leitlinien empfehlen, die empirische Therapie dem im Verlauf tatsächlich nachgewiesenen Keimspektrum anzupassen (durch Austausch der Medikamente bei Resistenz, oder durch Absetzen bei fehlendem Keimnachweis) (Paul-Ehrlich-Gesellschaft für Chemotherapie 2018). Im Verlauf sind zwei weitere Maßnahmen unerlässlich: a) die regelmäßige mikrobiologische Untersuchung des abdominellen Sekretes (Wechsel des Keimspektrums oder des Resistenzmusters?) und b) die Überprüfung der klinischen Effizienz der antimikrobiellen Therapie. Bei Infektpersistenz (> 5–6 Tage) ist – trotz mikrobiologisch nachgewiesener Keimempfindlichkeit – von einer klinischen Unwirksamkeit der antimikrobiellen Therapie auszugehen. In einer solchen Situation sollte die Therapie modifiziert werden (Wechsel der verwendeten Medikamenten-Klasse). In Extremfällen (z. B. Infektpersistenz bei gleichzeitig fehlendem Keimnachweis) kann

**Tab. 5** Empfehlungen zur Initialtherapie der verschiedenen Formen der sekundären und tertiären Peritonitis. (Nach Empfehlungen der Paul-Ehrlich-Gesellschaft für Chemotherapie e.V. (PEG))

| Diagnose | Häufige Erreger | Therapieempfehlung | Tagesdosis | Therapiedauer |
|---|---|---|---|---|
| Ambulant erworben, keine Perforation, minimale Peritonitis, kreislaufstabil, kein MRE-Risiko (Bsp.: phlegmonöse Appendizitis) | Enterobacteriaceae | Cefuroxim + Metronidazol | 3 × 1,5 g + 3 × 0,5 g | 1 Tag (Stufe 1) |
| | Anaerobier | Cefotaxim + Metronidazol | 3 × 2 g + 3 × 0,5 g | |
| | Enterokokken | Ceftriaxon + Metronidazol | 1 × 2 g + 3 × 0,5 g | |
| | | Ciprofloxacin + Metronidazol | 2 × 0,4 g + 3 × 0,5 g | |
| | | Levofloxacin + Metronidazol | 1 × 0,5 g + 3 × 0,5 g | |
| | | Ampicillin/Sulbactam | 3 × 3 g | |
| | | Amoxicillin/Clavulansäure | 3 × 2,2 g | |
| | | Moxifloxacin | 1 × 0,4 g | |
| Ambulant erworben, frische Perforation, lokalisierte Peritonitis, kreislaufstabil, kein MRE-Risiko (Bsp.: perforierte Cholezystitis) | Enterobacteriaceae | Cefuroxim + Metronidazol | 3 × 1,5 g + 3 × 0,5 g | 3 Tage (Stufe 2) |
| | Anaerobier | Cefotaxim + Metronidazol | 3 × 2 g + 3 × 0,5 g | |
| | Enterokokken | Ceftriaxon + Metronidazol | 1 × 2 g + 3 × 0,5 g | |
| | | Ciprofloxacin + Metronidazol | 2 × 0,4 g + 3 × 0,5 g | |
| | | Levofloxacin + Metronidazol | 1 × 0,5 g + 3 × 0,5 g | |
| | | Ampicillin/Sulbactam | 3 × 3 g | |
| | | Amoxicillin/Clavulansäure | 3 × 2,2 g | |
| | | Moxifloxacin | 1 × 0,4 g | |
| Ambulant erworben, ältere Perforation, diffuse Peritonitis, kreislaufstabil, individuelles MRE-Risiko (Bsp.: frei perforierte Sigmadivertikulitis) | Enterobacteriaceae | Piperacillin/Tazobactam | 3 × 4,5 g | 5 Tage (Stufe 3) |
| | Anaerobier | Ertapenem | 1 × 1–2 g | |
| | Enterokokken | Tigecyclin | 2 × 0,05 g* | |
| | | Moxifloxacin | 1 × 0,4 g | |
| | | Ceftolozan/Tazobactam + Metronidazol | 3 × 1,5 g + 3 × 0,5 g | |
| Nosokomial (postoperativ/tertiär) diffuse Peritonitis kreislaufinstabil hohes MRE-Risiko (Bsp.: Nahtleckage nach Rektumresektion) | Enterobacteriaceae (inkl. ESBL-Bildner) | Tigecyclin* | 2 × 0,05–0,1 g* | 7–10 Tage (Stufe 4) |
| | | Meropenem (+ Linezolid) | 3 × 2 g (+ 2 × 0,6 g) | |
| | Enterokokken (inkl. VRE) | Imipenem (+ Linezolid) | 3 × 1 g (+ 2 × 0,6 g) | |
| | Anaerobier | Ceftolozan/Tazobactam + Metronidazol (+ Linezolid) | 3 × 1,5–3 g + 3 × 0,5 g (+ 2 × 0,6g) | |
| | *Pseudomonas* spp. Staphylokokken (inkl. MRSA) | Ceftazidim/Avibactam + Metronidazol (+ Linezolid) | 3 × 2,5 g + 3 × 0,5 g (+ 2 × 0,6 g) | |
| | | Fosfomycin (keine Monotherapie) | 3 × 4–8 g | |

MRE: multiresistente Erreger
MRSA: Methicillin-resistenter Staphylococcus aureus
VRE: Vancomycin-resistente Enterokokken
*Aufladungsdosis erforderlich, keine Monotherapie im septischen Schock

**Tab. 6** Kalkulierte Antibiotika-Therapie bei nekrotisierender Pankreatitis und intraabdominellen Mykosen. (Nach Empfehlungen der Paul-Ehrlich-Gesellschaft für Chemotherapie e.V. (PEG))

| Diagnose | Häufige Erreger | Therapieempfehlung | Tagesdosis | Therapiedauer |
|---|---|---|---|---|
| Nekrotisierende Pankreatitis mit infizierten Nekrosen | Enterobacteriaceae (inkl. ESBL-Bildner) Enterokokken (inkl. VRE) Staphylokokken Anaerobier | Imipenem Meropenem Ertapenem Tigecyclin[1] Piperacillin/Tazobactam Moxifloxacin | 3 × 1 g 3 × 1g 1 × 1–2 g 2 × 0,05 g[1] 3 × 4,5 g 1 × 0.4 g | 7–10 Tage |
| Intraabdominelle Mykose | *Candida* spp. | Anidulafungin[2] Caspofungin[2] Micafungin Fluconazol[2] Voriconazol[2] liposomales Amphotericin B | 1 × 0,1 g[2] 1 × 0,05 g[2] 1 × 0,1 g 1 × 0,4-0,8 g[2] 2 × 0,2 g[2] 1–3 mg/kg KG | ≥ 14 Tage |

[1]Aufladungsdosis erforderlich, keine Monotherapie im septischen Schock
[2]Aufladungsdosis erforderlich

**Tab. 7** Kalkulierte Antibiotika-Therapie bei intraabdomineller Infektion mit Verdacht auf multiresistente Erreger. (Nach Empfehlungen der Paul-Ehrlich-Gesellschaft für Chemotherapie e.V. (PEG))

| Erreger | Antibiotikum |
|---|---|
| MRSA | Tigecyclin |
|  | Linezolid+ |
|  | Vancomycin+ |
| VRE | Tigecyclin |
|  | Linezolid+ |
| ESBL-Bildner (*E. coli, Klebsiella* spp.) | Tigecyclin |
|  | Ceftolozan/Tazobactam |
|  | Ceftazidim/Avibactam |
|  | Imipenem |
|  | Meropenem |
|  | Ertapenem |
|  | Fosfomycin (keine Monotherapie) |
| *Acinetobacter* spp. | Colistin |
|  | Tigecyclin |
|  | Sulbactam |
| Carbapenem-resistente Enterobacteriaceae | Tigecyclin |
|  | Colistin |
|  | Ceftazidim/Avibactam |
|  | Meropenem (Hochdosis) |
| *Pseudomonas* spp. | Imipenem, Meropenem |
|  | Piperacillin/Tazobactam |
|  | Cefepim |
|  | Gentamicin, Amikacin[1] |
|  | Ciprofloxacin[2], Levofloxacin[2] |
|  | Ceftolozan/Tazobactam |
|  | Ceftazidim/Avibactam |

MRSA: Methicillin resistenter S. aureus
VRE: Vancomycin-resistenter E. faecium bzw. E. faecalis
ESBL: Extended-Spektrum Beta-Lactamase-bildende Spezies
+ Kombination mit Antibiotikum zur Erfassung gramnegativer und anaerober Spezies erforderlich
[1]keine Monotherapie
[2]Einsatz nur sinnvoll bei lokalen Empfindlichkeitsraten > 90 %

auch ein temporärer kompletter Therapieverzicht bis zum Erhalt neuer, spezifischer Befunde angezeigt sein.

## 5.2 Anatomische Therapie (Hartl und Kuppinger 2015; Bartels 2009; Strobel et al. 2011)

### 5.2.1 Nicht-invasive Therapie

Domaine der nicht-invasiven Therapie ist die primäre Peritonitis. Auch spezifische chirurgische Krankheitsbilder wie die akute Appendizitis im Erwachsenenalter bzw. die Ulkusperforation können konservativ behandelt werden, falls lokale Komplikationen (Abszess, freie Flüssigkeit), ein Organversagen, und eine (speziell immunsuppressive) Komorbidität fehlen.

### 5.2.2 Interventionelle Therapie

Domaine der interventionellen Therapie ist der isolierte umschriebene intraabdominelle Abszess. Wenn anatomische Defekte therapiert werden müssen oder wenn eine entsprechende Drainage nicht möglich ist (z. B. aufgrund vieler kleiner Abszesse) oder anatomisch nicht durchführbar ist (z. B. darüberliegender Darm), dann besteht eine Kontraindikation für ein perkutanes Verfahren.

### 5.2.3 Chirurgische Therapie in der Akutphase

Fokussanierung („source control") ist seit Jahrtausenden ein etabliertes chirurgisches Prinzip („ubi pus, ibi evacua"), für das aufgrund der Effektstärke keine Beweisführung im Sinne der evidenzbasierten Medizin nötig ist (vergleichbar dem Fallschirm beim Sprung aus dem Flugzeug). Neuere Studien suggerieren jedoch, dass in vielen Fällen eine Antibiotikatherapie eine Operation zunächst vermeiden kann, jedoch – im Gegensatz zum operativen Vorgehen – oft nicht definitiv, und dann mit der Gefahr eines Rezidivs und dem Risiko des Entstehens einer jetzt schweren, und dann auch lebensbedrohlichen Infektion. Somit bleibt bis heute die Indikation zur Operation bestehen, wenn keine interventionellen Therapieoptionen bestehen, und wenn anatomisch auf diesem Weg eine Sanierbarkeit möglich erscheint. Die Antibiotikatherapie kann keine generelle Alternative zur chirurgischen Fokussanierung darstellen. Fast 90 % aller intraabdominellen Infektionen bedürfen primär einer chirurgischen Herdsanierung.

Eine laparoskopische Fokussanierung ist Standard bei der unkomplizierten Cholezystitis und Appendizitis, kann befundabhängig aber auch bei perforiertem Magenulkus oder perforierter Sigmadivertikulitis erfolgen. Ist die Fokuslokalisation unklar, und bestehen keine massiven morphologischen entzündlichen Veränderungen in der Bildgebung, dann kann primär eine explorative Laparoskopie durchgeführt werden und das weitere Vorgehen dann abhängig vom Befund erfolgen. Eckpfeiler bei der Therapie der diffusen Peritonitis (speziell bei Hohlorganperforation) ist jedoch weiterhin die Laparotomie (Sablotzki et al. 2011; Sartelli et al. 2013).

Operatives Ziel bei der Behandlung der Peritonitis ist die Behebung der vorhandenen und Verhinderung einer weiteren Kontamination der Bauchhöhle. Die möglichst definitive Sanierung der Infektquelle durch eine möglichst umschriebene Operation steht dabei im Vordergrund. Die Lokalisation und Art des entzündlichen Fokus bestimmt die Wahl des chirurgischen Verfahrens. Auch hier gilt, dass die chirurgische Therapie umso aggressiver (bzw. sicherer) sein muss, je ausgeprägter das Risikoprofil des Patienten ist.

Speziell bei Perforationen kommt in Abhängigkeit vom Krankheitsschweregrad (Ausmaß der Komorbidität, des intraabdominellen Lokalbefundes und des Organversagens) ein Stufenschema zur Anwendung: a) Übernähung des Lecks oder Resektion des betroffenen Darmabschnittes mit Anlage einer Anastomose, b) wie bei a), jedoch zusätzlich Anlage eines vorgeschalteten doppelläufigen Anus präter, c) Diskontinuitäts – Resektion (Anlage eines endständigen Stomas mit Blindverschluss des distalen Darmendes, sog. Operation nach Hartmann), d) optimale parafokale Drainageanlage mit dem Ziel einer Fistelbildung. Bei Anastomosen-Insuffizienzen existieren ähnliche Eskalationsstrategien.

Bei gleichzeitiger diffuser Infektion sind vier zusätzliche Maßnahmen intraoperativ erforderlich. Dazu gehört a) die ausgiebige Spülung der Bauchhöhle mit dem Ziel, die Bauchhöhle von makroskopischen Rückständen des Kontaminats (Stuhl, Mageninhalt, Eiter, Galle etc.) und des entzündlichen Exsudats zu reinigen, und gleichzeitig eine Keimverdünnung herbeizuführen. Der Nutzen von antimikrobiellen Zusätzen ist dabei umstritten. Ferner sollte b) ein ausreichendes Debridement bzw. Nekrosektomie von abgestorbenem, infiziertem Gewebe (mesenteriales oder retroperitoneales Fettgewebe) erfolgen. Darüber hinaus müssen c) ableitende Drainagen (z. B. Easy-Flow-Drainagen) eingelegt werden, die speziell nach Anastomosenanlagen/Übernähungen auch das frühzeitige Erkennen von Insuffizienzen ermöglichen. Bei den chirurgisch nur sehr schwierig zu beherrschenden Leckagen an den Gallengängen bzw. am Pankreas sollte – unter der Voraussetzung einer genauen Platzierung dieser Drainagen – eine kontinuierliche intraabdominelle Dauerspülung erfolgen (mit dem Ziel einer kontinuierlichen Keim- und Enzymverdünnung). Bei der Anwendung derartiger Spülbehandlungen sind eine Reihe von Grundsätzen zu beachten:

- Bei frischen Anastomosen/Übernähungen von Insuffizienzen sind Spülbehandlungen kontraindiziert, da sie die Verklebung im Wundbereich und damit die Abheilung behindern.
- Vor Beginn der Spülung ist durch das sequenzielle manuelle Anspülen aller Drainage mit jeweils etwa 50 cc zu prüfen, über welche Drainagen die instillierte Flüssigkeit am effektivsten abgeleitet wird (promptes Erscheinen der über eine Drainage instillierten Flüssigkeit in einer (oder mehreren) anderen Drainagen. Entsprechend dieser Ablauf-Effizienz werden zuführende und ableitende Drainagen festgelegt.
- Bei korrekt platzierten Drainagen sollten so viele wie möglich an der Spülung teilnehmen (viele Zuläufe, ein Ablauf)
- Als Einstiegsmenge sollte eine Flüssigkeitszufuhr von etwa 200 cc pro Stunde und Drainage gewählt werden.
- Die genaue 8-stündige Dokumentation der Spülbilanz (Einfuhr minus Ausfuhr) ist unerlässlich, um eine „Nachlassen" der Spülung rechtzeitig zu erkennen, und um bei positiver Spülbilanz die Ausbildung von Flüssigkeits-Verhalten zu verhindern. Bei einer negativen Spülbilanz kann die Flüssigkeitszufuhr auf bis zu 500 cc pro Stunde und Drainage gesteigert werden.
- Die Menge der gesamten, über einen definierten Zeitraum zugeführten Spülflüssigkeit sollte immer etwa 10 % unter der Menge der über den gleichen Zeitraum abgeleiteten Flüssigkeit liegen.
- Liegt die Menge der abgeleiteten Flüssigkeit unter 50 cc pro Stunde und Drainage, so sollte diese Drainage aus dem Spülkreislauf genommen werden (oder die Spülung ganz terminiert werden). Im Anschluss sollte der Wechsel auf eine Drainage-bezogene manuelle Intervall-Spültherapie erfolgen. Dazu muss geprüft werden, welche Flüssigkeitsmenge nach manueller Instillation von 30 cc über eine Drainage sofort wieder über die gleiche Drainage aspiriert werden kann. Die genaue Menge der im Verlauf zu applizierenden Flüssigkeitsmenge richtet sich dann nach der Menge der zu aspirierenden Flüssigkeit. Die

manuelle Intervall-Spültherapie sollte drei Mal täglich mit jeweils fünf Aspirations-Zyklen durchgeführt werden, und sollte bei Aspirations-Volumina < 10 ml terminiert werden.
- Bei mehrfach dokumentierter Keimfreiheit oder fehlendem Nachweis von Pankreas-Sekret bzw. Bilirubin in der abgeleiteten Flüssigkeit wird die Spültherapie beendet.
- Werden Infektionen durch Mikroorganismen behandelt, die zur Biofilmbildung neigen (Pseudomonas), so sollte bei Infektpersistenz alle 2–3 Wochen ein perkutaner Drainagewechsel erfolgen. Dieser sollte idealerweise durch den Operateur unter Verwendung spezieller Katheter (Tiemann-Katheter) erfolgen, die – zeitlich in engem Abstand zur Ziehen der alten Drainage – ohne Narkose stumpf über den alten Drainage-Kanal an den Zielort der Spülung eingebracht werden können.

Bestehen Hinweise für ein abdominelles Kompartmentsyndrom, so sollte schließlich d) eine Dekompression („open abdomen") durchgeführt werden. Das Abdomen sollte dabei jedoch immer verschlossen werden (Implantation eines resorbierbaren Kunststoffnetzes).

Am Ende des Eingriffs muss vom Operateur das weitere Vorgehen im Hinblick auf die chirurgische Therapie festgelegt werden. In Abhängigkeit vom intraoperativen Befund und vom Risikoprofil des Patienten stehen dabei zwei Konzepte zur Auswahl: a) die geplante Revision nach zwei bis drei Tagen, oder b) die Revision „on demand". Eine geplante Relaparotomie kommt in der Regel nur bei hohem Risikopotenzial (Leberzirrhose, pharmakologische Immunsuppression, Pilzperitonitis) und/oder ausgeprägtem intraabdominellen Befund (stuhlige 4-Quadrantenperitonitis, inkomplette Nekrosektomie) zur Anwendung. Dabei müssen jedoch die Vorteile der programmierten Peritoneal-Lavage (wirksamere Infektkontrolle) gegen die möglichen Nachteile (erneutes operatives Trauma mit Entwicklung einer zusätzlichen inflammatorischen Reaktion, erneutes Blutungsrisiko, erneute Gefahr einer Organverletzung) abgewogen werden. Eine geplante Revision beinhaltet auch eine erhöhte Wahrscheinlichkeit für Dünndarmfisteln und für entzündliche Defekte der Bauchdecken. In letzterem Fall gelingt der sekundäre Verschluss nicht immer, und es werden zum Teil komplizierte Rekonstruktionen nötig.

Das Konzept der „on demand" Relaparotomie setzt wiederum eine enge Kommunikation zwischen dem Operateur und dem Intensivmediziner voraus, da die Entwicklung der Organfunktionen und der systemischen Infektparameter (bei gleichzeitigem Ausschluss anderer Foci) maßgeblich für die Indikationsstellung ist. Der bedeutendste nicht-chirurgische Faktor ist dabei der Schweregrad des Organversagens im zeitlichen Verlauf (fehlende Besserung oder Verschlechterung). Eine durch den Primäreingriff wahrscheinliche Fokuskontrolle und eine adäquate antimikrobielle Therapie schließen einen Revisionseingriff nie aus. Bei umstrittener Indikation sollte eine hoch empfindliche Bildgebung (multi slice Abdomen-CT) erfolgen. Falls CT-morphologisch und klinisch (körperliche Untersuchung) kein relevanter abdomineller Befund zu erheben ist, und falls sich der Patient bei mutmaßlich adäquater antibiotischer Therapie klinisch verschlechtert, dann sollte zuerst eine andere Infektionsquelle ausgeschlossen werden, bevor die Indikation zu einem Re-Eingriff gestellt wird.

### 5.2.4 Chirurgische Therapie in der chronischen Phase

In der chronischen Phase (tertiäre Peritonitis), also jenseits einer Zeitspanne von etwa 14 Tagen nach dem Initialeingriff, sind Relaparotomien in der Regel nicht mehr indiziert (außer bei eindeutigen, anatomisch fassbaren Pathologien wie z. B. erneuten Leckage g). In dieser Phase behindern fast immer intraabdominelle Verwachsungen/Verklebungen ein effektives operatives Vorgehen. Es ist dabei Aufgabe des Operateurs, festzulegen, ab wann weitere operative Maßnahmen aufgrund der anatomischen Situation nicht mehr sinnvoll sind. Der therapeutische Schwerpunkt liegt in solchen Situationen dann eher auf der interventionellen Therapie (z. B. CT gesteuerte, gezielte Drainageanlage bei umschriebenem Fokus), ev. in Verbindung mit einer intraabdominellen Dauerspülung.

Die Effizienz der chirurgischen Therapie ist eine zentrale Determinante der Letalität (Rüttinger et al. 2012). Eine unzulängliche Fokuskontrolle zur Zeit der initialen Operation erhöht – auch bei adäquater antimikrobieller Therapie und Organunterstützung – die Letalität bereits signifikant. Nachdem die Diagnose einer intraabdominellen Infektion gestellt wurde, sollte somit jede Anstrengung unternommen werden, um eine Herdkontrolle möglichst frühzeitig zu erreichen. Werden bei Patienten mit Peritonitis-induziertem Organversagen weitere Revisionseingriffe nötig (und verlängert sich dadurch die Dauer der entzündlichen Erkrankung), so steigt die Letalität mit jedem weiteren Eingriff deutlich an (Abb. 3). Nach im Mittel etwa drei Wochen nach Therapiebeginn wird dann jedoch ein Plateau hinsichtlich des Risikos, an der Peritonitis zu sterben, erreicht. Eine chirurgisch nahezu infauste Situation ist schließlich etwa acht Wochen nach Therapiebeginn zu beobachten, wobei dann – falls weitere Maßnahmen nötig werden sollten – mit einem weiteren deutlichen Anstieg der Letalität zu rechnen ist. Somit sollten spätestens ab diesem Zeitpunkt Überlegungen bezüglich der Sinnhaftigkeit weiterer chirurgischer Maßnahmen einsetzen. Besteht gleichzeitig weiter ein intensivpflichtiges septisches Multiorganversagen, so sollte zusätzlich die Gesamtprognose des Patienten evaluiert und ein Fortführen der supportiven Therapie überdacht werden.

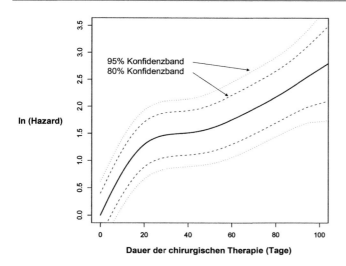

**Abb. 3** Sterberisiko (Hazard) intensivpflichtiger Peritonitis-Patienten in Abhängigkeit von der Dauer der chirurgischen Therapie. Vergleichskollektiv sind Patienten ohne Revisionseingriffe. Die X-Achse gibt die Summe der Tage an, die zwischen dem Ersteingriff und der letzten chirurgischen Revision vergangen sind. Das Sterberisiko bezieht sich auf den Zeitraum nach dem letzten Revisionseingriff

## 6 Prognose und Verlauf

### 6.1 Überleben

Intraabdominelle Infektionen können bei etwa 10 % der Patienten durch ein Organversagen kompliziert werden, bei der Sonderform der sekundären Peritonitis ist der Prozentsatz höher (30 % der Fälle entwickeln eine intensivpflichtige Multiorgandysfunktion). Diese Patienten benötigen in der Regel eine intensivmedizinische Therapie, um das Überleben zu sichern. Bei Patienten mit sekundärer (durch Perforation eines Hohlorgans) erworbener Peritonitis besteht eine durchschnittliche Sterblichkeit von etwa 30 %, falls gleichzeitig eine ausgeprägte Organdysfunktion vorliegt. Eine Vielzahl prognostischer Determinanten führt jedoch zu einer ausgeprägten Variation bei der Letalität, die zwischen 0 und 100 % liegen kann) (Sartelli et al. 2014).

Kommt es speziell auf der Basis einer nosokomialen Peritonitis zu einem Organversagen, so ist die Prognose besonders schlecht (30-Tages-Sterblichkeit etwa 40 %, kumulative 120-Tages-Sterblichkeit nach der Aufnahme auf die Intensivstation etwa 70 %, kumulative 1-Jahres-Sterblichkeit nach der Aufnahme auf die Intensivstation etwa 80 %). Von den Patienten, die mehr als vier Monate überleben, versterben in den nächsten 8 Monaten (in der Regel nach Verlegung aus der Intensivstation bzw. nach Entlassung aus der primär therapierenden Institution) immer noch 15–20 % (Rüttinger et al. 2012).

Die allgemeine Prognose von Patienten mit intensivpflichtiger Peritonitis hängt – neben der Effizienz der chirurgischen und antimikrobiellen Therapie – ganz zentral von fünf weiteren Variablen ab: der anatomischen Region in der die Peritonitis entstanden ist, dem Ort an dem die Peritonitis erworben wurde, dem Alter, der Grunderkrankung (speziell malignes bzw. nicht-malignes Grundleiden), und dem Ausmaß der Organfunktionsstörungen in der Akutphase (Apache II Score). So ist im Vergleich zu anderen Lokalisationen die Sterblichkeit einer Peritonitis dann am niedrigsten, wenn sie auf der Basis einer Appendizitis entsteht, und am höchsten, wenn eine Pankreatitis der Auslöser ist. Erleiden nichtchirurgische Patienten, die wegen einer extraabdominellen Erkrankung in Behandlung sind, eine nosokomiale Peritonitis, so bedeutet dies eine besonders schlechte Prognose.

Eine prognostische Besonderheit findet sich bei Patienten mit ambulant erworbener Peritonitis, die einer Intensivtherapie bedürfen. Hier findet sich im Vergleich zu Patienten mit nosokomialer Peritonitis eine signifikant schlechtere Akutprognose. Patienten mit ambulant erworbener Peritonitis, bei denen ein schweres intensivpflichtiges Organversagen auftritt, repräsentieren wahrscheinlich eine spezielle Untergruppe (negative Selektion), die besondere Risikofaktoren aufweist (Rüttinger et al. 2012).

### 6.2 Lebensqualität

Nach erfolgreicher, jedoch prolongierter Therapie einer schweren intensivpflichtigen Peritonitis ist sehr oft mit einer dauerhaften Einschränkung der Lebensqualität zu rechnen (Rousseau et al. 2021; Rengel et al. 2019; Iwashyna et al. 2010; Herridge et al. 2011). Dies betrifft speziell ältere Patienten, die bereits vor Krankheitsbeginn körperliche sowie kognitive Defizite aufweisen, und die nach Sanierung der Infektion in der Regel nicht mehr ihren präoperativen Allgemeinzustand erreichen. So erhöht sich die Prävalenz schwerer kognitiver Störungen im Langzeitverlauf um das dreifache. Auch hinsichtlich der körperlichen Leistungsfähigkeit sind pro Jahr zunehmend neue Einschränkungen des täglichen Lebens zu erwarten. Auch nach 5 Jahren zeigt sich dabei noch eine Limitierung der körperlichen Leistungsfähigkeit (z. B. etwa auf 75 % der Norm in Bezug auf eine standardisierte Gehstrecke).

Eine Normalisierung aller körperlichen Funktionen ist nach protrahierter schwerer Sepsis auf der Basis einer Peritonitis praktisch bei keinem Patienten festzustellen. Als Ursache dieser Veränderungen sind zwei Pathomechanismen zu diskutieren: Im Hinblick auf die körperlichen Limitierungen steht ganz wesentlich die Critical Illness Polyneuropathie im Vordergrund. Letztere ist wird durch systemische inflammatorische Prozesse ausgelöst und führt bei einem Großteil der Patienten – auch lange nach überstandener schwerer Sepsis – zu permanenten körperlichen Einschränkungen auf der Basis eines persistierend geschädigten peripheren Nervensystems bzw. muskuloskelettalen Systems. Die parallel dazu vermehrte Inzidenz kognitiver Einschränkungen kann sehr wahrscheinlich ebenfalls durch den inflammatorischen Prozess erklärt werden. So werden heute informatorische Mechanismen bei der Pathogenese der vaskulären Demenz bzw. des Morbus Alzheimer diskutiert. Auch sepsisassoziierte delirante Zustände spielen dabei eine Rolle.

## Literatur

Bartels H (2009) [Special aspects of postoperative complications following visceral surgery]. Chirurg 80(9):780–789

Bassetti M, Garnacho-Montero J, Calandra T, Kullberg B, Dimopoulos G, Azoulay E, Chakrabarti A, Kett D, Leon C, Ostrosky-Zeichner L, Sanguinetti M, Timsit JF, Richardson MD, Shorr A, Cornely OA (2017) Intensive care medicine research agenda on invasive fungal infection in critically ill patients. Intensive Care Med 43(9):1225–1238

Bui MT, Rohde AM, Schwab F, Märtin N, Kipnis M, Boldt AC, Behnke M, Denkel LA, Kola A, Zweigner J, Gastmeier P, Wiese-Posselt M (2021) Prevalence and risk factors of colonisation with vancomycin-resistant Enterococci faecium upon admission to Germany's largest university hospital. GMS Hyg Infect Control 16:Doc06. https://doi.org/10.3205/dgkh000377

Calandra T, Cohen J (2005) The international sepsis forum consensus conference on definitions of infection in the intensive care unit. Crit Care Med 33:1538–1548

Diener M, Büchler MW (2017) Infektionen in der Viszeralchirurgie. Chirurg 88:367–368

Hamprecht A, Rohde AM, Behnke M, Feihl S, Gastmeier P, Gebhardt F, Kern WV, Knobloch JK, Mischnik A, Obermann B, Querbach C, Peter S, Schneider C, Schröder W, Schwab F, Tacconelli E, Wiese-Posselt M, Wille T, Willmann M, Seifert H, Zweigner J, DZIF-ATHOS Study Group (2016) Colonization with third-generation cephalosporin-resistant Enterobacteriaceae on hospital admission: prevalence and risk factors. J Antimicrob Chemother 71(10):2957–2963

Hartl WH, Kuppinger D (2015) Postoperative Anastomoseninsuffizienz – Ursachen, Prophylaxe, Diagnostik und Therapie. In: Rentsch M, Khandoga A, Angele M, Werner J (Hrsg) Komplikationsmanagement in der Chirurgie. Springer, Berlin/Heidelberg, S 329–338

Hartl WH, Kuppinger D, Vilsmaier M (2011) Sekundäre Peritonitis. Zentralbl Chir 136:11–17

Herridge MS, Tansey CM, Matté A, Tomlinson G, Diaz-Granados N, Cooper A, Guest CB, Mazer CD, Mehta S, Stewart TE, Kudlow P, Cook D, Slutsky AS, Cheung AM, Canadian Critical Care Trials Group (2011) Functional disability 5 years after acute respiratory distress syndrome. N Engl J Med 364:1293–1304

Iwashyna TJ, Ely EW, Smith DM, Langa KM (2010) Long-term cognitive impairment and functional disability among survivors of severe sepsis. JAMA 304:1787–1794

Kaase M, Schimanski S, Schiller R, Beyreiß B, Thürmer A, Steinmann J, Kempf VA, Hess C, Sobottka I, Fenner I, Ziesing S, Burckhardt I, von Müller L, Hamprecht A, Tammer I, Wantia N, Becker K, Holzmann T, Furitsch M, Volmer G, Gatermann SG (2016) Multicentre investigation of carbapenemase-producing Escherichia coli and Klebsiella pneumoniae in German hospitals. Int J Med Microbiol 306(6):415–420

Knaebel HP, Seiler MS, Weigand MA, Büchler MW (2005) Chirurgische Therapie der Peritonitis. Intensivmedizin up2date 1:165–177

Kramer A, Pochhammer J, Walger P, Seifert U, Ruhnke M, Harnoss JC (2017) Erregerspektrum postoperativer Komplikationen in der Viszeralchirurgie: Das Problem der Multiresistenz. Chirurg 88(5):369–376

Paul-Ehrlich-Gesellschaft für Chemotherapie. Kalkulierte parenterale Initialtherapie bakterieller Erkrankungen bei Erwachsenen – Update 2018, Kap. 7: Intraabdominelle Infektionen. https://www.awmf.org/uploads/tx_szleitlinien/082-006l_S2k_Parenterale_Antibiotika_2019-08.pdf. Zugegriffen am 13.09.2022

Pieracci FM, Barie PS (2007) Management of severe sepsis of abdominal origin. Scand J Surg 96:184–196

Rengel KF, Hayhurst CJ, Pandharipande PP, Hughes CG (2019) Long-term cognitive and functional impairments after critical illness. Anesth Analg 128(4):772–780

Rousseau AF, Prescott HC, Brett SJ, Weiss B, Azoulay E, Creteur J, Latronico N, Hough CL, Weber-Carstens S, Vincent JL, Preiser JC (2021) Long-term outcomes after critical illness: recent insights. Crit Care 25(1):108

Rüttinger D, Kuppinger D, Hölzwimmer M, Zander S, Vilsmaier M, Küchenhoff H, Jauch KW, Hartl WH (2012) Acute prognosis of critically ill patients with secondary peritonitis: the impact of the number of surgical revisions, and of the duration of surgical therapy. Am J Surg 204:28–36

Sablotzki A, Fuchs M, Gille J et al (2011) Therapie der posttraumatischen abdominellen Sepsis. Intensivmed Notfallmed 48:199–206

Sartelli M, Viale P, Catena F, Ansaloni L, Moore E et al (2013) 2013 WSES guidelines for management of intra-abdominal infections. World J Emerg Surg. 8(1):3

Sartelli M, Catena F, Ansaloni L, Coccolini F, Corbella D, Moore EE (2014) Complicated intra-abdominal infections worldwide: the definitive data of the CIAOW Study. World J Emerg Surg 9:37

Stocker F, Reim D, Hartmann D, Novotny A, Friess H (2020) Klinische Manifestationen und therapeutische Implikationen der Peritonitis. Ther Umsch 77(4):171–176

Strobel O, Werner J, Büchler MW (2011) Chirurgische Therapie der Peritonitis. Chirurg 82:242–248

Welsch T, von Frankenberg M, Schmidt J, Büchler MW (2011) [Diagnosis and definition of anastomotic leakage from the surgeon's perspective]. Chirurg 82:48–55

# Intensivtherapie bei akuter Pankreatitis

Stephanie-Susanne Stecher, Georg Beyer, Sofía Antón, Ali Alexander Aghdassi, Jonas Adrian Scheiber, Markus M. Lerch und Julia Mayerle

## Inhalt

| | | |
|---|---|---|
| 1 | Prädiktive Faktoren für den Verlauf der akuten Pankreatitis | 1122 |
| 2 | Volumen- und Elektrolytsubstitution | 1123 |
| 3 | Abdominelles Kompartment Syndrom | 1125 |
| 4 | Nahrungskarenz oder enterale Ernährung | 1125 |
| 4.1 | Magensonde oder orale Kost | 1127 |
| 5 | Analgetikatherapie | 1127 |
| 6 | Behandlung mit Antibiotika und Probiotika | 1127 |
| 7 | Endoskopische Papillotomie | 1128 |
| 8 | Cholezystektomie bei biliärer Pankreatitis | 1129 |
| 8.1 | Endoskopisches und operatives Vorgehen bei nekrotisierender Pankreatitis | 1129 |
| | Literatur | 1130 |

Die akute Pankreatitis (AP) ist die häufigste entzündliche Erkrankung aus dem gastroenterologischen Formenkreis, die zu einer stationären Aufnahme führt. Die Inzidenz der Neuerkrankungen einer akuten Pankreatitis liegt bei 10–46/100.000 Einwohner. In deutschen Krankenhäusern wurden im Jahr 2019 über 74.000 Fälle mit akuter Pankreatitis behandelt (Statistisches Bundesamt); damit ist die Anzahl der Erkrankungsfälle seit 2008 um mehr als 45 % gestiegen.

Die akute Pankreatitis ist pathophysiologisch definiert als eine primär sterile Entzündung der Bauchspeicheldrüse, gekennzeichnet durch eine unphysiologische Enzymaktivierung, die zu einer Entzündungsreaktion mit Ödem, Gefäßschädigung und Zelluntergang führt.

Die Diagnose einer AP kann gestellt werden, wenn mindestens zwei der folgenden drei Kriterien vorliegen: Typische Abdominalschmerzen (akut beginnende, anhaltende Oberbauchschmerzen, oft mit gürtelförmiger Ausstrahlung in den Rücken), Erhöhung der Serum-Lipase auf mindestens das dreifache der oberen Norm sowie charakteristische bildmorphologische Befunde.

Die häufigsten Ursachen der Pankreatitis sind eine Choledocholithiasis oder ein Alkoholabusus.

Im klinischen Verlauf lassen sich für die akute Pankreatitis zwei Formen unterscheiden, deren Auftreten unabhängig von der Ätiologie der Erkrankung ist:

S.-S. Stecher · G. Beyer · S. Antón
Medizinische Klinik und Poliklinik II, Klinikum der LMU München, München, Deutschland
E-Mail: StephanieSusanne.Stecher@med.uni-muenchen.de; georg.beyer@med.uni-muenchen.de; Sofia.Anton@med.uni-muenchen.de

A. A. Aghdassi · J. A. Scheiber
Klinik und Poliklinik für Innere Medizin A, Universitätsmedizin Greifswald, Greifswald, Deutschland
E-Mail: ali.aghdassi@med.uni-greifswald.de; jonas.scheiber@med.uni-greifswald.de

M. M. Lerch
Medizinische Fakultät, Ludwig-Maximilians-Universität München, München, Deutschland
E-Mail: markus.lerch@med.uni-muenchen.de

J. Mayerle (✉)
Klinik und Poliklinik für Innere Medizin II, LMU Klinikum, München, Deutschland

Medizinische Klinik II, Klinikum der Universitaet Muenchen-Großhadern, München, Deutschland
E-Mail: julia.mayerle@med.uni-muenchen.de

- die akute interstitiell-ödematöse Pankreatitis (75–85 %) mit einer Letalität unter 1 % und
- die akute hämorrhagisch-nekrotisierende Pankreatitis (15–25 %) mit einer Letalität zwischen 10 und 24 %.

Beide Verlaufsformen können entweder zu einer Restitutio ad integrum führen oder in einer Defektheilung enden.

Um eine adäquate Therapie der akuten Pankreatitis zu gewährleisten, ist es notwendig, Patienten stationär zu betreuen. Häufige Verlaufskontrollen des klinischen Befundes, der laborchemischen Verlaufsparameter sowie der bildgebenden Befunde machen ein ambulantes Patientenmanagement nahezu unmöglich.

Abb. 1 stellt die Stadien und Komplikationen der akuten Pankreatitis im Überblick dar.

## 1 Prädiktive Faktoren für den Verlauf der akuten Pankreatitis

▶ Cave Zum Zeitpunkt der Aufnahme ins Krankenhaus ist es schwierig, zwischen der Mehrzahl der Patienten mit leichtem und unkompliziertem Verlauf (etwa 80 %) und denjenigen Patienten mit einem schweren, durch zahlreiche Organkomplikationen belasteten Verlauf (etwa 20 %) zu unterscheiden.

Ex post kann der Schweregrad nach der revidierten Atlantaklassifikation eingeteilt werden, die auch in deutschsprachiger Terminologie vorliegt (Banks et al. 2013; Schreyer et al. 2021) (Tab. 1).

Sowohl Risikofaktoren (Alter, Komorbidität) als auch klinische (SIRS-Kriterien) und laborchemische Parameter erhoben bei Aufnahme und nach 48 Stunden sollten zur Vorhersage des Schweregrades herangezogen werden. Hieraus können prognostische Scores abgeleitet werden.

Ein SIRS bei Aufnahme deutet mit einer Sensitivität 85 – 100 % auf einen schweren Verlauf hin. Bei einem SIRS > 48 h liegt die Genauigkeit der Vorhersage bei 73–100 % für einen schweren Verlauf. Sollte kein SIRS bei Aufnahme vorliegen, liegt der negativ prädiktive Wert für einen schweren Verlauf bei 98 – 100 %. Der Verlauf von Kreatinin, Harnstoff und CRP sind ähnlich prädiktiv wie komplizierte Scores.

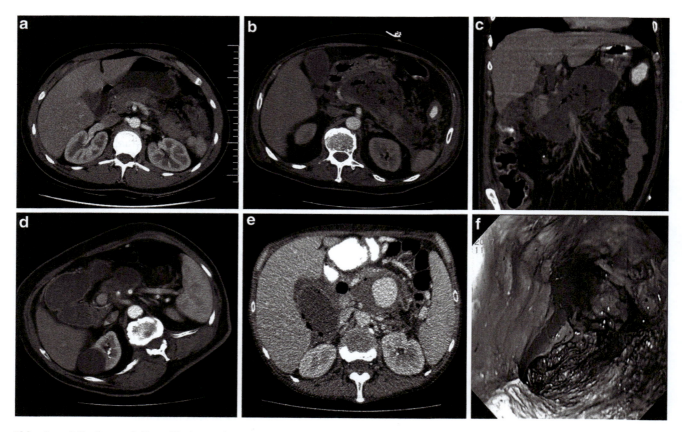

**Abb. 1** a–f Stadien und Komplikationen der akuten Pankreatitis: **a** Milde ödematöse Pankreatitis alkoholtoxischer Genese. **b** und **c** Nekrotisierende Pankreatitis mit Superinfektion. **d** Nekrotisierende Pankreatitis mit Ausbildung einer Pseudozyste. **e** Nekrotisierende Pankreatitis mit Ausbildung eines Pseudoaneurysmas sowie nekrotisierender Cholezystitis und Hämobilie. **f** Endoskopischer Blick in die Nekrosehöhle im Rahmen einer transgastrischen Nekrosektomie

**Tab. 1** revidierte Atlantaklassifikation mit Hinweis auf die prognostizierte Letalität

| Rev. Atlanta Klassifikation | Mild | Moderat | Schwer |
|---|---|---|---|
| Organversagen (OV) | Nein | transientes (<48 h) OV und/oder | persistierendes (>48 h) OV |
| Lokale oder systemische Komplikationen | Nein | vorhanden | typischerweise vorhanden |
| Letalität (%) | 0,1 | 2,1 | 52,2 |

*Hämatokrit*

Ein Aufnahmehämatokrit von > 44 % oder ein fehlender Abfall des Hämatokritwertes in den ersten 24 h der Therapie sagen in einer Studie mit einer Sicherheit von 96 % eine nekrotisierende Pankreatitis und mit einer Sicherheit von 97 % ein Organversagen voraus (Brown et al. 2000). In einer deutschen Kontrollstudie korreliert ein hoher Hämatokrit weniger gut mit dem klinischen Verlauf, aber ein normaler Hämatokrit hat einen hohen negativen prädiktiven Wert für das Auftreten einer Pankreasnekrose (Lankisch et al. 2001). Eine Studie von Gan und Romagnuolo bestätigte sowohl den hohen prognostischen Vorhersagewert eines um 5 % erhöhten Hämatokrits als auch eine fehlende Korrelation zum Verlauf der sequenziellen Bestimmung des Hämatokritwertes 24 h nach Therapiebeginn (Gan und Romagnuolo 2004).

Der erhöhte Hämatokrit ist Ausdruck der Hämokonzentration bei großem Flüssigkeitsverlust ins Retroperitoneum und in die Bauchhöhle und zeigt den Bedarf für eine sofortige adäquate Flüssigkeitssubstitution an (Brown et al. 2000).

Untenstehender Algorithmus kann bei der Einschätzung des Schweregrades helfen (Abb. 2):

> Wenn klinisch oder laborchemisch Unklarheit besteht, ob die Erkrankung bei einem Patienten einen leichten oder einen komplizierten Verlauf nimmt, sollte die Indikation zur Verlegung auf eine Intensivstation großzügig gestellt werden.

## 2 Volumen- und Elektrolytsubstitution

▶ **Cave** Die entscheidende therapeutische Maßnahme bei der Behandlung der akuten Pankreatitis (und ebenso der häufigste Behandlungsfehler, wenn sie nicht erfolgt) ist die ausreichende Substitution des Flüssigkeitsverlustes.

In einer japanischen retrospektiven Analyse konnte gezeigt werden, dass die Mortalität einer Patientengruppe mit akuter Pankreatitis 61,2 % betrug, wenn weniger als 3,5 l Flüssigkeit in den ersten 24 h des Krankenhausaufenthaltes infundiert wurden (Hirota et al. 2010; Gardner et al. 2009). Das akute prärenale Nierenversagen innerhalb der ersten 48 h nach Aufnahme in ein Krankenhaus korreliert mit einer erhöhten Mortalität. Jeder Anstieg des Serumharnstoffes um 5 mg/dl erhöht die Mortalität um einen Faktor von 2,2 (Wu et al. 2009a, b). Allerdings führt die exzessive Gabe von Flüssigkeit zu lokalen Komplikationen und respiratorischem Globalversagen.

Im Rahmen der akuten Pankreatitis entwickelt sich eine Nekrose innerhalb von 48 h. Der Frage, ob eine rasche Flüssigkeitssubstitution die Entstehung einer Nekrose verhindert, sind Brown und Kollegen nachgegangen. Sie konnten zeigen, dass auch eine frühzeitige adäquate Flüssigkeitssubstitution die Ausbildung einer Nekrose nicht verhindern kann (Brown et al. 2002; Tab. 2).

Um ein Regime für die adäquate Flüssigkeitssubstitution zu etablieren, wurden 2 Schemata der Flüssigkeitssubstitution und deren Einfluss auf den klinischen Verlauf in einer prospektiv randomisierten Studie an Patienten mit schwerer akuter Pankreatitis (APACHE-II-Score > 14) verglichen. Die eine Gruppe erhielt 10–15 ml/kg/h bis zum Ausgleich des Flüssigkeitsdefizits, gemessen am Erreichen von 2 oder mehr der folgenden Kriterien: Herzfrequenz < 120/min, mittlerer arterieller Druck 65–85 mm Hg, Urinausscheidung > 1 ml/kg KG/h, Hämatokrit < 35 %. Die zweite Gruppe erhielt eine geringere Substitution von 5–10 ml/kg KG/h. In der Gruppe, die 10–15 ml/kg KG/h erhielt, mussten 94,4 % der Patienten im weiteren Verlauf künstlich beatmet werden gegenüber 65 % in der Gruppe mit 5–10 ml/kg KG/h. Die Mortalität in der Gruppe, die aggressiver flüssigkeitssubstituiert wurde, war signifikant erhöht, ebenso wie lokale Komplikationen, z. B. ein abdominelles Kompartmentsyndrom oder eine Sepsis.

*Management des Flüssigkeitshaushalts*
- Es besteht ein allgemeiner Konsens (internationale Guidelines), dass eine rasche und adäquate Flüssigkeitssubstitution prognostisch bedeutsam ist (Lankisch et al. 2001; UK Working Party on Acute Pancreatitis 2005; Hirota et al. 2010).

**Abb. 2** Algorithmus zur Schweregradbeurteilung

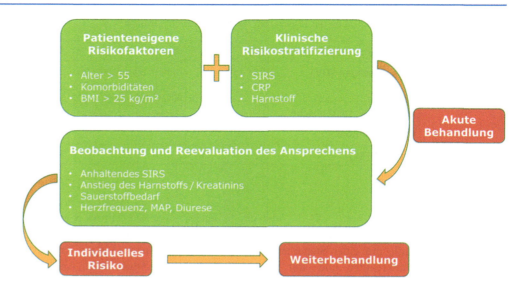

**Tab. 2** Einfluss der frühen Volumentherapie auf die Mortalität, das Organversagen und die Liegedauer. (Nach Gardner et al. 2009)

|  | Frühe Volumentherapie | Späte Volumentherapie | p-Wert |
|---|---|---|---|
| 0–24 h | 4,895 l | 1,714 l | < 0,001 |
| 24–48 h | 4,144 l | 3,139 l | 0,420 |
| 48–72 h | 3,165 l | 2,908 l | 0,710 |
| Gesamt | 12,190 l | 7,664 l | 0,074 |
| **Outcome** |  |  |  |
| Mortalität | 0 | 5 (18 %) | < 0,033 |
| MOF | 6 (35 %) | 12 (43 %) | 0,309 |
| mKVD (Tage) | 40 ± 66 | 37 ± 70 | 0,880 |
| iKVD (Tage) | 12 | 11 |  |

MOF = persistierendes Multiorganversagen, mKVD = mittlere Krankenhausverweildauer, iKVD = Verweildauer auf der Intensivstation

- Wenn eine invasive Messung des Flüssigkeitsdefizits nicht möglich ist, kann eine Therapie mit 5–10 ml/kg KG/h empfohlen werden (Evidenzlevel 1b, Empfehlungsgrad A, Mao et al. 2009).
- Die Volumengabe sollte, wenn möglich, durch ein Thermodilutionssystem gesteuert werden.
- Der Hämatokrit hat sich ebenso wie der ZVD als nicht ausreichend zur Abschätzung des Volumendefizits erwiesen.

Unten stehendes Schema kann als Anhaltspunkt für ein Flüssigkeitsmanagement bei akuter Pankreatitis dienen (Abb. 3).

Nicht nur die Geschwindigkeit der Flüssigkeitsinfusion, sondern auch die richtige Wahl der Flüssigkeit bestimmt die Prognose des Patienten. Grundsätzlich bestehen für die Volumengabe 2 Optionen: kristalline oder kolloidale Flüssigkeiten.

> Für die Volumenersatztherapie bei akuter Pankreatitis werden kristalline Infusionen empfohlen, wobei Ringer-Laktatlösungen der konventionellen Kochsalzlösung vorgezogen werden sollen.

Beim Ringer-Laktat bzw. Acetat entspricht die Zusammensetzung weitestgehend dem Blutplasma, wobei das Laktat oder Acetat die Anionenlücke zur Wahrung der Elektroneutralität ausgleicht. Im Rahmen zweier multizentrischer Studien, die bei Patienten mit schwerer Sepsis bzw. septischem Schock Hydroethylstärke (HES) mit Ringer-Laktat bzw. Acetat als Infusionsmittel verglichen, fand sich eine Reduktion der Mortalität unter Kristalloiden. Eine HES-Therapie führte zu einer erhöhten Rate an Nierenversagen mit Notwendigkeit einer Nierenersatztherapie (Brunkhorst et al. 2008).

Auch direkte Untersuchungen an Patienten mit akuter Pankreatitis konnten den Vorteil kristalliner Flüssigkeiten belegen, wobei mit Ringer-Laktat im Vergleich zu Natriumchlorid bessere Resultate erzielt werden konnten (Garg und Mahapatra 2021; Wu et al. 2011). Ringer-Laktatinfusionen reduzierten die Rate des SIRS in den ersten 24 h, auch fanden sich niedrigere CRP-Werte als unter konventioneller Kochsalzlösung.

Abgeleitet aus der VISEP-Studie zur Sepsistherapie sollten überwiegend kristalline Lösungen und nicht kolloidale Lösungen zur Flüssigkeitssubstitution verwendet werden (Brunkhorst et al. 2008). Ausnahmen sind eine ausgeprägte Anämie bzw. ein Hämatokrit von < 25 % oder eine

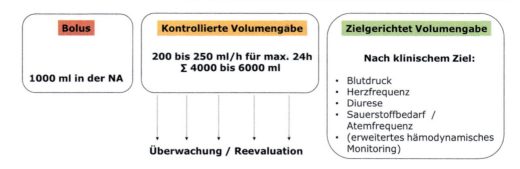

**Abb. 3** Volumenmanagement bei akuter Pankreatitis

Hypalbuminämie (< 2 g/dl), die zunächst eine Transfusion von Erythrozytenkonzentraten bzw. Albumin erfordern (Forsmark und Baillie 2007). Sehr kontrovers wird der therapeutische Nutzen von hypertoner Kochsalzlösung diskutiert, die in tierexperimentellen Studien sowohl den lokalen pankreatischen als auch den systemischen, insbesondere pulmonalen Schaden reduzierte, und verwendet werden sollte, wenn sich eine aggressive Volumentherapie verbietet. Allerdings birgt diese Art der Therapie ein erhebliches Risiko für Elektrolytstörungen mit daraus folgenden Komplikationen.

> Die Leitlinien zur Behandlung der akuten Pankreatitis empfehlen neben der Flüssigkeitssubstitution eine Sauerstoffgabe mit dem Ziel einer peripheren $O_2$-Sättigung von > 95 %, was präventiv auf die Entwicklung eines sekundären Organversagens wirken soll (UK Working Party on Acute Pancreatitis 2005).

## 3 Abdominelles Kompartment Syndrom

Steigender intraabdomineller Druck, intraabdomineller Hypertonus und intraabdominelles Kompartment-Syndrom (ACS) sind schwerwiegende Komplikation der akuten Pankreatitis mit hohem Risiko des Organversagens und assoziierter Letalität. Der intraabdominelle Druck sollte mittels Blasendruckmessung bei intensivmedizinisch betreuten Patienten regelmässig bestimmt werden.

Nach den Leitlinien der Experten-Kommission World Society of Abdominal Compartment Syndrome sollte der intraabdominelle Druck mittels Blasendruckmessung in flacher Lage in End-Exspiration nach Instillation von 25 mL NaCl in die Blase gemessen werden. Die Werte sollen in mmHg bezogen auf den Referenzdruck in der mittleren Axillarlinie gemessen werden. Nach den Definitionen der Experten-Kommission World Society of Abdominal Compartment (WSACS) Syndrome gelten folgende Definitionen: Normbereich: Gesunde ~0 mmHg, Intensivpatienten: 5–7 mmHg, Übergewichtige: 7–14 mmHg. Intraabdomineller Hypertonus: Grad I: 12–15 mmHg, Grad II: 16–20 mmHg, Grad III: 21–25 mmHg, Grad IV: > 25 mmHg. Abdominelles Kompartment Syndrom: Intraabdomineller Hypertonus ≥ 20 mmHg UND neu aufgetretenes Organversagen.

Ein abdominelles Kompartment-Syndrom sollte mittels Entleerung intra-luminaler Inhalte und raumfordernder Läsionen sowie mittels Optimierung der Bauchwand-Compliance und Flüssigkeitszufuhr unter hämodynamischem Monitoring behandelt werden. Bei drohendem oder etabliertem ACS sollten primär alle Maßnahmen zur Senkung eines intraabdominellen Hypertonus ausgeschöpft werden. Sollte ein abdominelles Kompartment-Syndrom trotz dieser Maßnahmen auftreten oder fortbestehen, kann eine Dekompressions-Laparotomie durchgeführt werden.

## 4 Nahrungskarenz oder enterale Ernährung

Nahrungskarenz hat einen positiven Einfluss auf den Verlauf des paralytischen Ileus, der als Folge einer akuten Pankreatitis auftreten kann. Zudem empfinden viele Patienten die Nahrungskarenz subjektiv als Erleichterung für ihre Übelkeit, ihr Erbrechen und ihre Schmerzen. Auf den klinischen Verlauf oder die Prognose der akuten Pankreatitis selbst hat die Nahrungskarenz nach neueren Studien keinen positiven Einfluss. Vor allem die Vorstellung, dass durch Nahrungskarenz die Bauchspeicheldrüse „ruhiggestellt" werden muss, gilt heute als obsolet. Sowohl in experimentellen als auch in klinischen Studien wurde überzeugend belegt, dass im Verlauf einer Pankreatitis die exokrine Sekretion blockiert ist und dass somit eine Hemmung der Sekretion als therapeutisches Prinzip sinnlos ist. Eine therapeutische Aufhebung der Sekretionsblockade bei der Pankreatitis wäre, zumindest aus pathophysiologischen Überlegungen, ein vielversprechenderer Behandlungsansatz.

> Die akute Pankreatitis ist eine aufgrund ihres hyperdynamen und nicht selten mit einem SIRS assoziierten Verlaufs eine hyperkatabole Erkrankung, die ohne adäquate Ernährung zu einer Mangelernährung mit Energieunterversorgung des Patienten führt.

In der klinischen Ernährung des Intensivpatienten – vor allem in der Rekonvaleszenzphase – ist die Kenntnis des täglichen Energieumsatzes von Bedeutung. Dieser ist abhängig von Alter, Geschlecht und körperlicher Konstitution und Aktivität des Patienten. Der Grundumsatz kann mittels indirekter Kalorimetrie oder anhand von Formeln (z. B. Harris-Benedict-Formel) berechnet werden.

**Die Ernährung des Intensivpatienten**
Die Ernährung des kritisch kranken Intensivpatienten sollte sich zwingend an der Erkrankungsphase und am Metabolismus des Patienten, seiner metabolischen Toleranz, orientieren. Die DGEM S2k-Leitlinie „Klinische Ernährung in der Intensivmedizin" (Elke et al. 2018) gibt hierfür Wegweisung u. a. auch zur individuellen bedarfsadaptierten Ernährung in den verschiedenen Krankheitsphasen und dem Ernährungsaufbau. Dabei müssen nicht nur der Kalorienbedarf berücksichtigt werden, sondern sämtliche erforderlichen Nährstoffe und die metabolische Toleranz des Patienten. Für die detaillierte Nahrungszusammensetzung, u. a. auch Nahrungsaufbau, Komplikationen und Qualitätskontrollen – sei sie enteral oder parenteral – sei verwiesen auf die DGEM s2k-LL (Elke et al. 2018) und auf das ▶ Kap. 35, „Ernährung der Intensivpatient*in" in diesem Buch. Eine gute Übersicht mit allen Leitlinien-Informationen und -Empfehlungen hierzu bietet auch die Arbeit von Hill et al. 2021.

Für die Ernährung des Intensivpatienten sollte es eine Standard Operation Procedure geben, die sich an der S2k-Leitlinie (Elke et al. 2018) orientiert. Dies gilt auch für den Patienten mit akuter Pankreatitis.

Grundsätzlich sollte bei akuter Pankreatitis, unabhängig vom Schweregrad, eine enterale Ernährung angestrebt werden, sofern keine Kontraindikationen bestehen. Kontraindikationen für eine enterale Ernährung sind ein Schock, eine schwere metabolische Azidose (pH < 7,25) oder eine schwere Stoffwechselentgleisung (Coma diabeticum, Coma hepaticum), ein mechanischer Ileus sowie eine intestinale Ischämie.

> In 10 prospektiv randomisierten klinischen Studien konnte inzwischen gezeigt werden, dass eine enterale Ernährung der parenteralen Ernährung bei akuter Pankreatitis überlegen ist (Al-Omran et al. 2010).

Die Gründe hierfür liegen nicht nur in den Kosten der parenteralen Ernährung (6-mal so teuer wie die enterale Sondenernährung), sondern v. a. in den Komplikationen der parenteralen Ernährung. Neben der Gefahr einer zusätzlichen Infektionsquelle durch den zentralvenösen Katheter kommt es bei ausschließlich parenteraler Ernährung innerhalb weniger Tage zu einer Zottenatrophie im Darm, die dann eine bakterielle Translokation in die umliegenden parenchymatösen Organe begünstigt. Bei Patienten mit nekrotisierender Pankreatitis siedeln sich die translozierten Bakterien bevorzugt in der Pankreasnekrose an und können eine der gefürchtetsten Komplikationen der Pankreatitis – die infizierte Nekrose oder den Pankreasabszess (unten) – verursachen.

Eine enterale Sondenernährung, die über eine tiefliegende Dünndarmsonde oder über eine Magensonde verabreicht wird, wirkt der Translokation entgegen und hat sich als Alternative zur parenteralen Ernährung bewährt (Eatock et al. 2000; Kumar et al. 2006; Lecleire et al. 2007).

Die enterale Ernährung sollte frühzeitig, d. h. möglichst innerhalb von 24 Stunden, eingeleitet werden. Eine frühe enterale Ernährung innerhalb von 24 ist mit einer Reduktion von Infektionen assoziiert war. Eine Meta-Analyse konnte zudem eine Reduktion der Mortalität nachweisen (Bakker et al. 2014). Diese Empfehlung ist auch Bestandteil der Qualitätsindikatoren in der Intensivmedizin der DIVI (Haupt-Qualitätsindikator VII :Patienten-adaptierte klinische Ernährung), die u. a. seit 24.3.2022 auf der Webseite der DIVI publiziert sind (https://www.divi.de/empfehlungen/qualitaetssicherung-intensivmedizin/peer-review/ qualitaetsindikatoren).

Zur Frage, inwieweit bei schwerer akuter Pankreatitis primär eine orale Gabe von Nahrung begonnen werden soll, bestehen weitaus weniger Daten: Der Beginn mit oraler Kost auf Wunsch des Patienten scheint nicht zu vermehrten Komplikationen zu führen, aber den Krankenhausaufenthalt zu verkürzen (Zhao et al. 2015). In einer prospektiven multizentrischen Studie (PYTHON Studie) an Patienten mit akuter Pankreatitis und prognostiziert schwerem Verlauf zeigte ein Vergleich von alleiniger oraler Ernährung 72 Stunden nach Krankenhausaufnahme mit nasojejunal verabreichter Sondenkost innerhalb von 24 Stunden weder eine höhere Letalität, noch vermehrt Infektionen (Bakker et al. 2014). Ist die orale Nahrungsaufnahme allerdings unzureichend, so sollte additiv eine Sondenkostgabe erfolgen. Dies war in der PYTHON Studie bei fast ein Drittel der Patienten der Fall. U. a. konnte durch Imrie et al. (2002) gezeigt werden, daß die Rate an pulmonalen Komplikationen unter enteraler Ernährung eher reduziert wird. Ist eine enterale Ernährung, z. B. wegen ausgeprägter Darmparalyse nicht möglich oder nur partiell möglich, sollte additiv oder notfalls sogar total parenteral ernährt werden.

## 4.1 Magensonde oder orale Kost

Die Platzierung einer drainierenden Magensonde ist Bestandteil der Therapie eines paralytischen (und auch eines obstruktiven) Ileus. Die Indikation für diese – von den meisten Patienten als unangenehm empfundene – Maßnahme ist daher streng zu stellen. Eine Dauerabsaugung des Magensaftes ist weder erforderlich noch sinnvoll.

> In 2 randomisierten Studien zur Evaluation der enteralen Ernährung über eine Magensonde im Vergleich zur enteralen Ernährung über eine Dünndarmsonde zeigten sich keine signifikanten Nachteile für die Ernährung über eine Magensonde.

Daneben sei auf die Häufigkeit der Dislokation von endoskopisch gelegten nasojejunalen Sonden hingewiesen (Kumar et al. 2006; Lecleire et al. 2007; Singh et al. 2012). Beim oralen Kostaufbau, der bei schmerzfreien Patienten möglichst frühzeitig erfolgen sollte, kann mit leicht verdaulicher Kost begonnen werden. Phillippe Levy konnte in einer multizentrischen Kohortenstudie über ein Wiederauftreten der Beschwerden bei akuter Pankreatitis zeigen, dass etwa 20 % der Patienten im Rahmen des Kostaufbaus ein Rezidiv erleiden und dass die Wahrscheinlichkeit für ein Rezidiv vom Ausmaß der Nekrose, d. h dem Schweregrad der vorausgegangenen Pankreatitis abhängig ist (Levy et al. 1997). Eine Metaanalyse, die alle 3 der hierzu publizierten Studien einschließt (274 Patienten), bestätigt dieses Ergebnis (Petrov et al. 2007).

Der Wert von sog. Pankreasdiäten oder der abgestuften Pankreasschonkost ist nicht nur völlig unbewiesen – sie sind auch bei normal entwickeltem Geschmacksempfinden kaum genießbar.

Eine Normalisierung der Serumlipase ist für den Beginn des Kostaufbaus nicht entscheidend (Teich et al. 2010). In Frankreich hat sich die prolongierte Nahrungskarenz für Patienten mit Pankreatitis nie klinisch durchgesetzt und wird nur bei schweren Verläufen therapeutisch erwogen.

## 5 Analgetikatherapie

> Patienten mit akuter Pankreatitis leiden oft unter stärksten viszeralen Schmerzen. Deshalb ist eine ausreichende Analgesie eines der wichtigsten und oft dringlichsten Behandlungsziele.

Das Argument einer möglichen Kontraktion der Duodenalpapille durch Morphine und damit einer zusätzlichen Abflussbehinderung der Pankreassekretion ist nach heutigem Wissensstand obsolet (Thompson 2001). Wir wissen heute, dass dieser Effekt bei den meisten Analgetika dieser Gruppe nicht auftritt oder so gering ausgeprägt ist, dass er klinisch keine Rolle spielt. Einige morphinanaloge Analgetika werden mit Erfolg zur Schmerztherapie bei akuter Pankreatitis eingesetzt.

Im angelsächsischen Sprachraum wird überwiegend und mit gutem Erfolg Morphium zur Behandlung starker Schmerzen bei akuter Pankreatitis eingesetzt. Das in Deutschland aus betäubungsrechtlichen Gründen häufig verordnete Tramadol (Tramal) führt bei Patienten mit akuter Pankreatitis häufiger zu Übelkeit und Erbrechen, sodass andere Opioidanalgetika eher zu verordnen sind (Jakobs et al. 2000).

Einige Zentren haben inzwischen gute Ergebnisse mit dem Einsatz der thorakalen Periduralanalgesie erzielt. Diese führt nicht nur zur raschen Schmerzfreiheit der Patienten, sondern verhindert oder therapiert zusätzlich einen paralytischen Ileus. Voraussetzung für den Einsatz der PDA ist, dass weder der Patient analgosediert ist noch eine manifeste Gerinnungsstörung vorliegt (Bernhardt et al. 2002).

## 6 Behandlung mit Antibiotika und Probiotika

*Antibiotika*
Die Einstellung zur Behandlung der akuten Pankreatitis mit Antibiotika hat sich in den letzten Jahren mehrfach gewandelt. Es hat sich gezeigt, dass eine generelle Antibiotikaprophylaxe keine Vorteile bietet und nur zur Selektion resistenter Erreger beiträgt. Demgegenüber profitieren Patienten mit nachgewiesener infizierter Pankreasnekrose von einer Antibiotikabehandlung erheblich.

Eine Metaanalyse mit insgesamt allerdings nur 397 Patienten aus 6 Studien zeigten eine signifikante Senkung der Letalität von 14 % auf 7 % bzw. (Ukai et al. 2015). Infektiöse Begleiterkrankungen jeglicher Art müssen sowohl bei der milden als auch schweren akuten Pankreatitis erwartet werden, da sie in bis zu 37 % aller akuten Pankreatitiden auftreten können (Garg et al. 2001). Liegen infektiöse Begleiterkrankungen wie z. B. Cholangitiden, Harnwegsinfekten und Pneumonien vor, so wird eine antibiotische Therapie empfohlen.

> Bei Verdacht auf das Vorliegen einer infizierten Pankreasnekrose (25–72 % der Nekrosen sind je nach Intervall der Erkrankung infiziert) oder auf einen Pankreasabszess muss in jedem Fall antibiotisch behandelt werden.

Neben dem Resistenzverhalten der Erreger müssen ausreichende Gewebekonzentrationen des Antibiotikums im Pankreas selbst erreicht werden können. Dies ist bei

Aminoglykosiden z. B. nicht gewährleistet, während sich sowohl Carbapeneme als auch die Kombination von Chinolonen mit Metronidazol bewährt haben.

Bei einem septischen Krankheitsverlauf müssen neben der infizierten Nekrose auch eine Cholangitis, Peritonitis oder Pneumonie als Ursache berücksichtigt werden, und eine entsprechende Kulturgewinnung sollte erfolgen

▶ **Cave** Der in der Praxis häufig erforderliche Einsatz eines breit wirksamen Antibiotikaregimes kann eine Pilzbesiedlung der Pankreasnekrose begünstigen.

Eine Studie an operativ gewonnenem Nekrosematerial weist in 20 % der Fälle eine Pilzbesiedelung bei gleichzeitigem positivem Nachweis im Blut auf (Farkas et al. 1998). Es bestand somit eine therapiepflichtige Pilzsepsis. Randomisierte Studien zur Auswahl des am besten geeigneten Antimykotikums bei infizierter Pankreasnekrose liegen bisher nicht vor. Dies gilt ebenso für die Untersuchung der Gewebegängigkeit der einzelnen Wirkstoffe.

*Probiotika*
Probiotika sind lebende Mikroorganismen, die eine Reihe von positiven Effekten auf die Gesundheit haben sollen. Aufsehen erregt haben die Ergebnisse der im Lancet veröffentlichen PROPATRIA-Studie der Niederländischen Pankreatitis Studien Gruppe. In einer doppelt verblindeten placebokontrollierten Studie an 298 Patienten mit schwerer akuter Pankreatitis belegten die Autoren, dass die Probiotikagabe (Ecologic 641: Lactobacillus acidophilus, Lactobacillus casei, Lactobacillus salivarius, Lactococccus lactis, Bifidobacterium bifidum und Bifidobacterium lactis) nicht zu einer signifikanten Abnahme der infektiösen Komplikationen, sondern zu einer signifikanten Zunahme der Mortalität, überwiegend verursacht durch Darmnekrosen in der Verumgruppe, führte (Besselink et al. 2008; Sand und Nordback 2008).

▶ **Cave** Die Gabe von Probiotika zur Therapie der akuten Pankreatitis sollte somit unterbleiben, bis weitere Studien die Hintergründe dieser bislang vorliegenden Studienergebnisse klären.

## 7 Endoskopische Papillotomie

Bei den bildgebenden Verfahren zur Diagnosestellung der akuten Pankreatitis spielt die endoskopisch-retrograde Cholangiopankreatikographie (ERCP, bzw. ERC) keine Rolle.

Patienten mit akuter biliärer Pankreatitis sollen einer ERC mit Sphinkterotomie unterzogen werden, wenn eine begleitende Cholangitis, eine nachweisbare Choledocholithiasis und/oder eine Gallengangsobstruktion vorliegen.

Eine ERC soll nicht bei milder biliärer Pankreatitis ohne Cholangitis und/oder fehlendem Nachweis einer Choledocholithiasis oder fehlender Gallengangsobstruktion durchgeführt werden.

Verfügbare Meta-Analysen sprechen sich gegen die Durchführung einer zeitigen ERCP bei milder biliärer Pankreatitis aus (van Geenen et al. 2013).

Eine ERC sollte nicht bei vorhergesagter schwerer und komplizierter biliärer Pankreatitis ohne Cholangitis und/oder fehlendem Nachweis einer Choledocholithiasis oder fehlender Gallengangsobstruktion durchgeführt werden.

Die randomisierte, prospektive und multizentrische APEC Studie aus den Niederlanden legt keinen Nutzen einer frühzeitigen ERCP bei Patienten mit vorausgesagter schwerer biliärer Pankreatitis nahe (Schepers et al. 2020). Weitere Studien bezüglich des klinischen Nutzens einer frühen EUS in ERCP Bereitschaft bei akuter biliärer Pankreatitis mit fraglicher biliärer Obstruktion wären für die klinische Versorgung wünschenswert und sinnvoll.

Üblicherweise werden Gallensteine oder Sludge in der Gallenblase, der als Mikrolithiasis für einen Großteil der früher als idiopathisch bezeichneten Episoden von Pankreatitis verantwortlich ist, mittels Ultraschall dargestellt. Nach heutiger Auffassung muss davon ausgegangen werden, dass zum Nachweis einer biliären Pankreatitis und als Grundlage für die Entscheidung zur ERC der Nachweis von Konkrementen in der Gallenblase ausreichend und ein Nachweis von Konkrementen im Gallengang nicht erforderlich ist.

Die Darstellung des Pankreasgangs im Rahmen der Endoskopie wird in der akuten Pankreatitis vermieden, hat aber, falls sie versehentlich erfolgt, nicht zwingend einen negativen Einfluss auf den Verlauf der Erkrankung. Wo die Möglichkeit zur Endosonographie der Gallenwege und der Papille gegeben ist, lässt sich hierdurch die Zahl nicht indizierter ERC vermindern und die Sensitivität für den Nachweis impaktierter Gallenwegskonkremente deutlich steigern.

Ist der auslösende Gallenstein bereits in den Darm abgegangen und lassen sich die Gallenwege sicher steinfrei darstellen, besteht dagegen keine Indikation zur Notfallpapillotomie. Zwar liegt üblicherweise nach dem Steinabgang noch eine relative Stenose im Bereich des Sphinkters vor, diese rechtfertigt aber nach heutiger Erkenntnis keine therapeutische Papillotomie.

> Die britischen Leitlinien empfehlen bei allen Patienten mit einer akuten Pankreatitis, sonographisch nachweisbaren Gallensteinen und einem Plasmabilirubin von > 5 mg/dl sowie laborchemisch erhöhten Entzündungszeichen, möglichst innerhalb der ersten 72 h nach Schmerzbeginn eine ERC durchzuführen.

Bei Patienten mit den Zeichen einer Cholangitis kann der Galleabfluss durch die zusätzliche Einlage einer Gallengangsdrainage sichergestellt werden (EBM A).

Alle Patienten mit einer biliären Pankreatitis sollten zeitnah nach Ausheilen der Pankreatitis cholezystektomiert werden, da das Risiko für ein Rezidiv bei ca. 30 % liegt. Einschränkend muss ergänzt werden, dass bei Patienten mit hohem Operationsrisiko für eine Cholezystektomie die Rezidivrate für eine biliäre Pankreatitis nach erfolgreicher Papillotomie gering ist.

## 8 Cholezystektomie bei biliärer Pankreatitis

> Alle Patienten, die wegen einer akuten gallensteininduzierten Pankreatitis aufgenommen wurden, sollten einer Cholezystektomie zugeführt werden. Bei milder Pankreatitis soll dies im gleichen stationären Aufenthalt erfolgen. Bei schwerer Pankreatitis 4–6 Wochen nach Ausheilen der nekrotischen Verhalte.

Die Rezidivrate einer biliären Pankreatitis ohne Cholezystektomie bei einem Beobachtungszeitraum von 2 Jahren liegt bei 30 %, und die Mortalität in dieser Situation bei 6 %. Infektiöse Komplikationen einer Cholezystektomie nach einer nekrotisierenden Pankreatitis, wenn sie früher als 3 Wochen nach der Pankreatitis durchgeführt wird, sind häufig.

Mehrere randomisierte Studien und ein systematischer Review adressieren die bis dato kontroverse Fragestellung der frühen versus verzögerten Cholezystektomie bei Patienten mit milder biliärer akuter Pankreatitis. Der systematische Review ergab bei insgesamt 998 Patienten, dass 18 % der Patienten aufgrund biliärer Komplikationen innerhalb der ersten 6 Wochen erneut stationär aufgenommen werden mussten und eine Cholezystektomie während des initialen Krankenhausaufenthaltes sicher zu sein scheint (Bakker et al. 2011). Die größte und aktuellste randomisierte PONCHO Studie analysierte 266 Patienten mit ebenfalls milder, biliärer Pankreatitis in einem multizentrischen Setting. Die Randomisation erfolgte zu früher (innerhalb von 3 Tagen) und später (25–30 Tage) Cholezystektomie. Auch hier konnte ein statistisch signifikanter Vorteil der frühen Cholezystektomie während des initialen Krankenhausaufenthalts hinsichtlich rezidivierender, Gallenstein-assoziierter Komplikationen bei niedriger Cholezystektomie-assoziierter Komplikationen gezeigt werden (da Costa et al. 2015).

Zur Fragestellung der Indikation und des optimalen Zeitpunktes bei schwerem, z. B. nekrotisierendem Verlauf der akuten Pankreatitis existieren aktuell keine belastbaren Daten. In der Regel wird die Cholezystektomie nach Abheilung der schweren Pankreatitis und Resolution der Nekrosen durchgeführt, muss aber bis dato eine Einzelfallentscheidung bleiben. Im Falle einer chirurgischen Intervention aufgrund schwerwiegender Komplikationen der nekrotisierenden Pankreatitis (z. B. Perforation, Ileus, Blutung, Kompartmentsyndrom), kann nach Ermessen des Chirurgen während des Eingriffes auch eine simultane Cholezystektomie durchgeführt werden.

### 8.1 Endoskopisches und operatives Vorgehen bei nekrotisierender Pankreatitis

Ein operatives Vorgehen bei akuter nekrotisierender Pankreatitis ist – wenn überhaupt – nur bei nachgewiesener infizierter Nekrose und nicht bei einer sterilen Nekrose indiziert. Im Verlauf der letzten 2 Jahrzehnte hat sich das therapeutische Konzept von einem aggressiven operativen Vorgehen hin zu einem konservativen interventionellen Management gewandelt. Ursprünglich wurde die Indikation zur Nekrosektomie bei Auftreten eines Multiorganversagens gestellt.

Infizierte (peri-)pankreatische Nekrosen treten bei 20–40 % der Patienten mit schwerer akuter Pankreatitis auf. Die Letalitätsrate von Patienten mit infizierter Nekrose und Organversagen liegt bei 35,2 %. Das Risiko für Tod bei infizierte Nekrose UND Organversagen wird mit einer adj. HR von 17.9 (95 % CI 3.8 to 83.7) angegeben.

Eine offene Nekrosektomie sollte, wo immer möglich, vermieden werden, da das operative Trauma ein schwer beherrschbares SIRS induziert (Connor et al. 2005). Eine Studie von Mier und Kollegen aus dem Jahr 1997 belegt, dass ein operatives Vorgehen innerhalb von 2 Wochen nach Krankheitsbeginn mit einer signifikant höheren Mortalität behaftet ist (Mier et al. 1997). Wenn eine offene Nekrosektomie nicht vermeidbar ist, sollte sie durch konservative Maßnahme wie eine Drainageanlage und eine resistogrammgerechte Antibiotikatherapie bis zur 3. oder 4. Krankheitswoche hinausgezögert werden.

> Ein kombiniert konservatives und interventionelles Vorgehen ist auch bei infizierter Nekrose dem operativen Verfahren überlegen (Runzi et al. 2005).

Eine Reihe von Studien hat in den letzten Jahren gezeigt, dass minimalinvasive Therapieverfahren wie die perkutane Drainageanlage, die endoskopische oder die laparoskopisch assistierte Nekrosektomie vielversprechende Ergebnisse liefern und die offene Operation entweder bis zu einem prognostisch günstigen Zeitpunkt verzögern oder ganz ersetzen können (Shankar et al. 2004; Werner et al. 2005).

Eine prospektive Kohortenstudie an 639 Patienten aus den Niederlanden konnte zeigen, dass 62 % der Patienten mit einer nekrotisierenden Pankreatitis keine Intervention ihrer Nekrose benötigen. Bei Patienten mit einer infizierten Nekrose führt eine späte minimalinvasive Intervention zu einem verbesserten Überleben (van Santvoort et al. 2011). Die minimalinvasive Therapie im Step-up-Ansatz führte in der PANTER Studie zu einem signifikant besseren klinischen Verlauf (kombinierter Endpunkt: Mortalität und schwere Komplikationen) (van Santvoort et al. 2010a).

Als wenig invasives Therapieverfahren gilt die transgastrische oder transduodenale endoskopische Nekrosektomie. Die Indikation war entweder eine nachgewiesene infizierte Nekrose oder ein Pankreasabszess. Die technische Erfolgsrate bei diesen hochselektionierten Patienten lag bei 92,1 %, wobei in 19,6 % Komplikationen wie Kolonfisteln, Blutung, Prothesendislokation, Schmerzen nach mehr als 24 h, Perforationen oder Senkungsabszesse beschrieben wurden. Die Mortalität in dieser Patientengruppe betrug 5,6 %, der Langzeiterfolg der Therapie lag bei 81,2 % und die Anzahl der Eingriffe bei im Median 2,3 (Raczynski et al. 2006; Seewald et al. 2005; Seifert et al. 2000, 2009; Hocke et al. 2008).

Zwei randomisiert kontrollierte Studien konnten zeigen, dass die Letalität durch einen minimalinvasiven Zugang vermindert wird, dass die Therapiekosten reduziert warden, ebenso wie die Verweildauer und die Fistelrate (Bang et al. 2019; van Brunschot et al. 2018).

Die Leitlinie (Beyer et al. 2022) fasst das Vorgehen wie folgt zusammen:

Bei Nachweis oder Verdacht auf eine infizierte Nekrose führt die antibiotische Therapie zu einer geringeren Letalität. Bei infizierter Pankreasnekrose soll bei klinischer Notwendigkeit (z. B. septischer Verlauf) eine Intervention erfolgen.

Der endoskopische Zugangsweg ist gleich effektiv wie ein perkutaner Zugangsweg, verursacht jedoch seltener Fisteln und senkt die Krankenhausverweildauer. Es sollte daher ein endoskopischer Zugang primär angestrebt werden, wenn der zu behandelnde Befund endoskopisch gut erreichbar ist. In Anbetracht der mit den jeweiligen Verfahren assoziierten Nebenwirkungen, soll primär das Verfahren mit der jeweils geringsten Invasivität gewählt werden und erst bei fehlendem Erfolg eine Eskalation auf ein invasiveres Vorgehen erfolgen (step-up approach).

Zur endoskopisch-gesteuerten Drainage einer infizierter (peri-) pankreatischen Nekrose sollten Plastikstents oder sog. „Lumen-Apposing-Metall-Stents" (LAMS) eingesetzt werden.

Bei Drainagenotwendigkeit von mehr als vier Wochen sollten Plastikstents eingesetzt werden (Beyer et al. 2022).

## Literatur

Al-Omran M, Albalawi ZH, Tashkandi MF et al (2010) Enteral versus parenteral nutrition for acute pancreatitis. Cochrane Database Syst Rev 2010:CD002837

Bakker OJ, van Santvoort HC, Hagenaars JC et al (2011) Timing of cholecystectomy after mild biliary pancreatitis. Br J Surg 98(10): 1446–1454

Bakker OJ, van Brunschot S, van Santvoort HC et al (2014) Early versus on-demand nasoenteric tube feeding in acute pancreatitis. N Engl J Med 371:1983–1993

Bang JY, Arnoletti JP, Holt BA et al (2019) An endoscopic transluminal approach, compared with minimally invasive surgery, reduces complications and costs for patients with necrotizing pancreatitis. Gastroenterology 156:1027–1040.e1023

Banks PA, Bollen TL, Dervenis C, Acute Pancreatitis Classification Working Group et al (2013) Classification of acute pancreatitis – 2012: revision of the Atlanta classification and definitiions by international consensus. Gut 62(1):102–111. https://doi.org/10.1136/gutjnl-2012-302779

Bernhardt A, Kortgen A, Niesel H et al (2002) Using epidural anesthesia in patients with acute pancreatitis – prospective study of 121 patients. Anaesthesiol Reanim 27:16–22

Besselink MG, van Santvoort HC, Buskens E et al (2008) Probiotic prophylaxis in predicted severe acute pancreatitis: a randomised, double-blind, placebo-controlled trial. Lancet 371:651–659

Beyer G, Hoffmeister A, Michl P, Gress TM, Huber W, Algül H, Neesse A, Meining A, Seufferlein TW, Rosendahl J, Kahl S, Keller J, Werner J, Friess H, Bufler P, Löhr MJ, Schneider A, Lynen Jansen P, Esposito I, Grenacher L, Mössner J, Lerch MM, Mayerle J (2022) S3-Leitlinie Pankreatitis – Leitlinie der Deutschen Gesellschaft für Gastroenterologie, Verdauungs- und Stoffwechselkrankheiten (DGVS) – September 2021 – AWMF Registernummer 021-003. Z Gastroenterol 60(3):419–521. https://doi.org/10.1055/a-1735-3864

Brown A, Orav J, Banks PA (2000) Hemoconcentration is an early marker for organ failure and necrotizing pancreatitis. Pancreas 20: 367–372

Brown A, Baillargeon JD, Hughes MD et al (2002) Can fluid resuscitation prevent pancreatic necrosis in severe acute pancreatitis? Pancreatology 2:104–107

Brunkhorst FM, Engel C, Bloos F et al (2008) Intensive insulin therapy and pentastarch resuscitation in severe sepsis. N Engl J Med 358: 125–139

Brunschot S van, van Grinsven J, van Santvoort HC et al (2018) Endoscopic or surgical step-up approach for infected necrotising pancreatitis: a multicentre randomised trial. Lancet (London/England) 391:51–58

Connor S, Alexakis N, Raraty MG et al (2005) Early and late complications after pancreatic necrosectomy. Surgery 137:499–505

Costa DW da, Bouwense SA, Schepers NJ et al (2015) Same-admission versus interval cholecystectomy for mild gallstone pancreatitis (PONCHO): a multicentre randomised controlled trial. Lancet 386: 1261–1268

Eatock FC, Brombacher GD, Steven A et al (2000) Nasogastric feeding in severe acute pancreatitis may be practical and safe. Int J Pancreatol 28: 23–29

Elke G, Hartl WH, Kreymann KG et al (2018) DGEM, DGAI, DGCh, DGIIN, DGTHG, DGK, DSG. Klinische Ernährung in der Intensivmedizin. Aktuel Ernährungsmed 43:341–408

Farkas G, Marton J, Mandi Y et al (1998) Progress in the management and treatment of infected pancreatic necrosis. Scand J Gastroenterol Suppl 228:31–37

Forsmark CE, Baillie J (2007) AGA institute technical review on acute pancreatitis. Rev Gastroenterol Mex 72:257–285

Gan SI, Romagnuolo J (2004) Admission hematocrit: a simple, useful and early predictor of severe pancreatitis. Dig Dis Sci 49:1946–1952

Gardner TB, Vege SS, Chari ST et al (2009) Faster rate of initial fluid resuscitation in severe acute pancreatitis diminishes in-hospital mortality. Pancreatology 9:770–776

Garg PK, Mahapatra SJ (2021) Optimum fluid therapy in acute pancreatitis needs an alchemist. Gastroenterology 160(3):655–659. https://doi.org/10.1053/j.gastro.2020.12.017. PMID: 33412126

Garg PK, Khanna S, Bohidar NP et al (2001) Incidence, spectrum and antibiotic sensitivity pattern of bacterial infections among patients with acute pancreatitis. J Gastroenterol Hepatol 16:1055–1105

Geenen EJ van, van Santvoort HC, Besselink MG et al (2013) Lack of consensus on the role of endoscopic retrograde cholangiography in acute biliary pancreatitis in published meta-analyses and guidelines: a systematic review. Pancreas 42:774–780

Hill A, Elke G, Weimann A (2021) Nutrition in the intensive care unit – a narrative review. Nutrients 2021(13):2851 ff. https://doi.org/10.3390/nu13082851

Hirota M, Takada T, Kitamura N et al (2010) Fundamental and intensive care of acute pancreatitis. J Hepatobiliary Pancreat Sci 17:45–52

Hocke M, Will U, Gottschalk P et al (2008) Transgastral retroperitoneal endoscopy in septic patients with pancreatic necrosis or infected pancreatic pseudocysts. Z Gastroenterol 46:1363–1368. https://doi.org/10.1055/s-2008-1027616

Imrie CW, Carter CR, McKay CJ (2002) Enteral and parenteral nutrition in acute pancreatitis. Best Clin Pract Clin Gastroenterol 16:391–397

Jakobs R, Adamek MU, von Bubnoff AC et al (2000) Buprenorphine or procaine for pain relief in acute pancreatitis. A prospective randomized study. Scand J Gastroenterol 35:1319–1323

Kumar A, Singh N, Prakash S et al (2006) Early enteral nutrition in severe acute pancreatitis: a prospective randomized controlled trial comparing nasojejunal and nasogastric routes. J Clin Gastroenterol 40:431–434

Lankisch PG, Mahlke R, Blum T et al (2001) Hemoconcentration: an early marker of severe and/or necrotizing pancreatitis? A critical appraisal. Am J Gastroenterol 96:2081–2085

Lecleire S, Antonietti M, Ben-Soussan E et al (2007) Nasojejunal feeding in patients with severe acute pancreatitis: comparison of endoscopic and self-migration tube placement. Pancreas 35:376–378

Levy P, Heresbach D, Pariente EA et al (1997) Frequency and risk factors of recurrent pain during refeeding in patients with acute pancreatitis: a multivariate multicentre prospective study of 116 patients. Gut 40:262–266

Mao EQ, Tang YQ, Fei J et al (2009) Fluid therapy for severe acute pancreatitis in acute response stage. Chin Med J 122:169–173

Mier J, Leon EL, Castillo A et al (1997) Early versus late necrosectomy in severe necrotizing pancreatitis. Am J Surg 173:71–75

Petrov MS, van Santvoort HC, Besselink MG et al (2007) Oral refeeding after onset of acute pancreatitis: a review of literature. Am J Gastroenterol 102:2079–2084, quiz 2085

Raczynski S, Teich N, Borte G et al (2006) Percutaneous transgastric irrigation drainage in combination with endoscopic necrosectomy in necrotizing pancreatitis (with videos). Gastrointest Endosc 64:420–424

Runzi M, Niebel W, Goebell H et al (2005) Severe acute pancreatitis: nonsurgical treatment of infected necroses. Pancreas 30:195–199

Sand J, Nordback I (2008) Probiotics in severe acute pancreatitis. Lancet 371:634–635

Santvoort HC van, Besselink MG, Bakker OJ et al (2010a) A step-up approach or open necrosectomy for necrotizing pancreatitis. N Engl J Med 362:1491–1502

Santvoort HC van, Bakker OJ, Bollen TL et al (2011) A conservative and minimally invasive approach to necrotizing pancreatitis improves outcome. Gastroenterology 141(4):1254–1263

Schepers NJ, Hallensleben NDL, Besselink MG et al (2020) Urgent endoscopic retrograde cholangiopancreatography with sphincterotomy versus conservative treatment in predicted severe acute gallstone pancreatitis (APEC): a multicentre randomised controlled trial. Lancet (London/England) 396:167–176

Schreyer AG, Seidensticker M, Mayerle J, Lerch MM et al (2021) Fortschr Röntgenstr 193:909–918. https://doi.org/10.1055/a-1388-8316

Seewald S, Groth S, Omar S et al (2005) Aggressive endoscopic therapy for pancreatic necrosis and pancreatic abscess: a new safe and effective treatment algorithm (videos). Gastrointest Endosc 62:92–100

Seifert H, Wehrmann T, Schmitt T et al (2000) Retroperitoneal endoscopic debridement for infected peripancreatic necrosis. Lancet 356:653–655

Seifert H, Biermer M, Schmitt W et al (2009) Transluminal endoscopic necrosectomy after acute pancreatitis: a multicentre study with long-term follow-up (the GEPARD Study). Gut 58:1260–1266

Shankar S, van Sonnenberg E, Silverman SG et al (2004) Imaging and percutaneous management of acute complicated pancreatitis. Cardiovasc Intervent Radiol 27:567–580

Singh N, Sharma B, Sharma M et al (2012) Evaluation of early enteral feeding through nasogastric and nasojejunal tube in severe acute pancreatitis: a noninferiority randomized controlled trial. Pancreas 41(1):153–159

Teich N, Aghdassi A, Fischer J et al (2010) Optimal timing of oral refeeding in mild acute pancreatitis: results of an open randomized multicenter trial. Pancreas 39:1088–1092

Thompson DR (2001) Narcotic analgesic effects on the sphincter of Oddi: a review of the data and therapeutic implications in treating pancreatitis. Am J Gastroenterol 96:1266–1272

UK Working Party on Acute Pancreatitis (2005) UK guidelines for the management of acute pancreatitis. Gut 54(Suppl 3):iii1–iii9

Ukai T, Shikata S, Inoue M et al (2015) Early prophylactic antibiotics administration for acute necrotizing pancreatitis: a meta-analysis of randomized controlled trials. J Hepatobiliary Pancreat Sci 22:316–321

Werner J, Feuerbach S, Uhl W et al (2005) Management of acute pancreatitis: from surgery to interventional intensive care. Gut 54:426–436

Wu BU, Conwell DL, Singh VK et al (2009a) Early hemoconcentration is associated with pancreatic necrosis only among transferred patients. Pancreas 39:572–576

Wu BU, Johannes RS, Sun X et al (2009b) Early changes in blood urea nitrogen predict mortality in acute pancreatitis. Gastroenterology 137:129–135

Wu BU, Hwang JQ, Gardner TH et al (2011) Lactated Ringer's solution reduces systemic inflammation compared with saline in patients with acute pancreatitis. Clin Gastroenterol Hepatol 9(710–717):e711

Zhao XL, Zhu SF, Xue GJ et al (2015) Early oral refeeding based on hunger in moderate and severe acute pancreatitis: a prospective controlled, randomized clinical trial. Nutrition 31:171–175

# Teil XI

## Stoffwechsel, Niere, Säure-Basen-, Wasser- und Elektrolythaushalt

# Diabetisches Koma und perioperative Diabetestherapie

Gesine Meyer und Jörg Bojunga

## Inhalt

1 Akutkomplikationen bei Diabetes mellitus: Hyper- und hypoglykämisches Koma ............. 1135
1.1 Hyperglykämisches Koma ............................................................... 1135
1.2 Diabetische Ketoazidose ................................................................ 1135
1.3 Hyperosmolares, nichtketoazidotisches Koma ............................................ 1139
1.4 Hypoglykämisches Koma ................................................................. 1140
1.5 Biguanidinduzierte Laktatazidose ..................................................... 1141

2 Perioperatives Diabetesmanagement ..................................................... 1141
2.1 Einleitung ............................................................................ 1141
2.2 Perioperatives Management ............................................................. 1142
2.3 Postoperativ .......................................................................... 1143
2.4 Sonderform: Typ-1-Diabetes und kontinuierliche subkutane Insulinpumpen (CSII) ........ 1144

Literatur ................................................................................ 1145

## 1 Akutkomplikationen bei Diabetes mellitus: Hyper- und hypoglykämisches Koma

Zu den schweren Akutkomplikationen des Diabetes mellitus gehören das durch einen absoluten oder relativen Insulinmangel hervorgerufene hyperglykämische Koma mit seinen Unterformen der diabetischen Ketoazidose und des hyperosmolaren Komas sowie der hypoglykämische Schock, bedingt durch eine relative oder absolute Überdosierung von Insulin oder insulinotropen Substanzen. Selten können bedrohliche Akutkomplikationen bei Patienten mit Diabetes mellitus auch infolge einer unerwünschten Wirkung anderer Antidiabetika entstehen, wie die Laktatazidose unter Therapie mit Biguaniden oder die euglykämische Ketoazidose unter Therapie mit SGLT-2-(sodium-glucose linked transporter 2) Hemmern. Während sich das hyper- und hypoglykämische Koma durch eine Bestimmung der Blutglukose leicht unterscheiden lassen, ist die Differenzialdiagnose zwischen einer diabetischen Ketoazidose und einem hyperosmolaren Koma komplexer.

### 1.1 Hyperglykämisches Koma

### 1.2 Diabetische Ketoazidose

Die diabetische Ketoazidose ist eine potenziell lebensbedrohliche Komplikation, die ganz überwiegend bei Patienten mit Typ-1-Diabetes, aber auch bei anderen Diabetesformen mit Versagen der Insulinsekretion auftritt. Die Inzidenz beträgt in Ländern mit guter Gesundheitsversorgung etwa 14 pro 1000 Patientenjahre. Bei rascher und adäquater Behandlung liegt die Mortalität der diabetischen Ketoazidose bei < 1 %, kann aber vor allem bei älteren Patienten oder solchen mit multiplen Vorerkrankungen auf deutlich über 5 % ansteigen (Nyenwe und Kitabchi 2016).

#### 1.2.1 Ätiologie und Pathogenese

Der absolute Insulinmangel führt, meist in Kombination mit einem Anstieg kontrainsulinärer Hormone (Glukokortikoide, Katecholamine, Glukagon, Wachstumshormon), zur Hyperglykämie, Ketonämie und metabolischen Azidose. Die

**Abb. 1** Pathogenese der diabetischen Ketoazidose und konsekutive Leitsymptome

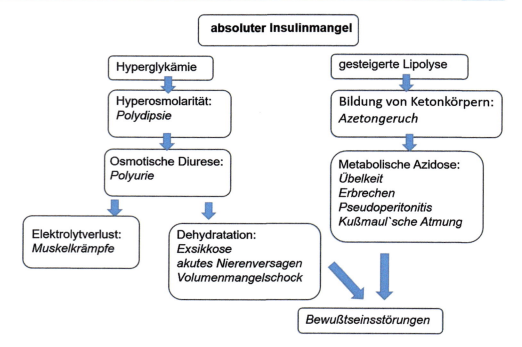

Pathogenese der diabetischen Ketoazidose und die konsekutiven Leitsymptome sind in Abb. 1 zusammengefasst.

Häufigste Trigger einer diabetischen Ketoazidose sind Infektionen (in ca. 40 %), Fehler im Therapiemanagement durch den Patienten oder auch in der Klinik sowie andere akute Erkrankungen, z. B. ein Myokardinfarkt. In ca. 25 % der Fälle ist die diabetische Ketoazidose die Erstmanifestation eines bislang nicht bekannten Typ-1-Diabetes-mellitus (Evans 2019).

### 1.2.2 Diagnostik
*Leitsymptome*
Die Leitsymptome der diabetischen Ketoazidose sind in Abb. 1 zusammengefasst.

▶ Prodromi wie Polydipsie, Polyurie, Erbrechen und zunehmende Zeichen der Exsikkose können dem Vollbild einer diabetischen Ketoazidose einige Tage vorangehen.

*Labor*
Folge Kriterien definieren die Diagnose einer diabetischen Ketoazidose (Savage et al. 2011) und ermöglichen deren Einteilung in unterschiedliche Schweregrade (Kitabchi et al. 2009) (s. Tab. 1):

- Signifikante Ketonurie (> 2-fach positiver Nachweis im Standardurinstreifentest) und/oder Ketonämie > 3 mmol/l
- Pathologisch erhöhte Blutglukose > 200 mg/dl (> 11 mmol/l) oder bekannter Diabetes mellitus
- Erniedrigtes venöses Bikarbonat ($HCO_3^-$) < 15 mmol/l und/oder Azidose mit pH-Wert < 7,3

Eine hilfreiche Zusatzinformation, auch zur Verlaufsbeurteilung unter Behandlung einer diabetischen Ketoazidose, liefert die Berechnung der Anionenlücke. Diese spiegelt die in der Routinemessung nicht bestimmten Anionen im Plasma wider und liegt physiologisch bei 3–11 mmol/l. Kalkuliert werden kann die Anionenlücke durch Subtraktion der Chlorid- und $HCO_3^-$ Konzentration von der Natriumkonzentration:

$$\text{Anionenlücke [mmol/l]} = Na^+ \text{[mmol/l]} - Cl^- \text{[mmol/l]} - HCO_3^- \text{[mmol/l]}$$

Der Anstieg der Ketonkörper bei der diabetischen Ketoazidose führt über die notwendigen Puffervorgänge zu einem Verbrauch von Bikarbonat. Daraus resultiert eine Erhöhung der Anionenlücke, die bei der diabetischen Ketoazidose bei > 10, meist sogar bei > 12 mmol/l liegt.

### 1.2.3 Therapie (Nyenwe und Kitabchi 2011; Savage et al. 2011)
*Volumensubstitution*

▶ An erster Stelle in der Behandlung der diabetischen Ketoazidose steht eine rasche und angemessene intravenöse Flüssigkeitszufuhr. Das Flüssigkeitsdefizit der Patienten ist erheblich und kann bis zu 10 % des Körpergewichtes betragen.

Die Flüssigkeitszufuhr führt neben dem Ausgleich der teils beträchtlichen Exsikkose auch zu einer verbesserten Clearance der entstandenen Ketonkörper und damit zum Ausgleich der Azidose sowie zu einer Verbesserung der häufig entgleisten

**Tab. 1** Diagnostische Kriterien und Schweregradeinteilung der diabetischen Ketoazidose und des hyperosmolaren Komas. (Nach Kitabchi et al. 2009; Nyenwe und Kitabchi 2011)

|  | Diabetische Ketoazidose ||| Hyperosmolares Koma |
|---|---|---|---|---|
|  | Mild | Mittelschwer | Schwer |  |
| Blutglukose [mg/dl] (mmol/l) | > 200 (> 11) | > 200 (> 11) | > 200 (> 11) | > 600 (> 33) |
| Urin-/Serumketon | ++ | ++ | ++ | (+) |
| pH-Wert | 7,25–7,3 | 7,0–7,24 | < 7,0 | > 7,3 |
| $HCO_3^-$ [mmol/l] | 15–18 | 10–< 15 | < 10 | > 15 |
| Anionenlücke [mmol/l] | > 10 | > 12 | > 12 | Variabel |
| Bewusstsein | Agitiert | Somnolent | Stuporös/Komatös | Somnolent bis komatös |

Elektrolyte. Wie bei anderen Volumenmangelzuständen ist in den letzten Jahren der bislang etablierte Einsatz von 0,9 %iger Natriumchlorid(NaCl)-Lösung zugunsten balancierter Elektrolytlösungen verlassen worden, da diese aufgrund ihres geringeren Chloridgehaltes das Risiko für die Entstehung einer hyperchlorämischen Azidose insbesondere auch bei der diabetischen Ketoazidose erheblich senken (Chua et al. 2012; Mahler et al. 2011). In den aktuellen Leitlinien zur Behandlung der diabetischen Ketoazidose ist diese Empfehlung bislang allerdings noch nicht umgesetzt.

- 1–1,5 l balancierte Vollelektrolytlösung innerhalb der ersten Stunde
- Anschließend 250–500 ml/h
- Anpassung der Flüssigkeitssubstitution in Abhängigkeit der hämodynamischen Situation, des Volumenstatus, der Diurese sowie der Blutglukose und des Elektrolytstatus
- Sorgfältiges Monitoring insbesondere bei Patienten mit Herz- oder Niereninsuffizienz

*Insulintherapie*
Die Zufuhr von Insulin ist der 2. wichtige Pfeiler in der Behandlung. Neben dem Abfall der erhöhten Blutglukosespiegel hemmt die Substitution des fehlenden Insulins die Ketogenese und ist somit kausale Therapie der metabolischen Azidose. Die Insulingabe trägt zudem ebenfalls zu einer Normalisierung der Elektrolyte bei. Zur Therapie sollte Normalinsulin intravenös eingesetzt werden, da die Resorption von subkutan appliziertem Insulin bei Schock und Zentralisation unsicher ist.

▶ Die Normalisierung der Blutglukose ist sehr viel rascher zu erreichen als die Hemmung der Ketonkörperbildung und die Normalisierung des pH-Wertes. Die kontinuierliche intravenöse Insulintherapie muss daher unter engmaschigen Kontrollen fortgeführt werden, bis die Therapieziele (s. unten) erreicht sind.

- Initial Bolus von 0,1 IE Normalinsulin/kg Körpergewicht (KG) intravenös
- Anschließend 0,1 IE/kg KG/h mittels Insulinperfusor
- Bei Abfall der Blutglukose auf < 250 mg/dl (< 14 mmol/l) Absenkung der Insulinrate auf 0,02–0,05 IE/kg KG/h
- Bei Abfall der Blutglukose auf < 250 mg/dl (< 14 mmol/l) Hinzunahme von 5- bis 10 %iger Glukoselösung mit dem Ziel einer Blutglukose zwischen 150 und 200 mg/dl (8–11 mmol/l) unter fortgeführter Insulintherapie

Nach erfolgreicher Behandlung der Ketoazidose und wenn der Patient wieder adäquat essen und trinken kann, ist die Umstellung auf eine subkutane Insulintherapie möglich. Die intravenöse Insulinzufuhr sollte erst 1–2 h nach der ersten subkutanen Insulinapplikation beendet werden, damit bereits ein ausreichend hoher Insulinspiegel vorliegt.

Bei einer vorbestehenden intensivierten Insulintherapie kann diese in zunächst unveränderter Dosis fortgeführt werden. Ansonsten erfolgt die Neueinstellung auf eine solche Therapie nach dem Basis-Bolus-Schema. Der Gesamtinsulinbedarf kann aus der durchschnittlichen stündlichen Perfusorrate der letzten 3–4 h kalkuliert werden, indem diese mit 24 multipliziert wird. 50 % des Gesamtinsulinbedarfs werden als lang wirksames Basalinsulin gegeben, 50 % in Form eines schnell wirksamen Insulins zu den Mahlzeiten in einem Verhältnis von 3:1:2 (Frühstück:Mittagessen:Abendmahlzeit). Weitere Anpassungen sind unter Berücksichtigung der Blutglukosespiegel notwendig, die zunächst weiter engmaschig kontrolliert werden sollten.

*Kaliumsubstitution*
Vor Behandlungsbeginn imponiert häufig eine durch die Azidose und den Insulinmangel bedingte Hyperkaliämie. Mit Beginn der Insulinsubstitution und Ausgleich der Azidose kommt es jedoch zu einer Verschiebung von Kalium vom Extra- in den Intrazellularraum und somit zu einer unter Umständen ausgeprägten Hypokaliämie.

▶ Eine frühzeitige ergänzende Kaliumsubstitution ist daher in aller Regel notwendig.

- Bei Patienten ohne relevante Einschränkung der Nierenfunktion sollte eine Kaliumsubstitution bereits bei einem initialen Serumkaliumspiegel < 5,3 mmol/l begonnen werden

- Meist ist eine Substitution von 20–40 mmol Kalium pro Liter Infusionslösung ausreichend, um den Serumkaliumspiegel im gewünschten Bereich zwischen 4,0 und 5,0 mmol/l zu stabilisieren
- Bei Vorliegen einer signifikanten Hypokaliämie muss der Serumkaliumspiegel auf > 3,5 mmol/l angehoben werden, bevor eine Insulintherapie begonnen wird

*Additive Therapien*

Eine Thromboembolieprophylaxe mit niedermolekularem Heparin wird empfohlen.

Bei Patienten mit diabetischer Ketoazidose besteht ein Phosphatdefizit. Die Substitution von Phosphat verbessert nach aktueller Studienlage jedoch das klinische Outcome der Patienten nicht und kann zudem eine Hypokalzämie verursachen. Eine generelle Phosphatsubstitution wird nicht empfohlen, sie kann bei Patienten mit potenziellen Komplikationen einer Hypophosphatämie wie Schwäche der Herz- oder Skelettmuskulatur oder einer Rhabdomyolyse unter sorgfältiger Kontrolle im Einzelfall erwogen werden.

Die Behandlung der Azidose erfolgt durch eine adäquate Flüssigkeits- und Insulinzufuhr. Die Gabe von Bikarbonat sollte nur bei vital bedrohlicher Azidose mit einem pH < 6,9 sowie Herzrhythmusstörungen oder einer schwergradigen Hyperkaliämie erfolgen.

### Therapieüberwachung
- Engmaschiges Monitoring von Vitalparametern und Bewusstseinszustand
- Flüssigkeitsbilanz
- Stündliche Kontrollen der Blutglukose
- Engmaschige Kontrollen von Elektrolyten, Bikarbonat und Nierenfunktion in Abhängigkeit von Werten und klinischem Zustand
- Mindestens 4-stündliche Kontrolle des pH-Wertes, bei pH < 7,0 entsprechend engmaschiger

### Therapieziele
- Abfall der Blutglukose um maximal 50 mg/dl (3 mmol/l) pro Stunde mit einem vorläufigen Zielbereich von 150–200 mg/dl (8–11 mmol/l)
- Anstieg von $HCO_3^-$ um 3,0 mmol/l pro Stunde auf einen Wert von > 15 mmol/l
- Serumkaliumspiegel 4,0–5,0 mmol/l
- pH > 7,3

### Komplikationen
▶ Ein zu rascher Ausgleich der diabetischen Ketoazidose kann durch einen zu schnellen Abfall der Plasmaosmolalität zur Entstehung eines Hirnödems führen.

Diese Komplikation ist bei Erwachsenen sehr selten, aufgrund der hohen Mortalität von 20–40 % aber weiterhin gefürchtet. Warnzeichen sind Bewusstseinseintrübungen, Kopfschmerzen, Störungen der Pupillomotorik, Krampfanfälle, Bradykardien und arterielle Hypertension. Die niedrig-dosierte Insulintherapie wie oben beschrieben und der sehr zurückhaltende Einsatz von Bikarbonat senken das Risiko für diese Komplikation nochmals deutlich.

### Diabetische Ketoazidose in der Schwangerschaft

Die Behandlung der diabetischen Ketoazidose bei einer schwangeren Patientin erfolgt nach dem oben beschriebenen Standardprotokoll. Der Insulinbedarf steigt ab dem 2. Trimenon der Schwangerschaft typischerweise an, sodass unter Umständen höhere Insulindosen als die oben angegebenen notwendig sein können, um die Therapieziele zu erreichen. Ketonkörper sind fetotoxisch, sodass möglichst früh auch eine gynäkologisch-geburtshilfliche Mitbetreuung erfolgen sollte. Eine Schwangerschaft kann (Mit-)Auslöser einer diabetischen Ketoazidose bei Patientinnen mit Typ-1-Diabetes sein, ein Schwangerschaftstest ist daher bei allen Patientinnen im gebärfähigen Alter mit Diagnose einer Ketoazidose sinnvoll.

### Euglykämische Ketoazidose unter Therapie mit SGLT-2-Hemmern

Bitte diesen Absatz streichen bzw. durch den gleich folgenden neuen Absatz ersetzen - zwischenzeitlich hat sich die Zulassungssituation komplett geändert. SGLT-2 Hemmer sind nicht länger zur Therapie bei übergewichtigen Typ 1-Diabetikern zugelassen.

SGLT-2-Hemmer werden aufgrund ihrer günstigen Daten hinsichtlich kardiovaskulärer und renaler Endpunkte bei Patienten mit Typ-2-Diabetes und entsprechendem Risikoprofil eingesetzt. Sie finden zudem leitliniengerecht Anwendung in der Therapie der symptomatischen Herzinsuffizienz sowie bei chronischer Niereninsuffizienz auch bei nicht-diabetischen Patienten. Als seltene aber ernsthafte Komplikation der Behandlung kann eine Ketoazidose bei unauffälligen oder nur leicht erhöhten Blutglukosespiegeln auftreten. Ein absoluter oder relativer Insulinmangel erhöht das Risiko für diese Komplikation, die prinzipiell auch bei Patienten mit Typ-2-Diabetes auftreten kann. Weitere Risikofaktoren sind eine reduzierte Nahrungsaufnahme, Dehydratation, Alkoholmissbrauch oder ein Anstieg des Insulinbedarfs infolge einer akuten Krankheit oder einer Operation. Die Symptome (Übelkeit, Erbrechen, Bauchschmerzen, übermäßiger Durst, Bewusstseinsstörungen) unterscheiden sich nicht von der einer hyperglykämen Ketoazidose. Es besteht eine unter Umständen ausgeprägte Ketonämie und Azidose bei häufig nicht oder nur mild erhöhten Blutglukosespiegeln < 250 mg/dl (< 14 mmol/l). Bei Diagnose einer euglykämischen Ketoazidose muss die Therapie mit einem SGLT-2-Hemmer unverzüglich abgesetzt und darf im Verlauf nicht wieder aufgenommen werden. Zur Reduktion dieser Komplikation sollten SGLT-2-Hemmer vor geplanten größeren

Operationen oder bei akuten schweren Erkrankungen pausiert werden.

## 1.3 Hyperosmolares, nichtketoazidotisches Koma

Das hyperosmolare, nichtketoazidotische Koma tritt überwiegend bei älteren, häufig multipel vorerkrankten Patienten als Komplikation eines Typ-2-Diabetes-mellitus auf. Nicht immer ist ein Diabetes mellitus vorbekannt, das Ereignis kann auch die Erstmanifestation einer solchen Erkrankung darstellen. Auslöser sind häufig Infektionen, insbesondere der Lunge, der Harnwege oder auch Gastroenteritiden. Auch kardiovaskuläre Ereignisse oder andere Erkrankungen des höheren Lebensalters können ein hyperosmolares, nichtketoazidotisches Koma auslösen. Weitere Trigger sind ein gestörtes Durstempfinden sowie verschiedene Medikamente wie Diuretika, Glukokortikoide oder auch atypische Neuroleptika. Die Mortalität liegt bei 4–16 % und ist damit deutlich höher als die der diabetischen Ketoazidose (Dhatariya und Vellanki 2017).

### 1.3.1 Ätiologie und Pathogenese

Dem hyperosmolaren, nichtketoazidotischen Koma liegt ein Anstieg insulinantagonistischer Hormone und somit eine verminderte Insulinwirksamkeit zugrunde. Die Insulinresistenz führt zur erheblichen Hyperglykämie und zur damit verbundenen oft erheblichen Hyperosmolarität. Das vorhandene Insulin reicht jedoch zur Verhinderung einer Lipolyse und damit Ketogenese aus, sodass keine Azidose entsteht. Die Entstehung eines hyperosmolaren, nichtketoazidotischen Komas verläuft häufig über Tage bis Wochen.

### 1.3.2 Diagnose

*Leitsymptome*

Im Vordergrund stehen eine erhebliche Exsikkose mit einem Flüssigkeitsverlust von bis zu 20 % des Körpergewichtes sowie Bewusstseinstrübungen. Fokal neurologische Symptome wie fokale oder generalisierte Krampfanfälle oder auch Paresen können vorkommen.

*Labor*

Die laborchemischen Veränderungen sind in Tab. 1 zusammengefasst und denen der diabetischen Ketoazidose gegenübergestellt. Beim hyperosmolaren, nichtketoazidotischen Koma sind die Blutglukosespiegel typischerweise exzessiv erhöht auf Werte > 600 mg/dl (> 33 mmol/l) bei unauffälligen Ketonen, normalem $HCO_3^-$ sowie einem pH > 7,3. Die Abgrenzung kann erschwert werden durch das Auftreten einer Azidose anderer Genese, z. B. aufgrund eines respiratorischen Versagens oder im Schock.

### 1.3.3 Therapie

Die Therapie des hyperosmolaren, nichtketoazidotischen Komas entspricht im Wesentlichen der der diabetischen Ketoazidose und besteht aus den 3 Pfeilern Volumensubstitution, niedrigdosierte Insulingabe und Ausgleich der Elektrolyte. Bereits die initiale Volumengabe führt in aller Regel zu einem Abfall der zumeist massiv erhöhten Blutglukose. Die Volumengabe steht daher, noch mehr als bei der diabetischen Ketoazidose, an erster Stelle der Therapie (Nyenwe und Kitabchi 2011; Scott et al. 2015).

*Volumensubstitution*

- 1–1,5 l balancierte Vollelektrolytlösung innerhalb der ersten Stunde, anschließend 200–500 ml/h
- Anpassung der Flüssigkeitssubstitution in Abhängigkeit der hämodynamischen Situation, des Volumenstatus, der Diurese sowie der Blutglukose und des Elektrolytstatus
- Sorgfältiges Monitoring insbesondere bei Patienten mit Herz- oder Niereninsuffizienz

*Insulintherapie*

- Initial Bolus von 0,1 IE Normalinsulin/kg KG intravenös, anschließend 0,1 IE/kg KG/h mittels Insulinperfusor
- Bei Abfall der Blutglukose auf < 300 mg/dl (< 16,7 mmol/l) Absenkung der Insulinrate auf 0,02–0,05 IE/kg KG/h
- Bei Abfall der Blutglukose auf < 300 mg/dl (< 16,7 mmol/l) Hinzunahme von 5 %iger Glukoselösung mit dem Ziel einer Blutglukose zwischen 200 und 300 mg/dl (11–16,7 mmol/l)

*Ausgleich von Elektrolytstörungen*

Hypokaliämien sind beim hyperosmolaren Koma meist weniger ausgeprägt als bei der diabetischen Ketoazidose. Werte < 3,3 mmol/l sollten mit einem Ziel von 4,0–5,0 mmol/l ausgeglichen werden.

Durch einen osmosebedingten Ausstrom freien Wassers aus dem Intra- in den Extrazellulärraum können anfangs falsch niedrige Serumnatriumwerte gemessen werden. Mit dem Abfall der Blutglukosespiegel kann es zum Anstieg des Natriumwertes mit einer resultierenden Hypernatriämie kommen.

### 1.3.4 Therapieziele

- Abfall der Blutglukose um maximal 90 mg/dl (5 mmol/l) pro Stunde mit einem vorläufigen Zielbereich von 200–300 mg/dl (11–16,7 mmol/l)
- Abfall der Serumosmolalität um maximal 3–8 mOsm/kg KG/h

### 1.3.5 Komplikationen

▶ Ein zu rascher Abfall der Serumosmolalität kann zum Auftreten eines zerebralen Ödems oder einer zentralen pontinen Myelinolyse führen und muss unbedingt vermieden werden.

Aufgrund der erheblichen Hämokonzentration besteht beim hyperosmolaren Koma ein hohes Risiko für thromboembolische Komplikationen. Eine Prophylaxe mit niedermolekularem Heparin ist essenziell.

## 1.4 Hypoglykämisches Koma

### 1.4.1 Ätiologie und Pathogenese

Das hypoglykämische Koma ist eine der häufigsten Akutkomplikationen bei Patienten mit Diabetes mellitus unter Behandlung mit Insulin und/oder insulinotropen Substanzen wie insbesondere Sulfonylharnstoffen. Seltener kann es auch infolge einer anderen Erkrankung auftreten, die endogen zu einer relativen oder absoluten Hyperinsulinämie führt. Mögliche Ursachen einer schweren Hypoglykämie sind in Tab. 2 aufgeführt.

Das Risiko für das Auftreten eines hypoglykämischen Komas unter antidiabetischer Therapie steigt mit dem Alter, Komorbiditäten wie einer Nieren- und Leberinsuffizienz und insbesondere bei zu straffer Einstellung der Blutglukosewerte vor allem bei älteren Patienten. Bei über 50-jährigen Patienten mit Typ-2-Diabetes mellitus ist ein $HbA_{1c}$ von 7,5 % mit der geringsten Gesamtmortalität assoziiert (Currie et al. 2010).

Häufige Ursachen einer schweren Hypoglykämie bei Patienten unter Therapie mit Insulin oder Sulfonylharnstoffen sind:

- Zu geringe oder fehlende Zufuhr von Kohlenhydraten
- Fehlende Anpassung der Therapie bei vermehrter Muskelarbeit
- Versehentliche Überdosierung oder fehlerhafte Injektionstechnik (i.m. statt s.c.)
- Gehäuft auftretende Hypoglykämien führen zu einer Verschlechterung der Hypoglykämiewahrnehmung und erhöhen somit das Risiko für ein hypoglykämisches Koma
- Alkoholkonsum (über eine Hemmung der Glukoneogenese)
- Akkumulation von Insulin und insbesondere von Sulfonylharnstoffen bei eingeschränkter Nierenfunktion
- Wechselwirkungen mit Medikamenten, die die Wirkung oraler Antidiabetika verstärken (z. B. Cumarinderivate, Fluoxetin, Clarithromycin) oder die zu einer verminderten Hypoglykämiewahrnehmung führen (z. B. nichtselektive β-Blocker)
- Gelegentlich erfolgt eine exzessive Insulinzufuhr auch bewusst in suizidaler Absicht oder im Rahmen eines Münchhausen-Syndroms

### 1.4.2 Diagnose

Die laborchemische Diagnose einer schweren Hypoglykämie ist durch eine Messung der Blutglukose rasch und einfach

**Tab. 2** Mögliche Ursachen einer schweren Hypoglykämie

| Exogene Ursachen | Medikamente | Insulin |
| --- | --- | --- |
| | | Sulfonylharnstoffe |
| | Mangelernährung | |
| | Alkoholinduzierte Hypoglykämie | |
| Endogene Ursachen | Endokrin bedingt | Insulinom |
| | | Inselzellhyperplasie (Kindesalter) |
| | | Paraneoplastische IGF-2-Sekretion, v. a. bei Sarkomen, GIST und anderen mesenchymalen Tumoren |
| | | Primäre oder sekundäre Nebenniereninsuffizienz |
| | Schwere Leberfunktionsstörungen | |
| | Autoimmun bedingt | Antiinsulinantikörper (mit stimulierender Wirkung am Insulinrezeptor) |
| | Angeborene Erkrankungen mit schweren Hypoglykämien meist bereits im Neugeborenen- und Säuglingsalter | Glykogenspeicherkrankheiten |
| | | Störungen der Glukoneogenese |
| | | Carnitinmangel |

*IGF-2-Sekretion* (Insulin-like growth factor-2), *GIST* (gastrointestinaler Stromatumor)

möglich. Bei Auftreten einer unklaren Spontanhypoglykämie bei einem nicht antidiabetisch vorbehandelten Patienten ist eine zusätzliche Blutentnahme für weitere Untersuchungen (Insulin, C-Peptid, Blutalkohol, Bestimmung von Medikamentenspiegeln, Toxikologie) sinnvoll.

▶ Das klinische Bild der Hypoglykämie kann sehr heterogen sein.

Werden Warnsymptome einer milden bis moderaten Hypoglykämie wie Zittern, Schwitzen, Heißhunger, Palpitationen, Kopfschmerzen, Müdigkeit, akute Sehstörungen oder Wesensveränderungen nicht ausreichend erkannt und durch die Zufuhr von schnell wirksamen Kohlenhydraten abgefangen, so kann das Vollbild eines hypoglykämischen Komas eintreten mit folgenden Leitsymptomen:

- Bewusstlosigkeit
- Tachykardie bei normo- bis hypertonen Blutdruckwerten
- Feuchte Haut
- Weite Pupillen
- Motorische Unruhe
- Hyperreflexie
- Generalisierte Krampfanfälle sowie Paresen können auftreten

### 1.4.3 Therapie
**Akuttherapie**
- 40–60 ml einer 40- bis 50 %igen Glukoselösung i.v.
- Alternativ (z. B. bei einem sehr unruhigen Patienten) 1 mg Glukagon i.m., eine 2. Gabe ist nach 10–20 min möglich

*Weiterführende Maßnahmen*

▶ Durch eine anhaltende Insulinwirkung, insbesondere nach Injektion lang wirksamer Depotinsuline oder durch die Kumulation von Sulfonylharnstoffen, können auch nach anfangs rascher Befundbesserung neuerliche und lang anhaltende Hypoglykämien auftreten.

Daher im Anschluss an die Akuttherapie:

- Kontinuierliche Infusion von 60–100 ml 10 %iger Glukoselösung pro Stunde über 24 h
- Messungen der Blutglukose mindestens alle 4 h, Zielbereich 180–230 mg/dl (10–13 mmol/l)
- ggf. Ausgleich von Elektrolytstörungen

Insbesondere bei niereninsuffizienten Patienten kann es zu einer erheblichen Kumulation von Sulfonylharnstoffen mit einer anhaltenden Wirkung über viele Tage kommen. In diesen Fällen müssen auch nach anfänglicher Stabilisierung über einige Tage unter regelmäßigen Kontrollen der Blutglukose weiterhin alle 2–3 h 20–25 g Kohlenhydrate (2 BE) oral zugeführt werden.

Bei sehr protrahiert verlaufenden Hypoglykämien mit anhaltender Bewusstlosigkeit infolge einer exzessiven Insulinzufuhr in suizidaler Absicht ist neben der kontinuierlichen Glukosegabe eine Hirnödemtherapie mit 3 × 8 mg Dexamethason i.v. und entwässernden Maßnahmen (Furosemid, ggf. Mannit) indiziert. Im Einzelfall kann es notwendig sein, das subkutane Insulinreservoir chirurgisch zu exzidieren, um die Insulinwirkung zu beenden.

### 1.4.4 Prognose
Das rasch erkannte und behandelte hypoglykämische Koma hat eine gute Prognose. Bei mehr als 1-stündiger Bewusstlosigkeit steigt die Letalität jedoch deutlich an und beträgt bei über Stunden protrahierter Hypoglykämie bis zu 10 %.

*Insbesondere bei älteren Patienten mit vorbestehenden Gefäßschäden kann es durch die katecholaminbedingte Blutdrucksteigerung und eine hypoglykämiebedingte verstärkte Thrombenbildung zu Myokardinfarkten und ischämischen Hirninfarkten kommen.*

Man geht davon aus, dass 2–4 % aller Patienten mit Typ-1-Diabetes in einer akuten Hypoglykämie versterben. Gehäufte schwere Hypoglykämien erhöhen die 5-Jahres-Mortalität von Patienten mit Diabetes mellitus Typ 1 und Typ 2 um das 3,4-fache (McCoy et al. 2012).

Präventive Maßnahmen wie eine adäquate Therapieeinstellung, moderne Methoden des Glukosemonitorings mit Warnfunktion und intensive Patientenschulungen zur Therapieanpassung sowie zur Hypoglykämiewahrnehmung haben daher den größten Stellenwert.

## 1.5 Biguanidinduzierte Laktatazidose

Pathogenetisch liegt der biguanidinduzierten Laktatazidose eine verminderte Laktatclearance zugrunde. Unter antidiabetischer Therapie mit älteren Biguanidpräparaten wurde diese Komplikation noch bis in die 1980er-Jahre hinein häufiger diagnostiziert, insbesondere bei nieren-, leber- oder herzinsuffizienten Patienten.

▶ Unter der Therapie mit Metformin wird diese Nebenwirkung nur noch sehr selten beobachtet, auch nach der schrittweisen Modifikation der Kontraindikationen für nierenfunktionseingeschränkte Patienten in den letzten Jahren.

Ein kausaler Zusammenhang wird mittlerweile von einigen Experten infrage gestellt (Cryer et al. 2005; Salpeter et al. 2010).

Im Prodromalstadium treten Symptome wie Übelkeit, abdominelle Schmerzen und Adynamie und/oder Unruhe auf. Das Vollbild ist gekennzeichnet durch Bewusstseinsstörungen bis hin zum Koma, eine Kußmaul-Atmung sowie eine Hypothermie.

Neben dem unmittelbaren Absetzen der Metformintherapie erfolgt die Therapie bei ausgeprägten Formen mit Hypothermie, einem pH < 7 und/oder einer Oligo-/Anurie durch eine Hämodialyse.

## 2 Perioperatives Diabetesmanagement

### 2.1 Einleitung

Die Zunahme der Diabetesprävalenz hat auch zur Zunahme von Menschen mit Diabetes geführt, die sich einer Operation unterziehen müssen. Hyperglykämien > 140 mg/dl finden sich bei 20–40 % der allgemeinchirurgischen und bei 80–90 % der kardiochirurgischen Patienten. Eine Hyperglykämie in der perioperativen Phase ist dabei sowohl bei Menschen mit als auch ohne vorbekannten Diabetes mit schlechteren chirurgischen Ergebnissen assoziiert. Diese betreffen insbesondere eine verzögerte Wundheilung, erhöhte Infektionsrate, verlängerte Krankenhausaufenthaltsdauer und eine erhöhte postoperative Mortalität. Ursachen für die Hyperglykämie sind der

Stress durch die Operation selbst, die Art der Anästhesie als auch akute Erkrankungen und Komorbiditäten, die zu einer vermehrten Freisetzung insulinantagonistischer Hormone wie Kortisol, Glukagon, Wachstumshormon und Katecholaminen führen. Diese bedingen in der Summe eine verminderte Insulinsekretion mit erhöhter Insulinresistenz, verminderter peripherer Glukoseverwertung sowie erhöhter Lipolyse und Proteolyse.

Dieser Abschnitt beleuchtet die Rolle verschiedener Antidiabetika, die optimalen glykämischen Ziele und die Bedeutung eines interprofessionellen Teamansatzes für die verbesserte Versorgung dieser Patienten während der perioperativen Phase unter besonderer Berücksichtigung intensivmedizinischer Aspekte.

## 2.2 Perioperatives Management

### 2.2.1 Präoperativ

Präoperativ sollten soweit möglich der Diabetestyp, die bestehende Therapie (Lebensstil, orale Antidiabetika, GLP-1-Rezeptoragonisten (GLP-1-RA), Insulin inklusive Insulinschema) sowie Komorbiditäten, insbesondere Nephropathie, Neuropathie, Retinopathie, kardiovaskuläre Erkrankungen und Lebererkrankungen, erfasst werden. Wichtig sind zudem Informationen zur Hypoglykämieneigung und -wahrnehmung. Eine besondere Gefahr im Krankenhaus besteht für Erwachsene und/oder übergewichtige Patienten mit Typ-1- oder Typ-3-Diabetes, die nicht selten fälschlich als Typ-2-Diabetes geführt werden. Weitere diabetesspezifische Komplikationen können auftreten wie (nach DDG-Positionspapier 2016) eine insbesondere bei länger bestehendem Diabetes vorkommende Versteifung der Gelenke („stiff joint syndrome"), die zu Problemen bei der Intubation und bei der Lagerung führen kann. Bei Vorliegen einer autonomen Neuropathie besteht oft eine Magenentleerungsstörung, die für feste Nahrungsbestandteile ausgeprägter als für Flüssigkeiten ist, was zu einem erhöhten Aspirationsrisiko führen kann. Bei autonomer Dysfunktion kann es schon bei der Einleitung der Anästhesie zu einem Abfall des Blutdrucks kommen und im weiteren Verlauf zu einer hämodynamischen Instabilität. Aufgrund der oft bestehenden Gefäßveränderungen kann es durch den Blutdruckabfall und durch den Einsatz vasoaktiver Substanzen zu Perfusionsproblemen in allen Organen kommen. Bei Vorliegen einer peripheren sensorischen Neuropathie besteht zudem ein erhöhtes Risiko für die Entstehung von Druckulzera. Die Lagerung der Patienten muss so erfolgen, dass ein nur niedriger Auflagedruck auf der Unterlage besteht.

Eine wichtige Information ist zudem die Höhe des $HbA_{1c}$, mit dem nicht nur die Diagnose eines Diabetes, sondern auch bei bekanntem Diabetes die Güte der Blutzuckereinstellung der letzten 3 Monate abgeschätzt werden kann. Keine valide Aussagekraft hat der $HbA_{1c}$ allerdings bei akuten Blutungen, Hämolyse und Bluttransfusionen. Auch eine fortgeschrittene Nierenerkrankung kann zu falsch niedrigen $HbA_{1c}$-Werten führen. Auch sind die Daten bezüglich $HbA_{1c}$ und operativem Outcome widersprüchlich. Die genannten Informationen sind dennoch für die weitere Strategie relevant. Ist der Blutzucker aktuell gemessen als auch vom $HbA_{1c}$ erheblich entgleist (z. B. > 10 %), sollte die Dringlichkeit der Operation und die Möglichkeit einer präoperativen Diabetesoptimierung nochmals evaluiert werden. Bei notfallmäßigen oder zeitkritischen Operationen spielt dies keine oder nur eine geringe Rolle.

Üblicherweise sollten alle *oralen Antidiabetika (OAD)* als auch *GLP-1-RA* perioperativ sowie bei intensivmedizinisch behandelten Menschen *pausiert* werden. Substanzspezifische unerwünschte Wirkungen sind die bekannte metforminassoziierte Laktatazidose, Hypoglykämien unter Sulfonylharnstoffen sowie die euglykämische Ketoazidose unter SGLT-2-Inhibitoren. GLP-1-RA können zudem zu einer vermehrten Übelkeit als auch Magenentleerungsstörung führen. Obwohl es Hinweise darauf gibt, dass DPP (Dipeptidylpeptidase)- 4-Inhibitoren perioperativ sicher sind, wird auch hier eine Pausierung empfohlen. Üblicherweise sollten OAD und GLP-1-RA zumindest am Tag der Operation, wenn möglich bereits 24 h zuvor pausiert werden. Metformin muss bei einer Operation unter Allgemein-, Spinal- oder Epiduralanästhesie abgesetzt werden. Die Therapie darf nicht früher als 48 h nach der Operation oder nach Wiederaufnahme der oralen Ernährung und nur dann wieder aufgenommen werden, wenn die Nierenfunktion erneut kontrolliert wurde und sich als stabil erwiesen hat.

*Insulin* ist das Mittel der Wahl für die Behandlung einer Hyperglykämie im stationären Bereich, insbesondere auch perioperativ und in der Intensivmedizin. Fehler bei der Verschreibung und Anwendung von Insulin sind jedoch häufig. Insulin gehört zu den TOP-5-Hochrisikomedikamenten bei stationären Patienten. Ein Drittel aller Medikationsfehler mit Todesfolge innerhalb von 48 h sind auf eine fehlerhafte Insulinverabreichung zurückzuführen. Eine ausreichende Schulung des Personals im Umgang mit Insulin ist daher essenziell.

Bei Patienten mit bereits *bestehender häuslicher Insulintherapie* sollte die Dosis des lang wirksamen Basalinsulins (z. B. Glargin, Detemir) am Abend vor der Operation um 20–25 % reduziert werden. Wenn routinemäßig nur morgens Basalinsulin appliziert wird, sollte die reduzierte Dosis stattdessen am Morgen der Operation verabreicht werden. Patienten, die Glargin oder Detemir 2-mal täglich einnehmen, sollten die Dosis am Vorabend sowie am Morgen der Operation um 20–25 % reduzieren. Bei Patienten, die hohe Basalinsulindosen (> 60 % des täglichen Gesamtinsulins) applizieren oder bei denen die tägliche Gesamtinsulindosis mehr als 80 Einheiten beträgt oder die ein hohes Hypoglykämierisiko haben (ältere Menschen, Nieren- oder Leberinsuffizienz, frühere hypoglykämische Episoden) sollte die Basalinsulindosis um 50–75 % reduziert werden, um das Hypoglykämierisiko zu minimieren. Bei den ultralang wirkenden Insulinen sollte aufgrund der langen Halbwertszeit eine Dosisreduktion 3 Tage vor der Operation in Absprache mit einem Endokrinologen oder Diabetologen erfolgen. Bei intermediär wirkendem Insulin wie dem (Neutral Protamin Hagedorn) NPH-Insulin wird die übliche Dosis am Vorabend verabreicht und die Dosis am Morgen der Operation um 50 % reduziert. Patienten, die Mischinsuline (NPH/Normalinsulin bzw. Analoga 70/30, 75/25 usw.) erhalten, sollten vorzugsweise am Vorabend ein lang wirkendes Insulin anstelle ihrer vorgemischten Formulierung erhalten.

Während der perioperativen Nüchternphase wird das prandiale Insulin pausiert und subkutanes Korrekturinsulin mit einer Blutzuckermessung alle 4 bis 6 Stunden begonnen. Die meisten Kliniken verfügen hierfür über standardisierte Korrekturtabellen, die auf unterschiedlichen Insulinsensitivitäten basieren. Bei *kritisch kranken Patienten* ist die kontinuierliche intravenöse Infusion mit Normalinsulin die bevorzugte Therapie. Bei hämodynamischer Instabilität/Hypothermie/peripherer Vasokonstriktion wird subkutanes Insulin schlecht oder nicht resorbiert, daher ist intravenös appliziertes Insulin aufgrund der besser vorhersagbaren Pharmakokinetik das Mittel der Wahl. Darüber hinaus ermöglicht intravenöses Insulin eine einfache Dosistitration aufgrund einer kürzeren Wirkdauer. Die Anwendung des intravenösen Insulins sollte immer durch ein standardisiertes Protokoll geregelt werden mit Angaben zur Vorbereitung, Einleitung, Titration und Überwachung der Infusion. Hierzu wurden in Deutschland evaluierte Protokolle publiziert (Hensen et al. 2007).

Die Behandlung von *Hypoglykämien* (Blutzucker unter 70 mg/dl) erfolgt mit Glukosetabletten/-gelen oder intravenösen Dextroselösungen. Bei *schwerer Hyperglykämie* (Blutzucker über 250 mg/dl) oder metabolischer Dekompensation (diabetische Ketoazidose oder hyperglykämisches hyperosmolares Syndrom) ist es ratsam, die Operation bis zu einer angemessenen Rekompensation zu verschieben.

Die perioperativen Zielblutglukosewerte werden kontrovers diskutiert. Grundsätzlich sollen jedoch Hypo- und schwere Hyperglykämien vermieden werden. Es ist daher begründet und vernünftig, die *Blutzuckerspiegel zwischen 140–180 mg/dl (7,8–10 mmol/l) zu halten*; selten sind niedrigere Werte sinnvoll.

### 2.2.2 Intraoperativ

Hyperglykämien (über 180 mg/dl) können bei kleineren Operationen von kürzerer Dauer mit erwarteter hämodynamischer Stabilität und minimaler Flüssigkeitsverschiebung mit 2-stündigem subkutanem Korrekturinsulin (vorzugsweise schnell wirkendem Insulin) und Blutzuckerkontrollen behandelt werden. Bei Operationen mit hämodynamischen Schwankungen, massiven Flüssigkeitsverschiebungen oder einer Dauer von mehr als 4 h sollte ein Diabetes sowie ein Blutzucker über 180 mg/dl mit einer intravenösen Insulininfusion behandelt und alle 1–2 h überwacht werden. Auch hier ist es begründet und vernünftig, die *Blutzuckerspiegel zwischen 140–180 mg/dl (7,8–10 mmol/l) zu halten*. Wichtig ist zudem eine regelmäßige Kontrolle des *Serumkaliums*, die alle 4 h empfohlen ist.

## 2.3 Postoperativ

### 2.3.1 Management bei kritisch und nicht kritisch Kranken

**Nicht kritisch kranke Patienten**
Bei verminderter oder fehlender oraler Nahrungsaufnahme wird postoperativ Basal- plus Korrekturinsulin bevorzugt. Bei Patienten mit regelmäßiger oraler Nahrungsaufnahme sollte die Insulinbehandlung aus Basal-, Prandial- und Korrekturinsulin bestehen.

**Basalinsulin**
Ein Basalinsulin kontrolliert die Hyperglykämie, wenn ein Patient nicht isst und kann 1- oder 2-mal täglich als lang wirkendes Insulin (Glargin oder Detemir) verabreicht werden.

**Prandiales Insulin**
Auch als Mahlzeiteninsulin bezeichnet, hilft es bei der Kontrolle der Hyperglykämie im Zusammenhang mit der Kohlenhydrataufnahme (Mahlzeiten, enterale oder parenterale Ernährung), entweder mit kurz wirkenden Insulinanaloga (Lispro, Apart oder Glulisin) oder mit Humaninsulin (Normalinsulin; früher oft als „Altinsulin" bezeichnet).

**Korrekturinsulin**
Dies wird verwendet, um einer über dem Ziel liegenden Hyperglykämie entgegenzuwirken, entweder mit Normalinsulin oder kurz und schnell wirkenden Insulinanaloga. Bei Patienten, die bereits eine häusliche Insulintherapie mit guter glykämischer Kontrolle hatten, sollte das Basalinsulin um 20–25 % reduziert werden, wenn die orale Nahrungsaufnahme unzureichend ist. Die *gewichtsbasierte Dosierung* beträgt bei einem durchschnittlichen Patienten anfänglich ca. 0,4–0,5 IE/kg KG/Tag Insulin für die tägliche Gesamtdosis. Bei insulinsensitiven Patienten (Typ-1-Diabetes-mellitus, insulinnaive, ältere Menschen, unterernährt, Nieren-/Leberinsuffizienz, häufige Hypoglykämien) sollte die Anfangsdosis auf 0,2–0,3 IE/kg KG/Tag reduziert und bei insulinresistenten Menschen (z. B. Adipositas, Steroidtherapie) auf 0,6–0,7 IE/kg KG/Tag erhöht werden. Sobald die Gesamtdosis bestimmt ist, wird die Hälfte dieser Dosis als Basalinsulin und die andere Hälfte als prandiales Insulin verteilt auf z. B. 3 Mahlzeiten im Verhältnis 2:1:1

verabreicht. Bei Patienten, die nüchtern bleiben, sollte der Blutzucker alle 6 h bei Korrektur mit Normalinsulin oder alle 4 h bei Korrektur mit schnell wirkenden Insulinanaloga kontrolliert werden.

**Kritisch kranke Patienten**

Kritisch kranke Patienten sollten auf einer Intensivstation und perioperativ mittels einer kontinuierlichen Insulininfusion (CII) mit Normalinsulin behandelt werden, wobei der Blutzucker alle 1–2 h sowie der Kaliumwert alle 4 h gemessen werden sollte. Auch hier sollten standardisierte Protokolle für das Insulininfusionsschema verwendet werden (Tab. 3).

Der Übergang einer CII zu lang oder intermediär wirkenden subkutanem Insulin erfolgt, sobald der Patient hämodynamisch stabil ist und keinen Vasopressorbedarf mehr hat. Zuvor sollte eine glykämische Kontrolle im Zielbereich mit minimaler Variabilität und konstanter Insulininfusionsrate in den letzten 6–8 h erreicht worden sein. Aufgrund der kurzen Halbwertszeit von intravenös verabreichtem Insulin (5–9 min) und dem verzögerten Wirkungseintritt von lang und mittellang wirksamem Insulin ist es wichtig, dass sich intravenöse und subkutane Insulingabe um 2–3 h überlappen. Wenn die letzte Infusionsrate zur Berechnung der Basalinsulindosis verwendet wird, wird die durchschnittliche Insulininfusionsrate der letzten 6–8 h auf 24 h extrapoliert. 70–80 % dieser extrapolierten Dosis ergeben den Gesamtinsulinbedarf. Bei einem Patienten mit minimaler oder fehlender Nahrungsaufnahme werden 100 % der berechneten Gesamtdosis als Basalinsulin verabreicht. Im Gegensatz dazu werden bei Patienten mit normaler Nahrungsaufnahme 50 % als Basal- und 50 % als Prandialinsulin verabreicht. Bei der gewichtsbasierten Methode wird der Gesamtbedarf an Insulin ähnlich wie bei nicht kritisch kranken Patienten berechnet (s. oben), die Hälfte davon als Basalinsulin und die andere Hälfte als Prandialinsulin. Bei Patienten mit guter glykämischer Kontrolle unter einer zuvor etablierten häuslichen Insulintherapie können zum Zeitpunkt der Umstellung 70–80 % der vorherigen häuslichen Basalinsulindosis verabreicht werden. Aufgrund starker glykämischer Schwankungen wird die *alleinige Anwendung von Korrekturinsulin nicht empfohlen*. Die hier gegebenen Hinweise zur Insulindosierung dienen nur als Orientierungshilfe; bei fast allen Patienten muss die Insulinbehandlung basierend auf Blutzucker, Nahrungsaufnahme und Veränderungen des klinischen Status fortlaufend angepasst werden.

## 2.4 Sonderform: Typ-1-Diabetes und kontinuierliche subkutane Insulinpumpen (CSII)

Aufgrund der geringen bis fehlenden β-Zell-Funktion der Bauchspeicheldrüse müssen Typ-1-Diabetiker *zu jeder Zeit* – auch wenn keine Nahrungsaufnahme erfolgt – eine *Grundversorgung mit Insulin* erhalten, entweder subkutan oder intravenös. Andernfalls können sie bereits nach wenigen Stunden in eine diabetische Ketoazidose dekompensieren.

Bei Patienten mit Diabetes mellitus Typ 1 liegt der *Insulinbedarf häufig niedriger* als bei Typ-2-Diabetes und die Insulinempfindlichkeit ist höher. Korrekturinsulin wird auch hier unabhängig vom prandialen Insulin nach einem festzulegenden Korrekturschema hinzugefügt (1 IE senkt die Blutzuckerkonzentration meist um ca. 40–70 mg/dl). Für Patienten mit Diabetes mellitus Typ 1 ist zur Erlangung eines stabilen und ausreichend guten Blutzuckerverlaufs die Etablierung von Kohlenhydrat (KH)-Faktoren notwendig.

In den letzten Jahren hat der Einsatz von *Insulinpumpen* vor allem bei Typ-1-Diabetes deutlich zugenommen. Die Verwendung von Insulinpumpen im Krankenhaus während der perioperativen Phase sollte sich an lokalen Vorgaben und der Expertise des Patienten und des Krankenhauspersonals im Umgang mit der Pumpe orientieren. Die intraoperative Fortsetzung der Insulinpumpentherapie sollte – im Ermessen des Anästhesisten – auf Eingriffe von weniger als 2 h Dauer bei stabilen Patienten ohne Katecholaminbedarf beschränkt werden. Insulinpumpen bieten eine basale Abdeckung mit einer kontinuierlichen subkutanen Infusion schnell wirkenden Insulins. Prandiales Insulin sowie Korrekturboli werden durch manuelles Drücken eines Knopfes erreicht, um die erforderliche Menge an schnell wirkendem Insulin zu verabreichen. Wenn eine Fortsetzung der Pumpe während der stationären Behandlung nicht angezeigt ist, sollte bei diesen Patienten zu einer subkutanen Basis-Bolus-Therapie (ICT) gewechselt werden. Es wird dann empfohlen, das Basalinsulin mindestens 2 h vor dem Absetzen der Insulinpumpe zu verabreichen. Dieser Schritt verhindert ein Ausbleiben der Basalinsulinversorgung und eine anschließende Rebound-Hyperglykämie oder metabolische Dekompensation. Die zu

**Tab. 3** Standardisierte Protokolle für das Insulininfusionsschema. (Aus Mader et al. 2019)

| Blutglukosewert (mg/dl) | Insulindosis (ml/h = IE/h) |
| --- | --- |
| < 80 | Perfusorpause und Kontrolle in 30 min |
| 81–120 | 0,7 |
| 121–150l | 1,0 |
| 151–180 | 1,5 |
| 181–210 | 2,0 |
| 211–240 | 2,5 |
| 241–270 | 3,0 |
| 271–300 | 3,5 |
| 301–330 | 4,0 |
| 331–360 | 4,5 |
| 361–390 | 5,0 |
| 391–420 | 5,5 |
| 421–450 | 6,0 |

verabreichende Dosis des lang wirksamen Basalinsulins entspricht der 24-h-Basaldosis des von der Pumpe abgegebenen Insulins. Bei längeren Operationen sowie kritisch Kranken wird die Therapie von einer Insulinpumpe auf eine intravenöse Insulintherapie umgestellt. Wichtig ist auch hier, dass bei Typ-1-Diabetes (als auch bei pankreoprivem Diabetes z. B. nach Pankreatektomie) die Insulinzufuhr zu *keinem Zeitpunkt gestoppt* werden darf, allenfalls sind kurze Pausen bei niedrigen Blutzuckerwerten mit Kontrolle 30 min später möglich. Niedrige Blutzuckerwerte werden dann neben einer eventuellen Dosisreduktion des Insulins mit gleichzeitiger Glukosegabe behandelt. Auf Zeichen einer metabolischen Azidose sollte geachtet werden (Blutgasanalyse (BGA), Urinteststreifen für Ketone).

## Literatur

Chua HR, Venkatesh B, Stachowski E, Schneider AG, Perkins K, Ladanyi S et al (2012) Plasma-Lyte 148 vs 0.9 % saline for fluid resuscitation in diabetic ketoacidosis. J Crit Care 27(2):138–145. https://doi.org/10.1016/j.jcrc.2012.01.007

Cryer D, Nicholas S, Henry D, Mills D, Stadel B (2005) Comparative outcomes study of metformin intervention versus conventional approach the COSMIC Approach Study. Diabetes Care 28(3):539–543. https://doi.org/10.2337/DIACARE.28.3.539

Currie C, Peters J, Tynan A, Evans M, Heine R, Bracco O et al (2010) Survival as a function of HbA(1c) in people with type 2 diabetes: a retrospective cohort study. Lancet (London, England) 375(9713):481–489. https://doi.org/10.1016/S0140-6736(09)61969-3

Dhatariya KK, Vellanki P (2017) Treatment of diabetic ketoacidosis (DKA)/hyperglycemic hyperosmolar state (HHS): novel advances in the management of hyperglycemic crises (UK versus USA). Curr Diab Rep 17(5). https://doi.org/10.1007/S11892-017-0857-4

Evans K (2019) Diabetic ketoacidosis: update on management. Clin Med J R Coll Physicians Lond 19(5):396–398

Hensen J, Thomas T, Mueller-Ziehm J, Worthmann W, Kleine E, Behrens EM (2007) Management of diabetes mellitus and hospital-related hyperglycemia in patients of a medical ICU, with the use of two "down-to-earth" protocols: a feasibility study. Exp Clin Endocrinol Diabetes 115(9):577–583. https://doi.org/10.1055/S-2007-980177

Kitabchi AE, Umpierrez GE, Miles JM, Fisher JN (2009) Hyperglycemic crises in adult patients with diabetes. Diabetes Care 32(7):1335–1343. https://doi.org/10.2337/DC09-9032

Mader JK, Brix J, Aberer F, Vonbank A, Resl M, Pieber TR, Stechemesser L, Sourij H (2019) Diabetesmanagement im Krankenhaus (Update 2019). Wien Klin Wochenschr 131(Suppl 1):200–211. https://doi.org/10.1007/S00508-019-1447-Z

Mahler SA, Conrad SA, Wang H, Arnold TC (2011) Resuscitation with balanced electrolyte solution prevents hyperchloremic metabolic acidosis in patients with diabetic ketoacidosis. Am J Emerg Med 29(6):670–674. https://doi.org/10.1016/j.ajem.2010.02.004

McCoy R, Van Houten H, Ziegenfuss J, Shah N, Wermers R, Smith S (2012) Increased mortality of patients with diabetes reporting severe hypoglycemia. Diabetes Care 35(9):1897–1901. https://doi.org/10.2337/DC11-2054

Nyenwe EA, Kitabchi AE (2011) Evidence-based management of hyperglycemic emergencies in diabetes mellitus. Diabetes Res Clin Pract 94(3):340–351. https://doi.org/10.1016/j.diabres.2011.09.012

Nyenwe EA, Kitabchi AE (2016) The evolution of diabetic ketoacidosis: an update of its etiology, pathogenesis and management. Metab Clin Exp 65(4):507–521. https://doi.org/10.1016/J.METABOL.2015.12.007

Salpeter SR, Greyber E, Pasternak GA, Salpeter (posthumous) EE (2010) Risk of fatal and nonfatal lactic acidosis with metformin use in type 2 diabetes mellitus. Cochrane Database Syst Rev. https://doi.org/10.1002/14651858.CD002967.PUB3

Savage MW, Dhatariya KK, Kilvert A, Rayman G, Rees JAE, Courtney CH et al (2011) Joint British Diabetes Societies guideline for the management of diabetic ketoacidosis. Diabet Med 28(5):508–515. https://doi.org/10.1111/j.1464-5491.2011.03246.x

Scott AR, Allan B, Dhatariya K, Flanagan D, Hammersley M, Hillson R et al (2015) Management of hyperosmolar hyperglycaemic state in adults with diabetes. Diabet Med 32(6):714–724. https://doi.org/10.1111/dme.12757

# Endokrine Störungen beim Intensivpatienten

Gesine Meyer und Jörg Bojunga

## Inhalt

1 **Schilddrüsenfunktionsstörungen** .............................. 1147
1.1 Thyreotoxische Krise .................................................. 1147
1.2 Myxödemkoma ........................................................... 1150

2 **Addison-Krise** .................................................................. 1151

3 **Hypophysäres Koma** ..................................................... 1153

4 **Phäochromozytom** ........................................................ 1154

5 **Schwere Elektrolytentgleisungen** ............................... 1155
5.1 Entgleisungen des Natriumspiegels ............................. 1155
5.2 Hyperkalzämie ............................................................. 1160
5.3 Hypokalzämie ............................................................... 1161

6 **Endokrine Erkrankungen in der Schwangerschaft** ... 1162
6.1 Schilddrüsenfunktionsstörungen in der Schwangerschaft ... 1162
6.2 Nebenniereninsuffizienz in der Schwangerschaft ......... 1163
6.3 Hypophysäre Störungen in der Schwangerschaft ........ 1163
6.4 Phäochromozytom in der Schwangerschaft ................. 1163

7 **Abweichungen endokriner Parameter beim Intensivpatienten** ... 1164
7.1 „Euthyroid sick syndrome" ........................................... 1164
7.2 Relative Nebenniereninsuffizienz ................................ 1164
7.3 Störungen hypophysärer Achsen ................................. 1165

**Literatur** ..................................................................................... 1165

## 1 Schilddrüsenfunktionsstörungen

### 1.1 Thyreotoxische Krise

Eine thyreotoxische Krise ist die lebensbedrohliche Komplikation einer vorbestehenden Hyperthyreose. Während die Prävalenz hyperthyreoter Stoffwechsellagen mit 0,5–6 % hoch ist, sind thyreotoxische Krisen seltene Ereignisse mit einer Inzidenz zwischen 0,8 und 1,4/100.000 Einwohner. Auch unter optimaler intensivmedizinischer Therapie liegt die Mortalität der thyreotoxischen Krise weiterhin bei 10–30 % (Dietrich 2012).

*Ätiologie und Pathogenese*
Eine thyreotoxische Krise entsteht auf dem Boden einer häufig nicht erkannten oder unzureichend behandelten Hyperthyreose. Zu den häufigen Ursachen einer Hyperthyreose zählen die Autoimmunthyreopathie M. Basedow sowie Schilddrüsenautonomien, zumeist in Form autonomer Schilddrüsenadenome („heiße Knoten"). Die Zufuhr großer Jodmengen, insbesondere über jodhaltige Röntgenkontrastmittel oder Amiodaron, kann eine Hyperthyreose auslösen oder verstärken. Da die Jodversorgung vor der Einführung jodierten Speisesalzes in den meisten Gebieten Deutschlands unzureichend war, sind Knotenstrumen mit daraus

G. Meyer (✉) · J. Bojunga
Zentrum der Inneren Medizin Medizinische Klinik 1,
Universitätsklinikum Frankfurt, Frankfurt am Main, Deutschland
E-Mail: gesine.meyer@kgu.de; joerg.bojunga@kgu.de

resultierenden Schilddrüsenautonomien insbesondere bei älteren Menschen sehr häufig.

Der Übergang einer Hyperthyreose in eine thyreotoxische Krise wird in aller Regel durch nichtthyreoidale zusätzliche Stressfaktoren, wie z. B. Infektionen, akute kardiovaskuläre Erkrankungen, metabolische Entgleisungen, Unfälle, Operationen oder auch psychische Stresssituationen ausgelöst (Carroll und Matfin 2010). Die erhöhten Schilddrüsenhormonkonzentrationen führen zu einer vermehrten Expression von β-Rezeptoren, sodass die im Rahmen der oben genannten Auslöser exzessiv vermehrt ausgeschütteten Katecholamine zu den typischen Symptomen der thyreotoxischen Krise, insbesondere tachykarden Herzrhythmusstörungen und zentralnervösen Effekten wie Agitiertheit und Tremor, führen (Dietrich 2012).

### Diagnostik

Die Diagnose einer thyreotoxischen Krise wird klinisch gestellt.

> Die Höhe der Schilddrüsenhormone ist nicht ursächlich für die Auslösung einer thyreotoxischen Krise und korreliert nicht mit deren Schweregrad. Die Spiegel von TSH und freien Schilddrüsenhormonen bei einer thyreotoxischen Krise unterscheiden sich nicht von denen einer unkompliziert verlaufenden Hyperthyreose.

Erschwerend kann im Rahmen einer die Krise auslösenden schweren Grunderkrankung zusätzlich ein sog. „euthyroid sick syndrome" (Abschn. 7.1) auftreten, sodass die peripheren Schilddrüsenhormonkonzentrationen selten sogar normwertig sein können.

### Leitbefunde bei der thyreotoxischen Krise

Schilddrüsenspezifische Befunde:

- Vergrößerte, schwirrende Schilddrüse mit duplexsonographisch darstellbarer Hypervaskularisation
- Evtl. endokrine Orbitopathie bei M. Basedow

Allgemeinbefunde:

- Warme, gut durchblutete Haut
- Vermehrte Transpiration
- Fieber

Kardiovaskuläre Befunde:

- Für die Höhe des Fiebers oft inadäquat ausgeprägte Sinustachykardie mit verkürzter QT-Zeit, Vorhofflimmern
- Hohe Blutdruckamplitude

- Zeichen der hyperdynamen Herzinsuffizienz, zumeist mit führender Rechtsherzdekompensation mit oberer Einflussstauung, peripheren Ödemen, Aszites, Hepatomegalie; in höheren Stadien auch Linksherzinsuffizienz mit pulmonaler Stauung bis hin zum Lungenödem

Gastrointestinale Befunde:

- Gesteigerte Darmmotilität mit Diarrhöen, abdominellen Schmerzen, Erbrechen
- Unerklärter Ikterus

Zentralvenöse Befunde:

- Psychomotorische Unruhe, Agitiertheit, in ausgeprägten Fällen auch Somnolenz bis Koma
- Muskelschwäche
- Verkürzte ASR-Relaxationszeit

Die Stadieneinteilung der thyreotoxischen Krise nach Herrmann zeigt Tab. 1.

Insbesondere ältere Patienten können einen atypischen Verlauf mit Apathie, Stupor, Herzinsuffizienz und nur gering ausgeprägten klinischen Hyperthyreosezeichen bieten. Mit dem **Burch-Wartofsky-Score** (Tab. 2) kann die Wahrscheinlichkeit für das Vorliegen einer thyreotoxischen Krise unabhängig von der Höhe der Schilddrüsenhormone rein aufgrund klinischer und physikalischer Kriterien quantifiziert werden. In diese Punkteskala gehen Körpertemperatur, zentralnervöse Effekte, hepatogastrointestinale Symptome, kardiovaskuläre Dysfunktion und die Anamnese des Patienten ein. Bei einem Score-Wert von über 25 Punkten ist eine thyreotoxische Krise

**Tab. 1** Die Stadieneinteilung der thyreotoxischen Krise nach Herrmann

| Stadium | Klinik | Letalität |
|---|---|---|
| Stadium I | Tachykardie > 150/min, Herzrhythmusstörungen, Hyperthermie (> 41 °C), Adynamie, schwere Durchfälle, Dehydratation, verstärkter Tremor, Unruhe, Agitiertheit, Hyperkinese, evtl. stark erhöhte Schilddrüsenhormone; in etwa 60 % der Fälle zusätzlich Zeichen einer Myopathie (Schwäche der proximalen Muskulatur und des Schultergürtels oder Bulbärparalyse) | < 10 % |
| Stadium II | Zusätzlich Bewusstseinsstörungen, Stupor, Somnolenz, psychotische Zeichen, örtliche und zeitliche Desorientierung | – |
| Stadium III IIIa: Patient < 50 Jahre IIIb: Patient > 50 Jahre | Zusätzlich Koma | > 30 % |

**Tab. 2** Burch-Wartofsky-Score zur Abschätzung der Wahrscheinlichkeit einer thyreotoxischen Krise

| Parameter | Wert | Punkte |
|---|---|---|
| Temperatur | < 37,7 °C | 5 |
| | 37,8–38,3 °C | 10 |
| | 38,4–38,8 °C | 15 |
| | 38,9–39,4 °C | 20 |
| | 39,5–39,9 °C | 25 |
| | ≥ 40 °C | 30 |
| zentralnervöse Symptomatik | Mild (Agitation) | 10 |
| | Mäßig (Delirium, Psychose, extreme Lethargie) | 20 |
| | Schwer (Krampfanfälle, Koma) | 30 |
| Hepatogastrointestinale Dysfunktion | Fehlend | 0 |
| | Mäßig (Durchfall, Übelkeit, Erbrechen, abdominelle Schmerzen) | 10 |
| | Schwer (unerklärter Ikterus) | 20 |
| Kardiovaskuläre Dysfunktion 1 (Tachykardie) | 90–109/min | 5 |
| | 110–119/min | 10 |
| | 120–129/min | 15 |
| | 130–139/min | 20 |
| | ≥ 140/min | 25 |
| Kardiovaskuläre Dysfunktion 2 (Herzinsuffizienz) | Fehlend | 0 |
| | Mild (Beinödeme) | 5 |
| | Mäßig (bibasilare Rasselgeräusche) | 10 |
| | Schwer (Lungenödem) | 15 |
| Kardiovaskuläre Dysfunktion 3 (Vorhofflimmern) | Fehlend | 0 |
| | Vorhanden | 10 |
| Suggestive Anamnese | Fehlend | 0 |
| | Vorhanden | 10 |
| Auswertung: | Thyreotoxische Krise möglich bei einem Score-Wert von > 25 Punkten. Thyreotoxische Krise wahrscheinlich bei einem Score-Wert von > 45 Punkten. | |

möglich, sie ist wahrscheinlich, wenn mehr als 45 Punkte erreicht werden.

### Therapie

Patienten mit Verdacht auf eine thyreotoxische Krise müssen intensivmedizinisch überwacht werden. Die schilddrüsenspezifische Therapie mit Hemmung der Hormonfreisetzung und -wirkung unterscheidet sich prinzipiell nicht von der Therapie einer unkomplizierten Hyperthyreose, die Medikamente werden jedoch in höherer Dosierung und kürzeren Abständen verabreicht.

Die effektivste thyreostatische Therapie erfolgt durch intravenöse Gabe von Thiamazol. Propylthiouracil hemmt zusätzlich zu seiner thyreostatischen Wirkung die periphere Konversion von T4 zu biologisch aktivem T3, kann aber nur oral appliziert werden und sollte somit nicht verwendet werden, wenn die gastrointestinale Resorption im Rahmen der Grunderkrankung nicht sicher gewährleistet ist. Zudem weist Propylthiouracil eine größere hepatische Toxizität als Thiamazol auf und sollte heute als Mittel der 2. Wahl angesehen werden.

Alle Thyreostatika wirken kompetitiv zu Jod und müssen daher bei vermuteter oder sicherer Jodkontamination des Patienten hochdosiert eingesetzt werden. Insbesondere hier führt die zeitgleiche Hemmung der Jodaufnahme in die Schilddrüse durch die Gabe von Perchlorat zu einer besseren Wirksamkeit und zu einem schnelleren Erreichen einer Euthyreose. Unter hochdosierten Thyreostatika müssen Blutbild und Leberwerte engmaschig kontrolliert werden. Während der Mechanismus der Agranulozytose für Propycil und Thiamazol gleich ist, unterscheidet er sich bei der Hepatotoxizität: Während Propycil ein hepatitisches Bild (erhöhte AST und ALT) verursacht, kommt es unter Thiamazol zur einer cholestatischen Hepatopathie (γ-GT, AP).

Ein Abfall der Gesamtleukozyten < 1500/μl bzw. Granulozyten < 500/μl zwingt zur Pausierung der Therapie. Die häufig aufgrund der Thyreotoxikose erhöhten Leberwerte (insbesondere ALT und AST) sind in der Regel keine Kontraindikation zur Verwendung von Thyreostatika, unter Therapie fallen die Transaminasen meist sogar ab.

> Die meisten Medikamentennebenwirkungen treten zu Beginn der Therapie auf.

Aufgrund der langen Plasmahalbwertszeit von Schilddrüsenhormonen (Dietrich et al. 2008) tritt die Wirkung einer thyreostatischen Therapie erst nach mehreren Tagen ein. Die medikamentöse Blockade der Schilddrüsenhormonwirkung durch die Gabe von β-Blockern ist daher unerlässlich. Insbesondere auch im Rahmen der thyreotoxischen Krise kardial dekompensierte Patienten sollten β-Blocker erhalten, da die adrenerge Stimulation Mitursache der kardialen Dekompensation ist. Der Vorzug ist nichtselektiven β-Blockern, insbesondere Propranolol, zu geben, da diese zusätzlich als Konversionshemmer wirken.

Die periphere Konversion von Schilddrüsenhormon wird auch durch die Gabe von Glukokortikoiden gehemmt. Der Gallensäurebinder Colestyramin unterbricht den enterohepatischen Kreislauf der Schilddrüsenhormone und kann somit deren Halbwertszeit deutlich verringern (Tsai et al. 2005).

Die frühzeitige Thyreoidektomie ist die schnellste Maßnahme zur Senkung der Schilddrüsenhormonsekretion, geht bei einer thyreotoxischen Krise jedoch mit einem deutlich erhöhten Operationsrisiko einher und sollte daher möglichst erst nach weitgehender Stabilisierung des Patienten erfolgen. Die Plasmapherese insbesondere bei Thyreotoxikose bei M. Basedow spielt heute praktisch keine Rolle mehr.

### Therapie der thyreotoxischen Krise
Supportive Maßnahmen

- Intensivmedizinische Überwachung von Kreislauf und Atmung; bei Bewusstseinsstörungen oder respiratorischer Insuffizienz ist die Indikation zur Beatmungstherapie frühzeitig zu stellen
- Flüssigkeits- und Elektrolytsubstitution
- Ggf. hochkalorische Ernährung (ca. 3000 kcal/Tag)
- Kühlung, Fiebersenkung (physikalisch; eine medikamentöse Fiebersenkung kann zu einer vermehrten Freisetzung von Schilddrüsenhormonen aus der Eiweißbindung führen)
- Ggf. Sedierung (Promethazin oder Benzodiazepine)
- Thromboembolieprophylaxe, Vollantikoagulation bei Vorhofflimmern

Senkung der freien Schilddrüsenhormonspiegel

- Thiamazol 3 × 40 mg/Tag i.v. oder
- (Propylthiouracil 6 × 50 mg/Tag p.o, wenn die gastrointestinale Resorption gewährleistet ist)
- Colestyramin 3 × 4–8 g/Tag p.o.
- Ggf. frühzeitige Thyreoidektomie nach Stabilisierung (innerhalb 48 h)

Hemmung der Jodaufnahme in die Schilddrüse

- Perchlorat 3–5 × 15/Tag p.o.

Hemmung der Schilddrüsenhormonwirkung

- Propranolol 1– maximal 10 mg/Tag i.v. oder
- Propranolol 3–4 × 40–80 mg/Tag p.o.
- Bei Kontraindikation für nichtselektive β-Blocker (z. B. COPD): Metoprolol 100–400 mg/Tag p.o.

Zusätzliche Hemmung der peripheren Konversion von T4 zu T3

- Prednisolon 1–2 mg/kg KG, maximal 250 mg/Tag i.v.

oder
Hydrocortison 300 mg i.v., gefolgt von 100 mg alle 8 Stunden

## 1.2 Myxödemkoma

Als Myxödemkoma bezeichnet man die lebensbedrohliche Komplikation einer vorbestehenden Hypothyreose. Die Erkrankung ist sehr selten und tritt überwiegend bei älteren Menschen auf. Das Myxödemkoma führt zu einer Störung zahlreicher Organsysteme und weist selbst unter optimaler intensivmedizinischer Therapie eine Mortalität von 20–25 % auf (Kwaku und Burman 2007).

### Ätiologie und Pathogenese
Ein Myxödemkoma entsteht auf dem Boden einer vorbestehenden, nicht oder nicht ausreichend behandelten Hypothyreose. Die Hauptursachen einer Hypothyreose sind die chronische Autoimmunthyreoiditis oder eine vorangegangene Thyreoidektomie oder Radiojodtherapie. Der Übergang einer Hypothyreose in ein Myxödemkoma wird durch verschiedene Faktoren getriggert, zu denen insbesondere Infektionen (v. a. Pneumonien), akute kardiovaskuläre Ereignisse, Unterkühlung, Traumata und auch Narkosen gehören (Savage et al. 2004).

### Diagnostik
Die Diagnose eines Myxödemkomas wird allein anhand klinischer Kriterien gestellt.

> Die Serumspiegel von TSH und freien Schilddrüsenhormonen bei einem Myxödemkoma unterscheiden sich nicht von denen einer unkompliziert verlaufenden Hypothyreose und sagen nichts über den Schweregrad eines Myxödemkomas aus.

### Leitbefunde beim Myxödemkoma
Allgemeinbefunde

- Trockene, raue, kühle Haut, struppige Haare, aufgedunsenes Gesicht, Makroglossie, raue Stimme
- Hypothermie < 36 °C
- Strumektomienarbe?

Pulmonal

- Hypoventilation mit Hyperkapnie, respiratorischer Azidose

Kardiovaskulär

- Sinusbradykardie, gelegentlich AV-Block
- Verlängerte QT-Zeit, Erregungsrückbildungsstörungen
- Vermindertes Schlagvolumen, vermindertes HZV, hämodynamische Instabilität
- Perikard-, Pleuraerguss

Gastrointestinal

- Verminderte gastrointestinale Motilität bis hin zum paralytischen Ileus

Zentralnervös

- Depression
- Beeinträchtigung der kognitiven Funktionen, Desorientierung, Halluzinationen
- Lethargie bis Koma

Renal

- Akutes Nierenversagen

Typische laborchemische Konstellation einer Hypothyreose ist eine erhöhte TSH-Konzentration bei erniedrigtem fT4-Spiegel. Erschwerend kann im Rahmen der auslösenden schweren Grunderkrankung ein „euthyroid sick syndrome" (Abschn. 7.1) auftreten, das zu einem inadäquat niedrigen TSH-Spiegel führt. Auch die Gabe von Glukokortikoiden oder Dopamin kann den TSH-Spiegel senken. Zudem kann seltener auch eine sekundäre, hypophysär bedingte Hypothyreose ursächlich sein (Abschn. 3), bei der sich die TSH-Konzentration erniedrigt oder normwertig darstellt.

Zusätzliche typische, wenngleich unspezifische Laborveränderungen beim Myxödemkoma sind eine Hyponatriämie, eine Hypercholesterinämie, erhöhte Werte für CK und LDH, erhöhte Kreatininwerte und gelegentlich Hypoglykämien.

*Therapie*
Patienten mit Myxödemkoma bedürfen einer intensivmedizinischen Überwachung. Die therapeutischen Maßnahmen bestehen aus Zufuhr von Schilddrüsenhormon (Jonklaas et al. 2014), supportiven Maßnahmen und Behandlung zusätzlich an der Entstehung des Myxödemkomas beteiligter Erkrankungen, insbesondere also von Infektionen. Die Zufuhr von Schilddrüsenhormon sollte ausschließlich in Form von Levothyroxin (T4) erfolgen. Die Gabe von Trijodthyronin (T3) erhöht das Komplikationsrisiko und kann insbesondere kardiale Arrhythmien auslösen.

*Therapie des Myxödemkomas*
Zufuhr von Schilddrüsenhormon

- Initial 400 µg Levothyroxin i.v.
- Gefolgt von 1,6 µg/kg KG/Tag i.v.
- Umstellung auf orale Gabe von Levothyroxin in einer Dosis von 1,6 µg/kg KG/Tag, wenn die gastrointestinale Resorption gewährleistet ist

Supportive Maßnahmen

- Frühzeitige Beatmung bei Hyperkapnie, respiratorischer Azidose und Bewusstseinsstörungen mit Ziel des langsamen Ausgleichs der Hyperkapnie
- Flüssigkeitssubstitution
- Bei anhaltender Hypotonie trotz ausreichender Flüssigkeitssubstitution Infusion von 100–300 mg Hydrocortison/Tag über wenige Tage, dann schrittweise Dosisreduktion
- Katecholamine sind weniger wirksam als Hydrokortison und erhöhen das Risiko kardialer Arrhythmien
- Langsame passive Erwärmung (warme Decken) bei Hypothermie; aktive Erwärmung (angewärmte Infusionen, Dialyse, ECMO) nur bei Körpertemperaturen < 31 °C und nur langsam
- Engmaschige Elektrolytkontrolle (insbesondere Natrium und Glukose) und ggf. Ausgleich
- Behandlung einer auslösenden Erkrankung, insbesondere antibiotische Therapie bei Infektionen
- Thromboembolieprophylaxe

## 2 Addison-Krise

Die primäre Nebennierenrindeninsuffizienz, nach dem Erstbeschreiber auch als M. Addison bezeichnet, ist eine seltene Erkrankung. In entwickelten Ländern werden über 80 % der primären Nebennierenrindeninsuffizienzen autoimmun verursacht. Die primäre Nebennierenrindeninsuffizienz wird mit einer lebenslangen, täglichen Substitution von Gluko- und Mineralokortikoiden behandelt. Seit der Entwicklung synthetischer Steroide hat sich der M. Addison von einer unausweichbar tödlich verlaufenden in eine gut behandelbare chronische Erkrankung gewandelt. Die Addison-Krise – der Zustand einer akuten Unterversorgung mit Cortisol – ist jedoch unverändert ein lebensbedrohlicher Notfall, der unverzüglicher intensivmedizinischer Diagnostik und Therapie bedarf.

Die Häufigkeit des Auftretens einer Addison-Krise bei Patienten mit primärer Nebennierenrindeninsuffizienz liegt bei etwa 8 pro 100 Patientenjahre (Hahner et al. 2015; Meyer et al. 2016).

*Ätiologie und Pathogenese*
Eine Addison-Krise kann erste Manifestation eines bislang nicht bekannten M. Addison sein. Häufiger tritt sie jedoch aufgrund einer unzureichenden Anpassung der Glukokortikoidsubstitution an einen höheren Bedarf bei interkurrenten Erkrankungen oder sonstigen Ereignissen auf.

Eine Addison-Krise ist Folge eines akuten Hypocortisolismus und tritt bei Patienten mit Nebennierenrindeninsuffizienz dann auf, wenn ein akut erhöhter Glukokortikoidbedarf nicht adäquat substituiert wird.

**Hauptrisikofaktoren** für das Auftreten einer Addison-Krise bei Patienten mit Nebennierenrindeninsuffizienz sind (in abnehmender Häufigkeit):

- gastrointestinale Infekte mit Erbrechen und/oder Diarrhöen,
- Infektionen,
- chirurgische Eingriffe ohne ausreichende Höherdosierung der Glukokortikoidsubstitution,
- Unfälle,
- akute kardiale Ereignisse,
- allergische Reaktionen,
- Migräneanfälle,
- schwere Hypoglykämien bei Patienten mit Typ-1-Diabetes mellitus,
- Behandlungsfehler bei Patienten mit Malcompliance.

Eine Addison-Krise kann auch als Folge einer akuten Hämorrhagie der Nebennieren („Waterhouse-Friderichsen-Syndrom") bei Patienten mit fulminanter Sepsis, insbesondere durch Meningokokken, Pneumokokken oder Hämophilus influenzae, entstehen.

### Diagnostik

Die Symptome einer akuten Addison-Krise sind häufig unspezifisch. Insbesondere bei Patienten ohne bekannte Nebennierenerkrankung wird eine Addison-Krise daher häufig nicht in die differenzialdiagnostischen Erwägungen einbezogen. Typische laborchemische Befunde können die Verdachtsdiagnose einer Addison-Krise jedoch relativ einfach sichern.

> Das Wichtigste in der Diagnostik und Therapie einer Addison-Krise ist, dieses Erkrankungsbild in die differenzialdiagnostischen Überlegungen einzubeziehen.

### Leitsymptome einer Addison-Krise
- Krankheitsgefühl, Schwäche, Adynamie
- Übelkeit, Erbrechen
- Abdominelle Schmerzen, teilweise mit Zeichen einer peritonealen Reizung
- Muskuläre Schmerzen oder Krämpfe
- Exsikkose mit Hypotension bis hin zum Schock
- Beeinträchtigung der kognitiven Funktionen, Bewusstseinsstörungen bis hin zum Koma

### Typische laborchemische Befunde bei einer Addison-Krise
- Hyponatriämie (in über 90 %)
- Hyperkaliämie
- Kreatininanstieg, Zeichen des prärenalen Nierenversagens
- Hypoglykämie
- Erniedrigte bis nicht mehr messbare Serumcortisolkonzentrationen
- Erhöhte ACTH-Konzentrationen (bei primärer Nebennierenrindeninsuffizienz)
- Häufig auch:
- milde bis mäßige Hyperkalzämie
- erhöhte TSH-Konzentrationen
- Blutbildveränderungen mit Lymphozytose, Eosinophilie, milder Anämie

### Therapie

Bei Verdacht auf eine Addison-Krise muss unverzüglich nach Entnahme von Blutproben zur Bestimmung von Cortisol, ACTH und klinischer Chemie mit der Therapie begonnen werden. Die Behandlung darf nicht bis zum Erhalt der entsprechenden Befunde verzögert werden.

Die wichtigsten therapeutischen Maßnahmen bei Verdacht auf eine Addison-Krise sind die intravenöse Zufuhr von Glukokortikoiden und Flüssigkeit unter engmaschigem Monitoring (Übersicht sowie Bornstein et al. 2016).

### Therapie der Addison-Krise
Intravenöse Zufuhr von Glukokortikoiden

- 100 mg Hydrocortison i.v. als Bolus
- Gefolgt von 200 mg/24 Stunden als Dauerinfusion oder regelmäßige Gabe eines Bolus von 50–100 mg alle 6 h
- Wenn Hydrocortison nicht verfügbar ist: 25 mg Prednisolon i.v. als Bolus, gefolgt von regelmäßigen Boli. **Cave:** Bei Verwendung von Steroiden ohne ausreichende mineralokortikoide Wirkung zusätzliche Applikation von 0,05–0,1 mg Fludrocortison p.o./Tag.
- Nach Stabilisierung Oralisierung und schrittweise Dosissenkung der Hydrocortisonsubstitution über 1–3 Tage auf eine Erhaltungsdosis von 15–25 mg/Tag in 2–3 Tagesdosen (2/3 morgens, 1/3 6–8 h später). Langsamere Dosissenkung, sofern die auslösende oder komplizierende Erkrankung (z. B. Infekt) noch manifest ist.
- Hinzunahme von 0,05–0,1 mg Fludrocortison/Tag bei Unterschreitung einer täglichen Hydrocortisondosis von 50 mg (bei primärer Nebennierenrindeninsuffizienz)

Intravenöse Flüssigkeitsgabe

- Infusion von balancierter Elektrolytlösung oder 5 %iger Glukoselösung in isotonischer Kochsalzlösung mit einer anfänglichen Infusionsrate von 1 l/h
- Nach Stabilisierung balancierte Elektrolytlösung mit geringerer Infusionsrate über weitere 24–48 h

Supportive Maßnahmen

- Intensivmedizinische Überwachung mit engmaschigem hämodynamischen Monitoring
- Engmaschige Elektrolytkontrollen (insbesondere Natrium, Kalium, Glukose) und ggf. Ausgleich
- Thromboembolieprophylaxe

- Stressulkusprophylaxe
- Behandlung interkurrenter, die Krise auslösender Erkrankungen (z. B. antiinfektive Therapie)

## 3 Hypophysäres Koma

Als hypophysäres Koma wird die lebensbedrohliche Entgleisung einer Hypophyseninsuffizienz bezeichnet, die zu einer schweren Bewusstseinsstörung führt. Relevant sind dabei die Ausfälle der kortikotropen und thyreotropen Funktion und ggf. auch ein entgleister Diabetes insipidus centralis. Störungen der gonadotropen, somatotropen und laktotropen Funktion der Hypophyse hingegen führen nicht zu lebensbedrohlichen Situationen, können aber differenzialdiagnostisch wichtige Hinweise liefern (Kann 2012).

### Ätiologie und Pathogenese
Ursache eines hypophysären Komas ist eine bislang nicht bekannte, oder auch vorbekannte, jedoch nicht adäquat behandelte Hypophyseninsuffizienz. Wie bei einer primären Nebennierenrindeninsuffizienz ist auch bei der sekundären Nebennierenrindeninsuffizienz eine Dosiserhöhung der Hydrokortisonsubstitution in Stresssituationen (Infekte, Unfälle, Operationen) erforderlich. Erfolgt diese Anpassung nicht adäquat oder wird eine vorbestehende Substitution gar ganz abgesetzt, kann ein hypophysäres Koma resultieren.

Mögliche Ursachen einer hypophysären Insuffizienz sind hypophysäre oder hypophysennahe Raumforderungen, eine vorangegangene Hypophysenoperation, eine Hypophysitis (zum Beispiel als unerwünschte Folge einer immunonkologischen Therapie), Traumata im Bereich der Sella oder eine Hypophysenapoplexie. Hypophysenapoplexien entstehen zumeist in vorbestehenden Hypophysenraumforderungen und können selten auch durch dynamische Hypophysentestungen (insbesondere Stimulationstests mit LHRH, CRH und/oder TRH) oder auch durch therapeutische Maßnahmen wie eine dopaminagonistische Therapie ausgelöst werden (Savage et al. 2004).

### Diagnostik
Leitsymptom des hypophysären Komas ist eine schwere Bewusstseinsstörung.

> Führend sind die Ausfälle der kortikotropen und thyreotropen Funktion, sodass die klinischen Symptome und Befunde weitestgehend denen einer Addison-Krise (Abschn. 2) und/oder eines Myxödemkomas (Abschn. 1.2) entsprechen.

Im Gegensatz zu Patienten mit primärer Nebennierenrindeninsuffizienz, die aufgrund der stimulierten Produktion von Proopiomelanocortin Hyperpigmentierungen von Haut und Schleimhäuten aufweisen, sind Patienten mit Hypophyseninsuffizienz, die dieses Prohormon nicht ausreichend bilden können, oft auffällig blass. Da bei sekundärer Nebennierenrindeninsuffizienz das Renin-Angiotensin-Aldosteron-System in seiner grundsätzlichen Funktion nicht beeinträchtigt ist, sind zudem Entgleisungen von Serumnatrium und -kalium zumeist weniger stark ausgeprägt oder können auch ganz fehlen. Differenzialdiagnostisch hilfreich können Symptome des sekundären Hypogonadismus, wie spärliche oder fehlende Axillar- und Pubesbehaarung, sein. Aufgrund des akut raumfordernden Aspektes können Hypophysenapoplexien neben den Symptomen der hypophysären Insuffizienz zu Kopfschmerzen, Augenmuskelparesen und insbesondere auch Gesichtsfeldausfällen bis hin zur totalen Erblindung führen (Savage et al. 2004).

Koinzident zum hypophysären Koma kann bei zusätzlich bestehender Insuffizienz der ADH (antidiuretisches Hormon)-Sekretion ein entgleister Diabetes insipidus centralis manifest werden. Dieser äußert sich durch Symptome einer u. U. schwergradigen intravasalen Hypovolämie bis hin zum hypovolämischen Schock sowie durch eine Hypernatriämie und Hyperosmolalität des Serums.

> Analog zur Addison-Krise darf bei Verdacht auf ein hypophysäres Koma die Einleitung therapeutischer Maßnahmen nicht durch diagnostische Maßnahmen verzögert werden. Bei bestehendem Verdacht muss daher unverzüglich nach Entnahme entsprechender Blutproben für eine Bestimmung von Cortisol, ACTH, fT4, fT3, TSH, Prolaktin und ggf. LH, FSH, Estradiol (bei Frauen) bzw. Testosteron (bei Männern) sowie IGF-1 mit der Therapie begonnen werden.

Bei vollständigem Ausfall aller hypophysären Achsen finden sich erniedrigte bis nicht messbare Konzentrationen der peripheren Hormone Cortisol, fT4, Estradiol bzw. Testosteron und IGF-1. Die hypophysären Hormone ACTH, TSH, LH und FSH werden erniedrigt oder für die niedrigen peripheren Hormone zumindest inadäquat niedrig gemessen. Prolaktin kann bei einem ursächlichen Prolaktinom erhöht sein, ist bei einem vollständigen Hypophysenausfall ebenfalls erniedrigt bis nicht messbar niedrig.

Bei Verdacht auf eine Hypophysenapoplexie oder -einblutung ist eine Bildgebung der Sella mittels cMRT oder, falls dies nicht verfügbar ist, mittels cCT indiziert.

### Therapie
Ursächlich für die Entstehung eines hypophysären Komas sind insbesondere eine entgleiste sekundäre Nebennierenrindeninsuffizienz sowie in geringerem Ausmaße auch eine entgleiste sekundäre Hypothyreose. Die Therapie eines

hypophysären Komas entspricht somit prinzipiell der einer Addison-Krise (Abschn. 2) und eines Myxödemkomas (Abschn. 1.2) mit den in der Übersicht genannten relevanten Unterschieden.

***Therapeutisches Vorgehen bei hypophysärem Koma***
Zusätzlich zu den Maßnahmen bei Addison-Krise (Abschn. 2) und Myxödemkoma (Abschn. 1.2):

- Erste therapeutische Maßnahme bei Verdacht auf ein hypophysäres Koma muss die Gabe von 100 mg Hydrokortison als Bolus i.v. sein.
- Die Gabe von Mineralokortikoiden (Fludrocortison) ist bei einer sekundären Nebenniereninsuffizienz auch bei Unterschreitung einer täglichen Hydrocortisondosis von 50 mg nicht indiziert.
- Die Gabe von Schilddrüsenhormon führt zu einem gesteigerten Glukokortikoidmetabolismus und darf daher erst 12 h nach Verabreichung des 1. Hydrocortisonbolus begonnen werden. Bei Sicherung einer auch thyreotropen Insuffizienz erfolgt die Therapie analog zu der des Myxödemkomas.
- Ein sekundärer Hypogonadismus sowie ein Wachstumshormonmangel führen nicht zu lebensbedrohlichen Zuständen und müssen in der Akutsituation nicht substituiert werden.

Ein entgleister Diabetes insipidus erfordert die Gabe von Desmopressin (1–4 µg/Tag in 1–2 Tagesdosen i.v. oder s.c.) unter engmaschiger Kontrolle von Flüssigkeitsbilanz, Serumelektrolyten und Serumosmolalität.

Bei schwerwiegenden Visusausfällen oder hochgradigen Gesichtsfeldausfällen als klinische Zeichen eines akut raumfordernden Prozesses der Hypophyse ist eine notfallmäßige neurochirurgische Intervention nach erster Stabilisierung des Patienten zu erwägen (Savage et al. 2004).

## 4 Phäochromozytom

### Ätiologie und Pathogenese
Phäochromozytome sind seltene, zumeist benigne Tumoren des Nebennierenmarks. Bei extraadrenaler Lokalisation werden sie als Paragangliome bezeichnet. Diese neuroendokrinen Tumoren sezernieren unkontrolliert Katecholamine und führen somit zu einer krisenhaft auftretenden oder auch dauerhaft bestehenden arteriellen Hypertonie. Durch zusätzliche auslösende Faktoren wie Stress, bestimmte Medikamente (v. a. β-Blockertherapie vor Etablierung einer α-Blockertherapie) und insbesondere auch durch intraoperative Manipulationen am Phäochromozytom ohne ausreichende vorherige α-Blockade können Phäochromozytomkrisen auftreten, in deren Rahmen systolische Blutdruckwerte bis über 300 mmHg entstehen können.

### Diagnostik
Typische Leitsymptome eines Phäochromozytoms

- Krisenhaft auftretende oder dauerhafte arterielle Hypertonie
- Kopfschmerzen
- Palpitationen
- Angst
- Schweißausbrüche
- Im Anfall typischerweise blasse Hautfarbe aufgrund der katecholaminvermittelten peripheren Vasokonstriktion
- Hyperglykämien

Nicht selten bestehen bereits Endorganschäden als Folge der ausgeprägten arteriellen Hypertonie wie eine hypertensive Retinopathie, ein Nierenversagen oder eine linksventrikuläre Hypertrophie. Im Rahmen krisenhafter Verläufe können zudem lebensbedrohliche Komplikationen eintreten (Übersicht; Savage et al. 2004).

### Komplikationen einer Phäochromozytomkrise
- Kardiale Dekompensation mit Lungenödem, Tako-Tsubo-Kardiomyopathie
- Akuter Myokardinfarkt
- Zerebrale Einblutungen, Ischämien
- Paralytischer Ileus, mesenteriale Ischämie

Der laborchemische Nachweis der erhöhten Katecholaminsekretion erfolgt durch die Bestimmung der Stoffwechselprodukte Metanephrin und Normetanephrin im Plasma, die bei einem Phäochromozytom in der Regel auf mindestens das Doppelte der oberen Norm erhöht sind. Eine Ausnahme können SDHB-Gen-assoziierte Phäochromozytome bilden, bei denen sich gelegentlich erhöhte Plasmakonzentrationen für Methoxytyramin bei normalen Plasmametanephrinen finden. Die Messung der Katecholaminausscheidung im Urin bringt heute keinen Vorteil mehr. Die Lokalisationsdiagnostik erfolgt mittels Ultraschall, MRT oder CT und zusätzlich anhand einer funktionellen Bildgebung (MIBG-Szintigraphie, F-Dopa-PET-CT) (Pacak et al. 2007).

### Therapie
Therapie der Wahl ist die laparoskopische Resektion des katecholaminproduzierenden Tumors durch einen endokrin erfahrenen Chirurgen. Da intraoperative Manipulationen am Tumor zur exzessiven Katecholaminausschüttung mit lebensbedrohlichen Blutdruckkrisen führen können, muss präoperativ eine ausreichende Blockierung der α-Rezeptoren mit Phenoxybenzamin oder Urapidil erreicht werden. α-Blocker stellen zudem auch den Hauptpfeiler der Therapie einer

Phäochromozytomkrise dar (Übersicht; Habbe et al. 2013; Pacak 2007).

***Therapie der Phäochromozytomkrise***
- Intensivmedizinische Überwachung mit kontinuierlicher, invasiver Blutdruckmessung.
- ZVD-gesteuerte intravenöse Volumengabe.
- α-Blockade mit Urapidil: Bolus von 12,5–25 mg i.v., gefolgt von 5–40 mg/h i.v. (ggf. Phenoxybenzamin p.o. 3 × 10 bis 3 × 40 mg/Tag).
- Bei unzureichender Blutdrucksenkung unter Urapidil zuzüglich Kalziumantagonist, z. B. Amlodipin 10–20 mg/Tag p.o.
- Bei höhergradigen Arrhythmien und/oder volumenrefraktärer Tachykardie Hinzunahme eines – vorzugsweise kardioselektiven – β-Blockers, z. B. Metoprolol 25–50 mg 3–4 ×/Tag p.o.; in Akutfällen auch Metoprolol i.v. fraktioniert bis zu 15 mg.
- **Cave:** Beginn einer β-Blockertherapie erst nach Etablierung einer ausreichenden α-Blockade!

## 5 Schwere Elektrolytentgleisungen

### 5.1 Entgleisungen des Natriumspiegels

Da der Körper nicht über Sensoren der extrazellulären Natriumkonzentration verfügt, werden lediglich die Serumosmolalität sowie das intravasale Volumen gemessen und gesteuert. Klinisch bedeutet diese enge osmotische Verbindung von Natrium und Wasser, dass Änderungen der Serumnatriumkonzentration den Wasserbestand des Körpers reflektieren. Die Zufuhr von Natrium führt zur Expansion des Extrazellularraums, die wahrgenommene Volumenexpansion führt zu einer einsetzenden Natriurese. Die Zufuhr von Wasser hemmt über einen Abfall der Osmolalität die Freisetzung von antidiuretischem Hormon (ADH), was zu einer Wasserdiurese führt. Kann die ADH-Wirkung nicht adäquat an den Wassergehalt des Körpers angepasst werden, folgt daraus eine Störung des Serumnatriums.

### 5.1.1 Hyponatriämien

> Die Hyponatriämie ist die häufigste Störung des Elektrolythaushaltes bei hospitalisierten und kritisch kranken Patienten, sie tritt bei 15–30 % der Patienten auf. Die Mortalität der Hyponatriämie ist mit bis zu 40 % sehr hoch und eine Hyponatriämie per se ein unabhängiger Prädiktor des Überlebens auf der Intensivstation.

***Ätiologie und Pathogenese***
Eine Hyponatriämie (Serum-Na < 135 mmol/l) geht normalerweise mit einer erniedrigten Serumosmolalität (< 275 mosmol/kg KG) einher und wird dann als hypotone Hyponatriämie bezeichnet. Davon abzugrenzen sind die Hyponatriämie mit erhöhter (hypertone Hyponatriämie) sowie die Hyponatriämie mit normaler Serumosmolalität (isotone Hypo-natriämie).

Die hypotone Hyponatriämie kann auftreten mit erhöhtem (hypervolämische Hyponatriämie), vermindertem (hypovolämische Hyponatriämie) oder nahezu normalem Körperbestand an Wasser (euvolämische Hyponatriämie).

Die Ätiologie des Syndroms der inadäquaten ADH-Sekretion (SIADH) umfasst zahlreiche Erkrankungen als auch Medikamentennebenwirkungen (Übersicht).

***Ätiologie des Syndroms der inadäquaten ADH-Sekretion (SIADH)***
- Tumoren: pulmonale, urogenitale, gastrointestinale Karzinome; Mesotheliome, Sarkome, Lymphome
- Pulmonale Erkrankungen: Tbc, Pneumonie, COPD, invasive Beatmung, zystische Fibrose
- ZNS-Erkrankungen: Enzephalitis, Meningitis, Encephalomyelitis disseminata, Hirntumoren, intrakranielle Blutungen, Schädel-Hirn-Trauma; früh postoperativ nach Hypophysenoperation
- Medikamente: Carbamazepin, trizyklische Antidepressiva, selektive Serotonin-Reuptake-Inhibitoren, NSAID, Vasopressin, Zytostatika (Vincristin, Cyclophosphamid), Fibrate, Narkotika
- Sonstige: Aids-assoziiert, chronische Entzündung (IL-6 assoziiert), Schmerzen

Die unterschiedlichen Ursachen der einzelnen Formen der Hyponatriämie sind in Abb. 1 zusammengefasst.

***Diagnostik***
Das klinische Bild der Hyponatriämie beinhaltet z. B. Zephalgien, Lethargie, Desorientierung, Unruhe, Delirium, Erbrechen, Übelkeit, Muskelkrämpfe/-schwäche, verminderte Reflexe, Krämpfe, Koma, Atemstörungen bis hin zur Stammhirnherniation.

Eine sorgfältige **Anamnese** ist unerlässlich für die Differenzialdiagnose der Hyponatriämie. Die wichtigsten Fragen sind:

- Besteht eine akute (< 48 h) oder chronische (> 48 h) Hyponatriämie?
- Ist die Hyponatriämie symptomatisch oder asymptomatisch?

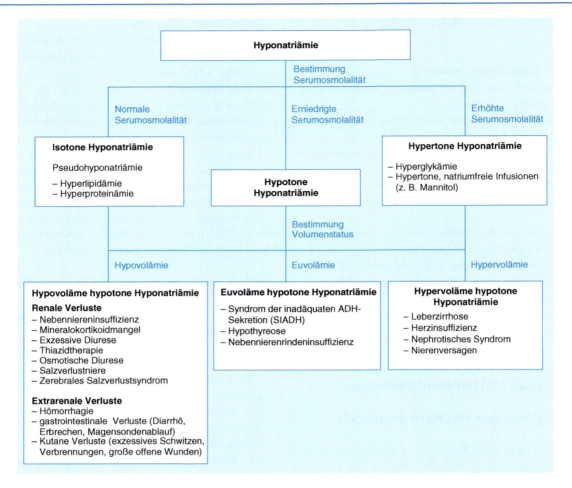

**Abb. 1** Die unterschiedlichen Ursachen der einzelnen Formen der Hyponatriämie. (Adaptiert nach Friedman und Cirulli 2013)

- Medikamentenanamnese (frühere Steroideinnahme, Diuretika, Antiepileptika, Antipsychotika, Antidepressiva etc.)?
- Besteht eine akute Erkrankung (Diarrhö, Erbrechen etc.)?
- Besteht eine chronische Erkrankung (Leberzirrhose, Herzinsuffizienz, chronische Nierenerkrankung)?
- Besteht eine maligne Erkrankung?
- Wie ist die Flüssigkeitsaufnahme (Menge, nächtlich?)?
- Sind endokrine Erkrankungen vorbekannt (Hypothyreose, Nebennierenrindeninsuffizienz, Hypophysenerkrankung, Schädelbestrahlung)?

Auch wird eine Einteilung nach Ausprägung der Hyponatriämie durchgeführt:

- Natrium > 130 mmol/l: milde Hyponatriämie
- Natrium 120–130 mmol/l: moderate Hyponatriämie
- Natrium < 120 mmol/l: schwere Hyponatriämie

*Zur differenzialdiagnostischen Einordnung der Hyponatriämie notwendige Parameter*
- Serum- und Urinnatrium sowie Kalium
- Serum- und Urinosmolalität
- Serum- und Urinkreatinin
- Bei Einnahme von Diuretika: Serum- und Urinharnsäure
- Ergänzend: Serumglukose, Harnstoff, Gesamteiweiß, Triglyzeride, TSH
- Weitere Diagnostik (optional): Renin, Aldosteron, Cortisol, Transaminasen, NT-proBNP, Urinstatus (Eiweiß, pH-Wert)

Die Messung von ADH ist nicht sinnvoll und nicht indiziert. In der Praxis besteht häufig das Problem, dass die in der Übersicht genannten Parameter, insbesondere Natriumkonzentrationen und Osmolalitäten im Serum und im Urin nicht, wie notwendig, direkt bei Diagnose der Hyponatriämie, sondern häufig erst im Verlauf, unter Therapie und teilweise auch nicht zum gleichen Zeitpunkt gemessen werden. Auch können sich klinische Bilder überlagern: Gehören zum klassischen SIADH keine Ödeme, so findet man diese dennoch häufig aus anderer Ursache bei Intensivpatienten. Dies kann die Beurteilung der Hyponatriämie erheblich erschweren.

Das **differenzialdiagnostische Vorgehen** bei Hyponatriämie besteht zunächst im Ausschluss hypertoner und isotoner Formen der Hyponatriämie. Ist die hypotone Hyponatriämie durch Messung der Serumosmolalität gesichert (< 275 mosmol/kg KG) besteht der nächste Schritt in der Bestimmung der Urinosmolalität als klinische ADH-Wirkung: Ist diese niedrig, liegt eine physiologische Reaktion des Körpers auf Überladung mit freiem Wasser vor, die nicht selten iatrogener Natur ist. Eine Grenze von < 100 mosmol/kg KG für die Urinosmolalität scheint hierfür der beste Cut-off Wert zu sein. Bei Urinosmolalitäten > 100 mosmol/kg KG hängt das weitere Vorgehen davon ab, ob der Patient Diuretika eingenommen hat. Nur ohne Einnahme von Diuretika ist die Grenze von 30 mmol/l für die Natriumkonzentration im Urin diagnostisch verwertbar. Bei Einnahme von Diuretika hat die Bestimmung der fraktionierten Harnsäureausscheidung Vorteile, da sie von Diuretika nicht beeinflusst wird (Fenske et al. 2008); Cut-off: 12 %; Online-Rechner verfügbar z. B. unter: http://www.scymed.com/en/smnxps/pspdj228.htm).

In unklaren Fällen und V. a. hypovoläme Hyponatriämie kann auch ein intravenöser Belastungstest mit isotoner (für den hyponatriämen Patienten jedoch hypertoner) Kochsalzlösung (2 l NaCl 0,9 % in 24–48 h) hilfreich sein: bei hypovolämen Formen der Hyponatriämie steigt das Serumnatrium an, während es beim SIADH weiter abfallen kann, insbesondere, wenn die Urinosmolalität höher als die der Infusion ist (z. B. Urinosmolalität > 500 mosmol/kg KG).

Hypervoläme Formen der Hyponatriämie z. B. bei Leberzirrhose, Herz- oder Niereninsuffizienz, sind klinisch meist einfacher zu diagnostizieren ebenso wie hypovoläme Hyponatriämien mit extrarenalem Natriumverlust wie z. B. bei Erbrechen, Diarrhöen, akuter Pankreatitis etc. Schwieriger ist die Differenzialdiagnose der hypovolämen Hyponatriämien mit renalem Natriumverlust und deren Abgrenzung von euvolämen Hyponatriämien (z. B. Salzverlustsyndrome von SIADH). **Salzverlustnieren** finden sich außer bei Diuretikaeinsatz (insbesondere Thiaziden) bei interstitiellen renalen Störungen wie z. B. Analgetikanephropathie oder interstitieller Nephritis. Bei **zerebralem Salzverlustsyndrom (CSW-Syndrom)** findet sich eine pathogenetisch nicht vollständig aufgeklärte renale Natrium- und in der Folge Wasserexkretion aufgrund zerebraler Erkrankungen.

Die Unterscheidung des CSW-Syndroms vom SIADH kann schwierig sein und in manchen Situationen nicht ganz klar. Die Entitäten unterscheiden sich durch den Volumenstatus (Venendruck, arterieller Druck etc.): SIADH ist charakterisiert durch Volumenexpansion als Folge einer ADH-mediierten renalen Wasserretention. CSWS ist die Folge von renalem Salzverlust, wahrscheinlich als Folge einer erhöhten Freisetzung von „brain natriuretic peptide" (BNP) und „atrial natriuretic peptide" (ANP). Die Unterscheidung ist praktisch wichtig, denn die Therapie ist unterschiedlich: Salz- und Wasserersatz beim CSWS und Flüssigkeitsrestriktion beim SIADH.

Bei **renal-tubulären Azidosen** (RTA) ist die distale tubuläre Exkretion von $H^+$-Ionen (RTA Typ I) oder die proximal-tubuläre Rückresorption für Bicarbonat aufgrund eines Carboanhydratasemangels gestört (RTA Typ II). Typisch für die RTA sind metabolische Azidosen bei gleichzeitig unzureichend angesäuertem Urin (pH > 6). Bei Vorliegen einer Nebennierenrindeninsuffizienz bestehen neben einer Hyponatriämie meist weitere klinische Symptome (Abschn. 2).

> Erst nach Ausschluss der oben genannten Formen der Hyponatriämie kann die Diagnose eines Syndroms der inadäquaten ADH-Sekretion **(SIADH)** gestellt werden.

Das differenzialdiagnostische Vorgehen bei Hyponatriämie ist in Abb. 2 zusammengefasst.

### Therapie
Die Behandlung der Hyponatriämie besteht zunächst in der Therapie der zugrunde liegenden Erkrankung bzw. Modifikation der medikamentösen Therapie (z. B. Diuretika). Zusätzlich wird ein vorsichtiger Ausgleich der Hyponatriämie angestrebt, wobei insbesondere bei chronischer Hyponatriämie > 48 h besondere Vorsicht geboten ist.

### Serumnatriumkonzentration
Um das gefürchtete osmotische Demyelinisierungssyndrom (ODS), was die zentrale pontine Myelinolyse (ZPM) sowie die extrapontine Myelinolyse (EPM) umfaßt, zu verhindern, muss die Obergrenze eines Natriumanstiegs bei chronischer Hyponatriämie streng eingehalten werden: Ein Anstieg des Serumnatriums von 0,5 bis maximal 1 mmol/h, maximal 10 mmol in den ersten 24 h sowie maximal 18 mmol/l in den ersten 48 h der Therapie verringert das Risiko der meist irreversiblen osmotischen Demyelinisierung. Patienten mit schwerer Malnutrition, Alkoholismus und fortgeschrittener Lebererkrankung scheinen besonders anfällig für ein ODS zu sein.

Auch sollte insbesondere bei schwerer Hyponatriämie und dann im Verlauf asymptomatischen Patienten zunächst eine Serumnatriumkonzentration nicht höher als 125 bis 130 mmol/l angestrebt werden.

Grundsätzlich sind bei hypovolämer Hyponatriämie die Gabe isotoner Kochsalzlösung 0,9 %, bei euvolämer Hyponatriämie eine Flüssigkeits- (genauer: Wasser-)restriktion sowie bei hypervolämer Hyponatriämie eine Natrium- und Flüssigkeitsrestriktion möglich.

### Therapeutisches Vorgehen bei Hyponatriämie
Hypovoläme Formen der Hyponatriämie sprechen sehr gut auf die Gabe von isotoner (für den Patienten jedoch hypertoner!) Kochsalzlösung 0,9 % an.

**Abb. 2** Differenzialdiagnostisches Vorgehen bei Hyponatriämie. (Adaptiert nach Friedman und Cirulli 2013; Fenske et al. 2010; Fenske und Allolio 2010; Spasovski et al. 2014)

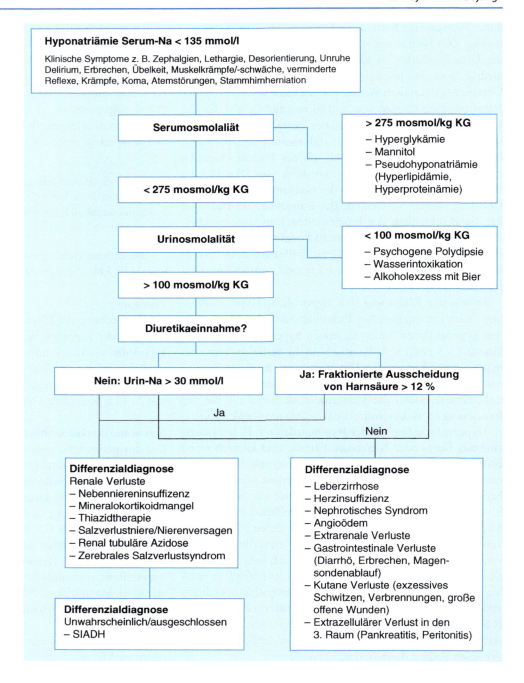

**Hypertone** (z. B. 100–150 ml, 3 %) **Kochsalzlösungen** sollten nur bei Notwendigkeit einer **akuten** Korrektur einer schwer symptomatischen (akut oder chronisch) Hyponatriämie erwogen und nur von in der Behandlung der Hyponatriämie Erfahrenen angewandt werden, da die Gefahr der zu schnellen Natriumkorrektur erheblich ist. Nach Beginn der Therapie ist eine Kontrolle der Natriumkonzentration nach 20 min, 60 min und im Anschluss alle 4 h notwendig.

Bei eu- und hypervolämen Formen der Hyponatriämie kann neben einer Trinkmengenbegrenzung die Gabe eines Schleifendiuretikums (z. B. Furosemid 20–40 mg i.v.) erwogen werden, wodurch anteilig mehr freies Wasser als Natrium renal ausgeschieden wird; Thiazide hingegen müssen abgesetzt werden.

Der orale ADH-Antagonist **Tolvaptan** ist seit September 2009 in Europa zugelassen. Dabei handelt es sich um einen selektiven Vasopressin-V2-Rezeptorantagonisten, der den Effekt von ADH blockiert. Dies führt zu einer vermehrten renalen Ausscheidung von freiem Wasser, wodurch die Serumnatriumkonzentration ansteigt. In Deutschland ist

Tolvaptan nur zur Therapie der Hyponatriämie bei SIADH zugelassen. Obwohl auch wirksam bei anderen Formen der Hyponatriämie, z. B. bei Herzinsuffizienz oder Leberzirrhose, konnte in diesen Kollektiven kein überzeugender klinischer Nutzen im Sinne harter Endpunkte für Tolvaptan nachgewiesen werden. Insbesondere gefährlich ist der Einsatz von Tolvaptan bei hypovolämen Formen der Hyponatriämie, da hier ein Volumenmangelschock droht.

Nach oraler Gabe der Anfangsdosis von 15 mg/Tag steigt die Serumnatriumkonzentration in den ersten 6 h meist bereits um 3–6 mmol/l an, weshalb engmaschige Serumnatriumkontrollen notwendig sind. Die Dosis kann je nach klinischer Wirkung auf maximal 60 mg/Tag gesteigert werden. Eine gleichzeitige Trinkmengenrestriktion ist nicht notwendig. Bei zu raschem Anstieg des Serumnatriums muss die Therapie mit Tolvaptan unterbrochen werden. Bis zur leichten Einschränkung der Nierenfunktion ist keine Anpassung der Dosis erforderlich, bei schwererer Einschränkung wird die Anwendung nicht empfohlen (erhöhte Kreatininwerte sprechen per se ohnehin eher gegen das Vorliegen eines SIADH), bei Anurie ist die Anwendung kontraindiziert. Bei leicht eingeschränkter Leberfunktion (Child-Pugh Klassen A und B) ist keine Dosisanpassung erforderlich, bei stark eingeschränkter Leberfunktion (Child-Pugh Klasse C) ist besondere Vorsicht geboten mit engmaschiger Überwachung des Patienten.

Die Dauer der Anwendung ist meist passager und sollte 30 Tage nicht überschreiten, gelegentlich ist sie jedoch, wie z. B. beim kleinzelligen Bronchialkarzinom mit SIADH, auch dauerhaft indiziert.

### 5.1.2 Hypernatriämie

Die Hypernatriämie ist eine häufige Elektrolytstörung bei Intensivpatienten. Sie führt zu Störungen zahlreicher physiologischer Funktionen und ist wie die Hyponatriämie mit einer erhöhten Mortalität assoziiert.

*Ätiologie und Pathogenese*

Eine Hypernatriämie entsteht durch eine vermehrte Zufuhr von Natrium und/oder Verlust an freiem Wasser. Immer kommt es zu einer Hyperosmolalität des Serums, die bei Gesunden ein Durstgefühl hervorruft. Da viele Intensivpatienten eine Analgosedierung erhalten oder primär eine Bewusstseinsstörung aufweisen, fehlt dieser physiologische Regulator der Wasseraufnahme und muss durch ärztliche Maßnahmen ersetzt werden (Übersicht und Tab. 3).

*Die häufigsten Ursachen der Hypernatriämie auf der Intensivstation*
- Fieber
- Diarrhöen
- Verbrennungen

**Tab. 3** Natriumgehalt ausgewählter Infusionslösungen und Medikamente. (Adaptiert nach Lindner und Funk 2013)

| Name der i.v. Lösung/ Medikament | Natriumgehalt | |
|---|---|---|
| | Gramm pro Liter (g/l) | mmol pro Liter (mmol/l) |
| Isotone NaCl 0,9 % | 3,5 | 154 |
| Ringer-Laktat | 3 | 130 |
| Ringer-Lsg. | 3,4 | 147 |
| Natrium-Bikarbonat 8,4 % | 23 | 1000 |
| NaCl 3 % | 11,8 | 513 |
| | **Gramm pro Gramm (g/g)** | **mmol pro Gramm (mmol/g)** |
| Fosfomycin | 0,33 | 14,5 |
| Ampicillin | 0,07 | 3 |
| Amoxicillin/ Clavulansäure | 0,06 | 2,8 |
| Piperacillin | 0,04 | 2 |
| Ceftriaxon | 0,08 | 3,6 |
| Cefazolin | 0,05 | 2 |
| Ceftazidim | 0,05 | 2 |
| Ciprofloxacin | 1,8 | 78 |
| Fluconazol | 1,7 | 75 |
| Voriconazol | 1,1 | 48 |
| Foscarnet | 0,23 | 10 |

- Renale Wasserverluste: osmotische Diurese (Glukose, Harnstoff, Mannitol), Schleifendiuretika, Niereninsuffizienz, Diabetes insipidus centralis/renalis, polyurische Phase des Nierenversagens
- Zufuhr hypertoner Lösungen und Medikamente (Tab. 3)

*Diagnostik*

Das klinische Bild der Hypernatriämie ist unspezifisch und besteht in Zeichen der Exsikkose. Ab einem Serumnatrium > 155 mmol/l treten neurologische Symptome wie Lethargie, Schwäche, Krampfanfälle und Koma auf.

Neben Messung der Serumnatriumkonzentration ist wie bei der Hyponatriämie eine subtile Anamnese inkl. Medikamente und körperliche Untersuchung (Hypovolämie, Euvolämie, Hypervolämie) unerlässlich. Die Diagnose wird ergänzt durch Messung der Osmolalität in Serum und Urin sowie der Natriumkonzentration im Urin.

*Therapie*

Die Therapie der Hypernatriämie richtet sich nach der auslösenden Ursache, die beseitigt werden sollte.

> Chronische (> 48 h) Hypernatriämien sollten langsam (Cave: Hirnödem), akute können auch rascher ausgeglichen werden.

Wenn möglich, ist bei einer iatrogen induzierten Hypernatriämie eine Modifikation der Medikamente vorzunehmen. Hypovolämie Hypernatriämien werden durch die Gabe balancierter Elektrolytlösung bzw. Glukose 5 %-Lösung, euvoläme Hypernatriämien durch Glukose 5 %-Lösung ± Schleifendiuretika und hypervoläme Hypernatriämien durch Glukose 5 %-Lösung + Schleifendiuretika behandelt (Abb. 3).

## 5.2 Hyperkalzämie

Die Hyperkalzämie ist definiert als ein Gesamtkalzium im Serum > 2,7 mmol/l. Dabei ist die Eiweißbindung des Kalziums zu beachten und sowohl bei Hypoproteinämien als auch (seltenen) Hyperproteinämien der gemessene Wert entsprechend zu korrigieren (albumin- oder gesamteiweißkorrigiertes Kalzium). Zuverlässiger und auf der Intensivstation in der Regel verfügbar ist das ionisierte Kalzium: ab Werten > 1,4 mmol/l besteht eine Hyperkalzämie.

### Ätiologie und Pathogenese
Ursachen einer Hyperkalzämie

- Vermehrte Kalziummobilisierung aus dem Knochen: Hyperparathyreoidismus, paraneoplastische PTH-Bildung, Knochenmetastasen, Plasmozytom, Inaktivitätshyperkalzämie (häufig auf Intensivstation !), Hyperthyreose
- Vermehrte intestinale Absorption: Hyperparathyreoidismus, Vitamin-D-Überdosierung, Nebennierenrindeninsuffizienz
- Vermehrte Zufuhr: kalziumhaltige Ionenaustauscher, alimentäre Kalziumzufuhr, Infusionslösungen
- Vermehrte 1–25-Hydroxylaseaktivität, z. B. bei Sarkoidose in Makrophagen, jedoch auch allen anderen granulomatösen Erkrankungen
- Verminderte renale Exkretion, z. B. Thiaziddiuretika

### Diagnostik
Klinisch stehen bei der Hyperkalzämie neuromuskuläre Symptome im Vordergrund wie Verwirrtheit und Bewusstseinsstörungen, zudem finden sich häufig eine Polyurie und Polydipsie durch eine tubuläre Nierenschädigung. Die Diagnose erfolgt durch das klinische Bild sowie eine Kalziummessung im Serum.

Weitere **notwendige Laboruntersuchungen** zur Differenzierung beinhalten:

- Gesamteiweiß/Albumin,
- Phosphat im Serum (Hypophosphatämie?),
- Parathormon (adäquat supprimiertes oder inadäquat erhöhtes PTH bei primärem Hyperparathyreoidismus?),

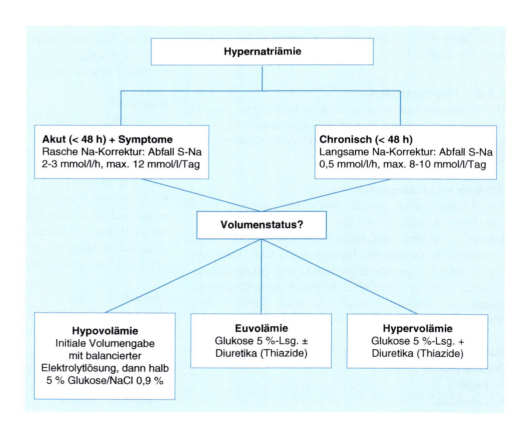

**Abb. 3** Therapie der Hypernatriämie

- Vitamin D (Vitamin D-Intoxikation?),
- TSH (Hyperthyreose?),
- ggf. sinnvoll können sein ACTH und Cortisol, Synacthentest (Nebennierenrindeninsuffizienz?), Parathormon-related Protein (PTHrP; Paraneoplasie?), ACE im Serum und löslicher IL-2-Rezeptor (sIL-2R; Sarkoidose?) sowie eine Kalziumausscheidung im Urin (inadäquat niedrig z. B. bei der familiären hypokalziurischen Hyperkalzämie),
- empfehlenswert ist auch ein EKG (QTc-Zeitverkürzung).

> Von einer hyperkalzämischen Krise spricht man ab einem Gesamtserumkalzium von > 3,5 mmol/l und klinischen Symptomen wie Polyurie, Erbrechen, Exsikkose mit Fieber, Psychosen und schließlich Koma.

### Therapie

Die Therapie der Hyperkalzämie richtet sich nach der Ursache sowie der Schwere der klinischen Symptome. Bei lang bestehender Hyperkalzämie (z. B. beim primären Hyperparathyreoidismus) können Kalziumwerte auch > 3,5 mmol/l oligo- bis asymptomatisch sein. Ein absoluter Notfall besteht jedoch bei der hyperkalziämischen Krise.

Im Vordergrund steht zunächst die Rehydrierung mit kalziumfreier isotoner Elektrolytlösung und Gabe eines kalziuretischen Schleifendiuretikums (Furosemid 40–80 mg alle 4 h; Torasemid). Besteht eine hyperkalziäme Krise und ist eine renale Kalziumelimination in einem angemessenen Zeitrahmen nicht möglich (z. B. im Rahmen eines Nierenversagens), besteht die Indikation zur notfallmäßigen Hämodialyse.

Bisphosphonate (z. B. Zoledronsäure 4 mg i.v.) sind bei allen Formen der Hyperkalzämie wirksam, der Wirkungseintritt dauert jedoch mehrere Tage. Ist eine raschere Kalziumsenkung notwendig und keine Hämodialyse indiziert, kann passager Calcitonin (100 IE, maximal 400 IE s.c. alle 6–8 h) eingesetzt werden. Calcitonin weißt jedoch eine ausgeprägte Tachyphylaxie mit einem raschen Wirkungsverlust auf.

Prednisolon (60–100 mg i.v.) ist insbesondere wirksam bei Hyperkalzämien aufgrund eines Plasmozytoms oder von Knochenmetastasen, bei primärem Hyperparathyreoidismus ist es wenig wirksam und der Einsatz nicht gerechtfertigt. Hier kann stattdessen der Kalziumsensitizer Cinacalcet (Beginn mit 30 mg 1–2 ×/Tag, Maximaldosis 180 mg/Tag) gegeben werden, falls eine zeitnahe Operation nicht möglich oder nicht indiziert ist oder die Operabilität des Patienten verbessert werden soll.

## 5.3 Hypokalzämie

Die Hypokalzämie ist definiert als ein Gesamtkalzium im Serum < 2,2 mmol/l. Dabei ist die Eiweißbindung des Kalziums zu beachten und bei Hypoproteinämie der gemessene Wert entsprechend zu korrigieren (albumin- oder gesamteiweißkorrigiertes Ca). Zuverlässiger und auf der Intensivstation in der Regel verfügbar ist das ionisierte Kalzium: Ab Werten < 1,1 mmol/l besteht eine Hypokalzämie. Störungen des Kalziumstoffwechsels müssen immer in Zusammenschau weiterer Laborparameter (unten) interpretiert werden.

### Ätiologie und Pathogenese

Ursachen einer Hypokalzämie

- Verminderung des ionisierten Ca durch Alkalosen, z. B. Hyperventilation
- Vermehrte renale Exkretion (Schleifendiuretika, renal-tubuläre Azidose)
- Hyperphosphatämie (Nierenversagen, Rhabdomyolyse)
- Akute Pankreatitis
- Verminderte intestinale Resorption, Malabsorption, Vitamin-D-Mangel, Hypoparathyreoidismus
- Medikamente: Bisphosphonate, „calcimimetics"
- Chelatbildung (Massentransfusion)
- Parathormonresistenz (Pseudohypoparathyreoidismus; PTH stark erhöht bei Hypokalzämie; Kalzium- und Vitamin-D-Mangel sowie Eiweißstörungen müssen jedoch zuvor ausgeschlossen sein)

### Diagnostik

Klinisch stehen bei der Hypokalzämie neuromuskuläre sowie kardiale Symptome im Vordergrund: Parästhesien, Karpopedalspasmen, Krampi, Laryngospasmen, Krampfanfälle, Verwirrtheit, Delirium und Psychosen, Herzinsuffizienz, Rhythmusstörungen. Die Diagnose erfolgt durch das klinische Bild sowie eine Ca-Messung im Serum.

Weitere notwendige **Laboruntersuchungen** zur Differenzierung beinhalten:

- Gesamteiweiß/Albumin,
- Phosphat im Serum (Hyperphosphatämie?),
- Parathormon (inadäquat normales oder niedriges PTH?),
- Vitamin D (schwerer Vitamin-D-Mangel?),
- empfehlenswert sind auch ein EKG (QTc-Zeitverlängerung) sowie eine Echokardiographie.

### Therapie

Die Therapie der Hypokalzämie richtet sich nach der auslösenden Ursache. Bei Alkalosen durch Hyperventilation ist diese zu beheben (z. B. beim Hyperventilationssyndrom durch Sedativa, ggf. $CO_2$-Rückatmung, bei beatmeten Patienten durch Änderung der Ventilationsparameter). Bei der akuten symptomatischen Hypokalzämie können 10–40 ml Kalziumgluconat 10 % über 10–15 min infundiert werden (Cave: Patienten unter Therapie mit Digoxin oder Digitoxin!). Vor der intravenösen Gabe von Kalzium muss jedoch – nicht zuletzt wegen des Kalzium-Phosphatproduktes –

immer eine schwere Hyperphosphatämie ausgeschlossen sein.

Relevant sind die in der Intensivmedizin häufig anzutreffenden Hyperphosphatämien, z. B. bei Nierenversagen. Um das Kalzium-Phosphat-Produkt und damit die Löslichkeit nicht zu überschreiten, muss bei Hyperphosphatämie zunächst eine Phosphatsenkung, z. B. durch entsprechende Phosphatbinder, durchgeführt werden. Gleichzeitig kann eine Therapie mit aktiven Vitamin-D-Metaboliten (1–25-Hydroxyvitamin D; 0,25–2 µg/Tag) eingeleitet werden, das auch für die intravenöse Gabe verfügbar ist.

Nicht selten findet man einen meist postoperativen Hypoparathyreoidismus, z. B. nach Schilddrüsen- oder Nebenschilddrüsenoperationen. Neben einer oralen (bis 2 g/Tag) oder passageren intravenösen Gabe von Kalzium besteht die Therapie in der Gabe von 1–25-Hydroxyvitamin D. Eine zusätzliche Gabe von Magnesium kann sinnvoll sein. In schweren Fällen des Hypoparathyreoidismus ist eine zugelassene Therapie mit Parathormon verfügbar, die meist in einer Dosis von 50 µg 1 mal/Tag s.c. in den Oberschenkel begonnen und nach Serumkalziumwerten angepasst wird.

Eine Sonderform ist das sog. **Hungry-bone-Syndrom** mit schwersten Hypokalzämien nach Resektion eines Nebenschilddrüsenadenoms bei primärem Hyperparathyreoidismus. Es tritt insbesondere bei präoperativ bestehendem Vitamin-D-Mangel und sekundärer Osteoporose auf. Die Therapie besteht in der – teils hochdosierten – Gabe von 1–25-Hydroxyvitamin D. Alleinige Kalziumgaben sind ebenso wenig wirksam wie die alleinige Gabe von 25-Hydroxyvitamin D, das aufgrund des PTH-Mangels nicht in die aktive Form metabolisiert werden kann.

Bei alimentären Mangelzuständen und Malabsorption erfolgt eine orale Gabe von Kalzium, z. B. 1–2 g Tag. Höhere Dosen sind nicht sinnvoll, sie führen zur Ausfällung im Darm mit konsekutiven Diarrhöen.

## 6 Endokrine Erkrankungen in der Schwangerschaft

### 6.1 Schilddrüsenfunktionsstörungen in der Schwangerschaft

Die schwangerschaftsspezifischen Referenzbereiche für TSH und peripheren Schilddrüsenhormone weichen deutlich von denen nicht schwangerer Frauen ab und variieren zudem von Trimenon zu Trimenon. Das Schwangerschaftshormon β-HCG weist Homologien zu TSH auf und kann den TSH-Rezeptor stimulieren. Dies führt zu einem physiologischen Abfall des TSH-Spiegels insbesondere im 1. Trimenon. Gelegentlich finden sich auch erhöhte Konzentrationen der freien Schilddrüsenhormone, insbesondere bei Vorliegen einer Hyperemesis gravidarum.

Diese sog. Gestationshyperthyreose ist in der Regel nicht behandlungsbedürftig und remittiert mit Absinken der β-HCG-Konzentrationen nach der 18. Schwangerschaftswoche.

Ursache einer manifesten Hyperthyreose während der Schwangerschaft, und von der Gestationshyperthyreose abzugrenzen, ist zumeist ein M. Basedow, seltener eine disseminierte oder fokale Schilddrüsenautonomie. Die Bestimmung der TSH-Rezeptorantikörper (TRAK) sowie eine qualifizierte Sonographie der Schilddrüse sind daher unerlässlich.

Eine manifeste Hyperthyreose kann zu erheblichen maternalen und/oder fetalen Komplikationen wie Aborten, erhöhter Missbildungsrate, Frühgeburtlichkeit und erniedrigtem Geburtsgewicht führen und erfordert daher eine rasche Therapie. Aufgrund eines etwas höheren Missbildungsrisikos von Thiamazol wird in der Frühschwangerschaft weiterhin bevorzugt Propylthiouracil als Thyreostatikum verabreicht. Da dessen maternales Nebenwirkungsprofil aber gegenüber Thiamazol ungünstiger ist (insbesondere hepatotoxische Wirkungen), sollte die Therapie nach Abschluss der Organogenese am Ende des 1. Trimenon auf Thiamazol umgestellt werden.

Latent hyperthyreote Stoffwechsellagen können toleriert werden, das Auftreten einer Hypothyreose unter thyreostatischer Therapie muss aufgrund der erheblichen negativen Auswirkungen auf den Fetus strikt vermieden werden.

> Ziel einer thyreostatischen Therapie in der Schwangerschaft sind daher periphere Schilddrüsenhormonkonzentrationen insb. des fT4 im oberen Referenzbereich, keinesfalls eine Normalisierung der – meist langanhaltend – supprimierten TSH-Konzentrationen. Auch darf keine Kombination von Thyreostatika mit L-Thyroxin stattfinden, da dies eine fetale Hypothyreose verstärkt.

Zur symptomatischen Therapie ist die Gabe von β-Blockern möglich. Die einen M. Basedow auslösenden TSH-Rezeptorantikörper sind plazentagängig und können daher auch beim Fetus bzw. beim Neugeborenen zur Ausbildung einer Struma sowie zu Schilddrüsenfunktionsstörungen führen. Zudem sind auch sämtliche zur Verfügung stehenden Thyreostatika plazentagängig. Während der Schwangerschaft und in der Neugeborenenperiode sind daher regelmäßige Kontrollen des Kindes auf Zeichen einer Schilddrüsenstoffwechselstörung indiziert, insb. wenn die TRAK-Konzentration bei der Mutter > 3x oberer Referenzwert beträgt.

Hypothyreosen in der Schwangerschaft bergen ebenfalls erhebliche maternale und fetale Risiken. Sie führen zu einer Erhöhung der Abortrate und steigern das Präeklampsierisiko. Eine ausreichende Substitution mit Schilddrüsenhormon unter regelmäßiger Kontrolle ist daher in der Schwangerschaft essenziell. Der Substitutionsbedarf steigt bereits in der Frühschwangerschaft, eine vorbestehende Levothyroxin-Substitution sollte daher mit Eintritt einer Schwangerschaft um 25–30 % gesteigert werden (Harbeck et al. 2012).

## 6.2 Nebenniereninsuffizienz in der Schwangerschaft

Bei Patientinnen mit M. Addison ist eine Substitution mit Gluko- und Mineralokortikoiden selbstverständlich auch während einer Schwangerschaft lebensnotwendig. Während der Substitutionsbedarf an Hydrocortison meist erst im 3. Trimenon etwas steigt, ist eine Erhöhung der Fludrokortisondosis aufgrund der antagonistischen Wirkung von Progesteron häufig schon in einem frühen Stadium der Schwangerschaft notwendig.

Die Diagnostik einer drohenden Addison-Krise kann insbesondere in der Frühschwangerschaft durch die Ähnlichkeit der Symptome einer frühen Schwangerschaft mit denen eines Hypocortisolismus – Schwäche, Übelkeit, Erbrechen, abdominelle Beschwerden – deutlich erschwert werden. Bei Auftreten einer Addison-Krise wird diese analog zu der Therapie nicht schwangerer Patienten behandelt (Abschn. 2).

Während der Entbindung besteht ein deutlich höherer Hydrocortisonbedarf. Mit Beginn der Wehentätigkeit sollte daher ein Bolus von 100 mg Hydrocortison i.v. gegeben werden, dem je nach Entbindungsdauer weitere Bolusgaben nach jeweils 6–8 h folgen sollten. Anschließend sollte bei einer unkomplizierten Entbindung die übliche orale Hydrokortisondosis noch für 24–48 h in doppelter Dosierung gegeben und schließlich auf die übliche Erhaltungsdosis reduziert werden (Husebye et al. 2014).

## 6.3 Hypophysäre Störungen in der Schwangerschaft

Bei einer vorbestehenden Hypophyseninsuffizienz mit sekundärem Hypogonadismus tritt eine Schwangerschaft in aller Regel nur nach einer medikamentösen Stimulation und Ovulationsauslösung ein. Eine Substitution mit Hydrokortison und Levothyroxin muss während der gesamten Schwangerschaft in adaptierter Dosierung fortgeführt werden (Abschn. 6.1 und 6.2).

Schwangerschaft und Geburt können auch Auslöser einer Hypophyseninsuffizienz sein. Die seltene, autoimmun bedingte lymphozytäre Hypophysitis tritt in etwa der Hälfte der Fälle während einer späten Schwangerschaft auf und führt zu Symptomen eines Panhypopituitarismus, selten mit der Komplikation eines hypophysären Komas. Gelegentlich tritt ein Diabetes insipidus centralis hinzu. Die Erkrankung kann zu einer erheblichen Schwellung der Hypophyse und konsekutiv zu einer Chiasmakompression, gelegentlich sogar zu Hirndrucksymptomen führen. Bei schweren Verläufen mit erheblichem raumforderndem Effekt ist auch in der Schwangerschaft u. U. eine immunsuppressive Therapie mit hochdosierten Glukokortikoiden notwendig oder selten sogar eine transsphenoidale Resektion (Harbeck et al. 2012).

Als Sheehan-Syndrom bezeichnet man die Sonderform einer ischämischen Hypophysennekrose als Folge größerer Blutverluste peripartal, die häufig zunächst durch eine primäre Agalaktie, also fehlende Milchbildung, auffällt.

Die Behandlung der hypophysären Ausfälle sowie die eines hypophysären Komas erfolgt wie in Abschn. 3 beschrieben. Während einer Schwangerschaft ist eine Substitution von Geschlechtshormonen und Wachstumshormon nicht notwendig und nicht indiziert.

## 6.4 Phäochromozytom in der Schwangerschaft

Phäochromozytome in der Schwangerschaft sind selten. Plasmakatecholamine sind nur zu geringem Anteil plazentagängig, der Katecholamingehalt des Nabelschnurblutes beträgt < 10 % der mütterlichen Werte.

Das Kardinalsymptom der Phäochromozytome, nämlich eine dauerhafte oder intermittierende arterielle Hypertonie, findet sich jedoch mit 6–8 % relativ häufig während der Schwangerschaft und verursacht eine relevante fetale und maternale Morbidität und Mortalität. Aufgrund der besonderen Therapiestrategie ist eine Erkennung von Phäochromozytomen in der Schwangerschaft als seltene Ursache einer Hypertonie von besonderer Bedeutung.

*Ätiologie und Pathogenese*
Ätiologie und Pathogenese von Phäochromozytomen unterscheiden sich nicht von den Phäochromozytomen außerhalb der Schwangerschaft (Abschn. 4). Sie kommen sowohl sporadisch als auch im Rahmen genetischer Syndrome vor (MEN 2, VHL, NF-1, SDHx-Mutationen).

*Diagnostik*
Da die arterielle Hypertonie während der Schwangerschaft kein seltenes Symptom ist, ist es von besonderer Bedeutung, die spezielle klinische Erscheinungsform der phäochromozytomassoziierten Hypertonie in Abgrenzung zu anderen Formen zu kennen. Häufigste Ursache der Hypertonie in der Schwangerschaft ist mit einer Inzidenz von 25 % die Gestationshypertonie, gefolgt von der Präklampsie mit 5–7 %. Im Gegensatz zur phäochromozytomassoziierten Hypertonie tritt bei diesen Formen die Hypertension jedoch meist nicht anfallsartig, sondern dauerhaft auf. Auch findet man nicht wie bei Phäochromozytomen eine paradoxe orthostatische

Hypotonie. Die für die Präeklampsie typischen Ödeme sowie die Proteinurie treten hingegen nicht bei phäochromozytomassoziierter Hypertonie auf. Insbesondere unterscheiden sich diese Formen der Hypertonie durch ihren Zeitpunkt der Manifestation: Während die Gestationshypertonie und Präeklampsie nach der 20. Schwangerschaftswoche auftreten, manifestiert sich das Phäochromozytom unabhängig von der Gestationsphase, meist bereits im 1. Trimenon.

Kardiovaskuläre Komplikationen der Phäochromozytome in der Schwangerschaft reichen von Blutdruckkrisen mit synkopalen Zuständen, Lungenödemen, Arrhythmien bis hin zur Tako-Tsubo- und postpartalen Kardiomyopathie.

Laborchemisch lässt sich ein Phäochromozytom auch in der Schwangerschaft über die Messung der Plasmametanephrine diagnostizieren, die meist deutlich (> 2 × ULN) erhöht sind. Die Lokalisationsdiagnostik der meist mehrere Zentimeter großen Tumoren erfolgt ausschließlich mittels Sonographie, die eine hohe Sensitivität hat, und mittels MRT. CT sowie Szintigraphien oder PET-Untersuchungen verbieten sich.

*Therapie*
Die Therapie des Phäochromozytoms in der Schwangerschaft unterscheidet sich nicht von der bei nicht schwangeren Patienten und besteht in der Resektion (Abschn. 4). Lediglich der Zeitpunkt der Operation muss besonders bedacht werden. Empfohlen wird eine laparoskopische Resektion im 2. Trimenon, insbesondere vor der 24. Schwangerschaftswoche. Danach wird u. a. aufgrund der anatomischen Gegebenheiten eine konservative Therapie bis zur Entbindung empfohlen.

Gegebenenfalls kann der Tumor im Rahmen einer Sectio cesarea reseziert werden. Ob der Schwangeren grundsätzlich eine Sectio oder eine Spontangeburt empfohlen werden soll, ist bislang nicht abschließend gesichert (Lenders et al. 2019).

## 7 Abweichungen endokriner Parameter beim Intensivpatienten

### 7.1 „Euthyroid sick syndrome"

Schwere Erkrankungen und katabole Zustände führen zu typischen Veränderungen der Schilddrüsenhormonwerte, ohne dass eine Schilddrüsenerkrankung zugrunde liegt. Bereits früh im Verlauf schwerer Erkrankungen fallen die fT3-Konzentrationen ab, weshalb dieser Befund früher als „Low-T3-Syndrom" bezeichnet wurde. Je nach Schwere der Erkrankung fallen im Verlauf dann auch die Werte für TSH und fT4 (Peeters et al. 2005). Die laborchemische Konstellation eines ausgeprägten „euthyroid sick syndrome" gleicht demnach der einer sekundären Hypothyreose. Patienten mit „euthyroid sick syndrome" weisen jedoch keine klinischen Zeichen einer Schilddrüsenstoffwechselstörung, insbesondere vor dem akuten Krankheitsbeginn, auf.

Bislang ist nicht abschließend gesichert, ob die Absenkung der Schilddrüsenhormone einen sinnvollen Adaptationsmechanismus des Körpers zum Schutz vor Hyperkatabolismus oder aber eine Maladaptation darstellt, die potenziell zur Verschlechterung der Erkrankung führt. Nach derzeitiger Studienlage bietet eine Behandlung mit Schilddrüsenhormon jedoch keinen Vorteil für die Patienten und kann sogar mit einem erhöhten Risiko einhergehen (Fliers et al. 2015).

> Das „euthyroid sick syndrome" mit erniedrigten Werten für fT3, ggf. auch fT4 und TSH, ist am ehesten als Adaptationsmechanismus des Körpers an eine schwere Erkrankung zu verstehen. Betroffene Patienten sind klinisch euthyreot. Eine Substitution mit Schilddrüsenhormon ist nicht indiziert.

Die Veränderung der Schilddrüsenhormonwerte im Rahmen eines „euthyroid sick syndrome" kann die Diagnostik tatsächlich vorhandener Schilddrüsenstoffwechselstörungen erschweren (Abschn. 1).

### 7.2 Relative Nebenniereninsuffizienz

Akute, schwerste Erkrankungen können zu einer Beeinträchtigung der physiologischen Stressreaktion der adrenokortikotropen Achse und somit zu einem relativen Cortisolmangel führen. Insbesondere bei Patienten mit septischem Schock kann dies zu einer therapierefraktären Hypotonie beitragen. Initial sehr optimistische Studien zum generellen Einsatz von Hydrocortison im septischen Schock konnten jedoch nicht reproduziert werden (Marik et al. 2008; Dellinger et al. 2013).

*Empfehlungen zur Glukokortikoidsubstitution bei kritisch kranken Patienten*
- Die Durchführung eines ACTH-Stimulationstests ist zur Identifizierung von Patienten, die von einer Glukokortikoidsubstitution profitieren, nicht indiziert.
- Eine intravenöse Glukokortikoidsubstitution wird empfohlen bei Patienten im therapierefraktären septischen Schock, die ein unzureichendes Ansprechen auf Volumensubstitution und Katecholamine zeigen.
- Bei Sepsis werden die kontinuierliche Infusion von 10 mg Hydrocortison/h nach initialer Gabe eines Bolus von 100 mg Hydrocortison oder eine diskontinuierliche Therapie mit 4 × 50 mg Hydrocortison/Tag empfohlen. Diese Dosierung sollte über mindestens 7 Tage beibehalten und nach Kreislaufstabilisierung schrittweise ausgeschlichen werden.

- Eine intravenöse Glukokortikoidsubstitution kann in der Frühphase eines schweren ARDS („acute respiratory distress syndrome") oder in den ersten 2 Wochen eines therapierefraktären ARDS erwogen werden.

## 7.3 Störungen hypophysärer Achsen

Schwere, vital bedrohliche Erkrankungen führen zu einer Beeinflussung auch der gonadotropen und somatotropen hypothalamisch-hypophysären Achsen. Im Rahmen dieser Erkrankungen können somit erniedrigte Konzentrationen für Wachstumshormon und Testosteron bzw. Estradiol auffallen. Klinische Zeichen sind insbesondere Zyklusstörungen bis hin zur Amenorrhö bei Frauen. Der passagere sekundäre Hypogonadismus ist als Adaptationsmechanismus an die schwere Grunderkrankung zu verstehen und bedarf, ebenso wie ein Wachstumshormonmangel, keiner Substitution.

## Literatur

Bornstein SR, Allolio B, Arlt W et al (2016) Diagnosis and treatment of primary adrenal insufficiency: an endocrine society clinical practice guideline. J Clin Endocrinol Metab 101(2):364–389
Carroll R, Matfin G (2010) Endocrine and metabolic emergencies: thyroid storm. Ther Adv Endocrinol Metab 1(3):139–145
Dellinger RP, Levy MM, Rhodes A et al (2013) Surviving sepsis campaign: international guidelines for management of severe sepsis and septic shock, 2012. Intensive Care Med 39(2):165–228
Dietrich JW (2012) Thyroid storm. Med Klin Intensivmed Notfmed 107(6):448–453
Dietrich JW, Brisseau K, Boehm BO (2008) Absorption, transport and bio-availability of iodothyronines. Dtsch Med Wochenschr 133(31–32):1644–1648
Fenske W, Allolio B (2010) The syndrome of inappropriate secretion of antidiuretic hormone: diagnostic and therapeutic advances. Horm Metab Res 42(10):691–702
Fenske W, Stork S, Koschker AC et al (2008) Value of fractional uric acid excretion in differential diagnosis of hyponatremic patients on diuretics. J Clin Endocrinol Metab 93(8):2991–2997
Fenske W, Maier SK, Blechschmidt A, Allolio B, Stork S (2010) Utility and limitations of the traditional diagnostic approach to hyponatremia: a diagnostic study. Am J Med 123(7):652–657
Fliers E, Bianco AC, Langouche L et al (2015) Thyroid function in critically ill patients. Lancet Diabetes Endocrinol 3(10):816–825
Friedman B, Cirulli J (2013) Hyponatremia in critical care patients: frequency, outcome, characteristics, and treatment with the vasopressin V2-receptor antagonist tolvaptan. J Crit Care 28(2):219–212
Habbe N, Ruger F, Bojunga J, Bechstein WO, Holzer K (2013) Urapidil in the preoperative treatment of pheochromocytomas: a safe and cost-effective method. World J Surg 37(5):1141–1146
Hahner S, Spinnler C, Fassnacht M et al (2015) High incidence of adrenal crisis in educated patients with chronic adrenal insufficiency: a prospective study. J Clin Endocrinol Metab 100(2):407–416
Harbeck B, Schutt M, Sayk F (2012) Endocrine emergencies during pregnancy. Med Klin Intensivmed Notfmed 107(2):110–117
Husebye ES, Allolio B, Arlt W et al (2014) Consensus statement on the diagnosis, treatment and follow-up of patients with primary adrenal insufficiency. J Intern Med 275(2):104–115
Jonklaas J, Bianco AC, Bauer AJ et al (2014) Guidelines for the treatment of hypothyroidism: prepared by the american thyroid association task force on thyroid hormone replacement. Thyroid 24(12): 1670–1751
Kann PH (2012) Pituitary coma. Med Klin Intensivmed Notfmed 107(6): 460–463
Kwaku MP, Burman KD (2007) Myxedema coma. J Intensive Care Med 22(4):224–231
Lenders JWM, Langton K, Langenhuijsen JF et al (2019) Pheochromocytoma and pregnancy. Endocrinol Metab Clin N Am 48(3):605–617
Lindner G, Funk GC (2013) Hypernatremia in critically ill patients. J Crit Care 28(2):216–220
Marik PE, Pastores SM, Annane D et al (2008) Recommendations for the diagnosis and management of corticosteroid insufficiency in critically ill adult patients: consensus statements from an international task force by the American College of Critical Care Medicine. Crit Care Med 36(6):1937–1949
Meyer G, Badenhoop K, Linder R (2016) Addison's disease with polyglandular autoimmunity carries a more than 2.5-fold risk for adrenal crises: German Health insurance data 2010–2013. Clin Endocrinol 85(3):347–353
Pacak K (2007) Preoperative management of the pheochromocytoma patient. J Clin Endocrinol Metab 92(11):4069–4079
Pacak K, Eisenhofer G, Ahlman H et al (2007) Pheochromocytoma: recommendations for clinical practice from the first international symposium, October 2005. Nat Clin Pract Endocrinol Metab 3(2): 92–102
Peeters RP, van der Geyten S, Wouters PJ et al (2005) Tissue thyroid hormone levels in critical illness. J Clin Endocrinol Metab 90(12): 6498–6507
Savage MW, Mah PM, Weetman AP, Newell-Price J (2004) Endocrine emergencies. Postgrad Med J 80(947):506–515
Spasovski G, Vanholder R, Allolio et al (2014) Clinical practice guideline on diagnosis and treatment of hyponatriaemia. Intensive Care Med 40(3):320–321
Tsai WC, Pei D, Wang TF et al (2005) The effect of combination therapy with propylthiouracil and cholestyramine in the treatment of Graves' hyperthyroidism. Clin Endocrinol (Oxford) 62(5):521–524

# Intensivtherapie bei akuten Porphyrien

Eva Diehl-Wiesenecker, Rajan Somasundaram und Nils Wohmann

## Inhalt

| 1 | Grundlagen | 1168 |
|---|---|---|
| 2 | Epidemiologie | 1169 |
| 3 | Pathophysiologie | 1169 |
| 4 | Klinisches Bild | 1169 |
| 5 | Diagnostik und Monitoring | 1170 |
| 6 | Intensivmedizinische Therapie | 1171 |
| 7 | Nicht Intensivmedizinische Therapieoptionen | 1173 |
| 8 | Intensivmedizinische Aspekte bei Schwangerschaft und akuter Porphyrie | 1174 |
| 9 | Differenzialdiagnosen | 1174 |
| 10 | Porphyrie und COVID-19 | 1175 |
| 11 | Prognose | 1175 |
| 12 | Selbsthilfegruppen/Links | 1176 |
| | Literatur | 1176 |

### Abkürzungen

| ALS | Aminolävulinsäure |
|---|---|
| ALAD | Aminolaevulinsäuredehydratase |
| PBG | Porphobilinogen |
| PBGD | Porphobilinogendesaminase |
| HMBS | Hydroxymethylbilansynthase |
| CPOX | Coproporphyrinogenoxidase |
| PPOX | Protoporphyrinogenoxidase |
| AIP | akute intermittierende Porphyrie |
| PV | Porphyria variegata |
| HKP | hereditäre Koproporphyrie |
| ALADP | ALA-Dehydratase-Defekt-Porphyrie, Doss-Porphyrie |
| HGM | Human Gene Mutation |
| OLT | orthotope Lebertransplantation |
| GnRH | Gonadotropin-Releasing Hormon |
| CIDP | chronisch inflammatorische demyelinisierende Polyneuropathie |
| PRES | posterior reversibles Enzephalopathie Syndrom |
| HCC | hepatozelluläres Karzinom |

E. Diehl-Wiesenecker · R. Somasundaram (✉)
Zentrale Notaufnahme Campus Benjamin Franklin, Porphyrie-Ambulanz Campus Benjamin Franklin, Charité Universitätsmedizin Berlin, Berlin, Deutschland
E-Mail: eva.diehl-wiesenecker@charite.de; rajan.somasundaram@charite.de

N. Wohmann
Sächsisches Porphyrie Zentrum, Klinikum Chemnitz gGmbH, Chemnitz, Deutschland
E-Mail: n.wohmann@skc.de; porphyriezentrum@skc.de

© Springer-Verlag GmbH Deutschland, ein Teil von Springer Nature 2024
G. Marx et al. (Hrsg.), *Die Intensivmedizin*, Springer Reference Medizin,
https://doi.org/10.1007/978-3-662-68699-7_80

# 1 Grundlagen

Allen Porphyrien liegt eine Störung im Hämstoffwechsel bzw. der Hämsynthese zu Grunde. Dabei manifestiert sich das Krankheitsbild in Abhängigkeit davon, welches der 8 an der Synthese beteiligten Enzyme betroffen ist. Klinisch werden dabei die akuten (4 Formen) von den nicht-akuten Porphyrieformen (siehe unten) unterschieden. Fokus dieses Beitrages sind dabei die akuten Porphyrien, für deren klinisches Verständnis die Grundlagen des Hämstoffwechsels kurz skizziert werden sollen:

Grundsätzlich sind alle kernhaltigen Zellen in der Lage mit Hilfe von vier Enzymen [5-Aminolävulinsäure (ALS)-Synthase, 5-ALS-Dehydratase, Porphobilinogen (PBG)-Desaminase und Uroporphyrinogen-III-Cosynthase] den Porphyrinring zu synthetisieren. Nach einer weiteren Folge von drei enzymatischen Reaktionen wird Eisen mit Hilfe der Ferrochelatase in den Protoporphyrinring zur abschließenden Bildung von Häm eingesetzt. Analog hierzu ist im Chlorophyll Magnesium das im Porphyrinring verankerte Zentralion. Häm ist essenziell für z. B. die Hämoglobinsynthese im Knochenmark (ca. 85 % der Hämsynthese findet hier statt) oder für die Synthese von Cytochrom P450-Enzymen in der Leber (ca. 10–15 % der Hämsynthese). Die Hämbiosynthese in der Leber wird über nukleäre Rezeptoren durch das geschwindigkeitsbestimmende Enzym, die ALS-Synthase 1, reguliert. Ferner verfügt das Endprodukt Häm über eine negative Rückkopplung auf dieses Enzym. (Abb. 1) (Anderson et al. 2005; Puy et al. 2010; Stolzel et al. 2021). Wird aufgrund einer insuffizienten Synthese wg. einer verringerten Enzymaktivität in der Leber zu wenig Häm produziert, kann sich aufgrund der fehlenden negativen Rückkopplung mit konsekutiver Induktion der ALS-Synthase 1 ein „akuter Schub" (synonym finden sich in der Literatur die Begrifflichkeiten „Attacke" oder „Krise") manifestieren. Im Unterschied zur Leber wird im Knochenmark die ALS-Synthase 2 durch den Eisenspiegel und nicht primär durch Häm reguliert.

Die akuten Porphyrien umfassen vier hereditär bedingte Stoffwechselkrankheiten der Hämbiosynthese – akute intermittierende Porphyrie (AIP), Porphyria variegata (PV), hereditäre Koproporphyrie (HKP) und Doss-Porphyrie (5-Aminolävulinsäuredehydratase-Defekt-Porphyrie, ALADP) –, die durch spezifische biochemische Muster von Porphyrinen und -vorläufern im Urin, Stuhl und Blut diagnostiziert und differenziert werden (Anderson et al. 2005; Puy et al. 2010; Stolzel et al. 2021). Im Rahmen einer seltenen Tyrosinämie Typ 1 oder einer Bleivergiftung kommt es durch toxische Enzyminhibition teilweise zu ähnlichen biochemischen und klinischen Veränderungen.

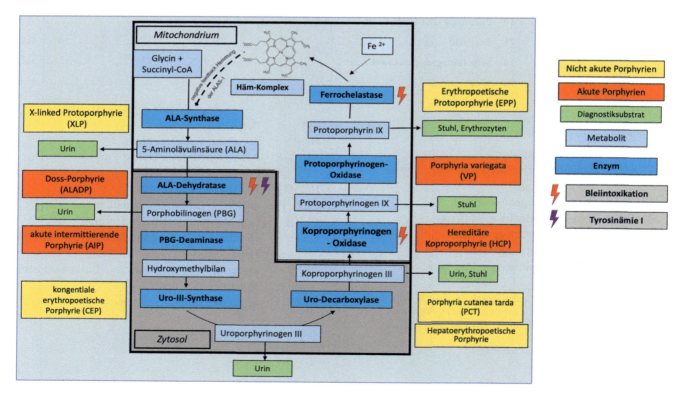

**Abb. 1** Hämbiosynthese und Lokalisation der Enzymdefekte bei Porphyrien und Bleivergiftung modifiziert, mit freundlicher Genehmigung: Stolzel et al. (2019)

## 2 Epidemiologie

Prävalenz von und bekannte Mutationen bei akuten Porphyrien sind in Tab. 1 dargestellt. Die weltweit häufigste akute Porphyrie ist die AIP. In Südafrika und Südamerika dominiert die PV durch einen Founder-Effekt (Meissner et al. 2012; Granata et al. 2015).

Zwischen 1965 und Februar 2022 wurden im „German Competence Center for Porphyria Diagnosis and Consultation" 1169 akute Porphyrien diagnostiziert (Tab. 2).

Porphyrien sind molekulargenetisch außerordentlich heterogen (Tab. 1). Die bislang bekannten Mutationen werden u. a. in der Human Gene Mutation Database, www.hgmd.cf.ac.uk (HGM-Database) erfasst und aktualisiert.

## 3 Pathophysiologie

Akute Porphyrien führen häufig zu akuten, teils lebensbedrohlichen Schüben (Symptomatik siehe unten), die durch verschiedene Triggerfaktoren ausgelöst werden können. Unter der Einwirkung von porphyrinogenen Arzneistoffen exogen-toxischen Einflüssen, Sexualhormonen, Alkohol, Nikotin kommt es in der Leber zu einem Mehrbedarf an Häm, das als prosthetische Gruppe an zahlreichen Metabolisierungsprozessen (hepatisches Cytochrom-P450-System) beteiligt ist. Darüber hinaus führen Stress, Entzündung und Infektionen zu vermehrtem Hämabbau über die Induktion der Hämoxygenase 1, einem Akutphase-Protein. Die kompensatorische Induktion der hepatischen ALS-Synthase 1 führt zu erhöhter Synthese neuropharmakologisch aktiver Porphyrinvorläufer (5-ALS und PBG) sowie von Porphyrinen. Über ein komplexes System nukleärer Rezeptoren kommt es ferner zur direkten Induktion der hepatischen ALS-Synthese 1. Kohlenhydratmangel durch Nahrungskarenz oder erhöhten Verbrauch, z. B. durch Ausdauersport o. ä., führt ebenfalls zur Induktion der ALS-Synthase 1 (Diehl-Wiesenecker und Somasundaram 2020).

Trotz genetisch verminderter Enzymaktivität kommt es zur maximierten Porphyrinogen-Synthese, um den Hämbedarf zu sichern. Dieses wichtige Phänomen erklärt dynamisch nicht nur erhöhte Konzentrationen von 5-ALS und PBG im Urin, sondern auch von Porphyrinen. Das scheinbar paradox erhöhte Vorkommen von Metaboliten „stromabwärts" des Enzymdefekts bedingt, dass die akuten Porphyrien als Dysregulationskrankheit verstanden werden. Die akute intermittierende Porphyrie ist die erste beschriebene „Überproduktionserkrankung" (Overproduction Disease). Der exzessive exkretorische Anstieg von ALS und PBG bei HKP und PV resultiert aus der sekundär limitierenden „Nadelöhr"-Funktion der hepatischen PBG-Desaminase und allosterischer Hemmung von akkumulierten Porphyrinen stromaufwärts der defekten Enzyme (Fortgens et al. 2017; Tschudy et al. 1965).

**Tab. 1** Prävalenz und Mutationen bei akuten Porphyrien entsprechend der HGMD-Datenbank, kein Anspruch auf Vollständigkeit. (Mit freundlicher Genehmigung von Dr. Thomas Stauch)

| Porphyrie | Genlocus | Anzahl der Mutationen | Prävalenz * |
|---|---|---|---|
| ALADP | 9q32 (ALAD) | 14 | Selten** |
| AIP | 11q23.2 (PBGD/HMBS) | 506 | 10 |
| HKP | 3q12.1 (CPOX) | 91 | 1 |
| PV*** | 1q23.3 (PPOX) | 206 | 3 |

\* publizierte Prävalenz der Erkrankung: Fälle pro 1.000.000 Einwohner
\*\* bisher sechs Fälle beschrieben
\*\*\*hohe Prävalenz in Südafrika und Südamerika (Founder-Effekt)
ALADP – ALA-Dehydratase-Defekt-Porphyrie, Doss-Porphyrie
ALAD – Aminolaevulinsäuredehydratase
AIP – akute intermittierende Porphyrie
PBGD – Porphobilinogendesaminase
HKP – hereditäre Koproporphyrie
HMBS – Hydroxymethylbilansynthase
CPOX – Coproporphyrinogenoxidase
PV – Porphyria variegata
PPOX – Protoporphyrinogenoxidase

**Tab. 2** Anzahl und Geschlecht (w/m) akuter Porphyrien, die von 1965 bis 2022 im „German Competence Center for Porphyria Diagnosis and Consultation" diagnostiziert wurden. (Mit freundlicher Genehmigung von Dr. Thomas Stauch)

| Porphyrien | Anzahl | (w/m) |
|---|---|---|
| Akute intermittierende Porphyrie | 929 | 3:1 |
| Porphyria variegata | 151 | 3:1 |
| Hereditäre Koproporphyrie | 85 | 2,5:1 |
| ALADP | 4 | nur Männer |
| Gesamt | 1169 | 3:1 |

## 4 Klinisches Bild

Abdominalschmerzen, intermittierend und kolikartig, sind initiales und häufiges Symptom, gleichzeitig oder später auch Rücken-, Extremitätenschmerzen und Parästhesien (Bonkovsky 1993; Stolzel et al. 2019). Den Schmerzen im mittleren und unteren Abdomen folgen evtl. Obstipation, Übelkeit, Erbrechen und eine Ileussymptomatik. Tachykardie, Hypertonie und ein rot nachdunkelnder Urin (Abb. 2) sind wichtige diagnostische Hinweise. Bei Nichterkennen, Fortschreiten oder Verstärkung des Porphyrieprozesses durch inadäquate Maßnahmen (Medikamente, Fehlernährung etc.) und Fehldiagnosen kommt es zur peripheren motorischen axonalen Neuropathie, die zuerst die Streckermuskulatur an Händen und Armen und später an den Beinen befällt (Abb. 3). Eine Peroneus-Lähmung am Unterschenkel kann persistieren. Die Lähmungen können aufsteigen und zur Tetraparese bis hin zur Atemlähmung führen. Bei einigen

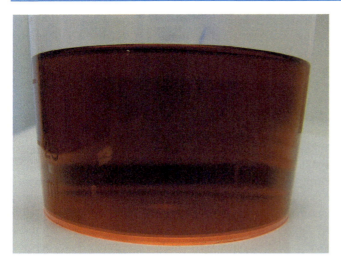

**Abb. 2** rötlich nachdunkelnder Urin bei akuter hepatischer Porphyrie, mit freundlicher Genehmigung von Prof. Dr. U.Stölzel

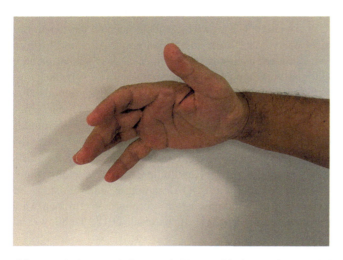

**Abb. 3** typische motorische axonale Neuropathie der Handstrecker bei einem Patienten mit akuter intermittierender Porphyrie, mit freundlicher Genehmigung von Prof. Dr. U.Stölzel

Patienten kommt es zu Vigilanzstörungen, Krampfanfällen, Verstimmungs- und/oder Erregungszuständen, mitunter auch Halluzinationen (Stolzel et al. 1987; Gerischer et al. 2021). Eine inadäquat hohe Sekretion des antidiuretischen Hormons (ADH, Schwartz-Bartter-Syndrom) führt zur Hyponatriämie, die bei abdomineller Symptomatik für die Diagnose eines Schubes einer akuten Porphyrie wegweisend sein kann (Anderson et al. 2022). Bei Frauen kommt es nicht selten zu prämenstruellen Manifestationen. Das Risiko für hepatozelluläre Karzinome sowie hypertensiv, toxisch-metabolische Nierenschäden ist ab dem mittleren Lebensalter erhöht (Andant et al. 2000).

Bei hereditärer Koproporphyrie und Porphyria variegata können zudem Hautsymptome an sonnenbelichteten Arealen auftreten. Darüber hinaus wird eine erhebliche Variabilität der Polysymptomatik klinischer Manifestationen beobachtet, die eine enge interdisziplinäre Zusammenarbeit erfordert. Frauen sind häufiger betroffen als Männer (Bonkovsky et al. 2019).

Akute Porphyrien manifestieren sich in der Regel nicht vor der Pubertät. Seltene Porphyrien wie die ALSDP oder homozygote und compound-heterozygote Formen können bereits im Kindes- und Jugendalter auftreten (Doss et al. 1979). Im Rahmen einer Tyrosinämie Typ 1 und bei der Bleivergiftung – als toxogenetische oder toxische Porphyrie – kommt es teilweise zu ähnlichen klinischen Symptomen (Bissell et al. 2015).

## 5 Diagnostik und Monitoring

Die Klinik akuter Porphyrien geht immer mit erheblich erhöhter Metabolitenausscheidung beider Porphyrinvorläufer 5-ALS und PBG (mindestens > 4-fach des Normwertes) sowie der Porphyrine einher, die in der Remissionsphase abfällt und in den Latenzphasen häufig noch signifikant über dem Normbereich liegt (Kauppinen 2005). Hohe Metabolitenspiegel ohne klinische Symptome reflektieren eine dekompensierte Latenzphase (asymptomatische Hochausscheider).

Metabolitenuntersuchungen des Porphyrinstoffwechsels in Urin und Stuhl sind obligat. Anhand der Metabolitenausscheidung können die metabolische und klinische Aktivität des Porphyrieprozesses sowie die Wirksamkeit der Therapie überprüft und beurteilt werden (Tab. 3). Auch in beschwerdefreien Phasen wird eine jährliche Untersuchung empfohlen. Der Urin sollte in einem abgedunkelten Gefäß transportiert werden. Eine Kreatinin-bezogene Konzentrationsmessung im Spontanurin ist in den meisten Fällen ausreichend. Enzymuntersuchungen sind zur Diagnostik und Verlaufskontrolle des klinischen Porphyrieprozesses ungeeignet. Liegt eine mittels Urinanalyse gesicherte akute Porphyrie vor, sollte bei AIP primär eine Bestimmung der Aktivität der PBG-Desaminase und eine molekulargenetische Analyse durchgeführt werden (Stolzel et al. 2019). Da bei biochemisch gesicherter HKP und PV standardisierte Enzymtests nicht vorliegen, ist eine molekulargenetische Analyse sinnvoll. Bei genauer Kenntnis der Mutation des Indexpatienten kann Verwandten ersten Grades eine gezielte Genanalyse angeboten werden, um asymptomatische Mutationsträger zu identifizieren und über Porphyrie-auslösende Situationen zu informieren (Medikamente, Alkohol, Fasten, Rauchen, Stress). Bis > 99 % der Genträger (1:1300 in Europa) bleiben lebenslang asymptomatisch. In betroffenen Familien ist die Prävalenz höher (23 %) (Kauppinen 2004).

Erhöhte Porphyrinausscheidungen (cave: NICHT Vorläuferausscheidungen) im Urin (meist Koproporphyrin) kommen häufig im Kontext anderer Krankheiten vor. Dazu

**Tab. 3** Diagnose und Differenzierung akuter Porphyrien nach Doss

| Porphyrie | Urin ALS | PBG | Uro | Kopro | Stuhl Kopro | Proto | Erythrozyten Proto |
|---|---|---|---|---|---|---|---|
| ALADP | ↑↑ | (↑) | ↑ | ↑↑ | N | v | ↑ |
| AIP | ↑↑ | ↑↑ | ↑↑ | ↑↑ | V | n | n |
| HKP | ↑↑ | ↑↑ | ↑ | ↑↑ | ↑↑ | ↑ | n |
| PV | ↑↑ | ↑↑ | ↑↑ | ↑↑ | ↑ | ↑↑ | n |
| Bleivergiftung Tyrosinämie Typ 1 | ↑↑ | (↑) | ↑ | ↑↑ | V | n | ↑ |

n = normal, v = variabel

gehören toxische Leberschäden, Fettleber, Hepatitis, intra- und extrahepatische Cholestasen, Pankreatitis, Eisen- und Bilirubinstoffwechselstörungen (Dubin-Johnson-, Rotor-, Gilbert-Meulengracht- und Crigler-Najjar-Syndrom), HIV-Infektion, neoplastische bzw. hämatologische Grunderkrankungen sowie Medikamentennebenwirkungen insbesondere aus dem neurologisch psychiatrischen Bereich. Bei diesen, klinisch asymptomatischen sekundären Porphyrinurien handelt es sich um unspezifische Veränderungen, die nicht selten zu Fehldiagnosen führen (Doss 1987; Horie et al. 1995).

Durch Analysen von Porphyrinvorläufern und Porphyrinen in Urin, Stuhl, Plasma und Heparinblut können bei fachgerechter Interpretation sekundäre Porphyrinurien und Porphyrinämien von primären Porphyrien differenziert werden. Die Durchführung eines Fluoreszenz-Scans im Serum oder Plasma ist grundsätzlich hilfreich (Stolzel et al. 2019).

Bei der Bleivergiftung, Tyrosinämie Typ 1 und der ALADP sind überwiegend ALS und weniger PBG im Urin erhöht (Tab. 3) (Bissell et al. 2015).

## 6 Intensivmedizinische Therapie

Eine Erstmanifestation sowie ein akuter Schub einer vorbestehenden akuten Porphyrie sollten immer bezüglich der Notwendigkeit einer Behandlung in einem intensivmedizinischen Setting mit entsprechenden Überwachungsmöglichkeiten evaluiert werden. In erster Linie sollten potenzielle auslösende Triggerfaktoren erfasst und korrigiert werden. Hierfür empfiehlt es sich, folgende Optionen zu beachten:

- Prüfung aller Medikamente hinsichtlich einer porpyhrinogenen Wirkung und konsequentes Absetzen selbiger bzw. Umstellung auf sichere Alternativen (www.drugsporphyria.org)
- Mindestens wöchentlichen Kontrollen von ALS, PBG und Porphyrinen im Urin (Spontanurin ist ausreichend, auf eine lichtgeschützte Versendung sollte geachtet werden)
- Regulatorische Behandlung mit Kalorien
- Bei akutem Schub oder V. a. auf akute Porphyrie sollten immer ohne Verzögerung Kalorien zugeführt werden. Falls dies parenteral erforderlich ist, empfiehlt sich folgendes: Zu Beginn 24 kcal/kg/pro Tag mit hohem Anteil an Glucose von 4 g/kg KG. Die repressive Wirkung von Glucose auf die hepatische ALS-Synthase und damit auf die Hämsynthese wird über die Hemmung des hepatischen Rezeptor-Coaktivator PCG-1α vermittelt (Handschin et al. 2005; Di Pierro und Granata 2020). Die Orientierung auf 24 kcal/kg/Tag erleichtert die Praktikabilität. Bei eine Infusionslösung mit 1 kcal/ml kann die Geschwindigkeit des Infusomaten mit dem Körpergewicht in kg als ml pro Stunde eingestellt werden, um die Zielkalorienmenge pro Tag zu erreichen (Beispiel bei 70 kg wird auf 70 ml/h einer Lösung mit k/ml pro Stunde eingestellt). Im Rahmen der parenteralen Nutrition muss dabei obligat darauf geachtet werden, ein „Refeeding – Syndrom" zu vermeiden. Neben den engmaschigen Kontrollen des Blutzuckers sowie der Elektrolyte Natrium und Kalium sollte das Serumphosphat täglich überwacht werden. Ein im Verlauf erniedrigtes Serumphosphat wird als Indiz für ein „Refeeding" Syndrom bewertet, ebenso ein erhöhter Insulinbedarf (Elke et al. 2018).
- Eine Therapie mit Hämpräparaten darf erst nach Sicherung der Diagnose (biochemische Befunde im Spontanurin: 5-ALS, PBG, Porphyrine) erfolgen. Häm supprimiert die Expression der hepatischen 5-ALS-Synthase und damit die Produktion von 5-ALS und PBG. Im Kontext typisch erscheinender Symptome (Bauchschmerz, Lähmungen, Halluzinationen, Hyponatriämie) kann initial der positive Plasmafluoreszenzscan die Diagnose hoch wahrscheinlich machen und den Einsatz von Hämpräparaten im Notfall erlauben.
- Falls ALS und PBG nicht zeitnahe bestimmt werden können, sollte im Notfall vor dem Einsatz von Hämpräparaten – ohne biochemisch sichere Diagnose – mit einem Porphyriezentrum Rücksprache genommen werden.
- Zur Verfügung stehen Panhematin® in den USA und Hämarginat in Europa: Normosang® mit einer empfohlenen 3–4 mg/kg KG/Tag über 30 Minuten i.v. an 3–4 aufeinanderfolgenden Tagen über einen großlumigen Zugang (vorzugsweise ZVK bzw. großlumige periphere Vene, Portzugang möglich, ein Nachspülen mit physiologischer NaCl Lösung ist obligat)
- Cave: Hämpräparate können zu venösen Obliterationen führen, bei wiederholter Gabe zu Siderose und einer

Tachyphylaxie bis hin zum Wirkverlust. Viele Porphyriezentren empfehlen die Lösung bzw. Applikation von Normosang® in 100 ml Albumin (5–20 %).
- *Elektrolyt- und Volumenmanagement (Stolzel et al. 2019)
- Bei Serum-Natriumkonzentration < 125 mmol/l sollten 150 ml einer hyperosmolaren Natriumchloridlösung (3 %) über 20 Minuten infundiert werden nachfolgender Kontrolle der Serum-Natriumkonzentration. Diese Therapie sollte bis zu einem Anstieg der Serumnatriumkonzentration um 5 mmol/l wiederholt werden. Die weitere Infusionstherapie sollte mit normotoner NaCl-Lösung (0,9 %) unter stündlicher Überwachung der Serum-Natriumkonzentration fortgesetzt werden. Bei leichter Hyponatriämie > 125 mmol/l genügt zunächst eine Substitution mit normotoner NaCl-Lösung. Zur **Vermeidung einer pontinen Myelinolyse** muss darauf geachtet werden, den Serum-Natriumwert in den ersten 24 h nicht über 10 mmol/l vom Ausgangswert ansteigen zu lassen, in den folgenden Tagen nicht über 8 mmol/l pro Tag (Spasovski et al. 2014). Da das assoziierte SIADH als schweres Symptom der Grunderkrankung interpretiert werden muss, ist ab einem Serumnatriumspiegel < 125 mmol/l eine Gabe von Häminginat indiziert.
- Zur Behandlung von Krampfanfällen sollte die Therapie unter Auswahl der als für die Porphyrie sicher eingestuften Medikamente erfolgen. Hier werden primär Benzodiazepine (Midazolam 0,2 mg/kg KG i.v. (max. 10 mg) bzw. Lorazepam 0,1 mg/kg KG i.v. (max. 4 mg)) appliziert. Bei unzureichendem Ansprechen kann Levetiracetam (60 mg/kg KG, max. 4500 mg über 10 min) eingesetzt werden. Im Fall eines refraktären Status epilepticus sollen Propofol bzw. Midazolam oder eine Kombination in anästhetischen Dosen zum Einsatz kommen (Gerischer et al. 2021; Rosenow und Weber 2020).
- Atemlähmung
Im Rahmen eines rasch progredienten Schubes mit neurologischen Symptomen ist neben dem engmaschigen klinischen auch ein Monitoring der Blutgase und der Atemfrequenz obligat. Bei entsprechender respiratorischer Insuffizienz sollte ein zügiger Einsatz geeigneter Beatmungsmassnahmen erfolgen (nicht-invasiv bzw. invasive Beatmung und ggf. Tracheotomie im Verlauf).

**Symptomatische medikamentöse Therapie**
Empfohlen wird vor Gabe eines Medikamentes der Abgleich mit der Medikamentenliste des Europäischen Porphyrienetzwerkes: https://www.drugs-porphyria.org. Dies gilt für alle akuten Porphyrien (AIP, HKP, PV, ALADP) und muss stringent beachtet werden.

Grundsätzlich gilt bei einer medikamentösen Therapie, dass immer die Indikation streng geprüft werden muss. Erscheint die Gabe eines Medikamentes zwingend notwendig, obwohl die Datenlage nicht klar ist und es kein Alternativpräparat gibt, kann eine Gabe unter enger klinischer und laborchemischer Kontrolle erwogen werden. Unter Umständen ist eine regulatorische Therapie mit Hämarginat notwendig. Zudem sollte Kontakt mit einem Pophyriezentrum aufgenommen werden. Eine Auswahl an Medikamenten, die als sicher in Bezug auf akute Porphyrien gelten, findet sich nachfolgend (Stand April 2022):

| | |
|---|---|
| **Schmerzen:** | Morphinderivate, Paracetamol, Gabapentin, Bupivacain (lokal) |
| **Tachykardie:** | Propranolol, Metoprolol, Esmolol |
| **Hypertonie:** | Clonidin, Nifedipin, Gylceroltrinitrat, Losartan, Amlodipin |
| **Übelkeit u. Erbrechen:** | Ondansetron, Haloperidol, Chlorpromazin |
| **Obstipation u. paralytischer Ileus:** | Neostigmin, Metoclopramid |
| **Analgosedierung:** | Propofol, Midazolam, Sufentanil, Remifentanil, Fentanyl, |
| **Muskelrelaxantien:** | Rocuronium, Cisatracurium, Succinylcholin |
| **Bei bakteriellen Infektionen:** | Penicilline, Cephalosporine, Carbapeneme, Gentamycin, Amikacin, Vancomycin, Ciprofloxacin |
| **Antimykotika:** | Caspofungin, Amphotericin B |
| **Antikoagulatien:** | Enoxaparin, Heparin, Phrenprocoumon |
| **Antikonvulsiva:** | Gabapentin, Lamotrigin, Levetiracetam, Lorazepam, Lacosamid |
| **Neuroleptika:** | Chlorpromazin, Levomepromazin, Haloperidol |
| **Antidepressiva:** | Amitriptylin, Duloxetin, Mirtazapin, Fluoxetin, Citalopram/Escitalopram, Sertralin |
| **Steroide:** | Prednisolon, Triamcinolon |
| **Bradykardie:** | Atropin |
| **Katecholamine:** | Norepinephrin, Epinephrin, Dobutamin |

Die regulatorische Therapie mit Glucose und Hämarginat ist sowohl physiologisch als auch empirisch begründet (Doss und Verspohl 1981; Bonkowsky et al. 1971). Die repressive Wirkung von Glucose auf die hepatische ALS-Synthase und damit auf die Hämsynthese wird über die Hemmung des hepatischen Rezeptor-Coaktivator PCG-1α vermittelt (Handschin et al. 2005; Di Pierro und Granata 2020). Treten neurologische Symptome hinzu, ist eine Hämarginat-Therapie zwingend indiziert. Bei frühzeitiger Gabe von Hämarginat kommt es meist innerhalb von 48 Stunden zu einer Besserung.

Hämarginat kann zu problematischen venösen Obliterationen und, bei längerfristiger regelmäßiger Anwendung, zur systemischen Eisenüberladung führen. Für rezidivierende Gaben ist eine Tachyphylaxie mit sich verkürzendem Wirkintervall beschrieben (Stolzel et al. 2021). Die phlebitische Reaktion nach Gabe von Hämarginat kann nach unseren Erfahrungen durch Verdünnung mit Humanalbumin vermindert werden. Darüber hinaus sollte der venöse Zugang mit möglichst mindestens 250 ml physiologischer Kochsalzlösung nachgespült werden. Eine repetitive Therapie mit Hämarginat, trägt das Risiko einer Gefäßschädigung mit Erschöpfung der venösen Zugangswege in sich. Progrediente neurologische Symptome unter laufender Therapie sollten zur Kontaktaufnahme mit einem Porphyriezentrum veranlassen, um weitere, spezifische Behandlungsoptionen zu diskutieren. Als prinzipielle Therapieoption (ultima ratio) ist eine orthotope Lebertransplantation (OLT) möglich (Seth et al. 2007). Bei allen überlebenden Patienten kam es nach OLT zu einer anhaltenden biochemischen und klinischen Remission, d. h. zu vollständiger Heilung der Erkrankung.

Zu beachten ist, dass es bei vier Patienten zu einer Thrombose der Arteria hepatica unter Lebertransplantation gekommen war. Man vermutet, dass die exzessive Vorbehandlung mit Hämarginat (Normosang®) die wahrscheinliche Ursache für diese Komplikation ist. Es wird empfohlen, Patienten routinemäßig nach Transplantation mit einem Plättchenaggregationshemmer und für den Fall einer arteriellen Thrombose mit Warfarin bzw. Phenprocoumon oder vergleichbaren neueren Pharmaka einer Antikoagulation zu unterziehen (Dowman et al. 2012). Darüber hinaus wurden drei sogenannte Domino-Lebertransplantationen durchgeführt. Die morphologisch unauffälligen Lebern von drei Patienten mit akut intermittierender Porphyrie wurden Patienten mit geringem Risiko einer klinischen Manifestation von akuten Porphyrien implantiert. Diese Patienten hatten Lebertumoren als Grunderkrankung und erfüllten nicht die Standardkriterien der Lebertransplantation. Nach einer solchen „Domino-Lebertransplantation" überlebten zwei Patienten und entwickelten erhöhte 5-Aminolävulinsäure-Exkretionen korrespondierend mit Symptomen einer akuten Porphyrie (Dowman et al. 2011). Dieser Bericht ist eine weiteres wichtiges Indiz dafür, die Rolle der Leber als Hauptort der Entstehung toxischer Substanzen und pathogener Effekte bei akuten Porphyrien zu betrachten. Damit wird die Bedeutung einer Korrektur der hepatischen Porphobilinogen-Desaminase-Defizienz deutlich.

**Wichtigste Prinzipien in der Intensivmedizinischen Notfallsituation im Überblick**
1. **Initiale Analyse von ALS, PBG und Gesamtporphyrinen im Urin mit nachfolgend tgl. Kontrollen (Spontanurin ausreichend, lichtgeschützter Versand)**
2. **Konsequente symptomatische Therapie (z. B. Schmerzen, Übelkeit, Hypertonie, Sedierung) mit nicht porphyrinogenen Medikamenten** (www.drugs-porphyria.org)
3. **Überwachung und Ausgleich einer assoziierten Hyponatriämie**
4. **Glucose oral oder i.v (Cave: kann die Hyponatriämie verstärken) bzw. frühzeitig eine totale parenterale Ernährung mit hohem Glucoseanteil zur unbedingten Vermeidung eines Hungerstoffwechsels**
5. **Bei neurologischen Symptomen (Muskelschwäche, Lähmungen, neuropsychiatrischen Veränderungen): Hämarginat i.v.**
6. **Strikte Beachtung und Prävention der vasotoxischen thrombogenen Wirkung von Hämarginat (Lösung in Albumin, Nachspülen des venösen Zugangs)**
7. **In Notfallsituationen können als ultima ratio auch Medikamente verwendet werden, deren porphyrinogenes Potenzial bekannt ist oder nicht sicher eingeschätzt werden kann, wenn im Falle einer vermehrten Exkretion von ALS, PBG und Porphyrinen anschließend bzw. parallel durch die intravenöse Gabe von Hämarginat die Induktion der Hämbiosynthese reprimiert (neutralisiert) wird.**
8. **Eine frühzeitige Kontaktaufnahme mit einem spezialisierten Porphyriezentrum wird empfohlen.**

## 7 Nicht Intensivmedizinische Therapieoptionen

Als neues Therapiekonzept steht seit 2020 eine small interfering RNA (siRNA)-Therapie mit Givosiran (GIVLAARI®) zur Verfügung. Die Induktion der hepatischen ALS-Synthase 1, des ersten Enzymes und geschwindigkeitsbestimmenden Schrittes der Hämbiosynthese demaskiert den Enzymdefekt der jeweiligen Porphyrie (Tschudy et al. 1965). Mittels siRNA (Givosiran) erfolgt posttranskriptionell eine katalytische Spaltung der hepatischen ALS-Synthase 1-mRNA. Die an Galaktose gekoppelten Doppelstrang-RNA-Fragmente werden über den Asialoglykoproteinrezeptor spezifisch in Hepatozyten aufgenommen und intrazellulär zu Einzelstrang-RNA gespalten (20 Basenpaare Länge), die selektiv an die komplementäre ALS-Synthase 1-mRNA binden. Es folgen eine Verminderung der Translation des ALS-Synthase 1-Proteins und somit Reduzierung der ALS-Synthase 1-Aktivitätskonzentration. In der ENVISION-Studie wurden 94 symptomatische Patienten mit akuter Porphyrie aus 18 Ländern prospektiv randomisiert entweder mit Givosiran, 2,5 mg/kgKG, oder Placebo behandelt. Bei Patienten mit AIP konnte unter Givosirananwendung (n = 46) gegenüber Placebo (n = 43) die auf 12 Monate hochgerechnete Häufigkeit von Schüben im Mittel um 74 % reduziert werden (primärer Endpunkt). In der Givosirangruppe konnten ein signifikanter Konzentrationsabfall von ALS, PBG, des täglichen Schmerz-Scores und ein verringerter Bedarf an Hämtherapie gezeigt werden (sekundäre Endpunkte). Im Vergleich zu Placebo wurden vermehrt Hautreaktion am Injektionsort, Exanthem, Übelkeit, Fatigue, renale Nebenwirkungen (7 vs. 15 %) und erhöhte Konzentrationen der Serumaminotransferasen (2 vs. 15 %) beobachtet. Die Behandlung wird insbesondere den Patienten mit AIP mit wiederkehrenden klinischen Manifestation und chronischen Symptomen gerecht (Stolzel et al. 2021).

Zur Behandlung der ovulozyklisch getriggerten Form der akuten intermittierenden Porphyrie mit repetierender prämenstrueller Manifestation wurden agonistische Gonadotropin-Releasing Hormon (GnRH)-Analoga mit Erfolg angewandt (Innala et al. 2010). Zu Beginn einer GnRH-Therapie kann sich die akute Porphyrie verschlechtern, sodass eine engere klinische und paraklinische Überwachung mit Kontrolle der Porphyrinvorläufer im Urin empfohlen wird. Im Fall eines akuten Schubes sollte die Gabe von Hämarginat erfolgen. Aufgrund des spezifischen Nebenwirkungsprofiles der GnRh-Analoga (Uemura et al. 1994) sollte im Fall einer Langzeit-Therapie eine konsequente Osteoporoseprophylaxe bzw. -therapie gemäß der aktuellen Leitlinien (Kurth und Roth 2014) sowie ggf. eine Add-back Therapie mit ggf. niedrigdosierten Östrogenen (Innala et al. 2010) zum Einsatz kommen. Eine Rücksprache und Therapiebegleitung in einem Porphyriezentrum werden für solche Patientinnen empfohlen.

Die Patienten sollten über die Erkrankung auslösende Faktoren informiert werden (Medikamente, Fasten, Alkohol, Rauchen). Prophylaktische Maßnahmen zur Lebensführung sind für den weiteren Verlauf einer akuten Porphyrie entscheidend. Mit einer kohlenhydratreichen Ernährung sowie der Vermeidung von Hungerphasen wird die Latenzphase stabilisiert. Die Patienten sollten Traubenzuckerstücke mit sich führen, deren Einnahme bei beginnenden abdominellen Schmerzen eine kritische Symptomentwicklung verhindern kann. Auch exzessiver körperlicher Stress (Hochleistungssport wie Marathonlauf oder Radrennen) bei unterkalorischer Energiebilanz ist mit einem hohen Risiko eines akuten Schubes verbunden. Ebenso sollte dies bei diagnostischen Maßnahmen (z. B. notwendige mehrtägige Vorbereitung zu einer Koloskopie) oder Operationen mit Notwendigkeit einer Nahrungskarenz stringent berücksichtigt werden.

Internationale Porphyrieausweise werden über den Hersteller von Hämarginat, Orphan Europe, kostenlos zur Verfügung gestellt (www.orphan-europe.com), sollten jedoch nur dann ausgestellt werden, wenn die Diagnose einer akuten Porphyrie durch ein von der EPNET zertifiziertes Speziallabor für Porphyrie bzw. Porphyriezentrum bestätigt wurde.

## 8 Intensivmedizinische Aspekte bei Schwangerschaft und akuter Porphyrie

Durch eine Hyperemesis mit Hungerstoffwechsel im ersten und durch ansteigende Progesteronkonzentrationen im zweiten und dritten Trimenon können prinzipiell klinische Manifestationen ausgelöst werden. Progesteron ist ein potenter Induktor der hepatischen Hämsynthese (Kühnel et al. 2002). In der Regel nehmen Schwangerschaften einen normalen Verlauf. Gegen Ende des letzten Trimenons steigt die Harnausscheidung von ALS, PBG und Porphyrinen an. Postpartal normalisieren sich diese Parameter innerhalb von zwei Monaten.

Durch ein monatliches Monitoring während der Schwangerschaft, striktes Vermeiden von Stress, katabolem Stoffwechsel und porphyrinogener Medikamente gibt es kaum noch lebensbedrohliche Verläufe (Vassiliou und Sardh 2022). Bei kompliziertem Verlauf wird der Einsatz von Hämarginat international von Porphyriezentren empfohlen. Eine ausdrückliche Zulassung zur Anwendung während der Schwangerschaft liegt nicht vor, jedoch belegen zahlreiche Fallberichte die sichere Anwendung (Pischik und Kauppinen 2015).

Die Wahrscheinlichkeit einer Übertragung des Enzymdefekts und damit der Porphyrieanlage für die autosomal dominanten akuten Porphyrien liegt bei 50 %, jedoch liegt die genetische Penetranz deutlich unter diesem Wert. Bei sporadischem Vorkommen liegt die Wahrscheinlichkeit bei 0,5–1 %, bei familiärer Häufung steigert sie sich auf 23 %. Modulierende genetische und umweltspezifische Faktoren werden als ursächlich für diese Diskrepanz beschrieben (Lenglet et al. 2018). Aus diesem Grund hat die genetische Analytik keinen Stellenwert in der Akutdiagnostik.

## 9 Differenzialdiagnosen

Aufgrund der akuten in Schüben verlaufenden Schmerzsymptomatik stehen prinzipiell differenzialdiagnostisch ätiologisch alle Erkrankungen im Fokus, die ein akutes Abdomen auslösen können. Häufig treten bei noch nicht gestellter Diagnose diese im Rahmen der Initialdiagnostik in den Vordergrund, jedoch müssen selbige auch bei einer bereits bekannten Diagnose einer akuten Porphyrie neben einem Schub in der differenzierten Diagnostik berücksichtigt werden.

Bei jungen Patienten mit parallel führendem Symptom eines rezidivierenden Erbrechens sollte gezielt ein Cannabis-Konsum evaluiert werden und ggf. in einem entsprechendem Urinscreening diagnostisch gesichert werden, insbesondere wenn die Symptomatik sich durch Baden in oder Duschen mit heißem Wasser verbessert. Dies könnte auf ein Hyperemesis-Cannabis-Syndrom hindeuten (Korn et al. 2021). Der Schmerzfokus liegt paraumbilikal bis epigastrisch, meistens liegt ein langjähriger Abusus vor. Therapeutisch sollte eine Rehydrierung und ggf. ein durch das Erbrechen verursachter Elektrolytausgleich erfolgen. Antiemetika sind meist ohne Wirkung, jedoch gibt es Hinweise auf ein Ansprechen von topisch appliziertem Capsaicin (Lapoint et al. 2018). Kausale Therapie ist die Beendigung des Cannabiskonsums.

Ebenfalls mit akuten Bauchschmerzen, jedoch auch mit Persönlichkeitsveränderungen, Kopfschmerzen, Gelenk- und Knochenschmerzen sowie einer Polyneuropathie kann eine Bleivergiftung einhergehen. Häufig zeigt sich laborchemisch eine mikrozytäre Anämie. Wegweisend ist hierfür neben einer exakten Anamnese (z. B. Kontakt zu bleihaltigen Farben, Konsum ayurvedischer Präparate, Bleirohre, Keramiken mit Bleiglasur, Kosmetika, kontaminierte Cannabisprodukte), der Nachweis einer basophilen Tüpfelung im Differenzialblutbild (Kano et al. 2022) sowie die Bleikonzentration im Blut. Aufgrund der Interaktion mit Enzymen der Hämsynthese, führend der ALS-Dehydratase, zeigt sich in der Analytik der Porphyrinvorläufer und Porphyrine ein spezifisches Muster mit erhöhter 5-ALS bei normalem PBG (Gordon et al. 2002).

Bei Patienten mit akuten Porphyrien treten häufig eine Vielzahl neurologischer und psychiatrischer Symptome auf, die einer Reihe an akuten neurologischen Krankheitsbildern imitieren können. Die Affektion des zentralen und peripheren Nervensystems im Sinne einer zum Teil progredienten Polyneuropathie lassen das Guillain-Barré-Syndrom als wichtige Differenzialdiagnose erscheinen (Schutte et al. 2015). Die klassische Konstellation einer zytalbuminären Dissoziation im Liquor ist auch für die akute Porphyrie beschrieben (Windebank 2005). Daher sollte eine exakte Anamnese sowie genaue klinische Analyse der neurologischen Symptomatik (eher proximal betonte Paresen sowie ggf. zeitlich unabhängiges Auftreten autonomer Dysfunktion zur Parese bei der akuten Porphyrie) durchgeführt werden (Gerischer et al. 2021). Weiterhin ist die selten auftretende chronisch inflammatorische demyelinisierende Polyneuropathie (CIDP) zu bedenken.

Auftretende generalisierte und fokale epileptische Anfälle treten häufig assoziiert mit schweren Elektrolytentgleisungen bei Hyponatriämie bzw. Hypomagnesämie auf (Puy et al. 2010), können aber auch ohne signifikante Veränderungen der Elektrolytbalance auftreten (Bylesjo et al. 1996; Winkler et al. 2005).

Als ursächlich für diese Patienten wird das im MRT darstellbare posteriore reversible Enzephalopathie Syndrom (PRES) mit fokalem Ödem, assoziierter Vasokonstriktion bis hin zur Ischämie diskutiert (Jaramillo-Calle et al. 2019; Olivier et al. 2017).

Schlafstörungen, Albträume, Unruhe, Agitation und Angstzustände im Sinne neuropsychiatrischer Symptome sind ebenfalls häufig mit akuten Schüben assoziiert, können diesen jedoch auch prodromal vorausgehen. Ein Progress bis hin zu Verhaltensstörungen, Halluzinationen und schweren Depressionen ist möglich (Pischik und Kauppinen 2015; Gouya et al. 2020).

Aufgrund der multiplen Symptome im Rahmen der auftretenden Schübe akuter Porphyrien mit daraus resultierender vielgestaltiger klinischer Präsentation bleibt die seltene Erkrankung weiterhin eine große Herausforderung, insbesondere in kritischen Notfallsituationen. Entscheidend ist das „daran denken" sowie eine kritische Evaluation der gestellten Diagnose im Hinblick auf häufig kombiniert auftretende „red flags" einzuordnenden Symptome. Hierzu zählen starke, kolikartige Bauchschmerzen, roter Urin, eine Hyponatriämie sowie progrediente neuropsychiatrische Symptome mit Enzephalopathie und axonaler Neuropathie. Weiterhin lassen sich anamnestisch häufig die Triggerfaktoren (Alkohol, Medikamente, Hungerphasen) und bei Frauen eine Zyklusassoziation evaluieren.

## 10 Porphyrie und COVID-19

Nach bisheriger Datenlage stellt die Diagnose einer akuten Porphyrie keinen eigenständigen Risikofaktor für einen schweren Verlauf einer Infektion mit dem SARS-COV-2-Virus dar. Da jedoch Infektionen potenzielle Trigger für Schübe einer akuten Porphyrie sein können, sollte eine entsprechende klinische Überwachung der Patienten mit Infektion erfolgen. Für die Einleitung einer spezifischen Therapie empfehlen wir die Rücksprache mit einem Porphyriezentrum, da aufgrund der hohen Dynamik viele Medikamente noch nicht in den Datenbanken abgebildet sind. Unter Umständen, bei Induktion der hepatischen Hämsynthese,, muss eine antagonistische Therapie mit Hämarginat erwogen werden.

Eine Impfung mit derzeit verfügbaren Impfstoffen (Stand April 2022) wird von der europäischen Porphyriegesellschaft für alle Formen der Porphyrie empfohlen. (EPNET https://porphyria.eu) Eine, mit einer Impfung verbundene, Immunstimulation könnte prinzipiell eine klinische Manifestation triggern. Darüber sollte informiert werden.

## 11 Prognose

Die Prognose der akuten Porphyrien ist sehr variabel und hängt in erster Linie von dem Grad der Dysregulation des Porphyrinstoffwechsels ab. Akute Schübe sind potenziell lebensbedrohlich und bedürfen einer konsequenten Überwachung und Therapie. Nach Überwindung dieses kritischen Stadiums besteht das Ziel in der Stabilisierung einer kompensierten Latenzphase. In einer nationalen populationsbasierten Kohortenstudie in Norwegen zeigte sich kein signifikant erhöhtes Risiko eines vorzeitigen Todes im Vergleich zur Normalbevölkerung, jedoch eine deutlich erhöhte Rate an durch chronische Symptome verursachte Krankheitsphasen und Erwerbsunfähigkeiten (Baravelli et al. 2020). Wichtige Spätkomplikationen sind Hypertonie und Niereninsuffizienz, die wahrscheinlich durch rezidivierende akute Schübe unter dem histopathologischen Bild einer tubulointerstitiellen Nephropathie mit assoziierter Vaskulopathie verursacht werden (Pallet et al. 2015, 2018). Darüber hinaus besteht bei Patienten mit akuten Porphyrien ein erhöhtes Risiko eines hepatozellulären Karzinoms unabhängig vom Vorliegen einer Leberzirrhose. Die genaue Ursache hierfür ist aktuell nicht geklärt (Saberi et al. 2021; Lissing et al. 2022). Ein Screening auf ein hepatozelluläres Karzinom (HCC)-Screening bei Patienten mit akuter Porphyrie per halbjährlicher abdomensonografische Kontrolle wird ab dem 50. Lebensjahr in Analogie zur HCC-Surveillance bei anderen chronischen Lebererkrankungen empfohlen (Peoc'h et al. 2019).

## 12 Selbsthilfegruppen/Links

- https://www.porphyrie.de
- https://www.berliner-leberring.de
- https://www.drugs-porphyria.org
- https://www.hgmd.cf.ac.uk
- https://www.porphyria-europe.com
- https://www.klinikumchemnitz.de/kliniken-bereiche/behandlungszentren/porphyriezentrum

## Literatur

Andant C, Puy H, Bogard C, Faivre J, Soule JC, Nordmann Y et al (2000) Hepatocellular carcinoma in patients with acute hepatic porphyria: frequency of occurrence and related factors. J Hepatol 32(6): 933–939. https://doi.org/10.1016/s0168-8278(00)80097-5

Anderson KE, Bloomer JR, Bonkovsky HL, Kushner JP, Pierach CA, Pimstone NR et al (2005) Recommendations for the diagnosis and treatment of the acute porphyrias. Ann Intern Med 142(6):439–450. https://doi.org/10.7326/0003-4819-142-6-200503150-00010

Anderson KE, Desnick RJ, Stewart MF, Ventura P, Bonkovsky HL (2022) Acute hepatic porphyrias: „purple flags"-clinical features that should prompt specific diagnostic testing. Am J Med Sci 363(1):1–10. https://doi.org/10.1016/j.amjms.2021.09.009

Baravelli CM, Aarsand AK, Sandberg S, Tollanes MC (2020) Sick leave, disability, and mortality in acute hepatic porphyria: a nationwide cohort study. Orphanet J Rare Dis 15(1):56. https://doi.org/10.1186/s13023-019-1273-4

Bissell DM, Lai JC, Meister RK, Blanc PD (2015) Role of delta-aminolevulinic acid in the symptoms of acute porphyria. Am J Med 128(3):313–317. https://doi.org/10.1016/j.amjmed.2014.10.026

Bonkovsky HL (1993) Advances in understanding and treating ‚the little imitator,' acute porphyria. Gastroenterology 105(2):590–594. https://doi.org/10.1016/0016-5085(93)90739-y

Bonkovsky HL, Dixon N, Rudnick S (2019) Pathogenesis and clinical features of the acute hepatic porphyrias (AHPs). Mol Genet Metab 128(3):213–218. https://doi.org/10.1016/j.ymgme.2019.03.002

Bonkovsky HL, Tschudy DP, Collins A, Doherty J, Bossenmaier I, Cardinal R et al (1971) Repression of the overproduction of porphyrin precursors in acute intermittent porphyria by intravenous infusions of hematin. Proc Natl Acad Sci U S A 68(11):2725–2729. https://doi.org/10.1073/pnas.68.11.2725

Bylesjo I, Forsgren L, Lithner F, Boman K (1996) Epidemiology and clinical characteristics of seizures in patients with acute intermittent porphyria. Epilepsia 37(3):230–235. https://doi.org/10.1111/j.1528-1157.1996.tb00018.x

Di Pierro E, Granata F (2020) Nutrients and porphyria: an intriguing crosstalk. Int J Mol Sci 21(10). https://doi.org/10.3390/ijms21103462

Diehl-Wiesenecker E, Somasundaram R (2020) Die Porphyrien. In: Suttorp N, Möckel M, Siegmund B, Dieten M (Hrsg) Harrisons Innere Medizin. ABW Wissenschaftsverlag, Berlin

Doss M, Verspohl F (1981) The „glucose effect" in acute hepatic porphyrias and in experimental porphyria. Klin Wochenschr 59(13): 727–735. https://doi.org/10.1007/BF01721260

Doss M, von Tiepermann R, Schneider J, Schmid H (1979) New type of hepatic porphyria with porphobilinogen synthase defect and intermittent acute clinical manifestation. Klin Wochenschr 57(20): 1123–1127. https://doi.org/10.1007/BF01481493

Doss MO (1987) Porphyrinurias and occupational disease. Ann N Y Acad Sci 514:204–218. https://doi.org/10.1111/j.1749-6632.1987.tb48775.x

Dowman JK, Gunson BK, Bramhall S, Badminton MN, Newsome PN (2011) Liver transplantation from donors with acute intermittent porphyria. Ann Intern Med 154(8):571–572. https://doi.org/10.7326/0003-4819-154-8-201104190-00015

Dowman JK, Gunson BK, Mirza DF, Bramhall SR, Badminton MN, Newsome PN et al (2012) Liver transplantation for acute intermittent porphyria is complicated by a high rate of hepatic artery thrombosis. Liver Transpl 18(2):195–200. https://doi.org/10.1002/lt.22345

Elke G, Hartl WH, Kreymann KG, Adolph M, Felbinger TW, Graf T et al (2018) S2k-Leitlinie: Klinische Ernährung in der Intensivmedizin. Deutsche Gesellschaft für Ernährungsmedizin

Fortgens P, Pienaar E, Corrigall A, Sonderup M, Spearman CW, Meissner P (2017) Molecular characterisation of acute intermittent porphyria in a cohort of South African patients and kinetic analysis of two expressed mutants. J Clin Pathol 70(6):515–520. https://doi.org/10.1136/jclinpath-2016-203907

Gerischer LM, Scheibe F, Numann A, Kohnlein M, Stolzel U, Meisel A (2021) Acute porphyrias – a neurological perspective. Brain Behav 11(11):e2389. https://doi.org/10.1002/brb3.2389

Gordon JN, Taylor A, Bennett PN (2002) Lead poisoning: case studies. Br J Clin Pharmacol 53(5):451–458. https://doi.org/10.1046/j.1365-2125.2002.01580.x

Gouya L, Ventura P, Balwani M, Bissell DM, Rees DC, Stolzel U et al (2020) EXPLORE: a prospective, multinational, natural history study of patients with acute hepatic porphyria with recurrent attacks. Hepatology 71(5):1546–1558. https://doi.org/10.1002/hep.30936

Granata BX, Parera VE, Batlle A, Rossetti MV (2015) Haplotype study in Argentinean variegate porphyria patients. Hum Hered 80(3): 139–143. https://doi.org/10.1159/000445749

Handschin C, Lin J, Rhee J, Peyer AK, Chin S, Wu PH et al (2005) Nutritional regulation of hepatic heme biosynthesis and porphyria through PGC-1alpha. Cell 122(4):505–515. https://doi.org/10.1016/j.cell.2005.06.040

Horie Y, Kitaoka S, Tajima H, Kawatani T, Kawasaki H (1995) [Secondary porphyrinuria]. Nihon Rinsho 53(6):1513–1517

Innala E, Backstrom T, Bixo M, Andersson C (2010) Evaluation of gonadotropin-releasing hormone agonist treatment for prevention of menstrual-related attacks in acute porphyria. Acta Obstet Gynecol Scand 89(1):95–100. https://doi.org/10.3109/00016340903390729

Jaramillo-Calle DA, Solano JM, Rabinstein AA, Bonkovsky HL (2019) Porphyria-induced posterior reversible encephalopathy syndrome and central nervous system dysfunction. Mol Genet Metab 128(3): 242–253. https://doi.org/10.1016/j.ymgme.2019.10.011

Kano N, Fukui S, Kushiro S, Inui A, Saita M, Kura Y et al (2022) Basophilic stippling in red blood cells in the bone marrow: indication for lead poisoning diagnosis. J Int Med Res 50(2): 3000605221078405. https://doi.org/10.1177/03000605221078405

Kauppinen R (2004) Molecular diagnostics of acute intermittent porphyria. Expert Rev Mol Diagn 4(2):243–249. https://doi.org/10.1586/14737159.4.2.243

Kauppinen R (2005) Porphyrias. Lancet 365(9455):241–252. https://doi.org/10.1016/S0140-6736(05)17744-7

Korn F, Hammerich S, Gries A (2021) [Cannabinoid hyperemesis as a differential diagnosis of nausea and vomiting in the emergency department]. Anaesthesist 70(2):158–160. https://doi.org/10.1007/s00101-020-00850-2

Kühnel A, Groß U, Doss MO (2002) Porphyrien. In: Schmailzl KJG, Hackelöer B-J (Hrsg) Schwangerschaft und Krankheit. Blackwell, Berlin/Wien, S 440–453

Kurth ASH, Roth A (2014) Neue AWMF S3 Leitlinie „Osteoporose". Orthop Unfallchir Mitt Nachr 03:620. https://doi.org/10.1055/s-0034-1396998

Lapoint J, Meyer S, Yu CK, Koenig KL, Lev R, Thihalolipavan S et al (2018) Cannabinoid hyperemesis syndrome: public health implications and a novel model treatment guideline. West J Emerg Med 19(2):380–386. https://doi.org/10.5811/westjem.2017.11.36368

Lenglet H, Schmitt C, Grange T, Manceau H, Karboul N, Bouchet-Crivat F et al (2018) From a dominant to an oligogenic model of inheritance with environmental modifiers in acute intermittent porphyria. Hum Mol Genet 27(7):1164–1173. https://doi.org/10.1093/hmg/ddy030

Lissing M, Vassiliou D, Floderus Y, Harper P, Bottai M, Kotopouli M et al (2022) Risk of primary liver cancer in acute hepatic porphyria patients: a matched cohort study of 1244 individuals. J Intern Med. https://doi.org/10.1111/joim.13463

Meissner PN, Corrigall AV, Hift RJ (2012) Fifty years of porphyria at the University of Cape Town. S Afr Med J 102(6):422–426. https://doi.org/10.7196/samj.5710

Olivier P, Van Melkebeke D, Honore PJ, Defreyne L, Hemelsoet D (2017) Cerebral vasospasm in acute porphyria. Eur J Neurol 24(9): 1183–1187. https://doi.org/10.1111/ene.13347

Pallet N, Mami I, Schmitt C, Karim Z, Francois A, Rabant M et al (2015) High prevalence of and potential mechanisms for chronic kidney disease in patients with acute intermittent porphyria. Kidney Int 88(2):386–395. https://doi.org/10.1038/ki.2015.97

Pallet N, Karras A, Thervet E, Gouya L, Karim Z, Puy H (2018) Porphyria and kidney diseases. Clin Kidney J 11(2):191–197. https://doi.org/10.1093/ckj/sfx146

Peoc'h K, Manceau H, Karim Z, Wahlin S, Gouya L, Puy H et al (2019) Hepatocellular carcinoma in acute hepatic porphyrias: a Damocles Sword. Mol Genet Metab 128(3):236–241. https://doi.org/10.1016/j.ymgme.2018.10.001

Pischik E, Kauppinen R (2015) An update of clinical management of acute intermittent porphyria. Appl Clin Genet 8:201–214. https://doi.org/10.2147/TACG.S48605

Puy H, Gouya L, Deybach JC (2010) Porphyrias. Lancet 375(9718): 924–937. https://doi.org/10.1016/S0140-6736(09)61925-5

Rosenow F, Weber J (2020) Status epilepticus im Erwachsenenalter, S2k-Leitlinie. In: Leitlinien für Diagnostik und Therapie in der Neurologie. Deutsche Gesellschaft für Neurologie

Saberi B, Naik H, Overbey JR, Erwin AL, Anderson KE, Bissell DM et al (2021) Hepatocellular carcinoma in acute hepatic porphyrias: results from the longitudinal study of the U.S. Porphyrias Consortium. Hepatology 73(5):1736–1746. https://doi.org/10.1002/hep.31460

Schutte CM, van der Meyden CH, van Niekerk L, Kakaza M, van Coller R, Ueckermann V et al (2015) Severe porphyric neuropathy – importance of screening for porphyria in Guillain-Barre syndrome. S Afr Med J 106(1):44–47. https://doi.org/10.7196/SAMJ.2016.v106i1.10118

Seth AK, Badminton MN, Mirza D, Russell S, Elias E (2007) Liver transplantation for porphyria: who, when, and how? Liver Transpl 13(9):1219–1227. https://doi.org/10.1002/lt.21261

Spasovski G, Vanholder R, Allolio B, Annane D, Ball S, Bichet D et al (2014) Clinical practice guideline on diagnosis and treatment of hyponatraemia. Eur J Endocrinol 170(3):G1–G47. https://doi.org/10.1530/EJE-13-1020

Stolzel U, Doss MO, Dissmann T, Cervos-Navarro J, Riecken EO (1987) [Gastroenterologic and neurologic manifestations in acute intermittent porphyria]. Med Klin (Munich) 82(15–16):520–525

Stolzel U, Doss MO, Schuppan D (2019) Clinical guide and update on porphyrias. Gastroenterology 157(2):365–81.e4. https://doi.org/10.1053/j.gastro.2019.04.050

Stolzel U, Stauch T, Kubisch I (2021) [Porphyria]. Internist (Berl) 62(9): 937–951. https://doi.org/10.1007/s00108-021-01066-1

Tschudy DP, Perlroth MG, Marver HS, Collins A, Hunter G Jr, Rechcigl M Jr (1965) Acute intermittent porphyria: the first „overproduction disease" localized to a specific enzyme. Proc Natl Acad Sci U S A 53:841–847. https://doi.org/10.1073/pnas.53.4.841

Uemura T, Mohri J, Osada H, Suzuki N, Katagiri N, Minaguchi H (1994) Effect of gonadotropin-releasing hormone agonist on the bone mineral density of patients with endometriosis. Fertil Steril 62(2):246–250. https://doi.org/10.1016/s0015-0282(16)56873-3

Vassiliou D, Sardh E (2022) Acute hepatic porphyria and maternal health: clinical and biochemical follow-up of 44 pregnancies. J Intern Med 291(1):81–94. https://doi.org/10.1111/joim.13376

Windebank HBH (2005) Porphyric neuropathy. In: Dyck PJ, Thomas PH (Hrsg) Peripheral neuropathy. W.B. Saunders, Philadelphia, S 1883–1892

Winkler AS, Peters TJ, Elwes RD (2005) Neuropsychiatric porphyria in patients with refractory epilepsy: report of three cases. J Neurol Neurosurg Psychiatry 76(3):380–383. https://doi.org/10.1136/jnnp.2003.033951

# Intensivtherapie bei akutem Nierenversagen (ANV), extrakorporale Eliminationsverfahren und Plasmaseparation

Bernhard K. Krämer und Bernd Krüger

## Inhalt

1 Einleitung .................................................................................................. 1179
2 Grundlagen der Nierenfunktion ............................................................. 1180
3 Ätiologie und Pathophysiologie .............................................................. 1180
3.1 Prärenales ANV ......................................................................................... 1181
3.2 Intrarenales (intrinsisches) ANV ............................................................... 1182
3.3 Postrenales ANV ....................................................................................... 1184
4 Diagnostisches Vorgehen ......................................................................... 1184
4.1 Anamnestische Hinweise .......................................................................... 1186
4.2 Urinanalytik ............................................................................................... 1186
4.3 Weiterführende Diagnostik ....................................................................... 1186
5 Verlauf und Komplikationen .................................................................. 1187
6 Prognose .................................................................................................... 1187
7 Prophylaxe/Prävention ............................................................................ 1188
8 Therapeutisches Vorgehen ...................................................................... 1189
8.1 Allgemeine Therapiemaßnahmen ............................................................. 1189
8.2 Medikamentöse Therapie .......................................................................... 1190
8.3 Indikation für extrakorporale Verfahren ................................................... 1191
8.4 Zugangsmöglichkeiten für extrakorporale Verfahren ............................... 1192
8.5 Definition und Prinzipien der extrakorporalen Verfahren ........................ 1193
8.6 Technik der extrakorporalen Nierenersatzverfahren ................................. 1195
8.7 Extrakorporale Verfahren bei Intoxikationen ........................................... 1196

Literatur ............................................................................................................. 1197

## 1 Einleitung

Bevölkerungsweit nimmt die Zahl von Patienten mit akutem Nierenversagen (ANV) bzw. dialysepflichtigem ANV zu, von 61 bzw. 4 pro 100.000 Einwohner im Jahr 1988 auf 288 bzw. 27 pro 100.000 Einwohner im Jahr 2002. Die Verteilung der Häufigkeit der Ursachen für ein ANV bei 748 Patienten in Madrid erbrachte in 45 % ein intrarenales ANV („akute Tubulusnekrose"), in 21 % ein prärenales ANV, in 10 % ein postrenales ANV, in 13 % ein „acute on chronic" ANV, Glomerulonephritis/Vaskulitis in 4 %, akute interstitielle Nephritis in 2 % und Atheroembolie in 1 %. In der PICARD-Studie wurden 618 Patienten mit ANV in 6 Intensivstationen in den USA untersucht: Über 70 % wurden als ischämisches ANV klassifiziert (einschließlich Sepsis/Hypotonie), der Rest waren prärenale ANV (Hypovolämie, Hämorrhagie), Nephrotoxizität, ANV bei Herzerkrankungen, ANV bei Lebererkrankungen und ANV mit

B. K. Krämer (✉)
V. Medizinische Klinik, Klinikum Mannheim GmbH, Universitätsklinikum, Medizinische Fakultät Mannheim der Universität Heidelberg, Mannheim, Deutschland
E-Mail: bernhard.kraemer@umm.de

B. Krüger
Medizinische Klinik III, Klinikum Darmstadt GmbH, Darmstadt, Deutschland
E-Mail: bernd.krueger@mail.klinikum-darmstadt.de

© Springer-Verlag GmbH Deutschland, ein Teil von Springer Nature 2024
G. Marx et al. (Hrsg.), *Die Intensivmedizin*, Springer Reference Medizin,
https://doi.org/10.1007/978-3-662-68699-7_81

multifaktoriellen Ursachen. In einer weltweiten Untersuchung fand sich unter 154 Studien (n = 3,585,911), die eine KDIGO-äquivalente ANV Definition verwendeten, ANV-Inzidenzraten von 21,6 % bei Erwachsenen und 33,7 % bei Kindern. Die ANV-assoziierten Mortalitätsraten lagen bei 23,9 % bei Erwachsenen und 13,8 % bei Kindern (Susantitaphong et al. 2013). Die ANV-assozierte Mortalitätsrate nahm über die Zeit ab und war invers mit dem Bruttoinlandsprodukt korreliert. Bei einer weltweiten Untersuchung von Patienten auf Intensivstation fand sich in 57,3 % eine ANV und die Mortlitätsrate war mit dem Schweregrad der ANV korreliert (Hoste et al. 2015).

Eine weitere retrospektive Untersuchung der Jahre 2014–2017 an über 100000 Patienten einer deutschen Universitätsklinik zeigte ein AKIN I in 13,7 %, ein AKIN II in 4,6 % sowie ein AKIN III in 3,1 % der Fälle (Khadzhynov et al. 2019). Die Intrahospitalmortalität steigt hierbei einhergehend mit der Schwere des Nierenversagens von 5,1 % über 13,7 % auf 24,8 %.

## 2 Grundlagen der Nierenfunktion

Beide Nieren werden von ca. 1,1 l/min Blut durchblutet (ca. 0,6 l Plasma). Etwa 20 % des Plasmas (120 ml/min = glomeruläre Filtrationsrate; GFR) wird während der Passage durch die Glomeruli abfiltriert, entsprechend einer Gesamtprimärurinmenge von etwa 175 l/Tag. Aus dem Primärurin werden 95–99,5 % des Wassers, Natriums und Chlorids, 85–95 % des Kaliums und nahezu 100 % des Bikarbonats rückresorbiert. Die Regulation des renalen Blutflusses (RBF), der GFR und der tubulären Rückresorption unterliegt intrarenalen und extrarenalen (humoral/nerval) Mechanismen.

Ein Abfall des effektiv zirkulierenden Blutvolumens, z. B. beim Blutverlust, führt durch Stimulation des Sympathikus und des RAAS, durch Abfall des renalen Perfusionsdruckes und durch volumenabhängige Stimulation der ADH-Sekretion zu einer gesteigerten Natrium- und Wasserrückresorption, sodass nur wenig konzentrierter Urin mit niedriger Natriumkonzentration produziert wird. Die Konzentrationsleistung der Niere setzt eine intakte Funktion der Tubulusepithelien voraus und geht bei Tubuluszellschädigung verloren, sodass die Urinanalytik Hinweise auf die Funktion gibt.

### Kreatinin, Harnstoff, Cystatin C

Der ideale Indikator der Nierenfunktion wird frei und vollständig in den Primärurin filtriert, aber weder tubulär sezerniert noch reabsorbiert (z. B. Inulin). Kreatinin (aus Kreatinmetabolismus im Skelettmuskel und Zufuhr von Fleisch) und Harnstoff werden frei filtriert, und ihre Konzentration im Primärharn entspricht der Serumkonzentration. Kreatinin wird darüber hinaus im Verlauf der Nephronpassage aus dem Tubulusepithel ins Lumen sezerniert, Harnstoff hingegen zu 35–50 % reabsorbiert. Die Harnstoffrückresorption ist an die Natriumrückresorption gekoppelt. Ein im Vergleich zum Serumkreatinin überproportionaler Anstieg der Serumharnstoffkonzentrationen deutet auf eine Stimulation der Rückresorptionsmechanismen hin (oder ist Zeichen der Katabolie).

Cystatin C ist ein niedermolekulares Protein (Mitglied der Cystatin-Superfamilie von Cysteinproteasehemmern), das relativ konstant von allen kernhaltigen Körperzellen gebildet wird. Cystatin C wird frei filtriert und nicht reabsorbiert, jedoch tubulär metabolisiert.

### Definition
### *RIFLE- bzw. AKIN-Kriterien*

Die Acute Dialysis Quality Initiative (ADQI) hat die sog. RIFLE- (Risk Injury Failure Loss ESRD) Kriterien entwickelt (Bellomo et al. 2004; Kellum 2008). Diese Kriterien setzen sich aus Anstieg des Serumkreatininwertes **oder** GFR-Abnahme **oder** Abnahme der Urinmenge zusammen. „risk" wurde auch als Grad 1, „injury" als Grad 2 und „failure" als Grad 3 definiert. Analog hierzu sind die AKIN-Kriterien entwickelt worden, die heute insbesondere Anwendung finden. Alle Patienten, die dialysepflichtig sind, werden mindestens dem Grad 3 zugeordnet (Tab. 1).

## 3 Ätiologie und Pathophysiologie

Das ANV wird unter pathophysiologischen Aspekten in 3 Kategorien eingeteilt.

### *Klassifikation der Ursachen des akuten Nierenversagens*
**Prärenales ANV**
- Hypovolämie
- Dehydratation, Fieber, Blutungen, Verbrennungen
- externe Flüssigkeitsverluste
- gastrointestinal: Erbrechen, Diarrhö
- renal: Diuretika, osmotische Diurese (Diabetes mellitus, Mannitol), polyurisches ANV
- Sequestration von Flüssigkeit in den 3. Raum
- Peritonitis, Pleuritis, Pankreatitis, Trauma, Verbrennungen
- schwangerschaftsassoziiert (Hyperemesis, septischer Abort, HUS/TTP) oder peripartale Komplikationen (Präklampsie)
- Hypovolämie/Hypotonie
- große Operationen: Herzchirurgie, Bauchaortenaneurysmaoperation, Verschlussikterusoperation
- Sepsis, IL-2-Therapie („capillary leak syndrome"), Endokarditis
- Crushsyndrom
- Niedriges Herzzeitvolumen
- Herzinsuffizienz, Klappenvitien, Herzbeuteltamponade, Tachykardie, Bradykardie

**Tab. 1** Einteilung des ANV nach den modifizierten RIFLE-Kriterien. (Nach Hoste et al. 2006; Mehta et al. 2007)

| RIFLE-Stadium | AKIN-Stadium | Serumkreatinin | GFR-Abnahme | Urinmenge |
|---|---|---|---|---|
| Risk (Grad 1) | 1 | 1,5–1,9-facher Anstieg ($\geq$ 0,3 mg/dl) | 25 % | < 0,5 ml/kg KG/h für 6 h |
| Injury (Grad 2) | 2 | 2–2,9-facher Anstieg | 50 % | < 0,5 ml/kg KG/h für 12 h |
| Failure (Grad 3) | 3 | $\geq$ 3-facher Anstieg ($\geq$ 4 mg/dl mit akutem Anstieg $\geq$ 0,5 mg/dl) | 75 % | < 0,3 ml/kg KG/h für 24 h oder Anurie für 12 h |
| Loss | * | Dialysepflicht > 4 Wochen | 100 % | |
| ESRD | * | Dialysepflicht > 3 Monate | 100 % | |

Die Einteilung des ANV nach den modifizierten RIFLE-Kriterien zeigt Tab. 1.
* die RIFLE-Stadien „Loss" und „ESRD" finden in den AKIN-Kriterien keine Berücksichtigung

- Lungenembolie, PEEP
- Erhöhter intrarenaler Gefäßwiderstand
- Sepsis, Katecholamintherapie, Medikamente (Amphotericin B, Ciclosporin)
- Leberzirrhose (hepatorenales Syndrom)
- Renale Hypoperfusion bei gestörter Autoregulation
- ACE-Hemmer, ARB, Cyclooxygenasehemmer (NSAID, COX-2-Hemmer)

**Intrarenales ANV**
- Ischämisches und/oder toxisches Nierenversagen
- Ischämiefaktoren oben bei prärenalem ANV
- toxische Faktoren wie Röntgenkontrastmittel
- Antibiotika (z. B. Aminoglykoside, Vancomycin, Amphotericin B)
- Chemotherapeutika (z. B. Cisplatin, Methotrexat), Ciclosporin A, Äthylenglykol, Myoglobin, Hämoglobin, Harnsäure, Oxalat
- Sepsismediatoren, Paracetamol im Rahmen von Überdosierungen
- Renovaskuläre Erkrankungen
- Nierenarterienthrombose oder -embolie mit Niereninfarkten, dissezierendes Aortenaneurysma, Cholesterinemboliesyndrom
- Primär renale Erkrankungen/renale Beteiligung bei Systemerkrankungen/Infektionen
- rapide progressive Glomerulonephritis, Vaskulitis, hämolytisch-urämisches Syndrom (HUS)
- thrombozytopenische Purpura (TTP), disseminierte intravasale Gerinnung (DIC)
- Sklerodermie, Endokarditis, Shuntnephritis
- akute interstitielle Nephritis
- allergisch: Antibiotika (z. B. β-Laktamantibiotika, Rifampicin, Sulfonamide), Diuretika, Cyclooxygenasehemmer
- infektiös: bakterielle Infektionen (Pyelonephritis, Leptospirose), Virusinfekte (Polyoma), Pilzinfektionen
- Intratubuläre Obstruktion
- monoklonale Leichtketten (Myelomniere, häufig multifaktoriell, u. a. Hyperkalzämie, Anfälligkeit für Kontrastmittel/NSAID, Hyperurikämie, Hyperviskosität)
- Urat (Tumorlysesyndrom), Oxalat (Ethylenglykol, Vitamin C), Aciclovir, Hochdosis-Methotrexat
- Sulfonamide, Indinavir, Hämproteine (Myoglobin, Hämoglobin), Triamteren
- Natriumphosphat in Lösungen zur Koloskopievorbereitung (akute Phosphatnephropathie)

**Postrenales ANV**
- Ureterobstruktion
- Nephrolithiasis (beidseitig), Papillennekrosen (beidseitig), Malignome (z. B. Ovarialkarzinom)
- Obstruktion im Bereich der Harnblase
- benigne Prostatahypertrophie, Blutkoagel, neurogene Blase, Malignome
- Urethraobstruktion
- Striktur, angeborene Urethralklappen

## 3.1 Prärenales ANV

Ein prärenales ANV ist eine funktionelle Nierenfunktionseinschränkung, die nach Normalisierung der renalen Durchblutung prompt reversibel ist. Das Nierentubulusepithel ist dabei (noch) nicht strukturell geschädigt. Ziel ist eine maximale renale Volumenkonservierung zugunsten der Aufrechterhaltung des effektiven zirkulierenden Blutvolumens und der Durchblutung vitaler Organe (Gehirn, Herz). Eine anhaltende, schwere Minderperfusion der Nieren kann im Verlauf aber zu einem intrarenalen ANV führen.

### 3.1.1 Pathomechanismen

Eine Hypovolämie, die ausreichend ist, um ein ANV hervorzurufen, kann sich im Rahmen von Blutverlusten, Dehydratation, gastrointestinalen Flüssigkeitsverlusten oder Sequestration von Flüssigkeit in den Extrazellulärraum entwickeln. Bei großen Operationen besteht häufig eine Kombination aus Hypovolämie und Hypotonie (Abb. 1).

Auch eine Verminderung des effektiv zirkulierenden Volumens trotz teilweise normalem oder erhöhtem Extrazellulärvolumen wie bei Herzinsuffizienz, nephrotischem Syndrom

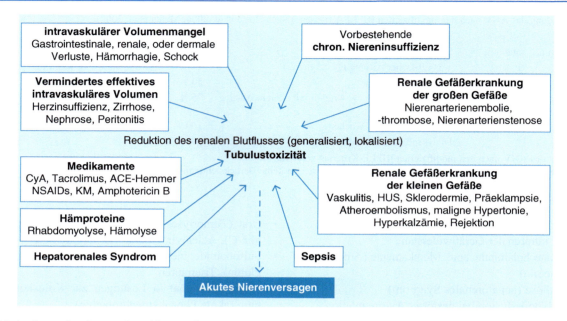

**Abb. 1** Mechanismen des akuten prä- und intrarenalen ANV

oder bei systemischer Vasodilatation (z. B. bei Sepsis) kann ein prärenales ANV verursachen (Abb. 1).

Zu einem ANV kommt es, wenn die Autoregulationsmechanismen überfordert werden, die die GFR bei abfallendem Nierenperfusionsdruck zunächst noch aufrechterhalten. Diesbezüglich von Bedeutung sind Prostaglandine (Vasodilatation) und das RAAS (Konstriktion der efferenten Arteriole durch Angiotensin II). Deshalb können die nichtsteroidalen Antiphlogistika, auch die COX-2-Hemmer, und ACE-Hemmer/ARB bei schon beeinträchtigter renaler Hämodynamik ein akutes Nierenversagen auslösen.

> Besonders wichtig ist eine renale Minderperfusion auch bei Patienten mit akutem Leberversagen.

Die Zunahme der Durchblutung im Splanchnikusgebiet (NO-vermittelt) mit systemischer Vasodilatation, gesteigertem HZV und systemischer Hypotonie geht mit der Verschlechterung der Lebererkrankung einher. Eine gegenregulatorisch (RAAS, Sympathikus) bedingte intrarenale Vasokonstriktion und stark stimulierte Natriumrückresorption ($< 10$ mmol $Na^+$/l Urin) kennzeichnen das „hepatorenale Syndrom".

## 3.2 Intrarenales (intrinsisches) ANV

Das intrarenale ANV (ANV im engeren Sinne) entspricht einem mit Tubuluszellschädigung einhergehenden Nierenversagen, das in der Regel 1–3 Wochen anhält und sich dann in über 90 % der Fälle langsam zurückbildet. Man unterscheidet zwischen

- **Initiierungsphase** des ANV mit Störungen in der renalen Vasomotorik, prärenaler Azotämie, zellulärer ATP-Depletion und oxidativem Stress,
- **Extensionsphase** des ANV mit proinflammatorischer Aktivierung von Dendriten, Makrophagen, Endothelzellen, Tubuluszellen und konsekutiver Adhäsion von Entzündungszellen an das Endothel peritubulärer Kapillaren im Nierenmark mit medullärer Kongestion und Hypoxie und
- **Erhaltungsphase** mit Wiederherstellung der Tubuluszellen durch Redifferenzierung/Proliferation benachbarter intakter Tubuluszellen und durch Stammzellen und schlussendlich der
- **Reparaturphase** mit Wiederherstellung der Polarität und Funktionalität der Tubuluszellen (Lameire et al. 2005).

Das intrarenale ANV wird häufig inkorrekterweise als „akute Tubulusnekrose" bezeichnet, da häufig keine ausgedehnten Nekrosen vorliegen (Abb. 2).

Bei Intensivpatienten ist das intrarenale ANV nur selten auf einen einzigen Schädigungsmechanismus zurückzuführen, sondern multifaktoriell bei häufig bereits bestehender chronischer Nierenfunktionsstörung zu erklären (Abb. 2).

### 3.2.1 Ischämisches ANV

**Verminderte Nierendurchblutung**
Ein ischämisches ANV entwickelt sich häufig aus einem prärenalen ANV. Eine wichtige Ursache ist die schon unter physiologischen Bedingungen bestehende Hypoxie im Nierenmark ($O_2$-Partialdruck im Nierenmark 10–20 mm Hg, in der Nierenrinde 50–60 mm Hg) mit zusätzlicher Verschlechterung bei einem Perfusionsabfall.

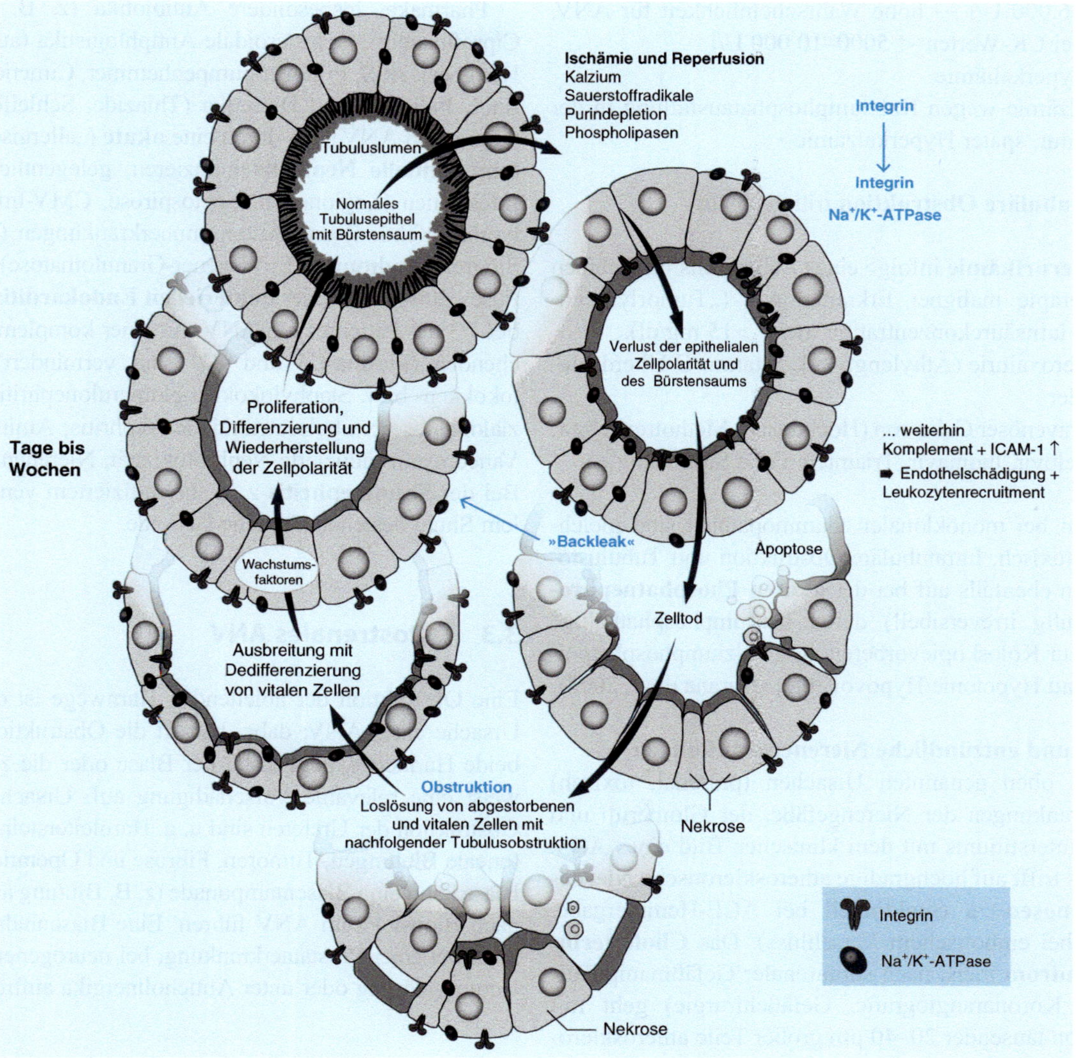

**Abb. 2** Mechanismen der Schädigung und Erholung bei intrarenalem ANV. (Abb. modifiziert nach Lameire et al. 2005)

## Vasokonstriktion

Ursache ist nicht nur ein Abfall des systemischen Blutdrucks, sondern auch ein intrarenales Ungleichgewicht zwischen vasodilatatorischen (z. B. NO) und vasokonstriktorischen Substanzen (z. B. Endotheline). Darüber hinaus wird ein ANV durch die anschließende **Reperfusion** verstärkt mit u. a. gesteigerter Adhäsion von Leukozyten an Endothelzellen und konsekutiver Infiltration des Nierengewebes.

## Auswirkungen auf GFR/Urinproduktion

Nicht gut verstanden ist, wie eine ischämische Nierenschädigung trotz überwiegend aufrechterhaltener Nierenperfusion zu einem kompletten Ausfall der Urinproduktion führen kann. Wesentliche Mechanismen sind Verstärkung der renalen Vasokonstriktion durch tubuloglomeruläres Feedback, Ausfall (Nekrose/Apoptose) oder funktionelle Störung (u. a. Verlust der Polarität) von Tubuluszellen, „backleak" von abgefiltertem Primärharn in das Interstitium durch geschädigten Tubulusepithelverband, Infiltration des Niereninterstitiums durch Leukozyten und Aggregation von abgeschilferten Tubuluszellen mit intratubulärer Obstruktion.

## Toxisches ANV

Neben Ischämie sind **nephrotoxische Substanzen** die häufigsten Ursachen eines ANV. Aminoglykoside, Röntgenkontrastmittel, Chemotherapeutika wie Cisplatin und mit Abstrichen Vancomycin sind die wichtigsten Tubulotoxine. **Hämproteine**, die bei Rhabdomyolyse (Übersicht) oder Hämolyse (z. B. Transfusionszwischenfall, Glukose-6-Phosphat-Dehydrogenasemangel) freigesetzt werden, führen zu Tubulusschädigung und intratubulärer Obstruktion.

### Rhabdomyolyse bei toxischem ANF

- Crushsyndrom, z. B. 128 von 1975 Patienten nach Erdbeben 2003 in Bam, Iran
- Statine

- CK > 16.000 U/l → hohe Wahrscheinlichkeit für ANV, gering bei CK-Werten < 5000–10.000 U/l
- Cave: Hyperkaliämie
- Hypokalzämie wegen Kalziumphosphatausfällung in der Muskulatur, später Hyperkalzämie

Eine **intratubuläre Obstruktion** tritt auch auf

- bei **Hyperurikämie** infolge eines Zellzerfalls im Rahmen der Therapie maligner Erkrankungen („Tumorlysesyndrom", Harnsäurekonzentration meist >15 mg/dl),
- bei Hyperoxalurie (Äthylenglykol, Vitamin-C-Überdosierung) oder
- nach intravenöser Gabe von (Hochdosis-) Methotrexat bzw. von Aciclovir, Indinavir, Triamteren und Sulfonamiden.

Leichtketten bei monoklonalen Gammopathien sind gleichfalls tubulotoxisch. Intratubuläre Obstruktion und Tubulustoxizität treten ebenfalls auf bei der **akuten Phosphatnephropathie** (häufig irreversibel!) durch natriumphosphathaltige Lösungen zur Koloskopievorbereitung (Kalziumphosphatpräzipitation und Hypotonie/Hypovolämie) (Kurana et al. 2008).

**Vaskuläre und entzündliche Nierenerkrankungen**
Neben den oben genannten Ursachen (prärenal, toxisch) gehen Erkrankungen der Nierengefäße, der Glomeruli und des Niereninterstitiums mit dem klinischen Bild eines ANV einher. Dies trifft auf hochgradige atherosklerotische **Nierenarterienstenosen** zu (funktionell bei ACE-Hemmergabe, strukturell bei embolischem Verschluss). Das **Cholesterinemboliesyndrom** meist nach suprarenaler Gefäßmanipulation (z. B. Koronarangiografie, Gefäßchirurgie) geht mit Embolisation tausender 20–40 µm großer Teile atherosklerotischer Plaques in kleine Arterien (Arteriolen) der Niere mit lokaler Entzündung einher; häufig irreversibel. Darüber hinaus kann eine Embolisation von Plaquematerial >100 µm mit Lokalisation in kleinen/mittleren Arterien auch spontan auftreten.

> Antikoagulation per se scheint nicht mit Cholesterinembolien assoziiert (Konzept der Plaquehämorrhagie) zu sein.

Andere mikrovaskuläre, glomeruläre Erkrankungen der Niere sind **akute Glomerulonephritiden** (z. B. mit schwerem nephrotischem Syndrom), **Vaskulitiden** (rapid-progressive, nekrotisierende Glomerulonephritis), das hämolytisch-urämische Syndrom (**HUS**), die thrombotisch-thrombozytopenische Purpura (**TTP**), die maligne Hypertonie und die disseminierte intravasale Gerinnung (**DIC**). Hierbei führt die Obstruktion von Arteriolen und Glomeruluskapillaren zu glomerulärer Hypoperfusion und GFR-Abfall.

Pharmaka, insbesondere Antibiotika (z. B. Penizilline, Ciprofloxacin), nichtsteroidale Antiphlogistika (auch COX-2-Hemmer), ASS, Protonenpumpenhemmer, Cimetidin, Allopurinol, Indinavir und Diuretika (Thiazide, Schleifendiuretika) können ein ANV auch durch eine **akute („allergische") tubulointerstitielle Nephritis** induzieren; gelegentlich auch bei Infektionen (Legionellen, Leptospirose, CMV-Infektion, Polyoma-Infektion) und Autoimmunerkrankungen (Sarkoidose, Sjögren-Syndrom, SLE, Wegener-Granulomatose) (Baker und Pusey 2004). Bei einer **bakteriellen Endokarditis** findet sich bei 1/3 der Patienten ein ANV mit einer komplementverbrauchenden (Plasma-C3 und -C4 sind vermindert) Poststreptokokken- bzw. Staphylokokkenglomerulonephritis (Differenzialdiagnosen: tubulointerstitielle Nephritis, Aminoglykosid-/Vancomycin-induzierte Nephrotoxizität, Nierenembolisation). Bei der **Shuntnephritis** z. B. bei infiziertem ventrikuloatrialem Shunt bestehen ähnliche Befunde.

## 3.3 Postrenales ANV

Eine Obstruktion der ableitenden Harnwege ist die seltenste Ursache eines ANV; dabei betrifft die Obstruktion entweder beide Harnleiter, liegt distal der Blase oder die zweite Niere weist eine relevante Vorschädigung auf. Ursachen für eine Obstruktion der Ureteren sind u. a. Harnleitersteine, retroperitoneale Blutungen, Tumoren, Fibrose und Operationen. In der Blase kann eine Blasentamponade (z. B. Blutung aus der Niere nach Biopsie) zum ANV führen. Eine Blasenhalsobstruktion kann bei einer Prostataerkrankung, bei neurogener Blasenentleerungsstörung oder unter Anticholinergika auftreten.

## 4 Diagnostisches Vorgehen

Ein ANV kann oligurisch (Diurese < 400 ml/Tag) oder nichtoligurisch (bzw. primär polyurisch) verlaufen. **Oligurie** oder **Anurie** (< 100 ml/Tag) erlauben die Verdachtsdiagnose ANV, wohingegen ein ANV durch eine normale Urinmenge nicht ausgeschlossen werden kann. Die bessere Prognose von Patienten mit nichtoligurischem ANV erklärt sich über die geringere Ausprägung der schädigenden Ursache und/oder der Begleitmorbidität. Häufig ist das ANV asymptomatisch und wird bei Intensivpatienten aufgrund eines Anstiegs der Serumretentionswerte oder eines Diureserückgangs diagnostiziert.

Die **Serumkreatininkonzentration** steht im exponentiellem Zusammenhang mit der GFR und wird erst bei einem > 50 %igen Nierenfuntionsverlust pathologisch. Bei einem 72 kg schweren Mann ist u. U. eine Abnahme der GFR von 120 auf 80 ml/min mit einem Kreatininanstieg von 0,8 mg/dl auf nur 0,9 mg/dl (gesteigerte Kreatininsekretion) vergesellschaftet und erst eine weitere GFR-Abnahme um 27 ml/min auf 53 ml/min führt zu einem „pathologischen" Kreatinin anstieg auf 1,5 mg/dl. Die Serumkreatininkonzentration ist somit kein guter Marker für eine frühe Nierenfunktionsstörung.

Eine Präzisierung der Nierenfunktionseinschätzung kann durch eine **Abschätzung der GFR** anhand des S-Kreatinins erfolgen. Die bisher breiteste Verwendung fand die **MDRD-Formel** (Levey et al. 1990), die in den letzten Jahren zunehmend von der CKD-EPI-Formel (Levey et al. 2009) abgelöst wurde, die von den meisten klinisch-chemischen Labors mittlerweile automatisch mitgeliefert wird. Weiterhin findet die von **Cockroft und Gault** (Nephron 1976) entwickelte Formel zur Abschätzung der GFR weite Verbreitung u. a. in Form eines GFR-Rechenschiebers.

Eine **Einschränkung für die Benutzung** solcher Formeln ist, dass sie nur im Steady-State gültig sind, d. h. beim gerade erlittenen ANV kann trotz einer aktuellen GFR von < 10 ml/min der Serumkreatininwert noch bei 1,0 oder 1,5 liegen, und damit würde die GFR rechnerisch massiv überschätzt und sich z. B. als 90 oder 60 ml/min errechnen. Die MDRD-Formel ist nur bei einer GFR zwischen 10 und 60 ml/min und bei normaler Muskelmasse validiert, gerade für eine GFR > 60 ml/min ist die CKD-EPI-Formel etwas präziser (kein signifikanter Vorteil bei CKD 3–5 gegenüber der MDRD-Formel) und wird daher durch die meisten Labors mittlerweile verwendet.

*Vereinfachte MDRD-Formel zur Errechnung der GFR* [http://mdrd.com]

$$\text{GFR [ml/min/1,73 m}^2] = 186{,}3 \left(\text{Kreatinin [mg/dl]}^{-1{,}154}\right)$$
$$\times \text{Lebensalter [Jahre]}^{-0{,}203})$$
$$\times 0{,}742 \text{ (für Frauen)}$$

CKD-EPI Formel zur Errechnung der GFR

$$\text{eGFR} = 141 \times \min(S_{Cr}/\kappa, 1)^\alpha \times \max(S_{Cr}/\kappa, 1)^{-1.209} \times 0993^{Age}$$
$$\times 1018 \text{ [für Frauen]} \times 1159 \text{ [wenn African - American]}$$

(κ: 0,7 (weiblich); 0,9 (männlich); α: − 0329 (weiblich); − 0411 (männlich))

*Cockroft-Gault-Formel zur Errechnung der GFR [ml/min]*

**Männer:**

$$\text{GFR} = \frac{(140 - \text{Alter [Jahre]}) \times \text{Körpergewicht [kg]}}{72 \times \text{Serumkreatinin [mg/dl]}}$$

**Frauen:**

$$\text{GFR} = \frac{(140 - \text{Alter [Jahre]}) \times \text{Körpergewicht [kg]}}{72 \times \text{Serumkreatinin [mg/dl]}} \times 0{,}85$$

(Körpergewicht als „lean body weight".)

**Serum-Cystatin C** ist ein neuer Marker der Nierenfunktion. Allerdings wird Cystatin C nicht nur durch die Nierenfunktion, sondern auch durch die Schilddrüsenfunktion, eine Inflammation, eine Steroidtherapie, die Fettmasse sowie einen Diabetes mellitus beeinflusst und ist somit kein idealer Marker (Stevens et al. 2009). Im hohen GFR-Bereich von 70–90 ml/min ist Cystatin C dem Serumkreatinin in der Erfassung früher Nierenschäden überlegen. Ob dies allerdings eine klinische Relevanz hat, ist unklar bei gleichzeitig höheren Kosten. Somit wird die Verwendung von Serum-Cystatin C zur Erfassung von (frühen) Nierenfunktionsschäden nicht empfohlen.

**NGAL** („neutrophil gelatinase associated Lipocalin") ist ein Biomarker für die frühe Erfassung des ANV. Allerdings konnte NGAL im Urin bei 451 kritisch Kranken die Vorhersage eines ANV anhand eines klinischen Modells nur marginal verbessern (Siew et al. 2009). Somit stellt NGAL keinen Routinetest auf Intensivstationen dar. **KIM-1** („kidney injury molecule-1") ist ein vielversprechender Marker für das ANV (Vaidya et al. 2008; McCullough et al. 2013). Im Rahmen einer Konsensuskonferenz kam man zu dem Schluss, dass diese Marker unterstützend für die Diagnosestellung sein können, jedoch eine Stadieneinteilung vergleichbar mit den AKIN/RIFLE damit nicht vorgenommen werden kann. Bedingt durch die unterschiedlichen Definitionen eines AKI in den verschiedenen Studien ist die Beurteilung bzw. Vergleichbarkeit der Ergebnisse zudem erschwert.

### Vorgehen bei Verdacht auf ANV

Bei Verdacht auf ANV sollte rasch die **Ursache eruiert** werden.

Zeitnahe Durchführung einer **Nierensonografie** zur Frage nach postrenalem ANV, zur Frage einer chronischen Vorschädigung der Nieren. Bei bestehendem klinischem Verdacht zusätzliche Duplexsonografie zur Frage der Nierendurchblutung. Sonografische Zeichen einer chronischen Nierenschädigung sind reduzierte Nierengröße, verschmälerter Parenchymsaum und häufig unregelmäßige Nierenkontur. Der typische sonografische Befund eines ANV sind eher große, geschwollene Nieren mit echoarmer Demarkierung der Pyramiden.

## 4.1 Anamnestische Hinweise

Auf ein **pränales ANV** weisen vorangegangene Blutungen oder Flüssigkeitsverluste hin (z. B. bei Verbrennungen), besonders bei eingeschränkter Flüssigkeitszufuhr, wie bei älteren Patienten. Klinische Zeichen sind Tachykardie, Hypotonie, verminderter Hautturgor und trockene Schleimhäute. Zur Beurteilung des **Volumenstatus** kommen ferner Ultraschalluntersuchungen (Cavakollaps), ZVD-Messung und u. U. ein invasives hämodynamisches Monitoring in Frage. Die Diagnose pränales ANV lässt sich am sichersten retrospektiv stellen, d. h., wenn der Volumenausgleich rasch zu einer Verbesserung der Nierenfunktion führt. **Medikamentöse/toxische** Ursachen ergeben sich aus Medikamentenplan/Krankenakte (NSAID/ACE-Hemmer etc.).

Eine **akute tubulointerstitielle Nephritis** ist in 15–20 % mit einem Exanthem, in 27–30 % mit Fieber und in 23–36 % mit Eosinophilie (in 10 % mit dieser Trias) vergesellschaftet. Auf eine **renale Vaskulitis** deuten Gewichtsverlust, B-Symptomatik, Nachtschweiß hin. Akute Flankenschmerzen mit Übelkeit und Erbrechen, gelegentlich Fieber sprechen für einen **Niereninfarkt**. Für das Vorliegen eines **Cholesterinemboliesyndroms** sprechen Hautveränderungen wie Livedo reticularis in 16 %, Gangrän in 12 %, Zyanose in 10 %, Ulzerationen in 6 %, blaue Zehen („Blue-toe-Syndrom") in 5 %, zudem Allgemeinsymptome wie Fieber, Myalgien und Gewichtsverlust in 21 % und Zeichen der Embolie in u. a. Mesenterialarterien, Carotiden und retinalen Arterien.

## 4.2 Urinanalytik

Zur Differenzialdiagnose (noch funktionelles) pränales und intrarenales ANV trägt eine Urinprobe in Verbindung mit den Serumkonzentrationen von Natrium, Kreatinin und Harnstoff bei (Tab. 2). Der grundsätzliche Unterschied besteht in der maximal stimulierten Rückresorption (von NaCl/H$_2$O) beim pränalen ANV und einer verminderten Rückresorption beim intrarenalen ANV. Die oben genannten Parameter erlauben die Abschätzung der Konzentrationsleistung der Nieren. Besonders die Urinnatriumkonzentration erlaubt eine erste Orientierung.

*Die fraktionelle Exkretion (FE) von Natrium gibt den Anteil des filtrierten Natriums an, der mit dem Urin ausgeschieden wird*

$$FE\ Na^+[\%] = 1 + \frac{(Na^+)\ \text{Urin}\ [\frac{mmol}{l}] \times (\text{Kreatinin})\text{Serum}\ [\frac{mg}{dl}]}{(Na^+)\ \text{Serum}\ [\frac{mmol}{l}] \times (\text{Kreatinin})\text{Urin}\ [\frac{mg}{dl}]} \times 100$$

Bestimmung aus zeitgleich gewonnener Urin- und Blutprobe.

Falls vor der Uringewinnung bereits Diuretika verabreicht wurden, ist die Natriumausscheidung im Urin nicht mehr sehr aussagekräftig. In diesem Fall sollte eine Bestimmung der fraktionellen Harnstoffexkretion erfolgen.

Das **Urinvolumen** hilft wenig bei der Differenzialdiagnose des ANV. Ein funktionelles pränales ANV geht zwar immer mit Oligo- oder Anurie einher, ein intrarenales ANV kann aber oligoanurisch oder nichtoligurisch verlaufen. Selbst ein postrenales ANV kann bei inkomplettem/intermittierendem Harnwegsverschluss nichtoligurisch oder polyurisch verlaufen. Im **Urinsediment** finden sich beim pränalen ANV wenig Zellen und u. U. hyaline Zylinder, wohingegen sich beim postrenalen ANV gelegentlich eine Hämaturie und/oder Leukozyturie findet.

Beim ischämischen oder nephrotoxischen intrarenalen ANV lassen sich häufig granulierte oder Epithelzylinder nachweisen. Bei Myoglobinurie oder Hämoglobinurie können Pigmentzylinder vorkommen, und der Urin ist rot-braun verfärbt. Hämaturie mit Erythrozytenzylindern, dysmorphen Erythrozyten (Akanthozyten) spricht für eine renale Vaskulitis/Glomerulonephritis. Pyurie, Leukozytenzylinder und granuläre oder Wachszylinder sprechen für Pyelonephritis oder tubulointerstitielle Nephritis (mit Eosinophilurie, d. h. > 1 % der Leukozyten; Sensitivität 67 %, Spezifität 83 %). Ein normales Urinsediment kann sich beim pränalen, selten intrarenalen, postrenalen ANV, bei der Hyperkalzämie, bei der Myelomniere und bei Nierenarterienstenosen finden. Die Proteinausscheidung beim ANV liegt meist < 1 g pro 24 h.

**Tab. 2** Parameter zur Unterscheidung zwischen pränalem und intrarenalem ANV (Konzentrationsangaben von Harnstoff und Kreatinin in [mg/dl])

| Parameter | Pränales ANV | Intrarenales ANV |
|---|---|---|
| Urinvolumen | Niedrig | Kann niedrig sein |
| (Na$^+$)$_\text{Urin}$ | < 10–20 mmol/l | > 40 mmol/l |
| Osmolalität$_\text{Urin}$ | > 500 mosmol/l | < 350 mosmol/l |
| FE$_\text{NA+}$ | < 1 % | > (1–) 2 % |
| (Kreatinin)$_\text{Urin}$/(Kreatinin)$_\text{Serum}$ | > 40 | < 20 |
| (Harnstoff)$_\text{Serum}$/(Kreatinin)$_\text{Serum}$ | > 40 | < 20–30 |
| FE$_\text{Harnstoff}$ | < 35 | 50–65 |

## 4.3 Weiterführende Diagnostik

Immer wenn die Entstehung eines ischämischen oder nephrotoxischen ANV aus Anamnese/Verlauf eines Patienten nicht plausibel erscheint, muss umgehend eine **intensivierte nephrologische Diagnostik** erfolgen, um eine primär renale Erkrankung oder eine Nierenbeteiligung bei Systemerkrankungen auszuschließen. Hierzu ist neben einer Urinsedimentuntersuchung, der Quantifizierung einer Proteinurie, der Bestimmung von Antikörpern (Anti-GBM, ANA, ANCA), der Messung von Komplementfaktoren (C3, C4) und Kryoglobulin im Plasma, außerdem bei Verdacht auf eine mikroangiopathische Erkrankungen (HUS) die Bestimmung von Fragmentozyten sowie weitere Hämolyseparameter indiziert. Gegebenenfalls großzügige Durchführung einer notfallmäßigen Nierenbiopsie. Beim Niereninfarkt finden sich eine Leukozytose, häufig eine Hämaturie und ein ausgeprägter LDH-Anstieg.

Eine **schnelle Diagnose** innerhalb von Stunden ist vorrangig, um eine Therapie, z. B. mit Immunsuppressiva/Plasmapherese, einzuleiten.

> Eine rasche Therapie ist für die Erholung der Nierenfunktion, z. B. bei renaler Vaskulitis, entscheidend.

Bei Verdacht auf Nierenarterien- oder Nierenvenenverschluss muss zumindest eine Dopplersonografie oder ein Angio-CT, ggf. eine Angiografie erfolgen. Diagnostisch für ein Cholesterinemboliesyndrom ist der Nachweis von Hollenhorst-Plaques in der Fundoskopie oder die Haut- oder Nierenbiopsie.

## 5 Verlauf und Komplikationen

Ein ANV geht häufig mit Hypervolämie, Hyponatriämie, Hyperkaliämie, Hyperphosphatämie (+ Vitamin-D-Mangel; führen zu Hypokalzämie), Hypermagnesiämie und metabolischer Azidose einher.

Bei oligo-/anurischem ANV besteht das Risiko einer **Überwässerung** mit u. a. Lungenödem bei inadäquater Flüssigkeitszufuhr. Das Volumenmanagement ist durch i. v. Zufuhr von Medikamenten/Ernährungslösungen erschwert.

Eine **Hyperkaliämie** ist eine bedrohliche Komplikation bei ANV. Die Nieren sind neben dem Kolon entscheidend für die Kaliumausscheidung. Therapiemöglichkeiten sind Glukose-/Insulingabe, 10 %iges Kalziumglukonat i. v. (Notfallmaßnahme bei bedrohlichen Rhythmusstörungen), Azidoseausgleich mit Natriumbikarbonat, inhalative $\beta_2$-Mimetika, Schleifendiuretika oder Hämodialyse (HD). Beim Intensivpatienten sind eine vermehrte Kaliumfreisetzung durch Gewebeschädigung, eine erhöhte Zufuhr (Antibiotika, Blutprodukte), kaliumsparende Diuretika (Aldosteronantagonisten) oder schwere Azidosen von Bedeutung. Meist führen erst Serumkaliumspiegel > 6 mmol/l zu Symptomen wie Bradykardie, Tachykardie, Synkopen, neuromuskulären Störungen (Paresen, Hyporeflexie, Ateminsuffizienz). Im EKG finden sich erhöhte T-Wellen, verlängerte PQ-Zeiten, verbreiterte QRS-Komplexe und teilweise lebensbedrohliche Herzrhythmusstörungen (Bradykardie, AV-Block I.–III. Grades, ventrikuläre Tachykardie, Kammerflimmern, Asystolie).

Aus dem Proteinmetabolismus anfallende $H^+$-Ionen werden von der Niere ausgeschieden, und das filtrierte $HCO_3$ wird nahezu komplett rückresorbiert. Somit gehört die **metabolische Azidose** zu den typischen Komplikationen des ANV. Die Anionenlücke kann bei mäßiger Niereninsuffizienz normal sein, ist beim ANV in der Regel erhöht. Eine besonders schwere Azidose besteht, wenn der Säureanfall zusätzlich erhöht ist, wie bei Intoxikationen (Ethanol, Methanol, Ethylenglykol, Salizylate), Laktatazidose, Ketoazidose.

Eine **Hyperphosphatämie** (fehlende renale Exkretion) findet sich in leichter Ausprägung regelhaft beim ANV und wird durch Gewebeuntergang und Katabolie verstärkt. Die Präzipitation von Kalziumphosphat kann eine **Hypokalzämie** auslösen.

**Urämie** entsteht bei Akkumulation vieler Substanzen (Mittelmoleküle, MG 500–20.000), die über die Nieren ausgeschieden werden und aus dem Stickstoffmetabolismus stammen. Klassische Symptome wie Übelkeit, Inappetenz, Erbrechen und Bewusstseinsbeeinträchtigung (Enzephalopathie) lassen sich beim Intensivpatienten nicht gut erfassen. Polyserositis (Perikarditis bis zur Perikardtamponade, Pleuritis) bei schwerer Urämie sind klinisch oder apparativ zu diagnostizieren.

Zudem sind die humorale und zelluläre **Infektabwehr** gestört und tragen mutmaßlich zur schlechten Prognose beim ANV bei. Unter anderem bedingt durch die urämische Thrombozytenfunktionsstörung ist die **Blutungszeit** bei Patienten mit ANV erhöht. Zudem trägt das ANV zur Entwicklung einer Anämie bei.

## 6 Prognose

Die Prognose wird durch die Schwere der Erkrankung bestimmt, die zum ANV geführt hat. Die Sterblichkeit beim ANV beim Multiorganversagen oder ARDS liegt bei 70–100 %, beim dialysepflichtigem ANV auf der Intensivstation bei 50 %, wohingegen sie bei der isolierten Kontrastmittelnephropathie < 1 % liegen kann. Die Sterblichkeit kritisch Kranker mit ANV ist assoziiert mit höherem Alter, Sepsis, ARDS, Leberversagen, Thrombopenie, höheren Harnstoffwerten und niedrigem Serumkreatinin < 2 mg/dl (618 Patienten in der Auriculin Anaritide Acute Renal Failure-Studie). In einer anderen Studie lag die Sterblichkeit bei 10 % bei toxischem ANV und 30 % bei ischämischem ANV. Ein ANV nach Kontrastmittelgabe führt selbst ohne Dialysepflichtigkeit zur mehrfachen Steigerung der Krankenhausmortalität. Ein ANV mit Serumkreatininanstieg um > 0,5 mg/dl, > 1 mg/dl und > 2 mg/dl führt zu einer 6,5-, 11- und 50-fach höheren Krankenhaussterblichkeit. Selbst nach Entlassung haben Patienten mit transientem ANV eine höhere Sterblichkeit.

Die Aussicht auf eine Funktionsaufnahme der Niere nach dialysepflichtigem ANV ist günstig (90–95 %), allerdings bei vorbestehender chronischer Niereninsuffizienz deutlich schlechter (50–70 %). Bei 50 % aller Patienten nach ANV findet sich eine fortbestehende Einschränkung der GFR und der Urinkonzentrierung (Liano et al. 1998; Bhandari und Turney 1996; Guerin et al. 2002).

## 7 Prophylaxe/Prävention

Vorbestehende Niereninsuffizienz (CNI Grad II–IV), hohes Lebensalter, generalisierte Artherosklerose und eine Beeinträchtigung des effektiv zirkulierenden Blutvolumens sind Risikofaktoren für ein ANV und können bei Verschlechterung der Nierendurchblutung bei z. B. vorübergehenden Blutdruckabfällen oder Flüssigkeitsverlusten ein ANV begünstigen. Zudem können forcierte Diurese, Aszitespunktion oder nephrotoxische Medikamente ein ANV auslösen. Solche Maßnahmen sollten deshalb nur nach sorgfältiger Risiko-Nutzen-Abwägung durchgeführt werden.

Die wichtigste Maßnahme ist die Schaffung eines „gut hydrierten" Flüssigkeitsstatus, falls klinisch vertretbar. Der Flüssigkeitsstatus sollte bei allen Hochrisikopatienten optimiert werden. Die Einschätzung des Flüssigkeitsstatus erfolgt mit klinischen und apparativen Parametern (u. a. Hautturgor, Blutdruck, ZVD, Sonografie). Die Flüssigkeitssubstitution wird mit Kristalloiden erreicht: 0,9 % NaCl- oder Vollelektrolyt-Lösung; keine Vorteile für Humanalbumin oder Stärkederivate; Letztere sind sogar ungünstig (Finfer et al. 2004; Perel und Roberts 2007; Brunkhorst et al. 2008; Myburgh et al. 2012; Zarychanski et al. 2013).

Keine prophylaktische Diuretikagabe, keine Dopamingabe in Nierendosis, keine intensivierte Insulintherapie mit Blutzuckerzielwerten zwischen 80 und 110 mg%, sondern Blutzuckerwerte unter 150 mg% anstreben! Die prophylaktische Gabe von ACC vor großen Operationen war erfolglos.

- Für eine Hydrierung vor Kontrastmittelgabe, Cisplatintherapie (+ forcierte Diurese), Methotrexat (+ forcierte Diurese + Urinalkalisierung), Amphotericin B und mit Abstrichen bei Hämolyse/Rhabdomyolyse (bei Rhabdomyolyse aggressiver Flüssigkeitsausgleich + zusätzliche Alkalisierung mit Natriumbikarbonatlösung) gibt es gute Daten.
- Prophylaxe der **intratubulären Obstruktion** („kristallinduzierte Nephropathie") bei Therapie mit Aciclcovir, Sulfonamiden (+ Urinalkalisierung), Harnsäure (Allopurinoltherapie oder rekombinante Uratoxidase Rasburicase + Urinalkalisierung), Oxalat, Methotrexat (+ Urinalkalisierung; u. U. Methotrexatabbau mit Carboxypeptidase G2 beschleunigen) und Indinavir (häufig auch Nephrolithiasis; Kristalle im sauren Milieu besser löslich) mit ausreichender Hydrierung.
- Verminderung der Antibiotikatoxizität von **Aminoglykosid** (ANV in 10–20 % nach 5–7 Tagen) durch **Einmalgabe** und regelmäßige Spiegelkontrollen (Prins et al. 1993). Erhöhtes Risiko bei langer Therapiedauer, höherem Lebensalter, reduziertem zirkulierendem Blutvolumen, Sepsis, Komorbidität (z. B. Diabetes mellitus), nephrotoxischer Begleitmedikation, Talspiegel > 2,5 µg/ml, Aminoglykosidsubtyp (fraglich), hoher Dosierungshäufigkeit. Tägliche Serumkreatininmessung bei kritisch Kranken. Aminoglykosidtalspiegel 24 h nach Einmalgabe sind häufig niedrig/nicht messbar und erlauben den Ausschluss einer Akkumulation. Zur Frage wirksamer Aminoglykosidspiegel nach Einmalgabe werden Spitzenspiegel und/oder Talspiegel bereits nach 12 h verwendet. Die Nephrotoxizität von **Vancomycin** ist deutlich geringer als früher angenommen (verbesserte Qualität der Chargen); nichtsdestotrotz sind Talspiegelkontrollen (Ziel > 10 µg/ml und bis zu 15–20 µg/ml bei schwerer Infektion) erforderlich; die Kombination mit Aminoglykosiden sollte vermieden werden. Bei Patienten mit einer Vancomycintherapie > 3 Tage, bei hohen Zielspiegeln, Potenzial für Nierenfunktionseinschränkungen und gleichzeitiger Aminoglykosidtherapie ist eine regelmäßige Talspiegelbestimmung sowie tägliche Kontrollen des Serumkreatininwertes erforderlich. Bei HD-Patienten „loading dose" von 1 g i. v. nach HD (15–20 mg/kg KG) und 500 mg i. v. nach jeder weiteren HD (höhere Dosis bei Talspiegel < Zielbereich).
- Zur Prävention der Nephrotoxizität von **Röntgenkontrastmitteln** Hydrierung (1 ml/kg KG/h 0,9 % NaCl-Lösung 12 h vor bis 12 h nach KM-Gabe) von Risikopatienten (u. a. vorbestehende Nierenschädigung) und Einsatz von niedrig- (oder iso-) osmolaren Kontrastmitteln, wohingegen z. B. die Gabe von ACC oder Natriumbikarbonatlösung statt NaCl-Lösung noch umstritten sind. Nach neueren großen Studien ist eine ACC-Gabe ohne einen erkennbaren Nutzen (ACT Investigators 2011). Nicht indiziert sind die Gabe von Furosemid, Mannitol oder die HD zur Entfernung des Kontrastmittels. Neuere Daten sprechen dafür, daß die Nephrotoxizität von Röntgenkontrastmitteln in der Vergangenheit eher überschätzt wurde, wobei unverändert die arterielle Kontrastmittelgabe und die vorbestehende chronische Nierenkrankheit mit dem höchsten Risiko assoziiert sind (Newhouse et al. 2008; Davenport et al. 2013).
- Bei **Rhabdomyolyse** (Statin/traumatisch) oder schwerer Hämolyse: Versuch, durch forcierte alkalisierende Diurese (Diurese > 200 ml/h, Urin-pH-Wert > 7) ein ANV zu verhindern (Hyperkaliämierisiko!).
- **NSAID** oder **COX-2- Hemmer** bei den oben genannten Risikogruppen möglichst kurz und niedrigdosiert einsetzen, Substanzen mit kurzer Halbwertszeit bevorzugen.

COX-2-Hemmer sind bezüglich ANV-Auslösung nicht günstiger als klassische NSAID.
- Unter Therapie mit **ACE-Hemmern** bzw. **Angiotensinrezeptorblockade** kommt es bei 1,9 % bzw. 2,0 % der Patienten zu Verdopplung des Serumkreatinins. 0,7 % der Patienten (1,1 % bei Kombination) brechen deshalb die Therapie ab (ONTARGET-Studie).
- Bei **Herzoperationen** könnte eine Herz-Lungen-Maschine mit pulsatilem Fluss oder die Off-pump-ACVB-Operation vorteilhaft sein (Seabra et al. 2010).
- Bei ANV bei **Myelomniere** rascher Flüssigkeitsausgleich, danach Zufuhr von 3 l Kristalloid/Tag, ggf. Behandlung der Hyperkalzämie mit Bisphosphonaten und u. U. Entfernung der freien Leichtketten mittels Plasmapherese.
- Zur Vorbereitung einer **Koloskopie** keine natriumphosphathaltigen Lösungen, besonders nicht bei vorbestehender Einschränkung der Nierenfunktion, Volumendepletion oder ACE-Hemmer-/ARB-Therapie.
- Bei **spontan bakterieller Peritonitis** zusätzliche Gabe von intravenöser Albuminlösung (1,5 g/kg KG bei Diagnosestellung, 1,0 g/kg KG am Tag 3 der Antibiotikatherapie) mit weniger irreversibler Einschränkung der Nierenfunktion und besserem Überleben. Bei Risikopatienten durch prophylaktische Therapie mit täglich 400 mg Norfloxacin deutliche Risikoreduktion für spontan bakterielle Peritonitis (7 vs. 61 %), hepatorenales Syndrom (28 vs. 41 %) und verbessertes Überleben (94 vs. 62 % nach 3 Monaten).

## 8 Therapeutisches Vorgehen

### 8.1 Allgemeine Therapiemaßnahmen

Prärenales und postrenales ANV sind nach **rascher** Korrektur der primären Störung (z. B. Flüssigkeitsdefizit) bzw. Beseitigung der Obstruktion häufig schnell reversibel (bzw. gehen bei nicht zeitnaher Therapie in ein intrarenales ANV über).

> Für das intrarenale (ischämische/nephrotoxische) ANV besteht keine spezifische Therapie.

Deshalb sollte man eine stabile hämodynamische Situation mit ausgeglichenem Volumenstatus anstreben, neue toxische oder hämodynamische Insulte vermeiden, urämische Toxine entfernen und mögliche Komplikationen beherrschen.

Beim **hepatorenalen Syndrom** mit Vasodilatation im Splanchnikusgebiet erhöhen Ornipressin/Terlipressin (= Vasopressinanaloga), häufig kombiniert mit Albumin (ca. 1 g/kg KG/Tag), den systemischen Blutdruck, vermindern Plasmarenin und Noradrenalin und führen zu einer Steigerung der GFR und der $Na^+$- und Urinausscheidung. Therapieerfolge sind auch zu verzeichnen mit der Kombination aus Midodrin ($\alpha_1$-adrenerger Agonist, maximal 3-mal 15 mg) und Octreotid (Somatostatin Analogon; hemmt die Freisetzung von endogenen Vasodilatatoren; 3-mal 100–200 µg). In kleineren Fallserien war die Kombination aus Noradrenalin + Albumin erfolgreich. Die Prognose des hepatorenalen Syndroms ist günstig, wenn es gelingt, die Leberfunktion wiederherzustellen, z. B. mittels einer Lebertransplantation oder Alkoholabstinenz (Myburgh et al. 2012).

Bei **akuter tubulointerstitieller Nephritis** lässt sich die Erholung der Nierenfunktion durch eine Steroidgabe (1 mg/kg KG/Tag) häufig beschleunigen. Beim **Niereninfarkt** erfolgt in der Regel eine Antikoagulation, besonders bei Vorhofflimmern oder bei Vorhof- oder Ventrikelthromben. Gegebenenfalls erfolgt die Einleitung einer lokalen oder systemischen Thrombolyse innerhalb von Stunden bis wenigen Tagen nach Symptombeginn mit schlecht vorhersagbaren Erfolgsaussichten. Ebenfalls können interventionelle Verfahren zum Einsatz kommen.

Weitere **allgemeine Therapiemaßnahmen** beim ANV sind Flüssigkeitsvolumenbilanzierung mit Anpassung der Flüssigkeitszufuhr an die Diuresemenge. Beim ANV ist die **Dosisanpassung renal eliminierter/metabolisierter Medikamente** wichtig (Tab. 3). Viele Medikamente müssen beim ANV reduziert bzw. abgesetzt werden (z. B. Aminoglykoside, Vancomycin, Sotalol, Spironolacton). Gentamycin: Bei zwingender Indikation grundsätzlich als Einmalgabe mit einer „loading dose" von, z. B. 240 mg i. v. und danach z. B. 40 mg täglich i. v. (120 mg nach HD i. v.) unter Talspiegelkontrolle bei schwerem ANV.

▶ **Cave** Eine „prophylaktische" Unterdosierung wichtiger Medikamente aus ungerechtfertigter Sorge muss vermieden werden.

In Tab. 3 sind einige Informationen wiedergegeben.

Eine wichtige Determinante für die Ausscheidung von Medikamenten ist die extrarenale Dosisfraktion Q0: Beim nur extrarenal eliminierten Medikament ergibt sich ein Q0 = 1, wohingegen bei überwiegender renaler Elimination ein niedriger Q0-Wert von, z. B. 0,02 (für Gentamycin) besteht. Medikamente mit einem Q0 < 0,2 sind: Acetazolamid, Aciclovir, ε-Aminocapronsäure, Ampicillin, Atenolol, Aztreonam, Baclofen, Bezafibrat, Bretylium, Carbenicillin, Cefalotin, Cefamandol, Cefazolin, Cefepim, Cefixim, Cefoxitin, Cefsulodin, Ceftazidim, Cefuroxim, Cidofovir, Cilastin, Enalapril, Fluconazol, Flucytosin, Foscarnet, Fosfomycin, Gabapentin, Gadodiamid, Ganciclovir, Gemcitabin, Genta-

**Tab. 3** Dosisanpassung einiger wichtiger Antibiotika bei der Niereninsuffizienz

|  | HWZ (h) normal vs. Anurie | Startdosis | GFR normal | GFR 30 ml/min | GFR < 5 ml/min ohne D | GFR < 5 ml/min int. HD | GFR < 5 ml/min CRRT |
|---|---|---|---|---|---|---|---|
| Piperacillin | 1, → 4 | 4 g | 3 × 4 g | 2 × 4 g | 2 × 4 g | 4 g n. HD | 2 × 4 g |
| Tazobactam | 1,0 → 8 | 0,5 g | 3 × 0,5 g | 2 × 0,5 g | 2 × 0,5 g | 0,5 g | 2 × 0,5 g |
| Ceftazidim | 2,1 → 25 | 2 g | 3 × 2 g | 2 × 2 g | 1 × 1 g | 2 g n. HD | 2 × 1 g |
| Ciprofloxacin | 4,4 → 10 | 400 mg | 2 × 400 mg | 2 × 400 mg | 1 × 400 mg | 400 mg | 2 × 400 mg |
| Gentamicin | 2 → 48 | 240 mg | 1 × 240 mg | 1 × 120 mg | 1 × 40 mg | 120 mg | 1 × 120 mg |
| Vancomycin | 6 → 150 | 1 g | 2 × 1 g | 1 × 1 g | 500 mg alle 72 h | 500 mg n. HD | 1 × 500 mg |

micin, Imipenem, Kanamycin, Lamivudin, Mannitol, Meropenem, Metformin, Methicillin, Methotrexat, Mitoxantron, Netilmicin, Ofloxacin, Oseltamivir, Penicillin G, Practolol, Sotalol, Streptomycin, Sulbactam, Tetracyclin, Tobramycin, Tranexamsäure, Valaciclovir, Vancomycin, Vinorelbin, Zoledronsäure.

**Dosierungsberechnung**
Die Klinische Pharmakologie in Heidelberg hat einen internetbasierten Dosierungsrechner entwickelt [www.dosing.de], über den Vorschläge zu Dosierungsintervallen und Dosierung verfügbar sind.

Eine adäquate **Ernährung** im ANV ist wichtig, da diese Patienten häufig ein Protein-Energie-Wasting aufweisen, d. h. Protein- und Energiereserven (Muskulatur, Fettmasse) sind vermindert. Möglichst sollte die enterale Ernährung der parenteralen Ernährung vorgezogen werden. Die Mindestkalorienzufuhr liegt bei 20–30 kcal/kg KG/Tag (bis 35 kcal/kg KG/Tag). Unter Umständen ist eine konzentrierte Ernährungslösung (1,2–2,0 kcal/ml) zur Verminderung der Volumenzufuhr sinnvoll. Enterale Ernährungslösungen bestehen unter kalorischen Gesichtspunkten zu ca. 50 % aus Kohlenhydraten (5 g/kg KG/Tag), ca. 30–35 % aus Fetten (1 g/kg KG/Tag). Obwohl bei der chronischen Niereninsuffizienz eine proteinarme Kost (0,8 g/kg KG) die Progression verlangsamt und die Harnstoffwerte absenkt, sollte beim ANV eine Gabe von 1,0–2,0 g Eiweiß/kg KG/Tag ohne Proteinrestriktion erfolgen.

Bei extrakorporaler Therapie und mäßiger Katabolie werden 1,0–1,5 g Eiweiß/kg KG/Tag und bei CRRT/SLED/schwerer Katabolie 1,5–2,0 g Eiweiß/kg KG/Tag empfohlen. Wasserlösliche Vitamine sind regelmäßig zu substituieren, wohingegen fettlösliche Vitamine bei der Niereninsuffizienz akkumulieren (allenfalls in reduzierter Dosis/Häufigkeit applizieren). Verbindliche Empfehlungen zur Substitution von Spurenelementen im ANV gibt es nicht. Je nach klinischer Situation kommen elekrolytmodifizierte (K$^+$-arm, phosphatarm) Ernährungslösungen zum Einsatz (u. a. ESPEN Guidelines; Fiaccadori et al. 2008).

Neben den oben genannten supportiven Maßnahmen gibt es medikamentöse Ansätze zur Steigerung des renalen Blutflusses und der Diurese. Ihr therapeutischer Nutzen ist trotz des teilweise häufigen klinischen Einsatzes nicht ausreichend belegt.

## 8.2 Medikamentöse Therapie

### 8.2.1 Dopamin und Katecholamine

Dopamin wurde breit zur Prävention/Therapie des ANV eingesetzt unter der Vorstellung, dass es in niedriger, sog. Nierendosis (10 mg/h oder 1–3 µg/kg KG/min) die Nierendurchblutung steigert und diuretisch wirkt, ohne den peripheren Widerstand zu erhöhen (bei gesunden Probanden und tierexperimentell, nicht jedoch bei Intensivpatienten, bei denen die Nierendurchblutung abnimmt).

> In mehreren Metaanalysen war kein Effekt von Dopamin in Nierendosis für Prävention oder Therapie eines ANV nachzuweisen (Fiaccadori et al. 2008; Bellomo et al. 2000; Friedrich et al. 2005).

Die Annahme einer selektiv renal wirksamen Dosierung ist inkorrekt, da hier bereits ungünstige Effekte auf die Mesenterialdurchblutung mit bakterieller Translokation oder Herzrhythmusstörungen nachweisbar sind. Der Einsatz von Dopamin in Nierendosis zur Verbesserung der Nierenfunktion ist deshalb **obsolet**. Allerdings kann Dopamin (wie andere Katecholamine auch) in einer Dosierung, die den Blutdruck bei vorbestehender Hypotonie steigert, positive Effekte auf die Nierenfunktion haben. In der Intensivtherapie sind jedoch meist andere Katecholamine indiziert. Ein ausreichender arterieller Perfusionsdruck ist eine Voraussetzung für die Funktion der Niere. Ein mittlerer arterieller Druck (MAP) von 85 mm Hg bewirkt keine Verbesserung der Nierenfunktion im Vergleich zu 65 mm Hg, weshalb mindestens ein minimaler MAP von > 65 mm Hg erreicht werden sollte (Bourgoin et al. 2005).

Weil renale Vasokonstriktion/nachgeschaltete Mechanismen zur Entstehung/Verstärkung eines ANV beitragen können, sind auch Vasodilatatoren wie **Kalziumantagonisten** und natriuretische Peptide wie **ANP** zur Prophylaxe und Behandlung des ANV eingesetzt worden. Der Einsatz dieser Substanzen ist nicht gerechtfertigt, insbesondere in Anbetracht des Hypotonierisikos (Lameire et al. 2005).

**Diuretika** steigern die renale Natrium- und Wasserausscheidung durch Hemmung der Rückresorption von Natrium und Wasser aus dem Tubuluslumen. Ihre Wirkung hängt von der Nierenfunktion ab, d. h. wie viel Natrium und Wasser filtriert werden. Deshalb ist die Wirksamkeit von Diuretika bei Niereninsuffizienz vermindert. Im ANV kommen primär Schleifendiuretika (hemmen die Natriumrückresorption in der aufsteigenden Henle-Schleife) zum Einsatz.

### Überlegungen zur Diuretikatherapie

Hochdosierte Diuretikatherapie kann bei einem Teil der Patienten ein oligurisches in ein nichtoligurisches ANV überführen, was die Steuerung des Volumenhaushaltes vereinfacht. Die Diuretikatherapie hat allerdings keine Wirkung auf die Dauer, Schwere und Prognose des ANV (Ho und Sheridan 2006).

Entschließt man sich zu einer diuretischen Therapie, sollte die kontinuierliche Gabe (maximal 20–(40) mg Furosemid/h i. v.) gegenüber der intermittierenden Bolusgabe (maximal 80 mg Furosemid i. v.) bevorzugt werden.

Gegen den möglichen Nutzen von Schleifendiuretika beim ANV muss ihre Ototoxizität abgewogen werden (Dosen von 20 mg/h i. v. oder 500 (–1000) mg Furosemid p.o/Tag nicht überschreiten). Bei unzureichendem Ansprechen kann versucht werden, durch eine Kombination mit einem Thiaziddiuretikum (z. B. 2-mal 25 mg Hydrochlorothiazid; „sequenzielle Nephronblockade") eine Diuresesteigerung zu erzielen. Bei 24- bis 48-stündiger Erfolglosigkeit Diuretika pausieren!

**Mannitol** ist ein osmotisches Diuretikum. Die Infusion von Mannitol führt zur Volumenexpansion. In der Prävention bzw. Behandlung des ANV gibt es für Mannitol keine gesicherte Indikation.

### Weitere Medikamente

Schilddrüsenhormon und IGF-1 („insulin-like growth factor-1") waren beim ANV ebenfalls ohne Effekt.

## 8.3 Indikation für extrakorporale Verfahren

Bemühungen um Verbesserung der Nierenfunktion dürfen den notwendigen frühzeitigen (früher als bei der chronischen Niereninsuffizienz) Einsatz von Dialyseverfahren nicht verzögern.

*Absolute Indikationen für die Durchführung einer Nierenersatztherapie beim ANV*

- Diuretikaresistente Hypervolämie (bei Oligurie mit respiratorischer Insuffizienz)
- Schwerste hypertensive Entgleisung
- Hyperkaliämie
- Schwere metabolische Azidose (pH < 7,1)
- Urämische Perikarditis
- Urämische Neuropathie/Enzephalopathie/Somnolenz

**Vital bedrohliche Überdosierung einer dialysierbaren Substanz**

Die in der Übersicht genannten absoluten Indikationen oder urämischen Symptome sollten nicht abgewartet, sondern frühzeitig ein Nierenersatzverfahren begonnen werden (Fiaccadori et al. 2008). Eindeutige, allgemein akzeptierte laborchemische Richtwerte für den Beginn extrakorporaler Blutreinigungsverfahren gibt es nicht. Therapiebeginn beim „Durchschnittspatienten" bei einem Serumkreatininwert von > 5 mg/dl und einem Serumharnstoff > 150 mg/dl erwägen (relative Indikation) und die Serumharnstoffkonzentration < 200 mg/dl halten. Die Indikationsstellung für ein extrakorporales Nierenersatzverfahren ist grundsätzlich individuell. Die genannten Laborwerte geben nur Anhaltspunkte für einen Therapiebeginn wieder, von denen abgewichen werden kann bei Patienten mit fehlender Symptomatik und der Hoffnung auf baldige Besserung der Nierenfunktion nach Ursachenbeseitigung (z. B. postrenal).

In den letzten Jahren gab es verschiedentliche Anstrengungen den richtigen Zeitpunkt für den Beginn einer Nierenersatztherapie festzulegen. Neben älteren Studien wie bspw. die PICARD-Studie (Harnstoff < 150 mg/dl vs. Harnstoff > 150 mg/dl), die einen Vorteil bzgl. einem frühzeitigeren Beginn einer Nierenersatztherapie fanden (2-fach gesteigerte Mortalität), konnten die meisten späteren Studien keinen Vorteil erkennen (HEROICS, AKIKI, IDEAL-ICU, STAART, STARRT-AKI) (Gaudry et al. 2016; STARRT-AKI Invesigators 2020; Barbar et al. 2018; Gaudry et al. 2020). Lediglich die monozentrische ELAIN-Studie (Zarbock et al. 2016), die v. a. Patienten aus dem (kardio-) chirurgischen Bereich rekrutierte, fand einen einen entsprechenden Vorteil zugunsten eines frühzeitigeren Beginns. In der rezenten AKIKI-II Studie (Gaudry et al. 2021) finden sich diesbzgl. Anzeichen dafür, das ein frühzeitiger Beginn vorteilhafter sein könnte. In Zusammenschau dieser Befunde, die großteils auch in der rezenten Metaanalyse von Gaudry et al. 2020 zusammengefasst wurde, erscheint ein Zuwarten bis zu 72 Stunden nach Auftreten und/oder Erreichen eines Harnstoffwertes von 240 mg/dL bei Patienten mit einem Nierenversagen AKIN III nach KDIGO, sofern keine akute Dialyseindikation besteht, möglich. Jedoch sollte bis zur endgültigen Entscheidung für oder gegen eine Dialyse eine optimierte Therapie mit dem Ziel einer AKI Verbesserung durchgeführt werden.

### 8.3.1 Nichtrenale Indikationen

Diese sind selten und teilweise umstritten, z. B. Unterkühlung oder hohes Fieber, wo bevorzugt ein kontinuierliches Verfahren gewählt wird. Beim ARDS kann mittels CVVH („continuous veno-venous hemofiltration") rasch Flüssigkeit entzogen werden, zusätzlich zur evtl. erhaltenen Diurese. Die Elimination von Zytokinen bei Sepsis stellt bei fehlendem Wirksamkeitsnachweis keine Dialyseindikation dar.

### 8.3.2 Transportmechanismen

Der Transport von Substanzen oder Flüssigkeit durch eine semipermeable Membran erfolgt durch die im Folgenden genannten Mechanismen (Abb. 3).

**Diffusion**
Transport gelöster Teilchen durch Membran wegen Konzentrationsunterschieds zwischen beiden Seiten der Membran. Diffusion ist wichtigster Transportmechanismus von kleinmolekularen Substanzen (bis MG 500) bei der HD.

**Konvektion**
Kotransport von gelösten Teilchen mit Plasmawasser. Mittelgroße Substanzen (bis MG 20.000) werden v. a. durch Konvektion transportiert. Treibende Kraft ist die hydrostatische Druckdifferenz zwischen Kapillarlumen und Dialysat. Die Konvektion ist zentraler Transportmechanismus bei der HF.

**Ultrafiltration**
Transport von Flüssigkeit durch Membran aufgrund hydrostatischer Druckdifferenz. Ultrafiltration entfernt gelöste Teilchen wie unter Konvektion beschrieben; beide Begriffe werden teilweise synonym gebraucht. Ultrafiltration steht auch für die Flüssigkeitsmenge, die entfernt wird.

### 8.3.3 Eliminationsverfahren

Bei der HD (Abb. 3) sind alle Mechanismen beteiligt, bei der HF nur die Konvektion/Ultrafiltration. Kleinmolekulare Substanzen (MG < 500, Elektrolyte, Harnstoff, Kreatinin) werden am effektivsten durch Diffusion bei der HD entfernt, höhermolekulare Substanzen (MG < 20.000) am effektivsten durch Konvektion bei der HF. Der Begriff Siebkoeffizient eines Dialysefilters veranschaulicht gut den Grad der Elimination: Siebkoeffizient (= Konzentration Ultrafiltrat/Konzentration Plasma) für Kreatinin ist beispielsweise 1,0 entsprechend einer freien, ungehinderten Filtration, für Albumin wäre dies z. B. 0 (= keinerlei Filtration).

## 8.4 Zugangsmöglichkeiten für extrakorporale Verfahren

Für die Wahl des Gefäßzugangs sind mehrere Faktoren wie das Patientenalter, ANV oder chronische Niereninsuffizienz (CNI), voraussichtliche Dialysedauer und der arterielle Gefäßstatus zu berücksichtigen.

### 8.4.1 Arteriovenöse Fisteln

Spielen bei Intensivpatienten normalerweise keine Rolle! Bei chronischer Dialysepflicht wird vorzugsweise eine sog. **Brescia-Cimino-Fistel** zwischen V. cephalica am Unterarm und A. radialis am nicht dominanten Arm angelegt.

### 8.4.2 Shaldon-Katheter

Ein- oder doppellumige Shaldon-Katheter (Erstbeschreiber Stanley Shaldon) in den Größen 6–13 F (bei Erwachsenen z. B. 8-F-Single-Lumen, 11–13 F bei Doppel-/Triplelumenkatheter) stehen zur Verfügung. Der Shaldon-Katheter wird mittels Seldinger-Technik in großlumige Venen, bevorzugt die V. jugularis interna (Katheterlänge 15–17 cm bei rechter/19–20 cm bei linker V. jugularis interna), eingebracht.

*Wichtige Grundsätze für die Verwendung von Dialysekathetern auf der Intensivstation*

- Das Infektionsrisiko ist für ZVK und Dialysekatheter in der V. femoralis am höchsten, deshalb möglichst die V. jugularis interna verwenden. Großlumige Dialysekatheter in der V. subclavia wegen hohen Risikos venöser Stenosen vermeiden, damit eine spätere Shuntanlage am Arm der betroffenen Seite nicht unmöglich wird.
- In Ausnahmefällen kann die V. subclavia verwendet werden. Manche Autoren argumentieren, dass 1. die Mortalität sehr hoch sei und 2. die Mehrzahl der mit Akutdialyse auf der Intensivstation behandelten Patienten ohnehin nicht dialysepflichtig bleibt, somit das Risiko der Verwendung der V. subclavia akzeptabel sei.
- Getunnelte permanente Katheter („Demers-Katheter") haben ein erheblich niedrigeres Infektrisiko als nicht getunnelte Katheter. Sie werden insbesondere bei Patienten mit absehbar langer Dialysedauer verwendet.
- Die auf der Intensivstation üblichen Standards bei Katheteranlage und -pflege haben eine deutliche Abnahme der Infektraten ermöglicht.

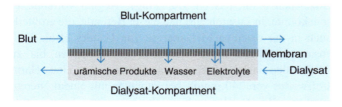

**Abb. 3** Grundprinzip der Hämodialyse mit Blut- und Dialysatfluss im Gegenstromprinzip und Stoffausgleich durch Diffusion und Konvektion

- Bei Nichtgebrauch müssen Dialysekatheter blockiert werden; bisher üblicherweise mit Heparinlösungen. Spezielle Blocklösungen wie Citratlösungen, Mischungen aus Taurolidin und Citrat oder antibiotikahaltige Lösungen weisen eine niedrigere Infektionsrate auf. Die besten Daten gibt es bisher für eine 30 %ige Citratlösung (Weijmer et al. 2005).
- Eine prophylaktische Erneuerung/Wechsel von Shaldon-Kathetern bei fehlenden Infektzeichen ist nicht indiziert.

### 8.4.3 Peritonealdialysekatheter

Akutanlage eines PD-Katheters. Die PD ist in erfahrenen Zentren, besonders zur Behandlung von Kindern, ein alternatives Intensivdialyseverfahren.

## 8.5 Definition und Prinzipien der extrakorporalen Verfahren

### 8.5.1 Hämodialyse (HD)

Der HD-Aufbau besteht aus Blut- (Blutfluss 200–400 ml/min) und Dialysatkreislauf (z. B. 500 ml/min; Abb. 3). Blut wird aus dem Gefäßzugang des Patienten („arterielle Seite" oder „Arterie") durch den Dialysator gepumpt und dem Patienten wieder zurückgegeben („venöse Seite" oder „Vene"). Die Dialysemaschine zeigt Drücke vor der Pumpe (arterieller Druck) und hinter dem Dialysator (venöser Druck) an und erlaubt damit ein Monitoring. Ein Luftdetektor verhindert das Auftreten von Luftembolien.

Im Dialysator, in dem Blut und Dialysat im Gegenstromprinzip (Steigerung der Effektivität) zirkulieren, findet der Stoffaustausch statt. Alle Substanzen mit Konzentrationsgradient zwischen Blut und Dialysat (deren Molekülgrößen nicht zu groß sind) diffundieren durch die Membran. Beispielsweise diffundiert Harnstoff aus dem Blut (Konzentration 150 mg/dl im Serum) ins Dialysat (Harnstoffkonzentration initial 0 mg/dl). Diffusion findet auch in der Gegenrichtung statt, z. B. für Bikarbonat zum Ausgleich der metabolischen Azidose.

Kleinmolekulare Stoffe wie Harnstoff und Kreatinin werden aus dem Blut nach einem einmaligen Durchfluss durch den Dialysator nahezu komplett, d. h. zu ca. 80–90 %, entfernt. Somit beträgt die Clearance von Harnstoff und Kreatinin bei einem Blutfluss von 300 ml/min und einem Dialysatfluss von 500 ml/min ca. 240–270 ml/min. Mit steigendem Molekulargewicht werden Substanzen zunehmend schlechter dialysiert, und bei MG > 5000 ist keine relevante diffusive Clearance zu erzielen. Bei kontinuierlicher HD entspricht die Clearance bei nahezu 100 %iger Sättigung des langsamer laufenden Dialysats weitgehend dem Dialysatfluss.

### 8.5.2 Hämofiltration (HF)

Die HF wird intermittierend oder kontinuierlich durchgeführt. Treibende Kraft ist der arterielle Druck vor dem Dialysefilter und ein Unterdruck auf der Dialysatseite der Membran, wodurch Plasmawasser filtriert wird. Das Filtratvolumen wird abzüglich des geplanten Entzugs hinter oder vor dem Dialysator („Prädilution" oder „Postdilution") durch sterile, isotone, laktat- oder bikarbonatgepufferte Lösungen substituiert.

Für die **kontinuierliche HF** werden niedrige Filtratraten von ca. 20–30 ml/min, aber mit langer Therapiedauer von Tagen (bis Wochen) erzielt (intermittierende HF: Filtratrate, z. B. 100 ml/min, Therapiedauer 3–4 h). In beiden Fällen werden Dialysatoren mit hoher Plasmawasserpermeabilität (High-flux-Filter) eingesetzt.

Mögliche Vorteile der HF gegenüber der HD sind die bessere hämodynamische Stabilität und die gute Elimination von mittelmolekularen Substanzen bis ca. MG 20.000. Die Entfernung des gleichen Flüssigkeitsvolumens durch reine Ultrafiltration/HF (venöse Vasokonstriktion, meist kühle Substitutionslösung) wird hämodynamisch besser toleriert als bei Entfernung durch eine HD (zusätzlich Abnahme der Plasmaosmolalität). Bei infektiösen Patienten (Hepatitis B, C, HIV) erfolgt keine Kontamination der Maschine durch Blut (im Gegensatz zur HD). Nachteile der HF sind höhere Kosten und niedrige Clearance für kleinmolekulare Substanzen.

### 8.5.3 Peritonealdialyse (PD)

Das Peritoneum wird als semipermeable Membran genutzt, Urämietoxine werden in das Dialysat abgegeben:

- akute intermittierende PD mit z. B. 2000 ml Dialysat im stündlichen Wechsel,
- CAPD oder CEPD („chronic or continuous ambulatory peritoneal dialysis" bzw. bei Intensivpatienten „continuous equilibrated PD") mit z. B. 4 × 2000 ml,
- maschinengestützte CCPD („chronic or continuous cyclic peritoneal dialysis"), z. B. mit 15 l Dialysat pro 12 h.

Die Glukosekonzentration im Dialysat ist wichtig für das Ausmaß des Flüssigkeitsentzugs, d. h. je höher die Glukosekonzentration, desto mehr Flüssigkeitsentzug: 1,5 % < 2,5 % < 4 %.

Vorteile der PD sind die hämodynamische Stabilität, die fehlende Antikoagulation und der nicht benötigte Gefäßzugang. Hypokaliämie muss vermieden werden (Standard-PD-Lösungen enthalten kein Kalium, weshalb bei den hohen Dialysatmengen der Akutdialyse Hypokaliämien die Folge sein können; ggf. Kaliumzugabe in die PD-Lösungen). Zu beachten sind mögliche Stoffwechselentgleisungen durch intraperitoneale Glukosezufuhr. Zudem sind erhebliche Aminosäureverluste über das Dialysat zu erwarten.

### 8.5.4 Hämodiafiltration (HDF)

Die HDF setzt sich aus einer HD und gleichzeitiger HF großer Volumina an Plasmawasser (ca. 12–50 l pro Dialyse) zusammen. Sehr gute Elimination von klein- und mittelmolekularen Substanzen durch HDF. Nachteile der HDF sind die notwendige Gerätetechnik und die hohen Kosten der

Substitutionslösungen (diese können zumindest bei intermittierender HDF durch Herstellung im Gerät „HDF online" vermieden werden).

### 8.5.5 Ultrafiltration (UF)

Wenn bei niedrigen Retentionswerten nur die Elimination von Plasmawasser erforderlich ist, kann dies mittels UF erfolgen. Bei der UF wird wie bei der HF Plasmawasser filtriert, jedoch ohne Substitution.

### 8.5.6 Kontinuierliche Dialyseverfahren

Die Nomenklatur ist in Abb. 4 dargestellt. Derzeit am meisten verwendet werden:

- die CVVH („continuous veno-venous hemofiltration"),
- die CVVHD („continuos veno-venous hemodialysis"; Dialysatfluss 1–2 l/h),
- die CVVHDF („continuous veno-venous hemodiafiltration").

Erstes kontinuierliches Verfahren war die CAVH („continuous arterio-venous hemofiltration"), bei der mittels großlumiger Katheter in A. und V. femoralis der Blutdruckunterschied die Filtration von Plasmawasser ermöglicht. Die venovenösen Verfahren (Blutfluss ca. 150–300 ml/min) haben die CAVH weitgehend verdrängt u. a. wegen des Risikos der arteriellen Punktion und der Abhängigkeit von einem suffizienten Blutdruck.

Beachtet werden müssen Glukoseverluste bis 80 g/Tag (aber auch Aufnahme) abhängig von der Dialysatglukosekonzentration (0 oder 100 oder 200 mg/dl). Die Aminosäureverluste betragen bei CVVH 5–15 g/Tag und bei HD 5–10 g/Dialyse. Weiterhin werden z. B. Insulin und Katecholamine eliminiert.

> Eine Antibiotikazusatzdosis nach Dialyse ist nötig für viele Antibiotika.

Zunehmende Bedeutung erlangen die relativ neuen Verfahren:

SLED („sustained oder slow low efficiency dialysis"). Es handelt sich um eine Hämodialyse mit „konventionellen" Hämodialysemaschinen (z. B. Genius) über 8–24 h mit niedrigem Dialysatfluss von z. B. 100 ml/min.

SCUF („slow continuous ultra filtration"): SCUF entfernt bis zu 6 l Flüssigkeit pro Tag ohne Substitutionslösung, außer regulärer Flüssigkeitszufuhr über Ernährung etc. und ist **nicht** bei akuter Hyperkaliämie oder Urämie anwendbar.

### 8.5.7 Hämoperfusion

Blut wird durch eine Kapsel gepumpt, die Aktivkohle oder Austauschharze wie Polystyrol enthält. Prinzip ist eine unspezifische Adsorption von Giftstoffen an Aktivkohle oder Austauschharze zur Behandlung von akuten Vergiftungen mit nicht wasserlöslichen (nicht dialysablen) oder proteingebundenen Giftstoffen (unten).

### 8.5.8 Plasmapherese/Plasmaseparation (PS)

Therapeutischer Plasmaaustausch kann mittels Zentrifugationstechnik in Blutbanken (Problem: Thrombozytopenie) oder mit der unten beschriebenen Membran-PS durchgeführt werden. Die PS entspricht im Prinzip einer HF mit zusätzlicher Filtration von Plasmaproteinen. Die Verwendung großporiger Plasmafilter (MG bis 3 Mio.) ermöglicht die Filtration der Plasmaproteine. Pro Sitzung werden 2,5–5 l Plasma filtriert, das ersetzt werden muss. Dies entspricht dem 1- bis 1,5-fachen Plasmavolumen:

*Berechnung des Plasmavolumens*

$$\text{Plasmavolumen [l]} = 0{,}07 \times \text{Gewicht [kg]} \times (100 - \text{Hämatokrit [\%]})$$

Als Substitutionlösung verwenden wir eine 4- bis 5 %ige Humanalbuminlösung.

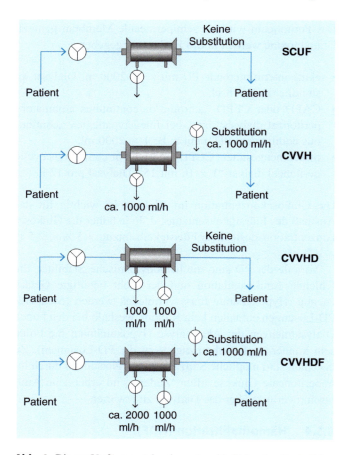

**Abb. 4** Die zur Verfügung stehenden unterschiedlichen kontinuierlichen extrakorporalen Verfahren. SCUF = Ultrafiltration („slow continuos ultrafiltration"), CWH = kontinuierliche venovenöse Hämofiltration, CWHD = kontinuierliche venovenöse Hämodialyse, CWHDF = kontinuierliche venovenöse Hämodiafiltration

Die PS entfernt auch sämtliche Gerinnungsfaktoren, weshalb bei wiederholter PS oder vorbestehender Gerinnungstörung u. U. FFP („fresh frozen plasma") verwendet werden müssen. Üblicherweise wird ein niedriger Blutfluss um 100 ml/min verwendet.

Komplikationen sind sehr viel häufiger mit FFP als mit Humanalbuminlösung (20 % vs. 1,4 %), weshalb FFP nur bei klarer Indikation (HUS, Blutungsproblematik) Verwendung finden sollte. Nebenwirkungen sind citratinduzierte Parästhesien, Muskelkrämpfe, Hypokalzämie, Infektanfälligkeit, Hypotonie, Urtikaria, TRALI und anaphylaktische Reaktionen.

Die Indikation zur PS besteht v. a. in der Entfernung von Autoantikörpern (Myasthenie-Krise, akutes Guillain-Barré-Syndrom, Goodpasture-Syndrom), der Entfernung von freien Leichtketten beim Plasmozytom mit ANV/oder Hyperviskositätssyndrom, weiterhin beim HUS/TTP (Substitution mit FFP!) bzw. der schweren nekrotisierenden Glomulonephritis mit initialer Dialysepflichtigkeit, bei Kryoglobulinämien und Kälteagglutinationserkrakung. Die Anwendung bei der Sepsis ist nicht hinlänglich gesichert (Szczepiorkowski et al. 2007).

## 8.6 Technik der extrakorporalen Nierenersatzverfahren

### 8.6.1 Differenzialindikation der extrakorporalen Verfahren – intermittierend oder kontinuierlich?

Die Entscheidung für die einzelnen Verfahren wird nach praktischen Gesichtspunkten und lokalen Gegebenheiten (z. B. Geräteverfügbarkeit) getroffen, beispielsweise erfolgt bei schwerer Hyperkaliämie zur raschen Senkung des Kaliumspiegels zunächst der Einsatz von HD aufgrund von deren höherer Effektivität. Ein kreislaufinstabiler, beatmeter, anurischer Patient mit einer hohen notwendigen Infusionsmenge wird eher mit einem kontinuierlichen Verfahren versorgt. Beim mobilen Patienten mit hohem Diagnostikbedarf (CT, Angiografie etc.) oder Blutungsrisiko ist eher der Einsatz einer intermittierenden HD zu erwägen.

**Bewertung**
Studien und Metaanalysen zur Frage, ob beim ANV die intermittierende oder die kontinuierliche Nierenersatztherapie überlegen ist, haben keinerlei Vorteile für eines der Verfahren zeigen können. Diese Studien haben belegt, dass nahezu alle Intensivpatienten in gleicher Weise mit beiden Verfahren behandelt werden können. Somit sind intermittierende und kontinuierliche Dialyseverfahren äquivalent (Vinsonneau et al. 2006; Pannu et al. 2008). Allerdings haben intermittierende Dialyseverfahren, insbesondere SLED, auf der Kostenseite meist deutliche Vorteile.

### 8.6.2 Dialysemembranen/Intensität/Substitutionslösung

Die Frage der geeignetsten Dialysemembran zur Behandlung von Patienten mit ANV ist lange und kontrovers geführt worden (u. a. „high-flux" vs. „low-flux", Biokompatibilität). Da inzwischen flächendeckend **biokompatible** Kapillardialysatoren mit synthetischen Membranen aus z. B. Polysulfon oder Polyacrylnitril (PAN, AN69; **Cave:** Keine gleichzeitige Gabe eines ACE-Hemmers wegen des Risikos einer anaphylaktischen Reaktion!) verwendet werden, ist die Biokompatibilität kein Thema mehr. Die noch relevante Frage ist die Wasserpermeabilität, wobei für HF oder CVVH natürlich ausschließlich **High-flux-Membranen** eingesetzt werden können. Aufgrund von theoretischen Vorteilen würden wir (nur bei guter Dialysewasserqualität!) High-flux-Dialysatoren den Vorzug geben.

Die Frage der **Intensität der Dialysetherapie** wurde in mehreren, teilweise erst kürzlich publizierten Arbeiten untersucht. In einer frühen Studie wurde gezeigt, dass eine bessere Dialyseeffektivität bzw. eine häufigere Dialysebehandlung mit einem besseren Patientenüberleben einhergeht (der Kontrollarm war nach heutigen Standards „unterdialysiert"). Die US VA/NIH Acute Renal Failure Network Study (ATN) zeigte an 1124 Patienten mit akutem Nierenversagen beim Vergleich einer weniger intensiven Therapie mit HD oder SLED 3-mal/Woche und CRRT mit 20 ml/kg KG/h im Vergleich zu einer intensiven Therapie mit HD oder SLED 6-mal/Woche (Kt/V von 1,2–1,4) und CRRT mit 35 ml/kg KG/h, dass die Mortalität, die Dauer der Dialysetherapie und die Rate der Erholung der Nierenfunktion identisch waren (Seabra et al. 2008). In der RENAL Replacement Therapy Study der ANZICS Clinical Trial Group (2009) wurde bei 1508 Intensivpatienten gezeigt, dass eine Postdilutions-CVVH mit 40 ml/kg KG/h (ca. 70 l/Tag) gegenüber 25 ml/kg KG/h (ca. 42 l/Tag) Substitutionslösung keinen Vorteil erbrachte.

**Bewertung**
Somit sind intermittierende HD und CRRT in der Versorgung des Intensivpatienten äquivalent. HD sollte jeden 2. Tag angewendet werden (Kt/V 1,2–1,4), und CRRT sollte mindestens 20 ml/kg KG/h Substitutionslösung (Filtrat und Dialysat) verwenden.

Das **Dialysat** bei der Akutdialyse ist in der Regel **zusammengesetzt** aus

- 2,0–4,0 mmol/l $K^+$ (abhängig vom prä-Dialysekaliumwert, u. U. bei massiver Hyperkaliämie vorübergehend ein Dialysatkaliumwert von 1,0 mmol/l),
- 140–145 (150) mmol/l $Na^+$ (die hämodynamische Stabilität ist höher bei hohen Dialysatnatriumkonzentrationen),
- 33–35 mmol/l Bikarbonat (abhängig von der prädialytischen Serumbikarbonatkonzentration; zum Ausgleich der metabolischen Azidose),

- 1,5–1,75 mmol/l $Ca^{2+}$ (bei Patienten mit prädialytischer Hypokalzämie) bzw. 1,25–1,5 mmol/l $Ca^{2+}$ (bei Patienten mit Normokalzämie) bzw. 1,0–1,25 mmol/l $Ca^{2+}$ (bei Hyperkalzämie),
- 0,5–1,0 mmol/l $Mg^{2+}$, 100 mg/dl Glukose.

Vermeidung der **intradialytischen Hypotonie** beim intensivpflichtigen Patienten mit ANV mit folgenden Maßnahmen:

- möglichst niedrige Ultrafiltrationsrate durch längere oder häufigere HD-Behandlungen,
- hohes Dialysatnatrium und/oder Dialysatnatriumprofile (zu Beginn der Behandlung z. B. 160 mmol/l),
- niedrigere Dialysattemperatur, z. B. 35 °C,
- höheres Dialysatkalzium,
- Einsatz des $\alpha_1$-adrenergen Agonisten Midodrin,
- Einsatz von SLED oder CRRT-Verfahren.

### 8.6.3 Antikoagulation

Ein extrakorporales Dialyseverfahren erfordert in aller Regel eine Antikoagulation. **Unfraktioniertes Heparin** wird als Bolus von 1000–3000 IE (1000–2000 IE bei kontinuierlichem Verfahren) zu Beginn der Behandlung verabreicht, eine anschließende Gabe von 500–2000 IE/h (300–500 IE/h bei kontinuierlichem Verfahren) über Perfusor wird mit der ACT („activated clotting time") überwacht. Die ACT sollte 150–200 s („minimal dose heparin") betragen, die PTT etwa 60–80 s. **Niedermolekulares Heparin** wird bei der ambulanten Dialyse mit standardisierten Schemata verwendet, allerdings ist im Intensivbereich das schwierige Monitoring des Anti-Faktor-Xa-Spiegels nachteilig, und das Kumulationsrisiko bei Niereninsuffizienz ist hoch.

Als Alternative zur systemischen Antikoagulation hat sich in den letzten Jahren die regionale Antikoagulation mit **Citrat** besonders bei Kontraindikation einer systemischen Antikoagulation (frische Operation etc.) etabliert (Morgera et al. 2004; Oudemans-van Straaten et al. 2009). Citrat bildet mit Kalzium Kalzium-Citrat-Komplexe, und der konsekutive Abfall des freien Kalziums im Plasma bewirkt die Gerinnungshemmung. Häufig wird zur Unterstützung dieses Effektes kalziumfreies Dialysat verwendet. Die Kalzium-Citrat-Komplexe werden über den Dialysator entfernt. Im Prinzip wird also vor dem Dialysator eine Natrium-Citrat-Lösung infundiert (zwischen 4 % und 30 % Citrat), hinter dem Dialysator wird 10 %iges Kalziumchlorid substituiert.

Inzwischen wurde bei CVVH-Geräten mehrerer Anbieter die notwendige Software für die Citratantikoagulation entwickelt. Diese CVVH-Geräte überwachen die Kopplung zwischen Blutpumpe, Citratpumpe und Kalziumpumpe. Kontrollen von Serumkalzium und Serumbikarbonat müssen regelmäßig erfolgen. Nebenwirkungen der Citratantikoagulation umfassen Hypokalzämie, Hyperkalzämie, Hypernatriämie, metabolische Alkalose. Da Citrat hepatisch zu Bikarbonat metabolisiert wird, ist die Anwendung bei Leberinsuffizienz kontraindiziert (Citratintoxikation u. U. erkennbar an metabolischer Azidose). Vergleichende Studien bei Intensivpatienten ergaben weniger Blutungskomplikationen und längere Filterüberlebenszeiten mit der Citratantikoagulation im Vergleich zu Heparin.

Im Gegensatz zur Citratantikoagulation ist die **regionale Heparinisierung** mit Antagonisierung des Heparins durch **Protamin** nach dem Filter problematisch, da es nach Abbau des Protamins (kurze Halbwertszeit) häufig zu einer erneuten biologischen Aktivität des Heparins (längere Halbwertszeit) mit entsprechenden Blutungskomplikationen kommt.

Ferner kann eine sog. **heparinfreie HD** („no heparin hemodialysis") durchgeführt werden bei der Dialysator und Blutschlauchsystem vor Dialysebeginn mit einer Heparinlösung (2000–5000 IE Heparin/l 0,9 % NaCl) durchspült („geprimed") werden. Darüber hinaus müssen hohe Blutflüsse von 250–500 ml/min eingehalten werden, und der Dialysator wird alle 15–30 min mit 25 ml 0,9 % NaCl durchspült („Flush"). Dieses Verfahren kann bei bis zu 90 % der Intensivpatienten erfolgreich angewendet werden, ist allerdings sehr personalaufwendig.

Bei **heparininduzierter Thrombozytopenie (HIT II)** kann zur Dialysebehandlung auch eine Citratantikoagulation erfolgen. Allerdings wird bei HIT II in der Regel auch in den dialysefreien Intervallen eine Antikoagulation benötigt. Hier sollte vorzugsweise Argatroban zur Antikoagulation eingesetzt werden. Erfreulicherweise kumuliert Argatroban nicht bei Niereninsuffizienz. Vorgeschlagene Argatroban-Dosierung bei der Hämodialyse ist 250 µg/kg KG als Bolus zu Dialysebeginn und Wiederholung nach 2 h. Alternativ kann Danaparoid eingesetzt werden. Hingegen ist die Verwendung von Hirudin bei extrakorporalen Dialyseverfahren aufgrund seiner stark verlängerten Halbwertzeit bei Niereninsuffizienz und fehlenden zuverlässigen Tests sehr problematisch. Bei HIT II werden als Katheterblocklösungen Urokinase, TPA oder 30 %ige Citratlösung eingesetzt.

## 8.7 Extrakorporale Verfahren bei Intoxikationen

Der Einsatz von HD, Hämoperfusion oder PS ist nur sinnvoll, wenn eine biologisch relevante Menge des Giftstoffes entfernt wird, und nur bei schweren Intoxikationen mit z. B. progressiver Zustandsverschlechterung, oder wenn die gemessenen Toxinspiegel/die eingenommene Toxinmenge einen ungünstigen Verlauf als möglich erscheinen lassen.

### 8.7.1 HD/HF

Die Dialysierbarkeit eines Giftes wird bestimmt durch seine physikalischen Eigenschaften. Das Gift muss wasserlöslich sein und ein niedriges Molekulargewicht (MG < 500) besitzen. Es sollte keine hohe Proteinbindung aufweisen und ein niedriges Verteilungsvolumen (< 1 l/kg KG) besitzen, d. h. nicht intrazellulär gebunden oder im Fettgewebe gespeichert werden. HD kommt z. B. bei Vergiftungen mit erheblichen Mengen von Alkoholen (Äthanol, Isopropanol, Aceton, Methanol, Äthylenglykol), Barbituraten, Chloralhydrat, Theophyllin, Lithium, Bromiden, Procainamid, Atenolol, Sotalol oder Salicylaten in Frage.

### 8.7.2 Hämoperfusion

Durch Hämoperfusion können auch proteingebundene Substanzen mit hohem Molkulargewicht entfernt werden. Die Substanz muss in dem erreichbaren Kompartment (Blut) in großen Mengen vorliegen und darf kein großes Verteilungsvolumen besitzen, bzw. der zunächst nicht erreichbare Anteil muss rasch mit dem Blut äqualibrieren. Dies trifft z. B. für Theophyllin, Koffein, Paracetamol, Diphenylhydramin, Disopyramid, Procainamid, Carbamazepin, Phenytoin, Valproinsäure, Barbiturate (Phenobarbital, Primidon), Sedativa/Hypnotika (Meprobamat, Methaqualon, Glutethimid), Chloralhydrat, Chloramphenicol, Dapson, Paraquat, Tetrachlormethan (CCL4) und Knollenblätterpilztoxine zu.

### 8.7.3 Plasmaseparation

Das Prinzip ist die Filtration großmolekularer Substanzen mit hoher Eiweißbindung und kleinem Verteilungsvolumen. Die Plasmaseparation wird angewendet bei Vergiftung z. B. mit Digitoxin, Phenylbutazon, Benzodiazepinen, Valproinsäure, Botulinustoxin, Knollenblätterpilztoxinen.

> Die Details über die klinische Wirksamkeit von extrakorporalen Verfahren für einzelne Gifte sind in Standardwerken wie dem Giftindex nachzuschlagen bzw. über die Giftnotrufzentralen zu erfragen.

## Literatur

ACT Investigators (2011) Acetylcysteine for prevention of renal outcomes in patients undergoing coronary and peripheral vascular angiography. Main results from the Randomized Acetylcysteine for Contrast-Induced Nephropathy Trial (ACT). Circulation 124: 1250–1259

Baker RJ, Pusey CD (2004) The changing profile of acute tubulointerstitial nephritis. Nephrol Dial Transplant 19:8–11

Barbar SD, Clere-Jehl R, Bourredjem A, Hernu R, Montini F, Bruyère R et al (2018) Timing of renal-replacement therapy in patients with acute kidney injury and sepsis. N Engl J Med 379:1431–1442

Bellomo R, Chapman M, Finfer S, Hickling K, Myburgh J (2000) Low-dose dopamine in patients with early renal dysfunction: a placebo-controlled randomised trial. Lancet 356:2139–2143

Bellomo R, Ronco C, Kellum JA, Mehta R, Palevsky P, for the ADQI workgroup (2004) Acute renal failure-definition, outcome measures, animal models, fluid therapy and information technology needs: the Second International Consensus Coference of the Acute Dialysis Quality Initiative (ADQI) Group. Crit Care 8:R204–R212

Bhandari S, Turney JH (1996) Survivors of acute renal failure who do not recover renal function. QJM 89:415–421

Bourgoin A, Leone M, Delmas A, Garnier F, Albanèse J, Martin C (2005) Increasing mean arterial pressure in patients with septic shock: effects on oxygen variables and renal function. Crit Care Med 33:780–786

Brunkhorst FM, Engel C, Bloos F, for the German Competence Network Sepsis (SepNet) et al (2008) Intensive insulin therapy and pentastarch resuscitation in severe sepsis. N Engl J Med 358:125–139

Cockcroft DW, Gault MH (1976) Prediction of creatinine clearance from serum creatinine. Nephron 16:31–41

Davenport MS, Khalatbari S, Cohan RH, Dillman JR, Myles JD, Ellis JH (2013) Contrast material-induced nephrotoxicity and intravenous low-osmolality iodinated contrast material: risk stratification by using estimated glomerular filtration rate. Radiology 268:719–728

Fiaccadori E, Parenti E, Maggiore U (2008) Nutritional support in acute kidney injury. J Nephrol 21:645–656

Finfer S, Bellomo R, Boyce N, French J, Myburgh J, Norton R (2004) A comparison of albumin and saline for fluid resuscitation in the intensive care unit. N Engl J Med 350:2247–2256

Friedrich JO, Adhikari N, Herridge MS, Beyene J (2005) Meta-analysis: low-dose dopamine increases urine output but does not prevent renal dysfunction or death. Ann Intern Med 142:510–524

Gaudry S, Hajage D, Schortgen F, Martin-Lefevre L, Pons B, Boulet E et al (2016) Initiation strategies for renal-replacement therapy in the intensive care unit. N Engl J Med 375:122–133

Gaudry S, Hajage D, Benichou N, Chaïbi K, Barbar S, Zarbock A et al (2020) Delayed versus early initiation of renal replacement therapy for severe acute kidney injury: a systematic review and individual patient data meta-analysis of randomised clinical trials. Lancet 395(10235):1506

Gaudry S, Hajage D, Martin-Lefevre L, Lebbah S, Louis G, Moschietto S et al (2021) Comparison of two delayed strategies for renal replacement therapy initiation for severe acute kidney injury (AKIKI 2): a multicentre, openlabel, randomised, controlled trial. Lancet 397: 1293–1300

Guerin C, Girard R, Selli JM, Ayzac L (2002) Intermittent versus continuous renal replacement therapy for acute renal failure in intensive care units: results from a multicenter prospective epidemiological survey. Intensive Care Med 28:1411–1418

Ho KM, Sheridan DJ (2006) Meta-analysis of frusemide to prevent or treat acute renal failure. BMJ 333:420

Hoste EA, Clemont G, Kersten A et al (2006) RIFLE criteria for acute kidney injury are associated with hospital mortality in critically ill patient: a cohort analysis. Crit Care 10:R73

Hoste EA, Bagshaw SM, Bellomo R et al (2015) Epidemiology of acute kidney injury in critically ill patients: the multinational AKI-EPI study. Intensive Care Med 41:1411–1423

Kellum JA (2008) Defining and classifying AKI: one set of criteria. Nephrol Dial Transplant 23:1471–1472

Khadzhynov D, Schmidt D, Hardt J, Rauch G, Gocke P, Eckardt KU, Schmidt-Ott KM (2019) The Incidence of Acute Kidney Injury and Associated Hospital Mortality. Dtsch Arztebl Int 116:397–404

Kurana A, McLean L, Atkinson S et al (2008) The effect of oral sodium phosphate drug products on renal function in adults undergoing bowel endoscopy. Arch Intern Med 168:593–597

Lameire N, Van Biesen W, Vanholder R (2005) Acute renal failure. Lancet 354:417–430

Levey AS, Bosch JP, Lewis JB et al (1990) A more accurate method to estimate glomerular filtration rate form serum creatinine: a new prediction equation. Modification of Diet in Renal Disease Study Group. Ann Intern Med 130:461–470

Levey AS, Stevens LA, Schmid CH et al (2009) A new equation to estimate glomerular filtration rate. Ann Intern Med 150:604–612

Liano F, Junco E, Pascual J, Madero R, Verde E (1998) The spectrum of acute renal failure in the intensive care unit compared with that seen in other settings. Kidney Int Suppl 66:S16–S24

McCullough PA, Shaw AD, Haase M et al (2013) Diagnosis of acute kidney injury using functional and injury biomarkers: workgroup statements from the tenth acute dialysis quality initiative consensus conference. Contrib Nephrol 182:13–29

Mehta RL, Kellum JA, Shah SV, Molitoris BA, Ronco C, Warnock DG, Levin A (2007) Acute Kidney Injury Network. Report of an initiative to improve outcomes in acute kidney injury. Crit Care 11:R31

Morgera S, Scholle C, Melzer C et al (2004) A simple, safe and effective citrate anticoagulation protocol for the genius dialysis system in acute renal failure. Nephron Clin Pract 98:c35–c40

Myburgh JA, Finfer S, Bellomo R et al (2012) Hydroxyethyl Starch or Saline for Fluid Resuscitation in Intensive Care. N Engl J Med 367:1901–1911

Newhouse JH, Kho D, Rao QA, Starren J (2008) Frequency of serum creatinine changes in the absence of iodinated contrast material: implications for studies of contrast nephrotoxicity. AJR Am J Roentgenol 191:376–382

Oudemans-van Straaten HM, Bosman RJ, Koopmans M et al (2009) Citrate anticoagulation for continuous venovenous hemofiltration. Crit Care Med 37:545–552

Pannu N, Klarenbach S, Wiebe N et al (2008) Renal replacement therapy in patients with acute renal failure: a systematic review. JAMA 299:793–805

Perel P, Roberts I (2007) Colloids versus crystalloids for fluid resuscitation in critically ill patients. Cochrane Database Syst Rev 4: CD000567

Prins JM, Buller HR, Kuijper EJ, Tange RA, Speelman P (1993) Once versus thrice daily gentamicin in patients with serious infections. Lancet 341:335–339

Seabra VF, Balk EM, Liangos O, Sosa MA, Cendoroglo M, Jaber BL (2008) Timing of renal replacement therapy initiation in acute renal failure: a meta-analysis. Am J Kidney Dis 52:272–284

Seabra VF, Alobaidi S, Balk EM, Poon A, Jaber BL (2010) Off-pump coronary artery bypass surgery and acute kidney injury: a meta-analysis of randomized controlled trials. Clin J Am Soc Nephrol 5:1734–1744

Siew ED, Ware LB, Gebretsadik T et al (2009) Urine neutrophil gelatinase-associated lipocalin moderately predicts acute kidney injury in critically ill adults. J Am Soc Nephrol 20:1823–1832

Stevens LA, Schmid CH, Greene T et al (2009) Factors other than glomerular filtration rate affect serm cystatin C levels. Kidney Int 75:652–660

Susantitaphong P, Cruz DN, Cerda J, Abulfaraj M, Alqahtani F, Koulouridis I, Jaber BL, Acute Kidney Injury Advisory Group of the American Society of Nephrology (2013) World incidence of AKI: a meta-analysis. Clin J Am Soc Nephrol 8:1482–1493

Szczepiorkowski ZM, Bandarenko N, Kim HC et al (2007) Guidelines on the use of therapeutic apheresis in clinical practice: evidence-based approach from the Apheresis Applications Committee of the American Society for Apheresis. J Clin Apher 22:106–175

The RENAL Replacement Therapy Study Investigators (2009) Intensity of continuous renal-replacement therapy in critically ill patients. N Engl J Med 361:1627–1638

The STARRT-AKI Investigators (2020) Timing of initiation of renal-replacement therapy in acute kidney injury. N Engl J Med 383:240–251

Vaidya VS, Ferguson MA, Bonventre JV (2008) Biomarkers of acute kidney injury. Annu Rev Pharmacol Toxicol 48:463–493

Vinsonneau C, Camus C, Combes A et al (2006) Continuous venovenous haemodiafiltration versus intermittent haemodialysis for acute renal failure in patients with multiple-organ dysfunction syndrome: a multicentre randomised trial. Lancet 368:379–385

Weijmer MC, van den Doprel MA, Van de Ven PJ et al (2005) Randomized, clinical trial comparison of trisodium citrate 30 % and heparin as catheter-locking solution in hemodialysis patient. J Am Soc Nephrol 16:2769–2777

Zarbock A, Kellum JA, Schmidt C, Aken HV, Wempe C, Pavenstädt H et al (2016) Effect of early vs delayed initiation of renal replacement therapy on mortality in critically Ill patients with acute kidney injury: the ELAIN randomized clinical trial. JAMA 315:2190–2199

Zarychanski R, Abou-Setta AM, Turgeon AF et al (2013) Association of hydroxyethyl starch administration with mortality and acute kidney injury in critically ill patients requiring volume resuscitation. A systematic review and meta-analysis. JAMA 309:678–688

Teil XII

# Infektionen

# Antibiotika, Antibiotikaprophylaxe und Antimykotika in der Intensivmedizin

Nils Wetzstein, Janne J. Vehreschild und Maria J. G. T. Vehreschild

## Inhalt

**1 Antibiotikatherapie** ... 1201
1.1 Einleitung ... 1201
1.2 Look at your patient ... 1202
1.3 Listen to your hospital ... 1203
1.4 Hit hard (and early) ... 1203
1.5 Get to the point ... 1204
1.6 Focus, focus, focus ... 1206
1.7 Sonstige Aspekte ... 1206

**2 Antibiotikaprophylaxe** ... 1208
2.1 Perioperative Antibiotikaprophylaxe ... 1208
2.2 Antiinfektivaprophylaxen bei besonderen Patientenkollektiven ... 1209

**3 Antimykotische Therapien** ... 1209
3.1 Epidemiologie ... 1209
3.2 Empirische Therapie ... 1210
3.3 Gezielte Therapie ... 1211

**Literatur** ... 1211

## 1 Antibiotikatherapie

### 1.1 Einleitung

Die antiinfektive Therapie auf der Intensivstation nimmt häufig eine eminente Rolle im Gesamtbehandlungskonzept ein und ist gleichzeitig mit multiplen Problemen behaftet, welche im behandelten Patientenkollektiv begründet liegen. Kritisch kranke Patienten erfordern in den meisten Fällen eine schnell eingeleitete kalkulierte Therapie, wenn es Hinweise auf eine akute Infektion gibt. Zudem resultieren bei Intensivpatienten aus den zum Intensivaufenthalt führenden Erkrankungen, wie zum Beispiel dem septischen oder kardiogenen Schock, oft verschiedene Organausfälle. Diese führen wiederum zu Verschiebungen der Verteilungsvolumina und somit zu Besonderheiten in Pharmakodynamik und -kinetik, welche zusätzliche Probleme bei der optimalen Auswahl der antiinfektiven Therapie aufwerfen können (Campion und Scully 2018). In diesem einleitenden Kapitel zur Infektiologie soll ein Überblick zur Antibiotikatherapie, -prophylaxe, sowie antimykotischen Therapien in der Intensivmedizin gegeben werden. Auf die spezifischen Infektionen wird in den jeweiligen Kapiteln eingegangen.

Die häufigsten infektiologischen Krankheitsbilder auf der Intensivstation sind die Sepsis und die ambulant erworbene Pneumonie, welche weiterhin mit einer signifikanten Mortalität assoziiert sind (Cecconi et al. 2018; Theilacker et al. 2021). Zudem stellen ventilatorassoziierte Pneumonien bei Langzeitbeatmung sowie katheterassoziierte Blutstrominfektionen bei einliegendem Fremdmaterial weitere infektiologische Problemfelder dar (Papazian et al. 2020). In den meisten Fällen ist bei Einleitung einer antiinfektiven Therapie der Erreger unbekannt, sodass diese zunächst kalkuliert erfolgen muss.

N. Wetzstein · M. J. G. T. Vehreschild (✉)
Medizinische Klinik II, Infektiologie, Universitätsklinikum Frankfurt, Goethe-Universität, Frankfurt am Main, Deutschland
E-Mail: Nils.Wetzstein@kgu.de; Maria.Vehreschild@kgu.de

J. J. Vehreschild
Medizinische Klinik I, Infektiologie, Uniklinik Köln, Köln, Deutschland
E-Mail: janne.vehreschild@uni-koeln.de

In Bezug auf die Therapie der ventilatorassoziierten Pneumonie stellten Sandiumenge et al. 2003 die sog. „*Tarragona-Strategie*" vor (Sandiumenge et al. 2003), welche sich auch allgemein auf das Vorgehen zur Einleitung und Verwendung antiinfektiver Therapien auf der Intensivstation übertragen lässt. Sie beinhaltet 5 Leitsätze, anhand derer wir die grundsätzlichen Strategien der Antibiotikatherapie auf Intensivstationen erläutern möchten:

- „look at your patient"
- „listen to your hospital"
- „hit hard (and early)"
- „get to the point"
- „focus, focus, focus"

Grundsätzlich sollten im Rahmen dieser Strategie die Grundsätze des sog. antimikrobiellen Stewardships (ABS) berücksichtigt werden. Das AMS befasst sich mit dem rationalen Einsatz von Antiinfektiva, um der zunehmenden Resistenzentwicklung entgegen zu wirken. Hierfür kommt optimalerweise ein interdisziplinäres Team zum Einsatz (Infektiologen, Mikrobiologen, Apotheker, ABS-Experten). Mittels lokaler Verbrauchsstatistiken, Überprüfung von Antiinfektivaindikationen sowie gemeinschaftlicher Diskussion von komplexen infektiologischen Fällen können somit Antibiotikaverbrauch und Resistenzentwicklung positiv beeinflusst werden (de With et al. 2018; Pickens und Wunderink 2019). Auch auf der Intensivstation nimmt dieses Konzept eine wichtige Rolle ein (Campion und Scully 2018). Hier können beispielsweise durch einen Infektiologen begleitete ABS-Visiten, hausinterne Antibiotikaleitlinien, interdisziplinäre Fallkonferenzen oder auch die Restriktion der Ausgabe von Reservesubstanzen durch das ABS-Team (sog. „Stop-Order") eingesetzt werden.

## 1.2 Look at your patient

Wie in jeder Behandlungssituation steht die klinische Untersuchung an erster Stelle. Auf ihrer Basis lässt sich im Idealfall der klinische Fokus bereits eingrenzen. Häufig im Kontext einer intensivmedizinischen Behandlung sind pulmonale Infektionen, Harnwegsinfektionen sowie katheterassoziierte Infektionen und Blutstrominfektionen (NRZ-KISS 2016). Wegen letzterer sollten einliegendes Fremdmaterial und Katheter klinisch inspiziert und gegebenenfalls gewechselt werden.

In die Auswahl der kalkulierten Antibiotikatherapie sollten auch intrinsische und extrinsische Risikofaktoren für eine Infektion mit multiresistenten Erregern einbezogen werden. Dabei ist zu beachten, dass ein großer Anteil der Infektionen, die auf der Intensivstation behandelt werden, durch Erreger ausgelöst werden, die aus der eigenen Mikrobiota (Gesamtheit der Mikroorganismen, die einen Menschen kolonisieren) des Patienten stammen. Grundsätzlich besteht besonders bei solchen Patienten ein erhöhtes Risiko für eine Progression von einer Kolonisierung zur Infektion, die in den letzten Wochen und Monaten relevant gegenüber Antibiotika exponiert worden sind, sodass es zu einer Selektion und Überwucherung von potenziellen Pathogenen innerhalb der eigenen Mikrobiota kommen konnte. In der Regel sind dies Patienten mit schweren und/oder chronischen Komorbiditäten und/oder einer Immunsuppression. Entsteht dann bei diesen Patienten eine Barrierestörung, die das Eindringen der Pathogene in den Organismus ermöglicht, z. B. durch Operationen, Chemotherapien, Fremdkörper oder Traumata, so kann es auf Basis der bestehenden Kolonisierung zu einer invasiven Infektion kommen. Ein weiterer zentraler Aspekt ist in diesem Zusammenhang der Aufenthalt des Patienten in einem Umfeld, in dem multiresistente Erreger mit einer hohen Wahrscheinlichkeit überhaupt initial erworben werden können. Dazu zählen z. B. wiederholte Klinikaufenthalte in der Vergangenheit (unter anderem Intensivaufenthalte), die Unterbringung in Pflegeeinrichtungen, sowie der Aufenthalt in Ländern mit einer besonders hohen Rate an multiresistenten Erregern (KRINKO (Kommission für Krankenhaushygiene und Infektionsprävention) 2012; Raman et al. 2018).

Ergänzend sollten vorherige mikrobiologische Befunde, wie Abstriche, Punktate und Ähnliches beurteilt werden. Ist schon eine Besiedlung durch multiresistente Erreger bekannt, können diese unter Umständen auch für die aktuelle Infektion verantwortlich sein. Dies muss bei einem fehlenden Therapieansprechen in Betracht gezogen werden. Allerdings ist von einer generellen Behandlung bloßer Abstrichergebnisse ohne passenden klinischen Fokus abzuraten.

Schließlich sind auch andere anamnestische Faktoren wie die Reiseanamnese (z. B. Typhus nach Indienaufenthalt; Scaggs Huang und Schlaudecker 2018), berufliche oder freizeitliche Exposition (z. B. *Leptospirose* bei Kanalarbeitern; Haake und Levett 2015) oder Haustiere (z. B. *Bartonella henselae* als Erreger der Katzenkratzkrankheit; Okaro et al. 2021) mit in Betracht zu ziehen. Allerdings nehmen diese Erwägungen in der Akutsituation nur in seltenen Fällen einen Einfluss auf die kalkulierte Antiinfektivatherapie.

Patienten mit Immunsuppression bedürfen nicht nur wegen ihres Risikos mit multiresistenten Erregern einer besonderen Aufmerksamkeit. Opportunistische Erreger können hier schwerwiegende Infektionen hervorrufen (z. B. *Pneumocystis-jirovecii*-Pneumonie bei (Humanes Immundefizienz-Virus) HIV-Patienten; DAIG 2014), oder Mukormykose bei neutropenen Patienten nach Stammzelltransplantation (Reid et al. 2020), s. unten). In solchen Situationen ist meist die Konsultation eines Infektiologen hilfreich und notwendig.

## 1.3 Listen to your hospital

### 1.3.1 Antibiotikaresistenzen

Für die Auswahl des geeigneten Antibiotikums ist die Beurteilung der lokalen Resistenzlage zum Beispiel durch die Anfertigung lokaler Resistenzstatistiken von großer Relevanz. Diese wird maßgeblich durch den jeweiligen Antibiotikaverbrauch beeinflusst. Während in den vergangenen Jahren in Deutschland ein Rückgang der Infektionsraten mit MRSA (Methicillin-resistenter Staphylococcus aureus) verzeichnet werden konnte (Robert-Koch-Institut 2021b), nehmen Besiedlungen und Infektionen durch multiresistente gramnegative Erreger (MRGN) kontinuierlich zu (Kaspar et al. 2015). Es folgt eine kurze Vorstellung der wichtigsten multiresistenten Erreger.

### 1.3.2 Gramnegative multiresistente Erreger

Multiresistente gramnegative Erreger sind auch auf der Intensivstation ein zunehmendes Problem. Dabei sind insbesondere Enterobakterien (z. B. *E. coli, Klebsiella* und *Enterobacter* spp.) sowie die Nonfermenter (z. B. *Pseudomonas, Stenotrophomonas* und *Acinetobacter* spp.) von zentraler Bedeutung und weisen in zunehmendem Maße Resistenzen gegen gängige Antiinfektiva auf. Diese werden im Falle der Enterobakterien insbesondere durch β-Laktamasen (teilweise plasmidgebunden, z. B. *oxa48*) vermittelt (Evans und Amyes 2014). Nonfermenter tragen hingegen viele Resistenzmechanismen bereits in ihrem genetischen Code, die aber erst im Zuge eines Selektionsdruckes unter Antibiotikatherapie aktiviert werden. Diese können dann noch durch erworbene Resistenzeigenschaften ergänzt werden (Peleg und Hooper 2010). Aufgrund der potenziellen Dynamik im Resistenzspektrum dieser Erreger sollte im Falle von deren Nachweis und im Kontext einer rezidivierenden oder refraktären Infektion in regelmäßigen Abständen ein erneuter Nachweisversuch erfolgen. Grundsätzlich wird in Deutschland auf vielen mikrobiologischen Befunden und zur Steuerung von Hygienemaßnahmen für die Beschreibung von multiresistenten gramnegativen Erregern die KRINKO-Definition genutzt. Diese lässt eine Einteilung anhand von 4 Antibiotikaklassen zu: Fluorchinolone, Cephalosporine, Acylaminopenizilline, sowie Carbapeneme (Tab. 1) (KRINKO 2012). Bei Resistenz gegenüber 3 dieser Gruppen spricht man von einem 3MRGN-Erreger, bei Resistenz gegenüber allen 4 Antibiotikagruppen von einem 4MRGN. Eine Besiedlung mit einem MRGN-Erreger ist bei der kalkulierten antiinfektiven Therapie, insbesondere bei immungeschwächten Patienten, mit in die Auswahl des Antibiotikums einzubeziehen. Besiedlungen mit diesen Erregern sind zum Beispiel in hämatologischen Hochrisikokollektiven mit dem Auftreten von Blutstrominfektionen durch diese Erreger sowie mit einer erhöhten Mortalität assoziiert (Scheich et al. 2018).

### 1.3.3 Grampositive multiresistente Erreger

Der methicillinresistente *Staphylococcus aureus* (MRSA) weist eine Resistenz gegenüber β-Laktam-Antibiotika auf (Lakhundi und Zhang 2018). Somit können Cefazolin oder Flucloxacillin, welche als Therapie der Wahl bei *S.-aureus*-Infektionen empfohlen sind, für die Therapie eines MRSA nicht eingesetzt werden. Wirksame Antiinfektiva sind hingegen zum Beispiel Vancomycin, Rifampicin, Linezolid oder Daptomycin (Brodt 2013).

Die Nachweishäufigkeit von vancomycinresistenten Enterokokken (VRE) ist zuletzt deutschlandweit gestiegen (Anteil vancomycinresistenter *Entercoccus faecium* von 11,2 % im Jahr 2014 auf 26,1 % im Jahr 2017). Im Jahr 2019 waren mehr als 20 % der *E.-faecium*-Isolate gegenüber Vancomycin resistent (Robert-Koch Institut 2021a). Die zwei relevantesten Resistenztypen sind VanA (vancomycin- und teicoplaninresistent) sowie VanB (vancomycinresistent aber teicoplaninsensibel) (Klare et al. 2012). Erfreulicherweise liegt der relative Anteil von gleichzeitig vancomycin- und teicoplaninresistenten Enterokokken noch unter 1 %. Die Mehrzahl der Isolate ist in Deutschland hingegen dem VanB-Typ zuzuordnen. Dies macht im Falle einer Infektion eine alternative antiinfektive Therapie mit Teicoplanin oder zum Beispiel Linezolid notwendig.

## 1.4 Hit hard (and early)

Für die erfolgreiche antiinfektive Therapie einer Sepsis ist ein schnelles Vorgehen notwendig. So konnten verschiedene Studien zeigen, dass bereits eine Verzögerung der Antibiotikatherapie um eine einzige Stunde eine deutlich erhöhte Mortalität zur Folge hat (1–7 %) (Kumar et al. 2006; Ferrer

**Tab. 1** Antibiotikagruppen und jeweilige Leitantibiotika nach KRINKO-Definition für multiresistente gramnegative Erreger. (KRINKO 2012)

| Antibiotikagruppe | Leitantibiotikum | Enterobakterien | | P. aeruginosa | | A. baumanii | |
| --- | --- | --- | --- | --- | --- | --- | --- |
| | | 3MRGN | 4MRGN | 3MRGN | 4MRGN | 3MRGN | 4MRGN |
| Fluorchinolone | Ciprofloxacin | R | R | Nur eine Substanz wirksam | R | R | R |
| Cephalosporine | Cefotaxim/Ceftazidim | R | R | | R | R | R |
| Acylaminopenicillene | Piperacillin | R | R | | | R | R |
| Carbapeneme | Imi-/Meropenem | S | R | | R | S | R |

*MRGN* multiresistente gramnegative Erreger, *R* resistent, *S* sensibel

et al. 2014; Bloos et al. 2017). Bei einer schweren Infektion, insbesondere der Sepsis, sollte somit die Antibiotikagabe innerhalb der 1. Stunde erfolgen. Der Leitsatz „hit hard" beinhaltet zudem die Notwendigkeit der Verwendung einer breit wirksamen antiinfektiven Therapie bis zum Erhalt etwaiger Erregernachweise. Hier sollten Substanzen eingesetzt werden, die in ihrem Spektrum dem Erregerspektrum des vermuteten Fokus und der Wahrscheinlichkeit für das Vorliegen von multiresistenten Erregern gerecht werden. Gegebenenfalls müssen in einer solchen Situation auch Kombinationstherapien ausgewählt werden (Tab. 2). Eine antiinfektive Therapie mit nur schmalem Spektrum ist in dieser Situation nicht sinnvoll. Eine Anpassung kann nach dem Erhalt eventueller Erregernachweise oder neuer klinischer oder diagnostischer Hinweise auf einen Fokus erfolgen.

Um einen zeitigen Einsatz von antiinfektiver Therapie zu gewährleisten, wurde in einigen Notarztstandorten sogar zeitweilig der Einsatz von „Sepsis-Kits", bestehend aus Breitbandantibiotikum und Blutkulturflaschen, propagiert. Diese erlauben eine präklinische Diagnostik und antiinfektive Therapie. Dies hat sich allerdings bis dato nicht durchgesetzt.

## 1.5 Get to the point

Eine unterdosierte antiinfektive Therapie muss beim Intensivpatienten unbedingt verhindert werden. In diesem Zusammenhang gilt grundsätzlich der Leitsatz: „Überleben vor Nierenfunktion". Allerdings sind bei hochgradig eingeschränkter GFR (glomeruläre Filtrationsrate) ausgeprägt nephrotoxische Substanzen primär zu vermeiden bzw. einer sorgfältigen Kosten-Nutzen-Abwägung zu unterziehen. Insbesondere bei den β-Laktam-Antbiotika oder Vancomycin

**Tab. 2** Wirksamkeitsspektren der wichtigsten Antiinfektiva. Die Tabelle stellt die im Rahmen einer empirischen Therapie zu erwartenden Spektren häufig genutzter Antibiotika mit Bezug auf den grampositiven (*blau*) und gramnegativen Bereich (*rot*) dar. Im *grünen* Bereich kann eine Wirksamkeit in der Regel erwartet werden, während im *gelben* Bereich die Wirksamkeit je nach Stamm des Erregers variieren kann. Des Weiteren erfolgt eine Zuordnung der zu berücksichtigenden Spektren in Bezug auf den vermuteten Fokus und das Vorliegen einer nosokomial erworbenen Infektion. In *grau* wird die Bioverfügbarkeit bei oraler und intravenöser Gabe dargestellt

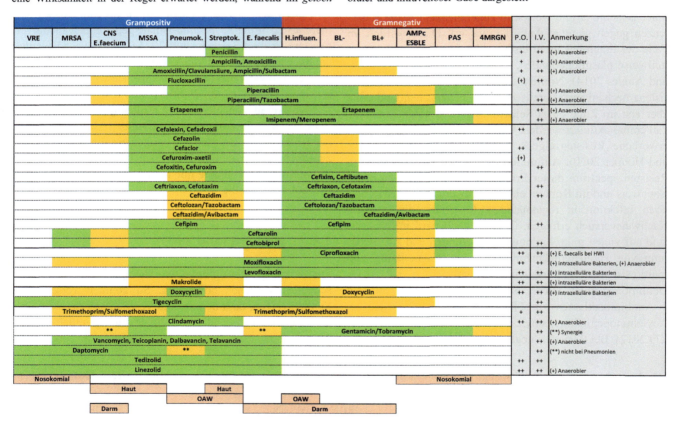

VRE Vancomycinresistente Enterokokken, MRSA methicillinresistenter Staphylococcus aureus, CNS (koagulase-negative Staphylokokken) ..., MSSA methicillinsensibler Staphylococcus aureus, HWI Harnwegsinfektion, BL− ohne β-Laktamase-Inhibitor, BL+ mit β-Laktamase-Inhibitor, ESBLE Extended Spektrum β-Laktamase-tragende Enterobakterien, AMPc AMPc-β-Laktamase, PAS *Pseudomonas* spp., MRGN multiresistente gramnegative Bakterien, OAW obere Atemwege, P.O. per os, I.V. intravenös

kann aber meist in den ersten 24 h einer Sepsis die normale Dosierung der Substanz verabreicht werden, um ausreichende Wirkspiegel zu erreichen. Eine falsche Vorsicht kann hier dem Patienten schaden.

Auch die Wirkmechanismen der jeweiligen Antibiotikagruppen sind bei Administrationsmodus und Infusionsdauern zu berücksichtigen. Für Antibiotika mit zeitabhängiger Wirkung ist die Zeitdauer, in welcher sich die Wirkspiegelkonzentration oberhalb der gemessenen minimalen Hemmkonzentration befindet (Zeit über der MHK), für den Behandlungserfolg ausschlaggebend (Campion und Scully 2018). Beispiele für diese Gruppe sind typischerweise die β-Laktame (wie Carbapeneme und Acylaminopenizilline), aber auch die Makrolide (Brodt 2013) (Tab. 3). Dies spiegelt sich in der mehrmals täglichen Gabe wider, die sicherstellt, dass der rasch abfallende Spiegel immer wieder über die MHK angehoben wird. Insbesondere für die β-Laktame wurde schon frühzeitig der Nutzen einer kontinuierlichen Gabe postuliert, da in diesem Kontext regelmäßige Spiegelabfälle vermieden werden können.

Auch wenn die Studienlage nicht eindeutig bezüglich der klinischen Vorteile dieser Strategie ist, konnte zumindest für die β-Laktam-Antibiotika in einer umfassenden Metaanalyse eine verringerte Mortalität für Patienten mit einer kontinuierlichen Verabreichung gezeigt werden (26,3 % vs. 19,6 %) (Roberts et al. 2016). Allerdings sind die untersuchten Studien zum Teil bereits sehr alt, sehr heterogen im Design und häufig qualitativ nicht überzeugend. Dazu kommt, dass im Rahmen dieser Strategie auch Über- und Unterdosierungen mit den entsprechenden ungünstigen Folgen (Toxizitäten, reduzierte Effektivität) im Kontext eines veränderten Verteilungsvolumens, z. B. im Rahmen einer Sepsis, eines Organversagens mit Endothelschadens oder mit Nierenversagen sowie im Kontext einer Flüssigkeitstherapie auftreten können. Daher wird die kontinuierliche Infusion von β-Laktam-Antibiotika einerseits von Experten noch sehr kontrovers diskutiert, andererseits wird sie auf einigen Intensivstationen bereits standardmäßig eingesetzt. Im Kontext dieser komplexen Diskussion empfehlen wir diese Strategie nur dann, wenn auch die Möglichkeit eines zeitnahen Therapeutic Drug Monitorings (TDM, therapeutische Spiegelmessung) besteht.

**Tab. 3** Einteilung von Wirkstoffgruppen in zeit- und konzentrationsabhängige Antibiotika. (Brodt 2013)

| Zeitabhängig | Konzentrationsabhängig |
|---|---|
| β-Laktame | Fluorchinolone |
| Clindamycin | Aminoglykoside |
| Makrolide | Azalide |
| Oxalidinone | Metronidazol |
| Fosfomycin | Daptomycin |

Kann die Messung von Spiegeln lokal nicht erfolgen, so kann alternativ eine verlängerte Infusion angestrebt werden. Basierend auf den eben genannten Überlegungen zur möglichst langen Überschreitung der MHK wird hier direkt im Anschluss an eine als Kurzinfusion zu verabreichende Dosis des gewählten Medikamentes eine verlängerte Infusion über bis zu 3 h durchgeführt (Vardakas et al. 2018).

Bei Antibiotika mit konzentrationsabhängiger Wirkung ist hingegen die höchste Konzentration über der MHK entscheidend (Cmax/MHK). Es wird in der Regel eine Konzentration oberhalb der 10fachen MHK angestrebt. Wichtige Vertreter sind die Fluorchinolone oder Aminoglykoside (Brodt 2013). Die Gabe kann daher typischerweise einmal täglich als Kurzinfusion erfolgen.

Die Durchführung eines TDM kann neben der Überprüfung des Erreichens der notwendigen Wirkkonzentration auch dann sinnvoll sein, wenn Substanzen mit ausgeprägter dosisabhängiger Toxizität verabreicht werden (z. B. Vancomycin, Aminoglykoside) (Mabilat et al. 2020). Hierbei ist die Bestimmung des Spitzenspiegels vom Talspiegel zu unterscheiden. Ersterer ist ein Surrogat für die angestrebte Wirkkonzentration, der Talspiegel hingegen eignet sich, um die Toxizität zu minimieren. Antibiotika, bei denen ein TDM unbedingt empfohlen wird, sind die Aminoglykoside (Amikacin, Gentamicin und Tobramycin), sowie die Glykopeptide (Vancomycin und Teicoplanin). Tab. 4 zeigt eine Übersicht für anzustrebende Wirkkonzentrationen (Tal- und Spitzenspiegel) für ausgewählte Substanzen.

Zudem sind die unterschiedlichen Gewebegängigkeiten der jeweiligen Antibiotika zu beachten: so wird zum Beispiel Daptomycin vom Surfactant in der Lunge inaktiviert und zeigt daher keine Wirksamkeit bei pulmonalen Infektionen (Silverman et al. 2005). Andere Medikamente sind hingegen so gut wie gar nicht liquorgängig (Makrolide, Teicoplanin). Eine Übersicht zu Gewebegängigkeiten von häufig auf der Intensivstation eingesetzten Antibiotika zeigt Tab. 5.

Schließlich ist auf der Intensivstation im Rahmen von Multiorganversagen eine Niereninsuffizienz bis hin zur kontinuierlichen Dialyse eine häufige Störung. Zur Behandlung einer Sepsis ist innerhalb der ersten 24 h in jedem Fall die Verabreichung der vollen Dosis des jeweiligen Antibiotikums zu empfehlen. Im Anschluss muss jedoch in den meisten Fällen eine Dosisanpassung erfolgen. Hierbei gestaltet sich die Balance zwischen ausreichender Dosierung und Nephrotoxizität als besonders anspruchsvoll. Empfehlenswerte Tools zur Anpassung verschiedener Antibiotikadosierungen an die Nierenfunktion oder Dialyse sind http://www.dosing.de und http://www.thecaddy.de. Letzteres ist insbesondere für die Anpassung der Antiinfektivadosis an verschiedene Dialyseverfahren (intermittierende Dialysen, CVVH (Kontinuierliche veno-venöse Hämofiltration), CVVHD (kontinuierliche

**Tab. 4** Gängige Antiinfektiva, bei denen auf der Intensivstation ein Therapeutic Drug Monitoring (TDM) durchgeführt wird, sowie empfohlene Tal- und Spitzenspiegel. (Brodt 2013; Leistungsverzeichnis Universitätsklinikum Frankfurt 2022)

| Antibiotikum | Talspiegel (Toxizität?) | Spitzenspiegel (ausreichende Wirkkonzentration?) | Empfohlenes Intervall |
|---|---|---|---|
| Amikacin | 5–10 µg/ml | 20–25 µg/ml | Steady state nach 3 Dosen |
| Gentamycin | < 2 µg/ml | 4–8 µg/ml | |
| Tobramycin | 0,5–2 µg/ml | 6–10 µg/ml | Steady state nach 2–3 Dosen |
| Vancomycin | 10–15 µg/ml<br>15–20 µg/ml (Hochdosistherapie) | < 40 µg/ml | Steady state nach 3 Dosen |
| Teicoplanin | 10–20 µg/ml<br>20–25 µg/ml (Hochdosis) | NA | Sinnvoll nach 4 Tagen |

*NA* (nicht anwendbar) ...

**Tab. 5** Gewebegängigkeiten ausgewählter Antiinfektiva auf der Intensivstation. (Brodt 2013; Innsbrucker Infektionsbüchlein 2015)

| Antibiotikum | Lunge | Liquor | Gewebe | Knochen | Galle | Harn |
|---|---|---|---|---|---|---|
| Piperacillin/Tazobactam | ++ | − | ++ | + | ++ | ++ |
| Imipenem | ++ | − | ++ | ++ | ++ | ++ |
| Meropenem | ++ | + | ++ | ++ | ++ | ++ |
| Vancomycin | + | + | ++ | − | + | ++ |
| Teicoplanin | + | − | ++ | + | + | ++ |
| Linezolid | ++ | ++ | ++ | + | ++ | NA |
| Azithromycin | ++ | − | ++ | + | + | + |
| Clarithromycin | ++ | − | ++ | + | + | + |
| Levofloxacin | ++ | + | ++ | ++ | ++ | ++ |

*NA* ...

veno-venöse Hämodialyse)) sinnvoll. Tab. 6 gibt einen Überblick über gängige Antiinfektiva und ihre Dosierung bei eingeschränkter Nierenfunktion.

Schließlich werden klassischerweise bakterizide und bakteriostatische Antiinfektiva unterschieden (Brodt 2013). Erstere haben einen abtötenden Effekt auf den jeweiligen bakteriellen Erreger, letztere führen zu einem Stillstand des bakteriellen Wachstums. Neuere Daten zeigen jedoch, dass es sich hierbei meist nicht um einen Klasseneffekt handelt, sondern dass diese Eigenschaft zwischen verschiedenen Stämmen desselben Erregers variieren kann (Maier et al. 2021).

## 1.6 Focus, focus, focus

Der letzte Punkt der Tarragona-Strategie beinhaltet die Anpassung der antiinfektiven Therapie auf ein erregerspezifisches Regime (gemeinhin „Deeskalation" genannt, allerdings sollte man dieses Vorgehen eher als eine „Optimierung" der Therapie betrachten). Meist sind zu diesem Zeitpunkt bereits weitere bildgebende und mikrobiologische Ergebnisse (bakterielle Kulturen, Serologien, molekularbiologische Ergebnisse) bekannt und erlauben eine spezifischere Antiinfektivatherapie. Um dieses Ziel zu erreichen ist primär natürlich eine adäquate Erregerdiagnostik notwendig. Hierbei steht die korrekte Entnahme von Blutkulturen vor der ersten Gabe des Antibiotikums, sowie deren sinnvolle Interpretation im Vordergrund. So ist zum Beispiel ein *S. aureus* in der Blutkultur immer als pathogen einzustufen, der Nachweis von koagulasenegativen Staphylokokken jedoch nicht zwangsweise und muss im klinischen Gesamtkontext gewertet und gegebenenfalls über eine Kontrollblutkultur erst bestätigt werden (Kim et al. 2020). Zusätzlich muss die jeweilige Empfindlichkeitstestung mitbeachtet werden.

## 1.7 Sonstige Aspekte

### 1.7.1 Mono- versus Kombinationstherapie

In einigen Situationen ist eine Kombinationstherapie indiziert. Dies kann vor allem der Fall sein, wenn aufgrund von Risikofaktoren für das Vorliegen von multiresistenten Erregern eine Kombinationstherapie als kalkulierte antiinfektive Therapie in der Initialphase genutzt werden muss, um die angestrebten Spektren berücksichtigen zu können. Hier bieten sich gängige Kombinationen an, welche sowohl im grampositiven als auch im gramnegativen Spektrum wirksam sind (z. B. Imipenem und Vancomycin).

Umstritten, aber trotzdem weit verbreitet ist hingegen die Nutzung einer Kombinationstherapie zur Behandlung einer Pseudomonadeninfektion (z. B. Carbapenem plus

**Tab. 6** Anpassung einer Auswahl gängiger Antiinfektiva an die Nierenfunktion. (Frankfurter Infektionsfibel 2021)

| Antibiotikum | Standarddosis | Hochdosis | GFR 30–50 | GFR 15–30 | GFR < 15 |
|---|---|---|---|---|---|
| Piperacillin/Tazobactam | 3-mal 4/0,5 g/Tag i.v. | 4-mal 4/0,5 g/Tag i.v. | 3-mal 4/0,5 g/Tag i.v. GFR > 40 keine Anpassung | 2- bis 3-mal 4/0,5 g/Tag i.v. GFR 20–40 | 2-mal 4/0,5 g/Tag i.v. GFR < 20 |
| Imipenem | 4-mal 0,5 g/Tag i.v. | 4-mal 1 g/Tag i.v. | 3-mal 0,5 g/Tag i.v. GFR 30–60 | 2-mal 0,5 g/Tag i.v. | Entsprechend Dialyse |
| Meropenem | 3-mal 1 g/Tag i.v. | 3-mal 2 g/Tag i.v. | 2-mal 0,5–1 g/Tag i.v. GFR 26–50 | 2-mal 0,25–0,5 g/Tag i.v. GFR 10–25 | 1-mal 0,25–0,5 g/Tag i.v. GFR < 10 |
| Vancomycin | 2-mal 1 g/Tag i.v. | Keine | 2-mal 15 mg/kg KG | 1-mal 15 mg/kg KG | 10–15 mg/kg KG Intervall nach TDM |
| Teicoplanin | 1-mal 0,4 g/Tag (Loading, 3 mal alle 12 h) | 1-mal 0,8 g/Tag (Loading: 3–5 mal alle 12 h) | Ab Tag 4: 50 % der Normaldosis | Ab Tag 4: 33 % der Normaldosis | Ab Tag 4: 33 % der Normaldosis |
| Linezolid | 2-mal 600 mg/Tag i.v. | Keine | Keine Dosisanpassung | Keine Dosisanpassung | Keine Dosisanpassung |
| Caspofungin | 70 mg Loading, dann 50 mg/Tag i.v. bei Gewicht > 80 1-mal 70 mg | Keine | Keine Dosisanpassung | Keine Dosisanpassung | Keine Dosisanpassung |
| Azithromycin | 1-mal 0,5 g/Tag i.v. | Keine | 1-mal 0,25–0,5 g/Tag i.v. oder p.o. | 1-mal 0,25–0,5 g/Tag i.v. oder p.o. | 1-mal 0,25–0,5 g/Tag i.v. oder p.o. |
| Clarithromycin | 2-mal 0,5 g/Tag i.v. | Keine | Keine Dosisanpassung | Ab 2. Tag 50 % der Standarddosis | Ab 2. Tag 50 % der Standarddosis |
| Levofloxacin | 1-mal 0,5 g/Tag i.v. | 2-mal 0,5 g/Tag i.v. | 50 % der Standarddosis | 25 % der Standarddosis | 25 % der Standarddosis |

*GFR* Glomeruläre Filtrationsrate (ml/min), *KG* Körpergewicht, *TDM* Therapeutic Drug Monitoring

Ciprofloxacin). Aus Sicht einiger Autoren kann durch eine solche Kombination die rasche Entwicklung von Resistenzen vermieden werden (Brodt 2013; Hu et al. 2013).

Eine weitere Indikation für eine Kombinationstherapie auf der Intensivstation ist die gleichzeitige Gabe eines β-Laktam-Antibiotikums und eines Makrolids/Fluorchinolons zur Therapie der ambulant erworbenen Pneumonie unter Berücksichtigung intrazellulärer Erreger der atypischen Pneumonie (Legionellen, Chlamydien und Mykoplasmen) (S3 Leitlinie – Behandlung von erwachsenen Patienten mit ambulant erworbener Pneumonie 2021).

Für einige Erreger ist jedoch auch in der spezifischen Therapie eine Kombinationstherapie sinnvoll. Dies ist zum Beispiel bei Fremdkörperinfektionen oder Endokarditiden durch S. aureus der Fall (Habib et al. 2015).

### 1.7.2 Dauer und Dosierung der Antibiotikatherapie

Insbesondere mit der Anpassung der Resistenzklassifikation durch EUCAST hat die Differenzierung zwischen einer Hochdosis- und Standarddosistherapie eine neue Relevanz erhalten (EUCAST 2019). Bei intermediärer Empfindlichkeit ist das jeweilige Antibiotikum jeweils noch wirksam, sollte aber in Hochdosis verabreicht werden. Dies ist insbesondere bei multiresistenten gramnegativen Erregern von Relevanz, bei denen nur eine reduzierte Anzahl an Antiinfektiva wirksam sind (KRINKO 2012). Die Schwere einer Infektion (z. B. Sepsis beim kritisch kranken Patienten) ist primär kein Grund, eine Hochdosistherapie zu verabreichen. Allerdings ist, wie bereits oben beschrieben, in der kritischen Phase der Therapieeinleitung eine Unterdosierung unbedingt zu vermeiden.

Die Therapiedauer einer Antibiotikatherapie kann nicht pauschal angegeben werden. Hierfür sind verschiedene Faktoren, wie die das klinische und laborchemische Ansprechen, die Sterilität von Kontrollblutkulturen oder anderen relevanten Kulturen, der Manifestationsort der Infektion etc. ausschlaggebend. Hierbei sei auf die jeweiligen Leitlinien verwiesen. Auch auf der Intensivstation sollte zur Vermeidung einer lokalen Resistenzentwicklung eine übermäßig lange antiinfektive Therapie ausbleiben.

### 1.7.3 Nebenwirkung einer Antibiotikatherapie

Vor allem im Rahmen der häufig verwendeten breitwirksamen Antibiotikatherapie ist auf der Intensivstation das Monitoring von spezifischen Nebenwirkungen der

**Tab. 7** Häufige Nebenwirkungen gängiger Antiinfektiva auf der Intensivstation. Cave: Es sind nur ausgewählte Nebenwirkungen aufgeführt. (Quelle: jeweilige Fachinformationen)

| Antibiotikagruppe | Häufige Nebenwirkung |
|---|---|
| Piperacillin/Tazobactam | Antibiotikaassoziierte Diarrhöen (inklusive *C.-difficile*-assoziiert) und andere gastrointestinale Beschwerden Transaminasenerhöhung Kopfschmerzen, Schlaflosigkeit |
| Carbapeneme (Meropenem, Imipenem) | Antibiotikaassoziierte Diarrhöen (inklusive *C.-difficile*-assoziiert) Transaminasenerhöhung Krampfanfälle |
| Glykopeptide (Vancomycin/ Teicoplanin) | Nephrotoxizität, Ototoxizität, allergische Hautreaktion bei schneller Infusion (Red – Man-Syndrom) |
| Linezolid | Serotoninsyndrom Panzytopenie Polyneuropathie |
| Makrolide (Clarithromycin/ Azithromcyin) | QTc-Zeitverlängerung Gastrointestinale Nebenwirkungen |
| Fluorchinolone (Levofloxacin, Moxifloxacin, Ciprofloxacin) | QTc-Zeitverlängerung Gastrointestinale Nebenwirkungen ZNS-Nebenwirkungen (z. B. Halluzinationen, Psychosen) Tendinopathien |

Antiinfektivatherapie (v. a. Nephrotoxizität, Hepatotoxizität) sowie möglichen Kollateralschäden zu beachten. Auf allen spezifischen Nebenwirkungen verwandter Antiinfektiva einzugehen, liegt außerhalb den Möglichkeiten dieses Kapitels. Tab. 7 gibt jedoch einen Überblick über häufige Nebenwirkungen gängiger Antiinfektiva. Kollateralschäden sind allen voran *Clostridioides-difficile*-assoziierte Diarrhöen, welche insbesondere nach dem Einsatz von Clindamycin, Cephalosporinen, Carbapenemen oder β-Laktam-Antibiotika auftreten können (van Prehn et al. 2021). Schließlich ist eine Störung des gastrointestinalen und/oder pulmonalen Mikrobiota infolge einer prolongierten Antiinfektivatherapie wahrscheinlich auch mit der Pathogenese von Folgeinfektionen, wie zum Beispiel ventilatorassoziierten Pneumonien oder Blutstrominfektionen assoziiert (Freedberg et al. 2018; Fromentin et al. 2021).

### 1.7.4 Interaktionen bei Polypharmazie

Bei Polypharmazie müssen potenzielle Interaktionen und Nebenwirkungen von Antiinfektiva beachtet werden. Unter anderem hervorzuheben sind das Serotoninsyndrom bei der Kombination von SSRI (Selektive Serotoninwiederaufnahmehemmer) und Linezolid, sowie QTc-Zeitverlängerungen durch die Kombination von Makroliden oder Fluorchinolonen mit anderen QTc-Zeit-verlängernden Medikamenten (Iannini 2005). Hier sei auf verschiedene verfügbare Online-Tools wie zum Beispiel dem Medscape Drug Interaction Checker verwiesen (https://reference.medscape.com/drug-interactionchecker).

### 1.7.5 Neue Konzepte

Schließlich werden gegebenenfalls auch in der Intensivmedizin neuere Konzepte wie zum Bespiel die inhalative antiinfektive Therapie bei pulmonalen Infektionen Einzug finden. Bei chronischen Lungenerkrankungen wie zum Beispiel der zystischen Fibrose sind inhalative Therapien (Tobramycin, Aztreonam, Colistin) schon länger etabliert (Langton Hewer und Smyth 2017). Auch bei langwierigen, komplizierten Infektionen wie nichttuberkulösen Mykobakteriosen wird nun inhalatives liposomales Amikacin eingesetzt (Winthrop et al. 2020). Das Prinzip einer lokalen Applikation des Antibiotikums mit nur wenig systemischen Nebenwirkungen erscheint insbesondere bei pulmonalen Infektionen sehr attraktiv. Schließlich kann bei multiresistenten Erregern, bei denen keine der derzeitig verfügbaren Antibiotikasubstanzklassen mehr wirksam sind, die weitere Entwicklung mit Spannung verfolgt werden. Hervorzuheben ist hier sicherlich der zukünftige Einsatz von spezifisch wirksamen Bakteriophagen. Diese wurden bereits in verschiedenen Fallberichten erfolgreich bei der Behandlung von multiresistenten Erregern eingesetzt (El Haddad et al. 2019; Dedrick et al. 2019).

## 2 Antibiotikaprophylaxe

In einigen klar definierten Situationen ist eine Antibiotikaprophylaxe indiziert bzw. gerechtfertigt. Hierunter fällt zum Beispiel die perioperative Antibiotikaprophylaxe, welche auf interdisziplinären oder anästhesiologisch geführten Intensivstationen sicherlich eine große Rolle spielt. Außerdem sind Antiinfektivaprophylaxen von besonderen Patientenkollektiven (z. B. Organ- oder stammzelltransplantierte Patienten, hämatologische Hochrisikopatienten oder HIV-Patienten mit schlechtem Helferzellstatus) zu bedenken.

### 2.1 Perioperative Antibiotikaprophylaxe

Perioperative Antibiotikaprophylaxen sind insbesondere bei kardiochirurgischen Operationen, sowie bei jedweder Einbringung von Fremdmaterial relevant. Das Erregerspektrum beinhaltet vor allem grampositive Bakterien (*Staphylococcus* spp., Cutibakterien, Corynebakterien etc.) (Heilmann et al. 2013). In den meisten Untersuchungen und Leitlinien wird eine Gabe des Antiinfektivums 1–2 h vor dem ersten Schnitt empfohlen. Eine einmalige Gabe ist meist in der Regel ausreichend. Nur bei längeren Operationen kann eine

**Tab. 8** Darstellung der Wirksamkeit ausgewählter Cephalosporine und Glykopeptide. (Nach Wetzstein und Brodt 2016)

| Antibiotikum | MSSA | MRSA | KNS | Propionibakterien | Corynebakterien | Streptokokken | Enterobacter | Pseudomonas | E. coli | Klebsiellen | Proteus | Acinetobacter | ESBL |
|---|---|---|---|---|---|---|---|---|---|---|---|---|---|
| **Cefazolin** | ++ | − | + | ++ | ++ | ++ | − | − | + | + | − | − | − |
| **Cefuroxim** | ++ | − | + | ++ | ++ | ++ | − | − | ++ | ++ | + | − | − |
| **Ceftriaxon** | ++ | − | + | ++ | ++ | ++ | + | − | ++ | ++ | ++ | + | − |
| **Vancomycin** | ++ | ++ | ++ | ++ | NA | ++ | − | − | − | − | − | − | − |
| **Teicoplanin** | ++ | ++ | + | NA | NA | ++ | − | − | − | − | − | − | − |

*MSSA* (Methicillin-sensitiver Staphylococcus aureus) ..., *MRSA* (Methicillin-resistenter Staphylococcus aureus) ..., *KNS* (koagulase-negative Staphylokokken) ..., *ESBL* ..., *NA* keine eindeutigen Daten verfügbar, ++ sehr gute Wirksamkeit, + gute Wirksamkeit, − keine Wirksamkeit

Wiederholungsgabe mit einer maximalen Gesamtdauer von 24 h notwendig werden. Für die häufig praktizierte mehrtägige perioperative Antiinfektivaprophylaxe gibt es keine Grundlage. Zu empfehlende Substanzen bei fehlendem MRSA-Trägerstatus sind Cefazolin und Cefuroxim, da sie auf das zu erwartende Erregerspektrum abzielen (Tab. 8). Bei MRSA-Besiedlung muss eine vorangehende Dekolonisation bzw. eine perioperative Prophylaxe mit Vancomycin i.v. erwogen werden (Bratzler et al. 2013).

## 2.2 Antiinfektivaprophylaxen bei besonderen Patientenkollektiven

Patienten mit eingeschränktem Immunstatus benötigen unter gewissen Umständen prophylaktische Antiinfektivatherapien. Besonders hervorzuheben sind hierbei hämatologische Patienten (z. B. nach Stammzelltransplantation oder Chemotherapie), sowie HIV-Patienten mit schlechtem Helferzellstatus (CD4-Zellen < 200 µl) (DAIG 2014; Mellinghoff et al. 2018). Hier gibt es aufgrund der depletierten zellulären Immunität ein breites Spektrum an opportunistischen Erregern. Besondere Situationen stellen auch die Behandlung von latenten tuberkulösen Infektionen (LTBI) vor Immunsuppression – z. B. Anti-Tumornekrosefaktor-α-Blocker-Gabe – oder die Postexpositionsprophylaxe nach relevantem Tuberkulosekontakt dar (Lange et al. 2019; Schaberg et al. 2017). Auf der Intensivstation oder in der zentralen Notaufnahme ist bei Patienten mit unklarer Vigilanzminderung auch an eine Exposition von Meningokokken zu denken, welche bei Erregernachweis eine Postexpositionsprophylaxe beim medizinischen Personal notwendig machen kann (Pfister et al. 2012). Exemplarische Situationen und Patientenkollektive, bei denen eine Antiinfektivaprophylaxe notwendig sein kann, zeigt Tab. 9.

## 3 Antimykotische Therapien

### 3.1 Epidemiologie

Der Aufenthalt auf einer Intensivstation ist einer der Hauptrisikofaktoren für die Entwicklung einer invasiven Candidiasis, meist in Form einer Candidämie. Dabei wird momentan knapp die Hälfte der Fälle durch *Candida albicans* verursacht, während Nicht-*C.-albicans*-Spezies wie *C. glabrata*, *C. parapsilosis* und *C. tropicalis* den Hauptanteil der restlichen invasiven Infektionen durch Hefen ausmachen (Pfaller et al. 2014). Besonders hervorzuheben ist diesbezüglich *C. auris*. Diese Non-*albicans*-Spezies wurde erstmalig 2009 in Japan beschrieben und seitdem in über 30 Ländern nachgewiesen. *C. auris* zeichnet sich durch eine Resistenz gegenüber Azolen und oft auch anderen Antimykotikaklassen aus. In Deutschland ist es bisher jedoch nur sehr vereinzelt zu Nachweisen gekommen (Ahmad und Alfouzan 2021). Neben *C. auris* können seltene Hefen wie z. B. *Trichosporon* spp. und *Geotrichum* spp. ebenfalls invasive Infektionen auslösen. Blutstrominfektionen mit Fadenpilzen sind hingegen grundsätzlich sehr seltene Ereignisse und werden durch eine intensivmedizinische Behandlung nicht begünstigt. Vielmehr können sie in sehr seltenen Fällen bei Patienten mit einer ausgeprägten Immunsuppression auftreten. In den letzten Jahren wurden allerdings zunehmend invasive pulmonale Aspergillosen bei Intensivpatienten diagnostiziert, insbesondere in Assoziation mit einer Influenzaoder COVID-19-Infektion. Die Diagnosestellung stellt jedoch eine Herausforderung dar, da in dieser Patientenpopulation die klassischen pilztypischen radiologischen Zeichen einer invasiven Aspergillose nicht im gleichen Maße ausgebildet werden und somit ein neben der mikrobiologischen Diagnostik zentrales Diagnosekriterium ausfällt. In diesen Fällen sollte ein Infektiologe hinzugezogen werden. Natürlich können invasive Fadenpilzinfektionen durch *Aspergillus* spp. oder Spezies der klinisch seltener auftretenden Ordnung Mucorales auch in der typischen Risikogruppe von Patienten mit einer Neutropeniedauer von mindestens 10 Tagen oder mit ausgeprägten T-Zell-Defekten, z. B. unter Immunsuppression nach allogener Stammzelltransplantation diagnostiziert werden.

**Tab. 9** Exemplarische Situationen und Patientenkollektive, bei denen auf einer Intensivstation eine Antibiotikaprophylaxe notwendig sein kann

| Patientenkollektiv | Mögliche Prophylaxen | Prophylaktisch therapierte Erreger |
|---|---|---|
| HIV-Patienten mit schlechtem Immunstatus (CD4 < 200/μl) (DAIG 2014) | Cotrimoxazol 960 mg 3-mal/Woche | *Pneumocystis jirovecii* *Toxoplasma gondii* |
| Hämatologische Patienten nach Stammzelltransplantation (Mellinghoff et al. 2018; Virusinfektionen bei Organ- und allogen Stammzell-Transplantierten (o. J.)) | Cotrimoxazol 960 mg 3-mal/Woche Aciclovir 2-mal 800 mg/Tag (Pat. > 40 kg) Valganciclovir 2-mal 500 mg/Tag (Pat. > 40 kg) z. B. Posaconazol 300 mg/Tag p.o. | *Pneumocystis jirovecii* *Toxoplasma gondii* HSV, VZV *Aspergillus* spp., *Candida* spp. |
| Leberzirrhose mit therapierefraktärem Aszites (Gerbes et al. 2018) | Norfloxacin 1-mal 400 mg/Tag Rifaximin 2-mal 550 mg/Tag | SBP-Prophylaxe (vor allem gramnegative Bakterien etc.) |
| Latente tuberkulöse Infektion/ Postexpositionsprophylaxe nach relevantem TB-Kontakt (Schaberg et al. 2017) | Isoniazid comp 200/300 mg/Tag für 9 Monate Rifampicin 450/600 mg/Tag für 4 Monate Isoniazid comp 200/300 mg + Rifampicin 450/600 mg für 3 Monate | *M. tuberculosis* complex |
| Postexpositionprophylaxe nach Meningitiskontakt (Pfister et al. 2012) | Ciprofloxacon 500 mg 1-malig Ceftriaxon 250 mg i. m. 1-malig Rifampicin 2-mal 600 mg p.o. für 2 Tage | *Neisseria meningitidis* (Meningokokken) |

*HIV* (Humanes Immundefizienz-Virus) ..., *CD* ..., *TB* (Tuberkulose) ..., *HSV* (Herpes-simplex-Virus) ..., *VZV* (Varicella-zoster-Virus) ..., *SBP* (spontan-bakterielle Peritonitis) ...

## 3.2 Empirische Therapie

Im Rahmen der initialen Therapie einer Sepsis wird eine empirische antimykotische Therapie nicht grundsätzlich empfohlen. In Einzelfällen kann dies jedoch diskutiert werden, wenn ein schweres Krankheitsbild (septischer Schock) sowie zusätzliche Risikofaktoren vorliegen, z. B. (McCarty et al. 2021):

- Lang andauernder Einsatz von Breitspektrumantibiotika
- Systemische Gabe von Glukokortikoiden
- Zentralvenöser Katheter
- Parenterale Ernährung
- Kolonisation von mehr als einer Schleimhautregion mit *Candida* spp.
- Komplizierte abdominalchirurgische Eingriffe (in der Regel nach Hohlorganperforation)
- Protrahierte Granulozytopenie
- Akutes Nierenversagen oder eine chronische Dialyse

Zusätzlich zu diesen Risikofaktoren stellt der Nachweis von multiplen, nicht als Kontamination zu wertenden Kolonisierungsnachweisen einen signifikanten Risikofaktor für eine nachfolgende invasive Candidiasis und damit eine Entscheidungshilfe für die Indikationsstellung zur frühen antimykotischen Therapie dar. Einen Score zur annähernden Abschätzung der Indikation bieten der Candida Colonisation Index (CCI) nach Pittet et al. und der Candida Score nach Leon et al. (Tab. 10). Dabei gilt für den CCI ein Grenzwert von 0,5. Ein höherer Wert kann eine invasive Candidiasis innerhalb von 6 Tagen mit einem positiven prädiktiven Wert (PPW) von 66 % und einem negativen prädiktiven Wert (NPW) von 100 % prognostizieren (Pittet et al. 1994). Alternativ korreliert ein Wert von ≥ 3 des Candida Scores nach Leon et al. mit dem Auftreten einer invasiven Candidiasis (León et al. 2006).

**Tab. 10** Candida Scores. (León et al. 2006; Pittet et al. 1994)

| Candida Colonisation Index (CCI) (Pittet et al.) | Candida Score (Leon et al.) |
|---|---|
| $CCI = \dfrac{\text{Anzahl unterschiedlicher Körperregionen mit Candida kolonisiert}}{\text{Anzahl der getesteten Körperregionen pro Patient}}$ | • OP bei Aufnahme auf Intensiv (1 Punkt)<br>• Vollständige parenterale Ernährung (1 Punkt)<br>• Schwere Sepsis (2 Punkte)<br>• Candidakolonisation (1 Punkt) |

**Tab. 11** Spektren verschiedener Antimykotika, *gelb* (intermediär wirksam) …, *Grün* (wirksam) …, *rot* (unwirksam) …

| Präparat | Candida albicans | Candida glabrata | Candida parapsilosis | Candida krusei | Trichosporon spp. | Geotrichum spp. |
|---|---|---|---|---|---|---|
| Fluconazol | grün | gelb | grün | rot | grün | gelb |
| Voriconazol | grün | grün | grün | grün | grün | grün |
| Isavuconazol | grün | grün | grün | grün | grün | grün |
| Caspofungin | grün | grün | gelb | grün | rot | rot |
| Anidulafungin | grün | grün | gelb | grün | rot | rot |
| Micafungin | grün | grün | gelb | grün | rot | rot |
| Liposomales Amphotericin B | grün | gelb | grün | grün | grün | grün |

## 3.3 Gezielte Therapie

Die meisten Diagnosen einer invasiven Candidiasis auf der Intensivstation werden über den Nachweis aus einer Blutkultur gestellt. In dieser Situation sollte so schnell wie möglich eine Therapie mit einem Echinocandin eingeleitet werden (Cornely et al. 2012). Die Verzögerung einer Therapie stellt ein signifikantes Risiko für eine erhöhte Mortalität dar (Morrell et al. 2005). Sollte die Erregerdifferenzierung im weiteren Verlauf eine Hefe mit eingeschränkter Sensitivität für diese Substanzklasse identifizieren, kann orientierend Tab. 11 für die Therapieauswahl verwendet werden. Nach Möglichkeit sollte aber auch immer eine Resistenztestung erfolgen. Die Therapie sollte für mindestens 14 Tage ab Abnahme der ersten sterilen Kontrollblutkultur erfolgen. Zentrale Venenkatheter sollten zeitnah entfernt werden, soweit möglich. Neben der Diagnose aus einer Blutkultur stellt natürlich auch der Nachweis von Hefen aus einer Gewebebiopsie oder aus einem physiologischerweise sterilen Material (z. B. Aszites, Liquor, Pleurapunktat) eine Indikation zum zeitnahen Therapiebeginn dar.

## Literatur

A. ö. Landeskrankenhaus – Universitätskliniken Innsbruck (2015) „Innsbrucker Infektionsbüchlein"

Ahmad S, Alfouzan W (2021) Candida auris: epidemiology, diagnosis, pathogenesis, antifungal susceptibility, and infection control measures to combat the spread of infections in healthcare facilities. Microorganisms 9(4). https://doi.org/10.3390/MICROORGANISMS9040807

Antiinfektiva-Kommission des Universitätsklinikums Frankfurt (2021) Frankfurter-Infektions-Fibel

Bloos F, Rüddel H, Thomas-Rüddel D, Schwarzkopf D, Pausch C, Harbarth S, Schreiber T et al (2017) Effect of a multifaceted educational intervention for anti-infectious measures on sepsis mortality: a cluster randomized trial. Intensive Care Med 43(11):1602–1612. https://doi.org/10.1007/S00134-017-4782-4

Bratzler DW, Patchen Dellinger E, Olsen KM, Perl TM, Auwaerter PG, Bolon MK, Fish DN et al (2013) Clinical practice guidelines for antimicrobial prophylaxis in surgery. Surg Infect 14(1):73–156. https://doi.org/10.1089/SUR.2013.9999

Brodt H-R (2013) Stille Antibiotikatherapie – Klinik und Praxis der antiinfektiösen Behandlung, 12. Aufl. Schattauer, Stuttgart

Campion M, Scully G (2018) Antibiotic use in the intensive care unit: optimization and de-escalation. J Intensive Care Med 33(12):647–655. https://doi.org/10.1177/0885066618762747

Cecconi M, Evans L, Levy M, Rhodes A (2018) Sepsis and septic shock. Lancet 392(10141):75–87. https://doi.org/10.1016/S0140-6736(18)30696-2

Cornely OA, Bassetti M, Calandra T, Garbino J, Kullberg BJ, Lortholary O, Meersseman W et al (2012) ESCMID* guideline for the diagnosis and management of candida diseases 2012: non-neutropenic adult patients. Clin Microbiol Infect 18(Suppl 7):19–37. https://doi.org/10.1111/1469-0691.12039

DAIG (2014) Deutsch-Österreichische Leitlinien zur Therapie und Prophylaxe opportunistischer Infektionen bei HIV-infizierten erwachsenen Patienten

Dedrick RM, Guerrero-Bustamante CA, Garlena RA, Russell DA, Ford K, Harris K, Gilmour KC et al (2019) Engineered bacteriophages for treatment of a patient with a disseminated drug-resistant *Mycobacterium abscessus*. Nat Med 25(5):730–733. https://doi.org/10.1038/s41591-019-0437-z

EUCAST: New S, I and R definitions (2019). https://www.eucast.org/newsiandr/. Zugegriffen am 19.04.2022

Evans BA, Amyes SGB (2014) OXA β-lactamases. Clin Microbiol Rev 27(2):241–263. https://doi.org/10.1128/CMR.00117-13

Ferrer R, Martin-Loeches I, Phillips G, Osborn TM, Sean Townsend R, Dellinger P, Artigas A, Schorr C, Levy MM (2014) Empiric antibiotic treatment reduces mortality in severe sepsis and septic shock from the first hour: results from a guideline-based performance improvement program. Crit Care Med 42(8):1749–1755. https://doi.org/10.1097/CCM.0000000000000330

Freedberg DE, Zhou MJ, Cohen ME, Annavajhala MK, Khan S, Moscoso DI, Brooks C et al (2018) Pathogen colonization of the gastrointestinal microbiome at intensive care unit admission and risk for subsequent death or infection. Intensive Care Med 44(8):1203–1211. https://doi.org/10.1007/S00134-018-5268-8

Fromentin M, Ricard JD, Roux D (2021) Respiratory microbiome in mechanically ventilated patients: a narrative review. Intensive Care Med. https://doi.org/10.1007/s00134-020-06338-2

Gerbes AL, Labenz J, Appenrodt B, Dollinger M, Gundling F, Gülberg V, Holstege A et al (2018) S2k Leitlinie-Komplikationen der Leberzirrhose. Aktualisierung der S2k-Leitlinie der Deutschen Gesellschaft für Gastroenterologie, Verdauungs- und Stoffwechselkrankheiten (DGVS) ‚Komplikationen der Leberzirrhose'

Haake DA, Levett PN (2015) Leptospirosis in humans. Curr Top Microbiol Immunol 387:65–97. https://doi.org/10.1007/978-3-662-45059-8_5

Habib G, Lancellotti P, Antunes MJ, Bongiorni MG, Casalta JP, Del Zotti F, Dulgheru R et al (2015) 2015 ESC guidelines for the management of infective endocarditis: the task force for the management of infective endocarditis of the European Society of Cardiology (ESC). Endorsed by: European Association for Cardio-Thoracic Surgery (EACTS), the European Association of Nuclear Medicine (EANM). Eur Heart J 36(44):3075–3123. https://doi.org/10.1093/EURHEARTJ/EHV319

Haddad LE, Harb CP, Gebara MA, Stibich MA, Chemaly RF (2019) A systematic and critical review of bacteriophage therapy against multidrug-resistant ESKAPE organisms in humans. Clin Infect Dis 69(1):167–178. https://doi.org/10.1093/CID/CIY947

Heilmann C, Stahl R, Schneider C, Sukhodolya T, Siepe M, Olschewski M, Beyersdorf F (2013) Wound complications after median sternotomy: a single-centre study. Interact Cardiovasc Thorac Surg 16(5):643. https://doi.org/10.1093/ICVTS/IVS554

Hu Y, Li L, Li W, Huimin X, He P, Yan X, Dai H (2013) Combination antibiotic therapy versus monotherapy for *Pseudomonas aeruginosa* bacteraemia: a meta-analysis of retrospective and prospective studies. Int J Antimicrob Agents 42(6):492–496. https://doi.org/10.1016/J.IJANTIMICAG.2013.09.002

Iannini PB (2005) Cardiotoxicity of macrolides, ketolides and fluoroquinolones that prolong the QTc interval. 1(2):121–128. https://doi.org/10.1517/14740338.1.2.121

Kaspar H, Wallmann J, Kern WV, Greif G, Peters G, Rösler U, Berlin Verlag, Grafische Gestaltung (2015) Antibiotika-Resistenz und – Verbrauch. Bericht über den Antibiotikaverbrauch und die Verbreitung von Antibiotikaresistenzen in der Human- und Veterinärmedizin in Deutschland. Wissenschaftlicher Beirat. Mit freundlicher Unterstützung des Deutschen Zentrums für Infektionsforschung (DZIF). GERMAP 2015. Zugegriffen am 28.03.2022

Kim T, Lee SC, Kim MJ, Jung J, Sung H, Kim MN, Kim SH et al (2020) Clinical significance of follow-up blood culture in patients with a single *Staphylococcus aureus*-positive blood culture. Infect Dis Ther 52(3):207–212. https://doi.org/10.1080/23744235.2019.1701198

Klare I, Witte W, Wendt C, Werner G (2012) Vancomycin-resistente Enterokokken (VRE) Aktuelle Daten und Trends zur Resistenzentwicklung. Die Gattung Enterococcus. Bundesgesundheitsbl 55: 1387–1400. https://doi.org/10.1007/s00103-012-1564-6

KRINKO (2012) Ergänzung zur Empfehlung der KRINKO „Hygienemaßnahmen bei Infektionen oder Besiedlung mit multiresistenten gramnegativen Stäbchen" (2012) Im Zusammenhang mit der von EUCAST neu definierten Kategorie „I" bei der Antibiotika-Resistenzbestimmung: Konsequenzen für die Definition von MRGN (2019) https://doi.org/10.25646/5916

Kumar A, Roberts D, Wood KE, Light B, Parrillo JE, Sharma S, Suppes R et al (2006) Duration of hypotension before initiation of effective antimicrobial therapy is the critical determinant of survival in human septic shock. Crit Care Med 34(6):1589–1596. https://doi.org/10.1097/01.CCM.0000217961.75225.E9

Lakhundi S, Zhang K (2018) Methicillin-resistant Staphylococcus aureus: molecular characterization, evolution, and epidemiology. Clin Microbiol Rev 31(4). https://doi.org/10.1128/CMR.00020-18

Lange C, Kalsdorf B, Maurer FP, Heyckendorf J (2019) Tuberculosis. Internist 60(11):1155–1175. https://doi.org/10.1007/s00108-019-00685-z

Langton Hewer SC, Smyth AR (2017) Antibiotic strategies for eradicating Pseudomonas aeruginosa in people with cystic fibrosis. Cochrane Database Syst Rev 4(4). https://doi.org/10.1002/14651858.CD004197.PUB5

León C, Ruiz-Santana S, Saavedra P, Almirante B, Nolla-Salas J, Álvarez-Lerma F, Garnacho-Montero J, León MÁ (2006) A bedside scoring system (‚candida score') for early antifungal treatment in nonneutropenic critically ill patients with candida colonization. Crit Care Med 34(3):730–737. https://doi.org/10.1097/01.CCM.0000202208.37364.7D

Mabilat C, Gros MF, Nicolau D, Mouton JW, Textoris J, Roberts JA, Cotta MO, van Belkum A, Caniaux I (2020) Diagnostic and medical needs for therapeutic drug monitoring of antibiotics. Eur J Clin Microbiol Infect Dis 39(5):791–797. https://doi.org/10.1007/S10096-019-03769-8

Maier L, Goemans CV, Wirbel J, Kuhn M, Eberl C, Pruteanu M, Müller P, Garcia-Santamarina S, Cacace E, Zhang B, Gekeler C, Banerjee T, Anderson EE, Milanese A, Löber U, Forslund SK, Patil KR, Zimmermann M, Stecher B, Zeller G, Bork P, Typas A (2021) Unravelling the collateral damage of antibiotics on gut bacteria. Nature 599(7883):120–124. https://doi.org/10.1038/s41586-021-03986-2. Epub 13 Oct 2021

McCarty TP, White CM, Pappas PG (2021) Candidemia and invasive candidiasis. Infect Dis Clin N Am 35(2):389–413. https://doi.org/10.1016/J.IDC.2021.03.007

Mellinghoff SC, Panse J, Alakel N, Behre G, Buchheidt D, Christopeit M, Hasenkamp J et al (2018) Primary prophylaxis of invasive fungal infections in patients with haematological malignancies: 2017 update of the recommendations of the infectious diseases working party (AGIHO) of the German Society for Haematology and Medical Oncology (DGHO). Ann Hematol 97(2):197–207. https://doi.org/10.1007/S00277-017-3196-2

Morrell M, Fraser VJ, Kollef MH (2005) Delaying the empiric treatment of candida bloodstream infection until positive blood culture results are obtained: a potential risk factor for hospital mortality. Antimicrob Agents Chemother 49(9):3640–3645. https://doi.org/10.1128/AAC.49.9.3640-3645.2005

Nationales Referenzzentrum für Surveillance von nosokomialen Infektionen (Organization) (NRZ-KISS) (2016) Deutsche nationale Punkt-Prävalenzstudie zu nosokomialen Infektionen und Antibiotika-Anwendung. Abschlussbericht

Okaro U, George S, Anderson B (2021) What is in a cat scratch? Growth of bartonella henselae in a biofilm. Microorganisms 9(4). https://doi.org/10.3390/MICROORGANISMS9040835

Papazian L, Klompas M, Luyt CE (2020) Ventilator-associated pneumonia in adults: a narrative review. Intensive Care Med 46(5): 888–906. https://doi.org/10.1007/S00134-020-05980-0

Peleg AY, Hooper DC (2010) Hospital-acquired infections due to gram-negative bacteria. N Engl J Med 362(19):1804–1813. https://doi.org/10.1056/NEJMRA0904124

Pfaller MA, Andes DR, Diekema DJ, Horn DL, Reboli AC, Rotstein C, Franks B, Azie NE (2014) Epidemiology and outcomes of invasive candidiasis due to non-albicans species of candida in 2,496 patients: data from the prospective antifungal therapy (PATH) registry 2004–2008. PLoS One 9(7). https://doi.org/10.1371/JOURNAL.PONE.0101510

Pfister et al (2012) S2k-Leitlinie Ambulant erworbene bakterielle (eitrige) Meningoenzephalitis im Erwachsenenalter. Dtsch Ges Neurol (Hrsg) Leitlinien für Diagnostik und Therapie in der Neurologie. 23(12):65–65. https://doi.org/10.1007/s15016-012-0582-9

Pickens CI, Wunderink RG (2019) Principles and practice of antibiotic stewardship in the ICU. Chest 156(1):163–171. https://doi.org/10.1016/J.CHEST.2019.01.013

Pittet D, Monod M, Suter PM, Frenk E, Auckenthaler R (1994) Candida colonization and subsequent infections in critically ill surgical patients. Ann Surg 220(6):751–758. https://doi.org/10.1097/00000658-199412000-00008

Prehn J van, Reigadas E, Vogelzang EH, Bouza E, Hristea A, Guery B, Krutova M et al (2021) European Society of Clinical Microbiology and Infectious Diseases: 2021 update on the treatment guidance document for *Clostridioides difficile* infection in adults. Clin Microbiol Infect 27(Suppl 2):1–21. https://doi.org/10.1016/J.CMI.2021.09.038

Raman G, Avendano EE, Chan J, Merchant S, Puzniak L (2018) Risk factors for hospitalized patients with resistant or multidrug-resistant *Pseudomonas aeruginosa* infections: a systematic review and meta-analysis. Antimicrob Resist Infect Control 7(1). https://doi.org/10.1186/S13756-018-0370-9

Reid G, Lynch JP, Fishbein MC, Clark NM (2020) Mucormycosis. Semin Respir Crit Care Med 41(1):99–114. https://doi.org/10.1055/S-0039-3401992

Robert-Koch-Institut (2021a) Epidemiologisches Bulletin 25/2021. http://www.rki.de/epidbull

Robert-Koch-Institut (2021b) Epidemiologisches Bulletin. Häufigkeit, Eigenschaften und Verbreitung von MRSA in Deutschland. http://sari.eu-burden.info/

Roberts JA, Abdul-Aziz MH, Davis JS, Dulhunty JM, Cotta MO, Myburgh J, Bellomo R, Lipman J (2016) Continuous versus intermittent β-lactam infusion in severe sepsis. A meta-analysis of individual patient data from randomized trials. Am J Respir Crit Care Med 194(6):681–691. https://doi.org/10.1164/RCCM.201601-0024OC

S3-Leitlinie Pneumonie. Behandlung von erwachsenen Patienten mit ambulant erworbener Pneumonie. Update (2021)

Sandiumenge A, Diaz E, Bodí M, Rello J (2003) Therapy of ventilator-associated pneumonia: a patient-based approach based on the ten rules of ‚The Tarragona Strategy'. Intensive Care Med 29(6):876–883. https://doi.org/10.1007/S00134-003-1715-1/FIGURES/1

Scaggs Huang FA, Schlaudecker E (2018) Fever in the returning traveler. Infect Dis Clin N Am 32(1):163–188. https://doi.org/10.1016/J.IDC.2017.10.009

Schaberg T, Bauer T, Brinkmann F, Diel R, Feiterna-Sperling C, Haas W, Hartmann P et al (2017) S2k-Leitlinie: Tuberkulose im Erwachsenenalter. Pneumologie 71(06):325–397. https://doi.org/10.1055/s-0043-105954

Scheich S, Weber S, Reinheimer C, Wichelhaus TA, Hogardt M, Kempf VAJ, Kessel J, Serve H, Steffen B (2018) Bloodstream infections with gram-negative organisms and the impact of multidrug resistance in patients with hematological malignancies. Ann Hematol 97(11):2225–2234. https://doi.org/10.1007/S00277-018-3423-5

Silverman JA, Mortin LI, VanPraagh ADG, Li T, Alder J (2005) Inhibition of daptomycin by pulmonary surfactant: in vitro modeling and clinical impact. J Infect Dis 191(12):2149–2152. https://doi.org/10.1086/430352

Theilacker C, Sprenger R, Leverkus F, Walker J, Häckl D, von Eiff C, Schiffner-Rohe J (2021) Population-based incidence and mortality of community-acquired pneumonia in Germany. PLoS One 16(6). https://doi.org/10.1371/JOURNAL.PONE.0253118

Vardakas KZ, Voulgaris GL, Maliaros A, Samonis G, Falagas ME (2018) Prolonged versus short-term intravenous infusion of antipseudomonal β-lactams for patients with sepsis: a systematic review and meta-analysis of randomised trials. Lancet Infect Dis 18(1):108–120. https://doi.org/10.1016/S1473-3099(17)30615-1. Epub 05.11.2017. PMID: 29102324

Virusinfektionen bei Organ- und allogen Stammzell-Transplantierten (o.J.) Diagnostik, Prävention und Therapie S2k-Leitlinie

Wetzstein N, Brodt H-R (2016) Perioperative Antiinfektivaprophylaxe in der Kardiochirurgie. Z Herz Thorax Gefäßchirurgie 30(2):120–126. https://doi.org/10.1007/s00398-015-0056-z

Winthrop KL, Flume PA, Thomson R, Mange KC, Yuen DW, Ciesielska M, Morimoto K et al (2020) Amikacin liposome inhalation suspension for MAC lung disease: a 12-month open-label extension study. Ann Am Thorac Soc. https://doi.org/10.1513/AnnalsATS.202008-925OC

With K de, Wilke K, Kern WV, Richard Strauß PD, Kramme E, Friedrichs A, Holzmann T et al (2018) S3-Leitlinie Strategien zur Sicherung rationaler Antibiotika-Anwendung im Krankenhaus

# Nosokomiale Infektionen auf der Intensivstation

Gösta Lotz, Jan Kloka, Linda Vo, Helga Häfner, Simone Scheithauer und Sebastian Lemmen

## Inhalt

1  Einleitung ............................................................. 1215
2  Epidemiologie und Surveillance ............................... 1215
3  Ausgewählte nosokomiale Infektionen ...................... 1217
3.1  Gefäßkatheterassoziierte Infektionen ..................... 1217
3.2  Beatmungsassoziierte Pneumonie ......................... 1224
3.3  Katheterassoziierte Harnwegsinfektionen ............... 1229
3.4  Postoperative Wundinfektionen ........................... 1234
3.5  Clostridioides difficile-assoziierte Infektion ........... 1237
Literatur ................................................................. 1240

## 1 Einleitung

Patienten auf Intensivstationen (ITS) haben im Vergleich zu Patienten von Normalstationen ein 5- bis 10-fach höheres Infektionsrisiko. Prädisponierende Faktoren sind u. a. die Schwere der Grunderkrankung, Begleiterkrankungen (z. B. Diabetes mellitus, Adipositas), ein hohes Lebensalter, Immunsuppression, Operation, Dauer des Krankenhausaufenthaltes, vorausgegangene Antibiotikatherapie und die Anwendung invasiver Maßnahmen (Beatmung, zentrale Zugänge).

**Definition**
*Nosokomiale Infektion (NI)*
Eine Infektion wird als nosokomial bezeichnet, wenn der Infektionstag (= Tag mit dem ersten Symptom) frühestens der dritte Tag des Krankenhausaufenthaltes ist. (Kommission für Krankenhaushygiene und Infektionsprävention des Robert Koch Instituts und Nationales Referenzzentrum für Surveillance von nosokomialen Infektionen 2017).

## 2 Epidemiologie und Surveillance

Im Rahmen der europäischen Prävalenzerhebung durch das European Center for Disease Control (ECDC) wurden 2016 in 218 deutschen Krankenhäusern Daten zum Vorkommen nosokomialer Infektionen erhoben; somit liegen für Deutschland Vergleichszahlen zum Umfang nosokomialer Infektionen vor. Insgesamt wurden 64.412 Patienten eingeschlossen, von diesen erlitten 3,32 % eine nosokomiale Infektion. Dieser Wert entspricht weitgehend dem Ergebnis einer ähnlichen Untersuchung (NIDEP1) aus dem Jahr 1994. 17,1 % aller Infektionen traten auf Intensivstationen auf. Im Vergleich zur gleichen Erhebung 2011 ist das Risiko eines Patienten in einem deutschen Krankenhaus eine nosokomialen Infektion zu erleiden im Trend leicht rückläufig. (Nationales

Referenzzentrum für Surveillance von nosokomialen Infektionen 2016; Behnke et al. 2017)

Führende Infektionen bei Betrachtung des Gesamtpatientenklientels waren (Nationales Referenzzentrum für Surveillance von nosokomialen Infektionen 2016):

- Postoperative Wundinfektionen (22,4 %),
- Harnwegsinfektionen (21,6 %),
- untere Atemwegsinfektionen (24,0 %),
- Clostridioides (früher Clostridium) difficile-Infektionen (10,0 %),
- primäre Sepsis (5,1 %).

Exakte Daten zur Prävalenz von nosokomialen Infektionen, sowie zur Anzahl von Todesfällen durch nosokomialen Infektionen (NI) auf deutschen Intensivstationen fehlen. Basierend auf den Daten der nationalen Querschnittsstudie NIDEP1, des Statistischen Jahrbuches 2006 und des Krankenhaus-Infektions-Surveillance-Systems (KISS) wurden die in Tab. 1 gelisteten **geschätzten** Häufigkeiten für das Auftreten von ausgewählten NI errechnet (Gastmeier und Geffers 2008).

> In Deutschland treten jährlich ca. 400.000–6.000.000 nosokomiale Infektionen auf. Geschätzt 10.000–15.000 Patienten sterben daran. Unter der Annahme, dass ca. 20–30 % der nosokomialen Infektionen vermeidbar sind, sterben somit jährlich bis zu 4500 Patienten an einer vermeidbaren Infektion (Gastmeier und Geffers 2008).

Dem Gefährdungspotenzial für die Patienten Rechnung tragend, sind Krankenhäuser in Deutschland seit 2001 durch das Infektionsschutzgesetz (§ 23) verpflichtet, in mindestens einem Risikobereich, z. B. Intensivstation oder operativer Abteilung, nosokomiale Infektionen zu erfassen. Dem Gesundheitsamt ist das gehäufte Auftreten nosokomialer Infektionen (≥ 2), bei denen ein epidemiologischer Zusammenhang wahrscheinlich ist oder vermutet wird, nicht namentlich zu melden.

Als eine mögliche Erfassungsmethode für nosokomiale Infektionen wird die Erhebung und Auswertung der Daten nach dem KISS-Prinzip vorgeschlagen (Nationales Referenzzentrum für Surveillance von nosokomialen Infektionen 2011). Für Deutschland werden seit 1997 im KISS-Projekt nationale Daten über im Krankenhaus erworbene Infektionen zusammengetragen und entsprechende Referenzwerte ermittelt. Das KIS-System ist dem US-amerikanischen National Nosocomial Infections Surveillance System (NNIS) bzw. dem Nachfolgeprojekt National Healthcare Safety Network (NHSN) und den Definitionen der Centers for Disease Control and Prevention (CDC) angelehnt (Nationales Referenzzentrum für Surveillance von nosokomialen Infektionen 2021; Centers for Disease Control and Prevention). Zentrale Venenkatheter (ZVK), Harnwegskatheter (HWK), der Tubus bei der invasiven Beatmung und die externe Ventrikeldrainage (EVD) werden als „Devices" bezeichnet (Nationales Referenzzentrum für Surveillance von nosokomialen Infektionen 2021). Berechnet werden keine absoluten Zahlen, sondern Infektionen pro 1000 Device-Tage als Ausdruck einer risikobasierten Infektionsrate. Für alle 1109 am KISS-Projekt teilnehmenden Intensivstationen lagen die device-assoziierten Infektionsraten im Zeitraum 01/2017–12/2020 im Mittel bei:

- 3,94 Pneumonien/Bronchitiden pro 1000 invasiver Beatmungstage,
- 1,13 ZVK-assoziierte Sepsisfälle pro 1000 ZVK-Tage,
- 1,17 Harnwegsinfektionen pro 1000 Harnwegskathetertage (Nationales Referenzzentrum für Surveillance von nosokomialen Infektionen 2021).

Die Berechnung wirkt abstrakt, ermöglicht aber eine Einordnung der eigenen Daten unabhängig von Erfassungszeitraum und Patientenanzahl. Ein direkter Vergleich mit den Referenzwerten des KISS-Projektes ist nur mit Einschränkungen möglich, da die unterschiedlichen Versorgungsstufen der Krankenhäuser zwar indirekt über die Bettenzahl abgebildet werden, die Erkrankungsschwere der Patienten jedoch unberücksichtigt bleibt. Somit ist der Vergleich mit den eigenen Zahlen über die Zeit am aussagekräftigsten.

### Surveillance

Das Infektionsschutzgesetz fordert eine systematische **Erfassung, Analyse und Bewertung** (Surveillance) von im Krankenhaus erworbenen Infektionen. Die Zahlen sollen dem verantwortlichen Personal vorgestellt, Konsequenzen (z. B. Änderungen im Hygienemanagement) diskutiert und ggf. eingeleitet werden. Durch das aktive Surveillanceprinzip kann somit eine wirksame Erfolgskontrolle erreicht werden.

Die Daten von KISS haben wiederholt gezeigt, dass durch eine kontinuierliche Surveillance Gesamtreduktionsraten zwischen 20 und 29 % bei verschiedenen nosokomialen Infektionen in einer großen Anzahl von Krankenhäusern erzielt werden konnten (Gastmeier et al. 2010).

### Wie viele Infektionen sind wie vermeidbar?

Nosokomiale Infektionen entstehen oft durch Mikroorganismen der körpereigenen Patientenflora (endogene Infektion). Bei Durchbrechen der natürlichen Schutzbarrieren, wie

**Tab. 1** Geschätzte Häufigkeiten für das Auftreten von ausgewählten nosokomialen Infektionen (NI)

| Art der NI | Anzahl (n) |
|---|---|
| Postoperative Wundinfektionen | 225.000 |
| Harnwegsinfektionen | 155.000 |
| Untere Atemwegsinfektionen (davon Pneumonien) | 80.000 (60.000) |
| Primäre Sepsis | 20.000 |
| Andere (ca. 13 %) | 70.000 |

z. B. Haut oder Schleimhäute durch „Devices" (z. B. Gefäßkatheter) oder im Rahmen von Operationen, können diese in ursprünglich sterile Kompartimente gelangen und hier Infektionen verursachen.

Endogene Infektionen sind nur bedingt vermeidbar. Dennoch sollte das große Potenzial an vorhandenen Präventionsmaßnahmen ausgeschöpft werden. Infektionen, die durch exogene Erreger verursacht werden, sollten immer vermieden werden.

Exogene Erreger gelangen durch die Übertragung aus der Umwelt oder von anderen Personen (Patienten oder Personal) zu oder gar in den Patienten. Eine Studie zur Transmission von wichtigen Infektionserregern erbrachte den Nachweis, dass ca. 15 % der nosokomialen Infektionen durch exogene, von anderen Patienten stammende Erreger verursacht wurden. In einer anderen Studie lag der Anteil gar bei 38 % (Gastmeier et al. 2010). Meist ist eine unterlassene oder nicht adäquat durchgeführte Händehygiene die Ursache (Scheithauer et al. 2009).

Die Händedesinfektion mit einem alkoholischen Präparat ist die effektivste Präventionsmaßnahme zur Vermeidung von nosokomialen Infektionen. Sie ist einfach durchzuführen und nicht kostenintensiv (Scheithauer et al. 2009).

Die Kenntnis der „5 Indikationen der Händehygiene" nach WHO ist unabdingbare Voraussetzung für eine adäquate hygienische Vorgehensweise (▶ Kap. 6, „Hygiene in der Intensivmedizin", Abschn. 3.1 Händehygiene). Scheithauer et al. (2009) ermittelten pro Patient einer internistischen und chirurgischen Intensivstation durchschnittlich 163 bzw. 188 Händehygienegelegenheiten pro Patiententag. Diese Zahlen können zum Verständnis beitragen, dass eine exogene Übertragung von potenziellen Infektionserregern in hohem Maße durch nicht adäquat desinfizierte Hände des Personals erfolgt. Deutlich seltener sind kontaminierte Gegenstände, Wasser oder Luft der Vektor.

**Anerkannte Basismaßnahmen zur Vermeidung einer nosokomialen Infektion**

- Konsequente Einhaltung der Standardhygiene.
- Regelmäßige Schulungen des Personals (Händehygiene, Umgang mit Devices, Wundverbandswechsel etc.).
- Kontinuierliche Surveillance und Feedback an die Verantwortlichen.
- Implementierung von Leitlinien – Robert Koch-Institut (RKI)-/CDC-Empfehlungen, aktuelle Literatur.

Eine Reduktion der Infektionsraten kann allerdings nicht durch Einhaltung einer einzelnen Maßnahme bewirkt werden, sondern erfordert die konsequente Umsetzung aller Basismaßnahmen.

Auf die zahlreichen infektionsspezifischen Präventionsmaßnahmen in der Intensivmedizin wird in den jeweiligen Unterkapiteln eingegangen.

## 3 Ausgewählte nosokomiale Infektionen

Die Häufigkeit der einzelnen nosokomialen Erkrankungen variiert je nach Fachbereich, Patientencharakteristika, Krankenhaus und Station. Die in der Übersicht mit * markierten nosokomialen Infektionen werden nachfolgend besprochen.

*Nosokomiale Infektionen auf der Intensivstation*

- Gefäßkatheterassoziierte Infektionen*
- Beatmungsassoziierte Pneumonie*
- Katheterassoziierter Harnwegsinfekt*
- Postoperative Wundinfektion*
- Clostridioides difficile-assoziierte Infektion*
- Sinusitis
- Tracheobronchitis
- Haut-/Weichteilinfektion
- Endokarditis
- Meningitis/Ventrikulitis (ggf. assoziiert mit einer Lumbal- oder Ventrikeldrainage)

### 3.1 Gefäßkatheterassoziierte Infektionen

Gefäßkatheter sind ein häufiger Bestandteil medizinischer (Safdar et al. 2013). Behandlungen mit ihrer Anwendung sind jedoch auch Risiken für die Sicherheit der Patienten verbunden (Loveday et al. 2014). Hierzu gehören vor allem lokale und systemische Infektionen, insbesondere Blutstrominfektionen (Berenholtz et al. 2014). Als transkutan in den Blutkreislauf eingebrachte medizinische Hilfsmittel (Fremdmaterialien, Devices) sind Gefäßkatheter kritische Medizinprodukte. Mit dem Einsatz von Gefäßkathetern ursächlich verbundene Infektionen sind nach heutigem Wissensstand in der Mehrzahl keine schicksalhaften Ereignisse, die vor allem besonders kranke, multimorbide Patienten betreffen und für deren Auftreten vorwiegend patientenspezifische Risikofaktoren verantwortlich sind (Dixon-Woods et al. 2011). Vielmehr handelt es sich zum größeren Teil (in bis zu 70 %) um unerwünschte Ereignisse (Umscheid et al. 2011), die durch die konsequente Umsetzung präventiver Maßnahmen bei der Anlage (Insertion) und bei der Pflege (Erhaltung) von Gefäßkathetern vermeidbar sind (Marschall et al. 2014; O'Grady et al. 2011b). Das Auftreten von nosokomialen Sepsisfällen kann vielfältige Ursachen haben, jedoch gelten intravaskuläre Katheter in der Intensivmedizin als Hauptursache für eine primäre Sepsis. Hat ein Patient mehrere Gefäßkatheter, so erhöht sich das Risiko für eine katheterassoziierte Infektion (KAI) zusätzlich. Scheithauer et al. (2012) konnten zeigen, dass für Patienten mit ≥ 2 zentralen Venen- oder Arterienkathetern ein 3-fach höheres Infektionsrisiko bestand als für die Vergleichsgruppe mit nur einem Katheter.

Eine vom deutschen Kompetenznetz Sepsis bundesweit durchgeführte Studie im Jahr 2003 bis 2004 untersuchte die

Prävalenz und Letalität von Patienten mit schwerer Sepsis und septischem Schock auf deutschen Intensivstationen. 310 Krankenhäuser mit 454 Intensivstationen wurden in die Studie eingeschlossen. Die dabei ermittelte Prävalenz für die schwere Sepsis betrug 11 % bei einer gesamten Letalität von 55,2 % während und nach Intensivstation-Aufenthalt (Engel et al. 2007). Auf Basis dieser Zahlen erkranken Schätzungen zu Folge 75000 Patienten jährlich in Deutschland an der schweren Sepsis bzw. am septischen Schock, wovon 40000 Patienten mit oder an dieser Erkrankung versterben (Moerer und Burchardi 2006).

**Definitionen**

Eine *primäre laborbestätigte Sepsis* ist definiert als kultureller Nachweis pathogener Erreger im Blut, der nicht mit einer Infektion an anderer Stelle assoziiert ist. Stimmt der Mikroorganismus aus der Blutkultur mit dem Erreger aus anderer Stelle überein, handelt es sich um eine *sekundäre Sepsis*. Hierbei gilt die Ausnahme der *katheterassoziierten Sepsis* mit Erregernachweis und lokalen Infektionszeichen an der Kathetereintrittsstelle und positiver Blutkultur.

Bei Nachweis von typischen Hautkeimen (z. B. S. epidermidis) müssen diese in mindestens 2 separat entnommenen Blutkulturen nachgewiesen werden. Für alle genannten Beispiele müssen die bekannten Sepsiskriterien gelten bzw. Zeichen einer Sepsis vorliegen (RKI 2011).

Die Diagnose der Katheter-assoziierten Infektion muss durch mikrobiologische Untersuchungen gesichert werden. Klinische Zeichen wie Fieber und eine lokale Rötung an der Einstichstelle können zwar auf eine Katheter-assoziierte Infektion hinweisen, sind jedoch nicht ausreichend sensitiv und spezifisch.

Die mikrobiologische Sicherung der Katheter-assoziierten Infektion ist auf drei Arten möglich (Mermel et al. 2009):

1. Derselbe Erreger wird in signifikanter Keimzahl (> 15 koloniebildende Einheiten [KbE] nach Ausrolltechnik bzw. > 100 KbE/ml nach Ultraschallbehandlung und kultureller Anzucht in einem Flüssigmedium) an der Katheterspitze und in mindestens zwei Blutkulturen nachgewiesen. Davon sollten idealerweise je ein Blutkulturpaar aus einer peripheren Vene und aus dem Katheter entnommen worden sein. Ist eine Abnahme aus einer peripheren Vene nicht möglich, sollten mindestens zwei aus dem Katheter entnommene Blutkulturen positiv sein und denselben Erreger nachweisen.
2. Durch Bestimmung der „differential time to positivity": Dieses Kriterium wird gewählt, wenn der Katheter nicht gezogen werden kann. Bei einer gleichzeitigen Blutentnahme aus dem Katheter und aus einer peripheren Vene zeigt die Katheterkultur ein um mindestens zwei Stunden schnelleres Wachstum als die Kultur aus der peripheren Vene.
3. Durch quantitativen Erregernachweis: Nach Abnahme von quantitativen Blutkulturen (Isolatorblutkulturen) sowohl aus dem Katheter als auch aus einer peripheren Vene ist das Verhältnis Keimzahl im Katheter zu Keimzahl in der peripheren Vene > 3:1. Dieses Nachweisverfahren wird allerdings seltener angewandt.

*Weitere Sepsisdefinitionen*
Siehe ▶ Kap. 74, „Antibiotika, Antibiotikaprophylaxe und Antimykotika in der Intensivmedizin".

### 3.1.1 Epidemiologie

Entsprechend den Daten der ersten europäischen Prävalenzerhebung nosokomialer Infektionen (Nationales Referenzzentrum für Surveillance von nosokomialen Infektionen 2011) lag der Anteil der primären Sepsisfälle bezogen auf alle NI-Fälle für Deutschland bei 6,0 %. Die Inzidenz von Zentralvenenkatheter (ZVK)-assoziierten Infektionen des Blutstroms (central line associated blood stream infections, CLABSI) auf Intensivstation liegt in Deutschland bei 1,08 pro 1000 ZVK-Anwendungstagen (Geffers und Rüden 2002). Die KISS-Referenzwerte aus dem Jahr 2011 geben eine gemittelte ZVK-assoziierte Sepsisrate von 1,26 pro 1000 ZVK-Tage für „alle" Intensivstationen an; die amerikanischen katheterassoziierten Infektionsraten (NHSN) liegen auf vergleichbarem Niveau (1,3 pro 1000 ZVK-Tage) (Gastmeier und Geffers 2008; Dudeck et al. 2011). Sowohl in Deutschland als auch in den USA ist in den letzten Jahren eine deutliche Reduktion von primären Sepsisfällen zu verzeichnen. Dies ist z. T. durch veränderte Definitionen (z. B. Wegfall der klinischen Sepsis), aber auch durch die Implementierung zahlreicher Präventionsmaßnahmen erklärbar.

Patienten mit einer nosokomialen primären Sepsis haben ein 28–35 % höheres Risiko zu versterben als vergleichbare Patienten ohne entsprechende Infektion. Dies bedeutet: Durch Prävention von etwa 3 katheterassoziierten Sepsisfällen kann 1 Todesfall verhindert werden (Gastmeier et al. 2005).

### 3.1.2 Katheterarten und Komplikationsrisiken (O'Grady et al. 2011a; Maki et al. 2006)

> Der Einsatz von Gefäßkathetern ist verbunden mit einem erhöhten Risiko für Infektionen und Komplikationen wie Entzündungen an der Einstichstelle, katheterassoziierten Bakteriämien/Septikämien und Thrombophlebitiden. Vor jeder Katheteranlage ist eine strenge Indikationsstellung vorzunehmen. Nach Katheteranlage ist eine tägliche (Re-)Evaluierung der Indikation vorzunehmen und der Katheter ggf. zu entfernen.

**Tab. 2** Katheterarten und Komplikationsrisiken. (Mod. nach CDC O'Grady et al. 2011)

| Katheter | Insertionsstelle | Anmerkungen/ Infektionsrate (IR): mittlere Infektionsrate/ 1000 Kathetertage |
|---|---|---|
| Periphere Venenkatheter (PVK) | Unterarm oder Handrücken | – Phlebitis bei längerer Liegedauer<br>– Niedrige Sepsisrate aufgrund hoher Anzahl an Kathetertagen |
| Periphere arterielle Katheter | A. radialis<br>A. femoralis etc. | – Niedrigeres Infektionsrisiko im Vergleich zu ZVK bei Liegedauer < 7 Tage |
| Pulmonalarterienkatheter (PAK) | Transkutane Anlage über eine zentrale Vene in die A. pulmonalis, präferierte Insertionsstelle: V. subclavia | – Vergleichbare Infektionsraten wie bei ZVK |
| Midline-Katheter | Über Kubitalvenen bis in die V. basilaris oder V. basilica, wird nicht bis in die zentralen Venen vorgeschoben | – Geringere Phlebitisraten als bei kurzen PVK<br>– Geringere Infektionsraten als bei ZVK |
| Nicht getunnelte zentralvenöse Katheter (ZVK) | Perkutane Insertion in die V. subclavia, V. jugularis oder V. femoralis | – Hauptverantwortlich für katheterassoziierte Sepsis (s. Text) |
| Getunnelte/ teilimplantierte zentralvenöse Katheter (z. B. Hickman-Katheter) | Implantiert in V. subclavia, V. jugularis oder V. femoralis | – Cuff („Manschette") hemmt die Einwanderung von Keimen entlang des Katheters, geringere Infektionsraten als bei nicht getunneltem ZVK |
| Peripher inserierte ZVK (PICC) | Über V. subclavia, V. jugularis oder V. brachialis in V. cava superior | – Niedrigere Infektionsrate als bei nicht getunneltem ZVK |
| Total implantierte Gefäßzugänge (Ports) | Subkutan implantierter Gefäßzugang in die V. jugularis oder V. subclavia | – Geringstes Risiko für katheterassoziierte Sepsis<br>– Chirurgischer Eingriff für Anlage und Wechsel erforderlich |

Die Inzidenz katheterassoziierter Infektionen (KAI) variiert je nach Kathetertyp (Tab. 2), der Häufigkeit der Manipulationen und den patienteneigenen Risikofaktoren.

Obwohl im klinischen Alltag lokale oder systemische Infektionen bei peripheren Verweilkanülen relativ häufig beobachtet werden, ist die Infektionsrate bedingt durch die hohe Anzahl der Kathetertage dennoch relativ niedrig.

Mehr als 90 % aller durch Gefäßzugänge verursachten Infektionen sind mit zentralen Venenkathetern assoziiert. Bei peripher arteriellen Kathetern finden sich bei vergleichbarer Liegedauer deutlich niedrigere Infektionsraten (Koh et al. 2008). Vermutet wird, dass durch den hohen arteriellen Druck eine Keimkolonisation des Katheters reduziert wird.

### 3.1.3 Infektionen assoziiert mit zentralen Venenkathetern

*Pathogenese und Erregerspektrum*

Die Oberfläche der meisten ZVK wird bereits nach kurzer Liegedauer mit einer Fibrinschicht bedeckt und bietet besonders Bakterien wie *S. aureus* und koagulasenegativen Staphylokokken die Möglichkeit zur Adhärenz. Durch Bildung sog. Biofilme schützen sich Bakterien einerseits vor den Angriffen des Immunsystems, andererseits auch vor Antibiotika, da diese den Biofilm nur ungenügend durchdringen können (Zheng et al. 2018; Wójcik-Bojek et al. 2022).

Grampositive Kokken werden in mehr als 60 % der ZVK-assoziierten Bakteriämien/Sepsisfällen nachgewiesen; prinzipiell können aber alle potenziell pathogenen Erreger eine solche Infektion verursachen. Die von KISS ermittelten Nachweishäufigkeiten von Erregern gefäßkatheterassoziierter Infektionen zeigt folgendes Erregerspektrum (Wunder 2020):

- Koagulase-negative Staphylococcen (32 %),
- Enterococcus spec. (21 %),
- Staphylococcus aureus (14 %) und
- Candida albicans (6 %)

*Infektionsweg*

Katheterassoziierte Infektionen entstehen im Wesentlichen auf 3 Wegen (Abb. 1; Eggimann und Pittet 2002).

**Extraluminaler Infektionsweg**

Die Kolonisation des Katheters geht von der Einstichstelle aus. Hierbei wandern die Keime der Hautflora entlang des Katheters bis an die Katheterspitze. Selbst bei adäquat durchgeführter Hautdesinfektion gelingt es nicht, alle Hautkeime zu eliminieren, sodass diese sich bereits beim Einführen des Katheters auf der Katheteroberfläche absiedeln und anschließend vermehren können. Lösen sich die Keime von der Katheterspitze ab, so gelangen sie ins Blut und können eine Sepsis verursachen. Dieser Pathomechanismus wird für die Mehrheit der Katheterinfektionen verantwortlich gemacht, besonders bei kurzen Liegezeiten von 1–10 Tagen (Punkt 1 in Abb. 1).

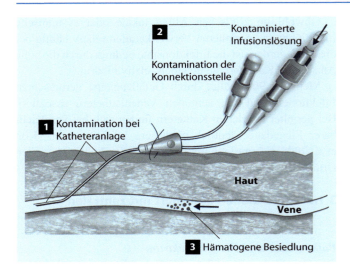

**Abb. 1** Pathogenese von katheterassoziierten Infektionen

### Intraluminaler Infektionsweg

Durch unsachgemäßen Umgang beispielsweise mit den 3-Wege-Hähnen oder anderen Verbindungsstücken (Hub) werden Keime in das Katheterlumen eingebracht. Die Liegedauer des Verweilkatheters und damit die Häufigkeit der Manipulationen spielt eine entscheidende Rolle. Diesem Infektionsweg wird bei längeren Liegezeiten die größte Bedeutung beigemessen (Punkt 2 in Abb. 1).

Aber auch durch Applikation von unsterilen Infusionslösungen können katheterassoziierte Infektionen verursacht werden. Industriell hergestellte Infusionen können als keimfrei betrachtet werden, unsachgemäßes Arbeiten bei der Zubereitung von Mischinfusionen oder beim Richten der Infusionen stellt hingegen eine reelle Infektionsquelle dar.

### Hämatogene Besiedlung

Im Rahmen einer sekundären Bakteriämie, deren Ursache als nicht-katheterinduziert anzunehmen ist, kann die ZVK-Spitze auf dem Blutweg kolonisiert werden. Eine hämatogene Besiedlung wird in weniger als 5 % der Katheterinfektionen vermutet (Punkt 3 in Abb. 1).

### 3.1.4 Diagnose der Kathetersepsis

Katheterinfektionen durch periphere Katheter gehen häufig einher mit den klassischen Zeichen einer lokalen Entzündung wie Schwellung, Rötung, Überwärmung sowie ggf. eitriger Sekretion. Auch wenn der Patient nicht fiebert, ist eine sofortige Entfernung des Katheters notwendig.

Bei ZVK-assoziierten Infektionen sind äußere Zeichen für die Diagnosestellung selten wegweisend. Selbst bei eindeutig nachgewiesenen Katheterinfektionen konnte in weniger als 5 % Eiter oder eine Rötung an der Einstichstelle festgestellt werden (Koh et al. 2008). Auch die klinischen Infektionszeichen wie Fieber mit oder ohne Schüttelfrost, sowie erhöhte Infektionsparameter (Leukozyten, CRP-/PCT) sind wegen ihrer geringen Spezifität wenig hilfreich.

Die mikrobiologische Untersuchung der Katheterspitze kann die Hypothese einer Katheterinfektion immer nur retrospektiv bestätigen bzw. widerlegen. Untersuchungen haben gezeigt, dass in 75–90 % der Fälle der Katheter unnötig gezogen wurde, d. h. es konnte eine andere Infektionsquelle eruiert werden (O'Grady et al. 2011a). Nichtsdestotrotz sollte die Awareness für katheterassoziierte Infektionen nicht vernachlässigt werden. Lokale und systemische Gefäßkatheter-Infektionen durch zentrale Venenkatheter treten immerhin mit einer Häufigkeit von rund 0,3–1,6/1000 Kathetertage (lokale Infektionen) (Battistella et al. 2011) und rund 5 (0,1–19)/1000 Kathetertage (systemische Infektionen) auf (Safdar und Maki 2004).

Rijnders et al. konnten in einer prospektiv randomisierten Studie zeigen, dass bei erwachsenen ICU-Patienten mit Fieber ohne klinisch oder bildgebend identifizierbaren Infektionsfokus und mit stabilem Kreislauf das Ergebnis der Blutkulturen unter einer empirischen antibiotischen Therapie in den meisten Fällen abgewartet werden kann. Hierdurch verringerte sich die Häufigkeit eines vorsorglichen ZVK-Wechsels um 62 % und zwar ohne signifikanten Einfluss auf die Länge des ICU-Aufenthaltes oder die Mortalität (Rijnders et al. 2004).

Typisch für eine katheterassoziierte Infektion ist eine rasche Entfieberung innerhalb weniger Stunden nach Entfernen des Katheters.

Je nach Klinik des Patienten werden unterschiedliche Vorgehensweisen bei Verdacht auf eine Katheterinfektion vorgeschlagen (Abb. 2; Safdar et al. 2005; Mermel et al. 2009).

> Bei Patienten mit Sepsis kann der Katheter zunächst belassen und die Diagnostik am liegenden Katheter durchgeführt werden. Erhärtet sich der Verdacht, muss der Katheter entfernt bzw. gewechselt werden. Bei Patienten mit schwerer Sepsis bzw. septischem Schock muss der Katheter nach Ausschluss anderer Infektionsursachen möglichst schnell entfernt bzw. gewechselt werden.

### 3.1.5 Therapie

Obwohl ein Katheterwechsel allein bereits zu einer deutlichen klinischen Besserung führt, wird von den meisten Experten zusätzlich eine systemische Antibiotikatherapie empfohlen (Mermel et al. 2009; Fätkenheuer et al. 2002). Wahl und Dauer der antimikrobiellen Therapie richten sich dabei nach Erreger, Resistenz und dem Vorhandensein von Komplikationen wie septischer Gefäßthrombose oder Endokarditis.

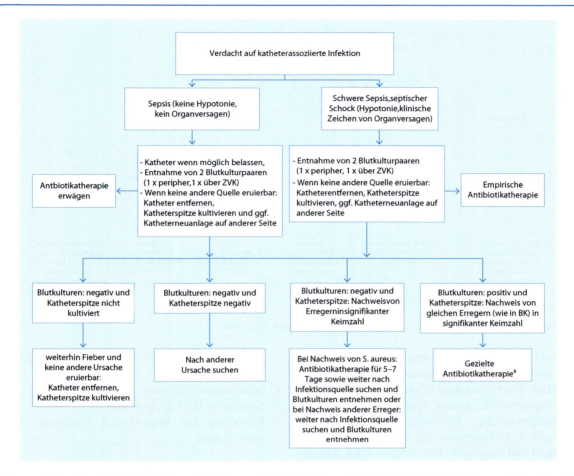

**Abb. 2** Diagnostisches Vorgehen bei Verdacht auf katheterassoziierte Infektionen (KAI) bei nicht implantiertem zentralvenösem (ZVK) und arteriellem Katheter ([a]s. Abb. 3). (Mod. nach Mermel et al. 2009)

In Abb. 3 ist die therapeutische Vorgehensweise bei nachgewiesener Katheterinfektion bei nicht implantierten zentralvenösen und arteriellen Kathetern dargestellt. Bei Nachweis von *S. aureus*, Enterokokken oder gramnegativen Stäbchen wird ein schneller Katheterwechsel gefordert, da in zahlreiche Studien höhere Letalitäts- und Komplikationsraten bei Belassen der Katheter gefunden wurden (Mermel et al. 2009).

Eine unverzügliche systemische Antibiotikatherapie sollte je nach Erreger über einen Zeitraum von 7–14 Tagen durchgeführt werden; bei Komplikationen verlängert sich die Therapiedauer entsprechend dem Krankheitsbild.

Werden Koagulase-negative Staphylokokken bei nicht implantierten Kathetern nachgewiesen, so wird eine 5- bis 7-tägige Antibiotikatherapie mit oder ohne Katheterwechsel gefordert. Einige Experten empfehlen bei diesen Erregern keine Therapie, wenn nach Katherwechsel eine klinische Besserung zu verzeichnen ist. Das nicht Wechseln des ZVK bei Nachweis von Koagulase-negativen Staphylokken als Auslöser einer Catheter-related bloodstream infections ist mit einem 7-fach erhöhten Risiko eines Rezidivs im Vergleich zur ZVK-Entfernung verbunden (Raad et al. 2009).

Bei Nachweis von Candida spp. muss der Katheter unverzüglich gewechselt und eine Antimykotikatherapie für 14 Tage, gerechnet ab dem letzten Keimnachweis, durchgeführt werden. Dies setzt voraus, dass 48–72 h nach Beginn einer effektiven antimykotischen Therapie Blutkulturen entnommen werden (Mermel et al. 2009).

### Empirische Antibiotika-/Antimykotikatherapie

[s. auch ▶ Kap. 74, „Antibiotika, Antibiotikaprophylaxe und Antimykotika in der Intensivmedizin"] Staphylokokken sind die häufigsten Erreger einer Katheterinfektion. Aufgrund der hohen Methicillin-Resistenz bei koagulasenegativen Staphylokokken und je nach MRSA-Prävalenz wird eine empirische Therapie mit Vancomycin oder Teicoplanin empfohlen. Alternativen hierzu sind Linezolid oder Daptomycin. Liegt keine Methicillin-Resistenz vor, sollte bei Nachweis von Staphylokokken eine Umstellung auf penicillinasefeste Penicilline (z. B. Oxacillin) erfolgen. Enterokokken werden mit einer empirischen Vancomycin-Therapie ebenfalls erfasst, bei nachgewiesener Ampicillin-Wirksamkeit sollte entsprechend deeskaliert werden.

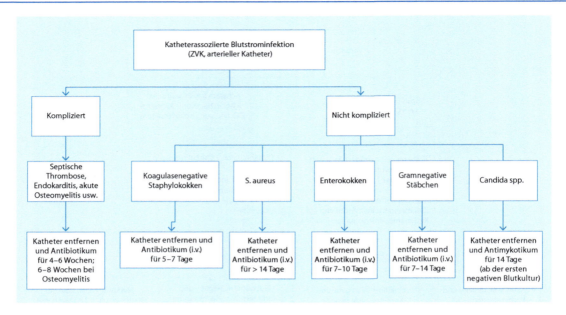

**Abb. 3** Therapie von katheterassoziierten Infektionen. (Mod. nach Mermel et al. 2009)

Bei Verdacht auf gramnegative Erreger sollte das Antibiotikaspektrum um 3.-Generations-Cephalosporine (z. B. Ceftriaxon, Ceftazidim), Fluorochinolone (Cipro- oder Levofloxacin) oder ein Carbapenem (Meropenem, Imipenem) erweitert werden. Für Enterobacter spp., Acinetobacter spp. und Serratia marcescens gelten Carbapeneme als Mittel der 1. Wahl, für P. aeruginosa sind dies pseudomonaswirksame β-Laktamantibiotika (Piperacillin, Ceftazidim, Meropenem, Imipenem). Bei kritisch kranken Patienten (z. B. septischer Schock, hämatoonkologischen Patienten) sowie bei bekannter Kolonisation mit multiresistenten gramnegativen Erregern wird eine empirische Kombinationstherapie – bevorzugt β-Laktamantibiotika ± β-Laktamaseinhibitor + Fluorochinolone – bis zum Vorliegen des Resistogramms empfohlen. Bei der Auswahl des Antibiotikums sollte man sich an der hauseigenen Resistenzstatistik orientieren. Nach Vorliegen des Resistogramms sollte jedoch auf eine Monotherapie deeskaliert werden.

Bei Verdacht auf eine Candida-Infektion gelten sowohl Fluconazol als auch Echinocandine (Caspofungin, Anidulafungin, Micafungin) als Mittel der 1. Wahl. Obwohl Anidulafungin in einer Studie im Vergleich zu Fluconazol (auch bei Candida albicans) ein besseres Therapieansprechen zeigte, konnte lediglich ein Trend, aber keine Signifikanz bezüglich des Gesamtüberlebens gezeigt werden.

### 3.1.6 Präventionsmaßnahmen
*Prävention katheterassoziierter Infektionen*

Katheterassoziierte Infektionen sind zu einem Großteil vermeidbar. Die Infektionsraten können signifikant gesenkt werden durch:

- Anwendung aseptischer Techniken bei der Katheteranlage,
- Schulungsmaßnahmen,
- Kenntnisse der Leitlinien und
- Einhaltung der hygienischen Umgangs- und Pflegemaßnahmen.

Unter den Präventionsmaßnahmen wird der aseptischen Katheteranlage die größte Bedeutung beigemessen. Eine Zusammenfassung der wichtigsten deutschen und US-amerikanischen Empfehlungen zur Prävention von zentralvenösen katheterassoziierten Infektionen des Robert Koch-Instituts und der CDC ist Tab. 3 zu entnehmen (O'Grady et al. 2011a; Kommission für Krankenhaushygiene und Infektionsprävention beim RKI 2002; Marschall et al. 2008; Bundesgesundheitsbl 2017).

In den aktuellen Leitlinien und im Bundesgesundheitsblatt des RKI wird aus infektionspräventiven Gründen empfohlen, die V. subclavia oder alternativ die V. jugularis für die ZVK-Anlage zu wählen (Bundesgesundheitsbl 2017). Als Argument gegen die V. femoralis werden deutlich höhere Infektionsraten genannt; diese Angaben beruhen jedoch im Wesentlichen auf älteren Studien. Marik et al. (2012) zeigten in einer Metaanalyse eine signifikante Interaktion zwischen Infektionsrisiko und dem Publikationsjahr der Katheteranlage in der Femoralvene. Wurden die beiden älteren Studien wegen „Outlayer Status" nicht in die Metaanalyse einbezogen, so konnte kein Unterschied der katheterassoziierten Infektionsraten für die 3 Insertionsstellen gezeigt werden. Letztendlich sollte sich die Wahl der Insertionsstelle an der Expertise und dem Können des Arztes, an der Möglichkeit

**Tab. 3** Spezielle Maßnahmen zur Prävention der ZVK-assoziierten Sepsis. (Nach O'Grady et al. 2011; Kommission für Krankenhaushygiene und Infektionsprävention beim RKI 2002; Marschall et al. 2008; Bundesgesundheitsbl 2017)

| Indikation | Indikation für ZVK täglich überprüfen |
|---|---|
| Katheteranlage | Katheteranlage stets unter aseptischen Bedingungen durchführen (sterile Handschuhe, steriler Kittel, Kopfhaube, Mund-/Nasenschutz, steriles Lochtuch) Desinfektion des Punktionsareals mit einem Hautdesinfektionsmittel (z. B. Octenidin/Alkohol oder Chlorhexidin/Alkohol, verbesserte Wirksamkeit im Vergleich zu Alkohol wegen Remanenzwirkung), dabei Einwirkzeiten beachten V. subclavia aus infektionspräventiven Gründen bevorzugen, alternativ: V. jugularis möglich |
| Verband | Abdecken der Kathetereintrittsstelle entweder mit steriler Kompresse oder transparentem semipermeablem Folienverband |
| Verbandswechsel | Wechsel grundsätzlich, wenn der Verband feucht, lose oder schmutzig ist Wechsel in Non-touch-Technik, Einmalhandschuhe verwenden Applikation von Hautdesinfektionsmittel (keine Salben) auf die Insertionsstelle Gazeverband: – Wechsel täglich bei bewusstseinsgetrübten, beatmeten Patienten – Tägliche Palpation bei bewusstseinsklaren Patienten, keine Aussage zur Wechselfrequenz Folienverband mindestens alle 7 Tage wechseln |
| Katheterwechsel | Kein routinemäßiger ZVK-Wechsel; Katheter, die notfallmäßig unter eingeschränkten aseptischen Bedingungen gelegt wurden, jedoch so schnell wie möglich wechseln Tägliche Inspektion der Einstichstelle, bei sichtbarer Entzündung sofortige Entfernung des Katheters und Neuanlage an anderer Stelle Katheterwechsel über Führungsdraht nur bei mechanischen Komplikationen, nicht bei Infektionsverdacht |
| Spülung | Falls erforderlich, sterile physiologische Kochsalzlösung verwenden |
| Infusionssysteme | Wechsel des Infusionssystems alle 72 h (Ausnahmen: bei Applikation von Lipidlösungen spätestens nach 24 h, bei Gabe von Blut und Blutprodukten spätestens nach 6 h) |

einer ultraschallgesteuerten Katheteranlage und an dem Risiko für mechanische Komplikationen orientieren. In Notfällen und bei Hochrisikopatienten kann die V. femoralis durchaus eine Option darstellen (Marik et al. 2012).

Durch Erfassung und Bewertung nosokomialer Infektionen (Surveillance) können eigene Infektionsraten ermittelt und mit KISS-Referenzwerten verglichen werden. Erhöhte Infektionsraten lassen sich durch Erstellung eigener Leitlinien auf der Basis von RKI/CDC-Empfehlungen und deren strikte Umsetzung im stationären Bereich senken. In mehreren Studien konnten die durchschnittlichen Sepsisraten von 4,3 auf 1,4 bzw. 7,7 auf 2,3 pro 1000 ZVK-Tage gesenkt werden, indem folgende Maßnahmen implementiert wurden:

- standardisierte, evidenzbasierte aseptische Legetechnik,
- tägliche Überprüfung der Indikationsstellung für den ZVK,
- Hautdesinfektion mit Chlorhexidin/Alkohol,
- Personalschulungen (ZVK-Anlage, Verbandswechsel etc.) und
- Surveillance (Muto et al. 2005; Pronovost et al. 2006).

Diese sog. „care-bundles" zur Prävention der ZVK-assoziierten Sepsis sollten mittlerweile Standard auf allen Intensivstationen sein. Die infektionspräventive Wirksamkeit für die Device-assoziierte Septikämien ist vielfach in Studien belegt; sie ist am höchsten, wenn eine Compliance > 95 % erzielt werden kann (O'Grady et al. 2011a). Erfreulicherweise kann alleine durch die Teilnahme an einer prospektiven Surveillance mit Rückmeldung der Ergebnisse an das Behandlungsteam, ohne weitere gezielte Interventionen zu einer Abnahme der erfassten Ereignisse kommen (Schroder et al. 2015; Zuschneid et al. 2010).

Die Reduktion katheterassoziierter Infektionsraten durch Verwendung von antibiotika – oder antiseptikabeschichteter Katheter ist durch randomisierte klinische Studien vielfach dokumentiert. Dennoch wird ihr Einsatz bisher nur empfohlen, wenn die katheterassoziierte Sepsisrate erhöht ist und sich trotz Ausschöpfung aller anderen Präventionsmaßnahmen (z. B. Implementierung von „bundles") nicht senken lässt (O'Grady et al. 2011a; Kommission für Krankenhaushygiene und Infektionsprävention beim RKI 2002). 2011 empfahl die CDC in den USA aufgrund der bis dahin vorliegenden Studien 2011 den Einsatz von beschichteten zentralen Venenkathetern (CHX/Silbersulfadiazin oder Minocyclin/Rifampicin) bei Patienten mit einer zu erwartenden Katheterisierungsdauer von mehr als 5 Tagen in Einrichtungen, in denen trotz Implementierung eines Präventionsbündels die Rate katherterassoziierter Blutstrominfektionen nicht gesenkt werden kann (O'Grady et al. 2011b). Dem schließen sich auch die Guidelines aus den USA und aus Großbritannien an (Bundesgesundheitsbl 2017; Marschall et al. 2014; Loveday et al. 2014).

Von Mehrlumenkathetern scheint im Vergleich zu Einlumenkathetern ein geringfügig höheres Infektionsrisiko auszugehen. Sie werden zumeist gewählt, um multiple Katheteranlagen zu vermeiden. Die Wahl des Katheters sollte nach dem Prinzip „so wenig wie möglich, so viel wie nötig" getroffen werden (Bouza et al. 2010). In den aktuellen Leitlinien und Empfehlungen des RKI wird auf die Lumenproblematik nicht eingegangen, ebenso wenig auf die Frage, wie mit nicht mehr benötigten Lumen verfahren werden soll (Bundesgesundheitsbl 2017). Prinzipiell kann durch unsachgemäße Handhabung von jedem Katheterlumen ein erhöhtes Infektionsrisiko ausgehen. Die Ergebnisse einer aktuellen Studie zeigten, dass das größte Risiko für eine KAI von Lumen ausging, über welche parenterale Ernährung und Blutprodukte verabreicht wurden (Krause et al. 2012).

## 3.2 Beatmungsassoziierte Pneumonie

Definition, Pathogenese, Diagnostik und Therapie der ambulant erworbenen und nosokomialen Pneumonie sind Gegenstand von ▶ Kap. 62, „Intensivtherapie bei Pneumonien" und werden dort ausführlich dargestellt. Die infektionspräventiven Maßnahmen für die beatmungsassoziierte Pneumonie stehen im Fokus der nachfolgenden Ausführungen.

**Definition**
*Beatmungsassoziierte Pneumonie (BAP), Ventilatorassociated Pneumonia (VAP)*

Eine beatmungsassoziierte Pneumonie (BAP) wird im angelsächsischen Sprachgebrauch auch als „ventilator-associated pneumonia" (VAP) bezeichnet. Eine gängige Definition der VAP ist das Auftreten einer Pneumonie > 48 Stunden nach endotrachealer Intubation (Management of adults 2016) (s. auch ▶ Kap. 62, „Intensivtherapie bei Pneumonien").

Nach National Healthcare Safety Network wird eine VAP seit 2022 zeitlich genauer definiert:

Eine VAP liegt dann vor, wenn ein Patient nach 2 aufeinanderfolgenden Tagen maschineller Beatmung eine Pneumonie erwirbt, (dabei zählt der Beginn der invasiven Beatmung als Tag 1) und wenn die mechanische Beatmung am Tag des Ereignisses oder am Tag davor vorhanden war. Zur maschineller Beatmung zählen hierbei supportive, assistierte oder kontrollierte Beatmung, die durch postiven Atemwegsdruck mittels künstlicher Atemwege (oraler oder nasaler endotrachealer Tubus, Tracheakanüle) appliziert wird (Centers for Disease Control, National Healthcare Safety Network 2022).

### 3.2.1 Epidemiologie

Die beatmungsassoziierte Pneumonie ist eine der häufigsten Komplikationen einer intensivmedizinischen Behandlung mit Auswirkungen auf die Letalität, Länge der Intensivbehandlung und Kosten des Krankenhausaufenthaltes.

Nach Angaben des Nationalen Referenzzentrums für Surveillance von nosokomialen Infektionen (NRZ) am RKI liegt die Inzidenz für VAP durchschnittlich bei 4,25 pro 1000 invasive Beatmungstage. Dies trägt zu einer Verlängerung des Krankenhausaufenthaltes um etwa 6–9 Tage bei. Das Risiko für eine VAP korreliert wesentlich mit der Beatmungsdauer und ist in den ersten Beatmungstagen am höchsten. Mit jedem Beatmungstag erhöht sich das Risiko schätzungsweise um mindestens 1 %, in den ersten 5 Tagen sogar um bis zu 3 %. 90 % aller ventilatorassoziierten Pneumonien entstehen in den ersten 10 Beatmungstagen (Dembinski und Rossaint 2008).

Die beatmungsassoziierte Pneumonie ist die häufigste tödlich verlaufende Krankenhausinfektion. Die Letalität wird in aktuellen Studien bei 13 % angegeben. Die genaue Differenzierung zwischen unmittelbarer und mittelbar verbundener Letalität der VAP (attributable mortality) ist aufgrund der schwierigen Diagnosestellung noch offen (Prävention der nosokomialen beatmungsassoziierten Pneumonie 2013).

### 3.2.2 Diagnose

Als klassische klinische Kriterien gelten: neue oder progrediente Lungeninfiltrate, Zeichen einer systemischen Infektion (Fieber oder Hypothermie, veränderte Leukozytenzahl) und/oder Veränderungen des Sputums. Die klinische Diagnose einer VAP bzw. die Differenzierung zu anderen Diagnosen (Atelektasen, interstitielle Pneumonie, nicht beatmungsassoziierte Pneumonie, oder ARDS) bleibt jedoch herausfordernd, da die genannten Kriterien subjektiv und unspezifisch sind. Sie basieren nicht auf randomisierten Studien und mehrere Untersuchungen belegen zudem eine niedrige oder gar fehlende diagnostische Genauigkeit dieser Merkmale (S3-Leitlinie 2017b; Fernando et al. 2020).

Aufgrund des klinisches Impacts auf die Letalität verbleibt die klinische Diagnose der VAP jedoch relevant und dient der zeitnahen Einleitung einer kalkulierten antimikrobiellen Therapie.

Die Society for Healthcare Epidemiology of America (SHEA) veröffentlichte 2014 einen Algorithmus für die Diagnose einer beatmungsassoziierten Pneumonie, welcher in Abb. 4 dargestellt ist.

### 3.2.3 Risikofaktoren einer beatmungsassoziierten Pneumonie

Die Risikofaktoren für die Entstehung einer VAP lassen sich in patientenbezogene, (endogene) und interventionsbezogene (exogene) Risikofaktoren einteilen. Im Bereich der Pädiatrie liegen zusätzliche Faktoren (u. a. Immundefizenz, enterale Ernährung, neuromuskuläre Blockade) vor. Zu den patientenbezogenen Risikofaktoren zählen: Alter < 1 Jahr oder > 65 Jahre, Immunsuppression, schwere neurologische Beeinträchtigungen mit fehlenden Schutzreflexen, Aspiration oder schwere chronische Lungenvorerkrankungen (z. B. COPD). Zu den interventionsbezogenen Risikofaktoren zählen Langzeitintubation und Beatmung, Reintubation, Mikroaspiration, Verabreichung von Sedativa und operative Eingriffe (Prävention der nosokomialen beatmungsassoziierten Pneumonie 2013).

**Beatmung als Risikofaktor**
[s. auch ▶ Kap. 62, „Intensivtherapie bei Pneumonien"]

**Abb. 4** Algorithmus der Society for Healthcare Epidemiology of America für die Diagnose der beatmungsassoziierten Pneumonie. (Nach Klompas et al. 2014)

**I. Beatmungsbedingter Zustand (ventilator-assisted-condition, VAC)**
Nachdem der Zustand eines beatmeten Patienten für 2 Tage stabil war oder sich gebessert hatte, komm es zu einer Verschlechterung der Oxygenierung mit:
a) Anstieg des $F_iO_2$ um 20 % über 2 Tage
und/oder
a) Anstieg des PEEP um 3 cm $H_2O$ über 2 Tage

⇩

**II. Infektionsbedingte beatmungsassoziierte Komplikation (infection-related-related ventilator-associated complication, IVAC)**
Nach mindestens 3 Tagen maschineller Beatmung und Vorliegen einer VAC bietet der Patient Zeichen eines Infekts mit
a) Körpertemperatur >38 °C oder <36 °C
b) Leukozytenzahl >12000/mm³ oder < 4000/mm³

⇩

**III.a**
**Mögliche beatmungsassoziierte Pneumonie (possible ventilator-associated pneumonia, VAP)**
Bei Patienten mit IVAC liegt purulentes Sekret und eine positive pathogene Kultur aus Lungenproben vor (Tracheobronchialsekret, BAL, Lungengewebe)

**III.b Wahrscheinliche beatmungsassoziierte Pneumonie (probable ventilator- associated pneumonia, VAP)**
Bei Patienten mit IVAC kann purulentes Sekret und eines der folgenden Befunde aufweisen:
a) Positive Kultur in Pleuraflüssigkeit
b) positiver histopathologischer Lungenbefund
c) Positiver Test für respiratorische Viren, positiver Legionellennachweis

---

Das Risiko einer nosokomialen Pneumonie ist bei invasiver Beatmung um das 6- bis 20-fache höher als ohne Beatmung. Die Indikation sollte folglich streng und die nichtinvasive Beatmung als Alternative geprüft werden (Dembinski und Rossaint 2008).

Die nichtinvasive Beatmung führte in verschiedenen Studien an ausgewählten Patientenkollektiven zu einer Reduktion der Pneumonieinzidenz und Senkung der Letalität. Intubation und mechanische Beatmung verhindern den Hustenreflex, beeinträchtigen die mukoziliäre Clearance-Funktion und schädigen das Oberflächenepithel der Trachea (Dembinski und Rossaint 2008).

Bei der VAP stammen schätzungsweise 90 % der Erreger aus der Mundflora des Patienten, die sich mit zunehmender Aufenthaltsdauer auf der Intensivstation verändert. Der Endotrachealtubus stellt bei invasiver Beatmung eine Leitschiene für potenziell infektiöses Sekret aus dem Oropharynx in die tieferen Atemwege dar. Selbst bei optimal geblocktem Cuff kann es zu einer kontinuierlichen Aspiration geringer Mengen von oropharyngealem Sekret insbesondere durch die Längsfurchen des Cuffs in die Trachea kommen. Bei intubierten Patienten kann in der Folge eine Tracheobronchitis

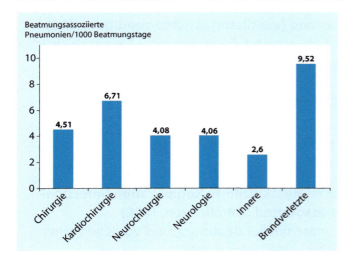

**Abb. 5** Beatmungsassoziierte Pneumonierate, stratifiziert nach Fachdisziplinen, im deutschen KIS-System (2011–2015)

und bei andauernder Aspiration eine Bronchiolitis, Bronchopneumonie und schließlich Pneumonie hervorgerufen werden. Eine Reduktion der Keimlast im Oropharynx und die Vermeidung der Mikroaspiration von oropharyngealen oder gastralen Sekreten entlang des geblockten Cuffs („Cuff-Straßen") sind von elementarer Bedeutung (Deja et al. 2011).

Das Risiko, eine beatmungsassoziierte Pneumonie zu erleiden, ist je nach Fachdisziplin unterschiedlich hoch (Abb. 5).

### 3.2.4 Ausgewählte Präventionsmaßnahmen

Neben zahlreichen krankenhaushygienischen Maßnahmen zur Reduktion der VAP haben sich auch strukturierte Strategien zur raschen Entwöhnung von der Beatmung (z. B. Weaningprotokolle) und der vermehrte Einsatz nichtinvasiver Beatmungsformen (z. B. CPAP-Beatmung) bewährt (▶ Kaps. 28, „Nichtinvasive Beatmung zur Therapie der akuten respiratorischen Insuffizienz" und ▶ 29, „Maschinelle Beatmung und Entwöhnung von der Beatmung"). Durch die Implementierung sog. „bundles", d. h. von 3–6 evidenzbasierten infektionspräventiven Maßnahmen, konnte in zahlreichen Studien eine Reduktion der Pneumonieraten gezeigt werden, wenn die Gesamtcompliance hoch war (Lewalter et al. 2012).

Die Maßnahmen können in folgende Kategorien eingeteilt werden: Basismaßnahmen, patientenbezogene, pharmakologische und apparativ-technische Maßnahmen. Die bedeutendsten krankenhaushygienischen Aspekte stehen im Fokus der nachfolgenden Ausführungen.

#### Basismaßnahmen
*Schulungen, Infektionssurveillance*

Schulungsmaßnahmen sollten die Pathogenese und infektionspräventiven Maßnahmen der VAP sowie die hygienische Händedesinfektion (5 Indikationen nach WHO; Abschn. 3.1) beinhalten. Ebenso sollte eine Erfassung der beatmungsassoziierten Pneumonie (z. B. nach KISS) durchgeführt werden. Der Vergleich mit „Anderen" lässt Rückschlüsse auf die Notwendigkeit der Implementierung weiterer Hygienemaßnahmen bzw. auf die „Bundle-Compliance" zu. Surveillance- Maßnahmen, wie eine routinemäßige, risikoadjustierte Infektionsüberwachung können auf mögliche Probleme aufmerksam machen und Interventionen begründen. Außerdem trägt die Surveillance nosokomialer Infektionen gemäß der KRINKO Empfehlung zu einem schärferen Problembewusstsein und einer nachhalten Senkung der Pneumoniehäufigkeit bei.

#### Umgang mit dem Beatmungssystem
Die strikte Händedesinfektion unmittelbar vor und nach jeder Manipulation am Beatmungssystem gilt als Standardhygienemaßnahme.

#### Patientenbezogene Maßnahmen
*Mundpflege*

Die oropharyngeale Besiedlung spielt in der Pathogenese der VAP eine essenzielle Rolle, daher wird der Mundpflege in den letzten Jahren ein hoher Stellenwert beigemessen. Leitungswasser und Tee sind meist mikrobiell besiedelt und somit obsolet. Empfohlen wird mehrmals täglich eine Reinigung mit antiseptischen Substanzen.

In den deutschen Empfehlungen der Kommission für Krankenhaushygiene und Infektionsprävention am Robert Koch-Institut (KRINKO) von 2013 wird eine regelmäßige Mundpflege mit antiseptischen Substanzen gemäß hochwertiger oder gut konzipierter systematischer Reviews empfohlen (Kategorie IA). Die hygienische Mundpflege zählt dabei zur Grundpflege. Der Wert der einzelnen oralen Schleimhautantiseptika wird noch als unklar bewertet. Für die Nutzung von Chlorhexidin liegen überwiegend benefizielle Daten vor. Dabei konnte bei kardiochirurgischen Patienten eine reduzierte Pneumonieinzidenz gezeigt werden. Bei anderen Patientengruppen blieb dieser protektive Effekt aus oder war ohne statistische Signifikanz (Rabello et al. 2018). Bei nur geringem und reversiblem Nebenwirkungsprofil (Schleimhautreizung, unangenehmer Geschmack, Verfärbung der Zähne, Dysgeusie), wird der Gebrauch häufig als Option empfohlen. Ein Präventionseffekt durch zusätzliche mechanische Zahnreinigung hat sich in den Studien nicht bestätigt (Chacko et al. 2017).

Eine Mundpflege mit Antiseptika sollte einmal pro Schicht bei jedem intubierten Patienten durchgeführt werden.

#### Lagerungsmaßnahmen und Ernährung
Lange Zelt galt die Lehrmeinung, dass während der invasiven Beatmung in Rückenlage der Oberkörper (OK) so häufig wie möglich hoch gelagert werden soll, um den gastroösophagealen

Reflux und somit das Aspirationsrisiko zu senken. Im Gegensatz dazu wird für Patienten mit akutem Lungenversagen eine wiederholte Bauchlagerung empfohlen, da möglicherweise durch eine Optimierung der pulmonalen Ventilationsverteilung und Sekretmobilisation eine Senkung der Pneumonierate zu erwarten ist (S3-Leitlinie 2017a).

Somit besteht derzeit keine harte Evidenz für einen VAP-reduzierenden Effekt einer Oberkörperhochlagerung, sodass diese nur noch als Bestandteil von Präventionsbündeln angewandt wird (Prävention der nosokomialen beatmungsassoziierten Pneumonie 2013). In den amerikanischen Leitlinien wird eine Oberkörperhochlagerung trotz geringer Evidenzlage als gute Basismaßnahme empfohlen, da sie einfach, ubiquitär, nebenwirkungsarm und kostengünstig umzusetzen ist (Klompas et al. 2014).

In älteren Leitlinien wird eine frühzeitige enterale Ernährung befürwortet, da hierdurch die Integrität der intestinalen Mukosa aufrechterhalten bleibt und so eine bakterielle Translokation aus dem Darm in die Blutbahn vermieden wird (Dembinski und Rossaint 2008). Neuere Studienergebnisse zeigen jedoch keinen Unterschied in der Pneumonieprävention beim Vergleich der enteralen und parenteralen Ernährungsformen (Deja et al. 2011). Dennoch empfiehlt die Deutsche Sepsisgesellschaft speziell für chirurgische Patienten mit Operationen am Gastrointestinaltrakt eine frühe orale bzw. enterale Ernährung (Dellinger et al. 2013).

Obwohl die Evidenz für den Benefit einer Oberkörperhochlagerung gering ist, wird diese aus theoretischen Überlegungen heraus empfohlen. Ziel hierbei ist die Senkung des Aspirationsrisikos. Eine klare Empfehlung für ein Ernährungsregime kann derzeit nicht gegeben werden.

**Pharmakologische Maßnahmen**
*Selektive oropharyngeale Dekontamination (SOD)/Selektive Darmdekontamination (SDD)*
Bei der selektiven oralen Dekontamination werden Antiinfektiva (z. B. Tobramycin, Colistin und Amphothericin B) topisch in den Oropharynx, z. T. auch in den Magen des Patienten appliziert. Bei der sog. selektiven Darmdekontamination werden zusätzlich Antibiotika (z. B. Cefotaxim) systemisch verabreicht.

Es liegen zahlreiche, konsistente Studienergebnisse und Metaanalysen vor, die eine signifikante Reduktion der Pneumonierate unter SOD alleine zeigen. Unter SDD liegen benefiziale Ergebnisse hinsichtlich niedriger Pneumonieinzidenz und Mortalitätsrate vor (Minozzi et al. 2021). Nicht außer Acht bleiben darf, dass die meisten Studien in der Regel in Regionen mit niedriger Prävalenz für multiresistente Erreger durchgeführt wurden. Im Hinblick auf die steigende Resistenzentwicklung wird sowohl der systemische als auch der topische Einsatz von Antibiotika kritisch gesehen. Colistin, Bestandteil der Paste zur oropharyngealen Applikation, ist häufig noch die einzig wirksame Substanz zur Therapie von schweren Infektionen mit einem multiresistenten P. aeruginosa oder Acinetobacter baumannii. Ob die Anwendung von SDD bzw. SOD jedoch zu einem Anstieg der Resistenzraten führt, ist noch nicht abschließend geklärt. Vor diesem Hintergrund gibt die KRINKO keine Empfehlung zur generellen Einsatz einer SDD. Sie empfiehlt die individualmedizinische Abwägung. Nach S3 Leitlinie für invasive Beatmung und Einsatz extrakorporaler Verfahren bei akuter respiratorischer Insuffizienz, scheint die SDD besonders für Patienten mit hohem Risiko für Aspiration und Mikroaspiration (komatös, tief sediert, Patienten mit höherem APACHE II Score von 20–29 Punkten) geeignet zu sein (S3-Leitlinie 2017a). Falls Intensivstationen regelmäßig SDD für Patienten einsetzen, empfiehlt die KRINKO eine Kolonisationssurveillance auf Colistin-resistente gramnegative Erreger, beispielsweise aus Rektalabstrichen oder Trachealsekreten, zu etablieren.

Trotz hohem Evidenzgrad der SDD und SOD für die Prävention einer VAP wird ihre Anwendung vor dem Hintergrund einer steigenden Resistenzentwicklung kritisch gesehen.

*Stressulkusprophylaxe*
Kritisch kranke Patienten sind in erhöhtem Maße gefährdet, Stressulzera zu entwickeln, weshalb Maßnahmen zur Anhebung des Magensaft-pH-Wertes in unterschiedlichem Ausmaß empfohlen werden. Ein höherer pH-Wert fördert jedoch wiederum die bakterielle Besiedlung des Magens und kann über den Mechanismus der Regurgitation das Pneumonierisiko erhöhen. Die Ergebnisse entsprechender Studien sind widersprüchlich und rechtfertigen keine eindeutige Empfehlung zum Management der Stressulkusprophylaxe bei beatmeten Patienten. Letztendlich sollte die Indikation für eine Stressulkusprophylaxe unter Abwägen aller Vor- und Nachteile getroffen werden (Dembinski und Rossaint 2008). Weitere Details zur Stressulkusprophylaxe sind im ▶ Kap. 40, „Prophylaxen" beschrieben.

**Apparativ- technische Maßnahmen**
*Subglottische Sekretabsaugung*
Als Präventionsmaßnahme zur Reduktion der Mikroaspiration wird die subglottische Sekretabsaugung oberhalb des geblockten Cuffs mittels spezieller Endotrachealtuben gesehen. Der Vorteil eines Endotrachealtubus mit subglottischer Sekretdrainage ist gegen das dazu gehörige Pneumonierisiko durch Umintubation abzuwägen (Kommission für Krankenhaushygiene und Infektionsprävention beim RKI 2013).

Zur Absaugung können entweder kontinuierliche oder intermittierend arbeitende Vakuumpumpsysteme eingesetzt werden, eine manuelle Absaugung ist ebenfalls möglich. Daten aus Metaanalysen zeigten den größten Präventionseffekt bei Patienten mit einer zu erwartenden Beatmungsdauer von > 72 h (Deja et al. 2011; Guo et al. 2012). Bisher scheinen die höheren Kosten und der zusätzliche Arbeitsaufwand, sowie die Risiken einer Umintubation die Anwendung zu limitieren.

### Geschlossene vs. offene endotracheale Absaugung

Geschlossene Absaugsysteme gehen im Vergleich zu offenen nicht mit einem erniedrigten VAP-Risiko einher und sind aus infektionspräventiver Sicht als gleichwertig zu beurteilen; allerdings haben sich die geschlossenen Systeme auf den Intensivstationen größtenteils etabliert. Sind die Patienten im Respirationstrakt mit Erregern besiedelt, welche multiresistent sind oder über Tröpfchen (z. B. Influenza A/B) bzw. die Luft (z. B. M. tuberculosis) übertragen werden können, so bieten geschlossene Absaugsysteme den besten Transmissionsschutz für Personal und Nachbarpatienten (Deja et al. 2011).

Bezüglich der Wechselintervalle von geschlossenen Absaugungen haben Studien gezeigt, das die VAP-Rate durch einen Wechsel alle 48 Stunden, alle 7 Tage oder ohne festes Intervall nicht erhöht war. Werden mechanisch bedingte Leckagen des Systems und Kostenfaktoren mit beachtet, empfiehlt die KRINKO geschlossene Absaugsysteme zu verwenden, die längere Wechselintervalle zulassen, wobei das System mindestens einmal wöchentlich gewechselt werden sollte (Prävention der nosokomialen beatmungsassoziierten Pneumonie 2013).

Geschlossene und offene Absaugsysteme sind hinsichtlich der VAP-Prävention als gleichwertig zu betrachten. Aus transmissionspräventiven Gründen sollten jedoch geschlossene Systeme bevorzugt zur Anwendung kommen.

### Beatmungsschlauchwechsel

Ein Wechsel des Beatmungsschlauchsystems soll nicht häufiger als alle 7 Tage durchgeführt werden, außer bei sichtbarer Verschmutzung oder Defekt. Ein häufigerer Wechsel wirkt sich nicht auf eine Senkung der Pneumonierate aus (Kommission für Krankenhaushygiene und Infektionsprävention beim RKI 2013). Gemäß der CDC-Empfehlung soll der Beatmungsschlauch routinemäßig nur noch zwischen 2 Patienten gewechselt werden (Tablan et al. 2003).

### Medikamentenvernebler (In-line-Vernebler)

Die Handhabung von In-line-Verneblern erfordert besondere Vorsicht. Kondenswasser, das sich in Beatmungsschläuchen ansammelt, ist in der Regel durch patienteneigene Bakterienflora kontaminiert und darf nicht unbemerkt in den Tubus oder in den In-line-Vernebler gelangen. Bei einer Verneblung könnten so Aerosole mit hoher Keimdichte direkt in die tiefen Atemwege eingebracht werden.

Vor Gebrauch der Vernebler ist das Kondenswasser aus dem Beatmungsschlauch zu entleeren. Zur Befüllung sollten Medikamente aus Einzelampullen verwendet werden. Nach jedem Gebrauch ist eine chemische oder thermische Desinfektion durchzuführen. Nach der chemischen Aufbereitung muss der Vernebler mit sterilem Wasser nachgespült und anschließend trocken gelagert werden. Eine Alternative zur Applikation von Medikamenten stellen patientenbezogene Dosieraerosole mit Mini-Spacer-Aufsatz dar. Spezielle Verneblersysteme mit bakteriendichten Trennflächen zwischen Medikamentenreservoir und Inspirationsschenkel erlauben je nach Herstellerangaben eine längere Verwendungsdauer.

Achtung: In-line-Vernebler oder Mini-Spacer müssen zwischen dem Patienten und dem HME-Filter angebracht werden.

### Bronchoskope

Nosokomiale Ausbrüche, z. B. mit Pseudomonas spp., durch defekte oder unzureichend aufbereitete Bronchoskope sind vielfach dokumentiert. Der komplexe Aufbau von Endoskopen verlangt zwingend eine Reinigung und das manuelle Bürsten des Arbeitskanals. Erst danach kann das Bronchoskop manuell, halbmaschinell oder maschinell desinfizierend aufbereitet und getrocknet werden. Gesetzliche Vorgaben existieren und werden durch die Empfehlung „Anforderungen an die Hygiene bei der Aufbereitung flexibler Endoskope" der Kommission für Krankenhaushygiene und Infektionsprävention beim Robert Koch-Institut (2013) konkretisiert. Die Verantwortlichkeit für die Aufbereitung der Bronchoskope sollte auf jeder Intensivstation festgelegt werden.

### Einfluss von Beatmungsparametern

Ein adäquater positiver endexspiratorischer Druck (PEEP) minimiert eine durch die mechanische Ventilation verursachte Lungenparenchymschädigung und trägt mit zur Abdichtung des Cuffs bei. Diese Maßnahme scheint zumindest für die „early onset pneumonia" infektionspräventiv.

### Sedierungs- und Weaning protokolle

Durch die Kontrolle und Überwachung der Sedierung (Weaning-, Sedierungsprotokolle) und eine möglichst schnelle Entwöhnung kann die Beatmungsdauer und somit das Pneumonierisiko reduziert werden (Dembinski und Rossaint 2008). Durch die Kombination eines Weaning- mit einem Sedierungsprotokoll konnte eine deutliche Reduktion der Beatmungsdauer und auch der Intensivverweildauer im Vergleich zur alleinigen Anwendung eines Weaningprotokolls gezeigt werden (Dembinski und Rossaint 2008).

Reintubationen gelten als wichtiger Risikofaktor für eine VAP. Sedierungs- und Weaningprotokolle sind gut belegte Maßnahmen in der Pneumonieprävention.

### Präventionsstrategien

Umfangreiche Studien zu weiteren Einzelaspekten der Betreuung maschinell beatmeter Patienten und dem Umgang mit dem Beatmungssystem bilden die Grundlage für die in Tab. 4 als Checkliste zusammengefassten derzeitigen Präventionsstrategien.

**Tab. 4** Spezielle Maßnahmen zur Prävention der beatmungsassoziierten Pneumonie. (Nach Kommission für Krankenhaushygiene und Infektionsprävention beim RKI 2013; Coffin et al. 2008)

| | |
|---|---|
| Intubation | Anwendung nichtinvasiver Beatmungsverfahren (NIV), wenn immer möglich
Indikation für invasive Beatmung täglich überprüfen
Vermeidung von Reintubationen
Orotracheale Intubation gegenüber der nasotrachealen Intubation bevorzugen, sofern möglich
Wenn Langzeitbeatmung absehbar, frühzeitige Tracheotomie durchführen
Regelmäßige Cuffdruckkontrolle (20–30 cm $H_2O$) |
| Lagerung des Patienten | Keine Evidenz für Oberkörperhochlagerung
Die Lagerung sollte unter klinischen Gesichtspunkten festgelegt werden |
| Beatmungsfilter (HME-Filter) | Keine Empfehlung für oder gegen die Verwendung eines HME-Filters
Nicht häufiger als alle 48 h wechseln, außer wenn klinisch indiziert |
| Beatmungsschläuche | Kondenswasser regelmäßig und vorsichtig aus dem Beatmungskreislauf entfernen, dabei Tragen von Einmalhandschuhen und strikte Händedesinfektion
Wechselintervall des Beatmungsschlauches nicht häufiger als alle 7 Tage (RKI), laut CDC kein routinemäßiger Wechsel, so lange er bei einem Patienten benutzt wird; Wechsel, nur wenn verschmutzt oder defekt |
| Absaugsystem | Hygienische Händedesinfektion und Tragen von Einmalhandschuhen
Keine Empfehlung hinsichtlich der Favorisierung des geschlossenen oder des offenen Absaugsystems (aber: besserer Transmissionsschutz bei geschlossenen Systemen)
Geschlossene Systeme: Absaugvorgang kann mehrfach mit demselben Katheter wiederholt werden; Entfernung des Sekrets mittels steriler Spüllösung
Offenes Absaugsystem: Sterilen Einmalkatheter verwenden; Absaugsystem nach Gebrauch mit Leitungswasser durchspülen. Falls innerhalb eines Absaugvorgangs der Absaugkatheter wiederholt in den Tubus eingeführt werden soll, Spülung mit steriler Flüssigkeit
Aufhängen des Ansatzstücks in senkrechter Position
Subglottische Absaugsysteme bei > 72 h Beatmung erwägen |
| Medikamentenvernebler | Hygienische Händedesinfektion und Tragen von keimarmen Einmalhandschuhen
Entfernung des Kondenswassers aus den Beatmungsschläuchen vor Befüllen des Verneblers |

(Fortsetzung)

**Tab. 4** (Fortsetzung)

| | |
|---|---|
| | Verwendung von Medikamenten in Einzelampullen
Vernebler nur für die Zeit der Anwendung in Position belassen
Thermische oder chemische Desinfektion des In-line-Verneblers nach jedem Gebrauch
Nach einer chemischen Desinfektion: Vernebler mit sterilem Wasser zur Beseitigung von Desinfektionsmittelresten ausspülen und trocken lagern |
| Wiederaufbereitung von Beatmungszubehör | Vor Gebrauch beim nächsten Patienten: Gründliche Reinigung und Desinfektion der Gegenstände, die direkten oder indirekten Schleimhautkontakt haben
Bevorzugung thermischer Desinfektionsmaßnahmen
Nach einer chemischen Desinfektion: Nachspülen mit sterilem Wasser zur Beseitigung von Desinfektionsmittelresten; trockene Lagerung |
| Ernährung | Aktuell keine generelle Empfehlung für eine spezielle Ernährungsform
Kontrolle der korrekten Lage der Ernährungssonde vor jeder Nahrungszufuhr und Anpassung an die Darmtätigkeit |
| Stressulkusprophylaxe | Keine Empfehlung hinsichtlich der Ulkusprophylaxe |
| Selektive Darmdekontamination (SDD) | Derzeit keine Empfehlung für den Routineeinsatz der SDD |

### 3.3 Katheterassoziierte Harnwegsinfektionen

**Definitionen**

*Katheterassoziierte Harnwegsinfektion*

Ein symptomatischer katheterassoziierter Harnwegsinfekt (HWI), im Englischen catheter-associated urinary tract infection (CAUTI) geht einher mit dem Nachweis einer signifikanten Bakteriurie und mindestens einem klinischen Zeichen eines Harnwegsinfektes (Fieber, Dysurie, Pollakisurie, suprapubische Schmerzen, Flankenschmerzen oder ein klopfschmerzhaftes Nierenlager). Gemäß CDC Definition liegt eine CAUTI vor, wenn > 2 Tage mit liegendem Harnwegskatheter eine HWI auftritt. Dabei zählt der Tag der Anlage der Harnableitung als Tag 1 (Centers for Disease Control, National Healthcare Safety Network 2022).

Mit Ausnahme des Fiebers sind die Symptome eines HWI bei sedierten Patienten kaum zu erheben. Kann das Fieber keiner anderen Infektionsursache zugeordnet werden, und die mikrobiologische Diagnostik erbringt einen Keimnachweis von $\geq 10^5$ koloniebildenden Einheiten (KBE)/ml Urin mit nicht mehr als 2 unterschiedlichen Keimarten, so kann mit großer Wahrscheinlichkeit von einem symptomatischen HWI ausgegangen werden. Aber auch der Nachweis von niedrigeren Keimzahlen ($\geq 10^3$ bis $< 10^5$ KBE/ml) schließt einen HWI nicht aus.

*Asymptomatische Bakteriurie*

Der Nachweis signifikanter Keimzahlen ohne klinische Symptome eines HWI wird als asymptomatische Bakteriurie bezeichnet (RKI 2017). Etwa 90 % der Patienten mit einer signifikanten Bakteriurie weist keine anderen Infektionszeichen auf (Tambyah und Maki 2000).

### 3.3.1 Epidemiologie

Harnwegsinfekte (HWI) gehören weltweit zu den häufigsten im Krankenhaus erworbenen Infektionen. Entsprechend den Daten des Nationales Referenzzentrums für Surveillance von nosokomialen Infektionen ist die Harnwegsinfektion mit 21,6 % die dritthäufigste nosokomiale Infektion in deutschen Krankenhäusern nach unteren Atemwegsinfektionen (24,0 %) und postoperativen Wundinfektionen (22,4 %) (Nationales Referenzzentrum für Surveillance von nosokomialen Infektionen 2016). Rund 80 % der HWI sind katheterassoziiert (Empfehlungen zur Prävention und Kontrolle Katheter-assoziierter Harnwegsinfektionen 2015).

Durch die Einführung eines Fremdkörpers in die Harnröhre kommt es selbst bei sachgerechter Anlage im Laufe der Zeit zu einer bakteriellen Kolonisation. Das Risiko bei transurethral katheterisierten Patienten für eine Keimbesiedlung der Blase steigt pro Tag um 3–10 %, sodass nach 20–30 Tagen bei fast allen Patienten eine Bakteriurie nachzuweisen ist (Kommission für Krankenhaushygiene und Infektionsprävention beim RKI (Empfehlungen zur Prävention und Kontrolle Katheter-assoziierter Harnwegsinfektionen 2015).

### 3.3.2 Pathogenese und Risikofaktoren

Die bakterielle Kolonisation der Blase ist auf 3 Arten möglich (Saint und Chenoweth 2003; Ward und Jones 2003):

***Einschleppung von Erregern über die (kontaminierte) Katheterspitze beim Legen des Katheters***

Dieser Infektionsweg spielt heute eine untergeordnete Rolle ($< 1$ %), da die Katheteranlage in der Regel von geschultem Personal sachgerecht durchgeführt wird. Kommt es dennoch zu einem HWI, so werden als dominierende Erreger patienteneigene Haut- bzw. Darmkeime (z. B. E. coli, Proteus spp., Enterobacter spp.) nachgewiesen.

***Langsame Einwanderung der Keime an der Außenseite der Katheteroberfläche (extraluminaler Weg)***

Der Meatus urethrae ist physiologischerweise bakteriell kolonisiert. Bakterien können im Spalt zwischen Urethraschleimhaut und Katheteroberfläche in die Blase gelangen und sich dort vermehren. Schätzungsweise 2/3 aller Harnwegsinfektionen werden auf diese Weise verursacht. Besonders bei Frauen spielt dieser Infektionsweg aufgrund der kürzeren Urethra eine größere Rolle als bei Männern. Infektionserreger sind meist Darmkeime des Patienten, die aus dem Perinealbereich verschleppt werden.

***Kontamination des Urins durch Manipulation am Ableitungssystem (intraluminaler Weg)***

Rund 30 % aller katheterassoziierten Infektionen werden durch Tätigkeiten wie z. B. Diskonnektion des Beutels oder Ablassen des Harns verursacht. Als dominierende Keime finden sich meist Darmkeime, zusätzlich aber auch exogene Keime, die über die Hände des Personals verschleppt werden (z. B. S. aureus, P. aeruginosa).

Je länger die Verweildauer des Katheters, desto größer ist das Risiko für die Entstehung eines Harnwegsinfektes. Die Indikation zur Anlage eines Blasenverweilkatheters muss stets streng gestellt und die Notwendigkeit täglich evaluiert werden.

Sind Bakterien einmal in die Harnblase gelangt, so können sie sich innerhalb von Tagen rasch vermehren und Keimzahlkonzentrationen von $> 10^5$ koloniebildende Einheiten (KBE)/ml erreichen (Ward und Jones 2003). Viele Keime besitzen die Fähigkeit, über Wochen und Monate im katheterisierten Harntrakt zu persistieren, ohne dass dies mit klinischen Zeichen einhergeht. Bei Patienten mit langliegendem Dauerkatheter entwickelt sich in bis zu 95 % der Fälle eine polybakterielle Bakteriurie, meist ohne Krankheitswert. Keime wie Proteus spp. und Pseudomonas aeruginosa sind in der Lage, an Oberflächen von nekrotischem Gewebe, Harnsteinen oder Fremdmaterialien zu haften und sich in einer Matrix, bestehend aus Exopolysacchariden, einzubetten. Einlagerungen, z. B. von wirtseigenen Proteinen und Urinmineralien, führen zu Inkrustationen und konsekutiv zu Katheterobstruktionen mit der Gefahr einer aufsteigenden Harnwegsinfektion.

Die Biofilmbildung wird insbesondere für langliegende Blasenkatheter ($> 7$ Tage) angenommen und betrifft neben der Außenseite auch das Katheterlumen. Die im Katheterurin nachgewiesene Erregerkonzentration stimmt dementsprechend nicht zwangsläufig mit dem Ausmaß der Blasenkolonisation überein, da sich erregerhaltige Plaques bei der Urinentnahme ablösen können. Biofilme stellen eine wirkungsvolle Barriere gegen die wirtseigene Abwehr und Antibiotika dar (Ward und Jones 2003; Warren 2001).

Das Infektionsrisiko für einen katheterassoziierten HWI wird zusätzlich durch endogene Faktoren erhöht wie Obstruktionen im Harntrakt, geringe Diurese, Immunsuppression, Diabetes mellitus, Polytrauma, Immobilität, fortgeschrittenes Lebensalter $> 50$ Jahre, weibliches Geschlecht, Niereninsuffizienz und chirurgische Eingriffe an den ableitenden Harnwegen (Saint und Chenoweth 2003; Prävention und Kontrolle Katheter-assoziierter Harnwegsinfektionen 2015).

### 3.3.3 Komplikationen

Die häufigsten Komplikationen bei Kurzzeitkatheterisierung ($\leq 7$ Tage) sind Fieber, akute Pyelonephritis sowie Bakteriämie bzw. klinische Sepsis. Das Risiko für eine Bakteriämie im Rahmen eines Harnwegsinfektes ist mit 2–4 % zwar relativ gering, da aber ein so großer Anteil an Patienten katheterisiert wird, gilt die Katheterisierung als häufigste Ursache für eine nosokomiale gramnegative Bakteriämie (Ward und Jones 2003; Warren 2001).

Eine prolongierte Katheterisierung birgt zusätzlich die Gefahr lokaler, periurethraler Komplikationen, wie Prostatitis, Epididymitis und Skrotalabszess (Tenke et al. 2008).

### 3.3.4 Diagnostik und Befundinterpretation

Bei liegendem Blasenkatheter erfolgt die Probenabnahme über den entsprechenden patientennahen Abnahmeport, keinesfalls aus dem Urinauffangbeutel. Bei Patienten mit Dauerkathetern mit einer Liegezeit $\geq 30$ Tagen sollte der Katheter vor Abnahme der Urinprobe gewechselt werden.

Voraussetzungen für die Diagnostik sind die kontaminationsfreie Abnahmetechnik und der Transport des Nativurins ins Labor innerhalb von 2 h. Ist Letzteres nicht möglich, so sollte der Urin bei Kühlschranktemperatur gelagert werden. Eine Lagerung der Probe bei Raumtemperatur führt zu einer deutlichen Keimvermehrung und damit zu einer falsch hohen Keimzahlbestimmung. Alternativ ist die Verwendung eines Uricults (Eintauchnährboden) möglich. Dieser kann bis 24 h bei Zimmertemperatur gelagert bzw. bei 37 °C für 24 h auf Station bebrütet werden. Bei sichtbarem Keimwachstum sollte er umgehend ins mikrobiologische Labor geschickt werden.

Indikationen für eine mikrobiologische Diagnostik sind gegeben

- bei symptomatischen Patienten (z. B. Fieber),
- vor interventionellen Eingriffen im Bereich der Harnwege (Tenke et al. 2008).

> Ein routinemäßiges mikrobiologisches Urinmonitoring auf der Intensivstation wird nicht empfohlen. (Hartley et al. 2013)

Kriterien und Klassifikationen für CAUTI und katheterassoziierte asymptomatische Bakteriurien sind nach NHSN in Tab. 5 zusammengefasst (Centers for Disease Control, National Healthcare Safety Network 2022).

Nitritteststreifen können zur Detektion von Enterobakterien dienen, da diese Nitrat zu Nitrit reduzieren. Bakterien wie Pseudomonas spp. und Enterokokken entgehen diesem Nachweis. Eine Pyurie kann mikroskopisch, mittels Leukozytenesterase-Teststreifen oder durch Urinflowzytometrie diagnostiziert werden. Leukozytenesterase-Teststreifen weisen jedoch eine niedrige Sensitivität und Spezifität sowie einen niedrigen positiven prädiktiven Wert auf (Wilson und Gaido 2004). Eine Pyurie mit $\geq 10$ Leukozyten/mm$^3$ bzw. $\geq 3$ Leukozyten pro Gesichtsfeld kennzeichnet eine Inflammation des Urogenitaltraktes, ist aber sowohl bei einem symptomatischen HWI als auch bei einer asymptomatischen Bakteriurie nachweisbar. Das Fehlen einer Pyurie schließt jedoch das Vorliegen eines HWI nahezu aus (Hooton et al. 2010; Warren 2001).

Erreger von Harnwegsinfektionen entstammen größtenteils der körpereigenen Darmflora. Neben E. coli, dem dominierenden Erreger ambulanter HWI, muss bei nosokomialen Infektionen u. a. mit Proteus spp., Klebsiella spp., Enterobacter spp., P. aeruginosa, Citrobacter spp. und Enterokokken gerechnet werden.

> Bei katheterisierten Patienten sind polymikrobielle Infektionen relativ häufig. Der Nachweis mehrerer Erreger in einer Urinprobe kann deshalb nicht, wie bei Mittelstrahlurin, im Sinne einer Kontamination interpretiert werden (Tenke et al. 2008; Hooton et al. 2010). Zur Abklärung der ätiologischen Bedeutung sollten Kontrolluntersuchungen durchgeführt werden.

Ein Candidanachweis im Urin ist auf Intensivstationen häufig und in der Regel lediglich als Kolonisation der Blase oder des Blasenkatheters ohne Krankheitswert zu sehen. Selten ist eine Candidurie Ausdruck einer lokalen Infektion oder einer Fungämie, mit Ausscheidung des Erregers im Urin. Bei immunsupprimierten Patienten sollte jedoch bei einer persistierenden Candidurie an eine Dissemination gedacht und mittels Sonographie oder Computertomographie der Nieren weiter abgeklärt werden (Hooton et al. 2010). Des Weiteren wird die Abnahme von Blutkulturen empfohlen. Therapieentscheidend für die antiinfektive Behandlung einer Candidurie auf Intensivstation ist der klinische Zustand des Patienten.

#### Interpretation der mikrobiologischen Befunde

Die Interpretation der mikrobiologischen Befunde ist schwierig. Üblicherweise wird bei einem symptomatischem katheterassoziiertem HWI der Nachweis uropathogener Erreger in hoher Keimzahl mit $10^5$ (KBE)/ml Urin erwartet; niedrigere Keimzahlen sind jedoch kein Ausschlusskriterium (RKI 2011; Hooton et al. 2010; Saint und Chenoweth 2003).

Mit Ausnahme des Fiebers sind die Symptome eines Harnwegsinfektes bei sedierten Patienten kaum zu erheben. Somit stößt die Unterscheidung in symptomatische und asymptomatische Patienten an ihre Grenzen. Intensivmedizinisch betreute Patienten weisen häufig Fieber, eine Pyurie

**Tab. 5** Kriterien und Klassifikation für CAUTI und katheterassoziierte asymptomatische Bakteriurien nach NHSN

|  | Kriterien für verweilende Harnkatheter | Kriterien für Symptome | Mikrobiologische Kriterien |
|---|---|---|---|
| CAUTI | $\geq 2$ konsekutive Tage in situ und zum Zeitpunkt der CAUTI vorhanden | Mindestens 1 der folgenden Kriterien:<br>- Fieber > 38 °C<br>- Suprapubische Schmerzen/Verhärtungen<br>- Schmerzhafte Nierenlager | Positive Urinkultur mit mehr als 2 Erregern (außer Candida species, Hefen, Pilze und Parasiten), von denen mindestens 1 Erregerkultur $\geq 10^5$ KBE/ml liegt |
|  | $\geq 2$ konsekutive Tage in situ aber 1 Tag vor Auftreten der CAUTI entfernt | Mindestens 1 der folgenden Kriterien:<br>- Dranginkontinenz, Dysurie ohne andere Ursache<br>- Fieber > 38 °C<br>- Suprapubische Schmerzen/ Verhärtungen<br>- Schmerzhafte Nierenlager | Positive Urinkultur mit mehr als 2 Erregern (außer Candida species, Hefen, Pilze und Parasiten), von denen mindestens 1 Erregerkultur $\geq 10^5$ KBE/ml liegt |
| katheterassoziierte asymptomatische Bakteriurie | $\geq 2$ konsekutive Tage in situ und zum Zeitpunkt der Erfassung vorhanden oder 1 Tag vor Auftreten der Erfassung entfernt | Keine HWI Symptomatik | Positive Urinkultur mit $\geq 10^5$ KBE/ml |

und Bakteriurie auf und werden deshalb therapiert. Bei diesen Patienten sollten andere Infektionsquellen ausgeschlossen werden, bevor die Diagnose eines HWI gestellt und eine Therapie eingeleitet wird.

75–90 % aller Patienten mit einer asymptomatischen Bakteriurie entwickeln weder klinische noch systemische Infektionszeichen. Eine Kontrolle der Urinbefunde wird nicht empfohlen. Wird ein Patient im weiteren Verlauf symptomatisch, so geht dies meist mit einem Erregerwechsel einher (Ward und Jones 2003; Tenke et al. 2008).

Bei einer nosokomialen katheterassoziierten HWI ist ein Erregernachweis mit Resistogramm immer indiziert, um vor dem Hintergrund steigender Resistenzen adäquat zu therapieren.

### 3.3.5 Therapie

Antibiotikatherapien bei asymptomatischen Bakteriurien führen nicht zu einer andauernden Keimeliminierung, hingegen aber zu einer Selektion resistenter Erreger. Aufgrund fehlender Evidenz für eine Senkung der Letalitäts- oder Morbiditätsrate bei katheterisierten Patienten wird eine Antibiotikagabe nur empfohlen bei:

- Patienten mit bevorstehenden urologischen Eingriffen (z. B. transurethraler Resektion der Prostata) oder Implantation von urethralen Prothesen/Stents,
- bei Immunsupprimierten und Schwangeren (Tenke et al. 2008).

Ein Katheterwechsel führt in 30–50 % der Fälle zu einer spontanen Sanierung (Tenke et al. 2008).

Ist die Diagnose eines symptomatischen HWI gesichert bzw. sehr wahrscheinlich, so sollte wegen der potenziellen Gefahr einer urogenen Bakteriämie oder Pyelonephritis eine Therapie eingeleitet werden. Aufgrund der Fähigkeit einiger Keime (z. B. P. aeruginosa, Proteus spp., Morganella morganii), sich durch Biofilm bildung vor Antibiotika zu schützen, wird empfohlen, länger liegende Katheter (> 14 Tage) vor Therapiebeginn zu wechseln bzw. wenn möglich zu entfernen (Tenke et al. 2008).

Zur empirischen parenteralen Therapie des katheterassoziierten HWI sind Cephalosporine der Gruppe 2/3a, Chinolone (Cipro- und Levofloxacin), Aminopenicilline/β-Laktamaseinhibitor sowie Carbapeneme geeignet. Trimethoprim-Sulfamethoxazol (TMP-SMX) wird ohne Austestung nicht mehr empfohlen. Bei schweren Infektionen, bei Verdacht auf Pseudomonas spp. oder bei Nichtansprechen der initialen Therapie innerhalb von 1–3 Tagen sollen pseudomonaswirksame Antibiotika eingesetzt werden (Warren 2001). Dazu zählen Cephalosporine der Gruppe 3b/4 (Ceftazidim und Cefepim), Fluorochinolone (Cipro- und Levofloxacin) sowie Acylaminopenicilline/β-Laktamaseinhibitoren (z. B. Piperacillin/Tazobactam) und Carbapeneme. Bei Nachweis von Extended-spectrum-β-Lactamase (ESBL)-bildenden Erregern sind Carbapeneme wirksam. Entsprechend der Tarragona Strategie und *angesichts der steigenden Resistenzproblematik sollte die antibiotische Therapie engmaschig reevaluiert und angepasst werden. Vor Antibiotikagabe, welche sich gegen bekannte Keimnachweise des Patienten oder lokale uropathogene Erreger richtet, sollten Urinkulturen gewonnen werden. Nachfolgend sollte eine frühe Therapieanpassung und Deeskalation anhand der Befunde folgen (Guideline Catheter-associated 2021).

**Tab. 6** Spezielle Maßnahmen zur Prävention des katheterassoziierten Harnwegsinfektes. (Nach Hooton et al. 2010; Kommission für Krankenhaushygiene und Infektionsprävention beim RKI Prävention und Kontrolle Katheter-assoziierter Harnwegsinfektionen 2015)

| Indikation | Strenge Indikationsstellung, tägliche Reevaluation |
|---|---|
| Katheterwahl | Kleinstmöglichen Katheterdurchmesser wählen ($\leq$ 18 Charr. beim Erwachsenen) |
| | Bei transurethraler Kurzzeitdrainage ($\leq$ 5 Tage) kann aus Kostengründen ein Latexkatheter verwendet werden (Cave: Latexallergie) |
| | Bei längerfristiger Blasendrainage Bevorzugung eines Silikonkatheters |
| Katheteranlage | Desinfektion der Harnröhrenöffnung und ihrer Umgebung mit einem Schleimhautdesinfektionsmittel (Einwirkzeit beachten) |
| | Aseptische Katheteranlage möglichst mittels Katheterset (sterile Handschuhe, steriles Abdeckmaterial, (Lochtuch), sterile Tupfer, ggf. eine Pinzette zur aseptischen Katheterinsertion, ein Schleimhautantiseptikum, für die Dekontamination der Harnröhrenöffnung und ihrer Umgebung und steriles Gleitmittel zu verwenden (Basishygiene)) |
| | den Ballon eines Blasenverweilkatheters mit sterilem Aqua dest. nach Herstellerangaben, oder besonders bei kleinen Blockvolumina vorzugsweise mit einer sterilen 8–10 %igen Glycerin- Wasserlösung zu füllen und eine Überblockung zu vermeiden |
| Ableitungssystem | Verwendung steriler, geschlossener Harnableitungssysteme mit Rückflusssperre, Luftausgleichsventil, Ablassstutzen und Ablassventil |
| | Abknicken und Diskonnektion von Katheter und Drainagesystem vermeiden |
| | Spülungen und Instillationen nur bei spezieller urologischer Indikation, nicht zur Infektionsprophylaxe durchführen |
| | Positionierung des Auffangbeutels immer freihängend unterhalb des Blasenniveaus ohne Bodenkontakt |
| | Rechtzeitiges Entleeren des Auffangbeutels, bevor der Harn mit der Rückflusssperre in Kontakt kommt, dabei Tragen von Einmalhandschuhen |
| | Kein intermittierendes Abklemmen des Katheters als Blasentraining |
| Pflege des Meatus urethrae und des Katheters | Reinigung des Genitals: Tägliches Waschen mit Wasser und Seife; Tragen von Einmalhandschuhen; Zug am Katheter vermeiden |
| | Kein Zusatz antiseptischer Substanzen |
| | Schonendes Entfernen von Inkrustierungen am Übergang von Katheter und Urethra mit $H_2O_2$ (3 %-ig) getränkten Tupfern; auf perineale Hygiene achten |
| Wechselintervall | Kein routinemäßiger Katheterwechsel, sondern nur bei Bedarf (z. B. Obstruktion, Inkrustationen, Defekt des Katheters/Drainagesystems) |
| Gewinnung von Proben | Kein routinemäßiges mikrobiologisches Monitoring |
| | Bakteriologische Harnuntersuchung dauerkatheterisierter Patienten grundsätzlich nur bei klinischer Symptomatik, vor Operationen am Harntrakt oder aus epidemiologischen Gründen durchzuführen |
| | Abnahme von mikrobiologischen Proben aus patientennaher Abnahmestelle nach vorheriger alkoholischer Wischdesinfektion |
| | Abnahme anderer Proben mit Einmalhandschuhen aus dem Ablassstutzen |

Daten zur optimalen Therapiedauer sind rar. In den IDSA Guidelines (2009) wird eine Therapiedauer von 7 Tagen bei schneller klinischer Besserung, bei verzögertem Ansprechen von 10–14 Tagen empfohlen. Eine akute unkomplizierte Pyelonephritis benötigt eine Therapie über 7–14 Tage, bei Komplikationen wie Abszedierung kann eine Gabe über Wochen indiziert sein (Hooton et al. 2010; Ward und Jones 2003).

Ein Candidanachweis im Urin ist häufig und in der Regel lediglich als Kolonisation der Blase oder des Blasenkatheters zu werten. Eine Therapie ist in der Regel nicht indiziert.

Behandelt werden sollten symptomatische Patienten, neutropene Patienten, Neugeborene mit niedrigem Geburtsgewicht, Patienten nach Nierentransplantation und Patienten, die sich einem urologischen Eingriff unterziehen. Kann bei Candidurie auf den Harnwegskatheter verzichtet werden, so sollte er als initiale Maßnahme gezogen werden (Tenke et al. 2008). Ist der Verzicht auf einen Katheter nicht möglich, so kann ein Katheterwechsel sinnvoll sein. Der Nutzen eines solchen Wechsels bei Candidurie ist ungeklärt. Geht die Candidurie mit lokalen oder systemischen Infektionszeichen einher, so sollte eine i. v. Therapie initiiert werden. Die Wahl des Antimykotikums, Dosis und Dauer richten sich nach der Infektion und der nachgewiesenen Spezies. Antimykotische Blasenspülungen sind obsolet.

### 3.3.6 Prävention
Einen Überblick über die wichtigsten Empfehlungen zur Prävention von Infektionen, assoziiert mit einem Blasenkatheter, zeigt Tab. 6.

### 3.3.7 Einige wichtige Anmerkungen zur Katheterauswahl (Hooton et al. 2010; Tenke et al. 2008)
Der infektionspräventive Vorteil suprapubischer Blasenkatheter im Vergleich zu transurethralen Kathetern wird in der Literatur kontrovers diskutiert. Die Datenlage ist spärlich und kontrovers. Nach KRINKO Empfehlung kann es zur Schonung der Harnröhre sinnvoll sein bei absehbarer Langzeitkatheterisierung und nach größeren operativen Eingriffen

(insbesondere im kleinen Becken oder Genitale) einen suprapubischen Katheter vorzuziehen (2015).

Silikon- und Latexkatheter unterscheiden sich nicht hinsichtlich der Bakteriurieinzidenz. Latexkatheter sind am preiswertesten, führen aber häufig zu lokalen Irritationen und allergischen Unverträglichkeitsreaktionen. Silikonkatheter neigen zu weniger Inkrustationen und scheinen daher für eine Langzeitkatheterisierung am geeignetsten.

Katheter mit einer Silberbeschichtung vermindern signifikant die Inzidenz von asymptomatischen Bakteriurien, aber nur für einen Zeitraum von < 1 Woche. Bezüglich der Prävention eines symptomatischen HWI zeigen die Studien widersprüchliche Ergebnisse. Antibiotikabeschichtete Blasenverweilkatheter scheinen bei kurzzeitiger Katheterisierung lediglich eine asymptomatische Bakteriurie verhüten bzw. verzögern zu können.

> Eine klare Empfehlung für den klinischen Einsatz beschichteter Katheter kann aufgrund der aktuellen Datenlage nicht gegeben werden. Bei antibiotikabeschichteten Kathetern ist die Gefahr einer möglichen Resistenzinduktion zu beachten.

## 3.4 Postoperative Wundinfektionen

**Definition**
*Postoperative Wundinfektion*
Eine postoperative Wundinfektion ist definiert als eine Infektion im Operationsgebiet innerhalb von 30 Tagen. Bei Implantaten (z. B. Hüftendoprothesen, Kunstklappen) gilt ein Beobachtungszeitraum von 1 Jahr.

Entsprechend der **Infektionslokalisation** wird eingeteilt in:

- oberflächliche Infektion, umfasst ausschließlich die Kutis und Subkutis,
- tiefe Infektion, greift auf Faszien und Muskeln über,
- Infektion im Operationsgebiet (Organ, Körperhöhle).

Als **Infektionskriterien** gelten:

- eitrige Sekretion aus der Inzisionsstelle oder aus der Drainage,
- mikrobiologischer Keimnachweis aus aseptisch entnommenem Wundsekret oder Gewebe,
- Rötung, Schwellung, Schmerz oder Druckempfindlichkeit bei oberflächlichen Infektionen,
- Abszess oder weitere Infektionszeichen der tieferen Schichten, des operierten Organs bzw. der operierten Körperhöhle bei tiefen Infektionen (RKI 2011).

### 3.4.1 Epidemiologie

Bis Anfang der 1990er-Jahre verfügten nur wenige Länder über ein nationales System zur Überwachung der Inzidenz nosokomialer Infektionen. Eine Ausnahme stellt die USA da, dementsprechend sind viele ältere Zahlen auf Daten aus den USA zurückzuführen. Inzwischen haben jedoch auch viele europäische Länder die Bedeutung der Überwachung von Infektionen im Operationsgebiet erkannt und die gesundheitspolitische Weichen entsprechend gestellt. Dementsprechend kann nun auch für europäische Länder ein realistischeres Bild der perioperativen Wundinfektionen gezeichnet werden (Brandt et al. 2006; Mannien et al. 2008; Astagneau et al. 2001; Astagneau et al. 2009).

In Deutschland wurde 2017 ein Qualitätssicherungsverfahren mit Meldepflicht für Infektionen der Operationsstelle bei erwachsenen Patienten eingeführt (http://www.iqtig.org). In den meisten Studien mit einer länger etablierten Erfassung (> 3 Jahre) ist, ähnlich den Katherinfektionen, ein Überwachungseffekt erkennbar – mit einem Trend zur Abnahme der Inzidenz von Wundinfektionen. Dies ist auch in Deutschland der Fall (Brandt et al. 2006; Gastmeier et al. 2004) (Tab. 7).

Die postoperative Wundinfektion stellt in Deutschland die zweithäufigste nosokomiale Infektionsart dar (RKI 2012). Nach den Daten des deutschen Krankenhaus-Infektions-Surveillance-Systems aus 2006 entwickeln sich pro 100 Operationen durchschnittlich 1,8 Wundinfektionen. Dies bedeutet, dass pro Jahr bei ca. 12,6 Mio. durchgeführten stationären Operationen geschätzte 225.000 postoperative Wundinfektionen auftreten. Diese Infektionen verlängern die Hospitalisationsdauer im Mittel um 7–8 Tage. Für Deutschland rechnet man mit ca. 1 Mio. zusätzlichen Krankenhausverweiltagen pro Jahr, die durch postoperative Wundinfektionen verursacht werden (Gastmeier und Geffers 2008).

### 3.4.2 Risikofaktoren und Wundinfektionsraten

Das Risiko, eine Wundinfektion zu entwickeln, hängt von zahlreichen endogenen und exogenen Faktoren ab (Tab. 8). Als wesentliche Einflussfaktorenfaktoren gelten:

- hohes Alter,
- ASA-Score $\geq 3$,
- eine verlängerte Operationsdauer und
- die Wundkontaminationsklasse (kontaminiert und schmutzig).

Postoperative Wundinfektionen sind ein Problem aller chirurgischer Fachdisziplinen, jedoch hängt das Infektionsrisiko stark von der Art der durchgeführten Operation ab (Tab. 9). Nach Eingriffen in septischen oder massiv kontaminierten Körperarealen (z. B. Abdominalchirurgie) kommt es häufiger zu Wundinfektionen als bei Eingriffen in sauberen Gebieten

**Tab. 7** Reduktion von postoperativen Wundinfektionen in bereits über 3 Jahre am OP-KISS beteiligten Krankenhäuser. Auswahl von 4 wichtigen Indikatoroperationen. (Gastmeier et al. 2004)

| Operation | Anzahl der über 3 Jahre teilnehmenden Kliniken | Wundinfektionsraten im Verlauf der Teilnahme (%) 1. Jahr | 2. Jahr | 3. Jahr | Reduktion (%) |
|---|---|---|---|---|---|
| Cholezystektomie | 25 | 1,6 | 1,1 | 1,3 | 14 |
| Herniotomie | 25 | 1,8 | 1,3 | 1,2 | 35 |
| Hüftendoprothese | 11 | 1,6 | 1,4 | 0,9 | 42 |
| Sectio caesarea | 16 | 2,0 | 1,5 | 1,1 | 44 |

**Tab. 8** Risikofaktoren für die Entstehung einer postoperativen Wundinfektion. (Nach Widmer und Francioli 1996; Kommission für Krankenhaushygiene und Infektionsprävention beim RKI 2007)

| | Risikofaktoren |
|---|---|
| Endogene, patienteneigene Risikofaktoren | − Hoher ASA-Score<br>− Hohes Lebensalter<br>− Nasale Besiedlung mit S. aureus<br>− Infektion an anderer Stelle<br>− Komorbiditäten<br>− Adipositas permagna<br>− Diabetes mellitus<br>− Mangelernährung<br>− Nikotinkonsum<br>− Maligne Grunderkrankung<br>− Immunsuppression<br>− Anämie (prä- und postoperativ) |
| Exogene Risikofaktoren | **Prä- und intraoperativ**<br>− Dauer des stationären Aufenthalts präoperativ<br>− Präoperative Haarentfernung > 12 h oder scharfe Haarrasur<br>− ungenügende bzw. zeitlich nicht adäquate Gabe der perioperative Prophylaxe<br>− Notfalloperation<br>− Kontaminationsgrad der Wunde<br>− Operationsdauer<br>− Operationstechnik einschließlich Blutstillung<br>− Hypothermie des Patienten während des Eingriffs<br>− Hypoxie<br>− nicht adäquater Blutzuckerspiegel<br>− Implantation von Fremdkörpern<br>− Bluttransfusionen (Reduktion der zellulären Abwehr)<br>**Postoperativ**<br>− Drainage (Art und Dauer)<br>− Nicht sachgerechte postoperative Wundversorgung<br>− Art der postoperativen Ernährung<br>− Postoperative invasive Maßnahmen, die eine Bakteriämie auslösen |

[a]ASA-Score der amerikanischen Gesellschaft für Anästhesie, beschreibt den präoperativen Gesundheitszustand des Patienten, Einteilung in 5 Kategorien

(z. B. Hüft-TEP) (Mu et al. 2011; Berrios-Torres et al. 2012). Dies bedeutet, dass der Kontaminationsgrad des Operationssitus das Infektionsrisiko wesentlich mit beeinflusst (Gaynes et al. 2001; Romy et al. 2008). Die Anzahl der Bakterien sowie die Menge und Virulenz der Erreger, die während der Operation in die Wunde gelangen, sind mitentscheidend für das Infektionsgeschehen. Endoskopische Eingriffe sind in der Regel mit niedrigen Infektionsraten assoziiert (de Oliveira et al. 2006).

### 3.4.3 Erregerspektrum

Wie aus Tab. 9 ersichtlich, sind grampositive Keime wie S. aureus, koagulasenegative Staphylokokken (z. B. S. epidermidis) oder Enterokokken die häufigsten Erreger von postoperativen Wundinfektionen. Bei abdominellen Eingriffen dominieren gramnegative Erreger wie E. coli, Pseudomonas aeruginosa und Klebsiella spp.. Im Einzelfall können auch Enterokokken und anaerobe Bakterien, wie z. B. Bacteroides spp., am Infektionsgeschehen beteiligt sein. In den meisten Fällen handelt es sich um Bakterien der patienteneigenen Haut- oder Darmflora, die zum Zeitpunkt der Inzision oder während der Operation in die Wunde gelangen.

Daten des Krankenhausinfektions-Surveillance-Systems (Modul OP-KISS) aus dem Zeitraum 2007–2011

Der Nachweis von koagulasenegativen Staphylokokken bei oberflächlichen Wundinfektionen muss kritisch bewertet werden, da bei nicht korrekter Probenabnahme häufig Hautkeime angezüchtet werden. Unbestritten ist ihre Bedeutung als Erreger bei Implantatinfektionen (z. B. Knie- oder Hüft-TEP-Infektionen, Kunstklappenendokarditis) oder Wundinfektionen nach herzthoraxchirurgischen Bypassoperationen (Uckay et al. 2009, 2013). Viren (z. B. HIV, Hepatitis B oder C) können zwar während einer Operation übertragen werden, führen aber nicht zu Wundinfektionen.

### 3.4.4 Diagnostik und Therapie

Die meisten Wundinfektionen treten zwischen dem 3. und dem 8. postoperativen Tag nach primärem Wundverschluss auf (Kappstein 2008). Eine primär heilende Wunde ohne Drainage gilt in der Regel nach 24 h als verschlossen und ist nicht mehr exogen kontaminationsgefährdet. Infektionen im Zusammenhang mit Implantaten können jedoch bis zu 1 Jahr nach Operation manifest werden (Bundesgesundheitsbl 2018). Die Kennzeichen einer postoperativen Wundinfektion sind vereinfacht in der eingangs genannten Definition zusammengefasst. Die je nach Infektionslokalisation spezifischen Definitionen des RKI bzw. der CDC können unter http://www.nrz-hygiene.de oder http://www.cdc.gov nachgelesen werden.

**Tab. 9** Anteil der häufigsten nachgewiesenen Erreger [%] bei postoperativen Wundinfektionen je nach Fachgebiet. (Nach Nationales Referenzzentrum für Surveillance von nosokomialen Infektionen 2011)

| Erreger | Allgemeinchirurgie | Abdominalchirurgie | Traumatologie/ Orthopädie | Herzchirurgie | Gefäßchirurgie | Geburtshilfe |
|---|---|---|---|---|---|---|
| S. aureus (Anteil von MRSA an S. aureus) | 36,6 (16) | 4,1 (27,2) | 33,7 (17,6) | 28,3 (18,7) | 37,8 (27,1) | 23,2 (12,2) |
| Enterococcus spp. | 3,5 | 25,5 | 12,4 | 8,4 | 18,6 | 8,7 |
| E. coli | 2,7 | 29,3 | 4,4 | 4,8 | 10,8 | 9,1 |
| P. aeruginosa | 1,6 | 5,3 | 2,1 | 3,1 | 7,6 | 2,7 |
| Klebsiella spp. | 2,0 | 5,3 | 1,1 | 2,4 | 2,5 | 2,5 |
| Koagulasenegative Staphylokokken | 4,3 | 1,4 | 15,0 | 19,6 | 7,0 | 8,5 |
| Enterobacter spp. | 2,3 | 5,1 | 3,5 | 5,1 | 4,7 | 1,4 |
| Streptococcus spp. | 5,8 | 0,9 | 1,7 | 0,5 | 0,7 | 1,8 |

Die Diagnose einer Wundinfektion kann im Einzelfall schwierig sein, da Symptome wie Rötung, Schwellung, Schmerz und Druckempfindlichkeit im Operationsgebiet sowohl bei Wundheilungsstörungen als auch bei Infektionen vorliegen können. Eine eitrige Sekretion aus der Inzisionsstelle oder einer Drainage, die Zugang zum Operationsgebiet hat, ist beweisend für eine Wundinfektion. Eine mikrobiologische Diagnostik durch sterile Entnahme eitrigen Sekretes ist indiziert, um eine gezielte Antibiotikatherapie durchführen zu können. Tiefe Wundinfektionen oder Infektionen in einer Körperhöhle, z. B. Mediastinitis, verursachen meist Fieber. Eine Blutkulturdiagnostik sollte unbedingt durchgeführt werden.

Postoperative Wundinfektionen erfordern in der Regel eine chirurgische Revision. Eine mechanische Wundreinigung zur Entfernung sämtlicher Nekrosen und Beläge und eine lokale antiseptische Behandlung, ggf. in Kombination mit einer systemischen Antibiotikatherapie, sind die wichtigsten Maßnahmen. Abszesse müssen eröffnet, antiseptisch gespült und häufig mit einer Drainage versorgt werden. Organinfektionen bzw. Infektionen in einer Organhöhle müssen immer chirurgisch revidiert und mit Antibiotika therapiert werden.

Bei der empirischen Antibiotikagabe sind die am häufigsten nachgewiesenen Wundinfektionserreger der jeweiligen Indikatoroperation (Tab. 9) zu berücksichtigen. Die mikrobiologische Untersuchung von intraoperativ gewonnenem Material aus dem Wundgebiet (Gewebe, Punktat, Abstrich) ermöglicht eine erregerspezifische Therapie.

### 3.4.5 Prävention
Die Surveillance postoperativer Wundinfektionen, z. B. im Rahmen des KIS-Systems, gilt als wichtiges Instrumentarium zur Reduktion der Infektionsraten (Centers for Disease Control and Prevention). Es wird geschätzt, dass bei Patienten ohne Risikofaktoren ca. 20 % der postoperativen Wundinfektionen vermeidbar sind (Harbarth 2006). Vermutlich liegt dieser Anteil bei sog. „sauberen Eingriffen" noch höher.

*Wichtigste Eckpfeiler der Prävention von postoperativen Wundinfektionen*

- Kontrolle endogener Risikofaktoren durch optimale Operationsvorbereitung
- Adäquate perioperative Antibiotikaprophylaxe (▶ Kap. 74, „Antibiotika, Antibiotikaprophylaxe und Antimykotika in der Intensivmedizin")
- Gewebeschonende und aseptisch ausgeführte Operationstechnik
- Vermeidung exogener Kontaminationsquellen (Harbarth 2006)

Zahlreiche der in Tab. 8 genannten Risikofaktoren sind beeinflussbar. Eine verlängerte präoperative Verweildauer bzw. eine Verzögerung des Operationszeitpunktes bei Verletzungen erhöhen das Risiko einer postoperativen Wundinfektion. Die Ursachen hierfür sind meist multifaktoriell, z. B. Abhängigkeit der präoperativen Verweildauer von der Erkrankungsschwere und den Komorbiditäten, Kolonisation mit resistenten Erregern (z. B. MRSA) (Kommission für Krankenhaushygiene und Infektionsprävention beim RKI 2007).

Bei allen Eingriffen im OP ist die generelle Einhaltung aseptischer und gewebeschonender Arbeitsmethoden/-techniken und der adäquate Umgang mit sterilen Medizinprodukten Standard. Die Erfahrung und die Operationstechnik des Operateurs nehmen wesentlich Einfluss auf die postoperativen Infektionsraten.

Im Folgenden werden einige Präventionsmaßnahmen hervorgehoben, welche im Rahmen eines Intensivstationsaufenthaltes Einfluss auf ein Infektionsgeschehen haben können.

*Infektionen/Keimlastreduktion*
Vor elektiven Eingriffen sollten klinisch manifeste Infektionen therapiert werden, auch wenn diese außerhalb des Operationssitus liegen (z. B. Bypass-Operation und Vorliegen eines HWI) (Kommission für Krankenhaushygiene und Infektionsprävention beim RKI 2007).

Für Patienten mit einer S.-aureus-Kolonisation in der Nase konnte eine signifikante Reduktion an postoperativen Wundinfektionen gezeigt werden, wenn diese mit Mupirocin-Nasensalbe (3 × täglich) und einer Chlorhexidin-Ganzkörperwaschung über 5 Tage behandelt wurden (Bode et al. 2010). Eine solche Vorgehensweise kann zumindest für Patienten mit einer MRSA-Besiedlung erwogen werden, wenn ein elektiver Eingriff geplant ist. Eine offizielle Empfehlung zur präoperativen Anwendung der oben genannten Präparate gibt es allerdings noch nicht.

*Präoperative Haarentfernung*
Zeitpunkt und Art einer präoperativen Haarentfernung haben einen erheblichen Einfluss auf die Wundinfektionsrate. Grundsätzlich gilt als gesichert, dass der Verzicht auf eine präoperative Rasur mit mit einem geringeren Wundinfektionsrisiko einhergeht (Bundesgesundheitsbl 2018; Tanner et al. 2011). Kann auf eine Haarkürzung nicht verzichtet werden, sollte sie vorzugsweise kurz vor der Operation mit einem elektrischen Haarclipper erfolgen (Kramer et al. 2008). Eine Haarrasur am Vortag mit einem scharfen Einmalrasierer kann Mikroläsionen verursachen, welche Infektionen durch die residente Flora und Krankenhauskeime begünstigen (Faruquzzaman und Mazumder 2012).

Eine Haarentfernung mit chemischen Mitteln ist ebenfalls möglich, sollte aber wegen häufiger Hautreizungen einen Tag vor der Operation durchgeführt werden (Harbarth 2006).

*Blutzuckerspiegel*
Die Studienlage bezüglich des Einflusses der prä- und postoperativen Blutzuckerkontrolle ist uneinheitlich. Bei Diabetikern ist jedoch unumstritten, dass eine intraoperative Hyperglykämie (> 200 mg/dl) zu einer Beeinträchtigung der Abwehrfunktion und so zu höheren Infektionsraten führt (Bonds et al. 2013; Malone et al. 2002; Olsen et al. 2002). Eine adäquate Kontrolle und Einstellung des Blutglukosespiegels werden empfohlen (Kommission für Krankenhaushygiene und Infektionsprävention beim RKI 2007; Bundesgesundheitsbl 2018).

*Postoperative Wundversorgung*
Der erste postoperative Wundverbandswechsel findet in der Regel nach 24–48 h statt. Sobald die Operationswunde trocken und geschlossen ist, und etwaige Drainagen entfernt sind, ergeben sich in der Regel keine über die Basishygiene hinausgehenden hygienischen Anforderungen. Vor diesem Hintergrund ist es erklärlich, warum der Versuch einer nachträglichen Antiseptik der Wunde bzw. Wundumgebung in der Regel ohne Effekt auf die Infektionsrate bleibt (Cabrales et al. 2014; Siah und Yatim 2011; Borkar und Khubalkar 2011; Takahashi et al. 2006). Wunddrainagen sollten so früh wie möglich entfernt werden, da längere Liegedauern mit höherem Infektionsrisiko assoziiert sind (Rao et al. 2011). Bei Verdacht auf eine Wundinfektion, bei Durchfeuchtung bzw. Lageverschiebung des Verbandes oder anderen Komplikationen muss ein unverzüglicher Verbandswechsel erfolgen. Die „5 Indikationen der Händehygiene" sind unbedingt zu beachten (▶ Kap. 6, „Hygiene in der Intensivmedizin", Abschn. 3.1 Händehygiene).

Die kompletten und nach Evidenzgraden bewerteten Präventionsmaßnahmen sind u. a. in der Empfehlung „Prävention postoperativer Wundinfektionen" des Robert Koch-Institutes zusammengefasst (Empfehlung der Kommission für Krankenhaushygiene und Infektionsprävention (KRINKO) beim Robert Koch-Institut; Bundesgesundheitsbl 2018).

### 3.5 Clostridioides difficile-assoziierte Infektion

Infektionen mit Clostridioides difficile (CDI) sind eine der häufigsten Ursachen nosokomialer Diarrhöen bei Erwachsenen (Lessa et al. 2012; Hookman und Barkin 2009; Surawicz et al. 2013). Weltweit wurde seit 2003 nicht nur eine Zunahme der Inzidenz, sondern auch eine Zunahme der Schwere der CDI-Erkrankungen dokumentiert (Lessa et al. 2012; Hookman und Barkin 2009; Surawicz et al. 2013; RKI 2009). In Deutschland kam es seit 1994 zu einem signifikanten Anstieg der CDI an allen nosokomialen Infektionen. CDI hatte einen Anteil von 10,0 % aller nosokomialen Infektionen und liegt damit an 4. Stelle bei den Nosokomialen Infektionen. CD war 2016 der zweithäufigste nachgewiesene Erreger für nosokomiale Infektionen. Das Risiko, während eines Krankenhausaufenthaltes an CDI zu erkranken, ist ca. sechsmal so hoch ist wie das Risiko neu mit MRSA kolonisiert respektive infiziert zu werden (Nationales Referenzzentrum für Surveillance von nosokomialen Infektionen 2016; Behnke et al. 2017).

#### 3.5.1 Erreger, Pathogenese und Epidemiologie

Clostridioides (bis 2016 Clostridium) difficile (CD) ist ein anaerobes, grampositives sporenbildendes Bakterium, das ubiquitär in der Umwelt (Boden, Oberflächenwasser), aber auch im Darm von Tier und Mensch nachgewiesen werden kann. CD ist nichtinvasiv und wird pathogen, wenn es über die Fähigkeit, Toxine zu bilden, verfügt. Stämme, die keine Toxine bilden, gelten als apathogen. Pathogene Stämme bilden zumeist beide Toxine Enterotoxin A und Zytotoxin B; diese können zu einer Schädigung der Intestinalzellen und somit zu Diarrhö oder Kolitis führen (Lessa et al. 2012; Hookman und Barkin 2009; RKI 2009). Einige virulente Stämme bilden zusätzlich ein sog. binäres Toxin (CDT), dessen Rolle in der Pathogenese der Erkrankung bisher noch nicht geklärt ist.

Im Zusammenhang mit nosokomialen Ausbrüchen, die zunächst in Nordamerika, dann aber auch in Europa einschließlich Deutschland auftraten, wurde ein neuer Epidemiestamm, der sich durch eine erhöhte Virulenz auszeichnet, nachgewiesen. Entsprechend molekularbiologischer Typisierungsergebnisse wird dieser Stamm als Ribotyp 027, nordamerikanischer Pulsfeld-Typ NAP 1 und Toxinotyp III bezeichnet. Als Ursache der erhöhten Virulenz wird eine gesteigerte Toxinproduktion als Folge einer 18-bp-Deletion im Gen für den negativen Regulator TcdC aufgezeigt (Lessa et al. 2012; Hookman und Barkin 2009; RKI 2009; Gould und McDonald 2008).

Der Nachweis toxinbildender Stämme ist jedoch nicht gleichbedeutend mit einer Infektionskrankheit durch CD. Bis zu 15 % gesunder Erwachsener und bis zu 84 % aller Neonaten und Kleinkinder können asymptomatische Träger sein.

Eine Alteration der physiologischen Darmflora insbesondere durch eine vorausgegangene antibiotische Therapie stellt eine Voraussetzung für eine manifeste Infektionserkrankung durch CD dar. CD gilt als Erreger von ca. 15–20 % aller antibiotikaassoziierten Durchfallerkrankungen und von mehr als 95 % aller pseudomembranösen Kolitisfälle (PMC) (Hookman und Barkin 2009; RKI 2009; Gould und McDonald 2008). Umso wichtiger erscheint es, die Indikation zur antimikrobiellen Therapie kritisch zu stellen und täglich zu reevaluieren sowie nach Möglichkeit bei Erregernachweis Substanzen mit engem Wirkspektrum zu präferieren.

Neben der Antibiotikatherapie stellen hohes Alter, Chemotherapie, gastrointestinale Operation, Senkung des gastralen pH-Wertes insbesondere durch Protonenpumpeninhibition eine Auswahl der wichtigsten Risikofaktoren dar (Hookman und Barkin 2009; RKI 2009; Gould und McDonald 2008; Alhazzani et al. 2013). Auch der Subtyp wird als Risikofaktor für die Erkrankungsschwere angesehen. So wurden im Rahmen der durch den Ribotyp 027 ausgelösten Ausbrüche eine gesteigerte Letalität und eine höhere Rezidivrate in allen Altersgruppen mit Dominanz der höheren Lebensalter festgestellt. Dies hat in Deutschland zu einer Meldepflicht aller Infektionen durch diesen Stamm geführt. Allerdings sind auch andere Stämme mit schwerer verlaufenden Infektionen und Ausbrüchen assoziiert wie z. B. Ribotyp 078 (Lessa et al. 2012; RKI 2009).

Darüber hinaus ist das Ausmaß der Immunantwort auf die Kolonisation mit CD eine entscheidende Determinante für den Schweregrad und die Dauer klinischer Symptome (Kelly und Kyne 2011; Wullt et al. 2012). Antitoxinantikörper korrelieren in ihrer Höhe invers mit dem Risiko einer Reinfektion, ihre Spiegel nehmen mit dem Lebensalter ab. Eine Beeinträchtigung der humoralen Immunantwort durch Therapie mit monoklonalen Antikörpern (z. B. Rituximab), wurde als Risikofaktor für eine schwere Erkrankung und ein gesteigertes Rezidivrisiko identifiziert (Surawicz et al. 2013; Gould und McDonald 2008; Kelly und Kyne 2011; Wullt et al. 2012).

### 3.5.2 Übertragungsweg

Neben dem endogenen Infektionsweg stellt die nosokomiale Übertragung ein zunehmendes krankenhaushygienisches Problem dar. Klinisch symptomatische Patienten scheiden eine große Menge an Bakterien/Sporen mit dem Risiko einer erheblichen Umgebungskontamination aus (Lessa et al. 2012; Surawicz et al. 2013; RKI 2009). Eine Weiterverbreitung des Erregers erfolgt durch direkten oder indirekten Kontakt über Hände oder kontaminierte Gegenstände (Toiletten, Steckbecken, Bett, Telefon etc.). Aufgrund der Sporenbildung kann der Erreger lange Zeit außerhalb des Wirtes persistieren, sodass der indirekte Übertragungsweg eine erhebliche Rolle spielt. Die Sporen sind nicht nur verantwortlich für die hohe Umweltresistenz, sondern auch für die Toleranz gegen zahlreiche chemische Substanzen, einschließlich vieler Desinfektionsmittel.

Der genaue Anteil der nosokomialen Übetragungen von symptomatischen Patienten mit CDI in einem Nicht-Ausbruchsgeschehen bleibt umstritten (Donskey 2013; Eyre et al. 2013).

### 3.5.3 Klinik

Virulente C.-difficile-Stämme sind in der Lage, zum einen eine sekretorische Diarrhö, zum anderen eine Kolitis auszulösen. Unspezifische klinische Zeichen sind wässrige Diarrhö, abdominelle Krämpfe, ggf. Fieber und eine ausgeprägte Leukozytose. Hypalbuminämie und Ödeme deuten auf eine Proteinverlustenteropathie hin. Differenzialdiagnostisch ist insbesondere an Infektionen mit Noroviren zu denken.

▶ **Cave** Bei der fulminanten Kolitis besteht die Gefahr der Entwicklung eines toxischen Megakolons, eines Ileus und einer Perforation. Diffuse abdominelle Schmerzen, Leukozytose, Fieber, Hypotonie und Oligurie sind mögliche Kennzeichen einer schweren systemischen Infektion. Die richtungweisende Diarrhö kann bei toxischer Dilatation des Kolons oder paralytischem Ileus fehlen.

Lebensbedrohliche Verläufe einer echten C.-difficile-Kolitis werden bei 1–3 % der Patienten erwartet (Lessa et al. 2012; RKI 2009).

Für schwere CDI-Fälle besteht gemäß § 6 Abs. 1 Nr. 5a IfSG eine Meldepflicht. Die Definition ist unter http://www.rki.de abrufbar.

### 3.5.4 Diagnostik

Grundsätzlich sollen alle hospitalisierten Patienten im Alter von ≥ 2 Jahren mit Diarrhoe und Verdacht auf eine infektiöse Ursache auf CD untersucht werden, soweit kein anderer kausaler Erreger bekannt ist (Kommission für Krankenhaushygiene und Infektionsprävention (KRINKO) beim Robert Koch-Institut 2019).

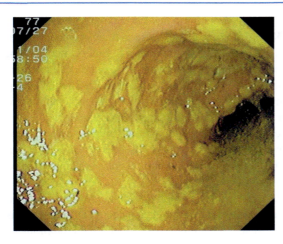

**Abb. 6** Koloskopisches Bild einer pseudomembranösen Kolitis (PMC) durch C. difficile. (Abb. zur Verfügung gestellt von Priv.-Doz. Dr. med. R. Winograd, früher Med. Klinik III, Universitätsklinikum Aachen, mit freundlicher Genehmigung)

Eine Koloskopie/Sigmoidoskopie wird zur Diagnosesicherung nicht mehr empfohlen, da die Endoskopie eine zu niedrige Sensitivität aufweist. Bei Patienten mit durch Stuhluntersuchungen gesicherter CDI waren in nur 40 % typische Pseudomembranen nachweisbar (Abb. 6) (Berdichevski et al. 2013).

Der traditionelle Goldstandard der Diagnostik durch kulturelle Anzucht mit Toxinnachweis, z. B. im Rahmen der toxinogenen Kultur (Surawicz et al. 2013; RKI 2009), ist als Routineverfahren nicht geeignet. Diese Diagnostik ist speziellen Laboratorien vorbehalten, komplex und dauert oft mehrere Tage. Als Tests kommen stattdessen schnelle immunologische bzw. molekularbiologische Tests zum Einsatz (ECDC 2018).

In Bezug auf den Labornachweis der CDI empfiehlt die European Society of Clinical Microbiology and Infectious Diseases (ESCMID) aktuell ein zweistufiges Vorgehen. Es wird ein Screening-Test mit hoher Sensitivität durchgeführt, der durch einen hoch spezifischen Toxintest bestätigt wird. Beide Tests können auch zeitgleich erfolgen. (Tschudin-Sutter et al. 2018)

Zu beachten ist, dass ausschließlich ungeformte Stuhlproben verwendet werden. Bei Patienten mit Darmparalyse aufgrund eines toxischen Megakolons kann die Diagnostik ähnlich sensitiv aus Rektalabstrichen erfolgen. (Kundrapu et al. 2012; Rogers et al. 2013) Eine Verlaufskontrolle wird nicht empfohlen (Nistico et al. 2013; Surawicz et al. 2013). Die Genotypisierung spielt vor allem eine Rolle für Untersuchungen zum Vorkommen und der Ausbreitung verschiedener Erregerstämme die Aufklärung von Transmissionsketten

Erst der Nachweis von toxinbildenden *Clostridioides difficile* spricht – bei vorliegender klinischer Symptomatik – für eine Infektionskrankheit, die einer Behandlung und spezifischer krankenhaushygienischer Maßnahmen bedarf.

### 3.5.5 Therapie

Die Therapie richtet sich nach dem Schweregrad des Krankheitsbildes. Bei mildem Verlauf mit ausschließlicher Diarrhö ist das Absetzen der auslösenden Antibiotikatherapie der entscheidende Schritt. Der zusätzliche Benefit einer gegen die Clostridioides difficile gerichteten Antibiotikatherapie ist für diese Situation nicht sicher belegt (RKI 2009; Cohen et al. 2010; Debast et al. 2014). Patienten auf Intensivstationen benötigen jedoch oft aus anderer Indikation Antibiotika. Dies ist neben der Persistenz der Diarrhö eine Indikation für eine gegen Clostridioides difficile gerichtete antiinfektive Therapie auch bei nicht schweren Verlaufsformen. Das Vorliegen einer Kolitis oder einer sonstigen schweren Verlaufsform muss selbstverständlich antiinfektiv behandelt werden. Dabei sollte bei Patienten mit einer hohen Prä-Test-Wahrscheinlichkeit für CDI unabhängig von der mikrobiologischen Testung mit einer empirischen Therapie begonnen werden.

Aktuelle Leitlinien empfehlen seit 2021 Fidaxomicin als Mittel der Wahl bei Erstauftreten einer CDI und Rezidiven. (van Prehn et al. 2021; Johnson et al. 2021) Fidaxomicin wird bei oraler Gabe nur minimal systemisch resorbiert. Es ist hochwirksam, Resistenzen sind sehr selten (Goldstein et al. 2012) und das Rezidivrisiko ist im Vergleich zu Vancomycin reduziert (Louie et al. 2011).

Therapie der ersten Wahl bei der Erstinfektion mit CD ist Fidaxomicin 2 × 200 mg/Tag p.o. für 10 Tage. Alternativ ist die orale Gabe von Vancomycin 4 × 125 mg/Tag für 10 Tage möglich. Eine höher dosierte orale Vancomycingabe (4 × 500 mg/Tag) sollte nicht erfolgen, da sie potenziell nur die Enstehung von Resistenzen fördert. Die Gabe von Metronidazol bei einer mild bis moderat verlaufenden CDI als Medikament der Wahl wird in internationalen Leitlinien nur noch bei Nicht-Verfügbarkeit von Fidaxomicin oder Vancymycin empfohlen.(Gastmeier et al. 2010; Kukla et al. 2020; van Prehn et al. 2021; Johnson et al. 2021). Die Normaldosis von Metronidazol beträgt 3 × 500 mg/Tag p.o. über 10 Tage.

Der Verlauf einer CDI gilt als schwer beim Auftreten von Leukozyten > $15 \times 10^9$/l und einem Anstieg des Serumkreatinins über 1,5 mg/dl. In diesen Fällen ist die Therapie der Wahl die Gabe von Fidaxomicin 2 × 200 mg/Tag p.o. für 10 Tage oder Vancomycin 4 × 125 mg/Tag p.o. für 10 Tage. (Johnson et al. 2021)

Bei gastrointestinal unsicherer Absorption sollte statt der der p.o. Gabe eine direkte Applikation, z. B. mittels Magensonde erfolgen. Bei unmöglicher oraler Therapie kann eine additive intravenöse Gabe von Metronidazol 3 × 500 mg/Tag oder Tigecyclin 2 × 50 mg/Tag (Loading dose 100 mg) erwogen werden (van Prehn et al. 2021).

Bei schweren oder lebensbedrohlichen fulminanten Verläufen werden Vancomycin 4 × 125 mg p.o. und Fidaxomicin 2 × 200 mg/Tag p.o. als gleichwertig angesehen. Die additive intravenöse Gabe von Tigecyclin 2 × 50 mg/Tag

(Loading dose 100 mg) kann erwogen werden (van Prehn et al. 2021).

Bei schweren Verläufen ist ein chirurgisches Konsil zur Frage einer chirurgischen Sanierung mittels partieller oder totaler Kolektomie indiziert. Die Gabe von Flüssigkeit und Kontrolle des Elektrolythaushaltes sind obligat. Antiperistaltisch wirksame Medikamente sind kontraindiziert.

Als später Therapieerfolg ist die Entfieberung nach 1–2 Tagen und das Sistieren der Diarrhö nach 2–5 Tagen zu werten (Hookman und Barkin 2009). Eine mikrobiologische Kontrolle des Stuhls zur Bestätigung des Therapieerfolges sollte nicht durchgeführt werden, da der Toxinnachweis noch längere Zeit positiv ausfallen kann.

Bis zu 40 % aller Patienten entwickeln trotz adäquater Therapie eine zweite Krankheitsepisode innerhalb von 2 Monaten nach initialer Diagnosestellung (Lessa et al. 2012; Surawicz et al. 2013; Cohen et al. 2010; Debast et al. 2014). Klinisch ist nicht beurteilbar, ob es sich dabei um eine Reinfektion oder um ein Rezidiv mit dem gleichen Erreger handelt. Bei einer Rekurrenz der Erkrankung sollen nach neuen Leitlinien bevorzugt mit der Gabe von Fidaxomicin 2 × 200 mg/Tag p.o. für 10 Tage behandelt werden.

Bei älteren und immunsupprimierten Patienten mit schwerem CDI Verlauf, die innerhalb der letzten 6 Monate schon eine CDI hatten, kann die zusätzliche Gabe von Bezlotoxumab (einmalig 10 mg/kg KG als Infusion über 60 Minuten) erwogen werden. Bezlotoxumab ist ein monoklonaler Antikörper gegen das CD Toxin B. Bei einer vorbestehenden Herzinsuffizienz muss eine strenge Risikoabwägung erfolgen. (Johnson et al. 2021)

Aktuelle Leitlinien sehen keinen Stellenwert für den Einsatz von Probiotika.

Bei zwei oder mehr Rezidiven mit CDI kann die fäkale Mikrobiota-Transplantation (FMT) erwogen werden. Dabei wird Stuhl eines Spenders übertragen. Die FMT berücksichtigt die alterierte Flora als entscheidenden Einflussfaktor für die Erkrankung respektive Rezidivgefahr. Es ist nicht auszuschließen, dass mit dem Mikrobiom des Spenders auch pathogene Keime übertragen werden. Trotz zahlreicher Fallserien handelt es sich um ein wenig standardisiertes Verfahren, das bis dato als individueller Heilversuch durchzuführen ist.

### 3.5.6 Prävention und Hygienemanagement

Der wichtigste Schritt zur Prävention der C.-difficile-Diarrhö ist der restriktive Einsatz von Antibiotika. Daher wird auch die Teilnahme an Antibiotic Stewardship-Programmen empfohlen. (Tschudin-Sutter et al. 2018; Kommission für Krankenhaushygiene und Infektionsprävention (KRINKO) beim Robert Koch-Institut 2019)

Ist ein Patient erkrankt, muss die Übertragung auf andere Patienten verhindert werden. Immunsupprimierte und Patienten mit Antibiotikatherapie scheinen besonders gefährdet zu sein. Bei der Versorgung des Erkrankten sollten Handschuhe und Kittel im Sinne einer Barrierepflege getragen werden, da der Stuhl hochgradig infektiös ist. Eine Unterbringung im Einzelzimmer ist zu befürworten, solange der Patient symptomatisch ist. Keinesfalls sollte eine Zusammenlegung mit einem immunsupprimiertem Patienten bzw. einem Patienten unter laufender Antibiotikatherapie erfolgen.

Verwendete Desinfektionsmittel müssen eine ausgewiesene sporizide Wirksamkeit (RKI- oder VAH-gelistet) haben. Alkoholische Desinfektionsmittel entfalten keine ausreichende Wirkung.

Der routinemäßige prophylaktische Einsatz von Probiotika oder eine Antibiotikaprophylaxe gegen CDI bei systemischer antibiotischer Behandlung wird aktuell nicht empfohlen (van Prehn et al. 2021).

> Die Fähigkeit von C. difficile, Sporen zu bilden, ist der Grund für eine ausgeprägte Umweltresistenz. Da Sporen alkoholresistent sind, ist es notwendig, die Hände mit Wasser und Seife zu waschen.

## Literatur

Alhazzani W, Alenezi F, Jaeschke RZ et al (2013) Proton pump inhibitors versus histamine 2 receptor antagonists for stress ulcer prophylaxis in critically ill patients: a systematic review and meta-analysis. Crit Care Med 41(3):693–705

Astagneau P, Rioux C, Golliot F, Brucker G (2001) Morbidity and mortality associated with surgical site infections: results from the 1997–1999 INCISO surveillance. J Hosp Infect 48(4):267–274

Astagneau P, L'Heriteau F, Daniel F, Parneix P, Venier AG, Malavaud S, Jarno P, Lejeune B, Savey A, Metzger MH, Bernet C, Fabry J, Rabaud C, Tronel H, Thiolet JM, Coignard B (2009) Reducing surgical site infection incidence through a network: results from the French ISO-RAISIN surveillance system. J Hosp Infect 72(2): 127–134

Battistella M, Bhola C, Lok CE (2011) Long-term follow-up of the Hemodialysis Infection Prevention with Polysporin Ointment (HIPPO) Study: a quality improvement report. Am J Kidney Dis 57: 432–434

Behnke M, Aghdassi SJ, Hansen S et al (2017) The prevalence of nosocomial infection and antibiotic use in German hospitals. Dtsch Arztebl Int 114:851–857. https://doi.org/10.3238/arztebl.2017.0851

Berdichevski T, Keller N, Rahav G et al (2013) The impact of pseudomembrane formation on the outcome of Clostridium difficile-associated disease. Infection 41:969–977

Berenholtz SM, Lubomski LH, Weeks K et al (2014) Eliminating central line-associated bloodstream infections: a national patient safety imperative. Infect Control Hosp Epidemiol 35(1):56–62

Berrios-Torres SI, Mu Y, Edwards JR, Horan TC, Fridkin SK (2012) Improved risk adjustment in public reporting: coronary artery bypass graft surgical site infections. Infect Control Hosp Epidemiol 33(5): 463–469

Bode LG, Kluytmans JA, Wertheim HF (2010) Prevention of surgical-site infections in nasal carriers of Staphylococcus aureus. N Engl J Med 362:9–17

Bonds AM, Novick TK, Dietert JB, Araghizadeh FY, Olson CH (2013) Incisional negative pressure wound therapy significantly reduces surgical site infection in open colorectal surgery. Dis Colon Rectum 56(12):1403–1408

Borkar NB, Khubalkar MV (2011) Are postoperative dressings necessary? J Wound Care 20(6):301

Bouza E, Guembe M, Muñoz P (2010) Selection of the vascular catheter: can it minimise the risk of infection? Int J Antimicrob Agents 36(Suppl 2):S22–S25

Brandt C, Sohr D, Behnke M, Daschner F, Ruden H, Gastmeier P (2006) Reduction of surgical site infection rates associated with active surveillance. Infect Control Hosp Epidemiol 27(12):1347–1351

Bundesgesundheitsbl (2017) 60:171–206. https://doi.org/10.1007/s00103-016-2487-4

Bundesgesundheitsbl (2018) 61:448–473. https://doi.org/10.1007/s00103-018-2706-2

Cabrales RA, Cobo RB, Patiño YDB, Quintero MFO, Martínez JW, Upegui MLC (2014) Effectiveness of silver dressings in preventing surgical site infection in contaminated wounds. Iatreia 27(3):247–254

Centers for Disease Control and Prevention, National Nosocomial Infections Surveillance System (NNIS). http://www.cdc.gov/ncidod/dhqp/nnis.html. Zugegriffen im März 2014

Centers for Disease Control, National Healthcare Safety Network (2022) Device-associated module: ventilator-associated event protocol. Zugänglich auf der Website des National Healthcare Safety Network. http://www.cdc.goc/nhsn. Zugegriffen am 01.04.2022

Chacko R et al (2017) Oral decontamination techniques and ventilator-associated pneumonia. https://doi.org/10.12968/bjon.2017.26.11.594

Coffin SE, Klompas M, Classen D, Arias KM et al (2008) Strategies to prevent ventilator-associated pneumonia in acute care hospitals. SHEA/IDSA practice recommendation. Infect Control Hosp Epidemiol 29(Suppl 1):S31–S40

Cohen SH, Gerding DN, Johnson S et al (2010) Clinical practice guidelines for Clostridium difficile infection in adults: 2010 update by the Society for Healthcare Epidemiology of America (SHEA) and the Infectious Diseases Society of America (IDSA). Infect Control Hosp Epidemiol 31:431–455

Debast SB, Bauer MP, Kuijper EJ, on behalf of the Committee (2014) European Society of Clinical Microbiology and Infectious Diseases: update of the treatment guidance document for Clostridium difficile infection. Clin Microbiol Infect 20(Suppl 2):1–26. https://doi.org/10.1111/1469-0691.12418

Deja M, Trefzer T, Geffers C (2011) Prävention der ventilatorassoziierten Pneumonie – Was ist evidenzbasiert? Anasthesiol Intensivmed Notfallmed Schmerzther 46:560–567

Dellinger RP, Levy MM, Rhodes A et al (2013) Surviving sepsis campaign: international guidelines for management of severe sepsis and septic shock (2012). Intensive Care Med 39(2):165–228

Dembinski R, Rossaint R (2008) Ventilatorassoziierte Pneumonie. Anaesthesist 30(2):122–129

Dixon-Woods M, Bosk CL, Aveling EL, Goeschel CA, Pronovost PJ (2011) Explaining Michigan: developing an ex post theory of a quality improvement program. Milbank Q 89(2):167–205

Donskey CJ (2013) Clostridium difficile – beyond the usual suspects. N Engl J Med 369:1263–1264. https://doi.org/10.1056/nejme1310454

Dudeck MA, Horan TC, Peterson KD, Allen-Bridson K, Morell G, Pollock DA, Edwards JR (2011) National Healthcare Safety Network (NHSN) Report, data summary for 2010, device-associated module. Am J Infect Control 39:349–367

ECDC (2018) Laboratory procedures for diagnosis and typing of human Clostridium difficile infection. Stockholm

Eggimann P, Pittet D (2002) Overview of catheter-related infections with special emphasis on prevention based on educational programs. Clin Microbiol Infect 8:295–309

Empfehlungen zur Prävention und Kontrolle Katheter-assoziierter Harnwegsinfektionen (2015) Aktualisierte Empfehlung der KRINKO vom Juni 2015. https://doi.org/10.1007/978-3-662-38283-7_145

Engel C, Brunkhorst FM, Bone HG, Brunkhorst R, Gerlach H, Grond S, Gruendling M, Huhle G, Jaschinski U, John S, Mayer K, Oppert M, Olthoff D, Quintel M, Ragaller M, Rossaint R, Stuber F, Weiler N, Welte T, Bogatsch H, Hartog C, Loeffler M, Reinhart K (2007) Epidemiology of sepsis in Germany: results from a national prospective multicenter study. Intensive Care Med 33(4):606–618

Eyre DW, Cule ML, Wilson DJ et al (2013) Diverse sources of C. difficile infection identified on whole-genome sequencing. N Engl J Med 369:1195–1205. https://doi.org/10.1056/nejmoa1216064

Faruquzzaman HS, Mazumder S (2012) Surgical site infections in relation to the timing of shaving among the gastrointestinal emergency patients through the midline incisions-a rando-mized controlled clinical trial. J Med Microbiol Diagn 1:111

Fätkenheuer G, Cornely O, Seifert H (2002) Clinical management of catheter-related infections. Review. Clin Microbiol Infect 8(9):545

Fernando SM et al (2020) Diagnosis of ventilator-associated pneumonia in critically ill adult patients – a systematic review and meta-analysis. https://doi.org/10.1007/s00134-020-06036-z

Gastmeier P, Geffers C (2008) Nosokomiale Infektionen in Deutschland. Wieviele gibt es wirklich? Dtsch Med Wochenschr 133:1111–1115

Gastmeier P, Brandt C, Sohr D, Babikir R, Mlageni D, Daschner F, Ruden H (2004) Surgical site infections in hospitals and outpatient settings. Results of the German nosocomial infection surveillance system (KISS). Bundesgesundheitsbl Gesundheitsforsch Gesundheitsschutz 47(4):339–344

Gastmeier P, Daschner F, Rüden H (2005) Reduktion nosokomialer Infektionen durch Surveillance. Dtsch Ärztebl 30:1770–1773

Gastmeier P, Brunkhorst F, Schrappe M, Kern W, Geffers C (2010) Wie viele nosokomiale Infektionen sind vermeidbar? Dtsch Med Wochenschr 135:91–93

Gaynes RP, Culver DH, Horan TC, Edwards JR, Richards C, Tolson JS (2001) Surgical site infection (SSI) rates in the United States, 1992–1998: the National Nosocomial Infections Surveillance System basic SSI risk index. Clin Infect Dis 33(Suppl 2):S69–S77

Geffers CG, Rüden H (2002) Gesundheits-berichterstattung des Bundes: Nosokomiale Infektionen. Robert-Koch-Institut, Berlin

Goldstein EJC, Babakhani F, Citron DM (2012) Antimicrobial activities of fidaxomicin. Clin Infect Dis 55(Suppl 2):S143–S148. https://doi.org/10.1093/cid/cis339

Gould CV, McDonald LC (2008) Bench-to-bedside review: Clostridium difficile colitis. Crit Care 12(1):203. https://doi.org/10.1186/cc6207

Guideline Catheter-associated urinary tract infection (2021) https://doi.org/10.1016/j.jiac.2021.07.022

Guo LQ et al (2012) Subglottic secretion drainage for preventing ventilator-associated pneumonia: a meta-analysis. https://doi.org/10.3760/cma.j.issn.1671-0282.2012.06.008

Harbarth SJ (2006) Postoperative Wundinfektionen. In: Daschner F, Dettenkofer M, Frank U, Scherrer M (Hrsg) Praktische Krankenhaushygiene und Umweltschutz. Springer, Berlin/Heidelberg/New York, S 62–77

Hartley S et al (2013) Inappropriate testing for urinary tract infection in hospitalized patients: an opportunity for improvement. https://doi.org/10.1086/673449

Hookman P, Barkin JS (2009) Clostridium difficile associated infection, diarrhea and colitis. Review. World J Gastroenterol 15(13):1554–1580

Hooton TM, Bradley SF, Cardenas DD, Colgan R, Geerlings SE, Rice JC et al (2010) Diagnosis, prevention, and treatment of catheter-associated urinary tract infection in adults: 2009 international clinical practice guidelines from the Infectious Diseases Society of America. Clin Infect Dis 50(5):625–663

IDSA (2009) Guidelines for intravascular Catheter-related infection. Clin Infect Dis 49:1–45

Johnson S, Lavergne V, Skinner AM et al (2021) Clinical Practice Guideline by the Infectious Diseases Society of America (IDSA) and Society for Healthcare Epidemiology of America (SHEA): 2021 focused update guidelines on management of Clostridioides difficile infection in adults. Clin Infect Dis 73:e1029–e1044. https://doi.org/10.1093/cid/ciab549

Kappstein I (2008) Postoperative Wundinfekti-onen – Ursachen und Prävention. Krankenhhyg up2date 3(1):9–28

Kelly CP, Kyne L (2011) The host immune response to *Clostridium difficile*. J Med Microbiol 60:1070–1079

Klompas M et al (2014) Strategies to prevent ventilator-associated pneumonia in acute care hospitals: 2014 Update. https://doi.org/10.1017/s0899823x00193894

Koh DB, Gowardman JR, Rickard CM, Robertson IK, Brown A (2008) Prospective study of peripheral arterial catheter infection and comparison with concurrently sited central venous catheters. Crit Care Med 36(2):397–402

Kommission für Krankenhaushygiene und Infektionsprävention (KRINKO) beim Robert Koch-Institut (2019) Hygienemaßnahmen bei Clostridioides difficile-Infektion (CDI). Bundesgesundheitsblatt Gesundheitsforsch Gesundheitsschutz 62:906–923. https://doi.org/10.1007/s00103-019-02959-1

Kommission für Krankenhaushygiene und Infektionsprävention beim Robert Koch-Institut (RKI) (2002) Prävention Gefäßkatheter-assoziierter Infektionen. Bundesgesundheitsbl Gesundheitsforsch Gesundheitsschutz 45:907–924

Kommission für Krankenhaushygiene und Infektionsprävention beim Robert Koch-Institut (RKI) (2007) Prävention postoperativer Infektionen im Operationsgebiet. Bundesgesundheitsbl Gesundheitsforsch Gesundheitsschutz 50(3):377–393

Kommission für Krankenhaushygiene und Infektionsprävention beim Robert Koch-Institut (RKI) (2013) Prävention der nosokomialen beatmungsassoziierten Pneumonie. Bundesgesundheitsbl-Gesundheitsforsch-Gesundheitsschutz 56:1578–1590

Kommission für Krankenhaushygiene und Infektionsprävention des Robert Koch Instituts, Nationales Referenzzentrum für Surveillance von nosokomialen Infektionen (2017) Definitionen nosokomialer Infektionen für die Surveillance im Krankenhaus-Infektions-Surveillance-System (KISS-Definitionen). In: Bundesgesundheitsblatt. https://www.nrz-hygiene.de/fileadmin/nrz/module/KISS_Definitionen_E-Book_Neuauflage_06_2017.pdf. Zugegriffen am 05.02.2022

Kramer A, Assadian O, Gruber B, Lademann J (2008) Prävention von postoperativen Wund-infektionen, Teil 1: Präoperative Maßnahmen – Einfluss der Haarentfernung. Hyg Med 33(10):402–407

Krause R, Valentin T, Salzer H, Hönigl M (2012) Which lumen is the source of catheter-related bloodstream infection in patients with multi-lumen central venous catheters? Infection 41(1):49–52. https://doi.org/10.1007/s5010-012-0391-x

Kukla M, Adrych K, Dobrowolska A et al (2020) Guidelines for Clostridium difficile infection in adults. Prz Gastroenterol 15:1–21. https://doi.org/10.5114/pg.2020.93629

Kundrapu S, Sunkesula VCKK, Jury LA et al (2012) Utility of perirectal swab specimens for diagnosis of Clostridium difficile infection. Clin Infect Dis 55:1527–1530. https://doi.org/10.1093/cid/cis707

Lessa FG, Gould CV, McDonald LC (2012) Current status of Clostridium difficile epidemiology. Clin Infect Dis 55(S2):S65–S70

Lewalter K, Lemmen SW, Scheithauer S (2012) Beatmungsassoziierte Pneumonie – was gibt es Neues? Krankenhaushygiene up2date 7(4):275–289

Louie TJ, Miller MA, Mullane KM et al (2011) Fidaxomicin versus vancomycin for Clostridium difficile infection. N Engl J Med 364:422–431. https://doi.org/10.1056/nejmoa0910812

Loveday HP, Wilson JA, Pratt RJ et al (2014) epic3: national evidence-based guidelines for preventing healthcare-associated infections in NHS hospitals in England. J Hosp Infect 86(Suppl 1):S1–S70

Maki DG, Kluger DM, Crnich CJ (2006) The risk of bloodstream infection in adults with different intravascular devices: a systematic review of 200 published prospective studies. Review. Mayo Clin Proc 81(9):1159–1171

Malone DL, Genuit T, Tracy JK, Gannon C, Napolitano LM (2002) Surgical site infections: reanalysis of risk factors. J Surg Res 103(1):89–95

Management of adults with hospital-acquired and ventilator-associated pneumonia: 2016 clinical practice guidelines by the Infectious Diseases Society of America and the American Thoracic Society (2016). https://doi.org/10.1093/cid/ciw353

Mannien J, van den Hof S, Muilwijk J, van den Broek PJ, van Benthem B, Wille JC (2008) Trends in the incidence of surgical site infection in the Netherlands. Infect Control Hosp Epidemiol 29(12):1132–1138

Marik PE, Flemmer M, Harrison W (2012) The risk of catheter-related bloodstream infection with femoral venous catheters as compared to subclavian and internal jugular venous catheters: a systematic review of the literature and meta-analysis. Crit Care Med 40(8):2479–2485

Marschall J, Mermel LA, Classen D et al (2008) SHEA/IDSA a practice recommendation. Strategies to prevent central line – associated bloodstream infections in acute care hospitals. Infect Control Hosp Epidemiol 29(Suppl 1):S22

Marschall J, Mermel LA, Fakih M et al (2014) Strategies to prevent central line-associated bloodstream infections in acute care hospitals: 2014 update. Infect Control Hosp Epidemiol 35(7):753–771

Mermel LA, Allon M, Bouza E, Craven DE et al (2009) Clinical practice guidelines for the diagnosis and management of intravascular catheter-related Infection: 2009 update by the Infectious Diseases Society of America. Clin Infect Dis 49(1):1–45

Minozzi S et al (2021) Topical antibiotic prophylaxis to reduce respiratory tract infections and mortality in adults receiving mechanical ventilation. https://doi.org/10.1002/14651858.CD000022.pub4

Moerer O, Burchardi H (2006) The cost of sepsis. Anaesthesist 55(Suppl 1):36

Mu Y, Edwards JR, Horan TC, Berrios-Torres SI, Fridkin SK (2011) Improving risk-adjusted measures of surgical site infection for the national healthcare safety network. Infect Control Hosp Epidemiol 32(10):970–986

Muto C, Herbert C, Harrison E, Edwards JR, Horan T, Andrus M, Jernigan JA, Kutty PK (2005) Reduction in central line associated bloodstream infections among patients in intensive care units. MMWR 54(40):1013–1016

Nationales Referenzzentrum (NRZ) für Surveillance von nosokomialen Infektionen (2011) Krankenhaus-Infektions-Surveillance-System (KISS), Berlin. http://www.nrz-hygiene.de/index1.htm. Zugegriffen im März 2014

Nationales Referenzzentrum für Surveillance von nosokomialen Infektionen (2016) Deutsche nationale Punkt-Prävalenzerhebung zu nosokomialen Infektionen und Antibiotika-Anwendung 2016. In: NRZ-Nationales Ref. für Surveill. von nosokomialen Infekt. http://www.nrz-hygiene.de/fileadmin/nrz/download/pps2016/PPS_2016_Abschlussbericht_20.07.2017.pdf. Zugegriffen am 01.04.2022

Nationales Referenzzentrum für Surveillance von nosokomialen Infektionen (2021) Infektionssurveillance im Modul STATIONS-KISS Referenzdaten Berechnungszeitraum: Januar 2017 bis Dezember 2020. https://www.nrz-hygiene.de/surveillance/kiss/stations-kiss/infektionen/. Zugegriffen am 01.04.2022

Nistico JA, Hage JE, Schoch PE, Cunha BA (2013) Unnecessary repeat Clostridium difficile PCR testing in hospitalized adults with *C. difficile*-negative diarrhea. Eur J Clin Microbiol Infect Dis 32:97–99. https://doi.org/10.1007/s10096-012-1719-2

O'Grady NP, Alexander M, Burns LA et al (2011a) CDC-Guidelines for the prevention of intravascular catheter-related infections. Clin Infect Dis 52(9):162–193

O'Grady NP, Alexander M, Burns LA et al (2011b) Guidelines for the prevention of intravascular catheter-related infections. Am J Infect Control 39(4 Suppl 1):S1–S34

Oliveira AC de, Ciosak SI, Ferraz EM, Grinbaum RS (2006) Surgical site infection in patients submitted to digestive surgery: risk prediction and the NNIS risk index. Am J Infect Control 34(4):201–207

Olsen MA, Lock-Buckley P, Hopkins D, Polish LB, Sundt TM, Fraser VJ (2002) The risk factors for deep and superficial chest surgical-site infections after coronary artery bypass graft surgery are different. J Thorac Cardiovasc Surg 124(1):136–145

Prävention der nosokomialen beatmungsassoziierten Pneumonie (2013) https://doi.org/10.1007/s00103-013-1846-7

Prävention und Kontrolle Katheter-assoziierter Harnwegsinfektionen (2015) https://doi.org/10.1007/s00103-015-2152-3

Prehn J van, Reigadas E, Vogelzang EH, et al (2021) European Society of Clinical Microbiology and Infectious Diseases: 2021 update on the treatment guidance document for Clostridioides difficile infection in adults. Clin Microbiol Infect 27:S1–S21. https://doi.org/10.1016/j.cmi.2021.09.038

Pronovost P, Needham D, Berenholtz S et al (2006) An intervention to decrease catheter-related bloodstream infections in the ICU. N Engl J Med 355(26):2725–2732

Raad I, Kassar R, Ghannam D, Chaftari AM, Hachem R, Jiang Y (2009) Management of the catheter in documented catheter-related coagulase-negative staphylococcal bacteremia: remove or retain? Clin Infect Dis 49:1187–1194

Rabello F et al (2018) Effectiveness of oral chlorhexidine for the prevention of nosocomial pneumonia and ventilator-associated pneumonia in intensive care units: overview of systematic reviews. https://doi.org/10.1111/idh.12336

Rao SB, Vasquez G, Harrop J et al (2011) Risk factors for surgical site infections following spinal fusion procedures: a case-control study. Clin Infect Dis 53(7):686–692

Rijnders BJ, Peetermans WE, Verwaest C, Wilmer A, Van Wijngaerden E (2004) Watchful waiting versus immediate catheter removal in ICU patients with suspected catheter-related infection: a randomized trial. Intensive Care Med 30:1073–1108

Robert Koch-Institut (RKI) (2009) Clostridium difficile – Merkblätter für Ärzte. Epidemiol Bull 24:333–239

Robert Koch-Institut (RKI) (2011) Definition nosokomialer Infektionen (CDC-Definitionen), 7. Aufl. RKI, Berlin

Robert Koch-Institut (RKI) (2012) Deutsche Daten im Rahmen der ersten europäischen Prävalenzerhebung zum Vorkommen nosokomialer Infektionen und zur Antibiotikaanwendung. Epid Bull 26:239–240

Rogers DS, Kundrapu S, Sunkesula VCK, Donskey CJ (2013) Comparison of perirectal versus rectal Swabs for detection of asymptomatic carriers of toxigenic Clostridium difficile. J Clin Microbiol 51:3421–3422. https://doi.org/10.1128/JCM.01418-13

Romy S, Eisenring MC, Bettschart V, Petignat C, Francioli P, Troillet N (2008) Laparoscope use and surgical site infections in digestive surgery. Ann Surg 247(4):627–632

S3-Leitlinie (2017a) Invasive Beatmung und Einsatz extrakorporaler Verfahren bei akuter respiratorischer Insuffizienz

S3-Leitlinie (2017b) Epidemiologie, Diagnostik und Therapie erwachsener Patienten mit nosokomialer Pneumonie – Update 2017. https://doi.org/10.1055/s-0043-121734

Safdar N, Maki D (2004) The pathogenesis of catheter-related bloodstream infection with noncuffed short-term central venous catheters. Intensive Care Med 30:62

Safdar N, Fine JP, Maki DG (2005) Meta-analysis: methods for diagnosing intravascular device-related bloodstream infection. Ann Intern Med 142(6):451–466

Safdar N, O'Horo JC, Maki DG (2013) Arterial catheter-related bloodstream infection: incidence, pathogenesis, risk factors and prevention. J Hosp Infect 85(3):189–195

Saint S, Chenoweth CE (2003) Biofilms and catheter-associated urinary tract infections. Infect Dis Clin North Am 7(2):411–432

Scheithauer S, Haefner H, Schwanz T, Schulze-Steinen H, Schiefer J, Koch A, Engels A, Lemmen SW (2009) Compliance with hand hygiene on a surgical, a medical, and a neurological ICU: direct observation versus calculated disinfectant usage. Am J Infect Control 37:835–841

Scheithauer S, Häfner H, Schröder J, Koch A, Krizanovic V, Nowicki K, Hilgers RD, Lemmen SW (2012) Simultaneous placement of multiple central lines increases central line-associated bloodstream infection rates. Am J Infect Control 41(2):113–117. https://doi.org/10.1016/j.ajic.2012.02.034

Schroder C, Schwab F, Behnke M et al (2015) Epidemiology of healthcare associated infections in Germany: nearly 20 years of surveillance. Int J Med Microbiol 305(7):799–806

Siah CJ, Yatim J (2011) Efficacy of a total occlusive ionic silver-containing dressing combination in decreasing risk of surgical site infection: an RCT. J Wound Care 20(12):561–568

Society of Healthcare Epidemiology of America – SHEA/IDSA (2008) Compendium of strategies to prevent healthcare-associated infections in acute care hospitals. http://www.shea-online.org/View/ArticleId/290/Compendium-of-Strategies-to-Prevent-Healthcare-Associated-Infections-in-Acute-Care-Hospitals.aspx. Zugegriffen am 01.04.2022

Surawicz CM, Brandt LJ, Binion DG et al (2013) Guidelines for diagnosis, treatment, and prevention of Clostridium difficile infections. Am J Gastroenterol 108:478–498. https://doi.org/10.1038/ajg.2013.4

Tablan OC, Anderson LJ, Besser R, Bridges C, Hajjeh R (2003) Guidelines for preventing health-care-associated pneumonia: recommendations of CDC and the Healthcare Infection Control Practices Advisory Committee. MMWR 53(RR-3):1–36

Takahashi S, Takeyama K, Hashimoto K et al (2006) Disinfection by antiseptics in manage-ment of postoperative surgical wounds in urologic operations. Hinyokika Kiyo 52(2):89–94

Tambyah PA, Maki DG (2000) Catheter-associated urinary tract infection is rarely symptomatic: a prospective study of 1,497 catheterized patients. Arch Intern Med 160:678. https://doi.org/10.1001/archinte.160.5.678

Tanner J, Norrie P, Melen K (2011) Preoperative hair removal to reduce surgical site infection. Cochrane Database Syst Rev. https://doi.org/10.1002/14651858.CD004122.pub4

Tenke P, Kovacs B, Bjerklund Johansen TE, Matsumoto T, Tambyah PA, Naber KG (2008) European and Asian guidelines on management and prevention of catheter-associated urinary tract infections. Int J Antimicrob Agents 31(1):68–78

Tschudin-Sutter S, Kuijper EJ, Durovic A et al (2018) Guidance document for prevention of Clostridium difficile infection in acute healthcare settings. Clin Microbiol Infect 24:1051–1054. https://doi.org/10.1016/j.cmi.2018.02.020

Uckay I, Lubbeke A, Emonet S, Tovmirzaeva L, Stern R, Ferry T, Assal M, Bernard L, Lew D, Hoffmeyer P (2009) Low incidence of haematogenous seeding to total hip and knee prostheses in patients with remote infections. J Infect 59(5):337–345

Uckay I, Hoffmeyer P, Lew D, Pittet D (2013) Prevention of surgical site infections in orthopaedic surgery and bone trauma: state-of-the-art update. J Hosp Infect 84(1):5–12

Umscheid CA, Mitchell MD, Doshi JA, Agarwal R, Williams K, Brennan PJ (2011) Estimating the proportion of healthcare-associated infections that are reasonably preventable and the related mortality and costs. Infect Control Hosp Epidemiol 32(2):101–114

Ward TT, Jones SR (2003) Genitourinary tract infections. In: Betts RF, Chapman SW, Penn RL (Hrsg) Reese and Betts' a practical approach to infectious diseases. Lippincott Williams Wilkins, Philadelphia, S 493–540

Warren JW (2001) Catheter-associated urinary tract infections. Int J Antimicrob Agents 4:299–303

Widmer AF, Francioli P (1996) Postoperative Wundinfektionen: eine Übersicht, Bd 3, Nr 1. Swiss-NOSO, Lausanne

Wilson ML, Gaido L (2004) Laboratory diagnosis of urinary tract infections in adult patients. Clin Infect Dis 38(8):1150–1158

Wójcik-Bojek U, Różalska B, Sadowska B (2022) *Staphylococcus aureus*-a known opponent against host defense mechanisms and vaccine development-do we still have a chance to win? Int J Mol Sci 23(2):948. https://doi.org/10.3390/ijms23020948

Wullt M, Noren T, Ljungh A, Akerlund T (2012) IgG antibody response to toxins A and B in patients with Clostridium difficile infection. Clin Vaccine Immunol 19:1552–1554

Wunder C (2020) Nosokomiale Infektionen in der Intensivmedizin. Anästh Intensivmed 61:215–222. https://doi.org/10.19224/ai2020.215

Zheng Y, He L, Asiamah TK, Otto M (2018) Colonization of medical devices by staphylococci. Environ Microbiol 20(9):3141–3153. https://doi.org/10.1111/1462-2920.14129

Zuschneid I, Rucker G, Schoop R et al (2010) Re-presentativeness of the surveillance data in the intensive care unit component of the German nosocomial infections surveillance system. Infect Control Hosp Epidemiol 31(9):934–938

# Sepsis

Tobias Schürholz und Gernot Marx

## Inhalt

1 Epidemiologie der Sepsis .................................................................. 1245
2 Langzeitüberleben und Lebensqualität nach Sepsis .......................... 1246
3 Definition und Diagnose der Sepsis ................................................... 1246
3.1 Procalcitonin ........................................................................................ 1247
3.2 C-reaktives Protein .............................................................................. 1247
3.3 Zytokine und andere Marker ............................................................... 1248
3.4 Monitoring der Mikrozirkulation ......................................................... 1248
3.5 Laktatclearance .................................................................................... 1249
4 Therapie ............................................................................................... 1249
4.1 Kausale Therapie der Sepsis ................................................................ 1249
4.2 Supportive Therapie der Sepsis ........................................................... 1253
4.3 Adjunktive Therapie der Sepsis ........................................................... 1254
4.4 Nicht gesicherte adjunktive Therapien ................................................ 1256
4.5 Weitere adjunktive Therapieansätze .................................................... 1257

Literatur ...................................................................................................... 1258

## 1 Epidemiologie der Sepsis

Über Jahrzehnte lagen systematische epidemiologische Studien zur Inzidenz der Sepsis, schweren Sepsis oder des septischen Schocks in Deutschland nicht vor. Unter anderem war dieser fehlende Eingang in die Statistiken der Gesundheitsämter in der mangelnden Wahrnehmung der Sepsis als eigene Entität und damit durch Todesbescheinigungen mit anderer Diagnose begründet.

Erst eine Studie des Kompetenznetzwerkes Sepsis („SepNet") konnte belegen, dass die Sepsisinzidenz auf deutschen Intensivstationen bei etwa 154.000 Fällen pro Jahr liegt (220 Fälle auf 100.000 Einwohner). Bedeutsam ist diese hohe Inzidenz auch, weil die sepsisbedingte Letalität in den Krankenhäusern mit bis zu 54 % unverändert hoch ist. In der gesamten Bundesrepublik Deutschland sterben jährlich etwa 60.000 Menschen an der Sepsis und ihren Folgen. Nach den der Allgemeinbevölkerung gut präsenten Erkrankungen wie akutem Myokardinfarkt und koronarer Herzerkrankung ist Sepsis damit die dritthäufigste Todesursache (Engel et al. 2007).

Die prospektive multizentrische observationelle INSEP-Studie wurde 2016 publiziert (SepNet Critical Care Trials Group 2016). Sie konnte anhand von 11.883 Patienten von 133 Intensivstationen in 95 Krankenhäusern zeigen, dass die Punktprävalenz noch 17,9 % betrug (entsprechend 11,64 Patienten mit schwerer Sepsis oder septischem Schock pro 1000 Intensivstationstage). Die intensivstationäre Letalität der Patienten mit schwerer Sepsis oder septischem Schock betrug 34,3 % verglichen mit einer 6 %igen Letalität ohne Sepsis. 40,4 % der Sepsis-Patienten verstarben im Krankenhaus, wobei sich mehr als die Hälfte (57,2 %) die zur Sepsis führende Infektion im Krankenhaus zuzogen. Wurde die seit

T. Schürholz (✉) · G. Marx
Klinik für Operative Intensivmedizin und Intermediate Care,
Universitätsklinikum Aachen, Aachen, Deutschland
E-Mail: toschuerholz@ukaachen.de; gmarx@ukaachen.de

2016 bestehende Sepsis-3 Definition zur Klassifikation auf die Patienten mit septischen Schock angewendet, ergab sich sogar eine Letalität von 44,3 % (Intensivstation) respektive 50,9 % (Krankenhaus).

Betrachtet man nur die Krankenhäuser, so liegt laut prospektiven Einzelstudien in Westeuropa und den USA die Sepsisinzidenz bei ca. 1–2 %. Auf den Intensivstationen dagegen wird ein 10-Faches der an Sepsis Erkrankten gesehen. Je nach vorliegender Studie variieren die Angaben zwischen 9 und 22 %. Interessanterweise tritt aber in Krankenhäusern der Maximalversorgung fast die Hälfte der Sepsisfälle nicht auf den Intensivstationen auf.

In einer repräsentativen französischen Studie lag die Sepsisinzidenz bei 9 %. Etwa 50 % der Fälle schwerer Sepsis oder septischen Schocks wurden nicht im Krankenhaus erworben. Von den anderen 50 % der septischen Patienten war die Hälfte wiederum auf der Intensivstation an schwerer Sepsis erkrankt (Brun-Buisson et al. 1995).

Es ist innerhalb der letzten 20 Jahre gelungen, die Letalität der Sepsis und des septischen Schocks zu senken. Vermutlich auch durch den demografischen Wandel in den industrialisierten Ländern verursacht, zeigt sich aber eine stetige Zunahme der Sepsisinzidenz im gleichen Zeitraum.

Es wird daher gerade in den kommenden Jahrzehnten von hoher Bedeutung für die Patienten sein, Fortschritte in der Prophylaxe und Behandlung der Sepsis zu erzielen.

> Die Sepsis bzw. der septische Schock sind eine der Haupttodesursachen und werden angesichts des demografischen Wandels zu einem sich aggravierenden Problem.

## 2 Langzeitüberleben und Lebensqualität nach Sepsis

Sepsis bedingt nicht nur eine hohe Akutletalität, sondern hat darüber hinaus Auswirkungen auf das Langzeitüberleben und die Lebensqualität.

Innerhalb der ersten 6 Monate nach einer Sepsis erhöht sich die Letalitätsrate um ein weiteres Drittel (Perl et al. 1995; Sands et al. 1997). Die Überlebenden einer schweren Sepsis und eines septischen Schocks sind in den wenigen bisher vorliegenden systematischen Nachuntersuchungen nicht nur durch gesundheitliche Einschränkungen und eine verminderte Lebensqualität charakterisiert, sondern auch durch eine deutlich reduzierte Lebenserwartung. Daraus folgt, dass die an Sepsis erkrankten Patienten rasch und entschlossen behandelt werden müssen, um ein Fortschreiten der Erkrankung und damit die Entwicklung eines septischen Schocks zu verhindern (Perl et al. 1995; Quartin et al. 1997).

## 3 Definition und Diagnose der Sepsis

Machiavelli wird ein Zitat von 1513 zugeschrieben, dass das Wesen der Sepsis und des septischen Schocks anschaulich beschreibt.

> Hektisches Fieber ist zu Beginn schwierig zu erkennen, aber leicht zu behandeln; bleibt es unbehandelt, ist es leicht zu erkennen, aber schwierig zu behandeln.

Aber auch die Erkenntnis, dass die körpereigene Antwort auf eine Infektion verantwortlich für den Tod vieler Patienten ist, traf Sir William Osler schon vor über 100 Jahren.

Sepsis ist eine komplexe inflammatorische Wirtsreaktion auf eine Infektion. Kritisch kranke Patienten weisen häufig ein systemisches inflammatorisches Response-Syndrom (SIRS) und multiple Organdysfunktionen auf, die nicht immer sicher in Zusammenhang mit einer Infektion zu bringen sind. Da bis zu 15 % der Patienten eine SIRS-negative Sepsis aufweisen, wurde die Sepsis neu unter Berücksichtigung des SOFA (sequential organ failure assessment)-Scores abweichend von der älteren Beschreibung neu definiert (Sepsis-3-Definition) (Singer et al. 2016). Der SOFA-Score wird aus den Variablen $PaO_2/FiO_2$, Glasgow Coma Scale (GCS), Thrombozyten, Bilirubin, Serumkreatinin, mittlerer arterieller Blutdruck (MAP), sowie der Katecholamindosierung errechnet (https://www.sepsis-gesellschaft.de/sepsisdefinition-und-kodierung/).

Von einer Sepsis wird ausgegangen, wenn eine Infektion oder der Verdacht einer Infektion besteht und ein akuter Anstieg des SOFA-Scores $\geq 2$ Punkte vorliegt. Der Begriff der schweren Sepsis entfällt und der septische Schock wird bei einer Sepsis mit Vasopressoreinsatz und trotz adäquater Volumenzufuhr diagnostiziert, wenn der sepsisinduzierte MAP $\leq 65$ mmHg ist und gleichzeitig das Serumlaktat über 2 mmol/l gemessen wird.

Die aktuellen Leitlinien der „Surviving-Sepsis-Campaign" (Evans et al. 2021) erfassen als diagnostische Kriterien der Sepsis die in der Sepsis-3 Definition genannten hämodynamische Variablen, die sepsisbezogene Organdysfunktion (ausgedrückt durch den SOFA-Score) und Perfusionsvariablen. Die Ergänzung der Diagnose durch Inflammationsparameter wie das Pro-Calcitonin (PCT) wird dabei negativ bewertet und nur durch die angenommene oder bewiesene Infektion und „einige" der vorher genannten Variablen gestellt. Das PCT wird weiterhin als diagnostisches Kriterium zusammen mit der klinischen Beurteilung zur Entscheidung einer Beendigung der Antibiotikatherapie empfohlen (Evans et al. 2021).

Neben den klinischen Parametern und Laborparametern zur Bestimmung des SOFA wurden und werden Dutzende Biomarker für die Diagnose und Prognose der Sepsis evaluiert. Wenn nicht bereits negative Ergebnisse vorliegen, müssen zahlreiche andere Parameter in weiteren Untersuchungen ihren Nutzen für die Beurteilung der Sepsis und des septischen Schocks noch beweisen. Die in den meisten Kliniken gebrauchten Marker werden im Folgenden behandelt.

## 3.1 Procalcitonin

Procalcitonin (PCT) ist das Prohormon von Calcitonin und liegt im Serum von gesunden Menschen mit < 0,1 ng/ml vor. Sicher scheint, dass PCT unter den Bedingungen einer Sepsis von fast allen extrathyreoidalen Geweben gebildet werden kann.

PCT wird bei schweren inflammatorischen Wirtsantworten regelhaft erhöht gefunden. Gegenüber anderen Parametern der Inflammation ist PCT eher geeignet, zwischen systemischer und lokaler Inflammation zu diskriminieren. Das PCT ist schon etwa 2 h nach dem Auftreten der Infektion im Serum nachweisbar und damit früher als C-reaktives Protein aber später als proinflammatorische Zytokine vorhanden. Darüber hinaus binden Prohormone wie PCT offensichtlich nicht an Rezeptoren und werden auch nicht an andere Proteine gebunden. Infektionen, die zu einer systemischen Inflammation führen, sind i. Allg. mit erhöhten ProCT-Serumkonzentrationen assoziiert. Im Rahmen einer schweren Sepsis können die PCT-Konzentrationen bis auf ein Vieltausendfaches der Normalwerte ansteigen. Die Halbwertszeit des PCT beträgt etwa 24 h, daher sollte bei adäquater Antibiotikatherapie nach dieser Zeit das PCT nicht mehr ansteigen, sondern rückläufig sein.

In einer Reihe von Studien konnte der Stellenwert des PCT als sensitiver und spezifischer Marker der Sepsis und des septischen Schocks belegt werden.

- Liegen die Serumkonzentrationen von PCT < 0,5 µg/ml, ist eine Sepsis ausgeschlossen.
- Werte bis 2,0 µg/ml sprechen für ein erhöhtes Risiko.
- Liegen die gemessenen Konzentrationen > 10,0 µg/ml, besteht ein Hinweis für ein fortgeschrittenes infektionsortfernes Organversagen.

Bei relativ hoher Sensitivität und Spezifität kann die Sicherheit der Diagnose Sepsis unter Hinzuziehung von PCT zusätzlich zu den üblichen klinischen und laborchemischen Parametern erhöht werden.

> PCT kann die Sicherheit der Diagnose Sepsis zusätzlich zu den etablierten klinischen und laborchemischen Parametern erhöhen.

Allerdings können klinische Situationen, bei denen es durch hämodynamische Störungen zu einer potenziellen Translokation von Endotoxinen kommt (nach großen chirurgischen Eingriffen, Polytrauma, kardiogenem Schock) zu einer Erhöhung des PCT im Plasma führen.

Trotzdem konnte die Wertigkeit des PCT zur Steuerung einer Antibiotikatherapie gezeigt werden. Die Antibiotikatherapie wurde beendet, falls PCT um > 90 % vom Ausgangswert reduziert war oder falls PCT 0,25 µg/l unterschritt. Dieses Vorgehen führte zu einer substanziellen Reduktion des Antibiotikaverbrauchs (4 Tage gegenüber der Kontrollgruppe), ohne dass dadurch Nachteile für den Patienten entstehen (Nobre et al. 2008).

PCT erfährt klinische Akzeptanz durch seine höhere Sensitivität und Spezifität verbunden mit einer vorteilhaften Kinetik bei Sepsis verglichen mit CRP, Zytokinen und konventionellen Infektionsparametern. Die Wertigkeit des PCT gerade auch bei chirurgischen Patienten sollte im Rahmen der multizentrischen SISPCT-Studie evaluiert werden (Bloos et al. 2016). Bei einer Konzentration unterhalb 1 ng/ml oder einem Rückgang von wenigstens 50 % in Bezug auf den vorherigen Wert wurde im dort verwendeten Algorithmus ein Absetzen der Antibiotikatherapie empfohlen. Die Letalität unterschied sich mit dem PCT-gesteuerten Algorithmus nicht im Vergleich zur Steuerung ohne PCT. Obwohl in etwa der Hälfte der Fälle die Empfehlung zum Absetzen der Antibiotikatherapie ignoriert wurde, führte die PCT-Steuerung zu einer signifikanten Reduktion der Tage unter Antibiotika.

> PCT-Steuerung der Antibiotikatherapie kann die Tage mit Antibiotikatherapie signifikant reduzieren.

## 3.2 C-reaktives Protein

Das C-reaktive Protein (CRP), ein β-Globulin, ist konstitutiv im Serum Gesunder nur in geringen Konzentrationen vorhanden. Bei akuter und chronischer Inflammation hat sich CRP klinisch-diagnostisch als wichtiger Entzündungsparameter aus der Klasse der Akut-Phase-Proteine etablieren können. Das CRP bindet an Lysophospholipide in der äußeren Zellmembran geschädigter Zellen, und seine biologische Funktion wird im Zusammenwirken mit der sekretorischen Phospholipase A2 in einer Markierung der geschädigten Zellen und der Förderung ihrer Phagozytose gesehen.

CRP hat eine valide Aussagekraft für Diagnosestellung, Verlaufs- und Therapiekontrolle von Entzündungsaktivitäten, wird aufgrund seiner biologischen Funktion aber auch durch vielfältige nicht infektiöse Stimuli induziert. Insbesondere für viszeralchirurgische Operationen konnten „cut-off"-Werte für das Auftreten von Komplikationen postoperativ identifiziert werden. Im Gegensatz zu PCT, TNF-α und Interleukin-6 erreicht CRP sein Maximum ungefähr 48 h nach Beginn der Inflammation. Dabei wird der Schweregrad der Infektion nicht durch die CRP-Werte widergespiegelt. Die erhöhten Werte können auch nach Beseitigung des Fokus noch erhöht bleiben. Darüber hinaus ist CRP bei nicht infektiösen Zuständen wie postoperativen Phasen und Autoimmunerkrankungen erhöht. Die CAPTAIN-Studie, die 29 Plasma-Biomarker, sowie 14 Leukozytenmarker und 10 RNA-Biomarker untersuchte, sah dagegen CRP als besten Biomarker zur Unterscheidung zwischen früher Sepsis und einer nicht-infektiösen Ursache (Parlato et al. 2018).

> CRP spiegelt nicht zwingend den Schweregrad der Infektion wider.

### 3.3 Zytokine und andere Marker

Während das pro-inflammatorische TNF-α nur wenig Beitrag zur Sepsisdiagnose leisten kann, ist das Interleukin-6 (IL-6) eng verbunden mit Inflammation und der Antwort eines Organismus auf eine Infektion. IL-6 ist jedoch auch deutlich erhöht z. B. nach chirurgischen Eingriffen oder bei Autoimmunerkrankungen und scheint deshalb die Wertigkeit des IL-6 in der Sepsisdiagnostik zu limitieren. Zudem gibt es nicht genug Daten über die Bedeutung des IL-6 in der frühen Sepsis.

Ferner gibt es weitere in den letzten Jahren identifizierte Proteine wie den „triggering receptor on myeloid cell-1 (TREM-1), der durch Neutrophile und Monozyten exprimiert wird und die Freisetzung proinflammatorischer Mediatoren bei Infektionen mit Bakterien und Pilzen vermittelt. Im Gegensatz zum PCT ist die Prognosequalität für den löslichen TREM-1 (sTREM-1) geringer. Darüber hinaus kann keine Aussage über die Erkrankungsschwere getroffen werden.

Das Lipopolysaccharid-bindende Protein (LPS-BP) vermittelt die Aktivierung von Monozyten und die darauffolgende IL-6-Freisetzung über den CD14-Rezeptor. Die Plasmaspiegel sind höher bei Gram-negativer Bakteriämie, brauchen aber relativ lang bis zu einer signifikanten Erhöhung (etwa 36 h). Breitere Erfahrungen mit diesem Parameter fehlen.

Adrenomedullin (ADM) wirkt vasodilatierend und zellprotektiv bei oxidativem Stress. Da die Bestimmung des ADM aufgrund der kurzen Halbwertszeit von etwa 22 min und der Bindung an ein Komplementprotein schwierig ist, ist die Bestimmung des mid-regionalen pro-ADM (MR-proADM), das wesentlich stabiler vorliegt, evtl. vorzuziehen. MR-proADM unterscheidet zwischen Gesunden, Inflammation nicht entzündlicher Ursache und Sepsis in einer Untersuchung (Morgenthaler et al. 2005). Auch in einer jüngeren Untersuchung zeigte MR-proADM eine dem PCT wenigstens vergleichbare Sensitivität und Spezifität bei grampositiver, gramnegativer und polymikrobieller Sepsis.

Die Kombination aus PCT und MR-proADM ergab eine sehr gute diagnostische Wertigkeit bei septischen Patienten (Angeletti et al. 2013). Zusammen mit einem Score-System kann proADM ein geeigneter Parameter sein, um Patienten mit Pneumonie gemäß ihrer geschätzten Letalität risikogerecht im Krankenhaus aufzunehmen (Schuetz et al. 2013).

Tritt nach ausgedehnteren operativen Eingriffen eine Infektion mit konsekutiver Sepsis auf, zeigten anfänglich erhöhte ADM-Werte die Schwere der Erkrankung und die Letalität an. Wiederholt gemessene Konzentrationen > 70 pg/ml ADM sind mit einer negativen Prognose assoziiert, während ein Rückgang auf Konzentrationen < 70 pg/ml innerhalb der ersten 96 Stunden nach intensivstationärer Aufnahme mit einer besseren Prognose vergesellschaftet ist (Mebazaa et al. 2018).

Die zirkulierende Dipeptidyl-peptidase 3 (cDPP3) ist eine ubiquitär intrazellulär angesiedelte Peptidase, die am Abbau verschiedener (kardiovaskulärer) Mediatoren beteiligt ist. Bei Zelltod oder Zellschaden wird DPP3 in die Zirkulation frei. In einer sekundären Untersuchung an fast 600 Patienten konnte gezeigt werden, dass eine cDPP3-Kontentration > 40,4 ng/ml bei Aufnahme ohne einen Rückgang mit einer signifikant erhöhten Letalität vergesellschaftet ist (Blet et al. 2021).

### 3.4 Monitoring der Mikrozirkulation

Die Mikrozirkulation ist ein diskretes Organ, welches netzwerkartig in die Gewebe eingebettet ist, mit der Aufgabe, das chemische und physikalische Gleichgewicht als Voraussetzung für das Überleben von individuellen Zellen und Zellverbänden aufrecht zu erhalten.

Tritt eine Sepsis oder ein septischer Schock auf, beeinträchtigt die Inflammation die Vasoregulation und Endothelfunktion mit konsekutiver Distributionsstörung in der Makro- und Mikrozirkulation. Der zeitliche Verlauf und die Bedeutung für das Überleben konnte für die sepsisassoziierten Mikrozirkulationsstörungen gezeigt werden (Sakr et al. 2004). Patienten wurde mit Diagnosestellung septischer Schock bis zur Terminierung des Schocks sublingual die Mikrozirkulation durch orthogonale Polarisationsspektroskopie täglich einmal gemessen. Anfänglich zeigten sowohl überlebende als auch nicht überlebende Patienten eine vergleichbare Kapillardichte und perfundierte kapilläre Gefäße. Bei den Überlebenden ließen sich die mikrozirkulatorischen Veränderungen im septischen Schock innerhalb der ersten 24 h nach Beginn des Schocks verbessern. Bei den Verstorbenen blieben die verminderte Kapillardichte und die geringere Anzahl der Gefäße bestehen. Parallel dazu waren aber keine Unterschiede in der Makrohämodynamik, der systemischen Oxygenierung und der Katecholamintherapie feststellbar. Die gestorbenen Patienten hatten im Vergleich zu den überlebenden Patienten signifikant geringer perfundierte Kapillaren. Die Laktatspiegel im arteriellen Blut wiesen ebenfalls Unterschiede zwischen überlebenden und gestorbenen Patienten auf.

Diese Erkenntnisse deuten darauf hin, dass die Verbesserung der mikrovaskulären Perfusion innerhalb der ersten 24 h nach Beginn des Schocks ein für die Prognose der Erkrankung wichtiger Faktor sein könnte. Die Wiederherstellung der mikrovaskulären Perfusion stellt ein lohnendes therapeutisches Ziel dar, und die konsequente Beobachtung der mikrovaskulären Alterierung kann für kritisch kranke Patienten Vorteile bieten (Sakr et al. 2010).

> Die Verbesserung der mikrovaskulären Perfusion innerhalb der ersten 24 h nach Beginn des Schocks ist ein wichtiges Therapieziel.

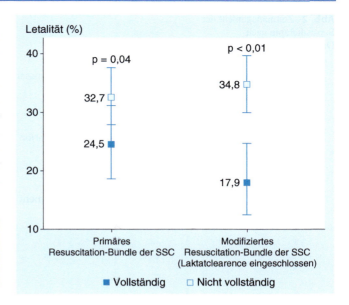

**Abb. 1** Bedeutung der Laktatclearance. (Nach Nguyen et al. 2011)

## 3.5 Laktatclearance

Das im Serum gemessene Laktat ist ein Parameter, der in der klinischen Beurteilung als Maß für die erfolgreiche Wiederherstellung oder Verbesserung der Mikrozirkulation und Gewebsoxygenierung septischer Patienten herangezogen wird. Dabei scheint v. a. der Verlauf der Laktatkonzentration, die Laktatclearance (prozentuale Reduktion bis zur 6 h nach Aufnahme) entscheidend zu sein.

In einer prospektiven multizentrischen Observationsstudie wurde überprüft, ob eine frühe Laktatclearance mit einem verbesserten Überleben von Patienten mit schwerer Sepsis oder septischem Schock assoziiert ist und ob eine Übereinstimmung zwischen Optimierung der zentralvenösen Sauerstoffsättigung ($S_{cv}O_2$) und früher Laktatclearance besteht.

Bei 166 Patienten wurde direkt bei Aufnahme und nach 6 h Laktat gemessen. Von den 166 Patienten wiesen 15 (9 %) keine Laktatclearance auf. Bei diesen Patienten betrug die Letalität 60 % vs. 19 % bei denen, die eine Laktatclearance von 10 % und mehr aufwiesen. Ein Zusammenhang zwischen Laktatclearance und Optimierung der $S_{cv}O_2$ wurde nicht gefunden (Arnold et al. 2009). Damit scheint eine frühzeitige Laktatclearance tatsächlich ein Parameter zu sein, der mit der der Mikrozirkulation und Gewebsoxygenierung im septischen Schock und der Prognose des Patienten korreliert, sodass sich die frühzeitige Laktatclearance als Marker für die Schwere der Erkrankung zu eignen scheint.

Eine Optimierung der $S_{cv}O_2$ schließt aber ein Ausbleiben der Laktatclearance nicht aus. Die besondere Wertigkeit der Laktatclearance wurde in einer prospektiven Kohortenstudie aus Asien belegt (Nguyen et al. 2011). Zusätzlich zum „sepsis resuscitation bundle" wurde die Laktatclearance als Modifikation integriert. Es gelang nicht nur der Beleg für eine erhöhte Effektivität der weiter unten beschriebenen Bündelmaßnahmen, wenn sie komplett durchgeführt werden, sondern es zeigte sich ebenfalls eine durch die intergrierte Laktatclearance nochmals reduzierte Letalität bei vollständiger Bündelanwendung (Nguyen et al. 2011) (Abb. 1).

Eine Optimierung der $S_{cv}O_2$ schließt aber ein Ausbleiben der Laktatclearance nicht aus.

> Die Laktatclearance ist ein Marker für die Erkrankungsschwere und das Überleben der Patienten.

## 4 Therapie

### 4.1 Kausale Therapie der Sepsis

Grundsätzlich gilt: Zeit ist der kritische Faktor!

Eine Sepsis oder ein septischer Schock müssen ebenso rasch und entschlossen wie ein hämorrhagischer Schock behandelt werden. Die kausale Therapie muss umgehend eingeleitet werden, die supportive Therapie muss innerhalb der ersten Stunde nach Diagnosestellung erfolgen, und die adjunktive Therapie wird zusätzlich und parallel zur kausalen und supportiven Therapie innerhalb der ersten 24 h durchgeführt (Abb. 2). Dieses Vorgehen erhöht die Chancen, die Letalität substanziell zu senken (Schuerholz und Marx 2008). Mit jeder Stunde, die vergeht, bis der Patient die Intensivstation erreicht, sinken dagegen die Aussichten auf ein Überleben (Abb. 3)

**Abb. 2** Zeitmanagement der Sepsistherapie nach Diagnosestellung

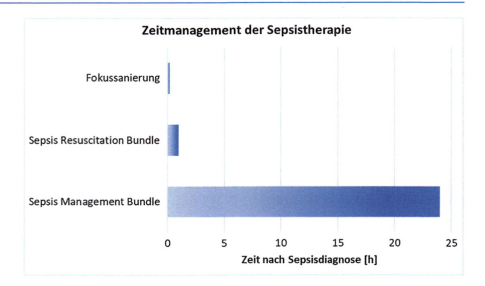

**Abb. 3** Zeit als kritischer Faktor: Diagnoseverzögerung und verspäteter Therapiebeginn mindern die Prognose septischer Patienten

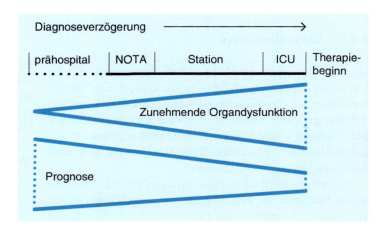

▶ **Cave** Die Zeit ist ein kritischer Faktor für die Behandlung der Patienten mit Sepsis und des septischen Schocks. Jede Verzögerung der Therapie erhöht die Letalität.

Entscheidend für eine erfolgreiche Reduktion der Letalität ist ebenfalls die Gesamtheit der getroffenen Maßnahmen. Die „Surviving Sepsis Campaign" (SSC) wurde 2002 in Leben gerufen, um die Letalität der Sepsis zu senken. Um dieses Ziel zu erreichen, wurden die sog. **Bündel („bundles")** an Maßnahmen zusammengestellt, die es jedem Intensivmediziner möglich machen sollten, auf dieses Ziel hinzuarbeiten. Die letzte Aktualisierung hatte die Maßnahmen nach 3 und 6 Stunden in einem „Stunde-1-Bündel" zusammengefasst.

- Die ersten Bündelmaßnahmen müssen innerhalb der **ersten Stunde** nach Diagnosestellung der Sepsis oder des septischen Schocks erfüllt sein, um eine adäquate Hämodynamik und Perfusion wiederherzustellen.
- Innerhalb der **ersten 24 h** müssen die weiteren, unten aufgeführten Maßnahmen evaluiert sein.

Die ersten Leitlinien der SSC zu den Maßnahmen wurden 2004 publiziert und 2008, 2013, 2016 und zuletzt 2021 aktualisiert (Rhodes et al. 2017; Evans et al. 2021).

*„Sepsis Resuscitation Bundle"*
(So schnell wie möglich und innerhalb der ersten Stunde vervollständigen)

1. Laktat im Serum messen. Messung nach 2–4 Stunden wiederholen, falls Laktat > 2 mmol/l
2. Blutkulturen vor Antibiotikagabe abnehmen.
3. Gabe eines Breitspektrumantibiotikums.
4. Bei Hypotension oder Laktat > 4 mmol/l:

- Gabe von wenigstens 30 ml/kg KG kristalloider Volumenersatzlösung.
- Gabe von Vasopressoren (Noradrenalin) bei persistierender Hypotension (MAP < 65 mm Hg) nach initialer Volumengabe.

*„Sepsis Management Bundle"*
(So schnell wie möglich und innerhalb der ersten 24 h vervollständigen)

1. Niedrig dosierte Steroidtherapie im therapierefraktären septischen Schock (Norepinephrin > 4 h mit > 0,25 μg/kg/min) im Einklang mit den Behandlungsrichtlinien der Klinik.
2. Blutzuckerkontrolle durch Insulingabe, um den Blutzucker oberhalb des unteren Normwertes, aber < 180 mg/dl (10 mmol/l) zu halten.
3. Inspiratorischer Plateaudruck unter < 30 cm $H_2O$ für maschinell beatmete Patienten.

Eine Analyse von über 15.000 Patienten aus 165 Studienzentren weltweit konnte die Ergebnisse der Implementierung der Sepsis-„Bundles" in den Jahren 2005–2008 eindrucksvoll belegen (Beale et al. 2010). Die Daten wurden auf die Häufigkeit der Durchführung der beiden „Bundle-"-Sets und deren Zusammenhang mit der Krankenhausletalität verglichen. Die Durchführung des gesamten „resuscitation bundle" wurde anfänglich zu 10,9 % befolgt. Nach 2 Jahren war dieser Anteil auf 31,3 % gestiegen. Die Durchführung des „management bundle" stieg im gleichen Zeitraum von 18,4 % auf 36,1 %. Alle Elemente der „bundles" wurden häufiger befolgt. Das Ergebnis war ein Rückgang der Krankenhausletalität von 37,0 % auf 30,8 %. Auch wenn einzelne Maßnahmen besonders effektiv waren, so ist zu beachten, dass die Reduktion der Letalität nur durch die Durchführung aller Maßnahmen erreicht werden konnte.

Trotzdem zeigte ein Vergleich zwischen den USA und Europa im Rahmen der „Surviving Sepsis Campaign" signifikante Unterschiede (Levy et al. 2012). In den USA kamen mehr Patienten mit ein oder zwei Organversagen zur Aufnahme (48,5 % vs. 28,1 % in Europa; p < 0,0001, respektive 35,0 % vs. 32,7 %; p = 0,0009), während europäische Patienten bei Aufnahme auf der ITS häufiger mehrfache Organversagen hatten [3 Organversagen 24,6 % vs. 13,1 % in den USA, respektive 11,3 % vs. 3,0 % (4 Organversagen) und 3,3 % vs. 0,4 % (5 Organversagen); alle p < 0,0001]. Ebenso wurden in Europa mehr Patienten beatmet als in den USA (Differenz 26,7 %; 95 %-KI 25,4–28 %; p < 0,0001). Die Krankenhausletalität war in den USA signifikant geringer als in Europa (28,3 % vs. 41,1 %; p < 0,0001). Die Gesamt-Compliance war für das „resuscitation bundle" höher in den USA (21,6 % vs. 18,4 % p < 0,0001), während es sich beim „management bundle" genau anders herum verhielt (USA 19,8 % vs. Europa 28,2 %; p < 0,0001).

Die Patienten, die in Europa mit der Diagnose schwere Sepsis oder septischer Schock auf die Intensivstation aufgenommen wurden, waren schwerer erkrankt, hatten mehr Organversagen, mehr Beatmung nötig und einen längeren Krankenhausaufenthalt. Eine mögliche Hypothese für diese Ergebnisse könnte laut den Autoren der Studie die geringere Verfügbarkeit an intensivstationären Betten in Europa sein, die dazu führt, dass Patienten mit schwerer Sepsis primär aus der Notaufnahme auf die Normalstation triagiert werden. Allerdings schwankt die Rate an Intensivbetten in Europa erheblich und liegt z. B. in Deutschland höher als in den USA, in Großbritannien dagegen wesentlich niedriger.

Die Autoren schlussfolgern, dass die nicht adjustierte Sterblichkeit in Europa 10 % höher als in den USA ist, die Patienten aber auch schwerer erkrankt sind. Die Unterschiede in der nicht adjustierten Letalität, die in den USA auf den Intensivstationen in dieser Publikation viel geringer ist, werden auch von den Autoren der Studie kommentiert. Die Erkrankungsschwere in Europa ist höher bei Aufnahme auf die Intensivstation, und es wird die Frage gestellt, ob die Zahl der Intensivbetten pro 100.000 Einwohner oder der Gebrauch der Ressource Intensivmedizin unterschiedlich gehandhabt wird (Levy et al. 2012).

Die Gabe von Breitspektrumantibiotika, die vorherige Abnahme von Blutkulturen und die Blutzuckerkontrolle hatten einen positiven Effekt auf den Rückgang der Letalität. Ebenso konnte die Einhaltung des Plateaudrucks bei Beatmung die Überlebenschance verbessern. Keinen Einfluss auf die Letalität bei Patienten im septischen Schock hatten dagegen die Laktatmessung, die Gabe von niedrig dosierten Steroiden, die Erreichung eines ZVD von mindestens 8 mm Hg oder eine $S_{cv}O_2$ von 70 % oder mehr.

Je länger ein Zentrum die „bundles" anwendete, desto deutlicher war der Rückgang der Letalität. Die „surviving sepsis campaign" resultierte damit in einer kontinuierlichen Qualitätsverbesserung. Dies ist ein eindrucksvoller Beleg für die Vorteile einer standardisierten Basistherapie und „standard operating procedures" (SOP) bei septischen Patienten.

Das konsequente Training des intensivstationären Personals ist ein grundlegender Faktor, die „bundles" umzusetzen und damit eine Verbesserung der Therapie zu erreichen (Bloos et al. 2009).

> Die Bündelung der Maßnahmen der „surviving sepsis campaign" senkt die Letalität.

### 4.1.1 Fokussanierung

Eine der Grundsäulen der Sepsistherapie (Abb. 4) war und ist immer noch die Sanierung des Infektionsherdes. Eine

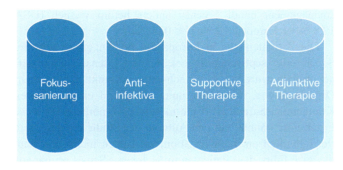

**Abb. 4** Die Säulen der Sepsistherapie

unterlassene oder unvollständige, aber auch verzögerte Sanierung resultiert in einer erhöhten Letalität. Ein entscheidender Faktor ist der Zeitraum zwischen dem Auftreten der Sepsissymptomatik und der eingeleiteten Sanierung. Dabei kann bei unklarem Fokus die Sanierung auch aus mehreren Maßnahmen bestehen. Zu beachten sind im Besonderen:

- Ersatz oder wenn möglich Entfernung von jeglicher Art Fremdmaterial (implantierte Katheter, Schrittmacher, Gefäßersatzprothesen, Gelenksendoprothesen etc.).
- Zeitgerechte Sanierung von insuffizienten Anastomosen oder mechanischem Ileus.
- Drainage (offen oder via Katheter) von abszessverdächtigen Formationen.
- Wundbehandlung, Nekroseabtragung bis Amputation („life before limb").

### 4.1.2 Antimikrobielle Therapie

Der Fokus der Sepsis kann bestimmend für die Häufigkeit von Organdysfunktionen und die Evolution zum septischen Schock sein. In der Intensivtherapie sind die Pneumonie und der abdominelle Sepsisfokus am häufigsten und mit der schon vorher beschriebenen hohen Letalität verbunden.

Generell kann aber nicht eine Kombinationstherapie der Monotherapie als überlegen angesehen werden. In einer Sepnet-Studie wurde bei Patienten mit schwerer Sepsis oder septischem Schock die Therapie mit Meropenem und Moxifloxacin mit einer Therapie nur mit Meropenem verglichen (Brunkhorst et al. 2012). Es konnte keine Überlegenheit einer Kombinationstherapie gesehen werden, aber die Autoren selber interpretieren ihre Ergebnisse vor dem Hintergrund eines optimierten Managements unter Studienbedingungen, die sich u. a. in der Antibiotikagabe innerhalb der ersten 90 min bei der überwiegenden Anzahl der Patienten widerspiegelt. Darüber hinaus war durch ein PCT-gesteuertes Therapieregime die Behandlungsdauer mit Antibiotika im Median 7 (Kombinationstherapie) bzw. 8 Tage (Monotherapie) (Brunkhorst et al. 2012).

Bei Beginn einer kalkulierten antimikrobiellen Therapie müssen diese Überlegungen berücksichtigt werden. Die Grundlage bilden dabei die Regeln der „Tarragona-Strategie" (unten) zu beachten. Bei der Auswahl der primär ausgewählten antiinfektiven Therapie sind die lokalen Erregerspektren und die Resistenz entscheidend. Regelmäßige Kontrollen und Analysen dieser Parameter sind unabdingbar für die erfolgreiche Therapie und die Eindämmung der zunehmenden Resistenzentwicklung. Ist die initiale Therapie nicht adäquat, wird die Letalität dieser Patienten doppelt so hoch sein wie bei den adäquat behandelten Patienten (Micek et al. 2005).

*Die 5 Regeln der „Tarragona-Strategie" zur Antibiotikatherapie (Sandiumenge et al. 2003)*

1. „Look at your patient" (Beachtung individueller Risikofaktoren).
2. „Listen to your hospital" (Beachtung interner Resistenzlage).
3. „Hit hard" (Früh Breitspektrum- und Hochdosistherapie).
4. „Get to the point" (effektive Gewebsspiegel erreichen).
5. „Focus, focus, focus" (Deeskalation und kurze Behandlungsdauer, wenn möglich).

Wie auch bei der Fokussanierung ist die Zeit bis zum Beginn der antimikrobiellen Therapie einer der entscheidenden Faktoren zum Erfolg der Sepsistherapie. Die Sterblichkeit nimmt mit jeder Stunde einer nach sepsisbedingter Hypotonie verspätet begonnenen Antibiotikagabe um etwa 7 % zu (Abb. 5). Dabei konnte sogar ein Unterschied von etwa 5 % innerhalb der ersten 30 min belegt werden (Kumar et al. 2006).

Auch eine Sekundäranalyse der MEDUSA (Medical Education for Sepsis Source Control and Antibiotics)-Studie konnte zeigen, dass eine Verzögerung der Antibiotikatherapie um mehr als 6 Stunden das Letalitätsrisiko deutlich erhöht (Odds ratio 1,41 [1,17–1,69]. Zudem stieg das Risiko, aus einer Sepsis einen septischen Schock zu entwickeln, mit jeder Stunde bis zur Antibiotikatherapie um etwa 5 %. Zeit ist also ein entscheidender Faktor beim Management der Sepsis insbesondere im Hinblick auf den Beginn einer Antibiotikatherapie (Rüddel et al. 2022).

Um die Antibiotikatherapie ideal zu steuern und das passende Antibiotikum zu verordnen, ist die Kenntnis über die Identität des Erregers entscheidend. Leider gelingt dieser mikrobiologische Nachweis nur bei maximal der Hälfte der Patienten mit schwerer Sepsis oder septischem Schock (Engel et al. 2007).

Da selbst der positive Nachweis erst nach 1–2 Tagen erfolgt, wird daher initial eine Therapie mit Breitspektrumantibiotika so schnell wie möglich nach Sepsisdiagnose angesetzt und auch verabreicht. Weitere Maßnahmen zur Diagnostik außer der Abnahme von Blutkulturen werden daher kaum möglich sein. Neuere Methoden wie Multiplex-Polymerase-Kettenreaktion (PCR) zur Identifizierung einer

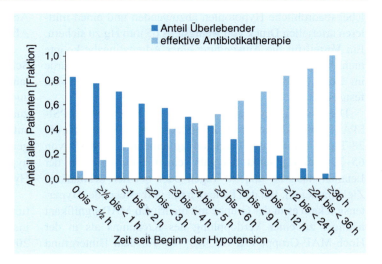

**Abb. 5** Letalität in Abhängigkeit des Beginns einer antimikrobiellen Therapie nach sepsisbedingter Hypotonie. (Adaptiert nach Kumar et al. 2006)

begrenzten Anzahl von Erregern oder Breitband-PCR sind derzeit noch nicht in der Lage, die Blutkulturen zu ersetzen. Zukünftig werden diese Diagnostika aber eine wichtige Rolle spielen, wenn ebenfalls eine Resistenztestung erfolgen kann.

Sind die primär verabreichten Antibiotika nicht in der Lage, die Erreger wirksam einzudämmen, wird als Hauptgrund eine primäre Resistenz vermutet. Diese Resistenzen entstehen vornehmlich durch die vorherige Gabe von Antibiotika, wobei solche mit einem schmalen Spektrum (z. B. 2.-Generations-Cephalosporine) Resistenzen eher begünstigen. Als Risiko zählt hier die noch immer weit verbreitete über den Operationstag hinaus verlängerte, perioperative „Prophylaxe".

▶ **Cave** Jede Stunde Verzögerung einer adäquaten Antibiotikatherapie nach Beginn einer Sepsis resultiert in höherer Letalität und führt häufiger zu einem septischen Schock.

### 4.2 Supportive Therapie der Sepsis

#### 4.2.1 Wichtigste Maßnahmen in der supportiven Therapie der Sepsis

Nach Diagnosestellung Sepsis oder septischer Schock muss so schnell wie möglich ein bedarfsgerechtes Sauerstoffangebot zur Verfügung gestellt werden.

Als erste Maßnahme zur initialen hämodynamischen Stabilisierung erfolgt dazu die adäquate Volumenzufuhr. Um das intravasale Volumendefizit auszugleichen, ist sowohl die Auswahl der Volumenersatzmittel als auch die Steuerung der Therapie entscheidend. Dabei soll die Volumentherapie umgehend begonnen werden. Um die Sepsis-bedingte Hypoperfusion oder den septischen Schock zu bekämpfen, sollen wenigstens 30 ml/kg KG balanzierter Kristalloide (elektrolytbasierte Volumenersatzlösungen) innerhalb der ersten 3 Stunden gegeben werden (Evans et al. 2021).

> Prinzipiell sollte der Volumenersatz in der Sepsis mit kristalloiden Lösungen erfolgen. Falls ein ausgeprägter Schock mit Hypovolämie vorliegt, der mit Kristalloiden allein nicht ausreichend behandelt werden kann, können darüber hinaus Gelatine und Humanalbumin zum Einsatz kommen.

Die „Surviving Sepsis Campaign" hat sich in der aktuellen Leitlinie mit einer schwachen Empfehlung gegen die Gelatine ausgesprochen. Allerdings spricht sich die deutsche S3-Leitlinie Volumentherapie beim Erwachsenen für die Stabilisierung mit balanzierten Kolloiden aus, was die Infusion von entsprechenden Gelatine-Lösungen einschließt (AWMF-Registernummer 001 – 020) Für die Hydroxyethylstärke bleibt es bei der starken Empfehlung gegen den Gebrauch bei Sepsis-Patienten. Zudem rät das Pharmacovigilance Risk Assessment Committee (PRAC) der EMA vom Gebrauch hydroxyethylstärkehaltiger Lösungen bei septischen Patienten ab. Weitere Angaben zur Wahl der Volumenersatzlösung finden sich in ▶ Kap. 36, „Volumentherapie".

Um die Frage einer restriktiven Volumentherapie zu klären wurde in Australien und Neuseeland eine Studie aufgelegt (REstricted Fluid REsuscitation in Sepsisassociated Hypotension (REFRESH) Macdonald et al. 2017), die aber bisher nur Pilotdaten von 99 leichter erkrankten Patienten publiziert hat. Die endgültigen Ergebnisse lassen noch auf sich warten. Lassen sich trotz adäquater Volumenzufuhr der mittlere arterielle Blutdruck und eine adäquate Diurese nicht erreichen, ist der Einsatz von Katecholaminen indiziert. Als Vasopressor der Wahl wird Noradrenalin eingesetzt, auch wenn die Volumengabe noch nicht voll ausgeschöpft ist, um lebensbedrohliche Hypotonien abzuwenden und einen mittleren arteriellen Druck von wenigstens 65 mm Hg zu sichern. Ein Vorteil für die Anwendung einer Adrenalingabe konnte nicht belegt werden (Annane et al. 2007), sondern es wurde im Gegenteil eine Störung der gastrointestinalen Perfusion festgestellt.

Die Studie „Sepsis and Mean Arterial Pressure" (SEPSISPAM) sollte klären, ob ein Ziel-MAP von 80–85 mm Hg die 28-Tage-Letalität im Vergleich zu einem Ziel-MAP von 65–70 mm Hg senkt. Es gab keinen Unterschied in der Letalität nach 28 und 90 Tagen oder bei den sekundären Zielparametern. Bei den Patienten mit vorbestehender Hypertension kam es in der Gruppe mit niedrigem MAP signifikant häufiger zu einer Verdopplung des Kreatinins als in der Hoch-MAP-Gruppe (52 vs. 38,9 %). Vor dem Hintergrund einer Hinwendung zu individualisierter Medizin kann es nicht nur den einen Ziel-MAP geben, sondern einen an die besonderen Gegebenheiten des Patienten orientierten MAP (Asfar et al. 2014). Die Surviving-Sepsis-Campaign empfiehlt aber weiterhin einen Ziel-MAP von 65 mmHg.

Wenn bei optimierter Volumentherapie trotzdem ein unzureichendes Herzzeitvolumen und/oder eine zentralvenöse Sättigung von < 70 % als Zeichen einer Hypoperfusion bestehen, ist das Mittel der 1. Wahl Dobutamin. Die Anwendung anderer β-Symphatikomimetika wie Dopexamin oder das Erreichen supramaximaler Zielwerte wird nicht emp-fohlen.

Vasopressin führt ebenfalls zur arteriellen Blutdrucksteigerung im septischen Schock, mindert aber deutlich das Herzzeitvolumen und führt zu einer Umverteilung regionaler Blutflüsse. Bei höheren Dosierungen sind Myokardischämien, Abfälle des Herzzeitvolumens, Herzstillstand und ischämische Hautläsionen möglich. Eine Studie über die Anwendung von Vasopressin ergab einen Nutzen, wenn überhaupt, nur in Kombination mit einer niedrigen Noradrenalindosis (< 15 µg/min) (Russell et al. 2008).

> Die Katecholamintherapie der Wahl besteht aus Noradrenalin und Dobutamin.

## 4.3 Adjunktive Therapie der Sepsis

### 4.3.1 Glukokortikosteroide

Eine Hochdosistherapie mit Kortikoiden sollte in der Therapie der Sepsis oder septischen Schocks keine Verwendung finden, da kein oder sogar ein ungünstiger Effekt gezeigt wurde. Erkenntnisse der Immunologie weisen jedoch darauf hin, dass Cortisol wichtige modulierende und integrierende Funktionen in der Immunantwort übernimmt. Eine ungestörte Funktion der Hypothalamus-Hypophysen-Nebennierenrinden-Achse sowie der zellulären Glukokortikoidrezeptoren ist zur Abwehr schwerer Infektionen erforderlich.

Unter den Bedingungen eines prolongierten septischen Schocks ist sowohl die funktionelle Integrität der Hypothalamus-Hypophysen-Nebennierenrinden-Achse gestört als auch die Sensitivität der Gewebe für Glukokortikoide. Da zudem der septische Schock und die Nebennierenrindeninsuffizienz hinsichtlich ihrer hämodynamischen Veränderungen Gemeinsamkeiten aufweisen, erschien es sinnvoll, im hyperdynamen septischen Schock Substitutionsdosen von Hydrokortison zu applizieren.

Eine französische multizentrische Studie konnte bei Patienten im septischem Schock zeigen, dass durch eine über insgesamt 7 Tage verabreichte Substitutionstherapie mit 200 mg Hydrokortison pro Tag bei nachgewiesener relativer Nebennierenrindeninsuffizienz eine raschere hämodynamische Stabilisierung erreicht werden und die 28-Tage-Letalität gesenkt werden kann (Annane et al. 2002). Daraus resultierte zunächst die Empfehlung, eine Substitutionstherapie mit niedrig dosiertem Hydrokortison in einer Dosierung von 200–300 mg/Tag innerhalb von 24 h bei Patienten mit septischem Schock zu initiieren. Bedingung war, dass die Patienten trotz ausreichender Volumentherapie Vasopressoren bekamen, um einen adäquaten Blutdruck aufrechtzuerhalten (Annane et al. 2002).

Eine Therapiedauer von 7 Tagen sollte nicht überschritten werden. Um danach ein Rebound-Phänomen (hämodynamisch und immunologisch) zu vermeiden, wird eine Dosisreduktion um 50 % alle 2 Tage vorgenommen.

Eine Spiegelbestimmung vor Initiierung einer Therapie wird nicht empfohlen, da die Inter-Assay-Varianz der Cortisolbestimmungen erheblich variiert. Die verfügbaren Assays messen das an Globulin und Albumin gebundene Cortisol, sodass bei hypalbuminämischen Patienten falsch-niedrige Cortisolkonzentrationen gemessen werden können.

Um eine Klärung über die Wirksamkeit einer Kortisontherapie im septischen Schock herbeizuführen, wurde eine internationale multizentrische, randomisierte Studie (Corticosteroid Therapy of Septic Shock, CORTICUS) durchgeführt (Sprung et al. 2008). Im Gegensatz zu der oben erwähnten französischen Studie konnte in der CORTICUS-Studie kein Überlebensvorteil durch die Therapie mit Hydrokortison festgestellt werden. Nach 28 Tagen betrug die Letalität 39,2 % bzw. 36,1 % (Hydrokortison vs. Placebo; p = 0,69) in der Gruppe mit einem negativen Corticotropintest (keine stimulierbare Cortisolfreisetzung). Bei den Patienten mit einer positiven Reaktion auf die Stimulation starben 28,8 % bzw. 28,7 % (Hydrokortison vs. Placebo; p = 1,00). Allerdings traten mehr unerwünschte Nebenwirkungen wie Hyperglykämien und Superinfektionen auf.

Der entscheidende Unterschied zwischen beiden Studien war allerdings das Einschlussfenster, d. h. der mögliche

**Tab. 1** Vergleich der französischen Multicenterstudie. (Annane et al. 2002) und der CORTICUS-Studie. (Sprung et al. 2008)

|  | Französische Multicenterstudie | CORTICUS-Studie |
| --- | --- | --- |
| Einschlusskriterien |  |  |
| Zeitfenster bei Einschluss | 8 h | 72 h |
| Systolischer Blutdruck bei Einschluss < 90 mm Hg | > 1 h | < 1 h oder Vasopressor |
| Intervention | Hydrokortison/ Fludrokortison | Hydrokortison |
| Krankheitsschwere |  |  |
| SAPS-II-Score | 59 ± 21 | 49 ± 17 |
| 28-Tage-Letalität Placebo | 59 % | 31 % |
| Internationale Guidelines | Noch nicht vorhanden | Hydrokortison |

Zeitraum zwischen der Diagnose septischer Schock und Randomisierung in einen der Therapiearme der Studien (8 h vs. 72 h bei CORTICUS). Aus anderen Therapieansätzen wissen wir, dass die Zeit ein entscheidender Faktor in der Sepsistherapie ist. Möglicherweise hat diese Ausweitung des Beginns der Therapie zu einem anderen Ergebnis beigetragen. Eine Gegenüberstellung der beiden oben erwähnten Untersuchungen zeigt die Unterschiede bei Krankheitsschwere, Intervention und Einschlusskriterien (Tab. 1).

Das weltweite PROGRESS (PROmoting Global Research Excellence in Severe Sepsis) Register wurde ins Leben gerufen, um Management und Ergebnis der täglichen Routine in der Behandlung der schweren Sepsis zu evaluieren. Von den insgesamt 12.570 erwachsenen Patienten wurden 8968 mit kompletten Datensätzen zu Vasopressor- und Kortikoidmedikation aufgenommen, die gleichzeitig weder eine chronische noch hoch dosierte Kortikoidmedikation bekamen. Patienten, die eine niedrig dosierte Medikation mit Kortikosteroiden bekamen, waren im Vergleich zu Patienten ohne Kortikosteroidtherapie älter, hatten mehr Komorbiditäten und waren schwerer erkrankt. Nach Adjustierung für Kofaktoren blieb die Letalität erhöht bei den Patienten, die niedrig dosierte Kortikosteroide bekamen. Interessanterweise bekamen jedoch etwa 14 % der Patienten bei Verabreichung der Kortikosteroide keine Vasopressortherapie (Beale et al. 2010).

Die Leitlinien der Deutschen Sepsis-Gesellschaft empfehlen auf Basis dieser Daten keine Behandlung mit niedrig dosiertem, intravenös appliziertem Hydrokortison. Der Einsatz von niedrig dosiertem Hydrokortison in einer Dosierung von 200–300 mg/Tag kann aber bei Patienten mit therapiefraktärem septischen Schock, der trotz Volumentherapie und Vasopressorentherapie in hoher Dosis nicht zu stabilisieren ist, als Ultima-ratio-Therapie erwogen werden. In unserer Klinik setzen wir auf Basis der Leitlinien Hydrokortison zur Therapie des therapiefraktären septischen Schocks nur bei persistierender Noradrenalintherapie mit Dosierungen von > 0,3 μg/kg KG/min ein.

Die Therapie mit Hydrokortison in einer Dosierung von 200 mg pro Tag ist im therapierefraktären septischen Schock ab einer Norepinephrindosierung > 0,25 μg/kg/min gerechtfertigt.

### 4.3.2 Intensivierte Insulintherapie

2001 führte eine Studie zur intensivierten Insulintherapie bei postoperativen Intensivpatienten (van den Berghe et al. 2001) zu einer breiten klinischen Anwendung bei verschiedenen Patientengruppen. Die Autoren hatten gezeigt, dass bei einer strikten Einhaltung der Normoglykämie die Letalität um fast ein Drittel gesenkt werden konnte und dass diese Verbesserung insbesondere durch eine Reduktion der Inzidenz der postoperativen Sepsis und Multiorganversagen erreicht wurde. Schnell war diese Therapie fester Bestandteil vieler Behandlungsleitlinien. Weitere Studien konnten die positiven Ergebnisse der ersten monozentrischen Studie leider nicht wiederholen.

Die breitere Anwendung und Überprüfung zeigten bei fehlendem Nutzen eine erhöhte Rate an Hypoglykämien auf, die teilweise mit einer erhöhten Letalität assoziiert gewesen waren. Eine Metaanalyse hat zu diesem Thema über 8000 Patienten ausgewertet (Wiener et al. 2008). Es zeigte sich kein signifikanter Unterschied in der Krankenhausletalität zwischen der intensivierten Insulintherapie und einer weniger engen Blutzuckerkontrolle (21,6 % vs. 23,3 %). Dagegen war aber das Risiko schwerer Hypoglykämien (Glukose: < 40 mg/dl) 6-mal so hoch unter einer intensivierten Insulintherapie. Die Krankenhausletalität bei chirurgischen oder internistischen Patienten war vergleichbar, nur konnte interessanterweise bei chirurgischen Patienten eine signifikante Reduktion von Septikämien durch die intensivierte Insulintherapie erreicht werden. Für diese Patientengruppe scheint eine Sepsisprävention durch die Insulintherapie möglich. Diese Hypothese muss allerdings noch in klinischen Studien untersucht werden. Wichtig ist darauf hinzuweisen, dass die Metaanalyse ergab, dass eine Hypoglykämie signifikant häufiger auftrat in der Gruppe der Patienten, die eine intensivierte Insulintherapie erhielten.

Auch die VISEP-Studie konnte weder günstige Effekte einer intensivierten Insulintherapie auf die Morbidität noch auf die Letalität von Patienten mit schwerer Sepsis oder septischem Schock zeigen (Brunkhorst et al. 2008). Dagegen war die Rate an schweren Hypoglykämien unter einer intensivierten Insulintherapie 6-mal so hoch.

Eine weitere Untersuchung (GLUCOCONTROL) sollte einen optimalen Bereich zur Blutzuckereinstellung auf der Intensivstation zu evaluieren (Preiser et al. 2009). Es wurden zwei Gruppen in Bezug auf ihre Blutglukose (Gruppe 1: 7,8–10,0 mmol/l, 140–180 mg/dl vs. Gruppe 2: 4,4–6,1 mmol/l, 80–110 mg/dl) randomisiert. Die Studie wurde aufgrund einer hohen Rate an

Verletzungen des Studienprotokolls vorzeitig abgebrochen. Hierbei spielte die Anzahl der Blutzuckerwerte im Zielbereich, nicht aber die aufgetretenen Hypoglykämien, eine entscheidende Rolle. Patienten der Gruppe 2 wurden signifikant häufiger mit Insulin behandelt (30 % mehr als die Vergleichsgruppe). Dabei war auch die Rate an Hypoglykämien in Gruppe 2 mit fast 9 % 3-mal so hoch wie in Gruppe 1. GLUCOCONTROL konnte auch durch den vorzeitgen Abbruch und damit herabgesetzter „Power" keinen Vorteil einer intensivierten Insulintherapie für das Überleben belegen, zeigte aber eine höhere Rate an Hypoglykämien.

Die bislang größte prospektive Studie zum Thema intensivierte Insulintherapie (NICE-SUGAR: Normoglycemia in Intensive Care Evaluation Survival Using Glucose Algorithm Regulation) untersuchte an über 6000 Patienten mit einer erwarteten Intensivtherapiedauer von > 2 Tagen die Unterschiede bei einer Blutzuckereinstellung zwischen 81 und 108 mg/dl (Gruppe 1) oder ≤ 180 mg/dl (Gruppe 2) (Finfer et al. 2009).

Die Letalität bei einer engen Blutzuckereinstellung (Gruppe 1) war 2,6 % höher als bei eher liberaler Einstellung des Blutzuckers. Ein Unterschied zwischen operativen und konservativen Patienten war nicht vorhanden. Ursächlich für die höhere Letalität bei intensivierter Insulintherapie waren v. a. kardiovaskuläre Komplikationen und schwere Hypoglykämien (6,8 vs. 0,5 % in der konservativ behandelten Gruppe). Einen Einfluss auf andere Kenngrößen der Intensivtherapie (Aufenthaltsdauer Intensivstation, Aufenthaltsdauer Krankenhaus, Beatmungstage, Nierenersatzverfahren) konnte man in dieser Untersuchung nicht feststellen. Einschränkend ist darauf hinzuweisen, dass bei den Patienten, die eine enge Blutzuckereinstellung erhalten sollten, diese im Mittel nur am 1. Tag nach Studieneinschluss erreicht werden konnte und die Patienten anschließend Blutzuckerwerte von > 108 mg/dl aufwiesen.

Die Empfehlungen der „Surviving Sepsis Campaign" und der deutschen Sepsis-Gesellschaft sind von einer „tight glucose control" mit Einstellung einer Normoglykämie auf einen Schwellenwert von 180 mg/dl umgeändert worden.

### Insulintherapie
Eine Insulintherapie sollte moderat erfolgen, um den Blutzucker unter einem Wert von 180 mg/dl zu halten. Eine enge Blutzuckereinstellung in den normoglykämen Bereich kann in einer erhöhten Letalität durch kardiovaskuläre Komplikationen und Hypoglykämien resultieren.

## 4.4 Nicht gesicherte adjunktive Therapien

### 4.4.1 Antithrombin
In einer Phase-III-Studie mit 2300 Patienten konnte durch die Therapie mit Antithrombin die 28-Tage Letalität von Patienten mit schwerer Sepsis oder septischem Schock im Vergleich zu Placebo nicht signifikant gesenkt werden. Möglicherweise wird die fehlende Wirksamkeit von Antithrombin durch eine Begleitbehandlung mit Heparin verursacht (Warren et al. 2001), denn ein Subkollektiv von Patienten, die keine niedrig dosierte Heparintherapie erhielten, schien von einer Therapie mit Antithrombin zu profitieren (Warren et al. 2001). Das Blutungsrisiko ist unter Antithrombin erhöht. Eine Behandlung mit Antithrombin bei schwerer Sepsis oder septischem Schock wird daher nicht empfohlen.

### 4.4.2 Immunglobuline
Zum Wirkungsprofil unspezifischer, polyvalenter Immunglobuline gehören Toxinneutralisation, Inhibition der β-Laktamase und immunomodulatorische Effekte. Die Toxinneutralisation und Inhibition der β-Laktamase geschieht durch die im Präparat vorhandenen Antikörper gegen Bakterienantigene. Die immunmodulierende Wirkung wird teilweise durch die Beeinflussung der Bakterientoxine und teilweise durch direktes Modulieren der zytokinproduzierenden Zellen herbeigeführt. Nicht nur unterschiedlich hergestellte Immunglobuline, sondern auch die eines bestimmten Herstellers weisen qualitative und quantitative Schwankungen auf. Diese Schwankungen betreffen Mengen der vorhandenen Immunglobulinklassen (IgG, IgM) sowie das Wirksamkeitsspektrum gegen bakterielle Toxine.

Immunglobuline sind sowohl in der Prophylaxe als auch in der Therapie der Sepsis benutzt worden. Der prophylaktische Einsatz von Immunglobulinen senkt die Sepsisinzidenz bei gefährdeten Patienten nicht eindeutig. Die therapeutische Effektivität von Immunglobulinen ist ebenfalls nicht gesichert. Kleine Studien mit ungenügenden Fallzahlen zeigen entweder keine oder eine positive Wirksamkeit. In der einzigen bisher durchgeführten großen randomisierten multizentrischen Studie war kein Effekt auf die Sterblichkeit nachweisbar.

In einer jüngeren Metaanalyse wurden 27 Studien mit Immunglobulinen einbezogen. Bei den erwachsenen Patienten ließ sich kein positiver Effekt hinsichtlich der Letalität für i.v. IgG nachweisen, und eine weitere Analyse empfiehlt eine adäquat angelegte und transparent durchgeführte Studie. Daher wird der Einsatz von i.v. IgG in der Behandlung von Patienten mit schwerer Sepsis oder septischem Schock nicht empfohlen. Auch für die Gabe von intravenös verabreichtem IgM-angereichertem Immunglobulin (i.v. IgGMA) kann derzeit aufgrund des Fehlens von großen randomisierten Studien keine Empfehlung ausgesprochen werden.

Für einen breiten klinischen Einsatz fehlt derzeit eine überzeugende randomisierte, kontrollierte Untersuchung, sodass auch die Leitlinien der Deutschen Sepsis-Gesellschaft und der DIVI allenfalls den Einsatz von i.v. IgG erwägen.

### 4.4.3 Selenium
Selen im Plasma ist bei kritisch kranken Patienten in der Sepsis deutlich vermindert. Parallel dazu werden in der Sepsis Stoffwechselvorgänge aktiviert, die eine vermehrte Sauerstoffradikalbildung (Hydrogenperoxide und Superoxide) zur Folge haben.

Selen liegt in der Form des Selenocysteins im aktiven Zentrum der Selenoenzyme vor. Diese Enzyme sind die selenabhängigen Gluthationperoxidasen und Thioredoxinreduktasen, die das Redox-Gleichgewicht plasmatisch, zytosolisch und auch im Zellkern aufrechterhalten. Eine verminderte Gluthationperoxidaseaktivität bei Patienten mit Sepsis deutet auf einen gesteigerten Bedarf an Selenium in dieser Situation hin. In der Applikation hat Selen eine hohe therapeutische Breite. In einer randomisierten, Placebo-kontrollierten Studie bei 41 Patienten mit schwerer Sepsis konnte gezeigt werden, dass durch die Gabe von Selenium eine signifikante Morbiditätsreduktion erreicht wurde. Allein oder in Kombination mit anderen Antioxydanzien gibt es ebenfalls mehrere Studien, die bei unterschiedlichen Indikationen einen positiven – jedoch nicht signifikanten – Trend durch eine Behandlung mit Selenium nahelegen.

Eine den allgemeinen Kriterien genügende Studie (prospektiv, randomisiert, Placebo-kontrolliert, multizentrisch) wurde durchgeführt, um zu klären, ob Na-Selenit das Überleben einer schweren Sepsis oder eines septischen Schocks positiv beeinflusst (SIC, Selenium in Intensive Care) (Angstwurm et al. 2007). Im Rahmen der Studie wurden 249 Patienten mit einem i.v. Bolus von 1000 mg Na-Selenit behandelt, an den sich eine kontinuierliche, 14-tägige Infusion von ebenfalls 1000 µg täglich anschloss. Die erste Analyse an 28 Patienten zeigte im Vergleich mit der Placebo-Gruppe eine um 10,3 % reduzierte Letalität. Vor der endgültigen Analyse mussten weitere 49 Patienten aufgrund Studienprotokollverletzungen ausgeschlossen werden. Bei den verbliebenen 92 Patienten wurde die Letalität sogar um 14 % reduziert. Weitere Analysen bestätigten den Vorteil bei disseminierter intravasaler Gerinnung, mit einem APACHE-III-Score > 101 Punkte und bei > 3 Organdysfunktionen. Während der Therapie waren die Konzentrationen im hochnormalen Bereich, ohne dass negative Nebeneffekte festgestellt wurden. Auch diese Studie brachte nicht genug Patienten ein, um sichere Aussagen über eine seleninduzierte Reduktion der Letalität zu treffen, da sie lediglich eine nicht signifikant reduzierte Letalität durch die Therapie mit Selen zeigen konnte (Angstwurm et al. 2007).

Eine weitere prospektive, doppelblinde Multicenterstudie untersuchte an 60 Patienten im septischen Schock die kontinuierliche Gabe von Selenium (4000 µg am Tag 1, 1000 µg an Tag 2–9) im Vergleich zu einer Placebo-Infusion. Der primäre Endpunkt war die benötigte Zeit bis zur Beendigung der Vasopressortherapie (Forceville 2007). Gezeigt werden konnten lediglich keine toxischen Nebenwirkungen, aber auch keine Einflüsse auf die Vasopressortherapie, Beatmungsdauer oder Letalität.

Eine jüngere randomisierte, kontrollierte, multizentrische Studie an mehr als 1000 Patienten (543 mit Selenium vs. 546 mit Placebo) ergab ebenfalls keinen Vorteil durch die Hochdosis-Therapie mit Selenium (Bloos et al. 2016)

> Daten für eine Senkung der Letalität durch Selen im septischen Schock liegen nicht vor.

## 4.5 Weitere adjunktive Therapieansätze

### 4.5.1 Adrenomedullin-Antikörper

Ein gegen das biologisch aktive Adrenomedullin (bio-ADM) entwickelter Antikörper wurde bislang erfolgreich in einer Phase I und zuletzt in einer Phase II-Studie untersucht (Laterre et al. 2021). Nur Patienten, die in der Frühphase des septischen Schocks (bis 12 Stunden) eine Konzentration von mehr als 70 pg/ml bio-ADm aufwiesen, wurden in die Studie eingeschlossen. Der personalisierte Ansatz konnte durchgeführt werden, und es zeigten sich keine negativen Signale in Bezug auf Sicherheit und Toleranz. Der Benefit der Antikörper-Therapie wird sich noch in einer Phase-III Studie erweisen müssen.

### 4.5.2 Beta-Blocker

Die Anwendung von Beta-Blockern im septischen Schock zur Senkung des Vasopressorbedarfs ist seit mehr als 10 Jahren in der Diskussion. Während eine Studie in 2013 einen signifikanten Letalitätsvorteil mit der Anwendung eines kurzwirksamen kardioselektiven ß1-Blocker (Esmolol) zeigen konnte (Morelli et al. 2013), ließ sich dieser Vorteil in einer aktuellen Studie nicht wiederholen. Allerdings wurden insgesamt 40 Patienten und damit nur ein Viertel der vorherigen Studie in beiden Gruppen (Therapie und Placebo) behandelt, sodass die Aussage eher schwach zu werten ist (Cocchi et al. 2022).

### 4.5.3 Verschiedene Therapieansätze

Zwei klinische Studien mit kleiner Fallzahl konnten keinen Nachweis einer Letalitätssenkung durch Ibuprofen nachweisen. Eine nachträgliche Subgruppenanalyse deutete jedoch auf einen möglichen Vorteil für Patienten mit Sepsis und Hypothermie hin. In einer großen randomisierten, Placebo-kontrollierten Studie mit großer Fallzahl zeigte Ibuprofen gegenüber Placebo keine positiven Auswirkungen auf Letalität oder Entwicklung von Komplikationen (Schock, ARDS).

Die Gabe von Wachstumshormonen bei kritisch Kranken führte gegenüber der Placebo-Gruppe zu einer signifikanten Zunahme der Letalität. Wegen der fehlenden positiven Wirkung kann daher weder Ibuprofen noch eine Behandlung mit Wachstumshormon als adjunktive Sepsistherapie empfohlen werden.

In einer Phase-III-Studie konnte durch die Gabe von „tissue factor pathway inhibitor" gegenüber der Placebo-Gruppe keinen letalitätssenkenden Effekt zeigen. Prostaglandine, Pentoxifyllin, hoch dosiertes N-Acetylcystein, Granulozyten-colony stimulating factor, Stickstoffmonoxidsynthetase-Inhibition, rekombinanter Inhibitor des plättchenaktivierender-Faktor-Inhibitors (PAF-Acetylhydrolase), Behandlung mit rekombinantem Anti-CD14-monoklonalem Antikörper, C1-Esterase-Inhibitoren, Plasmapherese und sowie Hämofiltrationsverfahren in Abwesenheit eines akuten Nierenversagens sollten in der Therapie der schweren Sepsis oder des septischen Schocks nicht eingesetzt werden, da für diese Substanzen ein Behandlungsvorteil nicht nachgewiesen werden konnte.

> Viele dieser Therapieansätze werden noch immer vereinzelt im klinischen Alltag eingesetzt, da man „einen positiven Effekt bei Patienten schon gesehen hat". Solange aber keine Vorteile einer Therapie im Rahmen einer kontrollierten Studie belegt sind, sollte man sich an die aktuellen Empfehlungen der Fachgesellschaften halten.

## Literatur

Angeletti S, Battistoni F, Fioravanti M et al (2013) Procalcitonin and mid-regional pro-adrenomedullin test combination in sepsis diagnosis. Clin Chem Lab Med 51(5):1059–1067

Angstwurm MW, Engelmann L, Zimmermann T, Lehmann C, Spes CH, Abel P, Strauss R, Meier-Hellmann A, Insel R, Radke J et al (2007) Selenium in Intensive Care (SIC): results of a prospective randomized, placebo-controlled, multiple-center study in patients with severe systemic inflammatory response syndrome, sepsis, and septic shock. Crit Care Med 35(1):118–126

Annane D, Sebille V, Charpentier C, Bollaert PE, Francois B, Korach JM, Capellier G, Cohen Y, Azoulay E, Troche G et al (2002) Effect of treatment with low doses of hydrocortisone and fludrocortisone on mortality in patients with septic shock. JAMA 288(7):862–871

Annane D, Vignon P, Renault A, Bollaert PE, Charpentier C, Martin C, Troche G, Ricard JD, Nitenberg G, Papazian L et al (2007) Norepinephrine plus dobutamine versus epinephrine alone for management of septic shock: a randomised trial. Lancet 370(9588):676–684

Arnold RC, Shapiro NI, Jones AE, Schorr C, Pope J, Casner E, Parrillo JE, Dellinger RP, Trzeciak S (2009) Multicenter study of early lactate clearance as a determinant of survival in patients with presumed sepsis. Shock 32(1):35–39

Asfar P, Meziani F, Hamel JF, Investigators SEPSISPAM et al (2014) High versus low blood-pressure target in patients with septic shock. N Engl J Med 370(17):1583–1593

Beale R, Janes JM, Brunkhorst FM, Dobb G, Levy MM, Martin GS, Ramsay G, Silva E, Sprung CL, Vallet B et al (2010) Global utilization of low-dose corticosteroids in severe sepsis and septic shock: a report from the PROGRESS registry. Crit Care 14(3):R102

Berghe G van den, Wouters P, Weekers F, Verwaest C, Bruynickx F, Schetz M, Vlasselaers D, Ferdinande P, Lauwers P, Bouillon R (2001) Intensive insulin therapy in the critically ill patients. N Engl J Med 345(19):1359–1367

Blet A, Deniau B, Santos K, van Lier DPT, Azibani F, Wittebole X, Chousterman BG, Gayat E, Hartmann O, Struck J, Bergmann A, Antonelli M, Beishuizen A, Constantin JM, Damoisel C, Deye N, Di Somma S, Dugernier T, François B, Gaudry S, Huberlant V, Lascarrou JB, Marx G, Mercier E, Oueslati H, Pickkers P, Sonneville R, Legrand M, Laterre PF, Mebazaa A, AdrenOSS-1 Study Investigators (2021) Monitoring circulating dipeptidyl peptidase 3 (DPP3) predicts improvement of organ failure and survival in sepsis: a prospective observational multinational study. Crit Care 25(1):61

Bloos F, Muller S, Harz A, Gugel M, Geil D, Egerland K, Reinhart K, Marx G (2009) Effects of staff training on the care of mechanically ventilated patients: a prospective cohort study. Br J Anaesth 103(2):232–237

Bloos F, Trips E, Nierhaus A, Briegel J, Heyland DK, Jaschinski U, Moerer O, Weyland A, Marx G, Gründling M, Kluge S, Kaufmann I, Ott K, Quintel M, Jelschen F, Meybohm P, Rademacher S, Meier-Hellmann A, Utzolino S, Kaisers UX, Putensen C, Elke G, Ragaller M, Gerlach H, Ludewig K, Kiehntopf M, Bogatsch H, Engel C, Brunkhorst FM, Loeffler M, Reinhart K, for SepNet Critical Care Trials Group (2016) Effect of sodium selenite administration and procalcitonin-guided therapy on mortality in patients with severe sepsis or septic shock: a randomized clinical trial. JAMA Intern Med 176(9):1266–1276

Brun-Buisson C, Doyon F, Carlet J, Dellamonica P, Gouin F, Lepoutre A, Mercier JC, Offenstadt G, Regnier B (1995) Incidence, risk factors, and outcome of severe sepsis and septic shock in adults. A multicenter prospective study in intensive care units. French ICU Group for Severe Sepsis. JAMA 274(12):968–974

Brunkhorst FM, Engel C, Bloos F, Meier-Hellmann A, Ragaller M, Weiler N, Moerer O, Gruendling M, Oppert M, Grond S et al (2008) Intensive insulin therapy and pentastarch resuscitation in severe sepsis. N Engl J Med 358(2):125–139

Brunkhorst FM, Oppert M, Marx G, Bloos F, Ludewig K, Putensen C, Nierhaus A, Jaschinski U, Meier-Hellmann A, Weyland A et al (2012) Effect of empirical treatment with moxifloxacin and meropenem vs meropenem on sepsis-related organ dysfunction in patients with severe sepsis: a randomized trial. JAMA 307(22):2390–2399

Cocchi MN, Dargin J, Chase M, Patel PV, Grossestreuer A, Balaji L, Liu X, Moskowitz A, Berg K, Donnino MW (2022) Esmolol to treat the hemodynamic effects of septic shock: a randomized controlled trial. Shock 57(4):508–517

Deutsche Sepsis-Gesellschaft (DSG, DIVI) (2010) Prävention, Diagnose, Therapie und Nachsorge der Sepsis. In. AWMF-Leitlinien-Register 079/001

Engel C, Brunkhorst FM, Bone HG, Brunkhorst R, Gerlach H, Grond S, Gruendling M, Huhle G, Jaschinski U, John S et al (2007) Epidemiology of sepsis in Germany: results from a national prospective multicenter study. Intensive Care Med 33(4):606–618

Evans L, Rhodes A, Alhazzani W, Antonelli M, Coopersmith CM, French C, Machado FR, Mcintyre L, Ostermann M, Prescott HC, Schorr C, Simpson S, Wiersinga WJ, Alshamsi F, Angus DC, Arabi Y, Azevedo L, Beale R, Beilman G, Belley-Cote E, Burry L, Cecconi M, Centofanti J, Coz Yataco A, De Waele J, Dellinger RP, Doi K, Du B, Estenssoro E, Ferrer R, Gomersall C, Hodgson C, Møller MH, Iwashyna T, Jacob S, Kleinpell R, Klompas M, Koh Y, Kumar A, Kwizera A, Lobo S, Masur H, McGloughlin S, Mehta S, Mehta Y, Mer M, Nunnally M, Oczkowski S, Osborn T, Papathanassoglou E, Perner A, Puskarich M, Roberts J, Schweickert W, Seckel M, Sevransky J, Sprung CL, Welte T, Zimmerman J, Levy M (2021) Surviving sepsis campaign: international guidelines for management of sepsis and septic shock 2021. Intensive Care Med 47(11):1181–1247

Finfer S, Chittock DR, Su SY, Blair D, Foster D, Dhingra V, Bellomo R, Cook D, Dodek P, Henderson WR et al (2009) Intensive versus conventional glucose control in critically ill patients. N Engl J Med 360(13):1283–1297

Forceville X (2007) Effects of high doses of selenium, as sodium selenite, in septic shock patients a placebo-controlled, randomized, double-blind, multi-center phase II study-selenium and sepsis. J Trace Elem Med Biol 21(Suppl 1):62–65

Kumar A, Roberts D, Wood KE, Light B, Parrillo JE, Sharma S, Suppes R, Feinstein D, Zanotti S, Taiberg L et al (2006) Duration of hypotension before initiation of effective antimicrobial therapy is the critical determinant of survival in human septic shock. Crit Care Med 34(6):1589–1596

Laterre PF, Pickkers P, Marx G, Wittebole X, Meziani F, Dugernier T, Huberlant V, Schuerholz T, François B, Lascarrou JB, Beishuizen A, Oueslati H, Contou D, Hoiting O, Lacherade JC, Chousterman B, Pottecher J, Bauer M, Godet T, Karakas M, Helms J, Bergmann A, Zimmermann J, Richter K, Hartmann O, Pars M, Mebazaa A, AdrenOSS-2 Study Participants (2021) Safety and tolerability of non-neutralizing adrenomedullin antibody adrecizumab (HAM8101) in septic shock patients: the AdrenOSS-2 phase 2a biomarker-guided trial. Intensive Care Med 47(11):1284–1294

Levy MM, Artigas A, Phillips GS, Rhodes A, Beale R, Osborn T, Vincent JL, Townsend S, Lemeshow S, Dellinger RP (2012) Outcomes of the Surviving Sepsis Campaign in intensive care units in the USA and Europe: a prospective cohort study. Lancet Infect Dis 12(12):919–924

Macdonald SPJ, Taylor DM, Keijzers G, Arendts G, Fatovich DM, Kinnear FB, Brown SGA, Bellomo R, Burrows S, Fraser JF, Litton E, Ascencio-Lane JC, Anstey M, McCutcheon D, Smart L, Vlad I, Winearls J, Wibrow B (2017) REstricted Fluid REsuscitation in Sepsis-associated Hypotension (REFRESH): study protocol for a pilot randomised controlled trial. Trials 18(1):399

Mebazaa A, Geven C, Hollinger A, Wittebole X, Chousterman BG, Blet A, Gayat E, Hartmann O, Scigalla P, Struck J, Bergmann A, Antonelli M, Beishuizen A, Constantin JM, Damoisel C, Deye N, Di Somma S, Dugernier T, François B, Gaudry S, Huberlant V, Lascarrou JB, Marx G, Mercier E, Oueslati H, Pickkers P, Sonneville R, Legrand M, Laterre PF, AdrenOSS-1 Study Investigators (2018) Circulating adrenomedullin estimates survival and reversibility of organ failure in sepsis: the prospective observational multinational Adrenomedullin and Outcome in Sepsis and Septic Shock-1 (AdrenOSS-1) study. Crit Care 22(1):354

Micek ST, Lloyd AE, Ritchie DJ, Reichley RM, Fraser VJ, Kollef MH (2005) *Pseudomonas aeruginosa* bloodstream infection: importance of appropriate initial antimicrobial treatment. Antimicrob Agents Chemother 49(4):1306–1311

Morelli A, Ertmer C, Westphal M, Rehberg S, Kampmeier T, Ligges S, Orecchioni A, D'Egidio A, D'Ippoliti F, Raffone C, Venditti M, Guarracino F, Girardis M, Tritapepe L, Pietropaoli P, Mebazaa A, Singer M (2013) Effect of heart rate control with esmolol on hemodynamic and clinical outcomes in patients with septic shock: a randomized clinical trial. JAMA 310(16):1683–1691

Morgenthaler NG, Struck J, Alonso C, Bergmann A (2005) Measurement of midregional proadrenomedullin in plasma with an immunoluminometric assay. Clin Chem 51(10):1823–1829

Nguyen HB, Kuan WS, Batech M, Shrikhande P, Mahadevan M, Li CH, Ray S, Dengel A (2011) Outcome effectiveness of the severe sepsis resuscitation bundle with addition of lactate clearance as a bundle item: a multi-national evaluation. Crit Care 15(5):R229

Nobre V, Harbarth S, Graf JD, Rohner P, Pugin J (2008) Use of procalcitonin to shorten antibiotic treatment duration in septic patients: a randomized trial. Am J Respir Crit Care Med 177(5):498–505

Parlato M, Philippart F, Rouquette A, Moucadel V, Puchois V, Blein S, Bedos JP, Diehl JL, Hamzaoui O, Annane D, Journois D, Ben Boutieb M, Estève L, Fitting C, Treluyer JM, Pachot A, Adib-Conquy M, Cavaillon JM, Misset B, Captain Study Group (2018) Circulating biomarkers may be unable to detect infection at the early phase of sepsis in ICU patients: the CAPTAIN prospective multi-center cohort study. Intensive Care Med 44(7):1061–1070

Perl TM, Dvorak L, Hwang T, Wenzel RP (1995) Long-term survival and function after suspected gram-negative sepsis. JAMA 274(4):338–345

Preiser JC, Devos P, Ruiz-Santana S, Melot C, Annane D, Groeneveld J, Iapichino G, Leverve X, Nitenberg G, Singer P et al (2009) A prospective randomised multi-centre controlled trial on tight glucose control by intensive insulin therapy in adult intensive care units: the Glucontrol study. Intensive Care Med 35(10):1738–1748

Quartin AA, Schein RM, Kett DH, Peduzzi PN (1997) Magnitude and duration of the effect of sepsis on survival. Department of Veterans Affairs Systemic Sepsis Cooperative Studies Group. JAMA 277(13):1058–1063

Rhodes A, Evans LE, Alhazzani W, Levy MM, Antonelli M, Ferrer R, Kumar A, Sevransky JE, Sprung CL, Nunnally ME, Rochwerg B, Rubenfeld GD, Angus DC, Annane D, Beale RJ, Bellinghan GJ, Bernard GR, Chiche JD, Coopersmith C, De Backer DP, French CJ, Fujishima S, Gerlach H, Hidalgo JL, Hollenberg SM, Jones AE, Karnad DR, Kleinpell RM, Koh Y, Lisboa TC, Machado FR, Marini JJ, Marshall JC, Mazuski JE, McIntyre LA, McLean AS, Mehta S, Moreno RP, Myburgh J, Navalesi P, Nishida O, Osborn TM, Perner A, Plunkett CM, Ranieri M, Schorr CA, Seckel MA, Seymour CW, Shieh L, Shukri KA, Simpson SQ, Singer M, Thompson BT, Townsend SR, Van der Poll T, Vincent JL, Wiersinga WJ, Zimmerman JL, Dellinger RP (2017) Surviving sepsis campaign: international guidelines for management of sepsis and septic shock: 2016. Intensive Care Med 43(3):304–377

Rüddel H, Thomas-Rüddel DO, Reinhart K, Bach F, Gerlach H, Lindner M, Marshall JC, Simon P, Weiss M, Bloos F, Schwarzkopf D, MEDUSA Study Group (2022) Adverse effects of delayed antimicrobial treatment and surgical source control in adults with sepsis: results of a planned secondary analysis of a cluster-randomized controlled trial. Crit Care 26(1):51

Russell JA, Walley KR, Singer J, Gordon AC, Hebert PC, Cooper DJ, Holmes CL, Mehta S, Granton JT, Storms MM et al (2008) Vasopressin versus norepinephrine infusion in patients with septic shock. N Engl J Med 358(9):877–887

Sakr Y, Dubois MJ, De Backer D, Creteur J, Vincent JL (2004) Persistent microcirculatory alterations are associated with organ failure and death in patients with septic shock. Crit Care Med 32(9):1825–1831

Sakr Y, Gath V, Oishi J, Klinzing S, Simon TP, Reinhart K, Marx G (2010) Characterization of buccal microvascular response in patients with septic shock. Eur J Anaesthesiol 27(4):388–394

Sandiumenge A, Diaz E, Bodi M, Rello J (2003) Therapy of ventilator-associated pneumonia. A patient-based approach based on the ten rules of „The Tarragona Strategy". Intensive Care Med 29(6):876–883

Sands KE, Bates DW, Lanken PN, Graman PS, Hibberd PL, Kahn KL, Parsonnet J, Panzer R, Orav EJ, Snydman DR (1997) Epidemiology of sepsis syndrome in 8 academic medical centers. Academic Medical Center Consortium Sepsis Project Working Group [see comments]. JAMA 278(3):234–240

Schuerholz T, Marx G (2008) Management of sepsis. Minerva Anestesiol 74(5):181–195

Schuetz P, Litke A, Albrich WC, Mueller B (2013) Blood biomarkers for personalized treatment and patient management decisions in community-acquired pneumonia. Curr Opin Infect Dis 26(2):159–167

SepNet Critical Care Trials Group (2016) Incidence of severe sepsis and septic shock in German intensive care units: the prospective, multicentre INSEP study. Intensive Care Med 42:1980–1989

Singer M, Deutschman CS, Seymour CW, Shankar-Hari M, Annane D, Bauer M, Bellomo R, Bernard GR, Chiche JD, Coopersmith CM, Hotchkiss RS, Levy MM, Marshall JC, Martin GS, Opal SM, Rubenfeld GD, van der Poll T, Vincent JL, Angus DC (2016) The third international consensus definitions for sepsis and septic shock (sepsis-3). JAMA 315(8):801–810

Sprung CL, Annane D, Keh D, Moreno R, Singer M, Freivogel K, Weiss YG, Benbenishty J, Kalenka A, Forst H et al (2008) Hydrocortisone therapy for patients with septic shock. N Engl J Med 358(2):111–124

Warren BL, Eid A, Singer P, Pillay SS, Carl P, Novak I, Chalupa P, Atherstone A, Penzes I, Kubler A et al (2001) Caring for the critically ill patient. High-dose antithrombin III in severe sepsis: a randomized controlled trial. JAMA 286(15):1869–1878

Wiener RS, Wiener DC, Larson RJ (2008) Benefits and risks of tight glucose control in critically ill adults: a meta analysis. JAMA 300(8):933–944

# Infektionen bei Immundefizienz

Bernd Salzberger und Christine Dierkes

## Inhalt

1 Infektionen bei Patienten mit Autoimmunerkrankungen/rheumatologischen Erkrankungen .................................................. 1261
2 Infektionen nach Organtransplantationen ................................................. 1262
3 Infektionen bei hämatoonkologischen Erkrankungen und Knochenmarktransplantation .... 1262
4 HiV-Infektion ................................................................................ 1262
4.1 Diagnostik .................................................................................. 1263
4.2 Stadieneinteilung ........................................................................... 1263
4.3 Antiretrovirale Therapie auf der Intensivstation ............................................ 1264
4.4 Pulmonale Manifestationen der HIV-Infektion ............................................... 1266
4.5 ZNS-Manifestationen bei HIV-Infektion ..................................................... 1267
4.6 Gastrointestinale Komplikationen ........................................................... 1268
4.7 Andere Komplikationen ....................................................................... 1268

Literatur ......................................................................................... 1268

## 1 Infektionen bei Patienten mit Autoimmunerkrankungen/rheumatologischen Erkrankungen

Zunehmend werden immunsuppressive Therapien mit höherer Potenz bei Patienten mit rheumatologischen, autoimmunen oder anderen Erkrankungen eingesetzt, z. B. bei Patienten mit chronisch entzündlichen Darmerkrankungen, rheumatoider Arthritis oder Kollagenosen. Hierzu zählen sowohl die Substanzen, mit denen bereits langjährig Erfahrung besteht wie z. B. Steroide, Cyclophosphamid, Azathioprin oder auch Methotrexat, als auch neue insbesondere antikörperbasierte Therapien mit dem Ansatz einer Hemmung der Wirkung von Tumornekrosefaktor α (TNF-Inhibitoren bzw. „biologicals"), IL-1 und anderen Ansätzen.

Mit dieser Änderung der Therapie hat sich nicht die Häufigkeit von Infektionen bei diesen Patienten verändert, diese ist unter der Steroidtherapie ähnlich hoch wie bei den TNF-Inhibitoren, es hat sich jedoch ein Wandel im Erregerspektrum gezeigt. Unter der Therapie mit den neuen antikörperbasierten Substanzen sind in diesem Patientenkollektiv u. a. Tuberkulose und Pneumonie n durch Pneumocystis carinii mit hoher Mortalität aufgetreten. Seltener sind diese Infektionen auch unter Therapie mit hoch dosierter Steroidtherapie zu finden (Lubel et al. 2007; Salliot et al. 2009).

▶ **Cave** Die Pneumocystis-jirovecii-Pneumonie sollte in diesem Patientenkollektiv bei jeder nicht ganz typischen, d. h. Lobärpneumonie, differenzialdiagnostisch in Erwägung gezogen werden.

Bezüglich weiterer Pneumonien unter Immunsuppression ▶ Kap. 62, „Intensivtherapie bei Pneumonien".

Neben der Infektion mit opportunistischen Erregern kann es auch in diesem Risikokollektiv v. a. bei den neuen

Therapeutika zur Reaktivierung latenter Infektionen kommen. Fatale Ausgänge sind z. B. im Rahmen einer fulminanten Hepatitis B oder auch einer Tuberkulosesepsis beschrieben (Tab. 1).

> **Beispiel**
>
> Vorstellung einer 34-jährigen Patientin in der Notaufnahme mit Husten, Dyspnoe und zunehmender Allgemeinzustandsverschlechterung. Vor wenigen Wochen Beginn einer Therapie mit Prednisolon sowie Chloroquin bei Verdacht auf Kollagenose mit positiven antinukleären Antikörpern (ANA) bei Gelenkbeschwerden und Hautveränderungen. Trotz rascher Einleitung einer antibiotischen Therapie bereits wenige Stunden nach Aufnahme weitere respiratorische Verschlechterung und Beginn einer invasiven Beatmung. Bei rascher Eskalation der Beatmungsparameter Verlegung in ein Zentrum, bei Lungenversagen Beginn einer extrakorporalen Membranoxygenierung (ECMO) sowie Hochfrequenzbeatmung. In der weiteren Diagnostik Nachweis von säurefesten Stäbchen und Diagnose einer Landouzy-Sepsis mit Befall von Darm, Nieren und der Lunge. Ein Tuberkulin-Hauttest vor Beginn der immunsuppressiven Therapie war negativ geblieben. ◄

## 2  Infektionen nach Organtransplantationen

Je nach der Zeitspanne, die seit der Organtransplantation vergangen ist, wandelt sich das erwartete Erregerspektrum abhängig vom Grad der Immunsuppression (Tab. 2; Fishman 2007).

▶ **Cave** Bei Patienten, die Abstoßungsreaktionen durchgemacht und somit eine Intensivierung der immunsuppressiven Therapie erhalten haben, kann sich der Zeitrahmen (Tab. 2) entsprechend verschieben.

Die Diagnostik und Therapie der einzelnen Infektionen unterscheiden sich nicht von der bei HIV-infizierten Patienten, deshalb wird bezüglich der Therapie auf Abschn. 4.5 verwiesen.

## 3  Infektionen bei hämatoonkologischen Erkrankungen und Knochenmarktransplantation

Bei Patienten nach zytotoxischer Chemotherapie sind Infektionen vor allem in der Neutropenie häufig, nach allogener Stammzelltransplantation ist ist die Phase der Immunsuppression verlängert durch die immunsuppressive Therapie. In der Phase der Neutropenie können bakterielle und Pilzinfektionen mit der Folge einer Sepsis auftreten, später ist das Muster durch die Art der Immunsuppression (Unterdrückung der zellulären Immunität, ähnlich wie bei Organtransplantation, aber initial schwerere Immunsuppression) bestimmt (Boeckh et al. 2002). Neben Bakteriämien stehen Pneumonien im Vordergrund. Es wird auf den entsprechenden Abschnitt in ▶ Kap. 75, „Nosokomiale Infektionen auf der Intensivstation" verwiesen. Eine Übersicht über das zeitliche Muster der Infektionen findet sich in Tab. 3.

## 4  HiV-Infektion

In den ersten Jahren der Aids-Epidemie war die Behandlung von HIV-assoziierten Komplikationen mit einer ICU-Mortalität von 80–90 % verknüpft (Gatell et al. 1996). Mit der

**Tab. 1** Komplikationen bei chronischen Erkrankungen unter Immunsuppression

| Erkrankung | Risikokonstellation | Komplikation |
|---|---|---|
| Reaktivierung Hepatitis B | HbSAg positiv, Anti-HbC positiv + Anti-HbS negativ | Reaktivierungh, Hepatitis, Leberversagen |
| Reaktivierung Herpes simplex | Anti-HSV positiv | Enzephalitis, Meningitis |
| Reaktivierung Toxoplasmose | Anti-Toxoplasmose IgG positiv | Vigilanzminderung, neurologische Symptomatik |
| Reaktivierung (seltener Reinfektion) Tuberkulose | Latente Tbc, Kutantest bzw. IGRA-Test positiv | Landouzy-Sepsis, Miliartuberkulose |
| Reaktivierung JC-Virus (sehr selten) | Seropositivität | Enzephalitis |

**Tab. 2** Infektionen nach Organtransplantation

| Zeitraum | Infektionen/Erreger |
|---|---|
| 1. Monat | Nosokomiale Infektionen (▶ Kap. 75, „Nosokomiale Infektionen auf der Intensivstation") Multiresistente Erreger (MRSA, VRE) Wundinfektion Katheterinfektionen Vom Fremdspender übertragene Infektionen (sehr selten) |
| 2.–6. Monat | Pneumocystis jiroveci Hepatitis-B/C-Infektion Virale Infektionen (HSV, CMV, VZV, EBV) Listerien Nokardien Toxoplasmose Pneumocystis-jirovecii-Pneumonie |
| > 6 Monate | Reaktivierung latenter Infektionen: CMV, HSV, EBV Pneumonien |

**Tab. 3** Infektionen nach zytoxischer Therapie bzw. Stammzelltransplantation

| Zeitraum | Risiko | Infektionen/Erreger |
|---|---|---|
| 1. Monat | Neutropenie | Nosokomiale Infektionen (▶ Kap. 75, „Nosokomiale Infektionen auf der Intensivstation") Bakteriämie Invasive Candidiasis Katheterinfektionen |
| 2.–3. Monat (nur nach allogener Stammzelltransplantation) | Immunsuppressive Therapie, je nach Schwere der graft-versus-host disease | Pneumocystis jiroveci Disseminierte bzw. schwerste mukokutane HSV-, VZV-Infektion CMV (Pneumonie, gastrointestinal) Invasive Aspergillose Toxoplasmose |
| > 3 Monate | Je nach Notwendigkeit einer dauerhaften Immunsuppression | Reaktivierung latenter Infektionen (Risiko geringer werdend): CMV, HSV, EBV Pneumonien (Pneumokokken, Hämophilus u. a.) |

rascheren Diagnose und besseren Therapie zuerst der opportunistischen Erkrankungen und der HIV-Infektion verbesserte sich die Prognose deutlich (Morris et al. 2003). Heute ist die Langzeitprognose HIV-infizierter Patienten mit einer wirksamen antiretroviralen Therapie am ehesten vergleichbar mit der anderer chronischer Erkrankungen (Hogg et al. 2008).

Damit hat sich auch das Spektrum der zum Intensivaufenthalt führenden Erkrankungen geändert: Opportunistische Erkrankungen sind seltener und nicht-HIV-assoziierte, wie z. B. kardiovaskuläre Erkrankungen, häufiger geworden. Da sich die intensivmedizinische Betreuung von HIV-infizierten Patienten bei diesen Erkrankungen nicht von denen anderer Patienten unterscheidet, werden hier nur die spezifisch HIV-assoziierten Erkrankungen behandelt.

Opportunistische Erkrankungen sind durch die moderne antiretrovirale Therapie sehr viel seltener geworden, sie treten jedoch immer noch als Primärmanifestation der HIV-Infektion auf und führen dann auch häufig zu einem schweren und intensivpflichtigen Verlauf (Vincent et al. 2004). Patienten, deren HIV-Infektion erst durch schwere Komplikationen oder bei weit fortgeschrittenem Immundefekt entdeckt wird, machen einen Anteil von ca. 25 % aller Erstdiagnosen der HIV-Infektion aus.

## 4.1 Diagnostik

Die Diagnose der HIV-Infektion kann durch Nachweis von Antikörpern oder Virusbestandteilen erfolgen. Sie wird in der Regel gestellt mittels eines ELISA-Tests, der HIV-1- und HIV-2-Antikörper sowie HIV-Antigen nachweisen kann. Die sehr hohe Sensitivität des ELISA bedingt eine niedrige Spezifität, deshalb ist eine Bestätigung im Immunfluoreszenz- bzw. Western-Blot-Test notwendig. Ein direkter Virusnachweis mittels PCR, besonders bei unklarer Serologie und Verdacht auf Primärinfektion, kann ebenfalls die Diagnose sichern.

▶ **Cave** Patienten mit einer HIV-Infektion haben v. a. während der oft langjährigen klinischen Latenzzeit ein völlig unauffälliges Routinelabor. Ein normales Labor schließt eine HIV-Infektion nicht aus! Mögliche Hinweise (meist spät) sind eine Lymphopenie und eine polyklonale Gammopathie.

## 4.2 Stadieneinteilung

Die Stadieneinteilung erfolgt nach der Klassifikation der CDC (Tab. 4). Hierzu gehört die Messung der **CD4-Zellzahl** im peripheren Blut als **wichtigster Marker** des Immunstatus. Im natürlichen Verlauf der HIV-Infektion schließt sich an eine symptomatische (unten.) oder asymptomatische primäre HIV-Infektion häufig eine langjährige klinische Latenzphase an. Erst bei deutlicher Verminderung der CD4-Zellzahl kommt es dann zum Auftreten von opportunistischen Erkrankungen.

### 4.2.1 Primäre HIV-Infektion

Eine symptomatische primäre HIV-Infektion tritt etwa bei 20–30 % aller Infizierten auf. Dabei kommt es 3–6 Wochen nach Erstinfektion zu einem mononukleoseähnlichen Krankheitsbild mit sehr unterschiedlicher Ausprägung. Neben Fieber, einem generalisierten makulopapulösem Exanthem und schwerem Krankheitsgefühl können auch generalisierte Lymphknotenschwellungen vorhanden sein. Im Labor findet sich eine Lymphozytose mit Reizformen,

**Tab. 4** Staging der HIV-Infektion nach dem Schema der Centers of Disease Control (CDC), USA

| Klinische Manifestationen/ CD4-Zellzahl | A = Asymptomatisch oder Lymphadenopathie oder primäre HIV-Infektion | B = Mindere klinische Manifestation, z. B. oraler Soor | C = Definitive opportunistische Erkrankung, z. B. PcP oder Kaposi-Sarkom |
|---|---|---|---|
| 1 ≥ 500 CD4/mcl | A1 | B1 | C1 |
| 2 = 200–500 CD4/mcl | A2 | B2 | C2 |
| 3 ≤ 200 CD4/mcl | A3 | B3 | C3 |

eine mäßige Erhöhung der Transaminasen und LDH sowie eine Thrombopenie.

Zur Intensivaufnahme können v. a. die neurologischen Komplikationen (Meningitis oder Guillain-Barré-Syndrom), seltener eine Blutungsneigung bei Thrombopenie, führen (Tindall et al. 1989). Bei schweren Komplikationen durch eine primäre HIV-Infektion kann eine antiretrovirale Therapie erwogen werden, eine Verbesserung der Langzeitprognose durch einen derart frühen Therapiebeginn ist bisher jedoch nicht nachgewiesen (Deutsche AIDS-Gesellschaft 2022).

## 4.3 Antiretrovirale Therapie auf der Intensivstation

### 4.3.1 Einleitung und Fortsetzung der antiretroviralen Therapie

Eine Therapie der HIV-Infektion ist mit dem Auftreten einer opportunistischen Erkrankung klar indiziert, ebenso beim Auftreten HIV-assoziierter Symptome. Eine weitere Indikation ist bei asymptomatischen Patienten beim Unterschreiten der Grenze von 350 CD4/mcl gegeben (Deutsche AIDS-Gesellschaft 2022). So ist praktisch immer bei einer HIV-assoziierten Erkrankung als Ursache des Intensivaufenthalts die Notwendigkeit einer antiretroviralen Therapie gegeben. Diese muss nicht notfallmäßig sofort, sollte aber rasch, d. h. innerhalb von ca. 10 Tagen nach Auftreten der Komplikation begonnen werden.

Die einzige Ausnahme ist hier die Tuberkulose. Gerade bei der Tuberkulose ist das Risiko einer paradoxen Reaktion (IRIS, unten) besonders hoch. Deshalb sollte hier in aller Regel die antiretrovirale Therapie etwa nach ca. 8 Wochen Therapie der Tuberkulose eingesetzt werden, jedoch nicht bis zum Ende der Tb-Therapie verschoben werden. Für die Initialtherapie sind mehrere Kombinationen sinnvoll und empfohlen (Tab. 5).

Eine einmal eingeleitete antiretrovirale Therapie wird auch auf der Intensivstation fortgeführt. Eine Unterbrechung birgt das Risiko für eine Resistenzentwicklung bzw. ein Therapieversagen und sollte nur in gut begründeten Ausnahmesituationen (z. B. schwere Nebenwirkungen) erfolgen. Auf die entsprechenden Neben- und Wechselwirkungen mit anderen Medikamenten muss dabei geachtet werden (Piscitelli und Galliciano 2001; Liverpool HIV Pharmacology Group 2013) (Tab. 6).

**Tab. 5** Antiretrovirale Therapie: Indikationen, Kombinationen und Postexpositionsprophylaxe

| | |
|---|---|
| Indikationen zur Therapie (Deutsche AIDS-Gesellschaft 2022) | **Klare Indikation**: Alle Patienten mit symptomatischer oder asymptomatischer HIV-Infektion **Indikation nicht sicher**: Primäre HIV-Infektion Asymptomatische Patienten mit CD4-Zellzahl > 350 CD4 |
| Primär empfehlenswerte Kombinationen (Deutsche AIDS-Gesellschaft 2022) | **Kombination zweier Nukleosidanaloga, z. B. Fixkombinationen** Tenofovir + Emtricitabin oder Abacavir [a] + Lamivudin **plus** Integrase-Inhibitor **oder** nichtnukl. RT-Inhibitor **oder** Darunavir/r |
| Postexpositionsprophylaxe (Deutsche AIDS-Gesellschaft 2020) | **Indikation:** Parenteraler oder Schleimhautkontakt mit potenziell HIV-infiziertem Material, z. B. Nadelstichverletzung, Blutspritzer ins Auge oder auch ungeschützter sexueller Kontakt mit sicher HIV-infizierter Person **Durchführung:** Tenofovir + Emtricitabin **Jeweils plus** Raltegravir **oder** Dolutegravir **oder** Bictegravir |

[a]Vorherige Bestimmung von HLA-B5701 zur Vermeidung des Hypersensitivitätssyndroms

### 4.3.2 Inflammatorisches Immunrekonstitutionsyndrom (IRIS)

Kurz nach Einführung der antiretroviralen Kombinationstherapie wurden bei einigen Patienten unübliche klinische Verläufe von opportunistischen Erkrankungen unter einer eingeleiteten antiretroviralen Therapie beobachtet. Mittlerweile

**Tab. 6** In der Intensivmedizin relevante Neben- und Wechselwirkungen einer antiretroviralen Therapie der wichtigsten Substanzen

| Substanz/-Gruppe | Relevante NW | Metabolismus | Potenzielle Interaktionen (Beispiele) |
|---|---|---|---|
| **Nukleosid/Nukleotidanaloga** | | | |
| Tenofovir | CK ↑, Kreatinin ↑ (selten) | Renale Elimination | Potenziell: Cotrimoxazol, Aciclovir, Cidofovir Ganciclovir, Amphotericin B über renale Elimination |
| Abacavir | Hypersensitivitätssyndrom (HLA-B5701 assoziiert) | Hepatische Elimination (keine Induktion oder Hemmung von CYP-Enzymen) | Potenziell: Rifampicin, Ganciclovir |
| Zidovudin | Anämie, Leukopenie | Renale Elimination | Mögliche Verstärkung von Nebenwirkungen mit Ganciclovir, Zytostatika |
| Emtricitabin | NW sehr selten, Schlafstörungen | Renale Elimination | Kaum Interaktionen |
| Lamivudin | NW sehr selten, Schlafstörungen | Renale Elimination | Kaum Interaktionen |
| **NNRTI** | | | |
| Efavirenz | Schlafstörungen, Hautausschlag, Depression (selten), Leberenzyme ↑ | Hepatisch metabolisiert durch CYP 3A4 u. a. (Induktion und Inhibition) | Rifampicin, Statine, Coumarine u. a. |
| Nevirapin | Hautausschlag, Leberenzyme ↑ | Hepatisch metabolisiert durch CYP 3A4 u. a. (Induktion und Inhibition) | Rifampicin, Statine, Coumarine u. a. |
| **Proteaseinhibitoren** [a] | | | |
| Lopinavir/r | Diarrhö, Triglyzeride ↑, Cholesterin ↑, Leberenzyme ↑ | Hepatisch metabolisiert, v. a. durch CYP 3A4, starke Inhibition | Rifampicin, Statine, Coumarine, Azole, Ciclosporin u. a. |
| Fosamprenavir/r | Diarrhö, Triglyzeride ↑, Cholesterin ↑, Leberenzyme ↑ | Hepatisch metabolisiert, v. a. durch CYP 3A4, starke Inhibition | Rifampicin, Statine, Coumarine, Azole, Ciclosporin u. a. |
| Darunavir/r | Diarrhö (seltener), Triglyzeride ↑, Cholesterin ↑, Leberenzyme ↑ | Hepatisch metabolisiert, v. a. durch CYP 3A4, starke Inhibition | Rifampicin, Statine, Coumarine, Azole, Ciclosporin u. a. |
| Atazanavir/r | Diarrhö (seltener), Triglyzeride ↑, Cholesterin ↑ (seltener), Leberenzyme ↑ | Hepatisch metabolisiert, v. a. durch CYP 3A4, starke Inhibition | Rifampicin, Statine, Coumarine, Azole, Ciclosporin u. a., Inhibition von Adsorption bei gleichzeitiger PPI-Gabe |
| **Fusioninhibitoren** | | | |
| Maraviroc | Diarrhö, Kopfschmerzen | Hepatisch metabolisiert, durch CYP3A4, keine Inhibition, keine Induktion | Rifampicin, Statine, Azole, Makrolide |
| **Integraseinhibitoren** | | | |
| Raltegravir | Keine substanzspezifische | Hepatisch, Glucuronidierung | Rifampicin |

[a] Jeweils mit pharmakologischer Boosterung (r = kombiniert mit Ritonavir)
Für potenzielle Interaktionen Interaktionsdatenbanken konsultieren (Liverpool HIV Pharmacology Group 2013)

sind solche Verläufe für nahezu alle opportunistischen und sogar für Autoimmunerkrankungen beschrieben. Allen diesen Verläufen ist eine paradoxe klinische Verschlechterung nach Beginn einer antiretroviralen Therapie gemein, z. B. einer Verschlechterung einer Tuberkulose oder auch das Auftreten einer neuen opportunistischen Infektion bzw. einer Autoimmunerkrankung. Alle diese Verläufe werden unter dem Begriff des inflammatorischen Immunrekonstitutionssyndroms (IRIS) zusammengefasst.

Das Risiko eines IRIS ist besonders hoch, wenn der initiale Immundefekt schwer war und der Zeitpunkt des Auftretens mit einem raschen Anstieg der CD4-Zellzahl im Blut korreliert. Nach dem Verlauf und den gemessenen Zytokinmustern muss am ehesten von einer Aktivierung des angeborenen Immunsystems ausgegangen werden. Welcher genaue Pathomechanismus diesem Syndrom zugrunde liegt, ist aber bisher ungeklärt. Am häufigsten ist eine solche paradoxe klinische Verschlechterung beim Vorliegen einer Tuberkulose, sie kann jedoch auch die Therapie einer PcP komplizieren (Behrens et al. 2000).

Eine prophylaktische Therapie mit Glukokortikoiden reduziert das Risiko und den Schweregrad des IRIS bei gleichzeitiger Tuberkulose, kann aber nicht generell empfohlen werden.

> Bei einer Verschlechterung einer opportunistischen Infektion im zeitlichen Zusammenhang mit der Einleitung einer antiretroviralen Therapie muss neben einem Therapieversagen auch das Auftreten eines IRIS in Betracht gezogen werden.

### 4.3.3 Postexpositionsprophylaxe der HIV-Infektion

Routinemaßnahmen zur Vermeidung von Infektionen durch Blutbestandteile sind Bestandteil der Hygienemaßnahmen auf jeder Intensivstation. Diese Maßnahmen verhindern auch die Übertragung des HIV mit hoher Sicherheit. Unfälle mit einem parenteralen oder Schleimhautkontakt mit HIV-kontaminiertem Material stellen ein Risiko für eine HIV-Übertragung dar (Übertragung in ca. 0,03 % von Fällen mit parenteralem Kontakt). Die Art der Verletzung, das kontaminierte Material und vermutlich auch die Höhe der Virus-RNA im Blut haben dabei Einfluss auf das Risiko. So ist z. B. eine perkutane Verletzung mit einem höheren Risiko als ein Schleimhautkontakt verbunden, eine Verletzung mit einer Hohlnadel gefährlicher als eine mit einer Nahtnadel.

Aus Kohortenstudien ist bekannt, dass eine Postexpositionsprophylaxe mit antiretroviralen Substanzen das Risiko einer Infektion um ca. 80 % mindert, deshalb sollte nach lokalen Maßnahmen eine solche, bestehend aus einer antiretroviralen Dreifachkombination nach entsprechendem Kontakt, angeboten und für 4 Wochen appliziert werden (Deutsche AIDS-Gesellschaft 2020) (Tab. 5).

> Bei beruflicher HIV-Exposition sollte dringend ein BG-Verfahren eingeleitet werden, damit eine Dokumentation des Unfalls erfolgt und entsprechende Nachuntersuchungen durchgeführt werden. Dies dient v. a. der Sicherheit der Beschäftigten.

## 4.4 Pulmonale Manifestationen der HIV-Infektion

### 4.4.1 Pneumocystis-jirovecii-Pneumonie

Die häufigste pulmonale Manifestation der HIV-Infektion ist die Pneumocystis-jirovecii-Pneumonie (PcP). Sie ist außerdem der häufigste Grund für eine Intensivaufnahme bei HIV-Infizierten. Sie tritt auf bei fortgeschrittenem Immundefekt (< 200 CD4/mcl).

Die Symptome sind Fieber, Dyspnoe und trockener Husten. Im Labor findet sich häufig eine Erhöhung der LDH, grob korreliert mit dem Schweregrad. Radiologisch zeigt sich anfangs eine geringe interstitielle Zeichnungsvermehrung, später ein ausgedehntes, meist bihilär schmetterlingsförmig konfiguriertes Infiltrat. Eine Computertomografie ist dabei sensitiver als die Übersichtsaufnahme (Abb. 1).

Pneumocystis jirovecii kann mittels Zytologie bzw. PCR aus der Bronchiallavage nachgewiesen werden. Trotz Fortschritten in der Diagnostik und Therapie liegt die ICU-Mortalität der beatmungspflichtigen PcP bei etwa 25 %. Prognostisch ungünstig ist dabei ein hoher Anteil von Granulozyten in der BAL oder ein gleichzeitiger Nachweis von CMV-Virus.

Die Standardtherapie ist hoch dosiertes Cotrimoxazol, alternativ Pentamidin (Tab. 7). Bei schweren Verläufen

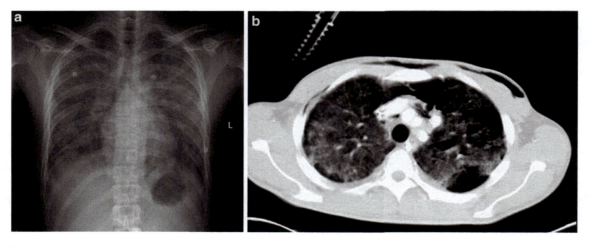

**Abb. 1** Thoraxröntgenaufnahme (a) bzw. Computertomografie des Thorax (b) bei einem Patienten mit HIV-Infektion und Pneumocystis-jirovecii-Pneumonie (Abb. von Prof. Dr. S. Feuerbach, Institut für Radiologie, Universitätsklinikum Regensburg, mit freundlicher Genehmigung)

**Tab. 7** Therapie spezifischer Manifestationen der HIV-Infektion

| Manifestation | Therapieschema | |
|---|---|---|
| Pneumocystis-jirovecii-Pneumonie | Therapie der 1. Wahl | Cotrimoxazol (15–20 mg/kg KG Trimethoprim/Tag) |
| | Alternative | Pentamidin 4 mg/kg KG i.v. (je über 21 Tage) |
| | Adjuvante Therapiemaßnahmen | Adjuvante Steroidtherapie mit 2 × 40 mg Prednison (bei arteriellem pO$_2$ ≤ 70 mm Hg oder AAd O$_2$ > 35 mm Hg): 2 × 40 mgTag 1–5, 40 mg Tag 6–10, 20 mg Tag 11–15 Beatmung mit niedrigem Tidalvolumen (wie bei ARDS) |
| | Rezidivprophylaxe | Cotrimoxazol (verschiedene Optionen der Dosierung), bis CD4 > 200 und HIV-RNA unter der Nachweisgrenze für 3 Monate |
| Zerebrale Toxoplasmose | Therapie der 1. Wahl | Pyrimethamin 50–100 mg/Tag + Sulfadiazin 4 × 1–1,5 g/Tag |
| | Alternative | Pyrimethamin 50–100 mg/Tag + Clindamycin 4 × 600 mg/Tag für 42 Tage |
| | Adjuvante Therapiemaßnahmen (bei schwerer Neutropenie) | Folinsäure 10–30 mg/Tag |
| | Rezidivprophylaxe | Pyrimethamin 50 mg/Tag + Sulfadiazin 4 × 0,5–1 g |
| Kryptokokkenmeningitis | Therapie der 1. Wahl | Amphotericin B 0,7 mg/kg KG/Tag + Flucytosin 4 × 25 mg/kg KG/Tag für 14 Tage |
| | Alternative | Fluconazol 400–800 mg + Flucytosin 4 × 25 mg/kg KG/Tag für 14 Tage Danach jeweils Fluconazol 400 mg für 8 Wochen |
| | Adjuvante Therapiemaßnahmen | Entlastung Liquordruck nach Monitoring (bis Öffnungsdruck < 200 mm H$_2$O) |
| | Rezidivprophylaxe | Fluconazol 200 mg/Tag p.o., bis CD > 200 und HIV-RNA unter der Nachweisgrenze für 3 Monate |
| CMV-Enzephalitis/ Gastroenteritis/Kolitis | Therapie der 1. Wahl | Jeweils für 21 Tage Ganciclovir 2 × 5 mg/kg KG/Tag i.v. |
| | Alternative | Foscarnet 2 × 90 mg/kg KG/Tag i.v. |
| | Adjuvante Therapiemaßnahmen | – |
| | Rezidivprophylaxe | Nicht etabliert, möglich: Valganciclovir 450 mg/Tag, bis CD4 > 100 und HIV-RNA unter der Nachweisgrenze für 3 Monate |

verbessert eine adjuvante Therapie mit Glukokortikoiden die Prognose. Ob bei Nachweis von CMV in der BAL eine antivirale Therapie sinnvoll ist, ist nicht klar. Viele Experten sind jedoch der Ansicht, dass dies nicht notwendig und aufgrund der zusätzlichen Toxizität auch nicht sinnvoll ist. Generell sind genuine CMV-Pneumonien bei der HIV-Infektion eine extreme Rarität und auch deshalb der pathogenetische Wert eines Nachweises von CMV-Virus oder -DNA in der BAL in dieser Situation unklar.

Als Komplikation sind bei der PcP häufig Pneumatozelen vorhanden, die für einen Pneumothorax prädisponieren. Obwohl hierfür keine speziellen Studien vorhanden sind, sollte eine Beatmung bei PcP nach den gängigen Standards des ARDS (mit niedrigen Tidalvolumina) erfolgen (Benson et al. 2004; Masur 2006).

### 4.4.2 Bakterielle Pneumonien und andere pulmonale Manifestationen

Die Häufigkeit von bakteriellen Pneumonien ist bei der HIV-Infektion deutlich erhöht. Die häufigsten Erreger sind S. pneumoniae und H. influenzae. Da hier P. aeruginosa und S. aureus häufige Pathogene sind, sollten diese Erreger bei der empirischen Therapie ebenfalls berücksichtigt werden (Benson et al. 2004; Masur 2006).

Andere spezifische Ursachen für ein respiratorisches Versagen bei HIV-infizierten Patienten können eine Infektion mit M. tuberculosis (▶ Kap. 10, „Intensivmedizinisch bedeutsame Infektionserkrankungen"), Pilzpneumonien, ein Non-Hodgkin-Lymphom, eine HIV-assoziierte pulmonale Hypertonie oder eine kardiale Dekompensation bei HIV-assoziierter Kardiomyopathie darstellen.

## 4.5 ZNS-Manifestationen bei HIV-Infektion

### 4.5.1 Zerebrale Toxoplasmose

Die zerebrale Toxoplasmose entsteht durch eine Reaktivierung intrazerebraler Toxoplasmoseherde. Eine solche Reaktivierung kann vorkommen bei deutlich erniedrigter CD4-Zellzahl (in der Regel < 150 CD4/mcl).

Die Symptome entstehen durch die Entzündung und Raumforderung. Sie verursachen fokale neurologische

Symptome je nach Lokalisation, die meist plötzlich auftreten, seltener Anfälle und systemische Symptome. Die Diagnose wird initial klinisch gestellt durch eine zerebrale Bildgebung (CT bzw. MRT mit Kontrast). Hier zeigen sich ringförmige kontrastmittelanreichernde raumfordernde Läsionen mit perifokalem Ödem. Morphologisch sind diese Läsionen nicht sicher unterscheidbar von einem zerebralen Non-Hodgkin-Lymphom.

Falls die Erkrankung auf eine antiparasitäre Therapie (Tab. 7) nicht anspricht, ist eine stereotaktische Biopsie indiziert (Benson et al. 2004).

### 4.5.2 Kryptokokkenmeningitis

Die Kryptokokkenmeningitis ist eine schwer verlaufende Meningitis bei weit fortgeschrittenem Immundefekt (CD4 < 100/mcl). Symptome sind Fieber und Kopfschmerzen, ein Meningismus kann vorhanden sein. Der Erreger, Cryptococcus neoformans, ist ubiquitär und verursacht zunächst pulmonale, später disseminierte Infektionen. Die Diagnose wird durch Liquorpunktion gestellt, dabei ist neben der Kultur und dem Nachweis des Kryptokokkenantigens auch ein direkter Nachweis durch Tuschefärbung möglich.

Die Therapie der 1. Wahl besteht aus der Kombination von Amphotericin B und Flucytosin, alternativ Fluconazol (Tab. 7). Eine wichtige adjuvante Therapiemaßnahme bei der Kryptokokkenmeningitis ist die Therapie des meist deutlich erhöhten Liquordrucks durch Punktion nach Druckmonitoring (Benson et al. 2004).

### 4.5.3 Andere

Virale Enzephalitiden können durch das assoziierte Koma oder andere schwere neurologische Störungen zur Aufnahme auf die Intensivstation führen. Hier sind v. a. Enzephalitiden mit JC-Virus, CMV, HSV und VZV zu nennen. Während die Enzephalitiden durch Herpesviren häufiger Anfälle und schwere Bewusstseinsstörungen verursachen, präsentiert sich die JC-Virusenzephalitis (auch progressive multifokale Leukenzephalopathie, PML) häufiger mit kognitiven und fokalen neurologischen Störungen. Der Nachweis der Erreger gelingt durch Liquorpunktion und PCR. In der Bildgebung zeigen sich bei den Enzephalitiden durch Herpesviren meist einzelne fokale Läsionen, während die ausgeprägten entzündlichen Veränderungen bei der PML fast pathognomonisch sind.

Die Enzephalitiden mit HSV und VZV werden nach den bekannten Schemata behandelt, für die Therapie der CMV-Enzephalitis ist Ganciclovir die 1. Wahl, Foscarnet und Cidofovir sind Alternativen. Eine Therapie der PML ist nicht durch Studien etabliert, in vitro wirkt Cidofovir auf JC-Virus.

Eine genuine HIV-Enzephalopathie ist v. a. durch schwerste kognitive Einbußen apparent. Im Liquor zeigt sich ein hoher Nachweis von HIV-RNA und in der Bildgebung eine ausgeprägte Erweiterung der äußeren und inneren Liquorräume. Die Therapie der Wahl ist die antiretrovirale Therapie, durch die oft eine fast vollständige Remission der Klinik erzielt werden kann (Benson et al. 2004).

## 4.6 Gastrointestinale Komplikationen

Gastrointestinale Blutungen und seltener Perforationen können durch CMV-Ulzerationen im Ösophagus, Magen, Kolon und seltener Dünndarm auftreten. Endoskopisch zeigen sich ausgestanzte multiple Ulzerationen. Blutungen können ebenfalls durch Schleimhautbefall von Kaposi-Sarkomen entstehen. Eine Remission mukokutaner Kaposi-Sarkome kann durche eine antiretrovirale Therapie weitestgehend gelingen. Nur bei Progression bzw. Nichtansprechen sollte eine zytostatische Therapie angewandt werden.

Hepatitiskoinfektion en v. a. mit HCV sind bei der HIV-Infektion häufig und mit einer rascheren Progression zum Leberversagen verbunden. Die Behandlung von hepatologischen Komplikationen unterscheidet sich jedoch nicht von der anderer Patienten, eingeschlossen die Lebertransplantation als Ultima ratio (Benson et al. 2004).

## 4.7 Andere Komplikationen

Hämatoonkologische Manifestationen der HIV-Infektion können ebenfalls zum Intensivaufenthalt führen. Das Risiko für Non-Hodgkin-Lymphom e ist für nicht antiretroviral behandelte HIV-infizierte Patienten ungefähr um das 200-Fache erhöht. Spezielle Formen, die bei der HIV-Infektion häufiger sind, beinhalten das primäre Pleura- bzw. peritoneale Lymphom, das mit HHV-8 assoziiert ist. Ebenso HHV-8-assoziiert ist das Kaposi-Sarkom, das neben Haut-und Schleimhäuten auch innere Organe (Leber, Milz u. a.) befallen kann.

## Literatur

Behrens GM, Meyer D, Stoll M, Schmidt RE (2000) Immune reconstitution syndromes in human immuno-deficiency virus infection following effective antiretroviral therapy. Immunobiology 202: 186–193

Benson CA, Kaplan JE, Masur H, Pau A, Holmes KK (2004) Treating opportunistic infections among HIV infected adults and adolescents: National Center for HIV, STD and Tb Prevention. http://www.cdc.gov/mmwr/preview/mmwrhtml/rr5315a1.htm. Zugegriffen im Juli 2014

Boeckh M, Nichols WG, Marr KA (2002) Long-term care after hematopoietic-cell transplantation in adults. N Engl J Med 347: 1625–1626; author reply 1625–1626

Deutsche AIDS-Gesellschaft (DAIG) (2020) Postexpositionelle Prophylaxe der HIV-Infektion. https://daignet.de/media/fifiler_public/c7/2f/c72f0677-1677-4fc6-94ff-fb370a883811/deutsch_oesterreichische_leitlinien_zur_antiretroviralen_therapie_der_hiv_infektion.pdf. Zugriffen am 14.12.22

Deutsche AIDS-Gesellschaft (DAIG) (2022) Leitlinien zur antiretroviralen Therapie im Erwachsenenalter. https://daignet.de/media/fifiler_public/c7/2f/c72f0677-1677-4fc6-94ff-fb370a883811/deutsch_oesterreichische_leitlinien_zur_antiretroviralen_therapie_der_hiv_infektion.pdf. Zugriffen am 14.12.22

Fishman JA (2007) Infection in solid-organ transplant recipients. N Engl J Med 357:2601–2614

Gatell JM, Marrades R, el-Ebiary M, Torres A (1996) Severe pulmonary infections in AIDS patients. Semin Respir Infect 11:119–128

Hogg R, Lima V, Sterne JA, Grabar S, Battegay M, Bonarek M, D'Arminio Monforte A, Esteve A, Gill MJ, Harris R, Justice A, Hayden A, Lampe F, Mocroft A, Mugavero MJ, Staszewski S, Wasmuth JC, van Sighem A, Kitahata M, Guest J, Egger M, May M (2008) Life expectancy of individuals on combination antiretroviral therapy in high-income countries: a collaborative analysis of 14 cohort studies. Lancet 372:293–299

Lubel JS, Testro AG, Angus PW (2007) Hepatitis B virus reactivation following immunosuppressive therapy: guidelines for prevention and management. Intern Med J 37:705–712

Masur H (2006) Management of patients with HIV in the intensive care unit. Proc Am Thorac Soc 3:96–102

Morris A, Wachter RM, Luce J, Turner J, Huang L (2003) Improved survival with highly active antiretroviral therapy in HIV-infected patients with severe Pneumocystis carinii pneumonia. AIDS 17: 73–80

Piscitelli SC, Galliciano KD (2001) Interactions among drugs for HIV and opportunistic infections. N Engl J Med 344:985–996

Salliot C, Dougados M, Gossec L (2009) Risk of serious infections during rituximab, abatacept and anakinra treatments for rheumatoid arthritis: meta-analyses of randomised placebo-controlled trials. Ann Rheum Dis 68:25–32

Tindall B, Hing M, Edwards P, Barnes T, Mackie A, Cooper DA (1989) Severe clinical manifestations of primary HIV infection. AIDS 3: 747–749

Vincent B, Timsit JF, Auburtin M, Schortgen F, Bouadma L, Wolff M, Regnier B (2004) Characteristics and outcomes of HIV-infected patients in the ICU: impact of the highly active antiretroviral treatment era. Intensive Care Med 30:859–866

# Intensivtherapie bei Haut- und Weichgewebsinfektionen

## 78

Elke Muhl und Peter Kujath

## Inhalt

| 1 | Epidemiologie | 1271 |
|---|---|---|
| 2 | Differenzierung der unterschiedlichen nekrotisierenden Haut-Weichgewebs-Infektionen („necrotizing soft tissue infections"; NSTI) | 1271 |
| 3 | Pathogenese und Risikofaktoren | 1272 |
| 3.1 | Erreger und Pathogenitätsfaktoren | 1272 |
| 3.2 | Diagnostik | 1273 |
| 3.3 | Therapie | 1274 |
| 4 | Die Erkrankungen im Einzelnen | 1277 |
| 4.1 | Nekrotisierendes Erysipel | 1277 |
| 4.2 | Nekrotisierende Fasziitis | 1277 |
| 4.3 | Anaerobe Myonekrose („Gasbrand") | 1278 |
| 4.4 | Streptokokkenmyositis | 1278 |
| 4.5 | Polymikrobielle nekrotisierende Weichgewebsinfektion | 1279 |
| Literatur | | 1279 |

## 1 Epidemiologie

Nach den epidemiologischen Daten zur Sepsis von Engel et al. (2007) betrug der Anteil der Haut-Weichgewebs-Infektionen auf Intensivstationen 9 % und ist nach der Pneumonie mit 63 % und den abdominellen Infektionen mit 25 % als die dritthäufigste Sepsiserkrankung anzusehen (Engel et al. 2007).

In einer Übersichtsarbeit von Anaya und Dellinger (2007) wurde die Inzidenz der nekrotisierenden Haut-Weichgewebs-Infektion in den USA auf 500–1500 Fälle pro Jahr geschätzt. In einer Untersuchung aufgrund von Datenmaterial von Versicherungen wurde allein für die nekrotisierende Fasziitis eine Inzidenz von 0,04 Fällen pro 1000 Personen/Jahr gefunden (Nelson et al. 2016). In Deutschland ist mit einer Inzidenz schwerer Haut-Weichgewebs-Infektionen von etwa 0,15–0,2 auf 1000 Personen pro Jahr zu rechnen. Genaue Daten aus Deutschland liegen nicht vor, da lediglich der Gasbrand in Deutschland noch meldepflichtig ist, und zwar nur in Sachsen und Thüringen.

Gasbranderkrankungen gab es in den Jahren 1992–1996 laut stat. Bundesamt 100–135 Fälle/Jahr und davon ca. 20 Todesfälle/Jahr (Bundesgesundheitsblatt 7/1998: 203–207. Gasbrand – Einzelerfassung der Erkrankungs-und Sterbefälle in den neuen Bundesländern 1992–1997.

## 2 Differenzierung der unterschiedlichen nekrotisierenden Haut-Weichgewebs-Infektionen („necrotizing soft tissue infections"; NSTI)

Eine international akzeptierte Klassifikation der unterschiedlichen nekrotisierenden Haut-Weichgewebs-Infektionen („necrotising soft tissue infections"; NSTI) gibt es bislang nicht.

In mitteleuropäischen Klimaverhältnissen relevante NSTI-Erkrankungen sind in der Übersicht aufgelistet. Sie unterschei-

E. Muhl (✉)
Klinik für Chirurgie, Universitaetsklinikum Schleswig-Holstein, Campus Luebeck, Luebeck, Deutschland

P. Kujath
Klinik für Allgemein-, Gefäß und Thoraxchirurgie, KMG Klinikum Güstrow GmbH, Güstrow, Deutschland

© Springer-Verlag GmbH Deutschland, ein Teil von Springer Nature 2024
G. Marx et al. (Hrsg.), *Die Intensivmedizin*, Springer Reference Medizin,
https://doi.org/10.1007/978-3-662-68699-7_87

**Tab. 1** Differenzierung der Weichgewebsinfektionen nach Erregern, klinischen Symptomen und Therapie. (Nach Kujath et al. 2012)

| Krankheit | Bakterien | Schmerz | Erythem | Lymphangitis | Tiefe der Nekrosen | Systematische Toxizität | Therapie |
|---|---|---|---|---|---|---|---|
| Nekrotisierende Fasziitis | anaerobe/aerobe Mischinfektion oder GAS | +++ | ++ | (+) | Faszie | +++ | Operativ |
| Gasbrand | Clostridia spp. | +++ | + | (+) | Muskel | +++ | Operativ |
| Streptokokkenmyositis | GAS | +++ | ++ | ++ | Muskel | +++ | Operativ |
| Erysipel | GAS | (+) | +++ | ++ | (Haut) | (+) | Konservativ |
| STSS ohne Myositis/Fasziitis | GAS | (+) | +++ | ++ | Haut | +++ | Konservativ |
| Staphlokokken-TSS | S. aureus | (+) | + | +++ | Haut | +++ | Konservativ |

Ausprägung des Symptoms: (+) sehr gering, + gering, ++ mittel, +++ stark
GAS: Streptokokken der Gruppe A

den sich in Pathogenese, Diagnostik und der notwendigen Therapie. (Tab. 1).

*In Westeuropa relevante nekrotisierende Haut-Weichgewebs-Infektionen („necrotising soft tissue infections"; NSTI)*

- Nekrotisierendes Erysipel
- Nekrotisierende Fasziitis Typ I – polymikrobiell, mit wenigstens einer anaeroben Spezies, mit einer oder mehreren fakultativ anaeroben Streptokokkoen-Stämmen (nicht Gruppe A) und Enterobacteriaceae (z. B. E. Coli, Enterobacter, Klebsiella, Proteus). (Bennett et al. 2019) einschl. der Fournier-Gangrän und der nekrotisierenden deszendierenden Mediastinitis (Sandner and Börgermann 2011; Sarna et al. 2012)
- Nekrotisierende Fasziitis Typ II – ausschließlich durch Streptokokken der Gruppe A (GAS) verursacht
- Clostridiale Myonekrose (der klassische Gasbrand)
- Nichtclostridiale Myonekrose (Streptokokkenmyositis)
- Nekrotisierende, polymikrobiell verursachte Infektionen
- STSS („streptococcal toxic shock syndrome")

## 3 Pathogenese und Risikofaktoren

Eintrittspforte für NSTI sind in gut 90 % aller Fälle Bagatellverletzungen, kleine Hautläsionen, die die Eintrittspforte der Erreger darstellen. Oft ist die initiale Hautläsion nicht mehr feststellbar und auch dem Patienten nicht mehr erinnerlich. Nekrotisierende Weichgewebsinfektionen können auch bei gesunden Erwachsenen nach Bagatellverletzungen auftreten.

Die Hautläsion kann vom Wespenstich oder der kleinen Schürfwunde bis hin zu großflächigen Hautkontusionen oder -defekten reichen. Dabei korreliert das Ausmaß der Hautläsion keineswegs mit der Schwere der NSTI. Lediglich beim Gasbrand besteht nicht selten eine Korrelation zwischen dem Ausmaß der Verletzung bzw. des Gewebeschadens. Besonders gefährdet für Gasbrandinfektionen sind Polytraumapatienten mit stark verschmutzten Wunden und Patienten mit fortgeschrittener arterieller Verschlusskrankheit im Stadium IV.

Erregereintrittspforte und Ausgangspunkt einer nekrotisierenden Fasziitis kann auch eine Injektionsstelle sein oder eine Operationswunde.

Eintrittspforten bei der Fournier-Gangrän sind neben Bagatellverletzungen nicht selten initial banale perianale Infektionen, entzündete periurethrale Drüsen oder eine Bartholinitis. Auch postoperative Infektionen nach proktologischen, urologischen oder gynäkologischen Eingriffen können Ausgangspunkt einer Fournier-Gangrän sein (Czymek et al. 2013; Peetermans et al. 2020).

Risikofaktoren für die NSTI sind Diabetes mellitus, arterielle Verschlusskrankheit und insbesondere für die Fournier-Gangrän auch Adipositas, aber auch Alkoholismus, Drogenabusus und Immunsuppression. Diabetes mellitus ist assoziiert mit einem Risiko multimikrobieller Infektionen und dem Vorkommen multiresistenter Erreger.

Diskutiert wird aus Einzelfallbeschreibungen, dass vorausgegangene virale Infektionen wie Herpes, Varizellen und auch Grippeviren dramatische Krankheitsverläufe möglicherweise begünstigen.

### 3.1 Erreger und Pathogenitätsfaktoren

Aus Sammelstatistiken im europäischen Raum lässt sich ableiten, dass gram-positive Keime (Staphylococcus aureus, Koagulase-negative Staphylokokken, Enterokokken und Streptococcus spp.) in etwa 60–70 % die auslösenden Erreger sind. Bei den gram-negativen Erregern werden am häufigsten Pseudomonas aeruginosa, Escherichia coli, Klebsiellen, Proteus und Acinetobacter nachgewiesen. Die Fournier-Gangrän ist eine polymikrobielle Infektion urogenitalen/analen Ursprungs, bei der in der Hälfte der Fälle auch mit Anaerobiern gerechnet werden muss. Der klassische Erreger der Gasbrandinfektion ist Clostrium perfringens, aber auch Clostridium septicum und Clostridium propionicum werden nachgewiesen.

Die schweren Verlaufsformen der nekrotisierenden Haut-Weichgewebs-Infektionen werden durch Pathogenitäts- und Virulenzfaktoren der jeweiligen Erreger bestimmt, die wichtigsten sind Adhäsine, Invasine, Aggressine, Impedine und Moduline. Die Pathogenitäts- und Virulenzfaktoren haben grundsätzlich allerdings nichts mit dem Resistenzverhalten der einzelnen Erreger gegenüber Antibiotika zu tun (Kujath et al. 2012).

## 3.2 Diagnostik

*Klinische Befunde*
Die Streptokokkenmyositis, die nekrotisierende Fasziitis und der Gasbrand präsentieren sich sämtlich mit dem Bild einer schweren systemischen Infektion und mit stärksten Schmerzen. Sind die Nekrosen sehr fortgeschritten, kann im Verlauf aufgrund der Nekrose der peripheren Nerven die Schmerzsymptomatik geringer ausgeprägt sein. Hohes Fieber, Schüttelfrost und Verwirrtheitszustand – Symptome der schweren Infektion – komplettieren das Bild.

Neben Erythem und entzündlich ödematöser Schwellung können bei der nekrotisierenden Fasziitis livide fleckförmige Verfärbungen der Haut zu sehen sein, die manchmal landkartenartig aussehen (siehe Abb. 1a. Bei fortgeschrittener Erkrankung kann es zur Ausbildung von Blasen kommen und schließlich auch auf der Haut zu blau-grauer Verfärbung bis hin zu schwarzen Nekrosearealen (Abb. 1b). Regelhaft ist das Ausmaß der subkutanen, in der Faszie gelegenen oder muskulären Nekrose größer, als die Hautveränderungen vermuten lassen (Abb. 1). Ein Hautemphysem kann tastbar sein bei der nekrotisierenden Fasziitis und bei der Fournier-Gangrän. Es ist typischerweise tastbar beim Gasbrand.

> In der Initialphase der nekrotisierenden Fasziitis, der Fournier-Gangrän und auch z. T. auch beim Gasbrand (wenn die Nekroseareale nicht offen liegen) imponiert die Diskrepanz zwischen dem schweren septischen Krankheitsbild mit unverhältnismäßig starken Schmerzen zu manchmal wenig imponierenden Hautveränderungen. Liegt ein solches Erscheinungsbild vor, ist an eine nekrotisierende Weichgewebsinfektion zu denken.

*Bildgebende Verfahren*
Gaseinschlüsse lassen sich im Zweifel mit einer Nativröntgenaufnahme nachweisen und geben auch Hinweise auf die Ausbreitung der Infektion subkutan, im Bereich der Faszien oder zeigen gar eine Fiederung innerhalb der Muskulatur.

> Leitsymptom ist der unverhältnismäßig starke Schmerz bei unspektakulär imponierendem Hautbefund! Bei dieser Konstellation ist insbesondere bei tastbarem Emphysem auch an einen Gasbrand zu denken.

Sonographisch findet sich bei der nekrotisierenden Fasziitis ein Flüssigkeitssaum um die Faszien. Lufteinschlüsse und Flüssigkeitsverhalte lassen sich sonographisch, aber auch in der CT und MRT nachweisen. Um die genaue Ausdehnung von Infektion und Nekrosen der Infektion zu bestimmen, kann eine CT oder MRT sinnvoll sein. Die CT hat für den Nachweis und Darstellung der Ausdehnung einer nekrotisierenden Weichgewebsinfektion eine Sensitivität von 88,5 % und eine Spezifität von 93,3 %, während native Röntgenaufnahmen nur eine Sensitivität von 48,9 % und eine Spezifität von 94 % aufweisen (Fernando et al. 2019). Die MRT ist am sensitivsten in der Bestimmung der Ausdehnung der Infektion; sie wird aufgrund des Zeitaufwandes bei den schwerst septischen Intensivpatienten selten durchgeführt und ist nicht die Diagnostik der 1 Wahl.

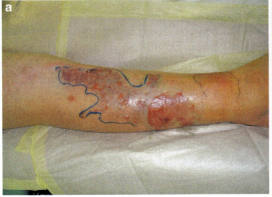 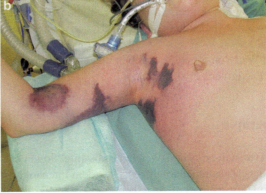

**Abb. 1** (**a, b**) Typische Beispiele für Hautveränderungen bei nekrositsierender Fasziitis. Die Ausdehnung der Hautveränderungen ist geringer als die Ausdehnung der Fasziitis. Klassische Zeichen sind fleckförmige livide Hautareale, umgeben von Rötung und Schwellung

Gaseinschlüsse fehlen in ca. 5–20 % bei der Fournier-Gangrän (Ballard et al. 2020).

Bildgebende Verfahren sollten die operative Therapie nicht verzögern, zumal für die Indikation zur chirurgischen Intervention das klinische Bild bestimmend ist. Patienten, die innerhalb von 6–12 Stunden operiert wurden, hatten eine signifikant niedrigere Mortalität als Patienten mit später erfolger Operation (Peetermans et al. 2020). Neben der frühzeitigen Operation, bestimmen die rasche und breite initiale Antibiotikatherapie und Sepsistherapie das Überleben des Patienten.

### Mikrobiologische Diagnostik

Die **Sepsisleitlinien** (Brunkhorst et al. 2018) empfehlen eine kalkulierte breite antimikrobielle Therapie nach Abnahme von Blutkulturen frühestmöglich zu beginnen. Wichtig ist die Gewinnung von Material zur mikrobiologischen Untersuchung aus dem infizierten Gewebe intraoperativ. Die Anfertigung eines Gram-Präparates kann zur Eingrenzung des vorliegenden Keimspektrums dienen.

Präoperativ kann eine Keimgewinnung bei der nekrotisierenden Fasziitis für die mikrobiologische Diagnostik durch Punktion sonographisch erfassbarer Flüssigkeitsansammlungen im Infektgebiet erfolgen. Sind solche Verhalte – wie oft – nicht auszumachen, kann man eine geringe Menge physiologischer Kochsalzlösung ins Gewebe injizieren und wieder aspirieren. Das so gewonnene Material kann dann für ein Gram-Präparat und Keimanzüchtung verwandt werden.

### Laborchemie

Im Laboratory Risk Indicator for Necrotizing Fasziitis (LRINEC) Score für die Diagnostik einer nekrotisierenden Fasziitis werden Hb, Leukozytenzahl, Serum-Natrium, Se-Kreatinin, Glukose und CRP bewertet. Der Score ist bei der geringen Sensitivität von 40,8 % und einer Spezifität von 94,9 % bei einem Score-Wert von $\geq 8$ (= „hohes Risiko") in einer aktuellen Meta-Analyse (Fernando et al. 2019) eher nicht für die Diagnostik geeignet. Frühere Studien zum LRINEC hatten schon bei einem Score-Wert von $\geq 6$ einen positive-prädiktiven Wert von 57–92 % und einen negative prädiktivem Wert von 86–96 % ergeben und ein schlechteres Überleben (Peetermans et al. 2020).

## 3.3 Therapie

Schwere nekrotisierende Haut-Weichgewebs-Infektionen erfordern die enge Zusammenarbeit zwischen dem Intensivmediziner, dem Chirurgen, dem Anästhesisten, dem Mikrobiologen und Infektiologen.

> Die frühestmögliche kausale chirurgische Therapie, die zielgerichtete Antibiotikatherapie und die supportive Therapie der schweren Sepsis und des septischen Schocks (▶ Kap. 76, „Sepsis") sind entscheidend für das Überleben des Patienten.

### Antibiotikatherapie

Es gibt keine randomisiertren klinischen Studien zur empirischen kalkulierten Antibiotikatherapie für nekrotisierenden Weichgewebsinfektionen.

Die Patienten mit schweren nekrotisierenden Weichgewebsinfektionen präsentieren sich meistens mit schwerer Sepsis und septischem Schock. Initial muss daher unverzüglich eine bakterizide antimikrobielle Therapie gegen ein breites Erregerspektrum erfolgen, z. B. mit Piperacillin-Tazobactam, einem Carbapenem oder einem 3.Generations-Cephalosporin kombiniert mit Metronidazol (Peetermans et al. 2020). Immer sollte zusätzlich Clindamycin gegeben werden, das eine potenzielle Toxinproduktion von Streptokokken vermindert. Die Gabe von Clindamycin in der Kombinationstherapie ist auch für die monomikrobielle Infection mit grampositiven Erregern (Streptokokken der Gruppe A) als auch für Clostridium spezies empfohlen (Peetermans et al. 2020; Stevens et al. 2014). Die Antibiotika sollten bei den lebensbedrohlichen Infektionen in der Maximaldosis gegeben werden (Sundenkötter et al. 2019).

Tab. 2 gibt Empfehlungen zur Antibiotikatherapie nekrotisierender Weichgewebsinfektionen. Die Antibiotikatherapie sollte alle 48–72 h anhand klinischer und mikrobiologischer Kriterien neu evaluiert und bei vorhandenem Antibiogramm gezielt angepasst werden. Die Therapiedauer beträgt in der Regel 7–10 Tage (Sundenkötter et al. 2019), in Abhängigkeit vom Abschluss des operative Debridements und von der Besserung des Zustandes des Patienten bis zu 2–3 Wochen (Stevens et al. 2014).

### Chirurgische Therapie

Die chirurgische Therapie der nekrotisierenden Fasziitis, der Streptokokkenmyositis und des Gasbrandes besteht im radikalen Débridement sämtlicher infizierter, nekrotischer Gewebe und offener Wundbehandlung. Nur dadurch kann – zusammen mit Antibiotikatherapie und supportiver Sepsistherapie – ein Fortschreiten der Erkrankung verhindert werden. Beim ausgedehnten Befall einer Extremität mit Gasbrand ist die frühzeitige Majoramputation der Extremität oft lebensrettend („life before limb").

Die chirurgische Therapie ist mehrzeitig. Insbesondere bei Persistieren von schwerer Sepsis und septischem Schock und nicht rückläufigen Infektparametern in den

**Tab. 2** Antibiotikatherapie nekrotisierender Weichgewebsinfektionen in Anlehnung an die Empfehlungen der Paul-Ehrlich-Gesellschaft 2018 und die S2k-Leitlinie Haut- und Weichgewebsinfektionen aus „Kalkulierte parenterale Initialtherapie bakterieller Erkrankungen bei Erwachsenen". (Nach Sundenkötter et al. 2019)

|  | Erreger | Antibiotikatherapie | Bemerkung |
|---|---|---|---|
| Erysipel | - Streptokokken<br>- S. pyogenes | Penicillin G.<br>Bei Phlegmone oder fehlendem Ansprechen: Flucloxacillin oder Cefuroxim | Bei Penicillin-Allergie: Clindamycin, Clarithromycin oder Moxifloxacin |
| Streptokokkenmyositis | A-Streptokokken | Kalkuliert: Piperacillin/Tazobactam<br>oder Meronem oder Ceftriaxon +Metronidazol | Immer plus Clindamycin |
| Fournier-Gangrän | Polymikrobiell<br>  - Streptokokken<br>  - Enterobacteriaceae,<br>  - E. coli,<br>  - S. aureus,<br>  - Enterokokken, Proteus | Kalkuliert:<br>Piperacillin/Tazobactam oder Meronem oder Ceftriaxon +Metronidazol | Immer plus Clindamycin |
| Nekrotisierende Fasziitis Typ I (80 % der Fälle) | - Streptokokken<br>- Staphylokokken<br>- Enterobaceriaceae,<br>- Anaerobier | Kalkuliert:<br>Piperacillin/Tazobactam oder Meronem oder Ceftriaxon +Metronidazol | Immer plus Clindamycin |
| Nekrotisierende Fasziitis Typ II (ca. 20 % der Fälle) | Monobakterielle Infektion – Streptokokken (meist Gruppe A) | Kalkuliert: siehe Typ1<br>Bei Nachweis der Monoinfektion: Penicillin G oder Ampicillin | Immer plus Clindamycin |
| Gasbrand | - Clostridium perfringens,<br>- Clostridium septicum | Penicillin G oder Ampicillin | Immer plus Clindamycin |
| „toxic shock syndrome" | - Staph. aureus<br>- Gruppe-A-Streptokokken | Penicillinasefestes Penicillin | Immer plus Clindamycin |
| Bei V. a. oder Nachweis von MRSA |  | Linezolid oder Daptomycin | Alternativ bei Nichtwirksamkeit: Vancomycin plus Rifapicin oder plus Fosfomycin oder plus Fusidinsäure |

Laboruntersuchungen sollte eine zeitnahe operative Reintervention ggf. mit weiterem Débridement erfolgen.

Sind keine nekrotischen Areale mehr nachweisbar, folgt eine Phase der offenen feuchten Wundbehandlung. Spülung der Wunden beim Verbandswechsel mit physiologischer Kochsalzlösung oder Polyhexanid können dabei der Keimreduktion in der Wunde dienen. Die Vakuumverbandstechnik kann in der resorptiven und in der proliferativen Phase der Wundheilung eingesetzt werden. Bei stark sezernierenden Wunden kann mit der Vakuumverbandstechnik die umliegende intakte Haut vor Feuchtigkeit geschützt werden, und der Patientenkomfort ist verbessert.

Bei Patienten mit Fournier-Gangrän sollte ein Deviationsstoma angelegt werden, um eine rezidivierende Kontamination der Wunden mit Stuhl zu vermeiden. Der Eingriff kann laparoskopisch erfolgen. Frei liegende Hoden nach einem ausgedehnten Débridement werden in den Oberschenkel verlagert, z. B. zwischen die Adduktoren oder unter die Bauchwand.

Die Deckung zurückbleibender Defektwunden erfolgt erst, wenn der Patient stabilisiert und infektfrei ist.

Einen typischen Verlauf einer nekrotisierender Fasziitis zeigen die Abb. 2, 3 und 4.

Die Abb. 5, 6, 7, 8 und 9 zeigen den Verlauf einer nekrotisierenden Fasziitis am Hals, die von einer Zahnwurzelinfektion am Unterkiefer ausgegangen war.

### Hyperbare Oxygenation

Die hyperbare Oxygenation spielt wegen fehlender Evidenz für eine reduzierte Mortalität in der Behandlung des Gasbrands und auch anderer nekrotisierender Haut-Weichgewebs-Infektionen nahezu keine Rolle mehr. Zudem besteht das Risiko einer Verlegung für eine solche Therapie und damit das Risiko einer Verzögerung der überlebenswichtigen chirurgischen Therapie und der Unterbrechung der supportiven intensivmedizinischen Sepsistherapie mit möglicher Erhöhung der Mortalität (Khoury et al. 2020). Schon die Leitlinie der Infectious Disease Society of America zu NSTI aus dem Jahre 2014 empfiehlt diese Therapie daher nicht mehr (Stevens et al. 2014).

### Intravenöse Therapie mit polyvalenten Immunglobulinen

Für die Senkung der Mortalität durch Therapie mit polyvalenten Immunglobulinen bei Sepsis und nekrotisierenden Weichgewebsinfektionen gibt es keine guten belastbaren Daten (Kadri et al. 2017; Hua et al. 2018). In einer Meta-Analyse aus

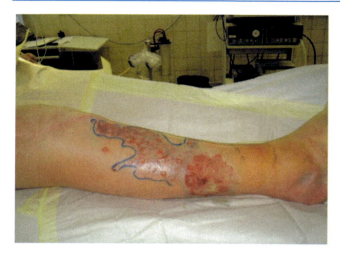

**Abb. 2** Lokalbefund einer nekrotisierenden Fasziitis präoperativ

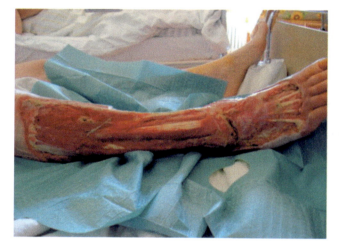

**Abb. 3** Z. n. radikalem Debridement

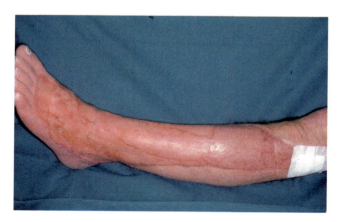

**Abb. 4** Z. n. Defektdeckung mit mesh-graft Haut-Transplantat

5 Studien mit sehr kleinen Fallzahlen (davon nur 1 RCT) ergab sich ein Überlebensvorteil bei Clindamycin-behandelten Patienten mit durch Streptokokken indiziertem toxic shock

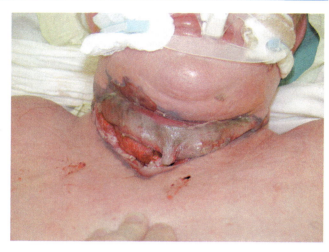

**Abb. 5** Nekrotisierende Fasziitis am Hals, ausgehend von einer Zahnwurzelinfektion. Initialbefund nach Vorbehandlung in auswärtigem Krankenhaus

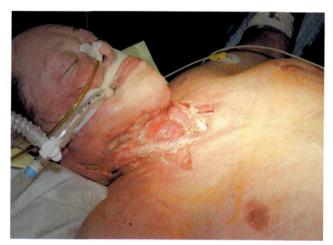

**Abb. 6** Nach Debridement

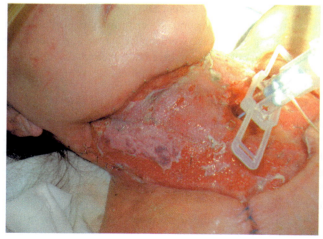

**Abb. 7** Nach Tracheostomie-Anlage, Besserung der Infektsituation und erster Hauttransplantation

# 78 Intensivtherapie bei Haut- und Weichgewebsinfektionen

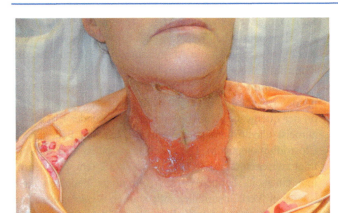

**Abb. 8** Nach Entfernung der Trachealkanüle

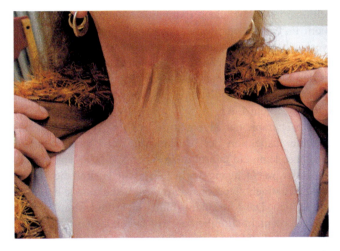

**Abb. 9** Das Endergebnis der Therapie ein Jahr nach Entlassung von der Intensivstation

syndrome und Immunglobulingabe (Parks et al. 2018). Die World Society of Emergency Surgery spricht lediglich eine schwache Kann-Empfehlung für diese Therapie bei Streptokokken-Infektion der Gruppe A (GAS) aus (Sartelli et al. 2018). In einer nichtrandomisierten skandinavischen Studie (Bruun et al. 2021) wurde bei GAS ein möglicher Effekt auf die 90-Tage-Mortalität gesehen.

## 4 Die Erkrankungen im Einzelnen

### 4.1 Nekrotisierendes Erysipel

Das Erysipel ist eine intradermale Infektion, die ausnahmslos durch Streptokokken verursacht wird. In 5–10 % der Fälle kann sich aus dem Erysipel ein nekrotisierendes Erysipel entwickeln. Ursache dafür sind Stämme von Streptokokken, die Gewebe lysierende und nekrotisierende Toxine bilden.

In Abhängigkeit von der Dauer der Erkrankung können nicht nur oberflächliche Schichten, sondern die gesamte Haut zerstört werden. Dann ist ein chirurgisches Débridement erforderlich, bei dem die Nekrosen abgetragen werden müssen. In einer Zweitoperation nach Erreichen von Infektfreiheit wird der Hautdefekt durch Spalthaut gedeckt. Ist die klinische Differenzierung zur nekrotisierenden Fasziitis nicht möglich, ist eine Probeinzision sinnvoll. Bei der nekrotisierenden Fasziitis infiltrieren die Nekrosen das Subkutangewebe und die Faszie bis an die Grenze zur Muskulatur.

### 4.2 Nekrotisierende Fasziitis

Die nekrotisierende Fasziitis (NF) ist eine lebensbedrohliche Infektion, die in kurzer Frist von wenigen Stunden bis 2–3 Tagen abläuft. Morphologisch bilden sich Thromben in den Gefäßen, die die Faszie versorgen. Diese Thromben führen zur Nekrose der Faszie und sekundär zur Nekrose von Haut und Subkutangewebe.

Zu unterscheiden sind 2 Typen der nekrotisierenden Fasziits:

- Beim **Typ 1** liegt eine polymikrobielle Infektion vor mit Beteiligung von grampositiven, gramnegativen und anaeroben Erregern. Am häufigsten lassen sich Streptokokken, Enterobacteriaceae und Bacteroides spp. nachweisen.
- Beim **Typ 2** der nekrotisierenden Fasziitis sind Streptokokken der Gruppe A (selten Gruppe B, C oder G) die auslösenden Erreger. Beim Typ 2 finden sich Verläufe von extremer Rasanz, bei denen das Ausmaß der Nekrosen im Zeitrahmen von wenigen Stunden rasch fortschreitet.

#### 4.2.1 Polymikrobielle nekrotisierende Fasziitis Typ 1

Typische prädisponierende Faktoren sind Diabetes mellitus, Alkoholismus, Adipositas und Drogenabusus. Am häufigsten tritt die Erkrankung im Bereich der unteren Extremität auf. Weitere Regionen sind die Bauchdecke, anorektal und postoperative Wunden. Im Prinzip kann jede Faszienstruktur des Körpers von einer nekrotisierenden Fasziitis befallen werden. Häufige Sonderformen sind der Befall der perinealen und der Hodenfaszien (Fournier-Gangrän; unten), die retroperitoneale Fasziitis und die deszendierende, nekrotisierende Mediastinitis.

Entscheidend für die Diagnostik ist das klinische Bild. Leitsymptom ist der unverhältnismäßig starke Schmerz. In frühen Stadien der Erkrankung finden sich oft nur fleckförmige livide Verfärbungen. Die befallene Region zeigt eine deutliche Schwellung, die Haut imponiert mit einem Erythem mit unscharfen Rändern, das im Laufe der Erkrankung in eine rote, purpurfarbene bis blau-graue Farbe übergeht. Im Endstadium zeigt sich eine schwarze Verfärbung der Haut. Aufgrund der Schwellung kann eine kutane Blasenbildung imponieren. In einzelnen Fällen lässt sich ein subkutanes Hautemphysem tasten. Im klinischen Bild zeigen sich Zeichen der schweren Sepsis oder des septischen Schocks mit erniedrigtem Blutdruck, Tachypnoe, Fieber und Verwirrtheitszustand.

Ein natives Röntgenbild ist indiziert, um Gaseinschlüsse in den Geweben zu identifizieren. Eine weiterführende bildgebende Diagnostik sollte nur bei strenger Indikationsstellung vorgenommen werden, z. B. bei einer Fournier-Gangrän mit Verdacht auf eine intraabdominelle Beteiligung.

> Bei eindeutiger Klinik sollte ohne Zeitverzug operiert werden. Wesentlicher Part der chirurgischen Intervention ist das vollständige Débridement aller nekrotisierenden Gewebsanteile.

Nach der Inzision über dem betroffenen Hautareal zeigt sich ein dunkles, grau verfärbtes Subkutangewebe als Zeichen der Nekrose. Suprafaszial imponiert ein trüb wässriges Ödem, das im amerikanischen Schrifttum als „dish water pus" bezeichnet wird

Während bei der nekrotisierenden Fasziitis Typ 2 kein auffälliger Geruch besteht, kann beim Typ 1, v. a. bei der Fournier-Gangrän, ein übler, fauliger Geruch begleitend sein. An der Faszie zeigen sich zumeist thrombosierte Gefäße, die beweisend für die Erkrankung sind. Die nekrotische Faszie lässt sich dann problemlos und ohne Blutverlust abpräparieren. Die Muskulatur ist nicht betroffen.

**Fournier-Gangrän**
Bei dieser Sonderform der nekrotisierenden Fasziitis Typ 1 sind die Skrotal- und Beckenbodenfaszien betroffen. Da bei der Frau die gleichen Faszienstrukturen angelegt sind, kann die Fournier-Gangrän ebenso bei der Frau auftreten.

## 4.3 Anaerobe Myonekrose („Gasbrand")

Bei der Gasbrandinfektion lassen sich 3 klinische Formen (Stadien) unterscheiden:

- Das **Stadium** 1 („simple contamination") zeigt eine oberflächliche Wunde mit einem grün-schwärzlichen Wundbelag. Da tiefere Schichten nicht involviert sind, besteht die Behandlung in einem operativen Débridement, eine Säuberung der Wunde und in einer offenen Wundbehandlung.
- Das **Stadium** 2 ist die anaerobe Zellulitis: Es handelt sich um eine Clostridiuminfektion, die sich lediglich im Subkutangewebe ausbreitet. Klinisch zeigt sich eine schmutzig stinkende Wunde. In der Röntgenübersicht ist eine Gasbildung auszumachen, die jedoch strikt auf das Subkutangewebe beschränkt ist. In diesem Stadium ist eine therapeutische Freilegung des Subkutangewebes notwendig. Wichtig ist die Abgrenzung der Muskulatur, die keinesfalls von der Infektion befallen sein darf.
- Das **Stadium 3** ist die schwerste Erkrankungsform. Dabei handelt es sich um den eigentlichen Gasbrand, eine Infektion der quergestreiften Muskulatur. Auslösender Erreger ist zumeist Clostridium perfringens, in seltenen Fällen auch Clostridium septicum. Die Inkubationszeit ist kurz und beträgt zwischen 6 und 48 h. Zumeist sind 2 Gruppen betroffen: einerseits handelt es sich um junge Patienten nach schweren Verkehrsunfällen mit starken Verschmutzungen der Wunde, das zweite Kollektiv sind ältere Patienten mit Diabetes mellitus und arterieller Verschlusskrankheit und chronischen offenen verschmutzten Wun-den.

Die Diagnose der Gasbrandinfektion ist klinisch zu stellen: Aufgrund der aufgetriebenen Muskulatur und der Lufteinschlüsse ist die befallene Extremität aufgetrieben, gar balloniert. Es besteht ein stechender aasiger Gestank, der unverwechselbar ist. In der Röntgenaufnahme findet sich die typische Fiederung der Muskulatur, die durch die Gasbildung in den Septen der Muskulatur hervorgerufen wird. Da das β-Toxin von Clostridium perfringens stark zytolytisch ist, bildet sich kein Eiter.

Die Therapie der Myonekrose ist chirurgisch. Notwendig ist eine Inspektion der Muskulatur. Bei Unsicherheit der Diagnose kann ein mikrobiologischer Nachweis von Clostridien oder im Nachgang der histologische Befund die Erkrankung bestätigen. Die Konsistenz der Muskulatur ist bräunlich zerfließlich. Die Muskulatur blutet nicht und ist auf elektrischen Reiz nicht stimulierbar. Auf Druck lassen sich aus der Muskulatur Luftblasen abscheiden.

> Ist die Muskulatur vollständig befallen, so ist die sofortige Ablation der gesamten Gliedmaße, am besten die Exartikulation, notwendig und die einzig lebensrettende Maßnahme.

## 4.4 Streptokokkenmyositis

Das Auftreten der Streptokokkenmyositis ist extrem selten. Die Schätzung der Häufigkeit im Verhältnis zur nekrotisierenden Fasziitis Typ 2 beträgt 1:10.

Auslösend für die Erkrankung sind meist Bagatellverletzungen und chirurgische Eingriffe. Überwiegend sind gesunde Personen ohne klinische auffällige Reduktion des Immunstatus betroffen. Auch bei der Streptokokkenmyositis ist der häufigste Manifestationsort die untere Extremität. Im Gegensatz zur Nekrotisierenden Fasziitis ist bei der Streptokokkenmyositis der Schmerzcharakter eher dumpf und betrifft die gesamte Extremität. Im CT ist eine Strukturauflösung der gesamten Muskulatur nachweisbar. Beweisend ist der extreme Anstieg des Serummyoglobins und der Kreatininkinase als Ausdruck der Myonekrose. Das klinische Bild ähnelt einem Kompartmentsyndrom, das durch die ödematöse Schwellung verursacht wird. Auffallend ist die kalte Extremität.

> Die Prognose ist schlecht, man muss mit einer Letalität zwischen 70 und 100 % rechnen

Auch in diesem Fall ist bei den Patienten eine umgehende Probefreilegung der Muskulatur für die definitive Diagnosesicherung notwendig. Die Muskulatur ist bläulich-schwarz verfärbt, jedoch nicht so zerfließlich wie bei der Gasbrandinfektion, und es fehlt der üble Geruch. Ist die gesamte Muskulatur betroffen, lässt sich eine hohe Amputation bzw. Exartikulation nicht umgehen. Nur in sehr begrenzten frühen Stadien kann eine lokale Exzision erfolgversprechend sein.

## 4.5 Polymikrobielle nekrotisierende Weichgewebsinfektion

Bei diesen Infektionen handelt es sich um Mischinfektionen, bei denen die Toxine unterschiedlicher Keimspezies synergistisch pathogen wirken. Oft sind Anaerobier beteiligt. Häufige Manifestationsformen sind postoperative Wundinfektionen, zumeist nach intraabdominellen Infektionen, oder schwere infizierte Dekubitalulzera. Auch fortgeschrittene Stadien des diabetischen Fußsyndroms müssen zu dieser Erkrankungsform gerechnet werden.

Immer dann, wenn eine begleitende Sepsis auftritt, ist eine unverzügliche chirurgische Therapie indiziert. Konform zu den anderen nekrotisierenden Haut-Weichgewebs-Infektionen muss in diesen Fällen eine sorgfältige Exzision der nekrotischen Gewebe vorgenommen werden. Bei Patienten mit einem diabetischen Fußsyndrom sind es individuelle Entscheidungen, ob eine Amputation vorgenommen werden muss („life before limb").

## Literatur

Anaya DA, Dellinger P (2007) Necrotizing soft tissue infection: diagnosis and management, clinical practices. Clin Infect Dis 44: 705–710. https://doi.org/10.1086/511638. Epub 2007 Jan 22

Ballard DH, Mazaheri P, Raptis CA et al (2020) Fournier Gangrene in men and women: appearance on CT, ultrasound, and MRI and what the surgeon wants to know. Can Assoc Radiol J 71(1):30–39. https://doi.org/10.1177/0846537119888396

Bennett JE, Dolin R, Blaser MJ (2019) Mandell, Douglas, and Bennett's principles and practice of infectious diseases. Elsevier LTD, Oxford

Bonne S, Kadri SS (2017) Evaluation and management of necrotizing soft tissue infections. Infect Dis Clin North Am 31(3):497–511. https://doi.org/10.1016/j.idc.2017.05.11

Brunkhorst FM, Weigand M, Pletz M, Deutsche Sepsis-Gesellschaft e. V et al (2018) S3-Leitlinie Sepsis – Prävention, Diagnose, Therapie und Nachsorge (Langversion, Version 3.1. Überarbeitung 12/2018)). [http://www.awmf.org/leitlinien]

Bruun T, Rath E, Madsen MB et al (2021) Risk factors and predictors of mortality in streptococcal necrotizing soft-tissue infections: a multicenter prospective study. Clin Infect Dis 72:293–300. https://doi.org/10.1093/cid/ciaa027

Bundesgesundheitsblatt 7/1998: 203–207. Gasbrand – Einzelerfassung der Erkrankungs-und Sterbefälle in den neuen Bundesländern 1992–1997

Czymek R, Kujath P, Bruch HP, Pfeiffer D, Nebrig M, Seehofer D, Guckelberger O (2013) Treatment, outcome and quality of life after Fournier's gangrene: a multicenter study. Colorectal Dis 2013(15): 1529–1536. PMID: 24034257. https://doi.org/10.1111/codi.12396

Engel C, Brunkhorst FM et al (2007) Epidemiology of sepsis in germany from a national prospective multicenter study. Intensive Care Med 33:606–668. https://doi.org/10.1007/s00134-006-0517-7

Fernando SM, Tran A, Cheng W et al (2019) Necrotizing soft tissue infection: diagnosis accuracy of physical examination, imaging and LRINEC score: a systemativ review and meta-analysis. Ann Surg 269(1):58–65. https://doi.org/10.1097/SLA000000000002274

Hua C, Bosc R, Sbidian E et al (2018) Interventions for necrotizing soft tissue infections in adults. Cochrane Database Syst Rev 5(5): CD011680. https://doi.org/10.1002/14651858.CD011680.pub2

Kadri SS, Swihart BJ, Bonne SL et al (2017) Impact of intravenous inmmunoglobulin on survival in necrotizing fasciitis with vasopressor-dependent shock: a propensity score-matched analysis from 130 US Hospitals. Clin Infect Dis 64(7):877–885. https://doi.org/10.1093/cid/ciw871

Khoury MK, Pickett ML, Cripps MW et al (2020) Transfer is associated with a higher mortality rate in necrotizing soft tissue infections. Surg Infect (Larchmt) 21(2):136–142. https://doi.org/10.1089/sur.2019.091

Kujath P, Hoffmann M, Schlöricke E, Unger L, Bouchard R (2012) Klinik und Therapie nekrotisierender Haut- und Weichgewebsinfektionen. Clinical symptoms and therapy of necrotizing skin and soft tissue infections. Chirurg 83(11):953–959. https://doi.org/10.1007/s00104-.012-2282-1

Nelson GE, Pondo T, Toews KA et al (2016) Epidemiology of invasive group A streptococcal infections in the united states. Clin Infect Dis 63(4):478–486. https://doi.org/10.1093/cid/ciw248

Parks T, Wilson C, Curtis N et al (2018) Polyspecific intravenous immunoglobulin in clindamycin-treated patients with Streptococcal toxic shock Syndrome: a systematic review and meta-analysis. Clin Infect Dis 67(9):1434–1436. https://doi.org/10.1093/cid/ciy401

Peetermans M, deProst N, Eckmann C, Norrby-Teglund A, Skrede S (2020) Necrotizing skin and soft- tissue infections in the intensive care unit. Clin Microbiol Infect 26:8–17. https://doi.org/10.1016/j.cmi.2019.06.031

Sandner A, Börgermann J (2011) Update on necrotizing mediastinitis: causes, approaches to management and outcomes. Curr Infect Dis Rep 13(3):278–286. https://doi.org/10.1007/s11908-011-0174z

Sarna T, Sengupta T, Miloro M, Kolokythas A (2012) Cervical necrotizing fasciitis with descending mediastinitis: literature review and case report. J Oral Maxillofac Surg 70(6):1342–1350. https://doi.org/10.1016/j.joms.2011.05.007

Sartelli M, Guirao X, Hardcastle TC et al (2018) 2018 WSES/SIS-E consensus conference: recommendations for the management of skin and soft-tissue infections. World J Emerg Surg 13:58. https://doi.org/10.1186/s13017-018-0219-9

Schrö A, Gerin A, Firth GB, Hoffmann KS, Grieve A, von Sochaczewski CO (2019) A systematic review of necrotizing fasciitis in children from its first description in 1930 to 2018. BMC Infect Dis 19:317–330. https://doi.org/10.1186/s12879-019-3941-1

Stevens DL, Bisno AL, Chambers HF et al (2014) Practice guidelines for the diagnosis and management of skin and soft tissue infections: 2014 update by the Infectious diseases society of America. Clin Infect Dis 59(2):147–159. https://doi.org/10.1093/cid/ciu296

Sundenkötter C, Becker K, Eckmann C, Graninger W, Kujath P, Schöfer H (2019) S2k-Leitlinie Haut- und Weichgewebsinfektionen – Auszug aus „Kalkulierte parenterale Initialtherapie bakterieller Erkrankungen bei Erwachsenen – Update 2018". J Dtsch Dermatol Ges 17(3):345–371. https://doi.org/10.1111/ddg.13790_g

# Teil XIII
# Trauma

# Polytrauma

Mark Lehnert und Ingo Marzi

## Inhalt

| 1 | Pathophysiologie der posttraumatischen Inflammation | 1284 |
|---|---|---|
| 1.1 | DAMPS; PAMPS, Toll like Rezeptoren und Zytokine | 1284 |
| 1.2 | Leukozyten, reaktive Sauerstoff- und Stickstoffspezies | 1285 |
| 1.3 | Wertigkeit klinisch messbarer Entzündungsmarker | 1286 |
| 2 | Behandlung des posttraumatischen Organversagens | 1286 |
| 2.1 | Inzidenz | 1286 |
| 2.2 | Intensivtherapie nach Polytrauma | 1286 |
| 2.3 | Infusions-, Transfusions- und kardiozirkulatorische Therapie | 1287 |
| 3 | Operative Therapie | 1290 |
| 3.1 | Allgemeine Aspekte | 1290 |
| 3.2 | Behandlungsphasen | 1293 |
| 3.3 | Übersehene Verletzungen, Patientenübergabe und Folgeoperationen | 1300 |
| 3.4 | Immun- und metabolismusmodulierende Therapiemaßnahmen | 1300 |
| 4 | Fazit | 1301 |
| | Literatur | 1302 |

## Definition

*Polytrauma*

Der Begriff Polytrauma kennzeichnet die Verletzung mehrerer Körperregionen oder Organsysteme, wobei im Idealfall eine komplette Wiederherstellung möglich ist, Einzelverletzungen überlebbar sind, die Kombination oder die Schwere der Einzelverletzungen jedoch tödlich enden kann.

---

In diesem Beitrag wird die männliche Form verwendet, um den Text kürzer und besser lesbar zu machen. Selbstverständlich sind damit Personen jeden Geschlechts gemeint

M. Lehnert (✉)
Klinik für Unfallchirurgie und Orthopädie, Klinikum Hanau, Hanau, Deutschland
E-Mail: mark_lehnert@klinikum-hanau.de

I. Marzi
Klinik für Unfall-, Hand- und Wiederherstellungschirurgie, Universitätsklinikum Frankfurt, Frankfurt am Main, Deutschland
E-Mail: marzi@trauma.uni-frankfurt.de

Zudem wurde 2014 in einem Konsensus Prozess eine Polytraumadefinition formuliert, welche neben der anatomische Verletzungsschwere auch traumaassoziierte Veränderung physiologischer Parameter beinhaltet. („Berlin Definition des Polytraumas"). Patienten, welche die folgenden Kriterien erfüllen, weisen im Schnitt eine 30 prozentige Mortalität auf:

BERLIN Definition des Polytraumas (Pape et al. 2014):

Zwei Verletzungen welche einen Wert $\geq 3$ in zwei der nach verschiedenen anatomischen Regionen aufgebauten Abbreviated Injury Scale (AIS) zuzüglich eines weiteren physiologisch ausgerichteten Parameters:

Hypotension (RRsys $\leq$ 90 mm Hg),
Bewußtseinsstörung (GCS-Wert $\leq$ 8),
Azidose (Basen defizit $\leq$ 6,0),
Gerinnungsstörung (PTT $\geq$ 40 seconds or INR $\geq$ 1,4), und
Alter $\geq$ 70 Jahre.

Im 1993 etablierten Traumaregister der Deutschen Gesellschaft für Unfallchirurgie (Jahresbericht TraumaRegister der

DGU) wurden allein 2019 36.699 Patienten erfasst, von diesen waren 53 % mit einem Injury Severity Score (ISS) ≥ 16 schwer verletzt, 14 % erfüllten die Kriterien der neuen „Berlin Definition" des Polytraumas (s. o.). Es fand sich ein vorwiegend stumpfer Unfallmechanismus (95 %) mit einem mittleren Verletzungsschweregrad ausgedrückt als ISS von 18,2 Punkten. 35 % der Patienten waren primär bewußtlos.

Das Verletzungsmuster umfasste folgende schwere Verletzungen [Abbreviated Injury Scale (AIS) ≥ 3, Zeitraum 2017–2019]:

- Kopf-Hals-Bereich 45,9 %,
- Thoraxtrauma 44,5 %,
- Abdominaltrauma 12,1 %,
- Extremitätenverletzungen 28,2 %.

Im Beobachtungszeitraum des Traumaregisters der letzten 10 Jahre wurden 3 % der Patienten am Unfallort reanimiert, 20,5 % der Patienten entwickelten ein Multiorganversagen, und 11,4 % der Patienten starben im klinischen Verlauf. Insgesamt 25.1178 (87 %) aller verunfallten Patienten erhielten eine Intensivtherapie. Die mittlere Intubationsdauer betrug 7,5 und die Intensivbehandlungsdauer 6,6 (± 10,4) Tage. Die stationäre Behandlungsdauer betrug im Mittel 15,4 (± 17,7) Tage Jahresbericht Traumaregister der DGU (2020).

Die Behandlung des polytraumatisierten Patienten umfasst nicht nur die Wiederherstellung verletzter Organstrukturen; sie muss vielmehr auch die zum Organversagen führenden Pathomechanismen sowie bestehende Begleiterkrankungen berücksichtigen (Pape et al. 2019).

Die schnelle Erfassung der Gesamtverletzungsschwere („Ganzkörper Trauma CT"), differenzierte operative Strategien insbesondere für proximale Frakturen, abdominelle und thorakale Verletzungen, differenzierte Massivtransfusionsprotokolle, Behandlung der Koagulopathie und definierte Zielpunkte für die Volumenersatztherapie stellen wesentliche Faktoren dar, die in der letzten Dekade das klinische Outcome polytraumatisierter Patienten messbar verbesserten. Während eine differenzierte Infusions- und Intensivtherapie immer seltener zu einem frühen therapieresistenten Organversagen, z. B. der Niere oder Lunge führt, rücken das komplexe sequenzielle Versagen mehrerer Organsysteme (Multiorganversagen; MOV) sowie die Sepsis in den Vordergrund. Abgesehen von den individuellen und sozialen Folgen eines überlebten Multiorganversagens ist die Prophylaxe und Therapie eines MOV mit einem erheblichen apparativen, personellen und finanziellen Aufwand verbunden.

Es bleibt damit in jeder Hinsicht klare therapeutische Zielsetzung nach der Sicherung der Aktuphase sekundäre Organkomplikationen nach Polytrauma auf ein Mindestmaß zu reduzieren. Durch ein Trauma mit Todesfolge kommt es z. B. in den USA zu einem mittleren Verlust von 35 Lebensjahren, dieser beträgt durch Herz-Kreislauf-Erkrankungen 12–13 Lebensjahre und durch bösartige Neubildungen ca. 16 Jahre. Diese Zahlen heben die enorme soziöokonomische Bedeutung des Traumas hervor (Centers for Disease Control and Prevention 2000).

# 1 Pathophysiologie der posttraumatischen Inflammation

Direkt vom Trauma abhängig („first hit") entwickelt sich eine systemische Entzündungsreaktion (SIRS), die als physiologische körpereigene Abwehrleistung („host defence response") angesehen werden kann. Die schwere äußere Gewalt führt zu ausgedehnter Gewebezerstörung verschiedener Körperregionen und umfasst 5 grundlegende Komponenten:

- Weichteiltrauma,
- Organtrauma,
- Frakturen,
- Ischämie/Reperfusion und Hypoxie,
- Infektion.

Die durch den „first hit" aktivierte Kaskade der körpereigenen Abwehrreaktion („host defence response") wird im weiteren Verlauf gemeinsam mit der durch Schmerz und Stress ausgelösten neuroendokrinen Reaktion durch verschiedene sekundäre Faktoren weiter stimuliert („second hit"). Zu diesen zählen exogene Belastungen, wie z. B. ausgedehnte chirurgische Interventionen, fortdauernder Transfusionsbedarf, Infekte und endogene Belastungen, wie z. B. Hypoxie, metabolische Azidose, Ischämie-Reperfusions-Syndrome durch rezidivierende Blutdruckabfälle oder vorhandene Gewebsnekrosen nach ungenügendem chirurgischem Débridement sowie Infekte (Keel und Trentz 2005; Moore et al. 2020).

## 1.1 DAMPS; PAMPS, Toll like Rezeptoren und Zytokine

Der immense, durch das Trauma ausgelöste Zellschaden führt über Freisetzung von DAMPs (damage associated molecular patterns), zu denen beispielsweise Heat Shock Proteine oder das High Mobility Group Box Protein 1 zählen, zu einer massiven proinflammatorischen Reaktion. Diese DAMPs binden transmembranöse Proteine (die Toll Like Rezeptoren) und aktivieren so Transkriptionsfaktoren (z. B. NfKappaB) was wiederum zur Produktion von proinflammatorischen Zytokinen führt. Dieser Mechanismus ist analog zur Pathophysiologie der Sepsis aufzufassen, wenn auch die bakterielle Komponente fehlt und die Dimension unterschiedliche sein kann. Hier befeuern von Bakterien freigesetzte PAMPs (pathogen associated molecular patterns) über TLR 4 Rezeptoren die proinflammatorische Immunantwort.

Neuere Konzepte betonen die zeitnahe Aktivierung sowohl der pro- als auch antiinflammatorischen Reaktion des Körpers, die sich in der Produktion von pro- (z. B. TNF-α, GM-CSF, INF-γ, Il-1, Il-6, Il-8, Il-17 etc) und antiinflammatorischen (z. B. Il-4, I-10, Il-13) Zytokinen äußert. So wird zum Beispiel die von regulatorischen T Zellen vermittelte posttraumatische Immunsuppression von Il-10 ausgelöst (Sturm et al. 2020).

Untersuchungen leukozytärer Genomaktivierung nach Trauma zeigen eine simultane Induktion sowohl pro- als auch antiinflammatorischer Gene innerhalb weniger Minuten nach Trauma (http://www.gluegrant.org, Gruen et al. 2012; Gentile et al. (2012)). So hängt beispielsweise auch die Aktivierung und Hemmung der monozytären IL-1β-Produktion klar mit der Verletzungsschwere zusammen (Wutzler et al. 2009).

## 1.2 Leukozyten, reaktive Sauerstoff- und Stickstoffspezies

Nach Trauma, Gewebeschäden oder Ischämie-Reperfusionsereignissen verlassen polymorphkernige Leukozyten die Zirkulation und wandern über exprimierte Adhäsionsrezeptoren (u. a. CD 18, L-Selectin, ICAM-1) in die Gewebe der Endstrombahn der jeweiligen Organe ein. Hier sind sie über Degranulation, Freisetzung von reaktiven Stickstoff- (Nitric oxide, NO, Peroxynitrit) und reaktiven Sauerstoffspezies (z. B. Superoxidradikal, $O_2^-$) direkt zytotoxisch. Reaktive Zwischenprodukte des Sauerstoffes führen über Lipidperoxidation zu Membranschäden und zu weiteren proinflammatorischen Reaktionen sowie Zytokinfreisetzung.

Patienten, die ein MOF nach Trauma entwickelten, unterschieden sich u. a. durch eine starke Leukopenie 6–12 h nach Trauma von Patienten welche kein MOF entwickelten. Dies weist auf eine mögliche Assoziation eines MOFs mit einer starken Transmigration der Leukozyten in die Gewebe hin.

In Abhängigkeit von der Verletzungsschwere und vom posttraumatischen Verlauf wird neben der systemischen Inflammation (SIRS) parallel ein kompensatorisches antiinflammatorisches Syndrom („compensatory antiinflammatory response syndrome"; CARS) ausgelöst, das neben der als günstig anzusehenden Begrenzung der Entzündungsreaktion auch in eine posttraumatische Immunsuppression bis hin zur Immunparalyse mit verminderter Resistenz gegen Infekte oder z. B. Wundheilungsstörungen münden kann – neuere Literatur sieht hier die Bezeichnung „SARS" (systemic antiinflammatory response syndrome) als zutreffender an (Sauaia et al. 2017).

Bis zu einer gewissen Schwelle gelingt es dem Organismus, den entstandenen Schaden durch eigene Reparaturmechanismen (Wund- und Frakturheilung, Blutungsstillung) zu begrenzen und im günstigen Fall zur lokalen Heilung zu gelangen. Abhängig von individuellen Faktoren und der Traumaschwere werden jedoch durch die systemische Einschwemmung lokal freigesetzter Entzündungsmediatoren auch verletzungsferne Organe in einen generalisierten Entzündungsprozess („whole body inflammation") einbezogen. In diesem Fall kann der immunologische Abwehrprozess außer Kontrolle geraten, und die hochaktiven Abwehrkaskaden (Phagozyten, Monozyten, Komplement u. a.) schädigen Endothelien und Parenchymzellen (Abb. 1). Sie können durch den Verbrauch aber auch dekompensieren.

Werden die körpereigenen Schutzmechanismen (z. B. Antioxidanzien, Proteaseninhibitoren) übermäßig beansprucht oder therapeutisch nicht ausreichend unterstützt, entsteht ein Zellschaden, und der Organismus entwickelt leicht eine Organdysfunktion. Der Übergang der physiologischen „host defense response" mit SIRS und reversiblen Organdysfunktionen in ein prolongiertes Multiorgandysfunktionssyndrom (MODS) und evtl. irreversibles Multiorganversagen (MOV)

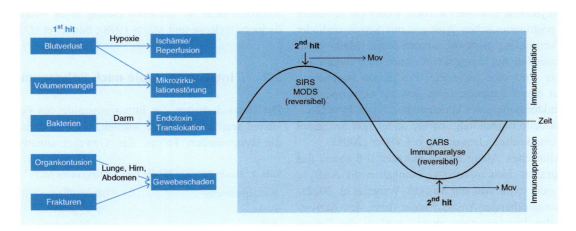

**Abb. 1** Komponenten der posttraumatischen Entzündungsreaktion; es ist von einer parallelen Aktivierung von SIRS und CARS (SARS) auszugehen

wird als „host defence failure disease" beschrieben. Es kann bereits früh (Tag 1–5) manifest werden und ist zu unterscheiden vom sekundär auftretenden MODS oder MOV, bei dem die Kompensationsmechanismen des SIRS durch weitere Insulte („second hits") überlastet werden oder es im Rahmen der Immunsuppression (SARS) zu einem Infekt kommt.

> Die gestörte Balance zwischen immunstimulierenden und antiinflammatorischen Mechanismen ist wesentliche Ursache der posttraumatischen Zelldysfunktion und damit Wegbereiter des Organversagens.

### 1.3 Wertigkeit klinisch messbarer Entzündungsmarker

Neben den routinemäßig etablierten CRP-Messungen setzt sich die Bestimmung neuerer Parameter der posttraumatischen Entzündungsreaktion zur Quantifizierung des immunologischen Status und zur weiteren Therapieplanung (elektive operative Eingriffe) des Patienten immer mehr durch. Der Serum-Il-6-Wert ist hierbei mit der Traumaschwere assoziiert und kann außerdem die Entwicklung posttraumatischer Komplikationen (MODS, ARDS, Tod) vorhersagen. Weiterhin führte die frühe posttraumatische Versorgung von Verletzungen des Oberschenkels, des Beckens oder der Wirbelsäule bei einem Il-6-Schwellenwert von > 500 pg/µl zu einer erhöhten MODS-Inzidenz. Auf Seiten der antiinflammatorischen Mediatoren korreliert Il-10 mit der Entwicklung posttraumatischer Komplikationen (Sepsis, ARDS). Hierbei kommt der immunsuppressive Effekt des Il-10 zum Tragen (Pape et al. 2001).

Weiterhin besitzen der TNF-Rezeptor 1 wie auch der Il-1-Rezeptorantagonist einen Vorhersagewert für das Auftreten posttraumatischer Komplikationen (Hildebrand et al. 2005). Procalcitonin (PCT) kann ebenfalls mit dem klinischen Verlauf nach Polytrauma assoziiert werden, wobei ein fehlender Abfall des posttraumatischen Anstiegs mit Sepsis und/oder MODS in Verbindung gebracht werden kann (Maier et al. 2009). Insbesondere bei Lungenkontusionen oder abdominellen Traumata wird eine hohe PCT-Produktion beobachtet, daher besitzt dieser Parameter eine gewisse Organspezifität bei der Charakterisierung der Verletzungsschwere. Eine Übersicht über aktuelle Entzündungsmarker findet sich bei Stahel (2007) und eine kritische Bewertung bei Visser (2008).

In den klinischen Alltag haben sich das Il-6 sowie das PCT durchgesetzt. Neuere Ansätze beinhalten die Analyse freier DNA oder extrazellulärer Vesikel (Weber et al. 2022).

Ein vielversprechender Ansatz besteht darin, den Aktivierungsstatus des Immunsystems durch Analyse der Rezeptorexpression (CD 16 und CD 62L) der Granulozyten zu charakterisieren. Notwendige, anspruchsvolle Labortechnik (Durchflusszytometrie (FACS) verhindern bisher einen breiten diagnostischen Einsatz (Spijkerman et al. 2020), es konnten aber klare Korrelationen zwischen den Expressionsprofilen der Granulozyten in Abhängigkeit vom Verletzungsschweregrad beschrieben werden.

Der wichtige Aspekt der topografischen Zuordnung eines Markers wird auch in der Bestimmung von Proteinen aus der Gruppe der „fatty acid binding proteins" (FABP) berücksichtigt, die z. B. als spezifisch für die Freisetzung aus der Leber bzw. aus dem Dünndarm bestimmt werden (Relja et al. 2010). Ein weiterer Marker ist das CC16 (Clara-Cell-Protein 16), das sich als Marker für eine Lungenschädigung, aber auch eine Lungenkomplikation nach Trauma zu etablieren scheint (Wutzler et al. 2011). Ihre Wertigkeit für die klinische Einschätzung von Polytraumapatienten ist Gegenstand aktueller klinischer Studien.

## 2 Behandlung des posttraumatischen Organversagens

### 2.1 Inzidenz

Laut TraumaRegister der DGU entwickelten 20,5 % der erfassten polytraumatisieren Patienten ein Multiorganversagen; die durchschnittliche Intubations- und Beatmungsdauer lag bei 7,5 Tagen, und 2,3 % der Patienten wurden dialysiert. Die Mortalität lag bei den Patienten mit einem Multiorganversagen bei 61,5 %, verglichen mit 11,4 % bei den Patienten ohne Organversagen (Tisherman et al. 2004). Die 30 Tage Mortalität der im TraumaRegister der DGU erfassten Patienten lag in den 10 Jahren von 2009–2019 bei 11 % (29551) wobei 4,5 % (12240) der Schwerverletzten bereits innerhalb der ersten 24 h nach der Aufnahme in der Klinik verstarben. Die Mortalität eines etablierten MOV nach schwerem Trauma verringerte sich im Kollektiv der Patienten des Traumaregisters in einem 10 Jahreszeitraum von 2002 bis 2011 von 42.6 % auf 33.3 % (Fröhlich et al. 2014) Neben dem (männlichen) Geschlecht und Adipositas sind weitere Risikofaktoren für die Entwicklung eines MOV in Tab. 1 dargestellt (Rose und Marzi 1998); Sauaia et al. 2017.

### 2.2 Intensivtherapie nach Polytrauma

Die Besonderheiten der Intensivtherapie des Polytraumatisierten werden durch die lokalen, insbesondere aber durch die systemischen Folgen der Gewebetraumatisierung mit

**Tab. 1** Risikofaktoren für die Entwicklung eines MOV

| Risikoparameter | Schwellenwert |
|---|---|
| Alter | > 55 Jahre |
| ISS | > 24 Punkte |
| Laktat | > 2,5 mmol/l |
| Basenüberschuss (BE) | > 8 mmol/l |
| Transfusionsbedarf | > 5 Konserven innerhalb 12 h |

schwerem SIRS, hämodynamischer Instabilität und schließlich MODS geprägt. Entscheidend ist das auf die pathophysiologischen Besonderheiten des Polytraumatisierten und auf die jeweilige Stufe der operativen Versorgung abgestimmte intensivmedizinische Vorgehen.

Zudem ist von der DIVI (Deutsche Interdisziplinäre Vereinigung für Intensiv- und Notfallmedizin e. V.) bei der AWMF eine Leitline unter der Registernummer 040–014 zur „Intensivmedizin nach Polytrauma" angemeldet, die Fertigstellung ist für den 31.07.2022 geplant.

## 2.3 Infusions-, Transfusions- und kardiozirkulatorische Therapie

Jeder polytraumatisierte Patient ist vom Volumenmangel bedroht, der zur Herz-Kreislauf-Insuffizienz und schließlich zum hypovolämischen Schock bzw. – zusammen mit der Gewebetraumatisierung – zum traumatisch-hämorrhagischen Schock führen kann (Einzelheiten ▶ Kap. 93, „Hämorrhagischer Schock"). Der Volumenmangel mit nachfolgender Minderperfusion der Organe entsteht durch traumainduzierte Blutungen, weiterhin durch Vasodilatation und das Kapillarlecksyndrom im Rahmen des schweren posttraumatischen SIRS. Das wesentliche Ziel besteht im Ausgleich des Volumenmangels, der Verbesserung der Gewebeperfusion und der Verhinderung des Ischämie-Reperfusions-Schadens.

▶ **Cave** Voraussetzung für eine intensivmedizinische Volumentherapie beim polytraumatisierten Patienten ist jedoch die schnellstmögliche chirurgische Versorgung großer bzw. sich nicht selbst tamponierender Blutungsquellen, da eine aggressive Infusionstherapie mit O₂-Träger-freien Lösungen bei unstillbarer Blutung das Ausbluten des Patienten fördern und damit die Prognose verschlechtern kann.

Ein wesentlichen Prinzip in der Volumen- und Blutbestandteiltherapie stellt die **permissive Hypotonie** sowie der Volumenausgleich im Sinne der **Damage control resuscitation** mit einer zurückhaltenden Volumentherapie zur Vermeidung einer Verdünnungskoagulopathie. Zudem stehen standardisierte Massivtransfusionsprotokolle zur Verfügung die eine 1:1:1 Ratio von Plasma, Erythrozytenkonzentraten und Thrombozyten favorisieren (Pfeifer und Pape 2020).

### 2.3.1 Infusionstherapie

Bis heute ist der Streit, ob kristalloide gegenüber kolloidalen Volumenersatzlösungen zu bevorzugen seien auch für den Volumenersatz beim Schwerverletzten nicht entschieden (▶ Kap. 36, „Volumentherapie"). Eine Cochrane Analyse von 2013 (Perel) fand keine Unterschiede im Outcome für eine der beiden Volumenersatzlösungen. Einerseits gibt es Hinweise, dass die ausschließliche Verwendung kristalloider Lösungen sich ungünstig auf die Mikro- und Makrozirkulation auswirkt, Leukozyten aktiviert und möglicherweise mit einer höheren Inzidenz an Organversagen (Lungenversagen, abdominelles Kompartmentsyndrom) einhergeht. Andererseits gibt es mittlerweile Studien und Metaanalysen, die entweder für die gesamte intensivmedizinische Population oder aber für operative und traumatisierte Patienten eine schlechtere Prognose bei Verwendung kolloidaler Lösungen aufzeigen oder keine günstigen Einflüsse nachweisen konnten.

Die S3 Leitlinie Polytrauma empfiehlt isotone kristalloide Lösungen für blutende, hypotensive Traumapatienten sowie balancierte kristalloide sowie isotone Vollelektrolytlösungen für die Intensivstation. (Maegele et al. 2017, siehe auch S3 Leitlinie „Polytrauma" der Deutschen Gesellschaft für Unfallchirurgie).

Wenngleich eine Volumenübertherapie u. a. die systemische Inflammation, ein Ausschwemmen bestehender Blutkoagel mit erneuter Blutung und die Entwicklung weiterer Komplikationen begünstigen, bleiben auch bei einer restriktiven Infusionstherapie Unklarheiten bezüglich einer eventuellen hypoxischen Minderperfusion von Geweben (Minei et al. 2012; Gruen et al. 2012; Cotton et al. 2011). In der klinischen Praxis hat sich der Einsatz kristalliner Lösungen kombiniert mit kolloidalen Lösungen etabliert, wobei bei Letzteren das Nebenwirkungsprofil, insbesondere allergische Reaktionen, und bei Hydroxyethylstärken auch die Dosisbegrenzungen und eine mögliche Nephrotoxizität zu beachten sind.

### 2.3.2 Transfusionstherapie

Beim polytraumatisierten Patienten wird – anders alsa bei elektiven Operationen – meist ein Hämoglobinwert von 9–10 g/dl angestrebt, da ja eine anhaltende Blutungssituation anzunehmen ist (siehe auch S3 Leitlinie „Polytrauma" der Deutschen Gesellschaft für Unfallchirurgie). Allerdings ist ungeklärt, in welchen Situationen von diesen Zielwerten nach oben oder unten abgewichen werden kann oder soll. Bei hämodynamisch stabilen Patienten mit isolierter, nicht blutender Organverletzung scheinen niedrigere Hb-Werte vertretbar zu sein, nicht jedoch bei Polytraumatisierten, denn die Dynamik des Blutungsverlaufs ist bei multiplen Blutungsquellen und einer durch das Trauma und die Blutverluste induzierten Gerinnungsstörung nur schwer abschätzbar. Wird bei diesen Patienten lediglich bis zur empfohlenen Untergrenze des Hb-Werts transfundiert, kann sich rasch ein hämorrhagischer Schock entwickeln, die Gerinnung vollständig dekompensieren un der Patient nicht mehr zu stabilisieren sein. Auch bei konservativer Therapie von blutungsgefährdeten Organverletzung, wie Leber, Milz oder Nierenverletzungen, sollten eher höhere Hämoglobinwerte bei gleichzeitiger Optimierung der Gerinnung angestrebt werden.

Zudem stehen häufig Folgeoperationen in der Sekundär- und Tertiärphase an, die ebenfalls mit Hb-relevantem

Blutverlust einhergehen, was auch bei der Transfusion beachtet werden muss. Es bleibt allerdings zu berücksichtigen, dass Bluttransfusionen auch als ein unabhängiger Risikofaktor für die Entwicklung eines Multiorganversagens darstellen können und außerdem immunsuppressive Effekte aufweisen.

### 2.3.3 Messparameter zur Volumen- und Infusionstherapie

Es gibt keinen einfachen Parameter zur Beurteilung des intravasalen Volumenstatus. Meist werden folgende Variablen, allein oder in Kombination mit Laborparametern zur Diagnose eines Volumenmangels oder zur Effizienzkontrolle einer Volumentherapie herangezogen:

- systemischer Blutdruck,
- Herzfrequenz,
- Schlagvolumenvarianz,
- Urinausscheidung,
- Herzzeitvolumen, extravaskuläres Lungenwasser, gesamtenddiastolischer Volumenindex

Laborparameter umfassen das Laktat, die zentralvenöse Sauerstoffdifferenz sowie den Hämatokritwert (Maegele et al. 2017).

### 2.3.4 Zielgrößen der Volumen- und Infusionstherapie

Eine anhaltende, verborgene Mangeldurchblutung von Geweben ist von großer Bedeutung für die Prognose polytraumatisierter Patienten. Daher sind nicht nur die oben genannten physiologischen Variablen wichtige Endpunkte der Volumentherapie, sondern auch das Laktat als Produkt des anaeroben Stoffwechsels in den hypoxischen Geweben. Ein erhöhter Serumlaktatspiegel und/oder ein zunehmendes arterielles Basendefizit sind Zeichen der ungenügenden Volumentherapie bzw. der anhaltenden Blutverluste (▶ Kap. 93, „Hämorrhagischer Schock").

> Physiologische Marker der Volumentherapie wie z. B. systolischer Blutdruck und Urinproduktion sind nur dann verlässliche Zielgrößen der Volumentherapie, wenn auch die biochemischen Marker wie Serumlaktat und Basendefizit ausgeglichen sind.

Je mehr Zeit vergeht, um das Serumlaktat zu normalisieren, desto höher ist die Letalität: Gelingt die Normalisierung innerhalb von 24 h, beträgt die Letalität weniger als 1 %; vergehen hingegen mehr als 48 h, steigt die Letalität auf über 85 % an (Tisherman et al. 2004; Deitch und Dayal 2006).

### 2.3.5 Gerinnungstherapie

Die allgemeinen Grundzüge der Gerinnungstherapie sind im ▶ Kap. 38, „Hämostase" dargestellt. Die Besonderheiten der Gerinnungsstörung beim polytraumatisierten Patienten ergeben sich aus der Kombination von Verlust- und Verdünnungskoagulopathie, häufig verbunden mit Hypothermie und Azidose, aus der sich die „letale Triade" von Hypothermie, Azidose und Koagulopathie ergibt (Jansen et al. 2009).

Durch Weichteilverletzungen werden außerdem große Mengen des subendothelialen „tissue factor" freigesetzt, die zusätzlich zum Verbrauch von Gerinnungsfaktoren führen. Wichtig ist eine rasche chirurgische Blutstillung, um dann früh und vorausschauend Gerinnungsfaktoren und Thrombozyten quantitativ ausreichend zu substituieren. Hierbei spielen zunehmend Analysemethoden (bettseitig und im OP, point of care) eine Rolle, die eine gezielte Faktorentherapie ermöglichen (ROTEM), wie z. B. die gezielte Substitution von Fibrinogen oder auch die rasche Behandlung einer Hyperfibrinolyse. Zunehmend verunfallen Patienten welche mit Direkten Oralen Antikoagulanzien (DOAK) therapiert werden, wobei mittlerweile sind Antidote für die meisten dieser gerinnungshemmenden Medikamente erhältlich sind. Ebenfalls Eingang in Massivtransfusionprotokolle haben in den letzten Jahren die Gabe von Fibrinogen und Transexamsäure gefunden, die heute als Standard bereits in der präklinischen Primärtherapie ist. Einzelheiten zur Optimierung der Blutgerinnung sind im ▶ Kap. 38, „Hämostase" dargestellt, Übersichten finden sich zudem bei (Nienaber et al. 2011; Maegele et al. 2011; Lier et al. 2011; Oberladstätter et al. 2021; Radomski et al. 2016).

### 2.3.6 Lunge

Das Thoraxtrauma wird umfassend im Kap. Intensivtherapie bei Thoraxtrauma abgehandelt. Zu beachten bleibt, dass im Rahmen eines Schockgeschehens auch die initial nicht verletzte Lunge einem Ischämie-Reperfusions-Geschehen mit nachfolgender Entzündungsreaktion bis hin zum ARDS unterliegt. Aber auch ohne Thoraxtrauma kann die Sauerstoffversorgung des Organismus durch verschiedene Faktoren beeinträchtigt werden, z. B. durch abdominelles Kompartmentsyndrom, neurogenes Lungenödem nach Schädel-Hirn-Trauma, Störungen des Atemantriebs, z. B. bei zervikaler Querschnittslähmung, pulmonale Aspiration oder durch eine Fettembolie im Zusammenhang mit multiplen Extremitätenfrakturen. Bei traumaassoziiertem Lungenversagen kann durch eine kinetische Therapie (intermittierende Bauchlage, Rotationsbett) die Oxygenierung oft signifikant verbessert werden, wenngleich definitive Studien noch ausstehen (Wyen et al. 2013; Wutzler et al. 2017; Beks et al. 2019).

### 2.3.7 Gastrointestinaltrakt/Leber

Anhaltende gastrointestinale Perfusionsstörungen, auch nach erfolgreicher Schocktherapie, sind maßgeblich an Mukosaschäden des Darms beteiligt. Diese Schäden ermöglichen den Übertritt von Darmbakterien in die lymphatische und portale Strombahn (Translokation). Der Nachweis von zirkulierendem Endotoxin ist beim polytraumatisierten Patienten allerdings nur teilweise gelungen. Wesentliches Bindeglied zwischen dem Darm und der systemischen Zirkulation stellt die mesenteriale Lymphe dar, welche über den Ductus Thoracicus im Darm freigesetzte Entzündugsmediatoren noch vor allen anderen Organen in die Lunge spült. Ein aktiviertes, darmassoziiertes lymphatisches Gewebe (GALT) kann zudem eine Vielzahl von Entzündungsmediatoren als Reaktion auf eine Bakterientranslokation sezernieren; entsprechend kann das Darmsystem als bedeutende Quelle einer Phagozytenaktivierung angesehen werden.

Schwere Verletzungen intraabdomineller Organe, insbesondere der Leber und der Milz, bedingen aufgrund des akuten Blutverlusts immer eine hochgradige Bedrohung des Patienten durch Hypoxie und Ischämie, aber auch durch die Belastung des Gerinnungssystems. Verletzungen der Bauchspeicheldrüse können zu einem prognosebestimmenden Faktor werden, wenn eine Berstung oder ischämische Nekrose zum Austritt von Pankreassekret führt.

Eine Steigerung der Katecholamintherapie verursacht über eine Vasokonstriktion der gastrointestinalen Gefäße eine zunehmende Low-flow-Hypoxie des Gastrointestinaltraktes mit weiterer Schädigung der Barrierefunktion der Darmmukosa. Der Einsatz oder die Steigerung einer Katecholamintherapie ist daher immer erst nach erschöpfender Volumentherapie sinnvoll und sollte nur so lange als notwendig durchgeführt werden.

Eine enterale Ernährung induziert über das MukosaAssoziierteLymphatischeGewebe (MALT) eine komplexe Immunstimulation und ist mit einer verringerten Rate an nosokomialen Infekten bei Intensivpatienten assoziiert. Es besteht eine klare Indikation zur enteralen Ernährung der Patienten, parenterale Substution bleibt Ausnahmefällen vorbehalten. Diese klare Favorisierung der frühestmöglichen enteralen Ernährung bedarf weiterer Studien zur Menge, Zusammensetzung und Applikationsmodus in der Traumabehandlung (Dijkink et al. 2020; Radomski et al. 2016)

### 2.3.8 Niere

Die Häufigkeit des akuten Nierenversagens beim Polytraumatisierten ist seit Einführung der frühzeitigen Volumentherapie erheblich zurückgegangen, immer noch werden jedoch Raten von 6 bis 36,8 % beschrieben (Radomski et al. 2016). Ein Nierenversagen kann durch Einsatz extrakorporaler Eliminationsverfahren jedoch weitgehend kompensiert werden.

Ursache des akuten Nierenversagens ist v. a. eine ischämische Mikrozirkulationsstörung, wobei der hohe Energiebedarf der Tubuluszellen für ischämische Schädigungen prädisponiert. Maßgeblich für den Grad renaler Funktionsstörungen ist die Aktivierung des Renin-Angiotensin-Aldosteron-Systems sowie die Konzentration vasokonstringierender Substanzen wie Noradrenalin, Thromboxan $A_2$, Leukotrien C und Endothelin. Ist jedoch ein Nierenversagen eingetreten (Anstieg des Serumkreatinins um 0,5–2 mg/dl/Tag), sollten rechtzeitig extrarenale Eliminationsverfahren eingesetzt werden, da sie der traditionellen intermittierenden Dialyse überlegen sind (Bauer et al. 2001). Einzelheiten ▶ Kap. 73, „Intensivtherapie bei akutem Nierenversagen (ANV), extrakorporale Eliminationsverfahren und Plasmaseparation".

**Crushsyndrom**

Diese Sonderform des akuten Nierenversagens entsteht bei der Zerstörung großer Muskelmassen mit Myoglobinämie und Myoglobinurie. Myoglobin kann, besonders bei saurem Urin-pH, in den Nierentubuli ausfallen und diese verlegen; zusätzlich spielt die Nierenschädigung durch freie Sauerstoffradikale eine große Rolle. Zur Prophylaxe eines Nierenversagens ist in dieser Situation eine forcierte Diurese (Urinausscheidung über 2 ml/kg KG/h) unter Einsatz von Elektrolytinfusionen, Mannit und Furosemid bei gleichzeitiger Alkalisierung des Urins (Urin-pH $\geq$ 7) durch vorsichtige Infusion von Natriumbikarbonat indiziert. Die günstigen Effekte des Mannits beim Crushsyndrom könnten durch seine kombinierte Wirkung als Osmodiuretikum und Antioxidans bedingt sein.

### 2.3.9 Polytrauma und Schädel-Hirn-Trauma

Als nach wie vor limitierende Verletzung der die Klinik erreichenden polytraumatisierten Patienten gilt das schwere Schädel-Hirn-Trauma (SHT). Die Prognose eines SHT hängt neben der primären morphologischen Hirnschädigung maßgeblich von der sekundären ischämisch-entzündungsbedingten Hirnschädigung ab. Einzelheiten ▶ Kap. 80, „Schädel-Hirn-Trauma" und (Rosenfeld et al. 2012).

### 2.3.10 Antiinfektiöse Therapie

Da zahlreiche nicht infektiöse Stimuli nach Polytrauma (Weichteil- und Knochenverletzungen, SHT u. a.) ein der Sepsis ähnliches klinisches Bild bis hin zum Multiorgandysfunktion-syndrom hervorrufen können, ist ein durch Erreger ausgelöstes Krankheitsgeschehen nicht immer leicht zu erkennen. Eine empirische antibiotische Therapie sollte bei Verdacht auf schwere Sepsis oder septischen Schock so schnell wie möglich initiiert und dann bei diagnostischer Sicherung des Fokus und Nachweis des Erregers entsprechend angepasst werden. Einen guten Parameter das abakterielle SIRS von einer Sepsis zu differenzieren stellt das Procalcitonin dar (Paudel, 2020).

Neben einer Pneumonie ist bei Polytraumapatienten insbesondere auf das Vorliegen von Weichteil- und Wundinfekten zu achten, da avitale Gewebeanteile von einer bakterielle Besiedelung besonders betroffen sind. Daher ist eine regelmäßige sorgfältige Untersuchung des Patienten unabdingbar, bei unklaren septischen Zeichen insbesondere die wiederholte klinische und bildmorphologische Einschätzung des Abdomens und des restlichen Körperstammes sowie des Schädels („Pan-CT"). Einzelheiten ▶ Kap. 76, „Sepsis".

## 3 Operative Therapie

### 3.1 Allgemeine Aspekte

Hämorrhagischer Schock, Schädel-Hirn-Trauma und Multiorganversagen (MOV) stehen als Haupttodesursachen polytraumatisierter Patienten im Mittelpunkt therapeutischer Interventionen. Transfusionsprotokolle mit definierten Zielen (bei point of care Gerinnungsdiagnostik), permissive Hypotension („damage control resuscitation") und differenzierte Strategien zur operativen Vorgehensweise mehrfachverletzter Patienten stellen wesentlichen Bausteine der Versorgung polytraumatisierter Patienten dar. Das Timing von Operationen ist als Risikofaktor für Komplikationen erkannt worden: so sind zu ehrgeizige und belastende Operationen für kritische Patienten zur falschen Zeit mit einer klaren Prognoseverschlechterung verbunden, andererseits ist schon lange bekannt, dass eine vermeidbare Verzögerung bei der Stabilisierung von Frakturen in stabileren Patienten nachteilhaft sind mit einer erhöhten Rate an pulmonalen Komplikationen (Pape et al. 2007).

Die Primärdiagnostik einer abdominellen Blutung (▶ Kap. 83, „Intensivtherapie bei Abdominalverletzungen") kann vielfach bei gegebenen technischen Voraussetzungen bereits präklinisch mit Ultraschall erfolgen („prehospital focused abdominal sonography for trauma"; p-FAST; (Walcher et al. 2006) oder e-FAST im Schockraum). Einen Überblick über die präklinische Schockraumversorgung und die erste operative Phase gibt auch die S3-Leitlinie „Polytrauma/Schwerverletzten-Behandlung" (AWMF-Register-Nr. 012/019 der DGU (2020) sowie praxisnahe bei Marzi und Rose (2012).

Insgesamt haben die o. a. Weiterentwicklungen mit dazu beigetragen die Sterblichkeit polytraumatisierter Patienten zu senken. Im folgenden werden die Prinzipien der operativen Vorgehensweise differenziert dargestellt.

### 3.1.1 Frühstabilisierung – Weiterentwicklung des Konzeptes der Damage Control vs. Early Total Care hin zu PRISM und MuST.

Im Vergleich zu einem abwartenden Verhalten mit initialer Gips- und Extensionsbehandlung der Frakturen langer Röhrenknochen oder mit einer sofortigen Rundumversorgung sämtlicher Frakturen im Sinne der „early total care" hat sich das Stufenkonzept zur operativen Versorgung des Polytraumatisierten mit seinem zentralen Element der Primärversorgung am Unfalltag („day 1 surgery") unter Miteinbeziehung lebensrettender Sofortoperationen als günstiger erwiesen.

Nach der Schockraumphase muß entschieden werden, anhand welcher operativen Versorgungsstrategie der Patient therapiert wird. In der Vergangenheit wurde zwischen einer „Rundumversorgung" aller Verletzungen („**early total care**") und der **Damage Control Chirurgie** unterschieden, bei der nur absolut dringend notwendige Eingriffe durchgeführt wurden, ein Teil der so versorgten Verletzungen wurden dann später endgültig weiter operiert (gestuftes Versorgungskonzept).

Dieser dichotome Ansatz konnte in den letzten Jahren deutlich erweitert werden. Eine weitaus differenziertere Betrachtungsweise, welche neben der anatomischen Verletzungsschwere auch physiologische Parameter als Reaktion auf das Trauma berücksichtigen führten zur Entwicklung einer mehr dynamischen Betrachtungsweise und zur Definition der **Safe Definitive Surgery (SDS)** bzw. des **Prompt Individualized Safe Management (P.R.I.S.M.)**. Diese Konzept berücksichtigt die hoch variable Reaktion verschiedener Patienten auf eine vergleichbare Verletzungsschwere sowie die lokalen Gegebenheiten der versorgenden Einrichtung und berücksichtigt u. a. das Alter, Geschlecht und Vorerkrankungen (Giannoudis et al. 2017).

Ein weiteres Konzept welches ebenfalls eine gestufte Versorgung von Verletzungen in mehreren operativen Schritten beschriebt ist das der **musculoskeletal temporary surgery (MuST Surgery)**. Hier resultiert die Indikation zur Wiederherstellung von muskuloskeletalen Verletzungen in mehreren Operationen in Bezug auf die Schwere der Extremitätenverletzung, mit Berücksichtigung der Frakturen, der Weichteile und der neuro-vaskulären Verletzungen bis hin zu Amputationsverletzungen. Dieses Konzept setzt auf DCS oder SDS auf und berücksichtigt auch lokale Gegebenheiten der isoliert zu betrachtenden Verletzung (Pfeifer und Pape 2020).

#### Damage Control Surgery

Das **Damage-Control-Konzept** weicht dabei klar von der etablierten Standardversorgung isolierter Verletzungen ab. Zirka 13 % der polytraumatisierten Patienten qualifizieren sich für diesen Ansatz. Patienten, die nur unter kontinuierlicher, intensiver Therapie zu stabilisieren sind, oder Patienten mit einer hohen Gesamtverletzungsschwere, mit einem schweren SHT oder schwerem Thoraxtrauma (jeweils AIS $\geq$ 3), instabilem Becken, Koagulopathie, Hypothermie oder einer antizipierten OP-Zeit von > 6 h sollten nach dem Damage-Control-Konzept behandelt werden (Pape et al. 2009; Marzi und Mutschler 1996; Asensio et al. 2001).

Die Traumaschwere sowie die individuellen biologischen Gegebenheiten sind vorgegeben, allerdings muss die operative Versorgung die zusätzliche Gesamtbelastung im Sinne des „second hit" möglichst gering halten, aber eine suffiziente „Schadensbegrenzung" anstreben. Am Beispiel einer penetrierenden Abdominalverletzung mit Hämorrhagie wurde das Konzept entwickelt, und in der Übersicht wird das etappenweise Vorgehen exemplarisch dargestellt.

***Phasen des Damage-Control-Konzepts am Beispiel penetrierender Abdominalverletzungen***
*Phase I*

- Initiale Damage-Control-Laparatomie mit 5 Komponenten:
- Blutungskontrolle (Packing, Kompression, Gefäßversorgung)
- Exploration
- Kontaminationskontrolle (Abstaplen von verletzten Darmabschnitten: „source control", spätere Rekonstruktion)
- definitives Packing
- rascher, temporärer Bauchdeckenverschluss
*Phase II*
- Transfer auf die Intensivstation zur Stabilisierung und Behandlung der letalen Trias Hypothermie, Azidose und Gerinnunsstörung
*Phase III*
- Reexploration und definitive Versorgung der Verletzungen (z. B. Darmanastomosen)

Dieses Versorgungsprinzip lässt sich zwanglos auch auf andere Organsysteme übertragen

Weitere typische Eingriffe nach dem Damage-Control-Prinzip sind z. B. die Versorgung von Hohlorganverletzungen, Versorgung offener Frakturen mit radikalem Débridement von nekrotischem Gewebe, Spaltung von Kompartmentsyndromen sowie rasche Stabilisierung von Frakturen des Beckens (Beckenzwinge) und der Röhrenknochen mit externen Fixateuren und Versorgung von instabilen Verletzungen der Wirbelsäule. Diese **dringlichen Primäreingriffe** sollten nach initialer Stabilisierung der Vitalfunktionen im Rahmen der „day 1 surgery" durchgeführt werden und fallen in die Primärphase der operativen Therapie.

Die Damage-control-Chirurgie ermöglicht eine weichteilgerechte Behandlung von Frakturen (kein Gips), reduziert Schmerz und Stress und verringert fortdauernde Blutverluste. Vor allem aber wird hierdurch die Voraussetzung für eine effiziente Intensivbehandlung geschaffen, wozu z. B. bei Hirn- und/oder Thoraxverletzungen die Lagerung mit erhöhtem Oberkörper sowie die freie Drehlagerung gehören.

Führend zur Indikationsstellung ist die bekannte **letale Trias aus Hypothermie, Azidose sowie die Koagulopathie**

***Indikationen zur Durchführung von Damage-control-Chirurgie***
„Damage control surgery" (*Asensio et al.* 2001; *Cotton et al.* 2011)
**pH < 7,2; Temperatur < 34 °C; INR > 1,6**
ergänzt durch Roberts (2016) um

Prothrombin und partielle Thrombinzeit ≥ 1,5 des Normalwertes sowie intraoperativ fehlende Clotbildung
Sauerstoffverbrauchsindex < 100 ml/min/m²
Laktat > 5 mmol/L
Basendefizit > 15 mmol/L
Roberts et al. (2021) hat folgende Verletzungscharakteristika als Indikation für die abdominelle DCS beschrieben –

- Bestimmte Verletzungsmuster die intraoperativ vorgefunden werden
- Bisher benötigte Transfusionsmenge
- Unmöglichkeit der Blutstillung über konventionelle Methoden
- Ausmaß der Hypothermie, Azidose und Koagulopathie
- Notwendigkeit des stufenweisen Thorax oder Abdomenverschlusses

Bezüglich des Bewegungsapparates hat sich der Begriff der Damage Control Orthopedics (DCO) durchgesetzt, der OP Strategien von polytraumatisierten Patienten mit stammnahen Frakturen bzw. Frakturen des Achsenskelettes beschreibt. Die Kriterien in Tab. 2 beschreiben diese sogenannten Borderline Patienten, welche sich für eine DCO Ansatz qualifizieren.

**Prinzip der Safe Definitive Surgery (SDS) bzw. des Prompt Individualized Safe Managements (P.R.I.S.M.).**
In den letzten Jahren ist die Versorgungsstrategie von dem dichotomen und statischen Ansatz der Early Total Care vs der Damage Control Chirurgie hin zu einer OP Planung in Abhängigkeit von der dynamischen Entwicklung physiologischer Reaktionen des Patienten auf das Trauma gekommen, hierzu zählen die **„Safe Definitive Surgery (SDS)"**, welche eine mehrfache Reevaluation des klinischen Zustandes des Patienten nach Kreislauftherapie vorsieht (Pape et al. 2016):
Laktat unter 2,5 mmol/l,
gute Lungenfunktion und
ausgeglichene Gerinnung).
Minimalinvasive Techniken stellen führende OP Taktiken dar. Während und nach einer ersten Versorgungsserie innerhalb der ersten 24 h erfolgen wiederholte Reevaluationen um das weitere operative Vorgehen innerhalb der nächsten Tage festzulegen, Folgeoperationen werden dann in Abhängigkeit von der Entwicklung der physiologischen/inflammatorischen Parameter geplant.

Die OP Strategie nach dem **Prompt Individualized Safe Management (P.R.I.S.M.)** auszurichten hat zum Ziel als integrierendes Konzept den Patienten ohne Zeitverzug zu versorgen und dabei einen individualisierten Ansatz zu wählen, sowohl was die physiologische Reaktion des Patienten auf das Trauma beinhaltet als auch die lokalen Gegebenheiten des versorgenden Traumazentrums zu berücksichtigen. Die früher verwendeten zeitlichen Cut off Werte (24 h oder

**Tab. 2** „Damage control orthopedics" (Pape und Leenen 2021) (Mit freundlicher Genehmigung von Elsevier)

| Static parameters | Injury combination | • Polytrauma ISS > 20 and AIS chest > 2 |
|---|---|---|
| | | • Thoracic Trauma Score (TTS) > grade 2 |
| | Local injury chest | • Bilateral lung contusion: 1st plain film or<br>• Chest CT: unilateral bisegmental contusion bilateral uni- or bisegmental contusion flail chest |
| | Local injury trunc/extr. | Multiple long bone fractures þ truncal injury AIS 2 or more |
| | Truncal | Polytrauma with abdominal/pelvic trauma (RR, 90 mm Hg) (Moore 3) and hem. shock |
| | Major Surgery for non life saving conditions | „non life saving" surgeries |
| | | Flexible (day 1, 2, 3) after reassessment according to individual patient physiology: Safe definitive surgery (SDS) and damage control (DCO) |
| | Duration of 1st operative intervention | Presumed operation time > 6 h intraoperative reassessment:<br>• coagulopathy (ROTEM/FIBTEM)<br>• lactate (< 2.0e2.5 mmol/l)<br>• body temperature stable<br>• requirement > 3 pRBC/hour |
| Dynamic parameters | Blood transfusion requirements | massive transfusion (10 units RBCs per 6 h) initiates „goal directed therapy" (massive transfusion protocols) |
| | Intra/perioperative | • ROTEM/FIBTEM Lactate clearance < 2,5 mmol/l (24 h) |

nach 5 tagen) um die nächste Versorgungsstufe einzuleiten werden hiervon abgelöst. (Giannoudis et al. 2017).

Eine weiterführende Auseinandersetzung mit der Thematik der Verrsorgung muskuloskelettaler Verletzungen findet sich auch bei und Balogh et al. (2012) sowie, Pape 2019, 2021 und Pfeifer 2020.

### 3.1.2 Geplante Sekundär-/Tertiäroperationen

Im Rahmen der Primäreingriffe wird ein Gesamtkonzept zur Versorgung der einzelnen Verletzungen erstellt unter Berücksichtigung evtl. erforderlicher Folgeoperationen (Maier et al. 2008). Hierbei sind die Konsequenzen aus dem Ersteingriff (Bauchtuchtamponade, Primärstabilisierung mit Fixateur externe etc.) zu bedenken. Zur Sanierung der Weichteilschäden werden innerhalb der ersten Tage Second-look-Operationen mit Nachdébridements durchgeführt und bis zum Erreichen gut durchbluteter Wundflächen wiederholt.

In der vulnerablen Phase der Intensivbehandlung, vor der 3. Operationsphase, sind lediglich gering belastende Maßnahmen vorzusehen, die jedoch durch Entfernung von Gewebedébris, Hämatomen und Nekrosen die Belastung des Gesamtorganismus vermindern. In der tertiären Operationsphase sind ergänzende und verzögert durchführbare Operationen wie Verfahrenswechsel und die definitive Versorgung von Frakturen des Mittelgesichts, der Hand, des Fußes oder ergänzende Osteosynthesen notwendig.

### 3.1.3 Zeitplanung

Wie im Abschn. 3.1.1 ausgeführt sollte die Zeitplanung unter Berücksichtigung der Traumaschwere und der individuellen Reaktion des Patienten auf das Trauma sowie auf die Erreichung einer Stabilisierung des Patienten durchgeführt werden. Dies soll ermöglichen auf der einen Seite bei ausgeprägter systemischer Inflammationsreaktion mit interstitieller Ödembildung mit Mehrorganversagen keine aufschiebbare Operation durchzuführen, um die systemischen Entzündungsvorgänge nicht zusätzlich zu aktivieren. Auf der anderen Seite kann jedoch nicht unbegrenzt zugewartet werden, da dies die lokalen Erfolgsaussichten, v. a. bei Gelenkverletzungen oder Weichteildefekten verringert und die Infektionsgefahr erhöht.

Bei Rückgang der Mediatoraktivierung, einer negativen Bilanz und deutlichem Trend zur Stabilisierung der Organfunktionen sind Folgeoperationen vertretbar.

Als Kriterien für die Fortsetzung der operativen Therapie im Rahmen des Ansatzes der Safe Definitive Surgery (SDS) werden genannt (Pape et al. 2016; Pape et al. 2019)

Laktat < 2,5 mmol/L
Normalisierung der Lungenfunktion
Normalisierung der Koagulopathie

### 3.1.4 Reduktion der immunologischen Belastung des Gesamtorganismus

Nach wie vor ist wegen der ungelösten Schwierigkeit, den Immunstatus eines Patienten exakt festzulegen, eine spezifische Mediatormodulation nach Trauma nicht begründet. Die Vorstellung, durch Inhibition oder Neutralisierung eines sog. Hauptmediators die Entzündungskaskade vorteilhaft beeinflussen zu können, hat sich als falsch erwiesen. Die medikamentöse Beeinflussung der Immunkaskaden muss zudem Risikofaktoren und Vorerkrankungen (Diabetes mellitus, Gefäße, Leber, Lunge usw.), eine veränderte Immunreaktion in Relation zum Alter und auch geschlechtsspezifische Unterschiede berücksichtigen.

Ein Ziel aller therapeutischen Maßnahmen muss die Reduzierung der direkten und indirekten immunologischen Belastung des Gesamtorganismus im Hinblick auf eine Abschwächung und Kontrolle der systemischen Entzündungsreaktion sein. Einen Überblick über pathogenetische Faktoren des Multiorganversagens und mögliche therapeutische Ansätze gibt Tab. 3.

**Tab. 3** Übersicht über pathophysiologische Ursachen des Multiorganversagens und therapeutische Konsequenzen für dessen Verhinderung

| Ursache | Pathophysiologie | Erstversorgung | Operation | Intensivbehandlung | Folgemaßnahmen |
|---|---|---|---|---|---|
| Hämorrhagischer Schock, Hypoxie | Ischämie/Reperfusion Inflammation, Mikrozirkulationsstörung | Volumentherapie, Bluttransfusion, Beatmung | Blutstillung, Tamponade, Frakturstabilisierung | Volumen- und Transfusionsausgleich, Oxygenierung | „Second look": definitive Blutstillung (Tamponadenwechsel, Débridement) |
| Gewebetrauma (Muskel, Weichteile) | Avitales Gewebe, Minderperfusion, Superinfekion | Sterile Abdeckung | Radikales Débridement, temporärer Wundverschluss | Optimierung von $O_2$-Angebot, Perfusion und evtl. Antibiotikatherapie | „Second look": Débridement, Weichteilrekonstruktion |
| Frakturen | Schmerz, Gewebetrauma, Mediatoraktivierung | Grobreposition, Schienung, sterile Abdeckung | Stabilisierung von Becken, Wirbelsäule, Röhrenknochen | Optimierte Pflege, Lagerungstherapie, adaptierter Analgetikabedarf | „Second look": definitive Osteosynthesen, Verfahrenswechsel |
| Verletzungen von Parenchymorganen | Direkte Mediatoraktivierung, Blutungsschock, Hypoxie, Perfusionsstörung | Organunterstützende Maßnahmen (Beatmung) | Revaskularisation, Blutstillung, Débridement | Unterstützung der Organfunktion, Beatmung, Hämofiltration, Stoffwechselsubstitution | „Second look": definitive chirurgische Versorgung |
| Gastrointestinale Perfusionsstörungen | Persistierender Low-flow, Phagozytose,-aktivierung, Endotoxinämie, Mukosaschädigung | Volumensubstitution, Verkürzung der Schockphase | Rasche definitive Blutstillung und operative Versorgung | Frühe enterale Ernährung, Optimierung des $O_2$-Angebots | Intervention (Schockgallenblase, Stressblutungen, Darmperforationen) |
| Neurotrauma | Hypoxie, Blutungen | Optimierung der Durchblutung und Oxygenierung | Entlastung von Raumforderungen | Kreislaufunterstützung, Verbesserung der zerebralen Perfusion, Oxygenierung | Rekonstruktive Eingriffe, (frontobasale Läsionen) |

## 3.2 Behandlungsphasen

Die klinische Behandlung des polytraumatisierten Patienten kann im zeitlichen Ablauf von Diagnostik und Therapie eingeteilt werden. Hierbei ist eine statische Herangehensweise an den Patienten aus oben genannten Gründen (siehe Abschn. 3.1 ff.) von einer dynamischeren Betrachtungsweise abgelöst worden. Der statische Ansatz unterschied zwischen der „Chirurgie am Tag 1" mit lebensrettenden und extremitätenerhaltenden Sofortoperationen mit einer intermediären, sekundären Phase in der chirurgische Eingriff möglichst zu unterbleiben haben, diese wurde von einer rekonstruktiven, tertiären Phase ab Tag 5 abgelöst.

Die aktuell propagierte Herangehensweise verfolgt einen dynamischen Ansatz der operativen Versorgung – während bzw. nach der Komplettierung der Stabilisierungsphase im Schockraum erfolgen lebensrettende und extremitätenerhaltende Sofortoperatonen, welche aber in Abhängigkeit von der Erreichung definierter Endziele durch Transfusions-, Infusions- und Kreislauftherapie (siehe Abschn. 3.1.1) auch weitergehende Frakturversorgungen ermöglichen. In der sich anschliessenden Intensivtherapie wird die Entscheidung zur Fortsetzung der operativen Therapie vom physiologischen Zustand des Patienten abhängig gemacht analog dem SDS und PRISM Konzept (siehe Abschn. 3.1.1) Hierzu passt auch die zunehmende Anwendung des frühzeitigeren Weanings und Herausnahme aus dem Rotationsbett im Sinne eines Fast-Track Therapiekonzeptes, was aber vor allem bei jungen Patienten ohne wesentliche Komorbiditäten gelingt (Tab. 4).

Bei polytraumatisierten Patienten muss ein qualifiziertes Versorgungsteam vor Ankunft des Verletzten im Schockraum bereitstehen, Routinemaßnahmen müssen vorbereitet sowie die diagnostisch-therapeutischen Algorithmen eingeübt sein. Innerhalb des Traumateams bzw. im Schockraum leitet ein Unfallchirurg in Kooperation mit dem Anästhesisten den diagnostischen und therapeutischen Stufenplan unter Heranziehung weiterer Fachdisziplinen. Ziel der Schockraumphase ist es, die Vitalfunktionen zu stabilisieren und dabei gleichzeitig in kurzer Zeit die Diagnostik abzuschließen, um den Patienten dann gezielt der operativen Versorgung zuzuleiten. Im Einzelfall kann dies bedeuten, dass die Schockraumphase abgebrochen wird, um eine Massenblutung in der 1. operativen Phase zu kontrollieren. Ansonsten kann die Diagnostik zügig komplettiert und der Verletzte gezielt der dringlichen Operationsphase oder, bei fehlender Operationsindikation, der intensivmedizinischen Behandlungsphase zugeführt werden.

> An die Schockraumphase schließt sich, abhängig von den vorliegenden Verletzungen, entweder eine operative oder eine intensivmedizinische Phase an.

Tab. 4 Behandlungsphasen polytraumatisierter Patienten (aus Pfeifer und Pape 2020) (Mit freundlicher Genehmigung von Elsevier)

| Static Approach < 2005 | | Dichotomic approach (ETC vs. DCO) | |
|---|---|---|---|
| Three surgical phases: | Day 1 surgery | Intermediate phase (day 2–5) | Reconstructive phase (day 5–15) |
| | Life saving procedures | Avoid definitive Surgery (DCO) | Conversion from ex. Fix. |
| | Limb saving procedures | | Definitive measures |
| | Major fractures: DCO none | | |
| | Major extremity fractures: ETC all | | |
| **Dynamic Approach 2020** | | **Safe definitive surgery (SDS) and PRISM** | |
| Less time dependent | | Physiology based decision making | |
| | Completion of resuscitation, life/limb saving procedures; Fracture fixation according to physiologic parameteres | Day 2 and thereafter complete initial temporary fusions | |

ETC: early total care; DCO: damage control orthopedics

## 3.2.1 Prinzipien der Primärversorgung

Für die Gesamtkoordination der operativen Polytraumaversorgung sollte ein erfahrener Unfallchirurg zuständig sein, der in engem Austausch mit den gemeinsam behandelnden Intensivmedizinern zusätzliche Fachdisziplinen hinzuzieht. In der dringlichen 1. Operationsphase sind als lebenserhaltende Maßnahmen v. a. die Blutstillung und Entlastung intrazerebraler Hämatome indiziert, gefolgt von der Stabilisierung der relevanten großen Frakturen (Femur, Tibia, Becken, WS) und der Primärbehandlung der Weichteile. Ein umfassender Überblick über die leitliniengerechte Primärversorgung findet sich bei Marzi und Rose (2012) und in der S3-Leitlinie „Polytrauma/Schwerverletzten-Behandlung" (AWMF-Register-Nr. 012/019; Deutsche Gesellschaft für Unfallchirurgie 2011) gegeben.

*Zielvorgaben der 1. Operationsphase*
*Reduktion der Systembelastung durch*

- Ausgedehntes Débridement nekrotischen und minderdurchbluteten Gewebes
- Stabilisierung der großen Skelettabschnitte (Schaftfrakturen, Becken, Wirbelsäule)

*Erhaltung der verletzten Strukturen durch*

- Revaskularisation
- Versorgung offener Frakturen
- Reposition und Primärstabilisierung von Luxationen oder Frakturen

*Anstreben von*

- Lagerungsstabilität für pflegerische Maßnahmen
- Schmerzreduktion

## 3.2.2 Operative Verfahren

Bei der Primärversorgung des Schwerverletzten müssen das Versorgungskonzept, Operationsdauer, Lagerung und supportive Medikation zwischen den beteiligten Fachdisziplinen abgesprochen und koordiniert werden. Meist wird bei paralleler operativer Versorgung [z. B. Mund-Kiefer-Gesichtschirurgie (MKG), Neurochirurgie] in Rückenlage, teilweise mit erhöhtem Oberkörper vorgegangen. Einer progredienten Hypothermie sollte durch Verwenden einer Wärmematte und Erwärmung von Infusionslösungen vorgebeugt werden. Die Verwendung eines maschinellen Autotransfusionssystems („cell saver") bei „sauberen" Verletzungen und die rechtzeitige Substitution von Plasmakomponenten oder Frischplasma vor Manifestation einer DIC müssen eingeplant werden.

## 3.2.3 Schädel-Hirn-Trauma (SHT)

Extra- und intradurale Schädel-Hirn-Verletzungen werden morphologisch-strukturell durch die CT-Diagnostik unterschieden. Die Erhebung der Glasgow Coma Scale ab der notärztlichen Versorgung zeigt bei einem Wert von < 8 Punkten ein schweres SHT an.

In der 1. Operationsphase müssen intrazerebrale Raumforderungen, meist als epidurale und akute subdurale Hämatome, entlastet werden. Ohne Zeitverlust wird dies in der Regel durch osteoplastische Trepanation durchgeführt, wobei je nach örtlicher Gegebenheit auch primär eine Entlastung durch sog. Bohrlöcher erfolgen kann.

Als dringliche Operationsmaßnahmen sind in der 2. Operationsphase offene Schädel-Hirn-Verletzungen, raumfordernde Kontusionen oder Impressionsfrakturen einzubeziehen. In dieser 2. Phase muss auch die Implantation einer intrakraniellen, möglichst intraventrikulären Drucksonde für die weitere Überwachung berücksichtigt werden, wobei als Indikationen ein GCS < 8 Punkten, im CCT objektivierte Hirnkontusionen und ein Hirnödem anzuführen sind. Bei schweren intrazerebralen Verletzungen sollte nach der primäroperativen Versorgung ein Kontroll-CCT auf dem Weg zur Intensivstation durchgeführt werden, ansonsten innerhalb von 12–24 h (siehe auch ▶ Kap. 80, „Schädel-Hirn-Trauma" und Rosenfeld et al. 2012).

### 3.2.4 Mittelgesichtsverletzungen

Frontobasale Frakturen mit offener Hirnverletzung und persistierender Liquorrhö werden regelmäßig gemeinsam mit der neurochirurgischen Versorgung analog den Prinzipien der Safe definitive Surgery (SDS), Abschn. 3.1.1) plastisch verschlossen. Bei ausgedehnten Verletzungen mit der Gefahr von Hirnabszessen oder Sinusinfektionen kann diese Versorgung, v. a. bei zusätzlichen frontalen raumfordernden Blutungen, in die dringliche Operationsphase vorgezogen werden. Isolierte Mittelgesichtsfrakturen, mit oder ohne Schädelbasisfraktur, führen häufig zu ausgedehnten kreislaufwirksamen Blutungen aus dem Nasen-Rachen-Raum, die bereits in der prähospitalen oder Schockraumphase durch Tamponaden (Gaze, Ballonkatheter) gestoppt werden müssen. Diese Tamponaden müssen ggf. in der 2. Operationsphase komplettiert oder erneuert werden.

Offene Frakturen des Mittelgesichts (Le Fort 1–3) oder offene Unterkieferfrakturen sowie Zahn- und Weichteilverletzungen können in analog den Prinzipien der Safe definitive Surgery (SDS), Abschn. 3.1.1), parallel mit weiteren Eingriffen, zumindest primär versorgt werden, wobei die Revision in der Regel von innen nach außen hin erfolgt. Aufwendige rekonstruktive Eingriffe sind ebenfalls nach Stabilisierung des Patienten früh elektiv vorzusehen (siehe auch ▶ Kap. 81, „Intensivtherapie bei Verletzungen der Kiefer- und Gesichtsregion").

### 3.2.5 Wirbelsäulenverletzungen

Bei bewusstlosen polytraumatisierten Patienten müssen neurologische Ausfälle durch instabile Frakturen oder Luxationen immer ausgeschlossen werden. Bis zum Ausschluss einer Verletzung muss die HWS im Philadelphiakragen immobilisiert werden. Bei Frakturen des thorakolumbalen Übergangs sollte bis zur Operation eine Unterstützung der Lordose durch eine Rolle erfolgen. Die therapeutischen Maßnahmen in der 1. Operationsphase zielen auf die sofortige Entlastung einer Rückenmarkkompression. Die frühzeitige, zusätzlicher Gabe von Methylprednisolon nach dem NASCI-Schema („national acute spinal cord injury") ist immer noch Gegenstand aktueller Diskussionen, wird im eigenen Vorgehen jedoch durchgeführt (Bracken 2012; Evaniew et al. 2016).

Da bei Polytraumatisierten in der dringlichen Operationsphase keine ausgedehnten Operationen mit hohem Blutverlust durchgeführt werden können, muss die HWS möglichst von vorn dekomprimiert werden, während an der LWS Reposition und Dekompression in der Primärphase in der Regel von dorsal erfolgen.

Schwieriger sind die selteneren Verletzungen der oberen BWS, da sie häufig eine ventrale Dekompression erfordern, diese jedoch in der dringlichen Operationsphase v. a. pulmonal belastend ist. Bei klarer Kompressionssymptomatik müssen hier alternativ eine initiale dorsale Dekompression und Reposition und eine sekundäre ventrale Stabilisierung erwogen werden. (Tab. 5).

### 3.2.6 Thorax

Beim Polytrauma stehen die geschlossenen Verletzungen mit über 90 % an erster Stelle, wobei vital bedrohliche Spannungs- und Hämatothoraces bereits am Unfallort oder im Schockraum durch Thoraxdrainagen entlastet werden müssen und unmittelbar anschließend durch eine Röntgenaufnahme kontrolliert werden sollten (siehe auch Kap. Intensivtherapie bei Thoraxtrauma).

Die Kombination von Pneumo- und Hämatothorax ist bei der Einlage von Thoraxdrainagen zu beachten, ebenso wie ein möglicher Zwerchfellhochstand oder eine -ruptur. Die großlumige Drainage sollte, möglichst digital geführt, oberhalb der Mamille in der hinteren Axillarlinie nach dorsal eingebracht werden. Bei persistierendem Pneumothorax (Röntgenkontrolle, Thoraxspiral-CT) sollte eine weitere ventrale Drainage wegen häufiger ventraler Pneumothoraces gelegt werden. Durch konsequenten Einsatz des Thorax-CT sowohl initial, als auch während der Intensivbehandlung konnten in einem hohen Prozentsatz persistierende ventrale Pneumothoraces trotz liegender Drainage festgestellt und dann zusätzlich entlastet werden.

**Tab. 5** Operative Maßnahmen bei Wirbelsäulenverletzungen

| Verletzung | Primärphase | Safe definitive Surgery (SDS) |
|---|---|---|
| Inkomplette oder komplette Querschnittssymptomatik | Dekompression und Stabilisierung: HWS in der Regel von ventral; obere/untere BWS/LWS in der Regel dorsal; mittlere BWS ventral | Komplettierung der Osteosynthese, u. U. ventrale Fusion |
| Instabile Wirbelsäulenverletzung | Stabilisierung: HWS ventral; LWS dorsal; BWS selten, ggfls, minimalinvasiv perkutan | Komplettierung der Osteosynthese |
| Wirbelsäulenverletzungen ohne neurologische Ausfälle und ohne Instabilität | Konservative Unterstützung (LWS-Rolle, Philadelphiakragen) | In Ausnahmen: Osteosynthese |

**Notfallthorakotomie**

Die Notfallthorakotomie bereits im Schockraum ist eine seltene, vorgezogene Operationsindikation bei progredient kreislaufinstabilen Patienten, v. a. mit penetrierenden Thoraxverletzungen. Während ihre Erfolgsaussichten bei Schussverletzungen zumindest als partiell aussichtsreich beurteilt werden, sind die Erfolgsaussichten beim Polytrauma mit stumpfem Verletzungsmuster und Herzstillstand im Rahmen dieses letzten Rettungsversuchs ausgesprochen schlecht.

**Dringliche Eingriffe**

Während die Entscheidung zur Operation in der 1. Operationsphase von der hämodynamischen Instabilität abhängt, gehören anhaltende Blutungen oder Blutungsgefahren (gedeckte Aortenruptur) oder seltene perforierende Verletzungen (Ösophagus) zu den dringlichen Operationsindikationen. In Anbetracht der weit überwiegenden konservativen, interventionellen (Stenteinlage) und intensivtherapeutischen Behandlung dieser Verletzungen wird die Entscheidung zur Thorakotomie während der Phase der Safe Definitive Surgery (SDS) in der Regel erst nach abgeschlossener Diagnostik, unter regelmäßigem Einschluss eines Computertomogramms und ggf. einer Angiografie, Bronchoskopie oder Ösophagusdarstellung gefällt (Tab. 6).

**Eingriffe im Rahmen der SDS**

– Plattenosteosynthese von Rippenfrakturen sind noch Gegenstand der wissenschaftlichen Diskussion, einige Studien weisen eine Verringerung der Beatmungstage und eine Mortalitätsverringerung polytraumatisierter Patienten nach (Gerakopoulos et al. 2019), wohingegen andere Studien keine Vorteile einer Plattenosteosynthese frakturierter Rippen finden konnten (Beks et al. 2019).

### 3.2.7 Abdomen/Retroperitoneum

Hämodynamisch wirksame und sonografisch gesicherte abdominelle Blutungen sind, neben intrazerebralen Hämatomen, die Hauptoperationsindikation in der 1. Operationsphase (siehe auch Kap. Intensivtherapie bei Thoraxtrauma). In ca. 60 % der Fälle handelt es sich dabei um Milzverletzungen, danach in absteigender Häufigkeit um Leber-, Mesenterial- und Darmverletzungen. Bei hämodynamisch stabiler Situation sollte jedoch bei nicht eindeutig zuzuordnender Blutung eine ergänzende Diagnostik, möglichst durch Spiral-CT mit Kontrastmittelgabe, erfolgen, v. a. um retroperitoneale Verletzungen und Verletzungen des Urogenitalsystems festzustellen und so deren gezielte Mitversorgung in der dringlichen Operationsphase zu ermöglichen. Ebenfalls ist ein differenziertes Vorgehen bei Leberrupturen mit hämodynamischer Stabilität erforderlich, auch Nierenparenchymverletzungen bei stabilen

**Tab. 6** Operatives Vorgehen bei Thoraxverletzungen

| Verletzung | Unfallort, Schockraum | Primärphase | Safe definitive Surgery (SDS) |
|---|---|---|---|
| Hämatothorax | Thoraxdrainage: < 1000 ml initial und < 500 ml/h; Notfallthorakotomie bei penetrierenden Verletzungen | Thorakotomie bei Blutverlust über Thoraxdrainage: > 2000 ml initial Thorakotomie bei Blutverlust über Thoraxdrainage: > 1000 ml oder > 500 ml/h | Anhaltender Blutverlust über Drainage (nach weiterer Diagnostik) |
| Pneumothorax, Spannungspneumothorax | Thoraxdrainage (prophylaktisch bei bilateralen Rippenfrakturen und langem Primäreingriff) | Korrektur oder Ergänzung von Thoraxdrainagen nach Diagnostik | Kontrolle und ggf. Ergänzung (ventrale Pneumothoraces (CT) oder Beatmungsschwierigkeiten) |
| Lungenverletzung | Thoraxdrainage | Thorakotomie bei Blutverlust über Thoraxdrainage: > 2000 ml initial | Thorakotomie bei Blutungen und persistierenden Leckagen |
| Bronchusverletzung | Intubation, Thoraxdrainagen | Bei Hämatopnoe und nach Bronchoskopie: Thorakotomie, Naht | Thorakotomie |
| Herzverletzungen | Perikardpunktion Schockraum: Notfallthorakotomie | Notfallthorakotomie: Perikardfensterung, definitive Versorgung | |
| Thorakale Aortenruptur | Thoraxdrainage links bei Hämotothorax | Vollständige Ruptur: Notfallthorakotomie; interventionelle Stentung Partielle Ruptur mit Hämatom (Intima/Media): Thorakotomie | Bei Diagnostik und Entwicklung eines Aneurysmas |
| Ösophagusverletzung | | Thorakotomie mit Direktnaht (kleine Verletzungen), kollare Ausleitung | Ösophagusersatz-operation: Magenhochzug oder Koloninterponat |
| Zwerchfellruptur | | Zwerchfellnaht in der Regel über Laparotomie | |

Patienten werden zunehmend konservativ und bei Notwendigwerden einer Operation wann immer möglich organerhaltend versorgt (Pfitzenmaier et al. 2009).

Minimalinvasive Operationsverfahren stellen bislang nur bei isolierten thorakoabdominellen Stichverletzungen eine Alternative dar. Im Rahmen der Volumentherapie nach Hämorrhagie, aber auch bei größeren retroperitonealen Blutungen kann sich ein abdominelles Kompartmentsyndrom entwickeln. Die Diagnose wird entweder eindeutig klinisch oder anhand der Druckmessung in der Blase über einen transurethralen Katheter gestellt: ein Druck > 25 mm Hg zusammen mit zunehmender Organdysfunktion (Urinausscheidung < 0,5 ml/kg KG/h) oder Beatmung ($p_aO_2$/$F_iO_2$ < 150 oder maximaler Beatmungsdruck > 45 cm H$_2$O oder Herzindex < 3 l/min/m$^2$) und verbesserte Organfunktion nach Entlastung. Die entlastende Laparatomie ist die einzige Therapieoption, der nachfolgende Bauchdeckenverschluss kann über verschiedene Techniken durchgeführt werden, wobei ein temporäre abdominelle Vacuumversiegelung auch eine gute Option mit Option eines Second Looks darstellt (Cheatham und Safcsak 2010; Cotton et al. 2011). Den einzelnen abdominellen Verletzungen ist ▶ Kap. 83, „Intensivtherapie bei Abdominalverletzungen" gewidmet, worauf hier verwiesen sei.

**Milzverletzung**
Eine konservative Behandlung der Milzverletzungen erfolgt in erster Linie bei Kindern, die primär stabil sind und nicht hämodynamisch relevant bluten. Hingegen ist ein konservatives Vorgehen beim schweren Polytrauma und bei Patienten > 55 Lebensjahren sehr kritisch zu überprüfen und mit einem hohen Risiko verbunden. Der isolierte Beitrag der Milzblutung zur Kreislaufsituation ist bei multipel verletzten Patienten kaum abzuschätzen, die Gerinnungssituation und damit ein konservatives Therapiekonzept unsicher. Daher ist die Indikation zur Splenektomie bei Polytrauma mit Milzverletzung sehr großzügig zu stellen.

Folgende prinzipielle Maßnahmen sind bei der abdominellen Verletzung von besonderer Bedeutung:

- **Schadenskontrolle:** Exploration des Abdomens über eine erweiterbare mediane Oberbauchlaparotomie und Blutabsaugung in einen „cell saver" (Ausnahme Hohlorganverletzungen). Blutstillung durch direkte Kompression, Tamponade oder vorübergehende arterielle/venöse Gefäßdrosselung.
- **Abstopfen (engl. „packing")** schwerer Leberblutungen, v. a. bei dekompensierter Gerinnung, da Lebersegmentsektionen nicht möglich sind (Versorgungsprinzip der 1. Operationsphase). Nach Blutstillung durch Abstopfen und ausreichender Substitution von Gerinnungspräparaten wird ein „second look" durchgeführt; evtl. muss der Patient in ein spezielles Zentrum verlegt werden (Tab. 7 im ▶ Kap. 83, „Intensivtherapie bei Abdominalverletzungen")

### 3.2.8 Becken/Sakrum

Während bei Klassifikation und Operationsindikation instabiler Beckenverletzung prinzipiell Übereinkunft besteht, herrschen unterschiedliche Auffassungen über das zeitliche und operative Vorgehen, v. a. bei hämodynamisch instabilen Patienten (Tab. 8). Die Strategie der Versorgung muss daher differenziert unter den folgenden Gesichtspunkten beurteilt werden:

**Hämodynamische Instabilität**
Thorakale, abdominale und periphere Blutungen müssen vor einer operativen Intervention am **Becken** ausreichend versorgt sein. Bei aktivem Kontrastmittelaustritt im Multislice-CT als Hinweis auf eine arterielle Beckenblutung ist neben der Stabilisierung des Beckens (Tuchbinde, Fixateur) bei entsprechend vorhandener Infrastruktur die Angiografie und ggf. interventionelle Blutungskontrolle indiziert (Westhoff et al. 2008; Lustenberger et al. 2015) (Abb. 2). Bei fehlendem KM Austritt in der arteriellen Phase des Trauma Scans primär anzustreben ist eine operative Beckentamponade nach knöcherner Stabilisierung mittels Fixateur oder Beckenzwinge, bei persistierender Instabilität sollte dann die interventionelle Angiografie erfolgen (Benders und Leenen 2020). Bei protrahiertem Blutverlust sollte eine operative Blutstillung durch

**Tab. 7** Versorgungsstrategie bei Abdominalverletzungen

| Verletzung | Primärphase | | Safe definitive Surgery (SDS) |
|---|---|---|---|
| Milzruptur | Splenektomie, ausnahmsweise Milzerhalt | – | Evtl. „second look" |
| Leber(teil)rupturen | Bei hämodynamischeer Instabilität Blutstillung, Tamponade, Abstopfen („packing") | – | „Second look", Segmentresektionen |
| Darmruptur | Übernähung, Resektion, Anus praeter | – | „Second Look" |
| Blasenruptur | Übernähung, Splintung, Spülkatheter | – | Evtl. sekundäre Eingriffe: Nieren, Ureter, Urethra |
| Blutungen im Retroperitoneum | Direkt nur bei Nierenverletzungen mit Blutungen oder Ischämie Selbsttamponade zulassen Interventionelle Embolisation Tamponade im Rahmen ventraler Beckenosteosynthesen | – | „Second look", gezielte Rekonstruktionen (Urogenitalsystem) |

**Tab. 8** Versorgungsstrategie bei Beckenverletzungen

| Verletzung | Primärphase | Safe definitive Surgery (SDS) |
|---|---|---|
| Stabile, wenig disloziierte Beckenringverletzungen v. a. A-Typen) | | Konservativ |
| Symphysensprengung | Plattenosteosynthese, Fixateur externe | Plattenosteosynthese |
| Laterale Kompressionstypen (B-Typ), Rotationsinstabilität | Disloziert: ventrolaterale Osteosynthese Alternativ: Reposition mit Fixateur externe | „Second look" Verfahrenwechsel auf ventrolaterale Plattenosteosynthese |
| Vertical-shear-Verletzungen + Rotationsinstabilität (C-Typen), Sakrumfrakturen | Schwere Blutung: Fix. externe, (selten) Beckenzwinge, präperitoneales Packing Gezielte Embolisatione bei arterieller Blutungsquell, Ventrale oder dorsale Osteosynthese bei akuter Blutung | Anatomische Rekonstruktion |

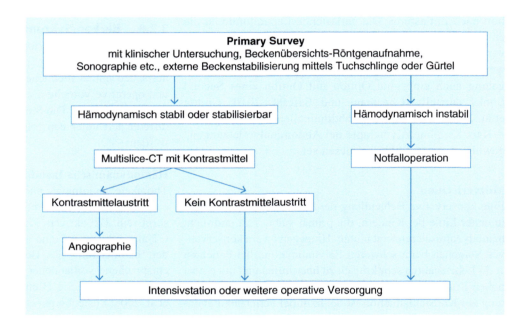

**Abb. 2** Algorithmus des blutenden Beckentraumas. Eine operative Stabilisierung ist bei instabilen B- oder C-Verletzungen des Beckens zusätzlich erfordertlich. (Nach Westhoff et al. 2008)

Reposition, initiale Stabilisierung und Tamponade mit folgender Zielsetzung angestrebt werden:

- Verhinderung lokaler Kompartmentsyndrome,
- optimiertes Intensivmanagement inkl. Lagerungsmöglichkeit,
- Reduktion der immunologischen Belastung.

Die primäre Verplattung einer Symphysenruptur bei ohnehin erfolgter Laparotomie ist idealerweise auf dem Rückzug durchzuführen, während bei vitalen Operationen (SHT, Extremitätenserienfrakturen) auch der „fixateur externe" angewandt werden kann. In gleicher Weise sollte bei C-Verletzungen mit instabilem dorsalem Ring die Beckenzwinge als Ergänzung ventraler Fixationsmaßnahmen („fixateur externe", Platte) zur dorsalen Reposition und Erststabilisierung eingesetzt werden.

### Hämodynamische Stabilität

Die Indikation zur Frühstabilisierung instabiler komplexer Beckenverletzungen ist auch in der dringlichen Operationsphase großzügig zu stellen, obwohl die verzögerte Versorgung ebenfalls gute rekonstruktive Ergebnisse ermöglicht. Die Rekonstruktion des **Azetabulums** erfordert höchste Präzision und sollte, als verzögerte Versorgung in der Phase der SDS nach entsprechender CT-Diagnostik durchgeführt werden. Ausnahmen hiervon bilden instabile Hüftluxationsfrakturen, die eine dringliche Rekonstruktion der Hüfte erfordern.

### Begleitverletzungen

Aufgrund der erheblichen Gewalteinwirkung ist bei Beckenverletzungen regelmäßig mit relevanten Begleitverletzungen zu rechnen.

*Begleitverletzungen beim Beckentrauma und empfohlene Therapiemaßnahmen*

- Intraabdominelle Verletzungen: Laparotomie
- Retroperitoneale Blutungen [venöse präsakrale Plexus, Beckengefäße (10–15 %), Spongiosa]: Tamponade, Embolisation, Beckenzwinge
- Urogenitale Begleitverletzungen (Urethra, Ureter, Blase): Rekonstruktion, Schienung
- Rektumläsionen: Anus praeter
- Nervenläsion (Plexus lumbosacralis, N. ischiadicus, N. femoralis): sekundäre Versorgung
- Ausgedehnte Weichteildécollements: Débridement, Drainage, „second look"

### 3.2.9 Obere Extremitäten

Dringliche Operationen
Verletzungen der Arme mit Ischämie oder arterieller Blutung, z. B. der A. subclavia oder A. brachialis, erfordern die unmittelbare Revaskularisation oder Blutstillung in der 1. Operationsphase. Schaftfrakturen des Humerus, offene Frakturen und Weichteilverletzungen, Luxationen oder Luxationsfrakturen sind Indikationen für die dringliche Operationsphase.

Spätere Versorgung
Alle übrigen Verletzungen, insbesondere periphere Frakturen, Sehnen-, Nerven- oder Weichteilverletzungen des Unterarms oder der Hand können häufig erst im Rahmen der SDS definitiv versorgt werden, es sei denn, die Gesamtsituation ist so stabil, dass diese Maßnahmen vorgezogen werden können. Bei diesen Verletzungen ist jedoch während der Frühstabilisierung auf eine temporäre Ruhigstellung, in der Regel durch Gipsschienen, und die Verhinderung von Sekundärschäden (Kompartmentsyndrom, Druckstellen) zu achten.

Für die Versorgung von Humerusschaftfrakturen beim schweren Polytrauma ist alternativ der „fixateur externe" zur Initialstabilisierung geeignet. Die Möglichkeit zur Versorgung komplexer Gelenkfrakturen, z. B. Humeruskopfluxationsfrakturen oder diakondyläre Humerusfrakturen, hängt beim schweren Polytrauma von der Kreislaufstabilität ab. Sollten diese Verletzungen nicht definitiv operiert werden können, muss aber eine achsenorientierte Reposition und Ruhigstellung, z. B. mit Gilchrist-Verband, durch Gipsschiene oder am Ellbogen mit einem gelenkübergreifenden „fixateur externe", erfolgen.

#### Offene Frakturen und Weichteilverletzungen

Bei der Versorgung offener Frakturen der oberen und unteren Extremität ist eine Infektion durch die entstandene Kontamination der Wunde am Unfallort oder im Krankenhaus unbedingt zu vermeiden. Es gelten die Prinzipien des sorgfältigen Débridements, der ausgiebigen Spülung (Jetlavage), des großzügigen Einsatzes temporärer Hautersatzmaterialien sowie eine Abdeckung mit Antibiotika. Ein geplanter „second look" muss bei allen drittgradigen Weichteilschäden und Verschmutzungen vorgesehen werden. Die Weichteildeckung sollte nicht erzwungen, sondern durch großzügigen Einsatz von temporären Hautersatzmaterialien oder Vorlage dynamischer Hautnähte erreicht werden.

Die Druckentlastung von Faszienlogen sollte möglichst präventiv erfolgen, da eine druckrelevante Schwellung sich häufig erst in den folgenden Stunden nach Primärversorgung, im Rahmen der sich entwickelnden Reperfusionsschädigung, etabliert. Nekrosebedingte Infektionen sind die Folge mit oft bleibenden Schäden. Luxationen bzw. Luxationsfrakturen des Handgelenks oder der Handwurzel müssen erkannt, eingerichtet und temporär ruhiggestellt werden.

### 3.2.10 Untere Extremitäten

Prinzipiell müssen in der ersten Versorgungsphase Gefäßverletzungen behandelt und Extremitätenverluste durch Ischämie vermieden werden. Zur Reduktion der Systembelastung und verbesserten Intensivbehandlung müssen in der dringlichen 2. Versorgungsphase Schaftfrakturen von Femur und Tibia stabilisiert werden. In Anbetracht der hohen systemischen Belastung bei Femurmarknagelung (Fettembolie, vasokonstringierende Mediatoren bis hin zum akuten Lungenversagen) sollte jedoch bei Polytraumatisierten mit einem hohen ISS (> 25 Punkte) eine primäre Femurmarknagelung, v. a. bei kurzen Schräg- und Querfrakturen oder engem Markraum, nicht durchgeführt werden. Stattdessen kann beim Polytrauma (ISS > 25 Punkte) die schnelle Primärstabilisierung des Femurs mit einem „fixateur externe" durchgeführt werden, gefolgt vom Wechsel auf einen Marknagel in der 3. Operationsphase (Maier et al. 2008; Pape et al. 2009).

Auch für Unterschenkelschaftfrakturen ist dieses Vorgehen prinzipiell anzuwenden, wobei die systemische Belastung durch die Marknagelung als wesentlich geringer – verglichen mit der Oberschenkelmarknagelung – anzusehen ist. Hier hängt die Vorgehensweise vom erforderlichen Zeitaufwand und der Frakturlokalisation ab: Bei schweren und komplexen ist auch hier die externe Fixation durchzuführen, die bei Gelenkfrakturen im Kniebereich (diakondyläre Femurfrakturen, Tibiakopffrakturen) oder Knieluxationen häufig als gelenkübergreifender Fixateur mit Transfixation montiert werden kann. In gleicher Weise sollten distale Unterschenkelfrakturen (Pilon tibiale, OSG, Rückfuß) durch Transfixation des OSG und Montage des „fixateur externe" auf den 1. Mittelfußknochen oder auf den Rückfuß primär stabilisiert werden und können nach Erholung der Weichteile später rekonstruiert werden.

### 3.2.11 Gefäßverletzungen und Amputationen

Verletzungen großer Gefäße der Extremitäten erfordern in der dringlichen Operationsphase eine umgehende Revaskularisation. Analog muss bei Amputationsverletzungen oder drittgradig offenen Frakturen mit prolongierter Ischämie eine

Wiederdurchblutung nach spätestens 4–5 h erfolgen. Eine länger dauernde Ischämiephase führt neben erheblicher lokaler Schwellung, Perfusionsstörungen und Kompartmentsyndrom zu einer vital bedrohlichen systemischen Belastung, die zu einem akuten Lungen- und Organversagen führen kann. Eine wichtige Hilfestellung bei der Entscheidung über einen Extremitätenerhalt liefert der MESS-Score (Battiston et al. 2002), wobei jedoch jeder Einzelfall differenziert betrachtet werden muss.

▶ **Cave** Je stammnaher die Ischämiegrenze liegt, desto ausgeprägter entwickelt sich die systemische Reaktion. Daher muss die Indikation zur Replantation und Revaskularisation beim Polytrauma besonders kritisch gestellt werden.

## 3.3 Übersehene Verletzungen, Patientenübergabe und Folgeoperationen

Trotz etablierter Diagnostik werden einige Verletzungen (Hand, Fuß) erst während der Intensivtherapie oder bei wiedererlangtem Bewusstsein des Patienten diagnostiziert. Alle therapierelevanten Maßgaben für die Nachbehandlung [Stabilität, Lagerung, Antibiotikatherapie, geplante Folgeoperationen oder Diagnoseschritte (Kontroll-CCT)] müssen mündlich und schriftlich angeordnet werden. Gerade die Unsicherheit über die Stabilität bereits versorgter Frakturen oder evtl. noch bestehende Instabilitäten verhindern die während der Intensivbehandlung erforderlichen Lagewechsel zur Verbesserung der Lungenfunktion und Prävention von Druckulzera. Gerade aus diesen Gründen ist die Gesamtbehandlung eines polytraumatisierten Patienten in den verschiedenen Phasen bis zur Rehabilitation in der Hand des behandelnden Unfallchirurgen, zumindest aber unter seiner maßgeblichen Einbeziehung notwendig.

## 3.4 Immun- und metabolismusmodulierende Therapiemaßnahmen

Entscheidend für die Minimierung der ungünstigen Auswirkungen der Gewebetraumatisierung und Voraussetzung für eine erfolgreiche Intensivtherapie des Polytraumas ist die rechtzeitige und adäquate chirurgische Versorgung. Als adjuvante medikamentöse oder apparative Verfahren werden darüber hinaus seit Jahren zahlreiche Reihe therapeutischer Ansätze diskutiert, die auf pathophysiologischen Überlegungen und erfolgreichen tierexperimentellen Untersuchungen beruhen. Leider haben alle bis zur klinischen Prüfung weiterentwickelten Substanzen, die in den posttraumatischen Verlauf eingreifen, keinen ausreichend Effekt in klinischen Studien gezeigt. Am ehesten ist dies auf die ausgeprägte Redundanz der komplexen inflammatorischen Kaskaden zurückzuführen und die Mechanismen noch nicht hinreichend verstanden. Neueste experimentelle Untersuchen zielen auf die Rolle des TLR Rezptorkomplexes, welcher eine wichtige Rolle im inflammationsgeschehen spielt (Siehe ▶ Kap. 1, „Möglichkeiten und Grenzen der Intensivmedizin"). Derzeit wird unter anderem die Rolle von extrazellulären Vesikeln, microRNAs, Complement und anderen Immunmodulatoren weiter exploriert. Auch die Ansätze zur Immunmodulation durch Einsatz mesenchymaler Stammzellen, welche sich in geschädigte Organbereiche absiedeln und durch Ausdifferenzierung zu einer schnelleren Genesung beitragen könnten, stellen einen vielversprechenden Ansatz dar. Dennoch hat die Suche nach der „Golden Bullet", also dem einen Faktor oder Medikament welche das komplexe posttraumatische Organversagen positiv beeinflussen kann, über Jahrzehnte keine tragenden Ergebnisse in der klinischen Erprobung erbracht. Letztlich ist die Verbesserung der Polytraumabehandlung bis dato auf eine bessere klinische Diagnostik, eine optimierte Therapie unter Vermeidung sekundärer Komplikationen (Volumenlimitierung, Kinetischer Therapie, fast track Beatmung, gestuftes operatives Behandlungskonzept, verbessertes Gerinnungsmanagement, auch Tranexamsäure) zurückzuführen.

> Dementsprechend existiert derzeit immer noch kein medikamentöser Ansatz zur Immunmodulation in der Therapie des Polytraumas oder des polytraumainduzierten Organversagens (Gruen et al. 2012; Sauia et al. 2017).

Die trauma- oder sepsisinduzierte Katabolie ist ein Hauptgrund für Morbidität und Mortalität. Hier ist eine frühe enterale Ernährung sinnvoll. Für den kritisch kranken Patienten ist die S2k-Leitlinie Klinische Ernährung in der Intensivmedizin, awmf-Registriernummer 073-004 (letzte Fassung derzeit 2018) zu beachten (www.awmf.org).

### 3.4.1 Hämofiltration

Die Auswirkungen einer kontinuierlichen Hämofiltration auf den Verlauf einer Sepsis werden insgesamt kontrovers, von einigen Autoren jedoch insbesondere wegen der Möglichkeit einer proinflammatorischen Zytokinelimination günstig beurteilt. Möglicherweise führt die frühzeitige kontinuierliche venovenöse Hämofiltration (CVVH) zu einer Abschwächung des hyperdynamen Kreislaufversagens und zu einer Verbesserung der $O_2$-Extraktionsrate; der Stellenwert des Verfahrens ist jedoch außerhalb der Organersatztherapie im Rahmen eines akuten Nierenversagens derzeit nicht validiert (Bauer et al. 2001).

### 3.4.2 Bewertung

Abgesehen von der Sicherstellung bzw. möglichst frühzeitigen Wiederherstellung einer ausreichenden Oxygenierung und Zirkulation zur Begrenzung ischämischer bzw. hypoxischer Schäden ist eine gesicherte, spezifische intensivmedizinische Therapie der Auswirkungen des Gewebeschadens und der unkontrollierten systemischen Entzündungsreaktion zzt. nicht bekannt. Hier scheint das Monitoring der Immunsituation in zeitlicher, örtlicher und quantitativer Hinsicht noch nicht ausreichend genau, um Schlüsse für eine gezielte Therapie ziehen zu können.

*Anerkannte Therapieprinizipien*

Zu den anerkannten Therapieprinzipien des polytraumatisierten Intensivpatienten zählen derzeit (Abb. 3):

- Vermeidung bzw. frühzeitige Therapie einer Hypoxämie durch $O_2$-Zufuhr, CPAP oder Beatmung mit ausreichend hohem PEEP sowie Transfusion von Erythrozytenkonzentraten bei inadäquat niedriger Hämoglobinkonzentration.
- Vermeidung bzw. frühzeitige Therapie eines Schockzustands durch chirurgische Blutstillung, Infusions- und Transfusionstherapie sowie begleitende moderate Katecholamintherapie und Gerinnungsoptimierung.
- Gestuftes operatives Behandlungskonzept zur Reduktion der posttraumatischen Inflammation („damage control"), aber mit einer Primärstabilisierung aller relevanten Frakturen zur Abschwächung der Inflammationsstimultion.
- Vermeidung eines iatrogenen „second hit" durch ausgedehnte operative Maßnahmen in der vulnerablen Phase an Tag 2–5 nach Trauma, bzw. in einer Phase der andauernden Inflammation mit interstitieller Wassereinlagerung.
- Vermeidung von Hypoventilation und Hypotension bei Patienten mit schwerem Schädel-Hirn-Trauma.
- Ausreichende Schmerzbekämpfung und Sedierung durch Analgetika und Sedativa.
- Frühzeitige enterale Nahrungszufuhr zur Limitierung der intestinalen Immunaktivierung über die Pfortader
- Supportive Maßnahmen bei schweren Funktionsstörungen oder Ausfall einzelner Organe: Beatmung bei Lungenversagen (druckkontrollierte Beatmung mit permissiver Hyperkapnie) und extrakorporale Eliminationsverfahren wie CVVH bei Nierenversagen.

Rechtzeitige, adäquate Antibiotikatherapie bei Infektionsnachweis.

## 4 Fazit

**Zusammenfassung der Intensivtherapie bei Polytrauma**

Polytraumatisierte Patienten entwickeln meist eine systemische Entzündungsreaktion, die häufig eine Multiorgandysfunktion bis hin zum Multiorganversagen zur Folge hat. Diese kann auch in einer über eine sekundäre, häufig pulmonale Infektion zu einer posttraumatischen Immunsuppression führen.

Zur Modulation dieser Entzündungsantwort mit dem Ziel einer Prognoseverbesserung des Polytraumapatienten stehen klinisch nach wie vor zahlreiche supportive und präventive Therapiemaßnahmen zur Verfügung, die diese Entwicklung positiv beeinflussen. Im wissenschaftlichen Interesse steht ein optimiertes Operationsmanagement im Sinne von Damage-control-Strategien sowie weitere Studien mit immunmodulierenden und zytoprotektiven Substanzen.

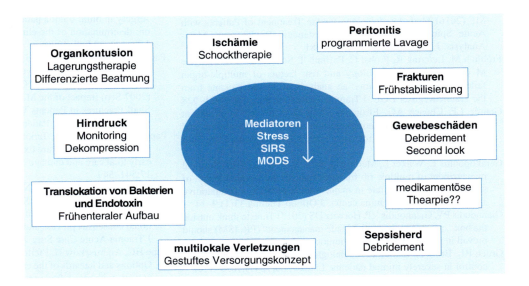

**Abb. 3** Etablierte Maßnahmen zur Prävention des posttraumatischen Organversagens

# Literatur

Asensio JA, McDuffie L, Petrone P, Roldan G, Forno W, Gambaro E, Salim A, Demetriades D, Murray J, Velmahos G, Shoemaker W, Berne TV, Ramicone E, Chan L (2001) Reliable variables in the exsanguinated patient which indicate damage control and predict outcome. Am J Surg 182:743–751

Balogh ZJ, Reumann MK, Gruen RL, Mayer-Kuckuk P et al (2012) Advances and future directions for management of trauma patients with musculoskeletal injuries. Lancet 380(9847):1109–1119

Battiston B, Tos P, Pontini I, Ferrero S (2002) Lower limb replantations: indications and a new scoring system. Microsurgery 22(5):187–192

Bauer M, Marzi I, Ziegenfuss T, Riegel W (2001) Prophylactic hemofiltration in severely traumatized patients: effects on post-traumatic organ dysfunction syndrome. Intensive Care Med 27:376–383

Beks RB, Reetz D, de Jong MB, Groenwold RH, Hietbrink F, Edwards MJ et al (2019) Rib fixation versus non-operative treatment for flail chest and multiple rib fractures after blunt thoracic trauma: a multicenter cohort study. Eur J Trauma Emerg Surg Springer 45(4):655–663

Benders KEM, Leenen LPH (2020) Management of Hemodynamically Unstable Pelvic Ring. Fractures Front Surg 7:601321

Bracken MB (2012) Steroids for acute spinal cord injury. Cochrane Database Syst Rev 1(CD001046). https://doi.org/10.1002/14651858

Centers for Disease Control and Prevention (2000) Measuring healthy days. CDC, Atlanta/Georgia

Cheatham ML, Safcsak K (2010) Is the evolving management of intraabdominal hypertension and abdominal compartment syndrome improving survival? Crit Care Med 38:402–407

Cotton BA, Reddy N, Hatch QM, LeFebvre E et al (2011) Damage control resuscitation is associated with a reduction in resuscitation volumes and improvement in survival in 390 damage control laparotomy patients. Ann Surg 254(4):598–605

Deitch EA, Dayal SD (2006) Intensive care unit management of the trauma patient. Crit Care Med 34:2294–2301

Deutsche Gesellschaft für Unfallchirurgie – DGU (2011) Polytrauma/Schwerverletzten-Behandlung. AWMF-Register-Nr. 012/019 [http://www.awmf.org/leitlinien/detail/ll/012-019.html]. Zugegriffen im Sep 2013

DGU. Traumaregister DGU Jahresbericht 2020. Jul 20201–72., www.traumaregister.de

Dijkink S, Meier K, Krijnen P, Yeh DD, Velmahos GC, Schipper IB (2020) Malnutrition and its effects in severely injured trauma patients. Eur J Trauma Emerg Surg. Springer 46(5):993–1004

Evaniew N, Belley-Côté EP, Fallah N, Noonan VK, Rivers CS, Dvorak MF (2016) Methylprednisolone for the Treatment of Patients with Acute Spinal Cord Injuries: A Systematic Review and Meta-Analysis. J Neurotrauma 33(5):468–481

Fröhlich M, Lefering R, Probst C, Paffrath T, Schneider MM, Maegele M et al (2014) Epidemiology and risk factors of multiple-organ failure after multiple trauma: an analysis of 31,154 patients from the TraumaRegister DGU. J Trauma Acute Care Surg 76(4):921–928

Gentile LF, Cuenca AG, Efron PA, Ang D et al (2012) Persistent inflammation and immunosuppression: a common syndrome and new horizon for surgical intensive care. J Trauma Acute Care Surg 72(6):1491–1501

Gerakopoulos E, Walker L, Melling D, Scott S, Scott S (2019) Surgical management of multiple rib fractures reduces the hospital length of stay and the mortality rate in major trauma patients: a comparative study in a UK major trauma center. J Orthop Trauma 33(1):9–14

Giannoudis PV, Giannoudis VP, Horwitz DS (2017) Time to think outside the box: „prompt-individualised-safe management" (PR. ISM) should prevail in patients with multiple injuries. Injury 48(7):1279–1282

Gruen RL, Brohi K, Schreiber M, Balogh ZJ et al (2012) Haemorrhage control in severely injured patients. Lancet 380(9847):1099–1108

Hildebrand F, Pape HC, Krettek C (2005) The importance of cytokines in the posttraumatic inflammatory reaction. Unfallchirurg 108:793–803

Jansen JO, Thomas R, Loudon MA, Brooks A (2009) Damage control resuscitation for patients with major trauma. BMJ 338:b1778

Keel M, Trentz O (2005) Pathophysiology of polytrauma. Injury 36:691–709

Lier H, Bottiger BW, Hinkelbein J, Krep H et al (2011) Coagulation management in multiple trauma: a systematic review. Intensive Care Med 37(4):572–582

Lustenberger T, Wutzler S, Störmann P, Marzi I (2015) The Role of Pelvic Packing for Hemodynamically Unstable Pelvic Ring Injuries: Clinical Medicine Insights: Trauma and Intensive Medicine. SAGE, London, 26(6):S12257

Maegele M, Paffrath T, Bouillon B (2011) Acute traumatic coagulopathy in severe injury: incidence, risk stratification, and treatment options. Dtsch Arztebl Int 108(49):827–835

Maegele M, Fröhlich M, Caspers M, Kaske S (2017) Volume replacement during trauma resuscitation: a brief synopsis of current guidelines and recommendations. Eur J Trauma Emerg Surg. Springer 43(4):439–443

Maier M, Lehnert M, Geiger E, Marzi I (2008) Operative Sekundäreingriffe während der Intensivbehandlungsphase des Polytraumas. Intensiv Med 45:70–75

Maier M, Wutzler S, Lehnert M, Szermutzky M, Wyen H, Bingold T, Henrich D, Walcher F, Marzi I (2009) Serum procalcitonin levels in patients with multiple injuries including visceral trauma. J Trauma 66:243–249

Marzi I, Mutschler W (1996) Strategy of surgical management of polytrauma. Zentralbl Chir 121:950–962

Marzi I, Rose S (2012) Praxishandbuch Polytrauma: Vom Unfall bis zur Rehabilitation, 1. Aufl. Deutscher Ärzte-Verlag, Köln

Minei JP, Cuschieri J, Sperry J, Moore EE et al (2012) The changing pattern and implications of multiple organ failure after blunt injury with hemorrhagic shock. Crit Care Med 40(4):1129–1135

Moore TA, Simske NM, Vallier HA (2020) Fracture fixation in the polytrauma patient: Markers that matter. Injury 51:S10–S14

Nienaber U, Innerhofer P, Westermann I, Schochl H et al (2011) The impact of fresh frozen plasma vs coagulation factor concentrates on morbidity and mortality in trauma-associated haemorrhage and massive transfusion. Injury 42(7):697–701

Oberladstätter D, Voelckel W, Bruckbauer M, Zipperle J, Grottke O, Ziegler B et al (2021) Idarucizumab in major trauma patients: a single centre real life experience. Eur J Trauma Emerg Surg. Springer 47(2):589–595

Pape HC, van Griensven M, Rice J, Gansslen A, Hildebrand F, Zech S, Winny M, Lichtinghagen R, Krettek C (2001) Major secondary surgery in blunt trauma patients and perioperative cytokine liberation: determination of the clinical relevance of biochemical markers. J Trauma 50:989–1000

Pape H-C, Rixen D, Morley J, Husebye EE, Mueller M, Dumont C, Gruner A, Oestern HJ, Bayeff-Filoff M, Garving C, Pardini D, van Griensven M, Krettek C, Giannoudis P, the EPOFF study group (2007 Sep) Impact of the Method of Initial Stabilization for Femoral Shaft Fractures in Patients With Multiple Injuries at Risk for Complications (Borderline Patients). Ann Surg 246(3):491–501

Pape HC, Tornetta P III, Tarkin I, Tzioupis C, Sabeson V, Olson SA (2009) Timing of fracture fixation in multitrauma patients: the role of early total care and damage control surgery. J Am Acad Orthop Surg 17:541–549

Pape HC, Lefering R, Butcher N, Peitzman A, Leenen L, Marzi I, Lichte P, Josten C, Bouillon B, Schmucker U, Stahel P, Giannoudis P, Balogh Z (2014) The definition of polytrauma revisited: An international consensus process and proposal of the new 'Berlin definition'. J Trauma Acute Care Surg 77(5):780–786

Pape HC, Andruszkow H, Pfeifer R, Hildebrand F, Barkatali BM (2016) Options and hazards of the early appropriate care protocol for trauma patients with major fractures: Towards safe definitive surgery. Injury 47(4):787–791

Pape HC, Halvachizadeh S, Leenen L, Velmahos GD, Buckley R, Giannoudis PV (2019) Timing of major fracture care in polytrauma patients – An update on principles, parameters and strategies for 2020. Injury 50(10):1656–1670

Pfeifer R, Pape HC (2020) Trends in nomenclature to describe concepts in trauma patients: Time for standardization. Injury 51(11): P2353–P2355

Pape HC, Leenen L (2021) Polytrauma management – What is new and what is true in 2020? J Clin Orthopaedics Trauma 12:88e95

Perel P, Roberts I, Ker K (2013) Colloids versus crystalloids for fluid resuscitation in critically ill patients. Cochrane Database Syst Rev 2: CD000567

Pfitzenmaier J, Buse S, Haferkamp A, Pahernik S, Djakovic N, Hohenfellner M (2009) Kidney injuries. Unfallchirurg 112:317–325

Radomski M, Zettervall S, Schroeder ME, Messing J, Dunne J, Sarani B (2016 Jun) Critical Care for the Patient With Multiple Trauma. J Intensive Care Med 31(5):307–318

Relja B, Szermutzky M, Henrich D, Maier M et al (2010) Intestinal-FABP and liver-FABP: novel markers for severe abdominal injury. Acad Emerg Med 17(7):729–735

Relja B, Mörs K, Marzi I (2018 Jun) Danger signals in trauma. Eur J Trauma Emerg Surg 44(3):301–316

Roberts DJ, Bobrovitz N, Zygun DA, Kirkpatrick AW, Ball CG, Faris PD et al (2021) Evidence for use of damage control surgery and damage control interventions in civilian trauma patients: a systematic review. World J Emergency Surgery Springer 16(1):1–23

Rose S, Marzi I (1998) Mediators in polytrauma – pathophysiological significance and clinical relevance. Langenbeck's Arch Surg 383: 199–208

Rosenfeld JV, Maas AI, Bragge P, Morganti-Kossmann MC et al (2012) Early management of severe traumatic brain injury. Lancet 380(9847):1088–1098

Sauaia A, Moore FA, Moore EE (2017) Postinjury Inflammation And Organ Dysfunction. Crit Care Clin 33(1):167–191

Stahel PF, Smith WR, Moore EE (2007) Role of biological modifiers regulating the immune response after trauma. Injury 38:1409–1422

Sturm R, Xanthopoulos L, Heftrig D, Oppermann E, Vrdoljak T, Dunay IR, et al (2020) Regulatory T cells modulate CD4 proliferation after severe trauma via IL-10. JCM Multidisciplinary Digital Publishing Institute 9(4):1052

Spijkerman R, Hesselink L, Bongers S et al (2020) Point-of-care analysis of neutrophil phenotypes: a first step towards immuno-based precision medicine in the trauma ICU. Crit Care Explor 2(7):e0158

Tisherman SA, Barie P, Bokhari F, Bonadies J, Daley B, Diebel L, Eachempati SR, Kurek S, Luchette F, Carlos PJ, Schreiber M, Simon R (2004) Clinical practice guideline: endpoints of resuscitation. J Trauma 57:898–912

Visser T, Pillay J, Koenderman L, Leenen LP (2008) Postinjury immune monitoring: can multiple organ failure be predicted? Curr Opin Crit Care 14:666–672

Walcher F, Weinlich M, Conrad G, Schweigkofler U, Breitkreutz R, Kirschning T, Marzi I (2006) Prehospital ultrasound imaging improves management of abdominal trauma. Br J Surg 93:238–242

Weber B, Franz N, Marzi I, Henrich D, Leppik L (2022) Extracellular vesicles as mediators and markers of acute organ injury: current concepts. Eur J Trauma Emerg Surg 48(3):1525–1544

Westhoff J, Laurer H, Wutzler S, Wyen H, Mack M, Maier B, Marzi I (2008) Interventional emergency embolization for severe pelvic ring fractures with arterial bleeding. Integration into the early clinical treatment algorithm. Unfallchirurg 111:821–828

Wutzler S, Maier M, Lehnert M, Henrich D, Walcher F, Maegele M, Laurer H, Marzi I (2009) Suppression and recovery of LPS-stimulated monocyte activity after trauma is correlated with increasing injury severity: a prospective clinical study. J Trauma 66:1273–1280

Wutzler S, Lehnert T, Laurer H, Lehnert M et al (2011) Circulating levels of Clara cell protein 16 but not surfactant protein D identify and quantify lung damage in patients with multiple injuries. J Trauma 71(2):E31–E36

Wutzler S, Sturm K, Lustenberger T, Wyen H, Zacharowksi K, Marzi I et al (2017) Kinetic therapy in multiple trauma patients with severe thoracic trauma: a treatment option to reduce ventilator time and improve outcome. Eur J Trauma Emerg Surg. Springer 43(2): 155–161

Wyen H, Wutzler S, Maegele M, Lefering R et al (2013) Rotational bed therapy after blunt chest trauma: a nationwide online-survey on current concepts of care in Germany. Injury 44(1):70–74

# Schädel-Hirn-Trauma

Alexander Younsi, Moritz Scherer und Andreas W. Unterberg

## Inhalt

| | | |
|---|---|---|
| 1 | Definition und Klassifikation | 1305 |
| 2 | Epidemiologie | 1306 |
| 3 | Pathophysiologie | 1306 |
| 4 | Primärversorgung | 1307 |
| 5 | Klinische Versorgung | 1308 |
| 5.1 | Aufnahme eines wachen Patienten | 1308 |
| 5.2 | Aufnahme eines komatösen Patienten | 1309 |
| 5.3 | Bildgebung | 1309 |
| 6 | Konservative Therapie des SHT | 1310 |
| 6.1 | Leichtes und mittelschweres SHT | 1310 |
| 6.2 | Intensivmedizinische Therapie des schweren SHT | 1310 |
| 7 | Operative Therapie | 1313 |
| 7.1 | Kalottenfrakturen | 1313 |
| 7.2 | Schädelbasisfrakturen | 1314 |
| 7.3 | Epidurale Hämatome | 1314 |
| 7.4 | Subdurale Hämatome | 1315 |
| 7.5 | Traumatische intrazerebrale Hämatome | 1316 |
| 7.6 | Dekompressionstrepanation | 1316 |
| 7.7 | Schussverletzungen und penetrierende Verletzungen | 1317 |
| 8 | Prognose | 1318 |
| 9 | Aktuelle Studien | 1318 |
| | Literatur | 1319 |

## 1 Definition und Klassifikation

Als Schädel-Hirn-Trauma (SHT) wird ein weites Erkrankungsspektrum bezeichnet, bei dem durch eine äußere Gewalteinwirkung auf den Schädel eine Verletzung des Gehirns mit konsekutiver Funktionseinschränkung entsteht. Neben Weichteilverletzungen finden sich dabei häufig Begleitverletzungen des knöchernen Schädels oder der Halswirbelsäule. Zentrales Symptom des SHT ist die Bewusstseinseinschränkung, nach deren Ausprägungsgrad und Dauer das SHT früher in Commotio, Contusio und Compressio cerebri oder in SHT Grad I–III eingeteilt wurde. Beide Einteilungen haben sich in der klinischen Routine als unpraktikabel erwiesen und sind heute obsolet.

Die aktuelle Einteilung des SHT orientiert sich an der Glasgow-Coma-Skala (GCS), es werden ein leichtes (GCS 13–15), ein mittelschweres (GCS 9–12) und ein schweres (GCS < 9, Bewusstseinsstörung > 24 h) SHT unterschieden (Tab. 1).

A. Younsi · M. Scherer · A. W. Unterberg (✉)
Neurochirurgische Klinik, Universitätsklinikum Heidelberg, Heidelberg, Deutschland
E-Mail: alexander.younsi@med.uni-heidelberg.de;
moritz.scherer@med.uni-heidelberg.de;
andreas.unterberg@med.uni-heidelberg.de

**Tab. 1** Einteilung des Schädel-Hirn-Traumas nach GCS. (Teasdale und Jennett 1974)

| Glasgow Coma Scale – Kriterien | | Punkte |
|---|---|---|
| Augenöffnen | Spontan | 4 |
| | Auf Ansprache | 3 |
| | Auf Schmerzreiz | 2 |
| | Kein Augenöffnen | 1 |
| Verbale Antwort | Voll adäquat | 5 |
| | Unzureichend adäquat | 4 |
| | Einzelne Wortäußerung | 3 |
| | Unverständliche Laute | 2 |
| | Keine Antwort | 1 |
| Motorische Antwort | Auf Aufforderung normal | 6 |
| | Auf Schmerzreiz gezielt | 5 |
| | Auf Schmerzreiz ungezielt | 4 |
| | Beugesynergismen | 3 |
| | Strecksynergismen | 2 |
| | Keine Abwehrbewegung | 1 |
| **Auswertung** | | |
| Leichtes SHT: GCS 15–13 | Mittelschweres SHT: GCS 12–9 | Schweres SHT: GCS < 9 oder Bewusstseinsstörung > 24 h |

Maßgeblich für die Einteilung ist der neurologische Zustand des Patienten unmittelbar nach dem Trauma und in der posttraumatischen Phase. Kommt es im Rahmen eines SHT zur Verletzung der Duraintegrität mit einer direkten (penetrierende Kopfverletzung) oder indirekten Verbindung (Fraktur der Schädelbasis, Mittelgesichtsfraktur) zwischen Schädelinnerem und -äußerem, spricht man von einem offenen Schädel-Hirn-Trauma.

## 2 Epidemiologie

In Deutschland erleiden geschätzt 300–400/100.000 Menschen pro Jahr ein Schädel-Hirn-Trauma, wobei Männer 3-mal häufiger betroffen sind als Frauen. Den überwiegenden Anteil stellen leichte SHT dar, nur in etwa 3 % der Fälle liegt ein mittelschweres, in 5 % ein schweres SHT vor (Rickels et al. 2010).

Dank präventiver Maßnahmen (Gurtpflicht, Airbags, Fahrradhelme) konnte die Zahl der Verletzten im Straßenverkehr seit den 1990er-Jahren deutlich gesenkt werden, heutzutage sind noch ca. 26,3 % der SHT auf Verkehrsunfälle zurückzuführen. Der Sturz im häuslichen Umfeld ist mit 51,4 % mittlerweile an die Spitze der ursächlichen Unfallmechanismen getreten (Jennett 1996; Rickels et al. 2011). Insgesamt hat sich das Altersspektrum der vom SHT betroffenen Patienten verändert: Zwar besteht weiterhin ein deutlicher Altersgipfel bei den 20- bis 30-Jährigen, aufgrund einer erhöhten Alltagsaktivität der älteren Bevölkerung ist aber eine stetige Zunahme der SHT-Inzidenz in der Altersgruppe > 50 Jahre zu beobachten (Roozenbeek et al. 2013). Dies konnte kürzlich in einer prospektiven, in Europa durchgeführten Studie bestätigt werden, in welcher von 4509 SHT-Patienten 27,8 % ein Alter von > 65 Jahren aufwiesen (Steyerberg et al. 2019). Insgesamt führt diese Altersverschiebung dazu, dass die Inzidenz des SHT in den letzten Jahren in den Industrieländern etwa konstant geblieben ist. Weltweit steigen Inzidenz und Rate schwerer Verletzungen in jungen Bevölkerungsgruppen hingegen an. Dies ist maßgeblich durch eine steigende Motorisierung der Länder mittleren und geringen Einkommens bedingt (Perel et al. 2008).

Trotz der modernen Intensivmedizin und der Einführung von standardisierten Versorgungs- und Therapieschemata ist die Mortalität des schweren SHT seit den 1990er-Jahren im Bereich zwischen 30 und 50 % einzuordnen und stellt weiterhin die Haupttodesursache bei unter 45-Jährigen dar (Roozenbeek et al. 2013).

## 3 Pathophysiologie

Im pathophysiologischen Konzept des SHT wird zwischen primärem und sekundärem Hirnschaden unterschieden.

Der primäre Hirnschaden entsteht durch die traumatische Gewalteinwirkung und führt zu einer irreversiblen Schädigung von Nervenzellen. In Abhängigkeit von Art und Intensität des Traumas findet sich meist ein inhomogenes Verletzungsmuster aus fokalen Parenchymkontusionen, intrakraniellen Blutungen oder diffusen Scherverletzungen im Bereich der Marklager.

> Sämtliche therapeutischen Bemühungen zielen auf die Minimierung eines sekundären Hirnschadens ab, der durch die vom primären Hirnschaden ausgelösten pathophysiologischen Prozesse entsteht.

Es können extra- und intrakranielle Ursachen für die sekundäre Hirnschädigung unterschieden werden: Unter den extrakraniellen Ursachen finden sich Zustände globaler Mangelversorgung wie Hypoxie, Hypotonie, Anämie oder Sepsis. Eine Pyrexie mit zusätzlich gesteigertem Grundumsatz kann einen Nährstoffmangel verschärfen. Intrakranielle Ursachen gehen vom primären Hirnschaden selbst aus, der in Form von raumfordernden Blutungen oder eines posttraumatischen Hirnödems zu einem gesteigerten intrakraniellen Druck (ICP) führen kann. Konsekutiv ist die zerebrale Perfusion häufig kritisch kompromittiert. Die unterschiedlichen Auslöser einer sekundären Hirnschädigung können somit kaskadenartig in Form eines Circulus vitiosus ablaufen und münden schlussendlich in einem gemeinsamen pathophysiologischen Endpunkt, der zerebralen Ischämie (Abb. 1).

> Die Aufrechterhaltung einer adäquaten Hirnperfusion auf makro- und mikrozirkulatorischer Ebene und die Kontrolle des ICP sind somit zentrale Stellgrößen, die über Erfolg oder Misserfolg der Therapie des SHT entscheiden können.

Der zerebrale Blutfluss (CBF) ist dabei abhängig vom zerebralen Perfusionsdruck (CPP) und vom zerebrovaskulären Widerstand (CVR). Der CPP kann über die folgende Formel errechnet werden:

$$CPP = MAP - ICP$$

Er verknüpft intrakranielle und extrakranielle Ursachen des sekundären Hirnschadens. Der CVR unterliegt physiologischerweise einer Autoregulation und passt sich dem CPP zur Sicherung einer gleichmäßigen Hirndurchblutung an. Die Autoregulation ist im Rahmen des SHT häufig kritisch gestört, sodass die Hirndurchblutung passiv dem Perfusionsdruck (CPP) folgt (Bouma und Muizelaar 1990). Dies birgt bei Hypotonie die Gefahr einer Ischämie, hypertone Kreislaufphasen können eine verstärkte Ödembildung oder eine Blutungsprogredienz begünstigen.

Das Verhältnis von intrakraniellem Volumen und ICP ist durch die **Monroe-Kellie-Doktrin** beschrieben: Der ICP zeigt im abgeschlossenen intrakraniellen Kompartiment eine lineare Abhängigkeit von der Summe aus Hirn-, Blut- und Liquorvolumen. Bei einer Vermehrung eines der intrakraniellen Volumina muss zur Sicherung eines konstanten ICP ein anderes Volumen kompensatorisch vermindert werden. Verschiebevolumina sind in erster Linie Liquor und (venöses) Blutvolumen. Werden bei einer kritischen Volumenvermehrung (e. g. Parenchymblutung, Hirnödem) die Kompensationsmöglichkeiten erschöpft, resultiert ein weiterer Volumenanstieg in einer exponentiellen Erhöhung des ICP (Sarrafzadeh et al. 2002; Chesnut et al. 1993; Martin et al. 1997; Gobiet et al. 1975; Bouma et al. 1992; Rosner et al. 1995).

Im Rahmen einer extremen intrakraniellen Volumenexpansion kann es zu einem Prolaps von Hirngewebe durch die räumlichen Begrenzungen des inneren Schädels im Bereich der Falx, des Tentoriums oder des Foramen magnum kommen („Einklemmung"). Die untere zerebrale Herniation stellt dabei durch Verlagerung und Kompression des Hirnstamms im Foramen magnum eine vitale Bedrohung dar.

> Ein einklemmender Patient zeigt Pupillenstörungen und ist dabei komatös. Ein Cushing-Reflex ist Ausdruck des Versuchs, eine minimale zerebrale Perfusion aufrechtzuerhalten und führt zu Hypertonie mit ausgeprägter Bradykardie.

## 4 Primärversorgung

Die interdisziplinäre „S3-Leitlinie Polytrauma/Schwerverletzten-Behandlung" gibt in Deutschland auch gültige Behandlungsempfehlungen für Schädel-Hirn Verletzungen ab, eine interdisziplinäre „Leitlinie Schädel-Hirn-Trauma im Erwachsenenalter" wird aktuell überarbeitet (DGU 2017; DGNC 2015).

### Bewusstsein
Bei der Erstversorgung des SHT kommt der Beurteilung der Bewusstseinslage und der neurologischen Symptomatik eine

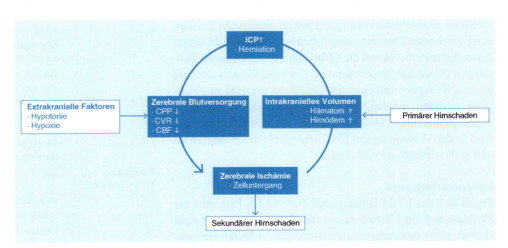

**Abb. 1** Circulus vitiosus des sekundären Hirnschadens (ICP = intrakranieller Druck, CPP = zerebraler Perfusiondruck, CVR = zerebrovaskulärer Widerstand, CBF = zerebraler Blutfluss)

entscheidende Bedeutung zu. Zur Einteilung des Schweregrades eines SHT hat sich der GCS als globaler Parameter etabliert. Die neurologische Erstbeurteilung am Unfallort umfasst daher

- die Erhebung des GCS sowie
- die zusätzliche Dokumentation der Bewusstseinslage (orientiert, desorientiert, bewusstlos, sediert),
- die Dokumentation des Pupillenstatus,
- die Dokumentation der seitengetrennten Funktion der Motorik.

Der neurologische Erstbefund hat hohe therapeutische Relevanz, insbesondere, wenn zu einem späteren Zeitpunkt Indikationen zu operativen Maßnahmen gestellt werden müssen und Sedierung und Intubation die neurologische Beurteilung unmöglich machen.

**Vitalparameter**
Ein weiteres Augenmerk in der Primärversorgung des SHT liegt auf der raschen Stabilisierung der Vitalparameter und dem Erreichen einer Normoxie, Normokapnie und Normotonie. Zur Aufrechterhaltung eines adäquaten CPP sollte der systolische Blutdruck nicht unter 90 mmHg und die periphere Sauerstoffsättigung nicht unter 90 % liegen. Eine permissive Hypotension als Konzept einer „low-volume resuscitation" sollte bei polytraumatisierten Patienten mit begleitendem SHT aufgrund der Gefahr einer sekundären Hirnschädigung nicht durchgeführt werden (Berry et al. 2012).

**Intubation**
Bei Bewusstseinseintrübung, herabgesetzten Schutzreflexen oder insuffizienter Spontanatmung ist zudem die Indikation zur Intubation großzügig zu stellen, in jedem Fall ist sie bei einem GCS < 9 (schweres SHT) erforderlich.

**Sonstige Maßnahmen**
Weitere kalkulierte Maßnahmen zur Senkung des ICP sind im Rahmen der Primärversorgung nur bei deutlichen Zeichen einer zerebralen Einklemmung (oben) zu ergreifen. In dieser Ausnahmesituation kann die Gabe von hyperosmolaren Substanzen (Mannitol, hyperosmolare Kochsalzlösung) oder die moderate Hyperventilation ($pCO_2$ 30–35 mmHg) in Erwägung gezogen werden. Eine prophylaktische Anwendung dieser Maßnahmen sowie die Gabe von Glukokortikoiden wird in der Versorgung des SHT heute nicht mehr empfohlen und sollte deshalb unterbleiben.

**Patiententransport**
Ergibt sich aus Unfallhergang und Zustand des Patienten der Verdacht auf ein klinisch relevantes SHT, sollte der Patient zeitnah einer computertomografischen (CT) Diagnostik zugeführt und hierfür in ein geeignetes Zentrum verlegt werden.

Bei polytraumatisierten Patienten oder solchen mit schwerem SHT ist die Verlegung in einen interdisziplinären Schockraum mit ständiger neurochirurgischer Bereitschaft anzustreben.

Aufgrund möglicher Begleitverletzungen der Wirbelsäule sollten die Patienten bis nach Abschluss geeigneter radiologischer Untersuchungen immobilisiert werden.

## 5 Klinische Versorgung

### 5.1 Aufnahme eines wachen Patienten

Während eines kurzen Anamnesegesprächs mit dem wachen SHT-Patienten werden relevante neurologische Auffälligkeiten wie Bewusstseins- und Wesensveränderungen oder eine Amnesie rasch offensichtlich. Bei der Inspektion des Kopfes im Rahmen der körperlichen und neurologischen Untersuchung sollte neben Weichteilverletzungen auch auf Flüssigkeitsaustritt aus Mund, Nase oder Ohren geachtet werden (Zeichen einer Schädelbasisfraktur mit Liquorrhö).

Bei einem leichtem SHT ist die Indikation für eine Bildgebung durch die Anamnese und Untersuchung zu stellen. Alter, Unfallmechanismus (Rasanz) und Risikofaktoren für eine intrakranielle Blutung, wie etwa eine medikamentöse Blutverdünnung, fließen dabei in die Entscheidung mit ein. Befunde, die eine weiterführende CT-Diagnostik erfordern, sind in Tab. 2 aufgeführt, Abb. 2 zeigt einen Algorithmus für die CT-Diagnostik bei der Aufnahme von wachen SHT-Patienten. Die Halswirbelsäule weist bei SHT in bis zu 8 % der Fälle Begleitverletzungen auf und sollte bei gegebener

**Tab. 2** Indikationen zur CT-Diagnostik bei leichtem Schädel-Hirn-Trauma. (Nach DGU 2017; Smits et al. 2005; Stiell et al. 2005)

| Absolute CT-Indikation | Kein Wiedererlangen des vollen Bewusstseins (GCS < 15) 2 h nach Trauma |
|---|---|
| | Amnesie |
| | Krampfanfall nach Trauma |
| | Alter > 65 Jahre |
| | Mehrmaliges Erbrechen in zeitlichem Bezug zum Trauma |
| | Andere neurologische Störungen (Aphasie, Paresen, Anisokorie) |
| | Verdacht auf Gerinnungsstörungen, anamnestisch Einnahme von Gerinnungs- oder Thrombozytenfunktionshemmern |
| | Verdacht auf strukturelle Schädelverletzung (Fraktur, Liquorrhö, penetrierende Verletzung) |
| Fakultative CT-Indikation | Intoxikation von Alkohol und Drogen |
| | Degenerative Erkrankungen |
| | Starke Kopfschmerzen |
| | Unklare Unfallanamnese |
| | Hinweise auf Hochrasanztrauma |

# 80 Schädel-Hirn-Trauma

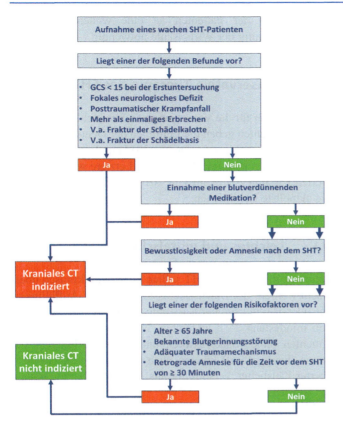

**Abb. 2** Algorithmus für die CT-Diagnostik bei der Aufnahme von wachen Patienten mit Schädel-Hirn-Trauma. (Nach DGNC 2015; NICE 2014)

klinischer Symptomatik oder adäquatem Traumamechanismus (z. B. „whiplash injury") ebenfalls bildgebend abgeklärt werden (Thesleff et al. 2017).

Alternativ zur fakultativen CT-Diagnostik kann eine engmaschige klinische Überwachung erwogen werden.

## 5.2 Aufnahme eines komatösen Patienten

Bei Ankunft eines komatösen oder bereits sedierten und intubierten Patienten sind zunächst die Vitalparameter sowie ein adäquater Blutdruck und die Oxygenierung zu sichern. Für den weiter behandelnden Neurotraumatologen bzw. Neurochirurgen sind v. a. bei einem sedierten Patienten die neurologischen Befunde am Unfallort **vor** Intubation (GCS, Bewusstseinslage, Pupillenstatus, Motorik; Abschn. 4) zur Einschätzung der Verletzungsschwere bedeutsam. Angaben zum Unfallmechanismus, dem Verlauf des neurologischen Status sowie eine Medikamentenanamnese, die u. a. die Einnahme von gerinnungshemmenden Substanzen klären sollte, sind weitere wichtige Informationen und haben Einfluss auf die Therapie des Patienten.

Im Schockraum sollte bei einem komatösen Patienten mit Zustand nach schwerem SHT nur eine orientierende neurologische Untersuchung durchgeführt werden. Diese kann sich ggf. auf eine Inspektion des Kopfes mit Erhebung des GCS und Pupillenstatus beschränken.

> Nach kardiopulmonaler Stabilisierung eines komatösen Patienten hat die kraniale bildgebende Diagnostik absolute Priorität.

## 5.3 Bildgebung

### 5.3.1 Computertomografie (CT)

Die Computertomografie ist heute der ubiquitär verfügbare **Goldstandard** in der bildgebenden Diagnostik des SHT. In der Notfallsituation ist die CT Methode der Wahl, um operationsbedürftige Ursachen einer Bewusstseinsstörung zuverlässig und zeitnah zu diagnostizieren (Manolakaki et al. 2009). Bei einem Polytrauma kann zeitgleich die Abklärung von Kopf, Hals und Rumpf in einem Spiral-CT erfolgen.

Absolute Indikationen für die Durchführung einer CT-Untersuchung nach SHT sind in Tab. 2 aufgelistet. Zudem empfiehlt sich die CT-Diagnostik, wenn Zweifel über die neurologische Beurteilbarkeit bestehen (unklare Angaben des Patienten, Alkohol- oder Drogenintoxikation, neurodegenerative Vorerkrankungen).

Ein unauffälliges CT nach einem SHT kann aufgrund der kurzen Rettungszeiten in Deutschland trügerisch sein. Kontusionsblutungen, Sub- und Epiduralblutungen sind teilweise bei der initialen Diagnostik noch nicht in ihrem endgültigen Ausmaß ersichtlich und zeigen im Zeitverlauf typischerweise eine Progredienz.

▶ **Cave** Insbesondere bei Patienten, die unter einer Antikoagulation stehen, bilden sich Hämatome häufig verzögert. Bei pathologischem initialem CT-Befund wird daher nach 4–6 h eine Kontrollbildgebung empfohlen, die nur in begründeten Einzelfällen bei wachen und neurologisch unauffälligen Patienten ohne Risikofaktoren entfallen kann.

Bei Eintreten einer signifikanten klinisch-neurologischen Verschlechterung eines SHT-Patienten sollte diese in der Akutphase unmittelbar per CT abgeklärt werden (Thomas et al. 2010; Chang et al. 2006). Zur Beurteilung der Behandlungsbedürftigkeit von intrakraniellen Pathologien ist die Konsultation einer neurochirurgischen Fachabteilung unabdingbar.

### 5.3.2 Magnetresonanztomografie (MRT)

Die MRT hat einen deutlich besseren Weichteilkontrast als die CT und erlaubt dadurch eine genauere Aussage über den Gewebeschaden im ZNS. In der Notfalldiagnostik des SHT ist die MRT jedoch höchst selten indiziert (Manolakaki et al. 2009), da sich durch die bildmorphologischen Zusatzinformationen selten unmittelbare operativ-therapeutische Konsequenzen ergeben.

Eine MRT dient zum Nachweis eines diffusen Hirnschadens und kann prognostische Informationen liefern. Über blutsensitive Gradientenechos (SWI) oder diffusionsgewichtete Sequenzen (DWI) gelingt die Darstellung einer diffusen axonalen Scherverletzung. Dabei zeigen sich typischerweise Mikroblutungen und -ischämien u. a. im Bereich des Balkens und des Hirnstamms (Firsching et al. 2001). Zudem ermöglicht die MRT eine bildgebende Beurteilung des Hirnstamms auf Ebene des Foramen magnum, welche aufgrund von Artefaktüberlagerungen in der CT nicht möglich ist.

Durch die Möglichkeit, mit der modernen Hochfeld-MRT Neuronennetzwerke und Faserbahnen abzubilden (dTI), können u. U. auch nach leichtem und mittelschwerem SHT morphologische Korrelate von neurologischen Störungen sichtbar gemacht werden. Außerhalb von klinischen Studien hat eine solche Bildgebung bisher jedoch nur eine geringe Bedeutung (Jain et al. 2021).

### 5.3.3 Angiografie (CT-A/DSA)

Die angiografische Darstellung der Kopf- und Halsgefäße ist bei Schädelbasisfrakturen mit Beteiligung des Canalis caroticus oder bei Verletzungen der HWS erforderlich, um eine traumatische Gefäßdissektion auszuschließen. Für diese Fragestellung ist in der Akutdiagnostik eine CT-Angiografie hinreichend sensitiv (Roberts et al. 2013). Zur weiterführenden Diagnostik hilft ggf. eine MR-Angiografie, die konventionelle Subtraktionsangiographie (DSA) bildet aber weiterhin den Goldstandard in der Gefäßdiagnostik.

Eine Angiografie der intrakraniellen Gefäße kann in ausgewählten Fällen zur Abklärung von Blutungen oder Ischämien notwendig sein. Gefäßabrisse, Verschlüsse oder Stenosierungen können nur in der konventionellen Angiografie zuverlässig erkannt und ggf. therapiert werden. Liegt eine Subarachnoidalblutung nach SHT mit unklarem Traumamechanismus vor, sollte ein zerebrales Aneurysma ausgeschlossen werden, um zu klären, ob die Blutung Ursache oder Folge des Traumas ist.

### 5.3.4 Röntgen

Konventionelle Röntgenaufnahmen des Schädels haben in der heutigen SHT-Diagnostik keine Bedeutung mehr und wurden durch die Schnittbildgebung abgelöst. Röntgenaufnahmen helfen in der Wirbelsäulendiagnostik. Nach leichtem SHT sollte eine Bildgebung der HWS erfolgen, wenn aufgrund der klinischen Symptomatik der Verdacht auf eine HWS-Verletzung besteht. Liegt eine neurologische Symptomatik oder ein mittelschweres bis schweres SHT vor, ist eine solche Abklärung in jedem Fall obligat. In Abhängigkeit von der Beurteilbarkeit der Bilder und der neurologischen Symptomatik der Patienten ist eine weitere CT- oder MRT-Bildgebung der Wirbelsäule notwendig.

## 6 Konservative Therapie des SHT

Empfehlungen für die Versorgung von Schädel-Hirn-traumatisierten Patienten geben die Leitlinien der Deutschen Gesellschaft für Neurochirurgie (DGNC 2015) und der Brain Trauma Foundation (Carney et al. 2017). Letztere wurde in ihrer vierten Fassung zuletzt im Jahr 2016 veröffentlicht und stellt die aktuellste Leitlinie dar.

### 6.1 Leichtes und mittelschweres SHT

Patienten mit leichtem SHT sollten kurzfristig klinisch überwacht werden. Bei Bewusstseinsstörungen, CT-Auffälligkeiten oder Blutungsneigung ist eine stationäre Überwachung von mindestens 24 h angeraten. Neurologisch unauffällige Patienten ohne Risikofaktoren und mit unauffälligem CT (wenn durchgeführt) können nach der Diagnostik bei gesicherter häuslicher Versorgung aus der Notaufnahme entlassen werden.

Mittelschwere SHT sollten in jedem Fall durch eine CT des Schädels abgeklärt werden, ebenso ist die bildgebende Untersuchung der Halswirbelsäule zum Ausschluss von Begleitverletzungen obligat. Im Anschluss steht eine stationäre Überwachung mit engmaschiger Kontrolle des neurologischen Status, um eine sekundäre Verschlechterung frühzeitig erkennen zu können. Findet sich in der Bildgebung nach einem leichten oder mittelschweren SHT ein pathologischer intrakranieller Befund, ist eine neurochirurgische Konsultation zu empfehlen. Nicht immer ist eine Verlegung dieser Patienten in eine neurochirurgische Abteilung notwendig, die nächsten Schritte und das Vorgehen im Fall einer Verschlechterung des Patienten sollten aber mit einer Fachabteilung festgelegt werden.

### 6.2 Intensivmedizinische Therapie des schweren SHT

Die Therapie des schweren SHT zielt auf die Vermeidung eines sekundären Hirnschadens ab und beginnt bereits am Unfallort. Die Therapiefortführung auf der Intensivstation hat das Ziel, die Körperfunktionen auf ein möglichst physiologisches Niveau einzustellen und mögliche Komplikationen vom Patienten abzuwenden. Neben raumfordernden intrakraniellen Verletzungen ist es v. a. die Entwicklung eines posttraumatischen Hirnödems, welche zu einer Erhöhung des ICP und zur Entwicklung eines sekundären Hirnschadens beitragen kann.

> Neben Basismaßnahmen zur Aufrechterhaltung der inneren Homöostase kann die Entwicklung eines Hirnödems durch die Gabe von Medikamenten beeinflusst werden. Raumfordernde intrakranielle Hämatome werden operativ entfernt (Abschn. 7.3–7.6).

Nach schwerem SHT stellt die wiederholte neurologische Untersuchung das neurologische Basismonitoring dar, bei sedierten und beatmeten Patienten sollte zudem eine ICP-Sonde zur Überwachung des intrakraniellen Drucks implantiert werden (unten). Eine Verschlechterung des neurologischen Befundes oder eine relevante Erhöhung des ICP sollten während der Akutphase in den ersten 7–9 Tagen nach SHT großzügig mittels einer CT des Schädels abgeklärt werden.

Bei fehlenden Zeichen eines erhöhten intrakraniellen Drucks über 24 h erfolgt ein Aufwachversuch, um die Sedierungszeiten möglichst kurz zu halten und eine direkte neurologische Überwachung möglichst früh zu ermöglichen.

### 6.2.1 Basistherapie

Die intensivmedizinische Basistherapie bildet bei jedem kritisch kranken Patienten die Grundlage für ein bestmögliches Behandlungsergebnis. Die Überwachung und Aufrechterhaltung einer adäquaten Oxygenierung und Hirnperfusion ist wie auch in der Primärversorgung von großer Bedeutung.

**Blutdruck**
Zur Therapiesteuerung sollte die Blutdruckmessung möglichst invasiv erfolgen.

**Intubation und Beatmung**
Die Indikation zur Intubation ist bei einem zentral gestörten Atemantrieb nach schwerem SHT großzügig zu stellen. Bei Einstellung der Beatmungsparameter gilt es, die Auswirkungen von Spitzendrücken und PEEP auf den venösen Rückfluss aus dem Kopf und somit den ICP zu berücksichtigen (Frost 1977). Die Parameter sind dementsprechend so niedrig wie nötig einzustellen ($p_{insp} < 35$ cm $H_2O$, PEEP 5–10 cm $H_2O$). Der Vasotonus der Hirngefäße ist hochempfindlich auf den $p_aCO_2$, was bei akuten ICP-Spitzen therapeutisch ausgenutzt werden kann.

Eine kurzfristige moderate Hyperventilation ($p_aCO_2$ 28–35 mmHg) führt über eine Vasokonstriktion zu vermindertem intrakraniellen Blutvolumen und kann den ICP senken. Aufgrund der Gefahr einer Minderperfusion durch Vasokonstriktion ist eine andauernde Hyperventilation auf $p_aCO_2$-Werte unter 35 mmHg zu vermeiden; die Zielwerte zeigt die Übersicht. Ein ICP-senkender Effekt wird darüber hinaus bei längerer Hyperventilation rasch durch verminderte Säureausscheidung in der Niere abgepuffert (Henderson-Hasselbach-Gleichung).

*Zielwerte der Blutgasanalyse*

- $p_aO_2 > 35$–40 mmHg
- $p_aO_2 > 90$–100 mmHg
- $S_aO_2 > 95$ %

**Körpertemperatur, Hyperthermie**
Fieber ist eindeutig mit einem schlechteren Behandlungsergebnis nach SHT assoziiert und sollte konsequent gesenkt werden. Ein potenzieller Nutzen der milden Hypothermie (32–35 °C) nach SHT ist aktuell noch ohne abschließende Bewertung und kann daher nicht generell empfohlen werden (Lazaridis und Robertson 2016).

**Patientenlagerung**
Bei Lagerung komatöser Traumapatienten ist zunächst eine bildgebende Abklärung der Wirbelsäule obligat, vorher hat die Lagerung achsengerecht zu erfolgen, und die HWS sollte z. B. mittels rigider Halskrause immobilisiert werden (Theodore et al. 2013). Nach Ausschluss einer HWS-Verletzung sollte der Kopf weiter in Neutralstellung gelagert werden, um den venösen Abfluss nicht zu behindern. Eine Oberkörperhochlagerung kann den venösen Abfluss begünstigen, geht auf der anderen Seite aber mit einer Minderung des Perfusionsdrucks einher. Ein Winkel von 30° sollte dabei nicht überschritten werden.

**Flüssigkeits- und Energiehaushalt**
Die Flüssigkeits- und Nährstoffzufuhr sollte ausgeglichen gestaltet werden. Zu beachten ist ein erhöhter Energiebedarf der SHT-Patienten (30–90 %, je nach Schweregrad) (Frontera 2010).

▶ **Cave** Bei Anlage einer enteralen Sonde ist das Vorliegen einer Schädelbasisfraktur zu berücksichtigen, v. a. bei transnasalen Sonden kann es zu einer Penetration ins Schädelinnere kommen.

### 6.2.2 Labordiagnostik

Um eine ausreichende $O_2$-Transportkapazität sicherzustellen, sollten die Werte für Hämoglobin und Hämatokrit engmaschig kontrolliert werden. Gleiches gilt für die Blutglukose- und Elektrolytwerte. Insbesondere ein Abfall der Serumnatriumkonzentration steht in enger Beziehung zur Entstehung eines Hirnödems und sollte konsequent abgeklärt und therapiert werden. Bei Verabreichung von Osmodiuretika muss die Serumosmolarität kontrolliert werden und sollte 320 mosm/l aufgrund der Gefahr eines akuten Nierenversagens nicht für längere Zeit übersteigen.

Neben den Standardgerinnungsparametern (Thrombozyten, Quick-Wert, PTT) sollte bei Verdacht auf eine Blutungsneigung oder bei ausgedehnten Begleitverletzungen zusätzlich der Fibrinogengehalt untersucht werden. Sogenannte neue orale Antikoagulanzien führen zu Veränderungen von Quick-Wert und PTT, ohne dass dies einen Rückschluss auf Gerinnungskapazität oder Wirkspiegel zulässt. Zum Monitoring dieser Medikamente sind spezielle Gerinnungs-Assays verfügbar.

Zur Steuerung von Massivtransfusionen haben sich Point-of-Care-Methoden wie die ROTEM-Analyse etabliert, die Thrombozytenfunktion kann bei Verdacht auf eine Störung ebenfalls gesondert untersucht werden (e. g. PFA-Test, Multiplate-Analyse).

### 6.2.3 Erweitertes Neuromonitoring

Nach SHT können über spezielle Sonden diverse zusätzliche Parameter zur Therapiesteuerung erhoben werden. Am weitesten verbreitet ist die Überwachung des ICP über eine intraparenchymale Sonde. Das Konzept eines kontinuierlichen ICP-Monitorings mit einer ICP-gesteuerten Therapie ist in der Fachwelt jedoch nicht unumstritten. Zwar sprechen die Ergebnisse vieler Studien dafür, dass ein ICP-Monitoring das Auftreten günstiger Verläufe nach SHT fördert, eine endgültige Evidenz für diesen Ansatz mit einem eindeutigen Bezug zu einem besseren Behandlungsergebnis existiert in der Literatur jedoch weiterhin nicht (Balestreri et al. 2006; Hiler et al. 2006; Mauritz et al. 2007; Chesnut et al. 2012; Robba et al. 2021).

Die Indikation zum ICP-Monitoring kann gestellt werden, wenn aufgrund einer intrakraniellen Verletzung eine längerfristige hochgradige Bewusstseinseinschränkung mit Sedierungs- und Beatmungspflichtigkeit besteht oder zu erwarten ist. Sie ist bei einem SHT-Patienten mit pathologischem CT und inadäquater Wachreaktion also prinzipiell gegeben. Bei bewusstlosen Patienten mit unauffälligem CT sollte ein ICP-Monitoring auch im Verhältnis zum Traumamechanismus und möglichen anderen Ursachen der Bewusstlosigkeit kritisch abgewogen werden und kann sinnvoll sein, wenn zwei der folgenden Kriterien vorliegen:

- Alter > 40 Jahre,
- fokale motorische Defizite (uni- oder bilateral),
- systolischer Blutdruck < 90 mmHg.

> Neben einer intraparenchymalen ICP-Sonde kann weiterhin auch eine externe Ventrikeldrainage (EVD) für die ICP-Messung verwendet werden. Diese bietet den Vorteil, dass neben der bloßen ICP-Messung über die Drainage auch Liquor zur ICP-Senkung abgelassen werden kann. Eine Richtlinie für die Anwendung von ICP-Sonden vs. EVDs zur ICP-Messung existiert aktuell allerdings nicht (Carney et al. 2017; Bales et al. 2019).

ICP-Sonden können über eine einfache Bohrlochschraube in wenigen Minuten bettseitig eingelegt werden und sollten intraparenchymal platziert sein. Die Entwicklung einer katheterassoziierten Infektion sollte bei Einlage einer EVD in regelmäßigen Abständen überprüft werden.

> In der Therapie des schweren SHT nimmt zur Vermeidung eines sekundären Hirnschadens die Kontrolle von CPP und ICP eine zentrale Stellung ein.

Als Mischung der klassischen Lund- und Rosner-Konzepte einer CPP- bzw. ICP-gesteuerten Therapie werden heute CPP-Werte von 60–70 mmHg und ein ICP von möglichst unter 22–25 mmHg als Richtwerte der Therapie angesehen (Sorrentino et al. 2012; Hutchinson et al. 2016).

Da auf der Intensivstation die Hirnperfusion nicht direkt ermittelt wird, erfolgt die Abschätzung indirekt über die Beziehung CPP = MAP-ICP. Neben einer arteriellen Blutdruckmessung ist hierfür auch ein konstantes Monitoring des ICP erforderlich. Andere Methoden liefern direkte Surrogate des Hirnmetabolismus und helfen bei der differenzierten Therapie des posttraumatischen Hirnödems und des erhöhten ICP. Parenchymale Sonden zur Messung der zerebralen Oxygenierung ($p_{br}O_2$) oder die zerebrale Mikrodialyse liefern Stoffwechselparameter, die trotz eines erhöhten ICP oder verminderten CPP eine ausreichende Nährstoffversorgung des Gewebes anzeigen können.

Diese Sonden geben jedoch sehr lokoregionale Informationen und erlauben nur limitierte Rückschlüsse auf die globale Hirnperfusion. Auch aufgrund technischer Limitationen stellen sie ergänzende Methoden dar, die an spezialisierten Zentren in ausgewählten Fällen angewandt werden. Eine Übersicht über das erweiterte Neuromonitoring gibt ▶ Kap. 15, „Akut- und Frührehabilitation".

### 6.2.4 Medikamentöse Therapie

Neben der intensivmedizinischen Basistherapie (Sedierung, Kreislauftherapie, Flüssigkeitshomöostase) zielen in der speziellen Therapie des SHT viele pharmakologische Ansätze darauf ab, über die Kontrolle des ICP eine optimierte Perfusion und somit ein günstiges Behandlungsergebnis bei den Patienten zu erreichen (Maas 2002; Maas et al. 1997).

Verbreitet ist eine ICP-Therapie durch die Gabe von hyperosmolaren oder hypertonen Lösungen (Mannitol, hypertone Kochsalzlösung), die über eine Wasserreduktion im Hirnparenchym zu einer Senkung des ICP führen können. Da die Wirksamkeit dieser Medikamente jedoch individuell schwankt und von der Ausprägung des Hirnödems sowie der Serumosmolalität abhängig ist, sollte eine solche Therapie durch eine kontinuierliche ICP-Messung gesteuert werden. Die Differenzialtherapie des posttraumatischen Hirnödems und des erhöhten ICP wird in ▶ Kap. 22, „Intensivtherapie bei erhöhtem intrakraniellem Druck" detailliert besprochen.

Aufgrund längerer Immobilisierung und möglicher Begleitverletzungen haben Patienten mit schwerem SHT ein erhöhtes Thrombembolierisiko.

> Eine Thromboseprophylaxe mittels Kompressionsstrümpfen ist unumstritten und sollte frühestmöglich erfolgen, der Beginn einer medikamentösen Prophylaxe mittels niedermolekularem oder unfraktioniertem Heparin ist in Abhängigkeit vom intrakraniellen Verletzungsmuster zu bestimmen. Erfahrungsgemäß kann die Gabe in der Regel ab dem 2. Tag nach Trauma erfolgen.

Die Inzidenz von Patienten, die meist aus kardialen Gründen antikoaguliert sind oder einen Thrombozytenfunktionshemmer einnehmen, nimmt in den letzten Jahren deutlich zu. Grundsätzlich ist die Einnahme einer Antikoagulation bei SHT-Patienten als Risikofaktor für die Entstehung und die Progredienz einer intrakraniellen Blutung anzusehen (Mathieu et al. 2020). Eine gezielte und konsequente Gerinnungssubstitution ist in der Regel indiziert, um nach einer gesicherten intrakraniellen Verletzung eine Blutungsprogredienz und einen zusätzlichen Hirnschaden abzuwenden.

Besonderes Augenmerk ist bei antikoagulierten Patienten auf eine verzögerte neurologische Verschlechterung bei protrahierter Hämatombildung zu legen. Die Patienten sind deshalb besonders engmaschig zu überwachen. Der Zeitpunkt des Wiederbeginns einer gerinnungshemmenden Therapie nach SHT richtet sich individuell nach der Härte der Indikation (Schlaganfallprophylaxe/mechanische Herzklappe) und nach dem intrakraniellen Verletzungsmuster.

Die Gabe von Tranexamsäure zur Vermeidung einer Hämatomprogression innerhalb von 3 h nach SHT kann nach aktueller Studienlage die Mortalität bei Patienten mit einem GCS von 9–12 senken und bereits präklinisch initiiert werden (Taccone et al. 2020; CRASH-3 trial collaborators 2019). Die Verabreichung von hoch dosierten Steroiden hat hingegen bei der medikamentösen Therapie des SHT keinen Stellenwert und sollte unterbleiben (Roberts et al. 2004).

Eine medikamentöse antiepileptische Prophylaxe wird unterschiedlich beurteilt, da neue Anfälle früh nach einem SHT scheinbar nicht zu einem schlechteren Outcome führen und selbst eine frühe antiepileptische Abschirmung der Patienten das Auftreten von späten posttraumatischen Epilepsien nicht zu vermindern scheint (Bratton et al. 2007).

Bezüglich neuerer „neuroprotektiver" Substanzen ist es vermutlich dem sehr heterogenen Verletzungsmuster im Rahmen eines schweren SHT geschuldet, dass bisher keine neuen Therapieansätze mit einem breiten Nutzen für die Patienten entwickelt werden konnten. Trotz vielversprechender Ergebnisse aus Tierversuchen konnte ein Wirksamkeitsnachweis für viele dieser Medikamente (21-Aminosteroide, Kalziumantagonisten, Glutamat-Rezeptor-Antagonisten, Tris-Puffer) zur Verminderung des Hirnödems, zur Neuroprotektion oder zur Förderung der Neuroregeneration im klinischen Kontext nicht erzielt werden.

## 7 Operative Therapie

### 7.1 Kalottenfrakturen

Kalottenfrakturen lassen sich in Linearfrakturen und Impressionsfrakturen unterteilen und finden sich in 62 % bzw. 11 % aller SHT durch die Einwirkung stumpfer oder spitzer Gewalt auf den Schädel (Gennareli und Grahahm 2000). Sie können offen (Verbindung zwischen Schädeläußerem bis nach subdural) oder geschlossen sein und sind durch die geschlossene Kopfhaut nur selten palpabel. Unterblutungen der Galea können ein inspektorischer Hinweis auf eine Fraktur sein, bei offenen Kopfwunden ist der Frakturspalt teilweise direkt ersichtlich.

Eine operative Behandlung ist bei Linearfrakturen ohne intrakranielle Begleitverletzungen in der Regel nicht notwendig. Bei geschlossenen Impressionsfrakturen besteht dann eine Operationsindikation, wenn klinisch oder bildmorphologisch ein raumfordernder Effekt durch die Fraktur nachgewiesen werden kann. Austritt von Liquor oder prolabierendes Hirngewebe sind direkte Zeichen für eine offene Fraktur und implizieren eine Verletzung der Dura. Diese Frakturen bedürfen immer dann der neurochirurgischen Behandlung, wenn ein signifikantes intrakranielles Hämatom, ein Versatz der Fraktur ≥ 1 cm, eine Beteiligung des Sinus frontalis oder ein Pneumozephalus nachgewiesen werden können (Heary et al. 1993).

Mögliche Operationen sind die Kraniotomie oder die Frakturelevation, jeweils mit Duraverschluss und Wunddébridement (Wan et al. 2013; Bullock et al. 2006). Aufgrund der Gefahr einer posttraumatischen Infektion (Meningitis, Hirnabszess, Subduralempyem) sollte die Versorgung innerhalb der ersten 6–8 h erfolgen (Rehman et al. 2007). Knochendefekte können sekundär nach ca. 3–6 Monaten gedeckt werden.

Die Prognose von isolierten Kalottenfrakturen ohne intrakranielle Begleitverletzungen ist in der Regel gut, bei Patienten mit isoliertem schweren SHT scheint eine Kalottenfraktur jedoch ein Risikofaktor für eine erhöhte Mortalität zu sein (Tseng et al. 2011).

## 7.2 Schädelbasisfrakturen

Lineare Frakturen an der Schädelbasis entstehen durch starke Gewalteinwirkung auf den Schädel und treten häufig bei Verkehrsunfällen mit Frontalaufprall auf. Die wichtigsten Bruchformen sind

- die frontobasale Fraktur (Nase und Schädelbasis) und
- die laterobasale Fraktur (Ohr und Schädelbasis).

Bei ca. 17 % aller Patienten mit Kalottenfraktur reicht der Frakturspalt bis in die Schädelbasis hinein, eine isolierte Schädelbasisfraktur findet sich bei ca. 4 % aller schweren SHT (Gennareli und Grahahm 2000). Liquoraustritt aus Nase und/oder Ohren sowie ein Brillenhämatom können klinische Zeichen für eine frontobasale Fraktur sein. Bei einer laterobasalen Fraktur findet sich zudem häufig eine retroaurikuläre Unterblutung („Battle's sign"). In der CT-Untersuchung des Gehirn- und Gesichtsschädels können intrakranielle Luftansammlungen oder Verschattungen luftgefüllter Knochenkompartimente (Nasennebenhöhlen, Mastoidalzellen) auch ohne Nachweis eines Frakturspalts indirekte Zeichen für eine Schädelbasisfraktur sein. Zur weiteren Abklärung sollte, wenn möglich, eine Dünnschicht-CT der betroffenen Region durchgeführt werden. Eine Untersuchung austretender Flüssigkeit auf das Protein $\beta_2$-Transferrin kann den Verdacht eines Liquoraustritts erhärten.

**Therapie**
Die Therapie der Schädelbasisfrakturen ist in den meisten Fällen konservativ, eine Operationsindikation besteht jedoch bei starker Zertrümmerung mit Dislokation von Knochenfrakturen oder Liquorfisteln.

In aller Regel erfolgt die operative Versorgung im Intervall nach der posttraumatischen Schwellungsphase des Gehirns. Nur bei gleichzeitigem Vorliegen eines raumfordernden intrakraniellen Hämatoms (unten) wird sofort operiert.

Bei komplexen Frontobasisverletzungen ist häufig ein interdisziplinärer Ansatz erforderlich (Neurochirurgie, Mund-Kiefer-Gesichts-Chirurgie, Hals-Nasen-Ohren-Chirurgie). Eine prophylaktische Antibiotikatherapie kann zur Vermeidung posttraumatischer Meningitiden verabreicht werden; dieser Ansatz wird aber nicht durch einen evidenzbasierten Nachweis gestützt (Ratilal et al. 2011). Das Wirkspektrum sollte in jedem Fall die im Nasen-Rachen-Raum gängigen Keime umfassen. Komplikationen wie Meningitiden (Dagi et al. 1983), Empyeme oder Hirnabszesse sowie Verletzungen der A. carotis mit Carotis-Sinus cavernosus-Fisteln (Resnick et al. 1997) und permanente Hirnnerven-Läsionen können die Prognose der Schädelbasisfrakturen verschlechtern. Durch kombinierte intra- und extradurale Operationen lassen sich komplexe Liquorfisteln heute insgesamt gut behandeln (Scholsem et al. 2008).

## 7.3 Epidurale Hämatome

Blutansammlungen zwischen Dura mater und Schädelkalotte werden epidurale Hämatome genannt. Ursache ist meist eine traumatische Verletzung der A. meningea media oder einer ihrer Äste durch eine Kalottenfraktur, seltener auch die Verletzung eines Hirnsinus oder ein Frakturspalthämatom. Klinisch kann es nach dem Trauma zu einer progredienten Vigilanzminderung und im Verlauf zur Entwicklung einer ipsilateralen Pupillenerweiterung mit kontralateraler Halbseitenschwäche kommen. Das klassische Bild eines „luziden Intervalls" mit initial kurzer Bewusstlosigkeit, anschließender asymptomatischer Phase und erneuter, sekundärer Eintrübung findet sich nur in 10 % der Fälle. Hier ist besondere Vorsicht geboten, denn die Blutung wird teilweise erst 4–8 h nach dem Trauma symptomatisch.

In der CT-Diagnostik stellen sich epidurale Hämatome als bikonvexe, linsenförmige Hyperdensitäten dar, wofür Verwachsungen zwischen Dura mater und Schädelkalotte an den Schädelnähten verantwortlich sind (Abb. 3). Da diese Verwachsungen mit steigendem Lebensalter zunehmen, sind ältere Patienten verglichen mit Kindern und jungen Erwachsenen weniger häufig von epiduralen Hämatomen betroffen.

**Therapie**
Die Behandlung besteht fast immer in der sofortigen operativen Entfernung des Hämatoms und Obliteration der Blutungsquelle. Nur in seltenen Fällen (Patienten mit GCS > 9,

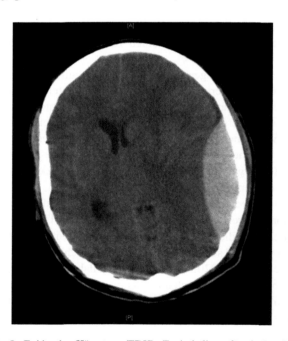

**Abb. 3** Epidurales Hämatom (EDH). Typisch linsenförmig konfiguriertes EDH mit akuter Raumforderung und Mittellinienverlagerung bei einem 20-jährigen Patienten nach Verkehrsunfall. Das Hämatom findet sich in loco typico im Bereich der A. meningea media, die durch eine Fraktur des Os temporale lazeriert wurde

ohne fokal-neurologische Defizite, Hämatomvolumen < 30 cm³, Mittellinienverlagerung < 5 mm) ist unter engmaschiger klinischer und bildmorphologischer Überwachung (erste CT-Kontrolle nach 4–6 h) ein konservatives Vorgehen möglich (Cucciniello et al. 1993; Hamilton und Wallace 1992). Bei antikoagulierten Patienten sollte auch bei kleinen Hämatomen die Indikation zur Operation großzügig gestellt und die Gerinnung adäquat substituiert werden (Beynon et al. 2012).

**Prognose**
Die Prognose des epiduralen Hämatoms hängt vom neurologischen Zustand zum Operationszeitpunkt ab und ist bei fehlenden intrakraniellen Begleitverletzungen und frühzeitiger Operation sehr gut, die Mortalität ist in diesen Fällen gering (Bricolo und Pasut 1984; Seelig et al. 1981; Khaled et al. 2008).

## 7.4 Subdurale Hämatome

Blutansammlungen zwischen Gehirnoberfläche und Dura mater werden als subdurale Hämatome bezeichnet. Sie entstehen zu etwa 25 % durch Abrisse von Brückenvenen und zu etwa 75 % durch Verletzung kleiner Gefäße auf der kontusionierten Hirnoberfläche. Je nach Schwere der Verletzung und zeitlichem Blutungsverlauf kann zwischen akuten, subakuten und chronischen Subduralhämatomen unterschieden werden.

### 7.4.1 Akutes Subduralhämatom
Ein akutes Subduralhämatom (aSDH) ist Ausdruck einer schwerwiegenden Schädel-Hirn-Verletzung. Bei jungen Patienten deutet es auf ein Hochrasanztrauma hin, es kann bei älteren Patienten jedoch auch durch leichte Traumata (Stürze) ausgelöst werden. Häufig liegt eine hochgradige Bewusstseinseinschränkung bis hin zum Koma vor, durch den raumfordernden Effekt des Hämatoms kann es akut zu einer zerebralen Herniation bei den Patienten kommen. Ein „luzides Intervall" findet sich höchst selten, typisch ist eine kontralaterale Halbseitenschwäche ggf. mit ipsilateraler Pupillenerweiterung.

In der CT-Diagnostik stellen sich akute subdurale Hämatome als sichelförmige Hyperdensitäten dar und erstrecken sich häufig über weite Teile der Hemisphären (Abb. 4).

**Therapie**
Die Indikation zur operativen Hämatomevakuation über eine Kraniotomie leitet sich aus der neurologischen Symptomatik des Patienten ab. Eine Notfallindikation besteht immer bei den in der Übersicht genannten Befunden.

*Notfallindikationen zur operativen Hämatomevakuation eines aSDH über eine Kraniotomie*

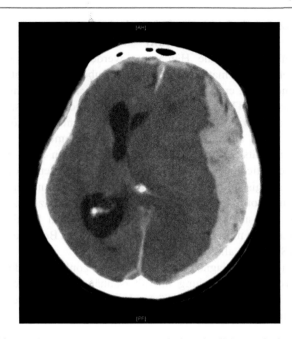

**Abb. 4** Akutes Subduralhämatom. CCT eines deutlich raumfordernden akuten Subduralhämatoms mit ausgeprägter Mittellinienverlagerung und subfalxialer Herniation bei einem 59-jährigen Patienten nach schwerem SHT

- Hochgradige Vigilanzminderung
- Fokal-neurologische Symptomatik oder
- Hämatom mit einer Breite von > 10 mm und raumforderndem Effekt mit Mittellinienverlagerung zur Gegenseite > 5 mm

Im Rahmen der Operation kann z. B. bei Patienten mit begleitenden parenchymatösen Verletzungen zum weiteren Monitoring zusätzlich eine ICP-Sonde implantiert werden. Je nach Ausmaß der Hirnschädigung und entsprechend der Hirnschwellung kann als Alternative zur klassischen Kraniotomie auch eine Dekompressionstrepanation, bei der der Knochendeckel zunächst nicht wieder implantiert wird, notwendig werden (siehe unten unter Abschn. 7.6).

Bei klinisch-neurologisch unauffälligen Patienten, einer Mittellinienverlagerung < 5 mm und einem Hämatomdurchmesser < 10 mm kann in ausgewählten Fällen alternativ eine engmaschige klinisch-neurologische Überwachung erfolgen. Bei einer sekundären klinisch-neurologischen Verschlechterung dieser Patienten, steigendem ICP oder bei Zeichen zerebraler Einklemmung ist eine unverzügliche operative Therapie einzuleiten.

**Prognose**
Die Prognose ist abhängig von Alter, klinisch-neurologischer Symptomatik zum Operationszeitpunkt und den Begleitverletzungen; aufgrund der Schwere der Verletzungen jedoch häufig schlecht (Letalität 40–70 %) (Bullock et al. 2006).

### 7.4.2 Subakutes und chronisches Subduralhämatom

Subakute subdurale Hämatome werden erst nach 3–20 Tagen symptomatisch. Chronische subdurale Hämatome können auch erst Monate nach einem leichten oder mittelschweren SHT Symptome zeigen. Diese sind meist unspezifisch; Schwindel, Kopfschmerzen, Konzentrationsstörungen, aber auch fokale Defizite wie Lähmungen oder Sensibilitätsstörungen sind möglich. Betroffen sind meist ältere Patienten, bei denen u. a. die Brückenvenen durch physiologische Hirnatrophie stärker unter Zugspannung stehen und somit labiler für traumatisch bedingte Lazerationen sind. Vor allem die Inzidenz von chronischen Subduralhämatomen nimmt in Anbetracht der alternden Bevölkerung zu (Stubbs et al. 2021).

In der CT-Diagnostik zeigt sich eine konkave subdurale Flüssigkeitsansammlung mit altersabhängigen hypodensen (alt), isodensen (intermediär) oder hyperdensen (frischen) Blutungsanteilen.

**Therapie**

Bei einem Hämatomsaum > Kalottenbreite und/oder einer manifesten klinisch-neurologischen Symptomatik ist typischerweise eine Bohrlochtrepanation mit Hämatomevakuation indiziert. In ausgewählten Fällen (organisierte Hämatome, ausgeprägte Membranen, Rezidivbildung) ist eine Kraniotomie mit Membranresektion notwendig. Neuere Behandlungstechniken wie die Embolisation der A. meningea media oder medikamentöse Therapieansätze mit Corticosteroiden oder Statinen sind aktuell noch Gegenstand klinischer Studien, könnten in der Zukunft aber z. B. die Rezidivhäufigkeit des chronischen Subduralhämatoms reduzieren (Ironside et al. 2021; Hutchinson et al. 2020; Jiang et al. 2018)

**Prognose**

Die Prognose des chronischen subduralen Hämatoms ist überwiegend gut, die Drainage gelingt in ca. 90 % der Fälle mit einer Rezidivhäufigkeit zwischen 5 und 30 % (Machulda und Haut 2000; El-Kadi et al. 2000; Tsutsumi et al. 1997).

### 7.5 Traumatische intrazerebrale Hämatome

Im Rahmen eines Schädel-Hirn-Traumas können durch Einrisse tief gelegener, kleinerer Hirngefäße sog. Kontusionsblutungen im Hirnparenchym entstehen. Diese intrazerebralen Hämatome entwickeln sich oft noch Tage nach einem Schädel-Hirn-Trauma und können im Verlauf deutlich an Größe zunehmen und einen Masseneffekt ausüben („delayed traumatic intracerebral hemorrhage"). Die Symptomatik ist abhängig von der Schwere des initialen Hirnschadens sowie von der Größe und Lokalisation des Hämatoms. Sind eloquente Areale betroffen, können fokal-neurologische Defizite bestehen, eine Vigilanzminderung bis hin zum Koma oder Krampfanfälle sind häufig.

In der CT-Diagnostik zeigt sich das Hämatom initial hyperdens, im Laufe der ersten Tage nach dem Trauma entwickelt sich meist ein ausgeprägtes perifokales Ödem. Vor allem bei Vorliegen von Risikofaktoren (Antikoagulation, Polytrauma, hohes Alter, Alkoholabusus, Massentransfusion) sollte ein unauffälliges CT zunächst kritisch bewertet werden – das Risiko einer protrahierten Blutung ist in diesen Fällen hoch und eine Kontroll-CT-Untersuchung deshalb nach 4–6 h indiziert (Abb. 5).

**Therapie**

Traumatische intrazerebrale Hämatome sollten operativ entfernt werden, wenn sie bildmorphologisch einen raumfordernden Effekt zeigen, einen therapierefraktären ICP-Anstieg bewirken oder klinisch durch Einklemmungssymptome relevant werden. Primäres Ziel der Hämatomevakuation ist die Druckentlastung und somit die Abwendung eines weiteren sekundären Hirnschadens, nicht die Verbesserung der akuten klinisch-neurologischen Symptomatik (Bullock et al. 2006; Gudeman et al. 1979; Kaufman et al. 1980; Young et al. 1984).

Ein Einbruch der Blutung in das Ventrikelsystem gilt als prognostisch ungünstiges Zeichen, da im Verlauf eine Liquorzirkulationsstörung und ein Hydrozephalus entstehen können. Bei diesen Patienten kann die Anlage einer externen Ventrikeldrainage indiziert sein, im Langzeitverlauf muss ggf. eine permanente Liquorableitung erfolgen (z. B. ventrikuloperitonealer Shunt).

### 7.6 Dekompressionstrepanation

Die chirurgische Dekompression zur Senkung des therapierefraktären intrakraniellen Druckes (ICP) wurde bereits 1901 von Emil Theodor Kocher durchgeführt (Choong und Kaye 2009). Nachdem die Technik in den 1970er-Jahren aufgrund von unbefriedigenden Ergebnissen für längere Zeit in den Hintergrund rückte (Cooper et al. 1976), erlebt sie in den letzten Jahrzehnten eine Renaissance (Hutchinson et al. 2005; Piek 2002; Gaab et al. 1990; Guerra et al. 1999a, b). Es sind verschiedene operative Varianten mit dem Ziel der ICP-Entlastung beschrieben, e. g.

- bifrontale Kraniektomie,
- Hemikraniektomie und
- bilaterale Kraniektomie.

In den Leitlinien der Brain Trauma Foundation (BTF) zur Behandlung des schweren SHT ist die Dekompressionstrepanation weiterhin als eine therapeutische Maßnahme enthalten (Carney et al. 2017) obwohl der Nutzen des Eingriffs nicht abschließend bewertet ist und die Ergebnisse aktueller Studien kontrovers bleiben (Hawryluk et al. 2020).

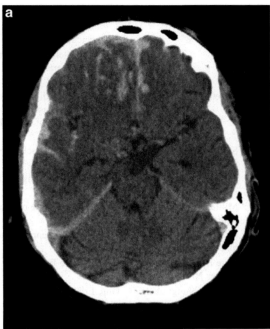 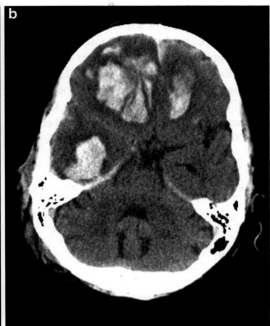

**Abb. 5 a, b** Traumatische ICB. Typische Progredienz traumatischer intrakranieller Blutungen (ICB) im Zeitverlauf. **a** Initiale CT bei einem komatösen Patienten nach schwerem SHT. **b** 6-h-Verlaufsbildgebung nach Implantation einer ICP-Sonde und Anstieg der Druckwerte auf > 20 mmHg

Bei Kindern mit schwerem SHT konnte in einer 2006 publizierten, retrospektiven Analyse durch die Dekompressionstrepanation die Mortalität gesenkt und das neurologische Outcome verbessert werden (Sahuquillo und Arikan 2006). Eine 2011 veröffentlichte, multizentrische randomisierte Kontrollstudie (RCT) bestätigte bei Erwachsenen, dass durch die Dekompressionstrepanation in der frühen Phase des schweren SHT der Anstieg des ICP signifikant gesenkt werden kann. Dekomprimierte Patienten zeigten allerdings ein signifikant schlechteres neurologisches Behandlungsergebnis, was u. a. durch ihren deutlich schlechteren präoperativen neurologischen Zustand begründet wurde (Cooper et al. 2011). Eine 2016 veröffentlichte, multizentrische RCT konnte hingegen neben einer Reduktion des ICP und der intensivmedizinschen Behandlungsdauer auch eine Verbesserung des neurologischen Behandlungsergebnisses 12 Monate nach Dekompressionstrepanation vs. maximale konservative ICP-Therapie nachweisen (Hutchinson et al. 2016).

Bis zur abschließenden Nutzenbewertung der Dekompressionstrepanation im SHT muss die Indikation anhand von unterschiedlichen Kriterien und in Abhängigkeit des mutmaßlichen Patientenwillens individuell und streng gestellt werden (Übersicht). Der Eingriff stellt aber weiterhin eine wichtige Therapieoption zur Senkung des refraktär erhöhten ICPs dar und fand entsprechend Einzug in den aktuellen Behandlungsalgorithmus einer von Experten abgehaltenen Konsensuskonferenz (Hawryluk et al. 2019).

*Kriterien zur Indikation einer Dekompressionstrepanation* (Guerra et al. 1999a)

- Alter < 50 Jahre
- GCS > 3 Punkte bei Aufnahme
- CT-morphologische Zeichen der Hirnschwellung
- ICP-Anstieg konservativ nicht beherrschbar
- ICP-Anstieg korreliert mit klinischer Verschlechterung – Bewusstseinslage, TCD (transkranielle gepulste Dopplersonografie), EEG, evozierte Potenziale
- Baldige irreversible Hirnstammschädigung absehbar

Der bei der Dekompressionstrepanation entfernte Knochendeckel sollte im Verlauf, wenn möglich, autolog (nach Kryokonservierung) oder allogen (Implantate aus Kunststoff oder Metall) reimplantiert werden, da eine Verbesserung der Hirnperfusion und des neurologischen Behandlungsergebnisses zu erwarten sind. Dieser elektive operative Eingriff erfolgt nach Überstehen der akuten Therapiephase im Anschluss an eine Frührehabilitation, in der Regel 3–6 Monate nach dem Traumaereignis (Halani et al. 2017).

## 7.7 Schussverletzungen und penetrierende Verletzungen

Schussverletzungen oder penetrierende Verletzungen des Gehirns stellen Sonderformen des offenen SHT dar.

Neben der intensivmedizinischen Allgemeintherapie beschränken sich bei einer Durchschussverletzung die operativen Maßnahmen teilweise nur auf die Anlage einer externen Ventrikeldrainage und eine chirurgische Wundversorgung.

Eine operative Versorgung von Hämatomen oder Entfernung von intrakraniellen Fremdkörpern wird nur in Abhängigkeit der individuellen Symptomatik und Prognose durchgeführt. Bei Patienten mit penetrierenden Verletzungen des Gehirns ist die Durchführung einer CT-Angiografie zur Darstellung der Lagebeziehung des Fremdkörpers zu den intrakraniellen Gefäßen sinnvoll. Eine Bergung der Fremdkörper sollte erst unter kontrollierten Bedingungen im Operationssaal erfolgen (Farhadi et al. 2009).

**Prognose**
Die Prognose ist bei Schussverletzungen allgemein ungünstig.

## 8 Prognose

> Die Prognose des schweren SHT ist in der Frühphase nur schwer abschätzbar, da häufig ein äußerst heterogenes Verletzungsmuster vorliegt und die individuellen Langzeitverläufe selten vergleichbar sind. Verschiedene etablierte Modelle (CRASH, IMPACT) können bei der Prognoseabschätzung helfen (Dijkland et al. 2020).

Einfluss auf die Langzeitprognose hat neben dem initialen Verletzungsausmaß die Entwicklung eines posttraumatischen Hydrozephalus oder einer Epilepsie. Insgesamt ist die Mortalität in den letzten Jahren gesunken und liegt heute in westlichen Industrienationen bei etwa 20 % (Maegele et al. 2019; Steyerberg et al. 2019; Gerber et al. 2013).

Allerdings bleiben bis zu 60 % der oft Überlebenden eines schweren SHT dauerhaft pflege- und unterstützungsbedürftig (Bulger et al. 2010). Aus tragenden Stützen im Sozialsystem werden so schicksalshaft dauerhafte Leistungsbezieher, was neben den hohen direkten Therapie- und Rehabilitationskosten die große sozioökonomische Bedeutung des SHT ausmacht.

> Nach der Akutphase sollte bei Patienten mit SHT eine neurologische Frührehabilitation angestrebt werden (▶ Kap. 15, „Akut- und Frührehabilitation"). Durch diese frühzeitigen Maßnahmen lassen sich Folgeschäden vermeiden und bereits geschädigte Funktionen teilweise wiederherstellen.

Der initiale GCS-Wert nach Trauma korreliert mit dem späteren neurologischen Outcome. Daneben gelten die in der Übersicht aufgeführten Faktoren als prognostisch ungünstig. Das neurologische Outcome nach SHT wird häufig anhand der Glasgow Outcome Scale Extended (GOSE) bemessen (Tab. 3).

**Tab. 3** Glasgow Outcome Scale Extended (GOSE). (Nach Wilson et al. 1998)

| GOSE | | Kennzeichen |
|---|---|---|
| 1 | Tod | Schwerste Schädigung mit Todesfolge ohne Wiedererlangen des Bewusstseins |
| 2 | Vegetativer Zustand | Schwerste Schädigung mit andauerndem Zustand von Reaktionslosigkeit und Fehlen höherer Geistesfunktionen |
| 3 | Schwere Behinderung: unteres Niveau | Stark ausgeprägte schwere Behinderung |
| 4 | Schwere Behinderung: oberes Niveau | Schwächer ausgeprägte schwere Behinderung |
| 5 | Mittlere Behinderung: unteres Niveau | Stärker ausgeprägte mittlere Behinderung |
| 6 | Mittlere Behinderung: oberes Niveau | Schwächer ausgeprägte mittlere Behinderung |
| 7 | Gute Erholung: unteres Niveau | Weniger gute Erholung |
| 8 | Gute Erholung: oberes Niveau | Gute Erholung |

*Prognostisch ungünstige Faktoren nach Schädel-Hirn-Trauma*

- Initialer GCS-Wert nach Trauma niedrig
- Hohes Lebensalter (> 40 Jahre)
- Erhöhter ICP-Wert (> 20 mmHg)
- Zeichen ausgedehnter Verletzung des Hirngewebes (traumatische SAB, akutes SDH, starke Hirnschwellung mit Mittellinienverlagerung)
- Einklemmungszeichen (z. B. Anisokorie)
- Signifikante Begleitverletzungen (einhergehend mit Hypoxämie oder Hypotension)

## 9 Aktuelle Studien

Die gegenwärtige Forschung im Bereich SHT beschäftigt sich zum einen mit der Identifizierung von pathophysiologischen Mechanismen, die zur Entstehung des sekundären Hirnschadens beitragen. Aus dieser Grundlagenforschung lassen sich sowohl therapeutische Strategien zur Neuroprotektion als auch regenerative Therapieansätzen nach SHT ableiten. Für eine Vielzahl der neuroprotektiven oder regenerativen Therapien konnte in tierexperimentellen Studien bereits ein positiver Effekt auf das neurologische Behandlungsergebnis nach SHT nachgewiesen werden. Bislang war diese Effektivität aber in keiner klinischen Studie sinnvoll reproduzierbar. Zum anderen konzentrieren sich größere klinische Studien auf die Optimierung der Behandlung des SHT durch Modifikation und Verbesserung etablierter Therapieformen, was durch die heterogenen Verletzungsmuster und Krankheitsverläufe aber

**Tab. 4** Aktuelle SHT-Studien

| Name | Forschungsgegenstand | Zeitraum |
|---|---|---|
| Randomised Evaluation of Surgery with Craniectomy for patients Undergoing Evacuation of Acute SubDural Haematoma (RESCUE ASDH) | Dekompressionstrepanation vs. Trepanation zur Evakuation des aSDHs | 2015–2021 (ca.) |
| Efficacy of VAS203 (Ronopterin) in Patients With Moderate and Severe Traumatic Brain Injury (NOSTRA-III) | Minderung der Sekundärschäden nach mittlerem bis schwerem SHT durch die medikamentöse Behandlung mit einem NO-Synthase Inhibitor | 2016–2021 (ca.) |
| SHT-Datenbank DGNC/DGU im TraumaRegister® DGU | Deutschlandweite Erfassung von Patienten mit schwerem SHT | ab 2021 |
| A Study of Modified Stem Cells in Traumatic Brain Injury (TBI) (STEMTRA) | Stammzelltransplantation zur Behandlung von chronischen motorischen Defiziten nach SHT | 2016–2021 (ca.) |
| A Study to Evaluate the Efficacy and Safety of BIIB093 in Participants With Brain Contusion (ASTRAL) | Reduktion der Expansion von intraparenchymalen Blutungen nach SHT durch die medikamentöse Behandlung mit Glibenclamid | 2019–2022 (ca.) |
| The SQUID Trial for the Embolization of the Middle Meningeal Artery for Treatment of Chronic Subdural Hematoma (STEM) | Embolisation der A. meningea media zur Behandlung des chronischen Subduralhämatoms | 2020–2021 (ca.) |

erschwert bleibt. Deshalb stehen aktuell auch Observations- oder Registerstudien im Fokus, da sie zur „Comparative Effectiveness Research", also einer vergleichenden Wirksamkeitsforschung in der reellen Patientenversorgung verwendet werden können. Eine Auswahl gegenwärtiger Studien aus diesen Bereichen ist in Tab. 4 aufgeführt. Eine bedeutende Rolle nimmt neben der Grundlagen- und klinischen Forschung auch die Weiterentwicklung von präventiven Maßnahmen gegen die Entstehung des SHT ein.

## Literatur

Bales JW, Bonow RH, Buckley RT, Barber J, Temkin N, Chesnut RM (2019) Primary external ventricular drainage catheter versus intraparenchymal ICP monitoring: outcome analysis. Neurocrit Care 31(1):11–21. https://doi.org/10.1007/s12028-019-00712-9

Balestreri M, Czosnyka M, Hutchinson P et al (2006) Impact of intracranial pressure and cerebral perfusion pressure on severe disability and mortality after head injury. Neurocrit Care 4:8–13

Berry C, Ley EJ, Bukur M et al (2012) Redefining hypotension in traumatic brain injury. Injury 43:1833–1837

Beynon C, Hertle DN, Unterberg AW, Sakowitz OW (2012) Clinical review: traumatic brain injury in patients receiving antiplatelet medication. Crit Care (London/England) 16:228. https://doi.org/10.1186/cc11292

Bouma GJ, Muizelaar JP (1990) Relationship between cardiac output and cerebral blood flow in patients with intact and with impaired autoregulation. J Neurosurg 73:368–374

Bouma GJ, Muizelaar JP, Bandoh K, Marmarou A (1992) Blood pressure and intracranial pressure-volume dynamics in severe head injury: relationship with cerebral blood flow. J Neurosurg 77:15–19

Bratton SL, Chestnut RM, Ghajar J et al (2007) Guidelines for the management of severe traumatic brain injury. XIII. Antiseizure prophylaxis. J Neurotrauma 24(Suppl 1):S83–S86

Bricolo AP, Pasut LM (1984) Extradural hematoma: toward zero mortality. A prospective study. Neurosurgery 14:8–12

Bulger EM, May S, Brasel KJ et al (2010) Out-of-hospital hypertonic resuscitation following severe traumatic brain injury: a randomized controlled trial. JAMA 304:1455–1464. https://doi.org/10.1001/jama.2010.1405

Bullock MR, Chesnut R, Ghajar J et al (2006) Surgical management of depressed cranial fractures. Neurosurgery 58:56–60; discussion S i–iv

Carney N, Totten AM, O'Reilly C, Ullman JS, Hawryluk GW, Bell MJ, Bratton SL, Chesnut R, Harris OA, Kissoon N, Rubiano AM, Shutter L, Tasker RC, Vavilala MS, Wilberger J, Wright DW, Ghajar J (2017) Guidelines for the management of severe traumatic brain injury, fourth edition. Neurosurgery 80(1):6–15. https://doi.org/10.1227/NEU.0000000000001432

Chang EF, Meeker M, Holland MC (2006) Acute traumatic intraparenchymal hemorrhage: risk factors for progression in the early postinjury period. Neurosurgery 58:647–656; discussion 647–656

Chesnut RM, Marshall SB, Piek J et al (1993) Early and late systemic hypotension as a frequent and fundamental source of cerebral ischemia following severe brain injury in the Traumatic Coma Data Bank. Acta Neurochir Suppl 59:121–125

Chesnut RM, Temkin N, Carney N et al (2012) A trial of intracranial-pressure monitoring in traumatic brain injury. N Engl J Med 367:2471–2481. https://doi.org/10.1056/NEJMoa1207363

Choong C, Kaye AH (2009) Emil theodor kocher (1841–1917). J Clin Neurosci 16:1552–1554. https://doi.org/10.1016/j.jocn.2009.08.002

Cooper DJ, Rosenfeld JV, Murray L et al (2011) Decompressive craniectomy in diffuse traumatic brain injury. N Engl J Med 364:1493–1502. https://doi.org/10.1056/NEJMoa1102077

Cooper PR, Rovit RL, Ransohoff J (1976) Hemicraniectomy in the treatment of acute subdural hematoma: a re-appraisal. Surg Neurol 5:25–28

CRASH-3 Trial Collaborators (2019) Effects of tranexamic acid on death, disability, vascular occlusive events and other morbidities in patients with acute traumatic brain injury (CRASH-3): a randomised, placebo-controlled trial. Lancet 394(10210):1713–1723. https://doi.org/10.1016/S0140-6736(19)32233-0. Epub 2019 Oct 14. Erratum in: Lancet. 2019;394(10210):1712

Cucciniello B, Martellotta N, Nigro D, Citro E (1993) Conservative management of extradural haematomas. Acta Neurochir 120:47–52

Dagi TF, Meyer FB, Poletti CA (1983) The incidence and prevention of meningitis after basilar skull fracture. Am J Emerg Med 1:295–298

Deutsche Gesellschaft für Neurochirurgie (2015) Leitlinien der Deutschen Gesellschaft für Neurochirurgie „Schädel-Hirn-Trauma im Erwachsenenalter." AWMF-Leitlinie, Registernummer 008–001. https://www.awmf.org/uploads/tx_szleitlinien/008-001l_S2e_Schaedelhirntrauma_SHT_Erwachsene_2015-12-abgelaufen.pdf. Zugegriffen am 28.08.2021

Deutsche Gesellschaft für Unfallchirurgie (DGU) (2017) S3-Leitlinie Polytrauma/Schwerverletzten-Behandlung. AWMF-Register-Nr.

012/019. https://www.awmf.org/uploads/tx_szleitlinien/012-019l_S3_Polytrauma_Schwerverletzten-Behandlung_2017-08.pdf. Zugegriffen am 28.08.2021

Dijkland SA, Foks KA, Polinder S, Dippel DWJ, Maas AIR, Lingsma HF, Steyerberg EW (2020) Prognosis in moderate and severe traumatic brain injury: a systematic review of contemporary models and validation studies. J Neurotrauma 37(1):1–13. https://doi.org/10.1089/neu.2019.6401. Epub 2019 Aug 5

El-Kadi H, Miele VJ, Kaufman HH (2000) Prognosis of chronic subdural hematomas. Neurosurg Clin N Am 11:553–567

Farhadi MR, Becker M, Stippich C et al (2009) Transorbital penetrating head injury by a toilet brush handle. Acta Neurochir 151:685–687. https://doi.org/10.1007/s00701-009-0221-9

Firsching R, Woischneck D, Klein S et al (2001) Classification of severe head injury based on magnetic resonance imaging. Acta Neurochir 143:263–271

Frontera JA (2010) Intensive versus conventional insulin therapy in critically ill neurologic patients: still searching for the sweet spot. Neurocrit Care 13:295–298

Frost EA (1977) Effects of positive end-expiratory pressure on intracranial pressure and compliance in brain-injured patients. J Neurosurg 47:195–200

Gaab MR, Rittierodt M, Lorenz M, Heissler HE (1990) Traumatic brain swelling and operative decompression: a prospective investigation. Acta Neurochir Suppl 51:326–328

Gennareli D, Grahahm T (2000) Pathology of brain damage after head injury. In: Cooper P, Golfinos G (Hrsg) Head injury, 4. Aufl. Morgan Hill, New York

Gerber LM, Chiu YL, Carney N, Härtl R, Ghajar J (2013) Marked reduction in mortality in patients with severe traumatic brain injury. J Neurosurg 119(6):1583–1590. https://doi.org/10.3171/2013.8.JNS13276. Epub 2013 Oct 8

Gobiet W, Grote W, Bock WJ (1975) The relation between intracranial pressure, mean arterial pressure and cerebral blood flow in patients with severe head injury. Acta Neurochir 32:13–24

Gudeman SK, Kishore PR, Miller JD et al (1979) The genesis and significance of delayed traumatic intracerebral hematoma. Neurosurgery 5:309–313

Guerra WK, Gaab MR, Dietz H et al (1999a) Surgical decompression for traumatic brain swelling: indications and results. J Neurosurg 90:187–196. https://doi.org/10.3171/jns.1999.90.2.0187

Guerra WK, Piek J, Gaab MR (1999b) Decompressive craniectomy to treat intracranial hypertension in head injury patients. Intensive Care Med 25:1327–1329

Halani SH, Chu JK, Malcolm JG, Rindler RS, Allen JW, Grossberg JA, Pradilla G, Ahmad FU (2017) Effects of cranioplasty on cerebral blood flow following decompressive craniectomy: a systematic review of the literature. Neurosurgery 81(2):204–216. https://doi.org/10.1093/neuros/nyx054

Hamilton M, Wallace C (1992) Nonoperative management of acute epidural hematoma diagnosed by CT: the neuroradiologist's role. AJNR Am J Neuroradiol 13:853–859; discussion 860–862

Hawryluk GWJ, Aguilera S, Buki A, Bulger E, Citerio G, Cooper DJ, Arrastia RD, Diringer M, Figaji A, Gao G, Geocadin R, Ghajar J, Harris O, Hoffer A, Hutchinson P, Joseph M, Kitagawa R, Manley G, Mayer S, Menon DK, Meyfroidt G, Michael DB, Oddo M, Okonkwo D, Patel M, Robertson C, Rosenfeld JV, Rubiano AM, Sahuquillo J, Servadei F, Shutter L, Stein D, Stocchetti N, Taccone FS, Timmons S, Tsai E, Ullman JS, Vespa P, Videtta W, Wright DW, Zammit C, Chesnut RM (2019) A management algorithm for patients with intracranial pressure monitoring: the Seattle International Severe Traumatic Brain Injury Consensus Conference (SIBICC). Intensive Care Med 45(12):1783–1794. https://doi.org/10.1007/s00134-019-05805-9. Epub 2019 Oct 28

Hawryluk GWJ, Rubiano AM, Totten AM, O'Reilly C, Ullman JS, Bratton SL, Chesnut R, Harris OA, Kissoon N, Shutter L, Tasker RC, Vavilala MS, Wilberger J, Wright DW, Lumba-Brown A, Ghajar J (2020) Guidelines for the management of severe traumatic brain injury: 2020 update of the decompressive craniectomy recommendations. Neurosurgery 87(3):427–434. https://doi.org/10.1093/neuros/nyaa278

Heary RF, Hunt CD, Krieger AJ et al (1993) Nonsurgical treatment of compound depressed skull fractures. J Trauma 35:441–447

Hiler M, Czosnyka M, Hutchinson P et al (2006) Predictive value of initial computerized tomography scan, intracranial pressure, and state of autoregulation in patients with traumatic brain injury. J Neurosurg 104:731–737

Hutchinson PJ, Menon DK, Kirkpatrick PJ (2005) Decompressive craniectomy in traumatic brain injury – time for randomised trials? Acta Neurochir 147:1–3. https://doi.org/10.1007/s00701-004-0400-7

Hutchinson PJ, Kolias AG, Timofeev IS, Corteen EA, Czosnyka M, Timothy J, Anderson I, Bulters DO, Belli A, Eynon CA, Wadley J, Mendelow AD, Mitchell PM, Wilson MH, Critchley G, Sahuquillo J, Unterberg A, Servadei F, Teasdale GM, Pickard JD, Menon DK, Murray GD, Kirkpatrick PJ, RESCUEicp Trial Collaborators (2016) Trial of Decompressive Craniectomy for Traumatic Intracranial Hypertension. N Engl J Med 375(12):1119–1130. https://doi.org/10.1056/NEJMoa1605215. Epub 2016 Sep 7

Hutchinson PJ, Edlmann E, Bulters D, Zolnourian A, Holton P, Suttner N, Agyemang K, Thomson S, Anderson IA, Al-Tamimi YZ, Henderson D, Whitfield PC, Gherle M, Brennan PM, Allison A, Thelin EP, Tarantino S, Pantaleo B, Caldwell K, Davis-Wilkie C, Mee H, Warburton EA, Barton G, Chari A, Marcus HJ, King AT, Belli A, Myint PK, Wilkinson I, Santarius T, Turner C, Bond S, Kolias AG, British Neurosurgical Trainee Research Collaborative; Dex-CSDH Trial Collaborators (2020) Trial of dexamethasone for chronic subdural hematoma. N Engl J Med 383(27):2616–2627. https://doi.org/10.1056/NEJMoa2020473. Epub 2020 Dec 16

Ironside N, Nguyen C, Do Q, Ugiliweneza B, Chen CJ, Sieg EP, James RF, Ding D (2021) Middle meningeal artery embolization for chronic subdural hematoma: a systematic review and meta-analysis. J Neurointerv Surg. https://doi.org/10.1136/neurintsurg-2021-017352. Epub ahead of print

Jain B, Das AK, Agrawal M, Babal R, Purohit DK (2021) Implications of DTI in mild traumatic brain injury for detecting neurological recovery and predicting long-term behavioural outcome in paediatric and young population-a systematic review. Childs Nerv Syst 37(8):2475–2486. https://doi.org/10.1007/s00381-021-05240-6. Epub 2021 Jun 14

Jennett B (1996) Epidemiology of head injury. J Neurol Neurosurg Psychiatry 60:362–369

Jiang R, Zhao S, Wang R, Feng H, Zhang J, Li X, Mao Y, Yuan X, Fei Z, Zhao Y, Yu X, Poon WS, Zhu X, Liu N, Kang D, Sun T, Jiao B, Liu X, Yu R, Zhang J, Gao G, Hao J, Su N, Yin G, Zhu X, Lu Y, Wei J, Hu J, Hu R, Li J, Wang D, Wei H, Tian Y, Lei P, Dong JF, Zhang J (2018) Safety and efficacy of atorvastatin for chronic subdural hematoma in Chinese patients: a randomized clinical trial. JAMA Neurol 75(11):1338–1346. https://doi.org/10.1001/jamaneurol.2018.2030

Kaufman HH, Moake JL, Olson JD et al (1980) Delayed and recurrent intracranial hematomas related to disseminated intravascular clotting and fibrinolysis in head injury. Neurosurgery 7:445–449

Khaled CN, Raihan MZ, Chowdhury FH, Ashadullah ATM, Sarkar MH, Hossain SS (2008) Surgical management of traumatic extradural haematoma: experiences with 610 patients and prospective analysis. Indian J Neurotrauma 5:75–79

Lazaridis C, Robertson CS (2016) Hypothermia for increased intracranial pressure: is it dead? Curr Neurol Neurosci Rep 16(9):78. https://doi.org/10.1007/s11910-016-0681-2

Maas AI, Dearden M, Teasdale GM et al (1997) EBIC-guidelines for management of severe head injury in adults. European Brain Injury Consortium. Acta Neurochir 139:286–294

Maas AIR (2002) Guidelines for head injury: their use and limitations. Neurol Res 24:19–23

Machulda MM, Haut MW (2000) Clinical features of chronic subdural hematoma: neuropsychiatric and neuropsychologic changes in patients with chronic subdural hematoma. Neurosurg Clin N Am 11:473–477

Maegele M, Lefering R, Sakowitz O, Kopp MA, Schwab JM, Steudel WI, Unterberg A, Hoffmann R, Uhl E, Marzi I (2019) The incidence and management of moderate to severe head injury. Dtsch Arztebl Int 116(10):167–173. https://doi.org/10.3238/arztebl.2019.0167

Manolakaki D, Velmahos GC, Spaniolas K et al (2009) Early magnetic resonance imaging is unnecessary in patients with traumatic brain injury. J Trauma 66:1008–1012; discussion 1012–1014

Martin NA, Patwardhan RV, Alexander MJ et al (1997) Characterization of cerebral hemodynamic phases following severe head trauma: hypoperfusion, hyperemia, and vasospasm. J Neurosurg 87:9–19

Mathieu F, Güting H, Gravesteijn B, Monteiro M, Glocker B, Kornaropoulos EN, Kamnistas K, Robertson CS, Levin H, Whitehouse DP, Das T, Lingsma HF, Maegele M, VFJ N, Menon DK, Collaborative European NeuroTrauma Effectiveness Research in Traumatic Brain Injury (CENTER-TBI) Investigators and Participants (2020) Impact of antithrombotic agents on radiological lesion progression in acute traumatic brain injury: a CENTER-TBI propensity-matched cohort analysis. J Neurotrauma 37(19):2069–2080. https://doi.org/10.1089/neu.2019.6911. Epub 2020 Jun 3

Mauritz W, Janciak I, Wilbacher I, Rusnak M (2007) Severe traumatic brain injury in Austria IV: intensive care management. Wien Klin Wochenschr 119:46–55

National Institute for Health and Care Excellence (NICE) (2014) Head injury: assessment and early management [Clinical guideline [CG176]]. https://www.nice.org.uk/guidance/cg176

Perel P, Arango M, Clayton T et al (2008) Predicting outcome after traumatic brain injury: practical prognostic models based on large cohort of international patients. BMJ (Clin Res edn) 336:425–429

Piek J (2002) Decompressive surgery in the treatment of traumatic brain injury. Curr Opin Crit Care 8:134–138

Ratilal BO, Costa J, Sampaio C, Pappamikail L (2011) Antibiotic prophylaxis for preventing meningitis in patients with basilar skull fractures. Cochrane Database Syst Rev CD004884. https://doi.org/10.1002/14651858.CD004884.pub3

Rehman L, Ghani E, Hussain A (2007) Infection in compound depressed fracture of the skull. J Coll Physicians Surg Pak 17:140–143. https://www.scopus.com/record/display.uri?eid=2-s2.0-34548445921&origin=inward&txGid=34dc1e98cccb15ad608dd d56146ae382. Zugegriffen am 28.08.2021

Resnick DK, Subach BR, Marion DW (1997) The significance of carotid canal involvement in basilar cranial fracture. Neurosurgery 40:1177–1181

Rickels E, von Wild K, Wenzlaff P (2010) Head injury in Germany: a population-based prospective study on epidemiology, causes, treatment and outcome of all degrees of head-injury severity in two distinct areas. Brain Inj 24:1491–1504

Rickels E, von Wild K, Wenzlaff P (2011) Treatment of traumatic brain injury in Germany. Unfallchirurg 114:417–423

Robba C, Graziano F, Rebora P, Elli F, Giussani C, Oddo M, Meyfroidt G, Helbok R, Taccone FS, Prisco L, Vincent JL, Suarez JI, Stocchetti N, Citerio G, Investigators SYNAPSE-ICU (2021) Intracranial pressure monitoring in patients with acute brain injury in the intensive care unit (SYNAPSE-ICU): an international, prospective observational cohort study. Lancet Neurol 20(7):548–558. https://doi.org/10.1016/S1474-4422(21)00138-1

Roberts DJ, Chaubey VP, Zygun DA et al (2013) Diagnostic accuracy of computed tomography angiography for blunt cerebrovascular injury detection in trauma patients: a systematic review and meta-analysis. Ann Surg 257:621–632

Roberts I, Yates D, Sandercock P et al (2004) Effect of intravenous corticosteroids on death within 14 days in 10008 adults with clinically significant head injury (MRC CRASH trial): randomised placebo-controlled trial. Lancet 364:1321–1328

Roozenbeek B, Maas AIR, Menon DK (2013) Changing patterns in the epidemiology of traumatic brain injury. Nat Rev Neurol 9:231–236

Rosner MJ, Rosner SD, Johnson AH (1995) Cerebral perfusion pressure: management protocol and clinical results. J Neurosurg 83:949–962

Sahuquillo J, Arikan F (2006) Decompressive craniectomy for the treatment of refractory high intracranial pressure in traumatic brain injury. Cochrane Database Syst Rev CD003983. https://doi.org/10.1002/14651858.CD003983.pub2

Sarrafzadeh AS, Sakowitz OW, Callsen TA et al (2002) Detection of secondary insults by brain tissue pO$_2$ and bedside microdialysis in severe head injury. Acta Neurochir Suppl 81:319–321

Scholsem M, Scholtes F, Collignon F et al (2008) Surgical management of anterior cranial base fractures with cerebrospinal fluid fistulae: a single-institution experience. Neurosurgery 62:463–469. https://doi.org/10.1227/01.neu.0000316014.97926.82; discussion 469–471

Seelig JM, Becker DP, Miller JD et al (1981) Traumatic acute subdural hematoma: major mortality reduction in comatose patients treated within four hours. N Engl J Med 304:1511–1518. https://doi.org/10.1056/NEJM198106183042503

Smits M, Dippel DWJ, de Haan GG et al (2005) External validation of the Canadian CT Head Rule and the New Orleans Criteria for CT scanning in patients with minor head injury. JAMA 294:1519–1525. https://doi.org/10.1001/jama.294.12.1519

Sorrentino E, Diedler J, Kasprowicz M et al (2012) Critical thresholds for cerebrovascular reactivity after traumatic brain injury. Neurocrit Care 16(2):258–266

Steyerberg EW, Wiegers E, Sewalt C, Buki A, Citerio G, De Keyser V, Ercole A, Kunzmann K, Lanyon L, Lecky F, Lingsma H, Manley G, Nelson D, Peul W, Stocchetti N, von Steinbüchel N, Vande Vyvere T, Verheyden J, Wilson L, Maas AIR, Menon DK, Participants CENTER-TBI, Investigators AC, Amrein K, Andelic N, Andreassen L, Anke A, Antoni A, Audibert G, Auslands K, Azouvi P, Azzolini ML, Badenes R, Bartels R, Barzó P, Beauvais R, Beer R, Bellander B-M, Belli A, Benali H, Berardino M, Beretta L, Blaabjerg M, Bragge P, Brazinova A, Brinck V, Brooker J, Brorsson C, Buki A, Bullinger M, Cabeleira M, Caccioppola A, Calappi E, Calvi MR, Cameron P, Carbayo Lozano G, Carbonara M, Castaño-León AM, Chevallard G, Chieregato A, Cnossen M, Coburn M, Coles J, Cooper JD, Correia M, Čović A, Curry N, Czeiter E, Czosnyka M, Dahyot-Fizelier C, Dawes H, Degos V, Della Corte F, den Boogert H, Depreitere B, Dijkland S, Đilvesi Đ, Dixit A, Donoghue E, Dreier J, Dulière G-L, Ercole A, Esser P, Ezer E, Fabricius M, Feigin VL, Foks K, Frisvold S, Furmanov A, Gagliardo P, Galanaud D, Gantner D, Gao G, George P, Ghuysen A, Giga L, Glocker B, Golubović J, Gomez PA, Gratz J, Gravesteijn B, Grossi F, Gruen RL, Gupta D, Haagsma JA, Haitsma I, Helbok R, Helseth E, Horton L, Huijben J, Hutchinson PJ, Jacobs B, Jankowski S, Jarrett M, Jiang J, Jones K, Karan M, Kolias AG, Kompanje E, Kondziella D, Korarevopoulos E, Koskinen L-O, Kovács N, Lagares A, Lanyon L, Laureys S, Lefering R, Legrand V, Lejeune A, Levi L, Lightfoot R, Lozano A, Maegele M, Majdan M, Manara A, Maréchal H, Martino C, Mattern J, McMahon C, Melegh B, Menovsky T, Mulazzi D, Muraleedharan V, Murray L, Nair N, Negru A, Newcombe V, Nieboer D, Noirhomme Q, Nyirádi J, Oddo M, Oresic M, Ortolano F, Otesile O, Palotie A, Parizel PM, Payen J-F, Perera N, Perlbarg V, Persona P, Piippo-Karjalainen A, Pili Floury S, Pirinen M, Ples H, Polinder S, Pomposo I, Posti JP, Puybasset L, Rădoi A, Ragauskas A, Raj R, Rambadagalla M, Real R, Rhodes J, Richardson S, Richter S, Ripatti S, Rocka S, Roe C, Roise O, Rosand J, Rosenfeld JV, Rosenlund C, Rosenthal G, Rossaint R, Rossi S, Rueckert D, Rusnák M, Sahuquillo J, Sakowitz O, Sanchez-

Porras R, Sandor J, Schäfer N, Schmidt S, Schoechl H, Schoonman G, Schou RF, Schwendenwein E, Skandsen T, Smielewski P, Sorinola A, Stamatakis E, Stanworth S, Stevanovic A, Stevens R, Stewart W, Sundström N, Synnot A, Takala R, Tamás V, Tamosuitis T, Taylor MS, Te Ao B, Tenovuo O, Theadom A, Thomas M, Tibboel D, Timmers M, Tolias C, Trapani T, Tudora CM, Vajkoczy P, Valeinis E, Vallance S, Vámos Z, van der Naalt J, Van der Steen G, van Dijck JTJM, van Essen TA, Van Hecke W, van Heugten C, Van Praag D, van Wijk RPJ, Vande Vyvere T, Vanhaudenhuyse A, Vargiolu A, Vega E, Velt K, Verheyden J, Vespa PM, Vik A, Vilcinis R, Volovici V, Voormolen D, Vulekovic P, Wang KKW, Williams G, Wilson L, Winzeck S, Wolf S, Yang Z, Ylén P, Younsi A, Zeiler FA, Zelinkova V, Ziverte A, Zoerle T (2019) Case-mix, care pathways, and outcomes in patients with traumatic brain injury in CENTER-TBI: a European prospective, multicentre, longitudinal, cohort study. Lancet Neurol 18:923–934. https://doi.org/10.1016/S1474-4422(19)30232-7

Stiell IG, Clement CM, Rowe BH et al (2005) Comparison of the Canadian CT Head Rule and the New Orleans Criteria in patients with minor head injury. JAMA 294:1511–1518. https://doi.org/10.1001/jama.294.12.1511

Stubbs DJ, Vivian ME, Davies BM et al (2021) Incidence of chronic subdural haematoma: a single-centre exploration of the effects of an ageing population with a review of the literature. Acta Neurochir 163:2629–2637. https://doi.org/10.1007/s00701-021-04879-z

Taccone FS, Citerio G, Stocchetti N (2020) Is tranexamic acid going to CRASH the management of traumatic brain injury? Intensive Care Med 46(6):1261–1263. https://doi.org/10.1007/s00134-019-05879-5. Epub 2019 Dec 9

Teasdale G, Jennett B (1974) Assessment of coma and impaired consciousness. A practical scale. Lancet 2:81–84

Theodore N, Hadley MN, Aarabi B, Dhall SS, Gelb DE, Hurlbert RJ, Rozzelle CJ, Ryken TC, Walters BC (2013) Prehospital cervical spinal immobilization after trauma. Neurosurgery 72(Suppl 2):22–34. https://doi.org/10.1227/NEU.0b013e318276edb1

Thesleff T, Kataja A, Öhman J, Luoto TM (2017) Head injuries and the risk of concurrent cervical spine fractures. Acta Neurochir (Wien) 159(5):907–914. https://doi.org/10.1007/s00701-017-3133-0. Epub 2017 Mar 3. Erratum in: Acta Neurochir (Wien). 2017;159(5):915–916

Thomas BW, Mejia VA, Maxwell RA et al (2010) Scheduled repeat CT scanning for traumatic brain injury remains important in assessing head injury progression. J Am Coll Surg 210(824–30):831–832

Tseng W-C, Shih H-M, Su Y-C et al (2011) The association between skull bone fractures and outcomes in patients with severe traumatic brain injury. J Trauma 71:1611–1614; discussion 1614

Tsutsumi K, Maeda K, Iijima A et al (1997) The relationship of pre-operative magnetic resonance imaging findings and closed system drainage in the recurrence of chronic subdural hematoma. J Neurosurg 87:870–875

Wan Y, Li X, Qian C et al (2013) The comparison between dissociate bone flap cranioplasty and traditional cranioplasty in the treatment of depressed skull fractures. J Craniofac Surg 24:589–591

Wilson JT, Pettigrew LE, Teasdale GM (1998) Structured interviews for the Glasgow Outcome Scale and the extended Glasgow Outcome Scale: guidelines for their use. J Neurotrauma 15(8):573–585. https://doi.org/10.1089/neu.1998.15.573

Young HA, Gleave JR, Schmidek HH, Gregory S (1984) Delayed traumatic intracerebral hematoma: report of 15 cases operatively treated. Neurosurgery 14:22–25

# Intensivtherapie bei Verletzungen der Kiefer- und Gesichtsregion

Siegmar Reinert und Michael Krimmel

## Inhalt

1 Grundlagen .................................................................. 1323
2 Verletzungen der Gesichtsweichteile ............................... 1324
2.1 Diagnostik .................................................................. 1324
2.2 Primärversorgung ....................................................... 1324
3 Einteilung der Gesichtsschädelfrakturen ........................ 1325
4 Unterkieferfrakturen ................................................... 1325
4.1 Symptomatik und Diagnostik ........................................ 1325
4.2 Einteilung ................................................................... 1325
4.3 Therapie ..................................................................... 1326
4.4 Operationszeitpunkt ..................................................... 1326
5 Mittelgesichtsfrakturen ................................................ 1326
5.1 Nasenskelettfrakturen .................................................. 1326
5.2 Jochbeinfrakturen (laterale Mittelgesichtsfrakturen) ........ 1327
5.3 Le-Fort-I-, -II- und -III-Frakturen ................................. 1328
5.4 Orbitafrakturen ........................................................... 1330
5.5 Panfaziale Frakturen .................................................... 1330
6 Frontobasisfrakturen ................................................... 1330
6.1 Symptomatik und Diagnostik ........................................ 1330
6.2 Therapie ..................................................................... 1331
7 Kombinierte Weichteil-Knochen-Verletzungen des Gesichtsschädels ......... 1331
7.1 Diagnostik und Besonderheiten der Anästhesie ................ 1331
7.2 Therapie ..................................................................... 1332
8 Sekundäre rekonstruktive Chirurgie im kraniomaxillofazialen Bereich ....... 1332
Weiterführende Literatur ...................................................... 1332

## 1 Grundlagen

Die herausragende Bedeutung des Gesichts für die Persönlichkeit eines Menschen bedingt, dass Verletzungen der Kiefer- und Gesichtsregion für den betroffenen Patienten nicht nur von funktioneller, sondern auch von ästhetischer Bedeutung sind: Funktionen wie Sprache, Sehen, Riechen, Kaufunktion und Schlucken können durch ein Trauma im Gesichtsschädelbereich beeinträchtigt werden, aber auch das Gesicht als Ausdruck der Persönlichkeit kann in seiner Integrität zerstört werden.

Diese Gesichtspunkte sind bei der Therapie zu berücksichtigen und erfordern eine sorgfältige Diagnostik, eine zeitgerechte, anatomisch exakte Reposition und Fixation aller frakturierten Skelettabschnitte sowie eine subtile Weichteilversorgung.

Wegen der aus ästhetischen Gründen begrenzten Zugangswege im sichtbaren Bereich wird die Exposition der Frakturen von intraoral, kleinen periorbitalen Inzisionen und bei komplexen Mittelgesichtsfrakturen über einen Bügelschnitt bevorzugt. Auch im Rahmen der Primärversorgung, die spätestens ca. 7–10 Tage nach dem Trauma erfolgen soll, kann eine **primäre Knochentransplantation** von autologen Rippen-, Beckenkamm- oder Tabula-externa-Kalottentransplantaten notwendig werden. Die Weichteilversorgung erfolgt mit feinstem atraumatischem Nahtmaterial.

Wegen der besonderen Bedeutung der Schädel- und Gesichtstraumatologie für die Intensivmedizin sollen diese Aspekte im Folgenden besonders herausgestellt werden. Einerseits haben moderne Anästhesieverfahren der Kiefer- und Gesichtschirurgie die Anwendung fortschrittlicher chirurgischer Techniken ermöglicht, andererseits wird durch die Osteosyntheseverfahren die postoperative Intensivbehandlung v. a. des polytraumatisierten Patienten wesentlich verbessert.

Während früher Ober- und Unterkiefer häufig für mehrere Wochen gegeneinander immobilisiert wurden (mandibulomaxilläre Fixation, früher intermaxilläre Fixation genannt), ist dies heute meist nur kurzfristig erforderlich oder vermeidbar. Auf diese Weise werden Mundhygiene und Bronchialtoilette erleichtert und nichtintubierten Patienten die verbale Kommunikation und orale Nahrungsaufnahme ermöglicht.

## 2 Verletzungen der Gesichtsweichteile

### 2.1 Diagnostik

Verletzungen der Gesichtsweichteile treten nicht selten in Kombination mit Frakturen auf. In solchen Fällen werden, unter Nutzung der Weichteilwunden als Zugang, zunächst die knöchernen Verletzungen nach dem Prinzip „von innen nach außen" versorgt. Da die Primärversorgung zugleich auch die definitive Versorgung sein sollte, kommt der Beurteilung des Erstbehandlers große Bedeutung zu: Lässt sich eine knöcherne Verletzung nicht ausschließen, sollte möglichst auf eine Weichteilversorgung zunächst verzichtet und eine **exakte Frakturdiagnostik**, zumeist mit Hilfe einer Computertomografie, durchgeführt werden. Dies kann bedeuten, dass der Patient in eine Klinik mit Mund-, Kiefer- und Gesichtschirurgischer Fachabteilung verlegt werden muss. Besteht ebenfalls die Indikation für ein CCT, sollte, sofern vom Allgemeinzustand her vertretbar, auch der Gesichtsschädel dargestellt werden.

Sind knöcherne Verletzungen ausgeschlossen, sollten Weichteilverletzungen des Gesichts sofort versorgt werden, wenn nicht vital bedrohliche andere Verletzungen im Vordergrund stehen.

### 2.2 Primärversorgung

Kleinere Wunden im Gesichtbereich lassen sich in Lokalanästhesie versorgen, ausgedehnte und tiefere Verletzungen sollten in Intubationsnarkose versorgt werden, wobei die Lokalisation der Weichteilverletzungen die Art der Intubationsnarkose bestimmt.

▶ **Cave** Generell muss bei allen Operationen im Gesicht der Befestigung des Tubus und einer sicheren Konnektion mit dem Narkosegerät besondere Sorgfalt gewidmet werden. Da sich der Tubus im Operationsgebiet befindet, ist eine ungewollte Dislokation während des Eingriffs nicht sicher auszuschließen.

#### 2.2.1 Schürfwunden

Großflächige, auch oberflächliche Schürfwunden im Gesicht sind eine Indikation zur Versorgung in Intubationsnarkose, wenn sie durch Fremdkörper, beispielsweise Schmutz, Steine oder Lacksplitter, verunreinigt sind. Solche Wunden müssen in Narkose mit einer sterilen Bürste, steriler Kochsalz- und 3 %iger $H_2O_2$-Lösung ausgebürstet werden.

Erfolgt dies nicht primär, resultieren ästhetisch störende Schmutztätowierungen, die sekundär nur sehr schwer zu entfernen sind, da auch durch hochtouriges Hautschleifen die tiefer im Gewebe liegenden Pigmentpartikel nicht erfasst werden.

#### 2.2.2 Operationstechnik

Generell gilt für die Wundversorgung im Gesichts- und Halsbereich, dass eine atraumatische Operationstechnik mit schichtweisem Wundverschluss, unter Verwendung von feinem Nahtmaterial, erforderlich ist. Alle Wunden müssen sorgfältig bis in die Tiefe und in voller Ausdehnung inspiziert und möglicherweise eingesprengte Fremdkörper (Glassplitter, Holz, Metall, Geschossteile und Schmauchspuren) entfernt werden.

Bei gequetschten Wundrändern sind wegen der sehr guten Blutversorgung und hohen Infektionsresistenz der zervikofazialen Weichteile Wundrandexzisionen nicht oder nur äußerst sparsam durchzuführen. Sie sollten auf nekrotische oder extrem schmutztätowierte Gewebeabschnitte beschränkt bleiben. Zur Vermeidung von Gewebeverlusten sollten auch kleine, schmalbasig gestielte Haut- und Schleimhautanteile erhalten werden. Ist bei ausgedehnten Quetschwunden oder Explosionsverletzungen ein Débridement erforderlich oder liegen echte **Hautdefekte** vor, ist eine plastisch-chirurgische Rekonstruktion, beispielsweise durch Nahlappenplastik, anzustreben.

Aus den genannten Prinzipien geht hervor, dass ausgedehnte Weichteilverletzungen des Gesichts nur von in der Gesichtschirurgie erfahrenen Operateuren versorgt werden sollten. Weichteilverletzungen des Gesichts in der Umgebung von Mund, Nase und Augenlidern sollten in speziellen Zentren behandelt werden. Hier kann auch der Transport mit einem Rettungshubschrauber indiziert sein.

#### 2.2.3 Verletzungen des N. facialis

Eine Besonderheit stellt die Verletzung von Ästen des N. facialis dar. Eine Primärversorgung sollte nur dann erfolgen, wenn die Nervdurchtrennung gesichert ist und die Voraussetzungen für eine mikrochirurgische Rekonstruktion günstig sind. Ist dies nicht gegeben, müssen die Nervenenden im

Rahmen der Primärversorgung durch farbige, nicht resorbierbare Fäden markiert werden, um ihr Aufsuchen bei einer baldestmöglichen posttraumatischen frühen sekundären Versorgung zu erleichtern.

Ist die Nervdurchtrennung unsicher oder nur partiell, kann ebenfalls ein abwartendes Verhalten vorteilhaft sein, da in solchen Fällen häufig langfristig keine Parese eintritt und daher eine Fazialis-Rekonstruktion nicht notwendig ist.

### 2.2.4 Komplikationen

Postoperative Komplikationen sind bei Gesichtsweichteilverletzungen vom Lokalbefund her in der Regel nicht zu erwarten. Die Extubation kann kurz nach Ende des Eingriffs erfolgen.

## 3 Einteilung der Gesichtsschädelfrakturen

Der **Gesichtsschädel** reicht anatomisch vom Haaransatz bis zum Unterkieferrand und wird in die Regionen Ober-, Mittel- und Untergesicht gedrittelt. Da bei transversalen Abrissfrakturen des Mittelgesichts der große Keilbeinflügel, die Flügelfortsätze, die Gehörgangsvorderwand und die Wände des Sinus frontalis ohne begleitende Hirnverletzungen gebrochen sein können, erstrecken sich die klinischen Grenzen des **Mittelgesichts** auch in die frontale Region.

Anatomisches Substrat des **Untergesichts** ist der Unterkiefer, der als einziger beweglicher Knochen des Gesichtsschädels über das Kiefergelenk mit der Schädelbasis artikuliert. Frakturen des Unterkiefers folgen wegen seiner kompakten Knochenstruktur in Klinik und Therapie anderen Prinzipien als Frakturen im Mittelgesicht.

Das Mittelgesicht besteht im Gegensatz zum Unterkiefer aus einer Vielzahl dünnwandiger, pneumatisierter Knochen. Die durch den Unterkiefer vermittelten hohen statischen Druckkräfte werden durch Stützpfeiler (Trajektorien) auf die Schädelbasis fortgeleitet (Abb. 1).

Man unterscheidet:

- Unterkieferfrakturen,
- Nasenskelettfrakturen,
- Jochbeinfrakturen,
- Le-Fort-I-, -II- und -III-Frakturen,
- Orbitafrakturen,
- panfaziale Frakturen,
- Frontobasisfrakturen.

## 4 Unterkieferfrakturen

### 4.1 Symptomatik und Diagnostik

Ein sicheres Frakturzeichen im Bereich des Unterkiefers ist die Deformierung, die jedoch aufgrund der Weichteilschwellung maskiert sein kann, sich aber intraoral als Stufenbildung

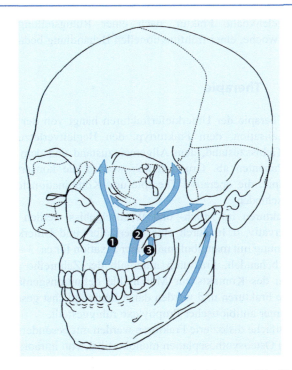

**Abb. 1** Trajektoriensystem des Gesichtsschädels. 1 = Stirn-Nasen-Pfeiler, 2 = Jochbeinpfeiler, 3 = Flügelgaumenpfeiler. (Nach Prein 1998)

innerhalb der Zahnreihe mit Einriss der angrenzenden Schleimhaut und als Okklusionsstörung manifestiert. Eine pathologische Beweglichkeit ist bei Unterkieferfrakturen innerhalb der Zahnreihe meist nachweisbar, bei Frakturen des aufsteigenden Astes oder Infrakturen nicht. Auf eine Prüfung der ohnehin häufig nicht auslösbaren Krepitation sollte im Gesichtsschädelbereich verzichtet werden.

Die unsicheren Frakturzeichen wie Hämatom, Ödem, Druck- und Stauchungsschmerz sowie die gestörte Funktion sind allenfalls diagnostische Hinweise.

Auch für den Gesichtsschädelbereich gilt, dass die **bildgebende Nativröntgenddiagnostik** immer in 2 Ebenen erfolgen muss. Sie umfasst bei isoliertem Verdacht auf eine Unterkieferfarktur mindestens eine Panoramaschichtaufnahme und eine kaudalexzentrische Schädel-p.-a.-Aufnahme (nach Clementschitsch).

### 4.2 Einteilung

Die Unterkieferfrakturen lassen sich einteilen in:

- Frakturen im bezahnten Kiefer,
- Frakturen im zahnlosen oder zahnarmen Kiefer,
- Frakturen im Milch- und Wechselgebiss.

Klinisch von großer Bedeutung ist innerhalb dieser Gruppen die Abgrenzung von Frakturen des Collum mandibulae, die als gelenknahe Fraktur, nach einer Ruhigstellung von ca. 1 Woche, einer frühfunktionellen Behandlung bedarf.

## 4.3 Therapie

Die Therapie der Unterkieferfrakturen hängt von der Frakturlokalisation, dem Frakturtyp, den Begleitverletzungen, dem Gebisszustand, dem Allgemeinzustand und dem Alter des Patienten ab. Grundsätzlich werden die konservative Therapie, die operative Therapie und Kombinationsformen unterschieden.

Frakturen im Milch- und Wechselgebiss werden meist konservativ, d. h. durch eine Oberkiefer- und Unterkiefer-Schienung mit mandibulomaxillärer Fixation für ca. 3–4 Wochen behandelt. Frakturen innerhalb der Zahnreihe gelten wegen des Kontakts zur Mundhöhle definitionsgemäß als offene Frakturen und werden daher baldmöglichst geschient und unter antibiotischer Prophylaxe ruhiggestellt.

Einfache dislozierte Frakturen werden mit besonders zierlichen Osteosyntheseplatten monokortikal, von intraoral versorgt. Dieser Zugang vermeidet zusätzliche äußere Narben. Dagegen werden komplexe Frakturen, Trümmer- oder Defektfrakturen bzw. Gelenkfrakturen in der Regel von extraoral operiert. Wegen der Prüfung und Einstellung der Okklusion, d. h. des korrekten Zusammenbisses, muss die Intubation nasotracheal erfolgen. Bei Stück- oder Trümmer des anterioren Unterkiefers kann es durch Verlust der Zungenaufhängung zu einer Obstruktion der oberen Atemwege kommen und dadurch die Intubation erheblich erschwert werden. Gelegentlich werden postoperativ Gummizüge zwischen Oberkiefer- und Unterkieferschiene eingehängt, um auch wegen der Wundheilung eine gewisse Ruhigstellung zu bewirken.

Weitere Vorteile der operativen Frakturversorgung sind die verbesserte Mundhygiene und orotracheale Absaugung sowie die Möglichkeit einer schnellen Reintubation während der Intensivtherapie. Dies betrifft v. a. polytraumatisierte Patienten.

Einfache, gering dislozierte Frakturen im voll bezahnten Unterkiefer können auch heute noch konservativ, d. h. durch dentale Schienenverbände und mandibulomaxilläre Immobilisation, behandelt werden. Eine Schienung kann meist in Lokalanästhesie erfolgen. Dislozierte Frakturen und Frakturen im zahnlosen oder zahnarmen Kiefer werden operativ versorgt. Die starre mandibulomaxilläre Fixation kann meist unmittelbar postoperativ entfernt werden. Ist sie erforderlich, sollten Gummizüge statt Drahtligaturen verwendet werden, die sich im Notfall leichter mit einer Drahtschere durchtrennen lassen.

Die mandibulomaxilläre Fixation ist besonders ungünstig während einer Intensivtherapie, da sie eine Notintubation und die Mundhygiene erschwert sowie die verbale Kommunikation behindert.

▶ **Cave** Bei Intensivpatienten, die mandibulomaxillär fixiert sind, muss eine Drahtschere sofort verfügbar sein; am besten wird die Schere gut sichtbar am Bett befestigt.

## 4.4 Operationszeitpunkt

Besteht eine Indikation zur operativen Frakturversorgung, sollte diese baldmöglichst erfolgen, da durch die dauernde Bewegung mobiler Knochenfragmente über kleinste Schleimhauteinrisse oder die Alveolen von im Bruchspalt stehenden Zähnen die Infektionsgefahr erhöht wird. Ferner ist eine Sofortversorgung von Unterkieferfrakturen bei unstillbarer Blutung im Frakturbereich oder größeren begleitenden intra- oder extraoralen Weichteilverletzungen indiziert.

Ist wegen des Allgemeinzustands des Patienten eine definitive Versorgung nicht möglich, muss zumindest eine Ruhigstellung durch dentale Schienen erfolgen und die Osteosynthese möglichst in den ersten 2–3 Tagen nach dem Unfall durchgeführt werden (sog. verzögerte Primärversorgung). Bei beginnender Infektion ist eine antibiotische Therapie bis zur operativen Versorgung sinnvoll. Nach operativer Versorgung von Unterkieferfrakturen sind intraorale Schwellungen mit Behinderung der Atmung allgemein nicht zu erwarten, sodass postoperativ eine frühzeitige Extubation erfolgen kann.

Geschlossene Unterkieferfrakturen, z. B. Collum-mandibulae-Frakturen, werden umgehend durch dentale Schienenverbände ruhiggestellt.

## 5 Mittelgesichtsfrakturen

Mittelgesichtsfrakturen werden heute ausschließlich operativ reponiert und mit Hilfe unterschiedlich dimensionierter Osteosyntheseplatten (Mini- und Mikroplatten) aus Titan fixiert. Diese gewährleisten eine dreidimensional stabile Fixation der operativ reponierten Skelettabschnitte und können über minimalinvasive Zugänge mit geringer Belastung des Patienten eingebracht werden.

### 5.1 Nasenskelettfrakturen

#### 5.1.1 Symptomatik und Diagnostik

Wegen ihrer exponierten Lage sind die Nase und ihre äußeren und inneren Weichteile besonders häufig Traumen ausgesetzt. Es handelt sich meist um geschlossene Frakturen, jedoch sind etwa in der Hälfte der Fälle die bedeckenden Weichteile, das knorpelige oder knöcherne Septum oder die Nasenmuscheln ebenfalls betroffen.

Frakturen des Nasenskeletts sind vor Eintreten der Weichteilschwellung oft an der äußeren Deformität der Nase erkennbar. Hämatome können sich in die paranasalen Weichteile, aber auch nach endonasal ausbreiten und führen dann zu einer Behinderung der Nasenatmung. Diese Patienten berichten oft auch über eine einseitige Hyposmie infolge einer Einengung des Riechspalts. Komplikationen von Nasentraumen sind begleitende Verletzungen der Rhinobasis sowie Blutungen aus den Aa. ethmoidales oder der A. maxillaris mit Aspirationsgefahr.

Die Diagnostik umfasst die innere und äußere Inspektion nach Abschwellen der Nasenschleimhaut mit Nasentropfen sowie die Palpation zur Aufdeckung von Stufen oder einer pathologischen Beweglichkeit.

### 5.1.2 Therapie

Die Behandlung von Weichteil- und Knorpelverletzungen folgt den bereits oben dargestellten Prinzipien. Nasenskelettfrakturen werden in der Regel geschlossen – vom Naseninneren her – reponiert und durch Nasentamponade und äußere Schienung stabilisiert. Bei offenen Frakturen wird die Reposition bereits im Rahmen der Primärversorgung vorgenommen, wobei möglichst alle Knochenfragmente erhalten und ggf. durch Drahtnähte oder Mikroplatten fixiert werden.

## 5.2 Jochbeinfrakturen (laterale Mittelgesichtsfrakturen)

### 5.2.1 Symptomatik und Diagnostik

Jochbein- und Jochbogenfrakturen gehören zu den häufigsten Gesichtsschädelfrakturen. Die Frakturlinien der Jochbeinfraktur verlaufen durch die Sutura frontozygomatica entlang der lateralen Orbitawand nach kaudal, durch den Orbitaboden zum Infraorbitalrand, über die faziale Kieferhöhlenwand zur Crista zygomaticoalveolaris und über die dorsolaterale Kieferhöhlenwand zurück zur Fissura orbitalis inferior (Abb. 2).

Darüberhinaus ist der Jochbogen frakturiert. Klinisch fällt initial eine Abflachung der Jochbeinprominenz auf, die jedoch bald durch die eintretende Weichteilschwellung mit Lidödem und Monokelhämatom maskiert wird. Schwellungen erheblichen Umfangs sind jedoch auch durch ein Luftemphysem möglich, wenn der Patient geschneuzt hat. Häufig findet man ein Hyposphagma.

Durch Traumatisierung des N. infraorbitalis besteht häufig eine Hyp- oder Parästhesie im Ausbreitungsbereich dieses Nervs. Ein nach medial dislozierter oder im Sinne einer Jochbogenfraktur isoliert eingeknickter Jochbogen kann durch mechanische Behinderung der Muskelfortsatzexkursion eine Kieferklemme verursachen. Da der Orbitaboden bei der Jochbeinfraktur mitbetroffen ist, können Doppelbilder oder, nach Abklingen der Schwellung, auch ein Enophthalmus auftreten. Aus diesem Grund ist parallel immer ein augenärztliches Konsil erforderlich.

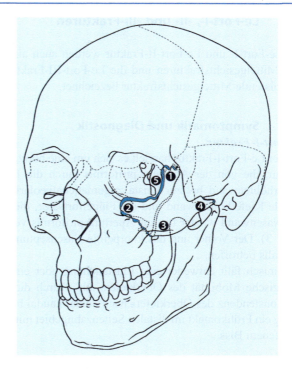

**Abb. 2** Jochbeinfraktur mit Darstellung der zur Repositionskontrolle relevanten Punkte: 1 = Sutura frontozygomatica, 2 = Infraorbitalrand, 3 = Crista zygomaticoalveolaris, 4 = Jochbogen, 5 = Innenfläche der lateralen Orbitawand. (Nach Prein 1998)

Da klinisch kein Frakturausschluss möglich ist, ist ein Gesichtsschädel-CT in axialer und koronarer Schichtführung indiziert. Damit lassen sich sowohl die Mittelgesichtspfeiler als auch die dünnen Orbitawände beurteilen.

Liegt gleichzeitig ein Schädel-Hirn-Trauma vor und somit eine Indikation für ein kraniales CT, sollte dieses mit einem Gesichtsschädel-CT zur Frakturdiagnostik angefertigt werden.

### 5.2.2 Therapie

Dislozierte Jochbeinfrakturen werden über einen Zugang in der lateralen Augenbraue, im Unterlid und eine Stichinzision im Bereich der Wange mit Hilfe des Einzinker-Hakens offen reponiert und durch Miniplattenosteosynthese fixiert. Bei entsprechender Trümmerungszone und zur Kontrolle des Repositionsergebnisses wird häufig auch die Crista zygomaticoalveolaris von intraoral freigelegt. Der frakturierte Orbitaboden wird revidiert und mit Ethisorb, einer PDS-Folie oder bei großen Defekten mittels eines Titan Mesh rekonstruiert.

Jochbeintrümmerfrakturen werden über einen Bügelschnitt versorgt. Der Eingriff erfolgt in Allgemeinnarkose mit orotrachealer Intubation oder nasotrachealer Intubation auf der kontralateralen Seite.

## 5.3 Le-Fort-I-, -II- und -III-Frakturen

Die Le-Fort-I- und Le-Fort-II-Fraktur werden auch als zentrale Mittelgesichtsfrakturen und die Le-Fort-III-Fraktur als zentrolaterale Mittelgesichtsfraktur bezeichnet.

### 5.3.1 Symptomatik und Diagnostik

*Le-Fort-I-Fraktur*

Bei der Le-Fort-I-Fraktur handelt es sich um eine horizontale Fraktur, die von der Apertura piriformis durch die faziale Kieferhöhlenwand bis zur Crista zygomaticoalveolaris, die dorsale Kieferhöhlenwand und die Flügelfortsätze, die laterale Nasenwand wieder bis zur Apertura piriformis verläuft (Abb. 3). Der Vomer und das knorpelige Nasenseptum sind ebenfalls betroffen.

Klinisch fällt entweder eine Einstauchung oder eine pathologische Mobilität des Oberkiefers auf. Durch die Dislokationstendenz des Oberkiefers nach dorsal-kaudal besteht häufig ein Frühkontakt im distalen Seitenzahngebiet mit frontal offenem Biss.

*Le-Fort-II-Fraktur*

Bei der Le-Fort-II-Fraktur wird das Mittelgesicht pyramidenförmig zentral ausgesprengt. Die Bruchlinie verläuft durch die Nasenwurzel im Bereich der Sutura frontonasalis, über das Tränenbein und den Orbitaboden zum Infraorbitalrand, durch die faziale Kieferhöhlenwand, die Crista zygomaticoalveolaris, die dorsale Kieferhöhlenwand, die Flügelfortsätze und die laterale Nasenwand zur Fissura orbitalis inferior (Abb. 4).

Klinisch ist neben der Mobilität v. a. die Okklusionsstörung mit noch stärkerer Abflachung des Mittelgesichts („dish face") auffällig (Abb. 5). Nasenbluten, Luftemphysem und periorbitale Hämatome sind ebenfalls häufig. Durch den Frakturverlauf im Bereich des N. infraorbitalis kann eine Hypästhesie in dessen Ausbreitungsgebiet bestehen.

*Le-Fort-III-Fraktur*

Bei der Le-Fort-III-Fraktur handelt es sich um einen vollständigen Abriss des Gesichts- vom Hirnschädel, sodass die Frakturlinie durch die frontonasalen und frontomaxillären Suturen über die mediale Orbitawand zum hinteren Anteil der Fissura orbitalis inferior verläuft. Von dort zieht die Frakturlinie durch die Flügelfortsätze, die Sutura zygomaticosphenoidalis, die Sutura frontozygomatica und den lateralen Orbitarand. Darüber hinaus sind die Jochbögen und das kraniale Nasenseptum frakturiert (Abb. 6).

Die Le-Fort-III-Fraktur ist i. Allg. mit einer erheblichen Weichteilschwellung durch Einblutung in die Weichteile

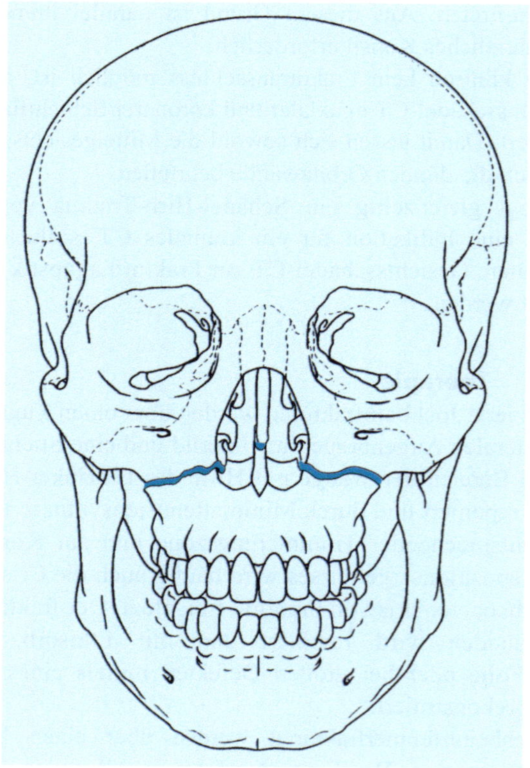

**Abb. 3** Le-Fort-I-Fraktur; schematische Darstellung. (Nach Prein 1998)

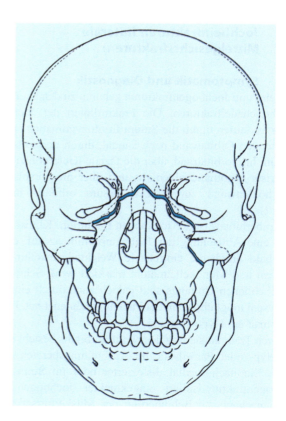

**Abb. 4** Le-Fort-II-Fraktur mit Dislokation des dorsalen Oberkiefers nach kaudal und frontal offenem Biss; schematische Darstellung. (Nach Prein 1998)

# 81 Intensivtherapie bei Verletzungen der Kiefer- und Gesichtsregion

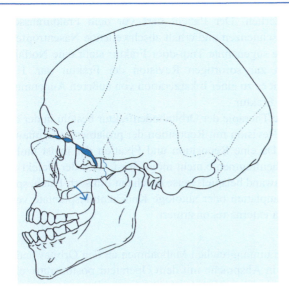

**Abb. 5** Seitliche Darstellung der Le-Fort-Frakturen mit Darstellung der typischen Dislokation durch Zug des M. pterygoideus medialis nach kaudal. (Nach Prein 1998)

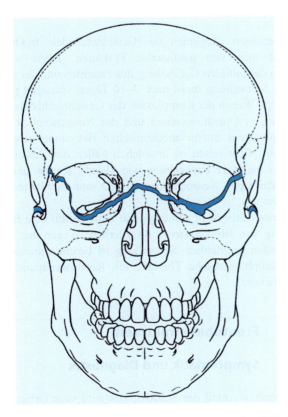

**Abb. 6** Le-Fort-III-Fraktur, Dislokation wie bei Le-Fort-II-Fraktur. (Nach Prein 1998)

verbunden, die oft das Gesicht grotesk entstellt. Durch begleitende Sehnervverletzungen kann eine Erblindung resultieren, und bei größeren Blutverlusten über den Nasenrachen ist u. U. eine vitale Bedrohung mit Aspirationsgefahr möglich.

### Therapie

In der Regel sind geschlossene Mittelgesichtsfrakturen ohne größere Weichteilverletzungen keine Indikationen zur Sofortversorgung. Wegen des oft nicht mit Sicherheit auszuschließenden begleitenden Schädel-Hirn-Traumas und des sehr schnell einsetzenden, oft extremen posttraumatischen Ödems und Hämatoms im Gesichtsbereich sollte eine verzögerte Primärversorgung zwischen dem 4. und 7. posttraumatischen Tag durchgeführt werden. In dieser Zeit kann die präoperative Diagnostik, beispielsweise eine Gesichsschädel-CT und eine neurochirurgische sowie augenärztliche Untersuchung, erfolgen.

Die umgehende Versorgung von Mittelgesichtsfrakturen ist bei unstillbaren Blutungen aus Mund bzw. Nase und zusätzlichen äußeren Weichteilverletzungen oder ausgedehnten intraoralen Schleimhautverletzungen indiziert. In diesen Fällen ist meist mangels ausreichender Diagnostik und in Anbetracht der erforderlichen Narkosedauer eine endgültige Frakturversorgung nicht möglich.

Dislozierte oder mobile Le-Fort-Frakturen werden i. Allg. operativ durch intraorale Zugänge und Schnittführungen im Bereich der lateralen Augenbraue sowie unter der Unterlidkante freigelegt, reponiert und durch Miniplattenosteosynthese fixiert. Komplexe Frakturen werden über einen bikoronaren Schnitt angegangen (Abb. 7).

Da ein Hauptkriterium der regelrechten Reposition die korrekte Verzahnung von Oberkiefer und Unterkiefer ist, wird während der Operation eine mandibulomaxilläre Immobilisation durch dentale Schienenverbände durchgeführt. In diesen Fällen ist somit eine nasotracheale Intubation erforderlich.

Postoperative Ödeme im Oropharynxbereich mit Verlegung der Atemwege sind bei Mittelgesichtsfrakturen nicht zu erwarten. Bei ausreichend stabiler Osteosynthese der Mittelgesichtsfrakturen wird die mandibulomaxilläre Immobilisation am Ende der Operation gelöst. Der frei zugängliche Mund- und Rachenraum erlaubt dann eine baldige Extubation. Kann eine hinreichende Stabilität im Rahmen der osteosynthetischen Versorgung, beispielsweise bei schwersten komplexen Mittelgesichtstrümmerfrakturen, nicht erzielt werden, ist eine weitere mandibulomaxilläre Immobilisation erforderlich. Für die Mundpflege ist die Frage intraoraler Zugänge von Bedeutung.

In solchen Fällen sollte der nasotracheale Tubus zur Sicherheit während der ersten postoperativen Nacht belassen werden. Die Extubation kann dann meist am nächsten Tag – in Abstimmung mit dem Operateur – erfolgen. Zur Erleichterung der behinderten Mundatmung, insbesondere bei zusätzlich tamponierter Nase, können 2 Wendl-Tuben in beide Mundwinkel zwischen Wange und Zahnreihen eingebracht

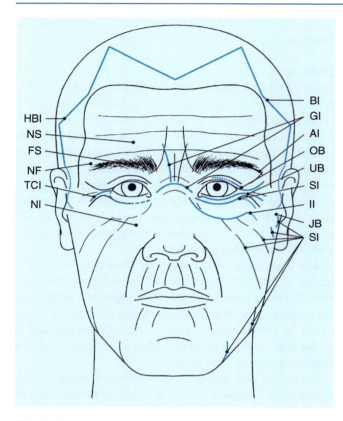

**Abb. 7** Zugangswege zum Gesichtsschädel (BI = bikoronare Inzision, NS = N. supraorbitalis, FS = Foramen supraorbitale, NF = Stirnast des N. facialis, TCI = transkonjunktivale Inzision, NI = N. infraorbitalis, GI = Glabella-Inzision, AI = Augenbraueninzision, OB = Oberlid-Blepharoplastik-Inzision, UB = Unterlid-Blepharoplastik-Inzision, SI = Subziliarinzision, II = infraorbitale Inzision, JB = Jochbogen, SI = Stichinzision). (Nach Prein 1998)

werden. Bei voraussehbar längerer Beatmungspflichtigkeit kommt alternativ eine Tracheotomie in Betracht.

### 5.4 Orbitafrakturen

Orbitafrakturen treten einerseits im Rahmen von Jochbein-, Le-Fort-II- und Le-Fort-III-Frakturen auf, kommen aber andererseits auch als isolierte Frakturen vor. Am häufigsten sind isolierte Orbitabodenfrakturen ohne Beteiligung des Infraorbitalrandes, sog. Blow-out-Frakturen, und Frakturen der medialen Orbitawand. Beide Formen sind wegen der Weichteilschwellung oder der geringen initialen Symptomatik klinisch schwer nachweisbar und werden auch auf konventionellen Röntgenaufnahmen leicht übersehen.

Da v. a. isolierte Orbitabodenfrakturen mit Dislokation von Orbitaweichteilen in Richtung Kieferhöhle ohne adäquate Therapie zu erheblichen funktionellen Spätfolgen wie Bulbusmotilitätsstörung mit Diplopie und Enophthalmus führen können, ist bei Verdacht eine Computertomografie erforderlich. Der Patient darf vor dem Frakturausschluss nicht schneuzen und erhält abschwellende Nasentropfen.

Die sogenannte Trap-door Fraktur stellt eine Notfallindikation zur sofortigen Revision der Fraktur dar. Hierbei kommt es zu einer Inkarzeration von äußeren Augenmuskeln in die Fraktur.

Die Therapie der Orbitabodenfraktur besteht in der operativen Revision mit Reposition der prolabierten Orbitaweichteile. Da eine Reposition und Fixation der meist multiplen Knochenfragmente nicht möglich ist, wird der Defekt in der Orbitawand beispielsweise durch ein Ethisorb-Patch, spezielle Titanplatten oder autologe Knochentransplantate von der Tabula externa rekonstruiert.

> Bei umfangreichen Maßnahmen an den Orbitawänden ist in Absprache mit dem Operateur postoperativ eine regelmäßige Visuskontrolle notwendig.

### 5.5 Panfaziale Frakturen

Sind mehrere Regionen des Gesichtsschädels frakturiert, spricht man von panfazialen Frakturen. Diese werden wegen der initialen Gefährdung des Patienten und der erheblichen Schwellung meist nach 7–10 Tagen verzögert primär versorgt. Wegen der Komplexität des Gesichtsschädels muss mit langen Operationszeiten und der Notwendigkeit einer postoperativen intensivmedizinischen Betreuung gerechnet werden. Nicht selten ist in solchen Fällen das Zusammenwirken mehrerer Fachgebiete wie Mund-, Kiefer- und Gesichtschirurgie, Neurochirurgie, HNO und Ophthalmologie erforderlich.

Perioperativ ist in Abhängigkeit vom Blutbild die Bereitstellung von Blutkonserven erforderlich. Wegen der zu erwartenden ödematösen Schwellung ist bereits intraoperativ eine antiphlogistische Therapie mit Kortisonpräparaten zu diskutieren.

## 6 Frontobasisfrakturen

### 6.1 Symptomatik und Diagnostik

Der vordere Anteil der Schädelbasis wird vom Orbitadach, der Stirnhöhlenhinterwand, der Lamina cribrosa, den Dächern von Siebbein und Keilbeinhöhle sowie der Keilbeinhinter- und Seitenwand gebildet. Wegen der damit verbundenen, sehr unterschiedlichen Festigkeit zeigen frontobasale Frakturen oft unerwartete Verlaufsrichtungen. Von klinisch großer Bedeutung ist, dass die Dura im Bereich der Rhinobasis dünn und mit dem Knochen fest verwachsen ist. Sie ist

**Abb. 8** Intraoprative Situation nach Bügelschnitt: Zustand nach Osteosynthese einer komplexen Mittelgesichtsfraktur mit Beteiligung des Os frontale

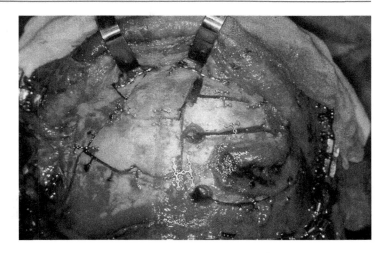

daher relativ unelastisch mit der knöchernen Unterlage verbunden und reißt bei Frakturen besonders leicht ein.

**Klinisch** sind frontobasale Frakturen, mit Ausnahme offener Verletzungen, wegen ihrer verdeckten Lage nicht unmittelbar erkennbar. Charakteristische Symptome sind Blutungen aus Nase und Nasenrachen, Brillenhämatom, Hämatosinus, Rhinoliquorrhö, eine uni- oder bilaterale Riechstörung und Schleimhautunterblutungen des Rachendachs und der Rachenhinterwand.

Oft wird am Patienten mit vermuteter Rhinoliquorrhö eine Bestimmung des ß-trace Proteins im Nasensekret durchgeführt. Die ß-trace Protein Konzentration im Liquor ist im Vergleich zum Serum 35-fach höher. Sind klinische Hinweise auf eine frontobasale Fraktur gegeben, ist wegen der schwerwiegenden Spätkomplikationen wie Meningitis oder Hirnabszess in jedem Fall eine **bildgebende Diagnostik** indiziert. Methode der Wahl ist die Computertomografie, mit deren Hilfe nicht nur die knöchernen Verletzungen, sondern gleichzeitig auch intrakranielle Komplikationen wie Blutungen, Fremdkörper oder Hirnsubstanzdefekte dargestellt werden können.

## 6.2 Therapie

Die Versorgung frontobasaler Frakturen ist eine interdisziplinäre Aufgabe und hängt vom Dislokationsgrad und den Begleitverletzungen ab. Oft stellt sich bei der Versorgung eine größere Ausdehnung der Verletzungen heraus als erwartet.

Absolute **Operationsindikationen** sind:

- massive Blutungen aus Nase und Nasenrachen,
- intrazerebrale Blutungen mit Anstieg des Hirndrucks,
- offene Hirnverletzungen,
- Liquorrhoe,
- Pneumatozephalus,
- Pfählungs- und Schussverletzungen,
- Früh- und Spätkomplikationen wie Meningitis, Enzephalitis, Hirnabszess, Osteomyelitis, Nebenhöhleneneiterungen sowie posttraumatische Muko- und Pyozelen.

Zugangsweg der Wahl ist der **Bügelschnitt**, der auch als Zugang zum supra- und lateroorbitalen Rand genutzt werden kann.

Besondere Bedeutung kommt der adäquaten Versorgung der Stirnhöhle zur Sicherstellung ihrer postoperativen Funktion zu. Diese hängt entscheidend von der Integrität des Ductus nasofrontalis ab. Ist der Ductus nicht durch eine dislozierte Fraktur verlegt, kann die Stirnhöhle, nach Revision und Osteosynthese der Vorderwand (Abb. 8), meist erhalten werden; ist der Ductus nasofrontalis mit der Stirnhöhlenhinterwand zertrümmert, kommt die Kranialisierung der Stirnhöhle mit Entfernung ihrer Rückwand und mit Verschluss des Ductus zur Nase in Betracht.

Allgemein scheint eine invasivere operative Therapie von Stirnhöhlenfrakturen langfristig zu besseren Ergebnissen zu führen.

## 7 Kombinierte Weichteil-Knochen-Verletzungen des Gesichtsschädels

### 7.1 Diagnostik und Besonderheiten der Anästhesie

Bei den kombinierten Weichteil-Knochen-Verletzungen des Gesichtsschädels handelt es sich oft um schwerste Gesichtsschädelverletzungen. Wegen der vorgegebenen Weichteilzugänge ist in diesen Fällen auch die Versorgung der knöchernen Verletzungen indiziert, sofern nicht vital bedrohliche anderweitige Verletzungen im Vordergrund stehen. Voraussetzung ist allerdings der Ausschluss intrakranieller Verletzungen und eine ausreichende Frakturdiagnostik, sodass i. Allg. umgehend eine Computertomografie des Hirn- und Gesichtsschädels durchgeführt werden muss.

> Bei profusen Blutungen und/oder Aspirationsgefahr kann jedoch zuvor eine notfallmäßige Blutstillung, z. B. durch Bellocq-Tamponade, und eine Intubation erforderlich sein.

Letztere kann extrem schwierig sein, sodass der Anästhesist entsprechende Erfahrung besitzen sollte. Der Intubationsweg sollte mit dem Operator abgestimmt sein. Meist besteht wegen der erforderlichen mandibulomaxillären Fixation eine Indikation für eine nasotracheale Intubation.

Bei Vorliegen komplexer nasoorbitoethmoidaler Frakturen kann intraoperativ, nach Osteosynthese des Ober- und Unterkiefers, eine orotracheale Umintubation nach Lösung der mandibulomaxillären Fixation erforderlich werden.

## 7.2 Therapie

Kombinierte Knochen- und Weichteilverletzungen werden nach dem Prinzip „von innen nach außen" versorgt, d. h. dass zunächst alle dislozierten Skelettabschnitte freigelegt, reponiert und fixiert werden. Erst im Anschluss erfolgt der mehrschichtige Wundverschluss der Weichteilverletzungen.

Bestehen Trümmerungen oder Knochendefekte, ist eine primäre Rekonstruktion mit autologen Knochentransplantaten, meist von der Tabula externa, indiziert. Dies gilt insbesondere für die Wiederherstellung der nasoorbitalen Region, da die anderenfalls eintretenden Spätfolgen wie narbige Schrumpfung der Weichteile, Telekanthus, Enophthalmus, vertikaler Bulbustiefstand und Doppelbilder auf diese Weise am effektivsten gemindert werden können.

Alle Sekundärkorrekturen sind einer optimalen Primärversorgung erheblich unterlegen. Wegen des u. U. hohen operativen Aufwandes sind für Primärversorgungen allerdings Operationszeiten von 8–10 h keine Seltenheit.

Postoperativ sollte der Patient nach umfangreichen Interventionen intubiert bleiben und für die Nacht einer intensivmedizinischen Überwachung zugeführt werden. In diesem Rahmen ist insbesondere der neurologische Status zur frühen Erfassung sich anbahnender intrakranieller Komplikationen von Bedeutung.

Ernste lokale Komplikationen sind unter perioperativer antibiotischer Prophylaxe selten, jedoch kann der Patient für mehrere Tage durch eine erhebliche Schwellung beeinträchtigt sein.

## 8 Sekundäre rekonstruktive Chirurgie im kraniomaxillofazialen Bereich

Sekundäre rekonstruktive Operationen im kraniomaxillofazialen Bereich sind frühestens nach ca. 6 Monaten möglich. In der Regel befindet sich der Patient zu diesem Zeitpunkt wieder in einem guten Allgemeinzustand.

Der Intubationsweg sollte wiederum mit dem Operator abgestimmt werden, allerdings ist eine mandibulomaxilläre Fixation meist nicht mehr zu erwarten. Bei komplexen endonasalen oder intraoralen Rekonstruktionen sollte die mögliche Verletzungsgefahr durch postoperatives Absaugen geklärt sein. Werden Beckenkammtransplantate gehoben, steht oft der Schmerz an der Entnahmestelle im Vordergrund, sodass eine effektive analgetische Therapie erforderlich ist.

## Weiterführende Literatur

AO Surgery reference. CMF Modules. https://aocmf.aofoundation.org/clinical-library-and-tools/surgery-reference

Austermann KH (2002) Frakturen des Gesichtsschädels. In: Schwenzer N, Ehrenfeld M (Hrsg) Spezielle Chirurgie, Bd 2. Thieme, Stuttgart, S 275–366

Booth PW, Schendel SA, Hausamen JE (2007) Maxillofacial surgery, Bd 1. Churchill Livingstone, St. Louis

Ehrenfeld M, Futran N, Manson PN, Prein J (2020) Advanced Craniomaxillofacial Surgery. Tumor, corrective bone surgery and trauma. AO CMF Manual. Thieme, Stuttgart

Ernst A, Herzog M, Seidl RO (2004) Traumatologie des Kopf-Hals-Bereichs. Thieme, Stuttgart

Ewers R, Wild K, Wild M, Ensilidis G (1995) Traumatologie. In: Hausamen JE, Machtens E, Reuther J (Hrsg) Mund-, Kiefer- und Gesichtschirurgie. Springer, Berlin/Heidelberg/New York, S 211–298

Fonseca RJ, Walker RV, Betts NJ (2004) Oral and maxillofacial trauma, Bd 1, 2. Saunders, Philadelphia/London

Greenberg AM, Prein J (2002) Craniomaxillofacial reconstructive and corrective bone surgery: principles of internal fixation using AO/ASIF technique. Springer, Berlin/Heidelberg/New York

Härle F, Champy M, Terry BC (1999) Atlas of craniomaxillofacial osteosynthesis. Thieme, Stuttgart/New York

Prein J (1998) Manual of internal fixation in the craniofacial-skeleton. Springer, Berlin/Heidelberg/New York

# Thoraxtrauma

Reto Stocker

## Inhalt

| | | |
|---|---|---|
| 1 | **Einleitung** | 1333 |
| 2 | **Diagnostik** | 1334 |
| 3 | **Stumpfes Thoraxtrauma** | 1334 |
| 3.1 | Rippenfrakturen | 1335 |
| 3.2 | Lungenkontusion | 1335 |
| 3.3 | Pneumothorax, Spannungspneumothorax, Hämatothorax | 1336 |
| 3.4 | Zwerchfellruptur | 1336 |
| 3.5 | Tracheobronchiale Verletzungen | 1337 |
| 3.6 | Allgemeine Probleme nach stumpfem Thoraxtrauma | 1338 |
| 4 | **Penetrierendes Thoraxtrauma** | 1338 |
| 4.1 | Schussverletzungen | 1338 |
| 5 | **Herzverletzungen** | 1339 |
| 5.1 | Herzkontusion | 1339 |
| 5.2 | Verletzungen der Koronararterien | 1339 |
| 5.3 | Herztamponade | 1340 |
| 5.4 | Anatomische Läsionen des Herzens | 1340 |
| 6 | **Verletzung der Aorta und der großen Gefäße** | 1340 |
| 6.1 | Symptome und Diagnostik | 1341 |
| 6.2 | Therapie | 1341 |
| 7 | **„Damage Control" beim Thoraxtrauma** | 1342 |
| 7.1 | Packing | 1343 |
| 7.2 | Wundverschluss | 1343 |
| 7.3 | Postoperative Behandlung | 1343 |
| | Literatur | 1345 |

## 1 Einleitung

Thoraxtraumen sind in den meisten Fällen potenziell lebensbedrohliche Verletzungen, die eine sach- und zeitgerechte Erstbeurteilung mit entsprechender Primärversorgung und Akuttherapie erfordern. Im Jahresbericht 2021 des Traumaregisters der DGU hatten in den Jahren 2018–2020 von 92484 Basisfällen 45,4 % ein Thoraxtrauma; bei den relevant verletzten Personen (AIS 3 und höher, n = 75.341) hatten 46,3 % ein Thoraxtrauma, das in diesem Klientel die am häufigsten vorkommende Verletzung ist (Traumaregister der DGU 2021).

Hauptursachen vermeidbarer Todesfälle sind im Zusammenhang der Primär- und Akutversorgung v. a. die inadäquate Sicherung der Atmung, innere Blutungen und die Tatsache, dass Thoraxverletzungen unzureichend erkannt oder behandelt werden (Esposito et al. 1995). In einer retrospektiven Kohortenstudie von 27.049 polytraumatisierten Patienten im Alter von mindestens 60 Jahren aus dem Traumaregister der DGU der Jahre 2002–2017 mit einem ISS über 15 sank die Gesamtmortalität in diesem Kollektiv aus

R. Stocker (✉)
Hirslanden AG Hirslanden, Zuerich, Schweiz
E-Mail: reto.stocker@hirslanden.ch

Deutschland, Österreich und der Schweiz von 40,5 % auf 31,8 % (Kalbas et al. 2020). Zudem kann nebst der Verletzung des Thoraxskelettes grundsätzlich jedes der im Thorax erhaltenen Organe (Lunge, Herz, grosse Gefässe) von der Verletzung betroffen sein.

Auch in der Notaufnahme spielt die Unterschätzung bzw. das Nichterkennen von Thoraxverletzungen bzw. Verletzung der thorakalen Organe eine wesentliche Rolle für die Morbidität und Mortalität nach Trauma (Esposito et al. 1995). Unfallmechanismen, die v. a. an ein stumpfes Thoraxtrauma denken lassen müssen sind u. A. Hochrasanztraumen bei Verkehrsunfällen (auch als Fussgänger), Stürze aus grösseren Höhen und Druckwellen nach Explosionen.

In Mitteleuropa sind über 90 % der Thoraxverletzungen dem stumpfen Thoraxtrauma zuzuordnen, während in anderen Ländern penetrierende Traumen (z. B. Stich- und Schussverletzungen zu einem relevanten Anteil gesehen werden können).

Folgende Maßnahmen sind möglicherweise schon bei der **präklinischen Versorgung** von Patienten mit Thoraxtrauma erforderlich:

- Sauerstoffgabe via Maske und Reservoirbeutel, ggf. bei ansprechbaren Patienten eine NIV-Therapie
- Bei schwerer Störung der Atmung (Apnoe, Schnappatmung, schwere Hypoxie) oder Begleitstörungen (schweres Schädel-Hirn-Trauma, hämodynamische Instabilität) die Intubation und Beatmung
- Eine adäquate Analgesie.
- Anlage einer Thoraxdrainage, z. B. beim Spannungspneumothorax oder beim „einfachen" Pneumothorax mit begleitender Hypoxie (Coats et al. 1995).

## 2 Diagnostik

Die Diagnostik umfasst neben dem klassischen A-B-C-D-E Untersuchungsalgorithmus nach Pre Hospital Trauma Life Support (PHTLS) im Besonderen die Beobachtung der Atemfrequenz und die Suche nach Zeichen der Dyspnoe, die Inspektion (Hautkolorit, Atemmechanik, Atemexkursionen, Asymmetrien) die Auskultation (bereits am Unfallort), bei der v. a. das Fehlen von Atemgeräuschen einen hohen Stellenwert bei der Diagnose des Pneumothorax hat (Wischofer et al. 1995) und die Palpation mit Suche nach Schmerzpunkten, Hautemphysem und Instabilitäten Nach Eintreffen in der Notaufnahme erfolgte früher als Routineuntersuchung des Schwerverletzten auf der Suche nach Thoraxverletzungen oft eine Thorax Röntgenaufnahme. Diese muss fast immer im Liegen angefertigt werden, was die Interpretation erschwert. Verletzungen wie Hämatothorax, Pneumothorax und Lungenkontusionen kommen häufig nicht ausreichend zur Darstellung (Voggenreiter et al. 2004). Laut TraumaRegister DGU Jahresbericht 2021 bekamen 2020 von 26.685 Traumapatienten (ohne zuverlegte Patienten) nur mehr 21,7 % eine primäre Röntgen Thoraxaufnahme, aber 76,6 % eine Ganzkörper-CT; in den 10 Jahren zuvor (n = 276.154) waren es noch 33,6 % mit einer Rö-Thoraxaufnahme (Traumaregister der DGU 2021).

Die eine deutlich präzisere Evaluation der Verletzungsfolgen erlaubende Computertomografie ist mittlerweile zur Standarduntersuchung beim Thoraxtrauma und auch beim Polytrauma geworden. Mit den modernen Multislice-Spiral-Computertomographiegeräten lassen sich kontrastmittelverstärkte Aufnahmen nicht nur des Thorax in Minuten anfertigen, die Auskunft über Skelett-, Lungenparenchym- und Gefäßverletzungen geben. Sowohl ein Pneumothorax wie auch ein Hämatothorax werden mittels CT deutlich besser detektiert als mit konventionellen Röntgenaufnahmen. So zeigten Plurad et al. (2007) die Detektion von okkultem Pneumothorax in 14,5 % und von auf Röntgenaufnahmen nicht sichtbarem Hämatothorax in 21,4 % (Plurad et al. 2007). Für den Nachweis von Lungenkontusionen ist die Computertomografie der klassischen Röntgenuntersuchung noch stärker überlegen; so werden Lungenkontusionen mit diesem Verfahren doppelt so häufig diagnostiziert wie auf der Röntgenaufnahme (Traub et al. 2007).

Eine sinnvolle Alternative zur Röntgenuntersuchung stellt die Sonografie des Thorax dar, die in jeder Notfallaufnahme zur Verfügung steht. Die Literatur zeigt, dass Rippenfrakturen (Bitschnau et al. 1997; Griffith et al. 1999; Kara et al. 2003; Mahlfeld et al. 2001; Voggenreiter et al. 2004; Wüstner et al. 2005), Sternumfrakturen (Bitschnau et al. 1997; Mahlfeld et al. 2001), vor allem aber Pneumothorax (Dulchavsky et al. 2001; Knudtson et al. 2004; Stern et al. 1974), Pleuraergüsse bzw. Hämatothorax (Abboud und Kendall 2003; Brooks et al. 2004) mit diesem Verfahren gut diagnostiziert werden können. Die diagnostische Genauigkeit der Thoraxsonografie bei erwachsenen Patienten für den Pneumothorax wird mit einer Sensitivität von 78–81 % und einer Spezifität von 97–98 % beziffert, für den Hämatothorax von 60–96 % resp. 96–99 % beschrieben. Referenzemethode : CT) (Staub et al. 2018; Stengel et al. 2018).

## 3 Stumpfes Thoraxtrauma

Nichtpenetrierende Verletzungen des Thorax können in der Notaufnahme bei polytraumatisierten Patienten leicht übersehen werden.

▶ **Cave** Zeichen eines stumpfen Thoraxtraumas sind ein Warnsignal für evtl. begleitende Herz- und Lungenverletzungen.

Statistisch gesehen sind Hypoxie, Verbluten sowie mit dem Thoraxtrauma verbundene extrathorakale Zusatzverletzungen die häufigsten Todesursachen beim stumpfen Thoraxtrauma. Das Thoraxtrauma selbst stellt nach dem Schädel-Hirn-Trauma die zweithäufigste traumatologische Todesursache dar (Ralf 2007).

Je nach Krafteinwirkung können verschiedene intrathorakale Verletzungen auftreten:

## 3.1 Rippenfrakturen

In der National Trauma Data Bank der USA wurden in der Zeit von 2007–2017 über 625.000 Patienten mit Rippenfrakturen dokumentiert; Rippenfrakturen finden sich in ca. 15 % aller Traumapatienten und sind mit einer signifikanten Morbidität und Mortalität assoziiert (Tiganelli et al. 2020). Klinisch können die Kombination von Brustschmerz und Atemnot bzw. Zyanose und/oder sichtbare Prellmarken sowie Thoraxwandinstabilitäten darauf hinweisen. Das Risiko für wesentliche Komplikationen steigt mit der Anzahl verletzter Rippen, als Ausdruck der größeren Krafteinwirkung einerseits und der posttraumatischen Auswirkungen andererseits. Bei 46 % der Patienten mit Rippenfraktur oder Rippenserienfraktur kommt es zu einem Pneumothorax, bei ca. 22 % zu einem Hämatothorax. Ein Pneumothorax tritt bei Patienten mit einem instabilen Thorax sogar bis in zu 54 % der Fälle, ein Hämatothorax bei ca. 35 % der Patienten auf. Verletzungen des Lungenparenchyms (z. B. aufgrund einer knöchernen Durchspießung) sind sehr selten (< 5 %) (Schulz-Drost et al. 2016).

Rippenserienfrakturen schließen meistens Frakturen der 7.–10. Rippe ein und sind deshalb oft mit Verletzungen der Milz und/oder der Leber verbunden.

Hohe Rippenfrakturen können auf schwere innere Verletzungen hinweisen, wobei v. a. die Fraktur der ersten Rippe nach früheren Untersuchungen als Warnzeichen für potenzielle Gefäßverletzungen (Ruptur der A. subclavia, traumatische Aortenruptur) gegolten hat. In der Untersuchung von Lazrove (Lazrove et al. 1982) wurde allerdings gezeigt, dass Frakturen der ersten Rippe nicht notwendigerweise mit einer erhöhten Inzidenz von inneren Verletzungen einhergehen.

### 3.1.1 Thoraxwandinstabilität

Der Begriff „flail chest" bezieht sich auf die paradoxe inspiratorische Retraktion bzw. exspiratorische Expansion eines instabilen Thoraxwandanteils durch Mehrfragmentrippenserienfrakturen. Bei gleichzeitig schlechter Lungencompliance wird die paradoxe Thoraxwandbewegung durch den erhöhten pleuroathmosphärischen Druckgradienten verstärkt. Störungen des Gasaustausches wurden v. a. den mechanischen Störungen der Thoraxwand mit dem Auftreten von sog. „Pendelluft" zugeschrieben.

Eine Relevanz der „Pendelluft" konnte allerdings, außer vielleicht bei massivster Thoraxwandinstabilität, weder klinisch noch experimentell bewiesen werden. Aus verschiedenen Untersuchungen ist bekannt, dass die alveoläre Ventilation und die $O_2$-Aufnahme auf der Seite der Instabilität sogar größer sein können, sodass heute die Störungen des Gasaustausches v. a. auf Lungenkontusionen zurückgeführt werden.

Aus diesem Grund sollte von externen (Traktion) oder internen (Beatmung) Stabilisierungsversuchen der mobilen Thoraxwand abgesehen werden. Die Ventilations-/Perfusionsstörung bedarf allerdings nicht selten einer Beatmungstherapie und ist v. a. durch regionale Hypoventilation von perfundierten Alveolen bedingt, v. a. durch Lungenkontusionen oder schmerzbedingte Thoraxbewegungseinschränkung. Eine adaequate Schmerztherapie, ggfs. neuroaxiale Blockade und die Aufnahme auf die Intensivstation (bei Patienten über 65 Jahre und mit mehr als 3 Rippenfrakturen), sowie die chirurgische Rippenfixation können beitragen, die Mortalität dieser Patienten zu senken (Tiganelli et al. 2020).

## 3.2 Lungenkontusion

Bei der Lungenkontusion bewirkt die auf den Thorax einwirkende Energie eine Erhöhung des intraalveolären Drucks mit Ruptur der alveolokapillären Membran. Dies führt zur intraalveolären Blutung gefolgt von einem interstitiellen und alveolären Ödem mit Surfactant-Schaden, auch wenn eine größere Gewebszerreißung fehlt. Pathophysiologische Folge ist ein Ventilations-Perfusions-Missverhältnis mit resultierender Hypoxie. Lungenkontusionsbedingte schwere Gasaustauschstörungen stellen die Hauptindikation zur Intubation und Beatmung mit positiv endexspiratorischem Druck dar.

Schwere einseitige Kontusionen können dabei zu stark unterschiedlicher Lungendehnbarkeit führen und in Einzelfällen eine differenzierte, seitengetrennte Beatmung über einen Doppellumentubus erfordern. Auch hier gilt jedoch der Grundsatz, so kurz und so schonend wie möglich zu beatmen, da gezeigt werden konnte, dass nicht beatmete, optimal analgetisch behandelte Patienten einen günstigeren Verlauf hinsichtlich Behandlungsdauer und pulmonaler Infektionen aufweisen können (Bolliger und Van Eeden 1990; Nugent und Sein 2018; Abb. 1).

Patienten mit ausgedehnten Lungenkontusionen benötigen eine sorgfältige hämodynamische Behandlung. Einerseits kann eine übermäßige Volumenzufuhr zu einer vermehrten Ödembildung führen, nicht nur in den kontusionierten Arealen, sondern auch in normalen Lungenanteilen. Andererseits begünstigt eine protrahierte Hypovolämie die Gewebeischämie und insbesondere eine Splanchnikusminderperfusion und kann damit Wegbereiter für ein Multiorganversagen sein. Aus diesem Grund ist ein sorgfältiges hämodynamisches Monitoring unabdingbar; entsprechend kann auch die Indikation für ein erweitertes hämodynamisches Monitoring bzw. repetitive Echokardiografien, großzügiger gestellt werden.

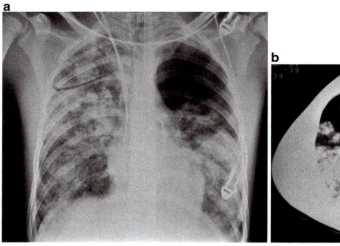

**Abb. 1 a, b.** Schwere beidseitige Lungenkontusionen bei Polytrauma mit stumpfem Thoraxtrauma (**a**). Die Computertomografie (**b**) zeigt die rechtsseitigen Verdichtungen in den abhängigen Lungenabschnitten, die u. a. für eine Zunahme des Rechts-links-Shunts mit Verschlechterung des O$_2$-Transports verantwortlich sind und darauf hinweisen, dass diese Patienten u. U. von einer Lagerungstherapie, z. B. intermittierende Bauchlage, profitieren können

## 3.3 Pneumothorax, Spannungspneumothorax, Hämatothorax

Sowohl stumpfe als auch penetrierende Verletzungen des Thorax können mit einem (Spannungs-)Pneumothorax und/oder einem Hämatothorax einhergehen, selbst dann, wenn keine Rippenfrakturen vorliegen. Die Voraussetzung zur Entwicklung eines Pneumothorax ist lediglich die Eröffnung des Pleuralspaltes von innen oder aussen.

▶ **Cave** Fehlende Rippenfrakturen schließen ein schweres Thoraxtrauma nicht aus! Dies gilt insbesondere für Kinder und Jugendliche, bei denen das elastische Thoraxskelett die gesamte Verletzungsenergie an die intrathorakalen Organe weitergeben kann.

Klinisch sensitive, allerdings nicht sehr spezifische Zeichen für einen Pneumothorax sind ein subkutanes Emphysem, abgeschwächte oder fehlende Atemgeräusche und asymmetrische Thoraxexkursionen. Bei jedem Traumpatienten sollte deshalb mindestens ein Thoraxröntgenbild zum Ausschluss eines Pneumothorax oder anderer Thoraxverletzungen angefertigt werden. In der Regel ist auf dem gewöhnlichen a.-p.-Röntgenbild jeder drainagebedürftige Pneumothorax zu sehen; sicherer ist allerdings die Diagnostik mittels Computertomografie. Falls Intubation und Beatmung notwendig werden, sollte auch ein kleiner Pneumothorax drainiert werden.

Die größte Gefährdung geht von einem Spannungspneumothorax aus. Im Rahmen eines Ventilmechanismus dringt weitere Luft in den Pleuralspalt ein und kann nicht mehr entweichen. Dies kann zur (Abstand) Kompression der gegenseitigen Lunge mit weiterer Verschlechterung des Gasaustausches führen. Infolge einer Mediastinalverlagerung fällt der venöse Rückstrom ab, es kommt zur hämodynamischen Instabilität. V. a. bei doppelseitigem Spannungspneumothorax können, das Herz und die große Gefäße komprimiert und so die Herz-Kreislauf-Funktion bis hin zum Kreislaufstillstand beeinträchtigt werden (Abb. 2). Klinische Alarmzeichen eines Spannungspneumothorax sind zunehmende Atemnot, steigende Beatmungsdrücke, Halsvenenstauung und Kreislaufdekompensation.

### Hämatothorax

Blutungen, die zu einem Hämathothorax führen, können aus der Brustwand (v. a. Interkostalgefässverletzung), dem Lungenparenchym, den großen Gefäßen oder dem Herzen stammen, kommen in etwa 1/3 der Fälle mit schwerem Thoraxtrauma vor und können je nach Blutverlust zu einem hämorrhagischen Schock führen. In der Regel werden die Patienten primär lediglich mit einer großlumigen Thoraxdrainage versorgt, die über eine Minithorakotomie ohne Verwendung des Mandrains eingeführt werden sollte. Hierdurch wird das Risiko iatrogener Lungenverletzungen vermindert und eine genauere Plazierung nach dorsobasal ermöglicht.

Die Technik der Thoraxdrainage wird ausführlich in ▶ Kap. 21, „Bildgebende Verfahren in der Intensivmedizin: Röntgen, Sonographie, CT, MRT, Nuklearmedizin und bildgesteuerte Interventionen" dargestellt. Bei einem starken Blutverlust über die Drainage muss eine Notfallthorakotomie erwogen werden.

## 3.4 Zwerchfellruptur

Traumatische Zwerchfellrupturen treten in etwa 2–3 % der stumpfen Thoraxverletzungen auf und werden häufig verspätet diagnostiziert. Die verzögerte Diagnose trägt zu einer erhöhten Morbidität und Mortalität bei. In 70–75 % der Fälle ist das linke Zwerchfell betroffen (Beal und McKennan 1988).

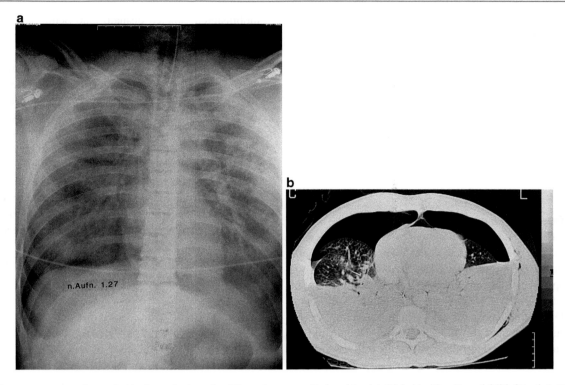

**Abb. 2** Spannungspneumothorax beidseits nach stumpfem Thoraxtrauma. **a** Zu beachten ist der beidseitige Zwerchfelltiefstand. **b** Die Computertomografie zeigt die ausgeprägten Verdichtungen der abhängigen Lungenabschnitte beidseits

Radiografisch findet man ein höherstehendes linkes Zwerchfell, eine intrathorakale Verschiebung von Abdominalorganen (Magen, Darm) mit Verschwinden der Zwerchfellkontur und einer atypischen Lage der Magensonde (Beal und McKennan 1988). Falls der Patient beatmet ist, können diese Zeichen schwerer zu erkennen sein. Dann sollte eine Thoraxröntgenaufnahme endexspiratorisch in Kopftieflage angefertigt werden.

Die Diagnose wird durch die Computertomografie erleichtert; hierbei wird nach einem der folgenden Zeichen gesucht:

- Unterbrechung der Zwerchfellkontur,
- Fett, Magenanteile und/oder Darmschlingen im Thorax (Trupka et al. 1997).

▶ Viele Zwerchfellrupturen werden allerdings erst bei einer aus anderen Gründen erforderlichen Laparotomie oder wegen Komplikationen entdeckt, und ein Teil wird sogar längerfristig übersehen. Bei Problemen der Respiratorentwöhnung nach entsprechenden Verletzungen sollte deshalb an eine übersehene Zwerchfellruptur gedacht werden.

## 3.5 Tracheobronchiale Verletzungen

Verletzungen des Tracheobronchialbaumes sind selten, ihre Erkennung aber sehr wichtig. Sie können sowohl bei stumpfem als auch bei penetrierendem Thoraxtrauma vorkommen. Jüngere Patienten sind aufgrund der höheren Thoraxelastizität eher für solche Verletzungen gefährdet. Eine plötzliche, heftige Thoraxkompression ist die häufigste Ursache beim stumpfen Trauma. Obwohl über tracheobronchiale Rupturen auf jedem Niveau des Tracheobronchialbaums berichtet wurde, kommt die überwiegende Zahl im Abstand von 2,5 cm von der Carina vor.

Hauptsymptome sind Dyspnoe, Husten, schmerzhafte Hämoptoe und Subkutan-, Mediastinal- und Kollaremphysem, wobei immerhin in ca. 10 % der Fälle nur wenige Symptome vorliegen. Falls die Rupturstelle frei durch die Pleura mediastinalis kommuniziert, tritt ein Pneumothorax auf, der charakteristischerweise durch eine Thoraxdrainage nicht behoben werden kann. Besteht keine Verbindung mit dem Pleuraraum, tritt kein oder nur ein kleiner Pneumothorax auf, der drainierbar ist (Kirsh 1987).

### 3.5.1 Thoraxröntgenbefund

Bei vollständiger Ruptur befindet sich der obere Rand der kollabierten Lunge unterhalb der Rupturstelle, da die kraniale Fixation durch den Tracheobronchialbaum wegfällt (Mills et al. 1982). Dies grenzt die Tracheobronchialruptur vom unkomplizierten Pneumothorax ab, bei dem der Oberrand der kollabierten Lunge oberhalb des Niveaus des ipsilateralen distalen Hauptbronchus liegt.

### 3.5.2 Trachealruptur

Bei einer Trachealruptur sollte der Patient, wenn immer möglich, fiberoptisch intubiert werden, wobei das Fiberskop als Führung verwendet wird. Von einer blinden endotrachealen Intubation ist abzuraten, da sie meist nicht erfolgreich ist und zudem weitere Verletzungen und bei Fehllage eine Atemwegsobstruktion verursachen kann.

Bei hoch liegenden, vollständigen Rupturen muss über eine zervikale Inzision die distale Trachea direkt intubiert werden. Bei Bronchialrupturen wird der Patient am besten einseitig auf die Gegenseite oder mittels eines Doppellumentubus intubiert. Falls notwendig, kann intraoperativ die betroffene Seite zur Verbesserung des Gasaustausches direkt intubiert werden.

### 3.5.3 Oesophagusverletzungen

Oesophagusverletzungen beim stumpfen Thoraxtrauma sind sehr selten, bei penetrierenden Verletzungen sind meist andere Thoraxorgane/-strukturen (Herz, Aorta) mitbeteiligt. An eine Oesophagusverletzung muss gedacht werden, wenn ein Pneumomediastinum festgestellt werden kann, Speisereste aus der Thoraxdrainage gefördert werden oder im Verlauf ein Mediastinalabszess auftritt. Die weitere Diagnostik erfolgt via radiol. Darstellung des Ösophagus mit wasserlöslichem Kontrastmittel (z. B. Gastrografin) oder Oesophagoskopie. Die Therapie ist chirurgisch, wenn eine transmurale Verletzung vorliegt, wobei das Mediastinum ausgiebig drainiert werden muss.

### 3.6 Allgemeine Probleme nach stumpfem Thoraxtrauma

Thoraxverletzungen werden in der überwiegenden Zahl der Fälle höchstens mit Einlage von Thoraxdrainagen, sonst aber nicht-chirurgisch behandelt. In weniger als 0,1 % ist eine chirurgische Intervention erforderlich, die in Abhängigkeit vom Traumamechanismus (penetrierend vs. stumpf) sowie vom Ausmaß der Resektion (Wedgeresektion, Lobektomie, Pneumonektomie) mit einer hohen Mortalität zwischen 20 % (Wedgeresektion bei isoliertem stumpfem Thoraxtrauma) bis 60 % (Pneumonektomie beim Mehrfachverletzten) vergesellschaftet ist (Martin et al. 2006).

Neben den Begleitverletzungen besteht das Hauptproblem nach Thoraxtraumen im hohen, v. a. schmerz- und atemmechanikbedingten Risiko für schwerwiegende pulmonale Komplikationen. Die schmerzbedingte Hypoventilation führt dabei zur Sekretretention, die zusammen mit einer Beeinträchtigung des Hustenstoßes eine wesentliche Vorbedingung für das Auftreten von Atelektasen und Pneumonien darstellt. Dabei ist das Risiko umso größer, je stärker die Lunge chronisch vorgeschädigt ist.

▶ Eine ausreichende Analgesie, die damit mögliche Atem- und Physiotherapie und die Möglichkeit, den Patienten zu mobilisieren, spielen deshalb eine Schlüsselrolle bei der Versorgung von Thoraxverletzungen.

Dabei ist es weniger wichtig, welches Analgesieverfahren gewählt wird oder wie die Verfahren kombiniert werden; wichtig ist vielmehr, dass der Patient – nicht nur in Ruhe, sondern auch bei der Atemtherapie und beim Husten – weitgehend schmerzfrei ist. Um dies zu erreichen, hat sich die thorakale Periduralanalgesie, allenfalls kombiniert mit systemischen Analgetika, sehr bewährt. Viele Patienten, auch mit schweren Verletzungen v. a. des Thoraxskeletts, können damit vor der Intubation und Beatmung bewahrt werden.

Dabei muss zwischen dem 2. und 4. posttraumatischen Tag mit der schwersten Einschränkung der Lungenfunktion gerechnet werden, sodass während der ersten 5 Tage nach Trauma eine sorgfältige Überwachung, Analgesie und Atemtherapie erforderlich sind.

## 4 Penetrierendes Thoraxtrauma

Die meisten Patienten mit offenen Thoraxverletzungen benötigen in der Regel nur eine Thoraxdrainage, sofern damit die Reexpansion der Lunge und die Drainage eines Hämatothorax sichergestellt werden können. Parenchymverletzungen erfordern selten ein chirurgisches Vorgehen (Hood 1990).

### 4.1 Schussverletzungen

Bei Schussverletzungen entsteht durch die enorme Projektilgeschwindigkeit bei Hochgeschwindigkeitsgeschossen mit teilweise mehr als 600 m/s eine temporäre Wundhöhle, die ein Vielfaches der Größe der bleibenden Wundhöhle beträgt. Die kurzfristige, massive Verdrängung von Gewebe nach Eindringen des Projektils bedingt eine weitreichende Gewebeschädigung auch ohne direkte Geschossberührung noch fernab des eigentlichen Schusskanals (Khodadadyan et al. 1995). Auch aus einer möglichen Austrittswunde lassen sich keine genauen Aussagen über den Verlauf des Schusskanals ableiten, da dieser nicht gerade durch den Körper verlaufen muss.

In jedem Fall ist eine Schusswunde einer möglichst zügigen operativen Versorgung zuzuführen (Schulz-Drost et al. 2015).

▶ **Cave** Das Hauptrisiko für diese Patienten besteht im Auftreten von systemischen Luftembolien unter Husten, Valsalva-Manöver und mechanischer Beatmung durch traumatisch bedingte bronchovenöse Fisteln.

Das Risiko ist umso größer, je höher die angewendeten Spitzendrücke bei der Beatmung sind (Estrera et al. 1990).

Subklinische Luftembolisierungen sind häufig unspezifisch. Wichtige Zeichen sind Hämoptysis und der plötzliche Kreislaufzusammenbruch nach Beginn der mechanischen Beatmung oder Drainage eines Pneumothorax (Estrera et al. 1990). Die definitive Diagnose kann häufig erst nach Thorakotomie durch sichtbare Luft in den Koronararterien oder durch Luftaspiration aus dem linken Ventrikel gestellt werden.

Die Mortalität und Morbidität, z. B. durch hypoxische Hirnschädigung nach systemischer Luftembolisierung, ist hoch und steigt auf 100 %, wenn weder am Unfallort noch bei der Notaufnahme ein spontaner Kreislauf vorhanden ist (Millham und Grindlinger 1993). Damit ein Überleben möglich ist, muss die Diagnose schnell gestellt und die Embolisationsquelle sofort ausgeschaltet werden. Bei Verdacht auf Luftembolisierung muss der Patient sofort in Kopftieflage gebracht und mit 100 % $O_2$ und niedrigen Drucken beatmet werden (Hewitt et al. 1994).

Bei der Notthorakotomie muss die betroffene Lunge am Hilus ausgeklemmt und die Embolisierungsquelle gesucht und ausgeschaltet werden. Gleichzeitig soll versucht werden, möglichst viel Luft aus dem linken Herzen und der Aorta abzusaugen (Hewitt et al. 1994).

## 5 Herzverletzungen

Klinisch relevante Verletzungen des Herzens nach stumpfem Thoraxtrauma sind insgesamt nicht sehr häufig, tragen aber wesentlich zur Mortalität nach stumpfem Thoraxtrauma bei. Prellmarken über dem Sternum und/oder eine Sternumfraktur können Hinweise geben. Über die eigentliche Inzidenz von Herzverletzungen herrscht weitgehend Unklarheit. Stumpfe Verletzungen des Herzens können entstehen als Folge eines direkten Schlages auf den Thorax oder einer schnellen Dezeleration, bei der das Herz auf das Sternum aufprallt. Das Spektrum der Verletzungen reicht dabei von der asymtomatischen Herzkontusion bis zur Herzruptur.

Die überwiegende Zahl von Herzverletzungen ist den Herzkontusionen zuzuordnen. Anatomische Läsionen des Herzens sind üblicherweise klinisch (oder post mortem) erkennbar und erfordern oft ein schnelles und rigoroses Eingreifen, während Diagnosestellung und klinische Einschätzung der Herzkontusion sehr schwierig sind.

### 5.1 Herzkontusion

Die Häufigkeit von Herzkontusionen nach stumpfem Thoraxtrauma ist abhängig von den Kriterien, die zur Diagnostik verwendet werden (Moritz und Atkins 1938).

Als diagnostische Methoden wurden die Untersuchung von Herzenzymen, das EKG, Radionukliduntersuchungen und die Echokardiografie eingesetzt. Einige Arbeiten der letzten Jahre haben gezeigt, dass Laboruntersuchungen, so auch die 5–7 %-Grenze des Verhältnisses CK-MB zu Gesamt-CK, EKG-Veränderungen und auch echokardiographische Befunde schlecht mit der klinischen Relevanz korrelieren (Bu'Lock et al. 1994; Paone et al. 1993). Auch erhöhte Serum-Troponin-Spiegel sind eher mit der Gesamtschwere der Verletzung und physiologischen Parametern korreliert als mit der mechanischen Krafteinwirkung auf den Thorax und somit nicht als spezifischer Hinweis auf eine Herzkontusion zu werten (Martin et al. 2005).

Komplikationen nach Herzkontusion sind selten und bestehen v. a. in Rhythmus- und Überleitungsstörungen, sodass eine Intensivüberwachung bei Patienten mit leichtem stumpfem Thoraxtrauma und normalem oder minimal pathologischem EKG aufgrund der Diagnose Herzkontusion allein nicht mehr notwendig scheint (Cachecho et al. 1992).

Bei Patienten mit signifikanter, d. h. symptomatischer Herzkontusion (deutliche EKG-Veränderungen, Schmerzen) genügen eine EKG-Überwachung sowie die symptomatische Therapie von relevanten Herzrhythmusstörungen (Paone et al. 1993).

Bei Verdacht auf Störungen der Herzfunktion müssen andere kardiale Verletzungen oder Erkrankungen, z. B. mittels Echokardiografie, ausgeschlossen werden. Hier kann die Indikation für einen Pulmonaliskatheter eher großzügig gestellt werden; die Korrektur der hämodynamischen Parameter erfolgt entsprechend der Symptome.

### 5.2 Verletzungen der Koronararterien

Traumatische Läsionen der Koronararterien sind selten und verlaufen klinisch wie ein akuter Myokardinfarkt. Eine direkte Ruptur der Koronararterie wie auch Intimaläsionen sind sehr selten. In einzelnen Fällen wurde auch über akute Koronarverschlüsse ohne vorbestehende Koronarsklerose berichtet (Stern et al. 1974).

Verschiedene Mechanismen können am Auftreten eines akuten Myokardinfarktes nach Thoraxtrauma beteiligt sein:

- Ablösen einer vorbestehenden Plaque,
- Einblutung in eine Plaque,
- traumainduzierter Koronarspasmus,
- Koronarthrombose aufgrund der Gefäßverletzung,
- direkte Durchtrennung/Ruptur einer Koronararterie,
- Koronarembolie,
- dissezierendes Aneurysma.

Neben der symptomatischen Therapie sollten bei Verdacht auf eine Koronargefäßläsion, sofern möglich, frühzeitig eine Koronarangiografie mit der Möglichkeit der Angioplastie oder Stenteinlage oder evtl. ein koronarchirurgisches Vorgehen diskutiert werden.

## 5.3 Herztamponade

Die häufigsten Gründe für den sofortigen Tod bei Patienten mit penetrierender Thoraxverletzung sind das Verbluten (z. B. Hämatothorax) und die Herztamponade (Tenzer 1985; Kirkpatrick et al. 2008). Da über einen gewissen Zeitraum beide Situationen durch Volumenzufuhr/-ersatz verbessert werden können, besteht die Gefahr, dass insbesondere die Herztamponade zu spät erkannt wird. Lewis et al. empfehlen deshalb die Notthorakotomie bei allen Patienten mit penetrierendem Thoraxtrauma, bei denen ein Kreislaufkollaps oder -stillstand auftritt, sofern 3 min vorher noch Lebenszeichen vorhanden waren (Lewis und Knottenbelt 1991).

Die Diagnose ist, je nach kardialen oder anderen Begleitverletzungen, schwierig zu stellen. Die klassische Beck-Trias mit Halsvenenstauung, Hypotension und abgeschwächten Herztönen ist bei weniger als 50 % der Patienten vorhanden. Andere Zeichen wie kalte Extremitäten, Agitiertheit, Pulsus paradoxus können auch bei Patienten im hypovolämischen Schock gesehen werden.

Andererseits kann ein Pulsus paradoxus trotz Herztamponade wegen anderer anatomischer Läsionen des Herzens wie Vorhofseptumdefekt, Linksherzversagen oder Aorteninsuffizienz fehlen.

Im EKG können eine ST-Hebung, eine „low voltage" und ein elektrischer Alternans Hinweise auf die Tamponade geben, auch wenn diese Zeichen nicht spezifisch sind. Die zuverlässigste Diagnostik kann mit der Echokardiografie erzielt werden, allerdings darf hierdurch im Notfall die relativ einfache Therapie (Perikardiozentese, Perikardiotomie) nicht hinausgezögert werden. Bis zur Entlastung der Tamponade müssen die Füllungsdrücke und die Herzfrequenz hoch gehalten werden, um wenigstens ein minimales Herzzeitvolumen und einen minimalen Druck aufrechtzuerhalten.

## 5.4 Anatomische Läsionen des Herzens

### 5.4.1 Herzruptur

Die Herzruptur stellt ein nicht ungewöhnliches Ereignis bei Patienten dar, die nach Thoraxtrauma sofort sterben. Dezelerierende Kräfte beim Aufprall üben eine signifikante Überdehnung der Wand aus, die zu einer Herzruptur führen kann. Die Vorhöfe, da dünnwandig, sind dabei häufig involviert. Penetrierende Thoraxverletzungen führen allerdings häufiger zur Herzruptur. Falls das Perikard miteröffnet wird, führt die Herzruptur zum exsanguinierenden Hämatothorax, anderenfalls zur Herztamponade.

### 5.4.2 Ventrikelseptumruptur

Die meisten Ventrikelseptumrupturen entstehen im Bereiche des apikalen Anteils des Septums (Cohn und Braunwald 1988). Klinisch zeigen die Patienten die Zeichen des kongestiven Herzversagens mit einem lauten Holosystolikum über dem linken Sternumrand.

### 5.4.3 Klappenverletzungen

Klappenverletzungen stellen einen seltenen und meist unerwarteten Grund des Herzversagens bei Traumapatienten dar. Unglücklicherweise kann eine akute Dyspnoe auch durch die begleitenden Thoraxverletzungen wie Lungenkontusion, Rippenfrakturen und „flail chest" erklärt werden. Dies gilt auch für verspätet auftretende, z. B. durch eine Papillarmuskelruptur bedingte Klappeninsuffizienzen (Fiane und Lindberg 1993). Die Aortenklappe ist am häufigsten betroffen, gefolgt von der Mitral- und der Trikuspidalklappe.

Die klinischen Zeichen sind von der Größe des Regurgitationsvolumens und von der Compliance der vorgeschalteten Kammer abhängig (Cohn und Braunwald 1988). In der Regel kommt es dort aufgrund der fehlenden Adaptationszeit zu einem akuten Druckanstieg. Dieser kann, z. B. im Fall der Aorteninsuffizienz, zu einem vorzeitigen Schluss der Mitralklappe mit entsprechendem Rückstau in die Lungenstrombahn führen, womit andererseits eine Erhöhung des Schlagvolumens über den Frank-Starling-Mechanismus verhindert wird.

Zusätzlich kommt es über eine reflektorische Erhöhung des Sympathikotonus zur Tachykardie und peripheren Vasokonstriktion. Bei der traumatischen Mitralinsuffizienz führt die Regurgitation zu einem akuten Anstieg des linken Vorhofdrucks mit fulminantem Lungenödem.

In Abhängigkeit vom Regurgitationsvolumen kann eine traumatische Trikuspidalinsuffizienz relativ symptomarm verlaufen, sofern keine pulmonale Hypertension (z. B. durch das Auftreten eines ARDS) auftritt (Cohn und Braunwald 1988), da rechter Vorhof und V. cava sehr dehnbar sind. Beim Anstieg des rechtsventrikulären Afterloads nimmt die Regurgitation zu Ungunsten des transpulmonalen Flusses und damit der Linksherzfüllung zu; hierdurch fällt das Herzzeitvolumen ab.

Therapeutisch genügt in der Regel die Normalisierung des pulmonalarteriellen Druckes; eine akute kardiochirurgische Intervention ist selten notwendig.

## 6 Verletzung der Aorta und der großen Gefäße

Beim stumpfen Thoraxtrauma werden erhebliche **Scherkräfte** durch die abrupte Dezeleration auf die Aortenwand übertragen, die im Bereiche der Mündung der A. subclavia sowie im aszendierenden Anteil auf der Höhe der Koronararterien am größten sind (Mitchell und Enright 1983).

Dabei kann es an der Aufhängung der thorakalen Aorta im Isthmusbereich, durch die geringe Elastizität des Lig. pulmonale, zum Einriss der Aortenwand kommen (häufigste

Lokalisation: Aortenisthmus; ca. 85 %). Die traumatische Aortenruptur verläuft bei vollständiger Ruptur in ca. 85 % der Fälle sofort tödlich (Cohn und Braunwald 1988).

Bei einem kleinen Prozentsatz der Fälle kommt es entweder zur gedeckten Ruptur mit Einriss der Intima und Media bei kontinuitätserhaltender intakter Adventitia und nachfolgender Ausbildung eines Aneurysma spurium und Mediastinalhämatom – oder zur gedeckten Ruptur mit kleinem Intima-/Mediaeinriss und Ausbildung eines chronischen Aneurysmas nach Monaten oder Jahren. Die vollständige Ruptur kann im späteren Verlauf auftreten.

Penetrierende Thoraxverletzungen können ebenfalls mit Verletzungen der großen Gefäße einhergehen. Je nachdem ob die Verletzung intraperikardial oder extraperikardial liegt, führt sie entweder zur akuten Tamponade oder zum massiven Hämatothorax (Cohn und Braunwald 1988).

## 6.1 Symptome und Diagnostik

Die klinischen Befunde der Aortenruptur weisen eine diagnostische Trias auf, die in mehr als 50 % der Fälle zu finden ist (Cohn und Braunwald 1988). Klinische Symptome der Aortenruptur sind thorakale Schmerzen zwischen den Schulterblättern, Puls- und Blutdruckdifferenz zwischen oberen und unteren Extremitäten, Atemnot und radiologisch ein verbreitertes Mediastinum (Rosenthal und Ellis 1995).

Allerdings sind diese Zeichen nicht immer sehr zuverlässig, sodass einerseits spezifisch nach ihnen gesucht und andererseits im Zweifelsfall eine erweiterte Diagnostik angeschlossen werden muss. Als Screeningmethode, v. a. auch bei instabilen, schlecht transportierbaren Patienten, gewinnt die transösophageale Echokardiografie zunehmenden Stellenwert, vorausgesetzt, sie wird von einem erfahrenen Untersucher durchgeführt (Martin et al. 2005; Ritter et al. 1995; Abb. 3).

Die intravenöse, kontrastmitteloptimierte CT-Angiografie in Spiraltechnik hat heute die konventionelle transfemorale, intraarterielle Aortographie als Primärdiagnostik weitgehend verdrängt (Gavant et al. 1996). Ihre Sensitivität für das Screening nach Aortenverletzungen liegt bei 96–99 %. In der normalen Computertomografie des Abdomens gilt ein zwerchfellnahes periaortales Hämatom (PH) als indirektes Zeichen für eine mögliche thorakale Aortenruptur. Die Sensitivität des PH für die Diagnose der Aortenverletzung betrug in einer Untersuchung von Wong et al. (2004) 70 %. Die Spezifität lag sogar bei 94 %. Falsch-positive PH-Befunde kamen lediglich bei Zwerchfellrupturen und Wirbelkörperfrakturen vor.

## 6.2 Therapie

Wenn die Diagnose einer Aortenruptur gestellt worden ist, sollte die Versorgung baldmöglichst erfolgen. Die Therapie-

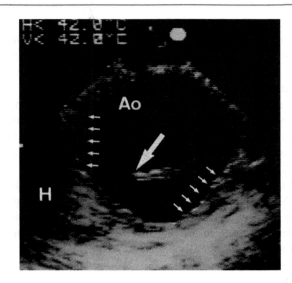

**Abb. 3** Transösophageale Echokardiografie der thorakalen Aorta descendens (Ao) unmittelbar nach Abgang der A. subclavia links: Im Querschnitt durch die Aorta stellt sich der lokale Intimariss mit Membran (dicker Pfeil) dar; intramurales Hämatom (kleine Pfeile), semizirkuläres periaortales Hämatom (PH). (Ritter et al. 1995)

optionen sind offen-chirurgisch oder minimalinvasiv mittels Stentgraftimplantation (EAP).

Bei der Direktnaht ohne kardiopulmonalen Bypass besteht, in Abhängigkeit von der Abklemmdauer der Aorta, das Risiko einer spinalen Ischämie mit nachfolgender Querschnittsläsion (Inzidenz 5–20 %) sowie einer Ischämie der Abdominalorgane, insbesondere der Nieren.

Darüber hinaus führt das herznahe Abklemmen der Aorta zu einer beträchtlichen Steigerung des linksventrikulären Afterloads mit Anstieg des pulmonalkapillären Verschlussdrucks bis hin zur Linksherzdekompensation und zu einer u. U. massiven Drucksteigerung in der oberen Körperhälfte, die den Einsatz von Vasodilatatoren erfordert. Andererseits erfordert der Einsatz eines partiellen (z. B. venoarteriellen) Bypasses eine systemische Antikoagulation, die v. a. beim frischen, schweren Polytrauma und/oder speziell beim akuten Schädel-Hirn-Trauma kontraindiziert ist. Die Mortalität des offenen chirurgischen Vorgehens wird in der Literatur ebenfalls zwischen 5 und 20 % beziffert (Ott et al. 2004).

Mittlerweile hat sich die transkutane, endovaskuläre Stentgraftimplantation durchgesetzt (Reed et al. 2006). Bei dieser liegt die technische Erfolgsrate bei 90–100 %, und das Risiko für eine Paraplegie zwischen 0 und 6 % (Ott et al. 2004). In einer Multizenterstudie an 193 Patienten konnte eine signifikant geringere Mortalität, weniger Bluttransfusionen und weniger systemische und lokale Komplikationen sowie ein kürzerer Krankenhausaufenthalt im Vergleich zur offenen Versorgung gezeigt werden (Demetriades et al. 2008; Martin et al. 2017). Mittlerweile ist dieses Verfahren zum Goldstandard geworden.

Aufgrund der Risiken mag es in einigen Fällen sinnvoll sein, die Versorgung während der ersten Tage nach Trauma aufzuschieben. Um das Risiko einer Spontanruptur zu reduzieren, müssen während dieser Zeit Blutdruck und Druckamplitude streng kontrolliert und ggf. reduziert werden, z. B. durch Anwendung eines kurzwirksamen Beta-Blockers (Esmolol®) mittels Dauerinfusion.

Um nachteilige Effekte der negativ inotropen Wirkung auf die systemische Zirkulation in der Frühphase nach Trauma zu minimieren, sollte der Einsatz mit einem pulmonalarteriellen Katheter überwacht werden oder mit alternativen Methoden der Überwachung des Herz-Zeit-Volumens.

In etwa 10% aller Aortenverletzungen ist die aszendierende Aorta betroffen. Meist wird eine solche Verletzung von einer Herztamponade und in einem Teil von Koronarläsionen begleitet. Eine chirurgische Intervention kann nur am kardiopulmonalen Bypass vorgenommen werden.

Verletzungen im Bereich des Aortenbogens mit seinen Gefäßabgängen sind sehr selten. Die Symptomatologie hängt vom Ausmaß und den betroffenen Gefäßen ab. Eine Versorgung ist in der Regel nur am kardiopulmonalen Bypass in tiefer Hypothermie möglich.

## 7 „Damage Control" beim Thoraxtrauma

Chirurgische Interventionen, abgesehen von Drainagen, sind beim Thoraxtrauma selten indiziert. Trotzdem kann es in gewissen Fällen notwendig werden, beim Thoraxtrauma zur Blutstillung einen sog. Damage-control-Ansatz zu wählen. Dieser zielt darauf ab, primär Voraussetzungen für eine überlebbare Physiologie zu schaffen und erst, wenn dies erreicht ist, in den Operationssaal für die definitive Versorgung zurückzukehren (Burch et al. 1992; Hirshberg et al. 1994).

Dieses Vorgehen wurde in erster Linie für Verletzungen von soliden Abdominalorganen und abdominelle Gefäßverletzungen beschrieben, wo die Austamponierung der Bauchhöhle bzw. des Retroperitoneums, evtl. zusammen mit einem perihepatischen, perisplenischen oder perirenalen Packing, über den Aufbau eines Gegendrucks zur vorläufigen Blutstillung angewendet wird. „Damage control" beim Thoraxtrauma hat sich etwas verschieden entwickelt. Hier wurde zu Beginn eine zentrale Thorakotomie mit dem Ziel einer physiologischen Stabilisierung beim Patienten in extremis vorgenommen. Im Gegensatz zur „damage control" beim Abdominaltrauma mag der schnelle Verschluss, z. B. mittels Ethi-Zip oder VAC-System, v. a. bei diffusen muskulären Blutungen nicht anwendbar sein. Zudem kann das Packing in der Thoraxhöhle wegen der daraus resultierenden Kompression von Lunge, Herz und großen Gefäßen nicht im selben Maß angewendet werden wie in der Bauchhöhle. Aus diesem Grund zielen Damage-control-Verfahren im Thoraxbereich eher auf Techniken zu Vereinfachung und Verkürzung des Eingriffs ab und sind zudem eine Art Triage-Tool, da Patienten mit letalen Verletzungen nicht zwingend in den Operationssaal verbracht werden müssen.

Thoraxdrainagen sind dabei neben der Therapie ein diagnostisches Manöver, und es kann bei deren Einlage z. T. gleichzeitig das Perikard und das Zwerchfell palpiert werden, um die Diagnose einer Perikardtamponade oder Zwerchfellverletzung zu stellen. Der Zugang zur Einlage der Drainagen kann dabei so gewählt werden, dass diese Diagnostik erleichtert wird. Neue Verfahren wie die Thorakoskopie erlauben in den Händen sehr Geübter eine schnelle Inspektion von Blutungsquellen, Perikardtamponade oder des Mediastinums in der Region der großen Gefäße (periaortales Hämatom) und können in geeigneten Fällen die unverzügliche explorative Thorakotomie ersetzen bzw. erlauben es, einen optimalen Zugang zu wählen.

### Zugang

Der klassische Damage-control-Zugang ist eine zentrale Thorakotomie über einen anterolateralen Zugang ausgehend von der Mitte des Sternums entlang der V. Rippe bis zur mittleren bzw. posterioren Axillarlinie. Die Interkostalmuskulatur sollte dabei nur in einem Gebiet aufgespalten werden, um einen Zugang zur Thoraxhöhle zu schaffen und eine Verletzung der Lunge durch die Inzision zu vermeiden. Der Retraktor sollte so positioniert werden, dass er bei einer evtl. notwendigen Thorakotomieerweiterung auf die Gegenseite nicht im Weg ist. Der Hilus der Lunge wird dann durch die Hand gefasst und die Aorta gerade distal vom Abgang der A. subclavia abgeklemmt. Nun kann die primäre Pathologie gesucht werden.

Beim Vorliegen einer Perikardtamponade soll das Perikard anterior von N. phrenicus eröffnet werden. Bei Herzverletzungen soll ohne Verzögerung eine Sternotomie zur weiteren Exposition vorgenommen werden. Eine frühe Abklemmung des Hilus kann helfen, Luftembolien, die bei Überdruckbeatmung wahrscheinlich unterschätzt werden, zu vermeiden, weshalb sie wahrscheinlich häufiger indiziert wäre. Wenn keine geeigneten Klemmen vorhanden sind oder der Zugang zum Hilus erschwert ist, kann das Lig. pulmonale inferior durchtrennt und die Lunge um 180° in sich gedreht werden. Das erlaubt die Kontrolle der Gefäße und des Bronchus, um Zeit zu haben, dringlichere Verletzungen anzugehen.

Wenn eine größere Blutungsquelle nicht zu finden ist, kann ein Finger anterior vom Perikard hinter dem Sternum in die gegenseitige Pleurahöhle vorgeschoben werden, um eine relevante Blutung dort auszuschließen. Ziele dieses Vorgehens sind

- Entlastung einer evtl. vorliegenden Perikardtamponade und
- Blutstillung.

Nachdem dies erreicht ist, kann die Thorakotomie in Ruhe, ggf. nach Transfer in den Operationssaal, verschlossen werden, nachdem die A. mammaria interna und die

Interkostalgefäße sorgfältig exploriert worden sind und ggf. die Blutstillung erfolgt ist.

▶ Vor allem bei linkseitiger Thorakotomie ist die Lunge häufig im Wege, weshalb die einseitige Intubation nach rechts, ein Bronchusblocker oder seltener (Zeitfaktor!) ein Doppellumentubus verwendet werden muss.

Formale Lungenresektionen sind v. a. in den Händen des weniger Erfahrenen zeitraubend und deshalb gefährlich.

▶ Die Verwendung von großen Staplern bei nicht anatomischen Wedgeresektionen erlaubt eine schnelle Blutstillung und Leckagebehebung.

## 7.1 Packing

Das Packing solider Abdominalorgane ist ein akzeptierter Standard bei Verletzungen solider Abdominalorgane oder von Gefäßen. Im Thoraxbereich hat das Packing wegen der speziellen kardiopulmonalen Bedingungen (Herzfüllung, Lungenexpansion) nicht dieselbe Bedeutung. Das Packing wurde u. a. zur temporären Blutungskontrolle im Thoraxapex und im Mediastinum beschrieben, bei Letzterem, bevor die intraoperative proximale und distale Blutstillung durchgeführt werden kann. Allerdings toleriert v. a. das kalte, irritable Herz keinen externen Druck auf Vorhöfe oder Ventrikel, da dadurch die passive Füllung kompromittiert wird.

Das obere Mediastinum weg von Herz und Lungen ist ein Ort, an dem das Packing zur Stillung von Sickerblutungen angewendet werden kann. Das Verfahren wird zudem als Utima ratio zur Stillung von Sickerblutungen aus der Interkostalmuskulatur und Rippenfrakturen beim kalten, azidotischen Patienten mit multiplen Thoraxverletzungen angewendet, wobei ein Tamponadeeffekt ohne wesentliche Nebeneffekte schwierig zu erzielen ist und natürlich die endotracheale Intubation erfordert. Zusätzlich brauchen diese Patienten oft hohe Beatmungsdrücke, was durch das Packing noch verstärkt werden kann. Aus all diesen Gründen kann ein Packing am ehesten im Apex, im oberen Mediastinum oder subpulmonal weg von Herz und Lungenhilus durchgeführt werden und wird oft mit der Anwendung von Kollagenvlies oder Fibrinkleber kombiniert.

## 7.2 Wundverschluss

Im Abdominalbereich werden heute als Standard zum raschen Wundverschluss nach dem Damage-control-Konzept sog. Towel-clip- oder Vakuumsyteme verwendet. Dies ist möglich, weil die abdominale Mittellinie avaskulär ist.

Dieselben Verfahren können bei muskulösen Patienten im Thoraxbereich kaum angewendet werden, da die Durchtrennung der Thoraxwandmuskulatur zu einem signifikanten Blutverlust führen kann. Deshalb ist die bevorzugte Methode heute ein Einzelnaht-en-masse Verschluss („single en mass closure") von Thoraxwand, Muskeln und Haut, um eine Blutstillung zu erreichen.

Die spezielle Physiologie des Herzens macht u. U. andere Vorgehensweisen erforderlich: Nach einer hypotensiven Periode kann häufig eine myokardiale Dysfunktion beobachtet werden, die in einer Dilatation des Herzens mit dem Ziel, einen höheren Punkt in der Starling-Kurve zu finden, resultiert. Da die diastolische Füllung des Herzens vorwiegend passiv geschieht, wird jeder Druck auf das Herz zu einer Abnahme von Schlag- und Herzzeitvolumen führen.

Aus diesem Grund werden Techniken, die von der Herzchirurgie abgeleitet wurden, beim versagenden Herzen nach Damage-control-Thorakotomie angewendet. Die Thorakotomie wird durch einen Spreizer offengehalten und die Wunde z. B. mittels Bogota-Bag oder Plastikfolie provisorisch verschlossen. Dies erlaubt die Expansion des Herzens und die venöse Füllung. Wenn der Patient überlebt und sich die Myokardfunktion erholt, kann die Thorakotomie sekundär verschlossen werden.

In einzelnen Fällen wird ein formaler Wundverschluss trotz allen Stabilisierungsmaßnahmen und Flüssigkeitsentzug nicht toleriert, weshalb eine Thoraxwandrekonstruktion mit Omentum- oder Muskelflaps mit Hautdeckung u. U. nach Wochen vorgenommen werden muss.

## 7.3 Postoperative Behandlung

Der Damage-control-Ansatz hat 2 Hauptstoßrichtungen:

- Die erste ist, Vorgehensweisen und Prozeduren zu wählen, die einfacher und schneller sind und es erlauben, eine überlebbare Physiologie in einem einzigen Operationsschritt wiederherzustellen.
- Der zweite Ansatz ist eine abgekürzte Thorakotomie zur Wiederherstellung einer überlebbaren Physiologie, bei der die definitive Versorgung in einer zweiten chirurgischen Intervention vorgenommen wird.

Die postoperative Behandlung der ersten Gruppe ist vergleichbar mit einer Standardbehandlung nach jeder Thorakotomie: Der Patient wird aufgewärmt, die Hämodynamik stabilisiert und die Gerinnung korrigiert.

Es kommt sehr häufig vor, dass der Patient signifikante Kontusionen entweder vom Unfall direkt und/oder von den notwendigen Manipulationen für die Blutstillung hat. Deshalb muss versucht werden, eine Flüssigkeits-/Volumenüberladung zu vermeiden und den Patienten so trocken wie möglich zu fahren, damit einerseits weitere pulmonale Komplikationen vermieden, andererseits aber die Organperfusion nicht kompromittiert wird. Dabei ist zudem darauf zu achten, dass der Blutdruck an der untersten Grenze bleibt, um Nachblutungen nicht zu begünstigen.

Manchmal sind Bronchoskopien zur Bronchialtoilette repetitiv notwendig, wobei berücksichtigt werden muss, dass die dabei häufig auftretende PEEP-Reduktion bzw. die Applikation eines Sogs die intrapulmonale Blutung begünstigen und den Gasaustausch weiter gefährden kann. Einige Patienten bluten in dieser Phase alarmierend weiter. Eine der schwierigsten Entscheidungen ist dann festzulegen, wann der Patient wieder in den Operationssaal zur Blutstillung zurückkehren muss. Diese Entscheidung sollte sinnvollerweise unter Einbezug des primär operierenden Chirurgen getroffen werden, der am ehesten weiß, wie die Blutstillung bei der primären Intervention adäquat durchgeführt werden konnte.

Gerade im massivtransfundierten, kalten und koagulopathischen Patienten ist es oft schwierig, alle potenziellen Blutungsquellen zu finden und eine suffiziente Blutstillung durchzuführen weshalb der Patient zur Aufwärmung und Gerinnungskorrektur auf die Intensivstation verlegt wird, sobald relevante Blutungen gestillt sind. Dies erlaubt dann eine chirurgische Revision unter deutlich besseren Bedingungen, auch wenn selbst dann die Blutung nicht immer gestillt werden kann, was zur hohen Letalität beiträgt.

Über die Schwellenwerte der Blutungsmengen, bei denen die Rückkehr in den Operationssaal notwendig ist, schweigt die Literatur. Vorbedingung für die chirurgische Reintervention ist – exsanguinierende Blutungen ausgeschlossen – die Korrektur von Körpertemperatur und Gerinnung. Besonderes Augenmerk ist dabei auf Serumfibrinogenspiegel und ggf. den Faktor XIII zu richten, da diese – auch bei der großzügigen Gabe von FFP – häufig untersubstituiert sind. Zudem sollten Thrombozytenwerte sicher über 80.000 mm³ angestrebt werden.

▶ Bleibt nach diesen Maßnahmen die Blutung über z. B. 300 ml/h ohne klar abnehmende Tendenz, ist nach 3–4 h eine chirurgische Reintervention oder ggf. eine Angiografie mit Embolisationsintention in Erwägung zu ziehen.

Bei anhaltendem Volumenbedarf ohne Drainage nach außen oder bei plötzlichem Sistieren einer Blutung durch die Drainage muss zudem daran gedacht werden, dass entweder die Drainage ungünstig liegt oder das Blut im Thorax koaguliert. Letzteres gibt erst recht den Hinweis auf eine chirurgische Blutung und ist eine Indikation für eine niederschwellige Reintervention, sofern der tamponierende Effekt des Hämatothorax mit Abnahme des Transfusionsbedarfs – ohne den Patienten bezüglich Gasaustausch schwer zu kompromittieren – nicht vorübergehend erwünscht ist.

In die zweite Gruppe von Patienten fallen diejenigen nach abgekürzter Thorakotomie. Dieser Ansatz hat zum Ziel, die Blutung zu stoppen und eine überlebbare Physiologie wiederherzustellen. Das Timing für die Rückkehr in den Operationssaal hängt von den Befunden ab, die beim Ersteingriff erhoben wurden (Hirshberg et al. 1993). Sofern eine Ligatur vorgenommen oder Shunts angelegt wurden, kann der Patient in den OP zurückgebracht werden, sobald er aufgewärmt und nicht mehr koagulopathisch ist. Oft beeinflussen Verletzungen außerhalb des Thorax die Entscheidung für die Rückkehr in den Operationssaal mit.

### 7.3.1 Komplikationen

Spezielle Komplikationen, die in der postoperativen Phase antizipiert werden müssen, sind die Tamponade oder bronchopleurale Fisteln.

***Perikardtamponade*** Die Zeichen der klassischen Perikardtamponade sind gestaute Halsvenen, gedämpfte Herzgeräusche und Hypotension, ggf. mit ausgeprägtem Pulsus paradoxus. Allerdings sind diese Zeichen postoperativ nicht immer einfach zu interpretieren. Insbesondere die lokalisierte Kompression von rechtem oder linkem Vorhof präsentiert sich oft nicht in klassischer Art und Weise, weshalb bei Verdacht großzügig eine Echokardiografie durchgeführt werden soll. Dabei muss berücksichtigt werden, dass die transthorakale Untersuchung durch Luft und andere Überlagerungen z. T. keine konklusiven Resultate ergibt, weshalb in diesen Fällen eine transösophageale Untersuchung notwendig werden kann.

***Bronchopleurale Fistel*** Bronchopleurale Fisteln sind ebenfalls häufige Komplikationen nach pulmonalen Eingriffen. Deshalb müssen adäquate Drainagen mit der notwendigen Sorgfalt platziert werden, bevor der Thorax verschlossen wird. Signifikante parenchymatöse Verletzungen oder gar Resektionen benötigen in der Regel mindestens 2 dicklumige Drainagen, wobei die zweite tief posterior platziert werden sollte. Das Management von Fisteln bei expandierten Lungen ist deutlich einfacher zu erzielen.

Wenn ein adäquater Gasaustausch ohne hohe Beatmungsdrücke sichergestellt werden kann, können bronchopleurale Fisteln meist konservativ behandelt werden. Nur in Fällen mit hohem Gasverlust oder wenn die Lunge wegen der starken Fistelung nicht expandiert werden kann, ist evtl. eine chirurgische Sanierung angezeigt. Vorübergehend muss u. U. eine einseitige oder seitengetrennte Ventilation vorgenommen oder gar ein Bronchusblocker eingesetzt werden. Bei seitengetrennter Ventilation kann die leckende Lunge asynchron über ein zweites Beatmungsgerät mit sehr tiefen Beatmungsdrücken behandelt werden, bis die Fistel im Idealfall verklebt.

***Posttraumatisches Lungenversagen*** Direkte Lungenschädigungen (Lungenkontusionen), aber auch systemische Trigger (Massivtransfusion, Transfusionsreaktionen, Fettembolie) oder im weiteren Verlauf auftretende Komplikationen (Pneumonie,

Sepsis) können entweder früh oder auch im Verlauf zu einem akuten Lungenversagen (ARDS) führen. Grundsätzlich gelten für dessen Behandlung die gleichen Regeln wie für die Behandlung eines ARDS anderer Aetiologie, wobei zumindest in der Frühphase eindeutig eine inflammatorische Komponente führend ist. Als zentrale und letztenendes einzige evidenzbasierte Therapie steht auch hier die lungenprotektive Beatmung im Zentrum, die das Ziel hat, den transpulmonalen Druck (Druckgradient zwischen endexspiratorischem und inspiratorischem Atemwegsdruck) unter 15 cm $H_2O$ zu halten (Amato et al. 2015). Daneben besteht eine zunehmende Evidenz, dass die Bauchlage bei moderatem bis schwerem ARDS den Outcome günstig beeinflusst (Aoyama et al. 2019; Guérin et al. 2013; Taccone et al. 2009). Als ultimative Rescuetherapie bei konventionell nicht beherrschbaren Gasaustauschstörungen kommen in jüngerer Zeit vermehrt extrakorporale Gasaustauschverfahren zum Einsatz, die eine lungenprotektive-Beatmung erlauben, ohne große Kompromisse bezüglich Gasaustausch einzugehen. Technische Entwicklungen zur Langzeitanwendung von Zentrifugalpumpen mit moderner Membranlungentechnologie, welche primär die $CO_2$-Elimination zum Ziel haben (veno-venöses $ECCO_2$-R) und eine relativ niedrige Antikoagulation erlauben, haben zu deren Popularisierung beigetragen. In Fallbeschreibungen und einzelnen kleineren Studien konnte über die erfolgreiche Anwendung der extrakorporalen $CO_2$-Eliminiation bzw. Membranoxygenierung bei Traumapatienten berichtet werden. Erstere kommt u. A. bei Patienten zum Einsatz, welche z. B. aufgrund einer konkommitierenden Hirnverletzung mit Hirnoedem hyperkapnieintolerant sind (Bein et al. 2005; McKinlay et al. 2008) Die klassische ECMO muss dann eingesetzt werden, wenn die lungenprotektive Beatmung trotz/bei Unmöglichkeit anderer adjunktiver Therapien (kinetische Therapie, Bauchlage, usw.) zu einer kritischen Hypoxämie führt und die Patienten mindestens einem minimale antithrombotische Behandlung tolerieren können, wobei in der Initialphase auch über erfolgreiche, heparinfreie ECMO-Einsätze bei Patienten mit hämorrhagischer Diathese berichtet wurde (Arlt et al. 2010).

In den letzten Jahren sind zusätzlich extrakorporale, rollerpumpengetriebene, Low-flow-Systeme eingeführt worden, welche lediglich einen zentralvenös oder femoral eingelegten Hämofiltrationskatheter benötigen und den arteriellen $CO_2$-Gehalt um 15–20 % zu reduzieren vermögen (Hospach et al. 2020). Bis heute fehlen allerdings grössere Studien, welche den Nutzen dieser Systeme auf harte Outcomes belegen können.

### Zusammenfassung

Die Morbidität und Mortalität des schweren Thoraxtraumas konnte in den letzten Jahren durch neue chirurgische Vorgehensweisen (videoassistierte Thorakoskopie, Damage-control-Ansatz), durch extrakorporale Lungenunterstützung/Lungenersatz zur $CO_2$-Elimination bzw. Oxygenierung unter lungenprotektiver Beatmung, durch optimierte Analgesie und durch frühe Physiotherapie und Patientenmobilisation gesenkt werden. Alle diese Techniken sind andererseits an der zunehmenden Komplexität der akuten und intensivmedizinischen Behandlung des schweren Thoraxtraumas mitbeteiligt.

## Literatur

Abboud PA, Kendall J (2003) Emergency department ultrasound for hemothorax after blunt thorax traumatic injury. J Emerg Med 25: 181–184

Amato MB, Meade MO, Slutsky AS et al (2015) Driving pressure and survival in the acute respiratory distress syndrome. N Engl J Med 372:747–755

Aoyama H, Uchida K, Aoyama K et al (2019) Assessment of therapeutic interventions and lung protective ventilation in patients with moderate to severe acute respiratory distress syndrome. A systematic review and network analysis. JAMA Netw Open 2:e198116. https://doi.org/10.1001/jamanetworkopen.2019.8116

Arlt M, Philipp A, Voelkel S, Rupprecht L et al (2010) Extracorporeal membrane oxygenation in severe trauma patients with bleeding shock. Resuscitation 81:804–809

Beal SL, McKennan M (1988) Blunt diaphragm rupture. A morbid injury. Arch Surg 123:828–832

Bein T, Scherer MN, Philipp A et al (2005) Pumpless extracorporeal lung assist (pECLA) in patients with acute respiratory distress syndrome and severe brain injury. J Trauma 58:1294–1297

Bitschnau R, Gehmacher O, Kopf A et al (1997) Ultraschalldiagnostik von Rippen- und Sternumfrakturen. Ultraschall Med 18:158–161

Bolliger CT, Van Eeden SF (1990) Treatment of multiple rib fractures: randomized controlled trial comparing ventilatory and nonventilatory management. Chest 97:943–948

Brooks A, Davies B, Smethhurst M et al (2004) Emergency ultrasound in the acute assessment of haemothorax. J Emerg Med 21:44–46

Bu'Lock FA, Prothero A, Shaw C et al (1994) Cardiac involvement in seatbelt-related and direct sternal trauma: a prospective study and management implications. Eur Heart J 15:1621–1627

Burch JM, Ortiz VB, Richardson RJ et al (1992) Abbreviated laparotomy and planned reoperation for critically injured patients. Ann Surg 215:476–484

Cachecho R, Grindlinger GA, Lee VW (1992) The clinical significance of myocardial contusion. J Trauma 33:68–71

Coats TJ, Wilson AW, Xeropotamous N (1995) Pre-hospital management of patients with severe thoracic injury. Injury 26:581–585

Cohn PF, Braunwald E (1988) Traumatic heart disease. In: Braunwald E (Hrsg) Heart disease: a textbook of cardiovascular medicine. Saunders, Philadelphia, S 1535–1552

Demetriades D, Velmahos GC, Scalea TM et al (2008) Diagnosis and treatment of blunt thoracic aortic injuries: changing perspectives. J Trauma-Inj Infect Crit Care 64:1415–1418

Dulchavsky SA, Schwarz KL, Kirkpatrick AW et al (2001) Prospective evaluation of thoracic ultrasound in the detection of pneumothorax. J Trauma 51:423

Esposito TJ, Sanddal ND, Hansen JD, Remt B, Reynolds S (1995) Analysis of preventable deaths and inappropriate trauma care in a rural state. J Trauma Inj Inf Crit Care 221:955–962

Estrera AS, Pass LJ, Platt MR (1990) Systemic arterial air embolism in penetrating lung injury. Ann Thorac Surg 50:257–261

Fiane AE, Lindberg HL (1993) Delayed papillary muscle rupture following non-penetrating chest injury. Injury 24:690–691

Gavant ML, Flick P, Menke P, Gold RE (1996) CT aortography of thoracic aortic rupture. Am J Roentgenol 166:955–961

Griffith JF, Rainer TH, Ching AS et al (1999) Sonography compared with radiography in revealing acute rib fracture. Am J Roentgenol 173:1603–1609

Guérin C, Reigner J, Richard, For the PROSEVA Study Group et al (2013) Prone positioning in severe acute respiratory distress syndrome. N Engl J Med 368:2159–2168. https://doi.org/10.1056/NEJMoa1214103

Hewitt PM, Knottenbelt JD, Mortimore S (1994) Combined systemic and pulmonary air embolism after penetrating chest injury. Injury 25:553–554

Hirshberg A, Wall MJ Jr, Ramchandani MK, Mattox KL (1993) Reoperation for bleeding in trauma. Arch Surg 128:1163–1167

Hirshberg A, Wall MJ, Mattox KL (1994) Planned reoperation for trauma: a two year experience with 124 consecutive patients. J Trauma 37:365–369

Hood RM (1990) Trauma to the chest. In: Sabiston DC, Spencer FC (Hrsg) Surgery of the chest. Saunders, Philadelphia, S 383–402

Hospach I, Goldstein J, Harenski K et al (2020) In vitro characterization of PrismaLung+: a novel ECCO2R device. ICMx 8:14. https://doi.org/10.1186/s40635-020-00301-7

Kalbas Y, Lempert M, Ziegenhain F, Scherer J, Neuhaus V, Lefering R, Teuben M, Sprenggel K, Pape HC, Jesen KO, The TraumaRegister DGU (2020) A retrospective cohort study of 27049 polytraumatized patients aged 60 and above: identifying changes over 16 years. Eur Geriatr Med. https://doi.org/10.1007/s41999-021-00546-9

Kara M, Dikmen E, Erdal HH et al (2003) Disclosure of unnoticed rib fractures with the use of ultrasound in minor blunt chest trauma. Eur J Cardiothorac Surg 24:608–613

Khodadadyan C, Hoffmann R, Neumann K et al (1995) The diagnostic value of thoracic computerized tomography in severe thoracic trauma. Chirurg 66:1097–1103

Kirkpatrick AW, Ball CG, D'Amours SK, Zygun D (2008) Acute resuscitation of the unstable adult trauma patient: Bedside diagnosis and therapy. Can J Surg 51:57–69

Kirsh MM (1987) Acute thoracic injuries. In: Siegel J (Hrsg) Trauma emergency surgery and critical care. Churchill Livingstone, New York, S 863–886

Knudtson JL, Dort JM, Helmer SD et al (2004) Surgeon performed untrasound for pneumothorax in the trauma suite. J Trauma 56:527–530

Lazrove S, Harley DP, Grinell VS, White RA, Nelson RJ (1982) Should all patients with first rib fractures undergo arteriography? J Thorac Cardiovasc Surg 83:532–537

Lewis G, Knottenbelt JD (1991) Should emergency room thoracotomy be reserved for cases of cardiac tamponade? Injury 22:5–6

Mahlfeld A, Franke J, Mahlfeld K (2001) Sonographische Diagnostik von Sternumfrakturen. Zentralbl Chir 126:62–64

Martin C, Thony F, Rodiere M et al (2017) Long-term results following emergency stent graft repair for traumatic rupture of the aortic isthmus. Eur J Cardiothorac Surg 51:767–772. https://doi.org/10.1093/ejcts/ezw369

Martin M, Mullenix P, Rhee P et al (2005) Troponin increases in the crtically injured patient: mechanical trauma or physiologic stress? J Trauma 59:1086–1091

Martin MJ, McDonald JM, Mullenix PS et al (2006) Operative management and outcomes of traumatic lung resection. J Am Coll Surg 203:336–344

McKinlay J, Chapman G, Elliot S, Mallik A (2008) Pre-emptive Nova-lung-assisted carbon-dioxide removal in a patient with chest, head and abdominal injury. Anaesthesia 63:767–770

Millham FH, Grindlinger GA (1993) Survival determinants in patients undergoing emergency room thoracotomy for penetrating chest injury. J Trauma 34:332–336

Mills SA, Johnston FR, Hudspeth AS et al (1982) Clinical spectrum of blunt tracheobronchial disruption illustrated by seven cases. J Thorac Cardiovasc Surg 84:49–58

Mitchell RL, Enright LP (1983) The surgical management of acute and chronic injuries of the thoracic aorta. Surg Gynecol Obstet 157:1–4

Moritz AR, Atkins JP (1938) Cardiac contusion: an experimental and pathologic study. Arch Pathol 25:445–458

Nugent MS, Sein V (2018) Management of severe chest wall trauma. J Emerg Crit Care Med 2:41–50

Ott MC, Stewart TC, Lawlor DK et al (2004) Management of blunt thoracic aortic injuries: endovascular stents versus open repair. J Trauma 56:565–570

Paone RF, Peacock JB, Smith DLT (1993) Diagnosis of myocardial contusion. South Med J 86:867–870

Plurad D, Green D, Demetriades D, Rhee P (2007) The increasing use of chest computed tomography for trauma: is it being overutilized? J Trauma 62:631–635

Ralf (Hrsg) (2007) Handbuch der Thorax-Traumatologie. Band I und II. Einhorn-Presse, ISBN 978-3-88756-812-2

Reed AB, Thompson JK, Crafton CJ et al (2006) Timing of endovascular repair of blunt traumatic thoracic aortic transactions. J Vasc Surg 43:684–688

Ritter M, Stocker R, Rickli H, Jakob M, von Segesser L, Jenni R (1995) Traumatic aortic rupture: diagnosis using biplanar transesophageal echocardiography. Z Kardiol 84:323–326

Rosenthal MA, Ellis JL (1995) Cardiac and mediastinal trauma. Emerg Med Clin North Am 13:887–902

Schulz-Drost S, Matthes G, Ekkernkamp A (2015) Erstversorgung des Patienten mit schwerem Thoraxtrauma. Notfall Rettungsmed 18:421–437

Schulz-Drost S, Oppel P, Grupp S et al (2016) Bony injuries of the thoracic cage in multiple trauma: incidence, concomitant injuries, course and outcome. Unfallchirurg 119:1023–1030

Staub LJ, Mazzali Biscaro RR, Kaszubowski E, Maurici R (2018) Chest ultrasonography for the emergency diagnosis of traumatic pneumothorax and haemothorax: a systematic review and meta-analysis. Injury 49:457–466. https://doi.org/10.1016/j.injury.2018.01.033

Stengel D, Leisterer J, Ferrada P et al (2018) Point-of-care untrasonography for diagnosing thoracoabdominal injuries in patients with blunt trauma. Cochrane Database Syst Rev 12:CD0 12660. https://doi.org/10.1002/14651858.CD012669.pub2

Stern T, Wolf RY, Reichart B (1974) Coronary artery occlusion resulting from blunt trauma. JAMA 230:1308–1309

Tenzer ML (1985) The spectrum of myocardial contusion: a review. J Trauma 25:620–627

Tiganelli CJ, Rix A, Napolitano LM et al (2020) Association between adherence to evidence-based practices for treatment of patients with traumatic rib fractures and mortality rates among US Trauma Centers. JAMA Netw Open 3:e201316. https://doi.org/10.1001/jamanetworkopen.2020.1316

Tocino IM, Miller MH (1987) Computed tomography in blunt chest trauma. J Thorac Imaging 2:45–59

Traub M, Stevenson M, McEvoy S et al (2007) The use of chest computed tomography versus chest x-ray in patients with major blunt trauma. Injury 38:43–47

Traumaregister der DGU. Jahresbericht 2021. https://www.traumaregister-dgu.de/fileadmin/user_upload/TR-DGU_Jahresbericht_2021.pdf

Trupka A, Kierse R, Waydhas C et al (1997) Schockraumdiagnostik beim Polytrauma. Wertigkeit der CT. Unfallchirurg 100:469–476

Voggenreiter G, Eisold C, Sauerland S, Obertacke U (2004) Diagnostik und sofortige Therapiemassnahmen bei Verletzungen des Thorax Eine systematische Literaturübersicht. Unfallchirurg 107:881–891

Wischofer M, Fenkl R, Blum R (1995) Sonographischer Nachweis von Rippenfrakturen zur Sicherung der Frakturdiagnostik. Unfallchirurg 98:296–300

Wong H, Gotway MB, Sasson DA et al (2004) Periaortic hematoma at diaphragmatic crura at helical CT: Sign of blunt aortic injury in patients with mediastinal hematoma. Radiology 231:185–189

Wüstner A, Gehmacher O, Hämmerle S et al (2005) Ultraschalldiagnostik beim stumpfem Thoraxtrauma. Ultraschall Med 26:285–290

# Intensivtherapie bei Abdominalverletzungen

Anna Philine Düssel, Martin Hornberger, Christian Hierholzer, Michael Lang und Alexander Woltmann

## Inhalt

1 Vorbemerkung .................................................................. 1348
2 Präklinik ........................................................................ 1348
3 Erstuntersuchung – Primary Survey ......................................... 1348
4 Zweituntersuchung – Secondary Survey .................................... 1348
   4.1 Anamnese ................................................................. 1349
   4.2 Körperliche Untersuchung .............................................. 1349
   4.3 Resuszitative endovaskuläre Ballon-Okklusion der Aorta (REBOA) .. 1349
   4.4 Apparative Diagnostik .................................................. 1349
   4.5 Intraabdomineller Druck ................................................ 1350
   4.6 Invasive Diagnostik ..................................................... 1351
   4.7 Konservative Therapie .................................................. 1352
   4.8 Operative Therapie ...................................................... 1353
   4.9 Damage-Control-Situation .............................................. 1355
   4.10 Abdominelles Kompartmentsyndrom ................................ 1356

5 Parenchymatöse Organe ..................................................... 1357
   5.1 Milz ....................................................................... 1357
   5.2 Leber ..................................................................... 1359
   5.3 Gallenblase .............................................................. 1361
   5.4 Pankreas ................................................................. 1361
   5.5 Niere ..................................................................... 1362

6 Hohlorgane .................................................................... 1363
   6.1 Magen .................................................................... 1364
   6.2 Duodenum ............................................................... 1364
   6.3 Dünndarm ............................................................... 1364
   6.4 Kolon ..................................................................... 1365
   6.5 Rektum, Anorektum ..................................................... 1365

A. P. Düssel · M. Hornberger · M. Lang
Abt. für Viszeraltraumatologie und viszerale Paraplegiologie, Berufsgenossenschaftliche Unfallklinik Murnau, Murnau/Staffelsee, Deutschland
E-Mail: AnnaPhiline.Duessel@bgu-murnau.de; Martin.Hornberger@bgu-murnau.de; michael.lang@bgu-murnau.de; katharina.wienhart@bgu-murnau.de

C. Hierholzer
Klinik für Traumatologie, Universitätsspital Zürich, Zürich, Schweiz
E-Mail: christian.hierholzer@usz.ch

A. Woltmann (✉)
Abt. für Allgemein- und Traumachirurgie, Berufsgenossenschaftliche Unfallklinik Murnau, Murnau/Staffelsee, Deutschland
E-Mail: aedir@bgu-murnau.de; trauma-chirurgie@bgu-murnau.de

© Springer-Verlag GmbH Deutschland, ein Teil von Springer Nature 2024
G. Marx et al. (Hrsg.), *Die Intensivmedizin*, Springer Reference Medizin,
https://doi.org/10.1007/978-3-662-68699-7_92

7    Zwerchfell .................................................................... 1365
8    Postoperative Behandlung ................................................. 1366
Literatur ............................................................................ 1366

## 1 Vorbemerkung

Stumpfe Abdominalverletzungen treten in unseren Breiten überwiegend im Rahmen einer Polytraumatisierung auf.

Der aktuelle Jahresbericht des Traumaregisters der Deutschen Gesellschaft für Unfallchirurgie (DGU 2021) wies kumulativ von 2018 bis 2020 bei 78.573 Patienten im Basiskollektiv (Patienten mit einem MAIS (maximal abbreviated injury scale) $\geq$ 3, sowie Patienten mit MAIS 2, die entweder verstorben sind oder auf Intensivstation waren) mit einem ISS-Wert $\geq$ 16 in 14,1 % der Fälle ein Abdominaltrauma aus. Im Jahr 2020 lag bei 96,3 % der Patienten im Basiskollektiv (n = 28.947) ein stumpfer Unfallmechanismus vor.

Kommt es im Rahmen eines Abdominaltraumas zur Ruptur der Aorta, anderer großer Gefäße oder von parenchymatösen Organen, kann dies zu einer Sofortletalität am Unfallort führen. Es folgt eine Phase der Frühsterblichkeit innerhalb der ersten 24 Stunden, welche hauptsächlich durch Verletzungen des Körperstamms mit thorakalen oder pelvinen Verletzungen oder beispielsweise durch Blutungen im Bereich des Abdomens verursacht ist.

Das Frühversterben kann durch ein sofortiges Erkennen eines Abdominaltraumas und eine schnellstmögliche adäquate Therapie reduziert werden. Daher kommt der Diagnostik des Abdominaltraumas innerhalb der „golden hour" nach dem Unfall eine ganz entscheidende Bedeutung zu.

Besondere Bedeutung für das Überleben und das Outcome des Polytraumapatienten hat eine primär übersehene Abdominalverletzung (missed injury), die eine sekundäre Gefährdung durch Blutung oder Infektion darstellen und sich negativ auf Letalität und Morbidität auswirken kann. Daher haben Abdominalverletzungen bei schwerverletzten Patienten höchste Behandlungspriorität.

## 2 Präklinik

Auch präklinisch ist von entscheidender Bedeutung, dass der Schwerverletzte als solcher unmittelbar erkannt wird. Hier dürfen weder zu viele Patienten unnötigerweise als schwer verletzt klassifiziert werden, noch darf es passieren, das Verletzungsmuster eines schwer verletzten Patienten nicht zu erkennen.

Bei einem stumpfen oder penetrierenden Abdominaltrauma kann sich jederzeit und schnell ein hämorrhagischer oder septischer Schock entwickeln. Daher sollte der Patient mit dem entsprechenden Meldebild in der aufnehmenden Klinik angekündigt und im Schockraum behandelt werden. Etablierte und standardisierte Algorithmen der Schockraumbehandlung werden heute verbreitet angewendet, z. B. ATLS® – Advanced Trauma Life Support (Henry et al. 2018).

Bei Vorliegen eines penetrierenden Thorax- oder Abdominaltraumas ist ein schnellstmöglicher Transport in das nächstgelegene Traumazentrum empfohlen. Ein eventuell eingedrungener Fremdkörper (Pfählungsverletzung, Stichverletzung) ist vor der definitiven operativen Versorgung unbedingt zu belassen.

## 3 Erstuntersuchung – Primary Survey

Es folgt die Übergabe des Patienten an ein idealerweise gut vorbereitetes Schockraum-Team. Dem ABCDE-Schema folgend kann der Patient hier zügig beurteilt werden. So werden der Atemweg untersucht, die Halswirbelsäule stabilisiert, Atmung und Ventilation überprüft, Kreislauf- und Blutungskontrolle durchgeführt, ein orientierender neurologischer Status erhoben und abschließend der Patient entkleidet und die Temperatur kontrolliert. Jegliche lebensbedrohlichen Verletzungen werden in der ABC-Reihenfolge parallel zur Diagnostik unmittelbar stabilisiert, hierzu gehört auch die Etablierung venöser und ggf. arterieller Zugänge. Ebenso erfolgt das Schockraum-Monitoring mit EKG, Überwachung der Atemfrequenz, Pulsoxymetrie, Blutgasanalyse, eFAST (extended Focused Assessment Sonography in Trauma, vgl. Punkt 4.4.2), radiologischen Untersuchungen sowie gegebenenfalls der Anlage von Magensonde und Blasendauerkatheter.

Nach Durchführung des Primary Survey wird entschieden, ob eine Verlegung des Patienten notwendig ist, oder ob die weitere Therapie und Diagnostik vor Ort durchgeführt werden können (Henry et al. 2018).

## 4 Zweituntersuchung – Secondary Survey

Sind nach initialer Stabilisierung die Vitalparameter im Normbereich, kann nach abgeschlossenem Primary Survey zum Secondary Survey übergegangen werden. Hier werden nun Anamnese, körperliche Untersuchung, spezielle Untersuchungen sowie eine erneute Beurteilung der Vitalparameter durchgeführt (Henry et al. 2018).

## 4.1 Anamnese

Eine detaillierte Anamnese ist wichtig, um die Art und Intensität der Gewalteinwirkung zu erfassen und Hinweise auf eine mögliche abdominelle Verletzung zu erhalten. Stumpfe Bauchverletzungen nach Hochrasanztrauma (z. B. Sturzverletzungen nach Motorradunfällen, Risikosportarten, Berufsunfälle), Tritt- oder Schlagverletzungen sowie Dezelerationstraumata bei Auffahrunfällen mit primär einsetzenden Rückenschmerzen (Abschertrauma) sind typische kausale Unfallmechanismen.

## 4.2 Körperliche Untersuchung

Das Secondary Survey beinhaltet ebenfalls eine standardisierte, klinische, prioritätenorientierte Untersuchung (Henry et al. 2018). Nach Beurteilung von Schockzeichen und Bewusstseinslage wird eine komplette Inspektion des gesamten Patienten inklusive des Rumpfbereichs durchgeführt und nach perforierenden Verletzungen, Prellmarken, Hämatomausbildung und Schürfwunden untersucht. Die Bauchwand wird palpatorisch beurteilt und zwischen einem weichen und prall gespannten Abdomen unterschieden. Der wache und ansprechbare Patient wird nach Schmerzen befragt und die angegebene Lokalisation genau untersucht. Ein deutlich extendiertes Abdomen mit oder ohne Schmerzangabe stellt einen wegweisenden Befund dar, der eine weitere apparative und ggf. invasive Diagnostik erfordert.

Um Mitverletzungen der angrenzenden Thorax- und Beckenregion zu erfassen, ist eine primäre Stabilitätsprüfung von Thorax und Becken erforderlich. Bei der rektalen Untersuchung wird auf eine Prostataluxation und Blut am Fingerling geachtet.

Bei primärer Bewusstlosigkeit des Patienten wird das therapeutische Vorgehen nach der klinischen Untersuchung des Patienten vorwiegend an den Ergebnissen der apparativen Diagnostik festgelegt. Für das weitere Vorgehen bei stabilem oder stabilisierbarem Kreislauf müssen das penetrierende und das stumpfe Abdominaltrauma getrennt betrachtet werden (vgl. Punkt 5.2.3).

> **Unterscheidung: stumpfes Abdominaltrauma versus penetrierendes Abdominaltrauma**

Im Folgenden werden die klinischen Befunde mit den apparativen Untersuchungsergebnissen korreliert und zeitgerecht der Bedarf an weiterführenden Untersuchungen oder akuten Therapiemaßnahmen festgelegt.

## 4.3 Resuszitative endovaskuläre Ballon-Okklusion der Aorta (REBOA)

Liegen instabile Kreislaufverhältnisse vor (vgl. Punkt 5.1.2 Therapieentscheidungen), kann sowohl während der Schockraumphase (Primary Survey) als auch während der Phase der operativen Versorgung das Einbringen eines aortalen Ballonkatheters (REBOA) eine sinnvolle Therapie darstellen (Wortmann et al. 2020). Bei diesem endovaskulären Verfahren wird in Seldinger-Technik ein blockbarer Ballonkatheter transfemoral in der Aorta platziert. Dieses standardisierte und zügig durchführbare Manöver, bei dem der Katheter entweder im Bereich zwischen der Arteria subclavia links und dem Truncus coeliacus (z. B. bei traumatischer Asystolie, Schuss-/Stichverletzung, rupturiertem Bauchaortenaneurysma, abdomineller Blutung) oder zwischen Nierenarterienabgang und Aortenbifurkation (Blutung im Beckenbereich) platziert wird, kann als weniger invasive Alternative zur offenen chirurgischen Aortenklemmung mittels Thorakotomie durchgeführt werden.

## 4.4 Apparative Diagnostik

### 4.4.1 Laboruntersuchung

Standardisiert und in den meisten Fällen während der Erstuntersuchung (Primary Survey) werden bei polytraumatisierten Patienten Blutgasanalyse, Blutgruppenuntersuchung sowie Kreuzprobe (Kreuzung und Bereitstellung von Erythrozytenkonzentraten) durchgeführt.

Blutgasanalyse, Blutbild, Gerinnungsparameter, Elektrolyte und Retentionsparameter gehören neben den Infektparametern zur laborchemischen Basisuntersuchung im Notfall. Zudem werden Herzenzyme, Laktat, Amylase, Lipase, Glukose, Albumin, Bilirubin, Transaminasen, LDH, CHE, Gamma-GT, AP, Kreatinkinase, Troponin, TSH und Urinstatus bestimmt sowie ein toxikologisches Screening durchgeführt (Bühren et al. 2016).

### 4.4.2 Sonografie

Laut der aktuellen S3-Leitlinie Polytrauma/Schwerverletzten-Behandlung (DGU 2016) sollte eine initiale fokussierte abdominelle Sonografie zum Screening auf freie Flüssigkeit durchgeführt werden, sinnvollerweise mit Beurteilung von Pleura und Perikard als (extended) Focused Assessment Sonography for Trauma – (e)FAST (Röhrig et al. 2011). Die Sonografie erfolgt während des Primary Survey parallel zur Stabilisierung der Vitalfunktionen innerhalb der ersten Minuten der Schockraumbehandlung, um eine unmittelbare

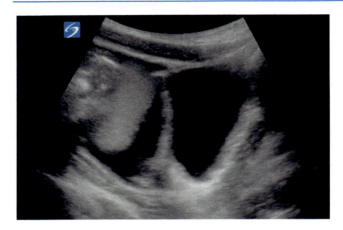

**Abb. 1** Freie intraabdominelle Flüssigkeit im suprapubischen Längsschnitt im kleinen Becken

Beurteilung der intrathorakalen und intraabdominellen Verletzungsschwere zu erhalten. Hierbei werden Thorax und Abdomen auf das Vorliegen eines Pneumothorax sowie freie Flüssigkeit in Pleura, Perikard und Abdomen untersucht (Abb. 1).

Im Vordergrund steht nicht die differenzierte Darstellung der Pathomorphologie einzelner Organe, sondern der Nachweis eines Perikardergusses, eines Pneumothorax oder freier abdomineller Flüssigkeit mit einer relativen Quantifizierung der Volumenausdehnung. Es sollten folgende 3 Kategorien unterschieden werden: nicht vorhanden, wenig nachweisbar, viel nachweisbar.

Das Fehlen freier intraabdomineller Flüssigkeit schließt eine parenchymatöse Organverletzung jedoch nicht aus. Wenig freie intraabdominelle Flüssigkeit kann auf eine Verletzung hinweisen (z. B. Leberkapselruptur, Blutung, Hohlorganverletzung). In diesem Fall ist weiterführende Diagnostik durchzuführen. Beim penetrierenden Abdominaltrauma ist die Sensitivität zur Detektion einer intraabdominellen Verletzung mit 59 % eingeschränkt (Malkomes et al. 2019).

> Die (e)FAST-Sonographie ist geeignet, freie intraabdominelle Flüssigkeit nachzuweisen und im Verlauf zu beurteilen

Die Sonografie kann sequenziell als Verlaufskontrolle eingesetzt werden, um eine Zunahme der klinischen Symptomatik, eine neu auftretende Kreislaufinstabilität oder auch eine konservative Therapie zu evaluieren.

### 4.4.3 Computertomografie

Polytraumatisierte Patienten mit Abdominalbeteiligung werden in den meisten Fällen bei stabilen oder stabilisierbaren Kreislaufverhältnissen im Rahmen der Zweituntersuchung (Secondary Survey) einer Mehrschicht-Spiral-Computertomografie (MS-CT) zugeführt, da diese Untersuchungsmethode mittlerweile flächendeckend zur Verfügung steht, hoch sensitiv ist und die Durchführung mit den modernen Mehrzeilengeräten nur wenige Minuten in Anspruch nimmt. Steht diese Untersuchungsmethode nicht zur Verfügung, empfiehlt die aktuelle S3-Leitlinie (DGU 2016) beim polytraumatisierten Patienten sonografische Wiederholungsuntersuchungen im zeitlichen Verlauf. Die Computertomografie bietet im Rahmen der einsetzbaren Bildgebungsverfahren eine hohe Sensitivität (98 %) und die höchste Spezifität (97 %) bei der Diagnose von Organverletzungen (Sliwinski et al. 2020).

Durch die Verwendung von i. v.-Kontrastmittel lassen sich frische Blutungen und Gefäßverletzungen lokalisieren und die Durchblutungssituation einzelner Organe beurteilen. Mit der CT-Diagnostik können Verletzungen von parenchymatösen Organen, wie z. B. der Leber (Abb. 2), der Milz (Abb. 3) und der Niere (Abb. 4) klassifiziert und damit therapeutische Entscheidungshilfen gegeben werden.

Anhand der Bestimmung der Houndsfield-Einheiten (Dichtemessung) können Aussagen über die Qualität freier Flüssigkeit gemacht werden (Blut vs. Aszites).

Das Retroperitoneum ist bei Durchführung einer KM-MS-CT mit dargestellt, die Ausdehnung etwaiger retroperitonealer oder Rektusscheiden-Hämatome kann bestimmt und freie Luft mit hoher Sensitivität (90–95 %) nachgewiesen werden (Haller et al. 2010). Artefakte, z. B. durch ein Hautemphysem oder starken Meteorismus, schränken die Beurteilbarkeit im Gegensatz zur Sonografie nicht ein. Im Rahmen der Schockraumdiagnostik erfolgt die Untersuchung in den meisten Fällen in einer nativen, einer arteriellen sowie portalvenösen Phase. Bei speziellen Fragestellungen kann zudem eine orale oder rektale Kontrastierung sinnvoll sein.

Die Diagnostik von Hohlorganverletzungen ist in der Schnittbildgebung auch mit Verwendung von Kontrastmittel schwierig und kann nicht immer eine vorliegende Verletzung nachweisen. Die Häufigkeit einer übersehenen Verletzung in der MS-CT bei einem Trauma ist mit 2,4 % gering (Yoong et al. 2019). Neben dem Nachweis eines direkten Kontrastmittelaustrittes kann in der Mehrzahl der Fälle das Vorhandensein von freier intraabdomineller oder retroperitonealer Luft mit freier Flüssigkeit ein diagnostisches Kriterium für eine Hohlorganverletzung sein.

## 4.5 Intraabdomineller Druck

Durch eine pathologische Erhöhung des intraabdominellen Druckes (IAP), welche bis zur Entwicklung eines abdominellen Kompartmentsyndroms gehen kann, sind eine

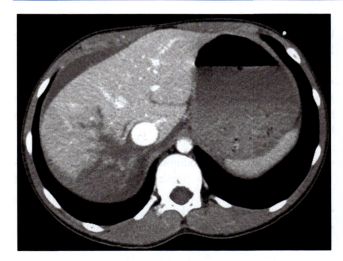

**Abb. 2** Männlicher jugendlicher Patient mit Leberruptur III° nach AAST-OIS 2018 (vgl. Punkt 6) der Segmente VII und VIII. Coronare Ebene, portalvenöse Phase, KM-MS-CT

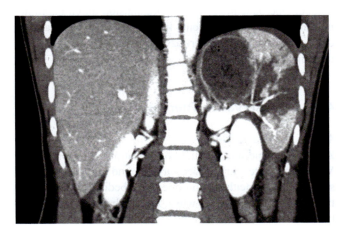

**Abb. 3** Arterielle Phase einer KM-MS-CT, coronare Ebene. Jugendliche Patientin mit Milzruptur IV° nach AAST-OIS 2018

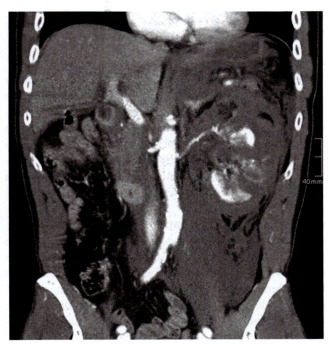

**Abb. 4** 60 jähriger Patient mit Nierenruptur V° nach AAST-OIS 2018 und großem retroperitonealem Hämatom. KM-MS-CT, arterielle Phase, coronare Ebene

**Tab. 1** Gradeinteilung der intraabdominellen Hypertension nach. (Dietz et al. 2021)

| | |
|---|---|
| Grad I | IAP 12–15 mmHg |
| Grad II | IAP 16–20 mmHg |
| Grad III | IAP 21–25 mmHg |
| Grad IV | IAP >25 mmHg |

Minderperfusion mit Ischämie und Organschädigung möglich. Hiervon sind nicht nur abdominelle Organe sondern auch die Funktionen vor allem von Herz und Lunge betroffen.

Die Messung des intraabdominellen Druckes erfolgt standardisiert über die Harnblase in Rückenlage endexspiratorisch in Entspannungsphase der Bauchmuskulatur nach Installation von maximal 25 ml NaCl 0,9 % in die Harnblase. Physiologische Werte betragen 5–7 mmHg. Persistierende oder wiederholt gemessene Werte ≥ 12 mmHg zeigen eine intraabdominelle Hypertension (IAH) an (Dietz et al. 2021) (Tab.1).

Eine neu aufgetretene Organdysfunktion mit einem persistierenden intraabdominellen Druck > 20 mmHg wird als abdominelles Kompartmentsyndrom definiert (vgl. Punkt 5.4).

## 4.6 Invasive Diagnostik

Sind nach Anamnese, körperlicher Untersuchung, laborchemischen Untersuchungen, Sonografie, radiologischer Diagnostik und speziellen Untersuchungen weitere Informationen für Diagnose und Therapie erforderlich, können an invasiven Maßnahmen Proktorektoskopie bzw. Sigmoidoskopie, diagnostische Laparoskopie oder explorative Laparotomie durchgeführt werden.

### 4.6.1 Proktorektoskopie bzw. Sigmoidoskopie

Die Inspektion von Analkanal, Rektum bzw. Sigma ist bettseitig, risikoarm, ohne größeren Zeitverlust und ohne Strahlenbelastung in Seitenlage oder Steinschnittlage möglich und liefert beispielsweise bei Pfählungsverletzungen oder posttraumatischem peranalen Blutabgang oder bei Verdacht auf eine mesenteriale Ischämie einen sensitiven Nachweis von Beckenboden- und Rektumverletzungen bzw. eine Beurteilbarkeit der Perfusion der Darmmukosa bzw. den Ausschluss einer Mukosanekrose. Vorher ist eine digital-rektale Untersuchung durchzuführen.

### 4.6.2 Diagnostische Peritoneallavage

Durch die Möglichkeiten der Sonografie, der nahezu ubiquitär zur Verfügung stehenden MS-CT sowie der diagnostischen Laparoskopie ist die Durchführung einer diagnostischen Peritoneallavage (Punktion Abdomen – Saug-Spül-Aspiration zum Nachweis bzw. Ausschluss eines blutigen Aszites) weitgehend obsolet und soll gemäß aktueller S3-Leitlinie Polytrauma/Schwerverletztenbehandlung (Dgu 2016) nur noch in Ausnahmefällen eingesetzt werden.

### 4.6.3 Diagnostische Laparoskopie

Nach einer Stichverletzung des Abdomens liegt in unseren Breiten bei ca. 30 % der Patienten keine peritoneale Läsion und bei weiteren 30 % trotz Perforation des Peritoneums kein therapiebedürftiger Befund vor. Daher empfiehlt sich bei stabilem oder stabilisierbarem Patienten mit Verdacht auf eine abdominelle Stichverletzung, die das Peritoneum penetrieren könnte, die diagnostische Laparoskopie zur Beurteilung einer abdominellen Stichverletzung. Dadurch lassen sich explorative Laparotomien mit im Vergleich zur Laparoskopie bekannter erhöhter Morbidität vermeiden. Zudem sind beim penetrierenden Abdominaltrauma Sensitivität (66,7–100 %) und Spezifität (33,3–100 %) der diagnostischen Laparoskopie beim Erkennen von Verletzungen des Zwerchfells und des Dünndarms hoch (Uranues et al. 2015).

Bei thorakoabdominellen Stichverletzungen kann eine Indikation zur Laparoskopie bestehen, um eine Differenzierung zwischen thorakaler und abdomineller Verletzung vorzunehmen und die Durchstichverletzung im Peritoneum zu lokalisieren. Befindet sich der Einstich an der vorderen, unteren Thoraxapertur unterhalb einer horizontalen Linie zwischen den Mamillen, kann die Durchführung einer diagnostischen Laparoskopie sinnvoll sein.

Die zur Verfügung stehende bildgebende Diagnostik, auch die Computertomografie, besitzt leider eine niedrige Sensitivität für die Erkennung von Zwerchfellverletzungen und von Verletzungen der Mesenterialwurzel von Dünn- und Dickdarm. Laparoskopisch lassen sich intraabdominelle Läsionen des Zwerchfells erkennen und therapieren.

Bei stabilem oder stabilisierbarem Patienten mit penetrierender Abdominalverletzung ist heutzutage – abweichend von der in Deutschland über Jahre durchgeführten explorativen Laparotomie – die Durchführung einer diagnostischen Laparoskopie empfohlen (Sliwinski et al. 2020; vgl. Punkt 5.1.2). Wird hierbei eine Verletzung des Peritoneums nachgewiesen, kann eine Konversionslaparotomie sinnvoll sein, da in diesem Fall eine subtile Untersuchung des gesamten Abdomens sowie des gesamten Dünndarms „hand-by-hand" erforderlich sind. Abhängig von der Erfahrung des Operateurs, der Anatomie, der Kreislaufstabilität und der vorliegenden Verletzung kann im offenen Situs die Beurteilbarkeit besser und damit das Risiko einer übersehenen Verletzung geringer sein.

### 4.6.4 Explorative Laparotomie

Eine explorative Laparotomie im Rahmen der Therapie von abdominellen Verletzungen kann unter anderem indiziert sein bei:

- Nachweis von freier abdomineller Flüssigkeit beim Primary oder Secondary Survey und Kreislaufinstabilität nach Trauma
- Penetrierender Schussverletzung
- Limitation einer minimalinvasiven Operation

### 4.6.5 Endoskopische retrograde Cholangiopankreatikographie (ERCP)

Eine ERCP kann bei Verdacht auf Gallengang- oder Pankreasgangverletzung diagnostisch indiziert sein. Ebenfalls können bei Oberbauchtrauma oder Organläsion durch Papillotomie und Einlage eines Stents in Gallen- oder Pankreasgang der Sekretabfluss verbessert bzw. eine Verletzung oder Fistel therapiert werden.

## 4.7 Konservative Therapie

### 4.7.1 Therapieziel

Ziel der Behandlung ist eine komplikationslose Heilung der Verletzung unter Erhalt der Organe und ihrer Funktionen sowie eine Vermeidung von operationsbedingten Komplikationen nach Laparotomie, wie z. B. Platzbauch oder Narbenhernien. Desweiteren ist die Prämisse, dem bisweilen schwerstverletzten Patienten unnötige explorative Laparotomien zu ersparen, ohne das Risiko einer übersehenen Verletzung zu erhöhen.

### 4.7.2 Therapieentscheidungen

Ob konservativ/interventionell behandelt (NOM) oder operiert wird, ist abhängig vom Gesamtverletzungsmuster, von der Kreislaufstabilität und dem Schweregrad der Verletzung. Die immer häufiger durchgeführte diagnostische Laparoskopie führt zu einer deutlichen Verringerung der Rate an explorativen Laparotomien. Zumal schließt die Laparoskopie auch die diagnostische Lücke der MS-CT-Polytrauma-Untersuchung und der Sonografie, vor allem in Bezug auf Hohlorgan-, Mesenterial- und Zwerchfellverletzungen. Desweiteren ist in vielen Fällen eine laparoskopisch bzw. laparoskopisch assistierte Therapie möglich (Beltzer 2020).

Patienten mit stabilen oder stabilisierbaren Kreislaufverhältnissen können oft konservativ oder interventionell behandelt werden, während bei instabilen Kreislaufverhältnissen meist eine Notfall-Laparotomie indiziert ist.

**Tab. 2** Definition der Kreislaufverhältnisse nach WSES (World Society of Emergency Surgery) und ATLS®, modifiziert nach Coccolini. (Coccolini et al. 2017)

| Stabile Kreislaufverhältnisse | Stabilisierbare Kreislaufverhältnisse | Instabile Kreislaufverhältnisse |
|---|---|---|
| • Kein Flüssigkeitsbedarf<br>• Kein Transfusionsbedarf<br>• Keine Zeichen der Hypoperfusion | • RR > 90 mmHg und<br>• HF < 100/min<br>unter Flüssigkeitssubstitution/Katecholamintherapie/Transfusion (bis 4 EKs/24 h)<br>• Baseexzess (BE) negativer als -5 mmol/L<br>• pH > 7,2<br>• Hypothermie T > 34 °C | • RR < 90 mmHg mit Vasokonstriktion, verändertem Bewusstseinszustand und/oder Kurzatmigkeit oder<br>• RR > 90 mmHg aber mit Bedarf an Bolusinfusionen/Transfusionen und/oder<br>• Bedarf an Katecholaminen und/oder<br>• Transfusionsbedarf > 4–6 EKs in den ersten 24 h<br>• Basenexzess (BE) positiver als -5 mmol/L und/oder<br>• Schockindex > 1 und/oder<br>• Transfusionsbedarf > 4–6 EKs/24 h<br>• pH < 7,2<br>• Hypothermie T < 34 °C |

Eine klare Definition der Kreislaufverhältnisse ist somit für die Wahl der Therapie essenziell. Einen Anhalt zur Kategorisierung ergibt Tab. 2:

Sliwinski et al. (2020) empfehlen exemplarisch für das penetrierende Abdominaltrauma folgendes Vorgehen:

Hämodynamisch stabile und asymptomatische Patienten erhalten zunächst eine MS-Computertomografie. Ergeben sich hier oder im eFAST pathologische Befunde, wird die Indikation zur explorativen Laparoskopie oder ggf. zur Laparotomie gestellt. Sind eFAST oder CT negativ, wird der Patient für 24 Stunden observiert (NOM).

Bei hämodynamischer Instabilität, Organevisceration, akutem Abdomen oder Fremdkörper in situ besteht die Indikation zur Notfalllaparotomie (Punkt 5.2.1).

### 4.7.3 Fehler, Gefahren und Komplikationen

Gerade beim konservativen Vorgehen fehlt die visuelle Kontrollmöglichkeit des intraabdominellen Lokalbefundes. Insofern besteht die Gefahr, Verletzungen zu unterschätzen, Begleitverletzungen zu übersehen (missed injury) und Komplikationen, wie z. B. eine erneute Blutung (zweizeitige Milzruptur) oder Auftreten einer Peritonitis zu spät zu erkennen.

Eigene Daten zeigen eine diagnostische Lücke bei polytraumatisierten, intraabdominell verletzten Patienten. Organverletzungen, welche bei der CT-Diagnostik übersehen werden können, betreffen vor allem Zwerchfell, Mesenterium und das Pankreas. Die Patientengruppe mit dem höchsten Risiko, eine „missed injury" zu erleiden, sind junge Männer, welche nach dem Unfallgeschehen bereits intubiert und beatmet aufgenommen werden (Lang 2017).

### 4.7.4 Indikation

Die Indikation zu einem nichtoperativen Management bei stumpfem Trauma kann dann gestellt werden, wenn das Ausmaß der intraabdominellen Verletzungen mit einer geeigneten Diagnostik (meist KM-MS-CT) abgeklärt wurde, Hohlorganverletzungen sowie Zwerchfellrupturen ausgeschlossen wurden und der Patient kreislaufstabil bzw.

stabilisierbar (vgl. Punkt 5.1.2) ist. Leber und Milz sind nach stumpfen Traumata die am häufigsten betroffenen Organe und machen zusammen ca. 60–70 % der Organläsionen aus. Insbesondere stabile Milz- und Leberverletzungen können erfolgreich dem nichtoperativen Management (NOM) zugeführt werden. Das größte Risiko des NOM bei einem Trauma ist eine übersehene intraabdominelle Verletzung (Coccolini et al. 2020).

> *Grundvoraussetzungen für das nichtoperative Management*
> 
> - Hämodynamisch stabiler oder stabilisierbarer Patient (vgl. Tab. 2)
> - Intensivmedizinische Überwachung mit kontinuierlichem Monitoring
> - Regelmäßige klinische, laborchemische und sonografische Kontrollen
> - Möglichkeit zur unverzüglichen operativen Intervention 24/7
> - Ausreichende Bluttransfusionskapazität
> 
> Bei Verdacht auf eine vorliegende Hohlorganverletzung sollte eine Abklärung erfolgen und bei Bedarf auch laparoskopiert bzw. laparotomiert werden (Hecker et al. 2020).

## 4.8 Operative Therapie

### 4.8.1 Indikation zur Notfalllaparotomie

Die Indikation zur Notfalllaparotomie muss gestellt werden, wenn trotz stabilisierender Maßnahmen keine ausreichende Kreislauffunktion wiederhergestellt werden kann und die klinische Symptomatik oder sonografische Befunde eine intraabdominelle Verletzung wahrscheinlich machen.

> **Indikation zur Notalllaparotomie**
>
> - Vermutete Hohlorganverletzung
> - Aktive intraabdominelle Blutung mit Kreislaufinstabilität
> - Prolabierte Viszera
> - Jede abdominelle Schussverletzung
>
> Als auffällige klinische Befunde gelten ein gespanntes Abdomen, Peritonismus, Prellmarken oder der Nachweis von Hämatomen. Der sonografische Nachweis von freier Flüssigkeit gilt als entscheidender diagnostischer Wegweiser. Gerade im Fall der Polytraumatisierung mit hohem ISS-Score (ISS $\geq$ 25) dient die rechtzeitige Laparotomie der Vermeidung von Komplikationen, wie Gerinnungsstörung, Infektion und Ausbildung eines SIRS (systemic inflammatory response syndrome). Aus zeitlichen Gründen kommt bei diesen Patienten eine diagnostische Laparoskopie selten zum Einsatz.

### 4.8.2 Operationsvorbereitung

Bei penetrierenden Verletzungen sollte der Tetanusschutz überprüft und ggf. aufgefrischt werden. Je nach Klinikstandard werden ca. 4–6 Blutkonserven bereitgestellt. Alternativ werden Erythrozytenkonzentrate der Gruppe 0 negativ vorgehalten. Eine intravenöse Antibiotikaprophylaxe mit Basissubstanzen wie Cephalosporine der 2. Generation (z. B. Cefuroxim, Cefotaxim) in Kombination mit Metronidazol wird empfohlen (Eckmann 2016). Magensonde und Blasenkatheter sind sinnvoll, letzterer kann auch intraoperativ als suprapubische Blasenfistel angelegt werden. Während des Eingriffs wirken angewärmte Infusionslösungen und Wärmematten der Auskühlung des Patienten entgegen, was unter anderem der Hämostase des Mehrfachverletzten dient. Meist findet ein Verfahren der maschinellen Autotransfusion (cell-saver) Anwendung. Eine Retransfusion sollte jedoch nur erfolgen, nachdem eine Hohlorganperforation ausgeschlossen wurde und falls keine weiteren Kontraindikationen bestehen. Bei Verdacht auf eine Rektumverletzung sollte der Patient in Steinschnittlage gelagert werden, um bei Bedarf eine Prokto-/Rektoskopie durchführen zu können.

### 4.8.3 Stumpfes versus penetrierendes Abdominaltrauma

Im europäischen Raum ist eine penetrierende (3,7 %) abdominelle Verletzung deutlich seltener als eine stumpfe Verletzung. Bei V.a. eine Verletzung mit Penetration des Peritoneum parietale ist in den meisten Fällen eine sofortige Laparoskopie bzw. je nach Verletzungsmuster und Kreislaufsituation eine Laparotomie erforderlich, um eine mögliche Hohlorganperforation zu erkennen und ggf. zu behandeln.

Bei penetrierenden Verletzungen im kranialen Abschnitt des Bauchraumes können begleitende Verletzungen des Thorax und des Perikards auftreten. Insbesondere müssen ein Pneumothorax und eine Perikard-Tamponade ausgeschlossen werden. Bei abdominellen Schussverletzungen wird die Indikation zur notfallmäßigen Laparotomie auch beim kreislaufstabilen Patienten gestellt.

Bei stumpfem Abdominaltrauma kann nach Stabilisierung der Vitalfunktionen entsprechend eines allgemeingültigen Schockraumalgorithmus vorgegangen werden (vgl. Punkt 5.1.2).

### 4.8.4 Operatives Vorgehen

Als Standardzugang für abdominelle Notfalloperationen wird eine mediane Laparotomie verwendet. Sie kann bei Bedarf nach thorakal und nach inguinal beidseits erweitert werden. Intraoperativ muss das abdominelle Schadensausmaß abgewogen werden. Es muss abgeschätzt werden, ob in Abhängigkeit des klinischen Zustandes des Patienten eine definitive Versorgung (Early Total Care, ETC) möglich ist, oder ob nach dem Prinzip der sogenannten Damage Control Surgery (DCS) vorgegangen werden muss (Klüter et al. 2013).

**Prioritäten im operativen Vorgehen**

In Abb. 5 ist schematisch dargestellt, wie die Schwerstverletztenversorgung in 5 Behandlungsstufen durchgeführt wird.

Nach der initialen Schockraumbehandlung wird nach dem Secondary Survey entschieden, ob nichtoperativ/interventionell (NOM) oder operativ stabilisiert wird.

> Die vorrangigen Behandlungsziele sind:
>
> - Blutungskontrolle (a)
> - Kontaminationskontrolle (b)
> - Erhalt der Organfunktion (c)
>
> Dies kann einzeitig definitiv geschehen (ETC) oder nach dem Damage-Control-Prinzip (DCS) mittels mehrerer Eingriffe und intensivmedizinischer Stabilisierung erfolgen.

Als letzter Schritt erfolgt nach Rekonstruktion der Anatomie der definitive Bauchdeckenverschluss.

a. Blutungskontrolle:

Neben der oben genannten endovaskulären Ballon-Okklusion der Aorta (REBOA, Punkt 4.3) und der Applikation von systemischen Koagulantien (z. B. Tranexamsäure) stehen unterschiedlichste chirurgische Techniken zur Blutungskontrolle zur Verfügung. So können Blutungen durch direkte

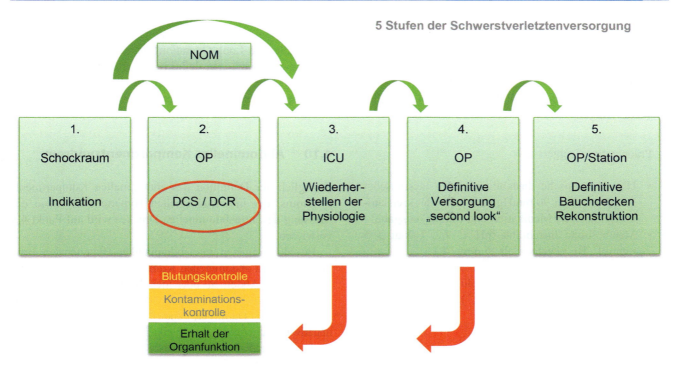

**Abb. 5** 5 Phasen der Schwerstverletztenversorgung. NOM: Nichtoperatives Management (konservativ/interventionell); OP: Operation; DCS: Damage Control Surgery als Bestandteil der DCR: Damage Control Resuscitation; ICU: Intensive Care Unit

manuelle Kompression, durch Koagulation, Ligatur, Klebung oder Umstechung kontrolliert werden. An der Leber wird durch das Pringle-Manöver (Zügelkompression des Ligamentum hepatoduodenale) der Fluss durch Pfortader und A. hepatica gedrosselt.

In extremis kann bei Massenblutungen stammnaher Gefäße ein thorakales Abklemmen der Aorta oder weniger invasiv ein REBOA-Katheter (vgl. Punkt 4.3) angewendet werden.

Letal gefährdende Blutungen aus Milz oder Niere werden bei instabilen Patienten durch Exstirpation dieser Organe kontrolliert.

b. Kontaminationskontrolle

Hohlorganverletzungen müssen definitiv ausgeschlossen werden. Prinzipiell ist auf eine ausreichende Mobilisierung und gute Übersicht Wert zu legen. Erlaubt es der klinische Zustand des Patienten, kann die Darmpassage durch einfache Anastomosen primär wiederhergestellt werden. Ggf. ist eine zusätzliche Sicherung mittels Deviationsstoma indiziert. In der sogenannten Damage-Control-Situation ist es legitim, eine Resektion des verletzen Darmsegmentes vorzunehmen und mit Klammernahtgerät einen oralen und aboralen Blindverschluss vorzunehmen. Die Passage-Wiederherstellung erfolgt in einer weiteren operativen Sitzung nach zwischenzeitlicher Stabilisierung des Patienten auf der Intensivstation.

c. Organerhalt, Vermeidung des abdominellen Kompartmentsyndroms

Zur Verhinderung des sogenannten abdominellen Kompartmentsyndroms (vgl. Punkt 5.4) mit nachfolgender Organdysfunktion ist es oftmals erforderlich, einen temporären Bauchdeckenverschluss vorzunehmen. Der definitive Bauchdeckenverschluss wird nach Stabilisierung des Patienten auf der Intensivstation durchgeführt.

### 4.9 Damage-Control-Situation

Bei der Notfallversorgung von mehrfachverletzten Patienten mit Abdominaltrauma steht die Wiederherstellung der Physiologie mit einem minimalen operativen Trauma im Zentrum der Versorgungsstrategie (Hommes et al. 2018). Hierbei steht ausschließlich die Wiederherstellung der physiologischen Situation des Schwerstverletzten im Vordergrund. Die anatomische Wiederherstellung geschieht zu einem späteren Zeitpunkt. Ein schwer verletzter Patient ist durch die tödliche Trias von Hypothermie, Azidose und Koagulopathie vital gefährdet, so dass sämtliche Damage-Control-Maßnahmen in Verbindung mit Damage-Control-Resuscitation-Maßnahmen durchgeführt werden müssen. Dies heißt im Einzelnen Blutungskontrolle, Kontaminationskontrolle und der temporäre Bauchdeckenverschluss. Ein Damage-Control-Eingriff sollte 60 Minuten nicht überschreiten. Die Schwierigkeit besteht in der klinischen Einschätzung, ob ein Damage-Control-Verfahren anzuwenden ist oder nicht, da Damage-Control-Maßnahmen eine höhere Komplikationsrate nach sich ziehen (Harvin et al. 2016). Hommes et al. (2018) wiesen nach, dass Patienten, welche im Damage-Control-Verfahren operiert wurden, eine höhere Anzahl an Hernien und enteroathmosphärischen Fisteln ausbildeten. Zudem waren Krankenhausaufenthalt und Verweildauer auf der Intensivstation signifikant verlängert.

Hilfreich zur Indikation zur Damage-Control-Surgery sind folgende Trigger:

> **Präoperative Trigger:**
>
> - Hämodynamische Instabilität, z. B. systolischer Blutdruck unter 90 mmHg trotz laufender kreislaufunterstützender Medikation und Flüssigkeitsgabe.
> - Metabolische Instabilität (pH < 7,2, Laktat > 5 mmol/L, BE negativer als -6 mmol/L)
> - Koagulopathie: Temperatur < 35 °C, verlängerte Gerinnungszeiten bzw. pathologische Rotationsthromboelastometrie (ROTEM®)
>
> **Trigger intraoperativ:**
>
> - Schwer zugängliche Venenverletzungen wie z. B. der Vena cava retrohepathisch oder der Beckenvenen
> - Zeitintensive Rekonstruktion (> 90 Minuten) oder Bauchdeckenverschluss nur unter hoher Spannung möglich
>
> **Sonstiger Trigger:**
>
> - Mehr als 10 erforderliche Blutkonserven.
> - Mehrere zur Operation anstehende Patienten, wie z. B. Massenanfall von Patienten
> - Eingeschränkte Ressourcen (Cannon et al. 2017)

Entscheidet man sich für ein Damage-Control-Verfahren, sind aktive Blutungsquellen zügig und zuverlässig zu kontrollieren. So können Splenektomie bei Milzblutung und Packing von Blutungen der Leber indiziert sein. Aufwändige intraabdominale Rekonstruktionen erfolgen sekundär nach Stabilisierung des Patienten auf Intensivstation. Nach Lavage aller 4 Quadranten werden Organläsionen nur dann operiert, wenn dies ohne großen Aufwand zur kurzfristigen Stabilisierung der Gesamtsituation beiträgt. Hohlorganverletzungen werden reseziert. Transmurale Läsionen des Gastrointestinaltraktes werden im Sinne eines Resektionsdebridements behandelt. Auf eine Rekonstruktion der Darmpassage wird verzichtet und die Darmenden durch Klammernähte ohne Anastomosierung oder Stomaanlage blind verschlossen. Das tamponierte Abdomen wird ohne Einlage von Zieldrainagen temporär verschlossen. Ziel dieser Maßnahmen ist es, den Patienten zu stabilisieren. Im Rahmen einer sogenannte „Second-Look-Operation" werden 24 bis 48 Stunden später die Verletzungen definitiv chirurgisch behandelt, nun werden ggf. Resektionen komplettiert, die Darmpassage wieder hergestellt bzw. ein Anus praeter angelegt.

## 4.10 Abdominelles Kompartmentsyndrom

Bezüglich der Definition des abdominellen Kompartmentsyndroms, der intraabdominellen Hypertension sowie der Messung des intraabdominellen Druckes wird auf Punkt 4.5 verwiesen.

Bei der primären intraabdominellen Hypertension bzw. beim primären abdominellen Kompartmentsyndrom liegt die Ursache im Abdomen oder der Beckenregion. Falls ein Therapieerfolg nach konservativen Maßnahmen (z. B. Magensondenanlage, Darmrohr, endoskopische Dekompression, negativ-Bilanzierung, Prokinetika, Relaxierung) ausbleibt, sind in diesen Fällen häufig eine chirurgische oder interventionelle Therapie indiziert. Bei der sekundären Druckerhöhung liegt die Ursache der Pathologie außerhalb des Abdomens.

Das abdominelle Kompartmentsyndrom tritt am häufigsten nach Abdominaltrauma auf. Die Inzidenz wird mit ca. 6 % nach einem Abdominaltrauma angegeben (Coccolini et al. 2018). Besonders gefährdet für die Entwicklung eines Kompartmentsyndroms sind Patienten, die nach Abdominaltrauma mit einer Damage-Control-Operation behandelt wurden. Ätiologisch kommt ein abdominelles Kompartmentsyndrom häufig nach Packing von schweren intraabdominellen Blutungen, wodurch sich der venöse Rückstrom vermindert und sich intraabdominelle Ödeme mit Beeinflussung der Darmbarrierefunktion und Darmmobilität ausbilden, sowie bei ausgedehnten Hämatomen im Retroperitoneum und Becken vor. Es kann sich auch nach Massentransfusionen und Volumentherapie zur Behandlung eines Volumenmangelschocks als generalisiertes Ödem des Gastrointestinaltraktes entwickeln.

> **Ätiologie des abdominellen Kompartmentsyndroms:**
>
> - Nach Packing von intraabdominellen Blutungen
> - Nach Damage-Control-Surgery
> - Bei ausgedehnten Blutungen und Hämatomen im Retroperitoneum und Becken
> - Nach Massentransfusion als generalisiertes Ödem des Gastrointestinaltraktes
> - „capillary-leak-syndrom" mit diffuser Vermehrung der subperitonealen interstitiellen Flüssigkeit
> - Peritonitis

> Zur Prävention eines Multiorganversagens müssen rechtzeitig eine entlastende Laparotomie vorgenommen und ein temporäres Laparostoma angelegt werden.

In der aktuellen Leitlinie der EAST (Eastern Association for the Surgery of Trauma) wird die Anlage eines offenen Abdomens ab einer Transfusionsmenge von zehn Erythrozytenkonzentraten oder einer Infusionsmenge von 15 l Kristalloiden nahegelegt (Diaz et al. 2010). Eine internationale Konsensus-Konferenz kam 2016 (Chiara et al. 2016) zu der Empfehlung, ein offenes Abdomen nach Damage-Control-Chirurgie bei Trauma-Patienten anzulegen bei

- Vorhandensein sehr ausgeprägter viszeraler oder retroperitonealer Schwellung
- Bei geplanter Re-Operation wegen ausgedehnter abdomineller Kontamination oder nach Gefäßverletzungen/-rekonstruktionen
- Ausgedehnten Bauchwanddefekten

Der temporäre Bauchdeckenverschluss wird unter Verwendung von Folienverbänden in Kombination mit einer Vakuumversiegelung vorgenommen (Dietz et al. 2021). Hierzu stehen industrieseitig verschiedene Materialien zur Verfügung. Die Bauchhöhle wird bis zum definitiven Bauchdeckenverschluss in Etappen lavagiert, d. h. in 2- bis 3-tägigen Intervallen revidiert. Ein Vicryl-Netz kann als Faszien-Interposition eingenäht werden, um einem Fortschreiten der Faszienretraktion entgegenzuwirken. Bei evtl. nachfolgenden Bauchdeckenrevisionen wird das eingenähte Vicryl-Netz mittig inzidiert und schrittweise gerafft und dadurch eine Faszienadaptation erleichtert. Kann das Abdomen nicht mehr direkt verschlossen werden, stehen diverse Bauchdeckenrekonstruktionsmaßnahmen zur Verfügung, wie z. B. eine Komponentenseparation nach Ramirez oder andere Verfahren. Ist dies bei adäquatem Risiko nicht möglich, muss eine Fasziendehiszenz belassen werden und eine sogenannte programmierte Hernie, welche in vielen Fällen sekundär verschlossen werden muss, akzeptiert werden. Eine Spalthautdeckung auf das offene Laparostoma sollte, wenn möglich, vermieden werden, da dies eine sehr aufwendige Rekonstruktion nach sich ziehen würde (Kühn et al. 2021).

## 5 Parenchymatöse Organe

1989 veröffentlichen Moore et al. (1989) im Auftrag der American Association for the Surgery of Trauma (AAST) die Organ Injury Scale (OIS) für Verletzungen der parenchymatösen Organe Milz, Leber und Niere. Die Einteilung nach AAST-OIS erfolgt hierbei in jeweils fünf Schweregrade. Die Therapie von Verletzungen der parenchymatösen Organe hat sich in den letzten Jahrzehnten zugunsten des nichtoperativen Managements (NOM) stetig weiterentwickelt. Um diesem Wandel Rechnung zu tragen, wurde die Einteilung nach AAST-OIS 2018 neu überarbeitet und erfolgt anhand der hochauflösenden MS-CT mit arterieller und portalvenöser Phase. Die zusätzliche arterielle Phase führt zu einer signifikanten Änderung der Einstufung von Organverletzungen aufgrund der besseren Detektion von Gefäßverletzungen (Kozar et al. 2018) und Perfusionsdefiziten und ermöglicht somit eine bessere Einschätzung bezüglich der Notwendigkeit weiterer therapeutischer Maßnahmen wie radiologische Intervention oder Operation. Für die Wahl der Therapie muss schließlich sowohl der Schweregrad der Verletzung nach AAST-OIS wie auch der hämodynamische Zustand des Patienten (vgl. Punkt 5.1.2) berücksichtigt werden.

### 5.1 Milz

Bei einem stumpfen Abdominaltrauma ist die Milz mit 32 % das am zweithäufigsten verletzte Organ (Pothmann et al. 2018). Bei der Milzverletzung werden die in Tab. 3 dargestellten Schweregrade unterschieden.

Eine Gefäßverletzung wird als Pseudoaneurysma oder arteriovenöse Fistel definiert.

Aktive Blutungen aus einer Gefäßverletzung zeigen sich als fokaler oder diffuser Gefäßkontrast in der KM-MS-CT.

**Tab. 3** Schweregradeinteilung von Milzverletzungen nach AAST-OIS 2018

| Schweregrad* | Kennzeichen |
|---|---|
| I | - Subkapsuläres Hämatom < 10 % der Oberfläche<br>- Parenchymlazeration < 1 cm Tiefe<br>- Kapselriss |
| II | - Subkapsuläres Hämatom 10–50 % der Oberfläche<br>- intraparenchymales Hämatom < 5 cm<br>- Parenchymlazeration 1–3 cm |
| III | - Subkapsuläres Hämatom > 50 % der Oberfläche;<br>- Rupturiertes subkapsuläres oder intraparenchymales Hämatom ≥ 5 cm<br>- Parenchymlazeration > 3 cm Tiefe |
| IV | - Jede Verletzung bei Vorliegen einer Gefäßverletzung oder einer aktiven Blutung innerhalb der Milzkapsel<br>- Parenchymlazeration mit Beteiligung von segmentalen oder hilären Gefäßen, die zu einer Devaskularisierung von > 25 % führen |
| V | - Jede Verletzung bei Vorliegen einer Gefäßverletzung mit aktiver Blutung, die über die Milz hinaus in das Peritoneum reicht<br>- Komplette Parenchymzerstörung |

*Bei Vorliegen von Mehrfachverletzungen der Schweregrade I und II sollte der Schweregrad um ein Grad erhöht werden bis maximal Grad III.

## Therapie
*Nichtoperatives Management (NOM)*

Das NOM von stumpfen Milzverletzungen stellt heutzutage beim hämodynamisch stabilen beziehungsweise stabilisierbaren Patienten nach Ausschluß weiterer innerer Verletzungen, die einen operativen Eingriff erfordern, unabhängig vom Schweregrad der Verletzung die Behandlungsmodalität der Wahl dar (Coccolini et al. 2017; Stassen et al. 2012b). Zu den Grundvoraussetzungen für das NOM vergleiche Punkt 5.1.4.

Über 80 % der stumpfen Milzverletzungen können heute mit NOM behandelt werden (Morell-Hofert et al. 2020; Stassen et al. 2012b), wobei die Erfolgsrate bei bis zu 90 % bei Erwachsenen und über 95 % bei Kindern liegt (Coccolini et al. 2017; Skattum et al. 2013).

Die Versagensrate des NOM liegt zwischen 4 und 15 % (Coccolini et al. 2017). Bei 60 % der betroffenen Patienten kommt es innerhalb der ersten 24 h, bei 80 % der Patienten innerhalb der ersten 72 h nach dem Trauma zu einer relevanten Blutung (Peitzman et al. 2000) und bei bis zu 10 % der primär konservativ behandelten Patienten muss bei Versagen des NOM eine sekundäre Laparotomie, meist innerhalb der ersten 24 h, vorgenommen werden.

> *Risikofaktoren für ein Versagen des NOM beim Erwachsenen*
>
> - Kontrastmittel- Extravasat in der KM-MS-CT (aktive Blutung)
> - Vorliegen eines posttraumatischen Pseudoaneurysmas (Inzidenz 5,4 %)
> - Höhergradige Milzrupturen (IV–V)
> - Höheres Alter
> - Großes Hämatoperitoneum/Hb-Abfall
> - Polytrauma (hoher ISS)

### Erweiterung des NOM

Hämodynamisch stabilisierbare Patienten (vgl. Punkt 5.1.2) ohne Zeichen einer Peritonitis und ohne Verdacht auf eine begleitende Hohlorganverletzung sollten wenn möglich einer Angiografie mit ggf. Angioembolisation (AE) zugeführt werden. Die AE stellt hierbei eine Erweiterung des NOM dar (Stassen et al. 2012b) und kann die Erfolgsrate signifikant steigern (van der Vlies et al. 2012; Wu et al. 2007), weshalb bei Vorliegen von Risikofaktoren auch unabhängig vom Vorliegen eines Kontrastmittel-Extravasats eine AE in Erwägung gezogen werden sollte (Coccolini et al. 2017).

> *Indikation zur Erweiterung des NOM mit AE beim Erwachsenen*
>
> - KM-Extravasat in der KM-MS-CT sofern stabil/stabilisierbar
> - Vorliegen eines posttraumatischen Pseudoaneurysmas
> - Vorliegen einer posttraumatischen arteriovenösen-Fistel
> - Höhergradige Milzrupturen (IV–V) unabhängig vom Vorliegen eines KM-Extravasats in der KM-MS-CT sofern stabil/stabilisierbar
> - Anhaltender Hb-Verlust/Blutungszeichen unter NOM unabhängig vom Vorliegen eines KM-Extravasats in der KM-MS-CT sofern stabil/stabilisierbar
> - Verletzungen mit hohem Risiko für Versagen des NOM
>
> Bei erfolgreicher selektiver AE und insbesondere nach proximaler AE sollte nach etwa 1 Woche ein Kontrastmittel-verstärkter Ultraschall (CEUS) der Milz zur Überprüfung der Vitalität des erhaltenen Parenchyms erfolgen. Bei < 35 % erhaltenem Parenchym sollte eine Immunisierung analog zur Therapie nach Splenektomie erfolgen.

### Thromboseprophylaxe und Mobilisation beim NOM

Eine Thromboseprophylaxe mit niedermolekularem Heparin sollte so schnell wie möglich beim stabilen Patienten mit NOM begonnen werden (Coccolini et al. 2020).

Die derzeit verfügbaren Erkenntnisse deuten darauf hin, dass die Verabreichung von niedermolekularem Heparin innerhalb von 48–72 h beim NOM von Patienten, die durch ein stumpfes Trauma eine solide Organverletzung erlitten haben, sicher ist (Ferguson und Lewin 2018; Khatsilouskaya et al. 2017), falls keine weiteren Kontraindikationen vorliegen.

### Operative Therapie

Grundsätzlich gelten die Indikationen zur Notfall-Laparotomie (vgl. Punkt 5.2.1).

Nach den Empfehlungen der S3 – Leitlinie Polytrauma/Schwerverletzten-Behandlung (DGU 2016) sollte bei operationspflichtigen Milzverletzungen der Schweregrade I–III nach der AAST/Moore-Klassifikation von 1994 eine milzerhaltende Operation angestrebt werden.

Bei erwachsenen polytraumatisierten Patienten mit operationspflichtigen Milzverletzungen der Schweregrade IV–V nach der AAST/Moore-Klassifikation von 1994 sollte die Splenektomie gegenüber einem Erhaltungsversuch bevorzugt werden.

Bei operationspflichtigen Milzverletzungen aller Schweregrade im Kindesalter sollte wenn möglich eine milzerhaltende Operation angestrebt werden (Bassewitz und Leutner 2020).

## Komplikationen

Nach traumatisch/iatrogen bedingten Verletzungen des Pankreasschwanzes kann es zu Pankreasfisteln kommen. Bei einliegenden Drainagen sollte das Sekret am 3. postoperativen Tag auf Lipase und Amylase untersucht werden.

Bei Milzverlust nach Trauma besteht ein 60-fach höheres Infektionsrisiko durch Pneumokokken, Meningokokken und Hämophilus infuenzae. Die Prävalenz eines OPSI- (overwhelming post-splenectomy infection) Syndroms bzw. einer Postsplenektomiesepsis (PSS) wird lebenslang mit 5 % angegeben, 50 % der schweren Infektionen erfolgen im ersten Jahr nach Splenektomie, die Mortalität der PSS ist mit 30–60 % sehr hoch.

## Postsplenektomie- Impfempfehlung

Entsprechend den Empfehlungen der STIKO (Ständige Impfkommission, Robert Koch-Institut) sollte nach Splenektomie innerhalb von 2–4 Wochen die simultane Impfung gegen oben genannte Keime durchgeführt werden, um einem OPSI- Syndrom vorzubeugen. Zudem werden jährliche Impfungen gegen Influenza empfohlen (Laws et al. 2020). Bei komplikativem Verlauf oder Polytraumatisierung sollte ein Impfabstand von 1–3 Monaten eingehalten werden.

## 5.2 Leber

Bei einem stumpfen Abdominaltrauma ist die Leber mit etwa 40 % das am häufigsten verletzte Organ (Badger et al. 2009; Bruns et al. 2009; Pothmann et al. 2018). Bei der Leberverletzung werden die in Tab. 4 dargestellten Schweregrade unterschieden.

Eine Gefäßverletzung wird als Pseudoaneurysma oder arteriovenöse Fistel definiert.

Aktive Blutungen aus einer Gefäßverletzung zeigen sich als fokaler oder diffuser Gefäßkontrast in der KM-MS-CT.

### Therapie
*Nichtoperatives Management (NOM)*

Analog zur Therapie von stumpfen Milzverletzungen stellt das NOM von Leberverletzungen heutzutage beim hämodynamisch stabilen beziehungsweise stabilisierbaren Patienten nach Ausschluß weiterer innerer Verletzungen, die einen operativen Eingriff erfordern, unabhängig vom Schweregrad der Verletzung die Behandlungsmodalität der Wahl dar (Stassen et al. 2012a). Die Erfolgsraten des NOM bei Leberverletzungen liegen zwischen 90–96 % (Boese et al. 2015).

Hochgradige Leberverletzungen sind naturgemäß mit ausgedehnten biliären und/oder vaskulären Verletzungen verbunden. Durch Verbesserungen in der interventionellen Radiologie und Gastroenterologie können viele Komplikationen von Leberverletzungen erfolgreich interventionell behandelt werden (Friedman et al. 2019).

**Tab. 4** Schweregradeinteilung von Leberverletzungen nach AAST-OIS 2018

| Schweregrad* | Kennzeichen |
|---|---|
| I | - Subkapsuläres Hämatom < 10 % der Oberfläche<br>- Parenchymlazeration < 1 cm Tiefe |
| II | - Subkapsuläres Hämatom 10–50 % der Oberfläche; intraparenchymales Hämatom < 10 cm<br>- Parenchymlazeration 1–3 cm Tiefe und ≤ 10 cm Länge |
| III | - Subkapsuläres Hämatom > 50 % der Oberfläche; rupturiertes subkapsuläres oder parenchymatöses Hämatom<br>- Intraparenchymales Hämatom > 10 cm<br>- Parenchymlazeration > 3 cm Tiefe<br>- Jede Verletzung bei Vorliegen einer Gefäßverletzung oder aktiven Blutung innerhalb des Leberparenchyms |
| IV | - Parenchymzerstörung von 25–75 % eines Leberlappens oder 1–3 Couinaud-Segmente betreffend<br>- Aktive Blutung, die über die Leber hinaus in das Peritoneum reicht |
| V | - Parenchymzerstörung > 75 % eines Leberlappens<br>- Juxtahepatische Venenverletzung (retrohepatische Vena cava/zentrale große Lebervenen |

\* Bei Vorliegen von Mehrfachverletzungen der Schweregrade I und II sollte der Schweregrad um ein Grad erhöht werden bis maximal Grad III.

*Indikation zur AE bei Leberverletzungen*

- Arterielles KM-Extravasat in der KM-MS-CT sofern stabil/stabilisierbar
- Vorliegen eines posttraumatischen Pseudoaneurysmas
- Vorliegen einer posttraumatischen arteriovenösen-Fistel
- Anhaltender Hb-Verlust/Blutungszeichen unter NOM
- Anhaltende arterielle Blutungen nach Notfall-Laparotomie und Leberpacking

Insbesondere das NOM von Patienten mit mittelschweren (III) und schweren (IV–V) Leber-verletzungen mit stabilisierbaren Kreislaufverhältnissen sollte nur in Einrichtungen in Betracht gezogen werden, in denen die Grundvoraussetzungen für das NOM (vgl. Punkt 5.1.4) gegeben- sowie ein Zugang zur Angiografie mit AE und entsprechend geschulte Chirurgen rund um die Uhr verfügbar sind (Coccolini et al. 2020).

*Thromboseprophylaxe, Mobilisation und Ernährung beim NOM:*
Vgl. Punkt 5.7.1 unter NOM bei Milzverletzungen.

**Operative Therapie**

Grundsätzlich gelten die Indikationen zur Notfall-Laparotomie (vgl. Punkt 5.2.1).

Größere Leberresektionen nach Trauma sind auch in erfahrenen Zentren mit einer Mortalität von 50 % vergesellschaftet (Bruns et al. 2009), weshalb sie zunächst vermieden und erst bei späteren Operationen von erfahrenen Chirurgen durchgeführt werden sollten (Coccolini et al. 2020).

Bei ausgedehnten Lazerationen ist meist eine Kompression der Leber mit Bauchtüchern (Leberpacking) erforderlich. Eine zu lockere Kompression der Leber muss hierbei ebenso vermieden werden wie ein Überpacken mit Medialisierung der Leber und Kompression der infra- oder retrohepatischen V. cava (Hauer et al. 2018).

Mit der selektiven hepatischen AE können anhaltende arterielle Blutungen nach unvollständiger Blutstillung adressiert werden und im Anschluss an das Leberpacking erfolgen (Badger et al. 2009).

Lässt sich die Blutungssituation nicht stabilisieren, kann in Ausnahmefällen ein Pringle-Manöver (vgl. Punkt 5.2.4a) oder bei Verletzungen der retrohepatischen V. cava in extremis das Ausklemmen der supra- und infrahepatischen V. cava inferior notwendig sein.

Die endovaskuläre Ballon-Okklusion der Aorta kann bei hämodynamisch instabilen Patienten in extremis als Überbrückung zu anderen Verfahren der Blutstillung eingesetzt werden.

**Komplikationen**
Zu den typischen Komplikationen von Leberverletzungen gehören persistierende Blutungen, posttraumatische Lebernekrosen, Abszesse, Gallelecks mit konsekutiver galliger Peritonitis oder Galleabflußstörungen mit Auftreten von Biliomen.

Biliäre Komplikationen treten bei etwa 3,2 % aller Leberverletzungen auf und tragen erheblich zur Morbidität bei (Stassen et al. 2012a). Gallelecks treten naturgemäß häufiger bei höhergradigen Leberverletzungen auf. Die Therapie erfolgt multimodal und beinhaltet neben der ggf. chirurgischen Versorgung verletzter Gallengänge die Einlage von Zieldrainagen, die Durchführung einer ERC mit Papillotomie und ggf. Stenteinlage oder die Anlage einer nasobiliären Sonde, um den Galleabfluss zu erleichtern. In sehr seltenen Fällen kann auch eine perkutane transhepatische Cholangio-Drainage zum sicheren Galleabfluss vorübergehend notwendig sein. Unter verbesserten Galleabflussbedingungen zeigen Gallelecks eine gute Abheilungstendenz.

Bei verzögerter posttraumatischer Gallefistel kann als erste Maßnahme die Kombination aus laparoskopischer Spülung/Drainage und endoskopischem Stenting in Betracht gezogen werden (Coccolini et al. 2020).

Die meisten traumatischen Biliome bilden sich spontan zurück. Größer werdende, symptomatische oder infizierte Biliome können erfolgreich mit einer perkutanen Drainage behandelt werden.

Die Bilhämie ist eine seltene Komplikation nach schwerster Leberruptur, die in der Regel durch eine pathologische Verbindung zwischen den intrahepatischen Gallengängen und dem hepatischen Venensystem nach Bildung eines ausgedehnten Hämatoms in nekrotischem Gewebe verursacht wird (Zitat Baert 2008). Solche intrahepatischen biliovenösen Fisteln können meist mit einer ERCP erfolgreich behandelt werden (Coccolini et al. 2020).

Eine Hämobilie tritt dagegen z. B. bei posttraumatischen *bilioarteriellen Fisteln* auf und kann mit einer hepatischen Angiografie diagnostiziert und ggf. mittels AE erfolgreich therapiert werden.

**Sekundär sklerosierende Cholangitis (SSC)**
Die SSC ist eine seltene cholestatische Lebererkrankung, die bei Patienten ohne hepatobiliäre Vorerkrankung nach einer protrahierten intensivmedizinischen Therapie z. B. in der Herz- und Thoraxchirurgie, bei Infektionen, Traumata und Verbrennungen auftritt und mit einer erheblichen Verkürzung der Lebenserwartung einhergeht, die unabhängig von der eigentlichen Grunderkrankung bzw. dem initialen Trauma ist (Seemann et al. 2013). Als Ursache wird eine ischämisch bedingte Cholangiopathie in Kombination mit Veränderungen der Zusammensetzung der Galle („toxische" Galle) angenommen, die zur Nekrose der Cholangiozyten, zur Verödung der intrahepatischen Gallengänge und zur Bildung von okkludierendem Ausgussmaterial (sogenannten Casts) in den Gallenwegen führt.

Innerhalb von wenigen Wochen kann es zu einer irreversiblen sekundären biliären Zirrhose kommen. Der genaue Pathomechanismus ist hierbei noch nicht hinreichend geklärt. Eine Beatmung mit hohem positiven endexspiratorischen Druck, Hypotension und hohe Katecholamindosen können die hepatosplanchnische Blutversorgung verschlechtern. Da das Gallenwegsystem im Gegensatz zur dualen Blutversorgung der Leber nur über Äste der Arteria hepatica versorgt wird, ist es bei einer verminderten Perfusion besonders anfällig. Eine bakterielle Besiedelung der Gallenwege, toxische Metabolite in der Galle und eine parenterale Ernährung werden ebenfalls als Ursachen diskutiert. Eine SSC sollte bei der Differenzialdiagnose der Cholestase bei kritisch kranken Patienten insbesondere dann in Betracht gezogen werden, wenn die Cholestase nach der Erholung von dem eigentlichen Trauma fortbesteht. Die Diagnose wird anhand von Magnetresonanz-Cholangiopankreatikographie (MRCP) oder ERCP gestellt.

**Therapie**
Ursodeoxycholsäure wird häufig eingesetzt, um den Gallefluss zu verbessern. Die endoskopische Entfernung der Casts und die Sphinkterotomie verbessern den Abfluss der Galle, was zu einer vorübergehenden klinischen und

laborchemischen Verbesserung führt. Eine bakterielle Besiedelung sollte entsprechend antibiotisch behandelt werden. Es gibt jedoch keine Therapie, die das Fortschreiten der Krankheit verhindern kann. Die Lebertransplantation stellt die einzige kurative Therapieoption dar und sollte frühzeitig nach der Diagnosestellung einer SSC in Betracht gezogen werden.

## 5.3 Gallenblase

**Akute akalkulöse Cholezystitis (AAC)**
Die AAC („Intensivgallenblase") stellt eine lebensbedrohliche Gallenblaseninfektion ohne Nachweis von Gallensteinen dar, von der meist kritisch kranke Patienten (z. B. in der Herz- und Thoraxchirurgie, bei Infektionen, Traumata, Sepsis, Immundefizit oder Verbrennungen) betroffen sind.

Mikrozirkulationsstörungen mit Hypoxie der Gallenblase und Stase der Gallenflüssigkeit werden als Ursache angenommen. Neben dem typischen Erregerspektrum für akute Cholezystitiden können auch seltenere Keime und Viren an der Entstehung beteiligt sein. Als Risikofaktoren für die Entstehung einer AAC sind eine totale parenterale Ernährung, maschinelle Beatmung mit positivem endexspiratorischen Druck, die Aktivierung von Entzündungsmediatoren, Medikamente wie Vasopressoren, Sedativa und Opiate sowie die Gabe von Blutprodukten zu nennen (Rimkus und Kalff 2013). Die AAC macht etwa 10 % aller Fälle von akuter Cholezystitis aus und hat mit einer Mortalität von 40 bis 50 % eine deutlich schlechtere Prognose als ihr kalkulöses Gegenstück. Zu den lebensbedrohlichen Komplikationen der AAC zählen Gallenblasenperforation, Gangrän, Empyem und Sepsis.

**Therapie**
Abhängig vom Zustand und den Begleiterkrankungen des Patienten werden in der Literatur neben der antibiotischen Therapie verschiedene Behandlungsoptionen beschrieben.

- Laparoskopische Cholezystektomie
- Perkutane Cholezystostomie
- Endosonographisch gesteuerte Cholezystostomie
- Endoskopisch transpapilläre Gallengangsdrainage

Kardiopulmonal stabile Patienten ohne Kontraindikation für eine Operation sollten neben der antibiotischen Therapie wenn möglich laparoskopisch cholezystektomiert werden.

Bei kritisch kranken Patienten mit mehreren Begleiterkrankungen und einem hohen Konversionsrisiko oder bei Patienten, die für eine Operation nicht in Frage kommen, kann neben der antibiotischen Therapie eine perkutane/endosonographisch gesteuerte Cholezystostomie/endoskopisch transpapilläre Gallengangsdrainage als sicherer und bei etwa 90 % der Patienten auch als definitiver Eingriff durchgeführt werden (Balmadrid 2018). Die perkutane Cholezystostomie kann auch bettseitig in Lokalanästhesie durchgeführt werden.

## 5.4 Pankreas

Durch die Lage ventral der Wirbelsäule ist das Pankreas nach lokalisiertem stumpfem Anpralltrauma (Pferdetritt, Fahrradlenker) insbesondere bei schlanken Patienten gefährdet. Die Inzidenz der Pankreasverletzung ist beim stumpfen Abdominaltrauma mit 3,7–11 % relativ gering (Coccolini et al. 2019a). Daneben können penetrierende Verletzungen zu Pankreasverletzungen führen. Pankreasverletzungen können nach AAST-OIS in die in Tab. 5 dargestellten Schweregrade eingeteilt werden.

a) Das proximale Pankreas liegt rechts von der Vena mesenterica superior.

**Diagnostik**
Die Rate an übersehenen Verletzungen wird für Pankreasverletzungen mit 40 % angegeben (Hecker et al. 2020). Wiederholte klinische Untersuchungen und Messungen der Amylase- und Lipasespiegel im Serum, beginnend 3 bis 6 Stunden nach dem Trauma, können bei der weiteren Diagnostik hilfreich sein (Coccolini et al. 2019a). Bei hämodynamisch stabilen Patienten mit hohem klinischen Verdacht auf eine Pankreasverletzung mit initial unauffälliger KM-MS-CT und/oder erhöhter Amylase und Lipase oder anhaltenden Bauchschmerzen wird eine erneute CT-Untersuchung innerhalb von 12–24 Stunden nach dem Trauma empfohlen.

Bei Unklarheit bezüglich der Unversehrtheit des Pankreasganges sollte dieser durch eine ERCP oder MRCP weiter abgeklärt werden (Ho et al. 2017).

**Therapie**
*Nichtoperatives Management (NOM)*
Bei hämodynamisch stabilen Patienten mit leichtgradigen Pankreasverletzungen (I–II) ohne Peritonitiszeichen sollte ein NOM durchgeführt werden.

Sehr proximal gelegene Pankreaskorpusverletzungen (III) können bei hämodynamisch stabilen Patienten mit NOM therapiert werden, wobei sich der Erfolg des NOM durch

**Tab. 5** Schweregradeinteilung von Pankreasverletzungen nach AAST-OIS 2018

| Schweregrad* | Kennzeichen | |
|---|---|---|
| | Hämatom | Rissverletzung (Lazeration) |
| I | Leichte Kontusion ohne Gangbeteiligung | Oberflächliche Risswunde ohne Gangbeteiligung |
| II | Schwere Kontusion ohne Gangbeteiligung oder Gewebsverlust | Schwere Risswunde ohne Gangbeteiligung oder Gewebsverlust |
| III | | Distale Durchtrennung oder Parenchymverletzung mit Gangbeteiligung |
| IV | | Proximale[a] Durchtrennung oder Parenchymverletzung mit Beteiligung der Ampulle |
| V | | Massive Destruktion des Pankreaskopfes |

*Bei Vorliegen von Mehrfachverletzungen der Schweregrade I und II sollte der Schweregrad um ein Grad erhöht werden bis maximal Grad III.

den Einsatz endoskopischer und perkutaner Interventionen erhöht (Pata et al. 2009).

Die optimale Behandlung von hämodynamisch stabilen oder stabilisierbaren Patienten mit Grad IV-Verletzungen ist umstritten. Bei Kindern liegt die Erfolgsrate des NOM bei Grad III-V-Verletzungen bei bis zu 89 % (Koh et al. 2017). Bei Erwachsenen ist bei Vorliegen von Grad III-V- Verletzungen hingegen mit einer Versagensrate des NOM in bis zu 70 % der Fälle zu rechnen (Hecker et al. 2020).

Das NOM von höhergradigen Verletzungen sollte nur in ausgewählten Fällen und unter Beachtung der Grundvoraussetzungen für das NOM (vgl. Punkt 5.1.4) sowie nur in Einrichtungen in Betracht gezogen werden, in denen rund um die Uhr eine Endoskopie, eine interventionelle Radiologie und erfahrene Chirurgen zur Verfügung stehen (Coccolini et al. 2019a).

Bezüglich der weiteren Therapie im Rahmen des NOM bei Pankreasverletzungen sind die Empfehlungen in der Literatur unterschiedlich. Häufig genannt werden eine eingeschränkte enterale Ernährung oder passagere enterale Nahrungskarenz, das Einlegen einer nasogastralen Sonde zur Magensaftdrainage bei Erbrechen sowie ausreichend Analgetika (Coccolini et al. 2019a).

Der Nutzen von prophylaktischen Antibiotika-Gaben ist fraglich. Die prophylaktische intravenöse/subkutane Verabreichung von Octreotid®, um die Fistelrate durch Hemmung der exokrinen Sekretion der Bauchspeicheldrüse zu verringern, wird in der Regel nicht empfohlen (Ho et al. 2017). Bei Vorliegen von Gangverletzungen mit erhöhtem Risiko für die Entwicklung einer Pankreasfistel wird die Verabreichung von Octreotid von einigen Autoren jedoch favorisiert (Girard et al. 2016).

**Operative Therapie**

Grundsätzlich gelten die Indikationen zur Notfall-Laparotomie (vgl. Punkt 5.2.1).

Bei Patienten mit leichtgradigen Pankreasverletzungen (I–II), die aufgrund von Begleitverletzungen operiert werden müssen, wird in der Regel eine nichtresezierende Behandlung mit Drainageneinlage empfohlen (Ho et al. 2017).

Bei operationspflichtigen distalen Pankreasverletzungen (III) stellt die Pankreaslinksresektion mit oder ohne Splenektomie das Verfahren der Wahl dar.

Bei Erwachsenen mit Grad IV- Pankreasverletzungen wird in den meisten Fällen die operative Resektion empfohlen.

Bei Erwachsenen mit Grad V- Pankreasverletzungen gibt es keine eindeutige Empfehlung bezüglich des operativen Vorgehens (Pankreatikoduodenektomie oder andere chirurgische Verfahren) (Coccolini et al. 2019a).

**Komplikationen**

Als typische Komplikationen von Pankreasverletzungen gelten Abszesse, Pankreasfisteln (10–35 %), Pankreasgangstrikturen, posttraumatische Pseudozysten und die akute posttraumatische Pankreatitis (17 %) (Hecker et al. 2020). Abszesse und Pankreasfisteln können mit einer externen Drainage und ggf. Octreotid® behandelt werden und hierunter spontan ausheilen. Große Pseudozysten können endoskopisch mit Pigtail-Drainagen oder selbstexpandierenden Lumen-appositionierenden vollgecoverten Metallstents (LAMS) erfolgreich behandelt werden. Zu den gefürchtetsten Komplikationen gehört die Pankreasnekrose mit Autodigestion von peripankreatischen Gefäßen oder Organen, Arrosionsblutungen und Infektionen, deren Folgen schwerwiegend sein können.

## 5.5 Niere

Bei einem stumpfen Abdominaltrauma sind die Nieren die am dritthäufigsten verletzten Organe. Der Anteil der Nierenverletzungen an der Gesamtzahl der Traumapatienten beträgt ca. 2–5 %. Vorerkrankte Nieren sind mit einem höheren Verletzungsrisiko assoziiert. Bei Nierenverletzungen werden die in Tab. 6 dargestellten Schweregrade unterschieden.

**Diagnostik**

Klinische Zeichen einer Verletzung des harnableitenden Systems können eine Hämaturie oder Blutaustritt aus dem Meatus urethrae sein. Traumatische Nierenverletzungen werden anhand der KM-MS-CT-Bildgebung klassifiziert. In der Kontrastmittelphase lassen sich Gefäßverletzungen ggf. mit

**Tab. 6** Schweregradeinteilung von Nierenverletzungen nach AAST-OIS 2018

| Schweregrad | Kennzeichen |
|---|---|
| I | Subkapsuläres Hämatom und/oder Parenchymkontusion ohne Rissverletzung |
| II | Nicht expandierendes perirenales Hämatom, auf die Gerota-Faszie begrenzt<br>Parenchymlazeration ≤ 1 cm Tiefe ohne Urinextravasation |
| III | Parenchymlazeration > 1 cm Tiefe ohne Ruptur des Kelchsystems oder ohne Extravasation von Urin<br>Jede Verletzung bei Vorliegen einer Nierengefäßverletzung oder einer aktiven Blutung innerhalb der Gerota-Faszie |
| IV | Parenchymlazeration mit Kelchsystembeteiligung und Extravasation von Urin<br>Riss des Nierenbeckens und/oder vollständige Unterbrechung von Harnleiter und Nierenbecken<br>Segmentale Verletzung der Nierenvene oder -arterie<br>Aktive Blutung über die Gerota-Faszie hinaus in das Retroperitoneum oder Peritoneum<br>Segmentaler oder vollständiger Niereninfarkt aufgrund einer Gefäßthrombose ohne aktive Blutung |
| V | Abriss der Nierenarterie oder -vene oder Nierenstielabriss<br>Devaskularisierte Niere mit aktiver Blutung<br>Massive Parenchymdestruktion |

aktiven Blutungen und/oder ischämische Areale darstellen. In der verzögerten Ausscheidungsphase können Verletzungen des Hohlsystems sowie eine Urinextravasation diagnostiziert werden.

**Therapie**
*Nichtoperatives Management (NOM)*
Das NOM von Nierenverletzungen stellt heutzutage beim hämodynamisch stabilen beziehungsweise stabilisierbaren Patienten nach Ausschluß weiterer innerer Verletzungen, die einen operativen Eingriff erfordern, unabhängig vom Schweregrad der Verletzung die Behandlungsmodalität der Wahl dar (Coccolini et al. 2019a).

Hämodynamisch stabile oder stabilisierbare Patienten mit arterieller Kontrastmittelextravasation, Pseudoaneurysma, arteriovenöser Fistel und nicht selbstlimitierender ausgeprägter Hämaturie sollten einer AE zugeführt werden. Diese sollte so selektiv wie möglich erfolgen mit dem Ziel des größtmöglichen Erhaltes von vitalem Nierenparenchym. Durch die AE kann die Erfolgsrate des NOM bei höhergradigen Nierenverletzungen signifikant gesteigert werden (Khoschnau et al. 2020).

Bei hämodynamisch stabilen oder stabilisierbaren Patienten mit hochgradigen Verletzungen (IV–V) mit Verletzung, Dissektion oder Verschluss der Nierenarterie ist eine AE und/oder eine perkutane Revaskularisierung mit Stent oder Stentgraft in spezialisierten Zentren und bei Patienten mit begrenzter warmer Ischämiezeit (< 240 min) angezeigt (Coccolini et al. 2019b).

Das Vorhandensein von avitalem Gewebe (devaskularisierte Niere) ist keine Indikation für eine Operation in der Akutsituation, sofern keine anderen Indikationen für eine Laparotomie vorliegen.

Bei hochgradigen Verletzungen (IV–V) sollte eine KM-MS-CT-Kontroll-Untersuchung mit verzögerter Ausscheidungsphase oder ein Kontrastmittelverstärkter Ultraschall (CEUS) innerhalb der ersten 48 Stunden nach dem Trauma erfolgen.

Wenn Patienten mit hochgradigen Nierenverletzungen aus anderen Gründen operiert werden müssen, sollte das perirenale Hämatom nicht exploriert werden, es sei denn, es zeigt während der Operation eine Größenzunahme, da ansonsten in den meisten Fällen eine Nephrektomie notwendig wird (Khoschnau et al. 2020).

Das Konzept des NOM umfasst Bettruhe, wiederholte klinische, laborchemische und sonografische Kontrollen sowie die Überwachung der Vitalzeichen und des Hämaturiegrades. Die Bettruhe wird fortgesetzt, bis der Hämoglobinwert stabil ist und die Hämaturie sistiert (Coccolini et al. 2019b; Kodama 2019). Ggf. muss ein Single-J- oder Double-J-Katheter eingelegt werden.

**Operative Therapie**
Grundsätzlich gelten die Indikationen zur Notfall-Laparotomie (vgl. Punkt 5.2.1).

Die endovaskuläre Ballon-Okklusion der Aorta kann bei hämodynamisch instabilen Patienten in extremis als Überbrückung zu anderen Verfahren der Blutstillung eingesetzt werden.

Die Indikation zur Nephrektomie kann bei schwerer Nierenverletzung eines kreislaufinstabilen Patienten gegeben sein.

Bei schweren Verletzungen der Nierenvene ohne selbstlimitierende Blutung ist eine AE nicht angezeigt. Die Patienten sollten operativ versorgt werden.

## 6 Hohlorgane

Eine Hohlorganverletzung beim stumpfen Abdominaltrauma ist im Vergleich zum Penetrierenden eher selten (Watts und Fakhry 2003). Die KM-MS-CT-Untersuchung stellt bei der Diagnostik den Goldstandard dar (vgl. Punkt 4.4.3). Um keine Verletzungen zu übersehen, sollte die Entscheidung zur Operation in Zusammenschau von klinischem und radiologischem Befund sowie dem zugrundeliegenden Verletzungsmechanismus getroffen werden. Im Zweifelsfall sollte eine Follow-up-CT innerhalb von 24 h durchgeführt werden. Die Sensitivität für Darmperforationen lässt sich hierdurch von 30 auf 82 % erhöhen (Hecker et al. 2020).

Bei hämodynamisch stabilen Patienten mit unspezifischen Symptomen, die nach initialem NOM fortbestehen, kann eine diagnostische Laparoskopie in Betracht gezogen werden (Justin et al. 2017).

## 6.1 Magen

Eine Verletzung des Magens nach stumpfem Abdominaltrauma ist selten. Magenwandverletzungen werden im Rahmen von Anpralltraumata mit Kompression des Magens gegen die Wirbelsäule und bei Einwirkung von Scherkräften beobachtet. Bei perforierenden Abdominalverletzungen wird eine Verletzung der Magenwand mit 18 % wesentlich häufiger beobachtet (Nicholas et al. 2003).

**Therapie**
Der Verdacht auf eine traumatische Magenperforation stellt eine Indikation zur explorativen Notfall-Laparotomie dar. Zur Sekretableitung wird eine Magensonde eingelegt.

Bei kombinierten Magen- und Duodenalverletzungen empfiehlt sich die Anlage einer jejunalen Ernährungssonde.

**Komplikationen**
Nach perforierenden Magenverletzungen können subphrenische Abszesse und bei Begleitverletzungen des Zwerchfells Pleuraempyeme auftreten.

## 6.2 Duodenum

Das Duodenum wird in 4 Duodenalabschnitte (D1: Pars superior (intraperitoneal), D2: Pars descendens (mit Papillenregion), D3: Pars horizontalis/inferior und D4 Pars ascendens) eingeteilt. Beim Erwachsenen ist das Duodenum bei 1–4,7 % der Abdominaltraumata betroffen. Die meisten Duodenalverletzungen werden nach perforierendem Trauma oder Gurtverletzungen mit begleitenden Wirbelsäulenfrakturen beobachtet.

Die klinischen Zeichen von Duodenalverletzungen sind meist unspezifisch oder treten erst zeitlich verzögert auf. Die Rate an übersehenen Verletzungen in der KM-MS-CT liegt bei bis zu 27 % beim Duodenaltrauma (Coccolini et al. 2019a; Hecker et al. 2020). Bei Verdacht auf eine duodenale Verletzung sollte eine Duodenoskopie durchgeführt werden.

Bei Duodenalverletzungen werden die in Tab. 7 dargestellten Schweregrade unterschieden.

**Therapie**
*Nichtoperatives Management (NOM)*
Leichtgradige Duodenalverletzungen (I–II) können nichtoperativ behandelt werden, allerdings nicht bei Vollwandläsionen und nicht bei anderen abdominellen Begleitverletzungen, die eine operative Versorgung erfordern (Coccolini et al. 2019a).

**Tab. 7** Schweregradeinteilung von Duodenalverletzungen nach AAST-OIS 2018

| Schweregrad | Verletzungsart | Kennzeichen |
|---|---|---|
| I | Hämatom Lazeration | Kontusion oder Hämatom in einem Duodenalabschnitt (D1-D4) Lazeration ohne Perforation |
| II | Hämatom Lazeration | Kontusion oder Hämatom in mind. zwei Duodenalabschnitten (D1-D4) Vollwandläsion < 50 % der Zirkumferenz |
| III | Lazeration | Vollwandläsion 50–75 % der Zirkumferenz von D2 Vollwandläsion 50–100 % der Zirkumferenz von D1, D3 oder D4 < 75 % der Zirkumferenz von D2 inkl. Ampulla |
| IV | Lazeration | Vollwandläsion > 75 % der Zirkumferenz von D2 jede Beteiligung der Ampulla duodeni oder des distalen Ductus choledochus |
| V | Lazeration Gefäßverletzung | Massive Verletzung des duodenopankreatischen Komplexes Devaskularisierung des Duodenums |

**Operative Therapie**
Hämodynamisch instabile Patienten, Patienten mit Peritonitis und offene Abdominalverletzungen bedürfen einer sofortigen operativen Versorgung (Coccolini et al. 2019a).

Einfache Lazerationen, die in ca. 80 % der duodenalen Verletzungen auftreten, können primär mit Naht versorgt werden. Bei Vorliegen von höhergradigen Duodenalverletzungen mit multiplen intraabdominellen Begleitverletzungen liegt häufig eine Damage-Control-Situation vor, wobei die primäre Naht des Duodenums, wenn technisch möglich, angestrebt werden sollte. Die Anlage einer Magensonde und die Einlage von Zieldrainagen werden empfohlen.

Verletzungen, die eine partielle Duodenopankreatektomie erfordern, sind meist mit schweren Begleitverletzungen und/oder hämorrhagischem Schock assoziiert. Die Rekonstruktion sollte zweizeitig erfolgen und nur von erfahrenen Chirurgen durchgeführt werden.

## 6.3 Dünndarm

Verletzungen des Dünndarms nach stumpfem Abdominaltrauma sind mit nur 0,3 % aller stumpfen Abdominaltraumata selten (Watts und Fakhry 2003). Proximales Jejunum, distales Ileum und Darmabschnitte in der Nähe von Briden und Adhäsionen sind am stärksten gefährdet, da sie bei Dezelerationstraumata anfälliger für Scherkräfte sind (Iaselli et al. 2015; Walker 2013). Dünndarmverletzungen lassen sich schwer diagnostizieren, da sie anfangs klinisch inapparent sein können.

**Therapie**
*Nichtoperatives Management (NOM)*
Die Indikation zum NOM von Dünndarmverletzungen kann bei unkomplizierten Wand- oder Mesenterialhämatomen gestellt werden.

**Operative Therapie**
Die meisten Dünndarmverletzungen können mit einer einfachen Übernähung suffizient versorgt werden. Bei ausgedehnten Verletzungen mit kompletter Durchtrennung oder Devaskularisierung erfolgt die sparsame Resektion des betroffenen Darmabschnitts. Eng benachbart liegende Mehrfachverletzungen können durch eine en-bloc-Resektion behandelt werden. Bestehen Zweifel an der Vitalität von Darmabschnitten, sollte diese im Rahmen einer Second-Look-Operation überprüft werden. Bei kritischem Schockzustand werden die Darmenden nach der Resektion blind verschlossen (Damage Control). Im Rahmen einer Second-Look-Operation nach 1–2 Tagen kann dann eine Anastomose angelegt werden.

## 6.4 Kolon

Kolonverletzungen nach stumpfem Abdominaltrauma sind selten und werden bei etwa 0,5 % aller schweren stumpfen Traumata diagnostiziert (Iaselli et al. 2015). Meistens handelt es sich um partielle Lazerationen, nur bei 3 % aller operierten Patienten finden sich Vollwandläsionen. Die Prognose einer Kolonverletzung ist abhängig von der rechtzeitigen Diagnose und Einleitung der Therapie. Eine Verzögerung der Therapie von > 8 h aufgrund einer übersehenen Verletzung nach dem Trauma ist mit einer deutlich erhöhten Letalität verbunden (Bège et al. 2016). Von allen Hohlorganverletzungen weisen Kolon- und Rektumverletzungen mit 32,3 % die höchste Komplikationsrate auf (Watts und Fakhry 2003).

**Therapie**
*Operative Therapie*
Alle intraperitoneal lokalisierten Kolonverletzungen müssen operativ versorgt werden. Abhängig vom Ausmaß der Verletzung können kleinere Segmentresektionen oder bei größeren Verletzungen eine Hemikolektomie oder Sigmaresektion nötig sein. Die Entscheidung zur Wiederherstellung der Darmkontinuität hängt dabei vom Zustand des Patienten, der Verletzungsschwere sowie vom Ausmaß und der Dauer der Kontamination ab. In den meisten Fällen ist eine primäre Kontinuitäts-Wiederherstellung möglich. Bei verzögerter Therapie, z. B. bei Vorliegen einer missed injury mit Peritonitis und multiplen Begleiterkrankungen, septischem Schock oder hohem Alter ist aufgrund des Risikos für das Auftreten einer Anastomoseninsuffizienz ein Stoma vorzuziehen (Bège et al. 2016). Bei hämodynamisch instabilen Patienten oder bei intraoperativer Verschlechterung wird nach dem Damage-Control-Prinzip vorgegangen.

## 6.5 Rektum, Anorektum

Intraperitoneale Verletzungen des Rektums werden entsprechend den Therapieprinzipien von Kolonverletzungen behandelt. Bei extraperitonealen Verletzungen des Rektums und des Anus ist in der Regel keine Resektion erforderlich. Sie werden entweder von abdominal oder transanal übernäht und drainiert. Es empfiehlt sich dann die Anlage eines doppelläufigen, protektiven Anus praeter, der auch vor den Komplikationen der Nahtinsuffizienz und Ausbildung einer Stuhlfistel schützt. Zur Ausleitung sind das Sigma, Colon transversum oder bei weiteren Kolonverletzungen auch das terminale Ileum geeignet.

Begleitende Damm- und Sphinkterverletzungen sollten nach Möglichkeit sofort rekonstruiert werden. Nach Ausschaltung des verletzten Rektums kann ggf. eine endoluminale Vakuumtherapie (endoskopisch eingebrachtes Schwammsystem) in Betracht gezogen werden.

## 7 Zwerchfell

Zwerchfellverletzungen kommen mit einer Inzidenz von 4–6 % beim stumpfen thorakoabdominalen Trauma vor. Beim penetrierenden thorakoabdominalen Trauma liegt die Inzidenz bei 10–15 %.

Die linke Seite ist mit 60–80 % häufiger betroffen als die Rechte. Beim stumpfen thorakoabdominalen- oder Beckentrauma kommt es zu einer schlagartigen intraperitonealen Druckerhöhung von bis zu 1000 cm $H_2O$ und damit zu einer hohen kinetischen Energieübertragung auf die Zwerchfellkuppeln. Hierbei kann es zu einer Berstungsruptur kommen. Der pleuroperitoneale Druckgradient bewirkt eine Hernierung intraabdomineller Organe in den Thorax. Die Klinik ist meist unspezifisch, weshalb Zwerchfellrupturen häufig übersehen oder erst verzögert diagnostiziert werden. Die Mortalität von Zwerchfellrupturen liegt bei 19,8 % beim stumpfen- und bei 8,8 % beim penetrierenden Trauma (Fair et al. 2015).

**Diagnostik**
Die KM-MS-CT hat die höchste Sensitivität bei der Diagnostik von Zwerchfellrupturen (Gao et al. 2015). Dennoch kann eine Zwerchfellruptur, insbesondere beim intubierten Patienten übersehen werden. Bei auffälligem Röntgenthorax-

Befund nach Extubation sollte eine MS-CT mit oraler Kontrastierung erfolgen.

**Therapie**
Die Zwerchfellruptur stellt eine absolute Operationsindikation dar. Es drohen pulmonale Beeinträchtigungen, sekundäre Organschäden durch Herniation von intraabdominellen Organen in den Thorax mit möglicher Inkarzeration, Strangulation und Blutungen. Bei Verletzungen des Perikards mit Subluxation des Herzens kann es durch Zug an den Koronarien zum kardialen Schock kommen.

Zwerchfellrupturen werden in der Regel über eine Laparotomie offen versorgt, Rechtsseitige ggf. auch über eine Thorakotomie. Bei hämodynamisch stabilen Patienten kann die Rekonstruktion ggf. auch laparoskopisch oder thorakoskopisch erfolgen. Vor Beendigung des Eingriffes wird eine Thoraxdrainage eingelegt.

## 8 Postoperative Behandlung

Bei den chirurgischen Behandlungskonzepten von komplexen Abdominalverletzungen wird zwischen
*Laparotomie on demand, programmierter Relaparotomie* und *offenem Abdomen* (Laparostoma) unterschieden (Dietz et al. 2021).

Beim offenen Abdomen sollte nach Möglichkeit innerhalb der ersten 24–48 h mit der Ernährungstherapie begonnen werden. Während die parenterale Ernährung zur Deckung des hohen Kalorienbedarfs nötig ist, dient die enterale Ernährung dem Schutz der Integrität der Barrierefunktion der Schleimhaut (Chabot und Nirula 2017; Dietz et al. 2021). Eine Bauchlagerung ist mit den neuen Vakuumverbandstechniken bei respiratorischen Problemen möglich.

Moderne Fast-track-Rehabilitation nach Abdominaltrauma ist in den wenigsten Fällen möglich. Dagegen sprechen die notwendige Narkoseführung mit Opioidnarkotika sowie die eingeschränkte Mobilisierbarkeit der Patienten. Dennoch sollten einzelne Elemente der Fast-track-Rehabilitation, wie intraoperatives Wärmemanagement, unterstützende Anwendung von Regionalanästhesieverfahren und thorakalem PDK sowie frühe enterale Ernährung, soweit möglich, angewandt werden. Bezüglich der Empfehlungen für die klinische Ernährung von Patienten mit Abdominalverletzungen in der Intensivmedizin wird auf die aktuelle S2k-Leitlinie der Deutschen Gesellschaft für Ernährungsmedizin (DGEM) verwiesen (Elke et al. 2018).

**Stuhlregulation**
Nach einer Abdominalverletzung sollte der Stuhlgang weich gehalten werden. Die Stuhlregulation gelingt am besten über eine ausreichende enterale Flüssigkeitszufuhr.

Abführende Maßnahmen sollten vorzugsweise mit Klysmen und Einläufen starten. Nach Rekonstruktionen an Kolon und Rektum mit potenzieller Gefahr einer Nahtinsuffizienz im Verlauf, auch bei drohender oder vorhandener Niereninsuffizienz, sollten dabei phosphatfreie Klistiere unbedingt bevorzugt werden um lebensbedrohliche Hyperphosphatämien zu vermeiden. Erst sekundär werden klassische Laxanzien und/oder Peristaltik stimulierende Medikamente eingesetzt. Bei opioidinduzierter Obstipation können peripher wirksame μ-Opioidrezeptorantagonisten eingesetzt werden.

Postoperative Diarrhoen nach Resektion großer Darmanteile (High-output) können medikamentös durch antiperistaltische Medikamente beeinflusst werden. Bei manifestem Kurzdarmsyndrom ist eine dauerhafte parenterale Ernährung meist unumgänglich.

## Literatur

Badger SA, Barclay R, Campbell P, Mole DJ et al (2009) Management of liver trauma. World J Surg 33(12):2522–2537. https://doi.org/10.1007/s00268-009-0215-z

Baert AL (2008) Bilhemia. Springer, Berlin/Heidelberg, S 121–121

Balmadrid B (2018) Recent advances in management of acalculous cholecystitis. F1000Res 7. https://doi.org/10.12688/f1000research.14886.1

Bassewitz CV, Leutner A (2020) S1 Leitlinie Traumatische Milzruptur im Kindesalter. AWMF online. https://www.awmf.org/uploads/tx_szleitlinien/006-112l_S1_Traumatische-Milzruptur-im-Kindesalter_2020-11_1.pdf. Zugegriffen am 21.09.2021

Bège T, Brunet C, Berdah SV (2016) Hollow viscus injury due to blunt trauma: a review. J Visc Surg 153(4 Suppl):61–68. https://doi.org/10.1016/j.jviscsurg.2016.04.007

Beltzer C, Bachmann R, Strohäker J, Axt S et al (2020) Wertigkeit der Laparoskopie beim penetrierenden und stumpfen Abdominaltrauma – ein systematisches Review. Der Chirurg 91(7):567–575. https://doi.org/10.1007/s00104-020-01158-y

Boese CK, Hackl M, Müller LP, Ruchholtz S et al (2015) Nonoperative management of blunt hepatic trauma: a systematic review. J Trauma Acute Care Surg 79(4):654–660. https://doi.org/10.1097/ta.0000000000000814

Bruns H, Von Frankenberg M, Radeleff B, Schultze D et al (2009) Surgical treatment of liver trauma: resection-when and how? Chirurg 80(10):915–922. https://doi.org/10.1007/s00104-009-1729-5

Bühren V, Keel M, Marzi I (2016) Management schwerer Verletzungsformen. In: Bühren V, Keel M, Marzi I (Hrsg) Checkliste Traumatologie. Georg Thieme, Stuttgart, S 68–71. https://doi.org/10.1055/b-003-129342

Cannon JW, Khan MA, Raja AS, Cohen MJ et al (2017) Damage control resuscitation in patients with severe traumatic hemorrhage: A practice management guideline from the Eastern Association for the Surgery of Trauma. J Trauma Acute Care Surg 82(3):605–617. https://doi.org/10.1097/ta.0000000000001333

Chabot E, Nirula R (2017) Open abdomen critical care management principles: resuscitation, fluid balance, nutrition, and ventilator management. Trauma Surg Acute Care Open 2(1):e000063. https://doi.org/10.1136/tsaco-2016-000063

Chiara O, Cimbanassi S, Biffl W, Leppaniemi A et al (2016) International consensus conference on open abdomen in trauma. J Trauma Acute Care Surg 80(1):173–183. https://doi.org/10.1097/ta.0000000000000882

Coccolini F, Montori G, Catena F, Kluger Y et al (2017) Splenic trauma: WSES classification and guidelines for adult and pediatric patients. World J Emerg Surg 12:40. https://doi.org/10.1186/s13017-017-0151-4

Coccolini F, Roberts D, Ansaloni L, Ivatury R et al (2018) The open abdomen in trauma and non-trauma patients: WSES guidelines. World J Emerg Surg 13:7. https://doi.org/10.1186/s13017-018-0167-4

Coccolini F, Kobayashi L, Kluger Y, Moore EE et al (2019a) Duodeno-pancreatic and extrahepatic biliary tree trauma: WSES-AAST guidelines. World J Emerg Surg 14(1):56. https://doi.org/10.1186/s13017-019-0278-6

Coccolini F, Moore EE, Kluger Y, Biffl W et al (2019b) Kidney and uro-trauma: WSES-AAST guidelines. World J Emerg Surg 14(1):54. https://doi.org/10.1186/s13017-019-0274-x

Coccolini F, Coimbra R, Ordonez C, Kluger Y et al (2020) Liver trauma: WSES 2020 guidelines. World J Emerg Surg 15(1):24. https://doi.org/10.1186/s13017-020-00302-7

Diaz JJ Jr., Cullinane DC, Dutton WD, Jerome R et al (2010) The management of the open abdomen in trauma and emergency general surgery: part 1-damage control. J Trauma 68(6):1425–1438. https://doi.org/10.1097/TA.0b013e3181da0da5

Dgu (2016) S3-Leitlinie Polytrauma/Schwerverletzten-Behandlung. AWMF online. https://www.awmf.org/uploads/tx_szleitlinien/012-019l_S3_Polytrauma_Schwerverletzten-Behandlung_2017-08.pdf. Zugegriffen am 21.09.2021

Dgu (2021) Jahresbericht 2021 – TraumaRegister DGU® für das Unfalljahr 2020. In: Höfer C, Lefering R (Hrsg) Sektion NIS der DGU, AUC SPages

Dietz UA, Baur J, Piso RJ, Willms A et al (2021) Laparostoma – Vermeidung und Therapie von Komplikationen. Chirurg 92(3):283–296. https://doi.org/10.1007/s00104-020-01322-4

Eckmann C (2016) Antibiotic therapy of intra-abdominal infections in the era of multiresistance. Chirurg 87(1):26–33. https://doi.org/10.1007/s00104-015-0106-9

Elke G, Hartl WH, Kreymann KG, Adolph M et al (2018) DGEM-Leitlinie: „Klinische Ernährung in der Intensivmedizin". Aktuelle Ernährungsmed 43(05):341–408

Fair KA, Gordon NT, Barbosa RR, Rowell SE et al (2015) Traumatic diaphragmatic injury in the American College of Surgeons National Trauma Data Bank: a new examination of a rare diagnosis. Am J Surg 209(5):864–868; discussion 868–869. https://doi.org/10.1016/j.amjsurg.2014.12.023

Ferguson C, Lewin J (2018) BET 2: is early chemical thromboprophylaxis safe in patients with blunt trauma solid organ injury (SOI) undergoing non-operative management (NOM)? Emerg Med J 35(2):127–129. https://doi.org/10.1136/emermed-2017-207424.3

Friedman JA, Wilczynski TJD, Maheshwari N, Bianco BA (2019) CT imaging and interventional radiology in solid organ injury. JAOCR 8(3):5–12

Gao JM, Du DY, Li H, Liu CP et al (2015) Traumatic diaphragmatic rupture with combined thoracoabdominal injuries: difference between penetrating and blunt injuries. Chin J Traumatol 18(1):21–26. https://doi.org/10.1016/j.cjtee.2014.07.001

Girard E, Abba J, Cristiano N, Siebert M et al (2016) Management of splenic and pancreatic trauma. J Visc Surg 153(4 Suppl):45–60. https://doi.org/10.1016/j.jviscsurg.2016.04.005

Haller O, Karlsson L, Nyman R (2010) Can low-dose abdominal CT replace abdominal plain film in evaluation of acute abdominal pain? Ups J Med Sci 115(2):113–120. https://doi.org/10.3109/03009730903294871

Harvin JA, Wray CJ, Steward J, Lawless RA et al (2016) Control the damage: morbidity and mortality after emergent trauma laparotomy. Am J Surg 212(1):34–39. https://doi.org/10.1016/j.amjsurg.2015.10.014

Hauer T, Huschitt N, Schwab R, Sprengel K (2018) Abdominaltrauma. In: Flohé S, Matthes G, Paffrath T et al (Hrsg) Schwerverletztenversorgung. Diagnostik und Therapie der ersten 24 Stunden. Georg Thieme, Stuttgart, S 133–164. https://doi.org/10.1055/b-005-145248

Hecker A, Hecker M, Riedel JG, Hecker B et al (2020) New WSES-AAST guideline on duodeno-pancreatic and extrahepatic biliary tree trauma-Summary and comments. Chirurg 91(8):681–684. https://doi.org/10.1007/s00104-020-01236-1

Henry S, Brasel K, Stewart RM (2018) ATLS® – advanced trauma life support, 10. Aufl. American College of Surgeons, Chicago

Ho VP, Patel NJ, Bokhari F, Madbak FG et al (2017) Management of adult pancreatic injuries: a practice management guideline from the Eastern Association for the Surgery of Trauma. J Trauma Acute Care Surg 82(1):185–199. https://doi.org/10.1097/ta.0000000000001300

Hommes M, Chowdhury S, Visconti D, Navsaria PH et al (2018) Contemporary damage control surgery outcomes: 80 patients with severe abdominal injuries in the right upper quadrant analyzed. Eur J Trauma Emerg Surg 44(1):79–85. https://doi.org/10.1007/s00068-017-0768-8

Iaselli F, Mazzei MA, Firetto C, D'elia D et al (2015) Bowel and mesenteric injuries from blunt abdominal trauma: a review. Radiol Med 120(1):21–32. https://doi.org/10.1007/s11547-014-0487-8

Justin V, Fingerhut A, Uranues S (2017) Laparoscopy in blunt abdominal trauma: for whom? When? and Why? Curr Trauma Rep 3(1):43–50. https://doi.org/10.1007/s40719-017-0076-0

Khatsilouskaya T, Haltmeier T, Cathomas M, Eberle B et al (2017) Thromboembolic prophylaxis with heparin in patients with blunt solid organ injuries undergoing non-operative treatment. World J Surg 41(5):1193–1200. https://doi.org/10.1007/s00268-016-3820-7

Khoschnau S, Jabbour G, Al-Hassani A, El-Menyar A et al (2020) Traumatic kidney injury: an observational descriptive study. Urol Int 104(1-2):148–155. https://doi.org/10.1159/000504895

Kodama R (2019) Contemporary treatment of renal trauma in Canada. Can Urol Assoc J 13(6 Suppl4):S46–s50. https://doi.org/10.5489/cuaj.5980

Koh EY, Van Poll D, Goslings JC, Busch OR et al (2017) Operative versus nonoperative management of blunt pancreatic trauma in children: a systematic review. Pancreas 46(9):1091–1097. https://doi.org/10.1097/mpa.0000000000000916

Kozar RA, Crandall M, Shanmuganathan K, Zarzaur BL et al (2018) Organ injury scaling 2018 update: spleen, liver, and kidney. J Trauma Acute Care Surg 85(6):1119–1122. https://doi.org/10.1097/ta.0000000000002058

Klüter T, Lippross S, Oestern S, Weuster M et al (2013) Operative Versorgungsstrategien von Polytraumapatienten. Der Chirurg 84(9):759–763. https://doi.org/10.1007/s00104-013-2478-z

Kühn A, Fuchs C, Hahnenkamp K (2021) Intra-abdominal pressure measurement. Dtsch Med Wochenschr 146(18):1211–1217. https://doi.org/10.1055/a-1287-5112

Lang M (2017) Missed injuries beim Abdominaltrauma. Trauma und Berufskrankheit 19(1):64–66. https://doi.org/10.1007/s10039-016-0215-9

Laws HJ, Baumann U, Bogdan C, Burchard G et al (2020) Impfen bei Immundefizienz: Anwendungshinweise zu den von der Ständigen Impfkommission empfohlenen Impfungen. (III) Impfen bei hämatologischen und onkologischen Erkrankungen (antineoplastische Therapie, Stammzelltransplantation), Organtransplantation und Asplenie. Bundesgesundheitsbl Gesundheitsforsch Gesundheitsschutz 63(5):588–644. https://doi.org/10.1007/s00103-020-03123-w

Malkomes P, Störmann P, El Youzouri H, Wutzler S et al (2019) Characteristics and management of penetrating abdominal injuries in a German level I trauma center. Eur J Trauma Emerg Surg 45(2):315–321. https://doi.org/10.1007/s00068-018-0911-1

Moore EE, Shackford SR, Pachter HL, Mcaninch JW et al (1989) Organ injury scaling: spleen, liver, and kidney. J Trauma 29(12):1664–1666

Morell-Hofert D, Primavesi F, Fodor M, Gassner E et al (2020) Validation of the revised 2018 AAST-OIS classification and the CT severity index for prediction of operative management and survival in patients with blunt spleen and liver injuries. Eur Radiol 30(12): 6570–6581. https://doi.org/10.1007/s00330-020-07061-8

Nicholas JM, Rix EP, Easley KA, Feliciano DV et al (2003) Changing patterns in the management of penetrating abdominal trauma: the more things change, the more they stay the same. J Trauma 55(6): 1095–1108; discussion 1108–1010. https://doi.org/10.1097/01.Ta.0000101067.52018.42

Pata G, Casella C, Di Betta E, Grazioli L et al (2009) Extension of nonoperative management of blunt pancreatic trauma to include grade III injuries: a safety analysis. World J Surg 33(8):1611–1617. https://doi.org/10.1007/s00268-009-0082-7

Peitzman AB, Heil B, Rivera L, Federle MB et al (2000) Blunt splenic injury in adults: multi-institutional study of the eastern association for the surgery of trauma. J Trauma 49(2):177–187; discussion 187–179. https://doi.org/10.1097/00005373-200008000-00002

Pothmann CEM, Sprengel K, Alkadhi H, Osterhoff G et al (2018) Abdominal injuries in polytraumatized adults: systematic review. Unfallchirurg 121(2):159–173. https://doi.org/10.1007/s00113-017-0456-5

Rimkus C, Kalff JC (2013) The intensive care gallbladder as shock organ: symptoms and therapy. Chirurg 84(3):197–201. https://doi.org/10.1007/s00104-012-2358-y

Röhrig S, Seibel A, Zechner PM, Steigerwald M et al (2011) DGAI-zertifizierte seminarreihe anästhesie fokussierte sonografie – modul 5: Thorakoabdominelle Sonografie (E-FAST plus). Anästhesiol Intensivmed Notfallmed Schmerzther 46(11/12):772–781

Seemann M, Kirchner G, Bele S, Sinner B et al (2013) Secondary sclerosing cholangitis after multiple trauma and long-term intensive care treatment: case report of a characteristic course. Anaesthesist 62(2):121–124. https://doi.org/10.1007/s00101-012-2133-y

Skattum J, Naess PA, Eken T, Gaarder C (2013) Refining the role of splenic angiographic embolization in high-grade splenic injuries. J Trauma Acute Care Surg 74(1):100–103; discussion 103–104. https://doi.org/10.1097/TA.0b013e31827890b2

Sliwinski S, Bechstein WO, Schnitzbauer AA, Malkomes P (2020) Das penetrierende Abdominaltrauma. Chirurg 91(11):979–988. https://doi.org/10.1007/s00104-020-01272-x

Stassen NA, Bhullar I, Cheng JD, Crandall M et al (2012a) Nonoperative management of blunt hepatic injury: an Eastern Association for the Surgery of Trauma practice management guideline. J Trauma Acute Care Surg 73(5 Suppl 4):S288–S293. https://doi.org/10.1097/TA.0b013e318270160d

Stassen NA, Bhullar I, Cheng JD, Crandall ML et al (2012b) Selective nonoperative management of blunt splenic injury: an Eastern Association for the Surgery of Trauma practice management guideline. J Trauma Acute Care Surg 73(5 Suppl 4):S294–S300. https://doi.org/10.1097/TA.0b013e3182702afc

Uranues S, Popa DE, Diaconescu B, Schrittwieser R (2015) Laparoscopy in penetrating abdominal trauma. World J Surg 39(6):1381–1388. https://doi.org/10.1007/s00268-014-2904-5

Vlies CH van Der, Hoekstra J, Ponsen KJ, Reekers JA et al (2012) Impact of splenic artery embolization on the success rate of nonoperative management for blunt splenic injury. Cardiovasc Intervent Radiol 35(1):76–81. https://doi.org/10.1007/s00270-011-0132-z

Walker ML (2013) Bowel injury. Minerva Chir 68(3):233–240

Watts DD, Fakhry SM (2003) Incidence of hollow viscus injury in blunt trauma: an analysis from 275,557 trauma admissions from the East multi-institutional trial. J Trauma 54(2):289–294. https://doi.org/10.1097/01.Ta.0000046261.06976.6a

Wortmann M, Engelhart M, Elias K, Popp E et al (2020) Resuscitative endovascular balloon occlusion of the aorta (REBOA): Current aspects of material, indications and limits: an overview. Chirurg 91(11):934–942. https://doi.org/10.1007/s00104-020-01180-0

Wu SC, Chow KC, Lee KH, Tung CC et al (2007) Early selective angioembolization improves success of nonoperative management of blunt splenic injury. Am Surg 73(9):897–902

Yoong S, Kothari R, Brooks A (2019) Assessment of sensitivity of whole body CT for major trauma. Eur J Trauma Emerg Surg 45(3): 489–492. https://doi.org/10.1007/s00068-018-0926-7

# Intensivtherapie bei Brandverletzungen

Felix Stang, Norbert Pallua und Erhan Demir

## Inhalt

| | | |
|---|---|---|
| **1** | **Allgemeine Aspekte** | 1369 |
| 1.1 | Einleitung | 1369 |
| 1.2 | Pathophysiologie der Verbrennungswunde | 1370 |
| 1.3 | Verbrennungstiefe und Flächenausdehnung | 1371 |
| 1.4 | Systemische Auswirkungen einer Verbrennung – Pathophysiologie | 1373 |
| 1.5 | Begleitverletzungen | 1376 |
| 1.6 | Chemische Verbrennungen und Stromverletzungen | 1378 |
| 1.7 | Großflächige blasenbildende Hauterkrankungen | 1380 |
| 1.8 | Erstversorgung eines Brandverletzten am Unfallort | 1380 |
| 1.9 | Aufnahme und Primärversorgung im Verbrennungszentrum | 1381 |
| **2** | **Intensivmedizinisch relevante plastisch-chirurgische Aspekte** | 1383 |
| 2.1 | Verbrennung Grad 1 | 1383 |
| 2.2 | Verbrennung Grad 2a | 1384 |
| 2.3 | Verbrennung Grad 2b und Grad 3 | 1385 |
| **3** | **Intensivmedizinische Therapie bei Verbrennungen** | 1388 |
| 3.1 | Analgosedierung | 1388 |
| 3.2 | Flüssigkeitsmanagement | 1388 |
| 3.3 | Katecholamintherapie | 1389 |
| 3.4 | Dialyse | 1389 |
| 3.5 | Temperaturmanagement | 1389 |
| 3.6 | Prinzipien des respiratorischen Managements bei Verbrennungen | 1390 |
| 3.7 | Antimikrobielle Therapie | 1390 |
| 3.8 | Ernährungstherapie | 1391 |
| 3.9 | Besonderheiten bei geriatrischen Verbrennungspatienten | 1392 |
| 3.10 | Rehabilitation | 1392 |
| | **Literatur** | 1393 |

F. Stang (✉)
Klinik für Plastische Chirurgie, Handchirurgie, Intensiveinheit für Schwerbrandverletzte, Universitätsklinikum Schleswig-Holstein, Campus Lübeck, Lübeck, Deutschland
E-Mail: felix.stang@uksh.de

N. Pallua
Aesthetic Elite International, Private Practice, Düsseldorf, Deutschland
E-Mail: info@pallua.de

E. Demir
Privatklinik für Plastische und Ästhetische Chirurgie, Handchirurgie, Köln, Deutschland
E-Mail: demire@kliniken-koeln.de

## 1 Allgemeine Aspekte

### 1.1 Einleitung

Brandverletzungen entstehen durch ein thermisches Trauma der Haut. Dabei werden Verbrennungen durch direkte Exposition zu Feuer oder heißen Gegenständen von Verbrühungen durch Kontakt zu heißen Flüssigkeiten oder Dampf unterschieden.

Bei Kindern ist der häufigste Unfallmechanismus eine Verbrühung, i. d. R. durch Kontakt zu Heißgetränken (Lee et al. 2016).

Auch Elektroverbrennungen, Verletzungen durch Kontakt zu chemischen Substanzen (Verätzungen durch Säuren oder Laugen) oder bestimmte blasenbildende Hauterkrankungen führen zu analogen Hautschädigungen wie die thermische Verletzung, ihre Therapie ist daher ebenfalls analog zu einer Brandverletzung.

In Deutschland werden jährlich rund 15.000 Patienten stationär wegen einer Verbrennungsverletzung behandelt, zwischen 200–300 Patienten versterben an den Folgen (Steen 2016). Die Inzidenz leichterer Verbrennungen beträgt 600/100.000 Einwohner pro Jahr, die Inzidenz schwerer Verbrennungen beträgt 1/50.000 bis 1/60.000 Einwohner pro Jahr (AWMF 2018).

Insgesamt ärztlich behandelt werden etwa 100.000 Patienten pro Jahr (Steen 2016), die Deutschen Gesellschaft für Verbrennungen e. V. (DGV) zählt 2020 insgesamt 3558 stationär behandelte brandverletzte Patienten im Verbrennungsregister, darunter 2595 Kinder (73 %).

Die klinischen Verläufe nach Verbrennungen reichen von leichten Bagatellverletzungen bis hin zu lebensbedrohlichen Traumata mit der Notwendigkeit einer Intensivtherapie in spezialisierten Verbrennungszentren und operativen Maßnahmen, gefolgt von Maßnahmen der Rehabilitation und sekundären operativen Rekonstruktionen.

Die adäquate Behandlung einer Brandverletzung beginnt am Unfallort mit der korrekten notärztlichen Einschätzung des Verbrennungsausmaßes, korrekten Erstmaßnahmen und der daraus resultierenden Verlegung in ein Verbrennungszentrum (Liodaki et al. 2020), in dem ein interdisziplinäres Team aus Plastischen Chirurgen, Intensivmedizinern und Anästhesisten, spezialisierter Pflege, Physio- und Ergotherapie und psychologischer Betreuung vorgehalten wird. Dort müssen nicht nur die Brandverletzungen evaluiert werden, sondern auch mögliche Begleitverletzungen (z. B. Augenverletzungen, Schädel-Hirn-Traumata, Frakturen, innere Verletzungen) in Betracht gezogen werden, die in Ihrer Behandlungsdringlichkeit vor der Versorgung der Brandwunden stehen.

Eine präzise Weichenstellung bei Behandlungsbeginn ist entscheidend für das Überleben, aber auch die funktionelle, ästhetische und berufliche Rehabilitation des Patienten im Verlauf.

Die Verbrennungsmedizin in Deutschland wird durch die Deutschen Gesellschaft für Verbrennungen e. V. (DGV) repräsentiert, die u. a. eine bei der AWMF publizierte Leitlinie verfasst hat, die die Behandlung thermischer Verletzungen des Erwachsenen beschreibt und auch Zentrumsindikationen definiert, bei denen ein Patient in einem Verbrennungszentrum vorgestellt werden sollte (AWMF 2018).

## 1.2 Pathophysiologie der Verbrennungswunde

Grundsätzlich kann jede thermische Einwirkung jenseits der Körpertemperatur zu einer Hautschädigung führen. Die Tiefenausdehnung ist dabei abhängig von der Höhe der einwirkenden Temperatur und der Dauer der Exposition.

Ab einer Temperatur von 40 °C kommt es bereits zu der Denaturierung von Enzymen und Strukturproteinen. Übersteigt die Einwirkdauer die Kompensationsfähigkeit der Reparaturmechanismen, kommt es zu irreversiblen Schädigungen von Zellen und Extrazellularraum. Als kritische Temperatur wird dabei ca. 52 °C angegeben. Bei einer Temperatur jenseits der 65 °C reicht dabei schon eine Expositionsdauer von unter einer Sekunde, um eine Koagulationsnekrose des Gewebes hervorzurufen. Eine entscheidende Rolle spielt dabei auch das hitzetransportierende Medium. Luft speichert bei gleicher Temperatur weniger Wärme als Flüssigkeiten. Das Öl einer Fritteuse hat beispielsweise ca. 200 °C und ist im Vergleich zu siedendem Wasser mit 100 °C ein viel potenterer Wärmespeicher. Rotglühendes Eisen hat eine Temperatur von ca. 800 °C, Flammen von ca. 1200 °C und Explosionen ca. 1500–2000 °C.

### 1.2.1 Verbrennungszonen nach Jackson

Verbrannte Hautareale sind nie homogen geschädigt. Zwar ist die Abgrenzung zu gesunder Haut in der Regel klar definiert, innerhalb des Areals finden sich jedoch verschiedene konzentrische Zonen mit unterschiedlichem Schädigungsausmaß und Therapiekonsequenz beschreiben. (Abb. 1).

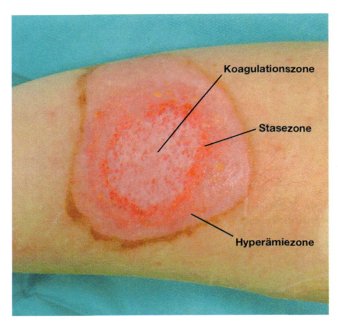

**Abb. 1** Stasezonen nach Jackson

Im Zentrum befindet sich die **Koagulationszone** mit der größten/tiefsten Gewebeschädigung, eine zelluläre Reparation ist aufgrund der Proteindenaturierung nicht mehr möglich.

Konzentrisch um diese Zone schließt sich die sog. **Stasezone** an. In diesem Areal ist die Schädigung per se noch nicht irreversibel, sie kann sich jedoch durch ein Fortschreiten oder Andauern der Perfusionsminderung verschlechtern. Diese Zone profitiert von einer Kühlung der Verbrennungswunden, um das Nachbrennen durch Verbesserung der Perfusion und des Sauerstofftransportes zu vermeiden. Eine initiale Katecholamintherapie hingegen würde zu einer Vasokonstriktion in diesen Gebieten führen und damit das Fortschreiten der Koagulationsnekrose fördern.

Im Randbereich der Verbrennungswunde zeigt sich die sog. **Hyperämiezone**, mit nur minimaler Zellschädigung, konsekutiver Vasodilatation und Hyperämie durch freigesetzte Entzündungsmediatoren. Auch diese Zone kann durch inadäquate Primärtherapie nachtiefen.

## 1.3 Verbrennungstiefe und Flächenausdehnung

### 1.3.1 Verbrennungstiefe und Verbrennungsgrad

Grundsätzlich erfolgt die Einteilung der Verbrennungstiefe in 3 Schweregrade (I–III), die bereits von Fabricius Hildanus im 16. Jahrhundert eingeführt wurden. Alternativ dazu ist von der European Burn Association (EBA) eine Klassifikation vorgeschlagen worden, die eine histopathologische Tiefenausdehnung beschreibt und sich an den anatomischen Hautschichten orientiert (Tab. 1).

*Verbrennung Grad 1*
Bei Verbrennungen 1. Grades ist nur die Epidermis betroffen. Es kommt aufgrund der Vasodilatation und der Entzündungsmediatoren zu einer schmerzhaften Hyperämie, die sich in einer Rötung der betroffenen Hautareale äußert. Die Hautintegrität ist intakt ohne Blasenbildung. Die Therapie ist nur symptomatisch, es kommt zu einer spontanen vollständigen resitutio ad integrum ohne Narbenbildung. Klinisches Beispiel ist der klassische Sonnenbrand (Abb. 2).

**Verbrennung Grad 2**
Verbrennungen 2. Grades stellen oft ein Mischbild aus oberflächlicher und tiefer zusätzlicher Schädigung der Dermis (Korium) dar. Es wird zwischen 2a-gradigen Verbrennungen, bei denen nur die papilläre Dermis geschädigt ist, und 2b-gradigen Verbrennungen unterschieden, bei denen auch die tieferen retikulären Schichten betroffen sind.

2a-gradige Verbrennungen präsentieren sich klinisch mit Blasenbildung durch Schädigung des Koriums und bestehender Hyperämie und Rekapillarisierung durch den subdermalen Gefäßplexus nach Druck auf die Wunde. Die Hautanhangsgebilde und Nervenendigungen sind intakt, das Schmerzempfinden dadurch vorhanden bzw. gesteigert (Abb. 3).

Die Prognose ist gut, unter symptomatischer Wund-Therapie kommt es zu einer Resitutio ad integrum, i. d. R. ohne Narbenbildung, ggf. jedoch mit temporärer Pigmentstörung.

Bei 2b-gradigen Verbrennungen ist auch die tiefe Dermisschicht (Stratum reticulare) geschädigt und das klinische Bild ist heterogen: einerseits können dickwandige Blasen vorliegen, mit einem eher weißlichen/perfusionsverzögertem Wundgrund, oder aber eine ausbleibende Blasenbildung mit nekrotischen Wundauflagerungen. Die Rekapillarisierung kann verzögert sein oder fehlen aufgrund einer Schädigung des subkorialen und subdermalen Gefäßplexus. Durch Zerstörung der Nervenendigungen ist die Sensibilität deutlich herabgesetzt oder kann fehlen (Abb. 4).

Die konservative Therapie dieses Verbrennungsgrades führt zu einer sekundären Wundheilung mit entsprechend unvorteilhafter, hypertropher/keloidaler Narbenbildung, sodass die operative Therapie regelhaft indiziert ist.

**Verbrennungen Grad 3**
Bei der 3-gradigen Verbrennung sind alle Hautschichten irreversibel geschädigt und je nach Ausmaß der Verbrennung können auch alle darunter liegenden anatomischen Strukturen (Subkutangewebe, Faszien, Sehnen, Muskulatur, Knochen) betroffen sein, was dann manchmal auch als Verbrennung Grad 4 bzw. Verkohlung bezeichnet wird.

Klinisch zeigt sich ein blasser bis bräunlicher, schmerzloser lederartiger und ausgetrockneter Hautaspekt, manchmal mit erkennbar thrombosierter Gefäßzeichnung (Abb. 5).

Die Therapie ist in jedem Falle operativ mit entsprechender Nekrosektomie und plastisch-chirurgischer Defektdeckung.

### 1.3.2 Ausdehnung der Verbrennung

Das Flächenausmaß einer Brandverletzung wird als prozentualer Anteil der verbrannten Areale an der gesamten Körperoberfläche angegeben, der sog. verbrannten Körperoberfläche (VKOF in %).

**Tab. 1** Gradeinteilung der Verbrennung

| EBA-Klassifikation | Geschädigte Hautstruktur | Gradeinteilung |
|---|---|---|
| „superficial burns" | Nur Epidermis betroffen | 1 |
| „superficial partial thickness burns" | Epidermis und papilläre Dermis geschädigt | 2a |
| „deep dermal partial thickness burns" | Epidermis und retikuläre Dermis geschädigt | 2b |
| „full thickness burns" | Epidermis und Dermis vollschichtig geschädigt, evtl. zusätzlich Schädigung von Subkutangewebe Faszien, Muskulatur, Knochen („Verkohlung") | 3 |

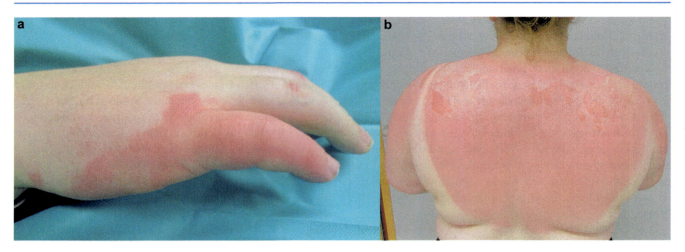

**Abb. 2** Verbrennung Grad 1 an der Hand (**a**) und größtenteils am Rücken (**b**), hier allerdings im Schulterbereich schon mit Hautablösungen als Übergang zu Grad 2a

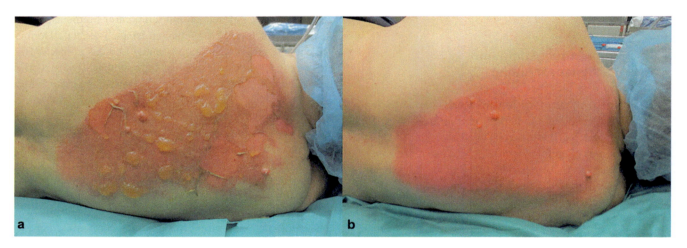

**Abb. 3** Verbrennung Grad 2a mit Blasenbildung (**a**). Nach Blasenabtragung (**b**) mit gut durchblutetem Wundgrund

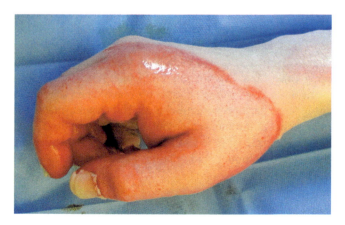

**Abb. 4** Verbrennung Grad 2b

Eine der ältesten und grob orientierenden Ermittlungsmethoden, die auch schon am Unfallort zum Einsatz kommen kann, ist die „Handflächenregel", bei der die gesamte Handinnenfläche des Patienten ca. 1 Prozent seiner Körperoberfläche entspricht.

Die sog. „Neuner-Regel" nach Wallace (1951) unterteilt die Körperregionen in je 9 %-Areale: Kopf, Thorax, Bauch, obere und untere Rückenpartie (jeweils dorsal und ventral), Arme sowie Ober- bzw. Unterschenkel (zirkulär) bzw. Beine ventral und dorsal. Die so errechnete Summe von 99 % wird durch 1 % Genitalbeteiligung komplettiert (Abb. 6).

Für die Berechnung bei Kindern gelten aufgrund der anderen Körperproportionen modifizierte Berechnungsformeln, bei denen der Kopf relativ größer und die Extremitäten relativ

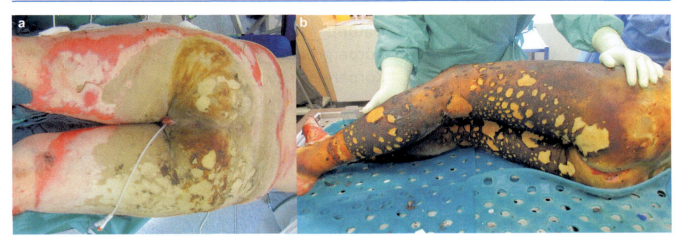

**Abb. 5** Verbrennung Grad 3 (**a**) mit Übergang zur Verkohlung (**b**)

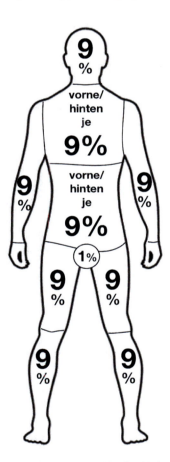

**Abb. 6** Neuner-Regel nach Wallace. (Quelle: Verbrennungschirurgie, Springer 2016, Seite 43/Abb. 5.8 a,b)

kleiner sind. Bei Kleinkindern wird die Gesamtfläche der Beine um 9 % auf 27 % (36–9 %) zugunsten des Kopfes 18 % (9 + 9 %) reduziert.

Eine möglichst exakte Berechnung der VKOF kann mithilfe spezieller Tabellen (z. B. nach Lund und Browder, Abb. 7) oder Computerprogrammen bzw. Apps durchgeführt werden, da diese u. a. essenziell für die Volumentherapie ist.

Die Gesamtprognose eines Verbrennungsopfers hängt maßgeblich neben dem Patientenalter vom Flächenausmaß, Tiefe und Lokalisation der Verbrennung sowie vom Vorhandensein eines Inhalationstraumas ab.

## 1.4 Systemische Auswirkungen einer Verbrennung – Pathophysiologie

Die Haut ist das größte Organ des Menschen. Sie schützt den Organismus vor externen Umwelteinflüssen wie Temperatur, Strahlung und Mikroorganismen. Die Thermoregulation erfolgt durch vasomotorische Veränderungen und damit Steuerung der Hautdurchblutung in Abhängigkeit der Umgebungseinflüsse. Die sensorische Interaktion mit unserer Umwelt und die Vitamin D-Produktion sind weitere essenzielle Aufgaben.

All diese Funktionen sind bei einem (großflächigen) thermischen Trauma der Haut wesentlich beeinträchtigt und nicht alle Funktionen können durch eine chirurgische Therapie wiederhergestellt werden.

Bei ausgedehnten Verbrennungen > 20 % VKOF ist die Schädigung so groß, dass es zu systemischen Störungen mit lebensbedrohlichen oder gar tödlichen Verläufen kommen kann.

Grundsätzlich führt das thermische Trauma und die folgende Gewebeschädigung zu einer lokalen Aktivierung von Gewebsmakrophagen, mit einer gesteigerten Freisetzung von Entzündungsmediatoren und proinflammatorischen Zytokinen. In der Konsequenz kommt es zu einer systemischer Entzündungsreaktion (systemic inflammatory response syndrome, SIRS), sehr schnell mit Ausbildung eines sog. „Kapillarlecks" (capillary leak), bei dem es zu

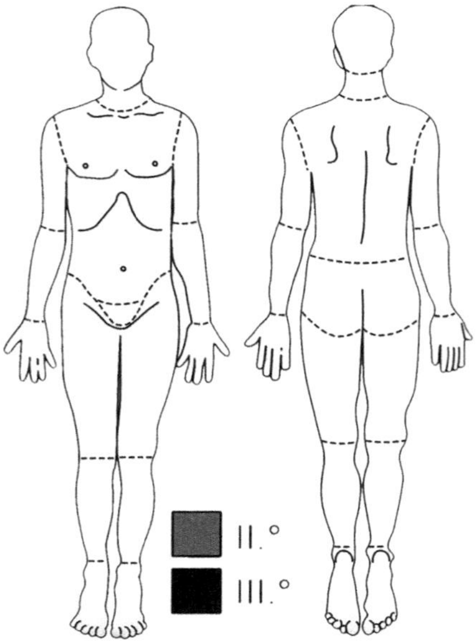


Datum:____________________
Körpergröße:_______________
Körpergewicht:_____________

Grad 2______ + Grad 3______ = ______%

VKOF in %
(Berkow-Formel)

| Region | 0-1 Jahr | 1-4 Jahre | 5-9 Jahre | 10-14 Jahre | 15 Jahre | Adult | Grad 2 | Grad 3 |
|---|---|---|---|---|---|---|---|---|
| Kopf | | | | | | | | |
| Hals | | | | | | | | |
| Rumpf vorne | | | | | | | | |
| Rumpf hinten | | | | | | | | |
| Gesäß re | | | | | | | | |
| Gesäß li | | | | | | | | |
| Genitalien | | | | | | | | |
| OA li | | | | | | | | |
| OA re | | | | | | | | |
| UA li | | | | | | | | |
| UA re | | | | | | | | |
| Hand li | | | | | | | | |
| Hand re | | | | | | | | |
| OS li | | | | | | | | |
| OS re | | | | | | | | |
| US li | | | | | | | | |
| US re | | | | | | | | |
| Fuß li | | | | | | | | |
| Fuß re | | | | | | | | |
| Gesamt | | | | | | | | |

**Abb. 7** Tabelle nach Lund und Browder. (Quelle: Verbrennungschirurgie, Springer 2016, Seite 80/Abb. 10.2)

einer Flüssigkeitsverschiebung von intravasal nach extravasal kommt. Dies kann hohe Volumenverluste verursachen, so dass sich im Zusammenspiel mit der Ausschüttung verschiedener Mediatoren ein hypovolämischer Verbrennungsschock ausbildet. Dies ist der Grund für die notwendige frühzeitige und aggressive

Volumentherapie bei der Behandlung der Verbrennungskrankheit (Nielson et al. 2017).

### 1.4.1 Ödeme

Bei einer Brandverletzung kommt es zu einer direkten und mediatorinduzierten Veränderung in der Gefäßpermeabilität für Wasser und niedermolekulare Substanzen (Kapillarleck). Dies führt zu einer Extravasation von Plasma nicht nur in die Verbrennungswunden, sondern in den gesamten Extrazellularraum, was bereits ab 10 % VKOF zur Ödembildung führt. Die Ausprägung der Ödembildung hängt dabei von der Flächenausdehnung und der konsekutiven Volumentherapie ab. Durch die initiale Volumentherapie steigt der Wassergehalt des brandverletzten Patienten in den ersten Stunden nach Trauma, was dann innerhalb von 12–24 Stunden konsekutiv zur Ausbildung der Ödeme führt. Dabei führt die Volumenersatztherapie zu einem erhöhten Blutfluss und einem Anstieg des hydrostatischen Druckes im Kapillarbett, welcher einen weiteren Flüssigkeitsübertritt begünstigt. Der onkotische (bzw. kolloidosmotische) Druck im Gewebe sinkt durch Übertritt der Eiweißmoleküle in den Extravasalraum, was die konsekutive Extravasation von Wasser zusätzlich fördert.

Da außerdem proteinreiche Flüssigkeit über die Brandwunden verloren geht, sinkt der kolloidosmotische Druck bei Verbrennungspatienten erheblich (bis zu 50 % der Norm).

Ohne Volumenersatz würde sich die Ödembildung durch das fallende Plasmavolumen und absinkende Kapillardrücke limitieren, da unter normalen physiologischen Bedingungen der Blutdruck in den Kapillaren eine Filtration von Flüssigkeit in das Interstitium bewirkt, mit der Folge eines Volumenmangelschock.

Neben einer Schädigung der endothelialen Kapillarwände verursacht eine Brandverletzung auch Veränderungen in den Zellmembranen mit Rückgang der Membranpotenziale. Verletzte Zellen mit zerstörter Zellmembran schwellen durch Natrium- und Flüssigkeitseinstrom an.

### 1.4.2 Immunantwort auf ein thermisches Trauma

Die lokale Schädigung der Haut bei einer ausgedehnten Brandverletzung führt durch eine Mediatorausschüttung zu einer generalisierten und systemischen Immunantwort, die Auswirkungen auf nahezu jedes Organsystem haben kann. In den geschädigten Hautarealen wird eine dermale Inflammationsreaktion ausgelöst, die eine proapoptotische Signalwirkung besitzt. Einwandernde Makrophagen setzten proinflammatorische Zytokine und Interleukine frei, die weitere Entzündungskaskaden initiieren. Es kann zur Aktivierung von Thrombozyten, der Gerinnungskaskade und des Komplementsystems kommen. Ferner wird die weitere Granulozyteneinwanderung getriggert.

Ein Endothelschaden führt zur gesteigerter vaskulärer Permeabilität (Kapillarleck) und wird von Histamin und vasoaktiven Substanzen wie z. B. dem Serotonin, Bradykinin, den Prostaglandinen und Leukotrienen beeinflusst (Roshangar et al. 2019).

Histamin ist der wahrscheinlich hauptverantwortliche Mediator für eine erhöhte Gefäßpermeabilität in der frühen Phase der Verbrennung. Prostaglandine werden aus verbranntem Gewebe und Entzündungszellen freigesetzt und verstärken die inflammatorische Reaktion. Thromboxane können durch eine Senkung des Blutflusses eine Zunahme der Ischämiezone in der Verbrennungswunde begünstigen. Kinine sind wichtige Mediatoren im Rahmen der Ödembildung und entzündlichen Reaktion. Zudem werden vasokonstriktiv wirkende Katecholamine nach einer Brandverletzung freigesetzt. In Kombination mit der Hypovolämie wird eine Senkung des Kapillardruckes und damit eine Reduktion der Ödembildung erreicht. Nachteilig wirkt sich die Beeinträchtigung der mikrovaskulären Durchblutung in der bereits vorgeschädigten Zone der Stase aus. Es besteht die Gefahr eines „Nachbrennens" sowie einer renalen Minderperfusion (Greenhalgh 2017).

### 1.4.3 Organsystemische Folgen von Brandverletzungen

Das verminderte Plasmavolumen und der extravasale Volumenverlagerung führt zu einem reduzierten Herzminutenvolumen mit verminderter Nierenperfusion und damit sinkender Harnproduktion, zu einem erhöhten peripheren Gefäß-Widerstand und damit konsekutiver Minderperfusion, die auch im Bereich der Verbrennungswunde in der Zone der Stase und Hyperämie zu einer weiteren Befundverschlechterung („Nachbrennen") führen kann.

*Ziel der initialen Therapie ist daher die Wiederherstellung eines intravasalen Volumens, damit die Gewebe- und Organperfusion aufrechterhalten werden kann.* Bei großflächigen Verbrennungen bedeutet dies der schnelle und großzügige Volumenersatz, der initial aufgrund des Kapillarlecks bevorzugt mit kristalloiden Lösungen (Ringer-Acetat-Lösung) erfolgen sollte und nicht primär mit kolloidalen Lösungen, die in den ersten posttraumatischen 24–48 Stunden ebenfalls in das Interstitium diffundieren würden und damit die Volumenverlagerung verstärken. Erst mit Ablauf dieser Zeitspanne bzw. bei Verschluss des Kapillarlecks oder aber bei exorbitantem Flüssigkeitsbedarf, der weit über den berechneten Bedarf hinausgeht, sollte die Eiweißsubstitution beginnen.

Trotz adäquater Flüssigkeitstherapie kann es initial zu einer Erhöhung des Hämatokritwertes und der Hämoglobinkonzentration kommen. Der erhöhte systemische Widerstand ist damit teilweise auf diese Erhöhung der Blutviskosität infolge der Hämokonzentration zurückzuführen. Ein sinkender Hämatokritwert hingegen ist ein Indikator für ein sich schließendes Kapillarleck.

Die Auswirkungen eines thermischen Traumas auf einzelne Organsysteme können wie folgt zusammengefasst werden:

*Herz*

Schon vor dem relativen Volumenmangel kann eine Reduktion der Herzleistung beobachtet werden, die eingeschränkte Kontraktilität des Herzmuskels deutet auf eine neurogene, reflektorische Reaktion oder eine mediatorvermittelte Vasokonstriktion in den Herzkranzgefäßen hin.

Hypovolämie und sympathische Stimulation setzen vasoaktive Substanzen wie Katecholamine, Vasopressin und Angiotensin II frei, die einen erhöhten systemischen Gefäßwiderstand bewirken und damit eine Steigerung des Afterloads. Ein Teil der Brandverletzten ist daher initial temporär normo- oder sogar hyperton, was nicht zu einer Fehleinschätzung der Kreislaufsituation führen sollte (Fakin et al. 2016).

*Niere*

Die Nieren sind besonders anfällig für eine Minderperfusion und Fehlfunktionen, falls die Volumenersatztherapie inadäquat erfolgt. Eine Nierenischämie als direkte Folge einer Hypovolämie und Sympathikusstimulation wird bei verspäteter Therapie oder einer ausgeprägten Hypotension im Rahmen des Verbrennungsschocks beobachtet und kann zu irreversiblen Nierenschädigungen mit der Notwendigkeit einer Nierenersatztherapie führen. Erhöhungen des serumfreien Hämoglobins und Myoglobins durch z. B. verbrannte/ischämische Muskulatur führen zum das Nierenversagen.

*Gastrointestinaltrakt*

Durch eine Vasokonstriktion kann es im Magen-Darm-Trakt zu einer Hypoxie kommen. Die Folgen einer viszeralen Ischämie können zu einer Dislokation von Bakterien aus dem Darm mit Endotoxinfreisetzung und der Ausbildung einer Sepsis führen (Zhang et al. 2021). Besonders gefährdet ist der Magen-Darm-Trakt durch eine hochdosierte und langanhaltende Schmerztherapie mit Opioiden (Darmatonie). Eine seltene, aber gefürchtete Komplikation ist die Entwicklung eines abdominellen Kompartmentssyndroms durch o. g. Flüssigkeitsverschiebungen und Ödembildung in der Mukosa.

*Lunge*

Patienten mit großflächigen Verbrennungen zeigen einen Anstieg des Lungengefäßwiderstandes. Neben einer Hypoproteinämie begünstigt ein erhöhter Kapillardruck infolge des erhöhten Lungengefäßwiderstandes und der Volumentherapie die Ausbildung von Lungenödemen. Zusätzlich kann ein Inhalationstrauma zu einer thermischen oder toxischen Schädigung des Bronchialsystems führen mit der Folge einer Pneumonie oder eines ARDS (Albright et al. 2012).

### 1.4.4 SIRS und Sepsis

Eine großflächige Verbrennung führt zu einer initial überschießenden Immunantwort des Körpers und damit zu einer systemischen Entzündungsreaktion, die auch primär unbeteiligte Organsysteme schädigen kann (Greenhalgh 2017).

Diesen Zustand der überschießenden und dysregulierten Immunreaktion bezeichnet man als

„systemic inflammatory response syndrome (SIRS)". Die Dauer des initialen, beträgt ca. 3–7 Tage. Im weiteren intensivmedizinischen Behandlungsverlauf kann es rezidivierenden zu Manifestation eines SIRS kommen.

Die Übergänge eines SIRS zur Sepsis mit Multiorganversagen sind fließend. Das Multiorganversagen gehört zur häufigsten Todesursache im Betrachtungszeitraum > 48 h nach Verbrennungstrauma (Zhang et al. 2021).

Zwei Mechanismen werden für die Sepsisentstehung bei Verbrennungen verantwortlich gemacht:

*Two-Hit-Konzept:* Mit der Verbrennung verlieren Brandverletzte große Anteile ihrer primären Barriere gegen externe Mikroorganismen, denen sie dann dauerhaft ausgesetzt sind. Neben dem eigentlichen Verbrennungstrauma wird daher bei dem Two-Hit-Konzept ein zweites Trauma postuliert, dass durch die Invasion von Mikroorganismen mit konsekutiven Wundinfektionen, Endotoxinfreisetzung und der reaktiven überschießenden Immunantwort mit entsprechender Freisetzung von Entzündungsmediatoren geprägt ist. Eine frühzeitige „Dekolonialisierung" durch chirurgische Entfernung von geschädigten/abgestorbenen Gewebeanteilen („Eschar") kann daher die Mortalität des Patienten reduzieren (Fakin et al. 2016).

*Posttraumatische Immunsuppression:* Bei dieser Theorie geht man davon aus, dass alle schwerbrandverletzten Patienten nach initialer Überstimulation des Immunsytems als immunsupprimiert gelten und somit schwere Verläufe invasiver Infektionen begünstigt oder beschleunigt werden. Da in diesem Stadium auch Hypersensitivitätsreaktionen („Abstoßungsreaktionen") unterdrückt sind, kann bei großflächigen Hautdefekten temporär die Deckung durch allogene Hauttransplantate (z. B. glyzerolkonservierte Fremdhaut) erfolgen. Diese Theorie erklärt auch, warum auch Pilzinfektionen mit schweren Verläufen, wie man sie sonst nur bei onkologischen Patienten kennt, auch bei Brandverletzten eine große Rolle spielen.

## 1.5 Begleitverletzungen

Verbrennungsverletzungen entstehen nicht selten auch in Zusammenhang mit einer Polytraumatisierung durch z. B. Explosionen, Autounfällen oder Sturzereignissen aus Fenstern nach Wohnungsbränden. Da die Verbrennungsverletzung für Ersthelfer augenscheinlich im Vordergrund steht, können potenziell akut lebensbedrohliche Begleitverletzungen wie Barotraumata, Verletzungen an Gehirn oder Augen, Frakturen oder innere Blutungen übersehen werden. Die Anamnese des Unfallhergangs ist daher von eminenter Wichtigkeit und

# 84 Intensivtherapie bei Brandverletzungen

alle Patienten mit möglichen Begleitverletzungen müssen in ein Zentrum verlegt werden, in dem vor der eigentlichen Verbrennungsbehandlung auf der Verbrennungsstation der normale Schockraum-Algorithmus zur Polytraumaversorgung erfolgen muss, auch mit ggf. vorgeschalteter operativer Notfallversorgung (Frakturstabilisierungen, Behandlung eins akuten Abdomens, Dekompressionen o. ä.).

## 1.5.1 Inhalationstrauma

Das Inhalationstrauma (IHT) ist definiert als eine Schädigung des Atemtraktes (vom Pharynx bis zu den Alveolen) durch eine direkte thermische Einwirkung oder durch chemische Noxen.

Die Inzidenz des IHT beträgt bis zu 35 % bei allen Brandverletzten, die durchschnittliche Mortalität bei Vorliegen eines IHTs ca. 28 % mit einer Odds Ratio von 2,58.

Die konsekutive Entwicklung einer Pneumonie nach IHT mit Brandverletzung erhöht die Mortalität auf bis zu 60 % (Liodaki et al. 2015).

Feuer und Explosionen in geschlossenen Räumen oder Stichflammenentwicklung sind fast immer mit einem IHT kombiniert. Aber auch bei ca. 25 % der Unfälle außerhalb geschlossener Räume kann ein IHT aufgrund der Hitzeinhalation mit direkter thermischer Schädigung der Atemwege entstehen.

Rauch und trockene Gase schädigen typischerweise die oberen Atemwege, wobei ein reflektorischer Glottisverschluss ein tieferes Eindringen der Gase verhindert und diese auch eine geringe Wärmeleitungskapazität haben. Bei der Intubation finden sich in diesen Fällen Rußablagerungen im Pharynx, während sich bei der Bronchoskopie ein unauffälliger trachealer/bronchialer Befund zeigt.

Die Inhalation von heißen Dämpfen kann hingegen auch zur Schädigung der tieferen Atemwege führen (Abb. 8). Ein ausgeprägter thermischer Schaden kann sich bei der Bronchoskopie analog zu thermischem Schaden der Haut auch mit blasser, weißlicher Schleimhaut präsentieren, die der Farbe gesunder Schleimhaut ähneln kann.

Verbrennungen im Gesicht, angesengte Behaarung an Nase und Augen, Rußablagerungen im Mund-Rachenraum, inspiratorischer Stridor oder Reizhusten sind klinische Hinweise auf das Vorliegen eines IHT. Die Diagnosesicherung erfolgt durch eine frühzeitige fiberoptische Bronchoskopie, die auch im weiteren klinischen Verlauf zu Kontroll- und Therapiezwecken indiziert ist.

Zusätzlich sollte zur Bewertung einer möglichen Kohlenstoffmonoxidvergiftung initial und im Verlauf der Carboxyhämoglobin-Wert (COHb) bestimmt werden (Normwert < 3 %).

Das IHT wird durch die Bronchoskopie in 3 Schweregrade unterteilt (Tab. 2).

## 1.5.2 Rauchgasintoxikation

Rauchgas setzt sich aus toxischen Reizgasen wie z. B. Chlorwasserstoff, Aldehyde oder Schwefeldioxid zusammen, die eine Entzündungsreaktion der Atemwege provozieren; und aus Giftgasen wie z. B. Kohlenstoffdioxid, Kohlenstoffmonoxid oder Zyanid (Blausäure, HCN), die zwar keine lokale Reaktion auslösen, aber den Sauerstofftransport bzw. Teile der Atmungskette blockieren. Hinzu kommen Rußpartikel und Dioxine, die thermische Schäden verursachen und auch obstruktiv wirken können.

*Kohlenstoffmonoxid (CO)*: Eine CO-Vergiftung ist die häufigste Todesursache bei einem IHT. Aufgrund der bis zu 300-fachen Bindungsaffinität zu Hämoglobin im Vergleich zu Sauerstoff verdrängt es diesen und führt zu einem inneren Ersticken. Klinisch erscheinen die Patienten gut oxygeniert, rosig, mit falsch hohen Sättigungswerten in der Puls-

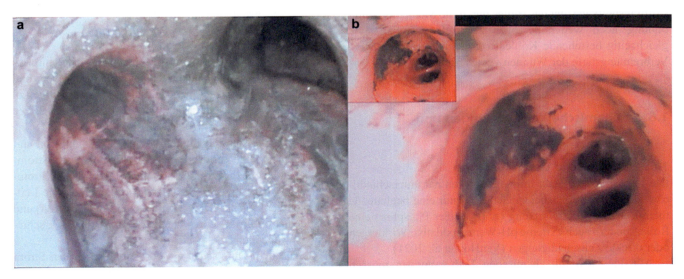

**Abb. 8** Inhalationstrauma mit thermischem Schaden der Bifurkation (**a**) bzw. Ruß-Plaques (**b**)

**Tab. 2** Klassifikation des IHT

| Grad | Kennzeichen |
|---|---|
| I | Rötung und Ödem der Schleimhaut |
| II | Blasenbildung der Schleimhaut |
| III | Nekrosen und Ulzerationen der Schleimhaut |

**Tab. 3** Telefonnummern der Giftnotrufzentralen (Stand 2022)

| Region | Telefonnummer |
|---|---|
| Berlin | 030 192 40 |
| Bonn | 0228 192 40 |
| Erfurt | 0361 730 730 |
| Freiburg | 0761 192 40 |
| Göttingen | 0551 383 180 |
| Mainz | 06131 192 40 |
| München | 089 192 40 |
| Wien | +43 140 643 43 |
| Zürich | +41 442 515 151 |

oxymetrie. Eine COHb-Konzentration im Blut über 10 % (Norm < 3 %) führt zu ersten neurologischen Symptomen, die mit steigender Konzentration zunehmen und ab 40–60 % zu lebensbedrohlichen Schockzuständen mit Exitus letalis führen.

Eine sofortige Intubation mit reiner Sauerstoffbeatmung (100 %) ist hier indiziert. Eine hyperbare Sauerstofftherapie in den ersten 6 Stunden kann erwogen werden, wenn die COHb-Konzentration nach einer Stunde Beatmung mit 100 % Sauerstoff bei > 25 % liegt. Sie wird allerdings nicht pauschal empfohlen und ist im Setting eines brandverletzten Patienten meist unrealistisch (Martens 2016).

*Zyanwasserstoff (HCN):* Der Mechanismus der Cyanid-Vergiftung beruht auf einer Hemmung der Cytochrom-c-Oxidase in der Atmungskette, infolgedessen ist eine Sauerstoffverwertung aus dem Hämoglobin nicht möglich. Da das Hämoglobin mit Sauerstoff dann auch im venösen Schenkel gesättigt ist, imponiert die Haut der Patienten hellrot und eine alleinige Therapie mit 100 % Sauerstoff ist nicht zielführend. Die Patienten sind azidotisch und hyperventilieren.

Zur Behandlung einer manifesten HCN-Vergiftung – wie sie allerdings bei einem Inhalationstrauma selten ist – wird die i.v.-Gabe von 250 mg/kg KG Natriumthiosulfat und 5 g Hydroxycobalamin (Kinder: 70 mg/kgKG) sowie eine Beatmung mit 100 % Sauerstoff empfohlen (Martens 2016).

Eine Behandlung mit Methämoglobinbildnern (z. B. 4-DMAP) wird dagegen nur bei ausschließlichen HCN-Vergiftungen empfohlen. Sie ist bei einem Inhalationstrauma mit zusätzlichen Verbrennungen kontraindiziert, da die Sauerstofftransportkapazität des Blutes durch die Methämoglobinbildung noch weiter herabgesetzt wird und eine evtl. gleichzeitig bestehende Kohlenstoffmonoxidvergiftung und Verbrennungstiefe der Wunden verschlimmert.

## 1.6 Chemische Verbrennungen und Stromverletzungen

### 1.6.1 Chemische Verbrennungen

Die Exposition der Haut mit Chemikalien hat unterschiedliche Auswirkungen. Dabei spielen nicht nur eine begleitende thermische Energiefreisetzung (z. B. weißer Phosphor) eine Rolle, sondern auch extreme pH-Werte, oxidative Wirkungen oder direkte Zellschädigungen (VanHoy et al. 2021).

Alle Patienten mit chemischen Verbrennungen müssen sofort dekontaminiert werden. Dabei wird die Kleidung entfernt und eine Verdünnung der toxischen Substanzen durch Abduschen oder Spülen der betroffenen Areale für ca. 5 min erzielt. Vor allem Augen sollten noch am Unfallort durch spezielle Augenduschen ausgespült werden (Bizrah et al. 2019). In der Regel werden entsprechende Soforthilfe-Kits in den Risikobereichen durch den Arbeitsschutz vorgehalten.

Betroffene Patienten sollten sofort in ein Zentrum verlegt werden, von essenzieller Wichtigkeit ist dabei die konkrete Informationsübermittlung (Beipackzettel o. ä.), um welche chemischen Substanzen es sich gehandelt hat, auch um im Zweifel bei der Giftnotrufzentrale weitere Informationen einholen zu können (Tab. 3).

In der Primärversorgung, aber auch in der nachgeschalteten Therapie im Zentrum haben sich extern anwendbare spezielle universelle Pufferlösungen (z. B. Diphoterine) bewährt.

Aus chirurgischer Sicht sind vor allem Laugen-Verätzungen kritisch, weil sie im Gegensatz zu Säuren (Koagulationsnekrosen) zu einer Kolliquationsnekrose führen (Abb. 9), die, unabhängig von einer Neutralisation der Wundoberfläche, zu einem weiteren Wirken in der Wundtiefe und damit zur fortschreitenden Schädigung führt. Eine rasche chirurgische Sanierung ist in diesen Fällen indiziert (Akelma und Karahan 2019).

### 1.6.2 Stromverletzungen

(Stark)Stromverletzungen können schwerwiegende chirurgische und intensivmedizinische Konsequenzen haben und führen anders als eine einfache Brandverletzung häufiger zu bleibenden Funktionseinschränkungen (Shih et al. 2017; Lee et al. 2019).

Das Ausmaß der Schädigung von elektrischem Strom auf den Körper hängt von verschiedenen Faktoren ab: Stromstärke pro Fläche (= Stromdichte) und Einwirkdauer, Stromart (Gleich- bzw. Wechselstrom) und -frequenz sowie Leitfähigkeit der Eintrittsstelle (Hautdicke und -feuchtigkeit) und Weg des Stromflusses durch den Körper bzw. durch verschiedene Gewebearten.

Gemäß dem Ohm'schen Gesetz ist der durch den Strom verursachte Schaden dabei proportional zur Spannung und umgekehrt proportional zum Gewebewiderstand.

Der Gewebewiderstand führt zur Freisetzung thermischer Energie, die eine direkte Schädigung im Sinne einer Verbrennung produziert. Nervengewebe und Blutgefäße beispielsweise zeigen einen geringeren Widerstand im Gegensatz zu Knochengewebe mit einem sehr hohen Widerstandspotenzial. Dies kann bei intakten Hautverhältnissen zu tiefen Verbrennungen der Muskulatur um die Knochen herumführen.

Im Niederspannungsbereich (<1000 V) sind Schäden durch Wechselstrom, aufgrund der ausgelösten tetanischen Muskelfibrillationen mit unwillkürlich verlängerter Stromkontaktdauer schwerwiegender als Gleichstromverletzungen. Darüber hinaus ist durch den schnellen Wechsel der Polarität die Wahrscheinlichkeit höher, dass der Stromschlag in die vulnerable Phase der Erregungsleitung des Herzens trifft und ein Kammerflimmern bzw. schwere Herzrhythmusstörungen auslöst. Im Hochspannungsbereich (>1000 V) ist dieser Unterschied zwischen Gleich- und Wechselstrom ohne wesentliche Bedeutung.

Kontakt zu elektrischem Strom führt zu einem Stromfluss zwischen der Eintritts- und Austrittsstelle, welche klinisch als sog. Strommarken durch lokale Verbrennungen imponieren, die je nach Stromstärke auch tiefgradig sein können (Abb. 10). Meistens wird die Schwere der Verletzung durch die dazwischen liegenden Organe bestimmt, am kritischsten ist die Erregungsleitung des Herzens, welches neben denn Herzrhythmusstörungen auch mit einer direkten Myokardschädigung reagieren kann (Waldmann et al. 2018).

Eine Sonderform ist die Lichtbogenverletzung mit bis zu 20.000 °C, bei der es zu schwersten Verbrennungen ohne Stromfluss durch den Körper kommt.

Indirekte Schäden durch Stromverletzungen betreffen neben den kardialen Komplikationen auch das Gefäßsystem. Gefäße zeigen eine gute Leitfähigkeit, v. a. in der Schicht der Gefäßmuskulatur. Dabei kann es bei größeren Gefäßen zur Aneurysmabildung, bei kleinen Gefäßen zu Koagulationsnekrosen mit entsprechender Okklusion kommen. In Kombination mit einer Schwellung der Intima kommt es zu einer beeinträchtigten Perfusion, die im Bereich der Extremitäten zu einer ischämiebedingten Entwicklung eines Kompartmentsyndroms führen kann, was die Indikation zur sofortigen Fasziotomie darstellt, um den Untergang von Muskelgewebe zu begrenzen (Lee et al. 2019). Dennoch ist nach Starkstromverbrennungen das Risiko des Extremitäten-Verlustes aufgrund der direkten Muskelverbrennung, der sekundären Muskelischämie und der Nervenschädigungen sehr hoch.

Das durch den Muskelzerfall freigesetzte Myoglobin führt zur Myoglobinurie und konsekutiv zu einer Schädigung der Nierentubuli. Eine frühzeitige Alkalisierung des Urins (z. B. durch i.v.-Gabe von Mannitol und Natriumbicarbonat oder enteraler Gabe von Kalium-Natrium-Hydrogencitrat (Uralyt-U)) mit gleichzeitig forcierter Diurese (Urinausscheidung > 200 ml/h bzw. 1–2 ml/kgKG) kann gegensteuern, was

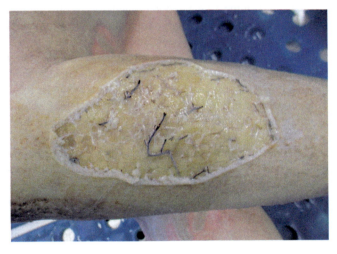

**Abb. 9** Verätzung

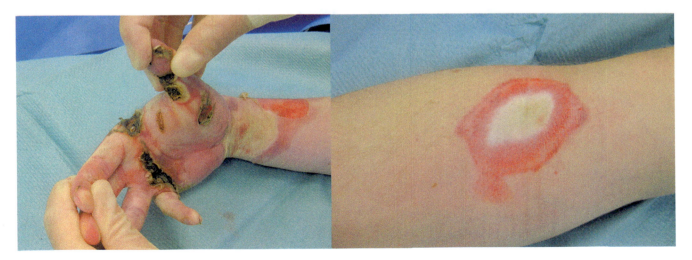

**Abb. 10** Strommarken an der Hand

i. d. R. den Flüssigkeitsbedarf von starkstromverbrannten Patienten zusätzlich steigert.

Ein Atemstillstand ist durch eine direkte Schädigung des Atemzentrums oder durch Lähmung der Atemmuskulatur eine häufige Todesursache bei Stromunfällen.

Schädigungen des (peripheren) Nervensystems äußern sich durch Krämpfe, Lähmungserscheinungen bis hin zu Querschnittlähmungen bei beispielsweise horizontalem Arm-zu-Arm-Stromfluss oder durch tetanische Muskelfibrillationen.

Augen (Katarakte) oder das Trommelfell können ebenfalls durch den Stromfluss in Mitleidenschaft gezogen werden (Ipaktchi et al. 2016).

## 1.7 Großflächige blasenbildende Hauterkrankungen

Aus dem dermatologischen Formenkreis gibt es einige Erkrankungen, die zu einer großflächigen Blasenbildung der Haut, auch unter Beteiligung der Schleimhäute führen können (Abb. 11). An erster Stelle sind hier Arzneimittelexantheme zu nennen oder die toxisch-epidermale-Nekrolyse (TEN), die durch bestimmte Medikamente ausgelöst werden kann (Grünwald et al. 2020; Mockenhaupt 2020). Da die progredienten Hautablösungen bis zu 100 % der Körperoberfläche betreffen können und die Patienten oft multipel vorerkrankt sind, entwickelt sich bei fulminantem Verlauf schnell die Notwendigkeit einer intensivmedizinischen Behandlung, die aufgrund des Verbandaufwandes auch an einem Zentrum für Brandverletzungen durchgeführt werden sollte. Durch Ablösung der Epidermis entspricht dieses Krankheitsbild einer 2a-gradigen Verbrennung, die durch entsprechende Abdeckung der Wunden durch Epidermisersatzmaterialien von allein abheilt. Im Vordergrund stehen neben der intensivmedizinischen Behandlung die genaue Medikamentenanamnese und das weitere Vermeiden potenzieller Noxen. Die Diagnose sollte frühzeitig durch eine Hautbiopsie gesichert und das Dokumentationszentrum für schwere Hautreaktionen in Freiburg informiert werden.

## 1.8 Erstversorgung eines Brandverletzten am Unfallort

Eine adäquate Primärversorgung mit rascher Verlegung in ein Zentrum verbessert die Prognose von Verbrennungsverletzungen erheblich.

Am Unfallort muss der Patient zunächst aus der Gefahrenzone bzw. dem Brandherd gerettet und ggf. abgelöscht werden. Eigenschutz spielt dabei eine wesentliche Rolle, v. a. bei V.a. Stromunfall.

Neben den üblichen Maßnahmen des etablierten ATLS- (Advanced Trauma Life Support) Standards (großvolumige Zugänge, Analgesie, großzügige Intubationsindikation) steht eine Kaltwasserbehandlung der Brandwunden mit *zimmertemperiertem* Wasser im Vordergrund (auch z. B. durch feuchte Umschläge), sie vermindert die lokale Gewebeüberhitzung und damit das Nachbrennen. Außerdem hat die Kühlung einen sofortigen analgetischen Effekt. Die Kühlung großflächiger Brandwunden (> 5 % KOF) kann jedoch auch schnell zum drastischen Auskühlen des Patienten führen, was die Gesamtprognose dann wieder verschlechtert, da die operative Notfallversorgung verzögert, das Schockgeschehen gefördert und die Blutgerinnung gestört wird. Kaltes Wasser < 15 °C oder Eis sind trotz der besseren analgetischen Wirkung kontraindiziert, da sie zu einer Vasokonstriktion führen und damit die Gewebeschäden in Zone 2 und 3 verstärken.

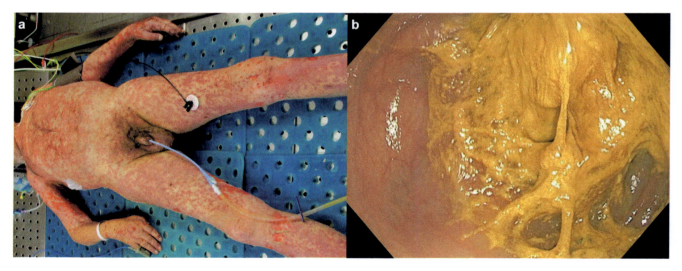

**Abb. 11** TEN (**a**) mit Schleimhautbeteiligung im Magen-Darm-Trakt (**b**)

Daher ist eine zeitliche Begrenzung der Kühlung auf maximal 30 min mit zimmertemperiertem Wasser einzuhalten.

Die Verbrennungswunden sollten danach zügig steril abgedeckt werden, im Rettungsdienst stehen hierzu meistens spezielle Folien zur Verfügung.

Ebenfalls bereits am Unfallort muss die Therapie der generalisierten Unfallfolgen eingeleitet werden. Die bereits beschrieben Volumenverschiebungen können in kürzester Zeit zu einem hypovolämischen Schock führen. Ab 10 % VKOF besteht Schockgefahr, bei Kindern bereits ab 5 % VKOF. Eine frühzeitige Volumentherapie durch großvolumige Zugänge sollte initial ausschließlich mittels balanzierter kristalloider Lösungen erfolgen (Gille et al. 2012; Hirche et al. 2016).

Der Einfachheit halber und zur Vermeidung einer initialen Überinfusion in Unkenntnis des tatsächlichen Trauma-Ausmaßes soll eine orientierende Volumenmenge von ca. 1000 ml innerhalb der ersten 2 h nach Trauma bei Schwerbrandverletzten gegeben werden (Allison und Porter 2004), die dann natürlich bedarfsadaptiert gesteigert werden muss (AWMF 2020).

Bei manifestem Inhalationstrauma sowie bei thermischem Trauma von Hals, Kopf und der oberen Atemwege besteht die Indikation zur frühzeitigen (Schutz-)Intubation, bevor es zu einem obstruktiven Ödem der Atemwege und respiratorischem Versagen kommt (Chao et al. 2019).

Die Kriterien für die Zuweisung eines Brandverletzten in ein Verbrennungszentrum sind von der DGV definiert:

- Verbrennungen Grad 2 von > 10 % VKOF
- Verbrennungen Grad 3
- Verbrennungen an Händen, Gesicht oder Genitalien
- Verbrennungen durch Elektrizität, inklusive Blitzschlag
- Verätzungen durch Chemikalien
- Inhalationstrauma
- Verbrennungspatienten mit Begleiterkrankungen oder Verletzungen, die die Behandlung erschweren
- Verbrennungspatienten die eine spezielle psychologische, psychiatrische oder physische Betreuung benötigen
- Inhalationstraumata, auch in Verbindung mit leichten äußeren Verbrennungen; vom Vorhandensein eines solchen ist grundsätzlich bei Explosionsunfällen auszugehen

Grundsätzlich sollte Patienten mit Brandbrandverletzungen jeglichen Ausmaßes die Möglichkeit zur Behandlung in einem Zentrum angeboten werden.

Rund um die Uhr können bundesweit freie Verbrennungsbetten bei der „Zentralen Anlaufstelle für die Vermittlung von Krankenhausbetten für Schwerbrandverletzte" der Hamburger Feuerwehr abgefragt werden (Tel. 040/42851-4950). Aktuell existieren in Deutschland 36 Zentren, die Kinder- und/oder Erwachsenenintensivbetten vorhalten.

## 1.9 Aufnahme und Primärversorgung im Verbrennungszentrum

Bereits vor der Aufnahme in einem Verbrennungszentrum muss mit dem Notarzt vor Ort die Verlegungsmodalität geklärt werden. Bei großflächigen Verbrennungen und weiteren Anfahrtswegen ist die luftgebundene Verlegung v. a. wegen der Gefahr der Hypothermie zu bevorzugen. Ferner muss geklärt sein, ob die Aufnahme primär über den Schockraum bei Vorliegen von Begleitverletzungen zur interdisziplinären Schockraumabklärung inkl. entsprechender Bildgebung erfolgen soll, oder direkt über das sog. Verbrennungsbad des Verbrennungszentrums. Da diese Einrichtungen meist räumlich voneinander getrennt sind und die Schockraumabklärung bei vitaler Gefährdung absolute Priorität hat, sollte diese zuerst und ohne Zeitverlust erfolgen.

### 1.9.1 Vorgehen im Verbrennungsbad

Die Akutbehandlung von Brandverletzten erfolgt in einem speziell eingerichteten Aufnahmeraum, dem sog. Aufnahmebad (Abb. 12). Hier sind neben Kreislaufüberwachung und maschineller Beatmung auch die Möglichkeiten diagnostischer oder therapeutischer Interventionen gegeben. Die Raumtemperatur kann bis zu 38 °C betragen und die Luftfeuchtigkeit individuell geregelt werden. Die Patienten werden auf einer speziellen Liege über der Verbrennungsbadwanne gelagert. Nach vollständiger Entkleidung wird zunächst das Monitoring (EKG – b. Bdf. mit speziellen Stichelektroden, Pulsoxymetrie, Blutdruck, Temperatur) vervollständigt.

Abhängig vom Verletzungsausmaß wird die Indikation zur Intubation gestellt, mit Anlage von zentralvenösen und arteriellen Zugängen, Harnblasenkatheters mit Temperatursonde zur Kontrolle der Diurese und Anlage einer Magensonde.

Bei ausgeprägter Hypothermie sollte frühzeitig ein invasives Wärmemanagmentsystem (z. B. CoolGuard™) zum Einsatz kommen. Außerdem muss auf einen ausreichenden Tetanusschutz geachtet werden.

Laborchemisch sollten neben den arteriellen Blutgasen auch Hämatokrit, CO-Hämoglobin, Elektrolyte, Kreatinin, Myoglobin, Eiweiß/Albumin, Glukose und die Blutgruppe bestimmt werden. Sinnvoll ist ein Drogen-Screening. Mikrobiologisches Screening und Wundabstriche sind obligat.

Zeitnah sollte eine mechanische Reinigung der verbrannten Areale unter fließendem Wasser stattfinden. Dazu gehört die Reinigung der Haut z. B. mit farbloser Seife oder Desinfektionsmittel, das Abbürsten von grobem Schmutz, die Rasur verbrannter behaarter Körperregionen mit Ausnahme der Augenbrauen und Wimpern, die Eröffnung und Abtragen von Brandblasen sowie die Entfernung von verbrannten Hautlefzen.

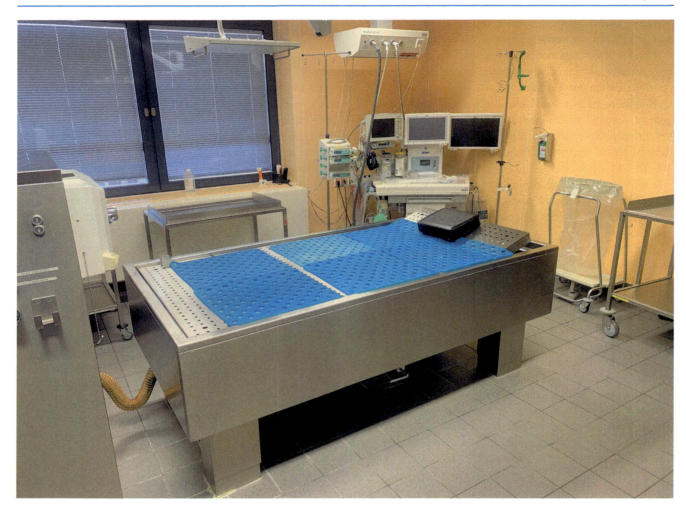

**Abb. 12** Verbrennungsbad

Diese Maßnahmen dienen auch der Keimreduktion und ermöglichen eine genaue Evaluation des Verbrennungsausmaßes, der Verbrennungstiefe und eventueller Begleitverletzungen.

Bei chemischen Verbrennungen soll ein ausgiebiges und wiederholtes Spülen der Wunden, sowie eine Neutralisierung (z. B. mit einem Universal-Antidot: Diphoterine) stattfinden. Ist die genaue Substanz bekannt, soll man sich an die Anweisungen des Herstellers oder der regionalen Giftnotrufe halten.

Einige Substanzen wie z. B. Calciumoxid, Natriumoxid, Natriumhypochlorid, weißer Phosphor Flusssäure, Chromsäure oder Phenol bedürfen einer besonderen Dekontamination oder auch einer zügigen operativen Sanierung (AWMF 2018).

Der Wundstatus wird ausführlich fotografisch und in Dokumentationstabellen festgehalten, anhand derer die genaue Bestimmung der VKOF erfolgt, die für die weitere Berechnung der Volumentherapie essenziell ist. Die Wunden werden steril verbunden und die Indikation für weitere chirurgische Maßnahmen (Escharotomie, Tracheotomie) evaluiert.

Bei normothermen Patienten erfolgt ein direktes Befeuchten der Verbände mit antiseptischen Lösungen (z. B. Polihexanid), wohingegen die Verbände bei einer Hypothermie trocken gelassen werden, bis der Patient unter aufwärmenden Maßnahmen eine normotherme Körpertemperatur erreicht hat.

Aus verbrannter Körperoberfläche und Gewicht des Patienten wird nun erneut der Flüssigkeitsbedarf an kristalloider Lösung ermittelt und mit der bis zu diesem Zeitpunkt infundierten Flüssigkeit verrechnet. Suffiziente Infusionstherapie nach Diurese unter Vermeidung von Katecholaminen, im Besonderen von α-Rezeptorenblockern ist dabei ein wichtiges Gebot. Die präklinisch begonnene Analgesie wird fortgesetzt.

Der ABSI-Score („*abbreviated burn severity index*") nach Tobiasen (Tobiasen et al. 1982) erlaubt eine Einschätzung der Verletzungsschwere und gibt die wahrscheinliche Überlebensrate von Verbrennungspatienten an (Tab. 4). Er berücksichtigt VKOF, Alter, Geschlecht, IHT und das Vorliegen von Verbrennungen 3. Grades (Liodaki et al. 2020).

## 1.9.2 Indikation zur Operation

Tiefe zirkuläre oder semizirkuläre (mindestens 2/3 der Zirkumferenz) Verbrennungen führen zu einer Kontraktion der Weichteile und in Kombination mit einem Weichteilödem durch das Kapillarleck und die Volumentherapie zu einem erhöhten Gewebsdruck. Dies kann im Bereich der Extremitäten zu einer fortschreitenden Minderperfusion der Extremitäten oder im Bereich des Halses und des Thorax zu einer Behinderung der Atemexkursionen führen. In diesen Fällen sollte die Indikation zur Escharotomie großzügig gestellt werden, die im Gegensatz zur Fasziotomie nur die Eröffnung der verbrannten Haut (Eschar) beinhaltet. Der Erfolg einer Escharotomie zeigt sich i. d. R. unmittelbar durch eine Erniedrigung der nötigen Beatmungsdrücke oder einer Verbesserung der peripheren Durchblutung (Extremitätenpulse) an den betroffenen Gliedmaßen (Abb. 13).

In Abhängigkeit der VKOF, einer möglichen Gesichtsbeteiligung sowie des Vorliegens eines Inhalationstraumas wird ebenfalls zeitnah über die Indikation einer chirurgischen Tracheostomaanlage entschieden. Diese sollte unmittelbar nach Aufnahme erfolgen, da es am Folgetag durch die Volumenbelastung und Ödembildung zu einer deutlich erschwerten und risikoreicheren Anlage kommt.

Die i. d. R. elektive Planung der chirurgischen Nekrosektomie orientiert sich an dem Allgemeinzustand (Temperatur, Kreislaussituation ect.) des Patienten und erfolgt meistens erst nach Verschluss des Kapillarlecks in frühestens 48 h nach Aufnahme. Ein frühzeitiges Abtragen der Verbrennungswunden mit anschließender plastisch-chirurgischer Defektdeckung bietet bei großflächigen Verletzungen einen deutlich höheren Überlebensvorteil gegenüber einer konservativen Wundtherapie.

## 2 Intensivmedizinisch relevante plastisch-chirurgische Aspekte

In diesem Kapitel werden die wesentlichen plastisch-chirurgischen Therapieprinzipien bei Verbrennungsverletzungen vorgestellt, unter Berücksichtigung ihrer intensivmedizinischen Relevanz für den Behandlungsablauf.

### 2.1 Verbrennung Grad 1

1-gradige Verbrennungen werden im akuten Stadium neben kühlenden Maßnahmen mit topischer Kortisoncreme (z. B.

**Tab. 4** ABSI-Score

| ABSI- Score | | | | | | |
|---|---|---|---|---|---|---|
| - 1 Punkt je 10 % VKOF | | | | | | |
| - 1 Punkt für das Vorliegen drittgradiger Verbrennungen | | | | | | |
| - 1 Punkt für das Vorliegen eines Inhalationstrauma | | | | | | |
| - 1 Punkt für je 20 Lebensjahre | | | | | | |
| - 1 Punkt für das weibliche Geschlecht | | | | | | |
| - 1 Punkt für jede schwerwiegende Begleiterkrankungen | | | | | | |
| Gesamtpunkte | 2–3 | 4–5 | 5–7 | 6–9 | 10–11 | > 11 |
| Sterbewahrscheinlichkeit (%) | < 1 | > 2 | 10–20 | 30–50 | 60–80 | > 80 |

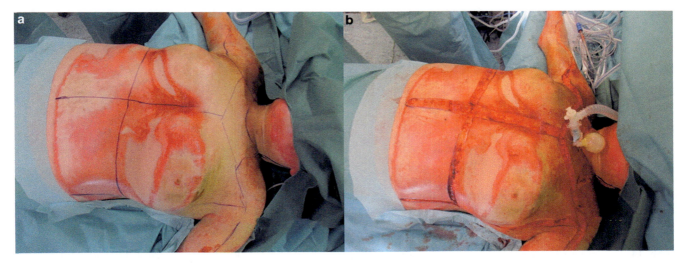

**Abb. 13** Vor (a) und nach Escharotomie des Thorax (b)

1 % Methylprednisolonaceponat), vor allem aber mit rückfettenden Salben (z. B. Dexpanthenol-Präparate) zur intensiven Hautpflege behandelt. Bei großflächigen Verbrennungen, z. B. nach einer Ganzkörper-Exposition in Solarien, können eine systemische Schmerztherapie sowie eine intravenöse Flüssigkeitssubstitution indiziert sein, die auch eine kurze intensivmedizinische Überwachung rechtfertigen können. Üblicherweise verbessert sich der Zustand des Patienten innerhalb kurzer Zeit.

## 2.2 Verbrennung Grad 2a

2a-gradige Verbrennungen werden nach bereits beschriebener Reinigung für ca. 24 Stunden feucht und antiseptisch verbunden. Die gebräuchlichsten antiseptischen Substanzen sind dabei Polihexanid (Lavasept®/Serasept®), Octenidin/Phenoxyethanol (Octenisept®, Octenidin®), Essigsäure oder Silbersulfadiazin (Flammazine®).

Grundsätzlich haben Polihexanid und Octenidin/Phenoxyethanol als farblose Lösungen ein sehr breites und langanhaltendes Wirkspektrum bei guter Gewebeverträglichkeit.

Essigsäure kommt lediglich bei speziellen Keim-Konstellationen, v. a. mit Pseudomonaden, zum Einsatz und hat ein eingeschränktes Wirkspektrum.

Silbersulfadiazin (Silbernitrat und Natriumsulfadiazin) wirkt kühlend und keimreduzierend und wird als Emulsion dick auf die Wunden aufgetragen, wodurch sich ein gelblich-grauer Belag bildet, der eine weitere Wundevaluation erschwert. Da sich zudem in 5–15 % der Fälle nach 2–3 Tagen nach Anwendung eine passagere Leukopenie (vermutlich aufgrund einer toxischen Knochenmarksdepression) zeigt, sollte die Anwendung kritisch gesehen und einem Verbrennungszentrum überlassen werden.

Nach Reevaluation der Wunden nach 24–48 Stunden und ausbleibendem Nachtiefen wird heutzutage in Deutschland i. d. R. nur noch eine Okklusionstherapie durchgeführt. Dabei wird die Wunde nach Säuberung steril okklusiv abgedeckt, so dass das Wundmilieu mit allen Wachstumsfaktoren feucht bleibt. Dies führt im Gegensatz zu einem Austrocknen der Wunde mit entsprechender Schorf-Bildung i. d. R. zu einem besseren kosmetischen Abheilen der Wunden ohne Narbenbildung (Abb. 14)

Für die moderne okklusive Wundtherapie stehen mehrere Optionen zur Verfügung.

### 2.2.1 Hydrokolloid-Verbände

Begrenzte Wundflächen können nach Reinigung sehr gut durch spezielle Hydrokolloid-Verbände oder Folien okklusiv abgedeckt werden. Diese Verbände verbleiben je nach Sekretionsstatus für einige Tage auf der Wunde, bevor ein Wechsel notwendig ist. In der Regel heilen 2a-gradige Verbrennungen unter dieser Therapie innerhalb von 10–14 Tagen ab.

### 2.2.2 Epidermis-Ersatzmaterialien

Epidermis-Ersatzmaterialien sind biosynthetische Wundauflagen, die sich durch einfache Handhabung und eine hohe Patientenakzeptanz auszeichnen. Diese Auflagen sind meistens semipermeabel und verbleiben als eine Art „Ersatzhaut" nach Applikation bis zur vollständigen Epithelialisierung nach etwa 14 Tagen auf der Wunde, die sie gegenüber Umwelteinflüssen (Keimbesiedelung, Austrocknung) schützt. Danach lösen sich die Materialien rückstandsfrei ab (Haller et al. 2021).

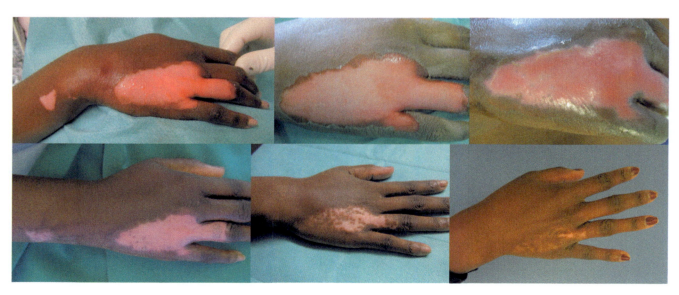

**Abb. 14** Konservative Therapie einer 2a-gradigen Verbrennung mit spontaner Abheilung und Repigmentierung durch die Haarfollikel

*Suprathel®* ist ein Milchsäurederivat und besteht aus D, L-Lactid, Trimethylencarbonat und ε-Caprolacton. Die initial weiße, semipermeable Folie (Abb. 15a, b) wird nach Wundkontakt transparent, erlaubt somit im weiteren Verlauf die Wund-Beurteilung. Sie wirkt ferner analgetisch und durch eine Reduktion des pH-Wertes auch antibakteriell (Rahimi und Rezayatmand 2020).

*Biobrane*◊

ist eine ebenfalls semipermeable Membran aus einer inneren Nylon-Kollagen-Schicht und einer äußeren Silikonschicht. Es ist durchsichtig, wasserabweisend und durchlässig für Wundsekret. Vor allem bei großflächigen, blasenbildenen Hauterkrankungen wie die TEN kommt dieses Material zum Einsatz, weil eine gute zirkuläre Applikation als eine Art „Verbandsanzug" möglich ist, der jederzeit auch partiell wieder für eine erneute Wundreinigung entfernt werden kann.

*Hyalosafe*◊

ist eine auf Hyaluronsäure basierende transparente Membran mit guter Wundhaftung. Sie eignet sich sehr gut zur Abdeckung von Verbrennungen im Gesicht, da ein Sekundärverband nicht notwendig ist.

### 2.2.3 Einsatz einer Unterdrucktherapie

Der Einsatz eines Unterdruck-Verbandsystems beruht auf der Überlegung, in der Zone der Stase die Ödembildung zu minimieren und die Perfusion durch Induktion der Angiogenese zu verbessern. Dadurch soll die ein Progress in der Koagulationszone verringert werden. Diese Therapie spielt in den ersten 48 Stunden eine Rolle bei einem Mischbild zwischen 2a-, 2b- und ggf. 3-gradigen Verbrennungen (Lin et al. 2021).

## 2.3 Verbrennung Grad 2b und Grad 3

Heilt eine Verbrennungswunde unter konservativer Therapie nicht innerhalb von 2 Wochen ab, so muss von einer tiefdermalen Verbrennung ausgegangen werden und es besteht die Indikation für eine operative Therapie.

Diese besteht im ersten Schritt in einem Abtragen der verbrannten Hautschichten (Nekrosektomie) und in einem

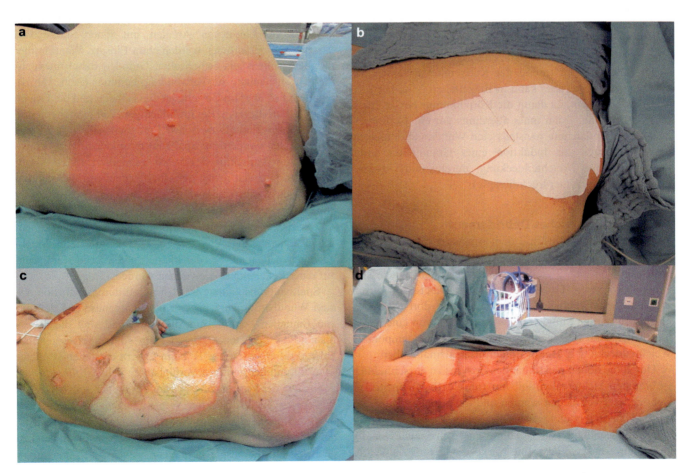

**Abb. 15** (**a, b**): Suprathel®-Auflage auf eine 2a-gradige Verbrennung. (**b, c**): tangentiale Exzision und Spalthauttransplantation

zweiten Schritt in einer Deckung der Defekte. Die Deckung der Defekte kann einzeitig durch autologe Spalthaut erfolgen (i. d. R. bis 20 % VKOF), wobei neben dem Allgemeinzustand des Patienten das Verhältnis von verbrannter KOF zu möglichen Hautentnahmestellen kalkuliert werden muss, oder zweizeitig, indem die nekrosektomierten Wunden zunächst temporär mit alloplastischen Hautersatzmaterialien oder allogener Spenderhaut gedeckt werden (Jeschke et al. 2020).

### 2.3.1 Nekrosektomie

Bei der Nekrosektomie werden alle verbrannten Areale chirurgisch debridiert. Der Tiefegrad der Verbrennung entscheidet dabei über die Technik der Nekrosektomie. Bei 2b-gradigen Verbrennungen wird die sog. tangentiale Exzision durchgeführt, bei der nur intradermal die verbrannten Hautschichten abgetragen werden und die intakten Dermisanteile belassen werden. Bei dieser Technik kommt es zu starken Blutungen aus dem dermalen Gefäßplexus, die gleichzeitig indizieren, dass gesunde Gewebeschichten erreicht wurden und eine geeignete Schicht für die Hautverpflanzug vorliegt.

3-gradige Verbrennungen müssen i. d. R. epifaszial nekrosektomiert werden, d. h. die gesamte Kutis und Subkutis werden entfernt und erst die gut durchblutete Faszie dient als Grundlage für die Hautverpflanzung.

Die alleinige Entfernung der Kutis unter Belassen des subkutanen Fettgewebes kann in Einzelfällen (v. a. bei Kindern) indiziert sein, da damit die Körperkontur besser erhalten werden kann. Dann muss allerdings vor einer erfolgreichen Hautverpflanzung meistens eine Wundkonditionierung des Wundbettes zur Induktion einer Granulation durch eine temporäre Weichteildeckung durchgeführt werden (z. B. durch eine Unterdrucktherapie).

### 2.3.2 Enzymatisches Debridement

Seit 2012 ist Nexobrid® mit dem Ananasextrakt Bromelain zur selektiven enzymatischen Wundreinigung zur Behandlung von 2b- und 3-gradigen Verbrennungen zugelassen. Die pulverförmige Grundsubstanz wird dabei als Gel auf die betroffenen Hautareale aufgetragen und dort unter Okklusion für einige Stunden belassen, gefolgt von einem Abtragen der dann lytischen Hautareale und einer temporären Weichteildeckung z. B. mit Epidermisersatzmaterialien.

Durch die hohe Selektivität des Enzyms zu ausschließlich verbrannten Hautarealen soll ein (unselektives) operatives Debridement vermieden werden und die Spontanregeneration der Haut unterstützt werden.

Die Anwendung von Nexobrid® ist sehr zeitaufwändig und schmerzhaft, so dass eine Narkose oder suffiziente Analgesie notwendig sind. Da eine spezielle Expertise im Umgang mit dieser Substanz notwendig ist, bleibt die Verwendung spezialisierten Verbrennungszentren vorbehalten (Hirche et al. 2020).

### 2.3.3 Temporäre Weichteildeckung

Nicht immer ist nach einer Nekrosektomie – z. B. aufgrund des Patientenzustandes oder dem Ausmaß der verbrannten KOF – die sofortige definitive Weichteildeckung durch eine Hauttransplantation möglich. Katecholaminpflichtigkeit kann ein Nachbrennen der bereits nekrosektomierten Areale bewirken und eine massive Transsudation von Ödemen kann ein sicheres Einheilen von Hauttransplantaten gefährden. Daher kann als operativer Zwischenschritt und vor definitivem Wundverschluss eine temporäre Weichteildeckung durchgeführt werden. Diese kann durch eine Unterdrucktherapie erfolgen, es stehen hierzu aber auch eine Vielzahl an kommerziell erhältlichen alloplastischen, allogenen oder xenogenen Materialien zur Verfügung. Ebenso kann die Anlage von Dermisersatzmaterialien (aus Kollagen oder synthetischen Materialien) notwendig werden, beispielsweise vor einer autologen Keratinozytentransplantation.

### 2.3.4 Hauttransplantation

Der definitive Wundverschluss in der Verbrennung erfolgt fast ausschließlich durch eine autologe Hauttransplantation.

Dabei kommen überwiegend *Spalthauttransplantate*, die aus den nichtverletzten Arealen mit einer Stärke von 0,2–0,3 mm entnommen werden, zum Einsatz. Wann immer möglich, sollten aus ästhetischen Gründen dabei unexpandierte Transplantate zur Verwendung kommen (Abb. 15c, d), in jedem Fall aber im Gesicht, an den Händen und bei Frauen im Dekolleté-Bereich. Bei großflächigen Verbrennungen und einem Missverhältnis zwischen Entnahmestellen und Empfängerstellen werden die Spalthauttransplantate zur Vergrößerung im Verhältnis 1:1,5–1:6 expandiert (Mesh-Graft, Abb. 16). Dies hat neben der Oberflächenvergrößerung den Vorteil, dass die Transsudate großer Wundflächen besser abgeleitet werden können.

Als spezielle Technik der Spalthautentnahme mit einem Expansionspotential von bis zu 1:12 ist die sog. Meek-Technik zu nennen, bei der kleine quadratische Hautinseln auf einer Seidenmatrix gewonnen werden.

Spalthauttransplantate werden initial durch Diffusion aus dem Wundbett ernährt, bis es zur Angiogenese und definitiven Einheilen kommt. Aus diesem Grund sind die Transplantate in den ersten Tagen sehr vulnerabel gegenüber Scheerkräften, wie sie z. B. beim Lagern entstehen können.

Aufgrund der geringen Verfügbarkeit haben *Vollhauttransplantate* in der Verbrennungschirurgie nur einen sehr speziellen Stellenwert bei lokalisierten Verbrennungen, als Beispiel ist hier die Defektdeckung im Gesicht (V.a. Augenlider) oder an den Händen im Bereich der palmaren Finger und Hohlhand zu nennen. Vollhauttransplantate neigen zu weniger Kontraktur im Vergleich zu Spalthauttransplantaten und zeigen eine stabilere, belastbarere Qualität, sind aber aufgrund ihrer Dicke unsicherer

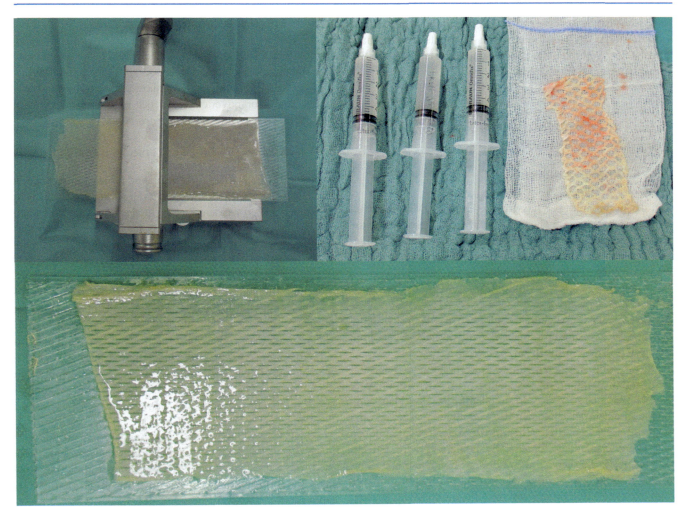

**Abb. 16** Expandierte Spalthaut und Keratinozytensuspension

in der Einheilung. Mögliche Entnahmestellen sind retroaurikulär, am Hals, an den Oberarminnenseiten, der Leiste und den Fußrücken. Ist ein Primärverschluss nicht möglich (z. B. Fußrücken), erfolgt an der Entnahmestelle die Spalthauttransplantation.

## 2.3.5 Keratinozytentransplantation

Besteht ein deutliches Missverhältnis zwischen möglichen Spalthautentnahmestellen und der verbrannten Körperoberfläche, der auch durch eine adäquate Expansion der Hauttransplantate nicht korrigiert werden kann, so besteht die Option einer autologen Keratinozytenzüchtung, die in Deutschland ausschließlich über das Deutsche Institut für Zell- und Gewebersatz (DIZG) durchgeführt wird. Dabei wird frühzeitig aus Spalthauttransplantaten in einem mehrwöchigen Verfahren eine Zellkultur mit Hautzellen angelegt, wobei mit ca. 3 cm$^2$ Spenderhaut eine Anzucht von Keratinozyten für eine Körperoberfläche von bis zu 2 m$^2$ erreicht werden kann. Dabei stehen im Wesentlichen zwei Applikationsverfahren zur Verfügung: die sog. *Sheet-Technik*, bei der die Keratinozyten auf einer Verbandsmatrix kultiviert werden, die dann auf die Wunden aufgelegt wird oder die *Sprüh-Technik* (Abb. 16), bei der die kultivierten Hautzellen in einer Suspension auf die Wunden in Kombination mit expandierten Hauttransplantaten aufgesprüht werden (Ter Horst et al. 2018).

Unabdingbar für eine erfolgreiche Keratinozytentransplantation ist ein durch Dermisersatzmaterialien vorkonditionierter Wundgrund, saubere, infektfreie Wundverhältnisse und ein stabiler Patientenzustand. Da der Vorlauf mehrere Wochen beträgt, sollte frühzeitig die Indikation für ein solches Verfahren frühzeitig gestellt werden. Das Verfahren ist sehr teuer, daher ist es spezialisierten Verbrennungszentren und i. d. R. Patienten mit einer VKOF > 70 % vorbehalten.

Mit dem sog. *ReCell-Verfahren* besteht auch die Möglichkeit, aus kleinen Hautproben direkt im Operationssaal eine Keratinozytenzellsuspension zum Aufsprühen auf kleine Hautdefekte herzustellen. Da das Verfahren aber ebenfalls sehr teuer ist, hat es eine Indikation v. a. bei der Restdefektdeckung oder der Behandlung von Pigmentstörungen nach abgeheilter Verbrennung (Peirce und Carolan Rees 2019; Tenenhaus und Rennekampff 2012).

## 3 Intensivmedizinische Therapie bei Verbrennungen

### 3.1 Analgosedierung

Bei der Verbrennung ist das größte Organ des Menschen mit seinen somatosensorischen Schmerzfasern geschädigt und die Schmerzintensität erreicht schnell die Grenze des Erträglichen, v. a. bei großflächigen Verbrennungen.

Eine differenzierte Analgosedierung ist zur Stabilisierung der Vitalparameter, Optimierung der Beatmung, der Schmerzfreiheit und auch der psychovegetativen Abschirmung unerlässlich. Ziel ist im Allgemeinen ein schmerzfreier, stressreduzierter und kooperationsfähiger Patient, je nach Bedarf mit einem RASS von -3 bis 0.

Stress- und schmerzbedingte Katecholaminausschüttungen sind nachteilig, da sie analog wie extern applizierte Katecholamine zu einer Vasokonstriktion der Haut und damit zu einem Nachbrennen der Verbrennungswunden oder nach erfolgter operativer Therapie zu einem Nichteinheilen der Hauttransplantate führen. Die Sedierung wird auf ein Mindestmaß, möglichst mit Erhalt der Spontanatmung reduziert. So besteht die Möglichkeit der Frühmobilisation des Patienten mit Reduktion von thrombembolischen Risiken und einer guten Prävention von Kontrakturen. Bei oberflächlichen Verbrennungen ist der Schmerz noch intensiver als bei tiefen, da bei Letzteren die sensiblen Schmerzrezeptoren der Haut stärker geschädigt sind.

Schmerzmittel sollten grundsätzlich nur intravenös oder enteral gegeben werden, nicht jedoch subkutan oder intramuskulär.

Besondere Anforderungen an die Schmerztherapie und Sedierung des Schwerbrandverletzten ergeben sich aus der Notwendigkeit regelmäßiger und ggf. schmerzhafter Verbandswechsel.

### 3.2 Flüssigkeitsmanagement

Ab > 10 % VKOF sollte eine gezielte und bedarfsorientierte Flüssigkeitssubstitution erfolgen.

Anhalt für den notwendige Volumenbedarf eines erwachsenen Schwerbrandverletzten in der initialen Schockphase gib dabei die ***Baxter-Parkland-Formel***:

$$4 \text{ ml} \times \% \text{ VKOF} \times \text{kgKG pro 24 Stunden}$$

Dabei sollte die Hälfte der berechneten Flüssigkeitsmenge in den ersten 8 Stunden und je ein Viertel in den folgenden acht Stunden gegeben werden. Zu beachten ist, dass die Infusionsgeschwindigkeit in der 1. Stunde nach erfolgter Verbrennungsverletzung deutlich höher liegen muss.

In die Kalkulation mit einbezogen werden muss die bereits präklinisch verabreichte Flüssigkeitsmenge.

Zum Volumenersatz beim Intensivpatienten sollten balancierte isotone Vollelektrolytlösungen verwendet werden (Grade of Recommendation A); balancierte Vollelektrolytlösungen mit Acetat oder Malat statt Laktat können zum Einsatz kommen (AWMF 2020 S3-Leitlinie „Intravasale Volumentherapie bei Erwachsenen"). Diese Leitlinie gibt auch evidenzbasierte Empfehlungen zur Steuerung der Volumensubstitution entsprechend der hämodynamischen Situation des Patienten.

Neben dieser klassischen Berechnungsformel nach Baxter existieren zahlreiche alternative Infusionsschemata wie z. B. die Cincinnati-Formel. Das Infusionsregime bei Kindern muss angepasst erfolgen und ist in Kapitel XVIII aufgeführt.

Grundsätzlich handelt es sich bei allen Infusionsformeln um Richtwerte, letztendlich wird das Volumen, das der Patient erhält, stündlich beurteilt und entsprechend an die Kreislaufsituation angepasst. Der entscheidende Zielparameter für die bedarfsgerechte Flüssigkeitsgabe ist eine Stundendiurese von 0,5–1 ml/kg Körpergewicht (bei gleichzeitigem IHT oder Starkstromverbrennung 1–2 ml/kg Körpergewicht).

Der sich im weiteren Verlauf anschließende tägliche Flüssigkeitsbedarf, der bei einem erwachsenen Verbrennungspatient zu substituieren ist, lässt sich anhand folgender Formel kalkulieren:

$$\text{Tglicher Flssigkeitsbedarf} = [\text{Grundbedarf} (1500 \text{ ml/m2 KOF}) + \text{evaporativer Wasserverlust} (\% \text{VKOF}) \times \text{KOF (in m}^2) \times 24]$$

Verbrennungspatienten verlieren über die großen Wundflächen überproportional viel Flüssigkeit (Namdar et al. 2010), die schwer zu kalkulieren ist. Daher richtet sich die mittelfristige Flüssigkeitssubstitution grundsätzlich auch nach klinischen Parametern wie Hämodynamik und Ausscheidung (Boehm und Menke 2021; Regan und Hotwagner 2021).

### 3.2.1 Transfusionen

Bei Schwerverbrannten sollte der Hämatokrit bei etwa < 30 % gehalten werden, auch um eine Gewebshypoxie zu vermeiden. Vor anstehenden größeren operativen Eingriffen (Nekrosektomien/Spalthauttransplantationen) sollte der Hämatokrit auf diesen Zielwert angehoben werden.

Große Studien haben gezeigt das eine Hb-Konzentration von 70 g/l als Triggerschwelle für eine Erythrozytentransfusion auch bei Brandverletzten ausreichend ist (Palmieri et al. 2017). Dieser restriktive Transfusiontrigger hat auch als evidenzbasierte Empfehlung in eine klinische Praxis-Leitlinie der European Society of Intensive Care (ESICM) für nicht-blutende kritisch kranke Erwachsene Eingang gefunden (Vlaar et al. 2020).

### 3.2.2 Intravenöse Proteinsubstitution

Eine Substitution von Albumin in den ersten 24 Stunden scheint keinen Effekt auf die Mortalität zu haben (Navickis et al. 2016). Sofern eine Kreislaufinstabilität unter einer adäquaten kristalloiden Flüssigkeitssubstitution besteht, oder der tatsächliche Flüssigkeitsbedarf den nach der Parkland-Baxter-Formel errechneten Bedarf deutlich übersteigt, kann der Einsatz von Humanalbumin bereits in der Frühphase erwogen werden (AWMF 2018). Aussagekräftige hämodynamische Studien bei kritisch kranken Verbrennungspatienten zur Volumentherapie mit Humanalbumin, oder der Nachweis einer solchen Therapie mit positivem Effekt auf harte klinische Endpunkte fehlen bislang.

Ansonsten beginnt die Substitution von Eiweißen frühestens 24 h nach dem Trauma, nach Verschluss des Kapillarlecks. Hierbei kommt i. d. R. 20 % Albumin-Lösung zur Anwendung.

Die modifizierte Formel nach Brooke empfiehlt 20 % Humanalbumin in der Dosis von 0,3–0,5 ml × kg KG pro % VKOF (Cartotto und Callum 2012). Ihre Anwendung ist allerdings nicht unumstritten und bezieht sich lediglich auf die initiale Akutphase der Verbrennungserkrankung. Keinesfalls sollten Normalwerte oder gar supranormale Werte für das Serum-Albumin abgestrebt werden.

## 3.3 Katecholamintherapie

Gelingt die Kreislaufstabilisierung auch unter forcierter Infusionstherapie (auch unter Einbeziehung von Humanalbumin) nicht, besteht die Indikation zur Katecholamintherapie.

Katecholamine führen zu einer peripheren Minderperfusion und damit zu einem Nachtiefen der verbrannten Hautareale.

Bei initial sicher 3-gradigen Verbrennungsarealen ist ein Nachtiefen der Verbrennungsareale durch Vasopressoren eher nicht zu erwarten.

Ein erweitertes hämodynamisches Monitoring ist beim instabilen kritisch kranken Verbrennungspatienten indiziert.

Erreicht werden sollte durch die Schock-Therapie mit Volumen und ggfs. Katecholaminen eine Stundendiurese von 0,5–1 ml/h (bei Starkstromverletzungen 1–2 ml/h), ein Abfall des Serum-Laktats, ein arterieller Mitteldruck von >65 mmHg und eine zentral-venöse Sauerstoffsättigung ≥ 70 %, sowie ein Cardiac-Index von mindestens > 2 l/min/m².

## 3.4 Dialyse

Grundsätzlich gelten bei einem Verbrennungspatienten die gleichen Indiktionen für eine Nierenersatztherapie, wie bei anderen Patienten auch (siehe Kap. ▶ „Extrakorporale Verfahren zur Behandlung des akuten Nierenversagens"). Tatsächlich hat jeder Schwerbrandverletzte Patient das realistische Risiko einer Dialysepflichtigkeit, sodass auch schon bei Aufnahme entsprechende Kathetersysteme gelegt werden können.

Als Sonderfall muss die Starkstromverletzung genannt werden, bei der es aufgrund des Muskelzerfalls mit der konsekutiven exzessiven Erhöhung der Myoglobinwerte zu einer Schädigung der Nierentubuli kommt, so dass hier bereits eine prophylaktische Hämofiltration indiziert sein kann.

Darüber hinaus spielt auch der Einsatz von Sepsisfiltern (z. B. Cytosorb™) beim brandverletzten Patienten mit sekundärer Sepsis im Verlauf eine zunehmende Rolle (Seeliger et al. 2020), auch wenn konkrete Daten für diese Population noch fehlen.

## 3.5 Temperaturmanagement

Der Verlust oder eine ausgedehnte Schädigung der Haut gehen mit einer gestörten Thermoregulation einher. So kann dies einerseits eine physikalische Auskühlung des Patienten bewirken (befördert durch feuchte Verbände), andererseits führt eine hypothalamische Regulationsstörung durch Schmerzen oder Inflammation zu dem Versuch einer Temperaturerhöhung bis auf ca. 38 °C.

Brandverletzte (Klein)Kinder und Säuglinge sind aufgrund des erhöhten Oberflächen-Volumen-Verhältnisses, der geringeren Muskelmasse und einem geringeren Anteil an isolierendem Fettgewebe für eine Hypothermie anfälliger als Erwachsene.

Aufgrund der unzähligen Folgen für Stoffwechsel, Blutgerinnung, Zentralnervensystem, Immunsystem, kardiopulmonales System, Wundheilung und Medikamentenwirkung ist ein erfolgreiches Temperaturmanagement bei den betroffenen Patienten essenziell.

Spezialisierte Brandverletztenzentren verfügen daher über eine individualisierbare Klimatechnik der Patientenzimmer, so das Umgebungstemperatur und Luftfeuchtigkeit den Notwendigkeiten angepasst werden können. Dabei sind Raumtemperaturen bis zu 38 °C und eine Luftfeuchtigkeit von bis zu 80 % hilfreich, um Temperatur- und Wasserverluste durch Konvektion und Evaporation zu minimieren.

Zusätzlich kommen zur externen Thermoregulation spezielle (Luft- oder Wasser- oder Licht-basierte) Systeme in Betracht.

Als sehr effizient hat sich in der Akutphase (z. B. Aufnahme von hypothermen Patienten) die Anlage von internen/invasiven Regulationssystemen im Gefäßsystem erwiesen (z. B. CoolGuard-System©), mit denen der Patient gewärmt oder bei Fieber gekühlt werden kann (Rizzo et al. 2017).

## 3.6 Prinzipien des respiratorischen Managements bei Verbrennungen

Die Kriterien einer Indikation zur maschinellen Beatmung und zur Intubation unterscheiden sich nicht von denen anderer Intensivpatienten und sind im ▶ Kap. 26, „Endotracheale Intubation" und ▶ 27, „Perkutane Tracheotomie" nachzulesen.

Zur Beatmung von Verbrennungspatienten und Lagerungstherapie beatmeter Patienten sei auf ▶ Kap. 29, „Maschinelle Beatmung und Entwöhnung von der Beatmung" in diesem Buch verwiesen.

Bei der Behandlung des IHT steht initial die schnelle Sicherung des Atemweges im Vordergrund. In der Frühphase des IHT kann eine Beatmung mit 100 % $FiO_2$ temporär indiziert sein, v. a. bei einer Rauchgasvergiftung (Chao et al. 2019).

Keine klare Evidenz gibt es für eine prophylaktische Antibiotikatherapie bei Vorliegen eines IHT (Liodaki et al. 2014).

Alle Therapieprinzipien der Behandlung des ARDS gelten auch für Verbrennungspatienten mit Inhalationstrauma und ARDS. Zu den verschiedenen Beatmungsformen und adjuvanten Therapien des ARDS inklusive Lagerungstherapien sei auf ▶ Kap. 63, „Intensivtherapie bei akutem Lungenversagen" verwiesen.

Bei Vorliegen eines ARDS mit weiterhin bestehender Ateminsuffizienz und ausgeschöpften konservativen Maßnahmen kann der Einsatz einer V-V ECMO als Rescue-Therapie erwogen werden (Tramm et al. 2015).

## 3.7 Antimikrobielle Therapie

Schwerbrandverletzte sind sehr vulnerabel für extrinsische und intrinsische Infektionen. Dementsprechend zählen nach dem Inhalationstrauma Infektionen mit konsekutiver Sepsis zu den häufigsten Todesursachen (50–60 %) bei Schwerbrandverletzten (Manning 2018; Mann et al. 2012).

Als potenzielle Eintrittspforten einer invasiven Infektion sollten neben der Brandwunde die Atemwege, das Tracheobronchialsystem (Cave: Inhalationstrauma), der Magen-Darm-Trakt, die Harnwege und externe Zugangspforten wie z. B. katheterassoziierte Infektionen Beachtung finden. Eine septische Eskalation geht zumeist von der Verbrennungswunde oder dem Tracheobronchialsystem aus.

### 3.7.1 Wundinfektionen

Die Verbrennungswunde ist zum Zeitpunkt des Traumas steril, bietet aufgrund ihrer feuchten und warmen Umgebung aber einen idealen Nährboden für eine Kolonisation mit Bakterien. Ca. $10^5$ Mikroorganismen pro Gramm Gewebe stellen einen Grenzwert für eine pathologische Gewebeinvasion dar. Regelmäßiges mikrobiologisches Screening durch Abstriche und ggf. Gewebeproben für die Histopathologie, Verlauf der Infektparameter im Labor, sowie tägliche plastisch-chirurgische Beurteilungen der Wunden mit entsprechender aseptischer Wundpflege und Auswahl geeigneter Verbandsstoffe sind essenziell bei der Diagnostik, Prophylaxe und Behandlung von Infektionen.

Die frühzeitige chirurgische Entfernung von abgestorbenem und infiziertem Gewebe in Kombination mit einer adäquaten Weichteildeckung und nachfolgender Lokaltherapie führt zu einer deutlichen Reduktion von Infektionsraten und Letalität.

Die systemische antibiotische Therapie sollte immer zielgerichtet und resistenzgerecht erfolgen. Eine prophylaktische Antibiotikatherapie ist nicht indiziert, außer evtl. als perioperative Antibiotikaprophylaxe (Single-shot).

Eine Veränderung der Keimflora in der Verbrennungswunde im Verlauf von grampositiven Keimen (besonders: Enterokokken, β-hämolysierende Streptokokken der Gruppe A, Methicillin-resistenter Staphylococcus aureus, Koagulase-negative Staphylokokken) hin zu gramnegativem Spektrum (im Wesentlichen: Pseudomonas aeruginosa, Acinetobacter sp., Klebsiellen, Enterobaktergruppe, Proteus mirabilis et vulgaris) ist typisch (Steinsträsser et al. 2007). Ergänzend zu beachten ist, dass eine Infektion mit Anaerobiern (z. B. Bacteroides oder Fusobakterien) bei schlecht perfundierten Muskeln (z. B. nach Stromverletzungen, Extremitätenischämie), Frostbeulen oder begleitenden Quetschwunden häufig auftritt (Church et al. 2006).

Da der schwerbrandverletzte Patient im Laufe seiner mehrmonatigen Intensivtherapie mit verschiedensten Antibiotika behandelt wird (Houschyar et al. 2019), ist eine entsprechende Resistenzbildung mit Nachweis von 3- und 4 MRGN-Keimen häufig, die u. U. dann den Einsatz von Reserveantibiotika notwendig machen kann.

Ein Antibiotic stewardship ist dringend empfohlen.

### 3.7.2 Pilzinfektionen

Eine Pilzinfektion stellt bei dem Schwerbrandverletzten eine lebensbedrohliche Komplikation dar.

Candida-Infektionen sind dabei am häufigsten und können lokal oder systemisch auftreten. Sporenpilze (Aspergillen) können lokal in den Atemwegen oder in den Wunden nachgewiesen werden und haben ein hohes invasives Potential. In fortgeschrittenen Krankheitsstadien zeigen sich auch Mucor-Besiedelungen auf den Wunden, die therapeutisch meist nicht mehr zu beherrschen sind.

Neben der großzügigen lokalen Exzision betroffener Wunden steht die frühzeitige systemische antifungale Therapie im Vordergrund.

Problematisch ist das Zeitfenster zwischen klinischem Verdacht und diagnostischem Nachweis (z. B. Blutkultur, Trachealsekret/BAL/Biopsien, mikrobiol. Gewebeproben, Titerbestimmung, Augen-Hintergrundspiegelung) von Pilzinfektionen. Bei schwerbrandverletzten Patienten sollte frühzeitig an eine Pilzinfektion gedacht und ggf. eine kalkulierte Therapie eingeleitet werden (Tu et al. 2021).

### 3.7.3 Virusinfektionen

Da schwerbrandverletzte Patienten als immunsupprimiert gelten, sind sie grundsätzlich auch für Virusinfektionen anfällig, auch wenn die Inzidenz sehr niedrig ist. Im Vordergrund stehen verschiedene Herpesviren (Herpes simplex-Virus, Varizella-Zoster-Virus, Cytomegalie-Virus und humanes Herpesvirus 6). Bestehende Virusinfektionen wie HIV oder Hepatitis B/C können den intensivmedizinischen Verlauf aggravieren. All diese Virusinfektionen bedürfen einer systemischen antiviralen Therapie (Kiley et al. 2021; Baj et al. 2020).

Das SARS-CoV-2-Virus stellt Verbrennungszentren vor die gleichen Herausforderungen wie jede andere Intensivstation auch.

Erste Daten legen nahe, dass eine Covid-19-Infektion bei Verbrennungspatienten zu einem aggravierten Verlauf führt (Al-Benna 2021).

### 3.7.4 SIRS und Sepsis

Wie bereits in Abschn. 1.4 ausgeführt, hat eine Verbrennung weitreichende systemische Folgen, die auch zu einem *„systemic inflammatory response syndrome"* (SIRS) führen können und eine vitale Gefährdung darstellen, nicht selten mit Sepsis und Organversagen im Verlauf. Ihren Ursprung können die Erreger neben der eigentlichen Brandwunde auch im respiratorischen, gastrointestinalen und urogenitalen System haben, aber auch im Mund-, Zahn- und Kieferhöhlenbereich oder von zentralen oder peripheren Katheterisierungen.

Die klassischen intensivmedizinischen Sepsis-Kriterien (Hyper-/Hypothermie, Tachykardie, Tachypnoe, Leukozytose/-penie) sind nur bedingt auf den brandverletzten Patienten anzuwenden, da sich auch bei spontanatmenden Patienten ohne Sepsis aufgrund des Hypermetabolismus eine Tachypnoe einstellen kann sowie aufgrund der geschädigten Hautoberfläche eine Hyper- oder Hypothermie sowie Verschiebungen in der Leukozytenanzahl (Meza-Escobar et al. 2021).

Daher wurden von der amerikanischen Verbrennungsgesellschaft (American Burn Association, ABA) alternative Diagnosekriterien für eine Sepsis bei Brandverletzten erarbeitet (Tab. 5) von denen mindestens 3 erfüllt sein müssen.

**Tab. 5** ABA-Diagnosekriterien für eine Sepsis bei erwachsenen, brandverletzten Patienten. Mindestens 3 Kriterien müssen erfüllt sein

| |
|---|
| Körpertemperatur: > 39 °C oder < 36,5 °C |
| Herzfrequenz: > 110/min |
| Atemfrequenz:<br>• Spontanatmung: >25 Atemzüge/min<br>• Kontrollierte Beatmung: Atemminutenvolumen >12 l/min |
| Thrombozytenkonzentration: < 100.000/μl (frühestens 3 Tage nach Schockphase) |
| Blutzucker<br>• > 200 mg/dl (Ausschluss Diabetes mellitus) *oder*<br>• Insulinresistenz: > 7 Einheiten/h *oder* Steigerung der Insulindosis um > 25 % |
| Gastrointestinal:<br>• Zunehmende abdominelle Anspannung *oder*<br>• Unmöglichkeit der enteralen Ernährung (residualer Mageninhalt > 150 ml) *oder*<br>• Diarrhoe mit > 2500 ml/d |
| Infektion durch eine der folgenden Kriterien<br>• Positive Blutkultur<br>• Wundinfektion, pulmonale Infektion, Harnwegsinfektion, katheterassoziierte Infektion<br>• Ansprechen auf eine antimikrobielle Therapie |

Laborchemisch zeigen sich zusätzlich erhöhte Entzündungsparameter wie TNF-α, Interleukin 6, C-reaktives Protein (CRP) und Procalzitonin (PCT) (Chen et al. 2021; Zhang et al. 2021).

Eine frühzeitige systemische antimikrobielle Therapie ist bei den ersten Anzeichen einer Sepsis erforderlich, dazu steht, soweit möglich, die (chirurgische) Fokussanierung im Vordergrund.

## 3.8 Ernährungstherapie

Grundsätzlich unterscheidet sich die Ernährungstherapie bei Verbrennungspatienten nicht grundlegend von anderen Intensivpatienten. Es sei daher hierzu auf das ▶ Kap. 35, „Ernährung der Intensivpatient*in" verwiesen.

In der Literatur existieren einige spezifische Berechnungsformeln für den Kalorienbedarf bei Verbrennungspatienten (z. B. die Formel nach Harris und Benedict oder die Toronto-Formel) (Houschyar et al. 2020), Zu beachten ist bei kritisch kranken Verbrennungspatienten nach der Akutphase ein erhöhter Proteinbedarf. Die Deutsche Gesellschaft für Ernährungsmedizin hat in einer aktuellen Leitlinie detaillierte Empfehlungen zur Ernährungstherapie kritisch kranker Patienten ausgesprochen, grundsätzlich muss dabei der Kalorien- und Proteinbedarf an den Verlauf der Krankheitsphasen und an den aktuellen Zustand des Patienten angepasst werden. Wenn keine Kalorimetrie zur Verfügung steht, sollte in der Akutphase der Energieumsatz bzw. das kalorische Ziel bei nicht adipösen kritisch kranken Patienten (BMI < 30 kg/m$^2$) mit 24 kcal/kgKG/d geschätzt werden. Komplexe Formeln zur

Berechnung des Energieumsatzes sollten nicht angewendet werden (Elke et al. 2019).

### 3.8.1 Elektrolyte

Grundsätzlich unterscheidet sich das Management des Elektrolythaushalts beim Schwerbrandverletzten nicht von anderen Intensivpatienten, allerdings gibt es umstandsbedingt einige Besonderheiten zu berücksichtigen (Namdar et al. 2010):

*Natrium*
Natrium ist ein elementarer Bestandteil der hochvolumigen Infusionstherapie in der Akutphase der Verbrennung. Eine Hypernatriämie ist dennoch nur sehr selten zu beobachten, da bei ausreichender renaler Funktion ein eventueller infusionsbedingter Natrium-Überschuss wieder ausgeschieden wird. Darüber hinaus führen nicht nur die Wundsekretion, sondern auch eine Wundbehandlung mit silberhaltigen Präparaten wie z. B. Silbersulfadiazin zu einem Natriumverlust durch Ausfallen von Silberchlorid (AgCl).

Eine Hyponatriämie kann mit schwerwiegenden Komplikationen einhergehen, sie wird bei Kindern etwa 48 h nach der Verbrennung häufiger beobachtet und sollte unbedingt ausgeglichen werden.

*Kalium*
Ein Verlust an Kalium erfolgt analog zum Natrium zum einen über die Wundfläche und zum anderen über die renale Ausscheidung. Beim Verbrennungspatienten ist eine Hypokaliämie wesentlich häufiger als eine Hyperkaliämie

Eine Hyperkaliämie kann neben einer beginnenden Niereninsuffizienz auch auf einen vorliegenden Zellzerfall hinweisen, daher sollten bei persistierender Hyperkaliämie tiefer liegende Gewebenekrosen in Betracht gezogen werden, insbesondere nach Stromverletzungen.

*Kalzium und Phosphat*
In den ersten Wochen nach Verbrennungsverletzungen finden sich stets erniedrigte Serumkalziumspiegel. Diese sind i. d. R. durch die niedrigen Serumalbuminkonzentrationen bedingt. Eine genauere Aussage über einen etwaigen Substitutionsbedarf erlaubt die Bestimmung der Konzentration des ionisierten Kalziums.

Das Serum-Phosphat ist nach Verbrennungen oft erniedrigt und ggfs. zu substituieren.

### 3.8.2 Pharmakologische Therapie

*Propranolol* wird nach Abschluss der Schockphase in einer Dosierung von 2–3 mg/kgKG/d p.o., in 2–3 Einzeldosen appliziert, wobei die Dosierung an die Herzfrequenz adaptiert werden muss, die bis zu 20 % reduziert werden kann. Die Therapiedauer richtet sich nach dem Verbrennungsausmaß und kann bis zu einem Jahr betragen (Ma et al. 2020; Hassoun-Kheir et al. 2021).

*Oxandrolon* ist ein anaboles synthetisches Steroidhormon. Eine Therapieempfehlung für die Gabe von Oxandrolon in Einzelfällen bei schwerer Verbrennung ist von der ESPEN (Rousseau et al. 2013) und durch ein Positionspapier der DGV ausgesprochen, allerdings lediglich als „Kann"-Empfehlung bei schwerer Verbrennung und nur in Kombination mit aktivem körperlichen Training. Klinische Studien mit harten Endpunkten hierzu fehlen allerdings, bisher konnte weder eine Reduktion des systemischen Hypermetabolismus noch eine Verbesserung des lokalen Wundheilungsprozesses nach schwerer Verbrennung belegt werden (Shi et al. 2021).

Aufgrund des lebertoxischen Potentials wird die regelmäßige Laborkontrolle (2x/Woche) der leberspezifischen Enzyme empfohlen (Ring et al. 2020).

## 3.9 Besonderheiten bei geriatrischen Verbrennungspatienten

Der Anteil geriatrischer Verbrennungspatienten nimmt aufgrund der demografischen Entwicklung in Deutschland zu.

Die Patientengruppe der älteren Patienten muss allerdings weniger in rigiden Altersklassen als vielmehr in einer individuellen Betrachtung des Allgemeinzustandes unter besondere Berücksichtigung von Begleiterkrankungen, Frailty und sozialer Situation gesehen werden.

Neben dem zumeist von jüngeren Patienten abweichenden Verbrennungsmuster und Unfallmechanismus (überwiegend Verbrühungen in der Häuslichkeit), ist eine physiologisch verminderte Reservekapazität verschiedener Organsysteme für Therapie und Prognose der Verbrennung von Bedeutung.

Von intensivmedizinischer Bedeutung ist ebenfalls das Konzept der Wundsanierung bei älteren Verbrennungspatienten. Die verminderte Belastbarkeit durch langdauernde operative Eingriffe erfordert nicht selten eine höhere Anzahl operativer Eingriffe beim älteren Patienten.

Die zunehmende Atrophie und Ausdünnung der Altershaut erlaubt nur minderwertige und weniger hochfrequente Spalthautentnahmen, was zusammen mit dem ohnehin katabolen Grundumsatz des Patienten die Heilungsdauern verlängert und damit auch gleichzeitig das Risiko von Wundinfektionen mit konsekutiver Bakteriämie und Sepsis erhöht.

Auch in den Zeiten moderner Intensivtherapie ist die Mortalität des älteren Verbrennungspatienten deutlich erhöht (Jeschke et al. 2020; Goei et al. 2020).

## 3.10 Rehabilitation

Wesentlicher Bestandteil der Rehabilitation ist eine entsprechende Narbenpflege, die bereits während eines langen Intensivaufenthaltes begonnen werden muss. Hierzu gehören die topische Pflege von Narben und Hauttransplantaten mit rückfettenden Cremes/Lotionen, die Kompressionsbehandlung, die initial durch entsprechende Wickelungen und im weiteren Verlauf durch maßgefertigte Kompressionswäsche mit Silikonpelotten erfolgen kann, sowie ggfs. die Lagerung betroffener Extremitäten in physiologischer Stellung in entsprechenden Schienen (z. B. zur Kontrakturprophylaxe). An spezialisierten Verbrennungszentren bestehen zu diesem Zweck enge Kooperationen mit Physiotherapeuten, Ergotherapeuten und Orthopädietechnikern. Die tägliche und intensive Physiotherapie schon während der initialen stationären Behandlung ist essentiell u. a. für Erhalt und Wiedergewinnung von Mobilität und Muskelkraft.

Nach Entlassung aus dem Akutkrankenhaus ist die weitere Rehabilitation des brandverletzten Patienten elementarer Bestandteil des gesamten Behandlungskonzeptes und wesentlich für die weitere Lebensqualität und Wiederherstellung von Funktion und Erscheinungsbild. Sie findet unter stationären Bedingungen in spezialisierten Rehabilitationseinrichtungen und dauert in der Regel mehrere Wochen. Da die Bearbeitung der Kostenübernahme bei den Kostenträgern langwierig sein kann, empfiehlt sich eine Antragsstellung hierfür schon während eines intensivmedizinischen Aufenthaltes.

Die psychosozialen Folgen einer Verbrennung wie Depressionen, posttraumatische Belastungsstörungen, Berufsunfähigkeit u. a. sollten frühzeitig erkannt und durch eine psychologische Mitbetreuung der Patienten adressiert werden. Hierbei kann auch der Kontakt zu Selbsthilfegruppen sinnvoll sein.

## Literatur

Akelma H, Karahan ZA (2019) Rare chemical burns: review of the Literature. Int Wound J 16(6):1330–1338. https://doi.org/10.1111/iwj.13193

Al-Benna S (2021) Inflammatory and coagulative pathophysiology for the management of burn patients with COVID-19: systematic review of the evidence. Ann Burns Fire Disasters 34(1):3–9

Albright JM, Davis CS, Bird MD, Ramirez L, Kim H, Burnham EL, Gamelli RL, Kovacs EJ (2012) The acute pulmonary inflammatory response to the graded severity of smoke inhalation injury. Crit Care Med 40(4):1113–1121. https://doi.org/10.1097/CCM.0b013e3182374a67

Allison K, Porter K (2004) Consensus on the pre-hospital approach to burns patient management. Injury 35(8):734–738

AWMF (2018) Stand 01.02.2021) S2k-Leitlinie – Behandlung thermischer Verletzungen des Erwachsenen AWMF-Register-Nr.: 044-001. AWMF-Register-Nr: 044-001 www.awmf.org. Zugegriffen am 30.10.2022

AWMF (2020) S3-Leitlinie Intravasale Volumentherapie bei Erwachsenen (AWMF-Registernummer 001-020). AWMF-Registernummer 001-020 www.awmf.org. Zugegriffen am 30.10.2022

Baj J, Korona-Głowniak I, Buszewicz G, Forma A, Sitarz M, Teresiński G (2020) Viral infections in burn patients: a state-of-the-art review. Viruses 12(11). https://doi.org/10.3390/v12111315

Bizrah M, Yusuf A, Ahmad S (2019) An Update on chemical eye burns. Eye 33(9):1362–1377. https://doi.org/10.1038/s41433-019-0456-5

Boehm D, Menke H (2021) A history of fluid management-from "One Size Fits All" to an individualized fluid therapy in burn resuscitation. Medicina (Kaunas) 57(2):187

Cartotto R, Callum J (2012) A review of the use of human albumin in burn patients. J Burn Care Res 33(6):702–717

Chao KY, Lin YW, Chiang CE, Tseng CW (2019) Respiratory Management in Smoke Inhalation Injury. J Burn Care Res 40(4):507–512. https://doi.org/10.1093/jbcr/irz043

Chen Z, Turxun N, Ning F (2021) Meta-analysis of the diagnostic value of procalcitonin in adult burn sepsis. Adv Clin Exp Med 30(4):455–463. https://doi.org/10.17219/acem/131755

Church D, Elsayed S, Reid O, Winston B, Lindsay R (2006) Burn wound infections. Clin Microbiol Rev 19(2):403–434. https://doi.org/10.1128/cmr.19.2.403-434.2006

Elke G, Hartl WH, Kreymann KG, Adolph M, Felbinger TW, Graf T, de Heer G, Heller AR, Kampa U, Mayer K, Muhl E, Niemann B, Rümelin A, Steiner S, Stoppe C, Weimann A, Bischoff SC (2019) Clinical nutrition in critical care medicine – guideline of the German Society for Nutritional Medicine (DGEM). Clin Nutr ESPEN 33:220–275. https://doi.org/10.1016/j.clnesp.2019.05.002

Fakin RM, Guggenheim M, Wallner C, Lehnhardt M, Giovanoli P (2016) Pathophysiologie der Verbrennungskrankheit. In: Lehnhardt M, Hartmann B, Reichert B (Hrsg) Verbrennungschirurgie. Springer, Berlin/Heidelberg, S 45–52. https://doi.org/10.1007/978-3-642-54444-6_6

Gille J, Fischer H, Willms-Jones J (2012) Versorgung von Brandverletzten. Notfallmedizin up2date 7(1):29–44

Goei H, van Baar ME, Dokter J, Vloemans J, Beerthuizen G, Middelkoop E, van der Vlies KH (2020) Burns in the elderly: a nationwide study on management and clinical outcomes. Burns Trauma:8:tkaa027. https://doi.org/10.1093/burnst/tkaa027

Greenhalgh DG (2017) Sepsis in the burn patient: a different problem than sepsis in the general population. Burns Trauma 5:23. https://doi.org/10.1186/s41038-017-0089-5

Grünwald P, Mockenhaupt M, Panzer R, Emmert S (2020) Erythema exsudativum multiforme, Stevens-Johnson-Syndrom/toxische epidermale Nekrolyse – Diagnostik und Therapie. J Dtsch Dermatol Ges 18(6):547–553. https://doi.org/10.1111/ddg.14118_g

Haller HL, Blome-Eberwein SE, Branski LK, Carson JS, Crombie RE, Hickerson WL, Kamolz LP, King BT, Nischwitz SP, Popp D, Shupp JW, Wolf SE (2021) Porcine Xenograft and epidermal fully synthetic skin substitutes in the treatment of partial-thickness burns: a literature review. Medicina (Kaunas) 57(5). https://doi.org/10.3390/medicina57050432

Hassoun-Kheir N, Henig O, Avni T, Leibovici L, Paul M (2021) The effect of β-Blockers for burn patients on clinical outcomes: systematic review and meta-analysis. J Intensive Care Med 36(8):945–953. https://doi.org/10.1177/0885066620940188

Hirche C, Münzberg M, Kneser U (2016) Erstversorgung und präklinische Behandlung. In: Lehnhardt M, Hartmann B, Reichert B (Hrsg) Verbrennungschirurgie. Springer, Berlin/Heidelberg, S 53–62. https://doi.org/10.1007/978-3-642-54444-6_7

Hirche C, Kreken Almeland S, Dheansa B, Fuchs P, Governa M, Hoeksema H, Korzeniowski T, Lumenta DB, Marinescu S, Martinez-Mendez JR, Plock JA, Sander F, Ziegler B, Kneser U (2020) Eschar removal by bromelain based enzymatic debridement (Nexobrid®) in burns: European consensus guidelines update. Burns 46(4):782–796. https://doi.org/10.1016/j.burns.2020.03.002

Houschyar KS, Tapking C, Duscher D, Wallner C, Sogorski A, Rein S, Pförringer D, Reumuth G, Weissenberg K, Grieb G, Branski LK, Siemers F, Behr B, Lehnhardt M (2019) Antibiotikatherapie von Infektionen bei Verbrennungspatienten– Eine systematische Übersichtsarbeit. Handchir Mikrochir Plast Chir 51(2):111–118. https://doi.org/10.1055/a-0802-8882

Houschyar M, Borrelli MR, Tapking C, Maan ZN, Rein S, Chelliah MP, Sheckter CC, Duscher D, Branski LK, Wallner C, Behr B, Lehnhardt M, Siemers F, Houschyar KS (2020) Burns: modified metabolism and the nuances of nutrition therapy. J Wound Care 29(3):184–191. https://doi.org/10.12968/jowc.2020.29.3.184

Ipaktchi R, Krezdorn N, Vogt PM (2016) Stromverletzungen. In: Lehnhardt M, Hartmann B, Reichert B (Hrsg) Verbrennungschirurgie. Springer, Berlin/Heidelberg, S 323–333. https://doi.org/10.1007/978-3-642-54444-6_29

Jeschke MG, Phelan HA, Wolf S, Romanowski K, Rehou S, Saetamal A, Weber J, Schulz J, New C, Wiktor A, Foster C, Deeter L, Tuohy K (2020) State of the science burn research: burns in the elderly. J Burn Care Res 41(1):65–83. https://doi.org/10.1093/jbcr/irz163

Kiley JL, Chung KK, Blyth DM (2021) Viral infections in burns. Surg Infect (Larchmt) 22(1):88–94. https://doi.org/10.1089/sur.2020.130

Lee CJ, Mahendraraj K, Houng A, Marano M, Petrone S, Lee R, Chamberlain RS (2016) Pediatric burns: a single institution retrospective review of incidence, etiology, and outcomes in 2273 burn patients (1995–2013). J Burn Care Res 37(6):e579–e585. https://doi.org/10.1097/bcr.0000000000000362

Lee DH, Desai MJ, Gauger EM (2019) Electrical injuries of the hand and upper extremity. J Am Acad Orthop Surg 27(1):e1–e8. https://doi.org/10.5435/jaaos-d-17-00833

Lin DZ, Kao YC, Chen C, Wang HJ, Chiu WK (2021) Negative pressure wound therapy for burn patients: a meta-analysis and systematic review. Int Wound J 18(1):112–123. https://doi.org/10.1111/iwj.13500

Liodaki E, Kalousis K, Schopp BE, Mailänder P, Stang F (2014) Prophylactic antibiotic therapy after inhalation injury. Burns 40(8):1476–1480. https://doi.org/10.1016/j.burns.2014.01.022

Liodaki E, Kalousis K, Mauss KL, Kisch T, Mailaender P, Stang F (2015) Epidemiology of pneumonia in a burn care unit: the influence of inhalation trauma on pneumonia and of pneumonia on burn mortality. Ann Burns Fire Disasters 28(2):128–133

Liodaki I, Mailänder P, Stang F (2020) Verbrennungen. In: Gries A, Seekamp A, Christ M, Dodt C (Hrsg) Klinische Akut- und Notfallmedizin. Medizinisch Wissenschaftliche Verlagsgesellschaft, Berlin, S 498–505

Ma J, Hu D, Feng Z, Tang J, Guo L, Du Y, Quan J (2020) The effectiveness and safety of beta antagonist in burned patients: a systematic review and meta-analysis. Int Wound J 17(6):1881–1892. https://doi.org/10.1111/iwj.13478

Mann EA, Baun MM, Meininger JC, Wade CE (2012) Comparison of mortality associated with sepsis in the burn, trauma, and general intensive care unit patient: a systematic review of the literature. Shock 37(1):4–16. https://doi.org/10.1097/SHK.0b013e318237d6bf

Martens D (2016) Inhalationstrauma. In: Lehnhardt M, Hartmann B, Reichert B (Hrsg) Verbrennungschirurgie. Springer, Berlin/Heidelberg, S 115–121. https://doi.org/10.1007/978-3-642-54444-6_14

Meza-Escobar LE, Rehou S, Jeschke MG (2021) Sepsis Definitions in Burns. Surg Infect (Larchmt) 22(1):28–36. https://doi.org/10.1089/sur.2020.297

Mockenhaupt M (2020) Bullous drug reactions. Acta Derm Venereol 100(5):adv00057. https://doi.org/10.2340/00015555-3408

Namdar T, Stollwerck PL, Stang FH, Siemers F, Mailänder P, Lange T (2010) Transdermal fluid loss in severely burned patients. Ger. Med Sci 8:Doc28. https://doi.org/10.3205/000117

Navickis RJ, Greenhalgh DG, Wilkes MM (2016) Albumin in burn shock resuscitation: a meta-analysis of controlled clinical studies. J Burn Care Res 37(3):e268–e278

Nielson CB, Duethmann NC, Howard JM (2017) Burns: pathophysiology of systemic complications and current management. J Burn Care Res 38(1):e469–e481. https://doi.org/10.1097/bcr.0000000000000355

Palmieri TL, JHT H, Arnoldo B, Peck M, Potenza B, Cochran A, King BT, Dominic W, Cartotto R, Bhavsar D, Kemalyan N, Tredget E, Stapelberg F, Mozingo D, Friedman B, Greenhalgh DG, Taylor SL, Pollock BH (2017) Transfusion Requirement in Burn Care Evaluation (TRIBE): a multicenter randomized prospective trial of blood transfusion in major burn injury. Ann Surg 266(4):595–602. https://doi.org/10.1097/sla.0000000000002408

Peirce SC, Carolan Rees (2019) ReCell®Spray on skin system for treating skin loss, scarring and depigmentation after burn injury: a NICE medical technology giudance. Appl Health Econ Health Policy 17(2):131–141. https://doi.org/10.1007/s40258-018-00457-0

Rahimi F, Rezayatmand R (2020) Use of a biosynthetic wound dressing to treat burns: a systematic review. J Wound Care 29(Sup12):S16–s22. https://doi.org/10.12968/jowc.2020.29.Sup12.S16

Regan A, Hotwagner DT (2021) Burn Fluid Management. In: StatPearls. StatPearls Publishing Copyright © 2021, StatPearls Publishing LLC, Treasure Island

Ring J, Heinelt M, Sharma S, Letourneau S, Jeschke MG (2020) Oxandrolone in the treatment of burn injuries: a systematic review and meta-analysis. J Burn Care Res 41(1):190–199. https://doi.org/10.1093/jbcr/irz155

Rizzo JA, Rowan MP, Driscoll IR, Chan RK, Chung KK (2017) Perioperative temperature management during burn care. J Burn Care Res 38(1):e277–e283. https://doi.org/10.1097/bcr.0000000000000371

Roshangar L, Soleimani Rad J, Kheirjou R, Reza Ranjkesh M, Ferdowsi Khosroshahi A (2019) Skin burns: review of molecular mechanisms and therapeutic approaches. Wounds 31(12):308–315

Rousseau AF, Losser MR, Ichai C, Berger MM (2013) ESPEN endorsed recommendations: nutritional therapy in major burns. Clin Nutr 32(4):497–502. https://doi.org/10.1016/j.clnu.2013.02.012

Seeliger B, Stahl K, David S (2020) Extrakorporale Blutreinigungsverfahren in der Sepsis – Update. Internist (Berl) 61(10):1010–1016. https://doi.org/10.1007/s00108-020-00862-5

Shi H, Cheer K, Simanainen U et al (2021) The contradictory role of androgens in cutaneozus and major burn wound healing. Burns and Trauma 2021. https://doi.org/10.1093/burnst/tkea046. Review

Shih JG, Shahrokhi S, Jeschke MG (2017) Review of adult electrical burn injury outcomes worldwide: an analysis of low-voltage vs high-voltage electrical injury. J Burn Care Res 38(1):e293–e298. https://doi.org/10.1097/bcr.0000000000000373

Steen M (2016) Epidemiologie. In: Lehnhardt M, Hartmann B, Reichert B (Hrsg) Verbrennungschirurgie. Springer, Berlin/Heidelberg, S 5–13. https://doi.org/10.1007/978-3-642-54444-6_2

Tenenhaus M, Rennekampff HO (2012) Surgical advances in burn and reconstructive plastic surgery: new and emerging technologies. Clin Plast Surg 39(4):435–443. https://doi.org/10.1016/j.cps.2012.07.012

Ter Horst B, Chouhan G, Moiemen NS, Grover LM (2018) Advances in keratinocyte delivery in burn wound care. Adv Drug Deliv Rev 123:18–32. https://doi.org/10.1016/j.addr.2017.06.012

Tobiasen J, Hiebert JM, Edlich RF (1982) The abbreviated burn severity index. Ann Emerg Med 11(5):260–262. https://doi.org/10.1016/s0196-0644(82)80096-6

Tramm R, Ilic D, Davies AR, Pellegrino VA, Romero L, Hodgson C (2015) Extracorporeal membrane oxygenation for critically ill adults. Cochrane Database Syst Rev 1(1):Cd010381. https://doi.org/10.1002/14651858.CD010381.pub2

Tu Y, Lineaweaver WC, Breland A, Zhang F (2021) Fungal infection in burn patents: a review of 36 case reports. Ann Plast Surg 86(4S Suppl 4):S463–s467. https://doi.org/10.1097/sap.0000000000002865

VanHoy TB, Metheny H, Patel BC (2021) Chemical burns. In: StatPearls. StatPearls Publishing Copyright © 2021, StatPearls Publishing LLC, Treasure Island

Vlaar AP, Oczkowski S, de Bruin S et al (2020) Transfusion strategies in non-bleeding critically ill adults: a clinical practice guideline from the European Society of Intensive Care Medicine. Intensive Care Med 46:673–696

Waldmann V, Narayanan K, Combes N, Jost D, Jouven X, Marijon E (2018) Electrical cardiac injuries: current concepts and management. Eur Heart J 39(16):1459–1465. https://doi.org/10.1093/eurheartj/ehx142

Zhang P, Zou B, Liou YC, Huang C (2021) The pathogenesis and diagnosis of sepsis post burn injury. Burns Trauma 9:tkaa047. https://doi.org/10.1093/burnst/tkaa047

# Unterkühlung, Ertrinken und Tauchunfälle

Jan-Christoph Lewejohann

## Inhalt

| | | |
|---|---|---|
| **1** | **Unterkühlung** | 1395 |
| 1.1 | Einteilung | 1396 |
| 1.2 | Ätiologie und Kofaktoren der Hypothermie | 1397 |
| 1.3 | Diagnose | 1397 |
| 1.4 | Therapie | 1398 |
| 1.5 | Besonderheiten bei Reanimation hypothermer Patienten | 1399 |
| **2** | **Ertrinken** | 1400 |
| 2.1 | Einteilung | 1400 |
| 2.2 | Symptome und Verlauf des Ertrinkens | 1402 |
| 2.3 | Badetod | 1403 |
| 2.4 | Therapie | 1403 |
| **3** | **Tauchunfall** | 1404 |
| 3.1 | Ursachen | 1404 |
| 3.2 | Barotrauma | 1404 |
| 3.3 | Dekompressionskrankheit | 1405 |
| 3.4 | Symptome | 1406 |
| 3.5 | Therapie | 1406 |
| 3.6 | Prognose | 1410 |
| | Literatur | 1410 |

## 1 Unterkühlung

Die Körpertemperatur wird beim Gesunden durch ein Gleichgewicht zwischen Wärmeproduktion und -verlust in einem engen Bereich konstant gehalten. Dieses Equilibrium kann auch bei körperlicher Aktivität und sogar bei extremen Umweltbedingungen aufrechterhalten werden.

Der Verlust von Wärme erfolgt über Verdunstungsverluste, Konvektion, Wärmestrahlung und Wärmeleitung. Im Wasser erhöht sich die Wärmeleitung des Körpers auf das 20- bis 30-Fache. Bei Kälteexposition versucht der Hypothalamus, die Wärmeproduktion durch Kältezittern und eine Aktivierung der Schilddrüsen- und Nebennierenfunktion zu steigern. Die vermehrte Katecholaminproduktion führt zu einer Vasokonstriktion, die den Wärmeverlust über die Extremitäten und die Haut vermindert.

Eine Hypothermie kann nur entstehen, wenn die Kompensationsmechanismen des Körpers nicht mehr ausreichen und der Wärmeverlust die Wärmeproduktion übersteigt. Sie ist gekennzeichnet durch einen Abfall der normalen Körperkerntemperatur von 37 °C auf unter 35 °C, entweder akzidentell durch einen passiven Wärmeverlust (z. B. als Komplikation bei schwerverletzten Patienten in kühler Umgebung), schwere Allgemeinerkrankungen vielfältiger Ätiologie oder iatrogen durch einen geplanten und kontrollierten Wärmeentzug (z. B. zur Vorbereitung der hyperthermen intraperitonealen bzw. intrathorakalen Chemotherapie, im Rahmen herzchirurgischer Eingriffe, nach kardiopulmonaler Reanimation oder nach perinataler Asphyxie).

---

J.-C. Lewejohann (✉)
Klinik für Notfallmedizin, Universitätsklinikum Jena, Jena, Deutschland
E-Mail: Jan-Christoph.Lewejohann@med.uni-jena.de

© Springer-Verlag GmbH Deutschland, ein Teil von Springer Nature 2024
G. Marx et al. (Hrsg.), *Die Intensivmedizin*, Springer Reference Medizin,
https://doi.org/10.1007/978-3-662-68699-7_94

Nicht selten tritt sie als ungewollter Nebeneffekt nach großen und langen chirurgischen Eingriffen auf. Die Patienten müssen dann postoperativ auf der Intensivstation bis zum Erreichen der Normothermie beatmet werden, um ein energieverbrauchendes massives Kältezittern mit respiratorischer Insuffizienz und dem ungewünschten Nebeneffekt einer verminderten Metabolisierung der applizierten Anästhetika zu vermeiden. Der Aufrechterhaltung intraoperativen Normothermie sollte deshalb eine große Beachtung zukommen.

Wird der Mensch längere Zeit niedrigen Temperaturen ausgesetzt, vermindert der Körper seine Wärmeabgabe und erhöht seine Wärmeproduktion durch Kältezittern, das, wenn es anhält, ein charakteristisches Kennzeichen der Hypothermie ist (Abwehrstadium). Die Körperkerntemperatur wird durch eine Umverteilung des Blutes aus der Haut und den Extremitäten in den Körperstamm auf Kosten der Körperperipherie aufrechterhalten. Infolge der peripheren Vasokonstriktion kann es zu einer Kreislaufzentralisation mit der Gefahr peripherer Erfrierungen kommen. Es entsteht eine Stase kühlen Blutes in der Körperperipherie, in der das Blut verbleibt, und es gibt kaum noch einen Austausch mit dem Körperkern.

Wenn die Körperkerntemperatur unkontrolliert unter 35 °C fällt, entwickelt sich ein zunehmend generalisiertes Krankheitsbild, dessen klinische Symptome und Schweregrad mit dem Ausmaß des Temperaturabfalls zunehmen. Schließlich entwickelt sich eine zunehmende Sinusbradykardie, der Vorhofflimmern, im Verlauf Kammerflimmern und zuletzt eine Asystolie folgen.

## 1.1 Einteilung

Die Hypothermie kann willkürlich als mild (35–32 °C), moderat (32–28 °C) oder schwer (weniger als 28 °C) klassifiziert werden (Tab. 1).

Das auf klinischen Symptomen basierende Schweizer System zur Stadieneinteilung kann von Rettungskräften am Ort des Ereignisses verwendet werden, um die Patienten zu charakterisieren (Tab. 2; Durrer et al. 2003; Lott et al. 2021). Zusätzlich sollte die Körperkerntemperatur gemessen werden.

Üblicherweise sind sich Menschen mit einer Hypothermie ihrer Situation nicht bewusst, weil die Symptome allmählich beginnen und ein zunehmender Verwirrtheitszustand, der in einen Bewusstseinsverlust mündet (Erschöpfungsstadium), die eigene Wahrnehmung stark beeinträchtigt. Unter einer Körperkerntemperatur von 30 °C treten schließlich zunehmend motorische Paresen (Lähmungsstadium) und ventrikuläre Arrhythmien bis hin zum Kammerflimmern auf (Tab. 1). Unterhalb einer Körperkerntemperatur von 20 °C lassen sich keine Vitalzeichen mehr erheben, weder Atmung, Puls noch EKG-Aktivitäten.

**Tab. 1** Einteilung der Hypothermie. (Soar et al. 2010)

| Schweregrad | Körperkerntemperatur | Symptome |
|---|---|---|
| Mild | 35–32 °C | Kältezittern, Frösteln, blasse Haut, erhöhter Muskeltonus, tiefe Atmung, periphere Vasokonstriktion, beginnende Bewusstseinsstörung; Blutdruck, Herzfrequenz und Atemfrequenz sind anfangs erhöht, Abfall bei anhaltender Hypothermie, Abfall des Herzzeitvolumens, Verminderung der renalen tubulären Resorptionsfunktion („Kältediurese"), Abnahme der Leber- und Nebennierenfunktion |
| Moderat | 32–28 °C | Blaugraue Haut, Abnahme aller Vitalfunktionen, Bradykardie, Hypotonie, erhöhter Muskeltonus, fehlende Kompensationsmechanismen wie Kältezittern, Antriebslosigkeit, zunehmende Bewusstseinstrübung bis Somnolenz, Koma tritt üblicherweise erst unter 30 °C Körperkerntemperatur ein |
| Schwer | < 28 °C | Abnahme der Eigenatmung bis hin zur Apnoe, Arrhythmien bis hin zum Kammerflimmern, fehlende höhere neurologische Funktionen, Hirnstammreflexe können nicht ausgelöst werden |

**Tab. 2** Schweizer Klassifizierungssystem zur Stadieneinteilung anhand klinischer Symptome, d. h. Vitalfunktionen, Atmung, Kreislauf und Kältezittern. (Durrer et al. 2003; Lott et al. 2021)

| Stadium | Kennzeichen | Körperkerntemperatur |
|---|---|---|
| Stadium I | Phase der „Frierreaktion" Ansprechbarer Patient mit klarem Bewusstsein und Kältezittern | 35–32 °C |
| Stadium II | Phase der „Erregungsabnahme" Patient erschwert ansprechbar mit Bewusstseinstrübung ohne Zittern | < 32–28 °C |
| Stadium III | Phase der „Lähmung" Patient nicht ansprechbar, bewusstlos, Lebenszeichen vorhanden | < 28–24 °C |
| Stadium IV | Phase des „Scheintodes" (reversibel) keine oder nur minimale Lebenszeichen, minimaler Kreislauf, Atem- und Herzkreislaufstillstand | < 24 °C |
| Stadium V | Tod infolge irreversibler Hypothermie | < 15 °C |

## 1.2 Ätiologie und Kofaktoren der Hypothermie

Die Entstehung einer Hypothermie ist in erheblichem Maße von der körperlichen Konstitution, dem Ausmaß bestehender Vorerkrankungen und Kofaktoren abhängig: Während junge gesunde Menschen eine Kälteexposition vergleichsweise gut kompensieren können, sind Kinder und ältere Menschen mit zunehmender Komorbidität häufiger betroffen, v. a., wenn sie alkoholisiert oder bewusstseinsgetrübt sind, z. B. unter Drogeneinfluss, bei schweren Grunderkrankungen, Verletzungen oder Verwahrlosung. Nicht selten fallen diese Patienten durch Desorientiertheit, geistige Verwirrung oder motorische Störungen auf.

Bei Kindern ist zu beachten, dass sie infolge des größeren Verhältnisses von Körperoberfläche zu Körpermasse deutlich schneller auskühlen als Erwachsene.

Dennoch kann eine Hypothermie auch bei normaler Thermoregulation auftreten, wenn der Gesunde einer kalten Umgebung exponiert wird, insbesondere, wenn Nässe und Wind als Kofaktoren hinzukommen oder eine Immersion in kaltem Wasser die Ursache ist. Die Einwirkung von Wind erhöht den Wärmeverlust durch Konvektion und kann die Entstehung einer Hypothermie wesentlich begünstigen. Der Wind Chill Index (Roshan et al. 2010) gibt für die jeweilige Windgeschwindigkeit v [m/s] und Lufttemperatur T [°C] die Temperatureinwirkung [°C] auf die Haut an.

Die vielfältigen Ursachen der akzidentellen Hypothermie sind besonders erwähnenswert (Tab. 3), weil das Erkennen einer atypischen klinischen Symptomatik und ein frühzeitiger Behandlungsbeginn entscheidend für den Verlauf sind.

**Tab. 3** Ursachen einer akzidentellen Hypothermie

| | |
|---|---|
| Kleidung | Unzureichend, feucht, Isolation nicht an die Klimabedingungen angepasst, Vernachlässigung des Wärmeverlustes über den Kopf |
| Exposition | Geringe aktive Bewegung in kühler Umgebung reduzierter körperlicher Zustand, körperliche Erschöpfung oder Bewusstlosigkeit in kühler Umgebung inadäquate Raumtemperatur, Obdachlosigkeit, Immobilität bei Bewusstlosigkeit, Verwahrlosung zu langer Aufenthalt im Wasser, Bade-/Ertrinkungs-/Tauchunfall, Sturz ins Wasser bei niedrigen Temperaturen, Eisimmersion, Seenotfall |
| Drogen-/medikamentös induziert | Alkohol, Phenothiazine, Sedativa |
| Internistische Erkrankungen | Myokardinfarkt, Leberzirrhose, Pankreatitis |
| Metabolische Störungen | Hypoglykämie, Hypothyreose, Nebenniereninsuffizienz, Hypophyseninsuffizienz, diabetische Ketoazidose, Laktatazidose, Anorexia nervosa |
| Affektionen der Haut | Verbrennungen, Dermatitis exfoliativa, schwere Psoriasis, Ichthyosis |
| Neurologisch | Schädel-Hirn-Trauma, zerebrovaskuläre Erkrankungen, Schlaganfall, spinale Querschnittslähmung, Hirntumore, Wernicke-Enzephalopathie |
| Infektionen | Sepsis, schwere Sepsis, septischer Schock |
| Iatrogen | Aggressive Volumensubstitution, Operationen mit inadäquatem Schutz vor Auskühlung, Hitzschlag |
| Lebensalter | Frühgeborene, ältere Patienten mit inadäquater Thermoregulation |

## 1.3 Diagnose

Eine Hypothermie kann infolge der Anamnese oder durch das Auffinden eines kollabierten Patienten in einer Umgebung, die eine Kälteexposition wahrscheinlich erscheinen lässt, sowie einer orientierenden klinischen Untersuchung vermutet werden. Zur Bestätigung benötigt man ein spezielles Hypothermometer zur Bestimmung der Körperkerntemperatur, mit dem sich tiefe Temperaturen adäquat messen lassen:

- Tympanothermometer mittels Thermistortechnik (Shin et al. 2013).
- Ösophagus-Temperaturmesssystem (Pasquier et al. 2020).

Handelsübliche Infrarot-Tympanothermometer sind in der Regel nicht zur Messung niedriger Temperaturen geeignet (Strapazzon et al. 2014). Ein Nachteil der Tympanothermometer sind Fehlmessungen bei verstopften Gehörgängen und unsichere Werte beim Herzkreislaufstillstand.

Die Diagnose einer umgebungsbedingten Hypothermie ist in den meisten Fällen offensichtlich, z. B. wenn Patienten bei niedrigen Temperaturen im Freien aufgefunden werden. In unseren Breiten sollte bei jedem verletzten oder kollabierten Patienten, der längere Zeit im Freien verbracht hat, an eine Hypothermie gedacht werden und bereits präklinisch eine Messung der Körpertemperatur erfolgen. Die Möglichkeit einer Hypothermie im Sommer, v. a. bei Wind und Nässe sowie bei inadäquater Bekleidung, wird häufig unterschätzt. In kühlen und geschlossenen Räumen, die schlecht beheizt sind oder durch eine Klimaanlage gekühlt werden, sind die Symptome oft diskret und weniger offensichtlich ausgeprägt, sodass leichte und moderate Schweregrade der Hypothermie leicht übersehen werden können. Das Auftreten der akzidentellen Hypothermie wird deshalb in gemäßigten Breiten möglicherweise unterschätzt. Besonders bemerkenswert ist, dass die Letalität bei innerhäusiger Hypothermie signifikant höher ist als bei Patienten, die im Freien aufgefunden werden.

Es ist zu beachten, dass manche Patienten bis zu einer Körperkerntemperatur von 28 °C abkühlen und noch bei Bewusstsein sein können, was zu einer Fehleinschätzung des Schweregrades führen kann.

Bei somnolenten oder bewusstlosen Patienten sowie bei schwerer Hypothermie sollte als Erstes geprüft werden, ob die Atemwege frei sind und ob eine adäquate Ventilation und Zirkulation vorliegen. Das Vorhandensein von Lebenszeichen sollte bis zu eine Minute lang überprüft werden und dabei nicht nur klinisch untersucht werden, sondern auch das EKG, EtCO$_2$ und Ultraschall eingesetzt werden, weil die Lebenszeichen so minimal sein können, dass sie leicht übersehen werden können (Lott et al. 2021; Paal et al. 2016).

Dilatierte Pupillen bei fehlenden Lebenszeichen sind kein sicheres Todeszeichen und können infolge verschiedener Ursachen auftreten (Mehta et al. 2000; Lopez-Pison et al. 1999; Kemp und Sibert 1991). Die üblicherweise als sichere Todeszeichen verwendeten Charakteristika wie Leichenflecke und Leichenstarre sind bei Hypothermie nicht verlässlich. Bei einer schweren Hypothermie mit einem Kreislaufstillstand besteht die Gefahr, dass eine Todesfeststellung erfolgt, obwohl eine Behandlungsoption, prinzipiell sogar mit einem guten neurologischen Outcome möglich ist (Soar et al. 2010).

Bei einer Körperkerntemperatur von 18 °C kann das Gehirn einen Kreislaufstillstand bis zu 10-mal länger tolerieren als bei 37 °C.

So gibt es einige Kasuistiken, die über erfolgreiche Behandlungen solcher Patienten ohne neurologische Folgen berichten, woraus sich der Grundsatz „Nobody is dead until warm and dead" herleitet (Iyer et al. 2007). Die niedrigste akzidentelle Hypothermie mit einer langen Reanimationsbehandlung, die ein Mensch ohne relevante neurologische Spätschäden überlebt hat und über die publiziert wurde, trat bei Anna Bågenholm auf, einer schwedischen Ärztin, die nach einem Skiunfall in Norwegen ca. 80 min unter einer Eisfläche im Wasser eingeschlossen war, die letzten 40 min davon mit einem Kreislaufstillstand. Beim Auffinden hatte sie eine Körperkerntemperatur von 13,7 °C, lichtstarre Pupillen und einen Herz-Kreislauf-Stillstand – die erfolgreiche Reanimation und Stabilisierung dauerte 9 h (Gilbert et al. 2000).

**Laborveränderungen**
Laborchemisch führt eine Hypothermie zu einer metabolischen Azidose, die sich infolge einer verminderten peripheren Perfusion und eines erhöhten Energieverbrauchs bei Kältezittern durch eine Hypoxämie und erhöhte Laktatproduktion entwickelt. Die Sauerstoffbindungskurve verschiebt sich nach links. Es kommt zu einer Hämokonzentration mit einem Anstieg von Hämoglobin und Hämatokrit. Im Blutbild zeigt sich eine Granulozytopenie. Es entwickelt sich eine Plättchendysfunktion sowie eine Verlängerung der Prothrombinzeit und der partiellen Thromboplastinzeit.

Zudem werden erhöhte Blutzuckerwerte, ein Abfall des Serumkaliums, eine Erhöhung der Transaminasen und Erhöhung der Serumamylase beobachtet.

▶ **Cave** Bei der Interpretation von Blutgasanalysen ist zu beachten, dass der pH-Wert falsch-niedrig und der p$_a$O$_2$ falsch-positiv erhöht gemessen wird.

## 1.4 Therapie

Bei milden Formen der Hypothermie sollte nasse Kleidung sofort entfernt und einer weiteren Auskühlung vorgebeugt werden (Aluminiumrettungsdecke, warme Kleidung, Kopfbedeckung, Verabreichung warmer Getränke). Mit zunehmendem Verlust des Bewusstseins und Sistieren des Kältezitterns beginnt die sog. „danger zone", ab der eine möglichst schonende Rettung aus dem Gefahrenbereich erfolgen sollte, um einem iatrogenen Schaden vorzubeugen.

Bei allen Maßnahmen ist besonders darauf zu achten, dass der Patient nur sehr behutsam bewegt und gelagert werden sollte, da bei Bewegungen die Körperkerntemperatur infolge einer Umverteilung kühleren Blutes von peripher nach zentral noch weiter absinken kann und so ein Bergungstod induziert werden kann, ein Phänomen, das auch bei der Wiedererwärmung auftreten kann („afterdrop"). Demzufolge sollten Patienten nur in waagerechter Position aus dem Gefahrenbereich gerettet und komplett immobilisiert werden.

Währenddessen ist eine lückenlose Überwachung der Vitalparameter und ein EKG-Monitoring wegen der hohen Gefahr der Induktion von Herzrhythmusstörungen notwendig; eine ständige Reanimationsbereitschaft ist erforderlich (Durrer et al. 2003). Es ist zu beachten, dass Notfallmedikamente ab diesem Schweregrad in der Regel nicht mehr wirksam sind (Lott et al. 2021). Eine weitere Auskühlung sollte unbedingt verhindert werden. Eine Wärmepackung (Mütze, Wolldecken, Aluminiumfolie, chemische Wärmebeutel) ist neben gewärmten Infusionen die geeignetste Maßnahme zur präklinischen Isolation. Nicht vergessen werden sollte eine wärmende Kopfbedeckung, denn bis zu 50 % der gesamten Wärmeverluste des Körpers gehen über den Kopf und Nacken verloren. Bei somnolenten oder bewusstlosen Patienten sollte zudem auf eine adäquate Sauerstoffzufuhr und einen schonenden Umgang geachtet werden.

Bei fehlenden Vitalfunktionen sollte ein den aktuellen Leitlinien entsprechendes Vorgehen mittels Basic und Advanced Life Support gemäß ABCDE-Ansatz („airway, breathing, circulation, disability, exposure") erfolgen, prinzipiell nach dem gleichen Behandlungsalgorithmus wie bei normothermen Patienten. Die Sicherung der Vitalfunktionen, der Wärmeerhalt und schnelle Transport in ein Krankenhaus, das über eine dem Stadium entsprechende Wiedererwärmungstechnik verfügt, sind Schlüsselinterventionen in der präklinischen Phase. Instabile Patienten (RR$_{syst.}$ < 90 mmHg, ventrikuläre Herzrhythmusstörungen, Körperkerntemperatur < 30 °C) sollten in eine Klinik mit ständig verfügbarem extrakorporalem Kreislauf transportiert werden (ECLS) (Lott et al. 2021).

Präklinisch sollte auf eine Reanimation bei Hypothermie nur bei tödlicher Verletzung oder Erkrankung, prolongiertem Atemstillstand oder nicht komprimierbarem Thorax verzichtet werden (Olasveengen et al. 2021; Soar et al. 2021; Lott et al. 2021).

Die Indikation für eine Reanimation sollte in Anbetracht der unzuverlässigen Kriterien, die üblicherweise für die Todesfeststellung Verwendung finden, und der vergleichsweise guten Prognose, v. a., wenn die Hypothermie vor der Asphyxie eintritt, eher großzügig gestellt werden. Hierbei ist es von großer Bedeutung, dass eine Abkühlung des menschlichen Körpers zu einer Verringerung des zellulären Sauerstoffverbrauches von ca. 6 % pro Abfall um 1 °C führt, wobei sich dieser Abfall nicht streng linear verhält, sodass es bei 28 °C zu einer Reduktion auf ca. 50 % und bei 22 °C auf ca. 75 % des Ausgangswertes kommt (Wood 1991).

Präklinisch sollte nur bei einer klaren Todesursache, wie bei einer tödlichen Verletzung, einer präfinalen Erkrankung oder einer langen Hypoxiezeit sowie bei einem nicht komprimierbaren Thorax auf Reanimationsmaßnahmen verzichtet werden (Lott et al. 2021).

Die Intubation sollte, wenn notwendig, wegen der Möglichkeit der Induktion von Herzrhythmusstörungen vorsichtig durchgeführt werden. Wenn möglich sollte eine aktive Atemgasklimatisierung mit 40–46 °C erfolgen.

## 1.5 Besonderheiten bei Reanimation hypothermer Patienten

Bei der Herzdruckmassage ist zu beachten, dass eine Hypothermie die Rigidität des Thorax erhöht und damit auch den nötigen Kraftaufwand. Das hypotherme Herz reagiert kaum auf die Gabe von Medikamenten, die im Rahmen der Reanimation verabreicht werden, deshalb wird ihre Applikation erst ab einer Körperkerntemperatur über 30° empfohlen. Gleiches gilt für die Schrittmachertherapie, falls notwendig. Unterhalb von 30 °C sollte die elektrische Kardioversion bei ventrikulärer Tachykardie oder die Defibrillation bei Kammerflimmern maximal 3-mal durchgeführt werden, bei fehlendem Erfolg erst wieder nach Erreichen von 30 °C.

Wegen der verlangsamten Metabolisierung von Medikamenten wird bis zum Erreichen einer Körperkerntemperatur von 35 °C eine Verdopplung der Zeitintervalle bei der Applikation gemäß ALS-Algorithmus empfohlen, darüber normal übliche Applikationszeitpunkte (Lott et al. 2021). Wenn möglich, sollten Medikamente zentral gegeben werden. Während und nach der Reanimation sollten engmaschig die Blutgase, Elektrolyte und der Blutzucker kontrolliert werden, weil infolge der Rezirkulation und Wiedererwärmung mit raschen behandlungspflichtigen Veränderungen gerechnet werden muss.

Alle Arrhythmien außer Kammerflimmern sistieren in der Regel spontan mit der Wiedererwärmung des Patienten und sollten nicht speziell behandelt werden, außer sie bestehen nach Erreichen der Normothermie fort. Bradykardien sind charakteristisch bei einer schweren Hypothermie, deshalb ist eine Schrittmachertherapie erst indiziert, wenn eine hämodynamische Instabilität nach Wiedererwärmung fortbesteht (Lott et al. 2021).

Nach der Stabilisierung bzw. Wiederherstellung der Vitalfunktionen sollte der Patient aus der die Hypothermie induzierenden Umgebung in eine möglichst warme verbracht werden oder die Einwirkung der verursachenden Noxe gestoppt werden. Sollten die Reanimationsmaßnahmen primär nicht erfolgreich sein, sollten diese auf dem Transport in eine geeignete Zielklinik, in der Verfahren zur Wiedererwärmung verfügbar sind, fortgesetzt werden, um einem weiteren Wärmeverlust vorzubeugen. Patienten mit einer schweren Hypothermie ohne Vitalzeichen (Stadium IV) müssen unter Reanimation in ein geeignetes Zielkrankenhaus gebracht werden.

In der Folge sind Maßnahmen indiziert, die zu einer raschen Normalisierung der Körperkerntemperatur beitragen. Neben der Standardintensivtherapie kommen verschiedene Techniken zur **Wiedererwärmung** zur Anwendung:

Die passive externe Wiedererwärmung beinhaltet die Abtrocknung des gesamten Körpers und Schaffung einer isolierenden Umhüllung für den Patienten, z. B. durch Decken, damit sich die Körpertemperatur durch die eigene Wärmeproduktion normalisieren kann. Dabei sollte der Patient so wenig wie möglich bewegt werden.

Bei schweren Formen der Hypothermie können Techniken der aktiven externen Wiedererwärmung eingesetzt werden, mit denen Wärme durch Kontakt zum Patienten übertragen wird, z. B. durch das Einhüllen in vorgewärmte Decken oder den Hautkontakt mit warmen Wasserflaschen. Warme Infusionslösungen (bis zu 42 °C) können zu einer Erwärmung von 1–1,5 °C/h führen, ihre Anwendung sollte den Transport jedoch nicht verzögern.

Aktiv interne Methoden umfassen invasive Techniken zur Wiedererwärmung des Körperkerns, wie die Hämofiltration, die Herz-Lungen-Maschine, aber auch die rektale oder gastrale Lavage mit erwärmten isotonischen Flüssigkeiten oder eine Beatmung mit aktiver Atemgasklimatisierung („Feuchtbeatmung"). Die Herz-Lungen-Maschine wird meist bevorzugt, weil sie den Kreislauf und die Oxygenation ersetzt und die Körperkerntemperatur um 8–12 °C/h erhöhen kann, die HLM

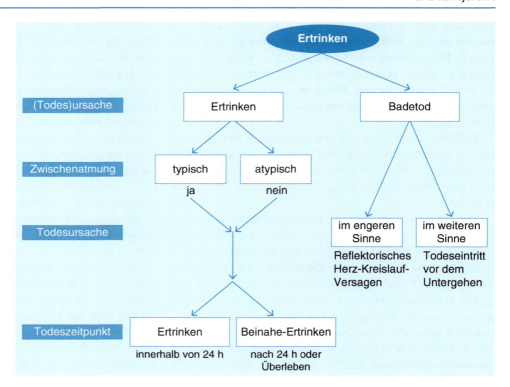

**Abb. 1** Ertrinken, Beinaheertrinken und Badetod

hat aber den Nachteil einer begrenzten Verfügbarkeit. Insofern kommt der Wahl der Zielklinik eine große Bedeutung zu.

Bei der Wiedererwärmung benötigen die Patienten wegen der dadurch bedingten Vasodilatation große Mengen vorgewärmter Infusionslösungen, deren Ausmaß möglichst durch hämodynamisches Monitoring gesteuert werden sollte.

Zur Abschätzung der Prognose und Entscheidung, ob der Patient mithilfe einer extrakorporalen Zirkulation wiedererwärmt werden sollte, wird der HOPE-Score (Hypothermia Outcome Prediction after ECLS; https://hypothermiascore.org/) empfohlen (Pasquier et al. 2018; Lott et al. 2021), der insgesamt 6 kategoriale bzw. kontinuierliche Variablen enthält, die im Schockraum rasch erhoben werden können (Geschlecht, Alter, Köpertemperatur, Serum-Kalium, Dauer der CPR, Asphyxie; Berechnung: Score = $2{,}44 - 1{,}55 \times$ male $- 1{,}95 \times$ (asphyxia-related mechanism) $- 0{,}0191 \times$ age $- 2{,}07 \times \log_2$ potassium $- 0{,}573 \times \log_2$ (CPR duration) $+ 0{,}937 \times$ temperature $- 0{,}0247 \times$ temperature. Die Überlebenswahrscheinlichkeit berechnet sich nach: HOPE survival probability = $\exp(\text{score})/(1 + \exp(\text{score}))$.

## 2 Ertrinken

Weltweit gibt es laut WHO jährlich ca. 450.000 Ertrinkungsunfälle mit einem tödlichen Ausgang (WHO 2014), im Zeitraum von 2010 bis 2019 sind rund 2,5 Mio. Menschen ertrunken. Ca. 1,3 Mio. Lebensjahre gehen jedes Jahr als vorzeitiger Tod oder durch Invalidität infolge von Ertrinkungsunfällen verloren (Peden und McGee 2003).

Im Kindesalter ist Ertrinken nach Verkehrsunfällen die zweithäufigste Todesursache, mit einem Häufigkeitsgipfel im 2–4. Lebensjahr und einer zunehmenden Inzidenz bei Jugendlichen und jungen Erwachsenen (Orlowski 1987). Als Ursachen finden sich unbeabsichtigte Stürze ins Wasser, meist bei Nichtschwimmern, v. a. bei Kindern, die noch nicht schwimmen können, und bei älteren Menschen, z. B. infolge einer Synkope oder eines Schädel-Hirn-Traumas, sowie Unfälle mit Einklemmungen unter Wasser. Nicht selten geschehen diese Unfälle unter Alkoholeinfluss (Soar et al. 2010; Orlowski 1987).

Der Tod ist beim Ertrinken die Folge einer Hypoxie (Gordon 1972). Alle Todesfälle, die innerhalb der ersten 24 h nach dem Ereignis eintreten, werden als Tod durch Ertrinken definiert, während das Überleben über die ersten 24 h hinaus als Beinahe-Ertrinken definiert wird, das im Verlauf noch tödlich enden kann (Abb. 1).

### 2.1 Einteilung

Primäres und sekundäres Ertrinken

Beim unbeabsichtigten Eintauchen ins Wasser ringen Betroffene unmittelbar um ihr Überleben, entweder mit oder ohne inspiratorische Anstrengungen. Während dieses primäre Ertrinken relativ selten ist und meistens bei Nichtschwimmern oder Badenden bzw. Tauchern auftritt, die sich bei erhaltenem Bewusstsein aufgrund eines mechanischen Hindernisses nicht über Wasser halten können, ist das sekundäre Ertrinken häufiger. Diesem geht ein anderes Krankheitsgeschehen voraus, das dazu führt, dass der Mensch in der Folge ertrinkt. Zu diesen Ereignissen zählen entweder ein organisches Krankheitsbild wie z. B. Herzrhythmusstörungen bis hin zum Herzinfarkt, ein Schlaganfall oder eine Hypoglykämie, aber auch temporäre Erschöpfungszustände mit konsekutiver Bewusstlosigkeit, wie auch die Bewusstlosigkeit per se, die nach einem Trauma auftreten kann, aber auch Elektrolytverschiebungen mit nachfolgenden Krämpfen.

### Trockenes und nasses Ertrinken

Weiterhin wird zwischen dem trockenen (15 %) und dem weitaus häufigeren nassen Ertrinken unterschieden. Bei Ersterem tritt ein Atem- oder Kreislaufstillstand als Folge einer kardial oder zerebral bedingten Hypoxie auf, noch bevor es zu einer Aspiration von Flüssigkeit in die tiefen Atemwege kommt (Copeland 1985). So kann auch eine Überfüllung des Magens mit Wasser zu einer vagalen Reizung und einer daraus resultierenden Reizung des N. laryngeus recurrens mit einem Glottisverschluss führen, der jedoch häufig durch einen Hustenreiz wieder kompensiert wird. Als Ursache für eine nervale Reizung ist auch ein harter Schlag in die Magenregion denkbar.

Beim Ertrinken im Sinne des Wortes, dem nassen Ertrinken, erreicht Flüssigkeit das tiefe Bronchialsystem und verhindert den Austausch der Atemgase, wenn der Betroffene partiell oder komplett in Flüssigkeit eintaucht. Die Betroffenen versuchen beim Absinken den Atem anzuhalten, bis sich schließlich ein Laryngospasmus entwickelt. Zu diesem Zeitpunkt aspiriert der Betroffene in der Regel größere Flüssigkeitsmengen, und es kommt zum Bewusstseinsverlust, Abfall der Herzfrequenz und schließlich zur Asystolie infolge der Hypoxie (Abb. 2).

Hierbei ist es nicht unerheblich, ob es sich um Süß- oder Salzwasser handelt, denn die resultierenden Pathomechanismen sind unterschiedlich und daraus resultierend auch die therapeutischen Ansätze (Abb. 3).

### Bedeutung der Differenzierung der Ätiologie des Ertrinkungsunfalls

Wichtig ist die Unterscheidung der verschiedenen Formen des Ertrinkens weniger im Hinblick auf die Pathophysiologie als auf die Behandlung, da beim sekundären Ertrinken die rechtzeitige Abklärung der Ursache entscheidend für das Outcome sein kann (Modell et al. 1976). Ein Patient mit einer Hypoglykämie wird erst nach Normalisierung des Blutzuckerwertes adäquat auf alle anderen Therapiemaßnahmen ansprechen. In gleicher Weise bedarf ein Patient, der aufgrund eines Herzinfarktes leblos sekundär im Wasser

**Abb. 2** Verschiedene Formen des Ertrinkens

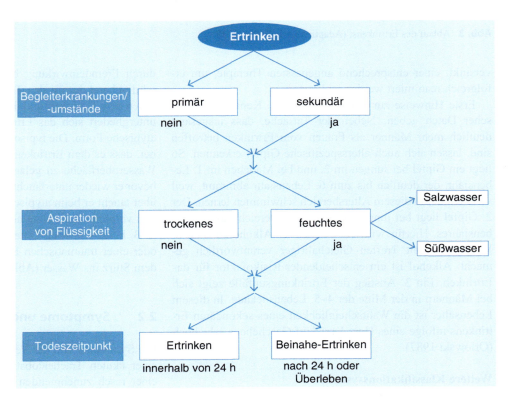

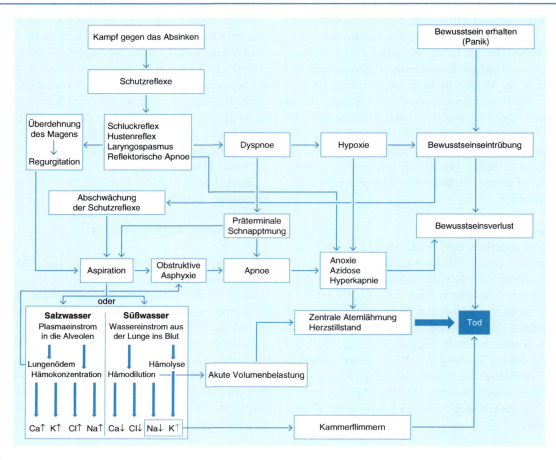

**Abb. 3** Ablauf des Ertrinkens. (Adaptiert nach Tonner 2013)

versinkt, einer entsprechend angepassten Therapie, um erfolgreich reanimiert werden zu können.

Erste Hinweise zur Ätiologie kann die Kenntnis statistischer Daten geben: Neben der Tatsache, dass insgesamt deutlich mehr Männer als Frauen vom Ertrinken betroffen sind, lassen sich auch altersspezifische Gipfel erkennen. So liegt ein Gipfel bei Jungen im 2. und bei Mädchen im 1. Lebensjahr, der deutlich bis zum 6. Lebensjahr abnimmt, weil viele Kinder in diesem Altersbereich schwimmen lernen. Der 2. Gipfel liegt bei jungen Männern im Bereich des 18. Lebensjahres. Hierfür wird ein vermehrter Alkoholkonsum in Verbindung mit Treffen Gleichaltriger verantwortlich gemacht. Alkohol ist ein entscheidender Risikofaktor für das Ertrinken. Ein 3. Anstieg der Ertrinkungsunfälle zeigt sich bei Männern in der Mitte der 4–5. Lebensdekade. In diesem Lebensalter ist die Wahrscheinlichkeit eines sekundären Ertrinkens infolge eines Herz-Kreislauf-Geschehens sehr hoch (Orlowski 1987).

**Weitere Klassifikationssysteme**
Für Ertrinkungsunfälle sind noch weitere Klassifikationen gebräuchlich, die z. B. in der Rechtsmedizin hilfreich sein können, um zwischen einem natürlichen Tod oder einem durch Fremdeinwirkung bedingten zu unterscheiden. Hier wird anhand der für den Tod verantwortlichen Ursache zwischen dem Ertrinken und dem Badetod unterschieden. Dabei untergliedert sich das Ertrinken in eine typische und eine atypische Form. Die typische Form ist dadurch gekennzeichnet, dass es dem Ertrinkenden immer wieder gelingt, an die Wasseroberfläche zu gelangen und dort Luft aufzunehmen, bevor er wieder untertaucht und Wasser aspiriert. Demgegenüber taucht er beim atypischen Ertrinken direkt unter Wasser und verbleibt dort, ohne noch einmal Luft zu atmen, wie es z. B. beim schnellen Untergang eines Schiffes möglich ist, oder einer traumatischen Bewusstlosigkeit mit anschließendem Sturz ins Wasser (Abb. 1 und 2).

## 2.2 Symptome und Verlauf des Ertrinkens

Die Symptome und der Verlauf des Ertrinkens ähneln denen einer akuten Trachealobstruktion und spiegeln die Folgen einer rasch zunehmenden Hypoxie wider, deren Korrektur ein Grundpfeiler in der Therapie bei Ertrinkungsunfällen ist. Hinzu kommen je nach Wassertemperatur die Symptome einer Hypothermie. Vor allem bei Wassertemperaturen unter

10 °C und beim Eintauchen in Eiswasser sind einige Fälle mit einem guten neurologischen Verlauf nach Reanimationsmaßnahmen publiziert, v. a. bei Kindern, die eine größere Relation von ihrer Körperoberfläche zu ihrem Körpergewicht haben und somit schneller auskühlen als Erwachsene. Insbesondere die Hypothermie mit einer Körperkerntemperatur unter 32 °C führt zu einer Verminderung des Sauerstoffverbrauchs und des zerebralen Blutflusses und kann so die Hypoxietoleranz im Vergleich zur milden Hypothermie, die mit einem energieaufwendigen Kältezittern, verbunden mit einem erhöhten Sympathikotonus und erhöhten Sauerstoffverbrauch einhergeht, erhöhen (Abschn. 1).

**Ertrinken in Süßwasser und Salzwasser**
Obwohl theoretisch und experimentell die Aspiration großer Mengen hypotonen Süßwassers innerhalb kürzester Zeit zu einer Resorption über die alveolokapilläre Membran in den Blutkreislauf und dadurch zu einer Hypervolämie, Hämolyse, Hyperkaliämie, Hyponatriämie, sowie Hypoproteinämie führt, werden diese Effekte in der Praxis selten beobachtet (Modell et al. 1976).

Dementsprechend wird bei der Aspiration großer Mengen hypertonen Salzwassers experimentell ein Lungenödem infolge von Flüssigkeitsverschiebungen in Richtung des Alveolarlumens beschrieben. Hieraus sollen eine Hypovolämie und Hämokonzentration sowie eine Hypernatriämie und Hyperkaliämie infolge einer Diffusion der Elektrolyte des Salzwassers über die alveolokapilläre Membran in die Blutbahn resultieren, die klinisch selten zu finden sind (Modell et al. 1976) (Abb. 3).

## 2.3 Badetod

Der Badetod wird vom Ertrinken differenziert: Für den Badetod im engeren Sinne ist ein reflektorisch induziertes plötzliches Kreislaufversagen verantwortlich (Ebbecke-Reflex, Kretschmer-Hering-Reflex, Aschner-Reflex, Glotz-Reflex, Rachenreflex, Valsalva-Mechanismus), das durch das Befinden im Wasser begünstigt wird oder dessen Auftreten durch prädisponierende Faktoren, wie eine Intoxikation (bevorzugt Alkohol) begünstigt wird. Er wird auch als Immersionssyndrom bezeichnet (Lamphier 1979). Von einem Badetod im weiteren Sinne spricht man, wenn eine plötzlich auftretende Krankheit oder ein Ereignis (Herzinfarkt, Schlaganfall, Blitzschlag u. Ä.) im Wasser direkt zum Tode führt und der Körper leblos untergeht.

## 2.4 Therapie

Bei Behandlungsbeginn sind die Patienten nach Ertrinkungsunfällen meistens bewusstlos, zyanotisch und hypotherm, hinzu kommt zumeist ein Atem- und Kreislaufstillstand.

Die Dauer des Untertauchens und des Kreislaufstillstandes sind wichtige prognostische Faktoren, deshalb wird die Einleitung einer Wiederbelebung, sobald dies sicher und praktisch ist, nachdrücklich empfohlen (Lott et al. 2021).

Die Erstmaßnahmen umfassen die schnellstmögliche Rettung aus dem Wasser, den Basic und Advanced Life Support, ggf. mit einer Reanimation gemäß den aktuellen ERC-Leitlinien unter besonderer Berücksichtigung der auslösenden Ursache (Differenzierung kardialer und respiratorischer Ursachen) und einer möglicherweise vorliegenden Hypothermie und die Postreanimationsbehandlung. Das Vorgehen sollte nach dem ABCDE-Ansatz (Koster et al. 2010; Lott et al. 2021) erfolgen.

Die Beseitigung der Hypoxämie hat größte Bedeutung für Ertrinkungsopfer, der rasche Beginn einer Rescue-Beatmung, wenn möglich mit Sauerstoff, oder einer kontrollierten Beatmung führt zu einer besseren Überlebensrate (Youn et al. 2009). Initial sollen 5 Beatmungshübe so rasch wie möglich appliziert werden, falls nicht anders möglich, sogar wenn sich der Patient sich im Wasser befindet, jedoch ohne die Rettungskräfte zu gefährden (Perkins 2005; Soar et al. 2010; Lott et al. 2021). Bei der weiteren Reanimation ist zu beachten, dass Ertrinkungsopfer trotz adäquater Maßnahmen einen über längere Zeit anhaltenden Kreislaufstillstand infolge ihrer Hypoxie haben können. Eine Reanimation, die sich nur auf die Herzdruckmassage fokussiert, ist in diesen Fällen ineffektiv und sollte vermieden werden (Soar et al. 2010). In Bezug auf die Beatmung ist zu beachten, dass mit der Regurgitation von Mageninhalt und verschlucktem oder aspiriertem Wasser gerechnet werden muss (Manolios und Mackie 1988). Falls die Beatmung nicht möglich ist, sollte der Patient auf die Seite gedreht und abgesaugt werden.

Bei Verdacht auf eine traumatologische Ursache sollte eine komplette Immobilisation (z. B. mittels Stiffneck und Spineboard) erfolgen, die jedoch nicht zu einer Verzögerung von Reanimationsmaßnahmen führen sollte. Bei erhaltener Spontanatmung sollte zur Prävention eines Kreislaufstillstands Sauerstoff gegeben werden.

Die Rettung und Reanimation des Patienten erfordern in der Regel ein multiprofessionelles Team. Gegebenenfalls muss der Patient unter fortlaufender Reanimation in die Klinik gebracht werden. Ertrinkungsunfälle variieren in ihrer Komplexität von einem Betroffenen bis hin zu einem Ereignis, bei dem es mehrere Opfer gibt. Die Rettungsmaßnahmen variieren bezüglich der Zahl Betroffener und der verfügbaren Ressourcen. Wenn die Zahl der Opfer die Ressourcen übersteigt, muss nach einem Konzept für den Massenanfall von Verletzten (MANV) vorgegangen werden, das lokalen Gegebenheiten unterliegt und es muss ggf. triagiert werden, um die Behandlung sinnvoll zu priorisieren.

Die Behandlung auf der Intensivstation gemäß evidenzbasierter Therapieprinzipien unterscheidet sich nicht von der Standardintensivtherapie.

## 3 Tauchunfall

Tauchen mit Drucklufttauchgeräten (SCUBA: „self-contained underwater breathing apparatus") gilt als eine Hochrisikosportart. Mit zunehmender Tiefe, v. a. unter 30 m, erhöht sich das Risiko für Tauchunfälle. Die größte Gefahr entsteht durch unkontrollierte oder zu schnelle Aufstiege. In den USA unternehmen jährlich bis zu 3 Mio. Freizeittaucher SCUBA-Tauchgänge, ¼ Mio. davon befinden sich noch in der Ausbildung, in Europa tauchen 1 Mio. Menschen jährlich. In den USA treten 3–9 Todesfälle/100.000 Tauchgänge auf, die häufigste Ursache ist Ertrinken, gefolgt von pulmonalen Ursachen (Spira 1999).

In den USA erleiden ca. 1000 Gerätetaucher pro Jahr eine Dekompressionserkrankung („decompression sickness"; DCS; Thalmann 2004), die Inzidenz liegt dort in einem Bereich von 0,9–35,3 pro 10.000 Tauchgänge (Dardeau et al. 2012).

Die Zahl schwerster Tauchunfälle in Deutschland wird auf über 200 pro Jahr geschätzt,

hinzu kommen mehrere hundert Fälle behandlungsbedürftiger minder schwere Unfälle (Gesellschaft für Tauch- und Überdruckmedizin 2015). Ca. 100 Patienten pro Jahr werden wg. eines Tauchunfalls in einer Druckkammer behandelt.

Ärzte, die weit entfernt von Tauchregionen arbeiten, sind wegen der großen Popularität des Gerätetauchens bei Urlaubern nicht davor gefeit, mit Patienten, die Tauchunfälle erleiden, konfrontiert zu werden (DeGorordo et al. 2003).

Aufgrund des milden Krankheitsbildes und der guten Prognose werden leichte Unfälle häufig nicht gemeldet und unterliegen daher einer nicht unerheblichen Dunkelziffer. Barotraumen und die leichte Form der Dekompressionserkrankung stellen mit Abstand die meisten Tauchzwischenfälle dar. Prinzipiell ist jede gesundheitliche Beeinträchtigung in zeitlichem Zusammenhang mit Gerätetauchen als Tauchunfall einzustufen, bis das Gegenteil bewiesen ist.

### 3.1 Ursachen

Bei Unfällen unter Wasser sind die echten Tauchunfälle von denen infolge vorbestehender gesundheitlicher Einschränkungen bei internistischen Vorerkrankungen (z. B. Synkope, Asthmaanfall, Herzrhythmusstörungen, Herzinfarkt; Übersicht) sowie infolge von Unfällen oder Zwischenfällen zu unterscheiden. Die körperliche Konstitution spielt eine wichtige Rolle in der Ätiologie der Tauchunfälle: Bei ca. 12 % aller Fälle ist sie selbst die Ursache, bei ca. 30 % mitursächlich und bei tödlichen Unfällen bis zu ca. 70 % ursächlich. Hinzu kommen nicht selten mangelnde Kenntnisse über die komplexen Zusammenhänge bezüglich des Tauchvorganges, insbesondere die Dekompression betreffend (Defense Dept., U.S. Navy – Naval Sea Systems 2008; Denoble 2019).

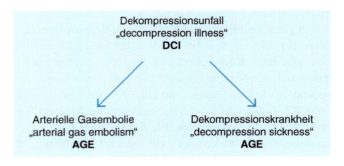

**Abb. 4** Klassifikation von Dekompressionsunfällen

Dekompressionsverstöße sind insgesamt häufige Zwischenfälle, bedeuten aber nicht in jedem Fall eine vitale Bedrohung, in leichten Fällen treten nur die sog. „Taucherflöhe" auf, die durch diffuse Parästhesien charakterisiert sind.

**Ursachen von Tauchunfällen**
- Dekompensation vorbestehender Erkrankungen
- $CO_2$-Vergiftung
- $O_2$-Mangel oder $O_2$-Vergiftung
- Drehschwindel
- HPNS („high pressure neurological syndrome")
- Barotraumen
- Dekompressionsunfälle (AGE, DCS Typ 1 und DCS Typ 2)
- Tiefenrausch (= Stickstoffvergiftung)
- Ertrinkungsunfall beim Tauchen (Beinahe-Ertrinken/Ertrinken)
- Umwelteinwirkungen

Der mit zunehmender Tauchtiefe ansteigende Druck kann durch direkte mechanische Effekte und durch Veränderungen der Partialdrücke der Atemgase zu körperlichen Schäden führen und bedingt die Tauchunfälle im eigentlichen Sinn, die unter dem Begriff Dekompressionsunfall („decompression illness, incident oder injury"; Abb. 4; Antonelli et al. 2009) zusammengefasst werden.

### 3.2 Barotrauma

Die Gefahr von Barotraumen beim Gerätetauchen (Mader 1999) erklärt sich durch die Erhöhung des Umgebungsdruckes mit zunehmender Tauchtiefe – pro 10 m Wassertiefe erhöht sich der Umgebungsdruck um 1 Atmosphäre (at) – gemäß dem Gasgesetz von Boyle-Mariotte : Der Druck von Gasen ist bei gleichbleibender Temperatur und Stoffmenge umgekehrt proportional zum Volumen. Erhöht man den Druck auf ein Gaspaket, wird sein Volumen verkleinert. Verringert man den Druck, so dehnt es sich aus. In einem Gaspaket wird bei jeder Verdoppelung des Druckes das Volumen halbiert.

Beim Tauchen kommt es auf den ersten 10 m zur größten relativen Volumenänderung. Beim Auftauchen kann die unkontrollierte Expansion von Gasen in gasgefüllten Körperhöhlen Barotraumen hervorrufen. Bei fehlendem oder inadäquatem Druckausgleich im Mittelohr können Barotraumen des Mittelohrs, der Nasennebenhöhlen oder des Innenohrs auftreten, die stationäre Aufenthalte, operative Eingriffe und bleibende Gleichgewichtsstörungen nach sich ziehen können. Durch die Überdehnung der Lungenalveolen beim Auftauchen können Barotraumen der Lunge entstehen, bei tiefer Inspiration kann dieses Phänomen bereits in 2 m Tiefe beim Auftauchen in Schwimmbädern auftreten.

Die möglichen Barotraumen der Lunge umfassen

- den Pneumothorax bis hin zum lebensgefährlichen Spannungspneumothorax,
- das Mediastinalemphysem, das zu einer oberen Einflussstauung und Schädigungen des Plexus brachialis führen kann,
- das Subkutanemphysem und
- die arterielle Gasembolie (AGE).

Bei der AGE besteht das Risiko von Luftembolien in das ZNS und daraus resultierenden Bewusstseinsstörungen bis hin zur Bewusstlosigkeit, Krampfanfällen, fokal neurologischen Defiziten mit motorischen und sensiblen Paresen bis zur Hemiparese sowie Hirnnervenausfällen bis hin zur Entwicklung einer Querschnittssymptomatik.

Selten treten Barotraumen des Gastrointestinaltraktes auf. Ein Pneumoperitoneum kann zu lebensgefährlichen Krankheitsbildern führen, die notfallmäßige Operationen und auch die Behandlung in einer Druckkammer erfordern (Kot et al. 2005).

## 3.3 Dekompressionskrankheit

Gemäß dem Gasgesetz von Henry löst sich Stickstoff in Körpergeweben proportional zum Umgebungsdruck. Dem Gerätetaucher, der Druckluft atmet (bei Spezialatemgasen auch Helium und Wasserstoff), wird seine Atemluft parallel zum steigenden Wasserdruck mit steigendem Druck zugeführt, damit der Einatemvorgang erleichtert und das Tauchen in größeren Tiefen möglich wird. Das Problem dabei ist, dass mit zunehmender Tiefe und Zeit, die der Taucher in einer Überdruckumgebung verbringt, das Blut zunehmend mehr Stickstoff transportiert, der sich abhängig von der Perfusion über einen Diffusionsgradienten in den Körpergeweben löst. Beim Auftauchen muss der Stickstoff wieder zurückdiffundieren und schließlich abgeatmet werden. Beim zu raschen Auftauchen oder der inadäquaten Berücksichtigung notwendiger Dekompressionszeiten nimmt die Löslichkeit von Gasen im Blut rapide ab, und der Stickstoff perlt im Gewebe und Blut aus. Je nach Ausmaß der entstehenden Gasbläschen sind verschiedene Schweregrade der Dekompressionskrankheit („decompression sickness"; DCS) die Folge (Brubakk und Neumann 2003).

Die DCS wird in eine milde und eine schwere Verlaufsform untergliedert:

- **DCS Typ 1 – Leitsymptom muskuloskelettale Schmerzen.** Bei der milden Form, DCS Typ 1, treten infolge einer Einlagerung von Gasbläschen in Haut, Muskulatur, Knochen und Gelenken (zumeist Kniegelenke, seltener Ellenbogen- und Schultergelenk) Hautveränderungen, Pruritus („Taucherflöhe") und diffuse Schmerzen bis hin zu Bewegungseinschränkungen auf. Die Symptome imponieren meist kurz nach dem Tauchgang, in der Regel bis zu 24 h später, in Einzelfällen jedoch auch noch nach bis zu 72 h. Infolge von Kapillar- und Lymphgefäßverschlüssen entwickeln sich Ödeme der Haut.
- **DCS Typ 2 – Leitsymptom neurologische Symptomatik.** Bei der schweren Form, DCS Typ 2, kommen durch die Einlagerung und durch Embolien von Gasbläschen in Gehirn, Innenohr und Rückenmark neurologische und zudem pulmonale Symptome hinzu. Die neurologischen Symptome umfassen Hör-, Seh- und Sprachstörungen, Koordinationsstörungen, psychische Auffälligkeiten, Sensibilitätsstörungen, Paresen bis hin zur Para- und Tetraplegie oder eine komplette Querschnittssymptomatik. Es kann auch zu Harn- und Mastdarmstörungen kommen. Symptome des ZNS umfassen Ermüdungserscheinungen, Kopfschmerzen, Übelkeit, kognitive Störungen, Somnolenz bis hin zur Bewusstlosigkeit und Konvulsionen. Die pulmonalen Symptome entstehen infolge einer Verlegung der pulmonalvenösen Strombahn durch Gasbläschen und umfassen retrosternale Schmerzen, Dyspnoe und Tachypnoe sowie charakteristische trockene Hustenattacken bis hin zu Erstickungsanfällen („chokes"). Ein Barotrauma ist für die Rettungskräfte vor Ort hiervon kaum zu unterscheiden.
- Von diesen beiden akuten Schweregraden wird noch die **DCS Typ 3** unterschieden, die Langzeitschäden (aseptische Knochennekrosen, Hör- und Netzhautschädigungen, neurologische Spätfolgen bei inadäquat behandeltem DCS Typ 2) bei Tauchern charakterisiert.

Bei massiver Bildung von Gasbläschen kann es im venösen Gefäßsystem durch verschiedene Shunt-Mechanismen zu einem Übertritt der Bläschen in das arterielle System kommen, z. B. bei einem offenen Foramen ovale oder durch eine direkte transpulmonale Passage der Bläschen.

**Diagnose der Dekompressionserkrankung**
Obwohl die DCS kurz nach einem Tauchgang auftreten kann, in Einzelfällen auch bereits bevor der Tauchgang beendet wurde, fallen bei ca. der Hälfte der Patienten die Symptome

**Tab. 4** Zeitlicher Auftritt von Symptomen des DCS (Typ 1 und 2). (Nach Defense Dept., U.S. Navy – Naval Sea Systems 2008)

| Auftreten der Symptome eines DCS | Häufigkeit |
|---|---|
| Innerhalb von 1 h | 42 % |
| Innerhalb von 3 h | 60 % |
| Innerhalb von 8 h | 83 % |
| Innerhalb von 24 h | 98 % |
| Innerhalb von 48 h | 100 % |

erst nach Ablauf der 1. Stunde nach dem Tauchen auf (Tab. 4) (Defense Dept., U.S. Navy – Naval Sea Systems 2008).

Wichtig ist es deshalb, immer dann, wenn innerhalb der ersten 24 h Symptome wie bei einer Dekompressionserkrankung auftreten, diese auch differenzialdiagnostisch in Betracht zu ziehen.

Differenzierung zwischen DCS Typ 2 und arterieller Gasembolie (AGE)

Viele der Symptome eines DCS Typ 2 und der AGE sind ähnlich, obwohl ihr zeitlicher Verlauf in der Regel unterschiedlich ist, denn die AGE entwickelt sich innerhalb von 10 min nach dem Auftauchen. Klinisch sind die beiden Entitäten deshalb oft nicht voneinander zu unterscheiden. In Bezug auf die Behandlung ist die Beachtung möglicher Differenzialdiagnosen wichtiger als ihre genaue Unterscheidung (Übersicht).

Differenzialdiagnosen bei Tauchunfällen

- Herzinfarkt
- Hypoglykämie
- Postiktale Phase nach Krampfanfällen
- Thromboembolisches Ereignis
- Zerebraler Insult (Embolie, Blutung)
- Vertebraler Diskusprolaps
- Aspiration
- Panik
- Kreislaufdysfunktion
- Trauma
- Dekompressionsunfall (arterielle Gasembolie; Dekompressionskrankheit)

## 3.4 Symptome

Das Ausmaß der Symptome von Tauchunfällen hängt vom Ausmaß und der Verteilung der Gasbläschen in den Körpergeweben ab und kann ein vielfältiges Spektrum bieten. Etwa 90 % der Symptome treten innerhalb von 60 min nach dem Tauchgang auf, jedoch ist auch ein verzögerter Eintritt bis zu 24 h später möglich. Eine ausgeprägte klinische Symptomatik tritt jedoch in der Regel kurz nach dem Tauchgang auf (Defense Dept., U.S. Navy – Naval Sea Systems 2008; Denoble 2019).

Symptome bei Tauchunfällen (Gesellschaft für Tauch- und Überdruckmedizin 2015):

Milde Symptome
- auffällige Müdigkeit, Fatigue
- Hautjucken („Taucherflöhe")
  mit vollständiger oder fast vollständiger Rückbildung innerhalb von 30 min. nach Einleiten der spezifischen Erste-Hilfe-Maßnahmen.

Schwere Symptome
- Hautflecken und -veränderungen
- Ameisenlaufen, Sensibilitätsstörungen, Taubheitsgefühl
- Paresen/Plegien bis hin zur Querschnittssymptomatik
- Schmerzen (in großen Gelenken: „bends")
- Blasenentleerungsstörungen
- körperliche Schwäche
- Atembeschwerden, Dyspnoe („chokes")
- Seh-, Hör-, Sprachstörungen,
- Schwindel
- Übelkeit
- Bewusstseinsstörungen/Bewusstlosigkeit
- Fortbestehen unveränderter milder Symptome nach 30 min. trotz der spezifischen Erste-Hilfe-Maßnahmen oder Wiederauftreten

Aufgrund der häufigen neurologischen Symptome ist bei allen Tauchern mit vermutetem Tauchunfall eine neurologische Untersuchung durchzuführen, wenn nicht die weitere Versorgung hierdurch beeinträchtigt wird. Dabei soll eine erste orientierende Untersuchung bereits vom Ersthelfer frühzeitig durchgeführt und regelmäßig wiederholt werden (Gesellschaft für Tauch- und Überdruckmedizin 2015).

## 3.5 Therapie

Die Erstmaßnahmen bei einem Tauchunfall sollten dem Schweregrad entsprechend erfolgen. Sie umfassen die normobare Sauerstofftherapie mit dem höchst möglichen $F_iO_2$ (ggfs. Masken-CPAP/NIV unter Beachtung der Kontraindikationen) zur Inertgaselimination, unabhängig von dem während des Tauchens geatmeten Gasgemisch, wenn notwendig eine Infusionstherapie (0,5–1 l balancierte Vollelektrolytlösung), deren Indikation großzügig gestellt werden sollte und allgemein übliche notfallmedizinische Maßnahmen nach dem ABCDE-Ansatz (Koster et al. 2010; Gesellschaft für Tauch- und Überdruckmedizin 2015).

Jeder Tauchunfall sollte einem Arzt vorgestellt werden. Bei schweren Tauchunfällen muss der Patient rasch in eine geeignete Zielklinik (nächste Notfallaufnahme, möglichst in Nähe einer Druckkammer) eingewiesen werden, um eine schnelle Rekompression und Therapie mit hyperbarem Sauerstoff in einer Druckkammer zu erreichen, u. U. muss ein

Lufttransport (keine Einschränkung für Helikopter, möglichst < 300 m Flughöhe über Grund) organisiert werden.

Die Behandlung einer nicht selten begleitend auftretenden Hypothermie darf nicht vergessen werden. Ein weiterer Wärmeverlust sollte unbedingt vermieden werden.

Der Patient sollte ruhig gelagert werden, bei Bewusstseinsstörungen in Seitenlage und nicht in Kopftieflage, weil diese den venösen Abfluss behindert und das Risiko eines Hirnödems erhöht. Vibrationen und Erschütterungen sollten vermieden werden, weil sie die Menge intravaskulärer Gasbläschen erhöhen können.

Die beim Tauchen mitgeführten Geräte sollten sichergestellt werden, v. a. der Dekompressions-Computer. Der Patient sollte orientierend neurologisch untersucht werden. Die Tauchgangsdaten, der Verlauf der Symptome und alle Behandlungsmaßnahmen müssen dokumentiert werden. Eine taucherärztliche Telefonberatung durch Notfallzentren für Tauchunfälle (Gesellschaft für Tauch- und Überdruckmedizin, www.gtuem.org) sollte so früh wie möglich erfolgen. Wichtig ist es, auch den Tauchpartner zu beobachten, der im Verlauf ähnliche Symptome entwickeln kann. Bei anfangs milden Symptomen, die innerhalb von 30 min abklingen, sollte der Patient über 24 h stationär beobachtet werden. Wenn die Symptome länger als 30 min anhalten, sollte das Vorgehen wie bei Vorliegen schwerer Symptome erfolgen.

Wenn keine Symptomfreiheit innerhalb 30 min erreicht wird, ist die Behandlung mit hyperbarem Sauerstoff (HBO-Behandlung) in einer Druckkammer indiziert.

### 3.5.1 Druckkammerbehandlung

Die Behandlung mit hyperbarem Sauerstoff (HBO) in einer Behandlungsdruckkammer stellt die einzige kausale Therapie dar und sollte so schnell wie möglich erfolgen. Hier atmet der Patient bei einem erhöhten Druck von zunächst 1,8 bar reinen Sauerstoff. Während der Druck in der Dekompressionskammer langsam gesenkt wird, kann der durch das Tauchen erhöhte Stickstoffgehalt im Blut abgeatmet werden.

Auch bei einem verspäteten Behandlungsbeginn, sogar einige Tage nach einem Tauchunfall, werden noch Erfolge erzielt. Die Druckkammerbehandlung sollte erst nach einem Sistieren der Symptome bzw. einer Besserung beendet werden.

In Deutschland gibt es derzeit 9 Druckkammern mit einer 24-h-Bereitschaft, von denen 9 Intensivpatienten versorgen können: Leipzig, Halle, Berlin, Düsseldorf, Aachen, Gelsenkirchen, München, Wiesbaden und Murnau (Gesellschaft für Tauch- und Überdruckmedizin www.gtuem.org).

Die Entscheidung über die Notwendigkeit und den Zeitpunkt einer HBO-Druckkammerbehandlung sollte von einem erfahrenen Taucherarzt getroffen werden. Zu beachten ist, dass auch ein verzögerter Beginn zum Erfolg führen kann.

Behandlungsdruckkammern in der EU müssen der EN 14931 entsprechen, in der allgemein ein Mindestarbeitsdruck von 280 kPa (2,8 bar absolut, entsprechend 18 m Wassertiefe) gefordert wird, eine Sauerstoffatemmöglichkeit für alle Personen in der Druckkammer und eine medizinische Ausstattung entsprechend einem Notarztkoffer (DIN 13232).

**Vor Beginn** der ersten Behandlung sind folgende Maßnahmen zu treffen (Hartig et al. 2011):

- Der klinische und neurologische Status muss erhoben und dokumentiert werden (z. B. „5-Minuten-Neurocheck").
- Immer Ausschluss eines Pneumothorax mittels Thoraxröntgenaufnahme oder Computertomographie, wenn ohne relevanten Zeitverzug möglich, v. a. bei Verdacht auf ein Barotrauma der Lunge.
- Anlage einer Pleuradrainage, wenn erforderlich.
- Parazentese, falls erforderlich.
- Bei beatmeten Patienten Tubuscuff mit Flüssigkeit befüllen oder alternativ den Cuffdruck kontinuierlich kontrollieren.

Weitere notfallmedizinische Maßnahmen sollten dem individuellen Fall entsprechend vorgenommen werden.

**Primäre Ziele der Rekompressionsbehandlung** bei Tauchunfällen sind:

- Kompression der Gasbläschen auf ein geringeres Volumen, um ihren lokalen Druck zu vermindern und den Blutfluss wieder zu ermöglichen (mechanischer Effekt),
- genügend Zeit zur Resorption der Gasbläschen zu gewinnen,
- Erhöhung des Sauerstoffgehaltes im Blut, um das Sauerstoffangebot der betroffenen Gewebe zu erhöhen.

**Prinzipien der Rekompressionsbehandlung**

- Die Behandlung frühzeitig und adäquat einleiten.
- Die Effektivität der Behandlung verschlechtert sich kontinuierlich mit dem Anstieg der Zeitspanne zwischen Symptom- und Behandlungsbeginn.
- Gering ausgeprägte Symptome sollten nicht unterschätzt werden, weil ihr Schweregrad rasch zunehmen kann.
- Die Behandlungstabellen sollten befolgt werden, außer es werden Veränderungen von einem erfahrenen Taucherarzt vorgeschlagen.
- Bei Auftreten multipler Symptome sollten die schwersten zuerst behandelt werden.

Sind nach der ersten Druckkammerbehandlung noch Symptome vorhanden, müssen bei gesicherter Diagnose innerhalb von 24 h ggfs. weitere Behandlungen folgen. Zur weitgehenden oder vollständigen Genesung sind nicht selten eine Reihe von Druckkammerbehandlungen notwendig. Bei Unfällen im Ausland kann nach einer Stabilisierung des Patienten die Rückreise angetreten werden. Flüge sind in Abstimmung mit erfahrenen Taucherärzten mit dem üblichem Kabinendruck möglich, wodurch der Zeitverzug bis zur heimatnahen HBO minimiert werden kann (Gesellschaft für Tauch- und Überdruckmedizin 2015).

### 3.5.2 Behandlungstabellen für die Druckkammerbehandlung

Auf empirischem Wege wurden viele Schemata für die HBO-Behandlung in einer Druckkammer entwickelt, die allein auf statistischen Daten und der Anwendung bei Gesunden basieren. Die anfänglichen Erfahrungen mit Regimes, nach denen unter einem erhöhten Druck, der 18 m Wassertiefe entspricht, Sauerstoff geatmet wird, hatten so großen Erfolg, dass sie immer noch die Basis der modernen Rekompressionstherapie darstellen (Defense Dept., U.S. Navy – Naval Sea Systems 2008; U.S. Navy Diving Manual Revision 7 2016). Bei 2,8 at kann 100 % Sauerstoff intermittierend mit einer geringen Wahrscheinlichkeit toxischer Nebenwirkungen geatmet werden (Antonelli et al. 2009). Die Wahl des adäquaten Regimes für die Rekompression ist von entscheidender Bedeutung für den Erfolg. Die Tabellen der US-Navy (Abb. 5, 6 und 7) für Dekompressionserkrankungen stellen den Goldstandard für die Behandlung in Behandlungsdruckkammern dar und werden weltweit mit großem Erfolg für die Behandlung von Tauchunfällen eingesetzt. Die US Navy Treatment Tab 6 (USN TT6; Abb. 6; Defense Dept., U.S. Navy – Naval Sea Systems 2008; Weaver 2006; U.S. Navy Diving Manual Revision 7 2016) oder Modifizierungen dieser Tabelle gelten als Standard, der für alle schweren Tauchunfälle empfohlen wird, unabhängig vom verwendeten Atemgas des verunfallten Tauchers (z. B. Druckluft, Nitrox, Divox, Trimix, Triox, Heliox, Hydreliox).

Es existieren zahlreiche Varianten der USN TT6 mit Anpassungen an nationale Bedürfnisse. Andere Behandlungstabellen (z. B. die Comex-Tabelle „Cx 30", mit einer Kompression entsprechend 30 bzw. 50 m Wassertiefe und Atmung eines Helium-Sauerstoff-Gemisches; Comet 1989) sollten Einrichtungen und Personal mit ausreichender Erfahrung, intensiven Kenntnissen und mit entsprechender Ausrüstung vorbehalten bleiben, die es ermöglichen, auch mit unerwünschten Ereignissen und Ergebnissen umgehen zu können. Wenn nach einer inadäquaten Dekompression ohne Symptomatik oder bei einem DCS Typ 1 die Indikation für eine Druckkammerbehandlung gestellt wird, sind auch kürzere Schemata möglich, z. B. die US Navy Treatment Tab 5 (Abb. 5; Green et al. 1989).

Während der Behandlung sind wiederholte neurologische Untersuchungen notwendig und zudem in jedem Fall vor der Entscheidung über eventuell erforderliche Verlängerungen der Behandlung in der Druckkammer. Die Lunge muss regelmäßig auskultiert werden, um bei einem Pneumothorax oder einem Mediastinalemphysem rechtzeitig reagieren zu können. Medizingeräte mit abgeschlossenen Gasräumen, der Cuff, Infusionssysteme und Blutdruckmanschetten müssen vor jeder gemäß Behandlungstabelle geplanten Drucksenkung kontrolliert werden (Hartig et al. 2011). Die begleitende Therapie sollte gemäß evidenzbasierten intensivmedizinischen Standards erfolgen.

Wache Patienten bedürfen zur Vermeidung von Unsicherheiten, Ängsten und psychischem Stress einer besonderen

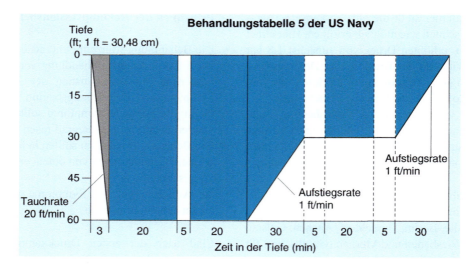

**Abb. 5** Die U.S. Navy-Tab 5 (Druckkammer-Aufenthaltsdauer: 2:10 h zuzüglich Abstieg ca. 5 min.) wird bei unzureichender Dekompression ohne Symptomatik und für die Behandlung des DCS Typ 1 bei Patienten mit Schmerzen in der Haut und in den großen Gelenken verwendet, wenn eine ausführliche neurologische Untersuchung keine Auffälligkeiten zeigt. Nach Erreichen von 2,82 at muss die Untersuchung wiederholt werden, um sicherzustellen, dass keine neurologischen Symptome vorhanden sind, anderenfalls sollte der Taucher nach U.S. Navy-Tabelle 6 behandelt werden. Auch wenn die Symptome nicht innerhalb von 10 min bei 2,82 at sistieren, wird ein Umstieg auf USN TT6 empfohlen (Defense Dept., U.S. Navy – Naval Sea Systems 2008; Antonelli et al. 2009; Weaver 2006; U.S. Navy Diving Manual 2016)

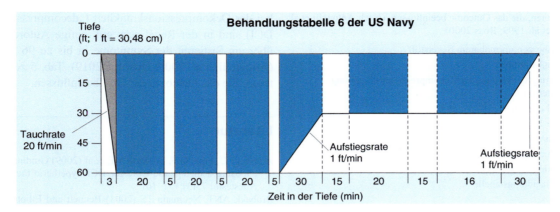

**Abb. 6** Die U.S. Navy-Tabelle 6 (Druckkammer-Aufenthaltsdauer: 4:25 h zuzüglich Abstieg ca. 5 min.) beinhaltet anfangs eine Exposition auf 2,82 at (entsprechend 18 m Wassertiefe), gefolgt von einer langsamen Dekompression auf 1,9 at. Perioden der Sauerstoffatmung werden durch 5- bis 15-minütige Perioden der Luftatmung unterbrochen, um die Sauerstofftoxizität zu vermindern. Dieses Schema zur Rekompressionsbehandlung wird vorwiegend bei Dekompressionserkrankungen benutzt. Auf beiden Druckniveaus können zusätzliche Perioden der Sauerstoffatmung hinzugefügt werden. Wenn sich die Symptome nicht deutlich bessern, können die Zeiten auf beiden Druckniveaus verlängert werden. Idealerweise würde ein Patient, bei dem sich die Symptome nicht deutlich bessern, eine unlimitierte Zeit in der Druckkammer bleiben, dies wird jedoch durch die Sauerstofftoxizität und die Notwendigkeit der Dekompression des Personals beschränkt. Wenn nach der ersten Behandlung eine unzureichende Besserung der Symptome eintritt, kann das Protokoll täglich wiederholt werden, bis keine stufenweise Besserung mehr zu verzeichnen ist (Weaver 2006; Defense Dept., U.S. Navy – Naval Sea Systems 2008; Antonelli et al. 2009; U.S. Navy Diving Manual 2016)

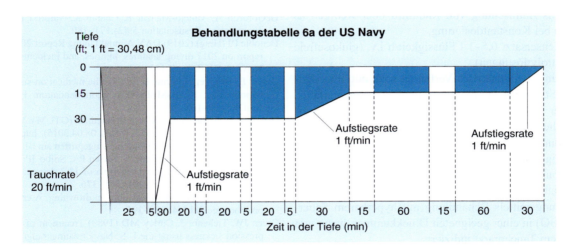

**Abb. 7** Die U.S. Navy-Tabelle 6a wurde ursprünglich für die Behandlung der arteriellen Gasembolie (AGE) wegen der in diesen Fällen größeren Mengen intravaskulärer Gasbläschen entwickelt. Obwohl dieses Schema ursprünglich die Atmung von Luft während der 30 min Exposition von 6 at beinhaltete, applizieren viele Tauchärzte Sauerstoff ($F_iO_2$ 0,4–0,5) während dieser Phase, um die Stickstoffelimination zu verbessern und das Sauerstoffangebot für die betroffenen Gewebe zu erhöhen (Defense Dept., U.S. Navy – Naval Sea Systems 2008; Antonelli et al. 2009; Weaver 2006; U.S. Navy Diving Manual 2016)

Zuwendung. Es ist wichtig zu wissen, dass für die Behandlung von Tauchunfällen außer Sauerstoff mit einem möglichst hohen $F_iO_2$ zur Inertgaselimination des in Blut und Körpergeweben gelösten Stickstoffs bisher kein Medikament als spezifisch sicher wirksam belegt ist.

Wenn zwischen dem Beginn der Symptome und dem möglichen Start einer Druckkammerbehandlung weniger als einige Stunden vergangen sind, wird bei Vorliegen einer AGE mit zerebraler Beteiligung eine Rekompression gemäß der U.S. Navy-Tab 6a (Abb. 7) empfohlen.

### Behandlung des schweren Tauchunfalls (mod. nach Hartig et al. 2011)

- Vorgehen grundsätzlich nach notfallmedizinischen Standards (ABCDE-Ansatz).
- Kardiopulmonale Reanimation nach ERC-Leitlinie (Lott et al. 2021), wenn notwendig.
- Lagerung in Rückenlage, bei Bewusstlosigkeit stabile Seitenlage, keine Kopftieflagerung.
- Atmung von Sauerstoff ($F_iO_2$ möglichst 1,0) über dicht abschließende Maske/Atemregler (auf Einbeziehung und

**Tab. 5** Faktoren, die das Outcome beeinflussen. (Nach Antonelli et al. 2009; Pitkin et al. 1999; Ross 2000)

| | |
|---|---|
| Sofortige Gabe von normobarem Sauerstoff | ↑ |
| Flüssigkeitssubstitution | ↑ |
| Zeitverzögerung vor Beginn der Rekompressionsbehandlung (> 4 h nachteilig) | ↓ |
| Schweregrad der initialen Symptome | ↓ |
| Zunahme der Symptome im Verlauf | ↓ |
| Ausbildungsstand des Tauchers (Amateur vs. Profitaucher) | ↓/↑ |
| Alter des Tauchers | ↓ |
| Wiederkehr der Symptome nach Rekompressionsbehandlung | ↓ |
| Wahl der Behandlungstabelle | ←→ |

Abdichtung der Nase achten) mit Demand-Ventil oder Kreislaufsystem mit Absorber für Kohlendioxid, ggf. als Konstantdosierung (mindestens 15 l/min) über Maske mit Reservoirbeutel und Rückschlagventilen.
- Bei unzureichender Eigenatmung: Beatmung mit $F_iO_2$ 1,0.
- Sauerstoffgabe ohne Pause bis zum Erreichen einer Behandlungsdruckkammer.
- Auch bei sehr begrenztem $O_2$-Vorrat soll $O_2$-Verabreichung in höchst möglichen Konzentrationen erfolgen, keinesfalls Zumischung von Raumluft oder weniger als 15 l/min bei Konstantdosierung.
- Flüssigkeitsersatz: 0,5–1 l Flüssigkeit/h i.v. (glukosefreie Vollelektrolytlösungen).
- Medikation: Grundsätzlich Verfahren nach notfallmedizinischen Standards. Für die Behandlung von Tauchunfällen ist bisher bis auf Sauerstoff kein Medikament als spezifisch sicher wirksam belegt.
- Vermeidung/Behandlung einer Hypothermie.
- Frühzeitig taucherärztliche Telefonberatung.
- Pleuradrainage, falls erforderlich.
- Blasenkatheter, falls erforderlich.
- Behandlung mittels Behandlung mit hyperbarem Sauerstoff (HBO) in einer geeigneten Druckkammer, wenn von erfahrenem Taucherarzt indiziert.
- Monitoring und Dokumentation (Tauchgangsdaten, Symptomverlauf, Behandlungsmaßnahmen mittels Notarztprotokoll oder Intensivtransportprotokoll).
- Dekompressionscomputer sichern.
- Besonderheiten beim Transport: Hubschrauber (niedrigste fliegerisch vertretbare Flughöhe), bodengebundene Rettungsfahrzeuge (Risiko bei Fahrten in höher gelegenen Regionen), Boot (möglichst erschütterungsarm), Flugzeug (Kabinendruck nahe 1 bar).

## 3.6 Prognose

Die Ergebnisse einer frühzeitig (innerhalb von 4 h nach Symptombeginn) eingeleiteten Rekompressionsbehandlung bei der Dekompressionskrankheit („decompression illness"; DCI) sind in der Regel sehr gut, einige Autoren berichten über ein Sistieren der Symptome in bis zu 96 % der Fälle (Antonelli et al. 2009; Denoble 2019). Tab. 5 zeigt die Faktoren, die das Outcome der DCI beeinflussen.

## Literatur

Antonelli C, Franchi F, la Marta ME et al (2009) Guiding principles in choosing a therapeutic table for DCI hyperbaric therapy. Minerva Anestesiol 75(3):151–161

Brubakk ANT, Neumann TS (2003) Bennett and Elliott's physiology and medicine of diving, 5. Aufl. Saunders, Philadelphia

Comet M (1989) Emergency treatment in decompression accidents in shipyards. Schweiz Z Sportmed 37(2):115–119

Copeland AR (1985) An assessment of lung weights in drowning cases. The Metro Dade County experience from 1978 to 1982. Am J Forensic Med Pathol 6(4):301–304

Dardeau MR, Pollock NW, McDonald CM, Lang MA (2012) The incidence of decompression illness in 10 years of scientific diving. Diving Hyperb Med 42(4):195–200

Defense Department, U.S. Navy – Naval Sea Systems (2008) Diagnosis and treatment of decompression sickness and arterial gas embolism. In: U.S. Navy diving manual. Direction of Commander, Naval Sea Systems Command, Washington, DC, SS521-AG-PRO-010

DeGorordo A, Vallejo-Manzur F, Chanin K, Varon J (2003) Diving emergencies. Resuscitation 59(2):171–180

Denoble PJ (Hrsg) (2019) DAN Annual Diving Report 2019 Edition – a report on 2017 diving fatalities, injuries, and incidents. Divers Alert Network, Durham, S 113

Durrer B, Brugger H, Syme D (2003) The medical on-site treatment of hypothermia: ICAR-MEDCOM recommendation. High Alt Med Biol 4(1):99–103

Gesellschaft für Tauch- und Überdruckmedizin (GTÜM e.V.) (2015) Leitlinie Tauchunfall 2014–2017. (Stand 08.04.2015). http://www.awmf.org/leitlinien/detail/ll/072-001.html. Zugegriffen am 01.08.2021

Gilbert M, Busund R, Skagseth A, Nilsen PA, Solbo JP (2000) Resuscitation from accidental hypothermia of 13.7 degrees C with circulatory arrest. Lancet 355(9201):375–376

Gordon I (1972) The anatomical signs in drowning. A critical evaluation. Forensic Sci 1(4):389–395

Green JW, Tichenor J, Curley MD (1989) Treatment of type I decompression sickness using the U.S. Navy treatment algorithm. Undersea Biomed Res 16(6):465–470

Hartig F, Förster W, Hühn W et al (2011) Leitlinie Tauchunfall. Gesellschaft für Tauch- und Überdruckmedizin e. V. GTÜM, S 1–39. http://www.gtuem.org/198/tauchmedizin/leitlinie_tauchunfall.html. Zugegriffen am 06.06.2014

Iyer A, Rajkumar V, Sadasivan D, Bruce J, Gilfillan I (2007) No one is dead until warm and dead. J Thorac Cardiovasc Surg 134(4):1042–1043

Kemp AM, Sibert JR (1991) Outcome in children who nearly drown: a British Isles study. BMJ 302(6782):931–933

Koster RW, Baubin MA, Bossaert LL et al (2010) European Resuscitation Council Guidelines for Resuscitation 2010 Section 2. Adult basic life support and use of automated external defibrillators. Resuscitation 81(10):1277–1292

Kot J, Sicko Z, Michalkiewicz M, Pikiel P (2005) Pneumoperitoneum after diving – two clinical cases and literature review. Int Marit Health 56(1–4):135–145

Lamphier TA (1979) Current status of treatment of near-drowning. Alaska Med 21(6):72–77

Lopez-Pison J, Pineda-Ortiz I, Oteiza C, Loureiro B, Abenia P, Melendo J (1999) Survival with no sequelae after near-drowning with very poor signs for prognosis including persistent bilateral non-reactive mydriasis. Rev Neurol 28(4):388–390

Lott C et al (2021) European Resuscitation Council Guidelines 2021: cardiac arrest in special circumstances. Resuscitation. https://doi.org/10.1016/j.resuscitation.2021.02.0. Zugegriffen am 09.09.2022

Mader C (1999) Barotrauma in diving. Wien Med Wochenschr 151(5–6):126–130

Manolios N, Mackie I (1988) Drowning and near-drowning on Australian beaches patrolled by life-savers: a 10-year study, 1973–1983. Med J Aust 148(4):165–171

Mehta SR, Srinivasan KV, Bindra MS, Kumar MR, Lahiri AK (2000) Near drowning in cold water. J Assoc Physicians India 48:674–676

Modell JH, Graves SA, Ketover A (1976) Clinical course of 91 consecutive near-drowning victims. Chest 70(2):231–238

Olasveengen TM, Semeraro F, Ristagno G, Castren M, Handley A, Kuzovlev A, Monsieurs KG, Raffay V, Smyth M, Soar J, Svavarsdottir H, Perkins GD (2021) European Resuscitation Council Guidelines 2021: Basic Life Support. Resuscitation 161:98–114

Orlowski JP (1987) Drowning, near-drowning, and ice-water submersions. Pediatr Clin N Am 34(1):75–92

Paal P, Gordon L, Strapazzon G et al (2016) Accidental hypothermia-an update: the content of this review is endorsed by the international commission for mountain emergency medicine (ICAR MEDCOM). Scand J Trauma Resusc Emerg Med 24:111

Pasquier M, Hugli O, Paal P, Darocha T, Blancher M, Husby P, Silfvast T, Carron PN, Rousson V (2018) Hypothermia outcome prediction after extracorporeal life support for hypothermic cardiac arrest patients: the HOPE score. Resuscitation 126:58–64

Pasquier M, Paal P, Kosinski S, Brown D, Podsiadlo P, Darocha T (2020) Esophageal temperature measurement. N Engl J Med 383(16):e93

Peden MM, McGee K (2003) The epidemiology of drowning worldwide. Inj Control Saf Promot 10:195–199

Perkins GD (2005) In-water resuscitation: a pilot evaluation. Resuscitation 65(3):321–324

Pitkin A, Benton P, Broome J (1999) Outcome after treatment of neurological decompression illness is predicted by a published clinical scoring system. Aviat Space Environ Med 70:517–521

Roshan G, Mirkatouli G, Shakoor A, Mohammad-Nejad V (2010) Studying wind chill index as a climatic index effective on the health of athletes and tourists interested in winter sports. Asian J Sports Med 1(2):108–116

Ross J (2000) Clinical audit and outcome measures in the treatment of decompression illness in Scotland. A report to the National Health Service in Scotland Common Services Agency, National Services Division on the conduct and outcome of treatment for decompression illness in Scotland from 1991–99. Department of Environmental and Occupational Medicine, University of Aberdeen Medical School, Aberdeen

Shin J, Kim J, Song K, Kwak Y (2013) Core temperature measurement in therapeutic hypothermia according to different phases: comparison of bladder, rectal, and tympanic versus pulmonary artery methods. Resuscitation 84(6):810–817

Soar J, Perkins GD, Abbas G et al (2010) European Resuscitation Council Guidelines for Resuscitation 2010 Section 8. Cardiac arrest in special circumstances: electrolyte abnormalities, poisoning, drowning, accidental hypothermia, hyperthermia, asthma, anaphylaxis, cardiac surgery, trauma, pregnancy, electrocution. Resuscitation 81(10):1400–1433

Soar J et al (2021) European Resuscitation Council Guidelines 2021: adult advanced life support. Resuscitation. https://doi.org/10.1016/j.resuscitation.2021.02.010

Spira A (1999) Diving and marine medicine review part II: diving diseases. J Travel Med 6(3):180–198

Strapazzon G, Procter E, Paal P, Brugger H (2014) Pre-hospital core temperature measurement in accidental and therapeutic hypothermia. High Alt Med Biol 15(2):104–111

Thalmann ED (2004) Decompression illness: what is it and what is the treatment? DAN (Divers Alert Network). https://dan.org/health-medicine/health-resources/diseases-conditions/decompression-illness-what-is-it-and-what-is-the-treatment/. Zugegriffen am 09.09.2022

Tonner H (2013) Wiederbelebung und Behandlung Ertrunkener. Z Allgemeinmed 42:1059–1063

US Navy (1 December 2016) U.S. Navy Diving Manual Revision 7 SS521-AG-PRO-010 0910-LP-115-1921. US Naval Sea Systems Command, Washington, DC

Weaver LK (2006) Monoplace hyperbaric chamber use of U.S. Navy Table 6: a 20-year experience. Undersea Hyperb Med 33(2):85–88

Wood SC (1991) Interactions between hypoxia and hypothermia. Annu Rev Physiol 53:71–85

World Health Organization (2014) Global report on drowning: preventing a leading killer. World Health Organization, Geneva. https://apps.who.int/iris/handle/10665/143893. Zugegriffen am 09.09.2022

Youn CS, Choi SP, Yim HW, Park KN (2009) Out-of-hospital cardiac arrest due to drowning: an Utstein Style report of 10 years of experience from St. Mary's Hospital. Resuscitation 80(7):778–783

# Teil XIV

## Operative Intensivmedizin

# Intensivtherapie nach neurochirurgischen Eingriffen: elektive Kraniotomie, intrakranielle Blutung, Schädel-Hirn-Trauma, Rückenmarkverletzung

Stefanie Pilge und Gerhard Schneider

## Inhalt

1 Allgemeine Aspekte der neurochirurgischen Intensivmedizin ................................. 1415
1.1 Physiologie und Pathophysiologie des ZNS ......................................................... 1415
1.2 Allgemeine klinische Aspekte ............................................................................... 1422

2 Spezielle Aspekte der neurochirurgischen Intensivmedizin ................................... 1426
2.1 Elektive Kraniotomie ............................................................................................. 1426
2.2 Intrakranielle Blutung ............................................................................................ 1431
2.3 Schädel-Hirn-Trauma ............................................................................................ 1436
2.4 Rückenmarkeingriffe und -verletzungen (spinales Trauma, spinale Blutung) ....... 1438

Literatur ........................................................................................................................ 1441

## 1 Allgemeine Aspekte der neurochirurgischen Intensivmedizin

In der Behandlung neurochirurgischer Patienten steht die Wiederherstellung oder Aufrechterhaltung adäquater zerebraler Perfusion im Mittelpunkt. Die Ursachen einer ischämischen Schädigung sind so heterogen wie die Patienten der neurochirurgischen Intensivmedizin und können beispielsweise traumatischer, vasospastischer, entzündlicher oder neoplastischer Genese sein. Nahezu alle diese Ursachen münden letztlich in einer gemeinsamen Endstrecke: der zerebralen Minderperfusion. Mit dieser gemeinsamen Endstrecke fällt auch die pathophysiologische Antwort des zentralen Nervensystems (ZNS) auf ischämische Noxen weitgehend uniform aus: nach Ausschöpfung zerebraler Regulationsmechanismen entsteht ein Hirnödem, es folgen Anstieg des regionalen oder globalen Hirndruckes, ggf. mit Einblutungsgefahr. Deshalb bilden die allgemeingültigen Prinzipien der Physiologie und Pathophysiologie des ZNS die gemeinsame Grundlage neurochirurgischer Intensivmedizin.

## 1.1 Physiologie und Pathophysiologie des ZNS

Für eine umfassende Darstellung wird auf (▶ Kap. 20, „Zerebrales und neurophysiologisches Monitoring") und Sektion VI („Störungen des ZNS und neuromuskuläre Erkrankungen") verwiesen. Die für die Behandlung erwachsener neurochirurgischer Intensivpatienten wesentlichen Aspekte werden im Folgenden nochmals als Grundlagen zusammengefasst dargestellt. Für die Darstellung spezieller Aspekte der pädiatrischen Intensivpatienten wird auf weiterführende Literatur verwiesen (Kochanek et al. 2019).

### 1.1.1 Zentralnervöse Regulationsmechanismen

Die Hirndurchblutung wird global durch den zerebralen Blutfluss (CBF) bestimmt. Dieser beträgt ca. 15–20 % des HZV, ca. 45–60 ml/min/100 g Gehirn (kritischer Wert 18 ml/min/100 g für reversible neuronale Schädigung, einhergehend mit EEG-Veränderungen und Verlust von evozierten Potenzialen; < 6 ml/min/100 g irreversibler Neuronenuntergang). Der CBF wird innerhalb der Grenzen zerebraler Autoregulation (MAP 50–150 mm Hg) unabhängig vom zerebralen Perfusionsdruck (CPP) v. a. durch metabolische ($CMRO_2$ = zerebrale Sauerstoffaufnahme), aber auch chemische und neurogene Faktoren bestimmt.

---

S. Pilge (✉) · G. Schneider
Klinik für Anästhesiologie und Intensivmedizin, Klinikum rechts der Isar der TU München, München, Deutschland
E-Mail: stefanie.pilge@tum.de; Gerhard.Schneider@tum.de

© Springer-Verlag GmbH Deutschland, ein Teil von Springer Nature 2024
G. Marx et al. (Hrsg.), *Die Intensivmedizin*, Springer Reference Medizin,
https://doi.org/10.1007/978-3-662-68699-7_95

Außerhalb des Bereiches oder bei Störung der Autoregulation ist der CBF direkt druckabhängig. Sowohl einen Abfall des MAP (mit zerebraler Minderperfusion) als auch einen erhöhten CBF (mit Hyperperfusion) gilt es zu verhindern. Letzterer kann bei defekter Blut-Hirn-Schranke ein Hirnödem aggravieren oder durch Vasodilatation im gesunden Gewebe ein Steal-Phänomen bewirken. Cave: bei 50 % der Patienten mit schwerem SHT ist die Autoregulation gestört (Mascia et al. 2000). Auch bei intakter Autoregulation steigt pro Anstieg des $p_aCO_2$ um 1 mm Hg der CBF um 1–2 %.

> Der $p_aCO_2$ stellt einen wesentlichen Faktor zur Anpassung der regionalen Durchblutung und damit der CBF-Steuerung dar. Die Aufrechterhaltung einer Normokapnie hat, abgesehen von vorübergehenden Phasen mit milder Hyperventilation bei Hirndruckkrisen, einen hohen Stellenwert.

### 1.1.2 Intrakranieller Druck (ICP)

Der intrakranielle Raum wird durch die drei Kompartimente bestimmt:

- Hirngewebe (ca. 88 %),
- Liquor (9–10 %) und
- Blutvolumen (2–3 %, hauptsächlich venöses Niederdrucksystem).

Der physiologische intrakranielle Druck (ICP) beträgt weniger als 15 mm Hg. Die Elastance (elastische Rückstellkraft) beschreibt die Veränderung des ICP als Funktion von Veränderungen des intrakraniellen Volumens (dP/dV).

*Drücke*

Der ICP ist neben dem arteriellen Mitteldruck (MAP) eine wesentliche Determinante des zerebralen Perfusionsdruckes (CPP):

$$CPP = MAP - (ICP + ZVD)$$

Ohne Vorliegen entsprechender Pathologie beträgt der ZVD auf Höhe des Bulbus der V. jugularis Null, daher darf als Näherung

$$CPP = MAP - ICP$$

benützt werden. Der CPP gilt als treibende Kraft für den zerebralen Blutfluss (CBF).

$$CBF = CPP/CVR$$

(CVR = zerebrovaskulärer Widerstand)

Eine ICP-Erhöhung kann nach Volumenzunahme einzelner Kompartimente erfolgen, z. B.

- Hirngewebe: Tumor, Hirnödem,
- Liquor: Störung von Liquorproduktion, -resorption, -abfluss,
- Blutvolumen: Hyperämie, Hämatom.

Einem akuten ICP-Anstieg liegt meistens eine Blutung zugrunde. Druckanstiege, die sich über einen längeren Zeitraum entwickeln, sind häufig durch Liquorzirkulationsstörungen oder ein progredientes Hirnödem bedingt. Ein langsamer Druckanstieg kann besser durch Volumenabnahme anderer Kompartimente kompensiert werden, z. B. durch Verdrängung von zerebralem Liquorvolumen durch das Foramen magnum in den spinalen Subarachnoidalraum (Monroe-Kellie-Doktrin):

*Monroe-Kellie-Doktrin*

$$\text{Gesamt} - ICP = p_{Gehirn} + p_{Blut} + p_{Liquorcerebrospinalis}$$

*Hyperventilationstherapie*

Das zerebrale Blutvolumen (CBV) kann über Steuerung des $p_aCO_2$ beeinflusst werden ($CO_2$-Reaktivität der Gefäße). Durch Hyperventilation lässt sich somit beim kontrolliert beatmeten Patienten das intrakranielle Blutvolumen reduzieren.

▶ **Cave** Allerdings birgt die Hypokapnie die Gefahr des kapillären Kollapses mit konsekutiver zerebraler Ischämie und Ödembildung.

Die meist uniforme pathophysiologische Antwort auf zerebrale Ischämie/Neurotrauma besteht aus neuronaler und interstitieller Laktatazidose, Hyperämie (Vasoparalyse) und Begünstigung eines Hirnödems. Die Hyperventilationstherapie zielt daher durch die induzierte Hypokapnie mit respiratorischer Alkalose auf Reduktion der Laktatazidose sowie die Umverteilung des CBF in ischämische und damit maximal vasodilatierte Regionen und Senkung des ICP. Um die positiven, nicht jedoch die negativen Effekte zu induzieren, wird nur milde, vorübergehende Hyperventilation ($p_aCO_2$ 30–32 mm Hg) bei akuten Hirndruckkrisen empfohlen.

Allerdings dürfte bei fast allen Patienten mit zerebralen Noxen initial als Folge eines reduzierten zerebralen Metabolismus auch der CBF reduziert sein. Diese Patienten profitieren nicht von einer Hyperventilation. Im Gegenteil drohen kapillärer Kollaps und Ischämie. Nach dieser Akutphase kommt es bei 45 % zu einer posttraumatischen Hypoperfusion. Auch hier gilt die induzierte Hypokapnie als kontraindiziert. Bei 55 % der Patienten liegt in der postakuten Phase eine zerebrale Hyperämie vor, hier profitieren Patienten von Hyperventilation.

> Eine generelle, präventive, forcierte Hyperventilation bei der Behandlung des erhöhten ICP gilt folglich mittlerweile als obsolet.

Weiter limitierend ist die Tatsache, dass es nach 6–8 h durch den Ausgleich der pH-Verschiebungen durch zerebrale Pufferungssysteme (verstärkte Bicarbonatsekretion in den Liquor) zu einem Wirkungsverlust der induzierten Hypokapnie kommt. Die milde Hyperventilation wird deshalb bis zur differenzierten Diagnostik (zwischen Ischämie, Hyperämie oder Ödem) nur noch zur Kupierung von ICP-Krisen empfohlen, bis unter zerebralem Monitoring (z. B. jugularvenöse Sättigung, transkranielle Dopplersonografie = TCD, zerebrale Mikrodialyse) Normokapnie wieder erreicht werden kann.

▶ **Cave** Abruptes Beenden der Hyperventilation kann durch Hyperämie ein Rebound-Phänomen mit ICP-Anstieg induzieren.

### 1.1.3 Optimierung des zerebralen Perfusionsdruckes (CPP): Lund vs. Rosner und Brain Trauma Foundation

Das CPP-Konzept nach Rosner setzt eine intakte Autoregulation voraus: Durch Erhöhung des MAP > 70 mm Hg (durch Katecholamine/Flüssigkeit) kommt es idealerweise zu einer Reduktion des ICP durch autoregulatorische zerebrale Vasokonstriktion:

*Zerebraler Perfusionsdruck (CPP)*

$$CPP = MAP - ICP$$

Das Lund-Konzept zielt auf die Reduktion des posttraumatischen vasogenen Hirnödems in der Erholungsphase der defekten Blut-Hirn-Schranke durch Reduktion des ICP. Dies wird durch 3 Maßnahmen angestrebt:

- Reduktion des zerebralen Blutvolumens (Venokonstriktion) durch Infusion von Dihydroergotamin.
- Reduktion des kapillären hydrostatischen Drucks durch Infusion des $\alpha_2$-Agonisten Clonidin und des $\beta_1$-Antagonisten Metoprolol.
- Stabilisierung des physiologischen kolloidosmotischen Drucks (Plasmaalbuminkonzentration > 40 g/l).

> Die scheinbar diametralen Konzepte könnten nach Diagnostik der Intaktheit zerebrovaskulärer Autoregulation und der Blut-Hirn-Schranke differenziert eingesetzt werden.

Folgend eine kurze Skizzierung wichtiger Aspekte zum intracraniellen Druck:

Die Leitlinien der Brain Trauma Foundation nennen einen Zielwert von 60–70 mm Hg für den CPP (Carney et al. 2017). Ferner gibt sie eine Level III Empfehlung für einen altersabhängigen Zielwert des systolischen Blutdruckes: systolische Blutdruckwerte ≥ 100 mm Hg sind bei 50- bis 69-jährigen Patienten sowie ≥ 110 mm Hg bei 15- bis 49- und bei > 70-jährigen anzustreben. Arterielle Hypotension (systolischer Blutdruck < 90 mm Hg) ist unbedingt zu vermeiden, doch auch CPP-Werte > 70 mm Hg sind wegen möglicher pulmonaler Komplikationen nicht indiziert.

Im Rahmen eines Konsensusverfahrens hat die Brain Trauma Foundation 2019 einen dreistufigen Algorithmus für die Behandlung des erhöhten ICP (Schwellenwert 22 mm Hg) veröffentlicht (Hawryluk et al. 2019). Dieser wird nur exemplarisch beschrieben: Neben Basismaßnahmen (wie Aufrechterhaltung der Homöostase; adäquate Analgesie/Sedierung) kann in Stufe 1 eine Osmotika-Therapie in Bolus-Technik oder eine Liquordrainage sinnvoll werden. Hervorzuheben ist hier die Empfehlung, eine EEG-Überwachung, insbesondere zur Detektion epileptiformer Potenziale, zu erwägen. In Stufe 2 kann die kontrollierte, zeitlich begrenzte Anhebung des MAP mit Vasopressoren/Inotropika in 10 mmHg Schritten zur Überprüfung der Auswirkung auf ICP und CPP erfolgen.

In Stufe 3 können Maßnahmen wie milde Hypothermie (35–36 Grad Celcius) oder eine sekundäre Dekompressionskraniektomie erwogen werden. Die Studienergebnisse von DECRA und RESCUEicp hatten Einfluss auf die aktuellen Empfehlungen der Brain Trauma Foundation zur Indikationsstellung der sekundären Dekompressionskraniektomie bei therapierefraktären Hirndruckerhöhungen (Hawryluk et al. 2020). Neue Empfehlungen mit Klasse IIa wurden ausgesprochen: Eine späte Dekompressionskraniektomie (ca. 10 Tage nach Krankenhausaufnahme) kann möglicherweise helfen, die Mortalität zu senken und ein günstiges Behandlungsergebnis zu fördern – eine frühe Dekompressionskraniektomie (innerhalb der ersten 3 Tage) hingegen nicht. Bei frühen und späten Hirndruckkrisen kann eine Dekompressionskraniektomie zwar den Hirndruck und die Intensivverweildauer senken, ein Zusammenhang zwischen diesen Effekten und einem verbesserten Outcome ist allerdings noch unklar.

### 1.1.4 Cortical spreading depolarization (CSD)

Die „cortical spreading depolarization" (CSD) gilt als ein wichtiger sekundärer Mechanismus, der zu einem Schaden der Penumbra führen kann (Kramer et al. 2016; Hartings 2017). CSD ist eine eigenständige pathologische Entität und differenzialdiagnostisch von der epileptiformer Potenziale abzugrenzen. Charakteristischerweise zeigt sich im Elektrokortikogramm eine transiente, komplette Reduktion der spontanen elektrischen Aktivität, die sich über den Kortex mit einer Geschwindigkeit von 2–5 mm/min vom Ort des Auftretens in alle Richtungen ausbreitet – einhergehend mit einem verringerten Membranwiderstand/dem Zusammenbrechen des Ionengradienten (v. a. einem Anstieg des extrazellulären Kaliums), Neurotransmitter-Störungen (v. a. durch Glutamat-Interaktionen mit dem NMDA-Rezeptor), komplexen vasomotorischen Reaktionen und damit Veränderungen der zerebralen Perfusion (von transienter Hyperämie bis Vasokonstriktion) sowie neuronaler Schwellung. Die Auslösung von CSDs wird durch ungünstige Stoffwechsellagen (Hypoxie, Hypoglykämie) begünstigt. CSDs werden daher als ein klinischer Marker für eine ischämische Penumbra angesehen und mit der Progression des Sekundärschadens assoziiert, da sie durch den erhöhten Energieverbrauch und die Kaskade der ausgelösten Exzitationen zu einer metabolischen Erschöpfung führen können. Ferner konnte gezeigt werden, dass CSDs einen sensitiven und regionalen Marker für beginnende ischämische Zustände darstellen, da deren Auftreten noch vor der Veränderung anderer Messvariablen (CPP, ICP, Sauerstoffpartialdruck des Hirngewebes) nachgewiesen wurde (Hartings 2017).

Das häufige Auftreten von CSDs und deren klinische Bedeutung für die Penumbra konnte in Patientenstudien nicht nur bei einer zugrunde liegenden SAB, sondern auch bei SHT, ICB und ischämischem Insult gezeigt werden (Kramer et al. 2016).

Derzeit gelingt der Nachweis von CSDs nur mit subduralen Streifenelektroden und ist damit auf Patienten mit neurochirurgischer Intervention limitiert.

Es ist Gegenstand aktueller Forschung, nicht invasive diagnostische Methoden (z. B. Nahinfrarotspektroskopie, Oberflächen-EEG) und therapeutische Ansätze (insbesondere Ketamin) zu untersuchen. Zur Vertiefung sei auf die weiterführende Literatur von translationalen Arbeitsgruppen (Co-Operative Studies on Brain Injury Depolarizations; International Conference on Spreading Depolarizations (iCSD), (Helbok et al. 2020; Dreier et al. 2017) verwiesen. Deren Ergebnisse könnten einen wesentlichen Beitrag zur Entwicklung von personalisierten therapeutischen Interventionsstrategien leisten.

### 1.1.5 Zentrale Regulationsstörungen
*Atemregulation*
In- und Exspiration werden durch 2 Atemzentren im Hirnstamm koordiniert (Abb. 1): Das bulbäre Atemzentrum liegt rostral in der Medulla oblongata: In- und Exspirationszentrum sind durch wechselseitigen Einfluss für Initiierung und Aufrechterhaltung der Atmung verantwortlich. Das pneumotaktische Atemzentrum der Pons modifiziert die Aktivität des bulbären Zentrums. Dieses Zusammenspiel vermittelt u. a. eine Hemmung der Inspiration bei Schlucken oder Erbrechen. Eine Störung dieser Zentren bei Erkrankungen des ZNS oder durch Anästhetika bedingt ein erhöhtes Aspirationsrisiko.

Über periphere und zentrale Chemorezeptoren und zentrale Mitinnervation (limbischer Kortex, Dienzephalon) wird das Atemzeitvolumen insbesondere über den $pCO_2$ an den Bedarf angepasst. $CO_2$ kann im Gegensatz zu Protonen die Blut-Hirn- und die Blut-Liquor-Schranke frei passieren. Der zentrale $pCO_2$ liegt ca. 10 mm Hg über dem $p_aCO_2$. Im Liquor entstehende Kohlensäure dissoziiert, die $H^+$-Ionen können wegen der fehlenden Pufferkapazität des Liquors nicht abgefangen werden und stimulieren die zentralen Chemorezeptoren. Nach 1–2 min ist die Steigerung des Atemantriebes mit Steigerung von Atemfrequenz und Atemzugvolumen voll ausgeprägt.

> Bis zu einem $p_aCO_2$ von 60–70 mm Hg ist die Beziehung mit einer Steigerung der Ventilation um 2–3 l/min/mm Hg $CO_2$ linear.

Bei Störung des zentralen Atemzentrums, pharmakologischer Blockade (v. a. durch Opioide) oder chronischer Hyperkapnie bei COPD kann der hyperkapniebedingte Atemantrieb vermindert bis erloschen sein.

Schwächere chemosensitive Parameter sind $p_aO_2$ und Blut-pH. $H^+$-Ionen können die Blut-Hirn-Schranke nicht passieren, dadurch erklärt sich die geringere Atemantriebssteigerung. Die peripheren Chemorezeptoren befinden sich beidseits im Glomus caroticum (Afferenzen via N. XI) und in paraaortalen Ganglien des Aortenbogens (Afferenzen via N. X). Im Gegensatz zu den zentralen Chemorezeptoren werden sie am stärksten durch den $p_aO_2$ stimuliert, führen aber meist erst bei einem $p_aO_2 < 65$ mm Hg zu einem zusätzlichen Atemanreiz. Sie reagieren ebenfalls sehr schnell, binnen Sekunden, und auch dann noch, wenn die zentrale Antwort weitgehend ausgeschaltet ist. Allerdings reicht die hier erzielte Steigerung der Spontanatmung (Atemfrequenz und -zugvolumen) meist zur Vermeidung einer Hypoxämie nicht aus.

*Zentralnervöse Atemstörungen*
Zentralnervöse Atemstörungen können durch Hirnstammläsionen bedingt sein, finden sich aber auch medikamentös bedingt, bei Hypothyreose, metabolischer Alkalose, Hungerzuständen oder Schlafapnoe (Tab. 1). Sie sind bei der klinischen (Erst-)Untersuchung hilfreich zu kennen und u. U. richtungsweisend bei der weiteren Diagnostik.

**Cheyne-Stokes-Atmung**
Die Cheyne-Stokes-Atmung ist charakterisiert durch periodisch zu- und abnehmende Atemzugvolumina, ausgehend von einer Apnoephase. Zugrunde liegt eine gestörte $CO_2$-Reagibilität des zentralen Atemzentrums. Erst eine $CO_2$-

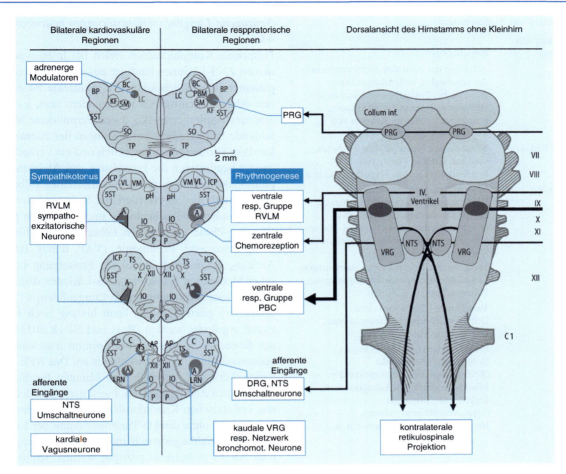

**Abb. 1** Lokalisation des kardiorespiratorischen Netzwerkes in der Medulla oblongata und der Pons. Im rechten Teil ist die Lokalisation der respiratorischen Neuronengruppen auf die dorsale Oberfläche des Hirnstamms projiziert. In dem Querschnittsschema sind rechts das respiratorische Netzwerk und links das kardiovaskuläre Netzwerk markiert, um auf ihre benachbarte Lokalisation aufmerksam zu machen. Sowohl das respiratorische wie auch das kardiovaskuläre Netzwerk sind jedoch bilateral angelegt. Die Rhythmogenese der Atmung erfolgt wahrscheinlich im PBC (5 M = Nucl. motorius trigemini, 5ST = Tractus spinalis trigemini, A = Nucl. ambiguus, AP = Area postrema, BC = Brachium conjunctivum, BP = Brachium pontis, C = Nucl. cuneatus, Coll. inf. = Colliculus inferior, DRG = dorsale respiratorische Gruppe, ICP = Pedunculus cerebelli inferior, IO = Nucl. olivaris inferior, KF = Nucl. Kölliker-Fuse, LC = Locus coeruleus, LRN = Nucl. reticularis lateralis, NTS = Nucl. tractus solitarius, P = Tractus pyramidalis, PBC = Prä-Bötzinger-Komplex, PBM = Nucl. parabrachialis medialis, Ph = Nucl. praepositus hypoglossi, PRG = pontine respiratorische Gruppe, RVLM = rostroventrolaterale Medulla, SO = Nucl. olivaris superior, TB = Corpus trapezoideum, TS = Tractus solitarius, VL = Nucl. vestibularis laterlais, VM = Nucl. vestibularis medialis, VRG = ventrale respiratorische Gruppe, X = Nucl. dorsalis vagi, XII = Nucl. hypoglossi). (Schmidt und Lang 2007)

Akkumulation während einer Apnoephase steigert den Atemantrieb, durch zunehmende Ventilation sinkt der $p_aCO_2$ und damit der Atemantrieb bis zur nächsten Apnoephase. Klinische Korrelate sind meist akute Läsionen von oberer Pons oder bihemisphärischen Kortexarealen, hypertensive Enzephalopathie oder beginnende transtentorielle Herniation.

### Zentrale Hyperventilation
Die zentrale Hyperventilation ist meist durch Läsionen des zentralen Hirnstamms bedingt und klassischerweise gekennzeichnet durch Erhöhung des $p_aO_2$ bei gleichzeitiger Hypokapnie und respiratorischer Alkalose. Hier kann die Gabe von Neuroleptika oder Benzodiazepinen erfolgreich sein. Meist sind Tachypnoe und Hypokapnie allerdings mit normalen oder gar erniedrigten $p_aO_2$-Werten assoziiert, somit reflektorische Atemantwort auf Hypoxämie.

### Ataktisches Atemmuster
Camille Biot hat 1876 das ataktische Atemmuster bei schweren Meningitiden beschrieben, seltener tritt dies auch bei zentralen Traumata auf. Es zeigt sich ein unregelmäßiges Muster von Atemfrequenz und -amplitude, verminderte Reaktion auf

**Tab. 1** Ursachen von Atemstörungen

| Differenzierung von Atemstörungen | Erkrankungen |
|---|---|
| Zentral | Affektion der zentralen Atemzentren oder der neuronalen Verbindungsbahnen (Unreife bei Frühgeborenen, Ischämien, Blutungen, Trauma, Entzündungen, postoperativ) oder im Rahmen von Vigilanzminderung/Koma u. a. |
| Metabolisch/Endokrin | Metabolische Neuropathien (Diabetes mellitus, Urämie, Porphyrie), metabolisches Koma, Hypothyreose u. a. |
| Neuromuskulär | Myopathien, neuromuskuläre Übertragungsstörungen (Myasthenia gravis, Lambert-Eaton-Syndrom), periphere Neuropathien (Critical-illness-Polyneuropathie, Guillain-Barré-Syndrom, Neuropathie N. phrenicus), Vorderhornzellerkrankungen (amyotrophe Lateralsklerose, spinale Muskelatrophie, Poliosyndrom) u. a. |
| Pulmonal | Ventilations-, Perfusions- und Diffusionsstörungen, Pneumothorax, Infektionen, ALI/ARDS u. a. |
| Andere | Intoxikationen (Alkohol, Drogen, Botulismus), Anästhetika (ZNS-Dämpfung), neuromuskuläre Blockaden durch Muskelrelaxanzien, funktionelle Störungen (Hyperventilationssyndrom), Hungerzustände, Schlafapnoe u. a. |

Stimulation der Chemorezeptoren und verstärkte Wirkung atemdepressiver Pharmaka. Häufig liegen Läsionen der Formatio reticularis (Sitz des medullären Atemzentrums) zugrunde.

#### Apneusis

Eine sog. Apneusis tritt ebenfalls bei Hirnstammschädigungen im Bereich des Atemzentrums auf, ist aber charakterisiert durch periodische Atmung mit langer, tiefer Inspiration und langen Atempausen.

#### Undine-Syndrom

Das Undine-Syndrom, ein sehr selten beschriebener Verlust unwillkürlicher Atmung, wird v. a. im Schlaf symptomatisch. Seine Existenz beruht auf der anatomischen Trennung von willkürlicher und unwillkürlicher Atmung. Es kann passager beobachtet werden, bei Persistenz besteht die Möglichkeit der Implantation von Zwerchfellschrittmachern.

> Unabhängig von der Genese der Atemstörung gestaltet sich die Therapie zur Sicherung der Atemwege sowie Aufrechterhaltung von Normokapnie und ausreichender Oxygenierung symptomatisch.

### Neurogene Lungenfunktionsstörungen/neurogenes Lungenödem

Pulmonale Komplikationen treten bei Intensivpatienten mit akuten ZNS-Läsionen häufiger auf als bei anderen Intensivpatienten. Ursächlich können u. a. direkte Parenchymläsionen oder ein neurogenes Lungenödem sein. Es besteht ein erhöhtes Aspirationsrisiko durch verminderte Vigilanz und fehlende Schutzreflexe bei Störungen der Atemzentren oder kaudaler Hirnnerven. Immobilität und ein verändertes Atemmuster begünstigen die Entstehung von Atelektasen und das pulmonale Infektionsrisiko. Bewusstseinsgetrübte Patienten haben durch die oft erforderliche Sicherung der Atemwege durch Intubation/Tracheotomie und durch eine prolongierte Weaning-Phase ein deutlich höheres Risiko für eine beatmungsassoziierte Pneumonie (VAP durch Baro-, Volu-, Atelekt-, Biotrauma), zumal die Freisetzung inflammatorischer Mediatoren bei akuten ZNS-Läsionen diskutiert wird.

Die Genese des neurogenen Lungenödem s („neurogenic pulmonary edema"; NPE) kann bislang noch nicht hinreichend ergründet werden (Busl und Bleck 2015). Als einen der führenden Einflussfaktoren nimmt man einen stark erhöhten zentralen Sympathikotonus an. Das NPE tritt charakteristischerweise innerhalb von Minuten bis Stunden nach einer akuten ZNS-Läsion ein, meist nach Schädel-Hirn-Trauma, epileptischen Krampfanfällen und zerebralen Blutungen (v. a. SAB), ohne direkte Traumatisierung der Lunge.

Differenzialdiagnostisch müssen Aspirationspneumonitis oder ARDS in Betracht gezogen werden. Klinische und radiologische Zeichen des NPE können beispielsweise einem Verlauf bei ARDS vergleichbar erscheinen. Rascher Beginn und meist auch Abklingen helfen bei der differenzialdiagnostischen Abgrenzung von anderen möglichen Ursachen. Beim NPE fehlen initial meist Fieber und interstitielle Infiltrate. Leitsymptom ist die Dyspnoe, manchmal begleitet von milden Hämoptysen. Klinisch zeigen sich Tachypnoe, Tachykardie und feuchte Rasselgeräusche, radiologisch typischerweise ein normal konfiguriertes Herz mit bilateralem, alveolärem Lungenödem. Allerdings kann sich das NPE auch als radiologisches Bild einer dekompensierten Herzinsuffizienz darstellen. Die Diagnose wird oftmals retrospektiv durch das schnelle Abklingen der Symptome binnen 48–72 h bekräftigt. Die Prävalenz des NPE wird in der Literatur sehr unterschiedlich angegeben: Bei Organspendern findet sich eine Prävalenz von 13–18 % (McKeown et al. 2012). Bei Patienten mit SAB zeigen Studien höhere Prävalenzen – abhängig von Schweregrad der Erkrankung und Studiendesign – mit bis zu 31 % für klinisch apparente Verläufe und bis zu 71 % nach Diagnosestellung durch Autopsie (Weir 1978).

### Behandlung der neurogenen Lungenfunktionsstörung

Die Therapie ist symptomatisch: Sicherung einer ausreichenden Oxygenierung und hämodynamische Stabilisierung.

Eine große Herausforderung stellt die Therapieoptimierung bei folgenden Limitationen dar:

- Flüssigkeitsrestriktion bei Lungenödem vs. Aufrechterhaltung des CPP oder Triple-H nach SAB.
- Lungenprotektive Beatmung mit permissiver Hyperkapnie vs. notwendige Normokapnie bei erhöhtem ICP.
- Mechanische Beatmung mit hohem PEEP kann den zerebralvenösen Rückstrom behindern.

Eine systemische Hypotension mit konsekutiver zerebraler Minderperfusion gilt es unter allen Umständen zu vermeiden. Experimentelle Befunde weisen auf die Wirksamkeit einer α-adrenergen Blockade hin. Allgemeine Therapieoptionen bestehen in: ICP-Senkung, Senkung kardialer Vor- und Nachlast (Diuretika, α$_2$-Rezeptoragonisten, Hämofiltration), Steigerung der myokardialen Inotropie (β-adrenerge Medikamente, z. B. Dobutamin) und Verringerung der Gefäßendothelpermeabilität (klinisch nicht belegt).

Die Prognose ist in erster Linie abhängig von der zugrunde liegenden zerebralen Erkrankung. Allgemein wird bei Patienten mit NPE eine hohe Mortalitätsrate von 50 % beschrieben, bei fatalen Verläufen des NPE sogar mit 60–100 % (Matsuyama et al. 2007).

**Zentrale Temperaturregulationsstörungen**
Die Thermoregulation ist ein sehr komplexes System mit 3 wesentlichen Subsystemen:

- Thermoafferenz (Messfühler),
- zentrale Regler (Informationsverarbeitung) und
- Thermoefferenz (Stellglieder).

Störungen der Temperaturregulation können daher auf verschiedenen Ebenen begründet sein – in diesem Kapitel werden nur Grundzüge der zentralen Thermoregulation erläutert.

Der Hypothalamus beinhaltet die wichtigsten zentralen Temperaturkontrollzentren. Bei Ausfall dieser Zentren verändern sich v. a. die sog. Trigger-Schwellen für thermoregulatorische Prozesse wie Schwitzen, Vasodilatation, Vasokonstriktion und Kältezittern. Alle Anästhetika – inhalative wie intravenöse – erhöhen dosisabhängig die Kerntemperaturschwellen für Wärmereaktionen und erniedrigen diese analog für Kältereaktionen. Deshalb eignen sich Anästhetika, um ein Kältezittern unter therapeutischer Hypothermie zu vermeiden (entsprechende Vorsicht ist bei Sedierungsrücknahme geboten).

**Neurogenes Fieber** ist nicht infektiösen Ursprungs und tritt bei 4–37 % der Patienten nach SHT auf. Als ursächlich werden Läsionen im Bereich der Thermoregulationszentren des Hypothalamus angenommen (Childers et al. 1994). Eine erhöhte Inzidenz an posttraumatischem neurogenem Fieber konnte bei diffusem axonalem Schaden und Läsionen im Bereich des Frontallappens beobachtet werden (Thompson et al. 2003). Oftmals wird eine passagere Krankheitsphase mit spontanem Abklingen beschrieben.

> Bei vorhandener zerebraler Schädigung sollte – wegen des erhöhten Sauerstoffbedarfs bei Fieber – jeder Temperaturanstieg über 37 °C therapiert werden (pro Zunahme der Körpertemperatur um 1 °C Anstieg des Sauerstoffverbrauchs um 7–12 %), um eine zerebrale Hypoxämie zu vermeiden.

In klinischen Studien konnte – im Gegensatz zur Datenlage nach kardiopulmonaler Reanimation – der Nutzen einer Senkung der Körpertemperatur beim SHT nicht nachgewiesen werden und wird von der Brain Trauma Foundation für den prohylaktischen Einsatz nicht empfohlen (Carney et al. 2017). Da keine kausalen Therapieoptionen bestehen, muss symptomatisch therapiert werden. Im klinischen Alltag hat sich eine Kombination aus Opioid/Neuroleptikum (Reset oder Verstellen der zentralen Temperaturschwellen plus periphere Vasodilatation, z. B. Pethidin/Atosil) und physikalischer Kühlung (u. U. auch durch kalte Magen- und Blasenspülungen, intravenöse Kühlkatheter) als erfolgreich erwiesen. Mitunter kann aber eine Temperatursenkung nur sehr mühsam und unzureichend erzielt werden. Andererseits müssen Maßnahmen zur Unterdrückung von Kältezittern getroffen werden (Sedierung, vegetative Blockade), da auch dies zu einem starken Anstieg des Sauerstoffverbrauchs führen kann.

### 1.1.6 Elektrolyt- und Säure-Basen-Haushalt

Allgemeine Störungen des Elektrolyt- und Säure-Basen-Haushalts werden in ▶ Kap. 24, „Blutgasanalyse" geschildert. Bei Behandlung des Flüssigkeits- und Volumenhaushaltes eines Patienten mit neurologischen/neurochirurgischen Erkrankungen gelten als oberste Gebote Aufrechterhaltung der Plasmaosmolarität und Vermeidung der Zufuhr von hypoosmolaren Lösungen (Ringer-Laktat) oder freiem Wasser (Glukoselösungen), um der Ausprägung eines Hirnödems entgegenzuwirken (Chappell et al. 2008; Jacob et al. 2007).

> Um Hypovolämie (mit Abnahme des CPP) oder Hypervolämie (mit erhöhter Inzidenz kardiopulmonaler Komplikationen und Hirnödemen) zu vermeiden, bedarf es eines kontinuierlichen intensivmedizinischen Monitorings. Flüssigkeitsrestriktion per se ist nicht geeignet zur Hirnödemprophylaxe und -therapie.

Natriumkonzentration und Osmolalität der Extrazellulärflüssigkeit stellen die wichtigsten Stellgrößen im Wasser- und Elektrolythaushalt dar und werden durch Verschiebungen des Gesamtkörperwassers konstant gehalten. Die Volumenregulation ist hierbei von der Osmoregulation zu unterscheiden: Das Extrazelluläre Flüssigkeits-(ECF-) Volumen bestimmt bei intakter Nierenfunktion die Urin-Natrium-Ausscheidung, mit Sensoren in Vas afferens der Glomeruli, Karotissinus und Vorhöfen sowie Effektoren via Sympathikus, RAAS-System sowie ANP und ADH unter pathologischen Bedingungen. Eine konstante Plasmaosmolalität wird insbesondere bestimmt durch die Serum-Natrium-Konzentration (effektive Plasmaosmolalität = $2 \times Na + Glc/18$). Hypothalamische Messsensoren steuern über ADH und Durstempfinden die Urinosmolalität und Wasseraufnahme.

Zentrale Regulationsstörungen des Wasser- und Elektrolythaushaltes (SIADH, Diabetes insipidus, Salzverlustsyndrom) stellen die häufigsten extrakraniellen Komplikationen nach schwerem SHT und neurochirurgischen Eingriffen dar (Piek et al. 1992). Erkrankungen/Verletzungen des ZNS gehen insbesondere mit Störungen des Natriumhaushaltes einher, was zu gravierenden Dysbalancen der Plasmaosmolalität und Verschlechterung des neurologischen Outcomes führen kann. Eine Hypernatriämie (> 150 mmol/l) tritt bei Diabetes insipidus, eine Hyponatriämie (< 135 mmol/l) bei Salzverlustsyndrom und Schwartz-Bartter-Syndrom (SIADH) auf.

## Diabetes insipidus

Der zentrale Diabetes insipidus führt durch einen kompletten oder partiellen Ausfall der ADH-Sekretion zur Diurese von bis zu 20 l hypoosmolaren Urins (Diagnosekriterium) und manifestiert sich als hypernatriämische hyperosmolare Dehydratation (Rose 1986). Hauptursächlich sind hypophysenchirurgische Eingriffe, aber auch SHT (2 % der Patienten).

Erste klinische Symptome der Hypernatriämie mit konsekutiv osmotisch bedingtem neuronalem Wasserentzug sind Lethargie, Schwäche und Gereiztheit. Die Therapie besteht bei einer Diurese bis zu 4 l/Tag in der Wiederherstellung der Normovolämie. Darüber hinaus ist die Gabe von Desmopressinacetat (Minirin) indiziert, z. B. fraktioniert 0,5–2 µg i.v., alternativ intranasal, s.c. oder i. m. Die niedrigste wirksame Dosis sollte verabreicht werden, um eine Hyponatriämie und Wasserretention zu vermeiden.

## Schwartz-Bartter-Syndrom (SIADH)

Dem Schwartz-Bartter-Syndrom liegt eine pathologisch gesteigerte ADH-Sekretion zugrunde (Differenzialdiagnose ADH-Sekretion durch Schmerzen, Stress, Hypotonie). Zugrundeliegende Pathomechanismen sind nicht hinreichend geklärt, als ursächlich diskutiert werden atriale und zerebrale natriuretische Peptide. Klinisch führend sind hohe Natriumkonzentrationen im Urin (> 25 mmol/l), trotz niedriger Serum-Natrium-Konzentration und Serumosmolalität < 280 mosmol/l (höhere Urin- als Serumosmolarität); normales bis gesteigertes extrazelluläres Flüssigkeitsvolumen ohne periphere Ödembildung bei normaler Nieren-, Nebennieren- und Schilddrüsenfunktion. Normalerweise wird ADH bei Hyponatriämie nicht sezerniert, der Nachweis im Serum trägt zur Diagnosesicherung bei.

Die Therapie besteht primär aus Flüssigkeitsrestriktion bei liberaler Salzzufuhr. Parenterale Natriumsubstitution (mit 3 %iger Kochsalzlösung, ggf. Furosemid zum Wasserentzug) ist erst ab einem Serumwert von 115 mmol/l, bzw. darüber bei neurologischen Symptomen, indiziert (Bartter und Schwartz 1967; Schwartz et al. 2001).

▶ **Cave** Die Korrektur der Serum-Natrium-Konzentration sollte sehr langsam mit maximal 2 mmol/l/h erfolgen und 12 mmol/Tag am 1. Tag nicht überschreiten, sonst drohen schwerste, z. T. irreversible neurologische Schäden bis hin zur zentralen pontinen Myelinolyse (Narins 1986).

## Zerebrales Salzverlustsyndrom

Bei einer Hyponatriämie gilt es differenzialdiagnostisch das zerebrale Salzverlustsyndrom („cerebral salt wasting"; CSW) abzugrenzen. Allerdings können SIADH und CSW auch kombiniert oder in Folge auftreten, was Diagnostik und Therapie zusätzlich erschwert. Das CSW gilt als selten und ist in seiner Existenz nicht unumstritten (Harrigan 1996; Oh und Carroll 1999). Am häufigsten wird es nach SAB beschrieben, als ursächlich gilt die inadäquate Freisetzung zerebraler natriuretischer Peptide (Singh et al. 2002).

Auch eine Triple-H-Therapie bei Patienten mit SAB und erhöhte Plasmakatecholaminspiegel können eine Natriurese induzieren. Es handelt sich letztlich um eine Ausschlussdiagnose. Differenzialdiagnostisch sind kardiale, renale oder hepatogene Erkrankungen und eine Nebennierenrindeninsuffizienz als Ursachen einer vermehrten Kochsalzausscheidung auszuschließen. Im Gegensatz zur Normo- bis Hypervolämie beim SIADH herrscht beim CSW ein Volumenmangelstatus mit hohem Hämatokrit und hoher Urin-Natrium-Konzentration.

Die Therapie ist auf den Ausgleich des Volumen- und Natriummangels ausgerichtet. Auch hier gilt es, eine zu schnelle Natriumkorrektur zu vermeiden.

## 1.2 Allgemeine klinische Aspekte

### 1.2.1 Neurologische Beurteilung

Im Zentrum jeder neurologischen Beurteilung steht die klinisch-neurologische Untersuchung des Patienten. Die Basisuntersuchung ist einfach erlernbar und

> schnell durchführbar. Sie sollte täglich mindestens einmal erfolgen und sorgfältig dokumentiert werden, um bei Veränderung des klinischen Bildes schnell diagnostische oder therapeutische Maßnahmen einleiten zu können.

Außerordentlich wichtig ist deshalb auch neurologisch geschultes Pflegepersonal, um eine engmaschige klinische Überwachung zu gewährleisten. Es empfiehlt sich, zur Dokumentation standardisierte neurologische Überwachungsbögen einzusetzen.

Die klinische Untersuchung dient der Beurteilung des Bewusstseinszustandes und der Erkennung fokal neurologischer Defizite. Die Übersicht zeigt die relevanten neurologischen Untersuchungsparameter.

*Hauptkriterien der klinischen neurologischen Untersuchung*

- Pupillengröße, -form und -reaktion (weit/mittel/eng, rund/entrundet, normal/träge/fehlend)
- Spontane Augenbewegungen (z. B. konjugiert, unkonjugiert)
- Meningismus
- Kornealreflex
- Okulozephaler Reflex
- Atemmuster (Abschn. 1.1.4)
- Spontanbewegungen (gerichtet, ungerichtet, symmetrisch, asymmetrisch, Streck- oder Beugesynergismen)
- Muskeleigenreflexe
- Pyramidenbahnzeichen
- Reaktion auf Schmerzreiz (gerichtet, ungerichtet)

Bewusstseinsminderungen gliedern sich in „Somnolenz", „Sopor" und „Koma". Als somnolent wird ein schläfriger Patient beschrieben, der durch Ansprache erweckbar ist – er öffnet die Augen und verhält sich adäquat. Ein soporöser Patient öffnet erst bei kräftiger Stimulation (Schmerzreiz) kurzzeitig die Augen und zeigt eine gerichtete motorische Abwehr – außer Verbalisieren von Lauten ist keine Kommunikation möglich. Findet keine Reaktion auf stärkste Reize oder nur eine ungezielte Abwehr statt, liegt ein komatöser Zustand vor.

Zur differenzierten Beurteilung des Komagrades werden zusätzlich Kriterien wie das Vorhandensein von Spontanbewegungen, Hirnstammreflexen, Körperhaltung, Muskeltonus und Spontanatmung herangezogen. Beurteilung von Augenöffnen auf Ansprache, verbale Antwort und motorische Reaktion bildet die Grundlage der Glasgow Coma Scale (GCS; ▶ Kap. 80, „Schädel-Hirn-Trauma") (Teasdale und Jennett 1974; Teasdale et al. 1983). Diese ist einfach in der Anwendung und erleichtert eine standardisierte und reproduzierbare Beurteilung. Die GCS wurde allerdings für die Beurteilung des akuten SHT entwickelt und berücksichtigt keine fokal neurologischen Defizite.

Insbesondere bei Blutungen sind Schweregrad der Blutung sowie der klinische Zustand bei Aufnahme prognostisch wichtige Kriterien und Grundlage für therapeutische Maßnahmen. Eine erste Einteilung des Schweregrades einer Subarachnoidalblutung (SAB) erfolgte durch Hunt u. Hess, sie beruht auf klinischen Kriterien (Tab. 2 und 3) (Hunt und Hess 1968). Obwohl Hunt-u.-Hess-Grad und Letalität bzw. Morbidität nach SAB gut korrelieren, ist die Einteilung nicht unumstritten: Die Skala ist in verschiedenen Punkten nicht eindeutig, weshalb die World Federation of Neurosurgical Surgeons (WFNS) eine ebenfalls 5-stufige Schweregradeinteilung einführte, die nun bei allen größeren kontrollierten Studien zur Subarachnoidalblutung Verwendung findet. Die WFNS-Skala (Tab. 3) beruht auf einer Kombination aus Glasgow Coma Scale (GCS) und fokal neurologischem Defizit und hat sich auch im klinischen Alltag weitgehend durchgesetzt (Teasdale et al. 1988).

Die Einteilung nach Fisher klassifiziert die CT-Befunde bei SAB (Tab. 4) (Fisher et al. 1980).

Die Grundlagen apparativer Diagnostik und Überwachung werden in ▶ Kap. 20, „Zerebrales und neurophysiologisches Monitoring" behandelt, ferner in ▶ Kap. 45, „Koma, metabolische Störungen und Hirntod".

Jeder Intensivmediziner und jeder neurologische Untersucher sollte mit den Kriterien der Hirntodbestimmung (u. a. Verlust von Hirnnerven- und Hirnstammfunktionen sowie des Atemantriebes) vertraut sein. Dies ist nicht allein im Rahmen der Transplantationsmedizin von Bedeutung, um mögliche Organspender zu erkennen und zu melden (gesetzliche Meldepflicht nach § 11, Abs. 4, TPG), sondern stellt vielmehr ein für die Intensivmedizin unverzichtbares Instrument der Diagnostik dar. Die Hirntoddiagnostik wurde 1997 von der Bundesärztekammer in der 3. Fortschreibung der Richtlinien zur Feststellung des Hirntodes festgeschrieben

**Tab. 2** Skala nach Hunt und Hess. Die Skala nach Hunt und Hess klassifiziert den Schweregrad nicht traumatischer Subarachnoidalblutungen nach der neurologischen Symptomatik

| Hunt-u.-Hess Skala | Neurologische Symptomatik |
| --- | --- |
| 1 | Asymptomatisch oder geringe Kopfschmerzen, leichter Meningismus |
| 2 | Moderate bis schwere Kopfschmerzen, Nackensteife<br>Keine neurologischen Defizite außer Hirnnervenausfällen |
| 3 | Bewusstseinseintrübung (Somnolenz)<br>Mildes fokal neurologisches Defizit |
| 4 | Stupor<br>Moderate bis schwere Hemiparese |
| 5 | Koma<br>Dezerebrationskrämpfe |

**Tab. 3** Klinische Stadien der akuten Subarachnoidalblutung. (WFNS = World Federation of Neurological Surgeons)

| Nach Hunt u. Hess Grad | Klinische Befunde Symptome | Nach WFNS[a] (Glasgow Coma Scale) Score | Motorisches Defizit |
|---|---|---|---|
| 1 | Leichter Kopfschmerz/Meningismus Kein neurologisches Defizit | 15 | Keines |
| 2 | Mäßiger bis schwerer Kopfschmerz/Meningismus Kein neurologisches Defizit außer Hirnnervenstörung Keine Bewusstseinsveränderung | 14–13 | Keines |
| 3 | Somnolenz oder Verwirrtheit und/oder neurologische Ausfälle | 14–13 | Vorhanden |
| 4 | Sopor, schwere neurologische Ausfälle Vegetative Störungen | 12–7 | Keines oder vorhanden |
| 5 | Koma Strecksynergismen | 6–3 | Keines oder vorhanden |

[a]World Federation of Neurological Surgeons

**Tab. 4** Einteilung nach Fisher. Die Gradeinteilung einer SAB nach Fisher basiert auf dem initialen Befund des nativen CCT

| Fisher Grad | Zugrundeliegender CT-Befund |
|---|---|
| 1 | Keine Blutung evident |
| 2 | Subarachnoidales Blut < 1 mm Dicke |
| 3 | Subarachnoidales Blut > 1 mm Dicke |
| 4 | Subarachnoidales Blut jeder Dicke mit Ventrikeleinbruch oder Parenchymblutung |

(Richtlinien zur Feststellung des Hirntodes. Dritte Fortschreibung 1997 mit Ergänzungen gemäß Transplantationsgesetz (TPG) 1998). 2015 hat der Wissenschaftliche Beirat der Bundesärztekammer die „Richtlinie zur Diagnostik des irreversiblen Hirnfunktionsausfalls" überarbeitet. Neu sind vor allem die Qualifikationsanforderungen an die diagnostizierenden Ärzte und der neue Titel: es wird nicht mehr vom „Hirntod" gesprochen, sondern medizinisch-wissenschaftlich präzise vom „irreversiblen Hirnfunktionsausfall" als sicherem Todeszeichen (Richtlinie zur Feststellung des Hirnfunktionsausfalls: Neuer Titel, präsisierte Regeln 2015). Bezüglich Kriterien und Ablauf der Hirntodbestimmung wird auf ▶ Kap. 91, „Hirntodfeststellung und intensivmedizinische Behandlung von Organspendern" verwiesen.

### 1.2.2 Basistherapie
*Homöostase, Beatmung, Lagerung*

> Primäres Ziel bei der intensivmedizinischen Behandlung von neurochirurgischen/-traumatologischen Patienten ist die Minimalisierung des sekundären Hirnschadens durch den Erhalt der Homöostase und damit vorrangig die Prävention von Hypotension, Hyper-/Hypokapnie, Hypoxämie, Hyper-/Hypoglykämie und Hyperthermie.

Daher ist die Indikation zur Intubation und/oder invasiven Beatmung im Zweifelsfall großzügig zu stellen, zwingend bei einem GCS ≤ 8. Um ICP-Anstiege durch Stress und Stimuli im Rahmen der Laryngoskopie zu vermeiden, sind ausreichende Sedierung, Analgesie und vegetative Abschirmung erforderlich. Bei Verdacht auf eine Verletzung der Halswirbelsäule ist die fiberbronchoskopische Intubation das Verfahren der Wahl, bei einer konventionellen Intubation ist auf eine konsequente HWS-Stabilisierung zu achten (manuelle In-line-Stabilisierung).

Eine 25–30° Oberkörperhochlagerung wird empfohlen: Sie begünstigt die hirnvenöse Drainage, reduziert das intrakranielle Volumen und somit den ICP. Ein relevanter Abfall des arteriellen Mitteldrucks (CPP = MAP−ICP) bei Lagerungsmaßnahmen, insbesondere im Rahmen einer Hypovolämie oder Kreislaufinstabilität, muss zügig therapiert werden.

Die Anwendung positiv-endexspiratorischen Druckes (PEEP) ist auch bei neurochirurgischen/-traumatologischen Patienten immer dann indiziert, wenn sie zu einer Verbesserung der Lungen-Compliance (Rekrutierung von Alveolen) und Reduktion der inspiratorischen Sauerstoffkonzentration beiträgt. Bedenken im Sinne einer reduzierten hirnvenösen Drainage mit konsekutivem ICP-Anstieg sind hier nicht gerechtfertigt. Die Anwendung eines PEEP von 10–15 cm $H_2O$ wird als unkritisch angesehen, v. a. wenn ein kontinuierliches ICP-Monitoring gewährleistet ist. Unter Berücksichtigung des ICP-Verlaufs ist somit sowohl eine Rücken-, Seit- oder Bauchlage vorstellbar, insbesondere bei Patienten mit respiratorischer Globalinsuffizienz. In jeder dieser Positionen muss eine neutrale Position im Atlantookzipitalgelenk ohne Torsion des Halses konsequent aufrechterhalten werden.

Die Beatmung kann volumen- oder druckkontrolliert erfolgen. In jedem Fall ist es elementar, die Aufrechterhaltung einer Normokapnie engmaschig zu überprüfen, Sedierungstiefe und Invasivität der Beatmung zu evaluieren und an den aktuellen (neurologischen) Zustand des individuellen Patienten zu adaptieren.

> Stress durch unzureichende Sedierung, Analgesie oder vegetative Abschirmung, verbunden mit einer er-

schwerten Beatmungssituation (inkonstante Beatmungsparameter, Pressen gegen das Beatmungsgerät mit Druckspitzen und Gefahr eines Pneumothorax) verschlechtern das Patienten-Outcome und sind daher unbedingt zu vermeiden.

**Antikoagulation**
Die Inzidenz thromboembolischer Komplikationen ist bei neurochirurgischen oder neurotraumatologischen Patienten sehr hoch, bedingt durch Lähmung und Immobilisation, aber auch durch Gerinnungsstörungen (Kap. 86, „Intensivtherapie nach neurochirurgischen Eingriffen: elektive Kraniotomie, intrakranielle Blutung, Schädel-Hirn-Trauma, Rückenmarkverletzung"). Sie wird mit 10–20 % bei Patienten mit spinalem Trauma (Powell et al. 1999) und bis zu 50 % bei Patienten mit SHT angegeben. Entsprechend hoch ist das Risiko einer fulminanten Lungenembolie (50 % Letalität). Die Inzidenz thromboembolischer Komplikationen erreicht ihren Gipfel zwischen 72 h und 14 Tage nach dem traumatischen Ereignis (spinales Trauma/SHT) (Velmahos et al. 2000). Die Thromboseprophylaxe sollte daher frühestmöglich bei allen Patienten begonnen werden, erfordert aber häufig sorgfältiges Abwägen zwischen Antikoagulation einerseits und erhöhtem Risiko intrakranieller Blutungen andererseits. Mechanische Verfahren (Kompressionsstrümpfe, Mobilisation, Physiotherapie) zeigen bei neurochirurgischen Patienten einen hohen Nutzen und bilden die Basis der Thromboseprophylaxe (S3-Leitlinie Prophylaxe der venösen Thromboembolie (VTE) 2015). Einschränkungen der Anwendbarkeit gibt es wenige, beispielsweise aber bei einer begleitenden Verletzung der unteren Extremität. Sie sind allein jedoch bei längerer Immobilität nie ausreichend. Die wissenschaftliche Datenlage zu pharmakologischer Antikoagulation reicht nicht aus, um hieraus Empfehlungen hinsichtlich der Wahl des Wirkstoffes, der Dosis und des Zeitpunktes des Therapiebeginns abzuleiten. Im klinischen Alltag wird häufig erst ab 36 h nach einem Trauma mit der pharmakologischen Thromboseprophylaxe begonnen, abhängig vom Grad intrakranieller Beteiligung oder Gerinnungsstörungen. Nach elektiven neurochirurgischen Eingriffen ist der Beginn nach Absprache mit dem Operateur in der Regel früher möglich. Meist werden niedermolekulare Heparine (NMH) eingesetzt, wobei die Wahl des Pharmakons nicht entscheidend zu sein scheint (Bullock und Povlishock 2007). Bei erhöhtem Blutungsrisiko ist eine intravenöse, nicht PTT-wirksame Heparinisierung besser steuerbar.

### 1.2.3 Sedierung und Neuroprotektion

Zur Dokumentation des neurologischen Zustandes und der Sedierungstiefe sollten standardisierte Beurteilungsbögen verwendet werden. Es wurde bereits die Notwendigkeit einer adäquaten Sedierungstiefe unterstrichen. Deshalb ist es wichtig, den klinischen Zustand sorgfältig zu erheben und zu dokumentieren, um damit u. a. das Sedierungsregime zu begründen. Die S3-Leitlinie der Deutschen Gesellschaft für Anästhesiologie und Intensivmedizin (DGAI) und der Deutschen Interdisziplinären Vereinigung für Intensiv- und Notfallmedizin (DIVI) zu Analgesie, Sedierung und Delirmanagement in der Intensivmedizin empfiehlt:

> Das Monitoring sollte regelmäßig (z. B. 8-stündlich) erfolgen und dokumentiert werden. Dabei ist immer ein Sedierungs- und Analgesieziel für jeden Patienten individuell festzulegen und über ein regelmäßiges Monitoring zu überprüfen und zu dokumentieren und ggf. an neue Bedingungen zu adaptieren (S3-Leitlinie Analgesie, Sedierung und Delirmanagement in der Intensivmedizin (DAS-Leitlinie 2020) AWMF-Registernummer: 001/012 2020).

Die neurologische Beurteilbarkeit ist andererseits beim wachen, nicht sedierten Patienten am besten gewährleistet und ist dann der wichtigste kontinuierliche Parameter, der großen Einfluss auf Diagnostik und Therapie hat. Besteht die Indikation zur Sedierung, sollten die gewählten Medikamente gut steuerbar sein, um Aufwachversuche zur neurologischen Beurteilung („neurologische Fenster") zu ermöglichen. Auf eine neuromuskuläre Blockade sollte verzichtet werden. Unter pharmakokinetischen Gesichtspunkten sind Substanzen mit kurzer kontextsensitiver Halbwertszeit und ohne aktive Metabolite wie Propofol, Sufentanil und Remifentanil sinnvoll. Auch die inhalative Sedierung kann angewandt werden, wenn kurze Aufwachzeiten, rasche Erholung kognitiver Funktionen oder eine schnelle Mobilisierung angestrebt werden, zudem inhalative Anästhetika eine gute hämodynamische Stabilität und einen positiven Effekt auf die Lungenfunktion bieten (S3-Leitlinie Analgesie, Sedierung und Delirmanagement in der Intensivmedizin (DAS-Leitlinie 2020) AWMF-Registernummer: 001/012 2020).

Es gibt keine zeitliche Beschränkung der Anwendungsdauer. Allerdings stellt die inhalative Sedierung von Intensivpatienten einen „off-label use" dar. Deshalb sollte in diesem Fall die Indikation zur Sedierung gut überprüft und Hämodynamik, Beatmungsparameter sowie Leber- und Nierenwerte engmaschig überwacht werden.

Bei der Wahl intravenöser Anästhetika und bei einer zu erwartenden begrenzten Sedierungsdauer sollte bevorzugt **Propofol** eingesetzt werden, bis zu 7 Tage mit maximal 4 mg/kg KG/h (Cave: Propofolinfusionssyndrom). Es besteht keine Zulassung zur Sedierung bei Patienten < 16 Jahre.

**Ketamin** wird bei kontrolliert beatmeten Patienten kein negativer Effekt auf den ICP zugeschrieben. Durch den supplementären Einsatz kann der Bedarf an Katecholaminen und Analgetika reduziert werden, was dann einen positiven Effekt auf den CPP und die Darmtätigkeit hat.

**Opioide** tragen in der Regel nicht zu einer hämodynamischen Instabilität und damit auch nicht zu einem

ICP-Anstieg bei. Ein opioidinduzierter Abfall des CPP und die konsekutiv autoregulative Dilatation zerebraler Gefäße können jedoch zu einem ICP-Anstieg führen.

**Barbiturate** haben keinen Stellenwert bei der Langzeitsedierung. Sie finden vielmehr Verwendung bei der Senkung eines therapierefraktären, erhöhten ICP im Rahmen des sog. Barbituratkomas (▶ Kap. 22, „Intensivtherapie bei erhöhtem intrakraniellem Druck") unter EEG-Kontrolle. Durch Reduktion des zerebralen Stoffwechsels und des Energiebedarfes kommt es zu einem Abfall der Hirndurchblutung und zu einer Umverteilung von zerebralem Blutvolumen zugunsten von maximal vasodilatierten ischämischen Arealen, konsekutiv zu einer Reduktion des ICP. Diese Reduktion des zerebralen Stoffwechsels geht mit einer Reduktion der neuronalen Aktivität einher, bis „burst suppression" im EEG erreicht wird. Eine Dosiserhöhung darüber hinaus bringt keinen Benefit. Liegt bereits eine Reduktion der hirneigenen elektrischen Aktivität durch die Grunderkrankung vor, können auch Barbiturate keine weitere Suppression des zerebralen Stoffwechsels erzielen. Eine prophylaktische Anwendung wird nicht empfohlen (Hawryluk et al. 2019). Vor und während der Barbituratgabe sollte eine hämodynamische Stabilität gegeben sein.

Eine Cochrane-Analyse hob den klaren Effekt der Barbiturattherapie bei der ICP-Senkung hervor, allerdings zeigte sich keine Verbesserung von Mortalität oder neurologischem Defizit im Vergleich zur Standardtherapie (Roberts und Sydenham 2012). Bei jedem 4. Patienten führt die Anwendung von Barbituraten zum Blutdruckabfall, was trotz ICP-Senkung einen verminderten CPP zur Folge hat.

Tab. 5 gibt eine Übersicht über die ZNS-Wirkung von Anästhetika.

*Kriterien für die Auswahl geeigneter Substanzen zur Analgosedierung und Anästhesie des Patienten mit schwerem SHT*

- Erhöhung der zerebralen Ischämietoleranz (Neuroprotektion)
- Senkung des zerebralen Sauerstoffverbrauches ($CMRO_2$)
- Erhaltung von zerebralem Perfusionsdruck (CPP) und Blutfluss (CBF)
- Senkung des intrakraniellen Blutvolumens (CBV)
- Reduktion des intrakraniellen Druckes (ICP)
- Erhaltung zerebrovaskulärer Regelmechanismen (Autoregulation, $CO_2$-Reagibilität)

## 2 Spezielle Aspekte der neurochirurgischen Intensivmedizin

### 2.1 Elektive Kraniotomie

#### 2.1.1 Allgemeine Prinzipien der postoperativen Überwachung nach elektiven Eingriffen

In der unmittelbaren postoperativen Phase gilt es intrakranielle Komplikationen so früh wie möglich zu erkennen. Symptome durch intraoperative Läsionen, Nachblutungen oder sekundäre Ischämien entwickeln sich rasch. Postoperative Nachblutungen treten meist innerhalb der ersten 12 h auf (Kalfas und Little 1988). Ein postoperatives Hirnödem tritt hingegen über mehrere Tage progredient auf. Besonders häufig tritt Letzteres nach elektiver Entfernung intrakranieller Meningeome oder Metastasen auf, mit einem Maximum am 2. oder 3. postoperativen Tag.

**Tab. 5** ZNS-Wirkung von Anästhetika

| Anästhetika | $CMRO_2$ | CBF | CBV | ICP | Autoregulation | Besonderheiten |
|---|---|---|---|---|---|---|
| Thiopental | ↓ | ↓ | ↓ | ↓ | 0 | Immunsuppression |
| Etomidat | ↓ | ↓ | ↓ | ↓ | 0 | Hemmung der Kortisolsynthese |
| Propofol | ↓ | ↓ | ↓ | ↓ | 0 | Propofolinfusionssyndrom |
| Ketamin | 0 | ↑ | ? | ↑ | ? | NMDA-Rezeptorantagonist |
| Isofluran | ↓ | ↑ | ↑ | ↑ | – | Kein Einfluss auf Autoregulation bei volatilen Anästhetika nur bei MAC < 1,5 Vol.-% |
| Sevofluran | ↓ | ↑ | ↑ | ↑ | – | |
| Desfluran | ↑↓ | ↑ | ↑ | ↑ | – | |
| Stickoxydul | ↓ | ↑ | ↑ | ↑ | – | Pneumatozephalus ↑ |
| Benzodiazepine | ↓ | ↑ | ? | ↑ | ? | |
| Fentanyl | | 0 | ? | (↑) | 0 | |
| Alfentanil | | 0 | ? | (↑) | 0 | |
| Sufentanil | | 0 | ? | (↑) | 0 | |
| Remifentanil | | 0 | ? | (↑) | 0 | |
| Succinylcholin | ↑/0 | 0/↑ | ? | 0 | ? | |
| Nichtdepolarisierende Relaxanzien | 0 | 0 | ? | 0 | 0 | |

– nicht beeinträchtigt, 0 = keine Wirkung, ? = fragliche oder unbekannte Wirkung

Nach jeder intrakraniellen Operation finden sich die radiologischen Zeichen eines Pneumatozephalus, in der Regel von geringem Volumen und daher ohne klinische Relevanz. Die intrakranielle Luft wird meist binnen weniger Tage resorbiert, nur selten verbleiben größere Luftansammlungen und führen zu neurologischen Symptomen wie Lethargie, Verwirrtheit, Kopfschmerzen, Erbrechen oder Krampfanfällen.

> Prinzipiell besteht bei jedem intrakraniellen Eingriff die Gefahr gravierender Blutungskomplikationen, daher ist eine adäquate Überwachung zumindestens für 12 h notwendig.

Dies bezieht sich auch auf kleinere Eingriffe wie die Entlastung eines chronisch subduralen Hämatoms, die Bohrlochtrepanation zur Anlage einer externen Ventrikeldrainage oder epilepsiechirurgische Eingriffe.

> Bei allen intrakraniellen Komplikationen gilt: Neben klinischen Zeichen einer intrakraniellen Hypertension sind fokal neurologische Defizite und epileptische Anfälle charakteristisch.

Bei der Übernahme aus dem OP muss eine genaue Übermittlung der relevanten Informationen durch Operator und Anästhesie erfolgen. Diese umfasst

- den präoperativen Zustand – v. a. vorbestehende neurologische Ausfälle oder Epilepsie,
- den intraoperativen anästhesiologischen Verlauf – z. B. Blutverlust, Gerinnungs- und Elektrolytstörungen, Diabetes insipidus,
- den operativen Verlauf (Art und Umfang des Eingriffes) – Anzahl und Lage der Drainagen, Besonderheiten wie z. B. Gefäßverschlüsse, Hirnschwellung, Eröffnung von Nebenhöhlen,
- die postoperativen Anordnungen – Patientenlagerung, Umfang und Art der postoperativen Überwachung inklusive Art und Zeitpunkt der postoperativ notwendigen Bildgebung wie CT-/MRT-Kontrolle, Umgang mit Drainagen/Redons/EVD/lumbale Drainage: z. B. Höhe der EVD-Ableitung über dem Nullpunkt = MAE, Redon mit/ohne Sog, Liegedauer; postoperative Medikation wie Antikonvulsiva, Antibiotika, Dexamethason oder Mannitol,
- die Abklärung möglicher Indikationen für eine Nachbeatmung – z. B. aufgrund von intrakranieller Hypertension, möglichen Hirnnervenausfälle nach Operationen am Hirnstamm (cave: Beeinträchtigung der Schutzreflexe).

Primäres Ziel der intensivmedizinischen Überwachung nach neurochirurgischen Eingriffen ist die Verbesserung oder der Erhalt des neurologischen Zustandes bei intrakraniellen Eingriffen. Die kontinuierliche klinische Überwachung, insbesondere des Bewusstseins, hat prä- wie postoperativ höchste Priorität. Die Notwendigkeit einer Sedierung und invasiven Beatmung muss regelmäßig evaluiert, abgewogen und situativ (z. B. für eine postoperative Diagnostik) angepasst werden.

> Der neurologische Status sollte unmittelbar postoperativ mindestens 2-stündlich überprüft und dokumentiert werden. Die klinisch-neurologische Untersuchung spielt hierbei die wichtigste Rolle.

Bei jeder neurologischen Veränderung muss an eine Komplikation gedacht und rasch gehandelt werden. Eine sofortige Revision ohne CT-Kontrolle kann bei fulminanten Verläufen wie z. B. Anisokorie auf der operierten Seite, einhergehend mit Vigilanzminderung, gerechtfertigt sein.

Besonderes Augenmerk gilt auch der Funktion der vorhandenen Drainagen (z. B. Redon-, Robinson-, Jackson-Pratt-Drainage mit oder ohne Sog angeordnet, EVD, lumbale Drainage). Hier sind v. a. Menge und Art des geförderten Sekretes zu beachten. Die Liquorüberdrainage einer EVD kann gewünscht sein im Sinne einer möglichen Reduktion vasospasmogener Substanzen oder einer intrakraniellen Hypertension, andererseits aber durch Stimulation der Liquorproduktion die Entwicklung eines shuntpflichtigen Hydrozephalus fördern.

Die Detektion von Liquorbeimengungen in Drainagen liefert einen wichtigen Hinweis auf Liquorfisteln. Der sorgfältige Umgang bei der Beobachtung und Pflege der Drainagen ist generell sehr wichtig. Der Sog muss mit dem Operateur abgesprochen und meist milde eingestellt werden. Bei unkontrolliertem Einsatz drohen ebenfalls Komplikationen bis hin zu einer pseudohypoxischen Hirnschwellung bei exzessiver intrakranieller Hypotension (Van Roost et al. 2003).

Die Indikation postoperativer Anfallsprophylaxe wird international sehr kontrovers diskutiert. Nach derzeitiger Datenlage führt die prophylaktischen Gabe von Antikonvulsiva zu keiner Verbesserung des Langzeitergebnisses nach elektiven Eingriffen (Pulman et al. 2013), SHT (Schierhout und Roberts 2001) oder SAB (Ratilal et al. 2013). Besteht präoperativ jedoch bereits ein Anfallsleiden, so muss die Medikation perioperativ unbedingt weitergeführt werden. Phenytoin ist mit einer FV III-Hemmung assoziiert und sollte daher bei intrakraniellen Eingriffen wegen der erhöhten Blutungsgefahr nur nach Rücksprache mit dem Operateur eingesetzt werden (North et al. 1983). Die Inzidenz einer Erstmanifestation postoperativer Anfälle nach supratentoriellen Eingriffen beträgt ca. 18 %, das höchste Risiko haben Patienten mit SAB nach Aneurysmaoperation, mit SHT und GCS 10 und nach Meningeomoperation.

Treten in der postoperativen Überwachung von neurochirurgischen Intensivpatienten konvulsive Anfälle auf, sollte routinehaft die differenzialdiagnostische Abklärung stattfinden, insbesondere bei unklaren Bewusstseinsveränderungen oder verlängerten Aufwachphasen.

Eine EEG-Überwachung des sedierten oder bewusstlosen Patienten kann hier als nicht invasives, kontinuierliches Messinstrument einen wertvollen Beitrag leisten. Die Anzeige des nativen EEGs ist allgemein empfehlenswert, insbesondere zur Detektion von pathologischen Mustern wie beispielsweise ein Burst Suppression EEG oder von epileptiformen Potenzialen.

Bezüglich Grundlagen und Möglichkeiten des zerebralen und neurophysiologischen Monitorings sei auf ▶ Kap. 20, „Zerebrales und neurophysiologisches Monitoring" verwiesen.

### 2.1.2 Postoperative eingriffspezifische Überwachung

***Postoperative Überwachung nach supratentoriellen Eingriffen***

Nach supratentoriellen Eingriffen wird das Risiko einer postoperativen intrakraniellen Nachblutung mit 0,8–1,1 % beschrieben. Hierbei handelt es sich meist um intraparenchymale Hämatome (43–60 %), epidurale (28–33 %) oder subdurale Hämatome (5–7 %) (Palmer et al. 1994). Nach jedem supratentoriellen Eingriff sammelt sich serös-blutige Flüssigkeit epidural, dies sollte aber nicht zu einer Abdrängung der Dura führen (intraoperativ wird dies durch Durahochnähte am Trepanationsrand oder Mittelhochnähte der Dura im Bereich des Knochendeckels verringert).

Subdurale Hämatome, die mit einer klinischen Verschlechterung einhergehen, bedürfen meist der operativen Revision. Meist erscheinen sie im CT kleiner als intraoperativ. Subdurale Hämatome außerhalb des Operationsgebietes können klinisch stumm bleiben und nicht operativ versorgt werden. Sie zeigen Tendenz zur spontanen Rückbildung.

Intrazerebrale Hämatome entstehen bevorzugt im Bereich von Tumoroperationen. Die Größe des Hämatoms hat Einfluss auf die perifokale Ödembildung, daher sollte eine Revision erwogen werden.

Extrakranielle Nachblutungen treten in bis zu 11 % der Fälle auf. In der Regel wird bei einer Standardtrepanation ein subgaleales Redon für 24 h eingelegt. In den ersten 4 postoperativen Stunden sollte die Fördermenge 100 ml nicht überschreiten.

Subdurale Hygrome, meist frontotemporoparietal, werden bei 17 % der Patienten nach supratentoriellen Eingriffen beobachtet. Charakteristischerweise treten Kopfschmerzen ca. 1 Woche postoperativ auf. Ohne Vigilanzminderung oder Mittellinienverlagerung ist initial die Gabe von Analgetika oder Steroiden möglich, in < 3 % ist eine subdurale Drainage erforderlich.

Ein postoperatives Hirnödem tritt häufig nach supratentoriellen Tumoroperationen auf. Die präoperativ meist begonnene Therapie mit Dexamethason muss fortgesetzt werden. Alle Faktoren, die zu einer Aggravierung führen könnten, müssen konsequent therapiert werden: Hyperkapnie, Hyperthermie, Hypoxie, Stress und Agitation des Patienten. Der Entstehung eines postoperativen Hirnödems können aber auch venöse (Sinusvenenverletzungen, Sinusvenenthrombosen) oder arterielle (Gefäßverschlüsse, Störung der Mikrozirkulation, langer Druck auf das Hirngewebe durch Hirnspatel) Durchblutungsstörungen zugrunde liegen.

***Postoperative Überwachung nach infratentoriellen Eingriffen***

Eingriffe bei infratentoriellen Prozessen können je nach Lokalisation und Art auch in sitzender Position oder in Bauch- oder Seitlage erfolgen. Bei sitzender Lagerung ist die Gefahr von (paradoxen) Luftembolien und Pneumenzephalus mit entsprechenden postoperativen Folgen zu beachten. Bei massiven, meist intraventrikulären und bifrontalen Luftansammlungen besteht die Möglichkeit eines Spannungspneumenzephalus durch Ausdehnung der Luft bei Erwärmung auf Körpertemperatur nach Duraverschluss. Hier besteht die Indikation zur Entlastung, meist durch ein Bohrloch. Luftembolien können neben einem arteriellen Blutdruckabfall durch paradoxe Embolien mit entsprechenden fokal neurologischen Ausfällen durch einen gestörten pulmonalen Gasaustausch für die postoperative Überwachung relevant sein.

Weitere mögliche postoperative Komplikationen sind ein Hydrocephalus occlusus, postoperative Blutungen oder Hirnnervenausfälle. Ein Hydrocephalus occlusus tritt häufig bei Erkrankungen der hinteren Schädelgrube auf und muss bei der prä- wie postoperativen Versorgung dieser Patienten beachtet werden. Eine besonders kritische Situation entsteht bei Patienten mit beidem: einer akuten Raumforderung in der hinteren Schädelgrube und einem begleitenden Hydrozephalus. Beides kann ursächlich für eine klinische Verschlechterung sein, und beides muss entlastet werden. Die Anlage einer externen Ventrikeldrainage allein könnte die transtentorielle Herniation infratentorieller Strukturen begünstigen, ebenso zu einer Tumoreinblutung führen. Erfolgt eine Anlage präoperativ, muss die Entlastung vorsichtig und druckkontrolliert erfolgen bzw. die Drainage erst nach Duraeröffnung geöffnet werden. Die initiale Symptomatik einer Hirnstammkompression besteht in Störungen der Blutdruckregulation und der Atmung, aber auch in Herzrhythmusstörungen.

> Durch das geringe Reservevolumen der hinteren Schädelgrube führen raumfordernde postoperative Blutungen viel schneller zu Komplikationen als supratentoriell lokalisierte Raumforderungen.

Während supratentorielle Prozesse auch klinisch durch Störung von Bewusstsein oder Pupillomotorik, aber auch durch fokal neurologische Symptome und ICP-Anstieg auffällig werden, fehlt dies als „Warnsymptomatik" bei infratentoriellen Prozessen, es droht das unvermittelte Auftreten einer lebensbedrohlichen Symptomatik. Da Raumforderungen in der hinteren Schädelgrube häufig mit Liquorabflussstörungen einhergehen, ist eine Ventrikeldrainage meist sinnvoll. Der gemessene Druck ist jedoch nicht repräsentativ, da oft keine freie Kommunikation supra- und infratentoriell möglich ist.

Postoperative Ausfälle insbesondere der Hirnnerven III–XII sind nach infratentoriellen Eingriffen möglich. Augenmuskelparesen beispielsweise können nach Läsionen der Nn. III, IV und VI, aber auch nach Schädigung der Hirnnervenkerne oder des Fasciculus longitudinalis medialis auftreten. Eine differenzierte neurologische Untersuchung ist essenziell. Hervorzuheben sind Schäden des N. vagus: Durch einen unvollständigen Glottisschluss sind stille Aspirationen mit pneumonischen Komplikationen möglich. Ferner gehen Schäden von Nn vagus und glossopharyngeus mit einer Beeinträchtigung der pharyngealen und trachealen Schutzreflexe einher. Im Rahmen der Narkoseausleitung sind letztere Kriterien unmittelbar postoperativ nicht immer suffizient zu beurteilen, was eher für eine protrahierte Extubation auf der Intensivstation spricht.

*Postoperative Überwachung nach Eingriffen im Bereich der Mittellinie*
Eingriffe im Bereich der Mittellinie betreffen meist Hypothalamus, Hypophyse oder 3. Ventrikel. Häufig sind hierbei Adenome, die funktionell in hormonell inaktive und hormonell aktive Tumoren (Wachstumshormon, Prolaktin, ACTH, LH, FSH, TSH) unterteilt werden. Hormonell inaktive Adenome führen zu einer Hypophysenvorderlappeninsuffizienz und zu einer Kompression der Sehbahn. Hormonell aktive Tumoren gehen mit spezifischen Krankheitsbildern und einer erhöhten Mortalität einher, z. B. M. Cushing, Akromegalie oder Störung der ADH-Freisetzung mit konsekutiver Störung des Natrium- und Wasserhaushaltes (Abschn. 1.1.4). Bei Aufnahme auf die Intensivstation ist die Kenntnis der präoperativen klinischen und endokrinologischen Situation sowie der präoperativen Substitutionstherapie essenziell.

> Wichtig sind stündliche Visuskontrollen: Sekundärer Visusverlust und retroorbitale Kopfschmerzen sind alarmierende Hinweise auf eine Nachblutung. Wie bei allen intrakraniellen Eingriffen ist postoperativ die stündliche Kontrolle von Bewusstsein, Pupillenreaktion und Motorik indiziert.

Bezüglich der medikamentösen hormonellen Therapie sei auf weiterführende fachspezifische Literatur verwiesen.

Hervorzuheben ist, dass im Rahmen einer Hypophysenunterfunktion eine Hypothyreose erst nach einigen Tagen postoperativ laborchemisch messbar ist, eine Nebennierenrindeninsuffizienz durch die kurze Halbwertszeit des freien Hormons hingegen rasch zu dramatischen Folgen führen kann. Bei der Substitutionstherapie mit Hydrokortison nach Schema gilt es, einen erhöhten Tagesbedarf durch perioperativen Stress, Fieber oder Infektionen zu beachten.

Bei der postoperativen Betreuung von Patienten mit Morbus Cushing muss Augenmerk auf bestehende Immunsuppression mit erhöhter Rate an Pneumonien und Meningitis sowie auf die Komplikationen durch Diabetes mellitus, Hyperkoagulabilität, Kapillarfragilität und gastrointestinale Ulzera gelegt werden. Bei Akromegalie stehen neben Organkomplikationen respiratorische Einschränkungen und Intubationsschwierigkeiten im Vordergrund.

Weitere Komplikationen nach Eingriffen im Bereich der Schädelbasis sind Liquorfisteln mit entzündlichen Komplikationen wie Hydrocephalus hypersecretorius oder Meningitis (1–3 %). Bei Blutkontamination im 3. Ventrikel nach transventrikulären Eingriffen am/in der Nähe des Hypothalamus wird die sog. hypothalamische Hyperthermie beschrieben (Diagnose: Ausschlussverfahren und mikrobiologische Liquoruntersuchung). Hypothalamische Läsionen können eine charakteristische Trias aus Hyperthermie, Hypernatriämie und Koma bedingen und sind dann mit einer schlechten Prognose assoziiert.

*Postoperative Überwachung nach epilepsiechirurgischen Eingriffen*
Epilepsiechirurgie umfasst im wesentlichen 3 Therapieformen:

- Resektion des epileptogenen Gewebes (v. a. temporal),
- funktionelle Verfahren (Dekonnektion, funktionelle Hemisphärektomie) und
- stimulierende Verfahren (z. B. Tiefenhirnstimulation).

*Fazit*
Generell sollten Patienten nach Kraniotomien mindestens 12 h überwacht werden.

Spezielle postoperative Komplikationen sind abhängig von Verfahren und operativem Zugangsweg: Seh-, Sprach- und Schluckstörungen, kontralaterale Hemiparese, Verschlusshydrozephalus, Störungen von Pupillomotorik und Atemzentrum, aber auch psychiatrische Komplikationen, Blutungen und Infektionen.

### 2.1.3 Spezielle Aspekte: postoperative Infektionen und Meningitis

Bei intrakraniellen Infektionen handelt es sich meist um sekundäre bakterielle Meningitiden nach intrakraniellen Eingriffen, als Komplikationen eines (offenen) SHT (offene

Impressionsfrakturen, Schädelbasisfrakturen mit Liquorfisteln, Nasennebenhöhlenverletzungen mit Inokulation von Keimen des Nasen-Rachen-Raums) oder Folge externer Drainagen. Die beiden wichtigsten Risikofaktoren sind peri- bzw. postoperative Liquorfisteln und die Notwendigkeit von Revisionseingriffen. Präoperative Antibiotikaprophylaxe konnte bei neurochirurgischen Patienten zwar die Rate an Hautinfektionen, nicht jedoch die Rate an tiefergelegenen Infektionen senken (Korinek et al. 2008).

Das mikrobielle Spektrum beinhaltet häufig Keime des Nasen-Rachen-Raums oder typische Krankenhauskeime (Pneumokokken, Meningokokken, Gruppe-B-Streptokokken, Listeria monocytogenes, Staphylokokken und gramnegative Enterobakterien). Die klassischen Symptome einer Meningitis sind Kopfschmerzen, Erbrechen, Nackensteife, Fieber, sekundäre Bewusstseinseintrübung, Krampfanfälle oder fokal neurologische Defizite.

▶ **Cave** Die bakterielle Meningitis ist ein absoluter Notfall: Der meist schwere Verlauf erfordert eine rasche Diagnostik und Therapie. Durch den geringen Gehalt an Immunglobulinen und Komplementfaktoren im Liquor führen septische Kontaminationen zu dramatischen mikrobiellen Proliferationen.

Besteht der Verdacht, sollte binnen 1 h die Antibiotikatherapie begonnen werden – eine Verzögerung des Therapiebeginns um mehr als 3 h nach Krankenhausaufnahme ist mit einem signifikant schlechteren Behandlungsergebnis assoziiert und muss vermieden werden (Auburtin et al. 2006). Noch am Aufnahmetag muss eine bildgebende Diagnostik durchgeführt werden, in der Regel ein Schädel-CT mit Knochenfenster, auch um differenzialdiagnostisch einen Abszess oder ein Empyem bzw. andere Ursachen einer Raumforderung (z. B. Hydrozephalus) auszuschließen.

Eine Lumbalpunktion (Cave: erhöhter ICP und schlechter Gerinnungsstatus bei Sepsis) und die Abnahme von Blutkulturen sind obligat. Pathognomonische Liquorbefunde für eine bakterielle Infektion sind trüber Liquor mit einer Pleozytose von $> 1000$ Zellen/mm$^3$), erhöhter Eiweißgehalt ($> 100$ mg/dl) und erniedrigter Glukosegehalt ($< 40$ mg/dl). Die adjuvante Therapie mit Kortikosteroiden reduziert die Zahl schwerer Hörstörungen und neurologischer Residualsymptome, zeigt jedoch keine eindeutige Reduktion der Mortalität (Brouwer et al. 2013). Eine positive Wirkung von Dexamethason bei der Meningokokkenmeningitis konnte nicht belegt werden.

Analog wird bei Patienten mit einer Meningitis als Folge einer bakteriellen Endokarditis und bei der bakteriellen Meningitis im Neugeborenenalter der Einsatz von Kortikosteroiden nicht empfohlen. Hingegen bei Verdacht auf eine bakterielle Meningitis (d. h. klinischer Verdacht plus trüber Liquor) sind 10 mg Dexamethason i.v. unmittelbar vor Gabe des Antibiotikums vorgesehen und dann 10 mg alle 6 h über 4 Tage. Eine Stressulkusprophylaxe wird empfohlen, ferner eine Low-dose-Heparinisierung zur Thromboseprophylaxe.

Bei primär bewusstseinsgetrübten Patienten oder bei Vorhandensein von fokal neurologischen Defiziten sollten vor einer Lumbalpunktion im CT raumfordernde Prozesse und ein erhöhter Hirndruck ausgeschlossen werden (Einklemmungsgefahr). In diesem Fall sollte nach der Abnahme von Blutkulturen sofort mit der Gabe von i.v. Dexamethason und der i.v. Antibiotikatherapie begonnen werden.

Die antibiotische Therapie muss initial nach Gewinnung von mikrobiologischem Probematerial rasch hoch dosiert, „kalkuliert ungezielt" und intravenös erfolgen. Die empirische Therapie sollte gemäß den Leitlinien der Deutschen Gesellschaft für Neurologie gewählt werden. Sie ist abhängig vom Alter des Patienten und unterscheidet zwischen ambulant erworbener (Cephalosporin plus Ampicillin) und nosokomialer bakterieller Meningitis (Vancomycin plus Meropenem oder Vancomycin plus Ceftazidim; und zusätzlich Metronidazol bei operativem Zugangsweg durch Schleimhäute) (S2k Leitlinie Kalkulierte parenterale Initialtherapie bakterieller Erkrankungen bei Erwachsenen – 2. aktualisierte Version, erstellt am 25. Juli 2019). Möglichst schnell sollte ein Grampräparat angefertigt werden, um das Erregerspektrum weiter einzugrenzen.

> Nach dem Infektionsschutzgesetz besteht Meldepflicht bei laborchemischem Nachweis von N. meningitidis, Listeria monocytogenes und Haemophilus influenzae in Blut oder Liquor.

Nach Therapiebeginn sollte die Fokussuche komplementiert werden, durch z. B. eine HNO-ärztliche-Konsiliaruntersuchung oder CT/MRT (parameningeale Entzündungsherde: Sinusitis). Mögliche CCT-Befunde bei bakterieller Meningoenzephalitis sind:

- Hirnschwellung (Hirnödem; Hirnvolumenzunahme bei Sinus-/Venenthrombose),
- Hydrozephalus,
- Infarkte (bei zerebraler Vaskulitis oder septischembolischer Herdenzephalitis oder Stauungsinfarkte bei Sinus-/Venenthrombose),
- intrazerebrale Blutung (bei Verbrauchskoagulopathie; Stauungsblutung bei Venenthrombose),
- Zerebritis,
- Ventrikulitis,
- Hirnabszess,
- subdurales Empyem (mit sekundärer Meningitis) oder parameningeale Infektionsherde im Knochenfenster (Sinusitis, Mastoiditis).

Ebenfalls relevant bei der Diagnostik zerebrovaskulärer Komplikationen sind: MRT, TCD, Audiometrie oder akustisch evozierte Hirnstammpotenziale.

Bei der intensivmedizinischen Versorgung müssen auch extrakranielle Komplikationen der bakteriellen Meningitis, v. a. in der Akutphase, erkannt und therapiert werden. Im Vordergrund stehen

- septische Organkomplikationen,
- Elektrolytstörungen (insbesondere SIADH, zerebrales Salzverlustsyndrom, zentraler Diabetes insipidus),
- Sehstörungen (zerebrale Vaskulitis),
- Hörminderungen, aber auch
- spinale Komplikationen (Myelitis, spinale Vaskulitis).

Ein erhöhter intrakranieller Druck muss entsprechend therapiert und ggf. eine externe intraventrikuläre Liquordrainage gelegt werden (ICP-Messung, Entlastung eines Hydrozephalus). Für die arteriellen zerebralen Gefäßkomplikationen (Arteriitis, Vasospasmus) gibt es bislang keine gesicherten Therapieoptionen. Eine PTT-wirksame Heparinisierung ist bei septischen Sinus-sagittalis- oder Sinus-cavernosus-Thrombosen oder kortikalen Venenthrombosen indiziert.

Bei Pneumokokken- und Listerienmeningitiden beträgt die Letalität 20–40 %; bei Meningokokkenmeningitiden 3–10 % (Stephens et al. 2007). Neurologische Residuen (insbesondere Hörstörungen, neuropsychologische Auffälligkeiten, Hemiparese, epileptische Anfälle, seltener Ataxie, Hirnnervenparesen und Sehstörungen wie z. B. homonyme Hemianopsie) werden bei 20–40 % aller Patienten nach bakterieller Meningitis beschrieben.

Differenzialdiagnostisch gilt es, andere Ursachen einer Meningitis abzugrenzen, z. B.

- Pilzmeningitis (viral oder aseptisch),
- postoperatives aseptisches Meningismussyndrom nach Eingriffen an der hinteren Schädelgrube bei 30 % aller Kinder mit typischem Liquorbefund einer bakteriellen Meningitis.

Die Diagnose erfolgt durch negativen mikrobiologischen Nachweis, die Therapie mit Glukokortikoiden. Weitere Differenzialdiagnosen umfassen tuberkulöse Meningitis; parameningeale Eiterherde; intrakranielle Abszesse (Hirnabszess, subdurales Empyem, epiduraler Abszess); spinale Abszesse oder Neuroborreliose. Wegweisend sind in der Regel Klinik (Exposition, Hautefloreszenzen), mikrobiologischer Keimnachweis in Blutkultur oder Liquor (Grampräparat, Antigennachweis mit der Latexagglutinationsmethode, PCR, Kultur) oder Procalcitonin-Bestimmung (bei der Differenzialdiagnose zwischen bakteriell und viral). Bezüglich Diagnose und Therapie anderer Ursachen einer Meningitis muss auf ▶ Kap. 49, „Intensivtherapie bei Infektionen des ZNS" sowie auf weiterführende Fachliteratur und Leitlinien verwiesen werden.

## 2.2 Intrakranielle Blutung

Die differenzierte Betrachtung intrakranieller Blutungen lässt eine Einteilung nach ihrer Lokalisation (epidurale, subdurale, subarachnoidale und intrazerebrale Blutungen) oder gemäß dem zugrunde liegenden Pathomechanismus (spontane versus traumatische Blutung) zu. Nicht selten treten kombinierte Blutungen auf. Epi- und subdurale Blutungen sind meist traumatischer Genese (▶ Kap. 80, „Schädel-Hirn-Trauma"). Dieses Kapitel behandelt intrazerebrale (ICB) und subarachnoidale Blutungen (SAB).

### 2.2.1 Intrazerebrale Blutung (ICB)

Einer spontanen intrazerebralen (Massen)Blutung (hämorrhagischer Apoplex) liegt häufig eine hypertensive Vasopathie zugrunde, aber auch Gerinnungsstörungen (meist im Rahmen einer Antikoagulanzientherapie), Aneurysmen, zerebrale Amyloidangiopathie, Tumoren/Metastasen, Stauungsblutungen bei Venen- oder Sinusthrombose, Vaskulitis oder andere Gefäßanomalien wie Angiome, AV-Malformationen, Durafisteln und Kavernome.

Es gibt nur eine geringe Anzahl randomisierter kontrollierter Studien zur Therapie der ICB, sodass bislang auch nicht die Wirksamkeit von verschiedenen Behandlungsstrategien nachgewiesen werden konnte. Auch konnte trotz Verbesserungen im Bereich der Akutversorgung von Schlaganfallpatienten und der intensivmedizinischen Versorgung keine signifikante Verbesserung der Mortalität nach ICB erzielt werden (Davis et al. 2006).

Die ICB hat eine ungünstige Prognose: 50 % der Patienten sterben, meist innerhalb der ersten 30 Tage. Die akute raumfordernde Wirkung der Blutung einerseits und diejenigen sekundärer Effekte (perifokales Hirnödem oder Liquorzirkulationsstörungen) können neben der lokalen Gewebedestruktion zu einem kritischen ICP-Anstieg mit Gefahr der transtentoriellen Herniation führen. Eine sekundäre Verschlechterung kann durch letztere sekundäre Effekte, aber auch durch eine erneute Blutung in den ersten Tagen, v. a. in den ersten 6 h, bedingt sein und ist ein prognostisch ungünstiges Zeichen für ein schlechtes Outcome.

> Meist ist die Blutungszunahme unmittelbar nach der Diagnosestellung am größten. Dies ist von großer Relevanz, da genau in dieser kritischen Phase Patienten sehr häufig im Rahmen der Diagnostik transportiert, gelagert und von wechselndem ärztlichem Personal betreut werden. Genau in dieser Phase ist es wichtig, eine kontinuierliche neurologische Überwachung und intensivmedizinische Versorgung zu gewährleisten.

Typisch für die ICB ist die Entstehung eines perifokalen Hirnödems, meist innerhalb der ersten 24–48 h nach dem initialen Blutungsereignis und mit einer maximalen Aus-breitung oftmals nach einer Woche. Die zugrunde liegende Pathophysiologie ist noch nicht hinreichend erklärt, am ehesten vermutet man eine entzündliche oder ischämische Genese, ferner immunologische Phänomene oder exzitatorische Transmitter (v. a. Glutamat, im Rahmen von Apoptosephänomenen).

Das klinische Korrelat sind sekundäre klinische Verschlechterungen. Tierexperimentelle Therapieansätze umfassen NMDA-Rezeptor-Antagonisten, Kalziumantagonisten, hyperbaren Sauerstoff oder Immunsuppressiva. Eine frühe chirurgische Hämatomentlastung scheint die Entwicklung des perifokalen Ödems zu verringern. Die Therapie mit Kortikosteroiden analog zum perifokalen Ödem bei intrazerebralen Tumoren kann nicht empfohlen werden.

Die Symptomatik der ICB hängt von der anatomischen Lokalisation und der Größe der Blutung ab, tritt aber meist rascher ein als beim ischämischen Ereignis, das hier die wichtigste Differenzialdiagnose darstellt. Daher muss vor Therapiebeginn mit Antikoagulanzien bei Verdacht auf ein ischämisches Ereignis unbedingt eine Blutung durch bildgebende Verfahren ausgeschlossen werden.

Sowohl bei der Akutversorgung als auch bei der intensivmedizinischen Therapie stehen neben einer differenzierten neurologischen Diagnostik im Vordergrund:

- Sicherung der Vitalparameter,
- Gerinnungsdiagnostik und ggf. hämostatische Therapie,
- Blutdruckmanagement sowie
- Prävention und Therapie von Sekundärkomplikationen.

Bislang gibt es keine verbindlichen deutschen Richtlinien hinsichtlich des Blutdruckmanagements. Es herrscht jedoch die allgemeine Annahme, dass eine zu rasche und starke Blutdrucksenkung v. a. bei großen Blutungen vermieden werden sollte, um einen ausreichenden zerebralen Perfusionsdruck zu gewährleisten. In der Akutphase empfehlen die aktuellen Richtlinien der American Stroke Association (Hemphill et al. 2015) eine aktive Blutdrucksenkung bei Werten zwischen 150 und 220 mm Hg systolisch auf einen Zielwert von 140 mm Hg als sicher (Klasse I Empfehlung) und geeignet, den funktionellen Outcome zu verbessern (Klasse IIa Empfehlung). Bei systolischen Blutdruckwerten über 220 mm Hg kann eine rasche Blutdrucksenkung mit intravenöser Dauertherapie unter engmaschiger Blutdrucküberwachung erwogen werden (Klasse IIb Empfehlung).

Die wissenschaftliche Datenlage hinsichtlich der Indikationsstellung zur Externe Ventrikeldrainage (EVD) – Anlage und ICP-Messung bei intrazerebraler Blutung ist deutlich schwächer als beim SHT. Ein begleitender Hydrocephalus kann beispielsweise eine ventrikuläre Drainage erforderlich machen. Bei einem GCS $\leq$ 8, klinischen Zeichen einer drohender transtentoriellen Einklemmung oder bei großer ICB/großem Hydrocephalus kann eine ICP Messung sinnvoll sein. Im Falle eines erhöhten ICPs orientiert sich die Behandlung an den Empfehlungen zur Therapie des erhöhten ICP bei SHT: als Zielparameter gelten ICP Werte < 20 mm Hg und ein CPP zwischen 50 und 70 mm Hg (abhängig von der Intaktheit der zerebralen Autoregulation).

Die begleitende sympathikoadrenerge Stressreaktion verkompliziert die Blutdruckeinstellung. Zur medikamentösen Therapie eignen sich in der Initialphase gut steuerbare Substanzen wie z. B. Urapidil und Clonidin, alternativ auch β-Blocker. Vasodilatanzien wie Nifedipin, Nitroglycerin oder Nitroprussid können im Rahmen der Akutversorgung in der Notaufnahme oder durch den Notarzt verwendet werden. Danach gelten sie wegen möglicherweise ICP-erhöhender Wirkung als 2. Wahl.

Patienten mit einer ICB müssen engmaschig überwacht werden (Stroke Unit). Bei bereits bestehender Vigilanzminderung oder ausgedehnten Befunden ist die Aufnahme auf eine Intensivstation indiziert. Es gilt zu beachten, dass sekundäre Verschlechterungen häufig und mitunter erst nach einigen Tagen auftreten, sodass von einer frühzeitigen Rückverlegung auf eine Normalstation Abstand genommen werden sollte, insbesondere bei Hinweisen im CT auf eine Liquorzirkulationsstörung.

Der Hydrocephalus obstructivus stellt eine häufige Komplikation intrazerebraler Blutungen dar, entweder durch Kompression der Liquorabflusswege durch den raumfordernden Prozess selbst oder durch intraventrikuläres Blut. Die Indikation zur Anlage einer externen Ventrikeldrainage oder eines Shunts muss mit den Kollegen der Neurochirurgie diskutiert werden, ebenso die Indikation zur chirurgischen Hämatomausräumung.

Bislang existieren keine evidenzbasierten deutschen Empfehlungen. Die Richtlinien der American Heart Association sprechen sich nur bei Kleinhirnblutungen mit neurologischer Beeinträchtigung oder Liquorabflussstörungen bzw. Hirnstammkompression für eine sofortige Hämatomausräumung aus (Hemphill et al. 2015). Auch bei supratentoriellen Blutungen mit progredienter klinischer Verschlechterung kann eine operative Hämatomausräumung lebensrettend sein. Eine Dekompressionskraniotomie bei großen supratentoriellen Blutungen kann möglicherweise die Mortalität senken bei: komatösen Patienten, signifikantem Mittellinienshift oder therapierefraktären ICP Erhöhungen. Bei Thalamus- und Hirnstammblutungen ist eher chirurgische Zurückhaltung geboten.

### 2.2.2 Subarachnoidalblutung (SAB)

Das Auftreten einer SAB wird in allen Altersgruppen mit einem Häufigkeitsgipfel zwischen dem 40. und 70. Lebensjahr beschrieben und ist nur sehr selten bei Kindern zu beobachten. Frauen erkranken etwa 2-mal so häufig wie

Männer. Zudem gibt es Hinweise auf jahreszeitliche und zirkadiane Einflüsse: Blutungsgipfel morgens sowie im Winter und im Frühjahr.

Im Gegensatz zur ICB hat sich die Prognose der akuten SAB in den letzten Jahren dank interventionell-radiologischer und mikrochirurgischer Behandlungsmethoden deutlich verbessert. Als Hauptursache einer SAB findet sich in 80 % der Fälle die Ruptur eines zerebralen Aneurysma s, seltener andere Gefäßanomalien (zerebrale oder spinale Angiome). Ursächlich können auch Traumata sein, Tumoren, venöse Thrombosen, Infektionen oder Bluterkrankungen. Die pathophysiologischen Grundlagen (kongenital vs. erworben) konnten noch nicht hinreichend ergründet werden. Bei 33 % der histopathologischen Untersuchungen des Bindegewebes von Patienten mit SAB ließen sich strukturelle Veränderungen ähnlich denen des Marfan-Syndroms nachweisen. In der Tat gibt es kongenital auftretende Erkrankungen wie das Marfan-, Ehler-Danlos-Syndrom oder die fibromuskuläre Dysplasie, die häufig mit intrazerebralen Aneurysmen assoziiert sind. Prädilektionsstellen für Aneurysmen, die sich meist langsam über Jahre entwickeln, sind die Gabelungen der intrakraniellen Arterien des Circulus arteriosus Willisii: A. communicans anterior (36 %), A. carotis interna (16 %), A. communicans posterior (16 %) und A. cerebri media (13 %).

> Pathognomonisch ist der plötzliche diffuse Vernichtungskopfschmerz. Noch charakteristischer als seine Intensität ist das perakute Auftreten mit Erreichen des Schmerzmaximums binnen weniger Sekunden. 2/3 der Patienten zeigen eine verminderte Bewusstseinslage bei Aufnahme. Andere typische Erstsymptome sind Übelkeit, Erbrechen, Nackensteife und Krampfanfälle.

Bei immerhin 30 % wird die Diagnose im Rahmen der Erstabklärung nicht gestellt. Sehr häufig werden retrospektiv sog. Warnblutungen, d. h. kleinere Blutungsereignisse, beschrieben. Fokal neurologische Symptome im Sinne von Frühwarnzeichen sind eher selten, aber bei Aneurysmen im Bereich der A. carotis interna mit Affektion des N. oculomotorius durch Sehstörungen möglich.

Die prognostisch bedeutsame Klassifikation des klinischen Schweregrades erfolgt nach den Skalen von Hunt und Hess (1968) oder der World Federation of Neurological Surgeons (Teasdale et al. 1988) (Abschn. 1.2.1 sowie Tab. 2 und 3). 10–15 % der Patienten sterben noch vor Erreichen der Klinik. Die 30-Tages-Letalität inklusive Prähospitalphase beträgt 45–50 %.

Oberste Priorität bei der Diagnostik bei Aufnahme des Patienten in Notaufnahme/Schockraum hat das CT mit einer sehr hohen Sensitivität bereits am 1. Tag. Beim Nachweis einer SAB muss zur Lokalisation der Blutungsquelle eine CT gestützte Angiografie erfolgen. In Abhängigkeit von der Lebensbedrohlichkeit des klinischen Bildes kann eine digitale Subtraktionsangiografie (DSA) folgen, die als Goldstandard zur Detektion zerebraler Aneurysmen gilt und wichtige Informationen für die Planung des Aneurysmaverschlusses liefert, insbesondere über Aneurysmalokalisation, -konfiguration, der Blutzufluss und -abfluss sowie die Relation zu den benachbarten Gefäßen. In 25 % der Fälle finden sich auch multiple Aneursymen.

Die verschiedenen Behandlungsmöglichkeiten und -risiken sollten interdisziplinär diskutiert werden. An dieser Stelle werden nur einige Grundgedanken formuliert, für detaillierte Angaben wird auf die weiterführende fachspezifische Literatur verwiesen. Für die Aneurysmaausschaltung sind derzeit 2 Verfahren etabliert:

- endovaskuläres Coiling und
- mikrochirurgisches Clipping.

Die prospektiv randomisierte, multizentrische ISAT (I)-Studie (Molyneux et al. 2002, 2005) zeigte, dass zumindest bei SAB-Patienten, für die klinisch und angiografisch nach neurochirurgischer und neuroradiologischer Meinung beide Verfahren in Frage kommen, das Coiling die besseren klinischen Langzeitergebnisse liefert. Der Outcome-Vorteil bleibt über mindestens 7 Jahre bestehen und wird auch nicht durch die in der Coiling-Gruppe häufiger auftretenden SAB-Rezidive und Reinterventionen zunichte gemacht (Campi et al. 2007; van der Schaaf et al. 2005).

Die Intervention wird in zeitlicher Anlehnung an das Auftreten von Sekundärkomplikationen durchgeführt:

- In den ersten 4 Wochen nach einer Aneurysmaruptur kommt es ohne Aneurysmaausschaltung in ca. 40 % der Fälle zu einer Reruptur, dann mit einer noch schlechteren Prognose als das Erstereignis. Das kumulative Risiko in den ersten 2 Wochen liegt bei 19 %.
- Das Auftreten von Vasospasmen (Verengungen der subarachnoidalen Arterien) zwischen Tag 4 und Tag 14 führt zu Perfusionsminderungen und „verzögerten ischämischen neurologischen Defiziten". Hieraus generiert sich die Empfehlung einer möglichst raschen Aneurysmaausschaltung innerhalb der ersten 72 h nach der Blutung, d. h. noch vor Einsetzen der Vasospasmen. Streng genommen handelt es sich somit um Sekundärprophylaxe und keine Therapie des Krankheitsbildes SAB.

Patienten, die bereits zum Zeitpunkt der stationären Aufnahme bewusstlos sind, haben eine sehr schlechte Prognose. Bei den initial noch wachen Patienten wird die Morbidität und Letalität nicht mehr von der Schwere der initialen Blutung bestimmt, sondern vielmehr von Sekundärkomplikationen und sekundären Hirnschäden, die im Zusammenhang mit der Aneurysmaausschaltung auftreten. Die wesentlichen Faktoren sind: Rezidivblutung, mit der Aneurysmaausschaltung assoziierte Komplikationen (z. B. akutes fokales neu-rologisches Defizit, AFND), vasospasmusbedingte ischämische neurologische Defizite, posthämorrhagischer Hydrozephalus und intensivmedizinische Komplikationen.

In die ISAT (I)-Studie wurden im Rahmen des „uncertainty principle" v. a. Patienten in relativ gutem neurologischem Zustand (88 % WFNS-Grade 1–2) und mit relativ kleinen Aneurysmen (92 % < 11 mm) der vorderen Zirkulation (97 %) eingeschlossen. Allerdings wurde ein Großteil der Patienten nicht randomisiert, da bei ihnen nicht beide Verfahren als gleichwertig erachtet wurden. Somit sind in ISAT (I) Patienten über 70 Jahre und mit vertebrobasilären Aneurysmen unterrepräsentiert, ebenso Patienten mit Aneurysma der A. cerebri media, die häufig primär operiert werden. Dennoch wird ISAT (I) häufig herangezogen, um eine generelle Überlegenheit interventionell neuroradiologischer Verfahren zu postulieren. Befürworter primär endovaskulären Vorgehens merken zudem an, dass technische Fortschritte die Vorteile auch bei erweiterter Indikation zeigen dürften, da inzwischen sogar die Therapie breitbasiger Aneurysmen möglich ist. Dies soll nun in der ISAT (II)-Studie geklärt werden. In diese prospektive randomisierte Studie werden auch Patienten eingeschlossen, die in der ISAT (I)-Studie nicht randomisiert worden waren (Darsaut et al. 2013). Die Studie wird an mindestens 50 Zentren durchgeführt, allerdings beträgt die geplante Laufzeit 12 Jahre.

## Komplikationen der Aneurysmaausschaltung
Nachblutung

Wie bereits erwähnt, geht eine Nachblutung mit einer hohen Letalität einher, das höchste Risiko besteht in den ersten Tagen nach dem initialen Blutungsereignis. Man vermutet arterielle Blutdruckanstiege als die häufigste Ursache. Eine invasive Blutdruckmessung ist daher obligat. Systolische Blutdruckspitzen > 160 mm Hg sollten vermieden werden. Oberstes Ziel ist die Aufrechterhaltung eines adäquaten zerebralen Perfusionsdruckes (CPP = MAP−ICP). Bei Normotonikern scheint ein MAP von 70–80 mm Hg ausreichend, bei primär komatösen Patienten mit Hypertonus wird ein MAP von 90 mm Hg nahegelegt, um zerebrale Ischämien zu vermeiden. Die Inzidenz an Nachblutungen hat durch die zunehmende Praxis an Frühoperationen innerhalb der ersten 72 h und der Möglichkeit des frühen endovaskulären Aneurysma-Coilings deutlich abgenommen.

## Hydrozephalus
Die klinische Symptomatik eines Hydrozephalus entspricht derjenigen einer intrakraniellen Druckerhöhung: Kopfschmerzen, Erbrechen, Müdigkeit, zunehmende Vigilanzminderung bis hin zur Bewusstlosigkeit. Bezogen auf das zeitliche Auftreten unterscheidet man einen akuten (binnen der ersten 3 Tage), einen subakuten (nach 4–13 Tagen) und einen chronischen (ab 14 Tage) Hydrozephalus. Bei bis zu 25 % aller Patienten mit SAB ist bereits im Aufnahme-CT ein akuter Hydrozephalus apparent, allerdings wird dies nur bei 40 % der Betroffenen klinisch symptomatisch. Ein akuter Hydrozephalus führt nicht in jedem Fall zu einem chronischen Verlauf: Bei 14–21 % aller SAB-Patienten wird die Indikation für einen ventrikuloperitonealen Shunt gestellt. Das Risiko hierfür ist abhängig von: Lebensalter, WFNS-Grad, Hydrozephalus bei Aufnahme und Art der Aneurysmaausschaltung.

Bei endovaskulärer Versorgung ist signifikant häufiger eine dauerhafte Liquorableitung notwendig als bei chirurgischer. Als Therapie der Wahl bei der Akutversorgung gilt die Anlage einer externen Ventrikeldrainage. Sie dient sowohl der Hirndruckmessung und Liquoranalyse als auch der Drainage von blutigem Liquor aus dem Subarachnoidalraum. Letzteres wird als therapeutische Maßnahme diskutiert, aufgrund einer signifikanten Korrelation zwischen subarachnoidaler Blutmenge und Inzidenz eines symptomatischen Vasospasmus.

### Akut fokales neurologisches Defizit (AFND)
Akute fokal neurologische Defizite beschreiben neurologische Defizite, die sich akut binnen weniger Stunden als direkte Folge einer SAB oder der Aneurysmaversorgung präsentieren. Ein AFND geht mit einer schlechten Prognose einher, begründet durch die Beobachtung, dass die häufigste Ursache (intrazerebrale Blutung nach Aneurysmaruptur in 20–40 %) mit schweren neurologischen Beeinträchtigungen vergesellschaftet ist.

Operativ oder interventionsbedingte Ursachen sind Clip-Stenosen mit konsekutiver territorialer Ischämie, thrombotisch bedingte Gefäßstenosen oder Coiling-assoziierte Gefäßkomplikationen. Postoperativ oder postinterventionell sollte daher umgehend eine neurologische Untersuchung, möglichst am wachen Patienten, durchgeführt und bei Verdacht auf ein neu aufgetretenes neurologisches Defizit zügig eine diagnostische Abklärung (CT-Angiografie, Kontrollangiografie) veranlasst werden. Differenzialdiagnostisch sind v. a. Vasospasmen, Hydrozephalus oder Meningitis abzugrenzen.

### Vasospasmen
Vasospasmen treten zwischen dem Tag 4 und 14 nach dem initialen Blutungsereignis auf. Verengungen der subarachnoidalen Arterien führen konsekutiv zu regionalen zerebralen Perfusionsminderungen und damit v. a. bei eingeschränkter zerebraler Autoregulation zu „verzögerten ischämischen neurologischen Defiziten" („delayed ischemic neurological deficit"; DIND). Aufgrund des verminderten Nachblutungsrisikos infolge der Frühversorgung gelten Vasospasmen als die Hauptkomplikation nach SAB. Sie sind bei fast 75 % aller

betroffenen Patienten angiografisch nachweisbar, jedoch nur bei 30 % klinisch apparent als DIND.

Die Symptomatik ist jeweils abhängig vom Versorgungsgebiet der betroffenen Gefäße (A. cerebri anterior: Antriebsminderung, hirnorganisches Psychosyndrom; A. cerebri media: kontralaterale Hemisymptomatik, ggf. Sprachstörungen) und kann blutdruckabhängig reversibel sein. Das Risiko steigt mit der Menge subarachnoidalen Blutes (CCT, Einteilung gemäß Fisher-Skala). Als zusätzlich begünstigende Faktoren werden Hypovolämie in der postoperativen Phase und Hyperglykämie angesehen.

Als wichtigste diagnostische Maßnahme zur Früherkennung und Verlaufsbeurteilung, v. a. bei bewusstseinsgetrübten Patienten, gilt die transkranielle Dopplersonografie (Anstieg der mittleren Blutflussgeschwindigkeit > 200 cm/s bzw. signifikanter Anstieg > ca. 50 % im Verlauf, Nachteil: keine kontinuierliche Messmethode; ▶ Kap. 20, „Zerebrales und neurophysiologisches Monitoring"). In letzter Zeit nimmt hier auch die zerebrale Mikrodialyse einen zunehmenden Stellenwert ein.

Die Diagnose „symptomatischer Vasospasmus" kann aber nicht allein durch Messbefunde, sondern immer nur im Zusammenhang mit einer neurologischen Verschlechterung gestellt werden.

**Prophylaxe und Therapie des Vasospasmus**
Prophylaxe

Die Prophylaxe vasospasmusbedingter ischämischer neurologischer Defizite und Hirninfarkte erfolgt mittels oraler Gabe des Kalziumantagonisten Nimodipine (Nimotop) (6-mal 60 mg/Tag für 21 Tage). Eine suffiziente Blutdruckerhöhung hat Priorität vor Nimodipin-Gabe. Auch wenn die Therapie nicht unumstritten ist, wird sie angesichts der geringen Risiken empfohlen. Sie führt zur signifikanten Senkung der Häufigkeit verzögerter ischämischer neurologischer Defizite („number needed to treat"; [NNT] = 20) (Dorhout Mees et al. 2007). Die zugrunde liegenden Mechanismen sind noch nicht vollends erforscht: Man nimmt an, dass die Wirkung eher aus einer Erhöhung der Ischämietoleranz (Neuroprotektion) und der Verbesserung der pialen Kollateralisierung resultiert als einer direkten Beeinflussung des Vasospasmus. Patienten in schlechtem klinischem Zustand (Schweregrade nach Hunt u. Hess 4–5), die das höchste Risiko eines Vasospasmus aufweisen, sind in den existierenden Studien nicht ausreichend repräsentiert. Die Wirksamkeit von zermörserten Tabletten, die über die Magensonde verabreicht werden, ist zwar eingeschränkt (Angabe des Herstellers), der positive Effekt für intravenöses Nimodipin jedoch nicht ausreichend belegt.

Ein weiterer erfolgversprechender Forschungsansatz zur Prophylaxe des Vasospasmus ist die Implantation von „slow-release pellets" intrazisternal während der operativen Aneurysmaversorgung, die einen vasodilatierenden Wirkstoff (z. B. Nicardipine) kontinuierlich über einen Zeitraum von 2–3 Wochen freisetzen (Carlson et al. 2020).

Eine prophylaktisch induzierte Triple-H-Therapie hat weder Einfluss auf die Inzidenz und die Ausprägung eines symptomatischen Vasospasmus noch auf das Behandlungsergebnis und wird nicht mehr empfohlen. Einer Hypovolämie hingegen muss unbedingt entgegengewirkt und eine Normovolämie aufrechterhalten werden. Antihypertensive Pharmaka sollten aus diesem Grunde zurückhaltend eingesetzt werden, v. a. da bei Patienten mit symptomatischem Vasospasmus sehr häufig die zerebrale Autoregulation gestört und die zerebrale Perfusion somit vom arteriellen Blutdruck abhängig ist.

**Therapie**

Im klinischen Alltag scheinen sich ischämische Symptome zu mildern oder voll reversibel zu sein, wenn frühzeitig innerhalb von Stunden nach Auftreten eines DIND mit einer hypertensiven Therapie begonnen wird (Rass und Helbok 2021; Dankbaar et al. 2010; Harrigan 2010; Li et al. 2019).

Die wissenschaftliche Datenlage zur endovaskulären Vasospasmus-Therapie lässt derzeit noch keine Formulierung Evidenz-basierter Empfehlungen zu. Bislang fehlen auch kontrollierte Studien zum neurologischen Outcome. Im klinischen Alltag bietet dieser Ansatz in spezialisierten Zentren jedoch erfolgreiche Therapieoptionen. Die individualisierten, therapeutischen Ansätze sind abhängig von Lokalisation und Ausprägung der Symptomatik, aber auch von der Expertise des jeweiligen Zentrums, und beinhalten im Wesentlichen die intraarterielle Gabe vasodilatatorischer Substanzen (z. B. Nimodipin) sowie endovaskulär dilatatorische Verfahren (meist durch transluminale Ballondilatation). Die Ballondilatation kann insbesondere bei frühzeitigem Einsatz innerhalb von 2 h nach Auftreten eines DIND eingestellte Gefäßsegmente effektiv und anhaltend aufweiten und damit die neurologische Symptomatik verbessern. Die Methode ist aber für distale Gefäßabschnitte und diffuse Spasmen weniger gut einsetzbar. Die intraarterielle Gabe von Vasodilatantien ist hierfür besser geeignet, dafür aber von zeitlich begrenzter Wirkung (ca. 3 h) – eine kontinuierliche Gabe über arterielle Katheter wird nur von wenigen Zentren angewendet (Antikoagulation erforderlich, erhöhtes Risiko für systemische Hypotension und Infektionen).

Komplikationen treten bei endovaskulär dilatativen Verfahren in ca. 5 % der Fälle auf, sind dann aber besonders schwerwiegend (Gefäßdissektion, -ruptur). Eine Alternative zur Ballondilatation stellt die Anwendung von rückholbaren Stentretrievern dar. Beide bedienen die gleiche Methode (Angioplastie), stellen aber unterschiedliche Instrumente dar. Stentretriever bieten mehr Flexibilität und können individuell besser geeignet sein, werden bisher aber im klinischen Alltag seltener eingesetzt.

**Neurologische Komplikationen**
Meningitis Die klassischen Symptome einer Meningitis finden sich auch als Reizreaktion auf subarachnoidales Blut, dies wird dann als aseptische Meningitis bezeichnet. Die Inzidenz für eine bakterielle Meningitis liegt bei 6–22 %. Sie steigt mit der Liegedauer einer Liquordrainage > 15 Tage sowie bei einer Liquorfistel oder Katheterobstruktion (z. B. durch einen Blut-Clot), jedoch nicht mit dem Vorhandensein von Blut im Liquor oder einer ICB. Da in den ersten Tagen nach Anlage einer externen Ventrikeldrainage das Meningitisrisiko niedrig ist und häufige Liquorabnahmen das Infektionsrisiko erhöhen können, wird eine seltenere Liquorabnahme (z. B. 2-mal in der 1. Woche und täglich ab jedem weiteren Tag) empfohlen. Die externe Ventrikeldrainage sollte insbesondere bei abzusehender längerer Drainagepflichtigkeit frühzeitig (z. B. nach 7 Tagen) gewechselt werden bzw. in eine lumbale Drainage umgewandelt werden, was allerdings nicht immer effektiv ist, da über die lumbale Drainage häufig keine ausreichend hohe Drainagemenge zu realisieren ist.

**Krampfanfälle und intrakranielle Hypertension**
Krampfanfälle werden bei bis zu 26 % der Patienten mit aneurysmatischer SAB beobachtet, insbesondere in Zusammenhang mit der Blutung bei linksseitigem Mediaaneurysma.

Die Routine-EEG-Diagnostik hat einen großen Stellenwert, insbesondere zum Ausschluss eines nonkonvulsiven Status epilepticus. Bei der SAB wird auch das Auftreten einer sog. „cortical spreading depression" als Ursache einer neurologischen Verschlechterung bzw. DIND diskutiert.

Zum Thema intrakranielle Hypertension sei auf ▶ Kap. 22, „Intensivtherapie bei erhöhtem intrakraniellem Druck" verwiesen.

*Nicht neurologische Komplikationen*
Neurogen-extrazerebrale Organfunktionsstörungen nach SAB betreffen v. a. das kardiopulmonale System (myokardiale Nekrosen, verminderte Herzauswurfleistung, neurogenes Lungenödem).

**Pulmonale Komplikationen**
22 % der Patienten mit aneurysmatischer SAB erleiden pulmonale Komplikationen, zunehmend mit Lebensalter und Schweregrad der SAB. Dies ist dann mit einem schlechten klinisch-neurologischen Endergebnis assoziiert (Friedman et al. 2003). Nosokomiale Pneumonien, kardiogenes und neurogenes Lungenödem sowie Aspirationspneumonie sind zusammen für 85 % aller pulmonalen Komplikationen nach SAB verantwortlich. Die hohe Letalität begründet sich auf die möglichen Organdysfunktionen wie ARDS, SIRS, Sepsis oder (Multi-) Organversagen.

▶ **Cave** Bei 35 % der Patienten nach SAB finden sich Hinweise auf eine Herzinsuffizienz. Insbesondere bei fehlender kardialer Abklärung besteht die Gefahr der kardiopulmonalen Dekompensation (Lungenödem), die klassische Triple-H-Therapie hat auch deshalb ihren Stellenwert eingebüßt.

**Elektrolytstörungen**
Oft zeitlich koinzident mit dem Vasospasmus entwickeln sich eine Natriurese, Hyponatriämie und Hypovolämie. Diese Komplikationen sind pathophysiologisch nur zum Teil verstanden (Abschn. 1.1.5) und begünstigen die sekundären Ischämien.

**Hyperglykämie**
80–100 % der SAB-Patienten weisen bei stationärer Aufnahme eine Hyperglykämie auf. Dies wird assoziiert mit einer Vielzahl extrakranieller Komplikationen wie Lungenödem, Pneumonie und schweren neurologischen Komplikationen. Bei Patienten mit hochgradiger SAB und schweren fokalen Defiziten treten Hyperglykämien im Blut bei gleichzeitig kritisch erniedrigten Hirngewebsglukosespiegeln auf. Die Methode der zerebralen Mikrodialyse kann in diesen Fällen dazu beitragen, Patienten mit zerebral ausgeschöpfter Glukoseverstoffwechselung zu identifizieren und die Insulintherapie zu optimieren, um eine zerebrale metabolische Entgleisung zu vermeiden.

**Kardiale Komplikationen**
35 % der Patienten mit SAB weisen Zeichen einer Herzinsuffizienz auf. Besonders am 1. und 2. postoperativen Tag werden kardiale Arrhythmien (30 %, davon 5 % lebensbedrohlich), gefolgt von Lungenödem (23 %), Veränderungen der Leberwerte (24 %) sowie Nierenfunktionsstörungen (7 %) beschrieben. Die Häufigkeit des Auftretens von EKG-Veränderungen korreliert mit der Menge an subarachnoidalem Blut im CT nach der Fisher-Skala und wird mit bis zu 67 % angegeben (in 30 % Arrhythmien). Troponin I als Marker einer Myokardschädigung ist bei 20–30 % der Patienten nach SAB erhöht und wird als Prädiktor für das Auftreten pulmonaler und kardialer Komplikationen diskutiert. In der Regel ist eine Normalisierung der EKG-Veränderungen im Verlauf ohne spezifische Therapie zu beobachten.

## 2.3 Schädel-Hirn-Trauma

Hier sei auf ▶ Kap. 80, „Schädel-Hirn-Trauma" verwiesen, das bereits die wichtigsten Aspekte von Erstversorgung bis Beginn der Intensivtherapie, Prinzipien des Monitorings, Indikationen zur operativen Versorgung und die Basistherapie behandelt. An dieser Stelle werden nur einige Themen ergänzt bzw. hervorgehoben. Bei primär bewusstlosen Patienten oder bei Patienten, bei denen die Indikation zur Sedierung besteht, ist eine engmaschige neurologische Untersuchung essenziell. Eine neu aufgetretene Anisokorie muss dringlichst abgeklärt werden, durch bildgebende Verfahren, aber auch durch neurologische und augenärztliche Konsiliarärzte (Bulbustrauma).

▶ **Cave** Die Gabe eines Mydriatikums muss beim bewusstlosen Patienten vermieden werden.

> 10 % der Patienten mit SHT weisen eine begleitende Verletzung der Halswirbelsäule auf.

Auf Besonderheiten in Diagnostik und Therapie des Schädel-Hirn-Traumas bei Kindern kann an dieser Stelle nicht eingegangen werden (Kochanek et al. 2019).

### 2.3.1 Zerebrale Krampfanfälle

Die posttraumatische Epilepsie nach SHT ist besonders häufig bei Patienten mit Kontusionen (fokale Läsionen). Frühe zerebrale Krampfanfälle innerhalb der 1. Woche nach dem traumatischen Ereignis sind in bis zu 25 % der Fälle beschrieben (Carney et al. 2017). Es gilt hervorzuheben, dass diese in nur circa der Hälfte der Fälle klinisch symptomatisch werden. Zur Detektion subklinischer epileptiformer Aktivität sollte eine EEG-Diagnostik durchgeführt werden. Hierfür eignet sich auch ein kontinuierliches, bettseitiges Verfahren, das die Darstellung des nativen EEGs einschließt.

Die prophylaktische Gabe von Antikonvulsiva in der Frühphase nach SHT wird sehr kontrovers diskutiert, reduziert sie zwar signifikant die Inzidenz, führt jedoch nicht zur Verbesserung des neurologischen Outcomes. In der Spätphase, ab 7 Tage nach SHT, treten zerebrale Krampfanfälle ebenfalls relativ häufig mit 9–42 % auf. Hier konnte eine prophylaktische Gabe das Auftreten nicht signifikant verringern. Generell kann somit keine Empfehlung zur Prophylaxe ausgesprochen werden. Treten allerdings Krampfanfälle auf, sollten diese therapiert werden und eine antikonvulsive medikamentöse Einstellung erfolgen. Hierbei wird die Anlehnung an die neurologischen Leitlinien zur Therapie von Epilepsie empfohlen (Elger et al. 2017).

> Bei anhaltender Bewusstlosigkeit, Änderungen der Vigilanz oder unklaren Änderungen neurokognitiver Funktionen muss differenzialdiagnostisch ein nonkonvulsiver Status epilepticus ausgeschlossen werden (mittels EEG).

*Gerinnungsstörungen bei SHT*
Nach einem Schädel-Hirn-Trauma sind z. T. gravierende Gerinnungstörungen bis hin zu einer Verbrauchskoagulopathie mit DIG beschrieben. Allerdings fehlen randomisierte Studien zur Diagnostik und Therapie. Eine ausgeprägte Gerinnungsstörung gilt als Kriterium für einen prognostisch ungünstigen Verlauf durch Verzögerung der operativen Versorgung und der Aggravierung von Sekundärschäden.

Im Tierexperiment finden sich Hinweise auf Aktivierung der Gerinnungskaskade, insbesondere über traumatisch freigesetztes zerebrales Gewebethromboplastin (Faktor III). Zu den weiteren möglichen Mechanismen der Gerinnungsaktivierung zählt die Aktivierung des endogenen Gerinnungssystems und der Thrombozyten durch Faktor XII nach Schädigung des Gefäßendothels; Freisetzung von Plättchenfaktoren (Phospholipiden) aus v. a. Thrombozyten, Leukozyten und Erythrozyten; Aktivierung von Zytokinen mit vermehrter Expression von Thromboplastin; Aktivierung der Gerinnungskaskade auf verschiedenen Ebenen durch zerebrale Hypoxie, Gewebeazidose und Störungen des zerebralen Blutflusses.

Die Größe der Hirnläsion scheint mit dem Ausmaß einer Gerinnungsstörung assoziiert zu sein. Zudem scheint die Lokalisation der zerebralen Gewebsverletzung eine Rolle zu spielen: So findet sich eine DIG häufiger bei Verletzung thromboplastinreicher Areale, analog häufiger bei intra- vs. extrakraniellen Verletzungen. Dem Verletzungsmuster wird ebenfalls Bedeutung zugemessen: die Verletzung großer Gefäße trägt zu einer Verlustkoagulopathie bei; bei Schussverletzungen führt die Mitbeteiligung von multiplen Gefäßen entlang des Schusskanals zu einer Störung der Blut-Hirn-Schranke und begünstigt damit die Einschwemmung von v. a. Gewebsthromboplastin.

Studien zeigen eine signifikante Korrelation zwischen dem Ausmaß der Gerinnungsstörung (gemessen an einem sog. DIG-Score) und dem initialen GCS-Score (Selladurai et al. 1997). Am häufigsten verwendet wird der sog. Modifizierte disseminierte intravasale Gerinnungs- (DIG) Score nach Kearney (Hulka et al. 1996). Dieser umfasst 5 Parameter (Thrombozytenzahl, Prothrombinzeit, aPTT, Fibrinspiegel, D-Dimer-Spiegel) und vergibt eine Punktzahl von 0–15 (5 Punkte sind hier Indikator einer Gerinnungsstörung).

Die Therapie der Gerinnungsstörung muss an den 3-Phasen-artigen Verlauf der DIG angepasst werden: Gabe von Gerinnungsinhibitoren (AT III) bzw. Antifibrinolytika, Gabe von niedrig dosiertem Heparin und Substitution reduzierter Gerinnungsfaktoren.

### 2.3.2 Thromboseprophylaxe

Neurotraumatologische Patienten haben ein hohes Thromboserisiko: bis zu 50 % ohne Prophylaxe. Der Beginn einer Thromboseprophylaxe wird in der Regel erst ab 36 Stunden nach dem Trauma empfohlen, allerdings sind hier häufig sehr individuelle Entscheidungen zu treffen. Bei hohem Blutungsrisiko wird einer nicht PTT-wirksamen i.v. Heparinisierung dem Vorzug vor NMH gegeben.

## 2.4 Rückenmarkeingriffe und -verletzungen (spinales Trauma, spinale Blutung)

### 2.4.1 Epidemiologie und Pathogenese

Rückenmarkverletzungen bei Intensivpatienten sind meist traumatischer Genese, seltener handelt es sich um Patienten mit spinalen Raumforderungen, arteriovenösen Malformationen oder Hämatomen.

Die Häufigkeit von Rückenmarkverletzungen wird in Industrieländern mit 50 Neuerkrankungen pro Jahr pro 1 Mio. Einwohner angegeben, die Inzidenz kompletter Querschnittslähmungen mit 10–15. In Deutschland werden ca. 1200 traumatische Querschnittslähmungen pro Jahr gemeldet, bedingt durch Verkehrs- und Arbeitsunfälle, Suizidversuche, Sport- und Badeunfälle (Beschleunigungsverletzungen, Sturz aus großer Höhe). Führend handelt es sich um Polytraumatisierte mit Begleitverletzungen an Wirbelsäule und Rückenmark, aber auch pulmonale Komplikationen bei isolierten höhergelegenen Verletzungen des Zervikalmarks bedürfen oftmals einer intensivmedizinischen Versorgung.

Bei Vorliegen eines SHT weisen 10 % der Patienten begleitende Wirbelsäulenverletzungen auf, meist der HWS. Verletzungen der BWS gehen häufig mit einem Thoraxtrauma einher, bei Verletzungen der LWS gilt es, eine intraabdominelle Verletzung oder ein retroperitoneales Hämatom auszuschließen (S3 – Leitlinie Polytrauma/Schwerverletzten-Behandlung Herausgeber: AWMF Register-Nr. 012/019 2017).

### 2.4.2 Klassifikation und Erstversorgung

Bei traumatischen Rückenmarkverletzungen bestimmen v. a. folgende Faktoren die weitere Diagnostik und Therapie:

- Höhe der Verletzung,
- Alter und Stabilität der Fraktur sowie
- Ausprägung der neurologischen Komplikationen und Begleitverletzungen.

Hier sei auf ▶ Kap. 50, „Querschnittlähmung: Akutbehandlung und Rehabilitation" verwiesen.

> Die wesentliche Frage bei der Erstversorgung ist, ob es sich um eine stabile oder eine operativ versorgungspflichtige Wirbelsäulenverletzung handelt.

Bei Übergabe des Patienten auf die Intensivstation muss daher besprochen werden, ob es sich um eine stabile oder instabile Fraktur handelt, ob oder welche operativen Stabilisierungsmaßnahmen ergriffen wurden und inwieweit eine Mobilisation des Patienten erlaubt ist.

Die gleiche Sorgfalt ist bei nicht traumatischen postoperativen oder konservativen Rückenmarkpatienten anzuwenden. Mögliche Ursachen für Raumforderungen sind Hämatome, Pus (Abszesse) oder Tumoren, häufig auch Metastasen. Tumorbedingte Kompressionen entstehen selten innerhalb des Rückenmarks selbst, meist kommt es zu einer Einengung durch umgebende Strukturen.

Zur Klassifikation der Wirbelsäulenverletzungen muss auf weiterführende Fachbücher verwiesen werden. Für die einzelnen Abschnitte der Wirbelsäule existieren verschiedene Einteilungen, meist mit entsprechenden Leitlinien zur Versorgung. Erwähnt seien Verletzungen der thorakolumbalen Wirbelsäule: Die häufigsten Frakturen treten am Übergang auf. Operativ versorgt müssen Kompressionsfrakturen mit komplettem Berstungsbruch (Typ A3), Distraktions- (instabile Typ B) und Rotationsverletzungen (Typ C). Verletzungen der oberen HWS (Okziput – HWK 2) sind überproportional häufig mit anderen Wirbelsäulenverletzungen assoziiert. Im Bereich der unteren HWS sind häufig degenerative Veränderungen vorbestehend (Myelopathie, Spinalkanalstenose). In diesem Fall können bereits geringere Auslöser wie HWS-Distorsionen zu gravierenden neurologischen Komplikationen führen. Beschrieben sind auch neurologische Ausfälle ohne radiologisches Korrelat (SCIWORA: „spinal cord injury without radiographic abnormality"), oft bedingt durch transiente ligamentäre Deformationen, häufiger bei Kindern.

Ziel der Erstversorgung bei vermutetem spinalem Trauma ist die rasche Sicherung der Diagnose. Im Vordergrund steht die Prävention von Sekundärschäden (Hadley und Walters 2013). Die amerikanischen Leitlinien stellen die klinische Symptomatik in den Vordergrund. Beim wachen asymptomatischen Patienten, der weder Nackenschmerzen noch Druckschmerz angibt, keine Auffälligkeiten bei der neurologischen Untersuchung zeigt und keine Verletzung oder Erkrankung hat, die eine exakte Evaluierung erschwert, wird bei erhaltener funktioneller Beweglichkeit keine radiologische Diagnostik der zervikalen Wirbelsäule empfohlen (Hadley und Walters 2013).

Bei jedem Patienten mit frischem spinalem Trauma müssen Mehrfachverletzungen vermutet werden: SHT, Rippenfrakturen, (Spannungs-)Pneumothorax, intraabdominelle Organmitbeteiligung (Milzruptur, Leberkapselhämatom) oder z. B. Ureterenverletzung. Deshalb ist neben dem genauen neurologischen Aufnahmebefund (Bewusstsein, Motorik, Sensibilität, Reflexstatus, Blasen-Mastdarm-Funktion, kardiopulmonaler Status, lokale Verletzungszeichen) ein genaues Bild über die bereits stattgefundene Diagnostik zu erheben und diese ggf. zügig zu komplettieren (Ultraschall Abdomen, Thoraxröntgenaufnahme, konsiliarische Stellungnahmen durch z. B. Chirurgie, Urologie, Ophthalmologie).

Nach der Diagnosesicherung eines spinalen Traumas ist es in der Frühphase wichtig, engmaschig neurologisch zu überwachen, um klinische Befundverschlechterungen erfassen zu können. Diesen Verschlechterungen können die Entwicklung eines spinalen Hämatoms oder das Dislozieren instabiler Frakturen zugrunde liegen. Sie bedürfen einer weiteren Abklärung und ggf. operativen Versorgung.

Für die Beschreibung des neurologischen Status wird die Klassifikation der American Spinal Injury Association empfohlen (Hadley und Walters 2013) (ASIA, ▶ Kap. 50, „Querschnittlähmung: Akutbehandlung und Rehabilitation"). Das Ausmaß der Lähmung lässt sich nach funktionellen Kriterien in 5 Schweregrade einteilen (Frankel et al. 1969):

- A: vollständige Lähmung,
- B: motorisch komplette und sensibel inkomplette Lähmung,
- C: motorisch inkomplette Lähmung ohne Funktionswert,
- D: motorisch inkomplette Lähmung mit Funktionswert,
- E: keine Lähmung/vollständige Erholung.

Die AISA-Klassifikation basiert auf einem Punktesystem für motorische und sensible Funktionen und ist wesentlich komplexer. Beide Einteilungen eignen sich auch zur Verlaufsbeobachtung.

Die Behandlung von Rückenmarkverletzungen in einem Zentrum ist nach frühestmöglicher Verlegung erstrebenswert, sowohl für die Akuttherapie als auch für die Frührehabilitation. Unter http://www.dmgp.at/zentren.htm findet sich eine Liste der deutschsprachigen Querschnittsgelähmtenzentren.

*Gabe von Kortikosteroiden nach akuten spinaler Traumatisierung*

In den Multizenterstudien NASCIS I–III (National Spinal Cord Injury Study) wurde die Wirksamkeit von Methylprednisolon (MP) nach akuten (nicht penetrierenden) Rückenmarkverletzungen analysiert. Die NASCIS-II-Studie (Bracken et al. 1990) (NASCIS-II-Schema: Bolus 30 mg/kg KG MP, Infusion 5,4 mg/kg KG/h über 23 h) konnte einen geringfügig positiven Effekt auf Sensorik und Motorik bis zu 6 Monate nach Trauma zeigen, nach 1 Jahr noch eine leicht verbesserte Motorik gegenüber der Kontrollgruppe. Diese positiven Effekte zeigten sich jedoch nur bei Therapiebeginn innerhalb von 8 h. Polytraumatisierte Patienten wurden nicht von der Studie ausgeschlossen, sind aber unterrepräsentiert.

In der NASCIS-III-Studie zeigte sich jedoch 6 Wochen nach einem spinalen Trauma eine höhere Komplikationsrate an schwerer Sepsis und schwerer Pneumonie bei > 48 h mit MP im Vergleich zu > 24 h behandelten Patienten (Bracken et al. 1997).

In der aktuellen S3-Leitlinie Polytrauma wird MP nicht mehr empfohlen (S3 – Leitlinie Polytrauma/Schwerver-letzten-Behandlung Herausgeber: AWMF Register-Nr. 012/019 2017):

> Eine MP-Gabe („NASCIS-Schema") ist nicht mehr Standard, kann aber bei neurologischem Defizit und nachgewiesener Verletzung innerhalb von 8 Stunden nach dem Unfall eingeleitet werden.

In den Leitlinien der amerikanischen Neurochirurgen wird von MP klar abgeraten (Hurlbert et al. 2015; Walters et al. 2013):

> Die Anwendung von MP zur Behandlung der akuten Rückenmarksverletzung wird nicht empfohlen. Kliniker, die Therapie mit MP erwägen, sollten bedenken, dass das Medikament keine Zulassung für diese Anwendung besitzt. Es gibt keine Klasse-I- oder Klasse-II-Evidenz für einen klinischen Nutzen von MP in der Therapie der akuten Rückenmarksverletzung. Vereinzelte Berichte (Klasse-III-Evidenz) reklamieren inkonsistente Effekte, die wahrscheinlich auf Zufallsbefunde oder Selektionsbias beruhen. Im Gegenteil besteht Klasse-I-, -II- und -III-Evidenz, dass hoch dosierte Steroidgabe gesundheitsschädliche Nebenwirkungen bis hin zum Tod haben.

Falls dennoch eine Therapie bei nicht penetrierenden Verletzungen erwogen wird, sollte diese frühestmöglich, aber spätestens binnen 8 h begonnen und nicht länger als 24 (−36) h fortgeführt werden. Zur Orientierung wird das in der NASCIS-II-Studie gebrauchte Dosierungsschema empfohlen. Die möglichen Komplikationen einer hoch dosierten Steroidtherapie bei Patienten mit Rückenmarksverletzung sollten dabei bedacht und frühzeitig erkannt werden: diese sind neben Sekundärinfektionen häufig auch Pankreatitiden, Myopathien, psychische Probleme und schwere Laktatazidose, insbesondere bei Kombination der hoch dosierten Methylprednisolongabe mit intravenöser Adrenalinzufuhr.

Analog zu intrakraniellen Prozessen kommt den Kortikosteroiden in der Therapie spinaler Kompression bei Tumorerkrankungen eine weniger umstrittene wichtige Rolle zu. Neben einer hoch dosierten Therapie mit Dexamethason kommen hier Radiotherapie und Chemotherapie zum Einsatz, in seltenen Fällen ist ein operatives Vorgehen (Tumor-Debulking und anteriore Stabilisierung, Dekompressionslaminektomie) indiziert.

*Weitere Therapieansätze*

Die Datenlage zu Vorteilen einer früher versus späten chirurgischen Dekompression bei thorakolumbalen oder cervikalen spinalen Traumata bietet derzeit noch keine Grundlage für die Formulierung von Empfehlungen durch die entsprechenden Fachgesellschaften. Gegenstand laufender Forschung sind Therapieansätze, die darauf zielen, den Sekundärschaden zu minimieren: antiinflammatorische Therapie, Blutdruckmanagement (± Vasopressorunterstützung) und Optimierung des spinalen Perfusionsdruckes (Karsy und Hawryluk 2019). Allerdings stellen die komplexe

Pathophysiologie, das heterogene Patientengut und die häufig signfikanten Komorbiditäten hohe Anforderungen an Forschungsansätze, die präklinische Ergebnisse in Patientenstudien untersuchen möchten.

### 2.4.3 Komplikationen und Langzeitverlauf

Die Frühletalität von Patienten mit spinalem Trauma beträgt zwischen 4–20 % und wird v. a. bestimmt durch Patientenalter, Höhe der Rückenmarkläsion und Grad der Begleitverletzungen. Verglichen mit Patienten mit thorakalen Läsionen haben Patienten mit C1- bis C3-Läsionen ein 6,6-fach, mit C4- bis C5-Läsionen ein 2,5-fach erhöhtes Letalitätsrisiko in der Akutphase. Im weiteren Verlauf bestimmen Organkomplikationen das Behandlungsergebnis, führend sind Sepsis, Lungenembolie und Pneumonie.

**Kardiopulmonale Komplikationen**
Kardiovaskuläre Komplikationen

Neben möglichen kardiovaskulären Komplikationen erfordern häufig pulmonale Probleme eine intensivmedizinische Behandlung. Eine hämodynamische Instabilität ist häufig bei polytraumatisierten Patienten, bedingt durch den Blutverlust oder die Begleitverletzungen. Hypotensive Phasen mit konsekutiver spinaler Minderperfusion sollen so rasch wie möglich behoben werden (Anhebung des systolischen Blutdrucks auf > 90 mm Hg). Für die Dauer von 7 Tagen nach akutem spinalem Trauma wird die Aufrechterhaltung eines mittleren Blutdrucks von 85–90 mm Hg empfohlen (Ryken et al. 2013). Primär durch die Rückenmarkverletzung bedingte kardiovaskuläre Komplikationen der Akutphase sind der spinale Schock und bradykarde Herzrhythmusstörungen. Der sog. spinale Schock mit Hypotension, Bradykardie und Hypothermie folgt nach maximaler Vasoparalyse ohne mögliche sympathikotone Gegenregulation. Diese Phase kann Tage bis Wochen dauern.

Bradykarde Herzrhythmusstörungen treten nicht selten bei hohen zervikalen Läsionen (C1–C5) innerhalb von 2 Wochen nach einem spinalen Trauma auf. Meist handelt es sich um Bradyarrhythmien oder Sinusbradykardien, ein primärer Sinusarrest wird seltener beobachtet. Häufig wird dies auch bei Patienten mit thorakalen Läsionen bei Th1–Th4 in der Akutphase beschrieben, mit Tendenz zum Abklingen nach Ende des spinalen Schocks. Bei Manipulationen am Patienten (Kopflagerung, Absaugen) ist eine erhöhte Empfindlichkeit für eine vagale Stimulation zu beachten. Bei wirkungsloser medikamentöser Stimulation (Atropin, Orciprenalin) ist ein externer Pacer und u. U. die Implantation eines permanenten Herzschrittmachers erforderlich. Bei heterogener Genese kardiovaskulärer Komplikationen ist die Therapie symptomatisch.

> Oberstes Gebot ist die rasche hämodynamische Stabilisierung und Aufrechterhaltung von Normotension sowie optimaler Oxygenierung.

**Pulmonale Komplikationen**
Diese können neben einer möglichen Lähmung der Interkostal- oder Zwerchfellmuskulatur auch bedingt sein durch Verletzungen des knöchernen Thorax und/oder der Lungen (Rippenserienfrakturen, Pneumothorax, Hämatothorax, Lungenkontusionen). Die Intubationsmaßnahmen erfordern höchste Vorsicht, als Methode der Wahl gilt die fiberoptisch gestützte Intubation.

In den ersten 12–24 h nach einem spinalen Trauma kann Succinylcholin als Muskelrelaxans verwendet werden. Binnen der ersten 3 Tage jedoch kann es zur peri- und extrajunktionalen Neubildung von Acetylcholinrezeptoren kommen. Diese neu gebildeten Rezeptoren vom fetalen Typ besitzen eine längere Öffnungszeit und induzieren damit einen etwa 2-fach höheren Kaliumefflux aus der Muskelzelle mit der Gefahr der Hyperkaliämie.

Bei Läsionen zwischen C5 und Th1 ist bei (in-)kompletter Lähmung der Interkostalmuskulatur bei erhaltener Zwerchfelltätigkeit eine suffiziente Spontanatmung initial oft möglich. Das Zwerchfell als wichtigster Motor der Inspiration wird innerviert aus den Segmenten C3–C5; die Mm. intercostales externi aus Th1–Th11. Die Exspiration erfolgt passiv. Aktive Exspiration z. B. für den Hustenstoß, erfolgt mit Hilfe der Abdominalmuskulatur (Th7–L1). Im Verlauf kommt es deshalb häufig zu einer respiratorischen Verschlechterung.

In der Frühphase sind auch akute, mitunter fulminante pulmonale Störungen beschrieben im Sinne eines neurogenen Lungenödems (Abschn. 1.1.4). Bei einer Mitbeteiligung des Zwerchfells bei Läsionen oberhalb von C4 ist keine Spontanatmung möglich, die Langzeitprognose ist hier schlecht. Die frühzeitige Anlage eines plastischen Tracheostomas ist bei pulmonalen Komplikationen indiziert.

Bei der Prävention oder Therapie pulmonaler Komplikationen stehen Basismaßnahmen wie rasche Mobilisierung und intensive Physiotherapie im Vordergrund. Eine rasche operative Stabilisierung der Wirbelsäule ist hier sehr wichtig. Bis dahin oder falls dies nicht möglich ist, werden 2-stündliche achsengerechte Lagerungsmaßnahmen (z. B. mit Hilfe von Rotationsbetten) empfohlen. Begleitmaßnahmen bestehen in der Gabe von Sekretolytika (i.v. oder per inh.), guter Mund-, Rachen- und Bronchialtoilette, Vermeidung eines Subileus zum Erhalt der Zwerchfellmobilität und Förderung des spontanen Hustenstoßes (z. B. durch tägliche Aufwachversuche). Die regelmäßige mikrobiologische Untersuchung von Sputum oder Trachealsekret (mindestens 1-mal/Woche) ermöglicht im Fall einer Pneumonie die rasche antibiotische Therapie nach Resistenzlage. Spätestens jedoch vor Beginn einer Antibiotikatherapie sollte eine mikrobiologische Probengewinnung erfolgen.

*Gastrointestinale Komplikationen*
Gastrointestinale Komplikationen werden am häufigsten in Form von Motilitätsstörungen oder Stressulzera beobachtet.

10 % der Patienten mit spinalem Trauma entwickeln Stressulzera, daher besteht die Indikation zur medikamentösen Ulkusprophylaxe. Die Diagnose kann bei einer Sickerblutung und bei gleichzeitig eingeschränkter Algesie erschwert sein. Eine Subileussymptomatik tritt bei fast allen Patienten in der Frühphase auf, deshalb sollten von Anfang an unterstützende Maßnahmen getroffen werden. Ein akutes Abdomen stellt in 10–15 % der Fälle die Todesursache nach Rückenmarkverletzungen dar (Juler und Eltorai 1985).

### Thromboembolische Komplikationen
Details (Abschn. 1.2.2).

### Urovesikale Komplikationen
Details ▶ Kap. 50, „Querschnittlähmung: Akutbehandlung und Rehabilitation".

Ein transurethraler Dauerkatheter sollte im Rahmen der Erstversorgung bei Aufnahme bei einem spinalen Trauma gelegt werden (zur Bilanzierung, insbesondere bei schlaffer Blasenlähmung), nach 48 h empfiehlt sich zur Vermeidung von häufigen Komplikationen wie Blaseninfektionen oder Urethrastrikturen eine suprapubische Ableitung oder, falls ausreichend, sterile intermittierende Katheterisieren.

### Dekubitalulzera
Das Risiko für die Entwicklung von Dekubitalulzera ist bereits in der Frühphase sehr hoch, bedingt durch verminderte Hautdurchblutung bei Hypotension, Immobilisation, Hautreizungen bei Inkontinenz. Es empfiehlt sich der Einsatz von speziellen Betten, um 2-stündliche Lagerungswechsel zu gewährleisten.

### Spastik/autonome Hyperreflexie
Die Therapie einer muskulären Spastik erfolgt neben der intensiven Physiotherapie medikamentös mit Baclofen (Therapiebeginn 3-mal 5 mg p.o., Steigerung einer Einzeldosis um 5 mg alle 3 Tage, maximal 30–75 mg/Tag, Dosisreduktion bei Leber- und Niereninsuffizienz). Bei fehlendem Erfolg nach oraler Applikation besteht der nächste Schritt in der intrathekalen Gabe. Es können mitunter erhebliche Nebenwirkungen auftreten, sodass die Therapie damit vertrauten Zentren vorbehalten sein soll.

## Literatur

Auburtin M, Wolff M, Charpentier J, Varon E, Le Tulzo Y, Girault C, Mohammedi I, Renard B, Mourvillier B, Bruneel F, Ricard JD, Timsit JF (2006) Detrimental role of delayed antibiotic administration and penicillin-nonsusceptible strains in adult intensive care unit patients with pneumococcal meningitis: the PNEUMOREA prospective multicenter study. Crit Care Med 34(11):2758–2765. https://doi.org/10.1097/01.CCM.0000239434.26669.65

Bartter FC, Schwartz WB (1967) The syndrome of inappropriate secretion of antidiuretic hormone. Am J Med 42(5):790–806. https://doi.org/10.1016/0002-9343(67)90096-4

Biot MC (1876) Contribution a l'étude du phénomène respiratoire de Cheyne-Stokes. Lyon Med 23:517–528, 561–567

Bracken MB, Shepard MJ, Collins WF, Holford TR, Young W, Baskin DS, Eisenberg HM, Flamm E, Leo-Summers L, Maroon J et al (1990) A randomized, controlled trial of methylprednisolone or naloxone in the treatment of acute spinal-cord injury. Results of the Second National Acute Spinal Cord Injury Study. N Engl J Med 322(20):1405–1411. https://doi.org/10.1056/NEJM199005173222001

Bracken MB, Shepard MJ, Holford TR, Leo-Summers L, Aldrich EF, Fazl M, Fehlings M, Herr DL, Hitchon PW, Marshall LF, Nockels RP, Pascale V, Perot PL Jr, Piepmeier J, Sonntag VK, Wagner F, Wilberger JE, Winn HR, Young W (1997) Administration of methylprednisolone for 24 or 48 hours or tirilazad mesylate for 48 hours in the treatment of acute spinal cord injury. Results of the Third National Acute Spinal Cord Injury Randomized Controlled Trial. National Acute Spinal Cord Injury Study. JAMA 277(20):1597–1604

Brouwer MC, McIntyre P, Prasad K, van de Beek D (2013) Corticosteroids for acute bacterial meningitis. Cochrane Database Syst Rev 6: CD004405. https://doi.org/10.1002/14651858.CD004405.pub4

Bullock MR, Povlishock JT (2007) Guidelines for the management of severe traumatic brain injury. Editor's Commentary. J Neuerotrauma 24(Suppl 1):2 p preceding S1. https://doi.org/10.1089/neu.2007.9998

Busl KM, Bleck TP (2015) Neurogenic pulmonary edema. Crit Care Med 43(8):1710–1715. https://doi.org/10.1097/ccm.0000000000001101

Campi A, Ramzi N, Molyneux AJ, Summers PE, Kerr RS, Sneade M, Yarnold JA, Rischmiller J, Byrne JV (2007) Retreatment of ruptured cerebral aneurysms in patients randomized by coiling or clipping in the International Subarachnoid Aneurysm Trial (ISAT). Stroke 38(5):1538–1544. https://doi.org/10.1161/STROKEAHA.106.466987

Carlson AP, Hänggi D, Wong GK, Etminan N, Mayer SA, Aldrich F, Diringer MN, Schmutzhard E, Faleck HJ, Ng D, Saville BR, Bleck T, Grubb R Jr, Miller M, Suarez JI, Proskin HM, Macdonald RL (2020) Single-dose intraventricular nimodipine microparticles versus oral nimodipine for aneurysmal subarachnoid hemorrhage. Stroke 51(4):1142–1149. https://doi.org/10.1161/strokeaha.119.027396

Carney N, Totten AM, O'Reilly C, Ullman JS, Hawryluk GW, Bell MJ, Bratton SL, Chesnut R, Harris OA, Kissoon N, Rubiano AM, Shutter L, Tasker RC, Vavilala MS, Wilberger J, Wright DW, Ghajar J (2017) Guidelines for the management of severe traumatic brain injury, fourth edition. Neurosurgery 80(1):6–15. https://doi.org/10.1227/neu.0000000000001432

Chappell D, Jacob M, Hofmann-Kiefer K, Conzen P, Rehm M (2008) A rational approach to perioperative fluid management. Anesthesiology 109(4):723–740. https://doi.org/10.1097/ALN.0b013e3181863117

Childers M, Rupright J, Smith D (1994) Post-traumatic hyperthermia in acute brain injury rehabilitation. Brain Inj 8:335

Dankbaar JW, Slooter AJ, Rinkel GJ, Schaaf IC (2010) Effect of different components of triple-H therapy on cerebral perfusion in patients with aneurysmal subarachnoid haemorrhage: a systematic review. Crit Care 14(1):R23. https://doi.org/10.1186/cc8886

Darsaut TE, Jack AS, Kerr RS, Raymond J (2013) International Subarachnoid Aneurysm Trial – ISAT part II: study protocol for a randomized controlled trial. Trials 14:156. https://doi.org/10.1186/1745-6215-14-156

Davis SM, Broderick J, Hennerici M, Brun NC, Diringer MN, Mayer SA, Begtrup K, Steiner T (2006) Hematoma growth is a determinant of mortality and poor outcome after intracerebral hemorrhage. Neurology 66(8):1175–1181. https://doi.org/10.1212/01.wnl.0000208408.98482.99

Dorhout Mees SM, Rinkel GJ, Feigin VL, Algra A, van den Bergh WM, Vermeulen M, van Gijn J (2007) Calcium antagonists for aneurysmal subarachnoid haemorrhage. Cochrane Database Syst Rev 3: CD000277. https://doi.org/10.1002/14651858.CD000277.pub3

Dreier JP, Fabricius M, Ayata C, Sakowitz OW, Shuttleworth CW, Dohmen C, Graf R, Vajkoczy P, Helbok R, Suzuki M, Schiefecker

AJ, Major S, Winkler MK, Kang EJ, Milakara D, Oliveira-Ferreira AI, Reiffurth C, Revankar GS, Sugimoto K, Dengler NF, Hecht N, Foreman B, Feyen B, Kondziella D, Friberg CK, Piilgaard H, Rosenthal ES, Westover MB, Maslarova A, Santos E, Hertle D, Sánchez-Porras R, Jewell SL, Balança B, Platz J, Hinzman JM, Lückl J, Schoknecht K, Schöll M, Drenckhahn C, Feuerstein D, Eriksen N, Horst V, Bretz JS, Jahnke P, Scheel M, Bohner G, Rostrup E, Pakkenberg B, Heinemann U, Claassen J, Carlson AP, Kowoll CM, Lublinsky S, Chassidim Y, Shelef I, Friedman A, Brinker G, Reiner M, Kirov SA, Andrew RD, Farkas E, Güresir E, Vatter H, Chung LS, Brennan KC, Lieutaud T, Marinesco S, Maas AI, Sahuquillo J, Dahlem MA, Richter F, Herreras O, Boutelle MG, Okonkwo DO, Bullock MR, Witte OW, Martus P, van den Maagdenberg AM, Ferrari MD, Dijkhuizen RM, Shutter LA, Andaluz N, Schulte AP, MacVicar B, Watanabe T, Woitzik J, Lauritzen M, Strong AJ, Hartings JA (2017) Recording, analysis, and interpretation of spreading depolarizations in neurointensive care: review and recommendations of the COSBID research group. J Cereb Blood Flow Metab 37(5):1595–1625. https://doi.org/10.1177/0271678x16654496

Elger CE, Berkenfeld R (geteilte Erstautorenschaft) et al (2017) S1-Leitlinie Erster epileptischer Anfall und Epilepsien im Erwachsenenalter. In: Deutsche Gesellschaft für Neurologie (Hrsg) Leitlinien für Diagnostik und Therapie in der Neurologie. http://www.dgn.org/leitlinien. Zugegriffen am 04.11.2021.

Fisher CM, Kistler JP, Davis JM (1980) Relation of cerebral vasospasm to subarachnoid hemorrhage visualized by computerized tomographic scanning. Neurosurgery 6(1):1–9

Frankel HL, Hancock DO, Hyslop G, Melzak J, Michaelis LS, Ungar GH, Vernon JD, Walsh JJ (1969) The value of postural reduction in the initial management of closed injuries of the spine with paraplegia and tetraplegia. I. Paraplegia 7(3):179–192

Friedman JA, Pichelmann MA, Piepgras DG, McIver JI, Toussaint LG 3rd, McClelland RL, Nichols DA, Meyer FB, Atkinson JL, Wijdicks EF (2003) Pulmonary complications of aneurysmal subarachnoid hemorrhage. Neurosurgery 52(5):1025–1031

Hadley MN, Walters BC (2013) Introduction to the guidelines for the management of acute cervical spine and spinal cord injuries. Neurosurgery 72(Suppl 2):5–16. https://doi.org/10.1227/NEU.0b013e3182773549

Harrigan MR (1996) Cerebral salt wasting syndrome: a review. Neurosurgery 38(1):152–160

Harrigan MR (2010) Hypertension may be the most important component of hyperdynamic therapy in cerebral vasospasm. Crit Care 14(3):151. https://doi.org/10.1186/cc8983

Hartings JA (2017) Spreading depolarization monitoring in neurocritical care of acute brain injury. Curr Opin Crit Care 23(2):94–102. https://doi.org/10.1097/mcc.0000000000000395

Hawryluk GWJ, Aguilera S, Buki A, Bulger E, Citerio G, Cooper DJ, Arrastia RD, Diringer M, Figaji A, Gao G, Geocadin R, Ghajar J, Harris O, Hoffer A, Hutchinson P, Joseph M, Kitagawa R, Manley G, Mayer S, Menon DK, Meyfroidt G, Michael DB, Oddo M, Okonkwo D, Patel M, Robertson C, Rosenfeld JV, Rubiano AM, Sahuquillo J, Servadei F, Shutter L, Stein D, Stocchetti N, Taccone FS, Timmons S, Tsai E, Ullman JS, Vespa P, Videtta W, Wright DW, Zammit C, Chesnut RM (2019) A management algorithm for patients with intracranial pressure monitoring: the Seattle International Severe Traumatic Brain Injury Consensus Conference (SIBICC). Intensive Care Med 45(12):1783–1794. https://doi.org/10.1007/s00134-019-05805-9

Hawryluk GWJ, Rubiano AM, Totten AM, O'Reilly C, Ullman JS, Bratton SL, Chesnut R, Harris OA, Kissoon N, Shutter L, Tasker RC, Vavilala MS, Wilberger J, Wright DW, Lumba-Brown A, Ghajar J (2020) Guidelines for the management of severe traumatic brain injury: 2020 update of the decompressive craniectomy recommendations. Neurosurgery 87(3):427–434. https://doi.org/10.1093/neuros/nyaa278

Helbok R, Hartings JA, Schiefecker A, Balança B, Jewel S, Foreman B, Ercole A, Balu R, Ayata C, Ngwenya L, Rosenthal E, Boutelle MG, Farkas E, Dreier JP, Fabricius M, Shuttleworth CW, Carlson A (2020) What should a clinician do when spreading depolarizations are observed in a patient? Neurocrit Care 32(1):306–310. https://doi.org/10.1007/s12028-019-00777-6

Hemphill JC 3rd, Greenberg SM, Anderson CS, Becker K, Bendok BR, Cushman M, Fung GL, Goldstein JN, Macdonald RL, Mitchell PH, Scott PA, Selim MH, Woo D (2015) Guidelines for the management of spontaneous intracerebral hemorrhage: a guideline for healthcare professionals from the American Heart Association/American Stroke Association. Stroke 46(7):2032–2060. https://doi.org/10.1161/str.0000000000000069

Hulka F, Mullins RJ, Frank EH (1996) Blunt brain injury activates the coagulation process. Arch Surg 131(9):923–927; discussion 927–928

Hunt WE, Hess RM (1968) Surgical risk as related to time of intervention in the repair of intracranial aneurysms. J Neurosurg 28(1):14–20. https://doi.org/10.3171/jns.1968.28.1.0014

Hurlbert RJ, Hadley MN, Walters BC, Aarabi B, Dhall SS, Gelb DE, Rozzelle CJ, Ryken TC, Theodore N (2015) Pharmacological therapy for acute spinal cord injury. Neurosurgery 76(Suppl 1):71–S83. https://doi.org/10.1227/01.neu.0000462080.04196.f7

Jacob M, Chappell D, Rehm M (2007) Clinical update: perioperative fluid management. Lancet 369(9578):1984–1986. https://doi.org/10.1016/S0140-6736(07)60926-X

Juler GL, Eltorai IM (1985) The acute abdomen in spinal cord injury patients. Paraplegia 23(2):118–123

Kalfas IH, Little JR (1988) Postoperative hemorrhage: a survey of 4992 intracranial procedures. Neurosurgery 23(3):343–347

Karsy M, Hawryluk G (2019) Modern medical management of spinal cord injury. Curr Neurol Neurosci Rep 19(9):65. https://doi.org/10.1007/s11910-019-0984-1

Kochanek PM, Tasker RC, Carney N, Totten AM, Adelson PD, Selden NR, Davis-O'Reilly C, Hart EL, Bell MJ, Bratton SL, Grant GA, Kissoon N, Reuter-Rice KE, Vavilala MS, Wainwright MS (2019) Guidelines for the management of pediatric severe traumatic brain injury, third edition: update of the brain trauma foundation guidelines. Pediatr Crit Care Med 20(3S Suppl 1):1–S82. https://doi.org/10.1097/pcc.0000000000001735

Korinek AM, Baugnon T, Golmard JL, van Effenterre R, Coriat P, Puybasset L (2008) Risk factors for adult nosocomial meningitis after craniotomy: role of antibiotic prophylaxis. Neurosurgery 62(Suppl 2):532–539. https://doi.org/10.1227/01.neu.0000316256.44349.b1

Kramer DR, Fujii T, Ohiorhenuan I, Liu CY (2016) Cortical spreading depolarization: pathophysiology, implications, and future directions. J Clin Neurosci 24:22–27. https://doi.org/10.1016/j.jocn.2015.08.004

Li K, Barras CD, Chandra RV, Kok HK, Maingard JT, Carter NS, Russell JH, Lai L, Brooks M, Asadi H (2019) A review of the management of cerebral vasospasm after aneurysmal subarachnoid hemorrhage. World Neurosurg 126:513–527. https://doi.org/10.1016/j.wneu.2019.03.083

Mascia L, Andrews PJ, McKeating EG, Souter MJ, Merrick MV, Piper IR (2000) Cerebral blood flow and metabolism in severe brain injury: the role of pressure autoregulation during cerebral perfusion pressure management. Intensive Care Med 26(2):202–205

Matsuyama T, Okuchi K, Nishiguchi T, Seki T, Murao Y (2007) Neurogenic pulmonary edema caused by a medulla oblongata lesion after head trauma. J Trauma 63(3):700–702. https://doi.org/10.1097/01.ta.0000198215.33226.e1

McKeown DW, Bonser RS, Kellum JA (2012) Management of the heartbeating brain-dead organ donor. Br J Anaesth 108(Suppl 1):i96–i107. https://doi.org/10.1093/bja/aer351

Molyneux A, Kerr R, Stratton I, Sandercock P, Clarke M, Shrimpton J, Holman R (2002) International Subarachnoid Aneurysm Trial (ISAT) of neurosurgical clipping versus endovascular coiling in 2143 patients with ruptured intracranial aneurysms: a randomised trial. Lancet 360(9342):1267–1274. https://doi.org/10.1016/s0140-6736(02)11314-6

Molyneux AJ, Kerr RS, Yu LM, Clarke M, Sneade M, Yarnold JA, Sandercock P (2005) International subarachnoid aneurysm trial (ISAT) of neurosurgical clipping versus endovascular coiling in 2143 patients with ruptured intracranial aneurysms: a randomised comparison of effects on survival, dependency, seizures, rebleeding, subgroups, and aneurysm occlusion. Lancet 366(9488):809–817. https://doi.org/10.1016/S0140-6736(05)67214-5

Narins RG (1986) Therapy of hyponatremia: does haste make waste? N Engl J Med 314(24):1573–1575. https://doi.org/10.1056/NEJM198606123142409

North JB, Penhall RK, Hanieh A, Frewin DB, Taylor WB (1983) Phenytoin and postoperative epilepsy. A double-blind study. J Neurosurg 58(5):672–677. https://doi.org/10.3171/jns.1983.58.5.0672

Oh MS, Carroll HJ (1999) Cerebral salt-wasting syndrome. We need better proof of its existence. Nephron 82(2):110–114. https://doi.org/10.1159/000045385

Palmer JD, Sparrow OC, Iannotti F (1994) Postoperative hematoma: a 5-year survey and identification of avoidable risk factors. Neurosurgery 35(6):1061–1064; discussion 1064–1065

Piek J, Chesnut RM, Marshall LF, van Berkum-Clark M, Klauber MR, Blunt BA, Eisenberg HM, Jane JA, Marmarou A, Foulkes MA (1992) Extracranial complications of severe head injury. J Neurosurg 77(6):901–907. https://doi.org/10.3171/jns.1992.77.6.0901

Powell M, Kirshblum S, O'Connor KC (1999) Duplex ultrasound screening for deep vein thrombosis in spinal cord injured patients at rehabilitation admission. Arch Phys Med Rehabil 80(9):1044–1046. https://doi.org/10.1016/s0003-9993(99)90058-8

Pulman J, Greenhalgh J, Marson AG (2013) Antiepileptic drugs as prophylaxis for post-craniotomy seizures. Cochrane Database Syst Rev 2:CD007286. https://doi.org/10.1002/14651858.CD007286.pub2

Rass V, Helbok R (2021) How to diagnose delayed cerebral ischaemia and symptomatic vasospasm and prevent cerebral infarction in patients with subarachnoid haemorrhage. Curr Opin Crit Care 27(2):103–114. https://doi.org/10.1097/mcc.0000000000000798

Ratilal BO, Pappamikail L, Costa J, Sampaio C (2013) Anticonvulsants for preventing seizures in patients with chronic subdural haematoma. Cochrane Database Syst Rev 6:CD004893. https://doi.org/10.1002/14651858.CD004893.pub3

Richtlinie zur Feststellung des Hirnfunktionsausfalls: Neuer Titel, präzisierte Regeln (2015) Dtsch Ärztebl 112(27–28):A-1230/B-1028/C-1000

Richtlinien zur Feststellung des Hirntodes. Dritte Fortschreibung 1997 mit Ergänzungen gemäß Transplantationsgesetz (TPG) (1998) Dtsch Ärztebl 95(30):1861–1868

Roberts I, Sydenham E (2012) Barbiturates for acute traumatic brain injury. Cochrane Database Syst Rev 12:CD000033. https://doi.org/10.1002/14651858.CD000033.pub2

Rose BD (1986) New approach to disturbances in the plasma sodium concentration. Am J Med 81(6):1033–1040. https://doi.org/10.1016/0002-9343(86)90401-8

Ryken TC, Hurlbert RJ, Hadley MN, Aarabi B, Dhall SS, Gelb DE, Rozzelle CJ, Theodore N, Walters BC (2013) The acute cardiopulmonary management of patients with cervical spinal cord injuries. Neurosurgery 72(Suppl 2):84–92. https://doi.org/10.1227/NEU.0b013e318276ee16

S2k Leitlinie (2019) Kalkulierte parenterale Initialtherapie bakterieller Erkrankungen bei Erwachsenen – 2. akt. Version, erstellt am 25. Juli 2019

S3-Leitlinie (2015) Prophylaxe der venösen Thromboembolie (VTE). 2 komplett überarbeitete Aufl., Stand: 15102015

S3-Leitlinie (2017) S3 – Leitlinie Polytrauma/Schwerverletzten-Behandlung Herausgeber: AWMF Register-Nr. 012/019

S3-Leitlinie (2020) Analgesie, Sedierung und Delirmanagement in der Intensivmedizin (DAS-Leitlinie 2020) AWMF-Registernummer: 001/012

Schaaf I van der, Algra A, Wermer M, Molyneux A, Clarke M, van Gijn J, Rinkel G (2005) Endovascular coiling versus neurosurgical clipping for patients with aneurysmal subarachnoid haemorrhage. Cochrane Database Syst Rev 4:CD003085. https://doi.org/10.1002/14651858.CD003085.pub2

Schierhout G, Roberts I (2001) Anti-epileptic drugs for preventing seizures following acute traumatic brain injury. Cochrane Database Syst Rev 4:CD000173. https://doi.org/10.1002/14651858.CD000173

Schmidt RF, Lang F (2007) Atemregulation. In: Physiologie des Menschen mit Pathophysiologie, 30. Aufl. Springer, Berlin/Heidelberg/New York

Schwartz WB, Bennett W, Curelop S, Bartter FC (2001) A syndrome of renal sodium loss and hyponatremia probably resulting from inappropriate secretion of antidiuretic hormone. J Am Soc Nephrol 12(12):2860–2870

Selladurai BM, Vickneswaran M, Duraisamy S, Atan M (1997) Coagulopathy in acute head injury – a study of its role as a prognostic indicator. Br J Neurosurg 11(5):398–404

Singh S, Bohn D, Carlotti AP, Cusimano M, Rutka JT, Halperin ML (2002) Cerebral salt wasting: truths, fallacies, theories, and challenges. Crit Care Med 30(11):2575–2579. https://doi.org/10.1097/01.CCM.0000034676.11528.E4

Stephens DS, Greenwood B, Brandtzaeg P (2007) Epidemic meningitis, meningococcaemia, and Neisseria meningitidis. Lancet 369(9580):2196–2210. https://doi.org/10.1016/S0140-6736(07)61016-2

Teasdale G, Jennett B (1974) Assessment of coma and impaired consciousness. A practical scale. Lancet 2(7872):81–84. https://doi.org/10.1016/s0140-6736(74)91639-0

Teasdale G, Jennett B, Murray L, Murray G (1983) Glasgow coma scale: to sum or not to sum. Lancet 2(8351):678. https://doi.org/10.1016/s0140-6736(83)92550-3

Teasdale GM, Drake CG, Hunt W, Kassell N, Sano K, Pertuiset B, De Villiers JC (1988) A universal subarachnoid hemorrhage scale: report of a committee of the World Federation of Neurosurgical Societies. J Neurol Neurosurg Psychiatry 51(11):1457

Thompson H, Pinto-Martin J, Bullock M (2003) Neurogenic fever after traumatic brain injury: an epidemiological study. J Neurol Neurosurg Psychiatry 74:614

Van Roost D, Thees C, Brenke C, Oppel F, Winkler PA, Schramm J (2003) Pseudohypoxic brain swelling: a newly defined complication after uneventful brain surgery, probably related to suction drainage. Neurosurgery 53(6):1315–1326; discussion 1326–1327

Velmahos GC, Kern J, Chan L, Oder D, Murray JA, Shekelle P (2000) Prevention of venous thromboembolism after injury. Evid Rep Technol Assess (Summ) 22:1–3

Walters BC, Hadley MN, Hurlbert RJ, Aarabi B, Dhall SS, Gelb DE, Harrigan MR, Rozelle CJ, Ryken TC, Theodore N (2013) Guidelines for the management of acute cervical spine and spinal cord injuries: 2013 update. Neurosurgery 60(CN_suppl_1):82–91. https://doi.org/10.1227/01.neu.0000430319.32247.7f

Weir BK (1978) Pulmonary edema following fatal aneurysm rupture. J Neurosurg 49(4):502–507. https://doi.org/10.3171/jns.1978.49.4.0502

# Intensivtherapie nach herzchirurgischen Eingriffen

Frank Vogel, Tobias Ninke, Bernhard Zwißler und Erich Kilger

## Inhalt

1 Grundlagen der Behandlung .................................................. 1445
2 Überwachung nach herzchirurgischem Eingriff ............................. 1446
2.1 Routineüberwachung .......................................................... 1446
2.2 Erweitertes hämodynamisches Monitoring ................................. 1447
3 Herz-Kreislauf-Therapie ....................................................... 1449
3.1 Postoperative Kreislaufinsuffizienz ........................................ 1449
3.2 Hypertension .................................................................... 1455
3.3 Herzrhythmusstörungen ....................................................... 1456
4 Systemisches Inflammationssyndrom (SIRS) .............................. 1459
4.1 Pharmakologische Therapie .................................................. 1460
5 Transfusion von Erythrozytenkonzentraten ................................. 1461
5.1 Blutgerinnung ................................................................... 1461
6 Komplikationen nach Kardiochirurgie ....................................... 1462
6.1 Myokardinfarkt .................................................................. 1462
6.2 Nierenversagen ................................................................. 1463
6.3 Pulmonale Dysfunktion ........................................................ 1464
6.4 Gastrointestinale Komplikationen ........................................... 1464
6.5 Neurologische Defizite ........................................................ 1465
6.6 Infektionen ...................................................................... 1466
6.7 Posttraumatische Belastungsstörungen, Depressionen, Angst ............ 1466
7 Fast-track-Konzepte und letalitätsrelevante Faktoren in der Herzchirurgie ... 1466

Literatur ............................................................................... 1467

Im ursprünglichen Beitrag wurde in Tabelle 1 eine falsche Dosierung von Medikamenten angegeben. Dies wurde nun korrigiert.

F. Vogel (✉)
Anästhesiologie und Intensivmedizin, Artemed Klinikum München Süd, München, Deutschland
E-Mail: frank.vogel@artemed.de

T. Ninke · B. Zwißler
Klinik für Anästhesiologie, Klinikum der Universität München, München, Deutschland
E-Mail: tobias.ninke@med.uni-muenchen.de; bernhard.zwissler@med.uni-muenchen.de; direktion.anaesthesie@med.uni-muenchen.de

E. Kilger
Klinik für Anästhesiologie, Herzklinik der Universität München am Augustinum, München, Deutschland
E-Mail: erich.kilger@med.uni-muenchen.de

## 1 Grundlagen der Behandlung

Eingriffe am offenen Herzen gehören zu den maximal invasiven Operationen, die eine Auswirkung auf die Homöostase aller Organe haben. Die Indikationen für herzchirurgische Eingriffe schließen myokardiale Ischämien, Herzvitien, Herzinsuffizienz, kongenitale Fehlbildungen und Arrhythmien mit ein. In den letzten Jahren wurden vermehrt weniger invasive herzchirurgische Methoden durchgeführt. Neben herzchirurgischen Operationen mit oder ohne Einsatz der Herz-Lungen-Maschine werden inzwischen mehr Patienten mittels katheter-unterstützter Verfahren behandelt. Die interdisziplinäre Planung und perioperative Betreuung der herzchirurgichen Patienten ist dabei von entscheidender Bedeutung.

Vor allem für Patienten mit einem erhöhten Risiko für perioperative Komplikationen bieten die neuen miminalinvasiven Verfahren eine zusätzliche Behandlungsoption. Trotz minial-invasiver Techniken und ständiger Fortschritte sowohl der operativen Techniken als auch in der perioperativen Patientenbetreuung ist die Letalität bei Erwachsenen in einem Bereich von etwa 3–5 % seit Jahren konstant. Vermutlich ist das weiterhin steigende Patientenalter für eine fehlende Verbesserung der Letalitätsrate verantwortlich (Beckmann et al. 2021).

Während noch vor einigen Jahren die kardial bedingte Letalität nach herzchirurgischen Eingriffen die häufigste Todesursache war, rückt heute das Multiorganversagen immer mehr in den Vordergrund. Das chirurgische Trauma, der kardiopulmonale Bypass, die Ischämie-Reperfusions-Phänomene und die Auswirkungen der Allgemeinanästhesie verursachen eine Vasoplegiereaktion, die einer generalisierten Entzündungreaktion ähnelt und zum Multiorganversagen führen kann (Kilger et al. 2003; Datt et al. 2021).

*Potenzielle Komplikationen nach kardiochirurgischem Eingriff*
- Myokardiales Pumpversagen/Myokardischämie/Low-Output-Syndrom sowie Herzrhythmusstörungen
- Respiratorische Insuffizienz
- Niereninsuffizienz
- Gastrointestinale Funktionsstörungen
- Neurologische Defizite
- Hämodilution/Anämie und Verlust-, Verdünnungs-, Verbrauchskoagulopathie
- Vasoplegie und systemische Inflammation (SIRS)
- Infektionen

Einzelne dieser Veränderungen treten in unterschiedlicher Ausprägung bei nahezu jedem Patienten auf und erfordern v. a. in der frühen postoperativen Phase eine gezielte Intervention. Besonderheiten in der Therapie dieser Störungen bei Erwachsenen sind Gegenstand dieses Kapitels. Die intensivmedizinische Betreuung von Kindern, die häufig bereits in den ersten Lebenswochen am Herz operiert werden müssen, erfordert aufgrund der adaptiven Besonderheiten bei Säuglingen und Kleinkindern und den komplexen pathophysiologischen Veränderungen zusätzliche Kenntnisse in der Pädiatrie und Kinderkardiologie und sind hier nicht berücksichtigt.

## 2 Überwachung nach herzchirurgischem Eingriff

### 2.1 Routineüberwachung

Überwachung und Behandlung eines Patienten in den ersten Stunden nach einem kardiochirurgischen Eingriff sind personell und apparativ aufwendig (Übersicht).

*Routineüberwachung nach herzchirurgischem Eingriff*
- Kontrolle von Blutdruck, Herzfrequenz, Diurese und Körpertemperatur
- ST-Segment-Analyse am Monitor/kontinuierliche Arrhythmieüberwachung
- 12-Kanal-EKG und
- Kontrolle von Beatmungsparametern
- Thoraxröntgendiagnostik
- Kardiale Funktionsüberwachung mittels Echokardiografie
- Überwachung des Blutverlustes über die Thoraxdrainagen
- Beurteilung des Volumenstatus
- Durchführung von Blutgasanalysen, Kontrolle der Elektrolyt-, BZ- und Laktatkonzentration
- Kontrolle von Myokardmarkern, Blutbild und Gerinnungsparametern
- Kontrolle der Leber- und Nierenfunktionsparameter sowie der Infektionsmarker
- Neurologische Überwachung (klinisch und apparativ, z. B. mit Nah-Infrarot-Spektrometrie)

#### 2.1.1 Arterieller Zugang

Die invasive arterielle Kanülierung erlaubt neben der kontinuierlichen Registrierung des arteriellen Blutdrucks die häufige Entnahme von Blutproben zum Monitoring des pulmonalen Gasaustausches, des Säure-Basen-Haushalts und der Elektrolyte. Dabei sollte ein MAP von 65 mm Hg nicht unterschritten werden (Alms et al. 2018; Guarracino et al. 2021). Bei Operationen an der Aorta wird meist zum Schutz der Nähte eine systolische Druckobergrenze (meist 120 mm Hg) eingehalten (St André und DelRossi 2005).

#### 2.1.2 Zentraler Venenkatheter

Die Anlage eines mehrlumigen zentralen Venenkatheters (ZVK) ist bei intrathorakalen Eingriffen in der Regel indiziert. Bei der Katheterauswahl sollten mindestens 3 Lumina eingeplant werden, da einige in der kardiochirurgischen Intensivmedizin eingesetzte Medikamente galenisch inkompatibel sind (z. B. Enoximon, Amiodaron, Furosemid). Die Anlage eines ZVKs ermöglicht zusätzlich die Messung des zentralvenösen Druckes (ZVD) und die Bestimmung einer zentralvenösen Sauerstoffsättigung. In einer retrospektiven Analyse von über 11.000 herzchirurgischen Patienten war ein postoperativer ZVD größer 11 mm Hg mit einer erhöhten Letalität assoziiert. In den gemeinsamen Leitlinien der herzchirurgischen und anästhesiologischen Fachgesellschaften wird betont: Die ZVD-Kurve soll kontinuierlich überwacht werden, da sie – insbesondere im Verlauf – relevante Informationen über die Herz- Kreislauffunktion und prognostische Informationen liefern kann. Der absolute ZVD soll aber nicht als Parameter des Volumenstatus genutzt werden. (Evidenzgrad C) (Alms et al. 2018).

## 2.2 Erweitertes hämodynamisches Monitoring

### 2.2.1 Pulmonalarterienkatheter

Die Indikation zum erweiterten makrohämodynamischen Monitoring nach einer Herzoperation hängt vom perioperativen Zustand des Patienten ab. Die Indikation zur Anlage eines Pulmonalarterienkatheters ergibt sich v. a. in Fällen, bei denen eine Messung des pulmonalarteriellen Druckes indiziert ist, wie z. B. nach Mitralklappenoperation oder bei komplexen herzchirurgizchen Eingriffen, nach Herztransplantation oder bei akuter oder chronischer pulmonalarterieller Druckerhöhung. Ein Beispiel ist die Steuerung der Therapie im Rahmen der rechtsventrikulären Nachlastsenkung bei Rechtsherzversagen. Mittels Pulmonalarterienkatheter sind außer den rechtskardialen und den pulmonalarteriellen (Verschluss-) Drücken auch per Thermodilutionsverfahren Herzzeitvolumenmessungen möglich. Bisher stellt die Messung des Herzzeitvolumens mittels Pulmonalarterienkatheter den Goldstandard dar. Die Leitlinien der DGAI und DGTHG empfehlen: Der PAK sollte eingesetzt werden bei Patienten mit präoperativer Rechtsherzdysfunktion, Risiko für Rechtsherzdysfunktion und/oder pulmonal-arterieller Hypertonie und zur Differenzierung der Ursache und Steuerung der Therapie eines schweren LCOS. (GoR B) (Werdan et al. 2021; Alms et al. 2018).

### 2.2.2 Transkardiopulmonale Thermodilution und Pulskonturanalyse

Bei dem transkardiopulmonalen Messsystem zum hämodynamischen und volumetrischen Monitoring wird das Herzzeitvolumen sowohl diskontinuierlich mittels transkardiopulmonaler Thermodilution als auch kontinuierlich durch arterielle Pulskonturanalyse ermittelt.

Die transpulmonalen kalibrierten Messverfahren zeigen für die HZV-Messung bei herzchirurgischen Patienten eine gute Korrelation zum Pulmonaliskatheter (Goedje et al. 1999; Zöllner et al. 2000). Die Studien beinhalten allerdings nur kleine Patientengruppen.

Die S3-Leitlinie gibt daher nur eine bedingte Empfehlung ab: „Nach Konsensusmeinung des Expertengremiums zeigt die kalibrierte Pulskonturanalyse bei postoperativen kardiochirurgischen Patienten unter Beachtung der methoden- immanenten Limitationen eine gute Übereinstimmung zum Referenzverfahren der pulmonal-arteriellen Thermodilution und kann zum erweiterten hämodynamischen Monitoring eingesetzt werden. Diese Empfehlung wird entsprechend dem Oxford Centre for Evidenced-based Medicine mit dem Evidenz-Grad C und mit einem GoR von 0 bewertet." (Alms et al. 2018). Es wird außerdem eine regelmässige Rekalibration empfohlen.

Über das Herzzeitvolumen hinaus liefert die transkardiopulmonale Thermodilution bei invasiv beatmeten Patienten Informationen über das intrathorakale Blutvolumen (ITBV). Das ITBV setzt sich zusammen aus dem global enddiastolischen Volumen (GEDV) und dem Volumen der Lungenstrombahn. Zur Abschätzung der kardialen Vorlast ist der Messwert des ITBV aussagekräftiger als ZVD oder PCWP. Durch Therapiealgorithmen, die auf dem GEDVI basieren, konnten nach herzchirurgischen Eingriffen neben der Dauer der Katecholamintherapie auch die Dauer der Beatmung und des Intensivaufenthalts reduziert werden (Reuter et al. 2002; Goepfert et al. 2007; Petzoldt et al. 2013).

Aus der kontinuierlichen Beat-to-beat-Analyse des arteriellen Pulssignals werden weitere volumetrische Parameter abgeleitet. Die (be)atmungsabhängige Oszillation der Pulsdruckkurve wird rechnerisch ausgewertet. Aus den zyklischen Schwankungen ergibt sich die Schlagvolumenvariation (SVV) als Korrelat des intravasalen Volumenstatus. Diese scheint ein besserer funktioneller Preload-Parameter zu sein als die statischen Parameter PCWP und ZVD.

#### Herzzeitvolumen-Messung ohne Kalibrierung und nicht-invasive Verfahren

Alternative Methoden der HZV-Messung, die ohne eine Eichung wie zum Beispiel durch ein Thermodilutionsverfahren auskommen sind bisher noch nicht ausreichend gegenüber den Standardverfahren für herzchirurgische Patienten validiert worden.

Eine alternative Form der Pulskonturanalyse bietet ein Sensor, der an jedem arteriellen Druckabnehmer angeschlossen werden kann und ohne initiale Kalibrierung durch die Analyse der Form der arteriellen Druckkurve und des Schlagvolumens zusammen mit Geschlecht, Alter, Größe und Gewicht des Patienten die Berechnung des Herzzeitvolumens und der Schlagvolumenvariation ermöglicht (Vigileo-System mit FloTrac-Sensor) (Mayer et al. 2009). Klinische Untersuchungen aus der herzchirurgischen Intensivmedizin zeigten unterschiedliche Ergebnisse bezüglich der Reliabilität und Validität des Verfahrens. In einer Studie mit 30 Patienten ergab eine deutliche schlechtere Korrelation für die HZV-Messung mit nicht-kalibrierten Systeme im Vergleich zu Pulmonaliskatheter oder Thermodiluationsverfahren (Sander et al. 2006). Zu ähnlichen Ergebnissen mit einem Messbias von 0,5 l/min oder Abweichungen von

48 % kamen Studien von Ostergard (Østergaard et al. 2009) und Hadian (Hadian et al. 2010). Wenige Autoren hingegen stellten fest, dass der Bias in der HZV-Messung im Vergleich zu kalibrierten Verfahren besteht, aber nicht signifikant ist (Sander et al. 2008; Cannesson et al. 2007).

Die Autoren der S3-Leitlinie zur postoperativen Versorgung von herzchirurgischen Patienten kommen zu der Schlussfolgerung: „Ausschlaggebend für die Genauigkeit des Messverfahrens sind die klinischen Ausgangsbedingungen, so zeigten Untersuchungen an Patienten mit Vorhofflimmern, hohen Katecholamindosen, akuten Änderungen des peripheren Widerstands oder Spontanatmung deutliche Unterschiede in den HZV Messungen im Vergleich zum Standardverfahren mittels PAKs. Bei diesem Patientenkollektiv sollten nicht-kalibrierte Verfahren zur alleinigen Bestimmung des HZV nur mit Vorsicht eingesetzt werden und ggf. eine Kontrolle der Messung anhand von alternativen Verfahren wie beispielsweise der Echokardiographie erfolgen" (Alms et al. 2018).

**Nicht-invasive Verfahren**
Neuere Verfahren, die auf der Widerstandsveränderung des Thorax oder Blutdruckreagibilität basieren, sind bisher noch nicht ausreichend für herzchirurgische Patienten untersucht und validiert worden. Beispiele sind die Volume-Clamp-Methode, mit der über einen Fingercuff kontinuierlich nicht-invasiv der Blutdruck gemessen werden sowie das Herzzeitvolumen berechnet werden kann (Fischer et al. 2020). Ein anderes Verfahren misst die Bioreaktanz des Thorax über Elektroden und berechnet ebenfalls Herzzeitvolumen und Vorlastparameter (Ylikauma et al. 2021).

### 2.2.3 Gemischtvenöse Sauerstoffsättigung

Die Sauerstoffsättigung im gemischtvenösen Blut ($S_vO_2$) liefert Informationen über das Maß der globalen Sauerstoffausschöpfung. Bei hypodynamer Kreislaufsituation (z. B. kardial bedingtes Low-output-Syndrom) nimmt die periphere Sauerstoffausschöpfung zu, die arteriovenöse Differenz des Sauerstoffgehalts ($avDO_2$) steigt, und die gemischtvenöse Sättigung fällt ab.

Niedrige Werte fordern eine prompte Intervention zur Steigerung des Sauerstoffangebots der Gewebe. Eine zielorientierte Volumen- und Katecholamintherapie, die als Richtgröße eine $S_vO_2 > 70\%$ in der frühen postoperativen Phase nach Herzoperation anstrebt, verkürzt die Krankenhausliegedauer und die Inzidenz einer fortbestehenden Organdysfunktion bei Entlassung (z. B. Niereninsuffizienz oder neurologisches Defizit) (Theusinger et al. 2012).

### 2.2.4 Zentralvenöse Sauerstoffsättigung

In mehreren Studien wurde die Sauerstoffsättigung im zentralvenösen Blut ($S_{cv}O_2$) bei der Initialtherapie kritisch kranker Patienten als Surrogatparameter für die gemischtvenöse Sättigung verwendet. Tatsächlich kann die zentralvenöse Sättigung in Zusammenschau mit anderen Parametern, wie dem Laktat- und dem pH-Wert, orientierend Aufschluss über die globale Sauerstoffbilanz geben, ohne dass die Anlage eines Pulmonalarterienkatheters notwendig wäre (Alms et al. 2018).

### 2.2.5 Linksatrialer Katheter

Für ausgewählte Patienten kann ein linksatrialer Katheter intraoperativ über einen direkten Zugang nach Eröffnung des Perikards eingelegt werden. Ein linksatrialer Katheter erlaubt die direkte Messung des linksatrialen Druckes (LAP). Dieser entspricht bei normaler Mitralklappenfunktion dem linksventrikulären enddiastolischen Füllungsdruck (LVEDP) und korreliert unter Berücksichtigung der linkskardialen Compliance mit der linksventrikulären Vorlast.

Über einen linksatrialen Katheter ist die Zufuhr vasopressorischer Substanzen distal der pulmonalen Strombahn möglich. Dieser Applikationsweg soll eine katecholamininduzierte Aggravierung einer pulmonalen Hypertension verhindern.

### 2.2.6 Echokardiografie

Die transthorakale und transösophageale Echokardiografie (TTE/TEE) als semi-invasives Verfahren erlaubt die visuelle Beurteilung der Herz- und Klappenfunktion. Aussagekräftige Untersuchungsresultate setzen eine entsprechende Ausbildung und Erfahrung des Untersuchers voraus. Über standardisierte Schnittebenen können die globale LV- und RV-Funktion und der Volumenstatus beurteilt sowie regionale Wandbewegungsstörungen und Klappen- und Herzvitien dedektiert werden. Mittels CW- und PW-Dopplertechnik lassen sich Blutflussgeschwindigkeiten über allen Klappen sowie rechts- und linksventrikulärem Ausflusstrakt quantifizieren (Schmid et al. 2009). Die transoesophageale Echokardiografie ermöglicht aufgrund der anatomischen Nähe des Ösophagus zum Herzen eine exaktere Untersuchung, z. B. zum Ausschluss einer Klappen-Endokarditis oder eines linksatrialen Thrombus. Fokusierte Untersuchungskonzepte wie das von Reeves et al. beschriebene erlaubene eine schnelle perioperative Evaluation. (Reeves et al. 2013) Kleinere transoesophageale Echokardiografiesonden erlauben möglicherweise auch bei wachen kardiochirurgichen Patienten die perioperative Beurteilung des Herzens, z. B. um eine Perikardtamponade auszuschliessen (Hirose et al. 2014; Treskatsch et al. 2015).

***In einem echokardiographischen Untersuchungsgang zu erfassende Funktionsparameter/diagnostische Möglichkeiten***
- Globale links- und rechtsventrikuläre Pumpfunktion
- Volumenstatus
- Regionale Wandbewegungsstörungen
- Klappenvitien/Endokarditis/intrakavitäre Thromben

- Dissektionen/Aneurysmen der Aorta ascendens und der thorakalen Aorta descendens
- Ausschluss einer Perikardtamponade
- Positionierung einer intraaortalen Gegenpulsationspumpe (IABP)

Die echokardiographische Untersuchung ist ein hochsensitives Verfahren zur Detektion von Myokardischämien. Neu aufgetretene regionale Wandbewegungsstörungen sind bei myokardialer Perfusionsstörung früher erkennbar als EKG-Veränderungen und lassen eine annähernde Lokalisation des okkludierten Gefäßes zu. Akute hämodynamische Störungen und ventrikuläre Dysfunktion können mit der Echokardiographie sinnvoll abgeklärt werden. Die Echokardiografie verbessert das klinische Outcome (Empfehlungsgrad I, Evidenzgrad 5) (Carl et al. 2010; Piercy et al. 2009) und wird zur Abklärung des kardiogenen Schocks empfohlen (Werdan et al. 2021).

Die S3-Leitlinie zur Versorgung der herzchirurgischen Patienten empfiehlt zusammenfassend:

Nach Konsensusmeinung des Expertengremiums soll eine Echokardiographie bei allen Patienten durchgeführt werden, die akute hämodynamische Störungen aufweisen und auf eine initiale Therapie nicht reagieren, um die Diagnose zu sichern. Aufgrund der hohen klinischen Relevanz beim hier vorliegenden Patientenkollektiv wird diese Empfehlung mit einem GoR von A aufgewertet (Alms et al. 2018).

## 3 Herz-Kreislauf-Therapie

Obwohl herzchirurgische Eingriffe langfristig zu einer kardialen Verbesserung führen sollen, ist im unmittelbar postoperativen Verlauf mit einer passageren kardialen Funktionseinschränkung zu rechnen. Ungefähr 20 % aller herzchirurgischen Patienten entwickeln postoperativ eine schwere kardiovaskuläre Dysfunktion. Risikofaktoren dafür sind eine chronische Herzerkrankung, eine vorbestehende Herzinsuffizienz, eine zerebrovaskuläre Erkrankung, ein Diabetes mellitus, eine Niereninsuffizienz und eine Hochrisikooperation. Diese Faktoren bestimmen die perioperative Letalität und werden mit Scoring-Systemen wie z. B. dem Euroscore II oder dem Risikoscore der Society of Thoracic Surgeons (STS score) präoperativ evaluiert (Mebazaa et al. 2010).

Das Ausmaß und die Dauer dieser Reduktion hängen von der Schwere der vorbestehenden Dysfunktion, der Qualität der intraoperativen Myokardprotektion, dem Ischämiereperfusionsschaden und dem operativen Ergebnis ab. **„Myocardial stunning"** beschreibt die reversible Dysfunktion nach zeitlich begrenzter kardialer Ischämie und anschließender Reperfusion. Diese Situation kann auch nach kardioplegischem Herzstillstand oder unzureichender Kardioplegie auftreten. Es kommt zu einem Zellödem mit intrazellulärer Kalziumakkumulation und zur Freisetzung von Sauerstoffradikalen in der Phase der Reperfusion.

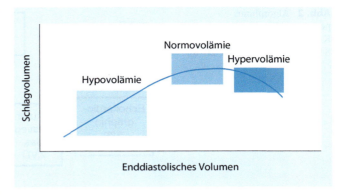

**Abb. 1** Frank-Starling-Mechanismus: Beziehung zwischen Schlagvolumen und Vorlast

Zur Verbesserung der postoperativen Funktion ist neben der inotropen Unterstützung v. a. die Optimierung der Vorlast, aber auch der Nachlast von entscheidender Bedeutung (Frank-Starling-Mechanismus; Abb. 1). Typischerweise versucht man, diese Optimierung durch Messung der Füllungsdrücke zu erzielen, wobei diese die ventrikuläre Vorlast vielfach nicht verlässlich reflektieren. Aufgrund der postoperativ verminderten Compliance (diastolische Dysfunktion) benötigt das Myokard in dieser Phase eine höhere Vorlast zur Optimierung der Auswurfleistung.

Selbst ein Herz mit präoperativ annähernd normaler Auswurfleistung (EF > 50 %) und unauffälligem intraoperativem Verlauf wird meist in den ersten 6 h auf der Intensivstation eine Verschlechterung der Pumpfunktion um 10–15 % erfahren und sich erst im weiteren Verlauf innerhalb von 24 h erholen. Ausmaß und Dauer der postoperativen systolischen Dysfunktion sind individuell sehr unterschiedlich. Je ausgeprägter die Kontraktilitätsminderung ist, desto höher ist das Risiko multipler Endorgandysfunktionen.

### 3.1 Postoperative Kreislaufinsuffizienz

Herzchirurgische Operationen und die dafür erforderliche Anästhesie verursachen häufig postoperativ eine systemische Hypotension. Ursachen können mechanische Gründe haben (Perikardtamponade), durch Medikamente oder eine systemische Inflammation ausgelöst sein (Vasoplegie-Syndrom), oder Verschlechterungen einer (vorbestehenden) Rechts- und Linksherzinsuffizienz (Low-output-Syndrom) darstellen (siehe Abb. 2). Postoperativ ist die schnelle Wiederherstellung eines adäquaten Herzzeitvolumens unter optimierter myokardialer Sauerstoffbilanz prognostisch entscheidend.

**Abb. 2** Algorithmus postoperative Kreislaufdysfunktion, aus S3-Leitlinie. (Alms et al. 2018)

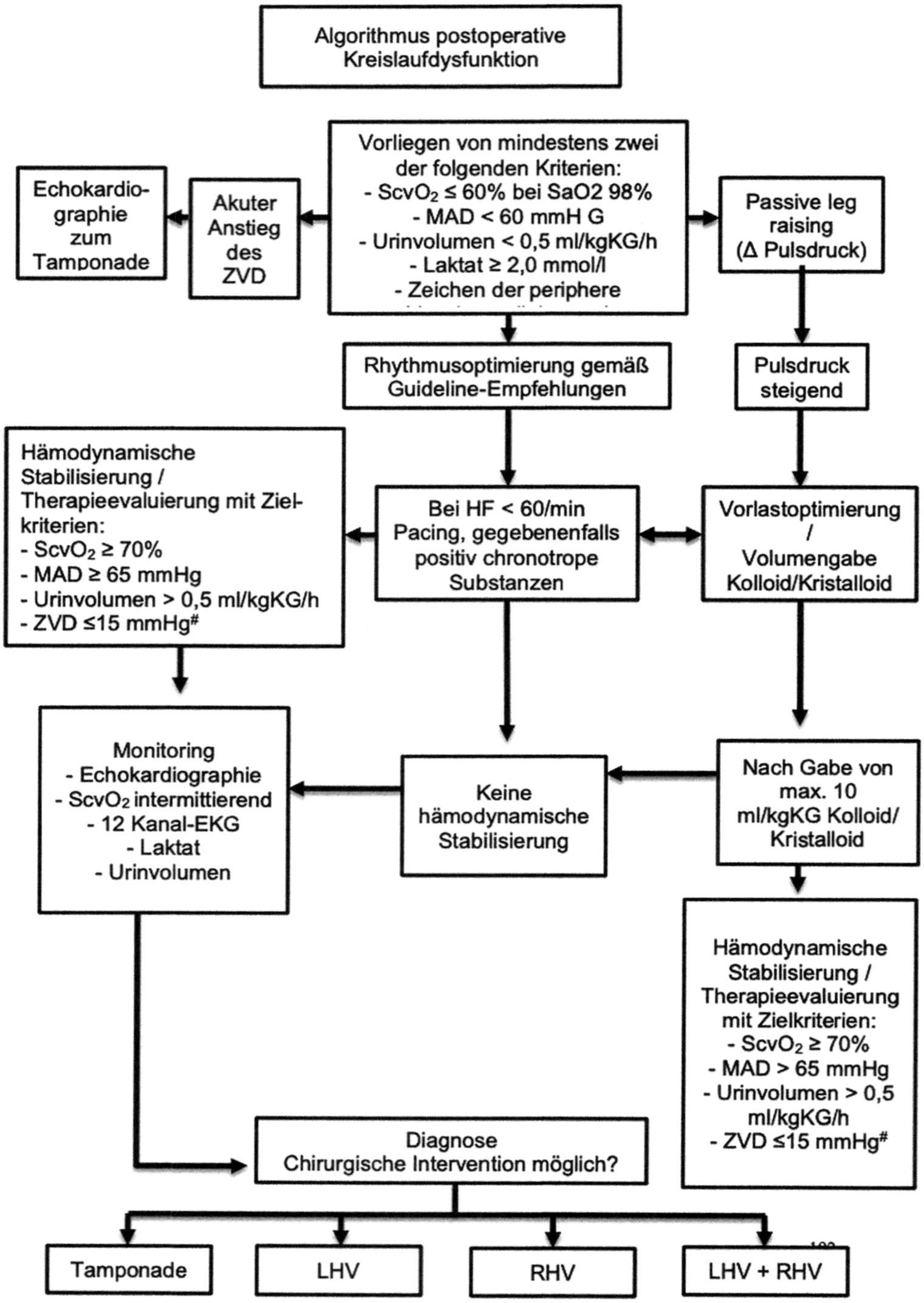

### Möglige Ursachen eines Low-output-Syndroms nach herzchirurgischem Eingriff
- Systolisches und/oder diastolisches Herzversagen
- Postoperativer Myokardinfarkt, z. B. frühzeitiger Bypassverschluss
- Herzrhythmusstörungen
- Perikardtamponade bei Nachblutung/Erguss
- Hypovolämie/Hypervolämie
- Pneumothorax/Hämatothorax
- Akute Klappendysfunktion/Shuntvitien

### Diagnostik
Das Risiko einer globalen Minderperfusion besteht unter Normothermie bei einem „cardiac index" (CI), der unter 2,50 l/m² erniedrigt ist. In der S3-Leitlinie „Kardiogener Schock" wird als Grenzwert 2,2 l/m² als Untergrenze

angegeben. (Werdan et al. 2021) Dennoch lässt sich die Bedeutung eines unzureichenden Herzzeitvolumens nur in der Zusammenschau vieler Befunde abschätzen. Orientierend erlaubt die Bestimmung des Serumlaktatwerts, des Säure-Basen-Status und der zentral- oder gemischtvenösen Sauerstoffsättigung mit arteriovenöser Sauerstoffdifferenz einen Rückschluss auf die globale Sauerstoffbilanz. Durch eine echokardiographische Untersuchung kann eine Perikardtamponade oder sonstige operativ bedingte Komplikationen ausgeschlossen werden. Ein erweitertes hämodynamisches Monitoring quantifiziert die Herzleistung und dient zur Therapiesteuerung.

Zur Diagnostik und Therapie der postoperativen Kreislaufstörung hat die S3-Leitlinie der Deutschen Gesellschaft für Thorax-, Herz- und Gefäßchirurgie (DGTHG) und der Deutschen Gesellschaft für Anästhesiologie und Intensivmedizin (DGAI) folgenden Entscheidungsalgorithmus entworfen:

### 3.1.1 Therapie der postoperativen Vasoplegie

Der herzchirurgische Eingriff mit extrakorporaler Zirkulation ist häufig mit einem Vasodilatationssyndrom verbunden. Neben bestimmter Begleitmedikation (ACE-Hemmer) wird v. a. ein systemisches Inflammationssyndrom (SIRS) dafür verantwortlich gemacht. Klinisch ist das Vasodilatationssyndrom durch einen erniedrigten systemischen Widerstand gekennzeichnet. Ein inadäquater Perfusionsdruck (MAP < 65–70 mm Hg) sollte nicht wegen potenziell ungünstiger Nebenwirkungen von Vasopressoren toleriert werden. Dauert die katecholaminrefraktäre Vasoplegie länger als 36–48 h, so steigt die Letalität auf bis zu 25 % an.

Die initiale Therapie besteht in der Volumengabe. Bis zum Erreichen einer Normovolämie sollte Volumensubstitution mit balancierten kristalloiden Lösungen erfolgen. Die Gabe von kolloidalen Lösungen wie Gelatine oder Humanalbumin ist möglich und wird im ▶ Kap. 36, „Volumentherapie" erläutert.

Zu den verfügbaren Medikamenten mit vasokonstriktorischen Eigenschaften zählen **Adrenalin**, **Noradrenalin**, **Vasopressin** und selten **Methylenblau** (St André und DelRossi 2005) (Tab. 1).

Unter der Prämisse der Normovolämie erscheint der Einsatz von **Noradrenalin** zur Anhebung des Perfusionsdrucks nach einer Herzoperation als Mittel der Wahl. Noradrenalin weist neben dem α-adrenerg vermittelten vasokonstriktorischen Effekt auch eine positiv-inotrope Komponente auf. Die positive Inotropie wird über $\beta_1$- und myokardiale α-Rezeptoren vermittelt (Schuetz et al. 2000).

Da Noradrenalin eine größere Affinität zu α- als zu β-Rezeptoren besitzt, stehen die Effekte der α-adrenergen Stimulation im Vordergrund. Es kommt zu einer Konstriktion der Arteriolen und damit zu einem deutlichen Anstieg des peripheren Gefäßwiderstands. Der positiv-chronotrope Effekt wird durch eine Reflexbradykardie (Stimulation der Barorezeptoren) abgeschwächt. Mit der Anhebung des Perfusionsdrucks bei Normovolämie erhofft man sich eine Verbesserung der regionalen Durchblutung der Nieren und des Splanchnikusgebiets einher. In sehr hoher Dosierung ohne adäquate Vorlast kann eine extreme Vasokonstriktion allerdings auch zu Minderperfusionen der Endorgane und Extremitäten führen.

Zur Aufrechterhaltung eines adäquaten arteriellen Mitteldruckes und zur Vermeidung einer Minderperfusion der Organe werden Dobutamin und Milrinon oft mit Noradrenalin kombiniert. (Werdan et al. 2021). In der Cochrane-Analyse von Uhlig et al. zur medikamentösen Therapie des kardiogenen Schockes wurde ein Vorteil für Noradrenalin im Vergleich zu Adrenalin in Bezug auf das Überleben nach 28 und 60 Tagen gesehen. Allerdings ist der Evidenzgrad niedrig, da nur eine Studie in die Untersuchung einfloß (Uhlig et al. 2020).

**Vasopressin** ist ein Hormon der Neurohypophyse, das über periphere Vasopressinrezeptoren (Subtyp V1a) eine katecholaminrezeptorunabhängige und pH-unabhängige Vasokonstriktion bewirkt.

Die Beurteilung von Vasopressin im Hinblick auf die gastrointestinale Perfusion wird kontrovers diskutiert (Nygren et al. 2009). Als ein Risikofaktor zur Entwicklung eines Vasodilatationssyndroms zählt die präoperative Einnahme eines ACE-Hemmers. Dass bei diesem Risikokollektiv eine niedrigdosierte Gabe von Vasopressin bereits vor extrakorporaler Zirkulation nützlich sein kann, ist in einer Studie gezeigt worden (Hasija et al. 2010). Vasopressin ist möglicherweise mit einer geringeren Rate an postoperativem Vorhofflimmern assoziiert (Hajjar et al. 2017).

**Tab. 1** Kardiovaskuläre Medikamente. (Nach St André und DelRossi 2005)

| Substanz | Dosis | Inotropie | Chronotropie | Vasokonstriktion | Vasodilatation |
|---|---|---|---|---|---|
| Milrinon | 0,125–0,5 µg/kg KG/min | ++++ | 0 | 0 | +++ |
| Dobutamin | 2–20 µg/kg KG/min | +++/++++ | +/++ | 0 | ++ |
| Adrenalin | 0,014–0,5 µg/kg KG/min | ++++ | ++++ | ++++ | +++ |
| Noradrenalin | 0,014–0,28 µg/kg KG/min | ++ | + | ++++ | 0 |
| Dopamin | 1–4 µg/kg KG/min | + | + | 0 | + |
| Vasopressin | 0,01–0,04 IE/min | 0 | 0 | ++++ | 0 |
| Levosimendan | 0,05–0,2 µg/kg KG/min (Initialbolus 6–12 µg/kg KG) | ++++ | + | 0 | + |

Nach aktueller Expertenmeinung, die im Konsens veröffentlich wurde, sind Vasopressin und Noradrenalin in der Therapie der postoperativen Vasoplegie als gleichwertig anzusehen und haben auch einen synergistischen Effekt (Guarracino et al. 2021). Allerdings sind die Kosten für Vasopressin deutlich höher als für Noradrenalin.

Das systemische Inflammationssyndrom ist assoziiert mit der Freisetzung von Stickstoffmonoxid (NO). **Methylenblau** inhibiert NO und verhindert die cGMP-abhängige Relaxation der glatten Muskulatur. Durch die Inhibition von NO soll die postoperative Vasoplegie abgeschwächt werden. Die Datenlage zur Therapie einer katecholaminrefraktären Vasoplegie durch Gabe von Methylenblau ist gering. Einige Fallberichte sowie eine randomisierte Studie konnten unter dieser Therapie die hohe Mortalität bei diesem Patientenkollektiv senken. Nebenwirkungen dieser Substanz umfassen Arrhythmien, koronare Vasokonstriktion, ein reduziertes Herzzeitvolumen, reduzierte Perfusion im mesenterialen und renalen Stromgebiet sowie eine Erhöhung des pulmonalen Widerstands und eine Verschlechterung des pulmonalen Gasaustauschs. Diese treten verstärkt bei Dosierungen > 2 mg/kg KG auf. Aufgrund unzureichender Datenlage und der beschriebenen Nebenwirkungen sollte die Indikation zur Therapie bei Vasoplegie nach herzchirurgischem Eingriff streng gestellt werden (Maslow et al. 2009) und wird nach Expertenmeinung nur als ultima ratio-Therapieversuch gesehen (Guarracino et al. 2021).

Angiotensin ist seit kurzem als neuer Vasopressor verfügbar. Bisher gibt es nur wenige Studien mit herzchirurgischen Patienten (De Backer et al. 2021).

In neueren Publikationen wurde die therapierefraktäre postoperative Vasoplegie mit hochdosiertem Vitamin B12 erfolgreich behandelt (Shapeton et al. 2019; Feih et al. 2019).

### 3.1.2 Therapie des Linksherzversagens

An erster Stelle in der Therapie des linksventrikulären Pumpversagens steht die Optimierung der myokardialen Vorlast mit Volumen. Darüber hinaus existieren verschiedene pharmakologische und apparative Möglichkeiten zur Verbesserung der linksventrikulären Pumpfunktion.

#### *Optimierung der Vorlast*

Die Volumensubstitution sollte primär mit balancierten kristalloiden Lösungen und im zweiter Linie mit kolloidalen Volumenersatzmitteln wie Gelatine und Humanalbumin sowie eventuell Hydroethylstärkelösung bei akuten Blutungen benutzt werden. Ausführlichere Informationen sind im ▶ Kap. 36, „Volumentherapie" enthalten.

#### *Medikamentöse Therapie*

**Dobutamin** ist ein synthetisches Katecholamin, das $β_1$-, $β_2$- und α-Rezeptoren als Angriffspunkt hat. Dobutamin stimuliert v. a. die myokardialen $β_1$-Rezeptoren. Die $β_2$- und α-Wirkung ist wesentlich schwächer ausgeprägt. Die Substanz steigert das Herzzeitvolumen und verbessert die renale und gastrointestinale Durchblutung. Durch Stimulation von $β_2$-Rezeptoren kann jedoch der arterielle Perfusionsdruck abfallen.

Die proarrhythmogene Wirkung und die Steigerung der Herzfrequenz sind nach herzchirurgischen Eingriffen unerwünscht, da die Arrhythmieneigung postoperativ per se erhöht ist. Vor allem bei eingeschränkter linksventrikulärer Pumpfunktion wird eine Tachykardie oder Tachyarrhythmie aufgrund der verkürzten und unregelmäßigen Diastolendauer schlecht toleriert (St André und DelRossi 2005).

**Adrenalin** ist eine stark positiv-inotrop wirkende Substanz. Die kardiovaskulären Effekte von Adrenalin beruhen auf einer direkten Stimulation der β- und α-Rezeptoren. Adrenalin erhöht die Leitungsgeschwindigkeit im AV-Knoten bzw. den Purkinje-Fasern, verkürzt die Systole mehr als die Diastole und steigert so die diastolische Perfusion des Myokards. Gleichzeitig nimmt jedoch auch der myokardiale Sauerstoffverbrauch zu, sodass es besonders bei Patienten mit nicht vollständiger Revaskularisation zu einem Missverhältnis zwischen Sauerstoffangebot und -bedarf kommen kann. In äquipotenter Dosierung ist der positiv-chronotrope Effekt weniger ausgeprägt als unter Dobutamin. Nachteilig sind die potenzielle Verschlechterung der Splanchnikusperfusion und die Verstärkung einer Laktazidose. Zudem wird in einer weiteren Arbeit dem Adrenalin im Vergleich zu Milrinon bei Patienten mit Low-output-Syndrom nach koronarer Bypass-Chirurgie eine Verschlechterung der metabolischen und renalen Funktion zugesprochen (Heringlake et al. 2007). Trotzdem ist Adrenalin eines der am häufigsten eingesetzten Katecholamin zur Therapie des Low-output-Syndroms nach herzchirurgischen Eingriffen (Belletti et al. 2020).

Der positiv-inotrope Wirkungsmechanismus der **Phosphodiesterasehemmer** (PDE-Hemmer) wie Enoximon, Amrinon oder Milrinon erfolgt durch die Hemmung der PDE III an der Zellmembran. Dadurch wird der Abbau von cAMP gehemmt, sodass erhöhte cAMP-Spiegel resultieren. Eine positive Inotropie mit direkter venöser und arterieller Dilatation ist die Folge.

Die Vorteile der PDE-Hemmer im Vergleich zu den Katecholaminen bestehen in der rezeptorunabhängigen Steigerung der Myokardkontraktilität. Dieser Effekt ist besonders ausgeprägt bei Patienten mit Down-Regulation der β-Rezeptoren, z. B. durch eine Langzeitgabe von Beta-Agonisten. PDE-Inhibitoren reduzieren zudem die myokardiale Wandspannung und ökonomisieren den Sauerstoffverbrauch trotz der Erhöhung der Myokardkontraktilität. Zusätzlich verbessern sie die diastolische Relaxation des Herzens (Royster et al. 1993).

Eine Hypovolämie muss vor Gabe eines PDE-Hemmers ausgeglichen werden, da anderenfalls infolge der vasodilatierenden Wirkung ein ausgeprägter Blutdruckabfall auftreten kann. Die Wirkung zu den Katecholaminen ist additiv. Kommt es trotz adäquater Volumentherapie zu einem kritischen Abfall des Perfusionsdrucks, sollte zusätzlich ein Vasopressor wie Noradrenalin verabreicht werden. Die Kombination von Enoximon oder Milrinon mit Noradrenalin hat sich dabei als effektives Konzept bei der schwierigen Entwöhnung vom kardiopulmonalen Bypass erwiesen (St André und DelRossi 2005).

Milrinon und Dobutamin sind vergleichbar in der Therapie des Low-output-Syndroms nach herzchirugischem Eingriff. Allerdings tritt unter Dobutamin signifikant häufiger Vorhofflimmern als bei Milrinon auf. Die Gabe von Milrinon hingegen ist häufiger mit Sinusbradykardien assoziiert (Feneck et al. 2001). Zusätzlich wird auf den kardioprotektiven Effekt der Phosphodiesterase-Inhibioren nach herzchiurgischen Eingriffen hingewiesen (Rao und Xi 2009).

**Levosimendan** ist ein Kalzium-Sensitizer. Es verbessert die myokardiale Kontraktilität und wirkt auf die glatte Muskulatur relaxierend. Levosimendan bewirkt am Herzmuskel keine Konzentrationsänderung von intrazellulärem Kalzium. Die Substanz wirkt nicht wie die konventionellen Inotropika über einen „second messenger" (cAMP). Die positiv-inotrope Wirkung wird durch Sensibilisierung des kardiospezifischen Troponin C für Kalzium erzielt. Die Bindung an Troponin C führt zu längeren Aktin-Myosin-Querbrückenankopplungen und damit zu mehr Kraftentwicklung der kontraktilen Elemente der Herzmuskelzellen. Da die intrazelluläre Kalziumkonzentration nicht erhöht wird, bleibt die diastolische Relaxation unverändert.

Über eine Aktivierung der ATP-abhängigen Kaliumkanäle wirkt Levosimendan relaxierend. Dadurch kommt es sowohl im arteriellen als auch im venösen System zu einer Vasodilatation. Ferner führt es dadurch zu einer Zunahme des koronaren Blutflusses, was gerade bei Patienten nach Bypasschirurgie erwünscht ist. Levosimendan steigert nur unwesentlich den myokardialen Sauerstoffverbrauch, was sich zusammen mit der verbesserten Koronarperfusion bei „stunned" oder „hibernating myocardium" als effektiv erwiesen hat. Levosimendan senkt den Katecholaminbedarf v. a. bei Patienten mit stark eingeschränkter Pumpfunktion (Pieske 2002).

Levosimendan wird kontinuierlich mit einer Dosis von 0,05–0,1 µg/kg KG/min in einem Zeitraum bis zu 24 Stunden verabreicht.

Bei Patienten mit dekompensierter Herzinsuffizienz und zusätzlicher β-Blocker-Therapie zeigt Levosimendan gegenüber Dobutamin einen Überlebensvorteil (Mebazaa et al. 2010). In einer Metaanalyse wurde eine erniedrigte Letalität für herzchirurgische Patienten mit Herzinsuffizienz, die mit Levosimendan im Vergleich zu Placebo oder Dobutamin behandelt wurden, beobachtet. Allerdings bestand auch ein Trend zu vermehrt auftretender arterieller Hypotonie (Murray et al. 2012; van Diepen et al. 2017). Die European Society of Cardiology empfiehlt daher Levosimendan in der Therapie des kardiogenen Schockes für Patienten unter Betablocker-Therapie (Chioncel et al. 2020). Aufgrund seines präkonditionierenden Potentials scheint Levosimendan vor allem dann erfolgversprechend zu sein, wenn es vor Beginn des kardiopulmonalen Bypasses appliziert wird (Salmenperä und Eriksson 2009). Die S3-Leitlinie zur intensivmedizinischen Therapie des herzchirurgischen Patienten empfiehlt: „Levosimendan sollte zur Prävention hämodynamischer Komplikationen bei Patienten mit hochgradig eingeschränkter LVEF und bei Patienten mit bestehendem LCOS eingesetzt werden (GoR B)" (Alms et al. 2018).

In den Empfehlungen der S3-Leitlinie zur Therapie des ischämie-bedingten kardiogenen Schocks von 2021 wird empfohlen, bei nicht ausreichendem hämodynamischem Ansprechen auf Katecholamine einen Therapieversuch mit Levosimendan zu starten. Außerdem wird empfohlen: „Im katecholaminrefraktären infarktbedingten kardiogenen Schock sollte initial Levosimendan gegenüber PDE-III-Inhibitoren bevorzugt werden" (Werdan et al. 2021).

Die Cochrane-Analyse von Uhlig et al. sah einen Überlebensvorteil für Levosimendan in der Therapie des kardiogenen Schocks (Uhlig et al. 2020). Levosimendan hat darüber hinaus einen noch nicht klar definierten Stellenwert für das „weaning" von kardialen „assist-devices" (De Backer et al. 2021).

Bei Patienten mit reduzierter Pumpfunktion und CABG konnte in einer aktuellen Arbeit ein Überlebensvorteil bei Gabe von Levosimendan festgestellt werden (van Diepen et al. 2020).

### 3.1.3 Therapie des Rechtsherzversagens

Eine Dysfunktion des rechten Ventrikels (RV) wird v. a. durch Veränderungen seiner Nachlast und/oder seiner Kontraktilität ausgelöst. Die Inzidenz des schweren akuten Rechtsherzversagens beträgt 0,1 % bei konventioneller Herzoperation, 2–3 % nach Herztransplantation und 20–30 % nach Implantation eines linksventrikulären Assistsystems (Haddad et al. 2009).

Jede pulmonale Hypertension hat einen Anstieg der rechtsventrikulären Nachlast zur Folge. Eine vorbestehende pulmonale Hypertension kann durch die nach EKZ häufig beobachtete Verschiebung des Gleichgewichts zwischen den gefäßwirksamen Mediatoren zugunsten pulmonaler Vasokonstriktoren oder die Wirkung von Protamin weiter verstärkt werden und ein akutes Rechtsherzversagen auslösen. Postoperative Hypoxie, Hyperkapnie und Azidose wirken additiv.

Eine pathologische Erhöhung der rechtsventrikulären Nachlast kann eine relative Ischämie des rechten Ventrikels zur Folge haben. In dieser Situation sinkt der Gradient zwischen dem rechtskoronaren Perfusionsdruck und dem intraventrikulären Druck im rechten Herz. Eine absolute Ischämie im Sinne eines Rechtsherzinfarkts ist meist Folge eines proximalen Verschlusses der rechten Koronararterie. Postoperativ ist die Kontraktilität des RV infolge von Kardioplegie und Reperfusion häufig eingeschränkt.

▶ **Cave** Der rechte Ventrikel reagiert auf eine Volumenüberladung (Überdehnung) während der Entwöhnung vom kardiopulmonalen Bypass empfindlich (Übersicht bei Zwissler 2000).

*Therapiestrategien beim Rechtsherzversagen*
Ist die Ursache der Rechtsherzdysfunktion bekannt, muss eine kausale Therapie angestrebt werden. Falls diese nicht möglich ist, muss eine symptomatische Therapie erfolgen.

*Symptomatische Therapie der Rechtsherzinsuffizienz*
- Optimierung der Vorlast
- Erhöhung des rechtsventrikulären Perfusionsdrucks durch Noradrenalin und/oder Vasopressin
- Erhöhung der Kontraktilität durch Katecholamine und/oder Phosphodiesterasehemmer
- Verminderung der Nachlast durch
  – hohe inspiratorische Sauerstoffkonzentration (Basismaßnahme)
  – mäßiggradige Hyperventilation und Azidoseausgleich (Basismaßnahme)
  – Gabe inhalativer Vasodilatatoren, wie Stickstoffmonoxid (NO) oder vasodilatierender Aerosole

Durch eine Volumentherapie kann über den Frank-Starling-Mechanismus eine Erhöhung des rechtsventrikulären Schlagvolumens erfolgen, solange die Vorlastreserve des rechten Ventrikels noch nicht ausgeschöpft ist. Eine Volumenzufuhr darüber hinaus hat durch eine weitere Steigerung des intraventrikulären Druckes negative Auswirkungen. Bei arterieller Hypotension ist eine Steigerung der rechtskoronaren Perfusion durch Anhebung des systemischen Mitteldrucks prognostisch günstig, obwohl die Pulmonalgefäße von der vasokonstriktorischen Wirkung systemisch applizierter Vasopressoren nicht ausgenommen sind. Noradrenalin oder Vasopressin gelten als Mittel der Wahl zur Anhebung des Perfusionsdrucks bei dekompensiertem Rechtsherzversagen und Schock (Harjola et al. 2016).

Zur Verbesserung der Kontraktilität werden beim Rechtsherzversagen dieselben Substanzen eingesetzt wie bei der akuten Linksherzinsuffizienz. Die pulmonal vasokonstringierende Wirkung von Adrenalin ist ausgeprägter. Phosphodiesterasehemmer werden aufgrund ihrer inodilatorischen Wirkung mit gutem Erfolg eingesetzt, sofern der arterielle Druck stabil gehalten wird. Die S3-Leitlinie sieht als inotrope Substanzen Dobutamin, Phosphodiesterasehemmer und Levosimendan als gleichwertig an (Alms et al. 2018). Die European Society of Cardiology empiehlt Levosimendan oder einen Phosphodiesteraseinhibitor (Harjola et al. 2016).

Bei der systemischen Gabe von Vasodilatatoren zur rechtsventrikulären Nachlastsenkung kommt es meist zu einem gleichzeitigen Blutdruckabfall mit Beeinträchtigung der Organperfusion und zur Verminderung der hypoxischpulmonalen Vasokonstriktion mit Verschlechterung der Oxygenierung. Dagegen induzieren inhaliertes Stickstoffmonoxid (NO) bzw. die Aerosole verschiedener vasodilatierender Prostanoide oder Milrinon eine **selektive pulmonale Vasodilatation**. Inhalierte Vasodilatatoren werden daher aufgrund ihrer topischen Effekte systemischen Vasodilatatoren vorgezogen.

Als besonders wirksam erwiesen sich die inhalativen Substanzen bei der Therapie des Rechtsherzversagens nach kardiochirurgischem Eingriff. Ihr Einsatz erscheint daher trotz der fehlenden Zulassung im Einzelfall gerechtfertigt (Lamarche et al. 2007; Rex et al. 2008).

Weiterhin fehlen allerdings valide Studien oder Metaanalysen für den inhalativen Einsatz von Phosphodiesterasehemmern (Nguyen et al. 2019).

Eine Übersicht der medikamentösen Therapie des Rechtsherzversagens findet sich in (Tab. 2).

### 3.1.4 Mechanische kardiale Unterstützung

Apparative Unterstützungssysteme bei myokardialem Pumpversagen sind die intraaortale Gegenpulsationspumpe (IABP) oder verschiedenste mechanische Kreislaufunterstützungssysteme („assist devices" oder „mechanical circulatory support").

Die kardialen Unterstützungssysteme beinhalten passagere Modelle sowie permanente Kunstherzen und Systeme, die gleichzeitig ein Lungenversagen überbrücken können (extrakorporale Membranoxygenierung).

*Intraaortale Gegenpulsation*
Bei der intraaortalen Gegenpulsation (IABP) wird in Seldinger-Technik über die A. femoralis ein Ballonkatheter in die Aorta descendens eingebracht. Der Ballon wird in der Diastole – nach Schluss der Aortenklappe – binnen Millisekunden mit Helium gefüllt und kurz vor Beginn der nächsten linksventrikulären Ejektion schlagartig wieder abgelassen. Es resultiert eine Augmentation des diastolischen Druckes, der den intraventrikulären systolischen Druck übersteigen sollte (Abb. 3). Die Koronarperfusion und die zerebrale Perfusion nehmen zu. Die präsystolische Entleerung des Ballons vermindert die linksventrikuläre Nachlast durch Absenkung des enddiastolischen Aortendrucks nach einer assistierten Systole.

Die Triggerung der Pumpenaktionen kann über ein EKG-Signal, die an der Katheterspitze mittels konventionellem oder fiberoptischem Drucksensor aufgenommene aortale Pulsdruckkurve oder über Herzschrittmacherspikes erfolgen. Bis 2010 war der Einsatz der IABP im kardiogenen Schock eine Grad 1-Empfehlung. In den letzten Jahren wurde der Einsatz auch in den Leitlinien zunehmend kritischer beurteilt, weil keine Verbesserung der Letalitätsrate für Patienten im kardiogenen Schock nachgewiesen werden konnte (Pilarczyk et al. 2021).

**Tab. 2** Therapieoptionen bei Rechtsherzversagen

| Medikament | Dosierung[a] | Halbwertszeit[b] |
|---|---|---|
| Vasodilatatoren (i.v.) | | |
| Nitroglycerin | 0,1–0,8 µg/kg KG/min | 2,7 min |
| Nitroprussidnatrium | 0,2–0,8 µg/kg KG/min | 3,5 min |
| Epoprostenol (PGI$_2$-Analogon) | 1,0–20 ng/kg KG/min | 3,0 min |
| Iloprost | 0,5–2 ng/kg KG/min | 30 min |
| Vasodilatatoren inhalativ (nicht zugelassen) | | |
| Stickstoffmonoxid (NO) | 0,1–40 ppm | < 3 s |
| Prostaglandin E$_1$ | 5–20 ng/kg KG/min | Nicht untersucht |
| Epoprostenol (PGI$_2$-Analogon) | 10–25 ng/kg KG/min | Nicht untersucht |
| Iloprost | 10–20 µg über 10–15 min | Nicht untersucht |
| Milrinon | 2–5 mg über 5–10 min | Nicht untersucht |
| Katecholamine | | |
| Noradrenalin | 0,02–0,4 µg/kg KG/min | Minuten |
| Adrenalin | 0,03–0,15 µg/kg KG/min | Minuten |
| Dobutamin | 5–20 µg/kg KG/min | Minuten |
| Isoprenalin | 0,01–0,05 µg/kg KG/min | 3,8 min |
| Phosphodiesterasehemmer | | |
| Amrinon | 0,75 mg/kg KG (über 2–3 min) → 5–10 µg/kg KG/min | 210–340 min |
| Enoximon | 0,5 mg/kg KG (über 10 min) → 5–20 µg/kg KG/min | 360 min |
| Milrinon | 0,05 mg/kg KG (über 10 min) → 0,5 µg/kg KG/min | 140–160 min |

[a]Dosierungsangaben sind Anhaltszahlen. Eine individuelle Titration der Dosis je nach gewünschtem klinischen Effekt ist unverzichtbar und kann eine Über- oder Unterschreitung der angegebenen Dosierung erforderlich machen
[b]Anhaltswerte, die in Abhängigkeit vom Lebensalter sowie Vorerkrankungen starken Schwankungen unterliegen

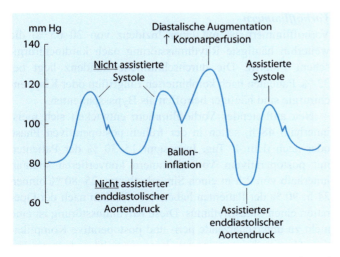

**Abb. 3** Druckkurvenverlauf bei Ballongegenpulsation. (Mod. nach Datascope Deutschland)

Die IABP-Shock (II)- Studie konnte bei 600 Patienten mit akutem kardiogenem Shock aufgrund eines Myokardinfarktes, die entweder operativ oder kathetergestützt revaskularisiert wurden, keinen Unterschied in Bezug auf die 30-Tages-Letalität feststellen (Thiele et al. 2012). Die IABP hat in der Behandlung des kardiogenen Schocks, der durch eine eine Myoakardischämie verursacht wurde, nach der IABP-Shock-Studie an Stellenwert verloren. Der peri-interventionelle Einsatz wird in den aktuellen Leitlinien nicht mehr empfohlen. Allerdings wird weiterhin auf den perioperativen Einsatz im Rahmen einer herzchirurgischen Bypassoperation hingewiesen (Werdan et al. 2021).

Die Inzidenz einer Ischämie des Beines auf der Seite der Katheterinsertion lag früher bei 5–18 %, konnte jedoch durch die Einführung neuer Katheter mit geringerem Außendurchmesser und die Anwendung einer schleusenlosen Technik weiter reduziert werden. Die Minderperfusion ist nach Entfernen des Katheters meist reversibel. Schwerwiegende vaskuläre Komplikationen sind, ebenso wie katheterassoziierte Infektionen oder ein Ballonleck, selten (den Uil et al. 2009; Dhruva et al. 2020).

*Uni- oder biventrikuläre Unterstützungssysteme*
Vorübergehend kann eine extrakorporale Membranoxygenierung (ECMO) durchgeführt werden, als venovenöses oder venoarterielles ECMO-System. Dieses Verfahren kommt v. a. bei frustraner Entwöhnung von der Herz-Lungen-Maschine zum Einsatz.

Bei therapierefraktärem postoperativem Herzversagen ist die Implantation eines uni- oder-biventrikulären kardialen Unterstützungssystemes („assist device") u. U. möglich. Die Unterstützungssysteme werden als Überbrückung zu einer Erholung („bridging to recovery"), als Überbrückung bis zu einer Herztransplantation („bridging to transplant") oder als definitive Versorgung implantiert. In den letzten Jahren wird versucht, immer kleinere Unterstützungssystem zu entwickeln und zu verwenden, die teilweise auch transsfemoral implantiert werden können (Chioncel et al. 2020) (s. a. ▶ Kap. 42, „Mechanische Unterstützung bei Herzversagen").

## 3.2 Hypertension

Wenige Patienten entwickeln postoperativ eine Hypertension, die zum einen die Nachlast stark anheben und zum anderen eine postoperative Blutung verstärken kann. In der Phase der Wiedererwärmung nach extrakorporaler Zirkulation normalisiert sich die Kerntemperatur schneller als die Temperatur der Körperperipherie. Die Thermoregulation bewirkt eine Vasokonstriktion der peripheren Gefäße, was eine Hypertension zur Folge haben kann.

Die hier zu empfehlenden Vasodilatatoren sind **Nitroglycerin**, **Nitroprussid** und **Clonidin** sowie der α-Blocker

Urapidil und der ACE-Hemmer **Enalapril**. **Nitroglycerin** senkt über die Freisetzung von Stickstoffmonoxid die Nachlast. Begleitende reflektorische Tachykardien sind bei dem kardiochirurgischen Patientengut nicht immer erwünscht. **Nitroprussid** ist die stärkste antihypertensive Substanz und senkt bei sofortigem Wirkungseintritt und sehr kurzer Wirkdauer die Nachlast. Bei längerdauernder Infusion sollte besonders bei Niereninsuffizienz der Thiozynatspiegel zur Vermeidung einer Zyanidinintoxikation kontrolliert werden.

Die Therapie mit dem ACE-Hemmer wie **Enalapril** ist nicht nur zur Senkung des Blutdrucks, bei zwar längerer Halbwertszeit, gut geeignet, sondern wirkt sich darüber hinaus positiv auf das kardiale Remodelling aus. **Urapidil** hemmt neben der postsynaptischen α-Blockade die symphatotone Gegenregulation durch Stimulation zentraler Serotoninrezeptoren. Durch die prophylaktische Anwendung von α-Agonisten wie **Clonidin** kann bei herzchirurgischen Patienten signifikant das Auftreten myokardialer Ischämien reduziert werden.

## 3.3 Herzrhythmusstörungen

Herzrhythmusstörungen treten nach herzchirurgischen Eingriffen häufig auf und können den postoperativen Verlauf erheblich beeinträchtigen. Vorerkrankungen, Vormedikation, Art des herzchirurgischen Eingriffs und intraoperativ verabreichte Medikation können sowohl den Herzrhythmus als auch die Herzfrequenz beeinflussen. Häufig treten postoperativ innerhalb der ersten 24 h relative Sinusbradykardien (60–70/min), Sinustachykardien (> 110/min) und nach Klappenoperation junktionale Tachykardien mit AV-oder ventrikulären Blöcken auf.

Hypertrophierte, druckbelastete Ventrikel reagieren sensibel auf zu große Frequenzschwankungen. Zu hohe Frequenzen reduzieren das Herzzeitvolumen durch zu kurze Füllungszeit und damit zu geringes enddiastolisches Volumen. Umgekehrt kann durch eine Bradykardie trotz ausreichender diastolischer Füllung ein normales Herzzeitvolumen unterschritten werden. Eine optimale Frequenz liegt hier zwischen 80 und 100/min.

Der chronisch volumenbelastete Ventrikel benötigt nach herzchirurgischen Eingriffen keine maximale Vorlast. In diesem Fall kann durch ein reduziertes enddiastolisches Volumen mit verminderter Wandspannung die Auswurffraktion erhöht werden. Sinusrhythmus mit Frequenzen um die 100/min kann deshalb zur Verbesserung des Herzzeitvolumens führen.

Die diastolische Compliance ist bei einem chronisch dilatierten Ventrikel weniger eingeschränkt als bei einem hypertrophierten, chronisch druckbelasteten Ventrikel. Hier sind die Ventrikel weniger von einer Vorhofkontraktion, die zu einer maximalen diastolischen Füllung führt, abhängig. Deshalb werden Tachykardien und der Verlust des Sinusrhythmus in dieser Situation besser toleriert als bei einem chronisch druckbelasteten Ventrikel.

### Schrittmacherstimulation

Über die intraoperativ angelegten epikardialen Schrittmachersonden ist es durch Stimulation oberhalb der Eigenfrequenz möglich, das Herzzeitvolumen auch bei unverändertem Schlagvolumen zu steigern. Patienten mit Sinusrhythmus profitieren von einer atrialen Stimulation, da die Erregung über das physiologische Reizleitungssystem geleitet wird und Vorhof und Ventrikelkontraktion adäquat aufeinander abgestimmt werden. Durch die alleinige ventrikuläre Stimulation geht ein (optimaler) physiologischer Kontraktionsablauf verloren und reduziert bei Patienten mit Sinusrhythmus das Herzzeitvolumen. Bestehen postoperativ Reizleitungsstörungen, ist zur Steigerung des Herzzeitvolumens eine DDD-Stimulation mit angepasster AV-Überleitungszeit sinnvoll.

Patienten mit einer linksventrikulären Ejektionsfraktion ≤ 35 %, einer QRS-Dauer von > 130 ms (v. a. bei Linksschenkelblock) bei Sinusrhythmus und in einem NYHA-Stadium III–IV profitieren von einer biventrikulären Stimulation durch eine Resynchronisation des Kontraktionsablaufs.

Eine biventrikuläre Stimulation zur Optimierung des Kontraktionsablaufs und Verbesserung der Herzleistung ist auch temporär über die epikardialen Schrittmachersonden möglich. Durch atriobiventrikuläre Stimulation bei eingeschränkter EF nach Bypassoperation konnte bei Patienten der Herzindex im Gegensatz zu einer atrialen Stimulation gesteigert werden. Fallstudien geben Hinweise, dass der Inotropikabedarf unter dieser Stimulation bei Patienten mit Herzinsuffizienz (NYHA IV) nach Bypassoperation reduziert werden kann (Eberhardt et al. 2009).

### 3.3.1 Tachykardien

#### Vorhofflimmern

Vorhofflimmern ist mit einer Inzidenz von 20–65 % die weiterhin häufigste Rhythmusstörung nach kardiochirurgischem Eingriff. Die durchschnittliche Inzidenz liegt bei 32 %. Patienten nach kombinierten Eingriffen oder Klappenchirurgie sind häufiger betroffen als Bypasspatienten.

Neu auftretendes Vorhofflimmern entwickelt sich meist innerhalb 48 h, selten in der frühen postoperativen Phase oder nach dem 4. Tag. Insgesamt 15–30 % der Patienten mit postoperativem Vorhofflimmern konvertieren spontan innerhalb von 2 h in einen Sinusrhythmus, 25–80 % binnen 24 h; 90 % der Patienten haben 6–8 Wochen nach der Operation einen Sinusrhythmus. Diese Rhythmusstörung ist eine nicht zu unterschätzende peri- und postoperative Komplikation. Unmittelbar postoperativ kann sie zu hämodynamischer Instabilität führen. Bei älteren und kardial schwerer vorerkrankten Patienten ist Vorhofflimmern mit akutem Nierenversagen und Schlaganfall vergesellschaftet. Insgesamt führt neu auftretendes Vorhofflimmern nach kardiochirurgischen Eingriffen die Mortalität zweifach und trägt maßgeblich zu einer verlängerten Krankenhausverweildauer und gesteigerten Morbidität der Patienten bei. Entsprechend kommt der Prävention ein hoher Stellenwert zu (Rho 2009; Gudbjartsson et al. 2020).

### Patienten-bedingte Prädiktoren für das Auftreten postoperativen Vorhofflimmerns (Rho 2009)
- Höheres Lebensalter
- Linksventrikuläre Hypertrophie und vergrößerter linker Vorhof
- Anamnestisch paroxysmales Vorhofflimmern
- Absetzen der β-Blocker/ACE-Hemmer-therapie
- COPD
- Signifikante Aortensklerose
- Adipositas und metabolisches Syndrom
- Reduzierte Nierenfunktion

### OP-bedingte Prädiktoren für das Auftreten von postoperativen Vorhofflimmern (Gudbjartsson et al. 2020)
- Verletzungen des Vorhofes
- Akute Volumenüberladung mit Distension des Vorhofes
- Verlängerte Aortenklemmzeit und Zeit an Extrakorporaler Zirkulation
- Erhöhter postoperativer Bedarf an inotrop wirksamen Katecholaminen
- Inflammation
- Elektrolytverschiebung
- Verlängerte Beatmungsdauer

### Prävention des postoperativen Vorhofflimmerns
Metaanalysen haben gezeigt, dass eine Gabe von β-Blockern die Inzidenz von postoperativem Vorhofflimmern reduziert (8,7–9,8 % vs. 20–34 %). Es sollte darauf geachtet werden, dass eine präoperativ begonnene ß-Blocker-Therapie unbedingt weitergeführt und perioperativ nicht pausiert werden. Andernfalls ist mit einem erhöhten Auftreten von Vorhofflimmern zu rechnen.

Neben ß-Blockern kommen werden häufig Amiodaron (Klasse -III-Antiarrythmikum), Sotalol (Klasse-III-Antiar-rythmikum) und Magnesium eingesetzt. Alle genannten Medikamente zeigen eine vergleichbare Effektivität bei der Prävention des postoperativen Vorhofflimmerns. (Amiodaron vs. Placebo, 19,4 % vs. 33,3 %; Sotalol vs. Placebo, 18,1 % vs. 40,0 %; Magnesium vs. Placebo, 16,5 % vs. 26,2 %) (Arsenault et al. 2013). Sotalol (Klasse-III-Antiarrhytmikum) reduziert die Inzidenz von Vorhofflimmern im Vergleich zu Placebo und ist möglicherweise effizienter als β-Blocker mit einem allerdings größeren Potenzial proarrhythmischer Wirkungen.

Die Gabe von Amiodaron (Klasse-III-Antiarrhytmikum) ist zwar weit verbreitet, seine Effektivität im Hinblick auf die Vermeidung von postoperativem Vorhofflimmern jedoch vergleichbar mit der von β-Blockern. Vor allem bei Patienten mit Kontraindikationen gegen β-Blocker, z. B. bei Asthma bronchiale, findet Amiodaron optional seine Anwendung (Aasbo et al. 2005). Für neuere Medikamente wie Dronedaron oder Vernakalant ist die Studienlage noch nicht eindeutig in Bezug auf Wirksamkeitsverbesserung und Nebenwirkungsprofil im Vergleich zu Amiodaron (Boons et al. 2020).

Der Natrium- und Kalium-Kanalblocker Vernakalant zeigt im internistischen Patientenkollektiv bei neuaufgetretenem Vorhofflimmern eine günstigere Konversionsrate im Vergleich zu Flecainid. Ob im kardiochirurgischen Patientenkollektiv eine ähnlich gute präventive Wirkung wie bei anderen Medikamenten besteht, ist abschließend noch nicht geklärt. Dronedaron (Klasse-III-Antiarrythmikum) hat ähnliche Eigenschaften wie Amiodaron. Allerdings liegt das Medikament nur in einer oralen Darreichungsform vor und ist somit für den unmittelbaren perioperativen Gebrauch nur bedingt verwendbar.

Eine besondere Stellwert zur Prävention und Therapie des postoperativ neu aufgetretenen Vorhofflimmern nimmt möglicherweise in Zukunft der kurzwirksame ß-Blocker Landiolol ein (Kim et al. 2020). Landiolol zeigt einen deutlichen negativ chronotropen Effekt, ist aber weitaus weniger negativ inotrop als beispielsweise Esmolol. Die japanische Leitlinie zur Pharmakotherapie von Vorhofflimmern empfiehlt, aufgrund der guten Kardioversionsrate des Medikamentes bereits seit 2013 die Gabe von Landiolol. Seit 2020 wird das Medikament auch in den Leitlininen der Europäischen Gesellschaft für Kardiologie erwähnt. Der Einsatz von Landiolol kann auch bei Patienten mit ausgeprägter linksventrikulärer Dysfunktion und Ejektionsfraktionen von 25–50 % erwogen werden.

Die präoperative Gabe eines β-Blockers reduziert die Inzidenz von postoperativem Vorhofflimmern.

Eine i.v.-Magnesiumsubstitution, beginnend vor elektiver Bypasschirurgie, reduziert die Inzidenz von VHF. Bei den nicht-medikamentösen Therapiemöglichkeiten senkt eine atriale Schrittmacherstimulation (HF 90–110/min) über temporäre epikardiale Schrittmachersonden ebenfalls die Häufigkeit von Vorhofflimmern.

Das Konzept der systemischen Inflammation als pathophysiologischer Ursache des postoperativen Vorhofflimmerns wird zunehmend diskutiert. Die Beeinflussung der systemischen Inflammation nach herzchirurgischen Eingriffen ist ein Hauptziel in der Prävention von postoperativem Vorhofflimmern. Hier werden aktuell unter anderem Statine, Steroide und Dexmedetomidine diskutiert (Boons et al. 2020).

### Behandlung des postoperativen Vorhofflimmerns

Der Grad der hämodynamischen Beeinträchtigung durch das Vorhofflimmern hängt von der Ventrikelfrequenz, der globalen Pumpfunktion und der Dauer des Vorhofflimmerns ab. Besteht ein Vorhofflimmern länger als 48 h und wird eine Konversion in den Sinusrhythmus angestrebt, muss zuvor eine adäquate Antikoagulation sichergestellt sein oder ein Thrombenausschluss mittels TEE erfolgen. Bei Unsicherheit in der Rhythmusanalyse über das Oberflächen-EKG kann die Ableitung eines Elektrokardiogramms über die Vorhofelektroden hilfreich sein.

Möglich sind 2 Therapiestrategien zur Behandlung von Vorhofflimmern: Frequenzkontrolle und elektrische oder pharmakologische Kardioversion. Anzustreben in der frühen postoperativen Phase ist bei neu aufgetrenem Vorhofflimmern zunächst eine Konversion in einen Sinusrhythmus, da die sonst benötigte Antikoagulation das Risiko einer Perikardtamponade erhöhen kann. Außerdem sind Patienten nach extrakorporaler Zirkulation unmittelbar postoperativ deutlich abhängiger von einem stabilen Sinusrhythmus. In aller Regel führt ein neu auftretendes Vorhofflimmern zu einer relevanten Kompromittierung der Hämodynamik, da die geordnete Vorhofaktion 25 % am Schlagvolumen des Ventrikels ausmacht.

### Frequenzkontrolle

Eine Fortführung der β-Blocker-Gabe ist eine effektive Maßnahme zur Frequenzkontrolle bei postoperativem Vorhofflimmern. Bestehen Bedenken gegen die Gabe eines langwirksamen β-Blockes, kann ein Therapieversuch mit dem kurzwirksamen Esmolol erfolgen. Vor allem bei eingeschränkter linksventrikulärer Pumpfunktion kann der kurzwirksame ß-Blocker Landiolol eingesetzt werden, der neben einer effektiven Frequenzkontrolle auch zu einer Rhythmuskonversion in einen Sinusrhythmus beiträgt (Fellahi et al. 2021). Patienten mit kompromittierter linksventrikulärer Funktion profitieren möglicherweise von einer Therapie mit Landiolol.

Sind β-Blocker kontraindiziert, können Kalziumantagonisten eingesetzt werden. Verapamil bewirkt eine effektive Frequenzkontrolle, hat aber eine ausgeprägt negativ-inotrope Wirkung, sodass Verapamil nur bei guter Pumpfunktion (EF > 60 %) gegeben werden sollte. Diltiazem wird bei eingeschränkter Ejektionsfraktion besser toleriert. Digoxin hat auch bei schneller Aufsättigung eine relativ lange Anschlagzeit und v. a. bei eingeschränkter Nierenfunktion eine lange Wirkdauer.

### Kardioversion

Bei hämodynamischer Instabilität durch tachykarde Rhythmusstörungen wie Vorhofflimmern ist neben der Basistherapie mit Anhebung der Serumkalium- und -magnesiumkonzentration in den hochnormalen Bereich eine sofortige elektrische Kardioversion indiziert (Abb. 4). Zur pharmakologischen Kardioversion eignen sich Klasse-IA-, –IC- und Klasse-III-Antiarrhythmika. Unter der Gabe von Typ-IA- und –IC-Antiarrhytmika (▶ Kap. 30, „Heimbeatmung und Überleitung in die Heimbeatmung") erfolgt bei 40–75 % der Patienten eine Konversion in einen Sinusrhythmus innerhalb der 1. Stunde. Klasse-IC-Antiarrhythmika (Flecainid, Propafenon) sollten bei Patienten mit eingeschränkter linksventrikulärer Pumpfunktion und/oder Koronarischämie zurückhaltend eingesetzt werden. Klasse-IA-, –IC- und Klasse-III-Antiarrhythmika prädisponieren durch Verlängerung der QTc-Zeit zu Torsade-de-pointe-Arrhythmien, sodass die QTc-Zeit regelmäßig kontrolliert werden muss (abnorme Verlängerung des QTc-Intervalls > 500 ms 1/2 oder QTc-Zunahme während der Therapie > 60 ms 1/2).

Amiodaron hat multiple antiarrhythmische Effekte, u. a. eine Blockade des schnellen Natriumkanals, β-blockierende Eigenschaften, Verlängerung des Aktionspotenzials und der effektiven Refraktärperiode (Klasse –I-, –II-, –III- und –IV-Eigenschaften nach Vaughan-Williams). Als Slow-in-slow-out-Pharmakon sollte Amiodaron nach einer initialen Bolusgabe kontinuierlich i.v. weiter verabreicht werden. Der Kardioversion geht eine Frequenzkontrolle voraus, die häufig bereits eine Stabilisierung der hämodynamischen Situation bewirkt. Entscheidet man sich für eine antiarrhythmische Therapie mit Amiodaron über einen längeren Zeitraum, wird nach einer Aufsättigungsphase (bis zu einer Gesamtdosis von 6–12 g) auf eine Erhaltungsdosis (meist 200 mg/Tag p.o./i.v.) umgesetzt. In der aktuellen Literatur gibt es jedoch zunehmend mehr Hinweise auf pontentiell gravierende Nebenwirkungen durch das Medikament (Feduska et al. 2020). Zu beachten sind die möglichen hormonellen Nebenwirkungen der Schilddrüse, die potentiell lebertoxische Wirkung und die Lungenfibrose als möglicher Langzeiteffekt.

Ist eine Konversion in einen stabilen Sinusrhythmus nicht zu erreichen, so ist nach 48 h eine adäquate Antikoagulation anzustreben, um thrombembolische Komplikationen zu vermeiden. Bei Patienten mit Vorhofflimmern und zusätzlichen Risikofaktoren für thrombembolische Komplikationen zeigte sich in der ACTIVE W-Studie eine Antikoagulationstherapie mit einem Vitamin-K-Antagonisten einer Kombinationstherapie mit Aspirin und Clopidogrel im Hinblick auf die Reduktion ischämischer Ereignisse und Blutungen überlegen (ACTIVE Writing Group 2006).

Eine aktuelle Metaanalyse zeigt weiterhin eine Überlegenheit der direkten oralen Antikoagulantien (DOAK) im Vergleich zu Warfarin. Die DOAK zeichnen sich hierbei durch ein signifikant niedrigeres Risiko für Schlaganfälle und einem Trend zu weniger systemischen Embolien aus. Sowohl NOAK als auch Warfarin zeigen eine ähnliche Rate an Blutungskomplikationen.

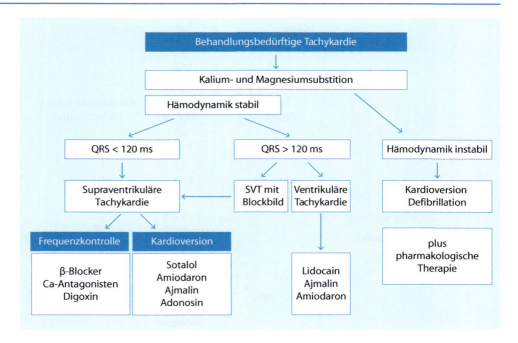

**Abb. 4** Flussdiagramm zur Therapie behandlungsbedürftiger Tachykardien bei herzchirurgischen Patienten. (QRS = QRS-Zeit; SVT = supraventrikuläre Tachykardie)

### 3.3.2 Ventrikuläre Tachykardien

Ventrikuläre Rhythmusstörungen nach herzchirurgischen Eingriffen werden u. a. durch transiente metabolische Störungen oder ischämische Ereignisse hervorgerufen. Ist eine ventrikuläre Tachykardie Folge einer Ischämie oder Myokarddilatation bei akuter linksventrikulärer Dekompensation, so besteht die Therapie in erster Linie in der kardialen Rekompensation bzw. in der koronaren Revaskularisation. Eine adjuvante Kalium- und Magnesiumsubstitution bis in den hochnormalen Bereich sollte in jedem Fall erfolgen.

Ventrikuläre Arrhythmien per se sind nur dann behandlungsbedürftig, wenn sie eine hämodynamische Beeinträchtigung oder Prodromi einer vitalen Gefährdung darstellen (Salven, R-auf-T-Phänomen, selbstlimitierte ventrikuläre Tachykardie). Amiodaron ist bei rezidivierender ventrikulärer Tachykardie, hochgradig eingeschränkter Pumpfunktion (EF < 30 %) oder nach Myokardinfarkt das Antiarrhythmikum der Wahl, da die negativ-inotrope und proarrhythmogene Wirkung relativ gering ist. Lidocain scheint bei Kammerflimmern in der Effektivität vergleichbar zu sein (Daya et al. 2020).

### 3.3.3 Bradykardien

Ein höhergradiger AV-Block ist eine typische Komplikation nach Aortenklappenersatz aufgrund der anatomischen Nähe der Reizleitungsstruktur und des Aortenklappenrings. Prinzipiell können bradykarde Rhythmusstörungen aber auch nach anderen Formen des Klappenersatzes auftreten. Kommt es spontan oder unter antiarrhythmischer Therapie zu einer hämodynamisch relevanten Reizbildungs- oder Reizleitungsstörung, ist eine temporäre externe Schrittmacherstimulation eine effektive Therapiemöglichkeit, ohne dass die Nebenwirkungen einer positiv-chronotropen pharmakologischen Stimulation in Kauf genommen werden müssen. Epikardiale atriale und ventrikuläre Elektroden sollten bei allen Patienten intraoperativ angelegt werden. Die Möglichkeit zur externen Schrittmacherstimulation und die Möglichkeit einen transienten Schrittmacher zentralvenös einzuschwemmen sollte bei der Versorgung dieser Patienten bestehen.

## 4 Systemisches Inflammationssyndrom (SIRS)

Herzchirurgische Eingriffe prädisponieren zu einer postoperativen systemischen Entzündungsreaktion (SIRS). Das ausgedehnte chirurgische Trauma, die Ischämie mit nachfolgender Reperfusion während extrakorporaler Zirkulation und der Fremdoberflächenkontakt bei EKZ tragen maßgeblich dazu bei. Die **Inflammationskaskade** nach herzchirurgischen Eingriffen weist große Parallelen zum Geschehen bei Sepsis auf (Abb. 5).

Die komplexe systemische Entzündungsreaktion nach Beginn des kardiopulmonalen Bypass geht mit einer frühen Phase der Aktivierung von zellulären und humoralen Komponenten und einer späten Phase des Ischämie-Reperfusionsschadens einher. Folge ist eine intensive Interaktion zwischen Endothelzellen und Immunantwort im Blut. An den Endothelzellen kommt es zur Adhäsion von Leukozyten und Thrombozyten. Dies ist wesentlich für die klinische

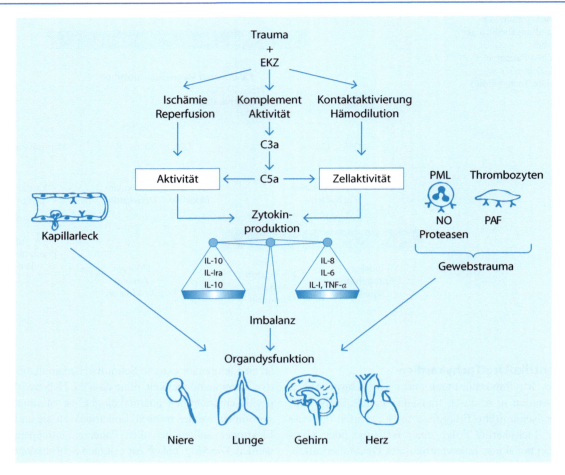

**Abb. 5** Systemische Entzündungsreaktion (SIRS) nach Herzoperation und extrakorporaler Zirkulation (EKZ = extrakorporale Zirkulation; PML = polymorphkerniger Leukozyt; NO = Stickstoffmonoxid; PAF = „platelet activating factor". (Mod. nach Brix-Christensen 2001)

Manifestation der Entzündungsreaktion, da viele der oben genannten Mechanismen durch die Leukozyten-Endothel-Inter-aktion weiter unterhalten werden. Zusätzlich scheint es zu Veränderung an der endothelialen Glykokalix zu kommen (Abou-Arab et al. 2020). Es folgt die Freisetzung von Zytokinen, Arachidonsäuremetaboliten, Adhäsionsmolekülen, Stickstoffmonoxid (NO) und Sauerstoffradikalen.

Das Endothel ist aktiv an der Aufrechterhaltung der kardiovaskulären Homöostase beteiligt, indem es Gefäßpermeabilität, Gefäßtonus, Gerinnung und Fibrinolyse sowie die Entzündungsreaktion moduliert. Proinflammatorische Stimuli reduzieren den Gefäßwiderstand und können postoperativ zu einer vasopressorenpflichtigen Vasoplegie führen.

Das Ausmaß des SIRS korreliert mit der Anzahl postoperativer Komplikationen, tritt aber in abgeschwächter Form bei jedem Patienten auf. Verschiedene pharmakologische und technische Therapieregimes werden verfolgt, um die systemische Inflammation zu vermindern. (Datt et al. 2021) Abschn. 3.1. Hervorgehoben wird im Folgenden explizit die pharmakologische Therapie mit Steroiden und Statinen.

## 4.1 Pharmakologische Therapie

### 4.1.1 Steroide

Eine aktuelle Metaanalyse randomisierter Studien über die perioperative prophylaktische Anwendung von Steroiden zeigte ein geringeres Risiko für postoperatives Vorhofflimmern und für Nachblutungen sowie eine reduzierte Intensiv- und Krankenhausaufenthaltsdauer. Auch ein Trend zur reduzierten Letalität war erkennbar. Problematisch in der abschließenden Beurteilung bleibt jedoch die Tatsache, dass sowohl Studien mit hochdosierten immunsuppressiven Steroiddosen als auch Studien mit hochphysiologischen, nur immunmodulierenden Steroiddosen (Hydrokortison) in die Metaanalyse eingeschlossen wurden (Ng et al. 2020).

Deshalb bleibt weiterhin die Frage nach der Patientenauswahl, der Dosis und des Zeitpunktes der Steroidgabe offen. Jedoch erscheint der nachfolgende Ansatz vielversprechend.

In Analogie zu Untersuchungen bei Sepsis kann Hydrokortison zur Modulation der überschießenden proinflammatorischen Immunreaktion eingesetzt werden. Ein therapiebedürftiges SIRS scheint in etwa 20–30 % der Fälle nach einer

Herzoperation aufzutreten. Bei Patienten, die ein schweres postoperatives SIRS im Sinne eines vasopressorenpflichtigen Vasoplegiesyndroms entwickeln, konnte eine stark erhöhte IL-6-Serumkonzentration (> 1000 pg/ml) gemessen werden.

Als Risikokollektiv gelten Patienten mit einer präoperativen Auswurffraktion < 40 % und einer intraoperativen EKZ-Dauer > 97 min (z. B. Kombinationseingriffe, Eingriffe mit mehr als 4 Bypässen). Bei diesem Patientenkollektiv reduziert eine präventiv, d. h. vor Beginn der extrakorporalen Zirkulation begonnene Substitution von Hydrokortison in Stressdosis (300 mg/Tag) den Katecholaminbedarf, die Beatmungsdauer sowie die Intensivstations- und Krankenhausverweildauer (Kilger et al. 2003; Nebelsiek et al. 2012; Weis et al. 2009).

Interleukin-6 erreicht 4–6 h nach Beendigung der EKZ einen Maximalwert. Es folgt ein zweiter Anstieg 12–18 h nach der Operation, sodass bei Vasoplegie eine Substitution mit Hydrokortison auch zu einem späteren Zeitpunkt sinnvoll sein kann.

### 4.1.2 Statine

Neuere Untersuchungen haben gezeigt, dass die prophylaktische Anwendung von Statinen vor kardiopulmonalem Bypass die Inzidenz von postoperativen Vorhofflimmern nicht substanziell verringert. Gleichwohl wird eine höhere Inzidenz von postoperativen akutem Nierenversagen beobachtet, so dass eine prophylaktische Statingabe aktuell nicht empfohlen wird (Kuhn et al. 2020; Putzu et al. 2018).

## 5 Transfusion von Erythrozytenkonzentraten

Die Assoziation von Fremdblutgabe und Letalität, die für allgemeine Intensivpatienten besteht, konnte auch für herzchirurgische Patienten gezeigt werden. Es besteht eine Korrelation zwischen der Anzahl der transfundierten Konzentrate und der steigenden postoperativen Morbidität und Mortalität bei Patienten nach Bypassoperation. Es wird daher die präoperative Korrektur der Anämie als entscheidend angesehen (Theusinger et al. 2012). Der Transfusionstrigger ist auch bei Herzpatienten kein feststehender Wert, sondern wird individuell anhand physiologischer Variablen abgeschätzt (Zeroual et al. 2021). Trotz bestehender Transfusions-Guidelines differiert der Zeitpunkt der Gabe von Erythrozytenkonzentraten zwischen Chirurgen, Anästhesisten und Intensivmedizinern stark (30–90 %), selbst innerhalb eines Zentrums (Koch et al. 2006). Die aktuellen Querschnittsleitlinie Hämotherapie der Inhaltsangabe Bundesärztekammer von 2020 gibt erstmal einen Grenzwert von 7,5 g/dl für herzchirurgische Patienten an, die nicht akut bluten (Joshi et al. 2021).

Alle Maßnahmen zur Reduktion der Fremdbluttransfusionen werden unter dem Begriff „Patient Blood Management" zusammengefasst (Ranucci et al. 2011) (Abschn. Patient Blood Management (PBM)).

*Risikofaktoren für die Transfusion von Erythrozytenkonzentraten bei kardiochirurgischen Patienten*
- Reoperation
- Notfalloperation
- Kardiopulmonaler Bypass von > 2 h Dauer
- Kombinierte Eingriffe
- Weibliches Geschlecht/Alter/Gewicht < 70 kg
- Präoperativer Hämatokrit < 34 %
- Einnahme von Thrombozytenaggregationshemmern

### 5.1 Blutgerinnung

Herzoperationen mit extrakorporaler Zirkulation gehen mit tiefgreifenden Veränderungen des hämostaseologischen Systems einher.

*Pathophysiologische Veränderungen des Gerinnungssystems bei kardiochirurgischem Eingriff mit extrakorporaler Zirkulation*
- Abnahme oder Denaturierung von Gerinnungsfaktoren
- Abnahme physiologischer Inhibitoren (Antithrombin, Protein C, Protein S)
- Konzentrationsabnahme von Fibrinolyseinhibitoren (PAI-1, $\alpha_2$-Antiplasmin)
- Disseminierte intravasale Gerinnung (z. B. überschießende Thrombinbildung)
- Gesteigerte Fibrinolyse
- Thrombozytopenie und/oder Thrombozytopathie mit Thrombozytenaktivierung, -dysfunktion oder -desensibilisierung
- Hypothermieinduzierte Gerinnungsstörungen
- Heparin- und protamininduzierte Gerinnungsstörung

Die Aufrechterhaltung bzw. Wiederherstellung der Hämostase nach herzchirurgischen Eingriffen mit extrakorporaler Zirkulation ist nach wie vor ein Problem. Der perioperative Verbrauch von Blutprodukten ist bei herzchirurgischen Patienten deutlich höher als bei Patienten anderer chirurgischer Disziplinen. Insbesondere die zusätzliche Therapie mit verschiedenen Thrombozytenaggregationshemmern und direkten oralen Antikoagulantien (DOAK) führt immer häufiger zu perioperativen Blutungskomplikationen.

Präoperativ sollten die ADP-Antagonisten wie Clopidogrel, Prasugrel oder Ticagrelor 7 Tage pausiert werden (Voetsch et al. 2021). Bei dringlicher Operationsindikation ist es oft nicht möglich, diesen Zeitabstand einzuhalten (Hoffmeister et al. 2010).

Seit kurzer Zeit stehen zur Antagonisierung von Dagibatran das Antikörperfragment Idarucizumab und zur Antagonisierung von Rivaroxaban und Apixaban das Faktor-Xa-Fragment Adexanet alfa zur Verfügung (Connolly et al. 2019; Pollack et al. 2017).

Eine Vielzahl von Strategien wurde entwickelt, um das postoperative Risiko einer mikrovaskulären Blutung aufgrund einer Koagulopathie zu reduzieren und den perioperativen Fremdblutverbrauch zu minimieren. Dazu zählen Wärmemaßnahmen, die autologe Retransfusion von gefiltertem Drainageblut sowie die Gabe von Antifibrinolytika. Seit 2007 ruht die Zulassung für Aprotinin, weil die Aprotiningabe mit einem erhöhten Risiko für Nierenversagen sowie myokardiale und zerebrale Ischämien assoziiert wurde (Mangano et al. 2006). Heute wird oft das Lysinanalogon Tranexamsäure als Antifibrinolytikum perioperativ verwendet.

Bei postoperativen Nachblutungen ist die Differenzierung zwischen einer chirurgisch zu stillenden Blutungsquelle und einer mikrovaskulären Blutung aufgrund einer Koagulopathie anhand der Bestimmung von globalen Gerinnungsparametern schwierig, da diese in beiden Fällen oft außerhalb der Norm liegen. Die Korrelation zwischen der Thoraxdrainagenförderrate und globalen Gerinnungsparametern ist gering. Anhand der Sekretionsrate wird der Blutverlust oft überschätzt.

Da die Laborlaufzeiten auch für globale Gerinnungsparameter vielerorts zu lang sind, um eine schnelle und zielgerichtete Therapie einer Nachblutung zu ermöglichen, haben mehrere Arbeitsgruppen Algorithmen zur Transfusion von allogenen Gerinnungskomponenten und gerinnungsfördernden Präparaten (z. B. Desmopressin, Protamin) unter Zuhilfenahme bettseitig durchgeführter Gerinnungsmessungen entwickelt (Herruzo et al. 2021). Zur Steuerung der Heparintherapie während EKZ ist die derzeit meist angewandte Methode die Messung der „activated clotting time" (ACT).

Ein weiteres Verfahren zur Abschätzung der plasmatischen Gerinnung, der Fibrinolyse sowie der thrombozytären Funktion stellt das Thrombelastogramm (TEG) dar. Vor allem bei Patienten unter Therapie mit Heparin, Phenprocoumon und antifibrinolytischer Medikation liefert es bettseitig wertvolle Ergebnisse. Mittels PFA-100 („platelet function analyzer")- oder Impedanzaggregometrie (Multiplate)- Monitoring lassen sich Thrombozytenfunktionsstörungen aufgrund einer v.-Willebrand-Erkrankung, der Gabe von Trombozytenaggregationshemmern und anderen angeborenen oder erworbenen Thrombozytenfunktionsstörungen erkennen.

Bei der perioperativen Anwendung eines Algorithmus unter Berücksichtigug von Point-of-care-Analysen kann der Transfusionsbedarf sowohl bei dem Routine- als auch bei den Hochrisikopatienten reduziert werden (Abb. 6).

## 6 Komplikationen nach Kardiochirurgie

### 6.1 Myokardinfarkt

Der Myokardinfarkt nach Bypassoperation ist mit einer Inzidenz zwischen 5 und 10 % eine relativ häufige und schwere Komplikation, die mit einer deutlich erhöhten Morbidität und Mortalität assoziiert ist (Torregroza et al. 2021). Der perioperative Myokardinfarkt kann durch Minderperfusion im Bereich der nativen oder der Bypasskoronargefäße bedingt sein. Die häufigsten Ursachen sind Okklusion des Bypass, geknickter oder überdehnter Bypass, subtotale Stenose im Bereich der Anastomose oder Spasmus der Bypassgefäße.

Die Diagnose eines Myokardinfarkts in der Akutphase nach einer Herzoperation ist schwierig. Das EKG unterscheidet sich auch nach unkompliziertem Operationsverlauf oft vom präoperativen EKG-Befund. ST-Streckenveränderungen sind bei vorbestehendem Schenkelblock oder unter ventrikulärer Schrittmacherstimulation nicht oder nur eingeschränkt verwertbar. Neu aufgetretene Q-Wellen sind nach Herzoperation kein sicherer Indikator eines abgelaufenen transmuralen Infarkts.

Bei Bestimmung der enzymatischen Myokardmarker muss deren spezifischer Kinetik Rechnung getragen werden. Die CK-MB-Massenkonzentration ist in den ersten 6 h nach Einsetzen der Myokardläsion sensitiver als die CK-MB-Aktivität. Als Grenzwert, der zwischen einem postoperativen Infarkt und einer Enzymerhöhung als Folge des operativen Eingriffs unterscheidet, wurde eine CK-MB-Massenkonzentration von 45–70 μg/l oder eine Erhöhung des Quotienten CK-MB-Massenkonzentration zur Gesamt-CK-Massenkonzentration über 10 % ermittelt.

**Troponin I** korreliert postoperativ mit der Aortenabklemmzeit und erreicht 24 h postoperativ ein Maximum. Bei der Verwendung von hochsensitiven Assays ist der Vorteil dieser Strukturproteine neben der Organspezifität auch der Nachweis kleinster Nekrosen z. B. im Rahmen einer Angina pectoris. Nach 24 h ist Troponin I der sensitivste Marker einer myokardialen Ischämie.

***Zeichen eines Myokardinfarkts nach herzchirurgischem Eingriff***

- Hämodynamische Instabilität
- ST-Streckenveränderungen
- Rhythmusstörung
- Neu aufgetretene regionale Wandbewegungsstörungen im TTE/TEE
- Im Verlauf Anstieg der Myokardmarker

Neben dem jeweiligen Maximalwert ist der Verlauf der Myokardmarker entscheidend. Ein sekundärer Anstieg oder eine protrahierte Plateauphase können Indikatoren eines Myo-

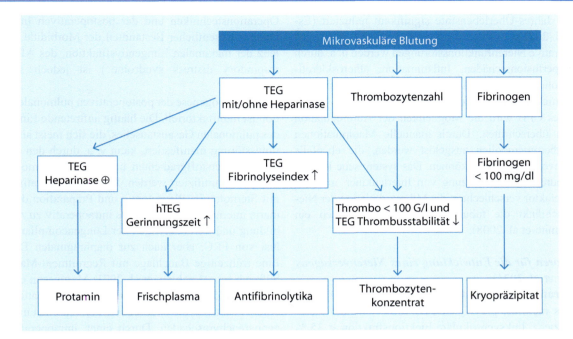

**Abb. 6** Nach Thrombelastogramm (TEG) gesteuerte Therapie von Gerinnungsstörungen (hTEG = heparinaseaktiviertes TEG; Heparinase ⊕ = Reaktionszeit R ohne Heparinase > 2 × R mit Heparinase; hTEG = Gerinnungszeit R > 10 min; TEG = Fibrinolyseindex; Lyseindex zum Zeitpunkt 30 min > 7,5 %; TEG = Thrombusstabilität ↓; maximale Amplitude < 45 mm). (Nach Theusinger et al. 2012)

kardzelluntergangs sein. Im zeitlichen Verlauf führend in Anstieg und Abfall, aber nicht myokardspezifisch, ist die Myoglobinkonzentration im Serum (Torregroza et al. 2021).

Möglicherweise nimmt in Zukunft die Bedeutung weiterer kardialer Biomarker wie Copeptin und H-FABP (heart-type fatty acid binding protein) bei der Labordiagnostik zum Ausschluss eines Myokardinfarktes nach einem herzchirurgischen Eingriff zu (Roth und Buse 2021).

Die transthorakale oder transösophageale Echokardiographie kann bettseitig schnell Auskunft über neu aufgetretene regionale Wandbewegungsstörungen liefern und Rückschlüsse auf das betroffene Koronarstromgebiet geben. Die Diagnose eines postoperativen Myokardinfarkts ist in Zusammenschau der genannten Befunde EKG, Ultraschallkardiographie (UKG) und Enzymveränderungen), sowie der Klinik des Patienten zu stellen. Die Bestimmung der Myokardmarker hat hierbei prognostische Bedeutung und dient der Verlaufsdokumentation.

Die Therapie des postoperativen Myokardinfarkts erfolgt nach den allgemeinen Therapieprinzipien, die eine größtmögliche Ökonomisierung des myokardialen Sauerstoffbedarfs zum Ziel haben. Als weiterführende Maßnahme kann eine sofortige Herzkatheteruntersuchung mit Darstellung der Nativ- und Bypassgefäße indiziert sein. Sie bietet die Möglichkeit der Koronarintervention oder bei entsprechenden Befunden zur Rethorakotomie und Revision der Operationsergebnisse.

Eine frühzeitige Wiederaufnahme der Thrombozytenaggregationshemmung mit **Azetylsalizylsäure (ASS)** nach Bypassoperation sollte angestrebt werden. Eine prospektive Multicenterstudie der „Perioperative Ischemia Research Group" (McSPI) an über 5000 Patienten zeigte eine Reduktion der postoperativen Letalität und der Häufigkeit nichttödlicher ischämischer Komplikationen (z. B. Myokardinfarkt, Apoplex, Mesenterialinfarkt) durch die Gabe von ASS innerhalb 48 h postoperativ. Das Blutungsrisiko war nicht erhöht (Mangano 2002). Hingegen scheint die alleinige oder zusätzliche Gabe von Clopidogrel zu Aspirin keinen weiteren Vorteil zu bringen (Patel et al. 2009).

Die frühzeitige postoperative Gabe von ASS reduziert sehr wahrscheinlich die Letalität sowie die Häufigkeit ischämischer Komplikationen nach Bypasschirurgie.

### 6.2 Nierenversagen

Nierenversagen nach herzchirurgischen Eingriffen ist eine ernstzunehmende Komplikation und stellt einen unabhängigen Prädiktor für die postoperative Letalität dar. 8–15 % der Patienten nach kardiochirurgischem Eingriff entwickeln eine kompensierte Niereninsuffizienz; 1–5 % der Patienten eine Niereninsuffizienz, die ein Nierenersatzverfahren erfordert. Abhängig von der Art des Eingriffes (z. B. Anlage eines Assist-device) kann der Prozentsatz auf über 30 % steigen. Die perioperative Letalität ist bei Patienten mit ersatzverfahrenpflichtigem Nierenversagen durch einen Anstieg auf 50–65 % gekennzeichnet. Bei Patienten mit präoperativ eingeschränkter Nierenfunktion (Kreatinin < 200 μmol/l) ist postoperativ sowohl die Morbidität und Letalität erhöht als auch die 5-Jahres-Überlebensrate signifikant reduziert (Esmeijer et al. 2021).

Postoperative Nierenfunktionsstörungen werden u. a. durch Ischämiereperfusionsschäden, Inflammation, atherosklerotische Embolien und das Low-output-Syndrom (mit-)verursacht. Durch die unphysiologische Perfusion der Nieren während des CPB wird die Möglichkeit der Autoregulation der Nieren überschritten. Durch manuelle Manipulationen können Atheromembolien ausgelöst werden, die ebenfalls zum Nierenversagen führen können. Das systemische Inflammationssyndrom mit Freisetzung von Interleukinen und Tumornekrosefaktor verschlechtert die Mikrozirkulation der Nieren und schränkt die tubuläre Funktion der Nieren ein (Stafford-Smith et al. 2008).

***Risikofaktoren für die Entwicklung eines Nierenversagens (Wittlinger et al. 2021)***

1. **Präoperative Risikofaktoren:** Alter, Herzinsuffizienz, Diabetes mellitus, pAVK, COPD, vorbestehende Niereninsuffizienz, linksventrikuläre Ejektionsfraktion < 35 %
2. **Operative Risikofaktoren:** Re-Operationen, Operation am offenen Herzen, Kreislaufstillstand, EKZ > 140 min
3. **Postoperative Risikofaktoren:** Infektionen/Sepsis, Low-output-Syndrom, Therapie mit Inotropika, IABP, postoperative Hypotension (systolischer Blutdruck < 90 mm Hg über mehr als 1 h) (Stafford-Smith et al. 2008)

Normovolämie, adäquates Herzzeitvolumen und ausreichender renaler Perfusionsdruck haben höchste Priorität bei der Prävention eines postoperativen Nierenversagens.

In den vergangenen Jahren wurden verschiedene medikamentöse Strategien zur Vermeidung der kardiochirurgisch assoziierten akutem Nierenversagen erprobt. Statine, der $\alpha_2$-Agonist Fenoldopam, die prophylaktische Gabe von Natrium-Bikarbonat und die Gabe von Mannitol zeigten in den durchgeführten Untersuchungen keine signifikante Vorteile bei der Prävention des kardiochirurgisch assoziierten akutem Nierenversagen (Kuhn et al. 2020). Sistiert die Diurese, so scheinen nur Patienten mit einer strengen Indikationsstellung von einem frühzeitigen Nierenersatzverfahren zu profitieren (X. Li et al. 2021b) Ein diskontinuierliches Verfahren ist bei hämodynamischer Instabilität nicht indiziert.

Vergleicht man das Auftreten von postoperativem Nierenversagen bei Off-pump-coronary-artery-bypass-Verfahren und Operationen mit extrakorporaler Zirkulation, so ist kein signifikanter Unterschied zu finden.

## 6.3 Pulmonale Dysfunktion

Die eingeschränkte Lungenfunktion nach kardiochirurgischen Eingriffen ist, trotz des kontinuierlichen Fortschritts im Hinblick auf extrakorporale Zirkulationsverfahren, Operationstechniken und der postoperativen Intensivmedizin, ein wesentlicher Bestandteil der Morbidität. Die Prävalenz der maximalen Lungendysfunktion, des ARDS („adult respiratory distress syndrome") ist jedoch sehr gering (0,5 %).

Die Pathogenese der postoperativen pulmonalen Dysfunktion ist multifaktoriell. Die häufig auftretende Einschränkung des pulmonalen Gasaustausches, die sich meist als Oxygenierungsstörung manifestiert, kann v. a. durch den alveoloarteriellen Sauerstoffgradienten und die intrapulmonale Shuntfraktion quantifiziert werden. Durch den operativen Eingriff mit Sternotomie, Pleurotomie und Präparation der A. mammaria interna kommt es bereits intraoperativ zu Atelektasenbildung und Veränderungen der Lungencompliance mit Verlust von FRC, aber auch zur diaphragmalen Dysfunktion. Eine frühzeitige Bauchlage mit Recruitment-Manöver kann hilfreich sein (Laghlam et al. 2021; Martinsson et al. 2021).

Das EKZ-assoziierte systemische Inflammationssyndrom erhöht zusätzlich die endotheliale Permeabilität und den Lungenparenchymschaden. Durch einen intraoperativen Kälteschaden oder nach Durchtrennung (Aortenbogenersatz) kann eine Phrenikusparese mit Zwerchfellhochstand entstehen. Hinzu kommen weitere Faktoren, die postoperativ ein respiratorisches Versagen bedingen: erhöhter BMI, Re-Operation, präoperative Lungenfunktion, hämodynamische Instabilität, Anzahl der transfundierten Blutprodukte (Zainab et al. 2021).

Noch bis zu 4 Monate postoperativ kann bei Patienten nach Bypassoperation eine Verminderung der FRC festgestellt werden. Die postoperative Anwendung der nichtinvasiven Beatmung nach herzchirurgischen Eingriffen verbessert den pulmonalen Gasaustausch und reduziert die Reintubationsrate (Kilger et al. 2010).

## 6.4 Gastrointestinale Komplikationen

Abdominelle Komplikationen nach herzchirurgischem Eingriff sind selten (0,5–3 %), aber mit einer Letalität zwischen 15 % und 80 % vergesellschaftet. Die gastrointestinale Blutung stellt die eine der Hauptursache dar (30 %) gefolgt vom postoperativen Ileus und der gastrointestinalen Minderperfusion (17 %), die sich in den meisten Fällen als eine nonokklusive Mesenterialischämie (NOMI) darstellt (Elgharably et al. 2021; Hess et al. 2021).

Der Gastrointestinaltrakt verfügt nicht über eine ausreichende Autoregulation, um Hypotensionen zu kompensieren. In multivariaten Analysen stellten sich Alter, eine vorbestehende Herz- oder Niereninsuffizienz sowie die Art und Dauer des Eingriffs als Risikofaktoren dar. Postoperativ korrelieren die Notwendigkeit der Gabe von Vasopressoren, das Auftreten eines Nierenversagens, die Transfusionsmenge sowie die Beatmungsdauer mit gastrointestinalen Komplikationen.

Auch die herzchirurgischen Eingriffe in OPCAB-Verfahren scheinen keinen positiven Effekt auf Inzidenz und Prognose zu haben. Die Diagnose wird aufgrund der unspezifischen Symptomatik häufig spät gestellt. Bereits bei Verdacht ist eine gezielte Diagnostik notwendig. Hierbei ist die computertomographische Mesenterialangiographie die Methode der Wahl.

Eine Besonderheit der gastrointestinalen Komplikationen stellt das Ogilvie-Syndrom dar, das postoperativ am häufigsten bei herzchirurgischen Operationen auftritt. Hierbei handelt es sich um eine massive Kolondistension (meist Colon ascendens und transversum sowie Coecum) ohne mechanische Obstruktion. Ursache ist ein Missverhältnis der Aktivität von Parasympathikus und Sympathikus.

Neben der hämodynamischen Stabilisierung mit ausreichendem Sauerstoffangebot ist die Gabe von Prokinetika die Therapie der Wahl. Bei Versagen dieser Therapie kann eine Koloskopie mit Dekompression erfolgen. Eine schnelle chirurgische Intervention, ob als Entlastungsstomie oder Resektion, sollte nicht verzögert werden (Khan et al. 2006).

## 6.5 Neurologische Defizite

Die Bandbreite neurologischer Defizite nach kardiochirurgischem Eingriff reicht von Veränderungen der Persönlichkeit, des Verhaltens oder kognitiver Fähigkeiten bis hin zum massiven apoplektischen Insult.

Postoperativ stehen delirante Symptome im Vordergrund. Die Inzidenz des postoperativen Delirs schwankt abhängig von den angewandten Untersuchungsmethoden zwischen 30 und 79 %. Sowohl Bewusstseinsstörungen als auch kognitive Defizite wie Gedächtnisstörungen, Sprachstörungen oder Desorientiertheit können dabei auftreten. Hypodyname Formen des Delirs mit komatösen Symptomen sowie hyperdyname neurologische Defizite mit Halluzinationen und gestörtem Schlafrhythmus werden beobachtet. Oft fluktuiert die Symptomatik im Tagesverlauf. Risikofaktoren für ein perioperatives Delir sind prädisponierende Vorerkrankungen, die Art des Eingriffes und Faktoren, die durch die perioperative Therapie beeinflusst werden (Übersicht).

***Risikofaktoren des perioperativen Delirs (mod. nach Steiner 2011) (H. C. Li et al. 2021a; Ordóñez-Velasco und Hernández-Leiva 2021)***
**Vorerkrankungen**
1. Demenz
2. Alkohol- und Nikotinabusus
3. Hypertension
4. Chronische Erkrankungen
5. Männliches Geschlecht
6. Höheres Alter
7. Immobilität

**Perioperative Therapie**
1. Psychoaktive Medikamente
2. Metabolische Entgleisung
3. Hypoxämie
4. Schmerz
5. Schlafentzug
6. Kein Fensterplatz

Die Diagnose des postoperativen Delirs wird klinisch gestellt. Hilfreich und validiert sind dabei Untersuchungs-Scores wie z. B. der CAM-ICU (Confusion Assessment Method for the ICU) (Steiner 2011). Die Prävention und Therapie besteht in Basismaßnahmen wie verbaler Reorientierung und Förderung des Nachtschlafes (Cortés-Beringola et al. 2020). Wenn zur perioperativen Sedierung $α_2$-Agonisten verwendet werden, scheint die Dauer des Delirs verkürzt zu sein (Shehabi et al. 2009; Wunsch et al. 2010). Der Nutzen des selektiven $α_2$-Agonisten Dexmedetomidine zur Delirprophylaxe ist aktuell unklar. Eine aktuelle Untersuchung hat Dexmedetomidine gegen Placebo im Hinblick auf das Auftreten von Delir bei kardiochirurgischen Patienten verglichen. Die Gabe von Dexmedetomidine führte nicht zu einer geringeren Delirrate (Turan et al. 2020). Eine weitere randomisierte Studie konnte hingegen einen eindeutigen Vorteil von Dexmedetomidine aufzeigen (Likhvantsev et al. 2021). In einer aktuellen Metaanalyse wurde ein eindeutiger Vorteil von Dexmedetomidine auf die Inzidenz von Delir dargestellt (Sanders et al. 2021).

Die Inzidenz eines Schlaganfalls lag in einer retrospektiven Analyse der Daten von 16.200 herzchirurgischen Patienten in Deutschland im Durchschnitt bei 4,6 %. Embolien durch atherosklerotische Plaques sind verursacht durch Manipulationen an der Aorta, Mikroembolien durch den extrakorporalen Kreislauf, zu niedrigen Perfusionsdruck während der extrakorporalen Zirkulation sowie Throm-bembolien.

Die Inzidenz eines Apoplex nach herzchirurgischem Eingriff liegt bei 2–5 %. Die höchste Inzidenz haben Patienten mit Zweifach- oder Dreifachklappenersatz (9,7 %).

Unabhängige Risikofaktoren für eine zerebrale Ischämie sind ein neurovaskuläres Ereignis in der Vorgeschichte, arterieller Hypertonus, Diabetes mellitus oder pAVK. Ob bei Verwendung eines Off-pump-Verfahrens weniger neurologische Defizite auftreten, wird nach wie vor kontrovers diskutiert (Shroyer et al. 2009). Intraoperative neuroprotektive Strategien verfolgen v. a. eine Verminderung der zerebralen Mikroembolisation durch Luftblasen, Plaquematerial und Zelldébris während der extrakorporalen Zirkulation. Weitere Ziele sind die Verminderung der zerebralen Hypoperfusion und der Hämodilution sowie die Abschwächung des Ischämiereperfusionsschaden s und der systemischen Inflammation. Moderate

Hypothermie (33–35 °C) mit langsamem Wiedererwärmen und Vermeidung einer Hyperthermie (> 38 °C) scheinen den größten positiven Einfluss auf das neurologische Outcome zu haben.

Eine Obstruktion der V. cava superior durch die venöse Kanülierung während EKZ mit konsekutivem Abfall des arteriovenösen Druckgradienten muss vermieden werden. Perioperativ muss auf die Aufrechterhaltung eines adäquaten zerebralen Perfusionsdrucks geachtet werden. Hypo- oder Hyperkapnie sind zu vermeiden.

### 6.6 Infektionen

Die Inzidenz schwerer Infektionen nach herzchirurgischen Eingriffen liegt bei 3,5 %. Dabei handelt es sich in 35 % um Septikämien, in 33 % um Infektionen der Venenentnahmestellen und in 25 % um eine Mediastinitis (Chello et al. 2020). Die Patienten mit schweren postoperativen Infektionen haben eine signifikant höhere Letalität als Patienten mit unauffälligem Verlauf. Als Hochrisikokollektiv gelten Patienten mit Adipositas und Diabetes mellitus (Fowler et al. 2005).

Pneumonien werden in einer aktuellen Arbeit mit ca. 10 % angegeben (Wang et al. 2021).

### 6.7 Posttraumatische Belastungsstörungen, Depressionen, Angst

Die gesundheitsbezogene Lebensqualität nach herzchirurgischen Eingriffen ist in den meisten Fällen sehr erfreulich. Allerdings werden Patienten durch schwere postoperative Verläufe häufig Stresssituationen ausgesetzt. Zusätzlich erscheinen Patienten mit chronischer Herzinsuffizienz zusätzlich häufig mit Depressionen belastet. Diese Patienten zeigen im Langzeitverlauf eine erhöhte Inzidenz von stressassoziierten Erkrankungen wie das Auftreten von posttraumatischen Belastungsstörungen (PTSD; traumatische Erinnerungen aus der Zeit der Intensivbehandlung), Depressionen und Angst. Dies führen zu einer signifikanten Verschlechterung der postoperativen Lebensqualität. Depressionen und Angstsymptome verbessern sich häufig innerhalb des ersten Jahres nach der OP (Rosson et al. 2021). Eine posttraumatische Belastungstörung kann sich hingegen innerhalb der ersten sechs Monate postoperativ verschlechtern, geht dann aber auf das Ausgangsniveau zurück. Unter der Gabe von Hydrokortison in Stressdosierung zeigen diese Patienten eine reduzierte Inzidenz und Intensität chronischer Stresssymptome. Ebenso scheint die Vermeidung von β-adrenergen Substanzen wie Adrenalin zu einer reduzierten Inzidenz von PTSD bei Männern zu führen. Ein ähnlicher Effekt konnte mit der Gabe von β-Blockern bei Frauen erzielt werden (Krauseneck et al. 2009).

## 7 Fast-track-Konzepte und letalitätsrelevante Faktoren in der Herzchirurgie

Fast-track-Chirurgie wird in zunehmenden Maß auch bei Patienten in der Herzchirurgie eingesetzt. Von Bedeutung für einen erfolgreichen perioperativen Verlauf erscheint neben einer sinnvollen Auswahl der Patienten auch ein interdisziplinäres Konzept für die perioperative Behandlung der Patienten. Am geeignetsten erscheint der Einsatz eines Fast-track-Konzeptes bei Patienten mit einem niedrigen bis mittleren perioperativen Risiko. Von herzchirurgischer Seite werden minimal-invasive Zugangswege favorisiert. Gerade in der Aortenklappenchirurgie werden immer häufiger ballonexpandierende Klappen mit weniger Nähten eingesetzt. Die zunehmende Miniaturisierung der Komponenten der EKZ erlaubt eine Operation mit weniger Hämodilution und geringerer postoperativer Blutungsrate, sowie vermutlich ebenfalls reduzierter systemischer Inflammationsreaktion. Die Anästhesie wird mit kurzwirksamen Opioiden wie z. B. Remifentanil und Narkosegasen wie Sevofluran durchgeführt. Dabei wird eine Extubation bereits im OP-Saal durchgeführt. Vorraussetzung hierfür ist eine stabile hämodynamische, pulmonale und hämostaesologische Situation des Patienten. In einigen Zentren werden Fast-track-Patienten postperativ nicht auf einer Intensivstation betreut, sondern werden bei stabilen physiologischen Verhältnissen auf einer „Postanaesthetic-Care-Unit" versorgt. Eine Verlegung beim Auftreten postoperativer Komplikationen auf eine Intensivstation sollte dennoch jederzeit möglich sein. Der postoperativen multimodalen Schmerztherapie, mit niedrig-dosierter und kontinuierlicher Opioidgabe, sowie Wundinfiltration mit Lokalanästhetika kommt ein ebenso hoher Stellenwert zu, wie der postoperativen Frührehabilitation mit Atemtherapie und Physiotherapie. Bisherige Untersuchungen von Fast-track-Konzepten zeigen eine Reduktion der Zeit bis zur Extubation, sowie eine geringere Verweildauer auf der Intensivstation ohne Erhöhung von Mortalität und postoperativer Komplikationsrate. Eine Reduktion der Krankenhausverweildauer erscheint möglich.

Im Jahr 2019 wurde die Enhanced Recovery After Sugery (ERAS) Cardiac Society gegründet, die viele der Fast-track-Konzepte aufgegriffen hat und daraus evidenzbasierte Handlungsempfehlungen für die perioperative Behandlung von herzchirurgischen Patienten erarbeitet hat. Beispiele sind die Einhaltung einer Normoglykämie von präoperativ bis zur Entlassung des Patienten oder das Screening zur Erkennung des postoperativen Delirs (Engelman et al. 2019).

Zunehmend wichtiger erscheint die praeoperative Phase, in der eine Prehabilitation vor einem kardiochirurgischen Eingriff die Patienten körperlich als auch psychisch auf die Operation vorbereitet. Wenn es die Zeit vor einem kardiochirurgischen Eingriff erlaubt, scheinen einfache Massnahmen wie zum Beispiel eine Verbesserung der Schlafhygiene und Atemmuskeltraining das postoperative outcome zu verbessern (McCann et al. 2019).

Entscheidend ist es dabei, die gebrechlichen Risikopatienten präoperativ zu erfassen, weil die Patienten mit einer höheren „Frailty-Score" ein Risikofaktor für postoperatives Delir darstellt (H. C. Li et al. 2021a) und die die „gebrechlicheren" Patienten eine insgesamt deutlich erhöhte Letalität aufweisen (Lee et al. 2021). Dabei ist es wahrscheinlich unerheblich, mit welchem Score Frailty geprüft wird (Aucoin et al. 2020).

## Literatur

Aasbo J, Lawrence A, Krishnan K et al (2005) Amiodarone prophylaxis reduces major cardiovascular morbidity and length of stay after cardiac surgery: a meta analysis. Ann Intern Med 143:327–336

Abou-Arab O et al (2020) Vasoplegia after cardiac surgery is associated with endothelial glycocalyx alterations. J Cardiothorac Vasc Anesth 34(4):900–905. https://doi.org/10.1053/j.jvca.2019.09.004

ACTIVE Writing Group (2006) Clopidogrel plus aspirin versus oral anticoagulation for atrial fibrillation in the atrial fibrillation clopidogrel trial with irbesartan for prevention of vascular events (ACTIVE W): a randomized controlled trial. Lancet 367:1903–19012

Alms A et al (2018) S3-leitlinie zur intensivmedizinischen versorgung herzchirurgischer patienten: Hämodynamisches monitoring und herz-kreislauf-system. Anästhesiol Intensivmed 51(9)

Arsenault KA et al (2013) Interventions for preventing post-operative atrial fibrillation in patients undergoing heart surgery. Cochrane Database Syst Rev 2013(1). https://doi.org/10.1002/14651858.CD003611.pub3

Aucoin SD et al (2020) Accuracy and feasibility of clinically applied frailty instruments before surgery: a systematic review and meta-analysis. Anesthesiology 1:78–95. https://doi.org/10.1097/ALN.0000000000003257

Backer D de, Arias Ortiz J, Levy B (2021) The medical treatment of cardiogenic shock: cardiovascular drugs. Curr Opin Crit Care 27(4):426–432. https://doi.org/10.1097/MCC.0000000000000822

Beckmann A et al (2021) German heart surgery report 2020: the annual updated registry of the German Society for Thoracic and Cardiovascular Surgery. Thorac Cardiovasc Surg 69(4):294–307. https://doi.org/10.1055/s-0041-1730374

Belletti A et al (2020) Adrenergic downregulation in critical care: molecular mechanisms and therapeutic evidence. J Cardiothorac Vasc Anesth 34(4):1023–1041. https://doi.org/10.1053/j.jvca.2019.10.017

Boons J et al (2020) Mechanisms, prevention and treatment of atrial fibrillation after cardiac surgery: a narrative review. J Cardiothorac Vasc Anesth 35(11):3394–3403. https://doi.org/10.1053/j.jvca.2020.11.030

Brix-Christensen V (2001) The systemic inflammatory response after cardiac surgery with cardiopulmonary bypass in children. Acta Anaesthesiol Scand 45:671–679

Cannesson M et al (2007) Comparison of FloTrac™ cardiac output monitoring system in patients undergoing coronary artery bypass grafting with pulmonary artery cardiac output measurements. Eur J Anaesthesiol 24(10):832–839. https://doi.org/10.1017/S0265021507001056

Carl M, Alms A, Braun J, German Society for Thoracic and Cardiovascular Surgery, German Society of Anaesthesiology and Intensive Care Medicine et al (2010) Guidelines for intensive care in cardiac surgery patients: haemodynamic monitoring and cardio-circulatory treatment guidelines of the German Society for Thoracic and Cardiovascular Surgery and the German Society of Anaesthesiology and Intensive Care Medicine. GMS Ger Med Sci 8:Doc12. https://doi.org/10.3205/000101

Chello C et al (2020) Deep sternal wound infection (DSWI) and mediastinitis after cardiac surgery: current approaches and future trends in prevention and management. Surg Technol Int 36:212–216

Chioncel O et al (2020) Epidemiology, pathophysiology and contemporary management of cardiogenic shock – a position statement from the Heart Failure Association of the European Society of Cardiology. Eur J Heart Fail 22(8):1315–1341. https://doi.org/10.1002/ejhf.1922

Connolly SJ et al (2019) Full study report of andexanet alfa for bleeding associated with factor Xa inhibitors. N Engl J Med 380(14):1326–1335. https://doi.org/10.1056/NEJMoa1814051

Cortés-Beringola A et al (2020) Diagnosis, prevention and management of delirium in the intensive cardiac care unit. Am Heart J 232:164–176. https://doi.org/10.1016/j.ahj.2020.11.011

Datt V, Wadhhwa R, Sharma V, Virmani S, Minhas HS et al (2021) Vasoplegic syndrome after cardiovascular surgery: a review of pathophysiology and outcome-oriented therapeutic management. J Card Surg 36(10):3749–3760. https://doi.org/10.1111/jocs.15805

Daya MR et al (2020) Survival after intravenous versus intraosseous amiodarone, lidocaine, or placebo in out-of-hospital shock-refractory cardiac arrest. Circulation:188–198. https://doi.org/10.1161/CIRCULATIONAHA.119.042240

Dhruva SS et al (2020) Association of use of an intravascular microaxial left ventricular assist device vs intra-aortic balloon pump with in-hospital mortality and major bleeding among patients with acute myocardial infarction complicated by cardiogenic shock. JAMA J Am Med Assoc 323(8):734–745. https://doi.org/10.1001/jama.2020.0254

Diepen S van et al (2017) Contemporary management of cardiogenic shock: a scientific statement from the American Heart Association. Circulation 136(16):e232–e268. https://doi.org/10.1161/CIR.0000000000000525

Diepen S van et al (2020) Levosimendan in patients with reduced left ventricular function undergoing isolated coronary or valve surgery. J Thorac Cardiovasc Surg 159(6):2302–2309.e6. https://doi.org/10.1016/j.jtcvs.2019.06.020

Eberhardt F, Heringlake M, Massalme MS et al (2009) The effect of biventricular pacing after coronary artery bypass grafting: a prospective randomized trial of different pacing modes in patients with reduced left ventricular function. J Thorac Cardiovasc Surg 137(6):1461–1467

Elgharably H et al (2021) Serious gastrointestinal complications after cardiac surgery and associated mortality. Ann Thorac Surg 112(4):1266–1274. https://doi.org/10.1016/j.athoracsur.2020.09.034

Engelman DT et al (2019) Guidelines for perioperative care in cardiac surgery: enhanced recovery after surgery society recommendations. JAMA Surgery 154(8):755–766. https://doi.org/10.1001/jamasurg.2019.1153

Esmeijer K et al (2021) The predictive value of TIMP-2 and IGFBP7 for kidney failure and 30-day mortality after elective cardiac surgery. Sci Rep 11(1):1071. https://doi.org/10.1038/s41598-020-80196-2

Feduska ET et al (2020) Acute amiodarone pulmonary toxicity. J Cardiothorac Vasc Anesth 35(5):1485–1494. https://doi.org/10.1053/j.jvca.2020.10.060

Feih JT, Rinka JRG, Zundel MT (2019) Methylene blue monotherapy compared with combination therapy with hydroxocobalamin for the treatment of refractory vasoplegic syndrome: a retrospective cohort study. J Cardiothorac Vasc Anesth 33(5):1301–1307. https://doi.org/10.1053/j.jvca.2018.11.020

Fellahi JL et al (2021) Landiolol for managing atrial fibrillation in post-cardiac surgery. Eur Heart J Suppl 20:A4–A9. https://doi.org/10.1093/eurheartj/sux038

Feneck R, Sherry KM, Withington PS et al (2001) Comparison of hemodynamic effects of milrinone with dobutamine in patients after cardiac surgery. J Cardiothorac Vasc Anesth 3:206–215

Fischer MO et al (2020) Interchangeability of cardiac output measurements between non-invasive photoplethysmography and bolus thermodilution: a systematic review and individual patient data meta-analysis. Anaesth Crit Care Pain Med 39(1):75–85. https://doi.org/10.1016/j.accpm.2019.05.007

Fowler VG, O'Brien SM, Muhlbaier LH et al (2005) Clinical predictors of major infections after cardiac surgery. Circulation 112(Suppl I): I–358–I–365

Goedje O et al (1999) Continuous cardiac output by femoral arterial thermodilution calibrated pulse contour analysis: comparison with pulmonary arterial thermodilution. Crit Care Med 27(11): 2407–2412. https://doi.org/10.1097/00003246-199911000-00014

Goepfert M, Reuter D, Akyol D et al (2007) Goal directed fluid management reduces vasopressor and catecholamine use in cardiac surgery patients. Intensive Care Med 8:96–103

Guarracino F et al (2021) Vasopressor therapy in cardiac surgery – an experts' consensus statement. J Cardiothorac Vasc Anesth 35(4): 1018–1029. https://doi.org/10.1053/j.jvca.2020.11.032

Gudbjartsson T et al (2020) New-onset postoperative atrial fibrillation after heart surgery. Acta Anaesthesiol Scand 64(2):145–155. https://doi.org/10.1111/aas.13507

Haddad F, Couture P, Tousignant C et al (2009) The right ventricle in cardiac surgery, a perioperative perspective: II. Pathophysiology, clinical importance, and management. Anesth Analg 108:422–433

Hadian M et al (2010) Cross-comparison of cardiac output trending accuracy of LiDCO, PiCCO, FloTrac and pulmonary artery catheters. Crit Care 14(6):R212. https://doi.org/10.1186/cc9335

Hajjar LA et al (2017) Vasopressin versus norepinephrine in patients with vasoplegic shock after cardiac surgery. Anesthesiology 126(1): 85–93. https://doi.org/10.1097/ALN.0000000000001434

Harjola V et al (2016) Contemporary management of acute right ventricular failure: a statement from the Heart Failure Association and the Working Group on Pulmonary Circulation and Right Ventricular Function of the European Society of Cardiology. Eur J Heart Fail 18: 226–241

Hasija S, Makhija N, Choudhury M, Hote M, Chauhan S, Kiran U (2010) Prophylactic vasopressin in patients receiving the angiotensin-converting enzyme inhibitor ramipril undergoing coronary artery bypass graft surgery. J Cardiothorac Vasc Anesth 24(2): 230–238

Heringlake M, Wernerus M, Grünefeld J et al (2007) The metabolic and renal effects of adrenaline and milrinone in patients with myocardial dysfunction after coronary artery bypass grafting. Crit Care 11(2): R51

Herruzo A et al (2021) Clinical impact of rotational thromboelastometry in cardiac surgery. Transfus Clin Biol 28(3):276–282. https://doi.org/10.1016/j.tracli.2021.03.003

Hess NR et al (2021) Gastrointestinal complications after cardiac surgery: incidence, predictors, and impact on outcomes. J Card Surg 36(3):894–901. https://doi.org/10.1111/jocs.15321

Hirose H et al (2014) Feasibility of diagnosis of postcardiotomy tamponade by miniaturized transesophageal echocardiography. J Surg Res 190(1):276–279. https://doi.org/10.1016/j.jss.2014.02.039

Hoffmeister H, Bode C, Darius H et al (2010) Unterbrechung antithrombotischer Behandlung (Bridging) bei kardialen Erkrankungen. Kardiologe 4:365–374

Joshi RV et al (2021) Blood conservation and hemostasis in cardiac surgery: a survey of practice variation and adoption of evidence-based guidelines. Anesth Analg 133(1):104–114. https://doi.org/10.1213/ane.0000000000005553

Khan JH, Lambert AM, Habib JH et al (2006) Abdominal complications after heart surgery. Ann Thorac Surg 82(5):1796–1801

Kilger E, Weis F, Briegel J et al (2003) Stress doses of hydrocortisone reduce severe systemic inflammatory response syndrome and improve early outcome in a risk group of patients after cardiac surgery. Crit Care Med 31:1068–1074

Kilger E, Möhnle P, Nassau K et al (2010) Noninvasive mechanical ventilation in patients with acute respiratory failure after cardiac surgery. Heart Surg Forum 13(2):E91–E95

Kim S, Jang M, Hwang H (2020) Perioperative beta-blocker for atrial fibrillation after cardiac surgery: a meta-analysis. Thorac Cardiovasc Surg 69(02):133–140. https://doi.org/10.1055/s-0040-1708472

Koch CG, Li L, Duncan A, Mihaljevic T et al (2006) Morbidity and Mortality risk associated with red blood cell and blood-component transfusion in isolated coronary artery bypass grafting. Crit Care Med 34:6

Krauseneck T, Padberg F, Roozendaal B et al (2009) A beta-adrenergic antagonist reduces traumatic memories and PTSD symptoms in female but not in male patients after cardiac surgery. Psychol Med 20:1–9

Kuhn E et al (2020) Preoperative statin therapy for atrial fibrillation and renal failure after cardiac surgery. Thorac Cardiovasc Surg 69(02): 141–147. https://doi.org/10.1055/s-0040-1710322

Laghlam D et al (2021) Diaphragm dysfunction after cardiac surgery: reappraisal. J Cardiothorac Vasc Anesth 35(11):3241–3247. https://doi.org/10.1053/j.jvca.2021.02.023

Lamarche Y, Perrault LP, Maltais S (2007) Preliminary experience with inhaled milrinone in cardiac surgery. Eur J Cardiothorac Surg 31(6): 1081–1087

Lee JA et al (2021) Frailty and pre-frailty in cardiac surgery: a systematic review and meta-analysis of 66,448 patients. J Cardiothorac Surg 16(1):1–10. https://doi.org/10.1186/s13019-021-01541-8

Li HC et al (2021a) Surviving and thriving 1 year after cardiac surgery: frailty and delirium matter. Ann Thorac Surg 111(5):1578–1584. https://doi.org/10.1016/j.athoracsur.2020.07.015

Li X et al (2021b) Timing of renal replacement therapy initiation for acute kidney injury in critically ill patients: a systematic review of randomized clinical trials with meta-analysis and trial sequential analysis. Crit Care 25(1):15. https://doi.org/10.1186/s13054-020-03451-y

Likhvantsev VV et al (2021) Perioperative dexmedetomidine supplement decreases delirium incidence after adult cardiac surgery: a randomized, double-blind, controlled study. J Cardiothorac Vasc Anesth 35(2):449–457. https://doi.org/10.1053/j.jvca.2020.02.035

Mangano DT (2002) Aspirin and mortality from coronary bypass surgery. N Engl J Med 347:1309–1317

Mangano DT, Tudor J, Diezel C (2006) The risk associated with aprotinin in cardiac surgery. N Engl J Med 354:353–365

Martinsson A et al (2021) Lung recruitment in the prone position after cardiac surgery: a randomised controlled study. Br J Anaesth 126(5): 1067–1074. https://doi.org/10.1016/j.bja.2020.12.039

Maslow AD, Stearns G, Butala P et al (2009) The hemodynamic effects of methylene blue when administered at the onset of cardiopulmonary bypass. Anesth Analg 1031:2–8

Mayer J, Boldt J, Poland R, Peterson A et al (2009) Continuous arterial pressure waveform-based cardiac output using the FloTrac/Vigileo: a review and meta-analysis. J Cardiothorac Vasc Anesth 233:401–406

McCann M et al (2019) Cardiac prehabilitation. J Cardiothorac Vasc Anesth 33(8):2255–2265. https://doi.org/10.1053/j.jvca.2019.01.023

Mebazaa A, Pitsis A, Rudiger A et al (2010) Practical recommendations on the management of perioperative heart failure in cardiac surgery. Crit Care 14:201

Murray J, The Task Force for the diagnosis and treatment of acute and chronic heart failure 2012 of the European Society of Cardiology et al (2012) ESC Guidelines for the diagnosis and treatment of acute and chronic heart failure 2012. Eur Heart J 33:1787–1847

Nebelsiek T, Beiras-Fernandez A, Kilger E et al (2012) Routine use of corticosteroids to prevent inflammation response in cardiac surgery. Recent Pat Cardiovasc Drug Discov 7(3):170–174

Ng KT et al (2020) The efficacy and safety of prophylactic corticosteroids for the prevention of adverse outcomes in patients undergoing heart surgery using cardiopulmonary bypass: a systematic review and meta-analysis of randomized controlled trials. Eur J Cardiothorac Surg 57(4):620–627. https://doi.org/10.1093/ejcts/ezz325

Nguyen A, Holecko J, Essandoh M (2019) Milrinone in adult cardiac surgery: More evidence is needed to support routine inhalation administration. J Cardiothorac Vasc Anesth 33(3):674–676. https://doi.org/10.1053/j.jvca.2018.10.015

Nygren A, Thorén A, Ricksten SE (2009) Vasopressin decreases intestinal mucosal perfusion: a clinical study on cardiac surgery patients in vasodilatory shock. Acta Anaesthesiol Scand 53(5):581–588

Ordóñez-Velasco LM, Hernández-Leiva E (2021) Factors associated with delirium after cardiac surgery: a prospective cohort study. Ann Card Anaesth 24(2):183–189. https://doi.org/10.4103/aca.ACA_43_20

Østergaard M, Nielsen J, Nygaard E (2009) Pulse contour cardiac output: an evaluation of the FloTrac method. Eur J Anaesthesiol 26(6):484–489. https://doi.org/10.1097/EJA.0b013e32831f343f

Patel JH, Stoner JA, Owora A et al (2009) Evidence for using clopidogrel alone or in addition to aspirin in post coronary artery bypass surgery patients. Am J Cardiol 103(12):1687–1693

Petzoldt M, Riedel C, Braeunig J et al (2013) Stroke volume determination using transcardiopulmonary thermodilution and arterial pulse contour analysis in severe aortic valve disease. Intensive Care Med 39(4):601–611

Piercy M, McNicol L, Dinh DT et al (2009) Major complications related to the use of transesophageal echocardiography in cardiac surgery. J Cardiothorac Vasc Anesth 23(1):62–65

Pieske B (2002) Levosimendan in regional myocardial ischemia. Cardiovasc Drugs Ther 16:379–381

Pilarczyk K, Werdan K, Russ M, Thiele H, Michels G, Boeken U, Thielmann M (2021) The German-Austrian S3 guideline "cardiogenic shock due to myocardial infarction: diagnosis, monitoring, and treatment". Thorac Cardiovasc Surg 69(8):684–692. https://doi.org/10.1055/s-0040-1719155. Epub 2020 Dec 24. PMID: 33368106

Pollack CVJ et al (2017) Idarucizumab for dabigatran reversal – Full cohort analysis. N Engl J Med 377(5):431–441. https://doi.org/10.1056/NEJMoa1707278

Putzu A, Gallo M, Ferrari E, Cassina T, Landoni G (2018) Statin therapy before cardiac surgery: neutral or detrimental effects? Anesthesiology 128(3):685–686. https://doi.org/10.1097/ALN.0000000000002061. PMID: 29438254

Ranucci M, Aronson S, Dietrich W et al (2011) Patient blood management during cardiac surgery: do we have enough evidence for clinical practice? J Thorac Cardiovasc Surg 142:249.e1–249.e32

Rao YJ, Xi L (2009) Pivotal effects of phosphodiesterase inhibitors on myocyte contractility and viability in normal and ischemic hearts. Acta Pharmacol Sin 30(1):1–24

Reeves ST et al (2013) Basic perioperative transesophageal echocardiography examination: a consensus statement of the American Society of Echocardiography and The Society of Cardiovascular Anesthesiologists. J Am Soc Echocardiogr 26(5):443–456. https://doi.org/10.1016/j.echo.2013.02.015

Reuter DA et al (2002) Intrathoracic blood volume index measured by thermodilution for preload monitoring after cardiac surgery. J Cardiothorac Vasc Anesth 16(2):191–195. https://doi.org/10.1053/jcan.2002.31064

Rex S, Schaelte G, Metzelder S et al (2008) Inhaled iloprost to control pulmonary artery hypertension in patients undergoing mitral valve surgery: a prospective, randomized-controlled trial. Acta Anaesthesiol Scand 52(1):65–72

Rho RW (2009) The management of atrial fibrillation after cardiac surgery. Heart 95(5):422–429

Rosson S et al (2021) Longitudinal course of depressive, anxiety, and posttraumatic stress disorder symptoms after heart surgery: a meta-analysis of 94 studies. Psychosom Med 83(1):85–93. https://doi.org/10.1097/PSY.0000000000000872

Roth S, Buse GL (2021) New cardiac biomarkers for early detection of myocardial infarction in cardiac surgery. Anaesthesist 70(12):1040–1043. https://doi.org/10.1007/s00101-021-00974-z

Royster RL, Butterworth JF, Prielipp RC et al (1993) Combined inotropic effects of amrinone and epinephrine after cardiopulmonary bypass in humans. Anesth Analg 77:662–672

Salmenperä M, Eriksson H (2009) Levosimendan in perioperative and critical care patients. Curr Opin Anaesthesiol 22(4):496–501

Sander M et al (2006) Comparison of uncalibrated arterial waveform analysis in cardiac surgery patients with thermodilution cardiac output measurements. Crit Care 10(6):1–10. https://doi.org/10.1186/cc5103

Sander M et al (2008) Cardiac output measurement by arterial waveform analysis in cardiac surgery – a comparison of measurements derived from waveforms of the radial artery versus the ascending aorta. J Int Med Res 36(3):414–419. https://doi.org/10.1177/147323000803600305

Sanders RD et al (2021) Meta-analysis of randomised controlled trials of perioperative dexmedetomidine to reduce delirium and mortality after cardiac surgery. Br J Anaesth:e168–e170. https://doi.org/10.1016/j.bja.2021.08.009

Schmid E, Nowak M, Unertl K et al (2009) Intraoperative echocardiography – impact on surgical decision-making. Anaesthesist 58:1123–1135

Schuetz W, Anhaeupl T, Gauss A (2000) Grundsätze der Katecholamintherapie. Anaesthesiol Intensivmed Notfallmed Schmerzther 35:67–81

Shapeton AD, Mahmood F, Ortoleva JP (2019) Hydroxocobalamin for the treatment of vasoplegia: a review of current literature and considerations for use. J Cardiothorac Vasc Anesth 33(4):894–901. https://doi.org/10.1053/j.jvca.2018.08.017

Shehabi Y, Grant P, Wolfenden H et al (2009) Prevalence of delirium with dexmedetomidine compared with morphine based therapy after cardiac surgery: a randomized controlled trial (DEXmedetomidine COmpared to Morphine-DEXCOM Study). Anesthesiology 111(5):1075–1084

Shroyer AL, Grover FL, Hattler B, Veterans Affairs Randomized On/Off Bypass – ROOBY Study Group et al (2009) On-pump versus off-pump coronary-artery bypass surgery. N Engl J Med 361(19):1827–1837

St André AC, DelRossi A (2005) Hemodynamic management of patients in the first 24 hours after cardiac surgery. Crit Care Med 33(9):2082–2093

Stafford-Smith M, Patel UD, Phillips-Bute BG et al (2008) Acute kidney injury and chronic kidney disease after cardiac surgery. Adv Chronic Kidney Dis 15(3):257–277

Steiner L (2011) Postoperative delirium. Part 2: detection, prevention and treatment. Eur J Anaesthesiol 28:723–732

Theusinger O, Felix C, Spahn D (2012) Strategies to reduce the use of blood products: a European perspective. Curr Opin Anaesthesiol 25:59–65

Thiele H, Zeymer U, Neumann HJ et al (2012) Intraaortic balloon support for myocardial infarction with cardiogenic shock. N Engl J Med 367:1287–1296

Torregroza C et al (2021) Perioperative cardioprotection – from bench to bedside: current experimental evidence and possible reasons for the limited translation into the clinical setting. Anaesthesist 70(5):401–412. https://doi.org/10.1007/s00101-020-00912-5

Treskatsch S et al (2015) Feasibility and influence of hTEE monitoring on postoperative management in cardiac surgery patients. Int

J Cardiovasc Imaging 31(7):1327–1335. https://doi.org/10.1007/s10554-015-0689-8

Turan A et al (2020) Dexmedetomidine for reduction of atrial fibrillation and delirium after cardiac surgery (DECADE): a randomised placebo-controlled trial. Lancet 396(10245):177–185. https://doi.org/10.1016/S0140-6736(20)30631-0

Uhlig K et al (2020) Inotropic agents and vasodilator strategies for the treatment of cardiogenic shock or low cardiac output syndrome. Cochrane Database Syst Rev 2020(11). https://doi.org/10.1002/14651858.CD009669.pub4

Uil CA den, Valk SD, Cheng JM et al (2009) Prognosis of patients undergoing cardiac surgery and treated with intra-aortic balloon pump counterpulsation prior to surgery: a long-term follow-up study. Interact Cardiovasc Thorac Surg 9(2):227–231

Voetsch A et al (2021) How do type of preoperative P2Y(12) receptor inhibitor and withdrawal time affect bleeding? Ann Thorac Surg 111(1):77–84. https://doi.org/10.1016/j.athoracsur.2020.04.126

Wang D et al (2021) Risk factors for postoperative pneumonia after cardiac surgery: a prediction model. J Thorac Dis 13(4):2351–2362. https://doi.org/10.21037/jtd-20-3586

Weis F et al (2009) Stress doses of hydrocortisone in high-risk patients undergoing cardiac surgery: effects on interleukin-6 to interleukin-10 ratio and early outcome*. Crit Care Med 37(5):1685–1690. https://doi.org/10.1097/ccm.0b013e31819fca77

Werdan K et al (2021) Short version of the 2nd edition of the German-Austrian S3 guidelines "Cardiogenic shock complicating myocardial infarction – diagnosis, monitoring and treatment". Anaesthesist 70(1):42–70. https://doi.org/10.1007/s00101-020-00868-6

Wittlinger T et al (2021) Risk assessment of acute kidney injury following cardiopulmonary bypass. J Cardiothorac Surg 16(1):4. https://doi.org/10.1186/s13019-020-01382-x

Wunsch H, Kahn J, Kramer A et al (2010) Dexmedetomidine in the care of critically ill patients from 2001 to 2007. Anaesthesiology 113:386–394

Ylikauma LA et al (2021) Bioreactance and fourth-generation pulse contour methods in monitoring cardiac index during off-pump coronary artery bypass surgery. J Clin Monit Comput. Springer Netherlands, (0123456789). https://doi.org/10.1007/s10877-021-00721-0

Zainab A et al (2021) Development and validation of a risk score for respiratory failure after cardiac surgery. Ann Thorac Surg. https://doi.org/10.1016/j.athoracsur.2021.03.082

Zeroual N et al (2021) Restrictive transfusion strategy after cardiac surgery. Anesthesiology 134(3):370–380. https://doi.org/10.1097/aln.0000000000003682

Zöllner C et al (2000) Beat-to-beat measurement of cardiac output by intravascular pulse contour analysis: a prospective criterion standard study in patients after cardiac surgery. J Cardiothorac Vasc Anesth 14(2):125–129. https://doi.org/10.1016/S1053-0770(00)90003-X

Zwissler B (2000) Das akute Rechtsherzversagen. Ätiologie, Pathophysiologie, Diagnostik, Therapie. Anästhesist 49:788–808

# Intensivtherapie nach thoraxchirurgischen Eingriffen

**88**

Jens Geiseler, Volkan Kösek, Burkhard Thiel, Hans-Georg Bone, Robert Kaiser und Lorenz Nowak

## Inhalt

| | | |
|---|---|---|
| 1 | **Grundlagen** | 1472 |
| 2 | **Überwachung nach thoraxchirurgischem Eingriff** | 1473 |
| 2.1 | Routineüberwachung | 1473 |
| 2.2 | Erweitertes hämodynamisches Monitoring | 1474 |
| 3 | **Respiratorische Insuffizienz nach thoraxchirurgischen Eingriffen** | 1475 |
| 3.1 | Formen der respiratorischen Insuffizienz | 1475 |
| 3.2 | Therapie der respiratorischen Insuffizienz | 1476 |
| 4 | **Sekretmanagement nach thoraxchirurgischen Eingriffen** | 1479 |
| 4.1 | Physiotherapie | 1480 |
| 4.2 | Bronchoskopie | 1480 |
| 5 | **Pneumonie nach thoraxchirurgischen Eingriffen** | 1481 |
| 6 | **Postoperative Schmerztherapie** | 1481 |
| 7 | **Spezielle postoperative Krankheitsbilder** | 1482 |
| 7.1 | Herniation des Herzens | 1482 |
| 7.2 | Tracheobronchiale Ruptur | 1482 |
| 7.3 | Torsion eines Lungenlappens | 1482 |
| 7.4 | Prolongierte pleurale Fistel | 1483 |
| 7.5 | Anastomoseninsuffizienzen bzw. Stumpfinsuffizienzen | 1484 |
| 7.6 | Postoperative Nachblutung | 1485 |

J. Geiseler (✉)
Klinik für Pneumologie, Beatmungs- und Schlafmedizin, Klinikum Vest, Behandlungszentrum Paracelsus-Klinik Marl, Marl, Deutschland
E-Mail: jens.geiseler@klinikum-vest.de

V. Kösek · B. Thiel
Klinik für Thoraxchirurgie, Klinik am Park Lünen, Klinikum Westfalen, Lünen, Deutschland
E-Mail: volkan.koesek@Klinikum-westfalen.de; burkhard.thiel@klinikum-westfalen.de

H.-G. Bone
Zentrum für Anästhesiologie, Intensiv- und Schmerztherapie, Klinikum Vest, Recklinghausen, Deutschland
E-Mail: hans-georg.bone@Klinikum-vest.de

R. Kaiser
Lungenmedizin, Klinikverbund Allgäu gGmbH – Klinik Immenstadt, Immenstadt im Allgäu, Deutschland
E-Mail: robert.kaiser@klinikverbund-allgaeu.de

L. Nowak
Klinik für Intensivmedizin, Schlaf- und Beatmungsmedizin, Asklepios Fachkliniken Muenchen-Gauting, Gauting, Deutschland
E-Mail: l.nowak@asklepios.com

| | | |
|---|---|---|
| 7.7 | „Acute Respiratory Distress Syndrome" (ARDS) nach Lungenresektion | 1485 |
| 7.8 | Akutes Rechtsherzversagen nach Lungenresektion | 1487 |
| 7.9 | Akutes Nierenversagen nach Lungenresektion | 1487 |
| 7.10 | Herzrhythmusstörungen | 1487 |
| **Literatur** | | 1488 |

# 1 Grundlagen

Hauptindikation für einen thoraxchirurgischen Eingriff sind die Resektion von primären und sekundären Lungentumoren, führend hierbei das Lungenkarzinom, der Pneumothorax und die entzündlichen Erkrankungen wie z. B. ein Pleuraempyem. Die Operationstechniken haben sich im Laufe der Jahre von der offenen Operationstechnik hin zum minimalinvasiven Operieren gewandelt. In der heutigen Zeit stehen zur Verfügung die biportale oder triportale videoassistierte Thorakoskopie sowie die uniportale Videothorakoskopie, die einen besonderen schonenden Zugang ermöglicht mit guter Übersicht (Rocco 2016; Jutley et al. 2005; Rocco et al. 2013). Im Vergleich zu offenen chirurgischen Verfahren zeigen sich mit videothorakoskopischen Operationstechniken Vorteile bezüglich Dauer des Krankenhausaufenthaltes und des postoperativen Schmerzempfindens, zusätzlich gibt es Hinweise auf eine Abnahme der Häufigkeit postoperativer pulmonaler Komplikationen (Laursen et al. 2016) – dennoch sind derartige Komplikationen nicht ausgeschlossen. Als einziger unabhängiger Risikofaktor für pulmonale Komplikationen wurde inhalatives Zigarettenrauchen bis zur Operation identifiziert (Agostini et al. 2018). Auch werden durch die Verbreitung der Roboterchirurgie zunehmend Roboter-assistierte Thorakoskopien durchgeführt mit hervorragenden Ergebnissen (RATS) (Cerfolio et al. 2011). Als weiterer Aspekt zur Verbesserung der OP-Techniken wird zunehmend auch videoskopisch parenchymsparend operiert. Um eine Pneumonektomie zu umgehen können auch videoskopisch Manschettenresektionen, Segmentresektionen und Bilobektomien durchgeführt werden (Gonzalez-Rivas et al. 2013). Die Patientenstruktur hat sich grundlegend verändert, das Durchschnittsalter ist angestiegen und die Grenzen der funktionellen Operabilität sind nach unten verschoben worden. Das heißt, Patienten die früher aufgrund ihrer Komorbiditäten oder schlechten Lungenfunktion nicht operiert wurden, können nun einer operativen Therapie zugeführt werden. Auch kommen hier sogenannte non-intubated Verfahren zum Einsatz (NI-VATS): dabei ist der Patient wach, es werden Lokalanästhetika eingesetzt, so dass eine Thorakoskopie oder Minithorakotomie möglich wird (Gonzalez-Rivas et al. 2016). Es kann hier auch eine VR-Brille eingesetzt werden, um die Patienten noch weiter bei Bewusstsein vom operativen Geschehen ablenken zu können. In Kombination aller Möglichkeiten können Patienten die früher als inoperabel galten, nun einer operativen onkologischen Therapie zugeführt werden können, dank verbesserter Narkoseführung, minimalinvasiver Operationstechniken, parenchymsparender Eingriffen und intraoperativ lungenprotektiver Beatmung. In einzelnen Fällen kann bei ausgesuchten Patienten eine Lungenoperation unter dem Einsatz eines Lungenersatzverfahrens (ECMO) durchgeführt werden. Dabei ist die Anlage einer veno-venöse ECMO mit weniger Komplikationen behaftet als eine veno-venösen ECMO (Redwan et al. 2019).

Ein möglicher Algorithmus für den Einsatz der ECMO im Bereich der Thoraxchirurgie ist in der Abb. 1 dargestellt (nach Redwan et al. 2019).

Bei dieser komplexen Behandlungsoption ist die aktuelle S3-Leitlinie „Einsatz der extrakorporalen Zirkulation (ECLS/ECMO) bei Herz- und Kreislaufversagen" (Anonymus 2020) eine zusätzliche Entscheidungshilfe.

In neueren Untersuchungen und Erhebungen wird deutlich, dass die Anzahl der jährlich in einem Zentrum durchgeführten Lungenoperationen Einfluss auf die postoperative Mortalität hat (Bassam et al. 2015; Redwan et al. 2015).

Hohe Operationszahlen bedingen eine erniedrigte Mortalität. Zu berücksichtigen ist bei diesen Erhebungen die Relation zwischen Fallzahl und Operationsanzahl der einzelnen Operateure. Ein Zusätzliche Punkte für geringe postoperative Komplikationen und die Mortalitätsrate sind die präoperative sorgfältige Auswahl der Patienten, die für den vorgesehenen Eingriff auch geeignet sind, sowie die präoperative Behandlung von Risikofaktoren (Vieira et al. 2020).

Die Bedeutung von Komorbiditäten im Zusammenhang mit funktioneller Operabilität wurde ausführlich untersucht und in der entsprechenden Literatur dargestellt (Salati und Brunelli 2012).

> Hauptsächlich entscheidend für eine geringe postoperative Komplikations- und Mortalitätsrate sind die präoperative Auswahl von für diesen Eingriff geeigneten Patienten sowie die präoperative Behandlung von Risikofaktoren, parenchymsparende OP-Verfahren und eine Expertise in der postoperativen Intensivüberwachung und -therapie.

Die Darstellung von funktioneller Operabilität und Bedeutung von Komorbiditäten würde den Rahmen dieses Kapitels sprengen, somit wird auf die entsprechende Literatur verwiesen (Brunelli et al. 2009; Launer et al. 2013; Sekine et al. 2010; Amar et al. 2010; Veit 2021).

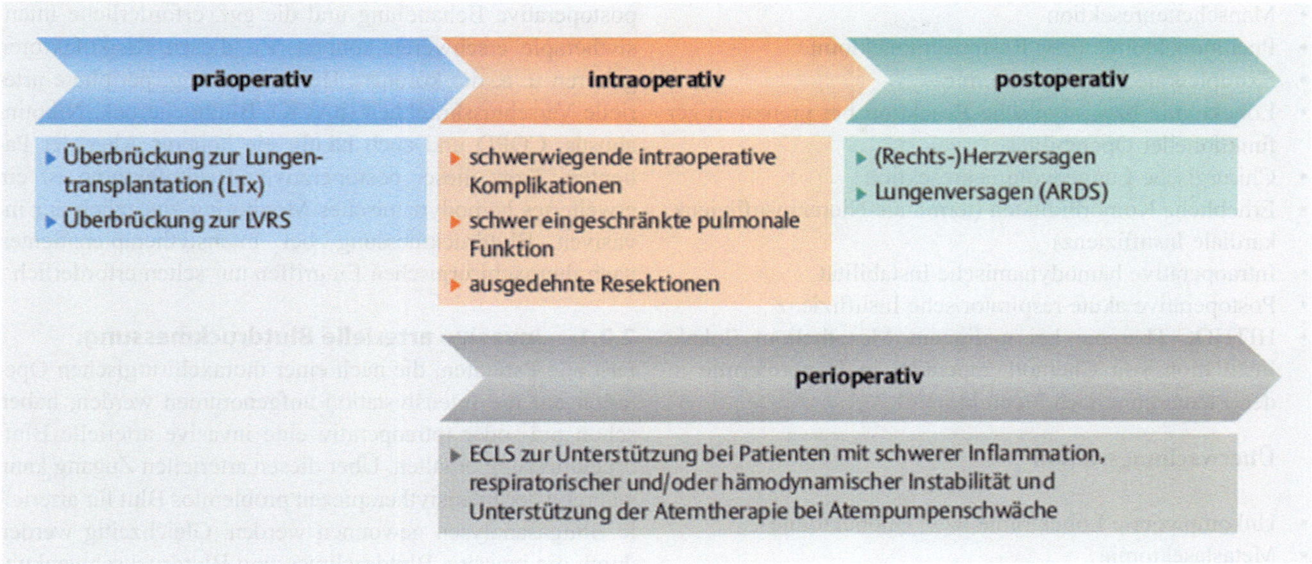

## präoperativ
- Überbrückung zur Lungentransplantation (LTx)
- Überbrückung zur LVRS

## intraoperativ
- schwerwiegende intraoperative Komplikationen
- schwer eingeschränkte pulmonale Funktion
- ausgedehnte Resektionen

## postoperativ
- (Rechts-)Herzversagen
- Lungenversagen (ARDS)

## perioperativ
- ECLS zur Unterstützung bei Patienten mit schwerer Inflammation, respiratorischer und/oder hämodynamischer Instabilität und Unterstützung der Atemtherapie bei Atempumpenschwäche

**Abb. 1** Möglicher Einsatz von extrakorporalen Lungenersatzverfahren in der Thoraxchirurgie

Eine präoperativ bei respiratorischer oder kardialer Erkrankung eingeleitete NIV hat in einer randomisiert kontrollierten Studie keinen signifikanten Einfluss auf die Häufigkeit postoperativer pulmonaler Komplikationen gezeigt (Paleiron et al. 2020).

Haupttodesursache nach einer Thoraxoperation sind pulmonale, v. a. infektiöse Komplikationen (Häufigkeit von Pneumonie und Atelektase in 13 % der operierten Patienten, Lugg et al. 2016). Die akute respiratorische Insuffizienz im Rahmen eines „adult respiratory distress syndrome" (ARDS) tritt in ca. 2–5 % der Operierten auf und ist mit einer Sterblichkeit von 25–100 % behaftet (Licker et al. 2009b).

Folgende Komplikationen können nach thoraxchirurgischen Eingriffen auftreten:

- Sekretretention und Atelektase
- Nosokomiale Pneumonie
- Herzherniation
- Trachealverletzung
- Lungentorsion und -infarzierung
- Prolongierte Parenchymfistel
- Anastomseninsuffizienz, Bronchusstumpfinsuffizienz
- „acute lung injury" (ALI)/„acute respiratory distress syndrome" (ARDS)
- Pneumothorax, ggf. mit Spannungssymptomatik
- Bronchospasmus
- Stimmbandparese
- Herzrhythmusstörungen (häufigste Rhythmusstörung: Vorhhofflimmern)
- Postoperative Nachblutung
- Akute Schmerzen
- Pleuraerguss (Wundsekret, Hämatom, Chylothorax)

- Tiefe Beinvenenthrombose/Lungenembolie (Risiko für venöse Thromboembolien (VTE) 2 % im ersten postoperativen Monat, erhöht bei inkompletter Tumorentfernung, Therapie mit Antiangiogenesefaktoren, Tyrosinkinaseinhibitoren (Yang et al. 2012))

Auf die Diagnostik und Therapie von Lungenembolie und Bronchospasmus wird im Weiteren nicht speziell eingegangen – hier wird auf die entsprechenden Kapitel in diesem Buch verwiesen (▶ Kap. 58, „Intensivtherapie bei Lungenarterienembolie" und ▶ 64, „Intensivtherapie bei COPD und Asthma bronchiale").

## 2 Überwachung nach thoraxchirurgischem Eingriff

### 2.1 Routineüberwachung

Nach thoraxchirurgischen Eingriffen in Allgemeinanästhesie müssen die Patienten routinemäßig überwacht werden. In Abhängigkeit vom Narkoseverfahren, der Art und dem Ausmaß des operativen Verfahrens und den begleitenden Vorerkrankungen kann diese Überwachung z. B. vor der Verlegung auf eine Normalstation im Aufwachraum erfolgen. Eine postoperative Aufnahme auf die Intensivstation bzw. eine Überwachungsstation ist nicht in jedem Fall erforderlich.

**Überwachungsintensität in Abhängigkeit vom Eingriff bzw. von Komorbiditäten (Beispiele)**
**Aufnahme auf eine Intensivstation**

- Manschettenresektion
- Pneumonektomie bzw. Restpneumonektomie
- Extrapleurale Pneumonektomie
- Lobektomie bzw. atypische Resektion bei grenzwertiger funktioneller Operabilität
- Chirurgische Lungenvolumenresektion
- Erhebliche Komorbiditäten (terminale Niereninsuffizienz, kardiale Insuffizienz)
- Intraoperative hämodynamische Instabilität
- Postoperative akute respiratorische Insuffizienz
- HITHOC-Therapie bei malignem Mesotheliom (lokale Instillation von Chemotherapeutika in Hyperthermie in den Pleuraraum nach Pleurektomie)

**Überwachungsstation**

- Unkomplizierte Lobektomie bzw. Bilobektomie
- Metastasektomie
- Dekortikation bei Empyem

**Thoraxchirurgische Normalpflegestation**

- Mediastinoskopie
- Thorakoskopische Talkumpleurodese
- Teilpleurektomie bei Pneumothorax
- Lungenbiopsie
- Atypische Resektion (VATS) bei benignen Rundherden

Die Routineüberwachung auf Intensiv- und Intermediate Care Station ist im Folgenden aufgeführt und umfasst:

- Kontrolle von Blutdruck (nichtinvasiv bzw. invasiv), Herzfrequenz, Atemfrequenz, Körpertemperatur, Diurese
- Kontinuierliches Monitoring der Sauerstoffsättigung
- 12-Kanal-EKG bei intra- bzw. postoperativer hämodynamischer Instabilität
- Beobachtung und Dokumentation des Blutverlusts über die Thoraxdrainagen
- Röntgendiagnostik des Thorax bei Aufnahme auf die Station bzw. bei klinischer Verschlechterung
- Kontrolle der Laborparameter: Blutbild, Nierenfunktion, Elektrolyte, Blutzucker, ggf. Blutgerinnung, ggf. Laktat (bei Aufnahme auf die Station und im weiteren Verlauf in Abhängigkeit vom klinischen Bild)
- Kapilläre oder arterielle Blutgasanalyse – ggf. engmaschige Kontrolle bei respiratorischer Insuffizienz (Oxygenierungsstörung und Hyperkapnie(-risiko))

## 2.2 Erweitertes hämodynamisches Monitoring

Viele der Patienten, die sich einem thoraxchirurgischen Eingriff unterziehen, haben zusätzliche Risikofaktoren, die die postoperative Behandlung und die ggf. erforderliche Intensivtherapie erschweren können. Zu diesen Risikofaktoren gehören u. a. die koronare Herzerkrankung, periphere arterielle Verschlusskrankheit (pAVK), Bluthochdruck, Nikotinabusus, COPD und auch häufig ein höheres Alter der Patienten. Trotz dieser postoperativen Risikofaktoren ist ein erweitertes hämodynamisches Monitoring zusätzlich zur invasiven Blutdruckmessung bei Intensivtherapiepatienten nach thoraxchirurgischen Eingriffen nur selten erforderlich.

### 2.2.1 Invasive arterielle Blutdruckmessung:

Fast alle Patienten, die nach einer thoraxchirurgischen Operation auf die Intensivstation aufgenommen werden, haben schon prä- oder intraoperativ eine invasive arterielle Blutdruckmessung erhalten. Über diesen arteriellen Zugang kann während der Intensivtherapiezeit problemlos Blut für arterielle Blutgasanalysen gewonnen werden. Gleichzeitig werden durch die invasive Blutdruckmessung Blutdruckschwankungen wesentlich schneller detektiert als durch eine nichtinvasive Messung. Hämodynamisch oder respiratorisch instabile Patienten oder Patienten nach größeren thoraxchirurgischen Eingriffen sollten, wenn eine invasive Blutdruckmessung noch nicht etabliert wurde bzw. nicht mehr vorhanden ist, zeitnah auf der Intensivstation einen arteriellen Zugang erhalten.

### 2.2.2 Zentral-venöser Druck:

Die Messung des zentral-venösen Drucks (ZVD) zur Beurteilung und Steuerung des Volumenstatus der Patienten gilt heute als obsolet (Deutsche Gesellschaft für Anästhesiologie und Intensivmedizin e. V. (DGAI) 2020).

Die im Folgenden unter Abschn. 2.2.3, 2.2.4 und 2.2.5 aufgeführten Untersuchungsmethoden sind im ▶ Kap. 19, „Hämodynamisches und Respiratorisches Monitoring" ausführlich beschrieben (Indikationen, Technik, Interpretation der Befunde, Benefits und Risiken/Komplikationen).

### 2.2.3 Pulmonal-arterieller Katheter (PAK)

Durch den PAK können eine Reihe von wichtigen hämodynamischen und anderen physiologischen Parametern bestimmt werden, u. a. der ZVD, der pulmonalarterielle Druck (PAP), der pulmonalarterielle Verschlussdruck (PAOP), die zentral-venöse und gemischt-venöse Sauerstoffsättigung, mittels Thermodilution das Herz-Minuten-Volumen und die aus den gemessenen Parametern abgeleiteten Größen wie z. B. system- und pulmonalvaskulärer Widerstand (SVR, PVR) und Sauerstoffangebot und -verbrauch. Trotz dieser vielfältigen Möglichkeiten des Monitorings, die der PAK bietet, zeigen bislang keine klinischen Studien einen Outcomevorteil durch ein PAK-Monitoring. Allerdings wurden solche Outcomevorteile auch bei anderen Standard-Intensiv-Monitoring-Verfahren wie z. B. kontinuierliche EKG-Überwachung oder Pulsoxymetrie nicht in Studien belegt.

Durch die zunehmende Nutzung der Echokardiographie und weniger invasiver transkardiopulmonaler Thermodilutionsverfahren (PiCCO-Monitoring, Vigileo-Monitoring) verliert der PAK zunehmend seine Bedeutung in der Intensivmedizin. Durch seine seltenere Nutzung sinkt auch die Erfahrung mit der Methode und es erhöht sich das Risiko von Fehlinterpretationen und Anwenderfehlern. Eine kontinuierliche Überwachung des pulmonal-arteriellen Drucks ist allerdings weiterhin nur mit Hilfe eines PAK möglich. Die intermittierende Bestimmung des pulmonal-arteriellen Drucks mittels transthorakaler oder transösophagealer Echokardiographie ist möglich und weit verbreitet. Die Abweichung der abgeleiteten echokardiographischen Druckwerte mit den mittels PAK gemessenen Werten ist aber bei einzelnen Patienten erheblich.

### 2.2.4 Transpulmonale Thermodilution

Bei Monitoringsystemen, die die transpulmonale Thermodilution nutzen (z. B. das PiCCO™-Monitoring (Getinge GmbH, Rastatt, Deutschland) oder das VolumeView™-Monitoring (Edwards Lifesciences Corp., Irvine, CA)) werden mittels transpulmonaler Thermodilution das Schlagvolumen des Herzens, das intrathorakale Blutvolumen, das globale enddiastolische Volumen, das pulmonale Blutvolumen und das extravaskuläre Lungenwasser bestimmt und aus diesen Messgrößen weitere Parameter berechnet. Nach einer Kalibrierung kann über die arterielle Drucksonde mittels Pulskonturanalyse das HZV kontinuierlich gemessen werden. Speziell die Messung des extravaskulären Lungenwassers und des pulmonalen Permeabilitätsindexes ist aber nach größeren Lungenresektionen bzw. bei größeren Pleuraergüssen mit großen Ungenauigkeiten behaftet (Monnet und Teboul 2017).

### 2.2.5 Echokardiographie

Die **transthorakale Echokardiographie (TTE)** besitzt beim erfahrenen Untersucher eine hohe Aussagekraft in der Akutdiagnostik bei hämodynamischer Instabilität und erlaubt eine visuelle semiquantitative Beurteilung von Volumenstatus und Klappenfunktion des Herzens. Der Einsatz auf der Intensivstation nach thoraxchirurgischen Eingriffen ist eingeschränkt durch die häufig im Rahmen einer COPD vorhandenen deutliche Lungenüberblähung sowie durch Verbände.

Als Alternative steht die **transösophageale Echokardiographie (TEE)** zur Verfügung, die jedoch höhere Anforderungen an Equipment und Ausbildung bzw. Erfahrung des Untersuchers stellt. Hiermit lassen sich zuverlässig die globale rechts- und linksventrikuläre Funktion sowie regionale Wandbewegungsstörungen beurteilen, ebenso Klappenvitien. Eine Perikardtamponade kann sicher diagnostiziert bzw. ausgeschlossen werden. Der Volumenstatus des Patienten kann für die Notfalltherapie hinreichend genau abgeschätzt werden.

## 3 Respiratorische Insuffizienz nach thoraxchirurgischen Eingriffen

Thoraxchirurgische Eingriffe (offen, aber auch videothorakoskopisch) führen in der unmittelbaren postoperativen Phase führen zu einer Abnahme der Funktionellen Residualkapazität um 20 % mit dem Risiko einer Ausbildung von Atelektasen [Sabanathan et al. 1990], aber auch abhängig vom Ausmaß der Resektion, langdauernd zu einer Verschlechterung der pulmonalen Situation und der Oxygenierung (Brocki et al. 2018). Eine dänische Studie (Brocki et al. 2018) beschreibt bei Patienten mit offener Thorakotomie oder VATS einen signifikanten Verlust an FVC (absolut −0,6 ± 0,6 l forcierte Vitalkapazität, −0,43 ± 0,4 l forciertes Einsekundenvolumen FEV1) sowie einen signifikanten Abfall der Sauerstoffsättigung nach einem 6-Minuten-Gehtest 2 Wochen nach dem operativen Eingriffe. Dennoch kann trotz häufig bestehender pulmonaler Vorerkrankungen – dominierend hierbei die COPD – die überwiegende Anzahl der Patienten nach lungenresezierenden Eingriffen noch im Operationssaal problemlos extubiert werden. Risikofaktoren für die Notwendigkeit der Fortsetzung einer invasiven Beatmung über das Operationsende hinaus waren (Cywinski et al. 2009):

- Notwendigkeit einer intraoperativen Blutransfusion,
- höherer Kreatininwert,
- ausgedehntere Resektionen,
- eingeschränkte präoperative Lungenfunktion,
- erhebliche Komorbiditäten,
- Narkoseführung ohne Periduralkatheter.

Während viele dieser Faktoren nicht beeinflusst werden können, sprechen diese Daten aus einer älteren großen Kohortenstudie deutlich für eine Narkoseführung mittels Periduralanästhesie – dieses Verfahren ist heute Standard bei den meisten Eingriffen. Sie bietet zudem den Vorteil, daß sie auch postoperativ zur Schmerztherapie weiter genutzt werden kann.

Üblicherweise erhalten Patienten routinemäßig unmittelbar nach der Extubation transnasal Sauerstoff. Bei unkompliziertem Verlauf ist eine frühe Beendigung der Sauerstoffgabe bei vielen Patienten möglich (Yano et al. 2006). Nicht wenige Patienten, v. a. mit vorbestehender COPD, Atelektasen oder postoperativer Pneumonie, entwickeln jedoch eine länger anhaltende respiratorische Insuffizienz, die eine differenzierte Diagnostik und Therapie erfordert.

### 3.1 Formen der respiratorischen Insuffizienz

Ursächlich für die respiratorische Insuffizienz sind häufig postoperative Veränderungen der Atemmechanik – verminderte Muskelkraft durch Anästhetika, chirurgisches Trauma an der Thoraxwand sowie Muskelschwäche des Diaphragmas als Folge der Inaktivität während der Operation (ventilator-induced diaphragmatic dysfunction – VIDD) – mit Abnahme der Kraftentwicklung um ca. 35 % v. a. in den Typ-2-Muskelfasern (Welvaart et al. 2011) – dieser Befund ist allerdings nur passager vorhanden und oft 2 Wochen nach dem operativen Eingriff nicht mehr nachweisbar (Brocki et al. 2018). Als Konsequenz kommt es zu einer Abnahme der funktionellen Residualkapazität (FRC) um bis zu 20 % mit der Folge der Ausbildung von Atelektasen (Sabanathan et al. 1990) – häufig noch verstärkt durch eine oft schmerzbedingte flache Atmung. Wichtig sowohl für Diagnostik als auch Therapie ist die Blutgasanalyse aus arteriellem Blut oder arterialisiertem Kapillarblut – gute Durchblutung und korrekte Entnahmetechnik vorausgesetzt, unterscheiden sich die Sauerstoff-Partialdruckwerte nur wenig voneinander, wobei der kapillär gemessene Wert den tatsächlichen, im arteriellen Blut gemessenen Wert eher unterschätzt (Haidl et al. 2020).

Anhand der Ergebnisse können zwei verschiedene Formen der respiratorischen Insuffizienz unterschieden werden (Tab. 1):

- Oxygenierungsstörung
  Die Oxygenierungsstörung wird pathophysiologisch meist durch eine Verteilungsstörung (Ventilations-Perfusions-Missverhältnis, Diffusionsstörung bzw. Shunt) verursacht. Am häufigsten liegen Verteilungsstörungen bei vorbestehender COPD und bei postoperativen Atelektasen bzw. Sekretverlegung von Atemwegen zugrunde. Kennzeichnend in der Blutgasanalyse ist eine Hypoxämie, die in der Regel vom Atemzentrum mit einer kompensatorischen Hyperventilation beantwortet wird, um über ein Absinken des alveolären Kohlendioxid-Partialdrucks den alveolären Sauerstoffpartialdruck zu erhöhen.

- Ventilatorische Insuffizienz
  Eine ventilatorische Insuffizienz entsteht immer dann, wenn die Atempumpe (Atemzentrum, Motoneurone, Inspirationsmuskulatur und knöcherner Thorax) die Ventilation nicht ausreichend aufrechterhalten kann, um das kontinuierlich in den Körperzellen anfallende Kohlendioxid abzuatmen. Kennzeichen ist eine Erhöhung des Kohlendioxidpartialdruck, wobei auch der Sauerstoffpartialdruck erniedrigt ist. Eine reine Sauerstoff-Therapie ist hier nicht ausreichend – es besteht vielmehr die Gefahr einer Aggravierung der Hyperkapnie durch Unterdrückung des durch die Hypoxämie bedingten Atemantriebs. Eine Hyperkapnie kann z. B. durch eine Rest-Wirkung der Narkose oder durch eine Exazerbation einer zugrundeliegenden Lungenerkrankung, aber auch durch unzureichende postoperative Schmerztherapie verursacht sein.

**Tab. 1** Formen der respiratorischen Insuffizienz

|  | Oxygenierungsstörung | Ventilatorische Insuffizienz |
|---|---|---|
| Erkrankung | Lungenparenchymerkrankung | Atempumpenschwäche |
| Pathophysiologie | Verteilungsstörung (Ventilations-Perfusions-Mismatch), Diffusionsstörung, Shunt | Verminderung der alveolären Ventilation |
| Klinik | Hypoxämie (Häufig teilweise durch Hyperventilation kompensiert) | Hyperkapnie (mit begleitender leichter sekundärer Hypoxämie) |
| Therapie | Erhöhung der inspiratorischen Sauerstoffkonzentration, Rekrutierung von nicht belüfteten Alveolarbezirken (posaitiver Atemwegsdruck) | Verbesserung der alveolären Ventilation durch Beatmung |

## 3.2 Therapie der respiratorischen Insuffizienz

Die primäre Therapie ergibt sich aus der zugrundeliegenden Störung – hierfür ist eine Blutgasanalyse mit Beurteilung der Oxygenierung und des Kohlendioxid-Partialdrucks sowie des pH-Wertes essenziell. Für die Oxygenierungsstörung besteht das therapeutische Prinzip bei der Verteilungsstörung in einer Erhöhung der inspiratorischen Sauerstoffkonzentration, beim Shunt in einer Rekrutierung (= Wiedereröffnung) vormals nicht belüfteter Alveolarbezirke durch die Anwendung eines positiven Atemwegsdrucks. Nachteilig bei dieser Therapie ist, dass sich bei hohen inspiratorischen Sauerstoffkonzentrationen Atelektasen ausbilden können, die sekundär den Horowitz-Quotienten verschlechtern und auch das Risiko einer Hyperkapnie besteht. Bei der ventilatorischen Insuffizienz erfolgt die Beatmung zur Verbesserung der alveolären Ventilation mit konsekutiver Abnahme bzw. Normalisierung des erhöhten $pCO_2$.

Bei Hyperkapnie besteht das therapeutische Prinzip in einer Augmentation der alveolären Ventilation durch eine Beatmungstherapie – nichtinvasiv, gelegentlich auch invasiv. Bei leichten Formen der Hyperkapnie kann auch mit Erfolg eine nasale High-Flow-Therapie eingesetzt werden, die über hohe Luft-Flüsse in der Größenordnung von 20–60 l/min mit Beimischung von Sauerstoff das Kohlendioxid in der endexspiratorischen Luft auswaschen, und somit durch Einatmen von Kohlendioxid-armer Luft den $pCO_2$ absenkn kann. Ziel der Beatmungstherapie ist eine Abnahme bis hin zur Normalisierung erhöhter $pCO_2$-Werte.

### 3.2.1 Therapie der Oxygenierungsstörung
*Sauerstoff*
Für die Behandlung der Oxygenierungsstörung nach thoraxchirurgischem Eingriff stehen verschiedene Devices zur Verfügung, die sich in ihrer Effektivität unterscheiden:

**Tab. 2** Unterschiede verschiedener Devices für die oronasale Sauerstoffgabe

| Device | Sauer-stofffluss | Inspiratorische Sauerstoffkonzentration | Abhängigkeit vom Atemmuster |
|---|---|---|---|
| Einfache Sauerstoffbrille | 1–4 (maximal 6) l/min | Bis zu $F_iO_2$ 0,4 | Erheblich |
| Transnasale Sauerstoffsonde | 4–6 l/min | Bis zu $F_iO_2$ 0,5 | Erheblich |
| Einfache Sauerstoffmaske | 6–10 l/min | Bis zu $F_iO_2$ 0,5 (0,6) | Erheblich |
| Sauerstoffmaske mit Reservoir und Nichtrückatmungsventil | 8–15 l/min | Bis zu $F_iO_2$ 0,8 (0,9) | Gering |
| Nasale High-Flow-Therapie | 20–60 l/min Luft-Sauerstoff-Gemisch, | Bis zu $F_iO_2$ 1,0 – in Abhängigkeit vom ausgewählten Gerät | Gering (Vorteil einer fixen applizierten Sauerstoffkonzentration) |
| Venturi-Maske | 4–6 l/min | Bis zu $F_iO_2$ 0,6 – je nach verwendeter Düse | Gering (Vorteil einer fixen applizierten Sauerstoffkonzentration) |

Niedrigflusssauerstoffsysteme, Hochflusssauerstoffsysteme (Venturi-Masken und nasaler High-Flow-Sauerstoff) und Masken-CPAP mit fixer inspiratorischer Sauerstoffkonzentration. Diese unterscheiden sich in ihrer Leistungsfähigkeit zum Teil erheblich (siehe Tab. 2) (modifiziert nach Wagstaff und Soni 2007 sowie Spoletini et al. 2015 und Westhoff et al. 2015).

Die Wahl des Devices wird durch die zugrundeliegende Pathologie (z. B. Verteilungsstörung bei COPD, Shunt bei Atelektase) und die Schwere der Oxygenierungsstörung bedingt. Ziel der Therapie ist eine Sicherstellung einer ausreichenden Sauerstoffversorgung des Organismus, um eine Gewebshypoxämie mit entsprechenden Konsequenzen zu verhindern. Wichtiger als der Wert des Sauerstoffpartialdrucks ($pO_2$) bzw. der Sauerstoffsättigung ($SO_2$) ist hierbei das Sauerstoffangebot für den Körper („delivery of oxygen", $DO_2$).

***Berechnung des arteriellen Sauerstoffgehalts ($C_aO_2$) und des Sauerstoffangebots ($DO_2$)***

$$DO_2 = HMV \ [l/min] \times C_aO_2 \ [ml/dl \ Blut] \times 10$$

$$C_aO_2 = Hb \ [g/dl] \times S_aO_2 \times 1{,}34 \ [ml/g \ Hb]*$$

- $DO_2$ = „delivery of oxygen"
- HMV = Herzminutenvolumen
- $C_aO_2$ = „content arterial of oxygen"
- Hb = Hämoglobin
- $S_aO_2$ = arterielle Sauerstoffsättigung

*physikalisch gelöster $O_2$-Anteil vernachlässigt

Der Normalwert bei Gesunden liegt bei ca. 900–1000 ml Sauerstoff/min in Ruhe, die kritische Grenze ist nicht genau bekannt, liegt aber bei einer $DO_2$ von < 8 ml $O_2$/kg KG/min (Lieberman et al. 2000).

> Angestrebt werden sollte eine $DO_2$ postoperativ von 10–12 ml $O_2$/kg KG/min, um einen ausreichenden Sicherheitsabstand zur kritischen Grenze zu haben.

Allerdings ist die Evidenz für diese Empfehlung sehr gering und beruht auf theoretischen Überlegungen. Die aktuelle S3-Leitlinie „Sauerstoff in der Akutmedizin" (Gottlieb et al. 2020) empfiehlt unter Spontanatmung bei akuter respiratorischer Insuffizienz einen Zielkorridor der Sauerstoff-Sättigung von 92–96 %, wobei eine engmaschige Überwachung empfohlen wird, wenn höhere Flussraten Sauerstoff als 2–4 l/min erforderlich sind.

### CPAP zur Verbesserung der Oxygenierung

Das Ziel der CPAP-Therapie ist eine Verbesserung der Oxygenierung durch Erhöhen der postoperativ pathologisch verminderten funktionellen Residualkapazität (FRC). Die Anwendung eines positiven endexspiratorischen Drucks soll dabei einen endexspiratorischen Kollaps von Lungengewebe verhindern und bereits kollabiertes Lungengewebe rekrutieren. Battisti et al. konnten 2005 zeigen, dass durch die Anwendung von CPAP bzw. nichtinvasiver Beatmung (NIV) bei nicht hyperkapnischen Patienten postoperativ nach verschiedenen großen Operationen, darunter auch thoraxchirurgischen Eingriffen, bereits im Aufwachraum eine deutliche Verbesserung der Blutgase zu erreichen ist, die über die unmittelbare Anwendung von CPAP hinaus anhielt (Battisti et al. 2005). CPAP-Therapie wurde von einer brasilianischen Arbeitsgruppe in Kombination mit postoperativer Physiotherapie gegen konventionelle Therapie (Physiotherapie) verglichen. Mit Blick auf die Oxygenierung (Dos Santos Roceto et al. 2014) konnte durch die Kombination von 2 Stunden täglich CPAP mit einem Druck von 7–8,5 cm $H_2O$ zusätzlich zur Physiotherapie in der postoperativen Phase 48 Stunden eine Verbesserung der Oxygenierung im Vergleich zu alleiniger Physiotherapie erzielt werden. Luftleckagen waren am Op-Tag und am ersten postoperativen Tag in einem signifikant höheren Prozentsatz in der CPAP-Gruppe vorhanden, allerdings am 2. postoperativen Tag und am 5. postoperativen Tag waren keine Unterschiede mehr vorhanden.

### CPAP bei Vorliegen eines obstruktiven Schlaf-Apnoe-Syndroms

Die Zahl der Patienten mit obstruktivem Schlaf-Apnoe-Syndrom (OSAS) nimmt stetig zu – Schätzungen gehen von einer Prävalenz von 2–5 % aus. Ältere Schätzungen gehen von einer Prävalenz eines nichtdiagnostizierten OSAS bei Patienten, die sich einem größeren operativen Eingriff unterziehen, in der Größenordnung von bis zu 24 % aus (Finkel et al. 2009). Die Kombination mit COPD, einer der häufigsten Komorbiditäten bei lungenresezierenden Eingriffen, wird als Overlap-Syndrom bezeichnet. Obwohl die Koinzidenz von OSAS bei COPD nicht erhöht ist (Weitzenblum et al. 2008), stellt sie doch die Intensivmedizin in der postoperativen Phase vor besondere Herausforderungen.

Pathognomonisch für das OSAS ist eine rezidivierende, partielle oder komplette Obstruktion der oberen Atemwege bei erhaltenem Atemantrieb. Anästhetika und Sedativa beeinflussen noch über die Zeitdauer der Operation hinaus den Tonus der Muskulatur der oberen Atemwege (Eastwood et al. 2005) und können in Kombination mit der häufig notwendigen postoperativen Rückenlage zu einem Auftreten bzw. einer Verstärkung eines vorbestehenden OSAS führen. Durch die konsekutive Hypoxämie wird das postoperative Auftreten von Arrhyhtmien und hypertensiven Entgleisungen begünstigt, ebenso auch das Risiko von myokardialen Ischämien erhöht.

Zur Vermeidung von postoperativen Komplikationen, die bei nicht bekanntem OSAS in höherem Maße auftreten (Hai et al. 2014) empfehlen die amerikanische anästhesiologische Gesellschaft und die amerikanische Gesellschaft für Schlafmedizin bei bekanntem OSAS die postoperative Fortführung der CPAP-Therapie, und bei V. a. OSAS ein Screening – hier können Fragebogen als Screening-Instrument eingesetzt werden. Geeignete Instrumente sind z. B. der STOP-BANG-Questionnaire (Chung et al. 2016a) und anschließend die Durchführung z. B. einer Polygraphie und präoperativen Einleitung einer CPAP-Therapie (Chung et al. 2016b).

Auch wenn große prospektive Studien über den peri- bzw. postoperativen Einsatz von CPAP bei bekanntem OSAS fehlen, empfehlen die amerikanische anaesthesiologische Gesellschaft und die amerikanische Gesellschaft für Schlafmedizin aufgrund mehrerer kleiner Studien den peri- bzw. postoperativen Einsatz von CPAP bei häufigen Entsättigungen und hohem Apnoe-Hypopnoe-Index (AHI > 15/Stunde). Die Leitlinien der American Society for Anesthesiology (ASA) (American Society of Anesthesiologists 2014) empfehlen zusätzlich bei bekanntem oder vermuteten OSAS generell die Bevorzugung von lokoregionalen Anästhesie- und Analgesieverfahren (z. B. Periduralanästhesie), die kontinuierliche post-operative Gabe von Sauerstoff unter Monitoring der Blutgase und die Vermeidung der flachen Rückenlage.

### Nichtinvasive Beatmung bei postoperativer Oxygenierungsstörung

In einer 2001 von Auriant et al. publizierten Studie konnte gezeigt werden, dass durch eine postoperativ bei Oxygenierungsstörungen durchgeführte nichtinvasive Beatmungstherapie mit dem Zielvolumen 8–10 ml/kg KG für im Schnitt 14 h die Reintubationsrate signifikant gesenkt werden konnte. Die Aufenthaltsdauer auf der Intensivstation und im Krankenhaus unterschied sich in der NIV-Gruppe nicht von der Kontrollgruppe, jedoch konnte die Krankenhausmortalität und auch die 120-Tage-Mortalität mit dieser Maßnahme signifikant gesenkt werden.

Ältere Daten aus Frankreich unterstreichen den Stellenwert der postoperativen NIV sowohl bei hypoxämischer als auch hyperkapnischer respiratorischer Insuffizienz nach lungenresezierenden Eingriffen: Bei ca. 16 % der operierten Patienten trat ein akutes respiratorisches Versagen (ca. 66 % hypoxämisch, ca. 33 % hyperkapnisch) auf. Die Erfolgsrate der NIV betrug 85,3 %. Im Fall des NIV-Versagens erhöhte sich die postoperative Mortalität auf der Intensivstation von 6,7 % auf 46,1 % (Lefebvre et al. 2009). Eine erhöhte Atemfrequenz unter NIV, erhöhter SOFA-Score, die Anzahl der notwendigen Bronchoskopien unter NIV und die Anzahl der Stunden an der NIV – alles Marker einer schwereren zugrundeliegenden respiratorischen Insuffizienz – waren unabhängig assoziiert mit dem Risiko des Scheiterns der NIV (Riviere et al. 2011).

Eine prophylaktische Anwendung der NIV nach thoraxchirurgischen Eingriffen kann momentan nicht routinemäßig empfohlen werden – hierzu sind die Daten derzeit noch widersprüchlich. 2007 publizierten Perrin et al. Outcome-Daten über den prophylaktischen Einsatz von NIV 7 Tage vor und 3 Tage nach einer Thoraxoperation und zeigten mit diesem Ansatz eine signifikante Verkürzung des postoperativen Krankenhausaufenthalts sowie einen Trend zu verminderter Atelektasenbildung (Perrin et al. 2007). Eine Studie von Liao et al. (2010) ergab keine signifikanten Auswirkungen von NIV auf die Häufigkeit postoperativer pulmonaler Komplikationen. Im Gegensatz dazu zeigten Okada et al. retrospektiv (Okada et al. 2018) den Stellenwert der routinemäßig für 24 Stunden postoperativ nach Lobektomie durchgeführten NIV: es kam zu einer signifikanten Verbesserung der Oxygenierung vor allem bei Patienten mit einem Horowitz-Quotient < 300, bei einem Alter ≥ 70 Jahre, einem BMI ≥ 25 kg/m$^2$ und einer Ein-Lungen-Ventilation von länger als 180 Minuten. Ein akutes respiratorisches Versagen mit Notwendigkeit einer Intubation trat nicht auf. Die aktuelle S3-Leitlinie der AWMF „Nichtinvasive Beatmung als Therapie der akuten respiratorischen Insuffizienz" empfiehlt bei Patienten mit einem erhöhten Risiko für eine postoperative hypoxämische akute respiratorische Insuffizienz die frühzeitige Anwendung von CPAP bzw. NIV unmittelbar nach der Extubation, um die Reintubationsrate und weitere Komplikationen zu senken („level of evidence": B) (Westhoff et al. 2015). Ebenso spricht sich die aktuelle ERS/ATS Clinical Practice Guideline: noninvasive ventilation for acute respiratory failure (Rochwerg et al. 2017) für einen Einsatz der NIV bei postoperativer akuter hypoxämischer Insuffizienz aus, wenn auch die Evidenz mangels Studien gering ist.

> Wichtig ist eine ausreichende Höhe des PEEP-Wertes um 9–10 cm H$_2$O – hierdurch kann während des gesamten Atemzyklus ein höherer trachealer Druck aufrechterhalten werden, was zu einer Verbesserung der Oxygenierung ohne negative Auswirkungen auf die Hämodynamik führt (Kindgen-Milles et al. 2002).

### 3.2.2 Therapie der ventilatorischen Insuffizienz

Nicht selten besteht nach Übernahme eines thorakotomierten Patienten aus dem Aufwachraum eine leichte Hyperkapnie mit leichter respiratorischer Azidose. Ursachen hierfür können eine verlängerte Wirkung der Narkosemittel mit Dämpfung des Atemzentrums, eine zu großzügige Gabe von Sauerstoff oder auch eine schmerzbedingte Verminderung der Ventilation sein.

Bei nicht zu schwerer respiratorischer Azidose (pH-Wert > 7,3) und klinisch stabilem, wachem Patienten reicht häufig die Reduktion der Menge des insufflierten Sauerstoffs – vorausgesetzt: ein hochnormaler pO$_2$ in der Blutgasanalyse – und die ausreichende Gabe von Analgetika. Eine engmaschige Kontrolle des pCO$_2$ in kurzem Abstand von 15–30 min ist erforderlich.

Bei deutlich erhöhtem pCO$_2$ ist ein Versuch der nichtinvasiven Beatmung mit ausreichend hohen inspiratorischen Drücken zur Verbesserung der alveolären Ventilation, u. U. in Kombination mit einer medikamentösen Antagonisierung der Narkosemittel, angezeigt. Eigene Daten zeigen, dass in über 90 % der Fälle eine Reintubation auf diese Weise verhindert werden konnte (Geiseler et al. 2003). Die Grenzen der nichtinvasiven Beatmung sollten dabei beachtet und bei pH-Werten < 7,2 die Reintubation erwogen werden.

## 4 Sekretmanagement nach thoraxchirurgischen Eingriffen

Dem Sekretmanagement kommt nach thoraxchirurgischen Eingriffen eine entscheidende Bedeutung zu: Dys- und Atelektasen (Abb. 2) sind häufige postoperative radiologische Befunde, und die Entwicklung einer Pneumonie ist eine gefürchtete postoperative Komplikation. Ursächlich für die Belüftungsstörung und Sekretretention sind eine verminderte Inspirationstiefe als Folge des Operationstraumas und ein abgeschwächter Hustenstoß, der verschiedene Ursachen haben kann: schmerzbedingte fehlende tiefe Inspiration vor dem Husten, ungenügende Anspannung der Exspirationsmuskeln, eine z. B. intubationsbedingte Glottisdysfunktion oder eine Engstellung von Atemwegen an Bronchusmanschetten. Gleichzeitig besteht postoperativ und als Folge der Intubation eine vermehrte endobronchiale Sekretbildung, die sich auf eine evtl. vorbestehende chronische Raucherbronchitis aufpfropfen kann.

Präventiv ist ein Rauchstop vor einer geplanten Operation zur Verminderung der Sputumproduktion auch postoperativ sinnvoll (Bonde et al. 2002), wobei die optimale Zeit des präoperativen Einstellens des Zigarettenrauchens nicht ganz klar ist. Nakagawa und Mitarbeiter identifizierten 4 Wochen präoperative Rauchpause als notwendig (Nakagawa et al. 2001), auch Zeiten bis 8 Wochen werden genannt.

> Therapeutische Ansatzpunkte stellen neben einer ausreichenden postoperativen Analgesie (Abschn. 6) die Physiotherapie und die Bronchoskopie dar.

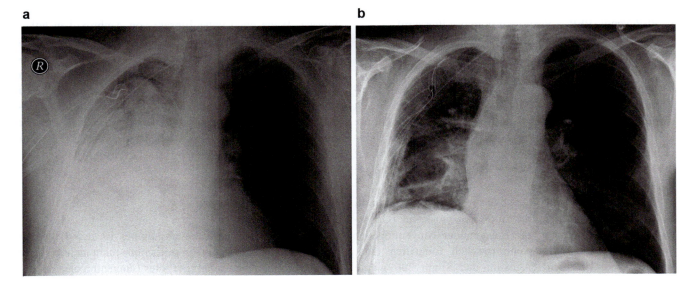

**Abb. 2** a, b Totalatelektase der rechten Lunge. **a** 1. postoperativer Tag nach Unterlappenresektion durch Sekretpfropf im Hauptbronchus rechts. **b** Kontrolle nach bronchoskopischer Sekretentfernung – Wiederbelüftung des rechten Lungenflügels

## 4.1 Physiotherapie

Da das Risiko postoperativer Komplikationen mit der präoperativen Belastungskapazität zusammenhängt (Benzo et al. 2007), kann eine präoperative Physiotherapie zur Verbesserung der körperlichen Belastbarkeit bei elektiven thoraxchirugischen Eingriffen, z. B. während der Abklärungsphase, zur Verringerung postoperativer Komplikationen hilfreich sein (Steffens et al. 2018). Insbesondere bei funktionell grenzwertiger Operabilität bzw. sogar Inoperabilität ist es nach einer älteren Studie (Gomez et al. 2007) möglich, dass hierdurch die Patienten in einen operablen Zustand gebracht werden können.

Die postoperative Physiotherapie stellt einen integralen Bestandteil der Intensivtherapie nach thoraxchirurgischen Eingriffen dar und wird in einem State of the Art-Artikel als Muss-Maßnahme beschrieben (Varela et al. 2011). Neben frühzeitiger Mobilisierung werden verschiedene Techniken zur Verbesserung von Sekretolyse und Sekretexpektoration und Wiedereröffnung von atelektatischen Lungenabschnitten angewandt (Varela et al. 2011; Reeve et al. 2007). Da viele der wegen eines Lungenkarzinoms operierten Patienten an einer COPD leiden, sind diese Maßnahmen umso wichtiger.

***Physiotherapeutische Maßnahmen des Sekretmanagements***
- *Sekretolyse*
- manuelle Thoraxperkussion
- maschinelle Thoraxperkussion
- endobronchiale Oszillationen (Flutter-Atemtherapiegerät, RC-Cornet®, Acapella®)
- *Sekretexpektoration*
- „incentive spirometer"
- manuell assistiertes Husten
- „active cycle of breathing technique"
- forcierte Exspiration
- PEP-Ventil (PEP = Positive Expiratory Pressure)
- (Prophylaktische) Anlage einer Minitracheotomie zur endotrachealen Absaugung

Manuelle und maschinelle Thoraxperkussionen erreichen Frequenzen von 4–8 Hz bzw. 25–40 Hz und liegen somit unter oder über der Resonanzfrequenz des Thorax (11–13 Hz), was ihre Wirksamkeit beeinträchtigt. Für endobronchiale Oszillationen konnte eine bessere Wirkung auf die Sekretolyse bei Patienten mit COPD und Mukoviszidose nachgewiesen werden.

Die Datenlage für das „Incentive spirometer" ist weiterhin nicht einheitlich. Während die Studie von Gosselink (Gosselink et al. 2000) keinen Vorteil gegenüber konventioneller Physiotherapie nach thoraxchirurgischen Eingriffen fand, wird in einer Übersicht (Agostini und Singh 2009) eine schwache Evidenz für die Verbesserung der Reexpansion der Lunge nach größeren thoraxchirurgischen Eingriffen, bei allerdings geringer Studienzahl, angegeben. Der Einsatz einer Incentive Spirometry zusätzlich zur Physiotherapie führte dagegen in einer aktuellen randomisierten kontrollierten Studie nicht zu einer Senkung postoperativer pulmonaler Komplikationen (Malik et al. 2018).

Bei der Auswahl des „incentive spirometer" sollte die zusätzlich notwendige Atemarbeit mitberücksichtigt werden, die sich bei verschiedenen Geräten teilweise deutlich unterscheidet (Weindler und Kiefer 2001) – Geräte mit geringer zusätzlicher Atemarbeit sind zu bevorzugen. Größter Vorteil des „incentive spirometer" ist die häufige Durchführbarkeit des Manövers auch ohne Anwesenheit eines Physiotherapeuten.

Die Kombination von Physiotherapie und prophylaktischer nichtinvasiver Beatmung stellt eine weitere Alternative dar: Postoperativ wurden hiermit in einem systematischen Review von insgesamt 5 Studien positive Effekte auf die Prophylaxe bzw. Therapie von Atelektase, Sekretverhalt und Pneumonie nach lungenresezierenden Eingriffen beschrieben (Freynet und Falcoz 2008).

Die prophylaktische Anlage einer Minitracheotomie bei Hochrisikopatienten zur Verbesserung des Sekretmanagements durch direktes endotracheales Absaugen ist in mehreren Studien untersucht worden: Die Komplikationsrate der Anlage war gering, und in einigen Studien ist eine Abnahme der Zahl der notwendigen Bronchoskopien beschrieben worden. Die Datenlage ist jedoch nicht einheitlich, insbesondere wegen unterschiedlicher Endpunkte in den Studien, und ein klarer Vorteil bezüglich Mortalität und Dauer des Krankenhausaufenthalts konnte nicht belegt werden (Abdelaziz et al. 2011).

Der Einsatz von Sekretolytika zur Prophylaxe bzw. Therapie postoperativer pulmonaler Komplikationen ist weiterhin nicht klar: hauptsächlich kommen hypertone Kochsalzlösungen, aber auch N-Acetyl-Cystein oder Ambroxol zum Einsatz. Wenn auch unter Einsatz von Ambroxol in hoher Dosis in einer Studie (Refai et al. 2009) zusätzlich zur Physiotherapie eine signifikante Senkung der postoperativen pulmonalen Komplikationen von 19 % auf 6 % erzielt werden konnte, ist aus physiologischen Aspekten der Einsatz von hochkonzentrierter Kochsalzlösung inhalativ, wie in randomisierten Studien bei Mukoviszidose bewiesen, aus Sicht der Autoren zu bevorzugen – nachteilig ist, dass einige Patienten auf diese Inhalation mit einem Bronchospasmus reagieren.

## 4.2 Bronchoskopie

Die bronchoskopische Sekretabsaugung ist den Patienten vorbehalten, bei denen die Physiotherapie nicht mehr effektiv ist. Insbesondere bei Atelektase eines Lungenflügels, manchmal auch von einzelnen Lungenlappen, ist es nahezu nicht mehr möglich, Luft hinter das Sekret zu bringen, was eine

Voraussetzung für effektives Abhusten ist. Die Bronchoskopie ist hier sehr hilfreich (Abb. 2b), gleichzeitig kann der Bronchialbaum auf entzündlich bedingte Engstellen, Knickstenosen u. a. inspiziert werden.

Die Verwendung von Lokalanästhesie für die Bronchoskopie ist obligat, auf die Gabe von sedierenden Medikamenten wie Midazolam sollte, wenn möglich, verzichtet werden, da die Sedierung häufig über die Zeit der Untersuchung hinaus anhält und somit während dieser Zeit neuerlich das Abhusten deutlich eingeschränkt ist. Propofol stellt hier eine Alternative mit deutlich kürzerer sedierender Wirkung dar.

## 5 Pneumonie nach thoraxchirurgischen Eingriffen

Pneumonien treten nach lungenresezierenden Eingriffen häufig auf – es werden Inzidenzen von 3,4 % (Nan et al. 2005) bis 25 % (Schussler et al. 2006) beschrieben. Pathophysiologische Untersuchungen deuten auf einen Zusammenhang zwischen postoperativer Pneumonie und einer veränderten Cytokin-Gen-Expression, u. a. mit verminderter postoperativer Gen-Expression für Interleukin 2, Interleukin 7, Interleukin 23 und Interferon γ, hin (White et al. 2011a, b). Folgen einer Pneumonie sind eine signifikant höhere Beatmungspflichtigkeit sowie ein längerer Aufenthalt auf der Intensivstation und im Krankenhaus (Schussler et al. 2006).

Die in der Übersicht genannten Risikofaktoren für das Auftreten einer Pneumonie in der postoperativen Phase sind im Folgenden aufgeführt (Nan et al. 2005; Schussler et al. 2006, 2008; Diaz-Ravettlat et al. 2012; White et al. 2011b; Renaud et al. 2012; Lee et al. 2011; Belda et al. 2005).

- Vorbestehende COPD
- Ausmaß des lungenresezierenden Eingriffs
- Präoperativ vorhandene Kolonisierung des Bronchialsystems
- männliches Geschlecht
- hoher Body-Mass-Index
- längere Operationsdauer
- Aufenthalt auf der Intensivstation
- höherer postoperativer Schmerz-Score
- höheres Lebensalter
- Reintubation
- Gastrointestinale Motilitätsstörung

Hilfreich bei der Diagnose einer Pneumonie sind klinischer und radiologischer Befund sowie mikrobiologische Untersuchungen und Laborparameter – allerdings gelten für das häufig verwandte Procalcitonin postoperativ andere Grenzwerte, oberhalb derer mit ausreichender Sensitivität und Spezifität eine bakterielle Infektion diagnostiziert werden kann (Falcoz et al. 2005).

Eine frühzeitige kalkulierte antibiotische Therapie ist aus prognostischen Gründen zwingend erforderlich. Ob in Zukunft eine prophylaktische Antibiotikatherapie bei Nachweis einer signifikanten bakteriellen Besiedelung des Tracheobronchialsystems die Rate postoperativer Pneumonien senken kann, muss in weiteren Studien geklärt werden. Eine Änderung der perioperativen Antibiotikaprophylaxe von einem Cephalosporin der 2. Generation auf ein Breitspektrumpenicillin plus einen β-Laktamasehemmer konnte in einer Studie die Häufigkeit postoperativer Pneumonien signifikant um 45 % reduzieren (Schussler et al. 2008).

## 6 Postoperative Schmerztherapie

Bei inadäquater Therapie sind thoraxchirurgische Eingriffe mit erheblichen postoperativen Schmerzen verbunden. Neben ethischen Gründen gibt es auch eine Vielzahl von medizinischen Gründen für eine sehr gute Schmerztherapie. Durch eine adäquate Analgesie wird eine schmerzbedingte Hypoventilation mit nachfolgendem Risiko einer nosokomialen Pneumonie ebenso vermindert wie auch eine verzögerte Mobilisation der Patienten. Eine gute Schmerztherapie bei thoraxchirurgischen Eingriffen sollte präoperativ geplant werden, perioperativ begonnen werden und postoperativ auch während der Intensivtherapie fortgeführt werden. Chronische postoperative Schmerzen, die über Monate und Jahre andauern können, sind nach thoraxchirurgischen Eingriffen häufiger als bei fast allen operativen Eingriffen und können über 50 % der Patienten betreffen (Bayman und Brennan 2014). Ein unabhängiger Risikofaktor für die Entwicklung solcher chronischer Schmerzen ist eine unzureichende Akutschmerztherapie nach thoraxchirurgischem Eingriff (Fiorelli et al. 2020). Eine präoperativ angelegte, intraoperativ und postoperativ weiter kontinuierlich genutzte thorakale Epiduralanästhesie (TEA) mittels Katheter war über lange Zeit der Goldstandard der Schmerztherapie bei Patienten mit thoraxchirurgischen Eingriffen. In der Literatur konnte für dieses Analge-sieregime auch ein Outcomevorteil nachgewiesen werden (Pöpping et al. 2014). Komplikationen nach TEA sind selten, können dann aber für den Patienten schwerwiegende Folgen haben (z. B. Paraplegie). Andere Regionalanästhesieverfahren wie z. B. paravertebrale Blockaden oder Interkostalblockaden werden ebenfalls zur postoperativen Schmerztherapie bei thoraxchirurgischen Patienten eingesetzt. Paravertebralblockaden sind bzgl. der Wirkung und der positiven postoperativen Effekte der TEA gleichzusetzen (Yeung et al. 2016). Bei der Unmöglichkeit diese Regionalanästhesieverfahren zu etablieren ist eine systemische Gabe von Opiaten in Kombination mit peripher wirksamen Analgetika ebenfalls gut für eine Schmerztherapie bei Intensivpatienten nach thoraxchirurgischen Eingriffen geeignet.

# 7 Spezielle postoperative Krankheitsbilder

## 7.1 Herniation des Herzens

Die Herniation des Herzens stellt eine extrem seltene, akut lebensbedrohliche Notfallsituation dar und erfordert unverzügliche Diagnostik und Therapie. Die Erstbeschreibung erfolgte in der Literatur durch Bettmann et al. im Jahre 1948 (Bettmann und Tannenbaum 1948). Ursachen der Herniation sind kongenital, traumatisch oder iatrogen nach Operationen (Wright et al. 1948). Die zunehmende Häufigkeit der chirurgischen Resektion beim lokal fortgeschrittenen Lungenkarzinom hat zu einer erneuten Fokussierung auf die Früherkennung und Behandlung der Herniation des Herzens geführt. Sie setzt einen intraoperativ angelegten, gedeckten Perikarddefekt und eine Pneumonektomie voraus.

Postoperativ können folgende Faktoren eine Herniation begünstigen: großer Perikarddefekt bei leerer Pleurahöhle, mechanische Ventilation mit hohen inspiratorischen Drücken und eine Lagerung des Patienten auf die operierte Seite (Sharma et al. 1959).

Die Diagnostik der Herniation folgt dem klinischen Bild des Patienten. Goldstandard der Diagnostik ist der Ultraschall. Damit kann man eine Herniation sofort erkennen, ggf. kann ergänzend eine Röntgenuntersuchung des Thorax erfolgen (Nanda et al. 2007).

Folgen der Herniation sind ein akuter Blutdruckabfall, Tachykardie, Anurie, Vigilanzänderungen und eine obere Einflussstauung (Vanoverbeke et al. 1998).

Therapeutisch notwendig ist eine sofortige Rethorakotomie mit Repositionierung des Herzens. Überbrückend muss eine Lagerung auf die gesunde Seite erfolgen. Bei kritischem Blutdruckabfall ist die Gabe von Vasopressoren bzw. auch Einleitung von Reanimationsmaßnahmen notwendig. Um eine erneute Herniation zu verhindern, sollte in die Perikard-Lücke ein Perikardpatch eingesetzt werden mit einem Netz oder biologischem Material (Kageyama et al. 1998).

## 7.2 Tracheobronchiale Ruptur

Tracheobronchiale Verletzungen sind selten. Sie können iatrogen (Tubus, Doppellumentubus, EBUS-Sonde, Transösophageale Echokardiographie-Sonde, usw) oder traumatisch entstehen. Die häufigste Ursache ist iatrogen. Die Letalität der iatrogenen Tracheaverletzungen variieren in der Literatur von 10 %–42 % (Welter und Hoffmann 2013).

Eine Verletzung im Bereich von Trachea und/oder Hauptbronchien kann bei Verwendung von Doppellumentuben, wie sie für seitengetrennte Beatmung bei thoraxchirurgischen Operationen verwendet werden, durchaus auftreten.

Typischerweise handelt es sich um längsverlaufende Zerreißungen im Bereich der Pars membranacea (Abb. 3), die sich sehr selten in einen der beiden Hauptbronchien fortsetzen. Klinisch macht sich eine Trachealruptur durch die Entwicklung eines Mediastinalemphysems bemerkbar, die Entwicklung einer Mediastinitis bedeutet eine schwerwiegende Komplikation. Trachealverletzungen können in der konventionellen Röntgen-Thoraxaufnahme schwer erkennen sein, ein möglicher Hinweis kann eine Luftsichel beidseits paratracheal als Ausdruck eines Mediastinalemphysems sein. Bei einem Verdacht sollte ein CT-Thorax (Scaglione et al. 2006), eine Bronchoskopie (Rossbach et al. 1998) und eine Ösophagoskopie durchgeführt werden. Die Diagnostik ist die Domäne der flexiblen Bronchoskopie.

Eine chirurgische Intervention bei tracheobronchialen Verletzungen ist meist nur bei Rupturen insbesondere nach einem Trauma notwendig, wenn eine Beatmung der Patienten nicht möglich ist. Auch galt ursprünglich die frühe chirurgische Revision mit Übernähung des Defekts als Therapie der Wahl (Mussi et al. 2001). Im Zuge der medizinischen und operativen Entwicklung treten tracheobronchiale Verletzungen im Rahmen operativer Tätigkeiten häufiger auf. In speziellen Situationen, v. a. bei Spontanatmung und Länge der Lazeration < 4–5 cm, ist auch ein konservatives Vorgehen mit gutem Langzeitergebnis möglich.

Cardillo und Mitarbeiter (Cardillo et al. 2010) klassifizierten die iatrogenen Tracheaverletzungen folgendermaßen:

- Level I: oberflächige Verletzung von Mukosa und Submukosa
- Level II: Verletzung der Muscularis ohne Mediastinalemphysem
- Level IIIA: Komplette Lazeration der Hinterwand mit Weichteilherniation oder Mediastinalemphysem
- Level IIIB: Lazeration der Trachealhinterwand mit Ösophagusverletzung oder Mediastinitis.

Diese Klassifikation kann in der Entscheidungsfindung, ob operativ oder konservativ behandelt werden kann, helfen. Die Level I bis IIIA lassen sich oft konservativ behandeln.

Eine Metaanalyse fand sogar eine erhöhte Mortalität in der Gruppe der Patienten mit einer Trachealruptur, die erst nach dem operativen Eingriff diagnostiziert und dann chirurgisch versorgt wurde, im Vergleich zur konservativen Therapie (Miñambres et al. 2009).

Unmittelbar nach Diagnosestellung muss eine antibiotische Therapie eingeleitet werden unter dem Aspekt der Verhinderung einer Mediastinitis.

## 7.3 Torsion eines Lungenlappens

Torsionen eines oder mehrerer Lungenlappen sind seltene postoperative Ereignisse nach lungenresezierenden Eingriffen (0,089–0,4 %) (Dai et al. 2016; Mariolo et al. 2019),

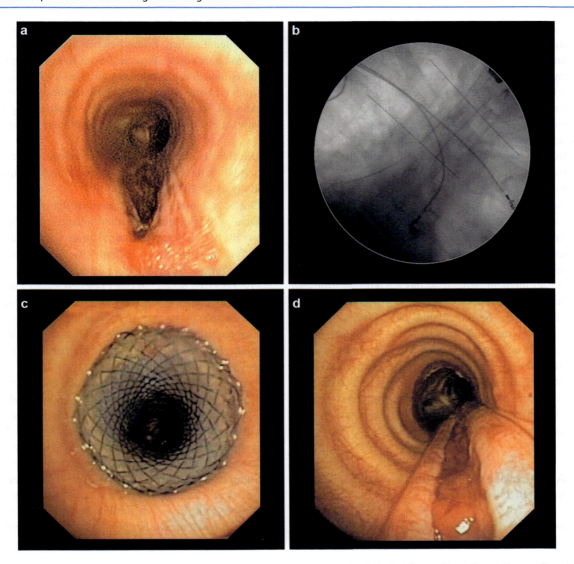

**Abb. 3 a–d** Tracheaeinriss und Stentversorgung. **a** Einriss der Pars membranacea. **b** Radiologisch kontrollierte Stenteinlage. **c** Stent in situ. **d** 3 Wochen später, nach Entfernung des Stents

insbesondere nach kombinierten Resektionen z. B. nach einer Lobektomie des Mittellappens mit Segment-6-Resektion. Hier kann der Oberlappen sehr mobil werden. In der Regel treten sie 1–5 Tage nach der Operation auf. Klinisch weisen die Patienten Zeichen einer Entzündung auf, verbunden mit einer Verschlechterung des Gasaustauschs und radiologischen Zeichen einer Verschattung. Bronchoskopie und evtl. eine Angiographie bestätigen die Diagnose. Die Therapie besteht in einer Rethorakotomie mit Replatzierung und ggf. Fixierung des mobilen torquierten Lappens, um die Gefahr einer Nekrose des Lappens mit Infektionsrisiko zu minimieren (Shiomi et al. 2018).

Ob die intraoperative Fixation eines Lappens an den angrenzenden Lappen eine Torsion verhindert, ist nicht bewiesen. Diese Vorgehensweise obliegt der Erfahrung und der intraoperativen Befundinterpretation des Chirurgen.

Bei beginnender Einschmelzung des Lappens aufgrund der Durchblutungsstörung kann eine Lobektomie notwendig werden (Shiomi et al. 2018).

## 7.4 Prolongierte pleurale Fistel

Pleurale Fisteln können nach thoraxchirurgischen Eingriffen auftreten. Durch fissurlose „Fissureless" Operationstechniken und den Einsatz verstärkter Klammernahtmagazine bei verändertem Lungenparenchym (Downey et al. 2005) kann das Risiko prolongierter pleuraler Fisteln schon intraoperativ verringert werden.

Standardmäßig erfolgt unmittelbar postoperativ die Anlage eines Sogs von −10 bis −20 cm $H_2O$ im Pleuraraum. Hier können elektronische Sogsysteme angewandt werden, diese ermöglichen eine genaue Beobachtung des Fistelvolumens. Somit kann durch differenzierte Drainagetherapie mit dem Fistelvolumen angepasster Reduktion des Sogs ein Abheilen der prolongierten Fistel oft erreicht werden. Ausnahme ist die Pneumonektomie, wo die Drainage verschlossen bleibt, um im Notfall, bei möglicher Stumpfinsuffizienz, schnell einen direkten Zugang zum Thorax öffnen zu können, um so massive intrathorakale Druckerhöhungen bei der Stumpfinsuffizienz zu beheben und die Stumpfinsuffizienz dann notfallmäßig operativ zu versorgen (Alphonso et al. 2005; Coughlin et al. 2012).

Bei emphysematös veränderten Lungen können prolongierte pleurale Fisteln (Dauer ab 5–7 Tage) auftreten, mit dem Risiko eines verlängerten Krankenhausaufenthaltes und erhöhter Krankenhauskosten (Varela et al. 2005; Elsayed et al. 2012). Das Risiko kardiopulmonaler Komplikationen nimmt im Vergleich zu Patienten ohne oder mit kurz dauernder pleuraler Fistel nicht zu, jedoch ist das Risiko, ein Empyem zu entwickeln, erhöht (Lesser 2019).

Mögliche Therapieoptionen sind das abwartende Vorgehen, „wait and see" mit intensivierter Atmungstherapie, die Installation von Eigenblut oder Talkum zur Pleurodese und endoskopische Verfahren wie z. B. die Ventilimplantation. Die operative Revision sollte möglichst erst nach Ausschöpfen aller konservativen Maßnahmen eingesetzt werden, oder im Akutfall, wenn der Patient respiratorisch instabil wird (Beushausen et al. 2019)

## 7.5 Anastomoseninsuffizienzen bzw. Stumpfinsuffizienzen

Anastomoseninsuffizienzen sind seltene postoperative Komplikationen, die aber aufgrund der steigenden Zahlen von Manschettenresektionen häufiger auch die Intensivmedizin vor Probleme stellen. Frühe Zeichen sind eine Zunahme der Expektoration von wässrigem Sekret bzw. Hämoptysen. Bei der Pneumonektomie zeigt ein abfallender Flüssigkeitsspiegel in der Thoraxhöhle eine mögliche Stumpfinsuffizienz an (s. Abb. 4). Eine unverzügliche u. a. bronchoskopische Diagnostik ist erforderlich, um eine Insuffizienz zu diagnostizieren.

Die Beurteilung der Anastomose anhand einer standardisierten Klassifikation ist dabei hilfreich und therapierelevant (Ludwig et al. 2015), s. Tab. 3.

Die Therapie der Anastomoseninsuffizienz kann von der einfachen Anlage einer Thoraxdrainage unter Antibiotikaschutz bis hin zur Restpneumonektomie ausgeweitet werden, je nach dem in welchem Stadium sich die Komplikation an der Anastomose befindet.

Die Therapie besteht in einer raschen Rethorakotomie mit ggf. Restpneumonektomie, bis dahin muss der Patient auf der Intensivstation überwacht und behandelt werden – manchmal ist bei manifester respiratorischer Insuffizienz die seitengetrennte Intubation bereits auf der Intensivstation erforderlich.

Durch die Entwicklung der modernen Klammernahtgeräte (Ludwig et al. 2004), den Wechsel der Nahttechnik von Einzelknopfnaht hin zur fortlaufenden Naht (Aigner et al. 2003) und das Vermeiden einer Teleskopanastomose mit Durchführung einer End- zu- End- Anastomose ist die Rate von Insuffizienzen deutlich gesunken (Ludwig und Stoelben 2012).

Stumpfinsuffizienzen treten häufiger nach Pneumonektomie als nach Lobektomie auf, v. a. bei nicht tumorfreiem Resektionsrand bzw. entzündlichen Lungenerkrankungen, und gehen meist durch die Entwicklung eines Empyems mit ernsthaften Komplikationen einher (Koryllos et al. 2020).

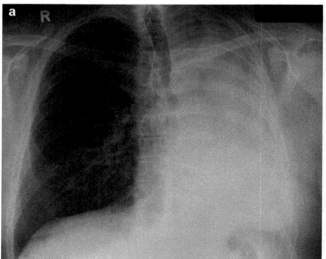
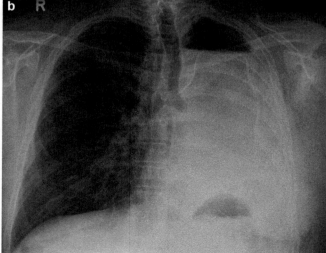

**Abb. 4** (Thiel et al.): Radiologische Befunde bei Stumpfinsuffizienz nach Pneumonektomie links. Röntgen Thorax-Aufnahmen im Abstand von 5 Tagen nach Pneumonektomie links – **a**: postoperativ **b**: 5 Tage nach Pneumonektomie. beachte: Fallender Flüssigkeitsspiegel in der linken Thoraxhöhle als Hinweis auf eine Hauptbronchusstumpfinsuffizienz

**Tab. 3** Klassifikation tracheobronchialer Anastomosen. (Nach Ludwig et al. 2015)

| 0 | unbekannt |
|---|---|
| 1 | gute Wundheilung, Ohne Schleimhautnekrose auf der Anastomose |
| 2 | fokale Schleimhautnekrose, Anastomose stabil |
| 3 | zirkuläre Schleimhautnekrose und/oder Ischämie in die Tiefe des distalen Bronchus |
| 4 | transmurale Bronchuswandnekrose, mit Instabilität |
| 5 | Perforation der nekrotischen Anastomose, Insuffizienz |

Klinisch machen sie sich durch eine vermehrte Sekretproduktion bemerkbar, u. U. zusätzlich Entzündungszeichen bei gleichzeitigem Empyem, in Kombination mit einem absinkenden Flüssigkeitsspiegel in der Thorax Röntgenaufnahme nach Pneumonektomie. Die Diagnose wird ebenfalls bronchoskopisch gestellt. Therapeutisch erfolgt eine Drainageableitung bei Empyem und, falls möglich, eine Rethorakotomie mit Deckung des Stumpfs durch einen Muskellappen.

> Solange die Insuffizienz besteht, ist auf eine korrekte Lagerung des Patienten – Tieferlagerung der betroffenen Seite – zu achten, um Aspirationen von u. U. infektiösem Material in die gesunde Lunge zu verhindern.

## 7.6 Postoperative Nachblutung

Trotz sorgfältiger Blutstillung kann es nach thoraxchirurgischen Operationen in seltenen Fällen zu Nachblutungen kommen (Rostad et al. 2006; Okada et al. 2019). Durch das Verschieben des OP-Alters an der Lunge nach oben werden gehäufter auch Patienten mit Antikoagulation in der präoperativen Medikation für eine Operation evaluiert, sodass ein erhöhtes Blutungsrisiko besteht (Nowak und Unterberg 2018). Die Symptome imponieren durch Tachykardie und Hypotonie sowie durch hämorrhagisches Drainagesekret. Durch die großlumigen Drainagen kann es bei Blutung zu einem schnellen Blutverlust innerhalb des Thorax kommen (Mowery et al. 2011). Daher ist die postoperative Kontrolle jedes operierten Patienten wichtig. Zu jedem Patienten sollte es eine Dokumentation der Vitalparameter und des Drainageflusses geben. Weitere Bausteine der postoperativen Verlaufskontrolle sind Laborkontrollen mit Bestimmung des Hämoglobingehaltes im Blut, wenn notwendig auch des Drainagesekrets zum Vergleich sowie die Kontrolle des Thorax durch ein Röntgenbild, insbesondere, wenn sukzessive der Blutdruck geringer wird. Dabei ist die Gesamtschau der o. g. Befunde als auch das klinische Bild des Patienten ausschlaggebend für die Entscheidung ggf. eine sofortige operative Revision des Thorax durchzuführen. Oftmals reicht die Umstechung eines subcostalen Gefäßes bzw. die Ausräumung eines Hämatoms an der Thoraxwand, um durch die richtige Ausdehnung der Lunge eine Blutstillung zu erreichen. Gerade ein bestehendes Hämatom an der Thoraxwand verhindert durch fehlenden Gegendruck der Lunge, dass eine Blutung aus dem Parenchym selbstlimitierend ist. Anstelle der Röntgenkontrolle kann auch die Ultraschalluntersuchung des Thorax zur Detektion von Hämatomen herangezogen werden. Mit in die Entscheidung zur operativen Revision hineinfließen können Sekretmengen von 1500 ml initial oder 250 ml/Std. in zwei bis vier Stunden (DuBose et al. 2012; Younes et al. 2002).

## 7.7 „Acute Respiratory Distress Syndrome" (ARDS) nach Lungenresektion

▶ **Cave** ARDS nach lungenresizierenden Eingriffen stellt eine lebensbedrohliche Komplikation dar.

### 7.7.1 Pathophysiologie

Pathologisch gekennzeichnet durch eine diffuse Schädigung der alveolokapillären Membran, besteht klinisch eine progrediente respiratorische Insuffizienz mit erheblicher Oxygenierungsstörung. Nach der aktuellen Berlin-Definition (Ranieri et al. 2012) werden in Anhängigkeit vom Ausmaß der Oxygenierungsstörung drei Schweregrade des ARDS unterschieden nach dem Horowitz-Quotienten bei einem PEEP von > 5 mmHg

- Mildes ARDS (200 mm Hg < $PaO_2/FIO_2$ ≤ 300 mmHg)
- Moderates ARDS (100 mmHg < $PaO_2/FIO_2$ ≤ 200 mmHg)
- Schweres ARDS ($PaO_2/FIO_2$ ≤ 100 mmHg)

Pathophysiologisch kommt es in der initialen exsudativen Phase durch eine Erhöhung der Permeabilität der alveolokapillären Membran zur Entwicklung eines interstitiellen und alveolären Ödems mit Ausbildung von hyalinen Membranen. Der weitere Verlauf ist variabel, von einer Lösung des Ödems mit Restitutio ad integrum bis hin zu einer proliferativen Phase mit Remodelling der Lunge, Vernarbung und Entwicklung einer Lungenfibrose.

Die Häufigkeit beträgt in Abhängigkeit von der Größe des Eingriffs 4–9 % nach Pneumonektomie und 1–3 % nach Lobektomie (Kometani et al. 2013). Die genaue Genese dieser auch als Postpneumonektomieödem bezeichneten akuten Gasaustauschstörung ist nicht geklärt, verschiedene Mechanismen wie eine Schädigung durch eine aggressive Ein-Lungen-Ventilation während der Operation, Ischämie-Reperfusionsschädigung, hohe intraoperative inspiratorische Sauerstoffkonzentration mit konsekutiver Radikalenbildung, stark positive Flüssigkeitsbilanz (Evans und Naidu 2012) und Stress des pulmonal-kapillären Gefäßbettes mit der Folge einer erhöhten vaskulären Permeabilität werden angeschuldigt (Arieff 1999; Baudouin 2003).

Folgende **Risikofaktoren** für die Entwicklung eines postoperativen ARDS wurden identifiziert (nach Fernandez-Perez et al. 2009; Licker et al. 2009a; Kometani et al. 2013):

- Alter > 60 Jahre
- Männliches Geschlecht
- präoperativ bereits eingeschränkte Lungenfunktion
- vorbestehende COPD
- chronischer Alkoholkonsum
- chronischer Nikotinabusus
- kardiale Komorbidität
- Diabetes mellitus
- Ausmaß des lungenresezierenden Eingriffs (Risiko bei Pneumonektomie > als bei Lobektomie, bei rechtsseitiger Pneumonektomie > linksseitige Pneumonektomie)
- Perioperative Flüssigkeitsüberladung
- keine intraoperative lungenprotektive Beatmung
- neoadjuvante Radiochemotherapie
- erheblicher intraoperativer Transfusionsbedarf

Als mögliche Prophylaxe gegen ein ARDS wird postoperativ nach Pneumonektomie eine restriktive Flüssigkeitsgabe empfohlen (Evans und Naidu 2012), auch wenn es hierfür keine gesicherten Daten gibt.

### 7.7.2 Klinik und Prognose

Klinisch manifestiert sich das ARDS zwischen dem 1. und 13. postoperativen Tag (Baudouin 2003) mit Tachypnoe, Dyspnoe und einer ausgeprägten Oxygenierungsstörung, häufig bevor korrespondierende radiologische Veränderungen auftreten (Abb. 5). Gleichzeitig kann eine metabolische Azidose vorliegen. Die Mortalität wird mit 25–100 % (Licker et al. 2009b) angegeben.

### 7.7.3 Therapie

Eine spezifische Therapie des ARDS existiert nicht gesichert, obwohl vor kurzem eine Studie publiziert wurde, die eine frühe Cortisontherapie mit Beginn innerhalb von 72 Stunden nach Auftreten der Oxygenierungsstörung bei postoperativem akuten Lungenversagen als trendmäßig vorteilhaft bezüglich erfolgreichem Weaning innerhalb von 7 Tagen nach Beatmungsbeginn propagiert, allerdings ohne signifikanten Effekt auf Länge des Krankenhausaufenthalts und Krankenhaussterblichkeit (Choi et al. 2019). In Frühstadien ist die Gabe von Sauerstoff etabliert, um ein ausreichendes Sauerstoffangebot für den Körper zu gewährleisten – mittels nasaler Sauerstoff-Zufuhr oder High-Flow-Sauerstoff-Therapie (s. Punkt 3). Der Stellenwert der NIV ist beim ARDS fraglich und allenfalls bei hoher Expertise in frühen Stadien indiziert. Allerdings darf bei progredienter Verschlechterung der respiratorischen Situation eine invasive Beatmung nicht verzögert werden. In der Regel ist zur Beatmung ein einläufiger Endotrachealtubus ausreichend, in seltenen Fällen, z. B. bei gleichzeitig erheblicher pleuraler Leckage, kann eine seitengetrennte Beatmung („independent lung ventilation"; ILV) nach Einbringen eines Doppellumentubus erforderlich sein. Bei invasiver Beatmung ist eine lungenprotektive Beatmung Standard (The Acute Respiratory Distress Network 2000; Anonymus 2017). Hierzu gehört die Anwendung von

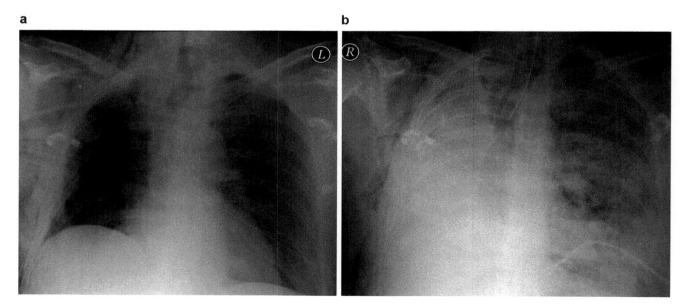

**Abb. 5 a, b** Pneumonektomie rechts. **a** Thoraxröntgenaufnahme postoperativ. **b** 36 h später – Entwicklung des Vollbildes eines ARDS (Postpneumonektomieödem)

Atemzugvolumina von 6 ml/kg KG, ggf. permissiver Hyperkapnie und einem Beatmungsdruck von möglichst < 30 mbar.

Eine strenge Flüssigkeitsrestriktion bei manifestem ARDS (National Heart, Lung, and Blood Institute Acute Respiratory Distress Syndrome (ARDS) Clinical Trials Network (ARDS) Clinical Trials Network 2006) wird von vielen Abteilungen angewandt, obwohl sich in einer aktuellen Studie in der flüssigkeitsrestriktiven Gruppe nur ein nicht signifikanter Trend zu einer Verbesserung der Lungenfunktion und einer Verkürzung von Beatmungszeit und Dauer des Intensivaufenthalts fanden.

## 7.8 Akutes Rechtsherzversagen nach Lungenresektion

Akute Rechtsherzinsuffizienz und -versagen sind Komplikationen bei einer Reihe von kritisch kranken Patienten. Gründe für eine Rechtsherzinsuffizienz sind neben rein kardialen Ursachen wie z. B. Ischämie, Klappenfehler, Herzmuskelerkrankungen häufig durch eine Erhöhung der Nachlast des rechten Ventrikels bei einem akuten Anstieg des pulmonal-arteriellen Drucks bedingt. Ursachen für einen chronischen pulmonal-arteriellen Hochdruck sind z. B. hereditäre Erkrankungen, Systemerkrankungen oder chronische obstruktive oder restriktive Lungenerkrankungen. Eine akute Erhöhung des pulmonal-arteriellen Drucks kann z. B. durch eine Obstruktion der Pulmonalarterien durch eine Lungenembolie, einen Myokardinfarkt im Bereich des rechten Herzens, durch eine ausgeprägte pulmonale Vasokonstriktion im Rahmen einer Pneumonie oder eines ARDS oder aber auch nach einer Reduktion des Gefäßquerschnitts der pulmonalen Strombahn durch eine größere Lungenresektion auftreten. Eine signifikante präoperativ bestehende pulmonale Hy-pertonie ist i. d. R. eine Kontraindikation für eine größere Lungenresektion.

Die Diagnostik des akuten Rechtsherzversagens und der akuten pulmonalen Hypertonie erfolgt primär durch transthorakale oder transösophageale Echokardiographie. Zum kontinuierlichen Monitoring des pulmonal-arteriellen Drucks kann die Anlage eines Pulmonaliskatheters sinnvoll sein. Eine Messung des zentral-venösen Drucks zur Diagnose bzw. zur Verlaufsbeobachtung des Rechtsherzversagens ist nicht sinnvoll. Bei der Therapie eines akuten Rechtsherzversagens nach thoraxchirurgischen Eingriffen sollten primär die auslösenden Faktoren behandelt werden, das wäre z. B. eine Thrombektomie bei zentraler Lungenembolie, ggf. auch eine Lysetherapie, wenn dies nach einer Operation möglich ist, eine kardiologische Katheterintervention bei Myokardinfarkt und das Beheben einer Hypoxie, Hyperkapnie oder einer metabolischen Azidose. Zur Überbrückung bzw. bei Unmöglichkeit oder Erfolglosigkeit einer kausalen Therapie des Rechtsherzversagens kann versucht werden durch medikamentöse Maßnahmen den erhöhten pulmonal-vaskulären Widerstand zu senken. Die intravasale Gabe von Vasodilatatoren wie z. B. Ca-Antagonisten oder Prostazyklin kann den pulmonal-arteriellen Druck senken, führt aber in der Regel zum Aufheben der hypoxisch-pulmonalen Vasokonstriktion (HPV). Dadurch werden auch nicht belüftete, also hypoxische Lungenareale besser perfundiert. Dies führt aufgrund des größeren Anteils an nicht-oxygeniertem pulmonalvenösen Blut zum konsekutivem Abfall der arteriellen Sauerstoffsättigung. Bei der inhalativen Gabe von vasodilatorisch wirkenden Substanzen werden hingegen nur die Gefäße in den gut ventilierten Lungenarealen erweitert, so dass dies zu einer Senkung des pulmonal-arteriellen Widerstandes mit gleichbleibender oder verringerter Shunt-Fraktion und ggf. mit einer Verbesserung der Oxygenierung führt. Mögliche Substanzen für eine solche inhalative Vasodilatation sind Prostazyklin sowie sein länger wirkendes Analogon Iloprost oder die Inhalation von Stickstoffmonoxid (NO). Zur Therapie der behandlungsrefraktären Oxigenierungsstörung beim ARDS sei auf das ▶ Kap. 41, „Extrakorporale Verfahren zur Unterstützung bei Lungenversagen" in diesem Werk verwiesen, auf die S3-Leitlinie „Invasive Beatmung und Einsatz extrakorporaler Verfahren bei akuter respiratorischer Insuffizienz" (Anonymus 2017) sowie eine vor kurzem publizierte Meta-Analyse zum Stellenwert der ECMO beim schweren ARDS (Combes et al. 2020).

## 7.9 Akutes Nierenversagen nach Lungenresektion

Akutes Nierenversagen nach thoraxchirurgischen Operationen tritt bei 5 % bis 15 % der Patienten auf (Naruka et al. 2019; Ahn et al. 2016). Risikofaktoren für das akute Nierenversagen sind u. a. höheres Alter der Patienten und offene Thorakotomien (vs. thorakoskopische Operation), die Einnahme von ACE-Hemmern, Pneumektomien, Diabetes Mellitus und eine schon zuvor bestehende Nierenfunktionsstörung. Maßnahmen zur Prophylaxe eines akuten Nierenversagens bestehen u. a. in der Vermeidung von nephrotoxischen Substanzen, in einer ausgeglichenen Volumentherapie mit der Vermeidung von Hyper- und Hypovolämie, hämodynamischer Stabilisierung und in einer raschen Behandlung einer Sepsis. Neuere Daten legen nahe, dass durch ein früh begonnenes kontinuierliches Nierenersatzverfahren ein Outcomevorteil entstehen kann (Zarbock et al. 2018).

## 7.10 Herzrhythmusstörungen

### 7.10.1 Inzidenz und Klinik

Herzrhythmusstörungen, die intraoperativ (Wu et al. 2012) oder postoperativ nach Thorakotomie auftreten, sind überwiegend supraventrikulärer Genese (supraventrikuläre Tachykardie, Vorhofflattern, Vorhofflimmern). Gehäuft treten sie am 2. und 3. postoperativen Tag auf. Die Inzidenz hängt von der Art des Eingriffs – häufiger nach Lobektomie, Bilobektomie und Pneumonektomie – ab und rangiert in der Literatur zwischen 12,5 und 33 % (Roselli et al. 2005; Passman et al. 2005; Giambrone et al. 2016). Folgende Prädiktoren für das Auftreten von intra- bzw. postoperativem Vorhofflimmern wurden identifiziert: präoperative linksatriale Dysfunktion, männliches Geschlecht, höheres Lebensalter, vorbestehende COPD bzw. Herzinsuffizienz (Giambrone et al. 2016) sowie die Dauer der Operation (Raman et al. 2012; Amar et al. 2012; Wu et al. 2012). Die Wahl des operativen Zugangs (offene Thorakotomie vs. Videothorakoskopie) hingegen ist nicht bedeutsam (Park et al. 2007).

Klinisch führend sind Dyspnoe, Palpitationen, Atemnot und Hypotonie. Eine lebensbedrohliche hämodynamische Instabilität kann gelegentlich Folge dieser Rhythmusstörungen sein. Die Prognose der Patienten verschlechtert sich durch supraventrikuläre Rhythmusstörungen. Eine signifikant erhöhte Rate an Schlaganfällen, erhöhte Krankenhausmortalität, längere Dauer des Krankenhausaufenthaltes und vermehrte Wiederaufnahme nach Entlassung sind die Folge (Giambrone et al. 2016). Ventrikuläre Rhythmusstörungen sind wesentlich seltener und stellen keine postoperative Komplikation im engen Sinn dar, sondern sind Ausdruck einer begleitenden Herzerkrankung bzw. einer perioperativen Myokardischämie.

### 7.10.2 Therapie

Aufgrund der multifaktoriellen Ursachen der postoperativen Rhythmusstörungen existiert bisher keine einheitliche medikamentöse Prophylaxe (Amar 2016). Eine vorbestehende Betablocker-Therapie sollte postoperativ fortgeführt werden, obwohl auch unter Betablocker die Rate z. B. Vorhofflimmern postoperativ hoch ist. Amiodaron und Diltiazem können bei Hoch-Risiko-Patienten zur Prophylaxe eingesetzt werden.

Die Therapie der symptomatischen supraventrikulären Rhythmusstörungen unterscheidet sich nicht von der Therapie von Rhythmusstörungen anderer Genese und sollte sich am Update der Therapie von Vorhofflimmern u. a., der American Heart Association von 2019 orientieren (January et al. 2019). Bei hämodynamischer Stabilität erfolgt eine medikamentöse Frequenzkontrolle, z. B. mit β-Blockern oder Amiodaron, eine sofortige Elektrokonversion ist nur bei hämodynamischer Instabilität indiziert. Bei Persistenz von Vorhofflattern oder -flimmern muss, sofern chirurgisch vertretbar, eine Antikoagulation mit z. B. niedermolekularen Heparinen in therapeutischer Dosierung oder NOAK zur Prophylaxe thrombembolischer Ereignisse erfolgen. Die Prognose dieser postoperativ aufgetretenen Rhythmusstörungen ist gut. Bis vor Entlassung wechseln unter Frequenzkontrolle ca. 85 % der Patienten spontan in einen Sinusrhythmus.

Bei ventrikulären Rhythmusstörungen muss nach auslösenden Faktoren wie Myokardischämie, Infarkt etc. gesucht werden. Hilfreich sind EKG, Laboruntersuchungen (Troponin, Kalium) und ggf. die Echokardiographie. Bei isolierten ventrikulären Rhythmusstörungen ist ein abwartendes Beobachten gerechtfertigt, bei symptomatischer ventrikulärer Tachykardie erfolgt die Kardioversion/Defibrillation mit nachfolgender antiarrhythmischer Therapie mit β-Blockern oder Amiodaron unter Beachtung der Kontraindikationen. Beim Einsatz von β-Blockern muss das möglicherweise erhöhte Risiko eines postoperativ auftretenden Schlaganfalls – z. B. aufgrund von Hypotonie und Bradykardie – sowie eine u. U. erhöhte Gesamtmortalität kritisch gegen die positiven Effekte einer Rhythmusstabilisierung und Reduzierung postoperativer Infarkte abgewogen werden (Devereaux et al. 2008).

## Literatur

Abdelaziz M, Naidu B, Agostini P (2011) Is prophylactic minitracheostomy beneficial in high-risk patients undergoing thoracotomy and lung resection? Interact Cardiovasc Thorac Surg 12:615–618

Agostini P, Singh S (2009) Incentive spirometry following thoracic surgery: what should we be doing? Physiotherapy 95:76–82

Agostini PJ, Lugg ST, Adams K et al (2018) Risk factors and short-term outcomes of postoperative pulmonary complications after VATS lobectomy. J Cardiothorac Surg 2018(13):28

Ahn HJ, Kim JA, Lee AR et al (2016) The risk of acute kidney injury from fluid restriction and hydroxyethyl starch in thoracic surgery. Anesth Analg 122:186–193. https://doi.org/10.1213/ANE.0000000000000974

Aigner C, Jaksch P, Seebacher G et al (2003) Single running suture – the new standard technique for bronchial anastomoses in lung transplantation. Eur J Cardiothorac Surg 23:488–493. https://doi.org/10.1016/s1010-7940(03)00018-6

Alphonso N, Tan C, Utley M et al (2005) A prospective randomized controlled trial of suction versus non-suction to the under-water seal drains following lung resection. Eur J Cardiothorac Surg 27:391–394. https://doi.org/10.1016/j.ejcts.2004.12.004

Amar D (2016) Postoperative atrial fibrillation: is there a need for prevention? J Thorac Cardiovasc Surg 151:913–915

Amar D, Munoz D, Shi W et al (2010) A clinical prediction rule for pulmonary complications after thoracic surgery for primary lung cancer. Anesth Analg 110:1343–1348

Amar D, Zhang H, Shi W et al (2012) Brain natriuretic peptide and risk of atrial fibrillation after thoracic surgery. J Thorac Cardiovasc Surg 144:1249–1253

Anonymus (2014) Practice guidelines for the perioperative management of patients with obstructive sleep apnea: an updated report by the American Society of Anesthesiologists Task Force on perioperative management of patients with obstructive sleep apnea. Anesthesiology 120:268–286. https://doi.org/10.1097/ALN.0000000000000053

Anonymus (2017) S3-Leitlinie Invasive Beatmung und Einsatz extrakorporaler Verfahren bei akuter respiratorischer Insuffizienz. AWMF Leitlinien-Register Nr. 001/021. www.awmf.org/leitlinien

Anonymus (2020) Einsatz der extrakorporalen Zirkulation (ECLS/ECMO bei Herz- und Kreislaufversagen. AWMF-Registernummer 011–021. www.awmf.org/leitlinien

Arieff A (1999) Fatal postpulmonary edema: pathogenesis and literature review. Chest 115:1371–1377

Auriant I, Jallot P, Hervé P et al (2001) Noninvasive ventilation reduces mortality in acute respiratory failure following lung resection. Am J Respir Crit Care Med 164:1231–1235

Battisti A, Michotte JB, Tassaux D et al (2005) Non-invasive ventilation in the recovery room for post-operative respiratory failure: a feasibility study. Swiss Med Wkly 135:339–343

Baudouin SV (2003) Lung injury after thoracotomy. Br J Anaesth 91:132–142

Bayman EO, Brennan TJ (2014) Incidence and severity of chronic pain at 3 and 6 months after thoracotomy: meta-analysis. J Pain 15(9):887–897. https://doi.org/10.1016/j.jpain.2014.06.005

Belda J, Cavalcanti M, Ferrer M et al (2005) Bronchial colonization and postoperative infections in patients undergoing lung cancer surgery. Chest 128:1571–1579

Benzo R, Kelley GA, Recchi L et al (2007) Complications of lung resection and exercise capacity: a meta-analysis. Respir Med 101:1790–1797

Bettman RB, Tannenbaum WJ (1948) Herniation of the heart: through a pericardial incision. Ann Surg 128:1012–1014. https://doi.org/10.1097/00000658-194811000-00021

Beushausen C, Sklenar SC, Kress JI et al (2019) Management of postoperative prolonged air leak. Zentralbl Chir 144(3):282–289. https://doi.org/10.1055/a-0721-2053

Bonde P, McManus K, McAnespie M et al (2002) Lung surgery: identifying the subgroup at risk for sputum retention. Eur J Cardiothorac Surg 22:18–22

Brocki BC, Westerdahl E, Langer D et al (2018) Decrease in pulmonary function and oxygenation after lung resection. ERJ Open Res 4:00055–02017. https://doi.org/10.1183/23120541.00055-2017

Brunelli A, Charlout A, Bolliger CT et al (2009) ERS/ESTS clinical guidelines on fitness for radical therapy in lung cancer patients (surgery and chemo-radiotherapy). Eur Respir J 34:17–41. https://doi.org/10.1183/09031936.00184308

Cardillo G, Carbone L, Carleo F et al (2010) Tracheal lacerations after endotracheal intubation: a proposed morphological classification to guide non-surgical treatment. Eur J Cardiothorac Surg 37:581–587. https://doi.org/10.1016/j.ejcts.2009.07.034

Cerfolio RJ, Bryant AS, Skylizard L et al (2011) Initial consecutive experience of completely portal robotic pulmonary resection with 4 arms. J Thorac Cardiovasc Surg 142:740–746

Choi H, Shin B, Yoo H et al (2019) Early corticosteroid treatment for postoperative acute lung injury after lung cancer surgery. Ther Adv Respir Dis 13:1–10. https://doi.org/10.1177/1753466619840256

Chung F, Abdullah HR, Liao P (2016a) STOP-bang questionnaire. A practical approach to screen for obstructive sleep apnea. Chest 149:631–638. https://doi.org/10.1378/chest.15-0903

Chung F, Memtsoudis SG, Ramachandran SK et al (2016b) Society of anesthesia and sleep medicine on preoperative screening and assessment of adult patients with obstructive sleep apnea. Anesth Analg 123:452–473. https://doi.org/10.1213/ANE.0000000000001416

Combes A, Peek GJ, Hajage D et al (2020) ECMO for severe ARDS: systematic review and individual patient data meta-analysis. Intensive Care Med 46:2048–2057. https://doi.org/10.1007/s00134-020-06248-3

Coughlin S, Emmerton-Coughlin H, Malthaner R (2012) Management of chest tubes after pulmonary resection: a systematic review and meta-analysis. Can J Surg 55:264–270. https://doi.org/10.1503/cjs.001411

Cywinski JB, Xu M, Sessler DI et al (2009) Predictors of prolonged postoperative endotracheal intubation in patients undergoing thoracotomy for lung resection. J Cardiothorac Vasc Anesth 23(6):766–769

Dai J, Xie D, Wang H et al (2016) Predictors of survival in lung torsion: a systematic review and pooled analysis. J Thorac Cardiovasc Surg 152:737–745e3. https://doi.org/10.1016/j.jtcvs.2016.03.077

Deutsche Gesellschaft für Anästhesiologie und Intensivmedizin e.V. (DGAI) (2020) S-3-Leitlinie Intravasale Volumentherapie beim Erwachsenen. AWMF-Registernummer 001–020. www.awmf.org/leitlinien

Devereaux PJ, Yang H, Yusuf S et al (2008) Effects of extended-release metoprolol succinate in patients undergoing non-cardiac surgery (POISE trial): a randomised controlled trial. Lancet 371:1839–1847

Diaz-Ravettlat V, Ferrer M, Gimferrer-Garolera J et al (2012) Risk factors for postoperative pneumonia after resection of bronchogenic carcinoma. Respir Med 106:1463–1471

Dos Santos Roceto L, Galhardo FDM, Saad IAB et al (2014) Continuous positive airway pressure (CPAP) after lung resection: a randomized clinical trial. Sao Paulo Med J 132:41–47

Downey DM, Harre JG, Dolan JP (2005) Increased burst pressure in gastrointestinal staple-lines using reinforcement with a bioprosthetic material. Obes Surg 15:1379–1383. https://doi.org/10.1381/096089205774859254

DuBose J, Inaba K, Demetriades D et al (2012) AAST Retained Hemothorax Study Group; management of post-traumatic retained hemothorax: a prospective, observational, multicenter AAST study. J Trauma Acute Care Surg 72:11–22. https://doi.org/10.1097/TA.0b013e318242e368

Eastwood PR, Platt PR, Shepherd K et al (2005) Collapsibility of the upper airway at different concentrations of propofol anesthesia. Anesthesiology 103:470–4677

Elsayed H, McShane J, Shackcloth M (2012) Air leaks following pulmonary resection for lung cancer: is it a patient or surgeon related problem? Ann R Coll Surg Engl 94:422–427

Evans RG, Naidu B (2012) Does a conservative fluid management strategy in the perioperative management of lung resection patients reduce the risk of acute lung injury. Interact Cardiovasc Thorac Surg 15:498–504

Falcoz PE, Laluc F, Toubin MM et al (2005) Usefulness of procalcitonin in the early detection of infection after thoracic surgery. Eur J Cardiothorac Surg 27:1074–1078

Fernandez-Perez ER, Sprung J, Afessa B et al (2009) Intraoperative ventilator settings and acute lung injury after elective surgery: a nested case-control-study. Thorax 64:121–127

Finkel KJ, Searleman AC, Tymkew H et al (2009) Prevalence of undiagnosed obstructive sleep apnea among adult surgical patients in an academic medical center. Sleep Med 10:753–758. https://doi.org/10.1016/j.sleep.2008.08.007

Fiorelli S, Cioffi L, Menna C, Ibrahim M, De Blasi RA, Rendina EA, Rocco M, Massullo D (2020) Chronic pain after lung resection: risk factors, neuropathic pain, and quality of life. J Pain Symptom Manag 60:326–335. https://doi.org/10.1016/j.jpainsymman.2020.03.012

Freynet A, Falcoz PE (2008) Does non-invasive ventilation associated with chest physiotherapy improve outcome after lung resection? Interact Cardiovasc Thorac Surg 7:1152–1154

Geiseler J, Heindl S, Passlick B et al (2003) Noninvasive ventilation after thoracic surgery. In: ESICM 2003, Amsterdam

Giambrone GP, Wu X, Gaber-Baylis LK et al (2016) Incidence and implications of postoperative supraventricular tachycardia following pulmonary lobectomy. J Thorac Cardiovasc Surg 151:982–988. https://doi.org/10.1016/j.jtcvs.2015.11.057

Gomez SG, Guell RR, Gonzalez VA et al (2007) Impact of a rescue program on the operability of patients with bronchogenic carcinoma and chronic obstructive pulmonary disease. Arch Bronconeumol 43:262–266

Gonzalez-Rivas D, Paradela M, Fernandez R et al (2013) Uniportal video-assisted thoracoscopic lobectomy: two years of experience. Ann Thorac Surg 95:426–432

Gonzalez-Rivas D, Bonome C, Fieira E et al (2016) Non-intubated video-assisted thoracoscopic lung resections: the future of thoracic surgery? Eur J Cardiothorac Surg 49:721–731. https://doi.org/10.1093/ejcts/ezv136

Gosselink R, Schrever K, Cops P et al (2000) Incentive spirometry does not enhance recovery after thoracic surgery. Crit Care Med 28:679–683

Gottlieb J, Fühner H, Worth H et al (2020) S3-Leitlinie Sauerstoff in der Akutmedizin. www.awmf.org/leitlinien

Hai F, Porhomayon J, Vermont L et al (2014) Postoperative complications in patients with obstructive sleep apnea: a meta-analysis. J Clin Anesth 26:591–600. https://doi.org/10.1016/j.jclinane.2014.05.010

Haidl P, Jany B, Geiseler J et al (2020) Leitlinie zur Langzeit-Sauerstofftherapie. S2k-Leitlinie herausgegeben von der Deutschen Gesellschaft für Pneumologie und Beatmungsmedizin e. V. (DGP). Pneumologie 74:813–841

January CT, Wann LS, Calkins H et al (2019) 2019 AHA/ACC/HRS focused update of the 2014 AHA/ACC/HRS guideline for the management of patients with atrial fibrillation. Circulation 140:e125–e151. https://doi.org/10.1161/CIR.0000000000000665

Jutley RS, Khalil MW, Rocco G (2005) Uniportal vs standard three-port VATS technique for spontaneous pneumothorax: comparison of post-operative pain and residual paraesthesia. Eur J Cardiothorac Surg 28:43–66. https://doi.org/10.1016/j.ejcts.2005.02.039

Kageyama Y, Suzuki K, Matsushita K et al (1998) Pericardial closure using fascia lata in patients undergoing pneumonectomy with pericardiectomy. Ann Thorac Surg 66:586–587. https://doi.org/10.1016/s0003-4975(98)00538-4

Kindgen-Milles D, Buhl R, Loehr SA et al (2002) Nasal CPAP therapy: effect of different CPAP levels on pressure transmission into the trachea and pulmonary oxygen transfer. Acta Anaesthesiol Scand 46:860–865

Kometani T, Okamoto T, Yoshida S et al (2013) Acute respiratory distress syndrome after pulmonary resection. Gen Thorac Cardiovasc Surg 61:504–512. https://doi.org/10.1007/s11748-013-0276-7

Koryllos A, Lopez-Pastorini A, Zalepugas D et al (2020) Bronchus anastomosis healing depending on type of neoadjuvant therapy. Ann Thorac Surg 109(3):879–886. https://doi.org/10.1016/j.athoracsur.2019.10.049

Launer H, Nguyen DV, Cooke DT (2013) National perioperative outcomes of pulmonary lobectomy for cancer in the obese patient: a propensity score matched analysis. J Thorac Cardiovasc Surg 145:1312–1318. https://doi.org/10.1016/j.jtcvs.2012.10.012

Laursen LO, Petersen RH, Hansen HJ et al (2016) Video-assisted thoracoscopic surgery lobectomy for lung cancer is associated with a lower 30-day mortality compared with lobectomy by thoracotomy. Eur J Cardiothorac Surg 94:870–875

Lee J, Jin SM, Lee C et al (2011) Risk factors of postoperative pneumonia after lung cancer surgery. J Korean Med Sci 26:979–984

Lefebvre A, Lorut C, Alifano M et al (2009) Noninvasive ventilation for acute respiratory failure after lung resection: an observational study. Intensive Care Med 35:663–670. https://doi.org/10.1007/s00134-008-1317-z

Lesser T (2019) Residual pleural space after lung resection. Zentralbl Chir 144(S 01):S31–S42. https://doi.org/10.1055/a-0896-8748

Liao G, Chen R, He J (2010) Prophylactic use of noninvasive positive pressure ventilation in post-thoracic surgery patients: a prospective randomized control study. J Thorac Dis 2:205–209

Licker M, Diaper J, Villiger Y et al (2009a) Impact of intraoperative lung-protective interventions in patients undergoing lung cancer surgery. Crit Care 13:R41

Licker MJ, Fauconnet P, Villiger Y et al (2009b) Acute lung injury and outcome after thoracic surgery. Curr Opin Anaesthesiol 22:61–67

Lieberman JA, Weiskopf RB, Kelly SD et al (2000) Critical oxygen delivery in conscious humans is less than 7.3 ml $O_2 * kg^{-1} * min^{-1}$. Anesthesiology 92:407–413

Ludwig C, Stoelben E (2012) A new classification of bronchial anastomosis after sleeve lobectomy. J Thorac Cardiovasc Surg 144:808–812. https://doi.org/10.1016/j.jtcvs.2012.06.036

Ludwig C, Stoelben E, Schüttler W et al (2004) A comparison of bronchial closure with the aid of staples or suture: an experimental study on pig tracheae. J Investig Surg 17:93–97. https://doi.org/10.1080/08941930490422528

Ludwig C, Koryllos A, Zalepugas D et al (2015) Literaturbasierte Empfehlung zur bronchoskopischen Interpretation einer Anastomose nach Manschettenresektion. Pneumologie 69:403–408. https://doi.org/10.1055/s-0034-1392313

Lugg ST, Agostini PJ, Tikka T et al (2016) Ong-term impact of developing a postoperative pulmonary complication after lung surgery. Thorax 71:171–176

Malik PRA, Fahim C, Vernon J et al (2018) Incentive spirometry aftger lung resection: a randomized controlled trial. Ann Thorac Surg 106:340–345

Mariolo AV, Seguin-Givelet A, Gossot D (2019) Fatal stroke after reoperation for lobar torsion. Ann Thorac Surg 110:e51–e53. https://doi.org/10.1016/j.athoracsur.2019.10.066

Miñambres E, Burón J, Ballesteros MA et al (2009) Tracheal rupture after endotracheal intubation: a literature systematic review. Eur J Cardiothorac Surg 35:1056–1062. https://doi.org/10.1016/j.ejcts.2009.01.053

Monnet X, Teboul J-L (2017) Transpulmonary thermodilution: advantages and limits. Crit Care Lond Engl 21:147. https://doi.org/10.1186/s13054-017-1739-5

Mowery NT, Gunter OL, Collier BR et al (2011) Practice management guidelines for management of hemothorax and occult pneumothorax. J Trauma 70:510–518. https://doi.org/10.1097/TA.0b013e31820b5c31

Mussi A, Ambrogi MC, Ribechini A et al (2001) Acute major airway injuries: clinical features and management. Eur J Cardiothorac Surg 20:46–51; discussion 51–52. https://doi.org/10.1016/s1010-7940-(01)00702-3

Nakagawa M, Tanaka H, Tsukuma H et al (2001) Relationship between the duration of the preoperative smoke-free period and the incidence of postoperative pulmonary complications after pulmonary surgery. Chest 120:705–710. https://doi.org/10.1378/chest.120.3.705

Nan D, Fernandez-Ayala M, Farinas-Alvarez C et al (2005) Nosocomial infection after lung surgery: incidence and risk factors. Chest 128:2647–2652

Nanda S, Pamula J, Bhatt SP et al (2007) Cardiac herniation and volvulus with acquired dextrocardia: echocardiographic diagnosis. Echocardiography 24:870–874. https://doi.org/10.1111/j.1540-8175.2007.00496.x

Naruka V, Mckie MA, Khushiwal R et al (2019) Acute kidney injury after thoracic surgery: a proposal for a multicentre evaluation (MERITS). Interact Cardiovasc Thorac Surg 29:861–866. https://doi.org/10.1093/icvts/ivz184

National Heart, Lung, and Blood Institute Acute Respiratory Distress Syndrome (ARDS) Clinical Trials Network (2006) Comparison of two fluid-management strategies in acute lung injury. N Engl J Med 354:2564–2575

Nowak H, Unterberg M (2018) Oral anticoagulants: management of elective and emergency surgery. Anasthesiol Intensivmed Notfallmed Schmerzther 53(7–08):543–550. https://doi.org/10.1055/s-0043-111006

Okada S, Ito K, Shimada J et al (2018) Clinical application of postoperative non-invasive positive pressure ventilation after lung cancer surgery. Gen Thorac Cardiovasc Surg 66:565–572. https://doi.org/10.1007/s11748-018-0963-5

Okada S, Shimada J, Kato D et al (2019) Long-Term Prognostic Impact of Severe Postoperative Complications After Lung Cancer Surgery. Ann Surg Oncol 26:230–237. https://doi.org/10.1245/s10434-018-7061-x

Paleiron N, Grassin F, Lancelin C et al (2020) Assessment of preoperative noninvasive ventilation before lung cancer surgery: the proOVNI randomized controlled study. J Thorac Cardiovasc Surg 160:1050–1059. https://doi.org/10.1016/j.jtcvs.2019.09.193

Park BJ, Zhang H, Rusch V et al (2007) Video-assisted thoracic surgery does not reduce the incidence of postoperative atrial fibrillation after pulmonary lobectomy. J Thorac Cardiovasc Surg 133:775–779

Passman R, Gingkold D, Amar D et al (2005) Prediction rule for atrial fibrillation after major noncardiac thoracic surgery. Ann Thorac Surg 79:1698–1703

Perrin C, Jullien V, Venissac N et al (2007) Prophylactic use of noninvasive ventilation in patients undergoing lung resectional surgery. Respir Med 101:1572–1578

Pöpping DM, Elia N, Van Aken HK, Marret E, Schug SA, Kranke P, Wenk M, Tramèr MR (2014) Impact of epidural analgesia on mortality and morbidity after surgery: systematic review and meta-analysis of randomized controlled trials. Ann Surg 259:1056–1067. https://doi.org/10.1097/SLA.0000000000000237

Raman T, Roistacher N, Liu J et al (2012) Preoperative left atrial dysfunction and risk of postoperative atrial fibrillation complication thoracic surgery. J Thorac Cardiovasc Surg 143:482–487

Ranieri VM, Rubenfeld GD, Thompson BT et al (2012) Acute respiratory distress syndrome: the Berlin Definition. JAMA 307:2526–2533. https://doi.org/10.1001/jama.2012.5669

Redwan B, Ziegeler S, Freermann S et al (2015) Intraoperative venovenous extracorporeal lung support in thoracic surgery: a single-centre experience. Interact Cardiovasc Thorac Surg 21:766–772. https://doi.org/10.1093/icvts/ivv253

Redwan B, Freermann C, Akil A et al (2019) ECMO in der Thoraxchirurgie: Grundlagen und Pathophysiologie. Zentralbl Chir 144:71–77. https://doi.org/10.1055/a-0655-2326

Reeve J, Denehy L, Stiller K (2007) The physiotherapy management of patients undergoing thoracic surgery: a survey of current practice in Australia and New Zealand. Physiother Res Int 12:59–71

Refai M, Brunelli A, Xiume F et al (2009) Short-term perioperative treatment with ambroxol reduces pulmonary complications and hospital costs after pulmonary lobectomy: a randomized trial. Eur J Cariothorac Surg 35:496–473

Renaud S, Falcoz P, Santelmo N et al (2012) Gastric distension is a contributing factor to pneumonia after pulmonary resection. Eur J Cardiothorac Surg 42:398–403

Riviere S, Monconduit J, Zarka V et al (2011) Failure of noninvasive ventilation after lung surgery: a comprehensive analysis of incidence and possible risk factors. Eur J Cardiothorac Surg 39:769–776

Rocco G (2016) Non-intubated uniportal lung surgery. Eur J Cardiothorac Surg 49(Suppl 1):i3–i5. https://doi.org/10.1093/ejcts/ezv412

Rocco G, Martucci N, La Manna C et al (2013) Ten-year experience on 644 patients undergoing single-port (uniportal) video-assisted thoracoscopic surgery. Ann Thorac Surg 96:434–438. https://doi.org/10.1016/j.athoracsur.2013.04.044

Rochwerg B, Brochard L, Elliot MW et al (2017) Official ERS/ATS clinical practice guidelines: noninvasive ventilation for acute respiratory failure. Eur Respir J 50:1602426. https://doi.org/10.1183/13993003.02426-2016

Roselli EE, Muthy SC, Rice RW et al (2005) Atrial fibrillation complicating lung cancer resection. J Thorac Cardiovasc Surg 130:438–444

Rossbach MM, Johnson SB, Gomez MA et al (1998) Management of major tracheobronchial injuries: a 28-year experience. Ann Thorac Surg 65:182–186. https://doi.org/10.1016/s0003-4975(97)01001-1

Rostad H, Strand T-E, Naalsund A et al (2006) Lung cancer surgery: the first 60 days. A population-based study. Eur J Cardiothorac Surg 29:824–828. https://doi.org/10.1016/j.ejcts.2006.01.055

Sabanathan S, Eng J, Mearns AJ (1990) Alterations in respiratory mechanics following thoracotomy. J R Coll Surg Edinb 35:144–150

Salati M, Brunelli A (2012) Preoperative assessment of patients for lung cancer surgery. Curr Opin Pulm Med 18:289–294. https://doi.org/10.1097/MCP.0b013e3283539776

Scaglione M, Romano S, Pinto A et al (2006) Acute tracheobronchial injuries: impact of imaging on diagnosis and management implications. Eur J Radiol 59:336–343. https://doi.org/10.1016/j.ejrad.2006.04.026

Schussler O, Alifano M, Dermine H et al (2006) Postoperative pneumonia after major lung resection. Am J Respir Crit Care Med 173:1161–1169

Schussler O, Dermine H, Alifano M et al (2008) Should we change antibiotic prophylaxis for lung surgery? Postoperative pneumonia is the critical issue. Ann Thorac Surg 86:1727–1733

Sekine Y, Suzuki H, Nakajima T et al (2010) Risk quantification for pulmonary complications after lung cancer surgery. Surg Today 40:1027–1033

Sharma VN, Bates M, Hurt RL (1959) Herniation of the heart after intrapericardial pneumonectomy for bronchial carcinoma. Thorax 14:36–38. https://doi.org/10.1136/thx.14.1.36

Shiomi K, Yamashita K, Arai M et al (2018) Pulmonary torsion after open esophagectomy for esophageal cancer: a case report and review. J Thorac Dis 10:E462–E468. https://doi.org/10.21037/jtd.2018.05.194

Spoletini G, Alotaibi M, Blasi F et al (2015) Heated humidified high-flow nasal oxygen in adults: mechanisms of action and clinical implications. Chest 148:253–261

Steffens D, Beckenkamp PR, Hancock M et al (2018) Preoperative exercises halves the postoperative complications rate in patients with lung cancer: a systematic review of the effect of exercise on complications, length of stay and quality of life in patietns with cancer. Br J Sports Med 52:344

The Acute Respiratory Distress Network (2000) Ventilation with lower tidal volumes as compared with traditional tidal volumes for acute lung injury and acute respiratory distress syndrome. N Engl J Med 342:1301–1308

Vanoverbeke HM, Schepens MA, Knaepen PJ (1998) Acute cardiac herniation following intrapericardial pneumonectomy. Acta Chir Belg 98:98–100

Varela G, Jimenez MF, Novoa N et al (2005) Estimating hospital costs attributable to prolonged air leak in pulmonary lobectomy. Eur J Cardiothorac Surg 27:329–333

Varela G, Novoa N, Agostini P et al (2011) Chest physiotherapy in lung resection patients: state of the art. Semin Thorac Cardiovasc Surg 23:297–306

Veit S (2021) Das Zeitalter der minimalinvasiven Lobektomie. Onkologie up2date 3:111–121. https://doi.org/10.1055/a-1382-5840

Vieira A, Bourdages-Pageau E, Kennedy K et al (2020) The learning curve on uniportal video-assisted thoracic surgery: an analysis of proficiency. J Thorac Cardiovasc Surg 159:2487–2495.e2. https://doi.org/10.1016/j.jtcvs.2019.11.006

Wagstaff TAJ, Soni N (2007) Performance of six types of oxygen delivery devices at varying respiratory rates. Anaesthesia 62:492–503

Weindler J, Kiefer RT (2001) The efficacy of postoperative incentive spirometry is influenced by the device-specific imposed work of breathing. Chest 119:1858–1864

Weitzenblum E, Chaouat A, Kessler R et al (2008) Overlap syndrome: obstructive sleep apnea in patients with chronic obstructive pulmonary disease. Proc Am Thorac Soc 5:237–241

Welter S, Hoffmann H (2013) Injuries to the tracheo-bronchial tree. Zentralbl Chir 138:111–116. https://doi.org/10.1055/s-0032-1328269

Welvaart W, Paul M, Stienen G et al (2011) Selective diaphragm muscle weakness after contractile inactivity during thoracic surgery. Ann Surg 254:1044–1049

Westhoff M, Schönhofer B, Neumann P et al (2015) S3-Leitlinie Nichtinvasive Beatmung als Therapie der akuten respiratorischen Insuffizienz. Pneumologie 69:719–756. https://doi.org/10.1055/s-0034-1393309

White M, Mahon V, Grealy R et al (2011a) Post-operative infection and sepsis in humans is associated with deficient gene expression of gamma-c cytokines and their apoptosis mediators. Crit Care 15:R158

White M, Martin-Loeches I, Lawless M et al (2011b) Hospital-acquired pneumonia after lung resection surgery is associated with characteristic cytokine gene expression. Chest 139:626–632

Wright MP, Nelson C, Johnson AM et al (1948) Herniation of the heart. Ann Surg 128:1012–1014. https://doi.org/10.1136/thx.25.6.656

Wu D, Xu M, Mao T et al (2012) Risk factors for intraoperative atrial fibrillations: a retrospective analysis of 10.563 lung operations in a single center. Ann Thorac Surg 94:193–198

Yang Y, Zhou Z, Niu X et al (2012) Clinical analysis of postoperative venous thromboembolism risk factors in lung cancer patients. J Surg Oncol 106:736–741

Yano T, Shoji F, Koga T (2006) Is oxygen supplementation needed after standard pulmonary resection for primary lung cancer? Ann Thorac Cardiovasc Surg 12:393–396

Yeung JHY, Gates S, Naidu BV, Wilson MJA, Gao Smith F (2016) Paravertebral block versus thoracic epidural for patients undergoing thoracotomy. Cochrane Database Syst Rev 2:CD009121. https://doi.org/10.1002/14651858.CD009121.pub2

Younes RN, Gross JL, Aguiar S et al (2002) When to remove a chest tube? A randomized study with subsequent prospective consecutive validation. J Am Coll Surg 195:658–662. https://doi.org/10.1016/s1072-7515(02)01332-7

Zarbock A, Koyner JL, Hoste EAJ et al (2018) Update on perioperative acute kidney injury. Anesth Analg 127:1236–1245. https://doi.org/10.1213/ANE.0000000000003741

# Intensivtherapie nach abdominalchirurgischen Eingriffen

**89**

Hany Ashmawy, Guido Peterschulte und Matthias Schauer

## Inhalt

| | | |
|---|---|---|
| **1** | **Einleitung** | 1493 |
| **2** | **Chirurgie des Ösophagus und des Magens** | 1494 |
| 2.1 | Ösophaguskarzinom | 1494 |
| 2.2 | Magenchirurgie | 1497 |
| 2.3 | Überwachung | 1498 |
| 2.4 | Postoperative Bilanzierung und Ernährung | 1499 |
| 2.5 | Komplikationen der Ösophaguschirurgie | 1500 |
| **3** | **Pankreaschirurgie** | 1506 |
| 3.1 | Indikation und operatives Vorgehen | 1506 |
| 3.2 | Überwachung des Pankreaspatienten | 1507 |
| 3.3 | Postoperative Ernährung und Bilanzierung | 1508 |
| 3.4 | Komplikationen der Pankreaschirurgie | 1509 |
| **4** | **Leberchirurgie** | 1511 |
| 4.1 | Indikation und operatives Vorgehen | 1511 |
| 4.2 | Überwachung des Leberpatienten | 1512 |
| 4.3 | Postoperative Ernährung und Bilanzierung | 1512 |
| 4.4 | Komplikationen der Leberchirurgie | 1512 |
| **5** | **Septische Chirurgie** | 1514 |
| 5.1 | Akutes Abdomen | 1515 |
| 5.2 | Weichteilinfektionen des Abdomens | 1515 |
| 5.3 | Cholezystitis (Schockgallenblase) | 1516 |
| 5.4 | Hohlorganperforation | 1517 |
| 5.5 | Intraabdominelle Abszesse | 1518 |
| 5.6 | Platzbauch | 1518 |
| 5.7 | Abdominelles Kompartment | 1519 |
| | **Literatur** | 1519 |

H. Ashmawy (✉)
Klinik für Allgemein-, Viszeral- und Kinderchirurgie,
Universitätsklinikum Düsseldorf, Düsseldorf, Deutschland
E-Mail: hany.ashmawy@med.uni-duesseldorf.de

G. Peterschulte
Klinik für Viszeral-, Tumor-, Transplantations- und Gefäßchirurgie,
Krankenhaus Holweide, Köln, Deutschland
E-Mail: peterschulteg@kliniken-koeln.de

M. Schauer
Klinik für Allgemein-, Viszeral-, Thorax- und Endokrine Chirurgie,
Augusta-Krankenhaus Düsseldorf, Düsseldorf, Deutschland
E-Mail: matthias.schauer@vkkd-kliniken.de

## 1 Einleitung

Reducing mortality means avoiding complications, but also minimize failure to rescue once complications occurr (Ghaferi et al. 2009).

Neben dem Monitoring der Organsysteme ist insbesondere die Vermeidung und frühzeitige Erkennung der eingriffsimmanenten Komplikationen mit z. B. Wundheilungsstörung, Nahtinsuffizienzen, septischen Erkrankungen und septischen Komplikationen eines der wichtigsten Ziele der allgemeinchirurgischen Intensivmedizin. Hieraus ergeben sich neben dem üblichen anästhesiologischen Monitoring der pulmonalen und kardialen Funktionen besondere Anforderungen an das Monitoring abdominalchirurgischer Patienten. Insbesondere gilt hier ein besonderes Augenmerk auf die klinische Untersuchung des Abdomens, der Drainagesekrete und auf das Monitoring der Organfunktionen.

> Dieses spezielle Monitoring erfordert ein besonderes personelles Engagement, da diese Parameter nicht automatisiert erhoben und dargestellt werden können.

Wenige Komplikationen wie z. B. die chirurgische Nachblutung können direkt postoperativ auftreten und müssen auf der Intensivstation und im OP beherrscht werden können.

Zahlreiche mögliche Komplikationen bei abdominalchirurgischen Patienten treten allerdings erst in einem späteren Zeitfenster auf. So ist bei der Planung der Verweildauer abdominalchirurgischer Patienten auf der Intensivstation zu berücksichtigen, dass neben der akuten Kreislauf- und respiratorischen Kontrolle, der Kontrolle der Effizienz der Schmerztherapie und Blutungskontrolle auch bei stabilen Patienten im Intervall noch schwerwiegende Organfunktionsstörungen zu erwarten sein können. Die postoperative Verweildauer auf der Intensivstation umfasst daher nicht nur die akute kardiorespiratorische Überwachungsphase, sondern auch den Zeitraum, in dem mit derartigen Störungen zu rechnen ist. Bei einem weiteren Monitoring in der peripheren Station ist eine erneute Wiederaufnahme abdominalchirurgischer Patienten im Intervall nicht ungewöhnlich.

Ziel dieses Kapitels ist es, die besonderen intensivmedizinischen Anforderungen in Bezug auf die Einzelorgansysteme zu erläutern. Neben den elektiven Eingriffsarten werden spezifische und abdominelle Notfallsituationen und typische postoperative intensivmedizinisch relevante Erkrankungsbilder dargestellt.

**Merke:** Durch enge Abstimmung und regelmäßige, mindestens tägliche, gemeinsame Visiten von Intensivmediziner\*in und und Viszeralchirurg\*in lassen sich Komplikationen rascher erkennen und schwere Verläufe durch zeitnahe Therapie vermeiden.

## 2 Chirurgie des Ösophagus und des Magens

Die chirurgisch behandelbaren Krankheitsbilder in der Ösophagus- und Magenchirurgie umfassen gutartige und bösartige Raumforderungen, Divertikelerkrankungen, Achalasie und traumatische Verletzungen, innere Hernien, Perforationen, Refluxkrankheit und bariatrische Indikationen. Divertikel, ösophageale und paraösophageale Hernien und auch einige gutartige Tumoren werden einem lokalresektiven Verfahren ohne eine aufwendige Rekonstruktion zugeführt. Traumatische Ösophagusverletzungen, Ösophagusperforationen und Verätzungen werden je nach Schweregrad teilweise konservativ, teilweise auch mit kompletter Resektion des Ösophagus mit Rekonstruktion behandelt. Die bösartigen Ösophagustumoren werden in kurativem Ansatz in der Regel reseziert und mittels Magenhochzug oder Koloninterposition rekonstruiert. Diese Zweihöhleneingriffe stellen in der Regel eine schwere Traumatisierung des Patienten mit anschließendem Intensivaufenthalt und einem entsprechenden Monitoring dar. Die Besonderheiten dieser Eingriffe, die postoperative Überwachung und die Komplikationsmöglichkeiten werden im Folgenden beschrieben.

### 2.1 Ösophaguskarzinom

**Epidemiologie**

Das Ösophaguskarzinom ist die 6. häufigste Todesursache durch ein Malignom mit ca 500.000 neuen Fällen weltweit/Jahr. (Bray et al. 2018; Gupta und Kumar 2017). Wiewohl weltweit das Plattenepithelkarzinom überwiegt, steigt vor allem in den reichen Ländern der westlichen Welt die Zahl der Adenokarzinome an (Arnold et al 2020). In den USA waren 2016 laut National Cancer Institute 64 % aller Ösophaguskarzinome Adenokarzinome, 31 % Plattenepithelkarzinome. 2019 gab es in den USA Adenokarzinome 5,0/100.000 und Plattenepithelkarzinome bei Männern 2,0/100.000 und bei Frauen 0,75/100.000 Einwohner (**NIH National Cancer Institute SEER\* explorer https://seer.cancer.gov/statistics-network/explorer/ Abruf 13.09.2022**).

In Deutschland betrug die Inzidenz des Ösophaguskarzinoms bei Frauen 2,4, bei Männern 9,3/100.000 Einwohner (RKI, Zentrum für Krebsregisterdaten 2018), in Nordeuropa insgesamt 5,5/100.000 Einwohner (Uhlenhopp et al. 2020). Die absolute Fallzahl vollstationärer Patienten mit Ösophaguskarzinom/Jahr hat von 2000 bis 2020 in Deutschland von 24.000 auf über 29.000 Patienten zugenommen (Gesundheitsberichterstattung des Bundes 2022).

Ein kurativer Behandlungsansatz nur durch die Operation ist in ca. 20–30 % der Fälle möglich. Die Komplikationsrate ist mit bis zu 60 % hoch. (Low et al 2019). Die minimalinvasive Chirurgie bzw. der Hybrid-Eingriff scheint besonders pulmonale Komplikationen zu minimieren (Mann et al. 2020).

***Risikofaktoren von Patienten mit Ösophaguskarzinoms***
***Adenokarzinom:***
- Adipositas
- Refluxerkrankung mit chronischer Ösophagitis
- Zusammensetzung des Refluates (Säure, galliger Reflux)
- Barrett-Metaplasie

*Plattenepithelkarzinom:*
- Nikotinabusus
- Alkoholabusus (insbesondere hochprozentige Alkoholika)
- Verätzungen (insbesondere Laugenverätzungen)
- Verbrennungen
- Sklerodermie

> Patienten mit Ösophaguskarzinom stellen sich häufig mit Begleiterkrankungen vor, die für den weiteren postoperativen Verlauf relevant werden können.

Abhängig vom Staging des Ösophaguskarzinoms kommt insbesondere bei lokal fortgeschrittenen Karzinomen mit dem Verdacht einer Lymphknotenmetastasierung ein multimodales Therapiekonzept zum Tragen. Bei einem Plattenepithelkarzinom des Ösophagus wird hier meist eine neoadjuvante Radiochemotherapie durchgeführt. Beim Adenokarzinom wird im deutschsprachigen Raum meist eine neoadjuvante Chemotherapie, in den USA häufig auch eine Radiochemotherapie durchgeführt. Im Rahmen von Studien konnte keine erhöhte postoperative Morbidität oder Mortalität nach neoadjuvanter Therapie nachgewiesen werden. Nichtsdestotrotz birgt gerade die Strahlentherapie bei z. B. bei beginnenden aktinischen Lungenfibrose die Gefahr einer postoperativen Verschlechterung der pulmonalen Situation. Eine neoadjuvante Chemotherapie kann eine Kardiotoxizität und Nephrotoxizität nach sich ziehen (Hamai et al. 2014). Eine entsprechende umfangreiche präoperative Anamnese und Abklärung der Organsysteme ist daher unbedingt Teil der präoperativen Diagnostik, um eine adäquate Risikostratifizierung durchführen zu können.

In Abhängigkeit von der Erkrankung, der Histologie, des Stagings und der Lokalisation der Raumforderung kommen unterschiedliche operative Verfahren zum Einsatz. Während Kardiakarzinome und subkardiale Karzinome zu den Magenkarzinomen gerechnet werden müssen und entsprechend meist von abdominell durch eine transhiatal erweiterte Gastrektomie behandelt werden, wird beim Barrett-Karzinom in der Regel die Ösophagektomie empfohlen. Abhängig vom Tumor-Staging, der Ausdehnung und der Tumorlokalisation kann bei dieser Erkrankung eine abdominothorakale Resektion mit intrathorakaler Anastomose oberhalb der V. azygos durchgeführt werden. Beim Ösophaguskarzinom ad bifurcationem und beim Plattenepithelkarzinom, das bis zu 20 % multizentrisch auftritt, kommt eine totale Ösophagektomie mit Magenhochzug und zervikaler Anastomosierung zur Anwendung.

Zur Rekonstruktion der Kontinuität kann entweder wie bereits beschrieben der Magen als Ösophagoplastik hochgezogen und hoch intrathorakal oder zervikal angeschlossen werden oder ein Kolonanteil interponiert werden. Bei Resektion aufgrund gutartiger Erkrankungen (z. B. narbiger Stenose nach Laugenverätzung) kann eine Ösophagektomie mit Rekonstruktion durch ein Koloninterponat mit zervikaler Anastomose primär durchgeführt werden.

Die übrigen, gutartigen Erkrankungen wie z. B. Divertikelerkrankungen des Ösophagus oder die Achalasie werden zumeist mit nicht resezierenden Verfahren behandelt. So kommt z. B. beim Zenker-Divertikel ein rein zervikaler Zugang mit Abtragung und Spaltung des M. cricopharyngeus zur Anwendung, während ein epiphrenisches Divertikel und die Achalasie meist von abdominell laparoskopisch angegangen werden. Ähnlich wie paraösophageale oder auch axiale Hernien wird hier die Pathologie behoben und mit einer Fundusmanschette gedeckt.

### 2.1.1 Ösophagektomie

Zum besseren Verständnis der Anatomie nach erfolgter Ösophagusresektion soll der Eingriff im folgenden in groben Zügen dargestellt werden.

Die onkologische Ösophagektomie wird in der Regel als Zweihöhleneingriff abdominothorakal durchgeführt. Bei den Karzinomen des gastroösophagealen Überganges kann in seltenen Fällen aufgrund des präoperativen Stagings nicht sicher die Notwendigkeit einer Ösophagektomie ausgeschlossen werden. Fällt die Schnellschnitt-Untersuchung des proximalen ösophagealen Absetzungsrandes positiv aus, so müsste ösophageal bis zur Ösophagektomie nachreseziert werden.

In der Regel kann präoperativ aufgrund des Stagings insbesondere mittels der Endoskopie, Endosonographie plus CT/MRT die Indikation zur transthorakalen Ösophagektomie gestellt werden. Zur Durchführung einer transthorakalen Ösophagusresektion ist in der Regel eine Doppellumenintubation erforderlich. Am Ende des Eingriffs wird auf einen Ein-Lumen-Tubus umintubiert.

Die offene transthorakale Ösophagektomie erfolgt i. d. R. über eine rechtsseitige anterolaterale Thorakotomie. Der re. N. laryngeus recurrens muss dabei im kranialen Bereich geschont werden.

Es wird eine gezielte Umstechung des Ductus thoracicus auf Zwerchfellniveau vorgenommen, um einer Lymphfistel nach Lymphadenektomie vorzubeugen. Nach Einlage von Pleura-Drainagen kann der abdominelle Teil der Operation durchgeführt werden. Nach Bildung des Magenschlauches kann die Vervollständigung der Lymphadenektomie abdominal erfolgen (Abb. 1).

Der verbliebene Magenschlauch wird ausschließlich über die A. gastroepiploica dextra versorgt. Anschließend erfolgt die zervikale Präparation des Ösophagus über einen linkszervikalen Zugang entlang des M. sternocleidomastoideus. In diesem Schritt kann es in manchen Fällen zu Verletzung des linksseitigen N. laryngeus recurrens inferior kommen. (Abb. 2).

Abschließend kann der Magenschlauch unter Schonung des versorgenden Gefäßes im hinteren Mediastinum (Ösophagusbett) oder im vorderen Mediastinum präkordial nach zervikal hochgezogen und anastomosiert werden. Eine ine gute Durchblutung des Magenschlauches im Bereich der Anastomose und Spannungsfreiheit der Anastomose sind wichtig. Eine Anastomoseninsuffizienz zervikal ist eine Komplikation, die meist durch eine zervikale Drainage gut behandelt werden kann. Bei Anlegen einer intrathorakalen Anastomose ist die Durchblutungssituation aufgrund des kürzeren Magenschlauchs häufig besser, eine mögliche Insuffizienz in diesem Bereich hat aber deutlich schwerwiegendere Konsequenzen. Eine gute Drainage im Bereich der Anastomose ist zwingend erforderlich.

Wenn der Magen z. B. aufgrund von Voroperationen nicht zur Rekonstruktion des Ösophagus zur Verfügung steht, kommt als rekonstruktives Verfahren die Interposition eines Kolonanteils in Betracht. Auch bei gutartigen Erkrankungen, die eine Ösophagektomie erforderlich machen, kann eine Koloninterposition mit dem Vorteil eines Erhaltes des Magenreservoirs zur Anwendung kommen.

Unter Schonung der Arkaden wird das Kolon präpariert und spannungsfrei im hinteren oder vorderen Mediastinum nach kranial gezogen. Es erfolgt die End-zu-Seit-Anastomose im zervikalen Bereich und eine Seit-zu-Seit-Anastomose intraabdominell. Anschließend wird die Kontinuität des Dickdarms wieder hergestellt (Abb. 3).

Bei weit aboral gelegenen Barrett-Karzinomen, die auf die Submukosa beschränkt sind, oder therapierefraktären peptischen Stenosen des gastroösophagealen Übergangs ist die limitierte Resektion des gastroösophagealen Übergangs

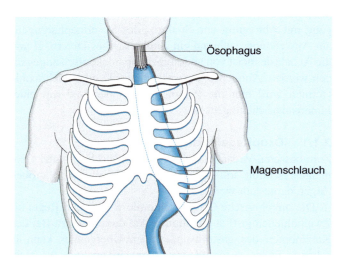

**Abb. 1** Schematische Darstellung eines Mageninterponates. (Aus Welte und Hansen 2008)

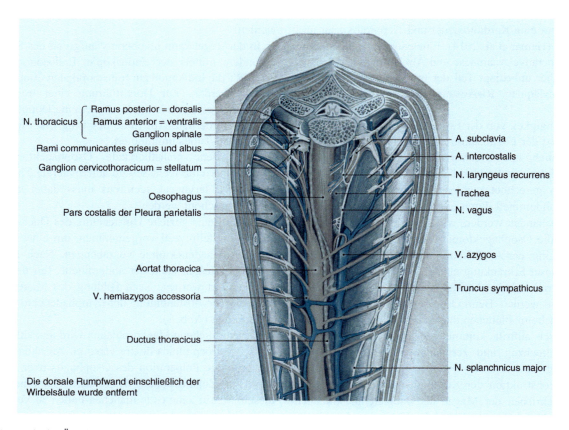

**Abb. 2** Anatomie des Ösophagus. Zu beachten ist die enge Lagebeziehung zu den Nn. recurrentes. (Aus Tillmann 2009)

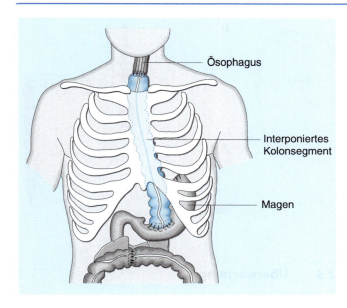

**Abb. 3** Schematische Darstellung eines Koloninterponates. (Aus Welte und Hansen 2008)

mit anschließender Interposition eines gestielten Dünndarms (analog Merendino-Operation) angezeigt. Hierbei wird ein gestieltes Dünndarminterponat mit einer End-zu-Seit-Anastomose intrathorakal und einer Jejunogastrostomie in Form einer Seit-zu-Seit-Anastomose rekonstruiert.

**Thorakospische Ösophagektomie**
Die Ösophagektomie kann auch thorakoskopisch durchgeführt werden, was sich methodisch zunehmend durchsetzt. Das thorakoskopische Vorgehen hat Vorteile für die die frühe Mobilisierung, tendenziell weniger pulmonale Komplikationen und bedeutet für den Patienten weniger thorakale Schmerzen. Das Spektrum der möglichen postoperativen Komplikationen unterscheidet sich ansonsten nicht vom offenen Verfahren (van Workum et al. 2017; Mariette et al. 2019).

## 2.2 Magenchirurgie

Die wichtigsten Indikationen für die Magenchirurgie sind:

- Magenperforation
- Tumorchirurgie bei benignen und malignen Tumoren
- Große axiale Magenhernie bis Thoraxmagen
- Gastroösophageale Reflux-Krankheit
- Bariatrische Eingriffe wie Gastric-Sleeve-Resection

### 2.2.1 Operationstechnik
**Ulcus-Exzision und -übernähung**
Jede gesicherte Ulcusperforation wird chirurgisch therapiert. Der Nachweis von freier Luft beweist die Hohlorganperforation und sollte eine rasche, explorative Laparotomie nach sich ziehen.

Das Prinzip des Eingriffs ist es, das Ulcus zu exzidieren und den Defekt quer zu übernähen (Abb. 4a & b). Das exzidierte Ulcus wird histopathologisch aufgearbeitet, da in ca. 8 % der Fälle ein Karzinom vorliegt.

**Totale Gastrektomie**
Eine totale Gastrektomie wie beim Magenkarzinom beinhaltet nebst der Resektion des Magens die Resektion des Omentum minus, des Omentum majus, die Durchtrennung von A. gastrica sinistra am Abgang vom Tr. coeliacus. Außerdem wird die V. gastrica sinistra, auch V. corona ventriculi genannt, an der Einmündung in die V. portae durchgetrennt. Die Lymphadenektomie umfasst alle regionären Lymphknotenstationen des Lig. hepatoduodenale, entlang der A. hepatica communis, pericoeliacal, entlang der A. lienalis am Pankreasoberrand und präaortal supracoeliacal.

Bei Adenokarzinomen des Gastroösophagealen Übergangs (AEG II-III) wird eine transhiatal erweiterte Gastrektomie mit distaler Ösophagusresektion durchgeführt. Hier liegt die termino-laterale Ösophago-Jejunostomie supradiaphragmal im Mediastinum.

**Subtotale Gastrektomie**
Eine distale subtotale Gastrektomie kann bei distal der Angulusfalte ligendem Magenkarzinom vom intestinalen Typ nach Lauren unter Einhaltung des proximalen Sicherheitsabstands von 5 cm durchgeführt werden. Die Rekonstruktion erfolgt nach Roux-Y.

**Distale Magen-Teilresektion**
Wird bei kompliziertem oder großem Ulcus ventriculi durchgeführt. Die Rekonstruktion wird nach Roux-Y vervollständigt.

**Gastric-Sleeve-Resection**
Häufig primär laparoskopisch durchgeführter Eingriff in der bariatrischen Chirurgie (Abb. 5 und 6). Die Schlauchmagenbildung erfolgt durch Resektion der großen Kurvatur und Durchtrennung der Vasa gastrica brevia sowie der die große Magenkurvatur versorgenden Äste der A. gastrica dexter.

**Gastro-Enterostomie**
In aller Regel wird eine Gastro-Jejunostomie bei nicht resektablen Stenosen des Magenausgangs oder des Duodenums sowie im Rahmen anderen Eingriffen wie beispielsweise im Rahmen einer partiellen Pankreato-Duodenektomie oder Billroth II durchgeführt. Die Anastomose kann End-zu-End oder Seit-zu-Seit durchgeführt werden. In beiden Fällen muss 20–40 cm weiter distal zusätzlich eine Fußpunkt-Anastomose, Jejuno-Jejunostomie, angelegt werden. Diese Rekonstruktion wird Roux-Y-genannt.

**Abb. 4** Schematische Darstellung einer Ulkusperforation und -übernähung

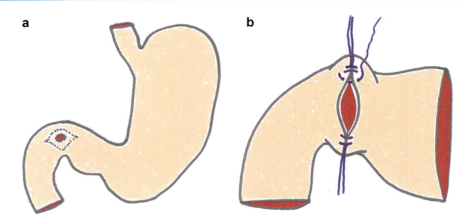

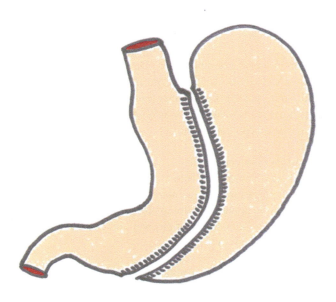

**Abb. 5** Schematische Darstellung der Gastric-Sleeve-Resection

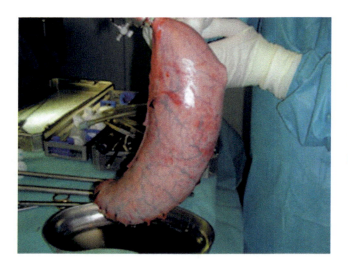

**Abb. 6** Resezierte große Magenkurvatur

## 2.3 Überwachung

Das postoperative Monitoring des ösophagektomierten Patienten umfasst neben der üblichen Überwachung der Vitalparameter weitere eingriffsspezifische Aspekte. Aufgrund der Schwere des Operationstraumas mit Zweihöhleneingriff und der Länge der Operation werden diese Patienten häufig beatmet auf die Intensivstation verlegt.

### Monitoring bei Ösophaguschirurgie

Neben der Überwachung der Vital- und (Be-)Atmungsparameter, der Blutgasanalyse und der Elektrolyte gilt das besondere Augenmerk einer möglichen Tracheal- oder Bronchialverletzung.

Eine sorgfältige Kontrolle der einliegenden Thoraxdrainage, ein Aufnahmethorax sowie die Kontrolle eines Gasverlustes über das Beatmungsgerät gehören daher zum postoperativen Standard (Tab. 1).

Aufgrund der zeitintensiven Präparation des Ösophagus unter Einlungenventilation und Kompression des rechten Lungenflügels kommt es trotz abschließender Blähung der Lunge im OP mit Kontrolle hinsichtlich kompletter Entfaltung der rechten Lunge durch den Operateur postoperativ nicht selten zur Bildung von Atelektasen, Pleuraergüssen und/oder einem Lungenödem. Ein entsprechendes engmaschiges Monitoring der pulmonalen Funktion anhand der Blutgasanalyse und regelmäßige postoperative Röntgenkontrollen des Thorax sind unerlässlich.

▶ **Cave** Auch wenn in Ausnahmefällen die linksseitige Pleura nicht eröffnet wird, kann es hier durchaus zu einem Reizerguss kommen, der dann entsprechend drainiert werden muss. Insbesondere durch die Lymphadenektomie im hinteren Mediastinum u. a. entlang des linken Hauptbronchus kann es zu einer Eröffnung der linken Pleurahöhle kommen, die dann durch eine Pleuradrainage versorgt werden sollte.

**Tab. 1** Postoperative Überwachungsparameter nach Ösophaguschirurgie

| Blutung | Tachykardie |
| --- | --- |
|  | Hypotonie |
|  | Hb-Abfall |
| Lungenödem | $S_aO_2$ |
|  | $pO_2$ |
|  | $pCO_2$ |
| Trachealverletzung | Hautemphysem |
|  | Fistelvolumen der Thoraxdrainagen |
|  | Luft in zervikaler Easy-Flow-Drainage |
|  | Messbares Luftleck am Beatmungsgerät |

Pleuaerguss und Atelektasen lassen sich oft auch schon sonografisch erkennen.

Eine sorgfältige Überwachung der Ein- und Ausfuhr sowie der Flüssigkeits-Bilanz sollten ebenfalls erfolgen (Abschn. 2.3).

Die Kontrolle der laborchemischen Infektparameter (Leukozyten, CRP, Procalcitonin) sowie die Körpertemperatur und der Drainagen dienen dem Monitoring einer möglichen Infektion. Hier gilt das besondere Augenmerk auf die zervikale oder intrathorakale Anastomose bei Magenhochzug. Entsprechend wird im Bereich der Anastomose eine Easy-Flow-Drainage als Indikator platziert und das Drainagesekret engmaschig überwacht. Bei den ersten Schluckversuchen dient die Beobachtung pathologischen Drainagesekrets als frühzeitiger Hinweis auf eine Insuffizienz.

Die postoperative Extubation ist frühzeitig anzustreben, um mögliche pulmonale Komplikationen zu vermeiden.

Eine intensive krankengymnastische Therapie mit Atemgymnastik und Mobilisierung des Patienten ab dem 1. postoperativen Tag ist unerlässlich. Insbesondere Patienten nach neoadjuvanter Radiochemotherapie und Nikotinabusus (Abschn. 2.1: „Risikofaktoren des Plattenepithelkarzinoms") sind häufig mit einem erschwerten pulmonalen Verlauf assoziiert, sodass hier bereits vorbeugend intensiv und frühzeitig mit einer Therapie begonnen werden sollte (Hamai et al. 2014).

Zusätzlich sollte post extubationem auf jeden Fall die Stimmbandfunktion kontrolliert werden. Präparationsbedingt sind eine Verletzung des linksseitigen N. laryngeus recurrens im Rahmen einer zervikalen Anastomose und eine Verletzung des rechtsseitigen N. laryngeus recurrens im Rahmen der Lymphadenektomie mit entsprechender Stimmbandparese möglich. Insbesondere bei postoperativ eingeschränkter Atemmechanik und kraftlosem Hustenstoß ist ein frühes entsprechendes Komplikationsmanagement bei Vorliegen einer Stimmbandparese zur Vermeidung einer Pneumonie oder einer pulmonalen Insuffizienz aufgrund des Sekretstaus erforderlich.

Magenanastomosen, insbesondere pyloruserhaltende End-zu-End-Anastomosen können einen temporären Pyloruspasmus entwickeln Dieser ist meist selbstlimitierend, sodass das Belassen der Magensonde für einige Tage sinnvoll sein kann.

Die intraoperativ an der Anastomose platzierten Drainagen werden meist erst nach erfolgtem Kostaufbau entfernt. Bei Persistenz von Amylase-haltigem oder trüb-eitrigem Sekret, Chylus oder Nahtinsuffizienz-Zeichen sollten diese länger belassen werden.

## 2.4 Postoperative Bilanzierung und Ernährung

Intra- und postoperative Flüssigkeits- und Blutverluste führen beim Ösophaguspatienten nicht selten zu einer postoperativen Hypotonie.

▶ **Cave** Der Patient nach Ösophagusresektion kann unter einer zu positiven Flüssigkeitsbilanz rasch eine pulmonale Verschlechterung durch Lungenödem und Pleura-Erguss entwickeln. Hohe Katecholamingaben können die Durchblutung des Magenschlauchs durch die A. gastroepiploica verschlechtern und gefährden dadurch die Anastomose. Daher ist auf ein ausgewogenes Verhältnis zwischen der Flüssigkeitssubstitution und der Katecholamintherapie geachtet werden und entsprechend angepasst werden.

Zusätzlich ist eine frühe enterale Ernährung anzustreben. Hierzu sollte der Patient bereits intraoperativ mit einer Trilumensonde, die transnasal angelegt wird, mit dem Ernährungsschenkel tief im Jejunum und einem Ablaufschenkel im Magenhochzug. Die enterale Ernährung kann über solch eine Sonde spätestens ab dem 3. postoperativen Tag begonnen werden. Eine zusätzliche Entlastung des Magens über einen gastralen Schenkel ist bei einer häufig auftretenden Paralyse des Magens und einem Pylorospasmus wichtig, um Reflux von der intrathorakalen oder zervikalen Anastomose fernzuhalten.

Aufgrund der Vagotomie im Rahmen der Ösophagektomie sind sowohl eine Paralyse des Magens wie auch eine Entleerungsstörung über den Pylorus vorübergehend eine recht häufige Begleiterscheinung, sodass die Entlastung über eine Sonde für wenigstens eine Woche ratsam ist.

Nach der Magenchirurgie ist der Beginn der enteralen Ernährung nach Entfernung der Magensonde möglich. Insbesondere nach Gastrektomie sowie nach Gastric-Sleeve-Resection ist die Nahrungsaufnahme aufgrund der reduzierten oder auch der nicht mehr vorhandenen Reservoir-Funktion des Magens von kleinen Mengen möglich. Patienten werden dazu angeleitet häufiger am Tag zu essen. Bei verzögerter Möglichkeit einer enteralen Ernährung wird überbrückend parenteral total ernährt.

Substituion nach Gastrektomie:

Cyanocobolamin (Vit. B12) wird ständig mit der Gallensäure in den Dünndarm abgegeben und im Ileum mit Hilfe des intrinsischen Faktors wiederaufgenommen. Der intrinsische Faktor wird im Magen produziert. Fehlt dieser kommt es zu einem Vitamin B12 Mangel. Daher muss dieser nach einer Gastrektomie lebenslang substituiert werden.

## 2.5 Komplikationen der Ösophaguschirurgie

Die Komplexizität der Behandlung des Ösophaguskarzinoms bei meist deutlich vorerkrankten Patienten mit bereits kardiorespiratorischen Beschwerden, diabetischer Stoffwechsellage und möglicherweise einer neoadjuvanten Radiochemotherapie resultiert in einer relativ hohen Komplikationsrate (Su et al. 2021a, b). Aufgrund der engen anatomischen Lagebeziehung zu mediastinalen und zervikalen Nachbarorganen und großen Gefäßen und der häufig schwierigen Perfusionssituation der Rekonstruktion kommt es z. B. im Rahmen von Anastomoseninsuffizienzen mit konsekutiver Mediastinitis, Pleuraempyem, Pneumonie und Sepsis zu einem dramatischen Verlauf.

Die frühzeitige Diagnose der spezifischen Komplikationen und das schnelle Komplikationsmanagement können die Morbidität und Mortalität deutlich senken. Nicht selten kündigen sich derartige Probleme durch eine unspezifische Symptomatik wie einer Vigilanzminderung, Fieber, kardiorespiratorische Verschlechterung mit Auftreten von Arrhythmien und Dyspnoe oder laborchemisch durch ansteigende Infektparameter an. Es sollte daher im kritischen Intervall der ersten 10 postoperativen Tage auch bei unspezifischer Symptomatik immer an operationsspezifische Ursachen gedacht werden. Die typischen Komplikationen werden im Folgenden genauer charakterisiert.

### 2.5.1 Anastomoseninsuffizienz

Die Anastomoseninsuffizienz in der Ösophaguschirurgie tritt in 11,4–21,2 % der Fälle auf (Fabbi et al. 2021a, b). Bedingt durch eine schwierige Perfusionssituation eines Magenhochzugs und einer frühen Belastung der Anastomose durch den Speichelfluss kommt es im Bereich einer zervikalen Ösophagusanastomose nicht selten zu Wundheilungsstörungen. Die Anastomosen mit einem Koloninterponat sind aufgrund einer besseren Durchblutungssituation häufig der sicherere Weg mit einer deutlich geringeren Anastomoseninsuffizienzrate.

Eine unerkannte intrathorakale Anastomoseninsuffizienz kann zu einer schweren Sepsis mit Mediastinitis führen. Ziel der postoperativen Überwachung muss daher die frühzeitige Diagnose einer Anastomoseninsuffizienz und der zeitnahe Verschluss der Insuffizienz mit nachfolgender optimaler Drainage sein). In Abhängigkeit von der Lokalisation der Ösophagusanastomose zervikal oder intrathorakal sind die Behandlungsoptionen sehr unterschiedlich.

*Zervikale Anastomoseninsuffizienz*

Häufig ist die Klinik durch eine beginnende Vigilanzänderung, Fieber, Dyspnoe und eine Veränderung des zervikalen Drainagesekretes bestimmt. Im Zweifel kann zusätzlich im Drainagesekret eine Speichelamylase nachgewiesen werden, oder durch einen Schluck mit Methylenblau kann der eindeutige Nachweis einer Fistel über die Farbe des Drainagesekretes geführt werden. Bei fortschreitendem Krankheitsbild kommt es zu einer septischen Symptomatik mit deutlichem Flüssigkeitsbedarf, hohem Fieber und zusätzlichem Anstieg der laborchemischen Entzündungszeichen. Nicht selten zeigt sich eine ausgeprägte Rötung im Bereich der zervikalen Wunde. Plötzlich auftretende Herzrhythmusstörungen in diesem Zusammenhang weisen auf eine beginnende Mediastinitis hin (Übersicht).

*Typische Zeichen einer zervikalen Anastomoseninsuffizienz*
- Luft über die zervikale Drainage
- Veränderung des Drainagesekretes
- Rötung der cervicalen Wunde
- Herzrhythmusstörungen
- Schweres septisches Krankheitsbild

> Wichtigste Ziele nach Diagnose einer zervikalen Anastomoseninsuffizienz sind die schnelle und vollständige Drainage des Sekretes aus der Wundhöhle, ggf. Therapie einer bestehenden Mediastinitis und nach Möglichkeit Verschluss der Anastomoseninsuffizienz.

Bei dem klinischen Verdacht oder Nachweis einer zervikalen Anastomoseninsuffizienz, die nicht komplett drainiert ist, ist in jedem Fall die linkslaterale Halswunde in voller Länge zu eröffnen. Ziel der Wunderöffnung ist Vermeidung einer Mediasitinitis durch absinkendes Sekret. Daher bietet sich hier häufig ein Vaccum-Assisted-Closure, V.A.C.-Therapie, an. Die Wunde wird mit Spüllösung (z. B. NaCl 0,9 %) ausgiebig gespült.

Zur Behandlung der Sepsis wird der Patient entsprechend der zu erwartenden Keime aus dem Mund-Rachen-Raum antibiotisch abgedeckt. Geeignete Mittel sind u. a. Carbapeneme, 3.-Generations-Cephalosporin Metronidazol oder z. B. Piperacillin, Mezlocillin oder Cefotaxim plus ß-Lactamasehemmer (Bodmann et al. 2020). Bereits beim Verdacht auf eine Insuffizienz sollte eine Endoskopie der Anastomose und des Magenschlauchs durchgeführt werden, um eine Nekrose des Magenhochzugs oder Kolon-interponates auszuschließen und das Ausmaß der Anastomoseninsuffizienz abschätzen zu können (Abb. 7).

Kleinere Anastomoseninsuffizienzen können meist konservativ durch eine ausgedehnte Drainage zur zervikalen Halswunde zur Ausheilung gebracht werden. Größere Anastomoseninsuffizienzen sollten, sofern die Höhe der Anas-

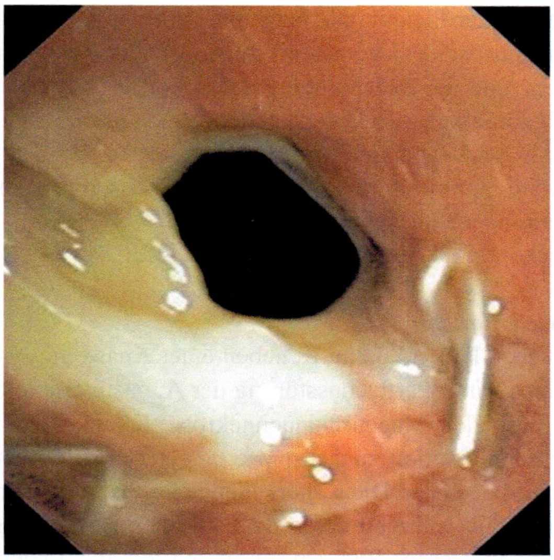

**Abb. 7** Endoskopische Darstellung einer Insuffizienz der zervikalen Anastomose

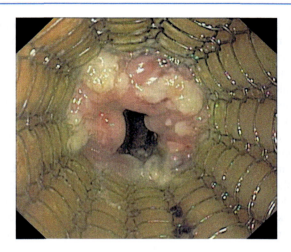

**Abb. 8** Stentversorgung in situ bei zervikaler Anastomoseninsuffizienz

tomose im Hinblick auf den oberen Ösophagussphinkter es zulässt, überstentet werden. Eine Verankerung eines intestinalen Stents ist bei kurzem Abstand zum oberen Ösophagussphinkter häufig nicht möglich (Abb. 8).

Eine Computertomographie des Thorax und Abdomens sollte in jedem Fall zum Ausschluss einer Mediastinitis und eines nicht drainierten Sekretverhaltes durchgeführt werden. Bei einer möglichen Fortleitung der Anastomoseninsuffizienz nach thorakal mit einem mediastinalen Verhalt sollte dieser nach Möglichkeit CT-gesteuert drainiert werden. Die Spülung einer solchen Drainage ist bis zum Abklingen einer Mediastinitis erforderlich. Die zervikale Wunde wird in den nächsten Tagen regelmäßig ausgespült und sollte mit einem Ablaufbeutel versorgt werden, um eine gute zervikale Drainage zu gewährleisten. Sobald es der Allgemeinzustand des Patienten zulässt, kann die Anastomoseninsuffizienz zusätzlich durch Trinken von Wasser von innen gespült werden.

Bei ausgeprägter Nekrose des Magenhochzugs, die bis intrathorakal reicht, ist nicht von einem Ausheilen unter konservativer Therapie auszugehen, sodass bei diesen sehr seltenen extremen Formen der Anastomoseninsuffizienz mit Nekrose eine Diskontinuitätsresektion mit zervikalem Ausleiten des Restösophagus und Blindverschluss des Magenstumpfes unter Resektion der Nekrose durchgeführt werden muss. Eine erneute Rekonstruktion ist erst nach vollständiger Ausheilung der Mediastinitis möglich.

### Maßnahmen bei zervikaler Anastomoseninsuffizienz
- Eröffnen und Ausspülen der zervikalen Wunde zur optimalen Ableitung der Insuffizienz
- Endoskopie zur Abschätzung einer möglichen intestinalen Nekrose und des Ausmaßes der Insuffizienz
- gegebenenfalls Implantation eines intestinalen Stents
- CT Thorax und Abdomen zum Ausschluss einer Mediastinitis oder eines mediastinalen Verhaltes
- Diskontinuitätsresektion als Ultima Ratio bei bis nach thorakal reichender Nekrose des Magenschlauchs

### Intrathorakale Anastomoseninsuffizienz
Kommt die Anastomose intrathorakal zu liegen, sind die lokalen Wundverhältnisse selbstverständlich nicht zu beurteilen. Daher sollte schon intraoperativ eine Pleuradrainage entlang des Mediastinums bis in den rechten Apex neben die Anastomose eingelegt werden. Diese Drainage sollte bis mindestens zum 7. postoperativen Tag, also inklusive des Beginns des Kostaufbaus als Indikatordrainage belassen werden. Es gilt, das Drainagesekret und die Klinik des Patienten entsprechend zu beurteilen und auf allgemein septische Verschlechterungen rasch mit einer umfangreichen Diagnostik zu reagieren.

▶ **Cave** Bei partieller Verklebung der Wundhöhle können die Drainagen auch über längere Zeit noch unauffällig erscheinen, obwohl sich bereits ein septischer Verhalt intrathorakal oder mediastinal ausgebildet hat.

Plötzlich auftretende Herzrhythmusstörungen, Fieber und ein Anstieg der Infektparameter müssen in jedem Fall an eine intrathorakale Anastomoseninsuffizienz denken lassen.

Aufgrund der Lage der Anastomose ist eine ausreichende Drainage in der Regel schwierig herzustellen. Falls nicht vorhanden, sollten Thoraxdrainagen eingelegt werden, um die Sekrete gut zu drainieren und der Bildung eines Pleuraempyems vorzubeugen. Hierüber kann eine intermittierende Spülung erfolgen.

Eine partielle Anastomoseninsuffizienz kann im Rahmen der Gastroskopie mit einem intestinalen Stent überbrückt werden. Eine erfolgreiche Abdichtung der Insuffizienz ist durch einen Stent in über 80 % möglich. Führt dies trotzdem nicht zur raschen Besserung der septischen Symptomatik und der Entzündungszeichen oder liegt bereits bei der Diagnose eine partielle Nekrose der Rekonstruktion vor, ist die operative Exploration die Therapie der Wahl. Eine Rekonstruktion der Anastomose ist aufgrund der schweren Entzündungsreaktionen im Mediastinum in der Regel nicht durchführbar. Stattdessen sollte die Rekonstruktion im Rahmen dieser schweren Komplikation vorübergehend aufgegeben, der Ösophagus stumpf zervikal als Speichelfistel ausgeleitet und der Magenschlauch im gut durchbluteten Areal nach kranial blind verschlossen und die Nekrose reseziert werden (Diskontinuitätsresektion). Eine weitere Ernährung muss vorübergehend parenteral erfolgen, sofern der Patient nicht bereits intraoperativ mit einer Katheterjejunostoimie versorgt wurde.

Nach überstandener Sepsis und Abklingen der Mediastinitis kann auch im Rahmen eines zweiten operativen Eingriffes ein Jejunalkatheter zur vorübergehenden Ernährung angelegt werden. Aufgrund des technischen Fortschrittes der endoskopischen Intervention mittels intestinalem Stent oder auch einer Endo-VAC-Therapie bei Anastomoseninsuffizienzen ist die operative Diskontinuitätsresektion mit Blindverschluss des Magenschlauchs sehr selten geworden.

In jedem Fall wird eine breite antibiotische Abdeckung der Behandlung der septischen Komplikationen durchgeführt. Eine Gewinnung mikrobiologischer Abstriche im Rahmen der Endoskopie mit teilweise Intubation der Anastomoseninsuffizienz und Exploration einer mediastinalen Höhle oder auch der CT-gesteuerten interventionellen Drainage ist in den allermeisten Fällen möglich. Daher sollte möglichst zeitnah die kalkulierte Antibiotikagabe durch eine antibiogrammgerechte Therapie ersetzt werden.

*Maßnahmen bei intrathorakaler Anastomoseninsuffizienz*
- Anlage von Thoraxdrainagen (falls nicht vorhanden)
- ggf. CT-gesteuerte Drainage eines mediastinalen Verhaltes
- Spülen der Pleurahöhle bzw. einer Abszesshöhle
- Diagnostische Gastroskopie zur Einschätzung der Insuffizienz und der Durchblutung der Rekonstruktion
- Überbrückung des Defektes durch einen intestinalen Stent
- Endo-VAC-Therapie
- Breite antibiotische Therapie mit frühzeitiger antibiogrammgerechter Umstellung
- Diskontinuitätsresektion als Ultima Ratio

*Magenschlauchnekrose*
In seltenen Fällen kommt es neben einer Anastomoseninsuffizienz zu einer Perfusionsstörung der A. gastroepiploica mit einer partiellen Magenschlauchnekrose. Klinisch stellt sich diese Komplikation zunächst wie eine zervikale Anastomoseninsuffizienz dar. Die weitergehende Perfusionsstörung mit Nekrose fällt während der endoskopischen Beurteilung auf. Es kann in diesem Rahmen zusätzlich zur Insuffizienz der magenschlauchbildenden Klammernahtreihe kommen. Bei einer unerkannten Insuffizienz oder Magenschlauchnekrose kann es durch Austreten des intestinalen Sekretes zu einer ausgeprägten fortschreitenden Mediastinitis mit Blutungskomplikationen und Ausbildung von Trachealfisteln kommen (unten).

Zur Behandlung einer kurzstreckigen Magenschlauchnekrose ist ein großzügiges Überstenten des nekrotischen Bereichs erforderlich. Bei einer ausgeprägten Magenschlauchnekrose mit Perfusionsdefizit über eine längere Strecke (Abb. 9) oder Persistenz des septischen Krankheitsbildes ist eine Resektion des Magenschlauchs in Form einer Diskontinuitätsresektion erforderlich (oben).

Bei der Behandlung einer Anastomoseninsuffizienz oder einer sehr kurzstreckigen Magenschlauchnekrose mittels Stent sollte dieser, wenn er partiell gecovert ist, nach 6 Wochen entfernt werden, da sonst das Einwachsen des nicht gecoverten Stentanteils mit Granulationsgewebe die

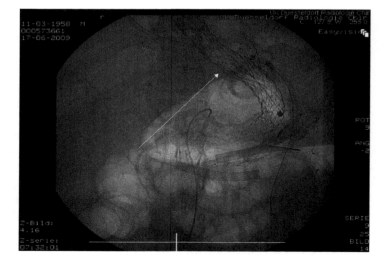

**Abb. 9** Röntgenbild einer Stent-in-Stent-Versorgung eines langstreckigen Defektes

Bergung deutlich erschweren kann. Vollständig gecoverte Stents können auch 8 Wochen in situ belassen werden.

Im Fall einer Behandlung einer Anastomoseninsuffizienz mittels endoskopisch angelegtem Endo-VAC ist ein Wechsel in 3- bis 4-täglichem Abstand erforderlich. Der Vorteil einer Endo-VAC-Therapie ist die gleichzeitige Drainage eines möglichen mediastinalen Abszesses mit dem Adaptieren der Fistelöffnung. Nach Säuberung der Fistel und rückläufigem lokalem Infekt kann der Endo-VAC stetig verkleinert werden bis zum vollständigen Verschluss des Defektes. Obwohl die Endo-VAC-Therapie sehr zeitaufwendig sein kann, ist bei Vorliegen eines mediastinalen oder pleuralen Verhaltes, der nicht anderweitig drainiert ist, dieser der Vorzug zu geben. Die Endo-VAC-Therapie ist inzwischen auch im Bereich des oberen gastrointestinalen Traktes etabliert und zeigt eine hohe Erfolgsrate von über 80 % der behandelten Fisteln und Insuffizienzen (Abb. 10).

Bei einer frisch erkannten Anastomoseninsuffizienz ist trotz liegender Drainage und auch ohne Hinweis auf einen direkt an die Fistel angrenzenden Verhalt die Implantation eines intestinalen Stents vorteilhaft.

*Intraabdominelle Anastomoseninsuffizienz nach Magenchirurgie*
Anastomoseninsuffizienz
  Eine Anastomoseninsuffizienz nach einer Magenoperation muss behandelt werden. Abhängig vom Zeitpunkt des Auftretens sowie vom individuellen Zustand des Patienten kommen chirurgische sowie endoskopische Maßnahmen in Frage.

**Magenentleerungstörung**
Eine Magenentleerungsstörung kann funktionell wie beim Pylorospamus sein.

Megaloblastäre Anämie bei nicht ausreichender Subsitution von Vit. B12.

### 2.5.2 Trachealverletzung

Aufgrund der engen anatomischen Lagebeziehung des Ösophagus zur Tracheahinterwand und zum linken Hauptbronchus kann es tumorbedingt, präparationsbedingt, aber auch im Rahmen von Anastomoseninsuffizienzen zu einer Ausbildung einer Tracheal- oder Bronchialfistel kommen. Beim beatmeten Patienten lässt sich eine Trachealverletzung eindrucksvoll durch einen luftgefüllten Drainagebeutel (Abb. 11), ein erhöhtes Fistelvolumen über die Thoraxdrainage sowie ein durch das Beatmungsgerät angezeigtes Luftleck diagnostizieren.

Kleinere Trachealfisteln können beim nicht beatmeten Patienten häufig über längere Zeit subklinisch bleiben und fallen in der Regel durch rezidivierende Aspirationspneumonien auf. Neu auftretende Rhythmusstörungen zeigen auch hier die beginnende Mediastinitis an und zwingen zu raschem Handeln.

Therapie der Wahl ist die Versorgung einer Anastomoseninsuffizienz auf dem Boden einer Trachealfistel (oben) und operative plastische Deckung der Trachealfistel. Hierzu erfolgt nach Übernähung der Trachealverletzung die zusätzliche Abdichtung durch einen Azygos- oder Perikardlappen. Bei lokalen Infektzeichen oder einer bestehenden Fistel ist zusätzlich die Versorgung mit einem Muskelschwenklappen (Latissimus dorsi, Sternocleidomastoideus, Pectoralis oder interkostal) erforderlich. Bei einer im Krankenhaus erworbenen Sepsis mit noch unbekannten Erregern und Quelle der Infektion Magen-Darmtrakt empfiehlt die S2k-Leitlinie „Kalkulierte parenterale Initialtherapie bakterieller Erkrankungen bei Erwachsenen – Update 2018") (Bodmann et al. 2019) folgende Alternativen:

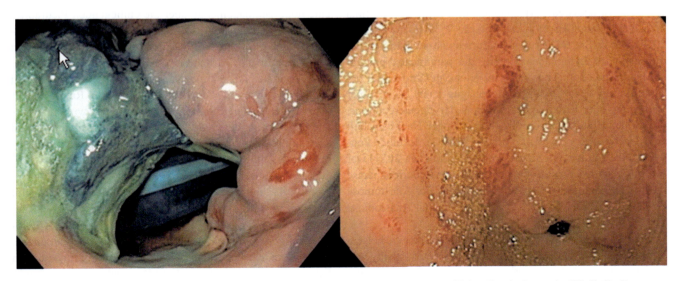

**Abb. 10** Vergleich einer Magenperforation vor und nach Endovac-Therapie. (Quelle: Mit freundlicher Genehmigung der Klinik für Gastroenterologie, Hepatologie und Infektiologie des UKD)

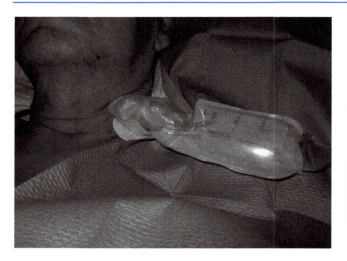

**Abb. 11** Luftgefüllter zervikaler Drainagebeutel bei postoperativem Trachealleck

Piperacillin/Tazobactam
Ceftazidim oder Cefepim + Metronidazol
Ciprofloxacin oder Levofloxacin + Metronidazol
Imipenem oder Meropenem

Eine möglichst frühzeitige Extubation oder Spontanatmung an der Trachealkanüle ist vorteilhaft für das Abheilen der Rekonstruktion. Eine „blinde" Absaugung der Trachea sollte in der 1. Woche postoperativ vermieden werden. Soweit erforderlich, kann die bronchoskopische Evaluation der Trachealrekonstruktion begutachtet und gezielt bronchial abgesaugt werden.

### 2.5.3 Rekurrensparese

Die Wahrscheinlichkeit für eine Rekurrensparese im Rahmen einer Ösophagusresektion wird in der Literatur mit 7,4–15,3 % angegeben (Hamai et al. 2014), bei minimal invasivem Vorgehen thorakal mit ca. 9 % (Ozawa et al. 2020) Der rechte N. laryngeus recurrens ist im Rahmen der mediastinalen Lymphadenektomie, die paratracheal/parakaval bis in die obere Thoraxapertur reicht, gefährdet. Bei der Mobilisation des zervikalen Ösophagus kann es zu einer Verletzung oder Irritation des linken N. laryngeus recurrens, der an der Hinterwand der Trachea in enger Nachbarschaft zum Ösophagus verläuft, kommen (Abb. 2). In einer kontrolliert randomisierten Studie (van Workum et al. 2021) war bei minimal invasiver Ösophagektomie eine Recurrenzparese signifikant häufiger (p = 0,003): bei cervikaler Anastomose (9/123; 7,3 %) im Vergleich zur intrathorakalen Anastomose (0/122; 0 %).

Wache Patienten fallen nach Extubation durch eine heisere Stimme auf. Weniger vigilante Patienten zeigen oft im Verlauf rezidivierende Sekretverhalte und Bronchopneumonien. Für diese Patienten ist es deutlich schwieriger, das Sekret über die paretischen Stimmbänder abzuhusten. Besteht bei einem Patienten der Verdacht auf eine Rekurrensparese, so sollte das Ausmaß durch eine Laryngoskopie verifiziert und dokumentiert werden. Die Weite der Stimmritze und das Ausmaß der Minderbeweglichkeit bis hin zum völligen Stillstand können Aufschluss über die weitere Prognose geben. Zusätzlich ist die Dokumentation des Befundes für die anschließende logopädische Behandlung und die Verlaufsbeurteilung notwendig.

> Die Therapie der Wahl beim wachen und vigilanten Patienten mit einseitiger Recurrensparese ist die logopädische Behandlung.

Kommt es trotz ausgiebiger physikalischer Therapie mit Atemgymnastik und einer logopädischen Behandlung infolge eines persistierenden pulmonalen Sekretverhaltes zu rezidivierenden Bronchopneumonien, so sollte eine temporäre Tracheotomie erwogen werden. Kommt es auch nach Monaten nicht zu einer Rückbildung der Rekurrensparese, so kann eine Laterofixation oder Laserung des betroffenen Stimmbandes Erleichterung verschaffen.

### 2.5.4 Chylothorax

Während der Präparation des Ösophagus infrabifurkal kann wegen der anatomisch engen Lagebeziehung der Ductus thoracicus verletzt werden. Eine solche Verletzung und auch die ausgeprägte Lymphadenektomie infrabifurkal oder paratracheal können im postoperativen Verlauf einen Chylothorax zur Folge haben. Zur Vermeidung einer solchen Komplikation wird intraoperativ in aller Regel der Ductus thoracicus beim Durchtritt durch das Zwerchfell mit einer nicht resorbierbaren Naht umstochen.

Ein Chylothorax wird postoperativ meist frühzeitig durch eine hohe Drainagemenge über die einliegenden Pleuradrainagen klinisch apparent. Es kann dabei zu einer Drainagenmenge von 2–3 l seröser Flüssigkeit pro Tag kommen. Nach dem Kostaufbau wird sich sich das Drainagesekret eintrüben. Eine laborchemische Untersuchung auf Chylomikronen und Triglyzeride kann die Diagnose bestätigen. Im Rahmen einer enteralen Belastung nimmt meist das Drainagevolumen weiter zu. Insbesondere durch den hohen Flüssigkeitsverlust können konsekutive Komplikationen wie Hypovolämie, Hypotonie bis hin zur Niereninsuffizienz mit Elektrolytstörungen die Folge sein.

Es sollte daher eine rasche symptomatische Therapie mit Volumensubstitution und Elektrolytausgleich erfolgen. Zusätzlich kann ein konservativer Therapieversuch des Chylothorax durchgeführt werden mit Belassen der Pleuradrainage.

Es kann eine spezielle „MCT-Diät" (mit mittelkettigen Fetten) oder sogar fettfreie Diat (über mehrere Tage) durchgeführt werden. Kommt es unter dieser Diät oder ggfs. komplett parenteralen Ernährung vorübergehend ohne enterale

Belastung zu einer Reduktion der Drainagenmenge und serösem Aufklaren des Drainagesekretes, kann häufig eine Verklebung der Lymphfistel abgewartet werden. Bleibt die Lymphfistel bestehen, muss eine operative Therapie erfolgen.

Zum operativen Verschluss einer thorakalen Lymphfistel wird die Rethorakotomie rechtsseitig mit Darstellung des ehemaligen Operationssitus durchgeführt. Die Lymphfistel ist meist im Bereich des Ductus thoracicus im kaudalen Drittel des Thorax oder im Bereich der Lymphadenektomie zu finden.

Zur einfacheren Identifikation kann direkt präoperativ enteral über eine einliegende Magensonde Sahne appliziert werden. Durch die enterale Resorption kann intraoperativ die milchig trübe Sekretion aus der Lymphfistel leichter gefunden und diese gezielt umstochen werden. Zusätzlich sollte in diesem Rahmen eine erneute Umstechungsligatur des Ductus thoracicus in Höhe des Zwerchfelldurchtritts erfolgen.

### 2.5.5 Postoperative Anastomosenstenose

Die zervikale Abb. 12 und auch die intrathorakale Anastomose nach Ösophagusrekonstruktion neigen insbesondere nach stattgehabter Anastomoseninsuffizienz zu einer stenosierenden zirkulären Narbenbildung. Diese Komplikation wird zumeist erst im ambulanten Bereich relevant. Beim langzeitbeatmeten Ösophaguspatienten mit kompliziertem septischem Krankheitsverlauf muss auf der Intensivstation an eine Anastomosenstenose gedacht werden.

Während der Beatmungsphase, bei Sondenernährung un etwaiger parenteralen Ernährung wird die Anastomosenstenose zunächst kaum bemerkt. Erst im Rahmen des oralen Kostaufbaus kommt es bei einer Stenosierung der cervikalen Anastomose zu rezidivierenden Mikroaspirationen mit konsekutiver Aspirationspneumonie und pneumogener Sepsis. Auch während des Weaning langzeitbeatmeter Patienten können aufgrund von Aspirationen des Speichels rezidivierende Aspirationspneumonien beobachtet werden. Es sollte bei Verdacht auf das Vorliegen einer postoperativen Anastomosenstenose eine endoskopische Kontrolle der Anastomose durchgeführt werden.

Therapie der Wahl ist die sukzessive Bougierung der Anastomosenstenose, bis die Schluckfähigkeit wiederhergestellt ist. Häufig sind mehrfache Bougierungen über einen längeren Zeitraum bis zur gewünschten Weite erforderlich. Bei sehr hartnäckigen Narbenstenosen kann zusätzlich eine sternförmige Einkerbung der zirkulären Narbe endoskopisch mittels Laser durchgeführt werden.

Im Rahmen einer Bougierung kommt es häufig zu oberflächlichen Schleimhauteinrissen im Bereich der Anastomose, die klinisch nicht weiter relevant werden. Bei tieferen Einrissen mit Verdacht auf Perforation muss nach einer Bougierung eine Kontrastmittelschluckuntersuchung unter Durchleuchtung erfolgen. Selbst Mikroperforationen heilen in der Regel spontan aus. Größere Perforationen mit pleuralem Anschluss entstehen glücklicherweise äußerst selten und können dann mit einem intestinalen Stent zur Ausheilung gebracht werden.

▶ Cave Auch nach suffizienter Bougierung neigt der Narbenring der Anastomose zur erneuten Stenosierung.

Begleitend zur Bougierung einer Anastomosenstenose sollte in jedem Fall logopädisch begleitete Schluckübungen durchgeführt werden.

### 2.5.6 Postoperative Pneumonie

Im postoperativen Verlauf ist der Ösophaguspatient durch die Ausbildung einer Pneumonie gefährdet. Die Inzidenz der postoperativen Pneumonie liegt bei der minimal invasiven Ösophagektomie bei ca 10–20 % im Mittel, bei offenem transtranthorakalem Vorgehen eher höher (Ozawa et al. 2020; Oshikiri et al. 2021). Zudem scheint die Pneumonie-Inzidenz nach Läsion des Nervus recurrens, die bei der minimal-invasiven Ösophagusresektion in ca 9 % der Fälle vorkommt, hochsignifikant höher zu liegen (Oshikiri et al. 2021).

Insbesondere Patienten mit einem Plattenepithelkarzinom des Ösophagus haben aufgrund der Begleiterkrankung mit Nikotinabusus und möglicherweise einer neoadjuvanten Radiochemotherapie mit anschließender radiogener Pneumonitis ein deutlich erhöhtes Risiko zur Ausbildung einer Pneumonie und zusätzlich eine relevant schlechtere primäre Lungenfunktion und pulmonale Reserven. Zusätzlich ist der Ösophaguspatient durch postoperative Atelektasen aufgrund des Zweihöhleneingriffes und insbesondere der Thorakotomie, die externe Kompression durch rezidivierende Ergüsse

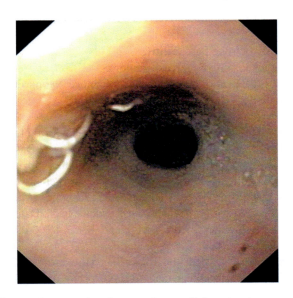

**Abb. 12** Postoperative Stenose der zervikalen Anastomose nach Magenhochzug

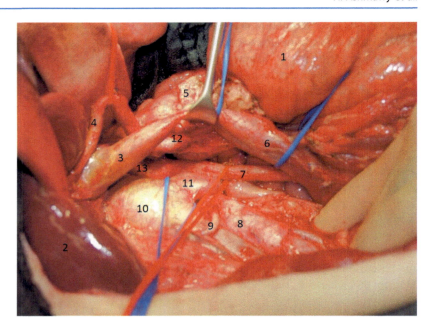

**Abb. 13** Peripankreatische Blutgefäße nach Resektion des Whipple'schen Präparats
Die Abb. 13 zeigt den engen Lagenbezug der großen Oberbauchgefäße zum Pankreas (1 Meso-C. transversum, 2 re. Leberlappen, 3 Vene portae, 4 A. hepatica communis, 5 Resektionsfläche des Pankreas, 6 V. mesenterica superior, 7 A. mesenterica superior, 8 Aorta abdominalis, 9 A. renalis dex., 10 V. cava inferior, 11 V. renalis sin., 12 A. lienalis, 13 Tr. Coeliacus)
Das Foto ist Eigentum unserer Klinik und wurde bereits in anderen Buchbeiträgen veröffentlicht

oder einen Chylothorax für die Entwicklung einer Pneumonie gefährdet. Zusätzliche Risikofaktoren für die Ausbildung einer Pneumonie sind:

- rezidivierende Aspirationen bei Schluckstörungen (z. B. infolge einer hohen zervikalen Anastomose nach Resektion des oberen Ösophagussphinkters),
- Aspiration aufgrund einer Anastomosenstenose,
- Verletzung des Tracheobronchialsystems,
- Zwerchfellparese,
- Recurrensparesen,
- Vigilanzminderung mit intrapulmonalem Sekretverhalt (z. B. im Rahmen einer Entzugssymptomatik).

Es sollten daher bei postoperativen Pneumonien nach Ösophagusresektion eine umfangreiche Ursachenabklärung und eine entsprechende Therapie erfolgen. Neben der kausalen Behandlung der oben beschriebenen Ursachen einer Pneumonie sollte eine breite und rasch dann eine gezielte, nach Erreger und Antibiogramm angepasste Antibiotikatherapie erfolgen.

### 2.5.7 Der langzeitbeatmete Ösophaguspatient

Schwerwiegende septische Komplikationen aufgrund von Pneumonien oder Anastomoseninsuffizienzen führen nicht selten zu einer prolongierten Beatmungssituation. Hier ist eine frühzeitige Tracheotomie kritisch zu erwägen. Nach Ösophagusresektion ist diese nämlich nicht unproblematisch: Durch die enge Nachbarschaft des Tracheostomas zur zervikalen Anastomose und insbesondere bei Nahtinsuffizienz kann die Versorgung des Tracheostomas deutlich erschwert sein mit schweren Wundheilungsstörungen bis hin zu Nekrosen und einer gemeinsamen Wundhöhle zwischen Tracheostoma und der cervicalen Wunde.

Soweit möglich sollte eine Tracheotomie erst nach vollständiger Abheilung der zervikalen Anastomose durchgeführt werden.

## 3 Pankreaschirurgie

### 3.1 Indikation und operatives Vorgehen

Die wichtigsten Indikationen zur Pankreaschirurgie sind

- die chronische Pankreatitis,
- das lokalisierte Pankreaskarzinom.
- die IPMN (intraduktal papillär muzinöse Neoplasie) des Pankreas.

Der am häufigsten befallene Anteil ist bei allen Erkrankungen der Pankreaskopf und teilweise Pankreaskorpus. Das Pankreasakarzinom ist das 11. häufigste Carzinom weltweit und für 4,5 % aller Todesursachen durch Krebs verantwortlich (Bray et al 2018, Global Cancer statistics 2018; Rawla et al. 2019). In West-Europa liegt die Inzidenz nach Daten der WHO bei Männern 9,8/100.000 und bei 7,4/100.000 bei Frauen (Sung et al. 2021; Siegel et al. 2021), für Europa insgesamt bei 7,7/100.000 Einwohner (Rawla et al. 2019) Die intraduktale papillär-muzinöse Neoplasie des Pankreashauptgangs gilt als Präkanzerose und sollte ebenfalls reseziert werden.

Häufig führt die Kompression des Ductus choledochus zu einer ausgeprägten Bilirubinämie. Der Ikterus ist daher nicht selten das erste klinische Symptom. Die Bilirubinämie hat nur bei einer starken Ausprägung in seltenen Fällen Leberfunktionsstörungen zur Folge.

Während die Patienten mit Pankreasmalignom in aller Regel aus völliger Gesundheit heraus erkranken, haben Patienten mit einer chronischen Pankreatitis eine längere Vorgeschichte. Bedingt durch den Alkoholmissbrauch als häufigste Genese in Deutschland sind Patienten mit einer chronischen Pankreatitis in der Regel an z. B. Leber und Lunge vorerkrankt. Hier muss also perioperativ und postoperativ mit einer erhöhten Inzidenz von operationsunabhängigen Begleitkomplikationen gerechnet werden.

Das Risiko für Patienten mit chronischer Pankreatitis ein Pankreaskarzinom zu entwickeln ist mit 2 % in 10 Jahren gering. Patienten mit hereditärer chronischer Pankreatitis haben allerdings ein hohes Risiko für ein Pankreaskarzinom mit 40–55 % über die gesamte Lebenszeit, so dass bei diesen Patienten eine internationale consensus Leitlinie sogar eine prophylaktische Pankreasresektion als erwägenswert erachtet. (Kempeneers et al. 2020)

Die Hauptlokalisation von Pankreaskarzinomen liegt im Pankreaskopf. Daher ist meist i die Resektion des Pankreaskopfes erforderlich. Bei der chronischen Pankreatitis mit Pseudozysten ist eine onkologische Radikalität nicht indiziert. Hier wird daher in aller Regel auf die Resektion des Duodenums und der damit verbundenen Lymphabflussgebiete verzichtet. Eine duodenumerhaltende Pankreaskopfresektion ermöglicht hier eine organerhaltende und effektive Therapie. Bei Patienten mit einem Pankreaskopfkarzinom hingegen muss mit onkologischer Radikalität, d. h. auch Resektion der entsprechenden Lymphabflussgebiete, reseziert werden, sofern eine komplette Resektabilität gegeben ist. Da der Pankreaskopf und das Duodenum das gleiche Lymphabflussgebiet speisen, ist eine Resektion des Duodenums zusammen mit dem Pankreaskopf beim Karzinom zwingend erforderlich.

### 3.1.1 Duodenumerhaltende Pankreaskopfresektion

Über eine quere Oberbauchlaparotomie wird die Bursa omentalis eröffnet und das Pankreas dargestellt. Anschließend werden Duodenum und der Pankreaskopf vollständig mobilisiert, die Vv. mesenterica superior und portae werden identifzierrt. In Abhängigkeit von der Ausdehnung des Befundes und der Lage der Pseudozysten werden der Pankreaskopf, Proc. uncinatus und ggf. ein Teil des Korpus ausgeschält. Dadurch wird der distale Ductus choledochus dekomprimiert, ggf. muss der intrapankreatische Teil des Ductus choledochus mit reseziert und die Enden des Ductus choledochus im Sinne einer Marsupialisation evertierend vernäht werden. Anschließend erfolgt die Rekonstruktion durch eine Pankreatojejunostomie nach Roux-Y.

### 3.1.2 Whipple-Operation (partielle Pankreatoduodenektomie)

Auch hier wird das Duodenum und der Pankreaskopf mobilisiert nach linkks bis zur Aortabis zur Aorta unter Darstellung der A. mesenterica superiorDie A. gastrica dextra wird ligiert. Die A. hepatica und V. portae werden dargestellt und die A. gastroduodenalis nahe an ihrem Abgang aus der A. hepatica unterbunden und durchtrennt.

Bei der plyoruserhaltenden partiellen Pankreatoduodenektomie wird das Duodenum knapp hinter dem Pylorus mit einem Klammernahtgerät durchtrennt. Bei der klassischen Operation nach Kausch-Whipple bei einer Tumorausdehnung, die das Duodenum und evtl. den Pylorus bereits infiltriert, wird zusätzlich eine partielle Magenresektion mit Durchtrennung des Magenkorpus mit einem Klammernahtgerät vorgenommen.

Nach Auslösen des Lig. hepatoduodenale wird der Ductus choledochus oberhalb des Ductus cysticus abgesetzt. Das Pankreas wird im Bereich des Übergangs zwischen Kopf und Korpus auf Höhe der V. porta mittels Diathermie durchtrennt. Nach Entfernung des gesamten Resektionspräparates erfolgt in der Regel eine 2- oder 3-Schlingen-Rekonstruktion. Hierzu werden Dünndarmschlingen ausgeschaltet und als Pankreatikojejunostomie und biliodigestive Anastomose verwendet. Die gastrointestinale Kontinuität wird mit einer Duodenojejunostomie kurz hinter dem Pylorus oder einer Gastrojejunostomie bei der klassischen Operation nach Kausch-Whipple hergestellt. Schließlich werden die Dünndarmschlingen der biliodigestiven Anastomose und der Pankreatikojejunostomie durch eine Fußpunktanastomose mit dem verbleibenden Jejunum reanastomosiert. Easy-Flow-Drainagen werden standardmäßig im Bereich der Pankreasanastomose platziert.

## 3.2 Überwachung des Pankreaspatienten

Direkt postoperativ steht die Blutungskontrolle und damit die Überwachung der Vitalparameter an erster Stelle. Gelegentlich ist es im Rahmen von onkologischen Resektionen erforderlich, Teile der V. porta zu resezieren und zu ersetzen. In diesem Rahmen sollte bereits intraoperativ, wie bei jeder Gefäßanastomose, ein Bolus Heparin gegeben werden. Anschließend erfolgt die übliche PTT-wirksame Vollheparinisierung, die anschließend auf der Intensivstation engmaschig zu überwachen ist, um ein frühen thrombotischen Verschluss der Gefäßanastomose zu vermeiden. Im weiteren Verlauf sollte eine Duplexsonographie der die Leber versorgenden Gefäße durchgeführt werden.

Bei Rekonstruktion der V. porta oder der V. mesenterica superior sowie bei arteriellen Rekonstruktionen (A. mesenterica superior, Truncus coeliacus, A. hepatica) ist eine engmaschige duplexsonographische Kontrolle auch im Verlauf der folgenden Tage erforderlich, um ggf. eine frühzeitige interventionelle Therapie oder operative Therapie bei Verschluss der Gefäßrekonstruktion garantieren zu können. Neben Blutbild, Gerinnung Quick, INR, aPTT, Kreatinin, Harnstoff sind Kontrolle des Laktatwertes, des Blutzuckerspiegels und der Leberenzyme Teil des täglichen Monitorings (Übersicht) und geben u. a. auch frühzeitig Hinweis auf einen Verschluss der Gefäße.

*Kotrollparameter der postoperativen Leberfunktion*
- Duplexsonographie der A. hepatica, der V. portae und der V. hepaticae
- Leberenzyme
- Quick-Werte
- Laktatwert
- Blutzucker spiegel

Nach einem Intervall von ca. 5 Tagen steigt die Wahrscheinlichkeit für das Auftreten von Anastomoseninsuffizienzen. In diesem Zeitraum gilt das besondere Augenmerk zusätzlich den Easy-Flow-Drainagen. Galliges oder graubraunes trübes Drainagesekret deutet auf eine Insuffizienz der biliodigestiven Anastomose bzw. der Pankreatikojejunostomie hin.

Auch wenn diese Überwachung in der Regel nicht auf der Intensivstation stattfindet, ergeben sich aus dieser Anastomoseninsuffizienz durchaus intensivmedizinisch relevante Komplikationsmöglichkeiten (Abschn. 3.4). Insbesondere können sie Ursache für eine schwere septische Erkrankung des Patienten mit bisher unklarem Fokus sein.

> Die klinische Untersuchung des Patienten mit Kontrolle der Wundverhältnisse des abdominellen Untersuchungsbefundes und der Easy-Flow-Drainagen gehört daher bei Wiederaufnahme eines Pankreaspatienten auf die Intensivstation im Rahmen einer septischen Erkrankung zu den ersten Maßnahmen.

## 3.3 Postoperative Ernährung und Bilanzierung

Postoperativ sollte auf eine ausreichende Volumensubstitution geachtet werden. In den ersten 2 postoperativen Tagen ist i. d. R. eine moderate Plusbilanz nötig. Zur Minimierung einer postoperativen Darmparalyse muss auf einen ausgeglichenen Elektrolythaushalt geachtet werden.

Es empfiehlt sich, die enterale Ernährung aufgrund der komplexen Rekonstruktion in den ersten 5 postoperativen Tagen langsam aufzubauen. Eine intraoperativ gelegte 3-Lumen-Sonde erleichtert bei postoperativer Magenatonie den frühen Beginn der Ernährung. Das proximale Lumen liegt im Magen, das distale Lumen der Sonde sollte distal der Anastomosen zu liegen kommen. Bei einem persistierenden postoperativen Reflux wird durch die verzögerte Entfernung der Magensonde die Gastrojejunostomie gut entlastet. Bei einer persistierenden postoperativen Paralyse des Darms kann der Rückstau der Verdauungssäfte in den zuführenden Schlingen durch eine Druckbelastung der Anastomosen mit konsekutiver Anastomoseninsuffizienz große Probleme verursachen.

Stellt sich bei der klinischen Untersuchung auskultatorisch in den ersten Tagen keine ausreichende Darmperistaltik ein und kommt es nicht zum Abführen des Patienten, so sollten rasch eine propulsive Medikation sowie lokale Abführmaßnahmen eingeleitet werden (Übersicht) **Domperidon** und – besser noch – **MCP** befördern in erster Linie die Magenentleerung, während **Neostigmin** zu einer gesteigerten Darmmotilität vor allem im Colon führt. Der Einsatz von Neostigmin ist zugelassen für die Therapie der Myasthenie und für die Antagonisierung der muskelrelaxierenden Wirkung nicht depolarisierender Muskelrelaxantien. Der Einsatz bei der postoperativen Darmatonie stellt also einen off-Label-use dar. Erythromycin stimuliert die gastrointestinale Motilität durch direkte Wirkung an Motilinrezeptoren. Der Einsatz bei der postoperativen Darmatonie stellt einen off-label-use dar.

Die deutsche S3-Leitlinie „Intestinale Motilitätsstörungen: Definition, Pathophysiologie, Diagnostik und Therapie" www.awmf.org (Keller et al. 2022) gibt eine gute und fundierte Übersicht auch über Maßnahmen bei postoperativer Darmatonie.

*Abführende Maßnahmen*
- Klysma
- Hebe-Senk-Einlauf
- Metoclopramid 3x 10 mg i.v. tgl. (für maximal 5 Tage)
- Erythromycin 100 mg 3× tgl. i.v. – off-Label-use bei postoperativer Darmatonie)
- Neostigmin über Perfusor Standard-Dosis: 0,4 mg/h – off-label-use bei postoperativer Darmatonie

Prucaloprid wirkt prokinetisch und ist als einzige Substanz in Deutschland zugelassen für die laxantienrefraktäre Obstipation.

Bekommt der Patient Opiate/Opioide zur postoperativen Schmerztherapie, können μ-Rezeptorantagonisten wie Methylnaltraxon oder Kombinationspräparate eine Opiates (z. B. Oxycodon) mit Naloxon eingesetzt werden, um die opioidinduzierte Darmparalyse zu vermindern. Diese μ-Rezeptorantagonisten beeinträchtigen nicht die analgetische Wirkung der Opioide.

## 3.4 Komplikationen der Pankreaschirurgie

Die Anastomosen von Gallengang und Pankreas werden bereits kurz nach der Anastomosenanlage durch verdauungsaktive Sekrete belastet. Insbesondere die Pankreatikojejunostomie stellt eine operative Herausforderung dar. Die Nahtverbindungen zu dem oft sehr weichen Pankreasgewebe müssen mit aller Vorsicht gestochen und geknüpft werden, um einerseits eine Dichtigkeit der Anastomose zu gewährleisten, andererseits ein Einreißen oder Durchschneiden der Fäden in das Pankreasgewebe zu vermeiden. Kleinste Undichtigkeiten können hier zu Wundheilungsstörungen mit Fisteln führen und durch die verdauungsaktiven Sekrete erweitert werden. Das Auftreten einer Anastomoseninsuffizienz ist daher mit einer Wahrscheinlichkeit von 10–29 % (Kollmar et al. 2006) eine häufige Komplikation. In einer Cochrane-Analyse von Pancreaticoduodenektomien entweder mit Pankreatikojejunostomie (PJ) oder Pankreatikogastrostomie (PG) wurden 10 RCT-Vergleichsstudien (n = 1629 insgesamt) dieser OP-Methoden bezüglich Komplikationen, insbesondere Pankreasfisteln, untersucht. (Cheng et al 2017). Es fanden sich keine signifikanten Unterschiede in den Komplikationen: Pankreasfistel in 24,3 % vs. 21,4 %, chirurgische Re-Interventionen in 11,6 % vs. 10,3 % und postoperative Blutungen 9,3 % vs. 13,8 %, intraabdominelle Abszesse in 14,7 % vs. 8,0 %. Signifikante Unterschiede in der Mortalität gab es in diesen Studien nicht (3,9 % vs. 4,8 %). Bei ausgedehnteren Eingriffen z. B. mit zusätzlicher Colonresektion ist sogar eine postoperative Morbidität von 12–65 % und eine Mortalität bis 10 % beschrieben (Giuliani et al. 2021) Die nicht seltenen Komplikationen dieser komplexen operativen Eingriffe sollten postoperativ frühzeitig erkannt und behandelt werden.

Kommt es zum Übertritt der verdauungsaktiven Sekrete in die freie Bauchhöhle, können weitere Komplikationen die Folge sein. Teilweise auch sehr lange Zeit postoperativ kann bei einer persistierenden Fistel eine akute Arrosionsblutung aus den viszeralen Gefäßen (Truncus coeliacus, A. gastroduodenalis und A. mesenterica superior) auftreten. Im Folgenden werden die genannten Komplikationen differenziert dargestellt.

**Somatostatin** ist zugelassen für die Prophylaxe und adjuvante Therapie zur Sekretionshemmung postoperativer Pankreasfisteln und auch sogar hoher Dünndarmfisteln. Das **Somatostatin-Analogon Ocreotid** – Dosis 3 × 100 μg s.c. für 7 Tage – ist zugelassen zur Prophylaxe von Pankreasfisteln mit Beginn am OP-Tag, mindestens eine Stunde vor Operationsbeginn. Es wird auch in der Therapie angewandt bei Pankreasfisteln mit dann längerer Behandlungsdauer.

In einer Meta-Analyse zum Einfluss von Somatostatin-Analoga auf postoperative Morbidität und Pankreasfisteln nach Pankreatikoduodenektomie (PD) und distaler Pankreasresektion sind hochsignifikant weniger postoperative Pankreasfisteln nach PD aufzutreten (p < 0,00001), also ein protektiver Effekt von Somatostatin-Analoga. Allerdings war keine der in diese Meta-Analyse eingegangenen RCTs für sich genommen suffizient gepowerte Studien (Schorn et al 2020). Die Evidenz ist somit eher gering.

### 3.4.1 Insuffizienz der Pankreatojejunostomie

Die Pankreatojejunostomie ist sicherlich die problematischste Anastomose. Eine Insuffizienz tritt mit einer Wahrscheinlichkeit von 9,6–29,1 % auf (Kollmar et al. 2006). Nach zunächst freiem Intervall in den ersten 5–7 postoperativen Tagen findet sich dann eine Eintrübung der Drainagesekrete pankreasnaher Drainagen … Zusätzlich kann ein oberbauchbetonter Peritonismus auftreten. Eine Bestimmung der Amylase aus dem Drainagesekret sichert die Diagnose einer Insuffizienz der Pankreatikojejunostomie, ist aber ohne therapeutische Konsequenz, da diese Drainagen belassen werden, bis die Fördermenge sehr gering ist oder ein sauberes Sekret gefördert wird. Die Quantität des Drainagesekretes erlaubt eine Einschätzung der Größe und der Prognose der Anastomoseninsuffizienz. Bei einem Rückstau intestinalen Sekretes in die abführenden Schlingen bei ausgeprägter Darmparalyse kann es zur Anastomoseninsuffizienz mit intestinaler Sekretion über die Easy-Flow-Drainagen kommen. Bei dieser „Sprengung" der Anastomose meist auf breiter Fläche ist die Prognose für einen konservativen Therapieversuch schlecht.

Fieber und ein schweres septisches Krankheitsbild sind in der ersten Phase der Insuffizienz der Pankreatikojejunostomie selten und deuten in der Regel auf einen zusätzlichen infektiösen Verhalt hin. In diesem Fall sollte zur Fokussuche ein Abdomen-CT mit Kontrastmittel durchgeführt werden. Gut zugängliche Verhalte werden punktiert und interventionell drainiert. Für eine möglichst gezielte antimikrobielle Therapie wird das gewonnene Sekret einer mikrobiologischen Untersuchung zugeführt.

### 3.4.2 Insuffizienz der biliodigestiven Anastomose

Auch die biliodigestive Anastomose wird durch die frühzeitige Passage von Galle direkt nach Anlage belastet. Auch wenn die Anlage der biliodigestiven Anastomose technisch meist unproblematisch ist, tritt eine Insuffizienz mit einer Wahrscheinlichkeit von 0,8–7 % auf (Hopt et al. 2004). In seltenen Fällen kann eine zu fest geknüpfte Anastomose oder ein zu lang belassener Gallengang sogar eine Nekrose befördern.

Klinisch auffällig wird der Patient in der Regel durch eine biliäre Sekretion über die Drainage und einen Oberbauchperitonismus. Da die Galle insbesondere nach präoperativem Stenting eine Keimbesiedlung aufweisen kann, ist häufig die Insuffizienz mit einem Fieberschub oder einem schweren septischen Krankheitsbild verbunden. Über die im Bereich der biliodigestiven Anastomose einliegenden Easy-Flow-Drainagen kommt es zu einer deutlich gelblich-grünlichen Einfärbung des Drainagesekretes. Die Bestimmung des Bilirubinwertes aus dem Drainagesekret sichert die Diagnose.

▶ **Cave** Die digestive Aktivität der Galle kann, wenn auch in geringerem Ausmaß im Vergleich zum amylasehaltigen Pankreassekret, zur Arrosion der benachbarten Strukturen führen.

Auch hier sollten bei Fieber und schwerem septischem Krankheitsbild ein Abdomen-CT zur Fokussuche durchgeführt werden und ggf. Verhalte punktiert sowie interventionell drainiert werden. Bei einem septischen Krankheitsbild ohne Nachweis eines CT-morphologischen Fokus ist häufig eine Cholangitis der Sepsisherd und sollte entsprechend mit einem gallegängigen Antibiotikum therapiert werden.

### 3.4.3 Therapie der Anastomoseninsuffizienzen

Die Neuanlage insuffizient gewordener Anastomosen weist aufgrund der hohen Entzündungsaktivität des umliegenden Gewebes eine hohe Rezidivquote auf. Dies gilt insbesondere für die Pankreatojejunostomie, die durch die digestive Aktivität der passierenden Sekrete eine schlechte Wundheilung aufweist. Die Präparation in bereits entzündetem Gebiet kann zusätzlich zu erheblichen Schäden bereits gut verheilter und verklebter Anteile der Anastomosen führen und die Situation zusätzlich verschlechtern. Die Behandlung der Anastomoseninsuffizienz der Pankreatojejunostomie sollte daher zunächst konservativ erfolgen. Bei Persistieren der Insuffizienz ist die operative Revision erforderlich, bei geringen entzündlichen Veränderungen und früher Intervention ist eine Neuanlage der Anastomose möglich, nicht selten muss total pankreatektomiert werden, um das Problem zu beherrschen.

> Die gute Drainage der austretenden Sekrete sollte zur Verminderung der digestiven Aktivität im freien Abdomen jederzeit sichergestellt sein. Hierbei ist eine interventionelle, in der Regel CT-gesteuerte Drainage einer operativen Freilegung eines Verhaltes vorzuziehen.

Gelegentlich kann die Einlage einer Spüldrainage zu einer Verdünnung der Sekrete und damit der Verdauungsaktivität kommen. Hierbei sollte intermittierend gespült werden, um die Ausbildung von Spülstraßen zu vermeiden.
Übersteigt die aus den Easy-Flow-Drainagen drainierte Flüssigkeitsmenge den 24-h-kumulativen Wert von 200 ml, so muss von einer größeren Anastomoseninsuffizienz ausgegangen werden (High-output-Fistel). Hier ist eine konservative Ausheilung sehr fraglich. Die Neuanlage der insuffizienten Anastomosen kann versucht werden, therapeutische Alternative ist die Restpankreatektomie. Nach Pankreatektomie muss allerdings aufgrund der vollständigen endokrinen Insuffizienz postoperativ eine Insulinsubstitution erfolgen, um die Aufnahme von Glukose in die Zellen und somit den Zellstoffwechsel sicherzustellen.

Bei einer Insuffizienz der biliodigestiven Anastomose, so sie nicht innerhalb der ersten 24 h nach Operation auftritt und in dieser kurzen Zeit auch wieder sistiert, empfiehlt sich dagegen die operative Revision mit Neuanlage der Anastomose.

Zusätzlich sollte die Ursache eines etwaigen enteralen Rückstaus nach oral behandelt werden. Ein mechanisches Hindernis, z. B. beim Durchtritt durch das Kolonmeso, kann chirurgisch korrigiert werden, eine Paralyse muss medikamentös behandelt werden (Abschn. 3.3).

### 3.4.4 Arrosionsblutung

Bedingt durch die operativ unvermeidbare Freilegung der Viszeralgefäße kommt es bei einer Insuffizienz der Pankreatojejunostomie zu einer kontinuierlichen Benetzung der Gefäße mit verdauungsaktiven Sekreten. Dies kann zu einer sukzessiven Andauung der Gefäßwände. Entsprechend sind Arrosionsblutungen nicht selten sekundäre Komplikationen nach Anastomoseninsuffizienz mit mindestens 10–14 Tagen Zeitverzögerung nach dem Primäreingriff. In einigen Fällen kann eine geringe Blutung, die meist selbstlimitierend ist, zu Beginn auftreten. Diese „Sentinelblutung" ist häufig nicht Hb- oder kreislaufwirksam und fällt lediglich durch eine geringe Menge (100–250 ml) frischen Blutes in den einliegenden Drainagen auf.

Kommt es plötzlich zur Ruptur des arrodierten Gefäßes und zu einer fulminanten intraabdominellen Blutung, wird der Patient oft aus völligem Wohlbefinden, durch einen plötzlichen Druckabfall auffällig. Die aufgrund einer Anastomoseninsuffizienz meist noch vorhandenen intraabdominellen Easy-Flow-Drainagen fördern plötzlich große Mengen hellrotes Blut. Bei hinreichend großer Anastomoseninsuffizienz der Pankreatikojejunostomie wird ein Teil des Blutes auch in das Darmlumen gepresst, und der Patient kann frisch blutig erbrechen. Ein Abfall des systemischen Hb-Wertes lässt sich in dieser ganz frühen Phase der Blutung noch nicht beobachten. Es muss sofort die Blututngsursache identifiziert werden. Bei hämodynamischer Stabilität ist eine CT-Angiografie der operativen Exploration vorzuziehen.

#### Vorgehen bei Arrosionsblutung

Eine Sentinelblutung ist meist der Vorbote einer drohenden lebensgefährlichen Arrosionsblutung und sollte daher notfallmäßig mittels Angio-CT abgeklärt und entsprechend anschließend interventionell versorgt werden.

Eine Arrosionsblutung sollte aufgrund der akuten vitalen Gefährdung bei Kreislaufstabilität interventionell, bei sehr ausgeprägter Blutung und Instabilität des Patienten durch die operative Revision versorgt werden.

Im Rahmen der Abklärung einer Sentinelblutung findet man häufig im Angio-CT ein gedecktes Gefäßleck bzw. ein Pseudoaneurysma, das anschließend interventionell angiographisch gecoilt oder überstentet werden kann. So kann eine massive Blutung dann verhindert werden. Meist treten diese Blutungszeichen im Bereich des Stumpfes der A. gastroduodenalis (siehe Abb. 14) oder im Bereich der A. lienalis aufgrund der anatomischen Nachbarschaft zur Anastomose auf.

Bei einer aktiven Arrosionsblutung kann der Patient unter fortlaufender Volumensubstitution bei nur geringer Blutung und Kreislaufstabilität ebenfalls angiographisch behandelt werden (Abb. 15). Die Vorteile sind hier natürlich das geringere Trauma und eine weitere Kompartimentalisierung der Anastomose durch eine fortschreitende Verklebung. Bei Kreislaufinstabilität muss der Patient allerdings sofort in den OP verbracht und das Abdomen exploriert werden. Intraoperativ sollte die Blutung zunächst durch manuelle Kompression durch den Operateur kontrolliert werden, um eine ausreichende Stabilisierung des Patienten für die nun folgende Rekonstruktion des arrodierten Gefäßes zu erreichen. Lässt sich ein Übernähen oder eine direkte End-zu-End-Anastomose des betroffenen Gefäßes nicht durchführen, kann eine arterielle Transposition der A. lienalis die Durchblutung der kritischen Viszeralorgane sicherstellen (Kröpil et al. 2013).

## 4 Leberchirurgie

### 4.1 Indikation und operatives Vorgehen

Die Indikationsstellung zur Durchführung intensivmedizinisch relevanter, umfangreicher resektiver Leberverfahren erfolgt weitgehend bei primärem und sekundärem Malignom der Leber. Ziel der operativen Verfahren ist die Entfernung des betroffenen Leberareals mit größtmöglichem Sicherheitsabstand unter Erhaltung einer ausreichenden Leberfunktion. Entsprechend der Anatomie des resezierten Lebergewebes spricht man von einer extraanatomischen Resektion, einer rechtsseitigen oder erweiterten rechtsseitigen Hemihepatektomie sowie korrespondierend von einer linksseitigen Hemihepatektomie.

#### 4.1.1 Hemihepatektomie

Zunächst werden Gallengang, Leberarterien und die Pfortader freipräpariert und angeschlungen, bevor eine sorgfältige Lymphknotendissektion im Bereich des Lig. hepatoduodenale durchgeführt wird. Komplette Freilegung der rechten und linken Leberarterie sowie des rechten und linken Pfortaderstammastes und die nachfolgenden Aufzweigungen. Präparation des Ductus choledochus und Ductus hepaticus mit den Aufzweigungen in den rechten und linken Gallengang. Nach sicherer Darstellung aller Strukturen erfolgt nun die Durchtrennung des entsprechenden Pfortaderastes, der anschließend sorgfältig übernäht wird.

Anschließend wird der entsprechende Ductus hepaticus zwischen Ligaturen durchtrennt. Nach Durchtrennung der arteriellen Versorgung entsprechend dem Resektionsvorhaben kommt es meist zu einer scharfen Demarkierung des von diesen Gefäßen versorgten Leberparenchyms, sodass die Resektionsebene auf diese Art schon vorgezeichnet ist. Das retrohepatische Cavasegment wird bis zur Einmündung der Lebervenen dargestellt. Nach Darstellung der einmündenden Lebervenen wird die entsprechende Lebervene zwischen Gefäßklemmen durchtrennt und ebenfalls übernäht. Nun erfolgt die transparenchymatöse Durchtrennung der Leber im Bereich der Demarkationslinie, hierbei werden bei sukzessiver Durchtrennung des Lebergewebes die zahlreichen parenchymatösen Gefäße mit Clips oder Ligaturen versorgt. Gelegentlich kann es erforderlich sein, die Durchblutung der Leber

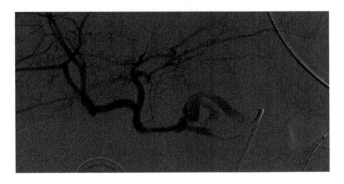

**Abb. 14** In der Angiographie dargestellten Arrosionsblutung der A. hepatica im Bereich des Stumpfes der A. gastroduodenalis. (Quelle: Mit freundlicher Genehmigung des Instituts für Diagnostische und Interventionelle Radiologie des UKD)

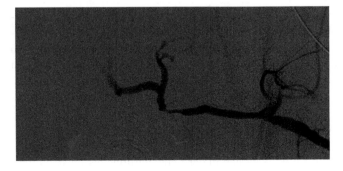

**Abb. 15** Ergebnis nach angiografischer Blutstillung. (Quelle: Mit freundlicher Genehmigung des Instituts für Diagnostische und Interventionelle Radiologie des UKD)

komplett durch einen Torniquet (Pringle-Manoeuvre) zu unterbrechen. Die derartig initiierte warme Ischämie der Leber sollte eine Zeit von 60 min nicht überschreiten.

### 4.1.2 In-situ-Split-Leberresektion

Bei ausgedehnten Leberresektionen muss eine ausreichende Restleberfunktion postoperativ vorhanden sein. Ist voraussichtlich das postoperative Lebervolumen kleiner als 0,6 % des Körpergewichts oder kleiner als 25 % des gesamten Lebervolumens, ist das Risiko einer Leberinsuffizienz sehr hoch, sodass präoperativ eine portalvenöse Embolisation zur Anregung des Wachstums der kontralateralen Seite durchgeführt werden sollte oder alternativ eine zweizeitige In-situ-Split-Resektion (Knoefel et al. 2013).

Es wird dabei ähnlich wie bei der Hemihepatektomie das Lig. hepatoduodenale präpariert, der Pfortaderzufluss der zu resezierenden Seite unterbunden, ggf. eine biliodigestive Anastomose angelegt, sofern erforderlich, und die parenchymatöse Dissektion durchgeführt. Die arterielle Versorgung und der venöse Abfluss werden dabei erhalten. Es kommt innerhalb einer Woche zu einem deutlichen, im CT messbaren Wachstum der verbleibenden Lebersegmente, sodass die Komplettierung der Resektion nach etwa 7–10 Tagen durchgeführt werden kann.

Die Patienten sind in dieser Phase sehr durch eine Leberinsuffizienz gefährdet (Abschn. 4.4). Insbesondere wenn es im Verlauf zu einer Infektion, z. B. von Lebernekrosen, den Gallengängen oder einer Pneumonie kommt, sind diese Patienten auf eine intensivmedizinische Versorgung mit symptomatischer Behandlung der hepatischen Insuffizienz, Monitoring der übrigen Organsysteme, insbesondere bei drohender konsekutiver Niereninsuffizienz, und pulmonaler Insuffizienz und ggf. Leberersatzverfahren angewiesen.

## 4.2 Überwachung des Leberpatienten

Im Fokus der Überwachung steht neben der Kontrolle der Vitalparameter die Überwachung der Leberfunktion und des Galleabflusses. Im Bereich der Leberresektionsfläche kann es gelegentlich zur postoperativen Drainage von Galle kommen. Eine aufmerksame Beobachtung des Drainagesekretes der Easy-Flow-Drainagen erlaubt eine sichere Identifizierung des Problems innerhalb des 1. postoperativen Tages.

> Auch bei fehlender Anastomose kann es aus der Resektionsfläche der Leber zu galliger Drainage kommen.

Leberfunktionsstörungen (Übersicht) können akut oder chronisch protrahiert auftreten. Insbesondere bei umfangreichen Tumorresektionen kann eine Gefäßanastomose der leberversorgenden Arterien und Venen erforderlich sein und es kann zu Gefäßverschlüssen mit Durchblutungsstörungen des Organs kommen. Kommt es innerhalb der ersten postoperativen Tage zu einem akuten Verlust der Leberfunktion, so muss an eine plötzlich auftretende Thrombose im Bereich der V. portae oder der arteriellen Lebergefäße gedacht werden.

*Zeichen einer akuten postoperativen Leberperfusionsstörung*

- Anstieg der Leberenzyme SGOT (AST) und SGPT (ALT)
- Pötzliche Blutungsneigung und Abfall des Quick-Wertes
- Plötzlicher Anstieg des Laktatwertes
- Plötzlicher Kalziumabfall (Zitratverwertungsstörung bei Gabe von Erythrozytenkonzentraten)
- Plötzlicher Abfall des Blutzuckers
- Deutliche Zunahme des Aszites (Pfortaderthrombose)

Eine protrahiert einsetzende Leberfunktionsstörung ist nach umfangreichen Leberresektionen in Abhängigkeit der Qualität der Restleber regelhaft zu erwarten. Zur Überwachung der Leberfunktion sollten daher vom 1. postoperativen Tag an mindestens einmal täglich die Leberenzyme sowie die Parameter Bilirubin und die leberabhängigen Gerinnungsparameter überprüft werden. Ein Anstieg des Laktatwertes kann nach Ausschluss einer anderweitigen Ischämie ebenfalls auf eine Leberfunktionsstörung hindeuten. Die Kontrolle des Ammoniakwertes im Serum zur Kontrolle der Entgiftungsleistung der Leber sollte nur bei neurologischen Auffälligkeiten durchgeführt werden.

## 4.3 Postoperative Ernährung und Bilanzierung

Da im Rahmen einer Leberresektion üblicherweise höchstens eine Fußpunktanastomose der Passage des Nahrungsbreis ausgesetzt ist, steht einer frühen oralen enteralen Ernährung nichts im Wege. Nach Ausgleich etwaiger intraoperativer Volumendefizite ist auch eine ausgeglichene Bilanzierung unter Berücksichtigung kardialer Vorerkrankungen zu gewährleisten. Eine operativ bedingte Positiv- oder Negativbilanzierung ist nicht erforderlich. Im Rahmen von postoperativen gastrointestinalen Blutungsereignissen sollte in jedem Fall auf eine zügige Darmpassage geachtet werden. Hier ist die Gabe von oralen und peranalen Abführhilfen indiziert.

## 4.4 Komplikationen der Leberchirurgie

Die Komplikationen in der Leberchirurgie lassen sich unterteilen in akute, direkt postoperativ auftretende Komplikationen und den chronisch protrahierten Leberfunktionsausfall mit seinen Sekundärkomplikationen. Während im ersten Fall immer ein schnelles therapeutisches Eingreifen erforderlich ist, lässt sich der protrahierte Leberfunktionsausfall ausschließlich symptomatisch behandeln. Ursachen für den protrahierten Leberfunktionsausfall sind entweder eine zu schlechte und damit zu kleine Restleber oder eine Infektion.

### 4.4.1 Galleleckage der Leberresektionsfläche

Während Blutungen im Bereich der Leberresektionsfläche intraoperativ leicht aufzufinden sind, kann die Drainage von Galle aus den intraparenchymatösen Gallenwegen oft okkult bleiben. Die intraparenchymatösen Gallengänge können u. a. aufgrund der anatomischen Nähe zu den Arterien (Glisson-Trias) oder durch das Auflegen einer weißen Kompresse auf die Absetzungsfläche aufgefunden und gezielt umstochen werden. Im postoperativen Verlauf kommt es bei dennoch persistierender Gallefistel zu einer kontinuierlichen Galledrainage über nicht versorgte Gallengänge und zu einer Sequestration von Galle in die freie Bauchhöhle. Diese wird über die einliegenden Easy-Flow-Drainagen drainiert. Klinisch auffällig wird der Patient, da zumeist noch deutlich analgosediert, lediglich durch den gelb-grünlichen Farbumschlag des Drainagesekretes.

Eine Bestimmung des Bilirubinwertes aus dem Drainagesekret gibt Auskunft über das Ausmaß der Leckage. Erschwert wird die optische Wahrnehmung durch ein bereits initial, also präoperativ erhöhtes Serumbilirubin, das ebenfalls zu einer gelb-grünlichen Färbung des Drainagesekretes führen kann.

> Steht die Diagnose einer Galleleckage fest, so wird in der Regel unverzüglich eine erneute Laparotomie zur chirurgischen Versorgung des Gallelecks notwendig. Ein Verschieben der chirurgischen Versorgung auf den nächsten Tag ist wegen der schnell fortschreitenden, galligen Peritonitis nicht empfehlenswert.

Ein konservatives Vorgehen muss chirurgischerseits individuell in Ausnahmefällen gerechtfertigt werden. Gründe können z. B. ein deutliches Absinken von Sekretionsmenge und Bilirubinkonzentration sein.

Im Falle eines konservativen Therapieversuches sollte auf eine optimale Ableitung der Gallenwege durch eine T-Drainage, eine ERCP mit Stenteinlage oder eine PTCD geachtet werden, um ein spontanes Verkleben einer kleinen Fistel zu ermöglichen.

### 4.4.2 Komplikationen im Rahmen von Gefäßrekonstruktionen

Insbesondere bei größeren onkologischen Resektionen bei Gallengangkarzinom oder Gallenblasenkarzinom müssen manchmal Gefäßanteile reseziert und rekonstruiert werden. Dies erfolgt meist entweder durch Übernähung oder End-zu-End-Anastomose. Ein Gefäßinterponat oder die Rekonstruktion durch eine neue arterielle Versorgung über die A. lienalis sind selten.

Die Gefäßanastomosen sind durch die postoperativ aktivierte Gerinnungskaskade thrombosegefährdet. In diesen Fällen sollte daher eine Antikoagulation mit Heparin durchgeführt werden. Eine 2- bis 3-fache Erhöhung der pTT ist dabei anzustreben.

***Maßnahmen zum Monitoring nach Gefäßanastomose***
- Nach Übernahme aus dem OP initiale Duplexuntersuchung der Lebergefäße
- 4-stündliche Kontrolle der Leberenzyme
- 2 × tgl. Duplexuntersuchung der Lebergefäße
- pTT zwischen 60–80 s mittels Heparin oder Agatroban/Hirudin bei HIT

Erfolgt diese Therapie nicht zeitnah oder insuffizient, so kann es im Rahmen der ersten postoperativen Tage zur Ausbildung einer akuten Thrombose im Bereich der Gefäßanastomose kommen. Der partielle oder totale Verschluss des Gefäßes führt zu einem akuten Perfusionsausfall der Leber. Klinisch auffällig wird der Patient durch Anstieg der Leberenzyme sowie einen deutlichen Abfall der Syntheseleistung, zu messen am Serumbilirubin und den Gerinnungsfaktoren. Auch der Abbau des Laktats ist gestört und führt zu einer Erhöhung des Serumlaktatwertes. Tritt innerhalb der frühen postoperativen Phase eine akute Veränderung in diesen Parametern auf, so ist unverzüglich eine Duplexuntersuchung der Leber durchzuführen (Abschn. 3.2).

> Der fehlende Nachweis eines Flusssignals über der V. portae oder der A. hepatica dextra oder sinistra sollte zu unverzüglichem, weiterem diagnostischem und therapeutischem Eingreifen führen. Jede Verzögerung hier kann zu einer Leberinsuffizienz und damit zum sicheren Tod des Patienten führen.

Bei diagnostischer Unsicherheit sollte unverzüglich eine Angiographie oder eine CT-Angiodarstellung durchgeführt werden. Ist die Diagnose gesichert, muss unverzüglich eine operative Revision der Gefäßanastomose durchgeführt werden. Hierbei sollte neben der Revision der Anastomose bis weit in die Peripherie mit geeigneten Kathetern eine Thrombektomie des nachgeschalteten Gefäßsystems durchgeführt werden.

Ist es einmal zu einer intraparenchymatösen Thrombosierung des Gefäßbettes gekommen, ist ein Erhalt der Leber unwahrscheinlich. Eine lokale Thrombolyse über einen eingelegten Katheter ist zwar möglich, aber nur wenig erfolgversprechend.

Nach erfolgter Revision ist eine rasche Antikoagulation mit Heparin, auch unter Inkaufnahme eines gewissen Blutungsrisikos, unverzüglich durchzuführen.

### 4.4.3 Protrahierte Leberfunktionsstörung

Postoperativ lässt sich aus dem Zustand der Leber, deren Zirrhosegrad und dem tatsächlich erhaltenen Leberanteil die mögliche postoperative Einschränkung der Leberfunktion abschätzen. Insbesondere bei ausgeprägtem zirrhotischem Umbau der Leber besteht jedoch eine große Ungewissheit über die Funktionsfähigkeit der verbliebenen Restleber. Nach einem zunächst freien Intervall, bedingt durch noch im Serum zirkulierende, präoperativ synthetisierte Proteine, kommt es am 4.–5. postoperativen Tag allmählich zu einer klinisch manifesten Leberfunktionseinschränkung. Gekennzeichnet ist diese Situation durch einen langsamen Anstieg der Entgiftungsparameter (Bilirubin, Ammoniak) sowie einem Abfall der in der Leber synthetisierten Proteine (Gerinnungsfaktoren, Albumin).

Ziel der intensivmedizinischen Therapie ist die Überbrückung dieser in der Regel passageren Funktionsstörung bis zur ausreichenden Regeneration der Leber. Die Behandlung erfolgt symptomatisch durch Substitution der Gerinnungsfaktoren und evtl. des Albumins. Je nach Volumenstatus des Patienten können hierzu FFP („fresh frozen plasma") oder Gerinnungskonzentrate und Albuminkonzentrate verwendet werden. Bildet der Patient eine protrahierte, relevante Vigilanzstörung aus, so kann durch ein maschinelles Leber-Entgiftungsverfahren (Prometheus, MARS) die Vigilanz des Patienten verbessert und manchmal eine Intubation vermieden werden.

Während diese Primärprobleme des passageren Leberfunktionsausfalls gut therapierbar sind, ist der Patient in dieser Phase insbesondere durch Sekundärkomplikationen wie Pneumonie oder Blutungskomplikationen bedroht. Eine umfangreiche Prophylaxe und frühzeitige Mobilisation des Patienten, auch bei eingeschränkter Vigilanz, ist daher anzustreben und hilft, diese Komplikationen zu vermeiden.

Besonders problematisch ist die Auswirkung einer infektiösen Situation auf die Leberfunktion: Bei schwerem septischem Krankheitsbild infolge einer Pneumonie oder eines abdominellen Verhaltes kommt es zu einer deutlichen Verschlechterung der Leberfunktion bis hin zum Leberfunktionsausfall. Eine frühzeitige Detektion der infektiösen Problematik und eine rasche Aufdeckung des septischen Fokus sind daher in dieser Phase unverzichtbar. Nach Diagnosestellung und Sanierung eines septischen Fokus sollte umgehend eine umfangreiche möglichst antibiogrammgerechte antimikrobielle Therapie durchgeführt werden.

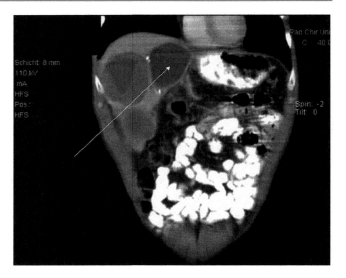

**Abb. 16** Postoperatives Biliom nach linksseitiger Hemihepatektomie im CT

### 4.4.4 Biliom

Okkulte Insuffizienzen im Bereich der intraparenchymatösen Gallenwege (Leberresektionsrand) können zu einem persistierenden Galleverhalt führen (Abb. 16). Nicht selten kommt es im weiteren postoperativen Verlauf zu einer sekundären Infektion dieser Biliome. Klinisch auffällig wird der Patient durch einen plötzlichen Fieberanstieg sowie einen Anstieg der Leberenzyme und des Bilirubinwertes. Bei protrahierter Leberfunktionsstörung kann es zu einer Verschlechterung eben dieser kommen.

Da zu diesem Zeitpunkt in der Regel schon alle intraabdominellen Drainagen entfernt sind, ist die CT-Untersuchung des Abdomens wegweisend. Entsprechende Verhalte sollten im Rahmen dieser klinischen Konstellation in jedem Fall punktiert und interventionell drainiert werden. Eine breite antibiotische Abdeckung ist ebenfalls erforderlich.

## 5 Septische Chirurgie

In Abschn. 5 der septischen Chirurgie sind Erkrankungen der Bauchhöhle zusammengefasst, die zu einem schweren septischen Krankheitsbild führen. Neben Hohlorganperforationen und akut entzündlichen Erkrankungen der Bauchorgane finden die Weichteilinfektionen der Bauchwand sowie der Perinealregion und angrenzender Strukturen besondere Beachtung.

Die schwere septische Erkrankung infolge eines akut entzündlichen Prozesses im Bereich des Abdomens erfordert eine radikale Sanierung des septischen Fokus. Die Schwere der Erkrankung lässt eine alleinige antibiotische Therapie in aller Regel nicht zu. Wegen der großen resorptiven Fläche des Peritoneums können auch kleinere entzündliche Foci zu einem schweren septischen Krankheitsbild führen. Neben einer umfangreichen Diagnostik ist daher häufig eine rasche, explorative Laparotomie unbedingt notwendig. Leitsymptom dieser entzündlich abdominellen Erkrankung ist in der Regel das akute Abdomen.

## 5.1 Akutes Abdomen

**Definition**
*Akutes Abdomen*
Das akute Abdomen stellt kein eigenständiges Krankheitsbild dar, sondern ist ein Symptomenkomplex, der auf eine schwere abdominelle Erkrankung hinweist, die in der Regel eine chirurgische Sanierung erfordert.

Die Differenzialdiagnosen eines akuten Abdomens sind vielfältig. Zum Symptomenkomplex des akuten Abdomens gehören starke akute Bauchschmerzen, Druckschmerz des Abdomens und Abwehrspannung der Bauchdecke, Darmatonie, Erbrechen und oft auch Fieber.

*Ursache für ein akutes Abdomen*
- Cholezystitis
- Magenperforation
- Dickdarmperforation
- Duodenal- oder Dünndarmperforation
- Postoperative Nahtinsuffizienzen am Gastrointestinaltrakt
- Galleleckagen
- Sigmadivertikulitis
- Darmischämie
- Appendizitis
- Salpingitis
- Pyelonephritis
- Zystitis
- und verschiedene mehr

Das akute Abdomen stellt einen Notfall dar. Die weiterführende Diagnostik muss zügig erfolgen, sollte auf ein Minimum eingeschränkt und eine explorative Laparotomie muss zeitnah durchgeführt werden.

Die Diagnose ist beim sedierten Patienten häufig schwierig und wird nicht selten deutlich zeitverzögert gestellt. Peritonismus und Abwehrspannung sind bei dem tief analgosedierten Patienten nicht immer nachweisbar. Umso wichtiger ist die rasche Reaktion auf einen unklaren Fieber- und Katecholaminanstieg.

Bei bereits mehrfach voroperierten Patienten ist die Indikationsstellung zur raschen Laparotomie nicht selten problematisch. Hier sollte in Abwägung der Vor- und Nachteile eines operativen Vorgehens zunächst eine sorgfältige Diagnostik durchgeführt werden. Sonographie und Abdomen-CT helfen, das Problem einzugrenzen und eine differenzierte Therapieentscheidung zu fällen.

## 5.2 Weichteilinfektionen des Abdomens

Im Bereich der Bauchdecke sowie der Perinealregion treten, wie im übrigen Integument, abszedierende, phlegmonöse oder nekrotisierende, gangränöse Infektionen auf. Während die meisten Bauchdeckeninfekte ohne größere systemische Reaktionen ablaufen, kommt es bei einigen Krankheitsbildern regelhaft zu einem schweren septischen Krankheitsverlauf mit einer hohen Mortalität. Prädisponierend für einen derart schweren Krankheitsverlauf sind neben Art und Virulenz der Erreger Risikofaktoren wie Diabetes mellitus, Alkoholabusus, Malignome, Bestrahlungs- oder Steroidtherapie. Intensivmedizinisch relevant können Senkungsabszesse z. B. infolge intraabdomineller Hohlorganverletzungen sein Die nekrotisierenden Fasziitis, Fournier-Gangrän und dem Gasbrand werden in einem gesonderten Kapitel „Nekrotisierende Weichgewebsinfektionen" abgehandelt. Der akute Pankreatitis incl. der akuten nekrotisierende Pankreatitis, die ebenfalls mit einem akuten Abdomen einhergeht, ist ebenfalls ein eigenes Kapitel gewidmet.

### 5.2.1 Senkungsabszess

Ursache für die Ausbildung eines Senkungsabszesses (Abb. 17) sind in der Regel Spontanperforationen infolge eines chronisch verlaufenden Entzündungsprozesses, zumeist des Kolons, die über eine längere Phase inapparent bleiben. Zumeist liegt bei den Patienten keine Perforation in die freie Bauchhöhle vor, sondern eine gedeckte Perforation nach retroperitoneal oder interenterisch. Im weiteren Verlauf kommt es zur Ausbildung eines Abszesses, der an geeigneten

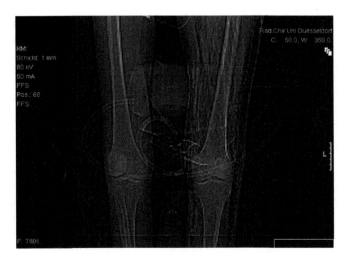

**Abb. 17** Postoperatives Biliom nach linksseitiger Hemihepatektomie im CT

Prädilektionsstellen sich weiter nach peripher ausbreitet und zu einer Infektion der Bauchdecke oder des Perineums und Oberschenkels führen kann.

Das Krankheitsbild zeichnet sich durch eine zunächst fluktuierende, sich langsam verschlechternde allgemeine Infektkonstellation aus. Erst im weiteren Verlauf fällt dann im Bereich der Bauchdecke oder des Perineums eine zunehmende phlegmonöse Rötung mit gelegentlicher Crepitatio durch Gaseinschlüsse auf. Erst in diesem Stadium der Erkrankung kommt es dann zu einem rasch progredienten, schweren septischen Krankheitsbild.

Ursache für den zunächst weitgehend inapparenten Verlauf sind reduzierte Schmerzwahrnehmungen im Rahmen einer ethyltoxisch oder diabetisch bedingten peripheren Neuropathie oder eine Verkennung der Schmerzproblematik aufgrund von unkontrolliertem Schmerzmittelgebrauch.

> Bei Vorliegen einer ausgeprägten Phlegmone der Bauchdecke oder des Perineums sowie der Leistenregion muss dringend an eine Hohlorganperforation gedacht werden.

Eine entsprechende umfangreiche Diagnostik sollte in jedem Fall durchgeführt werden. Neben der Bestimmung der systemischen Infektparameter kann bei Verdacht auf einen Senkungsabszess die Sonographie die Diagnose sichern. Um das gesamte Ausmaß der Erkrankung abzubilden, kann ein präoperatives Abdomen-CT sinnvoll sein. In jedem Fall sollte der Patient einer raschen chirurgischen Versorgung zugeführt werden.

*Therapie*
Vor dem Hintergrund des schweren septischen Krankheitsbildes ist die vordringlichste chirurgische Maßnahme die Freilegung der infektiösen Areale. Nekrotische Haut- und Muskelanteile sollten im Gesunden reseziert werden. Ein sorgfältiges Spülen des gesamten Wundbereiches hilft, die Keimzahl zu verringern. Nicht selten zeigt sich bei der Exploration des Infektionsgebietes bereits eine Stuhlkontamination, die dann diagnostisch wegweisend für eine Hohlorganperforation ist.

Die septische Wunde wird selbstverständlich nicht verschlossen, sondern mit feuchten Bauchtüchern abgedeckt. Im weiteren Verlauf sollte sie regelmäßig lavagiert werden. Bei jedem Verdacht auf eine ursächliche Hohlorganperforation musseine explorative Laparotomie durchgeführt werden. Gelegentlich werden die Patienten in einem derart schweren septischen Krankheitsbild mit einem hohen Katecholaminbedarf vorgestellt, dass die explorative Laparotomie erst sekundär nach Wundversorgung und intensivmedizinischer Stabilisierung durchgeführt werden kann.

Die antibiotische Abdeckung sollte die Darmflora umfangreich umfassen und auch mögliche Problemkeime mit einschließen. Geeignete Mittel sind z. B. Carbapeneme plus Teicoplanin, Metronidazol sowie Chinolone. Jede weitere Verschlechterung des septischen Krankheitsbildes sollte eine umgehende Exploration des Wundgebietes mit konsequenter Resektion der nekrotischen und infizierten Areale erzwingen.

## 5.3 Cholezystitis (Schockgallenblase)

Die Cholezystitis ist eine primär chemische, sekundär bakterielle Entzündung der Gallenblasenwand verursacht durch eine mechanische oder funktionelle Obstruktion der ableitenden Gallenwege (Infundibulum oder Ductus cysticus). 95 % der Gallenwegsobstruktionen werden durch einen Gallenstein verursacht. Bei einer funktionellen Obstruktion kommt es in der Regel durch längere Nahrungskarenz zu einer Eindickung der Gallenflüssigkeit und einen konsekutiven Abflussstau. In diesem Fall handelt es sich um eine achalkulöse Cholecystitis. Diese Form der funktionellen Obstruktion ist im Bereich der Intensivmedizin häufig anzutreffen.

*Komplikationen*
Unbehandelt führt die akute Cholezystitis zu einem Krankheitsbild mit hoher Mortalität. Im Vordergrund stehen die Ausbildung einer emphysematösen Cholezystitis, z. B. durch Gasbildner, das Gallenblasenempyem oder die Perforation. Hier kann es zur Penetration in die Leber mit Ausbildung eines Leberabszesses oder zu einer Perforation in die freie Bauchhöhle kommen. Folge ist eine gallige Peritonitis, die zu einem schweren septischen Krankheitsbild führen kann.

*Symptome*
Die klassische Trias aus rechtsseitigem Oberbauchschmerz, Fieber und Leukozytose weist bei dem wachen Patienten auf eine akute Cholezystitis hin. Gelegentlich können intermittierende Steinabgänge auch zu einem kolikartigen Beschwerdebild führen. Diagnostisch wegweisend sind, neben der Klinik, eine Oberbauchsonographie, die eine Dreischichtung der Gallenblasenwand als Entzündungskorrelat darstellen sollte (Abb. 18).

Häufig findet sich auch freie Flüssigkeit im Gallenblasenbett. Oft ist sonografisch ein Konkrementnachweis zu führen, allerdings ist dies nicht zwingend. Gerade beim Intensivpatienten ist die achalculöse Cholezystitis anzutreffen. Eine intrahepatische Cholestase ist dabei eher selten. Laborchemisch findet sich neben einer Infektkonstellation eine Erhöhung der γ-GT, gelegentlich auch des Bilirubins. Die bei Intensivpatienten auftretende Cholezystitis im Rahmen einer funktionellen Obstruktion ist häufig maskiert. Durch den langen

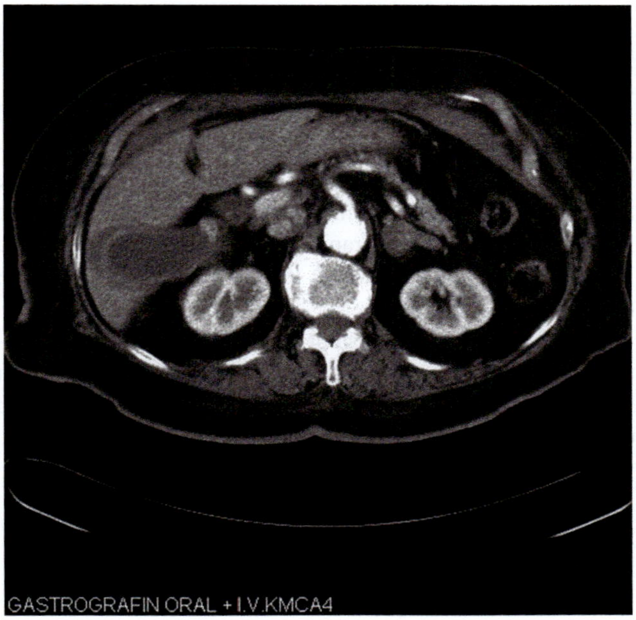

**Abb. 18** Cholezystitis mit klassischer Dreischichtung (Quelle: Mit freundlicher Genehmigung des Instituts für Diagnostische und Interventionelle Radiologie des UKD)

Intensivaufenthalt und die problematische Grunderkrankung werden die Symptome einer akuten Cholezystitis oft verzögert wahrgenommen. Eine eindeutige Klinik liegt nicht immer vor. Die Patienten entwickeln häufig nach intermittierender Besserung ihres Allgemeinzustandes und ihrer Grunderkrankungen eine erneute Verschlechterung mit einem schweren septischen Krankheitsbild. Im Rahmen der Fokussuche sollte dann auch an eine akute Cholezystitis gedacht werden.

*Therapie*
Unter einer antibiotischen Therapie kommt es i. Allg. zu einer spontanen Remission der Erkrankung. Es zeigt sich jedoch im weiteren Verlauf, dass die akute Cholezystitis eine hohe Rezidivrate aufweist. 60 % der primär gebesserten Patienten erleiden innerhalb der nächsten 6–8 Wochen einen erneuten Entzündungsschub.

Therapie der Wahl ist daher eine **Cholezystektomie**. Während im unkomplizierten Fall eine laparoskopische Entfernung der Gallenblase angestrebt werden sollte, ist dies bei dem komplizierten Intensivpatienten häufig kontraindiziert. Eine instabile kardiorespiratorische Situation bei verschlechtertem septischem Krankheitsbild verbietet oft eine intraabdominelle Druckerhöhung, wie sie bei der laparoskopischen Cholezystektomie durch Insufflation von $CO_2$ unvermeidbar ist. Hier sollte primär die offen chirurgische Cholezystektomie durchgeführt werden. Eine lokale Lavage und das Einlegen von Drainagen im Operationsgebiet schließen den Eingriff ab. Eine postoperative antibiotische Abdeckung ist beim normal gesunden Patienten nicht immer nötig. Beim septischen Intensivpatienten ist bei der sekundären und tertiären Peritonitis mit Kreislaufinstabilität initial eine leitliniengerechte kalkulierte Antibiotika-Therapie durchzuführen.

Bei diesen Patienten besteht ein hohes Risiko für resistente Erreger: für Enterobacteriaceae (incl. ESBL-Bildner, für Enterokokken (inclk. VRE), Anaerobier, Pseudomonas spp und Staphylokokken incl. MRSA).

## 5.4 Hohlorganperforation

Hohlorganperforationen führen durch den Austritt von chemischen oder bakteriellen Noxen in die freie Bauchhöhle regelhaft zu einem akuten Abdomen und einem schweren septischen Krankheitsverlauf. Häufigste Ursache für eine Hohlorganperforation ist das perforierte Ulkus und die perforierte Sigmadivertikulitis, bei postoperativen am Gastrointestinaltrakt operierten Patienten auch Nahtinsuffizienzen.

### 5.4.1 Sigmadivertikulitis

Zumeist infolge einer chronischen Obstipation kommt es beim älteren Patienten an entsprechenden Prädilektionsstellen im Bereich des Colon sigmoideum zur Ausbildung von Pseudodivertikeln. Diese sind zumeist Kot gefüllt und können sich im Verlauf entzünden. Der chronische Entzündungsprozess kann im unbehandelten Fall in eine Perforation im Bereich entzündeter Divertikel münden. Es kommt dann zum Austritt von Stuhl in die freie Bauchhöhle und konsekutiv zur kotigen Peritonitis.

*Diagnose*
Der Patient wird auffällig durch einen linksseitigen Unterbauchschmerz, der chronisch progredient ist. Hinzu treten Fieber und Leukozytose als allgemeine Infektzeichen. Gelegentlich, insbesondere bei indolenten Patienten (Alkoholismus, chronischer Schmerzmittelgebrauch), verläuft die Sigmadivertikulitis inapparent. Diese Patienten werden erst durch die Perforation klinisch auffällig und zeigen direkt ein schweres septisches Krankheitsbild mit akutem Abdomen. Dies gilt insbesondere für den Intensivpatienten, der intubiert und beatmet zunächst klinisch völlig unauffällig erscheint. Ansteigende Infektparameter des beatmeten Patienten können oft nicht in den Zusammenhang mit einer akuten Sigmadivertikulitis gebracht werden und verzögern die erforderliche Diagnostik.

> Diagnostisch beweisend ist das Abdomen-CT mit Nachweis von freier Luft als Zeichen einer Perforation und lokalen Entzündungszeichen im Bereich des Colon sigmoideum.

*Therapie*

Die unkomplizierte Sigmadivertikulitis ohne Perforation wird in der Regel konservativ behandelt. Eine Antibiotikatherapie mit 3.-Generations-Cephalosporinen und Metronidazol führt in der Regel zum Erfolg. Die rezidivierende Divertikulitis sollte aufgrund einer erhöhten Rate mit freier Perforation, Stenosen etc. im Verlauf insbesondere beim jungen und beim immunsupprimierten Patienten im entzündungsfreien Intervall operiert werden. Auch Patienten mit einer komplizierten Sigmadivertikulitis mit Perivertikulitis oder gedeckter Perforation können meist im entzündungsfreien Intervall sigmareseziert werden. Hat bereits eine freie Perforation stattgefunden, so ist die notfallmäßige Resektion des Colon sigmoideum die Therapie der Wahl. Eine primäre Anastomosierung muss dann oft unterbleiben, da in dem peritonitischen Bauch mit einer hohen Wahrscheinlichkeit eine Anastomoseninsuffizienz auftreten würde. Der Rektumstumpf wird dann nach der Sigmaresektion blind verschlossen und proximal ein Anus praeter angelegt.

Bei Vorliegen einer kotigen Peritonitis wird das Abdomen ausführlich lavagiert. Kommt es im weiteren Verlauf zu einer septischen Verschlechterung des Patienten, so ist eine Second-look-Operation mit erneuter Lavage, ggf. auch einer progammierten Lavage durchzuführen.

## 5.5 Intraabdominelle Abszesse

Intraabdominelle Abszesse können infolge einer Peritonitis oder einer gedeckten Anastomoseninsuffizienz auftreten. Nach zunächst freiem klinischem Intervall imponiert postoperativ bei den Patienten eine erneute septische Konstellation. Gegebenenfalls findet sich auch ein lokaler Druckschmerz. Hinweisend kann die im Operationsbericht vermerkte Kontaminierung der Abdominalhöhle intraoperativ sein. Kommt es daher postoperativ nach zunächst unkompliziertem Verlauf zu einer akuten septischen Verschlechterung, so muss an das Vorliegen eines intraabdominellen Abszesses gedacht werden.

Diagnostisch wegweisend sind die bildgebenden Verfahren zur Darstellung der Abszesse. Hier reicht oft die Abdomensonographie aus. Ist der Darm infolge des lokalen Entzündungsprozesses deutlich überbläht (paralytischer Ileus) so sollte zur Diagnosesicherung ein Abdomen-CT durchgeführt werden.

*Therapie*

Eine erneute explorative Laparotomie ist in der Regel verzichtbar und zumeist auch schädlich, da bei der Präparation des Abszesses Läsionen, insbesondere im Bereich des Dünndarms, gesetzt werden können.

Die Therapie der Wahl besteht aus einer interventionellen Punktion des Abszesses und dem Einlegen einer Spüldrainage.

Nach Evakuierung der Abszesshöhle sollte diese initial gespült werden. Je nach Beschaffenheit der Drainageflüssigkeit sollte im weiteren Verlauf ggf. eine intermittierende Spülung fortgeführt werden. Begleitend sollte zunächst eine kalkulierte Antibiotikatherapie begonnen werden. Hier sind Problemkeime *und resistente Erreger zu berücksichtigen* (Bodmann et al 2019).

Bei diesen Patienten besteht ein hohes Risiko für resistente Erreger: für Enterobacteriaceae (incl. ESBL-Bildner, für Enterokokken (inclk. VRE), Anaerobier, Pseudomonas spp und Staphylokokken incl. MRSA).

## 5.6 Platzbauch

Insbesondere nach septischen Eingriffen ist der Platzbauch eine gefürchtete postoperative Komplikation. Ursache ist eine Fasziennekrose im Bereich der Fasziennaht mit Ausriss des Nahtmaterials, was zu einer Eröffnung der Abdominalhöhle und Hervorluxieren des Dünndarmkonvoluts führen kann.

> Auch wenn die Fasziennekrose ursächlich im Vordergrund steht, sollte bei jedem Platzbauch eine komplette Exploration der Bauchhöhle durchgeführt werden.

Ursache für einen Platzbauch sind nicht selten eine bis dahin unerkannte Anastomoseninsuffizienz oder ein septischer Fokus.

*Diagnose*

Regelmäßige Wundkontrollen erlauben die schnelle und sichere Diagnose eines Platzbauches. Insbesondere Hautrötungen und putride Sekretionen sollten sorgfältig untersucht und nicht primär als einfacher subkutaner Abszess interpretiert werden. Ein subkutaner Platzbauch kann durch eine Abdomensonographie ausgeschlossen werden.

*Therapie*

Die rasche chirurgische Versorgung des Platzbauches ist zwingend erforderlich. Neben der Exploration der Bauchhöhle und der Lavage des Abdomens sollte ein Bauchdeckenverschluss wieder angestrebt werden. Die nekrotische Faszie sollte in jedem Fall reseziert werden. Sind die Faszienränder zu distant und würde es es bei Fasziennaht zu einem erhöhten intraabdominellen Druck kommen, sollte ein temporärer Bauchdeckenverschluss mit einem weichen, resorbierbaren Netz angestrebt werden. Auch eine abdominelle Versorgung mit einem Vakuum-Verband kann eine Alternative sein.

## 5.7 Abdominelles Kompartment

Ein abdominelles Kompartment liegt vor, wenn der intraabdominelle Druck > 20 mm Hg ist und begleitet ist von einem neu aufgetretenem Organversagen (Kirkpatrick et al. 2013). Repräsentativ für den intraabdominellen Druck gilt der Blasendruck, der problemlos über einen einliegenden transurethralen Katheter gemessen werden kann.

Ursache für das Auftreten eines abdominellen Kompartments sind die in der Regel septisch bedingten Volumenänderungen im Bereich der Bauchorgane oder durch Flüssigkeitseinlagerungen. Durch die erhöhte Kapillarpermeabilität bedingt kommt es im Rahmen einer Sepsis zu einem Anschwellen von Dünn- und Dickdarm. Nach Bauchdeckenverschluss, der möglicherweise noch unproblematisch gelingt, führt das Anschwellen des Darms zu einer erhöhten Kompression. Die daraus folgende Hypoperfusion erhöht die Gefäßpermeabilität und führt zu einem venösen Rückstau. Hierdurch kommt es zu einem weiteren Anstieg des intraabdominellen Druckes. Bei weiter ansteigendem intraabdominellem Druck kann eine Hypoperfusion sämtlicher Bauchorgane resultieren mit konsekutivem Funktionsausfall. Der Rückfluss des venösen Blutstroms kann durch V.-cava -Kompression nahezu komplet unterbunden werden. Das abdominelle Kompartmentsyndrom stellt daher ein lebensbedrohliches Erkrankungsbild dar, welches umgehend therapiert werden muss.

*Diagnose*
Klinisch auffällig wird der Patient in der Regel durch eine arterielle Hypertonie und ein Sistieren der Nierenfunktion. Eine zunehmende Einschränkung der Beatmungsfähigkeit bei weiter ansteigendem Druck ist ein weiteres Zeichen für das Auftreten eines abdominellen Kompartmentsyndroms. Spätestens nun sollte eine Messung des Blasendruck s zur Evaluation durchgeführt werden. Bei Vorliegen eines Blasendrucks > 20 mm Hg ist das Vorliegen eines abdominellen Kompartmentsyndroms gesichert.

*Therapie*
Therapie der Wahl ist das sofortige Eröffnen der Bauchdecke. Diese Entlastung führt rasch zu einer Beatembarkeit des Patienten und zu einer Normalisierung des Katecholaminbedarfs. Bei schwerem Krankheitsbild kann auf einen weiteren temporären Verschluss der Bauchdecke verzichtet werden. Ein Bauchdeckenverschluss sollte dann in den nächsten Tagen mittels eines weichen, resorbierbaren Netzes erfolgen (Abb. 19).

Die weitere Therapie besteht in der intensivmedizinischen Stabilisierung der Kreislaufsituation und einer Behandlung der Sepsis. Die Anwendung einer Hämofiltration über 24 h mit einem moderaten Wasserentzug kann die Schwellung des Darmes minimieren. Sobald es zu einem deutlichen Abschwellen der Bauchorgane gekommen ist, sollte der rasche Bauchdeckenverschluss angestrebt werden, um eine Retraktion der Faszienränder zu vermeiden.

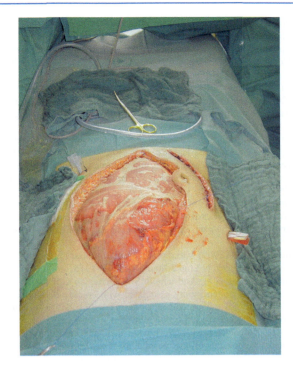

**Abb. 19** Temporärer Bauchdeckenverschluss bei abdominellem Kompartment

## Literatur

Arnold M, Abnet CC, Neale RE, Vignat J, Giovannucci EL, McGlynn KA, Bray F (2020) Global burden of 5 major types of gastrointestinal cancer. Gastroenterology 159(1):335–349e15. https://doi.org/10.1053/j.gastro.2020.02.068

Bodmann KF, Grabein B, Kresken M, Derendorf H, Stahlmann R, Ott SR, Olzowy B, Eckmann C, Wagenlehner F, Sunderkötter C, Vossen MG, Pascal M, Dohmen PM, Shah PM, Mutters R, Walger P, Wilke M: für die Expertenkommission (2019) S2k-LL Kalkulierte parenterale Initialtherapie bakterieller Erkrankungen bei Erwachsenen – update 2018, 2. aktualisierte Version, erstellt am 25. Juli 2019. www.awmf.org. Registrierungsnummer: 082-006, Entwicklungsstufe: S2k

Bodmann KF, Kresken M, Grabein B, Dohmen PM, Wilk M (2020) Kalkulierte parenterale Initialtherapie bakterieller Infektionen: Einführung und Antibiotika. GMS Infectious Diseases, Vol. 8, ISSN 2195-883

Bray F, Ferlay J, Soerjomataram I, Siegel RL et al (2018) Global Cancer statistics (2018): GLOBOCAN estimates of incidence and mortality worldwide for 36 cancers in 185 cp Ountries. Ca Cancer J Clin 68: 394–424

Cheng Y, Briarava M, Lai M et al (2017) Pancreaticojejunostomy versus pancreaticogastrostomy reconstruction fort he prevention of postoperative pancreatic fistula following pancreaticoduodenectomy. Cochrane Database Syst Rev 2017, 9. Art.No:CD012257. https://doi.org/10.1002/14651858.CD012257.pub2

Fabbi M, Hagens ERC, Van Berge Henegouwen MI, Gisbertz SS (2021a) Anastomotic leakage after esophagectomy for esophageal cancer: definitions, diagnostica, and treatrment. Dis Esophagus 34: 1014. https://doi.org/10.1093/dote/doaa039

Fabbi M, Hagens ERC, van Berge Henegouwen MI, Gisbertz SS (2021b) Anastomotic leakage after esophagectomy for esophageal cancer: definitions, diagnostics, and treatment. Dis Esophagus 34(1): doaa039. https://doi.org/10.1093/dote/doaa039. PMID: 32476017; PMCID: PMC7801633

Gesundheitsberichterstattung des Bundes (2022) Diagnosedaten der Krankenhäuser. Eckdaten der vollstat. Patienten 2000–2020. www.gbe-bund.de/gbe/pkg_isgbe5.prc_menu. Zugegriffen im September 2022

Ghaferi AA et al (2009) Variation in hospital mortality associated with inpatient surgery. N Engl J Med 361:1368–1375

Guiliani T, Di Gioia A, Andrianello S, Marchegian G, Bassi C (2021) Pancreaticoduodenectomy associated with colonic resections: indications, pitfalls, and outcomes. Updates Surg 73(2):379–390. https://doi.org/10.1007/s13304-021-00996-7

Gupta B, Kumar N (2017) Worldwide incidence, mortality and time trends for cancer of the oesphagus. Eur J Cancer Prev 26(2): 107–118. https://doi.org/10.1097/CEJ.0000000000000249

Hamai Y, Hihara J, Taomoto J, Yamakita I, Ibuki Y, Okada M (2014) Effects of neoadjuvant chemoradiotherapy on postoperative morbidity and mortality associated with esophageal cancer. Dis Esophag. https://doi.org/10.1111/dote.12207. [ePub 11.03.2014]

Hopt UT, Makowiec F, Adam U (2004) Nahtinsuffizienzen im biliopankreatischen Bereich. Chirurg 75:1079–1087

Keller J, Wedel T, Seidl H, Kreis ME, van der Voort I, Gebhard M, Langhorst J, Jansen PL, Schwandner O, Storr M, van Leeuwen P, Andresen V, Preiß V, Preiß JC, Layer P (2022) Update S3-Leitlinie Intestinale Motilitätsstörungen: Definition, Pathophysiologie, Diagnostik und Therapie. Gemeinsame Leitlinie der Dtsch. Gesellschaft für Gastroenterologie, Verdauungs- und Stoffwechselkrankheiten (DGVS) und der Deutschen Gesellschaft für Neurogastroenterologie und Motilität (DGNM). Z Gastroenterol 60:192–218. https://doi.org/10.1055/a-1646-1279

Kempeneers MA, Issa Y, Ali UA, Baron RD, Besselink MG, Büchler M, Erkan M, CFD C, Isaji S, Izbicki J, Kleef J, Laukkarinen J, ARG S, Shimosegawa T, Whitcomb DC, Windsor J, Miao Y, Neptolemois J (2020) International consensus guidelines for surgery and timing of intervention in chronic pancreatitis. Pancreatology 20(2):149–157. https://doi.org/10.1016/j.pan.2019.12.005. Epub 2019 Dez 17

Kirkpatrick AW, Roberts DJ, DeWaele J, Jaeschke R, Malbrain MLNG, De Leulenaer B, Duchesne J, Björck M, Lappaniemi A, Ejike J, Sugrue M, Cheatham M et al (2013) Intra-abdominal hypertension and the abdominal compartment syndrome: updates consensus definitions and clinical practice guidelines from the World Society of the Abdominal compartment Syndrome. Intensive Care Med 39(7): 1190–1206. https://doi.org/10.1007/s00134-013-2906-z. Epub 2013 May 15

Knoefel WT, Gabor I, Rehders A, Alexander A, Krausch M, Schulte am Esch J, Fürst G, Topp SA (2013) In situ liver transection with portal vein ligation for rapid growth of the future liver remnant in two-stage liver resection. Br J Surg 100(3):388–394

Kollmar O et al (2006) Anatomische Klassifikation der Pankreatojejunostomie korreliert mit der postoperativen Fistelrate nach Whipple Operation, doc06dgch4810

Kröpil F, Schauer M, Krausch M, Kröpil P, Topp SA, Raffel AM, Eisenberger CF, Knoefel WT (2013) Splenic artery switch for revascularization of the liver: a salvage procedure for inflammatory arterial hemorrhage. World J Surg 37(3):591–595

Low DE, Kuppusamy MK, Alderson D, Cecconelle I, Chang AC, Darling G, Davies A, D'Journo XB, Gisbertzt SS, Griffin SM, Hardwick R, Hoelscher A, Hofstetter W, Jobe B, Kitagawa Y, Pera M, Pramesh CS, Puig S, Reynolds JV, Schroeder W, Smithers M, Wijnhoven BPL (2019) Benchmarking complications associated with esophagectomy. Ann Surg 269(2):291–298. https://doi.org/10.1097/SLA0000000000002611

Mann C, Berlth F, Hadzijusufovic E, Lang H, Grimminger PP (2020) Minimally invasive esophagectomy: clinical evidence and surgical techniques. Langenbeck's Arch Surg 405:1061–1067. https://doi.org/10.1007/s00423-020-02003-w

Mariette C, Markar SR, Dabakuyo-Yonli TS, Meunier B, Pezet D, Collet D, D'Journo XB, Brigand C, Perniceni T, Carrere N, Mabrut JY, Msika S, Pechaud F, Prudhonmme M, Bonnetain F, Piessen G (2019) Hybrid minimally invasive esophagectomy for esophageal cancer. N Engl J Med 380(2):152–162. https://doi.org/10.1056/NEJMoa1805101: Enhanced recovery after surgery /ERAS) Recommentations 2019. World J Surg. 2020; 44:2056–2084. 10.1007/s00268-020-05462-w

Oshikiri T, Takiguchi G, Hasegawa H, Yamamoto M, Kanaji S, Yamashita K, Matsuda T, Nakamura T, Suzuki S, Kakeji Y (2021) Postoperative recurrent laryngeal nerve palsy is assisted with pneumonia in minimally invasive esophagektomy for esophageal cancer. Surg Endosc 32(2):837–844. https://doi.org/10.1007/s00464-020-07455-1. Epub 2020 Feb 21

Ozawa S, Koyanagi K, Ninomiya Y, Yatabe K, Higuchi T (2020) Postoperative complications of minimally invasive esophagectomy for esophageal cancer. Ann Gastroenterol Surg 4:126–134. https://doi.org/10.1002/ags3.12315.eCollection

Rawla P, Sunkara T, Gaduputi V (2019) Epidemiology of pancreatic cancer: global trends, etiology ans risk factors. World J Surg 10(1): 10–27. https://doi.org/10/14740/wjon1166

RKI (2018) Zentrum für Krebsregisterdaten. Robert-Koch-Institut. www.krebsdaten.de/krebs/DEkrebsarten/. Speiseröhrenkrebs

Schorn S, Vogel T, Demir I, Demir E, Safak O, Friess H, Ceyhan GO (2020) Do somatostatin-analogues have the same impact on postoperative morbidity and pancreativ fistula in patients after pancreaticoduodenektomie and distal pancreatectomy – a systematic review with meta-analysis of randomized-controlled trials. Pancreatology 20(8):1770–1778. https://doi.org/10.1016/j.pan.2020.10.043. Epub 2020 oct 22

Siegel RL, Miller KD, Fuchs HE, Jemal A (2021) Cancer statistics, 2021. CA Cancer J Clin 71:7–33. https://doi.org/10.3322/caac.21654

Su Q, Yin C, Liao W, Yang H, Ouyang L, Yang R, Ma G (2021a) Anastomotic Leakage and postoperative mortality in patients after esophageal cancer resection. J Int Med Res 49(9):3000605211045540. https://doi.org/10.1177/03000605211045540

Su Q, Yin C, Liao W, Yang H, Ouyang L, Yang R, Ma G (2021b) Anastomotic leakage and postoperative mortality in patients after esophageal cancer resection. J Int Med Res 49(9):3000605211045540. https://doi.org/10.1177/03000605211045540. PMID: 34590915; PMCID: PMC8489786

Sung H, Ferlay J, Siegel RL, Laversanne M, Soerjomataram I, Jemal A, Bray F (2021) Global cancer statistics 2020: Globocan Estimates of Incidence and Mortality worldwide for 36 cancers in 185 countries. CA Cancer J Clin 71(3):209–249. https://doi.org/10.3322/caac.21660. Epub 2021 Feb 4

Tillmann B (2009) Atlas der Anatomie des Menschen, 2. Aufl. Springer, Berlin/Heidelberg/New York

Uhlenhopp DJ, Then EO, Sunkara T, Gaduputi V (2020) Epidemiology of esophageal cancer: update in global trends, etiology and risk factors. Clin J Gastroenterology 13:1010–1021. https://doi.org/10.1007/s12328-020-01237-x

Welte M, Hansen D (2008) Anästhesie in der Viszeralchirurgie. In: Rossaint R, Werner C, Zwißler B (Hrsg) Die Anästhesiologie, 2. Aufl. Springer, Berlin/Heidelberg/New York

Workum F van, van der Maas J, van den Wildenberg FJ, Polat F, Kouwenhoven EA, van Det MJ, Nieuwenhuijzen GA, Luyer MD, Rosman C (2017) Improved functional results after minimally invasive esophagectomy: intrathoracic versus cervical anastomosis. Ann Thorac Surg 103(1):267–273. https://doi.org/10.1016/j.athoracsur.2016.07.010. Epub 2016 Sep 24. PMID: 27677565

Workum F van, Verstegen MH, Klarenbeek BR, Bouwense SAW, van Nieuwenhuijzen GAP, van der Peet DL, Ploat F, Ubels S, BPL W, Rovers MM, Rosman C, Henegouwen MI, Daams F, Gisbertz SS, Hannink G, Haveman JW, Heisterkamp J, Jansen W, Kouwenhoven EA, van Lanschot JJB, ICAN collaborative research group (2021) Intrathoracic vs cervical anastomosis after totally hybrid minimally invasive esophagectomy for esophageal cancer: a randomized clinical trial. JAMA Surg 156(7):601–610

# Intensivtherapie nach gefäßchirurgischen Eingriffen

Andreas Greiner, Michael Jacobs, Jochen Grommes und Alexander Gombert

## Inhalt

| 1 | Postoperative Überwachung – generell | 1523 |
|---|---|---|
| 2 | Aortale Chirurgie | 1524 |
| 3 | Operationen an der Aorta | 1525 |
| 3.1 | Aortendissektion | 1525 |
| 3.2 | Degeneratives thorakoabdominelles Aneurysma | 1525 |
| 3.3 | Abdominelles Aortenaneurysma | 1525 |
| 3.4 | Intra- und postoperative Surveillance | 1526 |
| 4 | Periphere arterielle Verschlusskrankheit (pAVK) | 1527 |
| 4.1 | Krankheitsbild und Operationsindikation | 1527 |
| 4.2 | Postoperative Überwachung | 1528 |
| 5 | Akute Extremitätenischämie | 1528 |
| 5.1 | Krankheitsbild und Operationsindikation | 1528 |
| 5.2 | Postoperative Überwachung | 1529 |
| 6 | Chirurgie der supraaortalen Gefäße – A. carotis | 1529 |
| 6.1 | Krankheitsbild und Operationsindikation | 1529 |
| 6.2 | Operationsverfahren | 1529 |
| 6.3 | Intraoperative Sicherheit | 1530 |
| 6.4 | Postoperative Überwachung | 1530 |
| Literatur | | 1530 |

## 1 Postoperative Überwachung – generell

Insgesamt sind gefäßchirurgische Patienten ähnlich bzgl. der postoperativen intensivmedizinischen Überwachung zu betreuen wie andere chirurgische Patienten. Es besteht jedoch häufig ein ausgeprägtes kardiovaskuläres Nebenerkrankungsprofil, welches für kardiovaskuläre Indexereignisse wie Herzinfarkt, Schlaganfall und Lungenarterienembolie prädestinieren kann (Kehlet et al. 2016). Die bekannte, häufig existente gestörte Organmikrozirkulation kann hier durch eine Hypovolämie akzentuiert werden, sodass eine adäquate, an die kardiale Situation adaptierte Volumensubstitution beachtet werden muss (Cabrales et al. 2006).

Die Autoren möchten an dieser Stelle das aus eigener Erfahrung existente, aber auch wissenschaftlich belegte Risiko von gefäßchirurgischen Patienten, besonders älteren pAVK-Patienten, perioperativ z. T. lebensbedrohliche kardiale Komplikationen zu erleiden, betonen. Dies macht ein besonders Maß an Erfahrung seitens aller behandelnden Ärzte und Pflegekräfte erforderlich (Kertai et al. 2003).

In den weiteren Kapiteln werden die spezifischen Komplikationen nach dem versorgten Zielgefäß, unterteilt in operationsabhängig und nicht prozedurspezifisch, im Einzelnen besprochen.

Nicht prozedurspezifische Komplikationen wie kardiopulmonale Ereignisse werden durch das intensivmedizinische Monitoring adäquat überwacht. Komplikationen infolge der durchgeführten Operation können zum einen im Zugangsbereiches der Gefäße oder im Versorgungsbereich liegen. Zu nennen wären hier arterielle Blutungen oder Gefäßverschlüsse. Blutungen gehen, je nach Lokalisation und Ausmaß, mit einem hämorrhagischen Schock und/oder lokalen Blutungszeichen wie Schwellung, Schmerz und Blutung über die Operationswunde oder in eingebrachte Blutungsdrainagen einher. Ein stabiler Befund in der Laboruntersuchung schließt eine Blutung nicht sicher aus. Es gilt in Zusammenschau der klinischen und laborchemischen Befunde sowie der Vitalparameter eine rasche Entscheidung zu treffen. Eine Verifizierung mittels akuter durchgeführter Schnittbildgebung, in der Regel eine CT-Angiografie, oder eine umgehende chirurgische Exploration können beide je nach Situation des Patienten erforderlich sein.

Der postoperativen Inspektion der operierten Extremität bzw. des Operationsgebiets und etwaiger eingebrachter Drainagen fällt eine besondere Bedeutung zu.

Durch die zeitnahe Erkennung wird ggf. ein hämorrhagischer Schock verhindert und damit die Gefahr von irreversiblen Schäden und/oder einer Verschlimmerung bestehender kardiovaskulärer Vorerkrankungen vermieden. Ein postoperativer Verschluss, sei es durch eine Thrombose oder eine lokale Dissektion des operierten Gefäßes, bedingt eine akute Ischämie des Zielorgans. Hier muss zwingend, am Beispiel des Beines, der periphere Gefäßstatus klinisch im Sinne einer nicht-gestörten Kapillar- und Venenfüllung, einer fehlenden Temperaturdifferenz und ggf. vorhandener Fußpulse, mehrfach kontrolliert werden.

## 2   Aortale Chirurgie

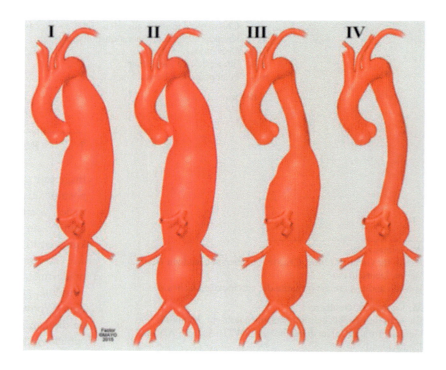

**Abb. 1** Klassifikation von thorakoabdominellen Aortenaneurysmen nach Crawford Typ I bis IV. (Aus Increasing Role of Fenestrated and Branched Endoluminal Techniques in the Thoracoabdominal Segment Including Supra- and Pararenal AAA https://link.springer.com/article/10.1007/s00270-020-02525-2/figures/3)

## 3 Operationen an der Aorta

### 3.1 Aortendissektion

In diesem Artikel wird ausschließlich die Aortendissektion nach Stanford Typ B (Beginn der Dissektion distal des Abgangs der linken A. subclavia) behandelt, Typ-A-Dissektionen (Beginn der Dissektion proximal des Abgangs der linken A. subclavia) stellen immer einen akuten Notfall dar und werden i. d. R. unmittelbar nach Diagnosestellung durch einen offenen Ersatz der Aorta ascendens, ggf. mit Aortenklappenrekonstruktion und Bogen- oder Teilbogenersatz versorgt (Elsayed et al. 2017). Die jährliche Inzidenz von Typ-A- und -B-Dissektionen beträgt 3/100.000/Jahr, wobei die Typ-A-Dissektion 2–3 Mal häufiger vorkommt (Acosta und Gottsäter 2019). Die akute Typ-B-Dissektion gilt für die ersten 14 Tage nach Einsetzen von Symptomen, zwischen zwei Wochen und drei Monaten spricht man von einer subakuten Dissektion, eine chronische Dissektion liegt drei Monate nach dem Indexereignis vor (Riambau et al. 2017).

Akute Stanford-Typ-B-Aortendissektionen werden in der Regel zunächst konservativ behandelt, vorausgesetzt, es besteht keine bedrohliche Symptomatik, und der Patient kann suffizient medikamentös antihypertensiv behandelt werden. Persistierende Schmerzen stellen, ebenso wie die Frühexpansion in der CT eine dringliche OP-Indikation dar. Es besteht die Indikation zur sofortigen Ausschaltung einer akuten Typ-B-Dissektion bei einem nicht beherrschbaren Schmerz, der Ruptur und einer Organ-, Rückenmark- oder Extremitätenischämie, ggf. im Sinne eines sog. „false lumen collapse", also einer Kompression des wahren Lumens zugunsten des falschen Lumens mit konsekutiver Minderperfusion der Endorgane (Luebke und Brunkwall 2010).

### 3.2 Degeneratives thorakoabdominelles Aneurysma

Ab einem Querdiameter von 6 cm sollte eine offene oder interventionelle Therapie eines thorakalen oder thorakabdominellen Aortenaneurysmas (TAAA) geplant werden (6). Unabhängig vom Typ des TAAA besteht als gefürchtete Komplikation bei offener und endovaskulärer Aortenchirurgie die Gefahr einer spinalen Ischämie mit Paraplegie und Blasen-Mastdarm-Störung (Crawford 1974; Jacobs et al. 2006; Gombert und Simon 2021). Sowohl für die endovaskuläre, als auch für die offene Operation wurden verschiedene Therapiestrategien zur spinalen Ischämieprophylaxe entwickelt. Bewährt hat sich die elektive Applikation einer Liquordrainage, sowie die Messung von intraoperativen motorischen evozierten Potenzialen (Jacobs et al. 2002).

Die offene TAAA-Chirurgie ist insbesondere hinsichtlich der operativen Invasivität und der intra-, aber auch perioperativen kardiovaskulären Kompromittierung beispiellos (Abb. 1) (Gombert et al. 2019b). Der präoperativen kardiovaskulären Evaluation kommt eine besondere Bedeutung zu, eine ausführliche und hinsichtlich der möglichen postoperativen, auch dauerhaften Komplikationen transparente Aufklärung ist unverzichtbar. Selbst in entsprechenden Kompetenzzentren mit ausgewiesener Expertise ist die Morbiditäts- und Mortalitätsrate relevant, die postoperativen Verläufe sind in der Regel langwierig, letztendlich zeigt sich jedoch meist einer vollständige Genesung der Patienten (Keschenau et al. 2017). Keschenau et al. berichten über ein Krankengut aus den Jahren 2000–2016 mit Bindegewebserkrankungen, komplexem offenen thorakalen und thorakoabdominalem Aortenersatz von einer Krankenhausmortalität von 14 %. In einer retrospektiven Untersuchung von 3309 thorakoabdominalen Aortenrekonstruktionen (Coselli et al. 2016) wird von einer Krankenhausmortalität von 7,5 % berichtet. Die Inzidenz schwerer Komplikationen war abhängig vom Ausmaß des Aortenersatzes.

### 3.3 Abdominelles Aortenaneurysma

Das Bauchaortenaneurysma ist das häufigste Aneurysma beim Menschen. Die Prävalenz wird bei der Bevölkerungsgruppe der über 65-jährigen mit 3–7 % angegeben. Die Inzidenz liegt bei 38–40/100.000 Einwohner pro Jahr. Die weitaus häufigste Lokalisation degenerativer atherosklerotischer Aneurysmen ist das infrarenale Aortensegment (80–90 %) (Patel et al. 2018).

Die Indikation zur elektiven operativen Ausschaltung eines abdominellen Aortenaneurysmas bei fehlender Symptomatik ergibt sich ab einem transversalen maximalen Durchmesser von 5,5 cm. Bei einem Durchmesser von 5,5–5,9 cm besteht ein Rupturrisiko von 6–9 % innerhalb eines Jahres und von 25 % innerhalb von fünf Jahren. Eine schnelle Größenprogredienz (> 0,5 cm/Jahr) bei grenzwertig großen Aneurysmen stellt ebenfalls ein erhöhtes Rupturrisiko und somit eine Operationsindikation dar. Die Indikation zur dringlichen Operation (innerhalb von 24 h) ergibt sich bei symptomatischen abdominellen Aortenaneurysmen bei noch intakter Aortenwand. Es besteht typischerweise ein deutlicher Druckschmerz im Bereich des tastbaren Aneurysmas sowie Flanken- und Rückenschmerz. Die Aortenruptur stellt einen chirurgischen Notfall dar (Wanhainen et al. 2019).

Die operative Versorgung erfolgt entweder offen oder endovaskulär. Entgegen den Empfehlung der vorliegenden großen, randomisierten Studien, die mittel- und langfristig eine offene Operation aufgrund geringerer Re-Interventionsraten und geringerer Mortalitätsraten im Verlauf empfehlen, besteht seit zehn Jahren ein deutlicher Trend zur endovaskulären Versorgung mittels Endovaskulärem Aortenaneurysma-Repair (EVAR) (Lederle et al. 2019). Dies ist zum Teil durch die geringere perioperative Komplikationsrate bedingt, welche sich jedoch nicht wesentlich von der Komplikationsrate beim offenen infrarenalen Aortenaneurysmaersatz unterscheidet. Der weniger invasive Charakter der EVAR hat im 21. Jahrhundert zu einer höheren Akzeptanz seitens der Patienten geführt.

Handelt es sich um ein Aneurysma, das direkt bis an die Nierenarterienabgänge oder darüber hinaus reicht, ist neben der offenen Operation mit dem Wiedereinsetzen der Nierenarterien und/oder Viszeralarterien auch eine komplexe endvaskuläre Operation möglich. Es bestehen hier per se mehrere verschiedene Verfahren, welche Anwendung finden und je nach Gesamtkonstellation zu bevorzugen sind (Wanhainen et al. 2019). Insgesamt hat sich bei juxta- und suprarenalen Aortenaneurysmen das Fenestrierte endovaskuläre Aorten-Repair (FEVAR) als etablierte und zuverlässige Operationsmethode bewährt (Antoniou et al. 2021) (Oderich et al. (2021), S. 18). Bei Hybridverfahren ist es notwendig, die viszerorenalen Gefäße mit einer endovaskulären Aortenprothese zu verschließen. Es muss dann im Sinne einer Debranching-Operation mittels extra-anatomischer Bypässe, z. B. ausgehend von den Iliakalgefäßen oder der thorakalen Aorta, die Durchblutung von Nieren und den Eingeweideorganen sichergestellt werden. Diese Technik, welche vor wenigen Jahren bei symptomatischen Aneurysmen im juxtarenalen Bereich oder thorakoabdominellen Bereich regelmäßig Anwendung fand, ist heute vielfach zugunsten von endovaskulären Techniken abgeschafft worden (Chiesa et al. 2007).

Bei Hochrasanztraumen ist heutzutage, besonders im thorakalen Aortenbereich und passender Anatomie, aber auch im abdominellen Bereich, die endovaskuläre Versorgung aufgrund reduzierter Mortalität und Morbidität zum Standardverfahren geworden (Gombert et al. 2017b).

### 3.4 Intra- und postoperative Surveillance

Nur in erfahrenen Händen kann die offene und endovaskuläre TAAA-Chirurgie reproduzierbar zu guten Ergebnissen führen, im Besonderen die offene TAAA-Chirurgie wird durch den Faktor Zeit und strategisch gutes Vorgehen beeinflusst (21). Darüber hinaus muss in der Phase der Aortenklemmung nach heutigem Erkenntnisstand die ante- oder retrograde Perfusion der nachgeschalteten Viszerorenalorgane gewährleistet werden. Hierzu bietet sich der Einsatz einer femoro-femoral angeschlossenen Herz-Lungen-Maschine oder die selektive Perfusion der Endorganarterien im zu versorgenden Aortensegment an (Jacobs et al. 2006). Neben den bereits erwähnten Verwendungen von Liquordrainage und motorisch-evozierten Potenzialen (MEP), kann die tiefe Hypothermie mit Kreislaufstillstand in der Phase der Aortenrekonstruktion angewandt werden (Corvera et al. 2017). Postoperativ wird das Monitoring mittels Liquordrainage für 72 h aufrechterhalten, ein Zieldruck von weniger als 10 mmHg wird hier angestrebt, wobei dieser Grenzwert einen Erfahrungswert darstellt (Wortmann et al. 2017). Postoperativ ist eine Thrombozytopenie nicht selten, ebenso wie ein Mangel an Gerinnungsfaktoren, sodass neben einer großzügigen Substitution von Fresh Frozen Plasma (FFP) und Fibrinogen auch ein intensives Gerinnungsmonitoring, z. B. mittels ROTEM, zur Anwendung kommen sollte. Darüber hinaus sollte durch die Anwendung moderner Biomarker zur Früherkennung von Organschäden das bestehende diagnostische Armamentarium ergänzt werden. Verschiedene Biomarker zur Früherkennung des Nierenversagens oder einer drohenden Sepsis sind im Bereich der TAAA-Chirurgie erfolgreich untersucht worden und finden bereits klinischen Einsatz (Gombert et al. 2017a, 2019a; Averdunk et al. 2020).

Auf eine ausreichende Gabe von Volumen, besonders in den ersten 24 h postoperativ, ist zu achten, aufgrund klinischer Erfahrung und mit niedriger Evidenz wird in den Leitlinien der European Society of Vascular Surgeons von 2017 (Riambau et al. 2017) ein Hämoglobinwert von 10 mg/dl angestrebt.

Klinische Hinweise auf eine Organminderperfusion erfordern eine sofortige Diagnostik, um eine schnelle therapeutische Entscheidung zu fällen. Der Verschluss einer Nierenarterienrekonstruktion im Rahmen einer operativen Ausschaltung eines Aneurysmas kann klinisch unbemerkt bleiben, da die zweite Niere die Diurese ausreichend erhalten kann. Sollte in der postoperativen Phase die Diurese abnehmen oder sistieren, muss unverzüglich die Durchblutung der Nieren duplexsonografisch beurteilt werden. Die Duplexsonografie erlaubt in aller Regel eine sichere und schnelle Beurteilung der Organdurchblutung. Ist der Patient stabil und lässt sein Allgemeinzustand eine Reoperation zu, sollte eine Thrombektomie erfolgen. Patienten in einem postoperativ kritischen Allgemeinzustand sollten nicht zur Rettung einer Niere gefährdet werden.

Die Mesenterialischämie sollte bei ausreichendem klinischen Verdacht sofort durch eine Angio-CT ausgeschlossen oder ggf. bestätigt werden.

Der Verschluss einer Mesenterialarterie kann in der unmittelbar postoperativen Phase v. a. beim beatmeten Patienten anfänglich klinisch stumm verlaufen. Eine Darmischämie im Sinne einer peripheren Gefäßobliteration der Mesenterialarkade bzw. im Sinne einer Non-Occlusive Mesenterial Ischemia (NOMI) kann nicht sicher ausgeschlossen werden.

Ein fehlender Laktatanstieg schließt eine Mesenterialischämie nicht sicher aus, laborchemisch gibt es perioperativ keinen zuverlässigen Parameter, der eine Darmischämie sicher ausschließen kann (Vermeulen Windsant et al. 2012). Intestinal Fatty Acid-Binding Protein (IFABP) ist ein vielversprechender, spezifischer Biomarker für eine vorliegende Darmischämie, der jedoch bisher noch nicht ausreichend klinisch verifiziert wurde (Van Beest et al. 2013). Eine Endoskopie von Magen, Rektum und Kolon kann hier sehr sicher eine intestinale Ischämie erkennen bzw. ausschließen. Die mesenteriale Ischämie hat nach wie vor eine hohe Mortalität. Im Zweifelsfall sollte bei entsprechender Klinik eine explorative Re-Laparotomie oder ggf. Laparoskopie erfol-gen.

Ein Eingriff an der Aorta bedarf keiner postoperativen Vollantikoagulation, eine prophylaktische Gabe von intravenösem Heparin oder eine subkutane Applikation von Low Molecular Weight Heparine (LMWH) ist in der Regel ausreichend.

## 4 Periphere arterielle Verschlusskrankheit (pAVK)

### 4.1 Krankheitsbild und Operationsindikation

Die periphere arterielle Verschlusskrankheit (pAVK) ist das klinische Korrelat der Atherosklerose in aortalen und weiter peripheren Gefäßabschnitten der Arme und besonders der Beine (Conte et al. 2019). Das dabei betroffene Endorgan ist die Skelettmuskulatur. Im Ruhezustand reicht die Sauerstoffversorgung der Muskulatur aus. Unter Belastung kommt es allerdings zu einem massiven Anstieg des metabolischen Bedarfs, der einerseits durch den gestörten arteriellen Fluss in das Bein und andererseits durch einen chronischen ischämischen Mitochondrienschaden in der Muskelzelle nicht mehr gedeckt werden kann (Gratl et al. 2020). Das Resultat sind Schmerzen beim Gehen, meistens in der Wadenmuskulatur.

Die klinische Einteilung richtet sich nach der Klassifikation von Fontaine und/oder nach Rutherford (siehe Abb. 2). Eine operative Therapieindikation besteht frühestens im Stadium IIB, also bei einer Gehstrecke < 200 m (Abb. 2). Je nach Gesamtsituation des Patienten sollte eine invasive Therapie sogar erst ab Stadium III, also dem Ruheschmerz, in Erwägung gezogen werden. Studien belegen den hohen Nutzen der konservativen Therapie bei pAVK IIB. Kniegelenksübergreifende Eingriffe mit Anschluss an krurale oder pedale Gefäße bleiben den Stadien III und IV vorbehalten, um eine drohende Major-Amputation zu vermeiden. Durch das konstante Zusammenwirken von Nikotinkarenz, strukturiertem Gehtraining sowie der Einnahme von Aspirin und einem Statin, kann die Gehstrecke oft ebenso dauerhaft verbessert werden wie durch periphere Gefäßinterventionen oder Operationen (Murphy et al. 2012). Durch die zusätzliche Einnahme von Rivaroxaban in niedriger Dosierung zweimal täglich konnte wissenschaftlich reliabel belegt werden, dass die Rate von Major-Amputationen und vaskulären Interventionen nochmals gesenkt werden konnte (Anand et al. 2018). Es hat demnach ein Paradigmenwechsel in der Versorgung der pAVK stattgefunden, welcher der konservativen Therapie, je nach Stadium, einen Platz als Alternative oder als Ergänzung zur operativen Therapie einräumt. Die Therapie der pAVK bedeutet demnach im 21. Jahrhundert eine sinnvolle, Leitlinien-orientierte und Patienten-individualisierte

| Fontaine | Rutherford | Klinik |
|---|---|---|
| I | 0 | asymptomatisch |
| IIa | 1 | geringe Claudicatio intermittens |
|  | 2 | mäßige Claudicatio intermittens |
| IIb | 3 | Schwere Claudicatio intermittens |
| III | 4 | Ruheschmerzen |
| IV | 5 | Distale trophische Läsionen |
|  | 6 | Über das metatarsale Niveau reichende tropische Läsionen |

**Abb. 2** Klinische Klassifikation der peripheren, arteriellen Verschlusskrankheit nach Fontaine und Rutherford

Therapie unter Berücksichtigung aller therapeutischen Optionen – offen chirurgisch, interventionell, medikamentös und konservativ.

Die Leitlinien der European Society of Vascular Surgery – die Klinische Practice Guideline zur akuten Extremitätenischämie von 2020 (Björck et al. 2020) und die Leitlinie zum Management der chronischen extremitätenbedrohenden Ischämie von 2019 (Conte et al. 2019) finden Sie unter: https://esvs.org/guidelines/.

## 4.2 Postoperative Überwachung

Während der Operation erfolgt in der Regel eine systemische Antikoagulation vor Ausklemmen der affektierten Arterie, z. B. mit Heparin. Je nach durchgeführter offener oder interventioneller Therapie wird eine prophylaktische oder therapeutische Antikoagulation empfohlen. Bei fehlenden Leitlinien ist hier eine hohe Variabilität in Abhängigkeit von der durchgeführten Operation und dem beteiligten Operateur nicht unüblich. Eine Besonderheit ist die Antikoagulation bei bekannter Heparin-induzierter Thrombozytopenie (HIT). Diese wird in diesem Werk im ▶ Kap. 59, „Thrombose in der Intensivmedizin" thematisiert. Je nach Ausdehnung der durchgeführten Bypassanlage oder interventionellen Rekanalisation mit und ohne Stentimplantation wird eine dauerhafte Antikaogulation oder duale Plättchenhemmung empfohlen (Conte et al. 2019).

Postoperativ sollte neben der Überwachung der Vitalzeichen dem Lokalbefund der versorgten Extremität besondere Aufmerksamkeit zuteilwerden. Neben der klinischen Überwachung durch Feststellung der Hauttemperatur im Seitenvergleich, der venösen Füllung und der Re-Kapillarisierung ist ggf. das Tasten peripher Pulse möglich. Je nach Gefäßstatus ist dies jedoch bei chronisch verschlossenen Gefäßen nicht immer möglich. Entsprechende Handdoppler und Duplexsonografiebefunde sind nicht zwingend mit einer akuten postoperativen Ischämie gleichzusetzen. Eine Nachblutung im Operationsgebiet muss besonders unter intensiverer Antikoagulation ggf. zeitnah erkannt werden.

Auch ein mögliches Kompartmentsyndrom muss bei entsprechendem klinischem Verdacht durch wiederholte laborchemische Befunderhebung der Kreatinkinase (Creatin-Kinase, CK) und ggf. eine Muskellogendruckmessung am Ort der klinischen Beschwerden und distal der Gefäßrekonstruktion ausgeschlossen werden.

Das klinische Bild des Kompartmentsyndroms ist durch Druckschmerz im Bereich des geschwollenen Kompartments, Muskeldehnungsschmerz, Sensibilitätsstörung und Einschränkung der aktiven Bewegung gekennzeichnet. Dehnungsschmerz und Sensibilitätsstörung sind die Hauptkriterien eines Kompartmentsyndroms. Die Diagnose eines Kompartmentsyndroms wird klinisch erstellt. Sie kann durch eine Druckmessung im Kompartment ergänzt werden. Druckwerte zwischen 10 und 15 mmHg gelten als normwertig und Werte > 30 mmHg als pathologisch. Beim Kompartmentsyndrom des Unterschenkels sollte eine operative Versorgung im Sinne einer Längsspaltung der Faszienlogen medial und lateral der Tibia erfolgen, um eine dauerhafte Schädigung von peripheren Nerven und Muskulatur zu verhindern.

## 5 Akute Extremitätenischämie

## 5.1 Krankheitsbild und Operationsindikation

Eine akute Ischämie, meist der Beine, stellt ein lebensbedrohliches Krankheitsbild dar, welches umgehend operativ versorgt werden sollte (Conte et al. 2019). Ursächlich ist entweder ein embolischer Verschluss oder eine lokale Thrombose auf der Grundlage einer vorliegenden Atherosklerose. Auch iatrogene Verletzungen im Rahmen von transfemoralen Interventionen führen nicht selten zu peripheren akuten Ischämien. Bei vorliegender Embolie muss an kardiale oder aortale Emboliequellen gedacht werden. Eine lokale Thrombosierung kann durch vorangegangene Operationen am Gefäßsystem (z. B. nach Bypassoperation), aber auch durch Gefäßpathologien wie Aneursymen der A. politea, bedingt sein. Die Diagnostik der akuten Ischämie ist primär klinisch zu stellen, jedoch kann die Diagnose je nach Gesamtsituation des Patienten durchaus komplex sein. Die klinischen Symptome wurden nach Pratt wie folgt zusammengefasst: vorliegende Schmerzen, Hautkolorit, Temperatur, Pulsstatus sowie Motorik, Sensibilität sowie Schock. Frühzeichen einer Sensibilitätsstörung können sehr diskret sein (Abb. 3).

Die Interpretation des Pulsstatus kann bei vorbestehender pAVK schwierig sein und sollte deshalb durch eine Doppleruntersuchung ergänzt werden. Ein mittels Doppler nachweisbares Signal und ein ableitbarer Knöchel-Arm-Index sprechen gegen eine akute Gefährdung der Extremität. Zur Prognose und Therapieentscheidung hat sich die Klassifikation nach Rutherford etabliert. Die farbkodierte Duplexsonographie erlaubt als nichtinvasive Untersuchung rasch die Objektivierung und Lokalisation des Gefäßverschlusses.

| Symptome der akuten Extremitätenischämie nach Pratt | |
|---|---|
| Schmerz- PAIN | Peitschenartig, intensiv |
| Haut- Palness | Kalt, blass, akrale Livedo |
| Nerven- Paresthesia | Missempfindungen |
| Pulse- Pulseslesness | Nicht tastbar |
| Funktion- Paralysis | Reduziert, erloschen |
| Kreislauf- Prostration | Schockzeichen |

**Abb. 3** Die 6 P nach Pratt – die klinischen Zeichen der akuten Extremitätenischämie

Hiermit lassen sich z. B. auch Aneurysmen als mögliche Emboliequelle nachweisen. Präoperativ sollte bei unsicherer Genese der Ischämie oder bei voroperiertem Patienten eine CT-Angiografie erfolgen. Zur Therapie gehören bereits präoperativ die Sicherstellung eines adäquaten Volumenstatus durch intravasale Flüssigkeit und die Gabe von Heparin intravenös. Üblich sind 5000 Einheiten als Bolus bei fehlender HIT-Anamnese und fehlender Anamnese von aktiven Blutungen. Zudem kann durch eine Wattewickelung der betroffenen Extremität und Tieflagerung die Perfusion optimiert und eine Druckexpositionsprophylaxe der minderperfundierten Extremität sichergestellt werden.

Eine adäquate Schmerztherapie ist wichtig; aufgrund der Intensität der Schmerzen ist oft bereits primär eine Analgesie mit Opiaten angezeigt. Operativ bietet sich die kathetergestützte Thrombektomie nach Schaffung eines Gefäßzugangs an. Nicht selten ist ergänzend die Beseitigung einer zugrundeliegenden chronischen Stenose zeitgleich indiziert. Hierfür kommen interventionelle oder chirurgische Verfahren wie Bypassanlagen infrage. Eine intraoperative Lyse kann durch Gabe von Urokinase oder Plasminogenaktivator (rtPA) über einen Katheter in den betroffenen Gefäßabschnitt realisiert werden (Conte et al. 2019). Bei Freigabe der Perfusion in das zuvor minderperfundierte Bein muss im Operationssaal eng mit der Anästhesie kommuniziert werden, da Blutdruckentgleisungen nicht selten sind und bei kardial vorerkranken Patienten zur akuten kardialen Dekompensation führen können.

## 5.2 Postoperative Überwachung

Postoperativ besteht nach jeder akuten Beinischämie das Risiko eines Kompartmentsyndroms. Vielfach wird daher am Ende der Revaskularisation einer Extremität eine mediale und laterale Längsfasziotomie des betroffenen Unterschenkels zur Verhinderung eines Kompartmentsyndroms durchgeführt.

In fortgeschrittenen Stadien der Ischämie muss neben der Schädigung der Muskulatur und Nerven mit Beeinträchtigung weiterer Organsysteme gerechnet werden. Das Risiko einer Crush-Niere sollte durch ausreichende Volumensubstitution minimiert werden. Eine Alkalisierung des Urins bei Rhabdomyolyse durch Gabe von Bikarbonat mit und ohne Mannitol wurde aus empirischen Erwägungen durchgeführt, ein positiver Effekt im Sinne einer Vermeidung eines Nierenversagens konnte nicht durch Studien belegt werden (Sawhney et al. 2022; Michelsen et al. 2019; Kim et al. 2022; Chavez et al. 2016). Eine intensivmedizinische Betreuung ist sinnvoll. Bei akut lebensgefährdetem Patienten muss auch eine primäre Major-Amputation im Sinne einer Ober- oder Unterschenkelamputation in Erwägung gezogen werden, um das Leben des Patienten zu retten.

# 6 Chirurgie der supraaortalen Gefäße – A. carotis

## 6.1 Krankheitsbild und Operationsindikation

Die Indikation zur operativen oder interventionellen Therapie einer Stenose der A. carotis interna ergibt sich aus dem Grad der bestehenden Stenosierung, ihrer Morphologie und einer ggf. vorliegenden Symptomatik im Sinne einer akut symptomatisch gewordenen Stenose der A. carotis interna (ACI) (Naylor et al. 2018). Sofern eine Stenose der A. carotis interna mehr als 70 % beträgt, kann laut europäischer und deutscher Leitlinie eine elektive Operation zur Verhinderung eines Schlaganfalls erwogen werden. Allerdings muss hinzugefügt werden, dass die absolute Risikoreduktion in fünf Jahren 5–6 % beträgt, beziehungsweise einer „number needed to treat (NNT)" von 17 bis 20 CEAs vorliegt. Damit ist die Operation gerechtfertigt, sofern eine perioperative Komplikationsrate < 3 % im behandelnden Krankenhaus vorliegt (Eckstein et al. 2013). Im europäischen Vergleich wird die Indikation zur Operation der A. carotis interna bei fehlender Symptomatik im Sinne eines Schlaganfalls zunehmend zurückhaltend gestellt und der konservativen, medikamentösen Therapie der Vorrang gegeben (Abbott et al. 2020; Timmerman et al. 2020).

Eine Stenose der ACI wird, unabhängig vom Grad der Stenosierung, als symptomatisch klassifiziert, wenn ein Schlaganfall, inklusive einer Amaurosis fugax, durch die entsprechende Enge der hirnversorgenden Arterie bedingt ist. Kardio-embolische Ereignisse und Schlaganfälle außerhalb des Versorgungsgebietes der jeweiligen ACI müssen hiervon zuvor sicher ausgeschlossen werden. Bei einer symptomatischen ACI-Stenose sollte möglichst weniger als eine Woche zwischen Indexereignis und Operation, wahlweise die offene Operation, vergehen, da in der ersten bis zweiten Woche das Risiko einer erneuten zerebralen Ischämie bei etwa 10 % liegt.

Liegt eine sog. Cresecendo-Symptomatik oder eine Verschlechterung der neurologischen Symptomatik („stroke in evolution") vor, muss umgehend operiert werden. Zerebrale Blutungen oder ein manifester ischämischer Infarkt sollten vorab ausgeschlossen werden. Je nach klinischem Zustand muss die Operationsindikation per se interdisziplinär diskutiert werden, um im Sinne des Patienten und im Dialog mit dem Patienten und der Familie entscheiden zu können.

Zudem ist das Kollektiv der Patienten, die an einer > 70 % ACI-Stenose leiden, anfällig für kardiovaskuläre Ereignisse: So beträgt das jährliche Risiko eines Myokardinfarktes 7 %, die Gesamtmortalität beläuft sich auf 4–7 %.

## 6.2 Operationsverfahren

Das der offenen Karotisoperation zugrundeliegende Prinzip ist die lokale Adventitia-nahe Ausschälung, die sog.

Thrombendarterioktomie (TEA) des atherosklerotischen Segmentes. Dabei sind zwei Verfahren gebräuchlich.

– Im Rahmen der konventionellen TEA wird eine Längsarteriotomie mit Patch-Plastik durchgeführt.

– Bei der Eversions-TEA hingegen wird die A. carotis interna von der Gabel abgesetzt und der Atherosklerosezylinder durch Umstülpung der A. carotis interna entfernt.

Zunehmend finden auch, besonders bei elektiven Eingriffen, endovaskuläre Verfahren Anwendung, also die Stent-PTA. Die Überlegenheit der Stent-PTA im Vergleich zur TEA konnte bis jetzt nicht hinreichend bewiesen werden (Paraskevas et al. 2020). Es findet sich keine signifikante Senkung der Komplikationsrate (Eckstein et al. 2013).

## 6.3 Intraoperative Sicherheit

Die intraoperative zerebrale Ischämie, bedingt durch die Unterbrechung des antegraden Hirnflusses auf der zu operierenden Seite, ist die wichtigste Quelle für schwerwiegende Komplikationen bei der Karotischirurgie. Einige Zentren propagieren daher ein intensives, nichtinvasives Neuromonitoring. Dabei erfolgt die Auswertung eines Elektroenzephalogramms (EEG) und die Anwendung der transkraniellen Duplexsonografie (TCD) zur Erfassung der Durchblutung der A. cerebri media beidseits durch extern applizierbare Schallsonden. Alternativ ist die Operation beim wachen Patienten oder die Detektion der Hirnperfusion mit Near-Infraread Spectroscopy (NIRS) möglich. Somit lassen sich intraoperative Blutflussveränderungen und die damit einhergehenden Unterversorgungen des Gehirns darstellen, wodurch auch beim intubierten und sedierten Patienten eine drohende zerebrale Unterversorgung erkannt wird. Durch das Einbringen eines intraluminalen Shunts in der ausgeklemmten A. carotis interna und/oder durch Anheben des arteriellen Blutdrucks zur Optimierung des Crossflows wird entsprechend gegenreguliert und die Durchblutung distal der OP-Region während der Operation aufrechterhalten.

## 6.4 Postoperative Überwachung

Das Neuromonitoring mittels TCD und EEG kann postoperativ unproblematisch fortgeführt werden, sodass postoperativ z. B. Mikroembolisationen und drohende Hypo- und Hyperperfusionssyndrome frühzeitig erkannt werden, auf die therapeutisch reagiert werden muss.

Die Blutdruckkontrolle in den ersten 24 h nach der erfolgten Operation ist von entscheidender Bedeutung, da die Operation mit z. T. lebensbedrohlichen akuten Komplikationen assoziiert sein kann. Die postoperative Überwachung muss darauf ausgerichtet sein, diese Komplikationen frühzeitig zu erkennen. Nachblutungen treten in 1–6 % aller Fälle auf und sind mit einem Erstickungsrisiko durch lokale Kompression durch ein Hämatom vergesellschaftet. Bei 1,5 % aller Patienten, bei denen eine Rekonstruktion der A. carotis durchgeführt wird, muss eine operative Exploration des Halses wegen einer Nachblutung erfolgen. Die Kompression und das ödematöse Anschwellen der oberen Atemwege kann die notfallmäßige Intubation erheblich erschweren, sodass die Indikation zur operativen Hämatomentlastung frühzeitig gestellt werden muss. Im Fall der endotrachealen Notfallintubation sollte eine Tracheotomiebereitschaft verfügbar sein. Intra- und postoperative Blutdruckdysregulationen, sind, wie bereits erwähnt, nicht selten und von ebenfalls besonderer Relevanz. Die akute postoperative Hypertonie birgt die Gefahr eines Myokardinfarktes, einer intrazerebralen Blutung und einer Wundblutung. Eine Hypotonie kann das Auftreten einer myokardialen Ischämie ebenfalls begünstigen. Daher ist die kardiale Überwachung in der postoperativen Phase unverzichtbar, zumal der Myokardinfarkt die häufigste perioperative Todesursache der Karotisrekonstruktion ist. Das Hyperperfusionssyndrom, Ausdruck einer gestörten, postoperativen Autoregulation der zerebralen Perfusion, kann postoperativ zu einer pathologischen Steigerung der Durchblutung im Stromgebiet der rekonstruierten Karotis führen.

Ein Kopfschmerz nach Karotisoperation kann Ausdruck eines Hyperperfusionssyndroms sein, Krampfanfälle und intrazerebrale Blutungen sind möglich.

Mögliche neurologische Komplikationen erfordern postoperativ eine sehr regelmäßige Überwachung. Die erste Statuserhebung erfolgt durch den Operateur direkt nach der Extubation und wird 24 h postoperativ engmaschig wiederholt. Der akute Frühverschluss einer Karotisrekonstruktion ist ein schwerwiegender chirurgischer Notfall und geht mit einer plötzlichen neurologischen Verschlechterung des Patienten einher.

## Literatur

Abbott AL, Brunser AM, Giannoukas A, Harbaugh RE, Kleinig T, Lattanzi S, Poppert H, Rundek T, Shahidi S, Silvestrini M, Topakian R (2020) Misconceptions regarding the adequacy of best medical intervention alone for asymptomatic carotid stenosis. J Vasc Surg 71(1):257–269. https://doi.org/10.1016/j.jvs.2019.04.490

Acosta S, Gottsäter A (2019) Stable population-based incidence of acute type A and B aortic dissection. Scand Cardiovasc J 53:274–279. https://doi.org/10.1080/14017431.2019.1642509

Anand SS, Caron F, Eikelboom JW, Bosch J, Dyal L, Aboyans V, Abola MT, Branch KRH, Keltai K, Bhatt DL, Verhamme P, Fox KAA, Cook-Bruns N, Lanius V, Connolly SJ, Yusuf S (2018) Major Adverse Limb Events and Mortality in Patients With Peripheral Artery Disease: The COMPASS Trial. J Am Coll Cardiol 71:2306–2315. https://doi.org/10.1016/j.jacc.2018.03.008

Antoniou GA, Juszczak MT, Antoniou SA, Katsargyris A, Haulon S (2021) Editor's choice – fenestrated or branched endovascular versus open repair for complex aortic aneurysms: meta-analysis of time to event propensity score matched data. Eur J Vasc EndoGvasc Surg 61(2):228–237. https://doi.org/10.1016/j.ejvs.2020.10.010

Averdunk L, Ruckbeil MV, Zarbock A, Martin L, Marx G, Jalaie H, Jacobs MJ, Stoppe C, Gombert A (2020) SLPI – a biomarker o af acute kidney injury after open and endovascular thoracoabdominal aortic aneurysm (TAAA) repair. Sci Rep 10(1):3453. https://doi.org/10.1038/s41598-020-60482-9

Beest PA van, Brander L, Jansen SP, Rommes JH, Kuiper MA, Spronk PE (2013) Cumulative lactate and hospital mortality in ICU patients. Ann Intensive Care 3(1):610. https://doi.org/10.1186/2110-5820-3-6

Björck M, Earnshaw JJ, Acosta S, Goncalves FB, Cochennec F, Debus ES, Hinchliffe V, Koelemay MJW, Menyhei G, Svetlikov AV, Tshomba Y, Van den Berg JC, ESVS Guidelines Committee, European Society for Vascular Surgery (ESVS) (2020) 2020 clinical practice guidelines on the management of acute limb ischemia. Eur J Vasc Surg 59(2):173–218. https://doi.org/10.1016/j.ejvs.2019.09.006. Epub 2019 Dec 31

Cabrales P, Martini J, Intaglietta M, Tsai AG (2006) Blood viscosity maintains microvascular conditions during normovolemic anemia independent of blood oxygen-carrying capacity. Am J Physiol Heart Circ Physiol 291(2):H581–H590. https://doi.org/10.1152/ajpheart.01279.2005

Chavez LO, Leon M, Einav S, Varon J (2016) Beyond muscle destruction: a systematic review of rhabdomyolysis for clinical practice. Crit Care 20(1):135. https://doi.org/10.1186/s13054-016-1314-5

Chiesa R, Tshomba Y, Melissano G, Marone EM, Bertoglio L, Setacci F, Calliari FM (2007) Hybrid approach to thoracoabdominal aortic aneurysms in patients with prior aortic surgery. J Vasc Surg 45(6):1128–1135. https://doi.org/10.1016/j.jvs.2006.10.057

Conte MS, Bradbury AW, Kolh P, White JV, Dick F, Fitridge R, Mills JL, Ricco JB, Suresh KR, Murad MH, Aboyans V, Aksoy M, Alexandrescu VA, Armstrong D, Azuma N, Belch J, Bergoeing M, Bjorck M, Chakfé N, Cheng S, Dawson J, Debus ES, Dueck A, Duval S, Eckstein HH, Ferraresi R, Gambhir R, Gargiulo M, Geraghty P, Goode S, Gray B, Guo W, Gupta PC, Hinchliffe R, Jetty P, Komori K, Lavery L, Liang W, Lookstein R, Menard M, Misra S, Miyata T, Moneta G, Munoa Prado JA, Munoz A, Paolini JE, Patel M, Pomposelli F, Powell R, Robless P, Rogers L, Schanzer A, Schneider P, Taylor S, De Ceniga MV, Veller M, Vermassen F, Wang J, Wang S, GVG Writing Group for the Joint Guidelines of the Society for Vascular Surgery (SVS), European Society for Vascular Surgery (ESVS), World Federation of Vascular Societies (WFVS) (2019) Global vascular guidelines on the management of chronic limb-threatening ischemia. Eur J Vasc Endovasc Surg 58:S1–S109. e33. https://doi.org/10.1016/j.ejvs.2019.05.006

Corvera J, Copeland H, Blitzer D, Hicks A, Manghelli J, Hess P, Fehrenbacher J (2017) Open repair of chronic thoracic and thoracoabdominal aortic dissection using deep hypothermia and circulatory arrest. J Thorac Cardiovasc Surg 154:389–395. https://doi.org/10.1016/j.jtcvs.2017.03.020

Coselli JS, LeMaire SA, Preventza O et al (2016) Outcomes of 3309 thoracoabdominal aortic aneurysm repairs. J Thorac Cardiovasc Surg 151:1323–1337. https://doi.org/10.1016/j.jtcvs.2015.12.050

Crawford ES (1974) Thoraco-abdominal and abdominal aortic aneurysms involving renal, superior mesenteric, celiac arteries. Ann Surg 179(5):763–772. https://doi.org/10.1097/00000658-197405000-00032

Eckstein HH, Kuhnl A, Dorfler A, Kopp IB, Lawall H, Ringleb PA, Multidisciplinary German-Austrian guideline based on evidence and consensus (2013) The diagnosis, treatment and follow-up of extracranial carotid stenosis. Dtsch Arztebl Int 110:468–476. https://doi.org/10.3238/arztebl.2013.0468

Elsayed RS, Cohen RG, Fleischman F, Bowdish ME (2017) Acute Type A Aortic Dissection. Cardiol Clin 35:331–345. https://doi.org/10.1016/j.ccl.2017.03.004

Gombert A, Simon F (2021) Strategies to prevent and detect intraoperative spinal cord ischemia during complex aortic surgery: from drainages and biomarkers. Neural Regen Res 16(4):678–679. https://doi.org/10.4103/1673-5374.295328

Gombert A, Stoppe C, Foldenauer AC, Schuerholz T, Martin L, Kalder J, Schälte G, Marx G, Jacobs M, Grommes J (2017a) Macrophage migration inhibitory factor predicts outcome in complex aortic surgery. Int J Mol Sci 18(11):2374. https://doi.org/10.3390/ijms18112374PMC5713343

Gombert A, Barbati ME, Storck M, Kotelis D, Keschenau P, Pape HC, Andruszkow H, Lefering R, Hildebrand F, Greiner A, Jacobs MJ, Grommes J (2017b) Treatment of blunt thoracic aortic injury in Germany-Assessment of the TraumaRegister DGU(R). PLoS One 12(3):e017837. https://doi.org/10.1371/journal.pone.0171837

Gombert A, Martin L, Foldenauer AC, Krajewski C, Greiner A, Kotelis D, Stoppe C, Marx G, Grommes J, Schuerholz T, Jacobs MJ, Kalder J (2019a) Comparison of urine and serum neutrophil gelatinase-associated lipocalin after open and endovascular thoracoabdominal aortic surgery and their meaning as indicators of acute kidney injury. Vasa 48(1):79–87. https://doi.org/10.1024/0301-1526/a000736

Gombert A, Kirner L, Ketting S, Rückbeil MV, Mees B, Barbati ME, Keschenau PR, Kalder J, Schurink GW, Kotelis D, Jacobs MJ (2019b) Editor's choice – outcomes after one stage versus two stage open repair of type II thoraco-abdominal aortic aneurysms. Eur J Vasc Endovasc Surg 57(3):340–348. https://doi.org/10.1016/j.ejvs.2018.09.007

Gratl A, Frese J, Speichinger F, Pesta D, Frech A, Omran S, Greiner A (2020) Regeneration of mitochondrial function in gastrocnemius muscle in peripheral arterial disease after successful revascularisation. Eur J Vasc Endovasc Surg 59(1):109–115. https://doi.org/10.1016/j.ejvs.2019.08.011

Jacobs MJ, de Mol BA, Elenbaas T, Mess WH, Kalkman CJ, Schurink GW, Mochtar B (2002) Spinal cord blood supply in patients with thoracoabdominal aortic aneurysms. J Vasc Surg 35(1):30–37. https://doi.org/10.1067/mva.2002.120041

Jacobs MJ, Mess W, Mochtar B, Nijenhuis RJ, Statius van Eps RG, Schurink GW (2006) The value of motor evoked potentials in reducing paraplegia during thoracoabdominal aneurysm repair. J Vasc Surg 43(2):239–246. https://doi.org/10.1016/j.jvs.2005.09.042

Kehlet M, Jensen LP, Schroeder TV (2016) Risk factors for complications after peripheral vascular surgery in 3,202 patient procedures. Ann Vasc Surg 36:13–21. https://doi.org/10.1016/j.avsg.2016.02.028

Kertai MD, Klein J, van Urk H, Bax JJ, Poldermans D (2003) Cardiac complications after elective major vascular surgery. Acta Anaesthesiol Scand 47(6):643–654. https://doi.org/10.1034/j.1399-6576.2003.00149.x

Keschenau PR, Kotelis D, Bisschop J, Barbati ME, Grommes J, Barend Mees B, Gombert A, Peppelenbosch AG, Schurink GWH, Kalder J, Jacobs M (2017) Editor's choice – open thoracic and thoracoabdominal aortic repair in patients with connective tissue disease. Eur J Vasc Endovasc Surg 54:588–596. https://doi.org/10.1016/j.ejvs.2017.07.026

Kim HW, Kim S, Ohn JH, Lee J, Kim ES, Kim NH, Lee J, Kim ES, Lim Y, Cho JH, Park HS, Ryu J, Kim S-W (2022) Role of Bicarbonate and volume therapy in the prevention of acute kidney injury in rhabdomyolysis: a retrospective propensity score-matched cohort study. Kidney Res Clin pract 41(3):310–321. https://doi.org/10.23876/j.krcp.21.093

Lederle FA, Kyriakides TC, Stroupe KT, Freischlag JA, Padberg FT Jr, Matsumura JS, Huo Z, Johnson GR, OVER Veterans Affairs Cooperative Study Group (2019) Open versus endovascular repair of abdominal aortic aneurysm. N Engl J Med 2019(380):2126–2135. https://doi.org/10.1056/NEJMoa1715955

Luebke T, Brunkwall J (2010) Outcome of patients with open and endovascular repair in acute complicated type B aortic dissection: a systematic review and meta-analysis of case series and comparative studies. J Cardiovasc Surg 51(5):613–632

Michelsen J, Cordtz J, Liboriussen L, Behzadi M, Ibsen M, Damholt MB, Moller MH, Wiis J (2019) Prevention of rhabdomyolysis-induced acute kidney injury – a DASAIM/DSIT clinical practice guideline. Acta Anaesthesiol Scand 63(5):576–586. https://doi.org/10.1111/aas.13308

Murphy TP, Cutlip DE, Regensteiner JG, Mohler ER, Cohen DJ, Reynolds MR, Massaro JM, Lewis BA, Cerezo J, Oldenburg NC, Thum CC, Goldberg S, Jaff MR, Steffes MW, Comerota AJ, Ehrman J, Treat-Jacobson D, Walsh ME, Collins T, Badenhop DT, Bronas U, Hirsch AT, CLEVER Study Investigators et al (2012) Supervised exercise versus primary stenting for claudication resulting from aortoiliac peripheral artery disease: six-month outcomes from the Claudication: Exercise Versus Endoluminal Revascularization (CLEVER) study. Circulation 125:130–139. https://doi.org/10.1161/CIRCULATIONAHA.111.075770

Naylor AR, Ricco JB, de Borst GJ, Debus S, de Haro J, Halliday A, Hamilton G, Kakisis J, Kakkos S, Lepidi S, Markus HS, McCabe DJ, Roy J, Sillesen H, van den Berg JC, Vermassen F, Esvs Guidelines Committee, Kolh P, Chakfe N, Hinchliffe RJ, Koncar I, Lindholt JS, Vega de Ceniga M, Verzini F, Esvs Guideline Reviewers, Archie J, Bellmunt S, Chaudhuri A, Koelemay M, Lindahl AK, Padberg F, Venermo M (2018) Editor's choice – management of atherosclerotic carotid and vertebral artery disease: 2017 clinical practice guidelines of the European Society for Vascular Surgery (ESVS). Eur J Vasc Endovasc Surg 2018(55):3–81. https://doi.org/10.1016/j.ejvs.2017.06.021

Oderich GS, Farber MA, Schneider D, Makaroun M, Sanchez LA, Schanzer A, Beck AW, Starnes BW, Fillinger M, Tenorio ER, Chen M, Zhou Q, Zenith Fenestrated Study Investigators (2021) Final 5-year results of the United States Zenith Fenestrated prospective multicenter study for juxtarenal abdominal aortic aneurysms. J Vasc Surg 73(4):1128–1138. e2. https://doi.org/10.1016/j.jvs.2020.08.128

Paraskevas KI, Eckstein HH, Mikhailidis DP, Veith FJ, Spence JD (2020) Rationale for screening selected patients for asymptomatic carotid artery stenosis. Curr Med Res Opin 36:361–365. https://doi.org/10.1080/03007995.2020.1713075

Patel R, Powell JT, Sweeting MJ, Epstein DM, Barrett JK, Greenhalgh RM (2018) The UK EndoVascular Aneurysm Repair (EVAR) randomised controlled trials: long-term follow-up and cost-effectiveness analysis. Health Technol Assess 22(5):1–132. https://doi.org/10.3310/hta22050PMC5817412

Riambau V, Bockler D, Brunkwall J, Cao P, Chiesa R, Coppi G, Czerny M, Fraedrich G, Haulon S, Jacobs MJ, Lachat ML, Moll FL, Setacci C, Taylor PR, Thompson M, Trimarchi S, Verhagen HJ, Verhoeven EL, Esvs Guidelines Committee, Kolh P, de Borst GJ, Chakfé N, Debus ES, Hinchliffe RJ, Kakkos S, Koncar I, Lindholt JS, Vega de Ceniga M, Vermassen F, Verzini F, Document Reviewers, Kolh P, Black JH 3rd, Busund R, Björck M, Dake M, Dick F, Eggebrecht H, Evangelista A, Grabenwöger M, Milner R, Naylor AR, Ricco JB, Rousseau H, Schmidli J (2017) Editor's choice – management of descending thoracic aorta diseases: clinical practice guidelines of the European Society for Vascular Surgery (ESVS). Eur J Vasc Endovasc Surg 53(1):4–52. https://doi.org/10.1016/j.ejvs.2016.06.005

Sawhney JS, Kasotakis G, Goldenberg A, Abramson S, Dodgion C, Patel N, Khan M, Como JJ (2022) Management of rhabdomyolysis: A practice management guideline from the Eastern Association for the Surgery of Trauma. Am J Surg 224(1 Pt A):196–204. https://doi.org/10.1016/j.amjsurg.2021.11.022

Timmerman N, Galyfos G, Sigala F, Thanopoulou K, de Gert J, Borst GJ, Lazar Davidovic L, Eckstein HH, Filipovic N, Grugni R, Kallmayer M, de Kleijn DPV, Koncar I, Mantzaris MD, Marchal E, Matsagkas M, Mutavdzic P, Palombo D, Pasterkamp G, Potsika VT, Andreakos E, Fotiadis DI, all partners of the TAXINOMISIS Consortium (2020) The TAXINOMISIS project: A multidisciplinary approach for the development of a new risk stratification model for patients with asymptomatic carotid artery stenosis. Eur J Clin Investig 50(12):e13411. https://doi.org/10.1111/eci.13411PMC7757200

Vermeulen Windsant IC, Hellenthal FA, Derikx JP, Prins MH, Buurman WA, Jacobs MJ, Schurink GWH (2012) Circulating intestinal fatty acid-binding protein as an early marker of intestinal necrosis after aortic surgery: a prospective observational cohort study. Ann Surg 255:796–803. https://doi.org/10.1097/SLA.0b013e31824b1e16

Wanhainen A, Verzini F, Van Herzeele I, Allaire E, Bown M, Cohnert T, Dick F, van Herwaarden J, Karkos C, Koelemay M, Kölbel T, Loftus I, Mani K, Melissano G, Powell J, Szeberin Z, Esvs Guidelines Committee, de Borst GJ, Chakfe N, Debus S, Hinchliffe R, Kakkos S, Koncar I, Kolh P, Lindholt JS, de Vega M, Vermassen F, Document Reviewers, Björck M, Cheng S, Dalman R, Davidovic L, Donas K, Earnshaw J, Eckstein HH, Golledge J, Haulon S, Mastracci T, Naylor R, Ricco JB, Verhagen H (2019) Editor's Choice – European Society for Vascular Surgery (ESVS) 2019 clinical practice guidelines on the management of abdominal aorto-iliac artery aneurysms. Eur J Vasc Endovasc Surg 57(1):8–93. https://doi.org/10.1016/j.ejvs.2018.09.020

Wortmann M, Bockler D, Geisbusch P (2017) Perioperative cerebrospinal fluid drainage for the prevention of spinal ischemia after endovascular aortic repair. Gefässchirurgie 22(Suppl 2):35–40. https://doi.org/10.1007/s00772-017-0261-zPMC5573755

# Teil XV

# Organtransplantation

# Hirntodfeststellung und intensivmedizinische Behandlung von Organspendern

Hans-Joachim Wilke

## Inhalt

| 1 | Hirntodfeststellung | 1535 |
|---|---|---|
| 1.1 | Einleitung | 1535 |
| 1.2 | Definition des Hirntodes | 1535 |
| 1.3 | Qualifikation der den Hirntod feststellenden Ärzte | 1536 |
| 1.4 | Die drei Stufen der Hirntoddiagnostik | 1536 |
| 1.5 | Ärztliche Pflichten nach Feststellung des Hirntods | 1540 |
| 1.6 | Spendertauglichkeit | 1540 |
| 2 | **Intensivmedizinische Behandlung des Organspenders** | 1541 |
| 2.1 | Einleitung | 1541 |
| 2.2 | Häufige Probleme im Rahmen der organprotektiven Behandlung | 1542 |
| | **Weiterführende Literatur** | 1543 |

## 1 Hirntodfeststellung

### 1.1 Einleitung

Die häufigste Ursache (ca. 60 %) für den Eintritt des Hirntodes ist die intrakranielle Blutung. Patienten mit intrakraniellen Blutungen werden fast ausschließlich auf hoch spezialisierten neurochirurgisch-neurologischen Intensivstationen behandelt. Gleichwohl kann jede intensivmedizinisch zu therapierende Erkrankung – etwa durch einen in diesem Zusammenhang auftretenden Herz-Kreislauf-Stillstand mit konsekutiver zerebraler Schädigung – in einem Zustand tiefster Bewusstlosigkeit sowie dem Erlöschen aller Hirnstammreflexe und dem Verlust der Spontanatmung münden. Wird durch geeignete Untersuchungen zweifelsfrei festgestellt, dass dieser Zustand des Patienten unumkehrbar ist, dann ist der Hirntod (Synonym: IHA = irreversibler Hirnfunktionsausfall) des betroffenen Patienten festgestellt.

Der so festgestellte Hirntod beendet zwar einerseits die Behandlungspflicht des Arztes, wirft aber andererseits immer auch die Frage nach einem möglichen Organspendewunsch des Verstorbenen auf.

Somit ist klar, dass jeder Intensivmediziner – gleichgültig ob er auf einer primär allgemeinchirurgischen, internistischen oder pädiatrischen Intensivstation tätig ist – mit dem Konzept des Hirntodes, seiner Diagnose und den mit seiner Feststellung einhergehenden medizinischen und rechtlichen Verpflichtungen vertraut sein muss, um sachgerecht und angemessen zu handeln.

Die nachfolgenden Ausführungen sollen das hierzu notwendige Wissen in kompakter Form vermitteln. Hierzu wird zunächst die Definition des Hirntodes vorgestellt und dann die Diagnose des Hirntodes beschrieben. Es schließt sich daran ein Abschnitt über die intensivmedizinische Behandlung des hirntoten Organspenders – die sog. „Spenderkonditionierung" – an.

### 1.2 Definition des Hirntodes

▶ Beim Hirntod ist die Gesamtfunktion des Großhirns, des Kleinhirns und des Hirnstamms erloschen. Andere Ursachen für diesen Funktionsverlust, wie zum Beispiel eine Intoxikation oder Stoffwechselentgleisungen, liegen nicht vor. Der Betroffene ist tief bewusstlos und zeigt auch auf stärkste Schmerzreize keinerlei Reaktion. Die weitere Untersuchung ergibt, dass alle

H.-J. Wilke (✉)
Klinik für Anästhesiologie, Intensivmedizin und Schmerztherapie, Universitätsklinikum Frankfurt, Frankfurt am Main, Deutschland

Hirnstammreflexe erloschen sind. Da die Eigenatmung ebenfalls erloschen ist, muss der Betroffene künstlich beatmet werden. Gleichzeitig schlägt das Herz des Betroffenen autonom; Blutdruck, Sauerstoffsättigung und Körpertemperatur sind im Normbereich, der Körper ist augenscheinlich adäquat durchblutet. Ist dieser Zustand aufgrund geeigneter Untersuchungen als irreversibel einzuschätzen, dann bedeutet dies sowohl medizinisch als auch juristisch den Tod des Betroffenen.

Mit dieser Definition wird klargestellt, dass in Deutschland für die Diagnose immer der vollständige, komplette Funktionsausfall des Gesamthirns gefordert ist und somit Zustände, welche mit erhaltenen zerebralen Restfunktionen einhergehen, wie z. B. das „Locked-in-Syndrom" (schwere Hirnstammschäden, vollständige Lähmung bei erhaltener kortikaler Funktion) oder das „apallische Syndrom" (Verlust der kortikalen Funktion bei erhaltenem Hirnstamm) die Diagnose Hirntod nicht erlauben. Ebenso ist der Funktionsverlust des Hirnstamms allein – wie z. B. in einigen Bundesstaaten der USA – nicht als Hirntod zu werten.

Anders als der Herz-Lungen-Tod, der von jedem approbierten Arzt festgestellt werden darf, erfordert die Diagnose Hirntod nicht nur zwei voneinander unabhängige, besonders qualifizierte Diagnostiker, sondern diese Diagnostiker müssen einen klar vorgeschriebenen Diagnoseweg abarbeiten, bevor die Diagnose gestellt werden darf. Die hohen Anforderungen an die Qualifikation der Diagnostiker einerseits als auch der obligat einzuhaltende Diagnoseweg andererseits haben dazu geführt, dass es seit Einführung dieser Vorgaben in Deutschland zu keiner falsch-positiven Diagnose des Hirntodes gekommen ist.

## 1.3 Qualifikation der den Hirntod feststellenden Ärzte

Es müssen zwei voneinander „unabhängige" Ärzte sein, wobei mit „unabhängig" gemeint ist, dass zwischen den zwei Ärzten kein Abhängigkeitsverhältnis bestehen darf, wie das zum Beispiel bei einem Chefarzt und einem Oberarzt der gleichen Fachabteilung der Fall wäre. Beide Ärzte müssen über eine mehrjährige praktisch-klinische Erfahrung in der (intensivmedizinischen) Behandlung schwerer und schwerster Hirnschädigungen verfügen. Darüber hinaus müssen beide den Facharztstatus besitzen, d. h. die sog. „Facharztreife" ist nicht ausreichend. Weiterhin muss einer der beiden Ärzte Facharzt für Neurologie oder Facharzt für Neurochirurgie sein. Bei der Hirntodfeststellung bei reifen Neugeborenen, Kleinkindern und Kindern sowie von Jugendlichen bis zum vollendeten 14. Lebensjahr muss einer der beiden Fachärzte Facharzt für Kinder- und Jugendmedizin sein. Verfügt dieser Kinder- und Jugendmediziner über die Schwerpunktbezeichnung „Neuropädiatrie" braucht der zweite Facharzt kein Facharzt für Neurologie oder Neurochirurgie sein.

Die wie vorstehend qualifizierten Ärzte dürfen grundsätzlich nicht an der Spende oder Allokation von Organen Hirntoter beteiligt sein und dürfen auch nicht den Weisungen oder Anordnungen solcher Transplantationsmediziner unterliegen. Im Kern sichern diese strengen Vorgaben – neben der Qualitätssicherung der Diagnostik – die Unabhängigkeit der Diagnostiker vor der Einflussnahme dritter Ärzte aber auch vor dem Interesse der Transplantationsmedizin an postmortalen Organspenden. Anders ausgedrückt:

▶ Die Hirntoddiagnostik (HTD) ist eine ärztliche Aufgabe sui generis. Sie dient nur sekundär der Transplantationsmedizin. Ihre primären Aufgaben sind die Vermeidung sinnloser Therapien, die Sicherung begrenzter intensivmedizinischer Kapazitäten und die Schaffung von Gewissheit für die Hinterbliebenen des Betroffenen.

## 1.4 Die drei Stufen der Hirntoddiagnostik

In Deutschland müssen die den Hirntod feststellenden Ärzte nach einem obligaten 3-stufigen Diagnoseverfahren vorgehen, dessen Stufen hintereinander abgearbeitet werden müssen: Es sind dies die Stufen 1. Voraussetzung beim Patienten sowie Ausschluss anderer Ursachen für die Ausfallsymptome des Gehirns 2. Klinisches Syndrom und 3. Nachweis der Irreversibilität. Diese 3 Stufen sollen im Folgenden erläutert werden:

### 1.4.1 Stufe 1: Voraussetzungen beim Patienten und Ausschluss anderer Ursachen für die Ausfallsymptome des Gehirns

Zunächst ist festzuhalten, dass die Hirntoddiagnostik nicht bei Frühgeborenen oder Patienten mit schweren, angeborenen Hirnfehlbildungen wie zum Beispiel einer Anenzephalie durchgeführt werden darf, sondern die Patienten für eine valide Diagnostik reife Neugeborene oder ältere Patienten sein müssen. Es muss dann bei diesen Patienten vorab eine „akute schwere Hirnschädigung" eindeutig und im Detail diagnostiziert worden sein, wobei der Begriff „schwer" in diesem Zusammenhang bedeutet, dass beim Patienten ein tiefes Koma, ein Verlust der Hirnstammreflexe sowie eine Apnoe vorliegen müssen. Diese Hirnschädigung muss darüber hinaus immer nach ihrer Art – primär (direkt, unmittelbar) oder sekundär (indirekt, mittelbar) – und ihrer Lokalisation – supratentoriell oder infratentoriell – eingeordnet werden. Die Klassifikation der Hirnschädigung nach Art und Lokalisation ist deshalb so wichtig, weil sie unter Berücksichtigung des Alters des Patienten darüber entscheidet, welcher Nachweis der Irreversibilität in der dritten diagnostischen Stufe zulässig ist!

*Primäre Hirnschädigungen* betreffen das Gehirn unmittelbar bzw. direkt und sind:

- Intrakranielle Blutungen
- Schädelhirntraumen
- Hirninfarkte
- Hirnentzündungen (z. B. Meningitis oder Enzephalitis)
- Hirntumoren

*Sekundäre Hirnschädigungen* betreffen das Gehirn mittelbar bzw. indirekt:

- Z. n. prolongierter Reanimation bei Herz-Kreislauf-Stillstand
- Z. n. Hypoxie oder Hypoxämie

Nach Diagnose und Klassifikation der akuten schweren Hirnschädigung mit Bewusstseinsverlust, Erlöschen der Hirnstammreflexe und Apnoe müssen nun systematisch andere (potenziell reversible) Ursachen für den Funktionsverlust des Betroffenen ausgeschlossen werden. Es sind dies im Einzelnen:

- *Intoxikation* (z. B. Alkohol) und/oder dämpfende Medikamente (z. B. Opioide, Benzodiazepine, Barbiturate)
  Drogen und Medikamente können aufgrund ihres Wirkmodus die Trias aus Koma, Hirnstammreflexie und Apnoe selbst verursachen bzw. mitverursachen. Ihr Einfluss auf den Zustand des Patienten muss also zweifelsfrei ausgeschlossen werden. Dies kann zum Beispiel durch eine angemessene Medikamentenpause, ein Drogenscreening, den Einsatz von Antidoten oder Spiegelbestimmungen geschehen.
- *Relaxation*
  Muskelrelaxanzien verursachen zwar per se kein Koma, aber sie machen durch die komplette Lähmung der Willkürmuskulatur die Beurteilung der motorischen Antwort auf eine Reflexstimulation unmöglich. Ihr Einfluss auf den Zustand des Patienten kann durch ein neuromuskuläres Monitoring bzw. den Einsatz von Antidoten eliminiert werden.
- *Hypothermie* (therapeutisch oder akzidentell)
  Bei Erwachsenen erlöscht die Reaktion der Pupille auf Lichteinfall bei Körperkerntemperaturen um 28–32° Celsius; die übrigen Hirnnervenreflexe sind bei 27–28° Celsius nicht mehr sicher beurteilbar. Um den Einfluss einer Hypothermie auf den Zustand des Patienten sicher auszuschließen, darf in Deutschland im Zusammenhang mit einer HTD die Körperkerntemperatur des Patienten 35° Celsius nicht unterschreiten.
- *Metabolische oder endokrine Entgleisung*
  Beim Leber- bzw. Nierenversagen kann es durch die eingeschränkte bzw. fehlende Entgiftungsfunktion der genannten Organe zur Entwicklung einer tiefen Bewusstlosigkeit kommen. Bei einem Diabetes mellitus kann die Entgleisung des Blutzuckerspiegels in einen tiefen Komazustand münden und in einer Addison-Krise kann der Kortisolspiegel so stark abfallen, dass der Patient in ein Koma fällt. Eine valide HTD ist unter diesen Umständen nicht möglich.
- *Kreislaufschock*
  Sowohl beim hypovolämischen, kardiogenen, septischen als auch anaphylaktischen Schock kommt es zu einem massiven Abfall des arteriellen Mitteldrucks und einer konsekutiven Mangelversorgung der nachgeschalteten Gewebe mit Sauerstoff. Der Sauerstoffmangel selbst induziert dann den Funktionsausfall der Organe. Im Zustand der Kreislaufinstabilität kann natürlich keine HTD durchgeführt werden.

Zusammenfassend gilt somit:

▶ Eine Hirntoddiagnostik darf nur bei stabilem Kreislauf, normaler Körperkerntemperatur und Elektrolyt-, Blutzucker-, und Hormonhomöostase durchgeführt werden!

### 1.4.2 Stufe 2: Vorliegen des klinischen Syndroms

Für den Hirntod ist eine Symptomtrias (Syndrom) aus Koma, Ausfall der Reflexe des Hirnstamms und dem Verlust der Spontanatmung pathognomonisch. Die den Hirntod feststellenden Ärzte müssen das Vorliegen der 3 Symptome zweifelsfrei nachweisen und dokumentieren; bei Kindern, die das 2. Lebensjahr noch nicht vollendet haben, müssen zusätzlich zum Nachweis der Symptomtrias ein Nulllinien-EEG (Elektroenzephalografie) oder Ausfall der Potenziale III–V in den frühen akustischen evozierten Potenzialen oder der zerebrale Zirkulationsstillstand durch TCD (Transkranielle Dopplersonografie)/Duplexsonografie demonstriert werden. Auf diese apparativen Zusatzuntersuchungen darf nur verzichtet werden, wenn im Rahmen des Irreversibilitätsnachweises eine Perfusionsszintigrafie vorgesehen ist

- *Koma*
  Es muss ein tiefes Koma vorliegen, das dem Grad IV der allgemeinen Komaskala bzw. dem Erreichen einer Punktezahl von maximal 3 nach der Glasgow-Koma-Skala entspricht. Auch stärkste Schmerzreize dürfen somit zu keinerlei Reaktion des Patienten führen, im Besonderen nicht zu Grimassieren, ungezielten Abwehrbewegungen sowie Streck- oder Beugesynergismen. Aufgrund des Ausfalls des Hirnstamms ist dessen modulierender Einfluss auf den Tonus der Willkürmuskulatur erloschen, es kommt zu einer schlaffen Tetraplegie. Es dürfen allerdings rückenmarksvermittelte, spinale Reflexe (sog. „Lazaruszeichen") noch nachweisbar sein, da das Rückenmark – im Gegensatz zum

Gesamthirn – im Hirntod noch vital ist und diese spinalen Automatismen daher mit der Diagnose Hirntod kompatibel sind.

- *Hirnstammareflexie*
Pupillenreflex: Beim Gesunden verengen sich die Pupillen bei Lichteinfall und erweitern sich bei Dunkelheit. Beim Hirntoten ist die Lichtreaktion beidseits erloschen, die Pupillen sind lichtstarr, weit bis mittelweit und oft anisokor oder entrundet. Selbstverständlich sind vorbestehende Pupillenverletzungen auszuschließen!

Okulozephaler Reflex: Beim Gesunden kommt es bei passiven Bewegungen des Kopfes zur Seite zu einer entgegengesetzten Bewegung der Bulbi, die Augen versuchen gewissermaßen das Objekt, welches zuvor im Blick war, weiterhin zu fixieren. Beim Hirntoten fehlt diese kompensatorische Gegenbewegung der Bulbi; die Bulbi bewegen sich vielmehr wie bei einer Puppe gleichsinnig zur passiven Drehbewegung mit (sog. „Puppenkopfphänomen").

Vestibulookulärer Reflex: Der Untersucher spült die Gehörgänge mit ca. 30 ml Eiswasser; beim Gesunden kommt es innerhalb von 1 min nach der Spülung zu ipsilateralen Augenbewegungen, während diese beim Hirntoten ausbleiben. Der vestibulookuläre Reflex ist erloschen.

Kornealreflex: Beim Gesunden führt die Berührung der Kornea des Auges zum sofortigen ipsilateralen Lidschluss. Beim Hirntoten können die Bulbi berührt werden, ohne dass sich die Augenlider refektorisch schließen.

Trigeminusschmerzreaktion: Bei der Hirntoddiagnostik werden alle 3 Äste des Drillingsnervs gereizt; beim Hirntoten dürfen sich keinerlei Schmerzreaktionen im Gesicht zeigen!

Der Pharyngeal- oder Würgereflex: Er wird durch Berührung des Zungengrundes, der Tonsillenregion bzw. der Pharynxhinterwand zum Beispiel mit einem Holzspatel ausgelöst. Im Hirntod fehlt die Würgereaktion auf Berührung vollständig.

Tracheal- oder Hustenreflex: Beim Hirntoten fehlt der reflektorische Hustenstoß, der beim Gesunden zum Beispiel durch Absaugen der Trachea mit einem Katheter provoziert wird.

- *Apnoe*
Der obligatorische Nachweis des Ausfalls der Spontanatmung des Patienten erfolgt zeitlich immer nach der Feststellung des Ausfalls der Hirnstammreflexe. Dies liegt darin begründet, dass es durch den Anstieg des $CO_2$-Partialdrucks auf Werte von wenigstens 60 mm Hg im Rahmen des Apnoetests unvermeidbar zu einer respiratorischen Azidose kommt, welche zu einer Erweiterung der intrakraniellen Gefäße führt, welche ihrerseits potenziell zu einer Hirndrucksteigerung des Patienten führt.

In der Praxis geht man so vor, dass der Patient zunächst mit reinem Sauerstoff präoxygeniert wird, um ihm eine Sauerstoffreserve für die bevorstehenden Testmanöver zu schaffen. Der Patient wird dann vom Respirator diskonnektiert und es wird über eine in den liegenden Beatmungstubus eingebrachte Sonde etwa 6 l Sauerstoff/min insuffliert. Sodann wird eine temperaturkorrigierte Ausgangs-BGA (Blutgasanalyse) durchgeführt und dokumentiert. Da der $CO_2$-Partialdruck unter Apnoe beim Lungengesunden um etwa 3–4 mmHg/min ansteigt, wird nach einer Diskonnektionsphase von etwa 5–6 min erneut eine (temperaturkorrigierte) BGA durchgeführt und dokumentiert. Bei Vorliegen eines $CO_2$-Partialdrucks von 60 mmHg oder mehr, wird der Patient für mindestens (!) 1 min auf das Auftreten von spontanen Atemexkursionen hin beobachtet. Am Ende dieser Beobachtungsphase wird eine letzte BGA vorgenommen und dokumentiert. Es versteht sich von selbst, dass bei Auftreten von Komplikationen unter Hyperkapnie beim Patienten wie ein Sauerstoffsättigungsabfall, eine Hypotension oder Herzrhythmusstörungen der Apnoetest abgebrochen wird, um ihn zu anderer Zeit gegebenenfalls zu wiederholen.

Bei Patienten mit chronisch-obstruktiven Lungenerkrankungen, die an erhöhte $CO_2$-Partialdrücke adaptiert sind, darf der Apnoetest nicht durchgeführt werden. Bei solchen Patienten und Patienten, bei denen es aus anderen Gründen objektiv nicht möglich ist, den Apnoetest durchzuführen, kann unter dokumentierter Begründung ersatzweise auf den Nachweis des zerebralen Zirkulationsstillstands rekurriert werden.

### 1.4.3 3. Stufe: Nachweis der Irreversibilität des klinischen Syndroms

Durch den Nachweis der Irreversibilität wird zweifelsfrei belegt, dass der Zustand des Patienten (tiefes Koma, Ausfall der Hirnstammreflexe sowie der Spontanatmung) nicht nur vorübergehender Natur, sondern dauerhaft bzw. unumkehrbar ist. Grundsätzlich kann der Unumkehrbarkeitsbeweis auf viererlei Weise erfolgen: 1. durch die Einhaltung einer bestimmten Beobachtungszeit und anschließende erneute Feststellung des klinischen Syndroms; 2. unter Verzicht auf eine Beobachtungszeit durch den Nachweis des Ausfalls der kortikalen elektrischen Aktivität (Nulllinien-EEG oder erloschene evozierte Potenziale); 3. unter Verzicht auf eine Beobachtungszeit durch den Nachweis des zerebralen Zirkulationstillstands (zerebrale 4-Gefäß-Angiografie, Computertomografie-Angiografie, transkranielle Doppler- bzw. Duplexsonografie oder Perfusionsszintigrafie) sowie 4. einer Kombination aus Beobachtungszeit/klinischer Untersuchung und zusätzlich eine der oben aufgeführten apparativen Verfahren.

Welche der 4 genannten Verfahrensweisen zur Anwendung kommen, liegt dabei nicht im Ermessen der den Hirntod feststellenden Ärzte, sondern ergibt sich aus dem Lebensalter sowie – bei Patienten, die älter als 2 Jahre sind – der Art und Lokalisation der Hirnschädigung. Dies sei anhand dreier Beispiele erläutert:

- 14-Tage altes Neugeborenes bei Zustand nach prolongierter Hypoxämie; die Voraussetzungen der akuten schweren Hirnschädigung und der Ausschluss anderer Ursachen für die Ausfallssymptome des Gehirns sind gegeben; im 1. Untersuchungsgang wurden Koma, Hirnstammareflexie und Apnoe nachgewiesen und der zerebrale Zirkulationsstillstand mittels TCD/Duplexsonografie demonstriert. Zum Nachweis der Unumkehrbarkeit dieses Zustands muss nun das Neugeborene für mindestens 72 h beobachtet werden und im Anschluss daran die Symptome Koma, Hirnstamm-Areflexie und Apnoe erneut festgestellt werden und zusätzlich der zerebrale Zirkulationsstillstand mittels TCD/Duplexsonografie demonstriert werden!
- 10-jähriger Patient mit traumatischer (primärer), supratentorieller Hirnschädigung. Die Voraussetzungen der akuten schweren Hirnschädigung und der Ausschluss anderer Ursachen für die Ausfallsymptome des Gehirns sind gegeben; Koma, Hirnstammareflexie und Apnoe wurden festgestellt. Der Unumkehrbarkeitsnachweis kann nach einer mindestens 12-stündigen Beobachtungszeit und anschließender Demonstration der Persistenz von Koma, Hirnstammareflexie und Apnoe erfolgen. Alternativ kann unter Verzicht auf eine Beobachtungszeit der Unumkehrbarkeitsnachweis sofort durch ein Nulllinien-EEG oder erloschene evozierte Potenziale SEP/FAEP (Somatosensibel evozierte Potenziale/Frühe akustische evozierte Potenziale) oder den zerebralen Perfusionsstillstand (z. B. via TCD/Duplexsonografie oder Computertomografie-Angiografie) geführt werden.
- 36-jährige Patientin mit infratentorieller Hirnblutung, also einer primären Hirnschädigung. Die Voraussetzungen der akuten schweren Hirnschädigung und der Ausschluss anderer Ursachen für die Ausfallsymptome des Gehirns sind gegeben; Koma, Hirnstammareflexie und Apnoe wurden festgestellt. In diesem Fall muss aufgrund der infratentoriellen Schädigung der Unumkehrbarkeitsnachweis obligat entweder durch ein Nulllinien-EEG oder die Demonstration des intrazerebralen Zirkulationsstillstands (z. B. mittels Computertomografie-Angiografie) geführt werden.

In der Praxis kommen, sofern die den Hirntod feststellenden Ärzte auf eine Beobachtungszeit verzichten wollen oder die Beobachtungszeit mit apparativen Verfahren kombinieren wollen bzw. müssen, die verschiedenen, in den Richtlinien zugelassenen Verfahren, mit folgender Häufigkeit zur Anwendung: EEG (ca. 70 %), TCD/Duplexsonografie (ca. 15 %), Perfusionsszintigrafie (ca. 10 %) sowie Computertomografie-Angiografie und evozierte Potenziale zusammen ca. 5 %. Die genannten Verfahren werden im Folgenden noch einmal kurz vorgestellt.

- *EEG*:
  Die Richtlinien schreiben exakt vor, wie das EEG abzuleiten ist. So sind u. a. der verwendete Elektrodentyp, die Elektrodenwiderstände und die Verstärkereinstellung verbindlich festgelegt. Der Unumkehrbarkeitsnachweis ist nur dann erbracht, wenn eine weitgehend artefaktfreie hirnelektrische Stille (EEG-Nulllinie) von mindestens 30 min demonstriert wird.
- *TCD/Duplexsonografie:*
  Mit diesem Verfahren werden die extra- und intrakraniellen hirnversorgenden Arterien mittels Ultraschalles aufgesucht und identifiziert und mittels Dopplertechnik überprüft, ob in diesen Gefäßen (noch) ein Blutstrom vorliegt. Beim Hirntoten ist der Blutstrom zum Erliegen gekommen, entsprechend finden sich im Doppler entweder ein „Null Fluss-Signal" oder ein sog. „Pendelflusssignal", welches einem funktionellen Durchblutungsstillstand entspricht.
- *Perfusionsszintigrafie (SPECT):*
  Im Rahmen der SPECT wird dem Patienten ein geeignetes Radiopharmakon intravenös injiziert und dann in verschiedenen Ansichten und in tomografischer Technik überprüft, ob sich zunächst die zerebralen Gefäße darstellen lassen und ob sich das Radiopharmakon anschließend im Hirngewebe anreichert. Beim Hirntoten fehlen aufgrund des zerebralen Durchblutungsstillstands sowohl die Darstellung der intrakraniellen Gefäße als auch die Anreicherung des Radiopharmakons im Hirngewebe. Man spricht vom „Empty-skull-Phänomen".
- *Computertomografie-Angiografie:*
  Hier wird in tomografischer Technik unter Verwendung eines intravenös verabreichten Kontrastmittels die Darstellbarkeit der hirnversorgenden intrakraniellen Gefäße verifiziert. Beim Hirntoten kommt es auf Höhe der sog. „Dekapitationslinie", also im Bereich des Eintritts der 4 hirnversorgenden Arterien (Aa. carotides internae und Aa. vertebrales) in das Schädelinnere, zu einem Abbruch der Kontrastmittelsäule.
- *Evozierte Potenziale*:
  Unter der Voraussetzung, dass keine primär infratentorielle Hirnverletzung vorliegt, kann der Unumkehrbarkeitsnachweis auch durch Demonstration des Verlustes der kortikalen Komponenten der frühen akustischen-(FAEP) oder somatosensiblen Potenziale (SEP) erbracht werden. Die Anwendung beider Verfahren erfordert allerdings darüber hinaus obligat, dass beim Patienten ein Vorbefund aus gesunden Tagen mit intakten Nervenleitungsbahnen existiert, da sonst nicht auszuschließen wäre, dass der derzeitige kortikale Potenzialverlust auf einer angeborenen oder vorbestehenden Leitungsbahnschädigung beruht.

## 1.5 Ärztliche Pflichten nach Feststellung des Hirntods

Ist der Hirntod des Patienten in der oben dargestellten Weise ordnungsgemäß festgestellt, so ist sowohl aus medizinischer als auch aus rechtlicher Sicht der Tod des Patienten eingetreten. Auf dem nun auszufüllenden Leichenschauschein werden folgerichtig als Todesdatum- bzw. Uhrzeit das Datum und die Uhrzeit des Abschlusses der Hirntoddiagnostik eingetragen. Der Zeitpunkt des Hirntods bzw. Todes des Patienten ist also unabhängig vom Zeitpunkt der Beendigung der maschinellen Beatmung/Kreislaufunterstützung und einer eventuellen, nun möglichen Organspende. Mit der Feststellung des Hirntods ergeben sich für die behandelnden Ärzte aber noch weitere Pflichten: Zunächst ist, vor Beendigung der Behandlung, ein möglicher Organspendewunsch des Verstorbenen zu eruieren. Zusätzlich muss bei hirntoten Frauen im gebärfähigen Alter eine intakte Schwangerschaft durch geeignete Untersuchungen ausgeschlossen werden.

▶ Solange also ein Organspendewunsch seitens des Hirntoten nicht ordnungsgemäß ausgeschlossen wurde, darf die Behandlung des Toten nicht abgebrochen werden, sondern sie muss im Gegenteil fortgeführt werden, bis ein Organspendewunsch sicher ausgeschlossen ist. Darüber hinaus müssen die behandelnden Ärzte den Hirntod des Patienten dem zuständigen Koordinator der Deutschen Stiftung Organtransplantation (DSO) melden, auch wenn eine Organspende z. B. aus medizinischen Gründen im gegebenen Fall unwahrscheinlich erscheint.

### Feststellung eines möglichen Organspendewunsches des Verstorbenen

Zunächst müssen die behandelnden Ärzte überprüfen, ob sich der Verstorbene zu Lebzeiten im Hinblick auf eine Organ- und/oder Gewebespende schriftlich (Organspendeausweis, Patientenverfügung) oder mündlich (z. B. gegenüber dem Ehegatten oder den Kindern) eingelassen hat. Ist dies der Fall, so ist die Entscheidung des Verstorbenen für alle Beteiligten verbindlich, es gibt im Besonderen kein wie immer geartetes Vetorecht der Hinterbliebenen in Bezug auf dessen Entscheidung.

Liegt keine schriftliche oder mündliche Einlassung des Verstorbenen zur Organspende vor, so haben die Hinterbliebenen – in der Regel sind dies die Ehepartner oder die Kinder, in Einzelfällen auch die Großeltern oder hilfsweise dem Verstorbenen besonders nahestehende Personen – den mutmaßlichen Willen des Verstorbenen in Bezug auf eine Organ- oder Gewebespende zu ermitteln. Gelingt dies den entscheidungsbefugten Hinterbliebenen zweifelsfrei, so ist auch der so ermittelte mutmaßliche Wille des Verstorbenen für die behandelnden Ärzte, die Pflegenden und nachrangig entscheidungsbefugte Hinterbliebene verbindlich.

Sehen sich die Hinterbliebenen außerstande, den Willen des Verstorbenen bezüglich einer Organ- und Gewebespende zu ermitteln, so sind die Hinterbliebenen durch die behandelnden Ärzte darauf hinzuweisen, dass die Hinterbliebenen in diesem Fall das Recht haben, nach eigenen Wertmaßstäben für oder gegen eine Organspende zu entscheiden. Selbstverständlich müssen die behandelnden Ärzte die Durchführung des Ermittlungsverfahrens dokumentieren.

Es muss in diesem Zusammenhang ausdrücklich darauf hingewiesen werden, dass die Ermittlung des Willens des Verstorbenen in der Praxis erhebliche Zeit in Anspruch nehmen kann. Während dieser Ermittlungsphase haben die behandelnden Ärzte nicht nur das Recht, sondern die Pflicht, den Hirntoten weiter zu behandelnden; nun nicht mehr um seiner selbst willen, sondern zum Schutz der möglicherweise zu spendenden Organe. In diesem Zusammenhang ist es von besonderer Bedeutung, dass die Richtlinien der BÄK (Bundesärztekammer) ausdrücklich den Beginn der Ermittlung des Willens des Patienten schon bei vermutetem oder erwartetem Hirntod, also noch vor seiner formalen Feststellung, zulassen bzw. einfordern.

▶ Bei vermutetem, erwartetem oder festgestelltem Hirntod müssen die behandelnden Ärzte den Willen des Patienten in Bezug auf eine Organspende ermitteln. Während der Ermittlung des Willens ist der Patient intensivmedizinisch weiter zu behandeln. Die Durchführung und das Ergebnis des Ermittlungsverfahrens sind in der Krankenakte angemessen zu dokumentieren (s. Abb. 1 und Abb. 2).

Zusammenfassend gilt somit, dass in Deutschland eine Organ- bzw. Gewebespende nur möglich ist, wenn 2 Bedingungen erfüllt sind: der Hirntod des Spenders wurde richtlinienkonform festgestellt und es liegt eine rechtswirksame Zustimmung zur Spende vor; entweder durch den Spender selber oder durch entscheidungsbefugte Hinterbliebene.

## 1.6 Spendertauglichkeit

Selbst wenn die 2 zentralen oben aufgeführten Voraussetzungen zur Organspende gegeben sind, gibt es Erkrankungen des potenziellen Spenders, bei deren Vorliegen eine Organspende absolut kontraindiziert ist. Es sind dies:

- HIV (Human Immunodeficiency Virus)-Erkrankung
- Floride Tuberkulose
- Gesicherte und nichtsanierte Sepsis mit nachgewiesenen multiresistenten Keimen
- Nicht behandelbare Infektionen (z. B. Tollwut, Creutzfeld-Jakob)
- Nicht kurativ behandelbare Malignome

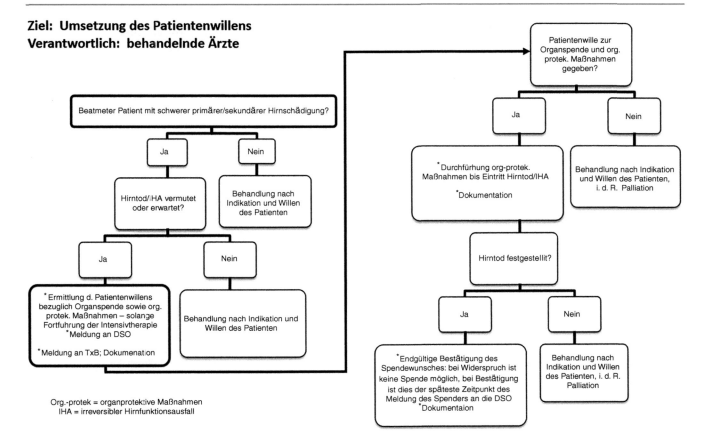

**Abb. 1** Beispiel eines Ablaufschemas zur Spendererkennung nach der Leitlinie Transplantationsgesetz/Bundesärztekammer vom 01.09.2020, *org.-protek.* organprotektive Maßnahmen, *IHA* irreversibler Hirnfunktionsausfall, *DSO* Deutsche Stiftung Organtransplantation, *TxB* Transplantationsbeauftragte

Außerhalb der oben genannten Kontraindikationen sollte die individuelle Tauglichkeit eines potenziellen Spenders sorgfältig und unvoreingenommen geprüft werden bzw. nicht leichtfertig verneint werden; gerade auch vor dem Hintergrund des großen Mangels an gespendeten Organen in Deutschland. In der Praxis bedeutet dies, dass eine sachgemäße Entscheidung bezüglich der Tauglichkeit eines potenziellen Spenders nur unter Einbeziehung transplantationsmedizinischer Expertise und der Expertise der Koordinatoren der DSO erfolgen kann. So wird beispielsweise in jüngster Vergangenheit in Deutschland von erfolgreichen Leber- und Nierentransplantationen von über 80-jährigen Spendern berichtet.

## 2 Intensivmedizinische Behandlung des Organspenders

### 2.1 Einleitung

Nach richtlinienkonformer Feststellung des Hirntods und dem Vorliegen einer rechtswirksamen Einwilligung in eine Organ- bzw. Gewebespende sowie gegebener Spendertauglichkeit ist nunmehr einziges Ziel der intensivmedizinischen Weiterbehandlung des Spenders die Vermeidung funktioneller und struktureller Organschäden, die sog. „Organprotektion" bzw. „Spenderkonditionierung", denn der komplette Ausfall der zentralen Regulationsmechanismen führt zu schweren pathophysiologischen Veränderungen der Hämodynamik, des Elektrolythaushalts, der Körpertemperatur und der Lungenfunktion. Im Folgenden sollen die allgemein akzeptierten Behandlungsstrategien der am häufigsten vorkommenden Veränderungen kurz dargestellt werden.

Grundsätzlich gilt, dass ein ausreichender Perfusionsdruck (MAD (Mittlerer arterieller Druck) 70–100 mmHg) und Sauerstoffangebot (peripherer $S_aO_2$ (arterielle Sauerstoffsättigung) > 92 %) sichergestellt werden müssen. Im Hinblick auf Laborparameter und kardiopulmonale Zielgrößen wird man die gleichen Ziele wie bei kritisch kranken Patienten anstreben. So gilt zum Beispiel bei der Beatmung des Organspenders das Konzept der lungenprotektiven Beatmung: es werden kleine Tidalvolumina von ca. 6 ml/kg KG angewendet, der Inspirationsdruck wird auf ca. 30 mbar begrenzt und es wird zur Vermeidung eines expiratorischen Alveolarkollapses ein ausreichend hoher PEEP (positiver endexpiratorischer Druck) angelegt. Die applizierte Sauerstoffkonzentration wird nicht

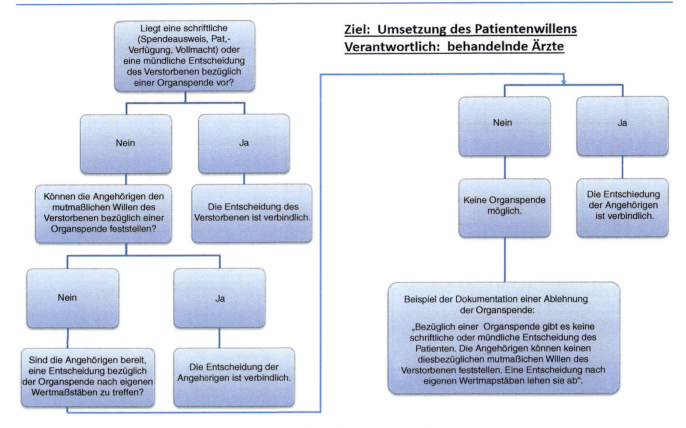

**Abb. 2** Ablaufschema zur Feststellung des Organspendewunsches nach dem Transplantationsgesetz

höher eingestellt, als es zu einer angemessenen Versorgung mit Sauerstoff notwendig ist. Des Weiteren kann bei instabilen Spendern ein erweitertes hämodynamisches Monitoring sinnvoll sein.

## 2.2 Häufige Probleme im Rahmen der organprotektiven Behandlung

**Behandlung einer Hypovolämie/Hypotonie**
Zur Korrektur eines intravasalen Volumendefizits ist die Gabe von balancierten Kristalloidlösungen Mittel der ersten Wahl. Sekundär können auch Albumin- bzw. Gelatinelösungen eingesetzt werden. Die Gabe von Hydroxyäthylstärke (HAES) sollte aufgrund der Gefahr von renalen Tubulusnekrosen vermieden werden.

**Behandlung einer Hypotonie trotz adäquater Volumensubstitution**
Nach Diagnose der Ursache (z. B. Herzinsuffizienz, Einschwemmung inflammatorischer Substanzen) Verabreichung von geeigneten Katecholaminen wie Adrenalin, Dobutamin oder Noradrenalin.

**Behandlung einer Hypertonie bzw. Tachy- bzw. Bradyarrhythmie**
Zur Therapie einer Hypertonie kommen peripher wirksame, gut steuerbare Antihypertonika zum Einsatz. In der Behandlung von Herzrhythmusstörungen wird man sich an etablierten Strategien orientieren. Hierbei ist zu beachten, dass eine Bradykardie wegen des Ausfalls des zentralen Sympathiko- bzw. Parasympathikotonus nicht mehr auf Atropin anspricht, sondern vielmehr direkt wirksame β-adrenerge Agonisten eingesetzt werden müssen.

**Behandlung eines Diabetes insipidus centralis bzw. Dysbalancen des Natriumhaushalts**
Bis zu 80 % aller Hirntoten entwickeln wegen des Ausfalls der Hypophysenfunktion einen zentralen Diabetes insipidus, der sich in einer Ausscheidung von > 5 ml/kg KG/h hypotonen Urins (spezifisches Gewicht < 1005) manifestiert. Der Diabetes insipidus lässt sich in der Regel gut mit der intravenösen Gabe von Desmopressin behandeln; entweder als Bolus von 1–4 µg oder kontinuierlich mit 0,5–2 µg/h.

Sehr häufig kommt es bei Hirntoten auch zu einer Hypernatriämie, die geeignet ist, bei Persistenz die zu spendenden Organe erheblich zu schädigen. Eine Hypernatriämie mit

Hypovolämie sollte mit 5 %iger Glukoselösung bzw. Halbelektrolytlösungen korrigiert werden. Bei einer hypervolämischen Hypernatriämie wird ein Schleifendiuretikum wie Furosemid eingesetzt und die hierdurch erzielte Ausscheidungsmenge mit 5 %iger Glukoselösung oder Halbelektrolytlösung substituiert.

### Behandlung einer Hypo- bzw. Hyperglykämie

Einer Unterzuckerung wird mit der Gabe von Glukoselösungen begegnet, eine Hyperglykämie (> 150 mg/dl) am besten unter kontinuierlicher, intravenöser Applikation von Insulin mit engmaschiger Kontrolle des Kaliumwerts.

### Behandlung einer Hypothermie

Wegen des Ausfalls der hypothalamischen Temperaturregulation sind Hirntote durch erhebliche Wärmeverluste bedroht. Körperkerntemperaturen < 35° Celsius sind mit einer Linksverschiebung der Sauerstoffbindungskurve und konsekutiv erschwerter Sauerstoffabgabe an die Gewebe verbunden; hinzu kommt, dass sich die Blutgerinnung relevant verschlechtert. Zur Vermeidung bzw. Korrektur einer Hypothermie ist die Anwendung von Heizdecken und Warmluftgeräten indiziert. Infusionslösungen sollten grundsätzlich angewärmt werden.

### Behandlung einer Hypokapnie

Der deutlich verminderte Gesamtstoffwechsel des Organspenders – oft in Kombination mit der zuvor zur Hirndrucksenkung angewendeten Hyperventilation – kann zu einer schweren respiratorischen Alkalose führen, welche im Systemkreislauf eine Vasokonstriktion mit hierdurch bedingter Durchblutungsminderung der Organe induziert. Darüber hinaus verschiebt sich unter der Alkaliämie die Sauerstoffkurve nach links, was die Lösung der Sauerstoffmoleküle vom Hämoglobin auf der Gewebeebene erschwert. Zur Therapie ist in der Regel eine Anpassung der Beatmungsparameter unter Kontrolle der Blutgase ausreichend.

### Behandlung einer Anämie

Ein kritischer Wert unter den der Hämatokrit im Rahmen der Organprotektion nicht fallen sollte, ist nicht bekannt. Gleichwohl sollte die Indikation zur Gabe von Erythrozytenkonzentraten streng gestellt werden. Ein Hb-Wert > 7 g/dl wird im Allgemeinen als ausreichend angesehen.

### Behandlung von Gerinnungsstörungen

Bei etwa 5 % aller Organspender kommt es zu klinisch relevanten Gerinnungsstörungen, die möglicherweise aufgrund eines Übertritts von neuronalem Material in den Systemkreislauf (mit)verursacht werden. Die Behandlung mit Gerinnungspräparaten und/oder gefrorenem Frischplasma (FFP) erfolgt nach etablierten, hämostaseologischen Strategien. Allerdings ist im gegebenen Kontext das primäre Ziel die Kontrolle der Blutung und nur sekundär die definitive Wiederherstellung der Gesamtgerinnung.

Zusammenfassend gilt also, dass die intensivmedizinische Betreuung des Organspenders genau so sorgfältig und umfassend sein muss wie die jedes kritisch Kranken, denn nur so wird Struktur und Funktion der zu transplantierenden Organe erhalten und auch die Anzahl der pro Spender gewonnenen Organe erhöht. Genauso wichtig wie eine sachgerechte Behandlung des Spenders ist aber auch die Länge der Zeit, die von der Feststellung des Hirntods bis zu Entnahme/Implantation der gespendeten Organe, vergeht. Je länger dieser Zeitraum ist, desto größer ist die Gefahr eines Transplantatversagens beim Empfänger.

## Weiterführende Literatur

Bein T (2015a) Hirntodfeststellung. In: Die Intensivmedizin. Springer, Berlin/Heidelberg

Bein T (2015b) Intensivmedizinische Behandlung des Organspenders. In: Die Intensivmedizin. Springer, Berlin/Heidelberg

Deutsche Stiftung Organtransplantation (2021) Verfahrensanweisungen der DSO gemäß § 11 des Transplantationsgesetzes

Deutsche Stiftung Organtransplantation (2022) Leitfaden für die Organspende

Gesetz über die Spende, Entnahme und Übertragung von Organen (Transplantationsgesetz – TPG) vom 5. November 1997. In: Bundesgesetzblatt Jahrgang 1997

Gesetz zur Änderung des Transplantationsgesetzes vom 01.08.2012 und Gesetz zur Regelung der Entscheidungslösung im Transplantationsgesetz vom 01.08.2012. In: Bundesgesetzblatt Jahrgang 2012

Moskopp D (2015) Hirntod. Konzept – Kommunikation – Verantwortung. Thieme, Stuttgart

Schäfer K (2017) Vom Koma zum Hirntod. Kohlhammer, Stuttgart

Wissenschaftlicher Beirat der Bundesärztekammer (2015) Richtlinie für die Regeln zur Feststellung des Todes und die Verfahrensregeln zur Feststellung des endgültigen, nicht behebbaren Ausfalls der Gesamtfunktion des Großhirns, des Kleinhirns und des Hirnstamms, vierte Fortschreibung

Wissenschaftlicher Beirat der Bundesärztekammer (2020) Richtlinie zur Spendererkennung

# Intensivtherapie im Rahmen der Transplantation solider Organe

**92**

Christoph Lichtenstern, Frederike Lund, Matthias Müller, Jan Schmidt, Konstantin Mayer und Markus A. Weigand

## Inhalt

| | | |
|---|---|---|
| **1** | **Einleitung** | 1546 |
| **2** | **Hintergrund der Transplantationsmedizin** | 1546 |
| **3** | **Grundlagen der Transplantatabstoßung** | 1548 |
| **4** | **Immunsuppressiva** | 1549 |
| 4.1 | Glucocorticoide | 1550 |
| 4.2 | Calcineurin-Inhibitoren | 1550 |
| 4.3 | Antiproliferativa | 1551 |
| 4.4 | Antikörperpräparate | 1554 |
| **5** | **Infektiologische Komplikationen der Immunsuppression** | 1555 |
| 5.1 | Einleitung | 1556 |
| 5.2 | Infektiologische Überwachung | 1556 |
| 5.3 | Antiinfektive Prophylaxe | 1557 |
| 5.4 | Antiinfektive Therapie | 1560 |
| 5.5 | Tumorerkrankungen im Langzeitverlauf | 1561 |
| **6** | **Nierentransplantation** | 1561 |
| 6.1 | Einleitung | 1561 |
| 6.2 | Komorbidität | 1561 |
| 6.3 | Operationstechnik | 1562 |
| 6.4 | Postoperative Intensivtherapie | 1562 |
| 6.5 | Immunsuppression | 1563 |
| **7** | **Kombinierte Nieren-Pankreas-Transplantation** | 1563 |
| 7.1 | Einleitung | 1563 |
| 7.2 | Operationstechnik | 1564 |

C. Lichtenstern · F. Lund · M. A. Weigand (✉)
Klinik für Anästhesiologie, Universitätsklinikum Heidelberg,
Heidelberg, Deutschland
E-Mail: christoph.lichtenstern@med.uni-heidelberg.de;
Frederike.Lund@med.uni-heidelberg.de;
Markus.Weigand@med.uni-heidelberg.de

M. Müller
Klinik für Anaesthesiologie und Operative Intensivmedizin,
Universitaetsklinikum Gießen und Marburg, Gießen, Deutschland
E-Mail: matthias.f.mueller@chiru.med.uni-giessen.de

J. Schmidt
Klinik Hirslanden/Klinik Im Park, Zürich, Schweiz
E-Mail: Jan.Schmidt@hirslanden.ch

K. Mayer
Klinik für Pneumologie und Schlafmedizin, ViDia Kliniken Karlsruhe,
Karlsruhe, Deutschland
E-Mail: konstantin.mayer@innere.med.uni-giessen.de

© Springer-Verlag GmbH Deutschland, ein Teil von Springer Nature 2024
G. Marx et al. (Hrsg.), *Die Intensivmedizin*, Springer Reference Medizin,
https://doi.org/10.1007/978-3-662-68699-7_101

| | | |
|---|---|---|
| 7.3 | Postoperative Intensivtherapie | 1564 |
| 7.4 | Immunsuppression | 1564 |
| **8** | **Lebertransplantation** | **1564** |
| 8.1 | Einleitung | 1565 |
| 8.2 | Hämodynamische Effekte der Leberzirrhose | 1566 |
| 8.3 | Hepato-renales Syndrom (HRS) | 1566 |
| 8.4 | Porto-pulmonale Hypertonie (PopH) | 1566 |
| 8.5 | Hepato-pulmonales Syndrom (HPS) | 1567 |
| 8.6 | Hepatische Enzephalopathie | 1567 |
| 8.7 | Präoperative Intensivmedizin | 1567 |
| 8.8 | Operationstechnik | 1568 |
| 8.9 | Postoperative Intensivtherapie | 1568 |
| 8.10 | Immunsuppression | 1570 |
| **9** | **Herztransplantation** | **1570** |
| 9.1 | Einleitung | 1570 |
| 9.2 | Präoperative Intensivtherapie | 1571 |
| 9.3 | Postoperative Intensivtherapie | 1572 |
| 9.4 | Immunsuppression | 1575 |
| **10** | **Lungentransplantation** | **1575** |
| 10.1 | Einleitung | 1575 |
| 10.2 | Präoperative Intensivtherapie | 1576 |
| 10.3 | Operationstechnik | 1576 |
| 10.4 | Postoperative Intensivtherapie | 1576 |
| 10.5 | Immunsuppression | 1578 |
| **Literatur** | | **1578** |

# 1 Einleitung

> **Übersicht**
>
> Die Intensivmedizin ist von zentraler Bedeutung für die Transplantationsmedizin. Ihr Stellenwert liegt nicht nur in der medizinischen Betreuung von Organempfängern unmittelbar nach einer Transplantation; die Intensivmedizin stellt heutzutage auch das Überleben zahlreicher kritisch-kranker Patienten auf der Warteliste bis zur lebensrettenden Transplantation sicher.
>
> Ziele der intensivmedizinischen Behandlung vor einer Organtransplantation sind die Evaluation und ggf. Listung zur Transplantation, die Stabilisierung oder Überbrückung von Organdysfunktionen („bridge to transplantation"), die Optimierung des Allgemeinzustandes des kritisch-kranken Patienten, sowie die Koordination des zeitkritischen Transplantationsablaufs. Nach der Transplantation zählen die Induktion der Immunsuppression, die Überwachung und Stabilisierung der Organfunktion des Transplantats sowie die frühzeitige Diagnostik und Therapie etwaiger Komplikationen zu den Aufgaben des Intensivmediziners.

Patienten zur Organtransplantation bedürfen häufig prä- und postoperativ einer interdisziplinären intensivmedizinischen Betreuung (vgl. Abb. 1). Dabei kommt der Behandlung bestehender Organdysfunktionen und dem Erhalt der Transplantatfunktion eine zentrale Bedeutung zu.

Zu den besonderen medizinischen Herausforderungen zählen die differenzierte Volumen- und Vasopressortherapie zur Stabilisierung der Hämodynamik und Aufrechterhaltung der Transplantatfunktion, die Prophylaxe und ggf. Therapie nosokomialer und opportunistischer Infektionen, sowie ein tiefgreifendes Verständnis für die (Neben-)Wirkungen und das Interaktionspotenzial der medikamentösen Immunsuppression.

# 2 Hintergrund der Transplantationsmedizin

Erste Versuche mit der Transplantation von Organen vom Tier auf den Menschen und von einem Menschen zu einem anderen scheiterten Ende des 19. Jahrhundert. Bald erkannte man, dass im Gegensatz dazu Gewebeverpflanzungen innerhalb eines Individuums möglich waren. Die Erkenntnis, dass die Abstoßung fremder Gewebe Folge einer Immunisierung ist, wurde durch Peter Medawar 1945 beschrieben.

Das für die Erkennung körperfremder Gewebe entscheidende Humane-Leukozyten-Antigen-System (HLA) wurde 1958 erstmals beschrieben. Ein erster Transplantationserfolg ergab sich 1954 mit der ersten erfolgreichen Nierentransplantation bei eineiigen Zwillingen durch Joseph Murray in Boston, USA. Im Jahr 1963 wurde erfolgreich die erste

**Abb. 1** Multidisziplinarität der Transplantationsmedizin

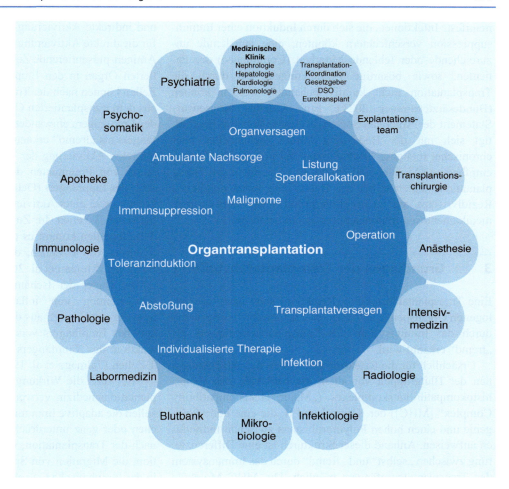

Lunge und im gleichen Jahr durch Thomas Starzl in Denver die erste Leber transplantiert. Christiaan Barnard wurde 1967 durch die erste Herztransplantation in Kapstadt weltberühmt. Der Patient überlebte diese Operation 18 Tage. Den entscheidenden Durchbruch erfuhr die Transplantationsmedizin erst 1976 mit der Entdeckung der immunsuppressiven Effekte von Ciclosporin A durch Jean Borel.

Die Spende, Entnahme, Vermittlung und Übertragung von Organen nach dem Tod oder zu Lebzeiten unterliegen in Deutschland seit 1997 den Regelungen des Transplantationsgesetzes (TPG). Daneben sieht das TPG vor, dass die Bundesärztekammer (BÄK) Richtlinien zur Feststellung des irreversiblen Hirnfunktionsausfalls und zu einzelnen Bereichen der Transplantationsmedizin erstellt, die sich am Stand der medizinischen Wissenschaft orientieren. Die Ständige Kommission Organtransplantation der BÄK hat u. a. Richtlinien für die Spendererkennung, die medizinische Beurteilung von Organspendern und Konservierung von Spenderorganen, Maßnahmen zur Qualitätssicherung, sowie die Wartelistenführung und Organvermittlung veröffentlicht.

Die Deutsche Stiftung Organtransplantation (DSO) ist die bundesweite Koordinierungsstelle für die postmortale Organspende der vermittlungspflichtigen Organe Niere, Herz, Leber, Lunge, Pankreas und Dünndarm. Im Jahr 2020 wurden in Deutschland 2941 Organe postmortal für eine Organspende entnommen. Bundesweit wurden 3518 Organe transplantiert, davon 502 nach einer Lebendspende. (DSO 2021). Für die Länder Niederlande, Belgien, Luxemburg, Österreich, Slowenien, Kroatien, Ungarn und Deutschland wird bei der Stiftung Eurotransplant in Leiden (Niederlande) eine gemeinsame Warteliste der potenziellen Organempfänger geführt. An diese Vermittlungsstelle melden die Transplantationszentren die erforderlichen Daten der zur Organtransplantation gelisteten Patienten. Heute steht der Zahl der Patienten auf den Wartelisten ein eklatanter Mangel an Spenderorganen gegenüber: Zum Ende des Jahres 2020 bestand ein Bedarf von 9463 Organen für Patienten auf der Warteliste (DSO 2021).

Zu den Kontraindikationen einer Organtransplantation gehören ein „erheblich" erhöhtes Operationsrisiko und Situationen, die eine Gefährdung des längerfristigen Erfolgs der Transplantation darstellen. Hierzu zählen ausgeprägte Komorbiditäten der Patienten oder vorhersehbare schwerwiegende operativ-technische Probleme, sowie klinisch manifeste Infektionen, die sich durch Induktion einer Immunsuppression verschlechtern könnten, eine anhaltende unzureichende oder fehlende Mitarbeit (Compliance) des Patienten, sowie bösartige Erkrankungen, die durch die Transplantation nicht kurativ behandelt werden können (Bundesärztekammer 2021). Ein aktuelles Konsensus-Statement der American Society of Transplantation beschäftigt sich mit der Bedeutung kurativ behandelter oder chronischer maligner Erkrankungen bei potentiellen Organempfängern (Al-Adra et al. 2021). Das Statement soll Transplantationsmediziner bei der Beurteilung eines möglichen Rezidivrisikos vor dem Hintergrund einer notwendigen medikamentösen Immunsuppression unterstützen.

## 3 Grundlagen der Transplantatabstoßung

Eine Transplantatabstoßung (Rejektion) kann nach einer allogenen Organspende auftreten, da das Gewebe des Spenders durch das Immunsystem des Transplantatempfängers als „fremd" erkannt wird.

Ursächlich für die Rejektion sind neben den AB0-Antigenen der Blutgruppen vor allem die Moleküle des Haupthistokompatibilitätskomplexes („Major Histocompatibility Complex" [MHC]) der Klasse I und II, die eine hohe Polygenie und einen hohen Polymorphismus zwischen Individuen aufweisen. Anhand dieser Strukturen ist eine Differenzierung zwischen „selbst" und „fremd" durch das Immunsystem des Transplantatempfängers möglich. Die MHC Moleküle werden bei Menschen als humane Leukozytenantigene (HLA) bezeichnet und stellen das wichtigste Regulationssystem der menschlichen Immunabwehr dar. Der Grad der Übereinstimmung der HLA („matching") von Spender und Empfänger korreliert mit einem geringeren Risiko einer Antikörper-Sensibilisierung und beeinflusst dadurch bei der Mehrheit aller Organempfänger sowohl die Transplantatfunktion, als auch das Langzeit-Überleben von Transplantat und Empfänger (Zachary und Leffell 2016).

Die immunologischen Vorgänge im Rahmen der „Fremderkennung" basieren auf der Aktivierung zytotoxischer T-Zellen (T-Zell-vermittelte Rejektion [TCMR]) und auf dem Vorhandensein bzw. der Bildung von Donor-spezifischen Antikörpern (Antikörper-vermittelte Rejektion [AMR]). Diese beiden pathomechanistisch unterschiedlichen Prozesse weisen häufig Überlappungen auf. Donorspezifische Antikörper (DSA) können auf Grund von vorangegangen Fremdbluttransfusionen, Schwangerschaften oder Transplantationen bereits beim Empfänger vorliegen. Der vorausgegangene Kontakt mit „fremdem" Gewebe hat bei diesen Patienten zu einer Sensibilisierung gegenüber spezifischen Donor-Antigenen geführt.

Die Reperfusion des allogenen Organs im Rahmen der Transplantation löst bei allen Organempfängern die direkte und indirekte Aktivierung von T-Zellen aus. Verantwortlich für die direkte Aktivierung der T-Zellen sind gewebsresidente Antigen-präsentierende Zellen (APC), die mit dem transplantierten Organ in den Empfänger transferiert werden. Diese Zellen können nach der Transplantation über Monate hinweg aus dem transplantierten Organ in das lymphatische Gewebe des Empfängers einwandern und dort von T-Zellen des Empfängers als „fremd" erkannt werden (Braun et al. 1993). Die indirekte Aktivierung der T-Zellen erfolgt durch die Präsentation von Fragmenten der fremden HLA-Moleküle über APC des Empfängers (Ochando et al. 2006). In beiden Fällen kommt es zu einer Aktivierung von T-Helferzellen und zytotoxischen T-Zellen. Im Zuge der indirekten Aktivierung der T-Helferzellen kommt es darüber hinaus auch zu einer Aktivierung von B-Zellen, die die Produktion von DSA zur Folge hat (Moreau et al. 2013).

Die Dauer der Ischämiezeit und die konsekutive Einschwemmung von inflammatorischen Mediatoren und Spender-Leukozyten aus dem Transplantat in den Blutkreislauf des Empfängers verstärken diese beginnende Immunreaktion des Empfängers durch eine Co-Stimulation der T-Zellen (Talmage et al. 1976; Ingulli 2010).

Hier setzt die Wirkung der Mehrheit aller in der Transplantationsmedizin verwendeten Immunsuppressiva an: Sie sollen die adaptive Immunreaktion des Empfängers abschwächen oder ganz unterdrücken. In den ersten sechs Monaten nach der Transplantation, wenn die postoperative Inflammation, die Migration von Spender-APC aus dem Transplantat in das lymphatische Gewebe des Empfängers und das Risiko der Ausbildung Donor-spezifischer Antikörper am höchsten sind, ist die Immunsuppression besonders intensiv.

Klinisch wird eine Rejektion häufig im zeitlichen Zusammenhang zur Transplantation in „früh" oder „(hyper-)akut" und „spät" oder „chronisch" eingeteilt (vgl. Tab. 1) (Demetris et al. 2016). Das Leitsymptom ist die progrediente Transplantatdysfunktion bis hin zum akuten oder chronischen Transplantatversagen. Während die hyperakute und akute Form der Rejektion dank des Einsatzes potenter Immunsuppressiva heutzutage seltener auftreten, zählt das chronische Transplantatversagen bzw. das Krankheitsbild der chronischen Transplantatvaskulopathie zu den Hauptursachen der Sterblichkeit organtransplantierter Patienten im Langzeitverlauf. Die klinische Symptomatik der Patienten ist in Abhängigkeit des transplantierten Organs und des zeitlichen Verlaufs sehr heterogen (Suhling et al. 2016). Neben laborchemischen Veränderungen als Surrogat einer Transplantatdysfunktion werden heutzutage bei vielen Patienten Protokoll- bzw. Surveillance-Biopsien des Transplantats zur frühzeitigen histologischen Diagnostik einer Transplantatabstoßung durchgeführt. Internationale Konsensuskriterien sind zur Definition und histopathologischen Charakterisierung der Rejektion für Herz- und Lungen- (Levine et al. 2016), Leber (Demetris et al. 2016), Nieren- (Roufosse

**Tab. 1** Rejektion, klinische Symptomatik und spezielle histopathologische Krankheitsbilder im zeitlichen Verlauf nach Organtransplantation nach. (Rink et al. 2015) und (Suhling et al. 2016)

| Rejektion | Zeitpunkt | Pathomechanismus | Klinische Symptomatik |
|---|---|---|---|
| Hyperakut | Innerhalb weniger Minuten nach Reperfusion | AMR: Präformierte DSA des Empfängers richten sich gegen allo-MHC-Moleküle des Transplantats. Es kommt zu einer Aktivierung des Komplementsystems. | Akutes Transplantatversagen, Fieber |
| Akut | 6–90 Tage | TCMR und AMR: Direkte und indirekte Aktivierung naiver T-Zellen und B-Zellen, *de novo* Ausbildung von DSA | Progrediente Transplantatdysfunktion |
| Chronisch | Monate bis Jahre | Alloreaktiv: TCMR und AMR: Direkte und indirekte Aktivierung naiver T-Zellen und B-Zellen, *de novo* Ausbildung von DSA<br>Autoimmun: Rekurrenz der Grunderkrankung<br>Nicht-immunologische Prozesse | Progrediente Transplantatdysfunktion und Vaskulopathie<br>**Herz:** „cardiac allograft vasculopathy" (CAV)<br>**Lunge:** „chronic lung allograft dysfunction" (CLAD): CLAD-BOS [Bronchiolitis-obliterans-Syndrom] und CLAD-RAS [Restriktives Allograft-Syndrom]<br>**Leber:** Chronische duktopene Abstoßung, idiopathische Posttransplantationshepatitis (IPTH) und die De-novo-Autoimmunhepatitis (dnAIH)<br>**Niere:** Chronische Allograftnephropathie (CAN) |

Abkürzungen: AMR = Antikörper-vermittelte Rejektion, TCMR = T-Zell-vermittelte Rejektion, DSA = Donor-spezifische Antikörper

et al. 2018; Loupy et al. 2020) und Pankreastransplantate (Drachenberg et al. 2008, 2011) etabliert.

Nicht alle Empfänger von Organspenden sind in gleichem Maße durch das Risiko einer Transplantatabstoßung betroffen. Vor allem lungen- und herztransplantierte Patienten haben ein erhöhtes Risiko (50 % nach fünf respektive zehn Jahren (Suhling et al. 2016)) für ein immunogen vermitteltes chronisches Transplantatversagen. Chronische Rejektionen und hier insbesondere die AMR sind bei Empfängern einer Leber hingegen selten (5–15 %) (Suhling et al. 2016). Verschiedene Mechanismen, wie u. a. die Fähigkeit der Kupffer-Zellen, sezernierte lösliche HLA-Klasse-I-Moleküle, Thrombozytenaggregate und Immunkomplexe zu eliminieren, die geringe Expression von HLA-Klasse-II-Molekülen in der Mikrostrombahn der Leber, die duale Gefäßversorgung des Organs, die relativ größere Endothelzelloberfläche im Vergleich zu anderen Organen, sowie die Fähigkeit, der Hepatozyten zur Regeneration nach Zellschädigung, tragen dazu bei (Demetris et al. 2016; Baba et al. 2020).

## 4 Immunsuppressiva

Ziel der immunsuppressiven Therapie nach Organtransplantation ist die Verhinderung einer Organabstoßung und damit die Verbesserung des Überlebens von Patient und Transplantat. Durch Unterdrückung der T-Zell-Aktivierung und Unterbindung der damit verbundenen Stimulation der Antikörperproduktion durch B-Zellen wird die spezifische Immunabwehr des Spenders geschwächt. Im klinischen Einsatz haben sich Kombinationen von Medikamenten mit unterschiedlichen immunsuppressiven Ansatzpunkten bewährt. Dank ihrer synergistischen Wirkung können so Toxizität und unerwünschte Arzneimittelwirkungen der einzelnen Präparate reduziert werden.

Calcineurin-Inhibitoren (CNI) wie Ciclosporin A und Tacrolimus hemmen die Immunreaktion durch Blockierung der Interleukin-2-Produktion in der T-Zelle. DNA-Synthesehemmer wirken unspezifisch (Azathioprin) bzw. „spezifisch" (Mycophenolsäure [MPA], Mycophenolat mofetil [MMF]) antiproliferativ auf Lymphozyten. „Mammalian target of rapamycin (mTOR)"-Inhibitoren (Sirolimus, Everolimus) blockieren spezifisch die T-Zell-Proliferation durch Unterbrechung der intrazellulären Signalweiterleitung nach Aktivierung des Interleukin-2-Rezeptors. Glucocorticoide wirken unspezifisch antiinflammatorisch. Polyklonale Antikörper und Anti-CD3-Antikörper wirken durch Elimination von T-Zellen immunsuppressiv, während die monoklonalen Antikörper gegen den Interleukin-2-Rezeptor die Proliferation aktivierter T-Zellen blockieren. Ein Großteil organtransplantierter Patienten erhält inzwischen eine Antikörper-basierte Induktionstherapie zur Einleitung der Immunsuppression. Die Kombination aus einem Calcineurininhibitor und Mycophenolsäure stellt heutzutage für die Mehrheit von Patienten nach solider Organtransplantation die Grundlage der immunsuppressiven Erhaltungstherapie dar (Beimler et al. 2014).

Entscheidungen über die Art, Kombination und Dosis der immunsuppressiven Medikamente werden durch das individuelle Risiko eines Patienten für eine Abstoßungsreaktion beeinflusst. Dieses ist u. a. abhängig vom transplantierten Organ, dem seit der Transplantation vergangenen Zeitraum und der Immunisierung des Patienten (Beimler et al. 2014). Im Rahmen von akuten Abstoßungsreaktionen wird die Immunsuppression zusätzlich intensiviert. Bei schweren Infektionen oder einer Sepsis wird in der Regel eine Reduktion oder Umstellung der Immunsuppression in Rücksprache mit dem Transplantationsmediziner durchgeführt (Timsit et al. 2019).

Das Ein-Jahres-Überleben organtransplantierter Patienten hat sich in den letzten vier Jahrzehnten mit der Einführung neuer immunsuppressiver Substanzen und der konsekutiven Reduktion akuter Rejektionen deutlich verbessert. Dieser Effekt konnte für das Langzeitüberleben der Patienten und Transplantate leider nicht erreicht werden (Lodhi et al. 2011; Dharnidharka et al. 2015). Neben der chronischen Rejektion verursachen vor allem die Toxizität und das Nebenwirkungsprofil der Immunsuppressiva Probleme im Langzeitverlauf nach Organtransplantation. Zu den Langzeitfolgen zählen neben Infektionen und malignen Erkrankungen vor allem die Nephrotoxizität (vorrangig durch Calcineurininhibitoren) und kardiovaskuläre Erkrankungen in Folge metabolischer Effekte der Immunsuppressiva, wie Hyperlipidämie und Hypercholesterinämie und einer diabetogenen Stoffwechsellage (Zafar et al. 2008; Stoumpos et al. 2015; Fishman 2017).

Mit dem Ziel der Minimierung der Langzeitfolgen wurde in den letzten zwei Jahrzehnten versucht, den Einsatz von Calcineurininhibitoren und Glucocorticoiden zu Gunsten alternativer Präparate zu reduzieren oder ganz auf diese zu verzichten. Durch die Verwendung poly- oder monoklonaler Antikörper zur Induktionstherapie, die Gabe von direkten, T-Zell-„selektiven" Antimetaboliten wie MMF anstelle von Azathioprin oder den Einsatz von mTOR-Inhibitoren in der Erhaltungstherapie konnten in den letzten Jahren diesbezüglich einige umschriebene Erfolge für bestimmte Patientengruppen nach Organtransplantation erzielt werden.

### 4.1 Glucocorticoide

Glucocorticoide bewirken nach Bindung intrazellulärer Rezeptoren eine Hemmung der Transkription der Gene proinflammatorischer Zytokine (z. B. Interleukin-1, Interleukin-2; siehe Abb. 2). Damit üben sie einen unspezifisch entzündungshemmenden Einfluss auf Leukozyten aus. Darüber hinaus hemmen sie die Proliferation von T- und B-Lymphozyten. Bekannte unerwünschte Wirkungen der Steroide sind Flüssigkeitsretention, diabetische Stoffwechsellage, Hypercholesterinämie und Osteoporose (vgl. Tab. 2).

Im Rahmen der Transplantation werden Glucocorticoide in hohen Dosen zunächst parenteral und später enteral verabreicht, um eine frühe Abstoßung während des Einheilens des transplantieren Organs zu verhindern. Hochdosierte intravenöse Glucocorticoidboli werden auch im Fall einer akuten Abstoßungsreaktion verwendet.

### 4.2 Calcineurin-Inhibitoren

Für die überwiegende Mehrheit der Patienten nach Organtransplantation stellen Calcineurininhibitoren heutzutage die Basis der immunsuppressiven Erhaltungstherapie dar. Das mit Abstand am häufigsten verschriebene und in der Dreifach- oder Zweifach-Kombinationstherapie mit Antimetaboliten bzw. Glucocorticoiden eingesetzte Immunsuppressivum ist Tacrolimus.

Das intrazelluläre Enzym Calcineurin bindet die durch den T-Zell-Rezeptor intrazellulär freigesetzten Kalziumionen und aktiviert danach die zytosolische Komponente des Transkriptionsfaktors NF-AT, das verbunden mit seiner nukleären Komponente unter anderem die Synthese von Interleukin-2 (IL-2) bewirkt. Die CNI Ciclosporin A und Tacrolimus blockieren die Bindung von Kalziumionen an die spezifische Bindungsstelle am Calcineurin und entfalten so ihre immunsuppressive Wirkung v. a. über die Hemmung der Freisetzung von IL-2 aus T-Zellen (vgl. Abb. 2).

Calcineurin-Inhibitoren besitzen eine dosisabhängige nephrotoxische Wirkung, die bei intravasaler Hypovolämie schnell zur Entwicklung eines akuten Nierenversagens führen kann. Der Einsatz weiterer potenziell nephrotoxischer Medikamente ist deshalb kritisch abzuwägen. CNI begünstigen die Entstehung eines Hypertonus und einer Osteoporose. Zusätzlich können CNI eine Reihe von neurologischen Nebenwirkungen verursachen, wie z. B. Tremor, Kopfschmerzen, Parästhesien und die posteriore Leukenzephalopathie mit Verwirrung, Koma, Krampfanfällen, kortikaler Blindheit und Lähmungen (vgl. Tab. 2).

Ein pharmakologisches Monitoring der Konzentrationen (Talspiegel) von Ciclosporin A und Tacrolimus sollte regelmäßig, insbesondere bei Dosisanpassungen oder einer Therapie mit Medikamenten, die mit dem Cytochrom P 450 (CYP 450)-(3A4)-Enzymsystem interagieren, durchgeführt werden.

#### 4.2.1 Ciclosporin A

Ciclosporin A bildet intrazellulär mit Cyclophilin einen Komplex, der dann an Calcineurin bindet und dessen Aktivierung durch Kalziumionen hemmt. Es steht zur intravenösen und oralen Applikation zur Verfügung, wobei die orale Bioverfügbarkeit auch der neueren Mikroemulsionen großen inter- und intraindividuellen Unterschieden unterliegt (30–60 %).

Ciclosporin A wird zweimal täglich im Abstand von 12 h eingenommen (vgl. Tab. 2). Die enterale Resorption von Ciclosporin A ist dabei u. a. auch vom Gallefluss abhängig, was z. B. für Lebertransplantierte von großer Relevanz ist. Ciclosporin A wird über CYP 450-(3A4) in der Leber verstoffwechselt. Daraus ergeben sich vielfältige Möglichkeiten von Arzneimittel- bzw. Nahrungsmittelinteraktionen (vgl. Tab. 2).

**Abb. 2** Wirkungsmechanismen verschiedener Immunsuppressiva an der T-Helferzelle

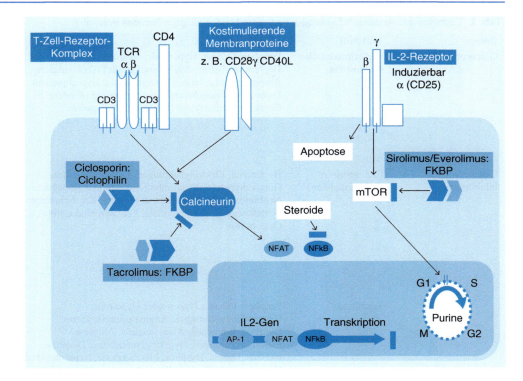

Die Halbwertszeit liegt in Abhängigkeit von der Leberfunktion bei 6–20 h. Aufgrund der geringen therapeutischen Breite und der variablen Bioverfügbarkeit von Ciclosporin A ist eine strenge Wirkspiegelüberwachung in der Intensivmedizin unbedingt notwendig. In der Regel werden Talspiegel 12 h nach Applikation bestimmt. Da die Absorptionsschwankungen in den ersten Stunden am größten sind, kann auch eine Messung 2 h nach der Applikation durchgeführt werden. Dies korreliert genauer mit dem Plasmakonzentrationsverlauf und kann deshalb bei schwierigen Fällen zu einer verbesserten Einstellung führen (Nashan et al. 2005).

### 4.2.2 Tacrolimus

Tacrolimus geht intrazellulär einen Komplex mit dem Immunophilin FKBP ein, das ebenfalls die kalziumabhängige Calcineurin-Aktivierung und damit die IL-2-Synthese hemmt. Es ist seit 1994 in Deutschland zur Immunsuppression nach Organtransplantation zugelassen (Webster et al. 2005a; Haddad et al. 2006). Auch Tacrolimus kann sowohl enteral als auch parenteral verabreicht werden, wobei die enterale Verfügbarkeit ebenfalls einer hohen Variabilität (5–67 %) unterliegt. Tacrolimus wird täglich zweimal im Abstand von exakt 12 h gegeben (vgl. Tab. 2), um die angestrebten Vollblutspiegel zu erreichen. Zusätzlich steht Tacrolimus in einer anderen Formulierung als Hartkapsel für eine einmalige orale Tagesgabe zur Verfügung (Barraclough et al. 2011).

Die Elimination von Tacrolimus geschieht ebenfalls hauptsächlich über CYP 450-(3A4) in der Leber. Die Halbwertszeit liegt bei 12–16 h. Außerdem bewirkt Tacrolimus über Calcineurin in den Inselzellen in einem stärkeren Maße als Ciclosporin A eine Reduktion der Insulinsekretion und begünstigt einen Diabetes mellitus („new onset of diabetes mellitus after transplantation", [NODAT]). Darüber hinaus kommt es unter Tacrolimus tendenziell häufiger zu neurologischen Nebenwirkungen als unter Ciclosporin A. Dennoch gehört Tacrolimus heute zu dem mit Abstand am häufigsten verschriebenen CNI. Es ist u. a. mit geringeren akuten Rejektionsraten bei nieren- und lebertransplantierten Patienten assoziiert und einem geringeren Auftreten von Hypertonien und Hyperlipidämien nach Leber- und Herztransplantation verbunden (Hardinger et al. 2005; Webster et al. 2005b; Haddad et al. 2006; Penninga et al. 2010; Muduma et al. 2016).

### 4.3 Antiproliferativa

Diese Gruppe von Immunsuppressiva hemmt die Proliferation der nach Antigenkontakt stimulierten Lymphozyten entweder unspezifisch durch Störung der Nukleinsäuresynthese oder durch selektive Blockade der intrazellulären Signaltransduktion in den T-Zellen.

### 4.3.1 Unselektive Purinsynthesehemmer: Azathioprin

Azathioprin wird in der Leber zu 6-Mercaptopurin umgewandelt, das als Antimetabolit der Nukleinsäuresynthese zu

**Tab. 2** Unerwünschte Arzneimittelwirkungen und -interaktionen gängiger Immunsuppressiva

| Gruppe | Wirkstoff | Häufige UAW | Interaktionen mit |
|---|---|---|---|
| Glucocorticoide | Methylprednisolon Prednisolon | Periphere Ödeme, Hypertonie, Neurotoxizität (Euphorie, Depression, Schwindel, Krampfanfälle) Akne vulgaris, Alopezie, Hirsutismus, Hyperglykämie, Hyperlipidämie, Diabetes mellitus, Wachstumsretardierung (Kinder), Glaukom, Leukozytose (transient), Osteoporose | Ciclosporin A: Glucocorticoid Plasmaspiegel ↓ CsA-Spiegel ↑ CYP-450 Inhibitoren: Glucocorticoidwirkung ↑ CYP-450 Induktoren: Glucocorticoidwirkung ↓ Nichtsteroidale Antiphlogistika und Salicylate: Gastrointestinale Blutungsgefahr ↑ |
| Calcineurin-Inhibitoren | Ciclosporin A (Microemulsion) | Hypertonie, Elektrolytstörungen, Diabetes mellitus, Gingivahyperplasie, thrombotische Mikroangiopathie, Nephrotoxizität, Neurotoxizität (Tremor, Kopfschmerzen, Schlaflosigkeit, Krampfanfälle, Leukenzephalopathie), Osteoporose | CYP-450 Inhibitoren: Ciclosporin A-Spiegel ↑ CYP-450 Induktoren: Ciclosporin A-Spiegel ↓ Nephrotoxische Substanzen: Nephrotoxizität ↑ Glucocorticoide: Häufigkeit zerebraler Krampfanfälle ↑ Diclofenac: Bioverfügbarkeit von Diclophenac |
| | Tacrolimus | Periphere Ödeme, Hyper- oder Hypotonie, Herzrhythmusstörungen, Angina pectoris, Fieber, Diarrhoe, Erbrechen, Akne vulgaris, Alopezie, Elektrolytstörungen, Hypertriglyceridämie, Diabetes mellitus, Husten, Dyspnoe, Pleuraergüsse, Nephrotoxizität, Neurotoxizität (Tremor, Kopfschmerzen, Schlaflosigkeit, Krampfanfälle, Leukenzephalopathie) | CYP-450 Substrate: Tacrolimus-Spiegel ↑ CYP-450 Induktoren: Tacrolimus-Spiegel ↓ Nephrotoxische Substanzen: Nephrotoxizität ↑ Neurotoxische Substanzen: Neurotoxizität ↑ Glucocorticoide: Tacrolimus ↑↓ |
| Purinsynthesehemmer | Azathioprin | Leukopenie, Thrombozytopenie, Übelkeit und Erbrechen, Akne vulgaris, Erythema nodosum, Pankreatitis, Cholestase | Allopurinol: Xanthinoxidase (Abbau von Azathioprin) ↓ Toxizität ↑ Muskelrelaxantien: Wirkung ↓↑ Warfarin: gerinnungshemmende Wirkung ↓ Zytostatika/myelosuppressive Mittel: Myelotoxizität: ↑ |
| | MMF, MPA | Periphere Ödeme, Hyper- oder Hypotonie, Kopfschmerzen, Fieber, Anämie, Leukopenie, Thrombozytopenie, Diarrhoe, Erbrechen, Husten, Dyspnoe, Pleuraergüsse | Medikamente, die den enterohepatischen Kreislauf von MPA beeinflussen: Aciclovir, Ganciclovir: Plasmakonzentrationen von Aciclovir/Ganciclovir + MPA ↑ Isavuconazol: MPA-Plasma-AUC ↑ Antazida, PPI, Colestyramin, gallensäurenbindende Arzneimittel: MPA-Exposition ↓ Ciclosporin A: MPA-Plasma-AUC ↓ Tacrolimus: bei lebertransplantierten Patienten ggf. MPA-Plasma-AUC ↑ |
| mTOR-Inhibitoren | Sirolimus | Periphere Ödeme, Hypertonie, Kopfschmerzen, Fieber, Diarrhoe, Erbrechen, Stomatitis, Diabetes mellitus, Hypertriglyceridämie, Anämie, Thrombozytopenie, Wundheilungsstörungen | CYP-450 Substrate: Sirolimus-Spiegel ↑ CYP-450 Induktoren: Sirolimus-Spiegel ↓ |
| | Everolimus | Periphere Ödeme, Hypertonie, Kopfschmerzen, Fieber, Diarrhoe, Erbrechen, Stomatitis, Diabetes mellitus, Hypertriglyceridämie, Anämie, Thrombozytopenie, Wundheilungsstörungen, Pneumonitis | CYP-450 Substrate: Everolimus-Spiegel ↑ CYP-450 Induktoren: Everolimus-Spiegel ↓ |

(Fortsetzung)

## Tab. 2 (Fortsetzung)

| Gruppe | Wirkstoff | Häufige UAW | Interaktionen mit |
|---|---|---|---|
| Antikörperseren | Polyklonale Antikörper | | |
| | Antithymozyten-Globulin | Hyper- oder Hypotonie, Kopfschmerzen, Elektrolytstörungen, Diarrhoe, Erbrechen, Schwindel, Fieber, Anämie, Leukopenie | |
| | Monoklonale Antikörper | | |
| | Muromonab (Anti-CD3) | Anaphylaxie, Fieber, Schüttelfrost, Rigor, Kopfschmerzen, Tremor, Übelkeit, Erbrechen, Diarrhoe, Athralgie, Immunkomplexnephritis | |
| | Rituximab (Anti-CD20) | Fieber, Schüttelfrost, Übelkeit, Erbrechen, Diarrhoe, Neutropenie, Pruritus, Exanthem | |
| | Basiliximab (Anti-Interleukin-2-Rezeptor) | Periphere Ödeme, Hyper- oder Hypotonie, Kopfschmerzen, Elektrolytstörungen, Diarrhoe, Erbrechen, Schwindel, Fieber, Anämie, Leukopenie | |
| | Belatacept (Anti-CD80 und Anti-CD 86) | Hypertonie, Hypotonie, Elektrolytstörungen, Erbrechen, Übelkeit, Diarrhoe. Bei EBV-seronegativem Empfänger und EBV-seropositivem Spender kontraindiziert (erhöhtes Risiko für PTLD) | |

CYP: Cytochrom-P, MMF: Mycophenolat mofetil, MPA: Mycophenolsäure, AUC: „area under the curve", UAW: Unerwünschte Arzneimittelwirkungen, PPI: Protonenpumpen-Inhibitoren, EBV: Epstein-Barr-Virus, PTLD: „post transplant lymphoproliferative disease"
**CYP-450 Inhibitoren:** Azol-Antimykotika, Makrolide (Clarithromycin, Erythromycin), Chinolone (Ciprofloxacin, Norfloxacin), Isoniazid, Proteaseinhibitoren (Ritonavir), Antidepressiva (Norfluoxetin, Nefazodon), Aprepitant, Cimetidin, Kalziumantagonisten (Verapamil, Diltiazem) und Grapefruitsaft. → Erhöhung der Plasmakonzentration von Glucocorticoiden, Calcineurin-Inhibitoren und mTOR-Inhibitoren. **CYP-450 Induktoren:** Barbiturate, Carbamazepin, Johanniskraut, Methylprednisolon, Phenytoin, Rifampicin, Sulfadimidin u. Trimethoprim (nur i.v.), Sulfinpyrazon, Terbinafin, Ticlopidin. → Erniedrigung der Plasmakonzentration von Glucocorticoiden, Calcineurin-Inhibitoren und mTOR-Inhibitoren. **Cave:** Der Einfluss der Inhibition bzw. Induktion von CYP-450 auf die Therapie ist abhängig von der Konzentration des Inhibitors bzw. Induktors und des Substrates, sowie von den Eliminationswegen des Substrates

---

einer allgemeinen Proliferationshemmung führt (vgl. Abb. 2). Aufgrund des unselektiven Wirkungsmechanismus wirken diese Substanzen bei hohen Dosierungen hämatotoxisch. Personen mit einer Unterfunktion der Thiopurin-Methyltransferase (Untersuchung in Speziallaboratorien) bzw. im Fall einer Komedikation mit Xanthinoxidasehemmern (Allopurinol) sind hiervon besonders betroffen. Weitere Nebenwirkungen von Azathioprin sind gastrointestinale Beschwerden, Pankreatitiden und cholestatische Hepatitiden. Heute werden bevorzugt T-Zell-selektive Antiproliferativa verwendet.

### 4.3.2 T-Zell-„selektive" Purinsynthesehemmer: Mycophenolsäure, Mycophenolat mofetil

Mycophenolat mofetil (MMF) wird im Magen zur wirksamen Substanz Mycophenolsäure (MPA) hydrolisiert, das auch direkt als magensaftresistente Darreichung angeboten wird (1 g MMF äquivalent zu 0,72 g MPA). Diese Substanzen besitzen eine T-Zell-spezifische antiproliferative Wirkung, da sie durch Hemmung der Inosinmonophosphatdehydrogenase die De-novo-Purinsynthese blockieren, auf die T- und B-Zellen in ihrer Proliferation angewiesen sind (vgl. Abb. 2). Andere Zellen besitzen zumeist die Möglichkeit, über den „salvage pathway" Purine wiederzuverwerten und sind deshalb weniger MPA-empfindlich, woraus sich eine geringere knochenmarkdepressive Potenz ergibt. MPA wird im Dünndarm resorbiert (Bioverfügbarkeit > 90 %) und unterliegt nach Glucuronidierung in der Leber einem enterohepatischen Kreislauf, da es nach Ausscheidung mit der Galle von Dünndarmbakterien wieder in MPA abgebaut und reabsorbiert wird.

Beide Substanzen werden zweimal täglich verabreicht und besitzen eine Halbwertszeit von etwa 16 h. Gastrointestinale Beschwerden wie Diarrhoe, Bauchschmerzen und Übelkeit sind die häufigsten Nebenwirkungen, wobei eine Zytopenie gleichwohl in seltenen Fällen auftritt. Die Kombination dieser spezifischen Antiproliferativa mit Calcineurin-Inhibitoren erlaubt deutlich niedrigere CNI-Zielspiegel, als eine Kombination mit Azathioprin, was sich positiv auf potenzielle Nebenwirkungen der immunsuppressiven Therapie auswirkt.

### 4.3.3 mTOR-Inhibitoren: Sirolimus, Everolimus

Sirolimus und Everolimus bilden wie Tacrolimus mit dem Immunophilin FKBP einen Komplex. Im Unterschied zu Tacrolimus hemmt dieser nicht Calcineurin, sondern die zytosolische Proteinkinase „mammalian target of Rapamycin" (mTOR) (vgl. Abb. 2). Dadurch wird die IL-2-Rezeptor-vermittelte Signaltransduktion und Aktivierung von cytotoxischen T-Zellen und B-Zellen blockiert und der Zellzyklus dieser Zellen in der G1-Phase gestoppt, während andere Effekte wie die IL-2-vermittelte Apoptose erhalten bleiben. mTOR-Inhibitoren hemmen aufgrund ihres späteren Angriffspunktes die T-Zell-Proliferation auch noch 24 h nach

Antigenkontakt. Für Sirolimus und Everolimus wurden darüber hinaus eine antiproliferative Wirkung auf glatte Muskelzellen und ein antitumoröser Effekt beschrieben (Euvrard et al. 2012).

Mit der Zulassung der mTOR-Inhibitoren erhofften sich Transplantationsmediziner, den Einsatz nephrotoxischer Calcineurininhibitoren reduzieren oder gar eliminieren zu können. Insbesondere für die Gruppe der nierentransplantierten Patienten wäre dies wünschenswert gewesen. In drei großen, prospektiven, multinationalen und randomisierten Langzeit-Studien konnte jedoch kein Vorteil für eine CNI-freie gegenüber einer CNI-basierten Immunsuppression *de novo*, d. h. direkt nach Nierentransplantation nachgewiesen werden. Stattdessen zeigte sich eine signifikant erhöhte Rate an akuten Abstoßungsreaktionen bei Patienten, die mTOR-Inhibitoren erhielten (Ekberg et al. 2007; Flechner et al. 2011, 2013). Hinzu kam, dass eine nicht unerhebliche Zahl an Patienten (bis zu 30 %) die Einnahme von mTOR-Inhibitoren auf Grund von unerwünschten Arzneimittelwirkungen abbrechen musste (Zuckermann et al. 2018). Gastrointestinale Nebenwirkungen, schmerzhafte Ulzerationen im Mund, sowie Anämie, Thrombozytopenie und Leukopenie gehören zu den häufigsten Nebenwirkungen. Zu den metabolisch relevanten Effekten zählen eine Hyperlipidämie und Hypercholesterinämie. Ein erhöhtes Risiko für Wundheilungsstörungen limitiert den Einsatz der mTOR-Inhibitoren weitestgehend in der frühen postoperativen Phase nach Organtransplantation (vgl. Tab. 2).

Interessanterweise mehren sich inzwischen die Hinweise aus Studien, dass mTOR-Inhibitoren einen positiven Effekt auf die Rate an CMV-Infektionen und die Rezidivrate von Hauttumoren bei organtransplantierten Patienten haben könnten (Eisen et al. 2013; Andreassen et al. 2014; Geissler 2015; Behrends et al. 2019). Auch für Patienten, die auf Grund eines hepatozellulären Karzinoms lebertransplantiert werden, könnten mTOR-Inhibitoren nach Abschluss der Wundheilung eine relevante immunsuppressive Option darstellen: Bei Patienten mit einem hohen Rezidivrisiko für ein HCC konnte eine signifikante Reduktion der Rezidivrate gezeigt werden (Schnitzbauer et al. 2020).

Sirolimus wird einmal täglich gegeben und steht als Lösung zum Einnehmen oder Tabletten zur Verfügung, die in ihrer Dosierung äquivalent sind. Aufgrund der relativ geringen Bioverfügbarkeit (10–15 %) müssen primäre Spiegelschwankungen erwartet werden. Zur Minimierung sollte die Einnahme deshalb entweder konsequent mit oder ohne gleichzeitige Nahrung erfolgen.

Der Abbau von Sirolimus geschieht über CYP 450-(3A4) in der Leber mit einer Halbwertszeit von etwa 60 h. Auch Everolimus besitzt eine geringe Bioverfügbarkeit (ca. 16 %) und wird ebenfalls über CYP 450-(3A4) verstoffwechselt (Halbwertszeit etwa 28 h), weswegen eine Wirkspiegelüberwachung notwendig ist. Es besteht ein vergleichbares Interaktionspotenzial wie für Sirolimus. Ein pharmakologisches Monitoring der Konzentrationen (Talspiegel) von Sirolimus und Everolimus sollte regelmäßig, insbesondere bei Dosisanpassungen oder einer Therapie mit Medikamenten, die mit dem CYP 450-(3A4) Enzymsystem interagieren, durchgeführt werden.

Der Einsatz von mTOR-Inhibitoren scheint sich nach heutigem Stand nur für eine umschriebene Gruppe von Patienten mit u. a. geringem Risiko einer Rejektion, abgeschlossener Wundheilung und Toleranz gegenüber dem Nebenwirkungsprofil der Substanz zu Gunsten einer verbesserten Nierenfunktion im Langzeitverlauf zu lohnen (Flechner 2018).

## 4.4 Antikörperpräparate

Antilymphozyten-Antikörperpräparate richten sich gegen Merkmale von Lymphozyten und führen entweder zu deren Depletion (polyklonale Seren; Muromonab-CD3, ein monoklonaler Anti-CD3-Antikörper; Rituximab, ein monoklonaler Anti-CD20-Antikörper) oder zur Blockierung des aktivierenden IL-2-Rezeptors (Basiliximab, ein monoklonaler Anti-CD25-Antikörper). Sie sind entweder tierischen Ursprungs oder werden rekombinant hergestellt. Antikörperpräparate werden zur immunsuppressiven Induktion auch wegen der Möglichkeit, die Dosierung anderer Immunsuppressiva (z. B. CNI) zu reduzieren, oder zur Behandlung der (steroidrefraktären) Abstoßungsreaktionen eingesetzt. Insbesondere für die Gruppe der nierentransplantierten Patienten mit hohem Risiko für eine Rejektion konnte in den letzten Jahren in zahlreichen randomisierten, prospektiven Studien und Meta-Analysen eine Reduktion von Abstoßungsreaktionen und chronischem Transplantatversagen durch den Einsatz von Antilymphozyten-Antikörperpräparaten neben konventionellen Immunsuppressiva im Vergleich zu lediglich konventionellen Immunsuppressiva zur Induktionstherapie gezeigt werden (Webster et al. 2004; Cai und Terasaki 2010).

### 4.4.1 Polyklonale Seren: Antithymozytenglobulin [ATG]

Antithymozytenglobuline (ATG) reagieren aufgrund ihrer polyklonalen Zusammensetzung mit einer Vielzahl von Merkmalen menschlicher T-Zellen, aber auch B-Zellen, dendritischen Zellen, NK-Zellen und Makrophagen. In Folge der Elimination der Lymphozyten durch komplement-vermittelte Zelllyse und Apoptose bewirken sie eine rasch einsetzende, starke Immunsuppression.

ATG gilt als etabliertes Medikament zur Induktionstherapie bei hohem immunologischem Risiko nach Nierentransplantation (Beiras-Fernandez et al. 2003). Da es sich um tierische Globuline (Kaninchen, Pferd) handelt, ist insbesondere bei einer wiederholten Gabe mit allergischen Reaktionen, einschließlich Fieber, Übelkeit, Serumkrankheit, Immunkomplexnephritis, oder Thrombozytopenie zu rechnen. Die Halbwertszeiten liegen je nach Präparat bei 2–14 Tagen.

### 4.4.2 Monoklonale Antikörper

Der von Mäusen stammende monoklonale Anti-CD3-Antikörper (OKT3) war der erste weltweit zugelassene monoklonale Antikörper, der die Antigenbindung an T-Zellen durch Bindung an ein dem T-Zell-Antigen-Rezeptor (TCR) assoziierten Protein verhindert. OKT3 aktiviert die T-Zelle, ohne dass ein weiteres Antigen an den TCR binden kann, und bewirkt eine folgende Zytokinausschüttung mit zum Teil heftigen Nebenwirkungen wie Fieber, Schüttelfrost, Rigor, Kopfschmerz, Tremor, Übelkeit, Erbrechen, Diarrhoe und Athralgien. Nach Unterbindung der T-Zell-Proliferation folgt die rasche Depletion des gesamten T-Zell-Pools durch Lyse oder Apoptose mit einer ausgeprägten suppressiven Wirkung. Aufgrund des erheblichen Nebenwirkungsprofils und des Vorhandenseins guter Alternativen wird OKT3 kaum noch eingesetzt. Patienten können im Verlauf einer Therapie Antikörper gegen OKT3 bilden, die zu einem Wirkungsverlust und allergischen Reaktionen führen können. Die Gefahr von Virusinfektionen, insbesondere CMV, und einem EBV-assoziierten lymphoproliferativen Syndrom ist bei einer Therapie mit OKT3 deutlich erhöht.

Der rekombinante IL-2-Rezeptor-Antikörper Basiliximab verhindert durch eine Rezeptorblockade die IL-2-vermittelte T-Zell-Proliferation. Basiliximab wird häufig zur Induktionstherapie nach Nierentransplantation eingesetzt, wenn Antithymozytenglobulin nicht gegeben werden kann. Dies betrifft z. B. Patienten mit Leukopenie, Thrombozytopenie oder Hypotension. Daclizumab, ebenfalls ein monoklonaler Anti-CD-25-Antikörper, der in der Transplantationsmedizin eingesetzt wurde, wurde 2018 auf Grund schwerer, zum Teil tödlich verlaufender, unerwünschter Arzneimittelwirkungen vom Markt genommen.

Rituximab ist ein monoklonaler Anti-CD20-Antikörper, der CD20-positive B-Zellen depletiert. In der Transplantationsmedizin wird Rituximab für die Behandlung des Posttransplantationslymphom („post-transplant lymphoproliferative disease", [PTLD]), zur Desensibilisierung bei HLA- und AB0-inkompatibler Transplantation und zur Behandlung der Antikörper-vermittelten Rejektion eingesetzt.

Belatacept ist ein Kostimulationshemmer, welcher die T-Zell-Aktivierung und Proliferation durch Bindung an CD80 und CD86 auf Antigen-präsentierenden Zellen hemmt (Vincenti und Luggen 2007). Es wird zur CNI-freien immunsuppressiven Erhaltungstherapie, häufig in Kombination mit MMF und Steroiden eingesetzt. Auf Grund des erhöhten Risikos für eine PTLD sollte es nicht Patienten verabreicht werden, die EBV-seronegativ sind und ein Organ von einem EBV-seropositivem Spender erhalten haben (Beimler et al. 2014).

> **Fazit**
> Man unterscheidet vier Immunsuppressivaklassen:
>
> - Glucocorticoide,
> - Calcineurin-Inhibitoren,
> - Antiproliferativa,
> - Antikörperpräparate.
>
> Sie beeinflussen im Wesentlichen die Funktion bzw. Proliferation der für die Abstoßungsreaktion verantwortlichen T-Lymphozyten. Die Dreifachtherapie, bestehend aus einem CNI, einem Proliferationshemmer und einem Glucocorticoid stellt die häufigste Form der Immunsuppression nach solider Organtransplantation dar. Im Langzeitverlauf kann die Dreifachtherapie häufig auf eine Zweifachtherapie deeskaliert werden.
>
> Probleme in der Langzeitimmunsuppression nach Organtransplantion ergeben sich auch heute noch im Besonderen durch die Nephrotoxizität der CNI, durch negative metabolische und kardiovaskuläre Effekte sowie durch die Entstehung von Malignomen und eine erhöhte Infektanfälligkeit der Patienten. CNI- und Steroid-reduzierte oder -freie Therapiekonzepte sind in den letzten Jahren im Zuge der Etablierung von mTOR-Inhibitoren und selektiven Antikörpertherapien in zahlreichen klinischen Studien mit unterschiedlichen Ergebnissen untersucht worden.
>
> Die immunsuppressive Kombinationstherapie ist immer eine individuelle, auf den Patienten, das transplantierte Organ und den Zeitverlauf nach Transplantation abgestimmte Therapie.

## 5 Infektiologische Komplikationen der Immunsuppression

> **Übersicht**
> Infektionen stellen bis heute eine Hauptursache für Tod oder Transplantatverlust nach solider Organtransplantation dar. Dies gilt insbesondere in den ersten sechs Monaten nach der Transplantation, wenn das Risiko einer Abstoßungsreaktion am höchsten und die immunsuppressive Therapie am intensivsten ist.
>
> Immunsuppressiva hemmen vorrangig die spezifische Immunabwehr. Patienten nach Organtransplantation sind daher besonders anfällig für intrazelluläre und opportunistische Krankheitserreger.
>
> Eine strenge Expositionskontrolle gegenüber potenziellen Pathogenen ist entscheidend und beinhaltet z. B. eine besondere Aufmerksamkeit beim Patientenkontakt, restriktive Indikationen zu invasiven Tech-
>
> (Fortsetzung)

niken/Applikationen und die Beachtung entsprechender baulicher Voraussetzungen.

Ein infektiologisches Monitoring, spezielle Chemoprophylaxestragien und die Möglichkeit der präemptivem Therapie sollten bei vorliegender Evidenz entsprechend durchgeführt werden.

Bei schweren Infektionen sollte eine empirische Initialtherapie mit Breitspektrum-Antibiotika und ggf. auch Antimykotika oder Virostatika erfolgen. Hierbei sollten neben patientenspezifischen, individuellen Risikofaktoren auch die nosokomiale Resistenzlage und etwaige Arzneimittelinteraktionen mit Immunsuppressiva berücksichtigt werden.

Im Fall einer Sepsis sollte in enger Rücksprache mit dem Transplantationsmediziner auch die Reduktion oder Pausierung der Immunsuppression, begleitet von einer engmaschigen Abstoßungsdiagnostik, erwogen werden.

## 5.1 Einleitung

Zahlreiche Faktoren beeinflussen das Infektionsrisiko organtransplantierter Patienten: Neben der medikamentösen Immunsuppression, die zu einer Schwächung der spezifischen und, im Fall von Glucocorticoiden, auch der unspezifischen Immunabwehr führt, tragen Multimorbidität, vorangegangene oder laufende antiinfektive Therapien, Kolonisationen mit multiresistenten Erregern (MRE) sowie Infektionen mit immunmodulierenden Viren (z. B. Cytomegalovirus, Epstein-Barr-Virus) zur individuellen Prädisposition für eine Infektion bei. Daneben spielt die Exposition gegenüber bestimmten Erregern bei organtransplantierten Patienten eine große Rolle: Infektionen können Donor-vermittelt, nosokomial oder ambulant erworben werden (Fishman 2007, 2011).

Das Infektionsrisiko für spezifische Erreger korreliert zeitabhängig mit der Intensität der Immunsuppression – dem sog. „net state of immunosuppression" – und der Exposition des Patienten. Traditionell wurde der zeitliche Verlauf in drei Phasen eingeteilt (vgl. Abb. 3): Die frühe postoperative Phase bis zu vier Wochen nach Transplantation, in der chirurgische und nosokomial erworbene Infektionen vorherrschen, die Phase intensiver Immunsuppression vom zweiten bis sechsten Monat, in der eine (Re-)Infektion mit opportunistischen Erregern häufig auftreten kann und schließlich die Phase der Rekonvaleszenz, in der die Patienten nach Entlassung nach Hause vorrangig mit respiratorischen Viren und anderen Erregern aus ihrem persönlichen Umfeld konfrontiert sind (Fishman 2017).

Im Zuge des verbesserten infektiologischen Monitorings von Spender und Empfänger, der Einführung erfolgreicher Chemoprophylaxestrategien und der Möglichkeit der (präemptiven) Therapie bei spezifischen viralen Erkrankungen ist die Inzidenz Donor-vermittelter und opportunistischer Infektionen zurückgegangen. Meist treten opportunistische Infektionen heute erst nach Beendigung einer Chemoprophylaxe (i. d. R. nach drei bis sechs bis zwölf Monaten, je nach transplantiertem Organ und Risikokonstellation des Empfängers) oder im Rahmen einer intensivierten Immunsuppression zur Behandlung einer Rejektion auf.

## 5.2 Infektiologische Überwachung

Vor einer Organentnahme erfolgt bei einem potenziellen Organspender eine umfangreiche Infektionsdiagnostik um das Risiko einer Donor-vermittelten Infektion beim Empfänger so gering wie möglich zu halten. Auch der Organempfänger wird vor Aufnahme auf die Warteliste untersucht, u. a. um Impflücken zu schließen und latente bzw. aktive Infektionen vor Induktion der Immunsuppression zu behandeln.

Besteht der Verdacht auf eine Infektion, so ist eine frühzeitige, breite Diagnostik auf Grund des erhöhten Infektionsrisikos und der hohen Morbidität und Mortalität medikamentös immunsupprimierter Patienten wichtig. Neben kulturellen, mikroskopischen und serologischen Nachweisen, werden hierfür heutzutage regelhaft direkte Erregernachweise mittels Polymerasekettenreaktion (PCR) eingesetzt (vgl. Tab. 3). Der direkte Nachweis von Nukleinsäuren eines Erregers mittels PCR kann beispielsweise auch zur Steuerung einer präemptiven (prä-symptomatischen) Therapie bei Cytomegalovirus verwendet werden (Singh et al. 2020).

Laborchemische Entzündungsparameter wie Leukozytenzahl, C-reaktives Protein und Procalcitonin (PCT), das auch unter Immunsuppression eine gute Sensitivität und Spezifität für bakterielle und fungale Infektionen besitzt, werden vielfach routinemäßig im Rahmen einer Infektionsdiagnostik untersucht (Boeken et al. 2000; Kornberg et al. 2000; Qedra et al. 2001). Besonders zur Differenzialdiagnose kann PCT wichtige Hinweise liefern, da es im Fall von viralen Infektionen bzw. bei Abstoßungsreaktionen zu keinem PCT-Anstieg kommt.

Serologische Tests zum Nachweis invasiver Pilzinfektionen basieren auf der Detektion von Beta-D-Glucan (BDG), einem Bestandteil der Zellwände vieler Pilze (z. B. Candida spp., Aspergillus spp., Pneumocystis jirovecii, nicht aber: Zygomyzeten und Kryptokokken) sowie auf dem Nachweis von Galactomannan („Aspergillus-Antigen"). Diese Tests sollten als diagnostische Hilfsmittel angesehen werden.

BDG ist auf Grund seines hohen negativen Vorhersagewertes besonders geeignet um eine Pilzinfektion bei Patienten mit geringer Vortestwahrscheinlichkeit auszuschließen (Cuenca-Estrella et al. 2012; Martin-Loeches et al. 2019). Invasive Pilzinfektionen durch Candida spp. sind meist Blutstrominfektionen, die mit Hilfe von Blutkulturen diagnostiziert werden

**Abb. 3** Infektionserreger im Zeitverlauf nach Organtransplantation, mod. nach (Fishman 2017; Timsit et al. 2019). MRE: Multiresistente Erreger, CMV: Cytomegalovirus, HSV: Herpes-simplex-Viren, EBV: Epstein-Barr-Virus, HBV: Hepatitis-B-Virus, HCV: Hepatitis-C-Virus, VZV: Varizella-zoster-Virus, BKPyV: BK-Polyomavirus, RSV: (Humanes) Respiratorisches Synzytial-Virus, PTLD: Lymphoproliferative Erkrankung nach Transplantation, „post-transplant lymphoproliferative disorder"

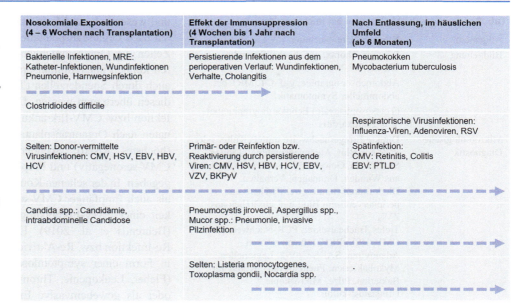

(von Lilienfeld-Toal et al. 2019). Daneben können nach abdominellen Organtransplantationen und Operationen vermehrt abdominelle Candidosen entstehen. Candida-Antigen/Antikörper-Nachweise werden in aktuellen Leitlinien aufgrund unzureichender Studienlage nicht empfohlen (von Lilienfeld-Toal et al. 2019).

Galactomannan („Aspergillus-Antigen") kann neben der klinischen Symptomatik des immunsupprimierten Patienten und einer Schnittbildgebung (CT-Thorax bei Verdacht auf pulmonale Aspergillose, MRT bei Verdacht auf einen ZNS-Befall) ergänzend zur Diagnostik einer invasiven Aspergillusinfektion an Hand der Konsensuskriterien der EORTC/MSG (European Organization for Research and Treatment of Cancer/Mycoses Study Group) hinzugezogen werden (Ullmann et al. 2018; Donnelly et al. 2020). Der Nachweis von Galactomannan sollte bei organtransplantierten Patienten aus einer broncho-alveolären Lavage (BAL) erfolgen. Er ist dem Nachweis aus dem Serum und der Kultur überlegen. Die Sensitivität von Galactomannan-Nachweisen im Serum ist bei nicht-neutropenen Patienten signifikant niedriger, als bei neutropenen Patienten. Auch sollte Galactomannan nicht bei Patienten, die eine antimykotische Prophylaxe erhalten, als Screening-Marker verwendet werden (Ullmann et al. 2018).

## 5.3 Antiinfektive Prophylaxe

Strategien zur Prävention von Infektionen bzw. Erkrankungen sind für organtransplantierte Patienten auf Grund des erhöhten Infektionsrisikos besonders wichtig. Es bestehen besondere Anforderungen im medizinischen Umgang mit immunsupprimierten Patienten, die der Vermeidung einer Exposition gegenüber nosokomialen Keimen dienen (KRINKO 2021). Hierzu zählen beispielsweise Basishygienemaßnahmen, die Isolierung von Patienten oder baulich-funktionelle Maßnahmen. Daneben sind Impfungen, universelle oder gezielte Chemoprophylaxestrategien gegen bakterielle, virale und pilzliche Erreger, Schulungen von Patienten, Angehörigen und Personal sowie Strategien zur Vermeidung eines übermäßigen Gebrauchs an Antiinfektiva von besonderer Bedeutung.

### 5.3.1 Multiresistente bakterielle Erreger (MRE)

Patienten, die auf ein Spenderorgan warten, haben ein erhöhtes Risiko für Infektionen mit MRE (Herati und Blumberg 2012). Wiederholte Krankenhausaufenthalte, invasive Maßnahmen und eine vermehrte Exposition gegenüber Antiinfektiva tragen dazu bei, dass oftmals bereits vor der Transplantation eine Kolonisation mit MRE vorliegt. Die bakterielle Kolonisation mit einem MRE ist mit einem erhöhten Infektionsrisiko assoziiert (Simkins et al. 2017). Träger von MRE scheinen darüber hinaus eine erhöhte Sterblichkeit auf der Warteliste aufzuweisen (Aguado et al. 2018; Ferstl et al. 2021).

> Bakterielle Infektionen stellen die mit Abstand größte Gefahr für Patienten nach einer Organtransplantation dar. In den ersten Wochen bedingen nosokomiale Infektionen im Rahmen von operativ-technischen oder intensivmedizinischen Komplikationen Morbidität und Mortalität der Organempfänger (Fishman 2017).

Die Prävalenz von Infektionen durch MRE variiert in Abhängigkeit von Region und Behandlungszentrum deutlich (Righi 2018). Eine empirische antimikrobielle Therapie sollte neben der epidemiologischen Resistenzlage des Behandlungszentrums auch eine bestehende Kolonisation des

**Tab. 3** Diagnostische Maßnahmen bei Infektionsverdacht

| Allgemein | Klinische Untersuchung |
|---|---|
| Bildgebung | Röntgen-Thorax, ggf. hochauflösendes Thorax-CT |
| | Abdomensonographie, ggf. CT, MRT bei abdomineller Symptomatik |
| | (Transösophageale) Echokardiographie bei V. a. Endokarditis |
| Mikrobiologische Diagnostik | Direkte Erregernachweise mittels Kultur oder PCR aus Blut, Atemwegsmaterial, Liquor, Stuhl, Urin, Gewebe, Biopsaten oder Aspiraten aus Wunden, Drainagen, Verhalten: Blutkulturen (mind. zwei Pärchen) aus periphervenösem Blut, ggf. zusätzlich aus ZVK |
| | Tiefes Trachealsekret: PCR-Nachweis für CMV, HSV, RSV, Influenza-Viren, Adenoviren, SARS-CoV-2, Legionellen, Mykobakterien, Pneumocystis, Kultur für Bakterien, Pilze, Mikroskopie |
| | Urinstatus/-kultur |
| | Stuhlprobe: Nachweis bakterieller und viraler Diarrhoe-Erreger mittels (multiplex-)PCR. Nachweis von Clostridioides difficile-Toxin A/B mittels PCR. |
| Serologische Diagnostik | Spezifische Antikörper-/Antigen-Tests: (abgelaufene) Virusinfektionen |
| | Ausschluss invasiver Pilzinfektionen, nicht spezifisch: 1,3-β-D-Glucan im Serum [ergänzend, vgl. (Aslam und Rotstein 2019)] |
| | Screening und Diagnostik bei IAI: Nachweis von Galactomannan in der BAL [ergänzend, vgl. (Ullmann et al. 2018; Donnelly et al. 2020)] |
| Laborchemische Diagnostik | Leukozyten, Differentialblutbild, Hämoglobin, Thrombozyten |
| | CRP, PCT, Interleukin-6 |
| | Elektrolyte, Gerinnungsparameter, Retentionsparameter, Leberfunktionsparameter, Laktat |

CT: Computertomographie, MRT: Magnetresonanztomographie, PCR: „polymerase chain reaction", CMV: Cytomegalovirus, HSV: Herpes-simplex-Viren, RSV: (Humanes) Respiratorisches Synzytial-Virus, SARS-CoV-2: „severe acute respiratory syndrome coronavirus", ZVK: Zentraler Venenkatheter, IAI: Invasive Aspergillusinfektion, BAL: broncho-alveoläre Lavage, CRP: C-reaktives Protein, PCT: Procalcitonin

Organempfängers berücksichtigen (Aguado et al. 2018; Righi 2018; Haidar und Green 2019; Timsit et al. 2019).

Zur Prävention von Infektionen mit MRE bei Organempfängern sind die konsequente Einhaltung von Hygienemaßnahmen, Screening-Maßnahmen und eine zeitgerechte Erreger-Diagnostik, der rationale Einsatz von Antiinfektiva und eine multidisziplinare Zusammenarbeit unabdingbar.

### 5.3.2 Cytomegalovirus

Eine Infektion bzw. Erkrankung durch Cytomegalovirus gehört zu den bedeutendsten Einflussfaktoren, die das Risiko für eine Dysfunktion oder den Verlust eines Transplantats erhöhen und wesentlich zur Morbidität und Sterblichkeit eines Patienten nach Organtransplantation beitragen. Die in monozytären Zellen des Organempfängers persistierenden Cytomegalieviren können unter Immunsuppression reaktiviert werden oder auch durch Spenderzellen (Transplantat, Bluttransfusion) auf diesen übertragen werden. Die Inzidenz einer CMV-(Re-)Infektion bzw. CMV-Erkrankung wird in den ersten zwölf Monaten nach Organtransplantation je nach Risikokonstellation (höchstes Risiko: Spender CMV-seropositiv, Empfänger CMV-seronegativ) und Prophylaxestrategie mit 17–31 % angegeben. In der seltenen Konstellation, wenn sowohl Spender, als auch Empfänger CMV-seronegativ sind, liegt die Häufigkeit einer CMV-Erkrankung nach zwölf Monaten bei 1 % (Behrends et al. 2019). Eine CMV-Primärinfektion oder Re-Infektion bzw. Re-Aktivierung kann bei Organempfängern in Form einer symptomlosen Virämie, als CMV-Syndrom (Fieber, Leukopenie, Thrombopenie, Myalgie, Unwohlsein) oder als gewebeinvasive Erkrankung mit Organbeteiligung (u. a. Colitis, Hepatitis, Pneumonie, Pankreatitis, Myokarditis) auftreten. Häufig ist dann (auch) das transplantierte Organ betroffen und es besteht ein erhöhtes Risiko für eine dauerhafte Transplantatdysfunktion bzw. -schädigung. Durch die immunmodulierende Wirkung des Cytomegalovirus erhöht sich auch die Infektanfälligkeit der bereits medikamentös immunsupprimierten Patienten (Rubin 1990; Griffiths und Reeves 2021).

Ganciclovir (alternativ das enteral besser verfügbare Prodrug Valganciclovir), Foscarnet und Cidofovir sind gegen CMV virostatisch wirksam, wobei zur Prophylaxe zumeist Valganciclovir für drei bis sechs, oder auch bis zwölf Monate oral gegeben wird (Behrends et al. 2019). Die Chemoprophylaxe mit Ganciclovir bzw. Valganciclovir gegen Cytomegalovirus verhindert auch eine Reaktivierung von Varizella zoster Virus und Herpes-simplex-Viren (Martin-Gandul et al. 2017).

Neben der Durchführung einer Chemoprophylaxe besteht heutzutage durch die verbesserte Möglichkeit des direkten Virusnachweises im Blut mittels PCR auch die Option einer präemptiven bzw. prä-symptomatischen Therapie einer CMV-Infektion. Dieses, in der Gruppe der Patienten nach Stammzelltransplantation auf Grund der Myelotoxizität von Gangciclovir und Valganciclovir schon seit einigen Jahren etablierte Konzept, hat Vor- und Nachteile gegenüber einer medikamentösen Prophylaxestrategie. Zu den Vorteilen zählen u. a. die potentielle Ausbildung einer Immunität durch eine „kontrollierte" kontinuierliche CMV-Virämie, eine geringere Rate an CMV-(Re-)Infektionen bzw. Erkrankungen und eine höhere Kosteneffizienz. Demgegenüber stehen ein u. U. hoher logistischer Aufwand für die Patienten (in den ersten drei Monaten sind wöchentliche Blutentnahmen nötig), die Gefahr potentieller „indirekter" Effekte einer CMV-Virämie auf das Transplantat und die bis heute nicht ausreichend definierten Viruslast-Schwellenwerte für den Beginn einer antiviralen Therapie (Haidar et al. 2020). Hybridstrategien, d. h. die Durchführung eines virologischen Monitorings und einer präemptiven Therapie im Anschluss an eine medikamentöse Prophylaxe sind in vielen Zentren nach solider Organtransplantation etabliert.

### 5.3.3 Hepatitis-B-Virus, Hepatitis-C-Virus

Allen potenziellen Empfängern eines Organtransplantats wird, sofern keine Immunität besteht, die Impfung gegen Hepatitis B empfohlen (Laws et al. 2020). Bestand bei einem potenziellen Organempfänger bereits eine Exposition gegenüber dem Hepatitis-B-Virus (HBV) in der Vergangenheit (Nachweis von Antikörpern gegen Hepatitis B-surface-Antigen [Anti-HBs-AK] und Hepatitis B-Core-Antigen [Anti-HBc-AK] oder isolierter Nachweis von Anti-HBc-AK), so kann es zu einer Vermehrung der Virus-DNA und Reaktivierung der Infektion nach Induktion der Immunsuppression kommen. Besonders Lebertransplantationskandidaten sind hier gefährdet, da die Leber das Infektionsziel der Hepatitisviren darstellt. Eine (Re-)Infektion eines Spenderorgans mit HBV oder dem Hepatiti-C-Virus (HCV) kann heutzutage durch eine lebenslange antivirale Prophylaxe (Immunglobline, Virostatika) oder eine direkte antiretrovirale Therapie verhindert werden.

Vor dem Hintergrund des Organmangels und der Möglichkeit einer Prävention (Impfung gegen HBV) und Therapie der Hepatitis B und C können heutzutage auch Organe von Patienten mit Hepatitis B und C zur Spende in Betracht gezogen werden. Bei der Transplantation von Organen von Spendern mit Anti-HBc Antikörpern (Hepatitis B) oder positivem HCV-Serostatus bzw. HCV-Virämie handelt es sich um individuelle Einzelfallentscheidungen, die nach ausführlicher Aufklärung gemeinsam mit dem Patienten getroffen werden (Reese et al. 2015; Anwar und Sherman 2018; Friebus-Kardash et al. 2019).

### 5.3.4 Humane Immundefizienz-Virus (HIV)

Weltweit haben sich im Zuge moderner, effektiver Therapieoptionen durch die dreifach-kombinierte, antiretrovirale Therapie (ART) Lebenserwartung und -qualität von Patienten mit HIV in den letzten Jahrzehnten deutlich verbessert. HIV-positive Patienten können heutzutage Organe von HIV-negativen und in einigen Ländern auch von HIV-positiven Patienten (postmortale Spende und Lebendspende) erhalten (Blumberg und Rogers 2019; Botha et al. 2019). Vorreiter auf dem Gebiet der Transplantationsmedizin für diese besondere Patientengruppe sind Kliniken in den Vereinigten Staaten von Amerika und in Südafrika. Besondere Aufmerksamkeit hat der Fall einer Leber-Lebendspende einer HIV-positiven Mutter für ihr lebensbedrohlich erkranktes, HIV-negatives Kleinkind im Jahr 2017 in Südafrika auf sich gezogen (Botha et al. 2018). Herausforderungen bei der Betreuung HIV-positiver, organtransplantierter Patienten stellen die kalkulierte antiinfektive Therapie und engmaschige Dosisüberwachung der immunsuppressiven Medikation vor dem Hintergrund der relevanten Medikamenteninteraktionen von Proteaseinhibitoren am CYP-450 System dar.

### 5.3.5 SARS-CoV-2

Zu den Komorbiditäten, die ein erhöhtes Risiko für einen schweren Verlauf im Rahmen einer COVID-19-Erkrankung bedingen, gehören u. a. kardiovaskuläre Erkrankungen, chronische Lungen- oder Lebererkrankungen, ein Diabetes mellitus und die chronische Niereninsuffizienz (CDC 2021). Mit der Anzahl der Komorbiditäten steigt das Risiko für einen tödlichen Verlauf (Kompaniyets et al. 2021). Daneben sind Alter und männliches Geschlecht die wichtigsten, das Sterblichkeitsrisiko negativ beeinflussenden Faktoren (O'Driscoll et al. 2021; Staerk et al. 2021).

Die Datenlage zu Morbidität und Sterblichkeit durch eine SARS-CoV-2 Infektion bei Patienten nach Organtransplantation, verglichen mit nicht-transplantierten Patienten, ist widersprüchlich. In der Literatur werden je nach Kollektiv Sterblichkeitsraten zwischen 6 % und 30 % für die spezielle Gruppe organtransplantierter Patienten angegeben (Azzi et al. 2021). Einiges deutet darauf hin, dass weniger die Transplantation oder die medikamentöse Immunsuppression der Patienten sich auf das Sterblichkeitsrisiko auswirken, sondern dass vorrangig die erhöhte Rate an Komorbiditäten hier einen Einfluss ausübt. Die Hospitalisierungsrate von organtransplantierten Patienten mit SARS-CoV-2 ist höher, als bei nicht-transplantierten Patienten und es treten vermehrt akute Nierenschädigungen („acute kidney injury", AKI) auf (Hadi et al. 2021).

Die protektiven Maßnahmen zum Schutz vor einer Infektion mit SARS-CoV-2 umfassen die Impfung, das Tragen von medizinischen Masken, die Einhaltung von Abstandsregeln und Basishygienemaßnahmen. Die American Society of Transplantation (AST) und die International Society for Heart and Lung Transplantation (ISHLT) empfehlen allen Wartelistepatienten und Patienten nach Transplantation die Impfung mit den derzeit zugelassenen Impfstoffen gegen SARS-CoV-2 (Sonny et al. 2016; Amin et al. 2019). Vor Induktion einer medikamentösen Immunsuppression ist die Immunreaktion auf eine Impfung effektiver. Idealerweise werden Patienten vor einer Organtransplantation vollständig immunisiert. Nach der Transplantation empfiehlt die ISHLT die Impfung um vier Wochen bzw. nach dem Gebrauch von T-Zell- oder B-Zell-depletierenden Antikörpern um drei Monate aufzuschieben, um eine verbesserte Immunantwort zu erzielen (Sonny et al. 2016).

### 5.3.6 Pneumocystis jirovecii

Vor Einführung der routinemäßigen Chemoprophylaxe gegen Pneumocystis jirovecii trat bei ca. 5–15 % aller Organempfänger innerhalb des ersten halben Jahres nach der Transplantation eine Pneumocystis-Pneumonie (PCP) auf. Besonders gefährdet sind Patienten, die eine intensivierte Immunsuppression benötigen (z. B. Glucocorticoid-Stoßtherapie oder Behandlung mit

Antilymphozyten-Antikörpern im Rahmen einer akuten Rejektion) oder eine CMV-(Re-)Infektion bzw. -Erkrankung entwickeln. Eine primäre Prophylaxe mit Cotrimoxazol, das zusätzlich auch einen effektiven Schutz gegen Toxoplasmen bietet, ist inzwischen für alle Empfänger von Organtransplantaten für sechs bis zwölf Monate nach der Transplantation etabliert. Empfänger von Lunge oder Dünndarm erhalten auf Grund der intensiveren Immunsuppression meist eine lebenslange Chemoprophylaxe. Zur Therapie der PCP sollte in erster Linie hochdosiertes Cotrimoxazol eingesetzt werden. Alternative Medikamente, wie Pentamidin oder Atovaquone sind weniger effektiv und weisen ein zum Teil erhebliches Nebenwirkungsprofil auf. Bei bedeutsamer Hypoxie (paO$_2$ > 70 mmHg) können innerhalb der ersten 72 Stunden ergänzend Glucocorticoide verabreicht werden (Fishman und Gans 2019). Wegen der hohen Rate an Rezidiven muss nach überstandener Infektion die Prophylaxe dauerhaft durchgeführt werden.

### 5.3.7 Candida spp. und Aspergillus spp.

Für die Prävention von invasiven Infektionen mit Candida spp. und Aspergillus spp. nach Organtransplantation hat sich in den letzten Jahren das Konzept der gezielten Chemoprophylaxe bei Patienten mit Hoch-Risiko-Konstellation (vgl. Tab. 4) in internationalen Leitlinien durchgesetzt (Ullmann et al. 2018; Aslam und Rotstein 2019; Husain und Camargo 2019). Art und Dauer einer antimykotischen Prophylaxe können individuell (Risikokonstellation des Patienten, transplantiertes Organ, Zeitraum nach Transplantation) und zentrumsabhängig stark variieren.

### 5.3.8 Impfungen

Der Impfstatus eines potenziellen Organempfängers sollte vor der Transplantation überprüft und gemäß den STIKO-Empfehlungen vervollständigt bzw. aufgefrischt werden (Laws et al. 2020). Organtransplantierte Patienten sind durch impf-präventable Krankheiten nicht nur auf Grund der durch die Immunsuppression bedingten erhöhten Infektionsgefahr gefährdet. Auch ist das Malignomrisiko nach Infektion mit onkogenen Viren (wie beispielsweise Humanes Papillomavirus, [HPV]) erhöht (Grulich et al. 2007). Abstoßungsreaktionen und Transplantatversagen können durch impfpräventable Erkrankungen ausgelöst werden (Laws et al. 2020). Es gilt zu beachten, dass Impfungen unter einer immunsuppressiven Therapie eingeschränkt wirksam, aber nicht gänzlich ineffektiv sind. Lebendimpfungen nach Organtransplantation sind in der Regel kontraindiziert.

## 5.4 Antiinfektive Therapie

Besteht bei immunsupprimierten, kritisch-kranken Patienten nach Organtransplantation der Verdacht auf eine Infektion, muss eine frühzeitige empirische antiinfektive Therapie mit Breitspektrum-Antibiotika und ggf. auch Antimykotika oder

**Tab. 4** Risikofaktoren für invasive Pilzinfektionen mit Candida spp. und Aspergillus spp. nach. (Ullmann et al. 2018; Aslam und Rotstein 2019; Husain und Camargo 2019; Groll et al. 2020)

|  | Risikofaktoren für eine invasive Infektion mit Candida spp. | Risikofaktoren für eine invasive Infektion mit Aspergillus spp. |
|---|---|---|
| **Kolonisation bzw. Infektion** | Kolonisation mit *Candida* spp. (mehr als eine Schleimhautregion) | CMV-Infektion<br>Kolonisation mit *Aspergillus* spp. (prä- oder post Transplantation)<br>*Aspergillus* spp. Kontamination im Intensivbereich |
| **Organdysfunktion** | Nierenversagen mit Dialysepflichtigkeit | Nierenversagen mit Dialysepflichtigkeit (prä- oder post Transplantation)<br>Transplantatversagen<br>**Lebertransplantation:**<br>MELD > 30, fulminantes Leberversagen |
| **Intensivierte Immunsuppression** | Prolongierte Neutropenie<br>Prolongierte Gabe von Glucocorticoiden | Akute Rejektion (innerhalb der letzten drei Monate)<br>Prolongierte Gabe von Glucocorticoiden<br>Hypogammaglobulinämie |
| **Operative Besonderheiten** | Erhöhtes Risiko nach intraabdominellen Eingriffen (Leber-, Niere-, Pankreas-, Dünndarmtransplantation)<br>Re-Operation<br>Massivtransfusion<br>**Lebertransplantation:**<br>Re-Transplantation, Choledochojejunostomie, biliäre Leckage | Re-Operation (thorakal oder abdominell)<br>Ein-Lungen-Transplantation |
| **Intensivmedizinische Behandlung** | Behandlung mit Breitspektrum-Antibiotika<br>Zentrale Venenkatheter<br>Parenterale Ernährung |  |
| **Komorbiditäten** | Diabetes mellitus | **Nierentransplantation:**<br>COPD (vor Transplantation) |

Virostatika eingeleitet werden. Entscheidungen über Umfang, Art und Dosis der antiinfektiven Therapie sollten auf Basis der individuellen Prädisposition und Exposition des Patienten im zeitlichen Verlauf nach Transplantation, relevanter Komorbiditäten (Leber-/Niereninsuffizienz), der lokalen Resistenzlage und potentieller Interaktionen mit der bestehenden immunsuppressiven Therapie getroffen werden (Fishman 2007; Timsit et al. 2019).

Bei der Differentialdiagnostik schwerer Infektionen müssen seltene und opportunistische Erreger berücksichtigt werden. Dennoch stellen bakterielle Erreger bis heute die Hauptursache lebensbedrohlicher Infektionen bei organtransplantierten Patienten dar (Kinnunen et al. 2018).

Bei lebensbedrohlichen Infektionen bzw. in der Sepsis, insbesondere bei viralen oder pilzlichen Infektionen, kann die medikamentöse Immunsuppression in Rücksprache mit dem Transplantationsmediziner reduziert bzw. angepasst oder ganz abgesetzt werden mit dem Ziel der Verbesserung der spezifischen Immunantwort des Transplantatempfängers (Timsit et al. 2019). In gleichem Maße steigt jedoch das Risiko einer akuten Transplantatabstoßung bzw. eines Transplantatverlustes. Der Einfluss der immunsuppressiven Therapie auf die Sterblichkeit organtransplantierter Patienten mit bakterieller Sepsis ist derzeit Gegenstand kontroverser Diskussionen: Einige Autoren postulieren einen protektiven Effekt durch eine Abschwächung der pathologischen, überschießenden Immunantwort im Rahmen einer bakteriellen Sepsis (Kalil et al. 2015; Gotur et al. 2020; Eichenberger et al. 2021).

## 5.5 Tumorerkrankungen im Langzeitverlauf

Im langfristigen Verlauf treten unter Immunsuppression bei ca. 15 % der Patienten maligne Tumore auf, wobei es sich überwiegend um dermale Plattenepithelkarzinome handelt. Deshalb sollten organtransplantierte Patienten regelmäßig hautärztlich untersucht werden. Neben einer chirurgischen Therapie kann die Reduktion oder die Umstellung der Immunsuppression hilfreich sein. Zusätzlich treten unter Immunsuppression vermehrt Lymphome auf. Hierfür gelten eine Epstein-Barr-Virus-Infektion und die Gabe von Anti-T-Zell-Antikörper als Hauptrisikofaktoren.

# 6 Nierentransplantation

> **Übersicht**
> Die intensivmedizinische Betreuung von nierentransplantierten Patienten ist zumeist aufgrund von sekundären Komplikationen der Niereninsuffizienz notwendig. Zur Erhaltung der Transplantatfunktion sind entscheidend:

> Die Überwachung der Organperfusion,
> ein adäquater Volumenstatus und
> die Vermeidung einer nephrotoxischen Medikation.

## 6.1 Einleitung

Im Jahr 2020 waren annähernd 12.000 Patienten auf der Warteliste für eine Nierentransplantation gelistet, davon wurden fast 3000 Patienten erstmals oder wieder angemeldet. Demgegenüber standen 1459 transplantierte Organe nach postmortaler Spende und 450 transplantierte Organe nach Lebendspende (DSO 2021).

Mit der Nierentransplantation sind sowohl eine deutlich längere Lebenserwartung, als auch eine bessere Lebensqualität im Vergleich zu allen anderen Nierenersatzverfahren verbunden. Deshalb wäre grundsätzlich eine präemptive Transplantation vor dem Beginn der Dialysepflichtigkeit anzustreben. Diese ist allerdings aufgrund der geringen Verfügbarkeit von postmortalen Spenderorganen nur im Rahmen einer Lebendspende umsetzbar. Die häufigsten Ursachen der zu einer Nierentransplantation führenden Erkrankungen sind Diabetes mellitus, Glomerulonephritiden, die hypertensive Nierenerkrankung und die polyzystische Nierenerkrankung.

> In der akuten präoperativen Vorbereitung zur Transplantation muss der Patient nochmals dialysiert werden, um ohne Überwässerung oder Hyperkaliämie transplantiert werden zu können.

## 6.2 Komorbidität

Die Langzeitprognose von Patienten nach Nierentransplantation ist selten durch die Transplantatfunktion selbst limitiert. Auch fünf Jahre nach postmortaler Transplantation ist, je nach Transplantationsregion, bei etwa 70–80 % (in Europa: 77,7 %) der Patienten eine ausreichende Nierenfunktion gegeben (Ferraz-Neto et al. 2008).

Patienten mit terminaler Niereninsuffizienz weisen eine erhöhte Prävalenz von kardiovaskulären Erkrankungen und Risikofaktoren auf (koronare Herzerkrankung, Diabetes mellitus, arterieller Hypertonus, chronische Herzinsuffizienz). Diese bedingen eine erhöhte Sterblichkeit auf Grund von Myokardinfarkten und zerebrovaskulären Ereignissen. Daneben sind insbesondere dialysepflichtige Patienten auch vermehrt durch das Eintreten eines plötzlichen Herztodes (a.e. durch Rhythmusereignisse) bedroht. Neben Infektionen zählen kardio- und zerebrovaskuläre Ereignisse zu den häufigsten zum Tode führenden Ursachen nach einer Nierentransplantation (Stoumpos et al. 2015). Das ohnehin häufig deutlich erhöhte kardiovaskuläre Risikoprofil der Patienten wird nach der Transplantation durch Inflammation im Rahmen chronischer Rejektion, Infektionen und unerwünschte Arzneimittelwirkungen der Immunsuppression aggraviert. Die entschlossene Behandlung von Herz-Kreislauf-Erkrankungen und ihrer Risikofaktoren (einschließlich Rauchen) ist entscheidend für die Prognose dieser Patienten.

### 6.3 Operationstechnik

Die Transplantation erfolgt extraperitoneal in die Fossa iliaca in unmittelbarer Nähe der Iliakalgefäße, mit denen A. renalis und V. renalis des Transplantates end-zu-seit-anastomosiert werden. Eine linke Spenderniere wird zumeist rechts implantiert und umgekehrt. Der Transplantatureter wird so in den M. detrusor der Harnblase anastomosiert, dass eine Antirefluxplastik entsteht. Bereits intraoperativ kommt es häufig zu einer Funktionsaufnahme des Transplantats, allerdings bedürfen auch einige Patienten aufgrund einer fehlenden initialen Transplantatfunktion einer postoperativen Dialyse. Zumeist kommt es innerhalb der folgenden zwei bis drei Wochen zur Funktionsaufnahme des Transplantats.

### 6.4 Postoperative Intensivtherapie

ERAS („enhanced recovery after surgery")-Protokolle sind zum postoperativen Management von Patienten nach Nierentransplantation publiziert worden (Kruszyna et al. 2016). Daneben spricht die European Association of Urology (EAU) in ihrer Leitlinie zur Nierentransplantation u. a. aktuelle Empfehlungen zur postoperativen Immunsuppression aus (EAU 2021).

#### 6.4.1 Monitoring und Zielgrößen

Patienten nach Nierentransplantation werden postoperativ in der Regel spontanatmend in den Überwachungsbereich übernommen. Im Vordergrund stehen eine engmaschige Flüssigkeits- und Elektrolytbilanzierung sowie die Überwachung der Transplantatfunktion vor allem anhand von Serumkreatinin und Harnstoff. Um eine ausreichende Perfusion des Transplantats zu gewährleisten, ist auf die Vermeidung einer Hypovolämie und hypotensiver Phasen zu achten. Die regelgerechte Transplantatperfusion wird direkt nach Aufnahme und im weiteren Verlauf durch tägliche Duplexsonographien überwacht.

Flüssigkeit und Elektrolyte werden entsprechend der Diurese substituiert. Balancierte Kristalloide sind dabei Mittel der ersten Wahl. Von der Verwendung isotonischer Kochsalzlösung (NaCl 0,9 %) sollte auf Grund des erhöhten Risikos einer hyperchlorämischen Azidose abgesehen werden. Auch auf den Einsatz von Hydroxyethylstärke (HES) sollte verzichtet werden, da inzwischen mehrere Studien an kritischkranken und septischen Patienten einen nephrotoxischen Effekt (erhöhte Rate an akutem Nierenversagen, Dialysepflichtigkeit und erhöhte Sterblichkeit) gezeigt haben. Eine Empfehlung für die routinemäßige Gabe von Albumin kann auf Grund der widersprüchlichen Datenlage derzeit nicht gegeben werden. Die Indikation sollte hier individuell gestellt werden (Wagener et al. 2021).

#### 6.4.2 Frühe Transplantatdysfunktion

Die akute tubuläre Nekrose (ATN) ist die häufigste Ursache einer passageren frühen Transplantatdysfunktion (engl. „delayed graft function" [DGF]). Eine akute Nierenschädigung der Spenderniere, eine verlängerte Ischämiezeit oder das Ausmaß des Reperfusionsschadens können eine ATN verursachen bzw. dazu beitragen (Perico et al. 2004).

Hypovolämie, hypotensive Phasen oder Probleme an den Gefäßanschlüssen wie Thrombosen, Embolien oder Stenosen der A. bzw. V. renalis können ebenfalls eine verspätete Aufnahme der Transplantatfunktion zur Folge haben. Weitere, postrenale Ursachen einer Transplantatdysfunktion können Harnabflussstörungen durch Stenosen an der Ureteranastomose, ischämisch bedingte Ureterleckagen, äußere Kompression des Ureters, z. B. durch Hämatome, verlegte Ureterschienen und Blasenkatheter, sowie Lymphozelen oder Serome sein. Diagnostisch sind bildgebende Verfahren hierbei zielführend.

Bei einer primären Oligurie oder Anurie nach Übertragung des Spenderorgans ist zu beachten, dass eine folgende Hyperhydratation zu einer Beeinträchtigung der Transplantatperfusion führen kann. Bei ausreichendem Volumenstatus ist eine diuretische Stimulation mit Furosemid zulässig, sollte aber engmaschig reevaluiert und bei Persistenz der Funktionseinschränkung beendet werden. Bei reduziertem Herzzeitvolumen ist Dobutamin das Mittel der Wahl. Bei einer Anuriedauer von > 24 h sollte eine Nierenersatztherapie durchgeführt werden, wobei bezüglich des Volumenentzuges auf die Vermeidung einer intravasalen Hypovolämie zu achten ist. Die Anwendung von Dopamin im akuten Nierenversagen ist nicht angezeigt.

Zu den infektiologischen Ursachen einer frühen Transplantatdysfunktion zählen eine frühe BK-Polyomavirusinfektion (BKPyV), eine CMV-(Re-)Infektion oder bakterielle Harnwegsinfektionen. Das Infektionsrisiko korreliert mit der Intensität der Immunsuppression und ist im ersten halben Jahr nach Transplantation am höchsten (Fishman 2017).

Calcineurininhibitoren (Ciclosporin A, Tacrolimus) sind dosisabhängig nephrotoxisch. Sie können sowohl ein akutes Nierenversagen, als auch eine chronische Transplantatdysfunktion verursachen. In dem Maße, in dem die Antikörperbasierte Induktionstherapie zur Einleitung der Immunsuppression bei Patienten zur Nierentransplantation etabliert wurde, ist auch die Zahl akuter, CNI-bedingter Transplantatdysfunktion im unmittelbar postoperativen Verlauf zurückgegangen. Der vermehrte Einsatz von niedrig-dosiertem Tacrolimus (niedrigere Rate an akuten Rejektionen) gegenüber niedrigdosiertem Ciclosporin A für die immunsuppressive Erhaltungstherapie hat ebenfalls dazu beigetragen.

### 6.4.3 Rejektion

Der immunologische Vorgang der Abstoßung eines Spenderorgans ist komplex und weist unterschiedliche, zum Teil überlappende Pathomechanismen auf. Klinisch kann eine Rejektion bei Patienten nach Nierentransplantation zu unterschiedlichen Zeitpunkten auftreten und sollte immer histologisch gesichert und anhand der BANFF-Kriterien klassifiziert werden (Roufosse et al. 2018; Loupy et al. 2020). Die hyperakute Rejektion ist heutzutage ein sehr seltenes Ereignis. Sie kann effektiv durch AB0-kompatible Organspenden und im Vorfeld durchgeführte Crossmatch-Untersuchungen verhindert werden. Zur frühestmöglichen Detektion einer Antikörper-vermittelte Rejektion (AMR) oder T-Zell-vermittelte Rejektion (TCMR) sollten regelmäßige laborchemische (Transplantatfunktion) und serologische (Donor-spezifische-Antikörper) Kontrolluntersuchungen durchgeführt werden. Von besonderer Bedeutung ist darüber hinaus die Sicherstellung einer adäquaten Immunsuppression im individuellen Verlauf nach der Transplantation (Talspiegelkontrollen im Blut von CNI und mTOR-Inhibitoren). Auch die Medikamentenadhärenz sollte überprüft werden, insbesondere wenn es im Spätverlauf nach Transplantation zu einer Rejektion kommt. Therapiestrategien der Rejektion umfassen, je nach histologisch gesicherter Ätiologie, die Stoßtherapie mit Glucocorticoiden, eine Therapie mit T-Zell-Antikörpern oder die Elimination von DSA mittels Plasmapherese (EAU 2021).

Die chronische Allograftnephropathie (CAN) zeichnet sich durch eine langsame Verschlechterung der Transplantatfunktion, die häufig mit einer nicht nephrotischen Proteinurie einhergeht, aus. Maßgeblich verantwortlich scheinen immunologische und nicht-immunologische Faktoren, wie kardiovaskuläre Begleiterkrankungen, Infektionen oder medikamentös-toxische Effekte zu sein. Die Therapie der CAN stellt für den Transplantationsmediziner eine Herausforderung dar (Suhling et al. 2016). Der Früherkennung und Prävention kommt daher eine besondere Bedeutung zu.

### 6.5 Immunsuppression

Die immunsuppressive Induktionsbehandlung beginnt perioperativ mit einer Kombination aus CNI, Antiproliferativum und Kortikoid. Sie sollte mit einem Interleukin-2-Rezeptor Antagonisten (Basiliximab) oder mit polyklonalen T-Zell-Antikörpern (ATG) ergänzt werden, wobei bei hohem immunologischem Risiko eher dem ATG der Vorzug gegeben werden sollte (EAU 2021). Tacrolimus ist unter den CNI die erste Wahl.

Im weiteren Verlauf können nach der frühen postoperativen Phase Glucocorticoide bei vertretbarem immunologischem Risiko ausgeschlossen werden und die immunsuppressive Dreifachtherapie damit auf eine Zweifachtherapie bestehend aus CNI und Antiproliferativum reduziert werden.

Calcineurin-Inhibitorfreie Protokolle wurden zur Vermeidung der CNI-assoziierten Nephrotoxizität entwickelt, sind aber im Vergleich bezüglich der Abstoßungshäufigkeit und bezüglich des Transplantatüberlebens zumindest in der frühen Phase nach Transplantation eher unterlegen (Ekberg et al. 2007; Flechner et al. 2011, 2013). Bei histologisch gesicherter Calcineurin-Inhibitor-Toxizität, sollte auf ein Calcineurin-Inhibitor-freies Protokoll bestehend aus mTOR-Inhibitor, Mycophenolat und evtl. Kortikoid umgestellt werden. Eine permanente Kombination aus CNI mit mTOR-Inhibitoren birgt die Gefahr einer deutlich erhöhten Nephrotoxizität und ist deshalb nur im Rahmen einer individuellen Abwägung und unter deutlicher Dosisreduktion beider Medikamente sinnvoll (Costanzo et al. 2010). Umfassende Informationen zur Immunsuppression nach Nierentransplantation bietet die aktuelle Leitlinie zum Thema Nierentransplantation der European Association of Urologists (EAU 2021).

## 7 Kombinierte Nieren-Pankreas-Transplantation

> Die häufig schwerwiegenden sekundären Komplikationen eines unkontrollierten Typ-1-Diabetes und die mögliche postoperative Transplantationspankreatitis machen die intensivmedizinische Überwachung nach einer Pankreastransplantation obligat.

### 7.1 Einleitung

Die Transplantation von insulinsezernierenden Geweben durch Pankreas- oder Inselzelltransplantation stellt eine Möglichkeit der kausalen Therapie eines komplikationsträchtigen Typ-1-Diabetes dar. Sie erfordert jedoch eine lebenslange Immunsuppression, deren Risiken durch Toxizität und unerwünschte Arzneimittelinteraktionen bei der Indikationsstellung zur Pankreas- oder Inselzelltransplantation nicht außer Acht gelassen werden dürfen.

> **Übersicht**
> Man kann verschiedene Konzepte des β-Zellersatzes unterscheiden:
>
> (Fortsetzung)

> Bei Patienten, die auf Grund einer dialysepflichtigen Niereninsuffizienz zeitgleich Pankreas und Niere vom gleichen Spender erhalten (die mit Abstand häufigste Transplantationsindikation),
> bei Patienten mit noch intakter Nierenfunktion als alleinige Transplantation,
> bei Patienten, die bereits zuvor eine Niere eines anderen Spenders erhalten haben.

Bei der Inzelzelltransplantation werden im Gegensatz zur soliden Pankreastransplantation Inselzellen (mehrerer Spenderorgane) zunächst isoliert, aufgereinigt und schließlich transkutan direkt in die Pfortader appliziert. Die Isolation und Reinigung der Inselzellen ist technisch sehr aufwendig und setzt ein großes Maß an Erfahrung voraus, sodass sie weltweit nur an wenigen Zentren im Rahmen klinischer Studien durchgeführt wird. Die Inselzelltransplantation ist der Transplantation des soliden Pankreasorgans unterlegen.

Die kombinierte Nieren-Pankreas-Transplantation wurde in Deutschland im Jahr 2020 92 mal durchgeführt (DSO 2021). Patienten mit insulinpflichtigem Diabetes mellitus weisen nach kombinierter Nieren-Pankreas-Transplantation eine bessere Langzeitprognose auf, als solche nach alleiniger Nierentransplantation, was sowohl auf eine Reduktion der Hypoglykämierate als auch auf eine Reduktion der kardiovaskulären Letalität zurückzuführen ist (Duckworth et al. 2009; Morath et al. 2010). Darüber hinaus verbessert sich die Lebensqualität dieser Patienten maßgeblich.

## 7.2 Operationstechnik

Die Empfindlichkeit des Pankreasgewebes gegenüber chirurgischer Manipulation und die suffiziente Drainage des exokrinen Sekrets des Pankreas stellen die beiden Hauptprobleme der Transplantationsoperation dar. In der Regel wird das Organ als pankreatikoduodenales Segment zusammen mit der Milz unter möglichst geringer Manipulation entnommen und konserviert. Bei simultaner Implantation von Pankreas und Nieren wird zunächst das Pankreas transabdominell in der rechten Fossa iliaca platziert. Von dort wird zur enterischen Ableitung das Dünndarmsegment mit dem Empfängerjejunum anastomosiert. Alternativ kann auch eine Ableitung des Pankreassekretes in die Blase erfolgen, was aufgrund erheblicher Infektionsprobleme als unterlegene Technik gilt. Die Gefäßversorgung geschieht zumeist über die Iliakalgefäße, wobei auch eine venöse Drainage in die V. portae möglich ist, die der physiologischen Situation am ehesten entspricht. Die Nierentransplantation erfolgt dann anschließend in die kontralaterale Fossa iliaca.

## 7.3 Postoperative Intensivtherapie

### 7.3.1 Monitoring und Zielgrößen

Zusätzlich zu den Vorgaben, die aus einer simultanen Nierentransplantation resultieren, erfordern die Überwachung der Funktion des Pankreas mit der Möglichkeit der Entwicklung einer systemischen Inflammation auf dem Boden einer Transplantatpankreatitis sowie die postoperativ nicht seltenen kardialen und zerebrovaskulären Komplikationen eine mehrtägige intensivmedizinische Überwachung.

### 7.3.2 Komplikationen

Die Pankreastransplantation ist mit einer relevanten Komplikationsrate und Letalität verknüpft. Dabei spielen chirurgische Komplikationen (Anastomosenleckagen, Transplantatpankreatitis, Peritonitis und Wundinfektionen) sowie medizinische Komplikationen, insbesondere Myokardischämien, eine wichtige Rolle.

### 7.3.3 Diagnostik der Transplantatabstoßung

Bei der kombinierten Nieren-Pankreas-Transplantation ist die Nierenbiopsie richtungsweisend für die Beurteilung einer Rejektion. Meist tritt zuerst eine Organdysfunktion des Nierentransplantats auf. Der sensitivste Marker für eine Rejektion nach kombinierter Transplantation stellt daher ein Anstieg des Serum-Kreatinins dar, sofern andere, nicht-immunologische Ursachen ausgeschlossen werden können.

## 7.4 Immunsuppression

Entsprechend dem Vorgehen nach Nierentransplantation werden in der immunsuppressiven Induktion der Interleukin-2-Rezeptor Antagonist Basiliximab oder polyklonale T-Zell-Antikörper (ATG) in Kombination mit CNI, Antiproliferativa und Kortikosteroiden eingesetzt (Gruessner 2011; Niederhaus et al. 2013). Die immunsuppressive Therapie ist auf Grund erhöhter Rejektionsraten in der Regel intensiver, als bei der alleinigen Nierentransplantation. Eine möglichst frühzeitige Reduktion der Glucocorticoide ist wegen der daraus folgenden diabetischen Stoffwechsellage anzustreben.

# 8 Lebertransplantation

> **Übersicht**
> Patienten mit einer fortgeschrittenen Leberinsuffizienz weisen häufig eine Vielzahl begleitender, relevanter Organdysfunktionen auf. Die Anwendung von Organersatzverfahren, die Überwachung der Transplantatfunktion,
>
> (Fortsetzung)

die Beachtung einer im Rahmen der Leberinsuffizienz entsprechend veränderten Pharmakokinetik, sowie die häufig derangierte Blutgerinnung der Patienten stellen besondere Herausforderungen für den Intensivmediziner dar. Hämodynamisch ist auf die Vermeidung einer rechtsventrikulären kardialen Dekompensation mit konsekutiver Leberstauung zu achten.

## 8.1 Einleitung

Aktuell werden in Deutschland an 21 Zentren jährlich annähernd 800 Lebertransplantationen nach postmortaler Organspende durchgeführt (DSO 2021). Zusätzlich werden an einigen Zentren Lebendspenden vorgenommen, bei denen das Transplantat durch eine empfängerorientierte Mehrsegmentresektion oder Hemihepatektomie links gewonnen wird. Im Jahr 2020 wurden 52 Leberlebendspenden durchgeführt (DSO 2021). Auch die Aufteilung einer postmortalen Leberspende (Splitlebertransplantation) auf zwei Spender ist möglich und wird insbesondere im Rahmen der Transplantation von Kindern praktiziert.

Die Leberzirrhose auf dem Boden einer chronischen Lebererkrankung und das akute Leberversagen sind die klassischen Indikationen für die Lebertransplantation (vgl. Tab. 5). Die Lebertransplantation hat sich aber auch zu einer etablierten onkologischen Therapieoption, z. B. beim hepatozellulären Karzinom entwickelt. Viele verschiedene chronische Lebererkrankungen führen bei einem Fortschreiten zu Fibrose und Zirrhose der Leber, in deren Folge sich eine portale Hyper-tension sowie Störungen der Synthese- und Entgiftungsleis-tung der Leber ergeben. Symptome der fortgeschrittenen Zirrhose sind Aszites, Ikterus, Hypalbuminämie, hepatische Enzephalopathie, bedeutsame Muskeldystrophie, Lethargie, Osteoporose, rezidivierende spontane bakterielle Peritonitiden, hepatorenales und hepatopulmonales Syndrom und der refraktäre Pruritus. Ein akutes Leberversagen kann sich auch ohne eine vorexistierende chronische Lebererkrankung, z. B. im Rahmen von Intoxikationen oder Virusinfektionen entwickeln.

Seit Dezember 2006 gilt für die Einstufung der Dringlichkeit einer Listung zur Lebertransplantation das „model of end stage liver disease" (MELD). Durch die Einführung eines Punktesystems zur Organvergabe, das sich am individuellen Risiko der Patienten, in den nächsten drei Monaten zu versterben, orientiert, konnte die bis dahin hohe Sterblichkeit von Wartelistepatienten zur Lebertransplantation effektiv gesenkt werden (vgl. Tab. 6) (Neuberger und Mulligan 2015). Der MELD-Score basiert auf Laborbefunden (Kreatinin, INR, Serumbilirubin), während das bis 2006 verwendete Child-Turcotte-Pugh-System auch weniger objektive Parameter wie das Ausmaß von Aszites und Enzephalopathie einbezog. Verglichen mit der vorherigen Vergabepraxis führt das MELD-System zu einer Bevorzugung von kränkeren Patienten mit einem höheren perioperativen Risiko und einer erhöhten Morbidität in Folge der Transplantation durch Infektion und Organversagen, nicht aber zu einer erhöhten Sterblichkeit (drei Monate bzw. ein Jahr nach Lebertransplantation) (Freeman et al. 2004; Ferraz-Neto et al. 2008; Foxton et al. 2010; Oberkofler et al. 2010; Cejas et al. 2013; Lichtenstern et al. 2013; Lee et al. 2019).

**Berechnung des MELD-Scores**

$10 \times [0{,}957 \times \ln(\text{Serumkreatinin}) + 0{,}378 \times \ln(\text{Bilirubin ges.}) + 1{,}12 \times \ln(\text{INR}) + 0{,}643]$

Überschreitet der so errechnete Wert die Punktzahl von 11, so wird in den USA seit Januar 2016 der MELD-Na unter Einberechnung des Serum-Natriums angewendet (Kalra et al. 2016). Serum-Natriumwerte unter 125 mmol/l werden in dieser Formel auf 125, Werte über 137 mmol/l auf 137 gesetzt.

**Tab. 5** Häufige Indikationen zur Lebertransplantation nach. (Strassburg und Manns 2009)

| Kategorie | Erkrankung |
|---|---|
| Akutes Leberversagen | Intoxikationen, Akute Virushepatitis |
| Chronische Lebererkrankungen | Chronische Virushepatitis Alkoholische Leberzirrhose Primär biliäre Zirrhose Primär sklerosierende Cholangitis |
| Metabolische Erkrankungen | α1-Antitrypsinmangel Morbus Wilson Hereditäre Hämochromatose Amyloidose |
| Malignome | Hepatozelluläres Karzinom Hepatoblastom Cholangiozelluläres Karzinom |
| Andere | Budd-Chiari-Syndrom Polyzystische Lebererkrankung Echinokkokose |

**Tab. 6** Model of end-stage liver disease-Score (MELD-Score)

| MELD Punkte | Drei-Monats-Letalität in % |
|---|---|
| 6 | 1 |
| 15 | 5 |
| 20 | 11 |
| 24 | 21 |
| 28 | 37 |
| 30 | 49 |
| 35 | 80 |
| 40 | 98 |

> **Berechnung des MELD-Na-Scores**
>
> $$\text{MELD} - \text{Na} = \text{MELD} + 1{,}32 \times (137 - \text{Na}) - [0{,}033 \times \text{MELD} \times (137 - \text{Na})]$$

Die Berücksichtigung des Serum-Natriums bei der MELD-Berechnung geht auf die Beobachtung zurück, dass Patienten mit Leberzirrhose und Hyponatriämie eine erhöhte Sterblichkeit auf der Warteliste aufweisen. Vereinfacht lässt sich sagen, dass die Schwere der portalen Hypertension invers mit der Serum-Natrium-Konzentration eines Patienten korreliert (Wong et al. 2003; Goudsmit et al. 2021). Nachdem der MELD-Na in den USA eingeführt wurde, konnte eine Reduktion der Sterblichkeit der Patienten auf der Warteliste beobachtet werden. Für die Eurotransplant Region wurde der MELD-Na kürzlich validiert und konnte eine geschätzte 5 % Reduktion der Drei-Monats-Sterblichkeit auf der Warteliste berechnen (Goudsmit et al. 2021).

Für Patienten mit einem akuten Leberversagen gelten für eine hochdringliche High-Urgency-(HU-) Listung Ausnahmeregeln (King's College Kriterien (O'Grady et al. 1989) und Clichy Kriterien (Bernuau et al. 1986)), die nicht an die Kriterien des MELD-Scores gebunden sind.

Neben dem reinen Labor-MELD-Wert („Lab-MELD") wurde für Indikationen abseits der chronischen Lebererkrankung wie z. B. bei Malignomen oder metabolischen Erkrankungen ein Regelwerk von „standard exceptions" (SE) etabliert, das zur Bestimmung der Allokationspriorität einen „Match-MELD-Score" vergibt (Bundesärztekammer 2019). Diese Patienten weisen oft noch eine verhältnismäßig gute Leberfunktion auf, sind aber beispielsweise durch das Fortschreiten ihrer Erkrankung vital bedroht oder weisen eine ausgesprochen geringe Lebensqualität auf. In diesen Fällen spiegelt der „lab-MELD" die Drei-Monats-Letalität nicht adäquat wider.

## 8.2 Hämodynamische Effekte der Leberzirrhose

Die portale Hypertension bildet den Ausgangspunkt einer Reihe von spezifischen pathophysiologischen Veränderungen, die durch eine vermehrte Freisetzung von Vasodilatatoren (z. B. Stickstoffmonoxid (NO), Kohlenmonoxid (CO), Prostaglandine, Glukagon) u. a. im Splanchnikusgebiet zur Eröffnung von portovenösen und portosystemischen Shunts mit Volumen-Pooling im Splanchnikusstromgebiet, einer verringerten kardialen Vorlast, erniedrigten system- und pulmonalarteriellen Widerständen sowie einer kompensatorischen Tachykardie bei deutlich erhöhtem Herzzeitvolumen (ScvO2 ↑) führen (Martin et al. 1998). Das Renin-Angiotensin-Aldosteron-System (RAAS) und das sympathoadrenerge System werden aktiviert um ein adäquates Herzzeitvolumen aufrechtzuerhalten. So entsteht eine für Patienten mit fortgeschrittener Leberzirrhose typische „hyperdyname" Kreislaufsituation. Dieser Kompensationsmechanismus erschöpft sich über die Zeit. In der Folge wird die Expression der ß-Rezeptoren am Myokard herunterreguliert und es kommt zu einer Abnahme der myokardialen Kontraktilität. Durch eine anhaltende Volumenüberladung werden die Kardiomyozyten überdehnt („sheer stress"). Toxische Metabolite und chronische Inflammation führen daneben durch Re-Modelling-Effekte dauerhaft zu einer linksventrikulären Dysfunktion. Elektrophysiologische Veränderungen bedingen eine erhöhte Rate an QT-Zeit-Verlängerungen. Auf diese Weise entsteht bei ca. der Hälfte aller Patienten mit einer Leberzirrhose im Endstadium das Krankheitsbild der sog. „zirrhotischen Kardiomyopathie" (engl. cirrhotic cardiac myopathy, CCM) (Dourakis et al. 2021). Patienten mit einer CCM haben ein erhöhtes Risiko, auf der Wartliste und während der Transplantation zu versterben. Nach einer Lebertransplantation sind sie häufiger von einem Transplantatversagen betroffen (Ruíz-del-Árbol et al. 2013; Sonny et al. 2016).

## 8.3 Hepato-renales Syndrom (HRS)

Zahlreiche Ursachen können eine Nierenschädigung bei leberkranken Patienten bedingen: Hypovolämie, verminderte Nierenperfusion durch Aszites und Hypotonie, Sepsis oder Nephrotoxizität durch Medikamente. Ein Teil der Patienten entwickelt ein hepato-renales Syndrom (HRS). Das HRS ist immer eine Ausschlussdiagnose. Der pathogenetische Mechanismus des HRS ist bisher nur teilweise verstanden: Entscheidend scheinen die Vasodilatation und das venöse Pooling im Splanchnikusgebiet zu sein, die eine dauerhafte Hypoperfusion der Nieren zur Folge haben (Amin et al. 2019). Durch die Hypoperfusion der Niere nimmt die glomeruläre Filtrationsrate ab und die Ausscheidung von Natrium wird vermindert. Das HRS ist bei fortgeschrittener Lebererkrankung ein wesentlicher prognostischer Faktor. Dies spiegelt sich auch in der Bedeutung des Serum-Kreatinins für die Berechnung des MELD-Scores wider.

## 8.4 Porto-pulmonale Hypertonie (PopH)

Ein kleiner Teil (Inzidenz bis 4 %) der Patienten mit ausgeprägter portaler Hypertension entwickelt eine portopulmonale Hypertonie (PopH). Diese Patienten können in kurzer Zeit eine schwere pulmonal-arterielle Hypertonie entwickeln, die wesentlichen Einfluss auf Morbidität und Mortalität hat. Patienten mit PoPH haben durch die bereits bestehende Rechtsherzbelastung ein erhöhtes Risiko für ein Rechtsherzversagen im Rahmen der Lebertransplantation und hier insbesondere im Rahmen der Reperfusionsphase. Entscheidend für die Diagnostik ist die Durchführung einer Rechtsherzkatheteruntersuchung. Ein mittlerer pulmonalarterieller Druck von mehr als 45–50 mmHg stellt eine absolute Kontraindikation zur Lebertransplantation dar. Eine PoPH bessert sich in der Regel nicht nach Lebertransplantation. Sie spricht aber teilweise gut auf eine medikamentöse Therapie mit Vasodilatoren an und kann so dauerhaft behandelt werden (Krowka et al. 2016).

## 8.5 Hepato-pulmonales Syndrom (HPS)

Durchschnittlich ein Viertel aller Patienten mit einer Leberzirrhose im Endstadium leidet an einem hepato-pulmonalen Syndrom (HPS) (Krowka et al. 2016). Kennzeichen eines HPS ist die Dilatation von intrapulmonalen Gefäßen, die zu einem Ventilations-Perfusions-Mismatch und einer Beeinträchtigung des Gasaustauschs führt. Klinisch zeigt sich eine Hypoxämie unter Raumluft. Zur Diagnostik werden eine Kontrastmittel-Echokardiographie und die Bestimmung der alveolo-arteriellen Sauerstoffdruckdifferenz (AaDO2) mit Hilfe einer Blutgasanalyse herangezogen. Ein HPS kann sich größtenteils nach einer Lebertransplantation zurückbilden.

## 8.6 Hepatische Enzephalopathie

Aufgrund der eingeschränkten Eliminationsleistung der Leber oder nach Anlage eines transjugulären intrahepatischen portosystemischen Shunt (TIPSS) kann es zu einer Anhäufung von neurotoxischen Substanzen kommen. Erhöhte Blutspiegel von Ammoniak und anderen Neurotoxinen verursachen Störungen des Neurotransmitter-Metabolismus und des zerebralen Glucosestoffwechsels. Hypotension, Sepsis, Neuroinflammation und Veränderungen der Darmflora wirken sich ebenfalls negativ auf die Hirnfunktion der Patienten aus. Beim akuten Leberversagen kann sich dabei ein lebensgefährliches Hirnödem entwickeln, während chronische Verläufe klinisch weniger imposant sind. Die orale Einnahme von Rifaximin und Lactulose und eine Ansäuerung des Stuhls fördern die Ammoniakausscheidung. Eine weitere Therapieoption stellt die enterale oder intravenöse Zufuhr von Ornithin-Aspartat dar.

Verglichen mit der Transplantation anderer Organe geht die Lebertransplantation mit einer erhöhten Inzidenz neurologischer Komplikationen einher (in der Literatur zwischen 9 und 42 %). Die Patienten sind unter anderem durch Hirndruck, Krampfanfälle oder die Entwicklung einer zentralen pontinen Myelinolyse gefährdet. Die Morbidität und Mortalität der Patienten ist bei Auftreten neurologischer Komplikationen sehr hoch (Kumar et al. 2018).

## 8.7 Präoperative Intensivmedizin

Im Rahmen der präoperativen Intensivtherapie stehen die Erhaltung der Organfunktionen, die Durchführung einer notwendigen Nierenersatztherapie und die begleitende Behandlung von Infektionen im Vordergrund. Bei einer fortgeschrittenen hepatischen Enzephalopathie ist zum Schutz vor einer Aspiration die endotracheale Intubation und Beatmung frühzeitig zu erwägen.

Das akute, fulminante Leberversagen ist ein seltenes Ereignis und tritt bei Patienten ohne vorbestehende Lebererkrankung auf. Die Ursache ist meist auf eine Medikamentenintoxikation oder eine akute Virushepatitis zurückzuführen (Bernal und Wendon 2013). In einigen Fällen lässt sich kein klarer Auslöser finden. Per definitionem ist das akute Leberversagen potentiell reversibel und geht mit einer hepatischen Enzephalopathie einher. Weitere Kennzeichen sind der Ikterus und die Koagulopathie.

Patienten mit fulminantem Leberversagen können ein lebensbedrohliches Hirnödem mit drohender Herniation entwickeln. Diese Patienten weisen eine sehr hohe Sterblichkeit auf. Einige Transplantationszentren nutzen in diesen Fällen die intrakranielle Druckmessung durch Anlage einer ICP-Sonde (engl. „intracranial pressure", ICP) zur Überwachung und Therapie, sofern es das oftmals deutlich erhöhte Blutungsrisiko im Rahmen einer ausgeprägten hepatischen Koagulopathie zulässt.

> Maßnahmen zur intensivmedizinischen Therapie bei erhöhtem intrakraniellem Druck umfassen die endotracheale Intubation und kontrollierte maschinelle Beatmung (GCS < 9), sowie die Durchführung einer Analgosedierung. Die Deutsche Gesellschaft für Neurologie empfiehlt folgende Zielgrößen im Rahmen der Behandlung von Patienten mit erhöhtem intrakraniellem Druck: Einhaltung einer Nomotension, Normovolämie, Normokapnie (Ziel: $PaCO_2$ 35–45 mmHg), Normoglykämie (Ziel: Blutzucker 110–160 mg/dl) und Normothermie. Daneben gilt es, eine kontrollierte, hochnormale arterielle Oxygenierung anzustreben (Ziel: $PaO_2$ 75–100 mmHg). Eine Oberkörperhochlagerung um 15° „erscheint sinnvoll". Der venöse Abfluss sollte nicht behindert sein (Huttner et al. 2018). Eine Hyponaträmie sollte im akuten Leberversagen vermieden werden. Ein Ausgleich sollte auf Grund der Gefahr einer zentralen pontinen Myelinolyse langsam (< 10 mmol/l Erhöhung pro 24 h) erfolgen (Ziel: Serum-Natrium 140–150 mmol/l) (Koch et al. 2017). Bolusgaben von Mannitol und/oder hypertoner Kochsalzlösung, sowie die kurzzeitige Hyperventilation können im Rahmen des Notfallmanagements bei drohender Herniation eingesetzt werden (Huttner et al. 2018).

## 8.8 Operationstechnik

Unterschiede bezüglich der Transplantationstechnik betreffen die Art der hepatovenösen Anastomose und der Gallengangsanastomose. Die klassische Technik mit Klemmung der V. cava inferior blieb aufgrund der hämodynamischen Effekte trotz des Einsatzes von Bypasssystemen ein sehr komplikationsträchtiges Verfahren.

Bei den heute praktizierten Techniken (Piggyback oder Seit-zu-Seit Anastomose) bleibt der kavale Rückstrom wegen der partiellen V.-cava-Ausklemmung erhalten, was erhebliche Vorteile bezüglich hämodynamischer Stabilität, Blutungsrisiko und Transfusionsbedarf, folgender Organdysfunktionen und Operationsdauer bringt. Auch die klassisch durchgeführte Cholezystojejunostomie oder -duodenostomie wurde wegen höherer Komplikationsraten zugunsten einer direkten End-zu-End- bzw. Seit-zu-Seit-Gallengangsanastomose verlassen, die zusätzlich endoskopisch-interventionell kontrolliert und therapiert werden kann.

## 8.9 Postoperative Intensivtherapie

Die Überwachung und Optimierung der hämodynamischen und respiratorischen Situation und der Funktionsaufnahme des Transplantats, der rasche Ausgleich einer Hypothermie, die Kontrolle etwaiger Blutungskomplikationen und die Induktion der Immunsuppression zählen zu den Aufgaben der frühen postoperativen Intensivtherapie. Mittlerweile existieren auch ERAS („enhanced recovery after surgery")-Protokolle für das postoperative Management von Patienten nach Lebertransplantation (Brustia et al. 2019; Rodríguez-Laiz et al. 2021).

### 8.9.1 Monitoring und Zielgrößen

Das entscheidende Ziel der hämodynamischen Steuerung in der frühen postoperativen Phase ist eine Optimierung der hepatischen Blutzufuhr und des venösen Abstroms, um eine optimale Transplantatperfusion zu erzielen. Für die Einschätzung des Volumenstatus des Patienten können neben klinischen Zeichen (Vitalparameter, „capillary refill", Urinproduktion) und laborchemischen Parametern (zentral-venöse Sauerstoffsättigung, Laktat, Blutgasanalyse) ein pulmonalarterieller Katheter (PAK), die invasive arterielle Druckmessung mit Pulskonturanalyse, die transösophageale oder transthorakale Echokardiographie sowie ergänzend die kontinuierliche ZVD-Messung für das hämodynamische Monitoring eingesetzt werden. Eine transösophageale Echokardiographie kann auch bei Patienten mit Ösophagusvarizen ohne aktuelle Blutungsanamnese komplikationsarm durchgeführt werden.

Hypotonie und Einschränkungen der kardialen Kontraktilität sollten, je nach Ursache, mit vasoaktiven Substanzen, wie Noradrenalin und Adrenalin oder ggf. Dobutamin behandelt werden. Eine exzessive Volumenüberladung sollte vermieden werden. Zur Therapie einer pulmonalen Hypertonie können inhalatives Iloprost oder/und Stickstoffmonoxid (NO) eingesetzt werden.

Die Transplantatfunktion wird anhand engmaschiger laborchemischer Kontrollen überwacht. Die Perfusion des Transplantats sowie dessen parenchymatöse Struktur werden direkt nach Aufnahme auf der Intensivstation und in der Folge mindestens einmal täglich (duplex-)sonographisch überprüft. Aufgrund der Gefahr von Thrombosen in den angeschlossenen Gefäßen wird zur Verbesserung der Rheologie ein niedriger Hämatokrit von ca. 25 % (Hb 6,5–8,5 g/dl) bei Patienten mit unkompliziertem postoperativem Verlauf ohne symptomatische kardiale Ischämie oder Blutung angestrebt.

Häufig wird der Patient intubiert und beatmet auf die Intensivstation übernommen. Eine frühe Extubation noch im OP-Saal ist jedoch bei guter Transplantatfunktion, geringem Blutverlust und geringer Komorbidität möglich, sofern der Patient die anästhesiologischen Extubationskriterien erfüllt (Mandell et al. 2007). Sowohl das intraoperative anästhesiologische Management als auch die postoperative Analgosedierung sollte mit kurzwirksamen Substanzen durchgeführt werden, um eine möglichst frühe Extubation zu ermöglichen.

Bis zu 50 % aller lebertransplantierten Patienten erleiden eine akute Nierenschädigung (engl. „acute kidney injury", AKI) während des postoperativen Verlaufs. Das Auftreten einer AKI im postoperativem Verlauf nach Lebertransplantation ist mit einer erhöhten Mortalität und einer erhöhten Rate an Transplantatdysfunktionen assoziiert (Barri et al. 2009). Meist ist die Ursache multifaktoriell: Renale Ischämie (Volumenmangel, hämorrhagischer Schock), Infektionen (Sepsis, Harnwegsinfektionen) und Medikamententoxizität (Calcineurininhibitoren, Antibiotika) können dazu beitragen. Ein Großteil der Patienten auf der Warteliste zur Lebertransplantation weist bereits eine chronische Niereninsuffizienz, beispielsweise durch ein HRS oder durch Begleiterkrankungen auf. Da der MELD-Score u. a. mit Hilfe des Serum-Kreatinin-Wertes berechnet wird, werden seit Einführung dieses Systems vermehrt Patienten mit fortgeschrittener Nierenfunktionseinschränkung bzw. Dialysepflichtigkeit transplantiert.

### 8.9.2 Primäre Nichtfunktion und frühe Transplantatdysfunktion

Nach der Reperfusion nimmt das Lebertransplantat in der Regel noch während der Patient im Operationssaal ist, seine Funktion auf. Frühe Anhaltspunkte hierfür sind die Stabilisierung der Hämodynamik, die Normalisierung der Hyperfibrinolyse, der Beginn einer Galleproduktion sowie die Metabolisierung von Laktat und Citrat (vgl. Tab. 7). Laborchemisch imponiert nach der Operation zunächst ein Anstieg der Leberfunktionsparameter (GPT, GOT) als Ausdruck des Ischämie-

**Tab. 7** Zeichen einer adäquaten Transplantatfunktion nach. (Hastie und Moitra 2019)

| Laborchemische Zeichen | Laktatstoffwechsel (Laktat ↓) |
| --- | --- |
| | Gluconeogenese und Glycogenolyse (Blutzucker ↑) |
| | Normalisation der Gerinnung (Quick ↑INR ↓, Calcium$^{2+}$ ↑) |
| | Totales Bilirubin ↓ |
| Klinische Zeichen | Normothermie |
| | Galleproduktion ↑ |
| | Stabilisierung der Hämodynamik, Katecholaminbedarf ↓ |
| | Urinausscheidung ↑ |
| | Abbau von Neurotoxinen (Verbesserung einer hepatischen Enzephalopathie) |

INR: International Normalized Ratio

und Reperfusionsschaden, der jedoch meist in den ersten 24–48 h wieder abfällt.

Eine primäre Nichtfunktion des Transplantats tritt in 1–5 % der Fälle auf und zeigt sich im Verlauf der ersten Tage nach Transplantation. Sie ist charakterisiert durch einen rasch progredienten Verlauf mit Multiorganversagen und eine sehr hohe Letalität. Die Leberfunktionsparameter sind dauerhaft erhöht, Lebersynthese und -metabolismus versagen. Ursächlich kommen ein schwerwiegender Reperfusionsschaden, Perfusionsprobleme des Transplantats oder eine fulminante Cholestase in Frage. Ist die Ursache durch eine operative Revision nicht zu beheben, bleibt therapeutisch nur die sofortige Listung zur hoch dringlichen Retransplantation.

Demgegenüber steht die frühe Transplantatdysfunktion, die bei bis zu einem Drittel der Empfänger einer Spenderleber auftritt. Sie nimmt in der Regel einen milden Verlauf. Differentialdiagnostisch kommen operative Komplikationen (vaskulär, biliär), medikamentös-toxische Mechanismen, virale Infektionen (CMV, heutzutage seltener: HBV, HCV) und eine Rejektion in Frage. Zur weiteren Klärung sollte, unter Beachtung einer möglichen hepatischen Koagulopathie, eine Leberbiopsie erfolgen. Die frühe Transplantatdysfunktion zeigt sich laborchemisch anhand einer eingeschränkten Lebersyntheseleistung (Quick/INR, Cholinesterase, Albumin), durch einen fehlenden Abfall bzw. Wiederanstieg der Leberfunktionsparameter, einen Anstieg der Cholestaseparameter (Bilirubin, alkalische Phosphatase, γ-GT) und eine erhöhte Laktatdehydrogenase. Klinisch können Blutungen, eine neu auftretende hämodynamische Instabilität, Flüssigkeitseinlagerungen, Aszitesbildung und Varizenblutung auf die Transplantatdysfunktion mit erneuter portaler Hypertension hindeuten. Die frühe Transplantatdysfunktion geht häufig mit anderen Organdysfunktionen und einem erhöhten Infektionsrisiko einher (Razonable et al. 2011). Sofern die frühe Transplantatdysfunktion ursächlich nicht therapiert werden kann (z. B. Behandlung einer Infektion, Intensivierung der Immunsuppression bei Rejektion), ist die Retransplantation im Verlauf häufig die einzige Behandlungsoption (Bundesärztekammer 2019).

### 8.9.3 Operations-assoziierte Komplikationen

**Blutungen**

Die Kombination von Thrombozytopenie, Thrombozytenfunktionsstörung und Mangel an Gerinnungsfaktoren, mögliche Parenchymverletzungen während der MultiOrganentnahme und die Gefäßanastomosen stellen Risiken für postoperative Blutungen dar (Inzidenz ca. 10–15 %). Deshalb sind eine engmaschige Überwachung der Blutgerinnung und eine bedarfsgerechte Substitution von Gerinnungsfaktoren (Frischplasma, PPSB, Fibrinogen, rekombinanter Faktor VII, Faktor XIII) und Thrombozyten im Blutungsfall zügig zu gewährleisten. Bettseitige Diagnosesysteme wie Thrombelastographie und Multiplate können eine zeitnahe Evaluation der Gerinnungssituation und der durchgeführten Substitutionsmaßnahmen ermöglichen (point of care testing, POCT). Eine operative Revision mit Hämatomausräumung geschieht in Abhängigkeit der Dynamik der Blutung.

**Gefäßkomplikationen**

Thrombosen der A. hepatica (bis 10 %) führen zu einem Anstieg der Leberfunktionswerte und früh zu Gallengangsnekrosen. Diese können durch den Einsatz der sog. Branchpatch-Technik reduziert werden, bei der die Aufzweigungen der A. hepatica propria und A. gastroduodenalis spender- und empfängerseits durchtrennt und als „umbrella" anastomosiert werden. Zu den Risikofaktoren gehören die Verwendung von Interponaten, eine vorbestehende arterielle Stenosierung im Stromgebiet des Truncus coeliacus, eine postoperative Hyperkoagulation, ein hoher Hämatokrit und eine Dissektion der A. hepatica. Die operative Revision oder eine radiologische Intervention (Lyse, PTA) müssen umgehend nach Diagnosestellung eingeleitet werden. Tritt eine arterielle Minderperfusion spät nach der Lebertransplantation auf, ist eine Retransplantation aufgrund von Gallengangsnekrosen und intrahepatischen Abszessen häufig unumgänglich.

Pfortaderstenosen oder -thrombosen, sowie Komplikationen der V.-cava-Anastomose sind deutlich seltener. Flussbehinderungen in der Pfortader können erneut Zeichen der portalen Hypertension bis hin zu schweren Leberfunktionsstörungen hervorrufen. Die chirurgische Revision und Thrombektomie haben hier zunächst Priorität. Stenosen an der kavalen Anastomose oder der V. cava selbst sind zumeist auf operative Probleme („kinking", Naht) zurückzuführen. Diagnostisch kann neben der Duplexsonographie eine Katheterkavographie helfen. Liegt eine geringgradige Stenose vor, ist eine Ballondilatation mit Stentanlage anzustreben, da die operative Revision technisch schwierig ist.

**Gallenwegskomplikationen**
Stenosen im Anastomosenbereich werden in bis zu einem Fünftel der Fälle beobachtet. Neben operativen Ursachen können eine chronische Rejektion, eine arterielle Minderperfusion oder eine verlängerte Ischämiezeit (ischemic type biliary lesion, ITBL) ursächlich sein. Intrahepatisch lokalisierte Strikturen haben eine deutlich schlechtere Prognose als Anastomosenstenosen. Zusätzlich können Insuffizienzen oder Leckagen zu intraabdominellen Biliomen führen. Endoskopisch- und radiologisch-interventionelle Therapieverfahren (Stenting, Dilatation, Papillotomie, Drainagenanlage, PTCD) sind heute Mittel der ersten Wahl zur Behandlung der Gallenwegskomplikationen und machen operative Revisionen meist unnötig.

### 8.9.4 Akute Rejektion
Die frühe Rejektion ist meist T-Zell-vermittelt (TCMR). Antikörper-vermittelte Rejektionen sind auf Grund der immunologischen Sonderstellung der Leber eine Rarität. Die frühe, akute TCMR wird bei 15–30 % der lebertransplantierten Patienten innerhalb der ersten sechs Monate nach Transplantation diagnostiziert und ist mit einem signifikant erhöhten Risiko für einen Verlust des Transplantats assoziiert (Levitsky et al. 2017). Unabhängig von der primären Lebererkrankung, die zur Transplantation geführt hat, geht die TCMR auch mit einer erhöhten Mortalität einher. Risikofaktoren für eine akute TCMR, die in der Literatur beschrieben werden, sind das Vorliegen einer primären biliären Zirrhose oder Hepatitis C als Grunderkrankung, ein Spenderalter > 55 Jahre, eine Infektion mit CMV und subtherapeutische Medikamentenspiegel der Immunsuppressiva (Wiesner et al. 1998). Die Mehrheit der Patienten ist asymptomatisch. Laborchemisch fällt eine Erhöhung der Leberfunktionsparameter (GPT, GOT) auf. Eine Leberbiopsie sollte zur histologischen Diagnosesicherung durchgeführt werden. Komplikationen an Gefäßen, Gallenwegen, eine CMV-Infektion oder Reinfektion des Transplantates mit Hepatitis B oder C, eine toxische Medikamentenwirkung oder eine Rekurrenz der Grunderkrankung sind differenzialdiagnostisch zu bedenken. Therapeutisch wird in der Regel eine Stoßtherapie mit Glucocorticoiden durchgeführt.

### 8.9.5 Chronische Rejektion
Bei etwa 4 % der Lebertransplantierten entwickelt sich eine chronische Abstoßung mit einer schleichenden Verschlechterung der Transplantatfunktion, die sich durch einen kontinuierlichen Anstieg von Bilirubin und Cholestaseparameter bei gering erhöhten Leberfunktionsparametern und lange erhaltener Synthesefunktion zeigt. Häufig zeigt sich ein überlappendes Bild immunologischer Pathomechanismen, wie der TCMR und der Antikörper-vermittelten Rejektion (AMR). Histologisch wird eine progredient verlaufende cholestatische Hepatopathie mit Rarifizierung der intrahepatischen Gallengänge („vanishing bile duct syndrome") diagnostiziert. Die Therapie mit hochdosierten Glucocorticoid-Boli, Plasmapherese und/oder depletierenden oder nicht-depletierenden Antikörperpräparaten ist nur selten erfolgreich, sodass schließlich die erneute Listung zur Transplantation geplant werden muss.

## 8.10 Immunsuppression

Postoperativ wird die Immunsuppression regelhaft als Kombination von CNI mit Kortikoiden begonnen. Bei Patienten mit einer deutlichen Einschränkung der renalen Funktion kann zur Dosisreduktion der CNI primär eine Dreifachkombination mit MMF/MPA erfolgen. Alternativ kann drei bis sechs Monate nach der Transplantation eine Umstellung auf einen mTOR-Inhibitor erwogen werden, die aufgrund der erhöhten Rate von A.-hepatica-Thrombosen und Wundheilungsstörungen in der frühen Phase nach Lebertransplantation kontraindiziert sind. Die Kortikoide können innerhalb von drei bis sechs Monaten zumeist ausgeschlichen werden.

# 9 Herztransplantation

> **Übersicht**
>
> Zur Herztransplantation gelistete Patienten benötigen häufig bereits präoperativ auf Grund einer progredienten Herzinsuffizienz eine intensivmedizinische Behandlung („bridge-to-transplantation").
>
> Regelhaft ist eine differenzierte Unterstützung der Transplantatfunktion mittels Inotropika notwendig, die ein engmaschiges Monitoring (z. B. Echokardiographie, Pulmonal-arterieller Katheterkatheter) erfordert.

## 9.1 Einleitung

Im Jahr 2020 wurden in Deutschland an 22 Kliniken 338 Herz- und eine Herz-Lungen-Transplantation durchgeführt (DSO 2021). Indikation für die Herztransplantation ist die irreversible Herzerkrankung im Endstadium (NYHA IV) trotz optimierter medikamentöser Therapie mit einer voraussichtlichen Lebenserwartung von sechs bis zwölf Monaten bzw. einer geschätzten 1-Jahres-Überlebensrate ohne Herztransplantation von unter 50 %. Grundlage der Indikationsstellung ist die progrediente Abnahme der körperlichen Belastbarkeit, die z. B. durch die Spiroergometrie im Verlauf und Herzinsuffizienzprognose-Scores (Heart Failure Survival Score, Seattle Heart Failure Score) evaluiert wird.

> **Übersicht**
>
> Die häufigsten Indikationen für eine Herztransplantation:
>
> - Dilatative Kardiomyopathie
> - Koronare Herzerkrankung einschließlich ischämischer Kardiomyopathie
> - Restriktive Kardiomyopathie
> - Angeborene Herzfehler
> - Hypertrophe obstruktive Kardiomyopathie

Die Bestimmung des pulmonalarteriellen Widerstands und die Überprüfung der medikamentösen Beeinflussbarkeit sind von entscheidender Bedeutung für die Indikationsstellung zur Herztransplantation. Vor dem Hintergrund der Knappheit von Spenderorganen müssen vor der Listung alternative operative Optionen wie eine Myokardrevaskularisation, der Klappenersatz oder die Resektion eines linksventrikulären Aneurysmas erwogen werden (Tjan et al. 2000). Bei Vorliegen eines Linksschenkelblocks und/oder einer asynchronen ventrikulären Erregungsausbreitung im NYHA-Stadium III kann eine biventrikuläre Schrittmacherimplantation erfolgen, die in etwa zwei Drittel der Fälle eine klinische Verbesserung bringt.

Die Implantation intrakorporaler mechanischer Kreislaufunterstützungssysteme (ventrikuläre „assist devices"; VAD) sind weitere Alternativen. Hierbei stellen medikamentös austherapierte reversible Herzerkrankungen (z. B. Myokarditis) als „bridge to recovery" ebenso eine Indikation für den Einsatz eines VAD dar, wie Patienten die aufgrund ihrer Begleiterkrankungen als nicht transplantabel eingeschätzt werden („destination therapy") (Rose et al. 2001). Am häufigsten werden VAD jedoch bei Patienten eingesetzt, die sonst die Wartezeit auf ein Spenderherz nicht überleben würden („bridge to transplantation") (vgl. Tab. 8).

Die klassischen Nebenerkrankungen der zur Herztransplantation gelisteten Patienten ergeben sich aus der chronischen Herzinsuffizienz wie z. B. Nieren-, Leberinsuffizienz und neurologischen Komplikationen. Relative Kontraindikationen stellen eine hochgradige COPD, ein schwerer Diabetes mellitus mit Nephropathie, eine fortgeschrittene periphere Verschlusskrankheit und eine schwere Leberzirrhose dar. Langzeitbetrachtungen deuten auf einen Anstieg der Posttransplantationsletalität mit zunehmendem Alter hin, wobei heute ein Alter von 70 Jahren als relative obere Altersgrenze für eine Herztransplantation gilt. In ausgewählten Fällen können auch Patienten über 70 Jahre transplantiert werden (Mehra et al. 2016). Hauptgrund für eine Ablehnung einer Transplantationslistung ist die fixierte pulmonale Hypertonie.

**Tab. 8** Begriffe, die den Einsatz mechanischer Kreislaufunterstützungssysteme („mechanical circulatory support", MCS) definieren, nach. (Ponikowski et al. 2016)

| | |
|---|---|
| Bridge to decision/ Bridge to bridge | Kurzzeitiger Einsatz eines MCS (z. B. ECLS oder ECMO) bei Patienten mit kardiogenem Schock bis zur Stabilisierung von Hämodynamik und Endorganperfusion. Kontraindikationen für einen Langzeit-Einsatz eines MCS sind ausgeschlossen (zerebrale Schädigung nach Herz-Kreislaufstillstand/Reanimation). Weitere therapeutische Optionen, wie der Langzeit-Einsatz eines VAD oder eine Herztransplantation können evaluiert werden. |
| Bridge to candidacy | Einsatz eines MCS (typischerweise LVAD) um die Organfunktion eines Patienten so zu verbessern, dass ein zuvor ungeeigneter Kandidat für eine Herztransplantation wieder in Frage kommt. |
| Bridge to transplantation | Einsatz eines MCS (LVAD oder BiVAD) um einen kardial lebensbedrohlich erkrankten Patienten bis zur Transplantation am Leben zu erhalten. |
| Bridge to recovery | Einsatz eines MCS (typischerweise LVAD) um einen kardial lebensbedrohlich erkrankten Patienten bis zur suffizienten Erholung der Herzfunktion am Leben zu erhalten. Danach kann das MCS entfernt werden. |
| Destination therapy | Langzeit-Einsatz eines MCS bei Patienten mit hochgradig eingeschränkter Herzfunktion, die sich nicht (mehr) für eine Herztransplantation eignen. |

MCS: „mechanical circulatory support", ECLS: „extracorporeal life support", ECMO: „extracorporeal membrane oxygenation", LVAD: „left ventricular assist device", BiVAD: „biventricular assist device"

## 9.2 Präoperative Intensivtherapie

Im Vorfeld der Transplantation richtet sich die Therapie nach den Vorgaben der Herzinsuffizienzbehandlung mit dem Ziel des Erhalts und der Stabilisierung der vitalen Organfunktionen. Häufig sind die Patienten präoperativ katecholaminpflichtig und respiratorisch grenzgradig kompensiert. Aufgrund des chronisch aktivierten sympathischen Nervensystems sind die kardialen β1-Rezeptoren herunter reguliert. Hierdurch und durch eine partielle Entkopplung der β-Rezeptoren von der cAMP-Synthese ist die myokardiale Reaktion auf β-Mimetika deutlich reduziert. Daher kann auch eine sehr vorsichtige Narkoseeinleitung zu einer klinisch bedeutsamen Abnahme der kardialen Pumpfunktion führen, der dann mit einer adaptierten Katecholamintherapie begegnet werden muss.

> Die Koordination des zeitlichen Ablaufs der Herztransplantation ist aufgrund der geringen Ischämietoleranz

des Spenderorgans organisatorisch aufwendig, um unnötige Verzögerungen und Risiken für den Organempfänger zu vermeiden. Für voroperierte Patienten muss eine längere chirurgische Präparationszeit vorgesehen werden.

Die Ein-Jahres-Überlebensrate für Erwachsene nach Herztransplantation wird inzwischen mit 85 % angegeben. Risikofaktoren für eine erhöhte Sterblichkeit sind die Notwendigkeit einer künstlichen Beatmung oder die Dialysepflichtigkeit, sowie die Verwendung eines Kunstherzes („total articifal heart", TAH) zum Zeitpunkt der Transplantation. Spenderfaktoren, die mit einer erhöhten Sterblichkeit innerhalb des ersten Jahres assoziiert sind, sind eine verlängerte Ischämiezeit (> 200 min) und das erhöhte Spenderalter (> 60 Jahre) (Khush et al. 2018).

### 9.3 Postoperative Intensivtherapie

Ziele der Intensivtherapie der unmittelbar postoperativen Phase nach Herztransplantation sind die Stabilisierung der Herz-Kreislauf-Funktionen und die Behandlung begleitender Organdysfunktionen (Costanzo et al. 2010).

> Aufgrund von Ischämie und Reperfusion des Spenderorgans ist eine diastolische Funktionsstörung nahezu regelhaft. Sie ist durch ein restriktives Füllungsverhalten der Ventrikel gekennzeichnet.

Das transplantierte Herz ist funktionell denerviert und reagiert aufgrund des unterbrochenen Barorezeptorenreflexes besonders empfindlich auf eine Hypovolämie. Indirekt wirkende Sympathomimetika und Parasympatholytika wie Atropin sind am Herzen nur reduziert bzw. gar nicht wirksam.

#### 9.3.1 Monitoring und Zielgrößen

Zur postoperativen Überwachung gehört ein umfangreiches hämodynamisches Monitoring (vgl. Tab. 9) mittels

- pulmonalarterieller und evtl. linksatrialer Druckmessung, einschließlich der Messung von HZV und pulmonal- sowie systemvaskulären Widerständen,
- wiederholter Echokardiographie und
- engmaschiger rhythmologischer Diagnostik (12-Kanal-EKG).

#### 9.3.2 Globales Pumpversagen

Eine global eingeschränkte myokardiale Kontraktilität ist zumeist Folge einer langen Ischämiezeit, einer operativen

**Tab. 9** Hämodynamische Zielgrößen nach Herztransplantation, nach. (Carl et al. 2007)

| | |
|---|---|
| Rhythmus | Sinusrhythmus, alternativ wenn möglich AAI-SM, DDD-SM |
| Blutdrucke | MAP > 65 mmHg<br>ZVD 8–12 mmHg (abhängig von Beatmug) |
| HZV | CI > 2 l · min$^{-1}$ · m$^{-2}$<br>SvO$_2$ > 70 % oder ScvO$_2$ > 65 % |
| Echokardiographie | LV-EDAI 6–9 cm$^2$/m$^2$ |
| PiCCO | ITBVI 850–1000 ml/m$^2$<br>GEDVI 640–800 ml/m$^2$ |
| PAK | PAWP 12–15 mmHg |
| Diurese | > 0,5 ml · kg$^{-1}$ · h$^{-1}$ |
| Laktat | < 3 mmol/l |

Komplikation oder einer ungenügenden Organprotektion. So könnte z. B. bei einem hypertrophierten Spenderherz die Kardioplegie die Innenschicht nur ungenügend erreicht haben. Nicht erkannte Koronarstenosen und Luftembolien in die Koronararterien können umschriebene Myokardischämien zur Folge haben, die sich echokardiographisch als regionale Wandbewegungsstörungen darstellen.

Die Ausbildung eines Reperfusionsödems ist das morphologische Korrelat der myokardialen Zellschädigung infolge von Ischämie und Reperfusion. Zusätzlich kann eine inadäquate ventrikuläre Entlastung bei Ex- bzw. Implantation zu deren Überdehnung mit nachfolgender Gefügedilatation geführt haben. Ausflusstraktobstruktionen, Klappendysfunktionen und ein ungenügender Volumenstatus können echokardiographisch als Gründe für das Pumpversagen ausgeschlossen werden.

Zur Therapie des biventrikulären Versagens kommen Inotropika und nachlastsenkende Medikamente unter strenger Überwachung der Gefäßwiderstände zum Einsatz. Weiterhin muss die Korrektur einer (operationsbedingten) Volumenüberladung, die Behandlung begleitenden Elektrolytverschiebungen und die Optimierung des Säure-Basen-Haushalts erfolgen. Bei ungenügender Stabilisierung sollte frühzeitig der Einsatz einer IABP sowie einer ECMO erwogen werden (Costanzo et al. 2010).

> Das transplantierte Herz besitzt die Fähigkeit, sich auch Tage nach der Transplantation zu erholen, sodass diese Verfahren über einen längeren Zeitraum erfolgversprechend angewandt werden können.

#### 9.3.3 Rechtsherzversagen

Die isolierte Rechtsherzinsuffizienz ist die häufigste Ursache eines frühen Transplantatversagens. Sie ist in der Regel die Folge des erhöhten pulmonal-arteriellen Widerstands des Empfängers, der sich auf dem Boden der im Vorfeld der Transplantation bestehenden chronischen Linksherzinsuffizienz sekundär ausgebildet hat. Rezidivierende Lungenembolien und primäre Ursachen, die mit einem Umbau der Lungenstrombahn einhergehen, können ebenfalls ursächlich sein. Das an den pulmonalen Hypertonus nicht adaptierte Spenderherz kann dabei rasch dilatieren und eine hochgradige Trikuspidalinsuffizienz ausbilden.

Als operationsbedingte Ursachen für das Rechtsherzversagen können eine unzureichende Entlüftung des rechten Herzens mit konsekutiver Luftembolie sowie Flussbehinderungen an den Nahtstellen des Atriums (hoher ZVD, niedriger PAP, echokardiographisch kleiner rechter Ventrikel) und der Pulmonalarterie (hoher ZVD, hoher PAP, echokardiographisch großer rechter Ventrikel) auftreten.

Echokardiographisch imponiert das Rechtsherzversagen mit einer rechtsventrikulären Dilatation, die mit einer bedeutsamen Trikuspidalklappeninsuffizienz, Kontraktilitätseinschränkung und Abflachung des Ventrikelseptums einhergeht. Weitere klinische Zeichen einer zunehmenden Rechtsherzinsuffizienz sind:

- Tachykardie
- Abweichung der elektrischen Herzachse (Steiltyp, überdrehter Rechtstyp oder S1-Q3-Typ),
- Erhöhung des transpulmonalen Gradienten > 15 mmHg,
- Erhöhung des Pulmonalgefäßwiderstands > 240 dyn×s× cm−5 und
- Anstieg des rechtsatrialen Drucks.
- Infolge der kavalen Stauung entwickelt sich im weiteren Verlauf eine
- Leberfunktionsstörung mit Transaminasen- und Bilirubinanstieg. Ein Perikarderguss als Ursache des Rechtsherzversagens muss echokardiographisch ausgeschlossen werden. Zur Verhinderung eines Rechtsherzversagens sind eine kritische präoperative Evaluation und eine großzügige Indikationsstellung zur prophylaktischen/präemptiven Senkung des pulmonal-arteriellen Widerstandes zu empfehlen (Deng et al. 1996). Therapeutisch anzustreben ist eine Kombination von.

- Nachlastsenkung durch Erniedrigung des Pulmonalgefäßwiderstands,
- Optimierung der rechtsventrikulären Vorlast und des koronaren Perfusionsdrucks, Inotropieunterstützung und
- Erhalt der atrioventrikuläre Synchronizität (vgl. Abb. 4)

Zusätzlich kommen in erster Linie Inodilatatoren wie Phosphodiesterasehemmer (z. B. Milrinon) und der Kalzium-Sensitizer Levosimendan sowie β-Mimetika und zur Aufrechterhaltung eines ausreichenden Perfusionsdrucks auch Vasokonstriktoren (Noradrenalin), die Inhalation von Iloprost oder/und NO und intravenös appliziertes Sildenafil zum Einsatz (Augoustides und Ochroch 2005). Eine hohe inspiratorische Sauerstoffkonzentration ist zusätzlich einer der potentesten Dilatatoren in der pulmonalarteriellen Strombahn ventilierter Lungenareale. Zur weiteren Entwöhnung von den inhalativen pulmonalen Vasodilatatoren kann frühzeitig orales Sildenafil eingesetzt werden (Boffini et al. 2009).

Ein durch die atriale Dilatation entstandenes Vorhofflimmern sollte aggressiv antiarrhythmisch behandelt werden (elektrische Kardioversion und/oder Amiodaron) und ggf. bei therapiebedingter Sinusbradykardie oder AV-Blockierung eine Schrittmacherstimulation erfolgen. Der Einsatz einer IABP kann über die Verbesserung der Koronarperfusion auch bei Rechtsherzversagen erwogen werden. Bei einem drohenden Versagen der konventionellen Therapie sollte der

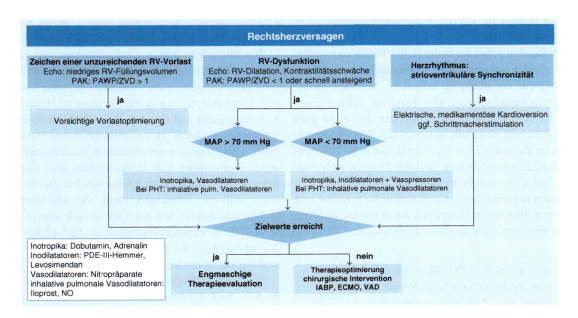

**Abb. 4** Therapie des Rechtsherzversagens. (Mod. nach (Carl et al. 2007))

Einsatz einer ECMO und evtl. die nachfolgende Implantation eines VAD zur Überbrückung bis zur Erholung, einer Retransplantation oder als abschließende Versorgung erwogen werden.

### 9.3.4 Trikuspidalklappeninsuffizienz

Implantationsbedingt kann es besonders bei einem Größenmissverhältnis der atrialen Anteile des Herzens bei der Operationstechnik nach Lower und Shumway zu einer Trikuspidalklappeninsuffizienz (TI) kommen (Lower und Shumway 1960). Ein vorbestehender pulmonaler Hypertonus und ein akutes Rechtsherzversagen können diesen Befund noch verstärken. Das Risiko für eine TI steigt mit der Anzahl schwerer Abstoßungsreaktionen und der durchgeführten Myokardbiopsien (Aziz et al. 2002). Eine Nachlastsenkung mit Iloprost oder NO sowie Inotropika wird zur konservativen Therapie eingesetzt. Ist die TI klinisch relevant, sollte eine operative Trikuspidalklappenrekonstruktion erwogen werden (Costanzo et al. 2010).

### 9.3.5 Rejektion

Die hyperakute Antikörper-vermittelte Rejektion ist mit der Einführung AB0-kompatibler Transplantationen eine Rarität geworden. Heutzutage besteht zudem die Möglichkeit der Durchführung eines Transplantations-Crossmatches für sog. „hochimmunisierte" Organempfänger („panel reactive anti-bodies", PRA > 50 %) mit Hilfe von repräsentativen Empfänger-Seren und ungetrennten Lymphozyten aus peripherem Blut, Lymphknoten oder Milz des Organspenders im Spenderlabor (vor Organentnahme des Spenders). So können auch Organe mit geringer Ischämietoleranz an immunisierte Empfänger passend und unter optimalen Bedingungen vermittelt werden. Ein positives Transplantations-Crossmatch stellt eine Kontraindikation zur Transplantation dar (Bundesärztekammer 2018; Rodríguez-Laiz et al. 2021).

Die akute Rejektion, bei der in der Regel T-Zell-vermittelte, aber auch Antikörper-vermittelte Pathomechanismen eine Rolle spielen, tritt vor allem im dritten bis sechsten Monat nach Herztransplantation auf. Die Inzidenz behandlungsbedürftiger Rejektionen innerhalb des ersten Jahres ist über die letzten Jahrzehnte rückläufig gewesen (23 % für Ersttransplantationen im Zeitraum 2004 bis 2006 (Lund et al. 2014) im Vergleich zu 12,2 % im Zeitraum 2010 bis 2016 (Khush et al. 2019)), ein Trend, der möglicherweise auf Weiterentwicklungen im Bereich der medikamentösen Immunsuppression und eine verbesserte, frühzeitige Diagnostik durch endmyokardiale Surveillance-Biopsien zurückgeführt werden kann.

Die Therapie der akuten TCMR und AMR umfasst in der Regel die Verabreichung hochdosierter Glucocorticoidboli sowie ggf. Antithymozytenglobuline (ATG). Zur Behandlung der akuten AMR können darüber hinaus intravenöse Immunglobuline, Plasmapherese sowie Rituximab zur Elimination zirkulierender Antikörper sinnvoll sein (Costanzo et al. 2010; Söderlund und Rådegran 2015).

Die chronische Rejektion manifestiert sich in Form der chronischen Transplantatvaskulopathie („cardiac allograft vasculopathy", CAV). Bei etwa der Hälfte aller Herztransplantationsempfänger kann nach zehn Jahren eine CAV diagnostiziert werden (Barri et al. 2009). Sie stellt eine der häufigsten Todesursachen nach Ablauf des ersten Jahres nach Transplantation dar. CAV entsteht durch eine Kombination immunologischer und nicht-immunologischer Prozesse, deren Resultat eine Endothelschädigung ist, die zu einer diffusen und konzentrischen Verengung der Koronararterien und intramyokardialen Arteriolen führt (Suhling et al. 2016). Die Therapieoptionen sind limitiert. Ein Schwerpunkt liegt in der Prävention bzw. Optimierung nicht-immunologischer Risikofaktoren (Nikotinkarenz, Vermeidung von Hyperlipidämie und einer diabetogenen Stoffwechsellage, Behandlung einer arteriellen Hypertonie, Vermeidung von Infektionen). Ein positiver Effekt durch den Einsatz von Statinen und mTOR-Inhibitoren konnte in klinischen Studien belegt werden (Kobashigawa et al. 1995; Eisen et al. 2003; Andreassen et al. 2014).

### 9.3.6 Nicht-kardiale Komplikationen

Störungen der Lungenfunktion sind nach Herztransplantationen keine Seltenheit. Häufige Ursachen sind neben einer interstitiellen Flüssigkeitszunahme infolge einer systemischen Entzündungsreaktion eine postoperative Linksherzinsuffizienz, Pneumonien, Hämatothorax, Pneumothorax, Chylothorax und Atelektasen, auch z. B. im Rahmen einer Zwerchfellparese nach Verletzung des N. phrenicus.

Nachblutungen infolge einer postoperativen Verdünnungskoagulopathie, einer gerinnungsrelevanten Leberfunktionsstörung bei chronisch-venöser Stauung oder einer Vorbehandlung mit Thrombozytenaggregationshemmern, Heparin, Vitamin-K-Antagonisten und direkten Thrombininhibitoren stellen ein ernsthaftes Problem in der postoperativen Phase dar. Eine durch Laboranalysen einschließlich Thrombelastographie gestützte Substitution von Blutprodukten und Gerinnungsfaktoren sollte zeitnah durchgeführt werden. Bei therapierefraktären diffusen Blutungen kann die Off-label-Gabe von aktiviertem Faktor VII als Heilversuch sinnvoll sein (Gill et al. 2009). Echokardiographische Verlaufskontrollen zum Ausschluss einer Perikardtamponade sind für die Indikationsstellung zur operativen Revision angezeigt.

Nach Eingriffen mit extrakorporaler Zirkulation werden in ca. 6 % der Fälle neurologische Veränderungen (Beeinträchtigungen der intellektuellen Leistungsfähigkeit, Delir, Krampfanfälle, transitorische ischämische Attacken, Apoplex, Koma) verzeichnet, wobei Operationen am offenen Herzen wie die Herztransplantation mit einer noch höheren Inzidenz verbunden sind (Roach et al. 1996). Mikroembolien, regionale und globale Minderperfusionen während der extrakorporalen Zirkulation (EKZ) oder auch eine inflammatorische Reaktion des Gehirns auf die EKZ sind hierfür ursächlich (Nussmeier et al. 2010). Bei einem verzögerten Aufwachen nach der Transplantation sollte eine weiterführende neurologische Diagnostik (CT, MRT, evozierte Potenziale) veranlasst werden.

Häufig besteht bei den Patienten bereits präoperativ als Folge der Herzinsuffizienz eine eingeschränkte Nierenfunktion. Perioperative Faktoren wie die EKZ, hämodynamische Instabilität oder nephrotoxische Medikamente (z. B. CNI) können postoperativ zu einer weiteren Verschlechterung der Nierenfunktion führen (Molina et al. 2010). Da die Entwicklung einer chronischen Niereninsuffizienz mit einer Zunahme der Letalität nach Herztransplantation assoziiert ist, sollte ein akutes postoperatives Nierenversagen aggressiv behandelt werden (Hamour et al. 2009). Hierzu gehört eine Optimierung der Hämodynamik, die Gabe von Diuretika und die Vermeidung hoher CNI-Spiegel.

## 9.4 Immunsuppression

Die frühe immunsuppressive Therapie nach Herztransplantation besteht in der Regel aus einer Kombination aus CNI, Antiproliferativum und Kortikoid. In etwa der Hälfte der Fälle wird sie durch eine Induktionsbehandlung mit T-Zell-Depletion oder durch den Interleukin-2-Rezeptorantagonisten Basiliximab ergänzt. Diese erlauben bei Patienten mit stark eingeschränkter Nierenfunktion einen späteren Beginn der CNI-Applikation. Der Einsatz der mTOR-Inhibitoren ist aufgrund ihrer antiproliferativen Eigenschaften attraktiv zur Prävention der chronischen Transplantatvaskulopathie. Glucocorticoide werden regelhaft nach sechs bis zwölf Monaten ausgeschlichen (Söderlund und Rådegran 2015).

## 10 Lungentransplantation

> **Übersicht**
> Die Lungentransplantation zielt besonders auf das Überleben und die Verbesserung der Lebensqualität der betroffenen Patienten. Postoperativ ist besonderes Gewicht auf die Limitierung des pulmonal-arteriellen Druckes, die Vermeidung einer Flüssigkeitsüberladung und die zügige Entwöhnung vom Respirator zu legen.

## 10.1 Einleitung

In Deutschland werden aktuell jährlich etwa 350 Lungentransplantationen durchgeführt (DSO 2021). Sie ist beim irreversiblen Organversagen trotz maximaler medikamentöser und apparativer Therapie indiziert (Übersicht). Die Lungentransplantation kann als unilaterale oder bilaterale Transplantation durchgeführt werden. Indikationen für eine Doppellungentransplantation sind beispielsweise das Vorliegen einer zystischen Fibrose (CF) oder eine schwere pulmonale Hypertonie, während bei älteren Emphysem- bzw. Fibrosepatienten auch eine Einlungentransplantation mit gutem Ergebnis durchgeführt werden kann.

> Indikationen zur Lungentransplantation nach (Hertz et al. 2008):
>
> - COPD/Emphysem
> - Idiopathische Lungenfibrose
> - Zystische Fibrose (CF)
> - α 1-Antitrypsin-Mangel
> - Idiopathische pulmonale Hypertonie
> - Bronchiektasien
> - Sarkoidose
> - Retransplantation (CLAD; BOS, RAS)
>
> (CLAD, chronic lung allograft dysfunction; BOS = Bronchiolitis-obliterans-Syndrom oder RAS = Restriktives Allograft Syndrom)

Da die Kriterien des idealen Spenders (Alter < 55 Jahre, Beatmung < 48 h, normales Röntgenbild, < 20 Packungsjahre, bronchoskopisch kein putrides Sekret, $pO_2/FiO_2$ > 300 mmHg) nur selten erfüllt werden, besteht ein eklatanter Mangel an Spenderorganen. Durch Erweiterung der Spenderkriterien konnte die Organverfügbarkeit auch ohne Verschlechterung der Transplantationsergebnisse gesteigert werden (de Perrot et al. 2004).

Die Lebenserwartung Lungentransplantierter (5-Jahres-Überlebensrate 50–60 %) liegt deutlich unter der der Normalbevölkerung, wobei Infektionen die Haupttodesursache darstellen (Hertz et al. 2008). Im Vergleich mit dem natürlichen Verlauf der Erkrankung weisen retrospektive Analysen auf einen Überlebensvorteil bei zystischer Fibrose, pulmonaler Hypertonie und idiopathischer Lungenfibrose hin, während beim Emphysem nur in einem Drittel der Fälle ein Gewinn von mehr als einem Jahr erreicht wird. Die entscheidende Motivation für die Lungentransplantation ist in diesem Fall die deutliche Verbesserung der Lebensqualität (Gross et al. 1995; MacNaughton et al. 1998; Stavem et al. 2000).

Seit Ende 2011 erfolgt die Vergabe von Lungenspenden auf der Basis des Lungenallokations-Scores (LAS) (Strüber und Reichenspurner 2011). Dieser Score basiert auf den Daten des US-amerikanischen United Network for Organ Sharing und bewertet den individuellen Überlebensvorteil durch eine Transplantation anhand einer Abwägung der statistischen Sterblichkeit auf der Warteliste und dem durchschnittlichen Überleben nach einer Lungentransplantation. In Abhängigkeit von Organgröße und Blutgruppe erhält so der Patient das Organ, der den größten Überlebensvorteil besitzt. Damit wird anders als bei MELD Score nicht nur die Dringlichkeit, sondern auch klinische Erfolgsaussicht berücksichtigt.

## 10.2 Präoperative Intensivtherapie

Die progrediente Verschlechterung der pulmonalen Funktion von zur Lungentransplantation gelisteter Patienten macht oftmals eine intensivmedizinische Betreuung notwendig. Die nichtinvasive Beatmung (NIV) ist besonders bei Patienten mit Lungenemphysem und Hyperkapnie bzw. respiratorischer Azidose das Mittel der Wahl. Auch Patienten mit progredienter Hypoxie und Belastung der Atempumpe können von der NIV profitieren. Eine invasive Beatmung ist so lange wie möglich zu vermeiden, da diese Patienten aufgrund der Immobilisation und begleitender Organdysfunktionen eine deutlich schlechtere Prognose nach der Transplantation haben. Extrakorporale Verfahren wie der „interventional lung assist" (ILA) als arteriovenöses nicht pumpengetriebenes Verfahren zur $CO_2$-Elimination und die ECMO können bei einem respiratorischen Versagen, das unter invasiver oder nichtinvasiver Beatmung nicht adäquat zu stabilisieren ist, eingesetzt werden („bridge to transplantation"), stellen aber größte Anforderungen an das Transplantationsteam.

## 10.3 Operationstechnik

Soweit möglich, wird auf den Einsatz einer extrakorporalen Zirkulation (EKZ) intraoperativ verzichtet, da hiermit eine höhere perioperative Morbidität, z. B. infolge von Blutungen und schwerwiegenderen Reperfusionsschäden, verbunden ist. Dazu muss nach Entnahme des ersten Lungenflügels der Gasaustausch über eine Einlungenbeatmung des zunächst verbliebenen nativen Lungenflügels erfolgen. In dieser Phase ist ein Rechtsherzversagen möglich, da es im Rahmen der Reduktion der pulmonalen Strombahn zu einem nicht beherrschbaren pulmonalarteriellen Druckanstieg kommen kann. Darüber hinaus kann sich eine bedrohliche Hypoxie entwickeln. Zur Transplantation der Gegenseite erfolgt dann die isolierte Beatmung der ersten transplantierten Lunge. Ein Reperfusionsschaden und eine primäre Transplantatdysfunktion stellen in dieser Phase Probleme dar.

Neben der klassischen Thorakosternotomie (Clamshell-Inzision) wurden minimalinvasive Verfahren (anterolaterale Thorakotomie ohne Sternotomie) entwickelt, die kosmetisch vorteilhaft und mit einer Reduktion der postoperativen Schmerzen und Wundheilungsstörungen einhergehen. Neben den Gefäßanastomosen erfolgt bei der Lungentransplantation die Anastomose an den Hauptbronchien, bei einer kombinierten Herz-Lungen-Transplantation an der distalen Trachea.

## 10.4 Postoperative Intensivtherapie

Das Ziel der Intensivtherapie in der unmittelbar postoperativen Phase nach Lungentransplantation ist die Stabilisierung der kardiopulmonalen Funktion und evtl. bestehender zusätzlicher Organdysfunktionen.

### 10.4.1 Monitoring und Zielgrößen

Für die postoperative Therapiesteuerung und Überwachung sollte je nach Grunderkrankung ein erweitertes hämodynamisches Monitoring mittels PAK oder PiCCO zur Messung genutzt werden. Zusätzlich sind die Echokardiographie, die intermittierende oder kontinuierliche Messung der zentralvenösen Sättigung, bronchoskopische Kontrollen der Anastomosen und Ultraschall von Thorax und Abdomen zu empfehlen.

Regelmäßige radiologische Kontrollaufnahmen der Lunge mittels konventioneller Technik stellen eine Basisdiagnostik dar, die bei Bedarf um computertomographische Untersuchungen erweitert werden muss.

> Bei vorbestehender und postoperativer pulmonaler Hypertonie muss die frühzeitige inhalative Therapie mit Iloprost oder NO erwogen werden. Im Hinblick auf ein mögliches Reperfusionsödem der Lunge wird ein restriktives Flüssigkeitsmanagement angestrebt.

Die Beatmung sollte zur Vermeidung einer Hyperinflation druckkontrolliert erfolgen. Insbesondere bei der unilateralen Lungentransplantation des Emphysempatienten kann es unter maschineller Beatmung aufgrund der Ausatembehinderung der nativen Lunge zu einer gefährlichen Überblähung kommen. Gegebenenfalls muss eine selektive Zwei-Lungen-Beatmung über einen doppellumigen Tubus durchgeführt werden. Die Steuerung der inspiratorischen Sauerstoffkonzentration und des PEEP erfolgen nach Kriterien der protektiven Beatmung anhand des arteriellen Sauerstoffpartialdrucks und der arteriellen Sauerstoffsättigung. Ziel ist eine frühzeitige Extubation, was auch beim Sedationsregime entsprechend berücksichtigt werden muss. Auch die präoperative Adaptation des Patienten an eine Hyperkapnie kann ein Problem darstellen, das sich im Verlauf zurückbildet.

### 10.4.2 Transplantatdysfunktion

Die primäre Transplantatdysfunktion mit dem klinischen Bild eines fortschreitenden Lungenversagen (ARDS) stellt die häufigste Komplikation in der postoperativen Intensivbehandlung dar. Ursächlich hierfür können ein Reperfusionsschaden, eine Obstruktion der Pulmonalvenen und eine fulminante akute Abstoßung sein. Die symptomatische Therapie entspricht der des ARDS mit lungenprotektiver Beatmung sowie einer großzügigen Indikationsstellung für NO bzw. Iloprost. Bei einer primären Transplantatdysfunktion oder einer schweren pulmonalen Hypertonie können zur Überbrückung extrakorporale Lungenersatzverfahren (ILA, ECMO) notwendig sein.

### 10.4.3 Operationsbedingte Komplikationen

Die Denervierung des Transplantats geht mit einem abgeschwächten Hustenreflex, einer verringerten mukoziliären Clearance, die die Ausbildung von Atelektasen und Pneumonien begünstigen, und einem reduzierten Atemantrieb bei Hyperkapnie einher. Läsionen des N. phrenicus mit konsekutiver Zwerchfellparese (zumeist passager), ein Hämatothorax, Verletzungen des Ductus thoracicus mit Chylothorax und bronchopleurale Fisteln sind weitere operationsbedingte Komplikationen. Eine fibrinöse Bronchitis infolge von Schleimhautischämien der zentralen Atemwege aufgrund der transplantationsbedingten Unterbindung der bronchialarteriellen Perfusion kann Atelektasen, Infektionen und Blutungen hervorrufen, die im postoperativen Verlauf wiederholte interventionelle Bronchoskopien erforderlich machen.

Atemwegskomplikationen mit Nekrosen und Obstruktionen treten gehäuft bei einem Größenmissverhältnis zwischen Spender- und Empfängerorgan und primären Perfusionsproblemen an den bronchialen Anastomosen auf. Zur Entfernung von Granulationsgewebe werden interventionelle Techniken (z. B. Lasertherapie) bis hin zur Stentimplantation eingesetzt, die auch bei bronchialen Stenosen genutzt werden. Infolge von Elektrolytstörungen oder Ischämien sowie der Operation am Herzen entwickeln sich postoperativ relativ häufig atriale Tachykardien (Vorhofflimmern, -flattern).

### 10.4.4 Intestinale Komplikationen

Schwerwiegende intestinale Komplikationen in Form von Kolonperforationen und Ileus sind häufig nach Lungentransplantationen, treten schon früh postoperativ auf und sind mit einer hohen Letalität verbunden. Neben einem Alter von > 50 Jahren, einer vorbestehenden Divertikulose und einer hochdosierten Kortikoidtherapie ist eine zystische Fibrose (CF) als Grunderkrankung der Hauptrisikofaktor für diese intestinalen Komplikationen (Gilljam et al. 2003). Patienten mit CF entwickeln aufgrund des primär zähen, flüssigkeitsarmen Stuhls auch unabhängig von einer Lungentransplantation oft ein distales intestinales Obstruktionssyndrom (DIOS). Eine intestinale Minderperfusion infolge von sehr restriktiver Flüssigkeitsgabe, Opioide und Infektionen werden ebenfalls als Ursachen angeführt.

Prophylaktisch ist auf eine ausreichende Hydratation und die schnelle Reduktion von Opioiden zu achten. Zusätzlich sollten Acetylcystein und Quellmittel frühzeitig gegeben werden sowie Darmspülungen beizeiten durchgeführt und periphere Opiatantagonisten erwogen werden. Der konservativ nicht therapierbare Ileus muss zügig operativ versorgt werden. Eine operationsbedingte, häufig passagere, Vagusläsion kann zu Magenentleerungsstörungen führen. Eine symptomatische Therapie mit Metoclopramid und Erythromycin und ggf. eine Duodenalsonde können hier Abhilfe schaffen.

### 10.4.5 Akute Rejektion

Die akute Transplantatabstoßung zeigt sich anhand unspezifischer Symptome wie Husten, subfebrilen Temperaturen und Luftnot. Weitere Probleme wie Hypoxämie, Pleuraerguss, interstitielle Infiltrate oder ein Abfall der Lungenfunktion können auftreten, sind aber nicht beweisend für eine Abstoßung. Klinisch ist dies nicht von einer CMV-Pneumonitis oder einer anderen Infektion zu unterscheiden, weshalb nur eine Bronchoskopie mit BAL und ggf. transbronchialen Biospien Gewissheit schaffen kann. Die akute Abstoßung ist nach einer Glucocorticoidstoßtherapie meist vollständig reversibel.

### 10.4.6 Chronische Transplantatdysfunktion

Die chronische Dysfunktion eines Lungentransplantats wird in der englischsprachigen Literatur auch als „chronic lung allograft dysfunction" (CLAD) beschrieben. CLAD ist definiert als eine persistierende, irreversible Abnahme der forcierten Einsekundenkapazität (FEV1, „forced expiratory volume per second") um 20 % in der Lungenfunktionsdiagnostik im Vergleich zur Ausgangssituation nach erfolgter Lungentransplantation (Glanville et al. 2019). Die Ätiologie der CLAD ist nicht abschließend geklärt. Wahrscheinlich muss die CLAD als gemeinsame Endstrecke multifaktorieller immunologischer und nicht-immunologischer Schädigungen eines Lungentransplantats über die Zeit verstanden werden. Eine prolongierte Ischämiezeit bzw. der Ischämie-bedingte Reperfusionsschaden im Rahmen der Transplantation, die Bildung Donor-spezifischer Antikörper, wiederholte akute Transplantatabstoßungen, virale, aber auch bakterielle und mykotische Infekte, eine mangelhafte Therapieadhärenz, sowie Aspiration und Mikroaspirationen bei gastroösophagealem Reflux gelten als Auslöser (Wohlschlaeger et al. 2019). Etwa die Hälfte aller lungentransplantierten Patienten entwickelt im Langzeitverlauf eine CLAD. Das Syndrom ist die Hauptursache für die im Vergleich zu anderen Organempfängern deutlich schlechtere Fünf-Jahres-Überlebensrate von 59 % bei Patienten, die nach 2010 lungentransplantiert wurden (Bos et al. 2020; Yoshiyasu und Sato 2020).

CLAD ist ein deskriptiver Überbegriff, unter dem mehrere, klinisch unterschiedliche Phänotypen einer chronischen Transplantatdysfunktion zusammengefasst werden. Der Großteil der lungentransplantierten Patienten mit CLAD kann entweder dem Bronchiolitis obliterans Syndrom (BOS) oder dem Restriktiven Allograft-Syndrom (RAS) zugeordnet werden.

Das BOS tritt typischerweise im Verlauf des zweiten Jahres nach Lungentransplantation unter Ausbildung einer obstruktiven Ventilationsstörung auf. Die Mortalität des BOS ist mit 25–50 % hoch, bei vielen lungentransplantierten Patienten verursacht sie ein fortschreitendes Lungenversagen. Potenzielle Therapieansätze umfassen eine Langzeittherapie mit Azithromycin, eine Intensivierung der immunsuppressiven Erhaltungstherapie, die gezielte Elimination von DSA durch Plasmapherese, eine Therapie mit Anti-Lymphozyten-Antikörpern oder inhalatives Cyclosporin. Die Datenlage ist jedoch insgesamt noch unzureichend.

> Aufgrund der bedeutsamen Überblähung sind Lungentransplantierte mit fortgeschrittenem BOS sehr schwer maschinell zu beatmen und von der Beatmung zu entwöhnen.

Neben dem BOS wird das RAS als eine restriktive Form der chronischen Transplantatdysfunktion beschrieben. Es wird definiert über eine Abnahme der FEV1 um 20 %, eine begleitende Reduktion der totalen Lungenkapazität (TLC „total lung capacity") um 10 %, sowie das Vorliegen von CT-radiologisch auffälligen parenchymalen Konsolidierungen oder Milchglastrübungen und/oder pleuralen Verdichtungen (Glanville et al. 2019). In 25–30 % der Fälle, in denen eine chronische Transplantatdysfunktion auftritt, ist die Ursache ein RAS. Die Prognose ist schlechter als für Patienten mit BOS. Bis heute fehlen randomisierte, prospektive Studie zu Therapiemöglichkeiten des RAS. Dies liegt auch daran, dass erst vor kurzem eine standardisierte Definition und Zuordnung des Syndroms durch die International Society for Heart and Lung Transplantation (ISHLT) eingeführt wurde (Glanville et al. 2019).

## 10.5 Immunsuppression

Die frühe immunsuppressive Therapie nach Lungentransplantation besteht klassischerweise aus einer Kombination aus CNI, Antiproliferativum und Kortikoid. Eine Induktionsbehandlung mit T-Zell-Depletion durch polyklonale T-Zell-Antikörper (ATG) oder mit dem Interleukin-2-Rezeptorantagonisten Basiliximab erlaubt einen späteren Start der CNI-Applikation. Die mTOR-Inhibitoren werden aufgrund der relevanten Rate pulmonaler Komplikationen aktuell nicht primär regelhaft eingesetzt (Bhorade und Stern 2009).

## Literatur

Aguado JM, Silva JT, Fernández-Ruiz M, Cordero E, Fortún J, Gudiol C, Martínez-Martínez L, Vidal E, Almenar L, Almirante B, Cantón R, Carratalá J, Caston JJ, Cercenado E, Cervera C, Cisneros JM, Crespo-Leiro MG, Cuervas-Mons V, Elizalde-Fernández J, Fariñas MC, Gavaldà J, Goyanes MJ, Gutiérrez-Gutiérrez B, Hernández D, Len O, López-Andujar R, López-Medrano F, Martín-Dávila P, Montejo M, Moreno A, Oliver A, Pascual A, Pérez-Nadales E, Román-Broto A, San-Juan R, Serón D, Solé-Jover A, Valerio M, Muñoz P, Torre-Cisneros J (2018) Management of multidrug resistant Gram-negative bacilli infections in solid organ transplant recipients: SET/GESITRA-SEIMC/REIPI recommendations. Transplant Rev (Orlando) 32(1):36–57

Al-Adra DP, Hammel L, Roberts J, Woodle ES, Levine D, Mandelbrot D, Verna E, Locke J, D'Cunha J, Farr M, Sawinski D, Agarwal PK, Plichta J, Pruthi S, Farr D, Carvajal R, Walker J, Zwald F, Habermann T, Gertz M, Bierman P, Dizon DS, Langstraat C, Al-Qaoud T, Eggener S, Richgels JP, Chang GJ, Geltzeiler C, Sapisochin G, Ricciardi R, Krupnick AS, Kennedy C, Mohindra N, Foley DP, Watt KD (2021) Pretransplant solid organ malignancy and organ transplant candidacy: A consensus expert opinion statement. Am J Transplant 21(2):460–474

Amin AA, Alabsawy EI, Jalan R, Davenport A (2019) Epidemiology, pathophysiology, and management of hepatorenal syndrome. Semin Nephrol 39(1):17–30

Andreassen AK, Andersson B, Gustafsson F, Eiskjaer H, Radegran G, Gude E, Jansson K, Solbu D, Sigurdardottir V, Arora S, Dellgren G, Gullestad L, o. b. o. t. S. Investigators (2014) Everolimus initiation and early calcineurin inhibitor withdrawal in heart transplant recipients: A randomized trial. Am J Transplant 14(8):1828–1838

Anwar N, Sherman KE (2018) Transplanting organs from hepatitis B positive donors: Is it safe? Is it ethical? J Viral Hepat 25(10): 1110–1115

Aslam S, Rotstein C (2019) Candida infections in solid organ transplantation: Guidelines from the american society of transplantation infectious diseases community of practice. Clin Transpl 33(9): e13623

Augoustides JG, Ochroch EA (2005) Inhaled selective pulmonary vasodilators. Int Anesthesiol Clin 43(2):101–114

Aziz TM, Saad RA, Burgess MI, Campbell CS, Yonan NA (2002) Clinical significance of tricuspid valve dysfunction after orthotopic heart transplantation. J Heart Lung Transplant 21(10):1101–1108

Azzi Y, Bartash R, Scalea J, Loarte-Campos P, Akalin E (2021) COVID-19 and solid organ transplantation: a review article. Transplantation 105(1):37–55

Baba HA, Theurer S, Canbay A, Schwertheim S, Lainka E, Kälsch J, Wohlschläger J (2020) [Liver transplantation. Current aspects of pretransplantation diagnosis and rejection]. Pathologe 41(5): 505–514

Barraclough KA, Isbel NM, Johnson DW, Campbell SB, Staatz CE (2011) Once- versus twice-daily tacrolimus: are the formulations truly equivalent? Drugs 71(12):1561–1577

Barri YM, Sanchez EQ, Jennings LW, Melton LB, Hays S, Levy MF, Klintmalm GB (2009) Acute kidney injury following liver transplantation: definition and outcome. Liver Transpl 15(5):475–483

Behrends U, Berger A, Durán Graeff L, Einsele H, Eiz-Vesper B, Fickenscher H, Fischer L, Flechtenmacher C, Gärtner B, Groll AH, Hahn J, Hamprecht K, Heim A, Höcker B, Holtkamp U, Hönig M, Holler E, Kalff J, Korth J, von Lilienfeld-Toal M, Maecker-Kolhoff B, Mertens T, Michel D, Modrow S, Rissland J, Rosenwald A,

Sauerbrei A, Schmidt B, Schmitt C, Schnitzler P, Schulz A, Sester M, Sitter H, Stamm C, Steininger C, Tabatabai J, Tönshoff B, Vehreschild JJ, Wenzel J, Wieland U, Witzke O (2019) Virusinfektionen bei Organ- und allogen Stammzell-Transplantierten: Diagnostik, Prävention und Therapie – S2k-Leitlinie – AWMF Registernummer 093-002. Stand: 31.05.2019

Beimler J, Morath C, Zeier M (2014) [Modern immunosuppression after solid organ transplantation]. Internist (Berl) 55(2):212–222

Beiras-Fernandez A, Thein E, Hammer C (2003) Induction of immunosuppression with polyclonal antithymocyte globulins: An overview. Exp Clin Transplant 1(2):79–84

Bernal W, Wendon J (2013) Acute liver failure. N Engl J Med 369(26):2525–2534

Bernuau J, Goudeau A, Poynard T, Dubois F, Lesage G, Yvonnet B, Degott C, Bezeaud A, Rueff B, Benhamou JP (1986) Multivariate analysis of prognostic factors in fulminant hepatitis B. Hepatology 6(4):648–651

Bhorade SM, Stern E (2009) Immunosuppression for lung transplantation. Proc Am Thorac Soc 6(1):47–53

Blumberg EA, Rogers CC (2019) Solid organ transplantation in the HIV-infected patient: Guidelines from the American Society of Transplantation Infectious Diseases Community of Practice. Clin Transpl 33(9):e13499

Boeken U, Feindt P, Micek M, Petzold T, Schulte HD, Gams E (2000) Procalcitonin (PCT) in cardiac surgery: Diagnostic value in systemic inflammatory response syndrome (SIRS), sepsis and after heart transplantation (HTX). Cardiovasc Surg 8(7):550–554

Boffini M, Sansone F, Ceresa F, Ribezzo M, Patane F, Comoglio C, Rinaldi M (2009) Role of oral sildenafil in the treatment of right ventricular dysfunction after heart transplantation. Transplant Proc 41(4):1353–1356

Bos S, Vos R, Van Raemdonck DE, Verleden GM (2020) Survival in adult lung transplantation: Where are we in 2020? Curr Opin Organ Transplant 25(3):268–273

Botha J, Conradie F, Etheredge H, Fabian J, Duncan M, Haeri Mazanderani A, Paximadis M, Maher H, Britz R, Loveland J, Ströbele B, Rambarran S, Mahomed A, Terblanche A, Beretta M, Brannigan L, Pienaar M, Archibald-Durham L, Lang A, Tiemessen CT (2018) Living donor liver transplant from an HIV-positive mother to her HIV-negative child: opening up new therapeutic options. AIDS 32(16):F13–f19

Botha J, Fabian J, Etheredge H, Conradie F, Tiemessen CT (2019) HIV and solid organ transplantation: where are we now. Curr HIV/AIDS Rep 16(5):404–413

Braun MY, McCormack A, Webb G, Batchelor JR (1993) Mediation of acute but not chronic rejection of MHC-incompatible rat kidney grafts by alloreactive CD4 T cells activated by the direct pathway of sensitization. Transplantation 55(1):177–182

Brustia R, Monsel A, Conti F, Savier E, Rousseau G, Perdigao F, Bernard D, Eyraud D, Loncar Y, Langeron O, Scatton O (2019) Enhanced recovery in liver transplantation: A feasibility study. World J Surg 43(1):230–241

Bundesärztekammer (2018) Richtlinien zur Organtransplantation gem. § 16 TPG Abs. 1 S. 1 Nrn. 2 u. 5 TPG für die Wartelistenführung und Organvermittlung zur Herz- und Herz-Lungen-Transplantation

Bundesärztekammer (2019) Richtlinien zur Organtransplantation gem. § 16 TPG – Richtlinie gemäß § 16 Abs. 1 S. 1 Nrn. 2 u. 5 TPG für die Wartelistenführung und Organvermittlung zur Lebertransplantation

Bundesärztekammer (2021) Richtlinien zur Organtransplantation gem. § 16 TPG Richtlinie gemäß § 16 Abs. 1 S. 1 Nrn. 2 u. 5 TPG für die Wartelistenführung und Organvermittlung zur Herz- und Herz-Lungen-Transplantation

Cai J, Terasaki PI (2010) Induction immunosuppression improves long-term graft and patient outcome in organ transplantation: an analysis of United Network for Organ Sharing registry data. Transplantation 90(12):1511–1515

Carl M, Alms A, Braun J, Dongas A, Erb J, Goetz A, Göpfert M, Gogarten W, Große J, Heller A, Heringlake M, Kastrup M, Kröner A, Loer S, Marggraf G, Markewitz A, Reuter M, Schmitt D, Schirmer U, Wiesenack C, Zwissler B, Spies C (2007) S3-Leitlinie zur intensivmedizinischen Versorgung herzchirurgischer Patienten Hämodynamisches Monitoring und Herz-Kreislauf. Anästh Intensivmed 48:S1–S32

CDC (2021) Centers for Disease Control and Prevention. Underlying medical conditions associated with high risk for severe COVID-19: Information for healthcare providers

Cejas NG, Villamil FG, Lendoire JC, Tagliafichi V, Lopez A, Krogh DH, Soratti CA, Bisigniano L (2013) Improved waiting-list outcomes in Argentina after the adoption of a model for end-stage liver disease-based liver allocation policy. Liver Transpl 19(7):711–720

Costanzo MR, Dipchand A, Starling R, Anderson A, Chan M, Desai S, Fedson S, Fisher P, Gonzales-Stawinski G, Martinelli L, McGiffin D, Smith J, Taylor D, Meiser B, Webber S, Baran D, Carboni M, Dengler T, Feldman D, Frigerio M, Kfoury A, Kim D, Kobashigawa J, Shullo M, Stehlik J, Teuteberg J, Uber P, Zuckermann A, Hunt S, Burch M, Bhat G, Canter C, Chinnock R, Crespo-Leiro M, Delgado R, Dobbels F, Grady K, Kao W, Lamour J, Parry G, Patel J, Pini D, Towbin J, Wolfel G, Delgado D, Eisen H, Goldberg L, Hosenpud J, Johnson M, Keogh A, Lewis C, O'Connell J, Rogers J, Ross H, Russell S, Vanhaecke J (2010) The international society of heart and lung transplantation guidelines for the care of heart transplant recipients. J Heart Lung Transplant 29(8):914–956

Cuenca-Estrella M, Verweij PE, Arendrup MC, Arikan-Akdagli S, Bille J, Donnelly JP, Jensen HE, Lass-Flörl C, Richardson MD, Akova M, Bassetti M, Calandra T, Castagnola E, Cornely OA, Garbino J, Groll AH, Herbrecht R, Hope WW, Kullberg BJ, Lortholary O, Meersseman W, Petrikkos G, Roilides E, Viscoli C, Ullmann AJ (2012) ESCMID* guideline for the diagnosis and management of Candida diseases 2012: Diagnostic procedures. Clin Microbiol Infect 18(Suppl 7):9–18

Demetris AJ, Bellamy C, Hübscher SG, O'Leary J, Randhawa PS, Feng S, Neil D, Colvin RB, McCaughan G, Fung JJ, Del Bello A, Reinholt FP, Haga H, Adeyi O, Czaja AJ, Schiano T, Fiel MI, Smith ML, Sebagh M, Tanigawa RY, Yilmaz F, Alexander G, Baiocchi L, Balasubramanian M, Batal I, Bhan AK, Bucuvalas J, Cerski CTS, Charlotte F, de Vera ME, ElMonayeri M, Fontes P, Furth EE, Gouw ASH, Hafezi-Bakhtiari S, Hart J, Honsova E, Ismail W, Itoh T, Jhala NC, Khettry U, Klintmalm GB, Knechtle S, Koshiba T, Kozlowski T, Lassman CR, Lerut J, Levitsky J, Licini L, Liotta R, Mazariegos G, Minervini MI, Misdraji J, Mohanakumar T, Mölne J, Nasser I, Neuberger J, O'Neil M, Pappo O, Petrovic L, Ruiz P, Sağol Ö, Sanchez Fueyo A, Sasatomi E, Shaked A, Shiller M, Shimizu T, Sis B, Sonzogni A, Stevenson HL, Thung SN, Tisone G, Tsamandas AC, Wernerson A, Wu T, Zeevi A, Zen Y (2016) 2016 Comprehensive Update of the Banff Working Group on Liver Allograft Pathology: Introduction of antibody-mediated rejection. Am J Transplant 16(10):2816–2835

Deng MC, Gradaus R, Hammel D, Weyand M, Gunther F, Kerber S, Haverkamp W, Roeder N, Breithardt G, Scheld HH (1996) Heart transplant candidates at high risk can be identified at the time of initial evaluation. Transpl Int 9(1):38–45

Dharnidharka VR, Lamb KE, Zheng J, Schechtman KB, Meier-Kriesche HU (2015) Lack of significant improvements in long-term allograft survival in pediatric solid organ transplantation: a US national registry analysis. Pediatr Transplant 19(5):477–483

Donnelly JP, Chen SC, Kauffman CA, Steinbach WJ, Baddley JW, Verweij PE, Clancy CJ, Wingard JR, Lockhart SR, Groll AH, Sorrell TC, Bassetti M, Akan H, Alexander BD, Andes D, Azoulay E, Bialek R, Bradsher RW, Bretagne S, Calandra T, Caliendo AM, Castagnola E, Cruciani M, Cuenca-Estrella M, Decker CF, Desai

SR, Fisher B, Harrison T, Heussel CP, Jensen HE, Kibbler CC, Kontoyiannis DP, Kullberg BJ, Lagrou K, Lamoth F, Lehrnbecher T, Loeffler J, Lortholary O, Maertens J, Marchetti O, Marr KA, Masur H, Meis JF, Morrisey CO, Nucci M, Ostrosky-Zeichner L, Pagano L, Patterson TF, Perfect JR, Racil Z, Roilides E, Ruhnke M, Prokop CS, Shoham S, Slavin MA, Stevens DA, Thompson GR, Vazquez JA, Viscoli C, Walsh TJ, Warris A, Wheat LJ, White PL, Zaoutis TE, Pappas PG (2020) Revision and update of the consensus definitions of invasive fungal disease from the European Organization for Research and Treatment of Cancer and the Mycoses Study Group Education and Research Consortium. Clin Infect Dis 71(6):1367–1376

Dourakis SP, Geladari E, Geladari C, Vallianou N (2021) Cirrhotic cardiomyopathy: the interplay between liver and cardiac muscle. how does the cardiovascular system react when the liver is diseased? Curr Cardiol Rev 17(1):78–84

Drachenberg CB, Odorico J, Demetris AJ, Arend L, Bajema IM, Bruijn JA, Cantarovich D, Cathro HP, Chapman J, Dimosthenous K, Fyfe-Kirschner B, Gaber L, Gaber O, Goldberg J, Honsová E, Iskandar SS, Klassen DK, Nankivell B, Papadimitriou JC, Racusen LC, Randhawa P, Reinholt FP, Renaudin K, Revelo PP, Ruiz P, Torrealba JR, Vazquez-Martul E, Voska L, Stratta R, Bartlett ST, Sutherland DE (2008) Banff schema for grading pancreas allograft rejection: working proposal by a multi-disciplinary international consensus panel. Am J Transplant 8(6):1237–1249

Drachenberg CB, Torrealba JR, Nankivell BJ, Rangel EB, Bajema IM, Kim DU, Arend L, Bracamonte ER, Bromberg JS, Bruijn JA, Cantarovich D, Chapman JR, Farris AB, Gaber L, Goldberg JC, Haririan A, Honsová E, Iskandar SS, Klassen DK, Kraus E, Lower F, Odorico J, Olson JL, Mittalhenkle A, Munivenkatappa R, Paraskevas S, Papadimitriou JC, Randhawa P, Reinholt FP, Renaudin K, Revelo P, Ruiz P, Samaniego MD, Shapiro R, Stratta RJ, Sutherland DE, Troxell ML, Voska L, Seshan SV, Racusen LC, Bartlett ST (2011) Guidelines for the diagnosis of antibody-mediated rejection in pancreas allografts-updated Banff grading schema. Am J Transplant 11(9):1792–1802

DSO (2021) Jahresbericht Organspende und Transplantation in Deutschland 2020, Bundeszentrale für gesundheitliche Aufklärung

Duckworth W, Abraira C, Moritz T, Reda D, Emanuele N, Reaven PD, Zieve FJ, Marks J, Davis SN, Hayward R, Warren SR, Goldman S, McCarren M, Vitek ME, Henderson WG, Huang GD (2009) Glucose control and vascular complications in veterans with type 2 diabetes. N Engl J Med 360(2):129–139

EAU (2021) European Association of Urologists (EAU) guidelines on renal transplantation, EAU Guidelines. Edn. presented at the EAU Annual Congress Amsterdam March 2022. ISBN 978-94-92671-16-5

Eichenberger EM, Ruffin F, Dagher M, Lerebours R, Jung S-H, Sharma-Kuinkel B, Macintyre AN, Thaden JT, Sinclair M, Hale L, Kohler C, Palmer SM, Alexander BD, Fowler VG Jr, Maskarinec SA (2021) Bacteremia in solid organ transplant recipients as compared to immunocompetent patients: acute phase cytokines and outcomes in a prospective, matched cohort study. Am J Transplant 21(6):2113–2122

Eisen HJ, Tuzcu EM, Dorent R, Kobashigawa J, Mancini D, Valantine-von Kaeppler HA, Starling RC, Sørensen K, Hummel M, Lind JM, Abeywickrama KH, Bernhardt P (2003) Everolimus for the prevention of allograft rejection and vasculopathy in cardiac-transplant recipients. N Engl J Med 349(9):847–858

Eisen HJ, Kobashigawa J, Starling RC, Pauly DF, Kfoury A, Ross H, Wang SS, Cantin B, Van Bakel A, Ewald G, Hirt S, Lehmkuhl H, Keogh A, Rinaldi M, Potena L, Zuckermann A, Dong G, Cornu-Artis C, Lopez P (2013) Everolimus versus mycophenolate mofetil in heart transplantation: A randomized, multicenter trial. Am J Transplant 13(5):1203–1216

Ekberg H, Tedesco-Silva H, Demirbas A, Vítko S, Nashan B, Gürkan A, Margreiter R, Hugo C, Grinyó JM, Frei U, Vanrenterghem Y, Daloze P, Halloran PF (2007) Reduced exposure to calcineurin inhibitors in renal transplantation. N Engl J Med 357(25):2562–2575

Euvrard S, Morelon E, Rostaing L, Goffin E, Brocard A, Tromme I, Broeders N, del Marmol V, Chatelet V, Dompmartin A, Kessler M, Serra AL, Hofbauer GF, Pouteil-Noble C, Campistol JM, Kanitakis J, Roux AS, Decullier E, Dantal J (2012) Sirolimus and secondary skin-cancer prevention in kidney transplantation. N Engl J Med 367(4):329–339

Ferraz-Neto BH, Zurstrassen MP, Hidalgo R, Meira-Filho SP, Rezende MB, Paes AT, Afonso RC (2008) Analysis of liver transplantation outcome in patients with MELD Score > or = 30. Transplant Proc 40(3):797–799

Ferstl PG, Filmann N, Heilgenthal EM, Schnitzbauer AA, Bechstein WO, Kempf VAJ, Villinger D, Schultze TG, Hogardt M, Stephan C, Mutlak H, Weiler N, Mücke MM, Trebicka J, Zeuzem S, Waidmann O, Welker MW (2021) Colonization with multidrug-resistant organisms is associated with in increased mortality in liver transplant candidates. PLoS One 16(1):e0245091

Fishman JA (2007) Infection in solid-organ transplant recipients. N Engl J Med 357(25):2601–2614

Fishman JA (2011) Infections in immunocompromised hosts and organ transplant recipients: Essentials. Liver Transpl 17(Suppl 3):S34–S37

Fishman JA (2017) Infection in Organ Transplantation. Am J Transplant 17(4):856–879

Fishman JA, Gans H (2019) Pneumocystis jiroveci in solid organ transplantation: Guidelines from the american society of transplantation infectious diseases community of practice. Clin Transpl 33(9):e13587

Flechner SM (2018) mTOR inhibition and clinical transplantation: kidney. Transplantation 102(2S Suppl 1):S17–s18

Flechner SM, Glyda M, Cockfield S, Grinyó J, Legendre C, Russ G, Steinberg S, Wissing KM, Tai SS (2011) The ORION study: Comparison of two sirolimus-based regimens versus tacrolimus and mycophenolate mofetil in renal allograft recipients. Am J Transplant 11(8):1633–1644

Flechner SM, Gurkan A, Hartmann A, Legendre CM, Russ GR, Campistol JM, Schena FP, Hahn CM, Li H, Korth-Bradley JM, Tai SS, Schulman SL (2013) A randomized, open-label study of sirolimus versus cyclosporine in primary de novo renal allograft recipients. Transplantation 95(10):1233–1241

Foxton MR, Al-Freah MA, Portal AJ, Sizer E, Bernal W, Auzinger G, Rela M, Wendon JA, Heaton ND, O'Grady JG, Heneghan MA (2010) Increased model for end-stage liver disease score at the time of liver transplant results in prolonged hospitalization and overall intensive care unit costs. Liver Transpl 16(5):668–677

Freeman RB, Wiesner RH, Edwards E, Harper A, Merion R, Wolfe R (2004) Results of the first year of the new liver allocation plan. Liver Transpl 10(1):7–15

Friebus-Kardash J, Gäckler A, Kribben A, Witzke O, Wedemeyer H, Treckmann J, Herzer K, Eisenberger U (2019) Successful early sofosbuvir-based antiviral treatment after transplantation of kidneys from HCV-viremic donors into HCV-negative recipients. Transpl Infect Dis 21(5):e13146

Geissler EK (2015) Skin cancer in solid organ transplant recipients: are mTOR inhibitors a game changer? Transp Res 4:1

Gill R, Herbertson M, Vuylsteke A, Olsen PS, von Heymann C, Mythen M, Sellke F, Booth F, Schmidt TA (2009) Safety and efficacy of recombinant activated factor VII: a randomized placebo-controlled trial in the setting of bleeding after cardiac surgery. Circulation 120(1):21–27

Gilljam M, Chaparro C, Tullis E, Chan C, Keshavjee S, Hutcheon M (2003) GI complications after lung transplantation in patients with cystic fibrosis. Chest 123(1):37–41

Glanville AR, Verleden GM, Todd JL, Benden C, Calabrese F, Gottlieb J, Hachem RR, Levine D, Meloni F, Palmer SM, Roman A, Sato M, Singer LG, Tokman S, Verleden SE, von der

Thüsen J, Vos R, Snell G (2019) Chronic lung allograft dysfunction: Definition and update of restrictive allograft syndrome-A consensus report from the Pulmonary Council of the ISHLT. J Heart Lung Transplant 38(5):483–492

Gotur DB, Masud FN, Ezeana CF, Nisar T, Paranilam J, Chen S, Puppala M, Wong STC, Zimmerman JL (2020) Sepsis outcomes in solid organ transplant recipients. Transpl Infect Dis 22(1):e13214

Goudsmit BFJ, Putter H, Tushuizen ME, de Boer J, Vogelaar S, Alwayn IPJ, van Hoek B, Braat AE (2021) Validation of the model for end-stage liver disease sodium (MELD-Na) score in the eurotransplant region. Am J Transplant 21(1):229–240

Griffiths P, Reeves M (2021) Pathogenesis of human cytomegalovirus in the immunocompromised host. Nat Rev Microbiol 24:1–15

Groll AH et al (2020) S1 Leitlinie Diagnose und Therapie von Candida Infektionen: Gemeinsame Empfehlungen der Deutschsprachigen Mykologischen Gesellschaft (DMykG) und der Paul-Ehrlich-Gesellschaft für Chemotherapie (PEG). Zweite, aktuelle Überarbeitung: Juli 2020

Gross CR, Savik K, Bolman RM 3rd, Hertz MI (1995) Long-term health status and quality of life outcomes of lung transplant recipients. Chest 108(6):1587–1593

Gruessner AC (2011) 2011 update on pancreas transplantation: Comprehensive trend analysis of 25,000 cases followed up over the course of twenty-four years at the International Pancreas Transplant Registry (IPTR). Rev Diabet Stud 8(1):6–16

Grulich AE, van Leeuwen MT, Falster MO, Vajdic CM (2007) Incidence of cancers in people with HIV/AIDS compared with immunosuppressed transplant recipients: a meta-analysis. Lancet 370(9581):59–67

Haddad EM, McAlister VC, Renouf E, Malthaner R, Kjaer MS, Gluud LL (2006) Cyclosporin versus tacrolimus for liver transplanted patients. Cochrane Database Syst Rev (4):Cd005161

Hadi YB, Naqvi SFZ, Kupec JT, Sofka S, Sarwari A (2021) Outcomes of COVID-19 in solid organ transplant recipients: a propensity-matched analysis of a large research network. Transplantation 105(6):1365–1371

Haidar G, Green M (2019) Intra-abdominal infections in solid organ transplant recipients: guidelines from the american society of transplantation infectious diseases community of practice. Clin Transpl 33(9):e13595

Haidar G, Boeckh M, Singh N (2020) Cytomegalovirus infection in solid organ and hematopoietic cell transplantation: state of the evidence. J Infect Dis 221(Suppl 1):S23–s31

Hamour IM, Omar F, Lyster HS, Palmer A, Banner NR (2009) Chronic kidney disease after heart transplantation. Nephrol Dial Transplant 24(5):1655–1662

Hardinger KL, Bohl DL, Schnitzler MA, Lockwood M, Storch GA, Brennan DC (2005) A randomized, prospective, pharmacoeconomic trial of tacrolimus versus cyclosporine in combination with thymoglobulin in renal transplant recipients. Transplantation 80(1):41–46

Hastie J, Moitra VK (2019) Routine postoperative care after liver transplantation. In: Liver Anesthesiology and Critical Care Medicine von Gebhard Wagener (Hrsg), Seite 427, Chapter 31, Second Edition

Herati RS, Blumberg EA (2012) Losing ground: Multidrug-resistant bacteria in solid-organ transplantation. Curr Opin Infect Dis 25(4):445–449

Hertz MI, Aurora P, Christie JD, Dobbels F, Edwards LB, Kirk R, Kucheryavaya AY, Rahmel AO, Rowe AW, Taylor DO (2008) Registry of the International Society for Heart and Lung Transplantation: A quarter century of thoracic transplantation. J Heart Lung Transplant 27(9):937–942

Husain S, Camargo JF (2019) Invasive Aspergillosis in solid-organ transplant recipients: Guidelines from the American Society of Transplantation Infectious Diseases Community of Practice. Clin Transpl 33(9):e13544

Huttner H et al (2018) Intrakranieller Druck (ICP), S1-Leitlinie. In: Deutsche Gesellschaft für Neurologie (Hrsg) Leitlinien für Diagnostik und Therapie in der Neurologie

Ingulli E (2010) Mechanism of cellular rejection in transplantation. Pediatr Nephrol 25(1):61–74

Kalil AC, Syed A, Rupp ME, Chambers H, Vargas L, Maskin A, Miles CD, Langnas A, Florescu DF (2015) Is bacteremic sepsis associated with higher mortality in transplant recipients than in nontransplant patients? A matched case-control propensity-adjusted study. Clin Infect Dis 60(2):216–222

Kalra A, Wedd JP, Biggins SW (2016) Changing prioritization for transplantation: MELD-Na, hepatocellular carcinoma exceptions, and more. Curr Opin Organ Transplant 21(2):120–126

Khush KK, Cherikh WS, Chambers DC, Goldfarb S, Hayes D Jr, Kucheryavaya AY, Levvey BJ, Meiser B, Rossano JW, Stehlik J (2018) The International Thoracic Organ Transplant Registry of the International Society for Heart and Lung Transplantation: thirty-fifth adult heart transplantation report-2018; focus theme: multiorgan transplantation. J Heart Lung Transplant 37(10):1155–1168

Khush KK, Cherikh WS, Chambers DC, Harhay MO, Hayes D Jr, Hsich E, Meiser B, Potena L, Robinson A, Rossano JW, Sadavarte A, Singh TP, Zuckermann A, Stehlik J (2019) The International Thoracic Organ Transplant Registry of the International Society for Heart and Lung Transplantation: thirty-sixth adult heart transplantation report – 2019; focus theme: donor and recipient size match. J Heart Lung Transplant 38(10):1056–1066

Kinnunen S, Karhapää P, Juutilainen A, Finne P, Helanterä I (2018) Secular trends in infection-related mortality after kidney transplantation. Clin J Am Soc Nephrol 13(5):755–762

Kobashigawa JA, Katznelson S, Laks H, Johnson JA, Yeatman L, Wang XM, Chia D, Terasaki PI, Sabad A, Cogert GA et al (1995) Effect of pravastatin on outcomes after cardiac transplantation. N Engl J Med 333(10):621–627

Koch A, Trautwein C, Tacke F (2017) [Acute liver failure]. Med Klin Intensivmed Notfmed 112(4):371–381

Kompaniyets L, Pennington AF, Goodman AB, Rosenblum HG, Belay B, Ko JY, Chevinsky JR, Schieber LZ, Summers AD, Lavery AM, Preston LE, Danielson ML, Cui Z, Namulanda G, Yusuf H, Mac Kenzie WR, Wong KK, Baggs J, Boehmer TK, Gundlapalli AV (2021) Underlying medical conditions and severe illness among 540,667 adults hospitalized with COVID-19, March 2020–March 2021. Prev Chronic Dis 18:E66

Kornberg A, Grube T, Wagner T, Voigt R, Homman M, Schotte U, Schmidt K, Scheele J (2000) Differentiated therapy with prostaglandin E1 (alprostadil) after orthotopic liver transplantation: the usefulness of procalcitonin (PCT) and hepatic artery resistive index (RI) for the evaluation of early graft function and clinical course. Clin Chem Lab Med 38(11):1177–1180

KRINKO (2021) Anforderungen an die Infektionsprävention bei der medizinischen Versorgung von immunsupprimierten Patienten. Bundesgesundheitsbl Gesundheitsforsch Gesundheitsschutz 64(2):232–264

Krowka MJ, Fallon MB, Kawut SM, Fuhrmann V, Heimbach JK, Ramsay MA, Sitbon O, Sokol RJ (2016) International liver transplant society practice guidelines: diagnosis and management of hepatopulmonary syndrome and portopulmonary hypertension. Transplantation 100(7):1440–1452

Kruszyna T, Niekowal B, Kraśnicka M, Sadowski J (2016) Enhanced recovery after kidney transplantation surgery. Transplant Proc 48(5):1461–1465

Kumar SS, Mashour GA, Picton P (2018) Neurologic considerations and complications related to liver transplantation. Anesthesiology 128(5):1008–1014

Laws H-J, Baumann U, Bogdan C, Burchard G, Christopeit M, Hecht J, Heininger U, Hilgendorf I, Kern W, Kling K, Kobbe G, Külper W, Lehrnbecher T, Meisel R, Simon A, Ullmann A, de Wit M, Zepp F

(2020) Impfen bei Immundefizienz. Bundesgesundheitsbl Gesundheitsforsch Gesundheitsschutz 63(5):588–644

Lee J, Kim DG, Lee JY, Lee JG, Joo DJ, Kim SI, Kim MS (2019) Impact of model for end-stage liver disease score-based allocation system in Korea: A nationwide study. Transplantation 103(12):2515–2522

Levine DJ, Glanville AR, Aboyoun C, Belperio J, Benden C, Berry GJ, Hachem R, Hayes D Jr, Neil D, Reinsmoen NL, Snyder LD, Sweet S, Tyan D, Verleden G, Westall G, Yusen RD, Zamora M, Zeevi A (2016) Antibody-mediated rejection of the lung: A consensus report of the international society for heart and lung transplantation. J Heart Lung Transplant 35(4):397–406

Levitsky J, Goldberg D, Smith AR, Mansfield SA, Gillespie BW, Merion RM, Lok AS, Levy G, Kulik L, Abecassis M, Shaked A (2017) Acute rejection increases risk of graft failure and death in recent liver transplant recipients. Clin Gastroenterol Hepatol 15(4): 584–593.e582

Lichtenstern C, Hochreiter M, Zehnter VD, Brenner T, Hofer S, Mieth M, Buchler MW, Martin E, Weigand MA, Schemmer P, Busch CJ (2013) Pretransplant model for end stage liver disease score predicts posttransplant incidence of fungal infections after liver transplantation. Mycoses 56(3):350–357

Lilienfeld-Toal, M. von, J. Wagener, H. Einsele, O. A. Cornely and O. Kurzai (2019). "Invasive fungal infection. Dtsch Arztebl Int 116(16):271–278

Lodhi SA, Lamb KE, Meier-Kriesche HU (2011) Solid organ allograft survival improvement in the United States: the long-term does not mirror the dramatic short-term success. Am J Transplant 11(6): 1226–1235

Loupy A, Haas M, Roufosse C, Naesens M, Adam B, Afrouzian M, Akalin E, Alachkar N, Bagnasco S, Becker JU, Cornell LD, Clahsen-van Groningen MC, Demetris AJ, Dragun D, Duong van Huyen JP, Farris AB, Fogo AB, Gibson IW, Glotz D, Gueguen J, Kikic Z, Kozakowski N, Kraus E, Lefaucheur C, Liapis H, Mannon RB, Montgomery RA, Nankivell BJ, Nickeleit V, Nickerson P, Rabant M, Racusen L, Randhawa P, Robin B, Rosales IA, Sapir-Pichhadze R, Schinstock CA, Seron D, Singh HK, Smith RN, Stegall MD, Zeevi A, Solez K, Colvin RB, Mengel M (2020) The banff 2019 kidney meeting report (I): Updates on and clarification of criteria for T cell- and antibody-mediated rejection. Am J Transplant 20(9):2318–2331

Lower RR, Shumway NE (1960) Studies on orthotopic homotransplantation of the canine heart. Surg Forum 11:18–19

Lund LH, Edwards LB, Kucheryavaya AY, Benden C, Christie JD, Dipchand AI, Dobbels F, Goldfarb SB, Levvey BJ, Meiser B, Yusen RD, Stehlik J (2014) The registry of the international society for heart and lung transplantation: thirty-first official adult heart transplant report – 2014; focus theme: retransplantation. J Heart Lung Transplant 33(10):996–1008

MacNaughton KL, Rodrigue JR, Cicale M, Staples EM (1998) Health-related quality of life and symptom frequency before and after lung transplantation. Clin Transpl 12(4):320–323

Mandell MS, Stoner TJ, Barnett R, Shaked A, Bellamy M, Biancofiore G, Niemann C, Walia A, Vater Y, Tran ZV, Kam I (2007) A multicenter evaluation of safety of early extubation in liver transplant recipients. Liver Transpl 13(11):1557–1563

Martin PY, Gines P, Schrier RW (1998) Nitric oxide as a mediator of hemodynamic abnormalities and sodium and water retention in cirrhosis. N Engl J Med 339(8):533–541

Martin-Gandul C, Stampf S, Héquet D, Mueller NJ, Cusini A, van Delden C, Khanna N, Boggian K, Hirzel C, Soccal P, Hirsch HH, Pascual M, Meylan P, Manuel O (2017) Preventive strategies against cytomegalovirus and incidence of α-herpesvirus infections in solid organ transplant recipients: a nationwide cohort study. Am J Transplant 17(7):1813–1822

Martin-Loeches I, Antonelli M, Cuenca-Estrella M, Dimopoulos G, Einav S, De Waele JJ, Garnacho-Montero J, Kanj SS, Machado FR, Montravers P, Sakr Y, Sanguinetti M, Timsit JF, Bassetti M (2019) ESICM/ESCMID task force on practical management of invasive candidiasis in critically ill patients. Intensive Care Med 45(6):789–805

Mehra MR, Canter CE, Hannan MM, Semigran MJ, Uber PA, Baran DA, Danziger-Isakov L, Kirklin JK, Kirk R, Kushwaha SS, Lund LH, Potena L, Ross HJ, Taylor DO, Verschuuren EAM, Zuckermann A (2016) The 2016 international society for heart lung transplantation listing criteria for heart transplantation: A 10-year update. J Heart Lung Transplant 35(1):1–23

Molina EJ, Sandusky MF, Gupta D, Gaughan JP, McClurken JB, Furukawa S, Macha M (2010) Outcomes after heart transplantation in patients with and without pretransplant renal dysfunction. Scand Cardiovasc J 44(3):168–76. https://doi.org/10.3109/14017430903337369. PMID: 19878094

Morath C, Zeier M, Dohler B, Schmidt J, Nawroth PP, Schwenger V, Opelz G (2010) Transplantation of the type 1 diabetic patient: The long-term benefit of a functioning pancreas allograft. Clin J Am Soc Nephrol 5(3):549–552

Moreau A, Varey E, Anegon I, Cuturi MC (2013) Effector mechanisms of rejection. Cold Spring Harb Perspect Med 3(11):a015461

Muduma G, Saunders R, Odeyemi I, Pollock RF (2016) Systematic review and meta-analysis of tacrolimus versus ciclosporin as primary immunosuppression after liver transplant. PLoS One 11(11): e0160421

Nashan B, Bock A, Bosmans JL, Budde K, Fijter H, Jaques B, Johnston A, Luck R, Midtvedt K, Pallardo LM, Ready A, Salame E, Salizzoni M, Suarez F, Thervet E (2005) Use of neoral C monitoring: A european consensus. Transpl Int 18(7):768–778

Neuberger J, Mulligan D (2015) Liver allocation: can we ever get it right and should we ever get it right? Hepatology 61(1):28–31

Niederhaus SV, Kaufman DB, Odorico JS (2013) Induction therapy in pancreas transplantation. Transpl Int 26(7):704–14. https://doi.org/10.1111/tri.12122. PMID: 23672537

Nussmeier NA, Miao Y, Roach GW, Wolman RL, Mora-Mangano C, Fox M, Szekely A, Tommasino C, Schwann NM, Mangano DT (2010) Ischemia and Education Foundation and the Multicenter Study of Perioperative Ischemia Research Group. Predictive value of the National Institutes of Health Stroke Scale and the Mini-Mental State Examination for neurologic outcome after coronary artery bypass graft surgery. J Thorac Cardiovasc Surg 139(4):901–912. https://doi.org/10.1016/j.jtcvs.2009.07.055. Epub 2009 Sep 10. PMID: 19744674

Oberkofler CE, Dutkowski P, Stocker R, Schuepbach RA, Stover JF, Clavien PA, Bechir M (2010) Model of end stage liver disease (MELD) score greater than 23 predicts length of stay in the ICU but not mortality in liver transplant recipients. Crit Care 14(3):R117

Ochando JC, Krieger NR, Bromberg JS (2006) Direct versus indirect allorecognition: Visualization of dendritic cell distribution and interactions during rejection and tolerization. Am J Transplant 6(10): 2488–2496

O'Driscoll M, Ribeiro Dos Santos G, Wang L, Cummings DAT, Azman AS, Paireau J, Fontanet A, Cauchemez S, Salje H (2021) Age-specific mortality and immunity patterns of SARS-CoV-2. Nature 590(7844):140–145

O'Grady JG, Alexander GJ, Hayllar KM, Williams R (1989) Early indicators of prognosis in fulminant hepatic failure. Gastroenterology 97(2):439–445

Penninga L, Møller CH, Gustafsson F, Steinbrüchel DA, Gluud C (2010) Tacrolimus versus cyclosporine as primary immunosuppression after heart transplantation: systematic review with meta-analyses and trial sequential analyses of randomised trials. Eur J Clin Pharmacol 66(12):1177–1187

Perico N, Cattaneo D, Sayegh MH, Remuzzi G (2004) Delayed graft function in kidney transplantation. Lancet 364(9447):1814–1827

Perrot, M. de, G. I. Snell, W. D. Babcock, B. F. Meyers, G. Patterson, T. N. Hodges and S. Keshavjee (2004). "Strategies to optimize the use of currently available lung donors. J Heart Lung Transplant 23(10):1127–1134

Ponikowski P, Voors AA, Anker SD, Bueno H, Cleland JGF, Coats AJS, Falk V, González-Juanatey JR, Harjola VP, Jankowska EA, Jessup M, Linde C, Nihoyannopoulos P, Parissis JT, Pieske B, Riley JP, Rosano GMC, Ruilope LM, Ruschitzka F, Rutten FH, van der Meer P (2016) 2016 ESC Guidelines for the diagnosis and treatment of acute and chronic heart failure: The Task Force for the diagnosis and treatment of acute and chronic heart failure of the european society of cardiology (ESC)Developed with the special contribution of the Heart Failure Association (HFA) of the ESC. Eur Heart J 37(27):2129–2200

Qedra N, Wagner F, Jonitz B, Loebe M, Abraham K, Hetzer R (2001) Procalcitonin (PCT) is a new biological marker for the diagnosis of non-viral infections after transplantation of intrathoracic organs. J Heart Lung Transplant 20(2):239

Razonable RR, Findlay JY, O'Riordan A, Burroughs SG, Ghobrial RM, Agarwal B, Davenport A, Gropper M (2011) Critical care issues in patients after liver transplantation. Liver Transpl 17(5):511–527

Reese PP, Abt PL, Blumberg EA, Goldberg DS (2015) Transplanting hepatitis C-positive kidneys. N Engl J Med 373(4):303–305

Righi E (2018) Management of bacterial and fungal infections in end stage liver disease and liver transplantation: current options and future directions. World J Gastroenterol 24(38):4311–4329

Rink L, Kruse A, Haase H (2015) Immunologie für Einsteiger, 2. neu bearbeitete und aktual. Aufl. Springer Spektrum, Berlin, S 184

Roach GW, Kanchuger M, Mangano CM, Newman M, Nussmeier N, Wolman R, Aggarwal A, Marschall K, Graham SH, Ley C (1996) Adverse cerebral outcomes after coronary bypass surgery. Multicenter Study of Perioperative Ischemia Research Group and the Ischemia Research and Education Foundation Investigators. N Engl J Med 335(25):1857–1863

Rodríguez-Laiz GP, Melgar-Requena P, Alcázar-López CF, Franco-Campello M, Villodre-Tudela C, Pascual-Bartolomé S, Bellot-García P, Rodríguez-Soler M, Miralles-Maciá CF, Más-Serrano P, Navarro-Martínez JA, Martínez-Adsuar FJ, Gómez-Salinas L, Jaime-Sánchez FA, Perdiguero-Gil M, Díaz-Cuevas M, Palazón-Azorín JM, Such-Ronda J, Lluís-Casajuana F, Ramia-Ángel JM (2021) Fast-track liver transplantation: Six-year prospective cohort study with an Enhanced Recovery After Surgery (ERAS) protocol. World J Surg 45(5):1262–1271

Rose EA, Gelijns AC, Moskowitz AJ, Heitjan DF, Stevenson LW, Dembitsky W, Long JW, Ascheim DD, Tierney AR, Levitan RG, Watson JT, Meier P, Ronan NS, Shapiro PA, Lazar RM, Miller LW, Gupta L, Frazier OH, Desvigne-Nickens P, Oz MC, Poirier VL (2001) Long-term mechanical left ventricular assistance for end-stage heart failure. N Engl J Med 345(20):1435–1443

Roufosse C, Simmonds N, Clahsen-van Groningen M, Haas M, Henriksen KJ, Horsfield C, Loupy A, Mengel M, Perkowska-Ptasińska A, Rabant M, Racusen LC, Solez K, Becker JU (2018) A 2018 reference guide to the banff classification of renal allograft pathology. Transplantation 102(11):1795–1814

Rubin RH (1990) Impact of cytomegalovirus infection on organ transplant recipients. Rev Infect Dis 12(Supplement_7):S754–S766

Ruíz-del-Árbol L, Achécar L, Serradilla R, Rodríguez-Gandía M, Rivero M, Garrido E, Natcher JJ (2013) Diastolic dysfunction is a predictor of poor outcomes in patients with cirrhosis, portal hypertension, and a normal creatinine. Hepatology 58(5):1732–1741

Schnitzbauer AA, Filmann N, Adam R, Bachellier P, Bechstein WO, Becker T, Bhoori S, Bilbao I, Brockmann J, Burra P, Chazouillères O, Cillo U, Colledan M, Duvoux C, Ganten TM, Gugenheim J, Heise M, van Hoek B, Jamieson N, de Jong KP, Klein CG, Klempnauer J, Kneteman N, Lerut J, Mäkisalo H, Mazzaferro V, Mirza DF, Nadalin S, Neuhaus P, Pageaux GP, Pinna AD, Pirenne J, Pratschke J, Powel J, Rentsch M, Rizell M, Rossi G, Rostaing L, Roy A, Scholz T, Settmacher U, Soliman T, Strasser S, Söderdahl G, Troisi RI, Turrión VS, Schlitt HJ, Geissler EK (2020) mTOR inhibition is most beneficial after liver transplantation for hepatocellular carcinoma in patients with active tumors. Ann Surg 272(5):855–862

Simkins J, Morris MI, Camargo JF, Vianna R, Beduschi T, Abbo LM (2017) Clinical outcomes of intestinal transplant recipients colonized with multidrug-resistant organisms: a retrospective study. Transpl Int 30(9):924–931

Singh N, Winston DJ, Razonable RR, Lyon GM, Silveira FP, Wagener MM, Stevens-Ayers T, Edmison B, Boeckh M, Limaye AP (2020) Effect of preemptive therapy vs antiviral prophylaxis on cytomegalovirus disease in seronegative liver transplant recipients with seropositive donors: A randomized clinical trial. JAMA 323(14):1378–1387

Söderlund C, Rådegran G (2015) Immunosuppressive therapies after heart transplantation – the balance between under- and over-immunosuppression. Transplant Rev (Orlando) 29(3):181–189

Sonny A, Ibrahim A, Schuster A, Jaber WA, Cywinski JB (2016) Impact and persistence of cirrhotic cardiomyopathy after liver transplantation. Clin Transpl 30(9):986–993

Staerk C, Wistuba T, Mayr A (2021) Estimating effective infection fatality rates during the course of the COVID-19 pandemic in Germany. BMC Public Health 21(1):1073

Stavem K, Bjortuft O, Lund MB, Kongshaug K, Geiran O, Boe J (2000) Health-related quality of life in lung transplant candidates and recipients. Respiration 67(2):159–165

Stoumpos S, Jardine AG, Mark PB (2015) Cardiovascular morbidity and mortality after kidney transplantation. Transpl Int 28(1):10–21

Strassburg CP, Manns MP (2009) [Liver transplantation: indications and results]. Internist (Berl) 50(5):550–560

Strüber M, Reichenspurner H (2011) Die Einführung des Lungenallokations-Scores für die Lungentransplantation in Deutschland. Dtsch Ärztebl 108(45):A2424

Suhling H, Gottlieb J, Bara C, Taubert R, Jäckel E, Schiffer M, Bräsen JH (2016) [Chronic rejection: differences and similarities in various solid organ transplants]. Internist (Berl) 57(1):25–37

Talmage DW, Dart G, Radovich J, Lafferty KJ (1976) Activation of transplant immunity: Effect of donor leukocytes on thyroid allograft rejection. Science 191(4225):385–388

Timsit JF, Sonneville R, Kalil AC, Bassetti M, Ferrer R, Jaber S, Lanternier F, Luyt CE, Machado F, Mikulska M, Papazian L, Pene F, Poulakou G, Viscoli C, Wolff M, Zafrani L, Van Delden C (2019) Diagnostic and therapeutic approach to infectious diseases in solid organ transplant recipients. Intensive Care Med 45(5):573–591

Tjan TD, Kondruweit M, Scheld HH, Roeder N, Borggrefe M, Schmidt C, Schober O, Deng MC (2000) The bad ventricle – revascularization versus transplantation. Thorac Cardiovasc Surg 48(1):9–14

Ullmann AJ, Aguado JM, Arikan-Akdagli S, Denning DW, Groll AH, Lagrou K, Lass-Flörl C, Lewis RE, Munoz P, Verweij PE, Warris A, Ader F, Akova M, Arendrup MC, Barnes RA, Beigelman-Aubry C, Blot S, Bouza E, Brüggemann RJM, Buchheidt D, Cadranel J, Castagnola E, Chakrabarti A, Cuenca-Estrella M, Dimopoulos G, Fortun J, Gangneux JP, Garbino J, Heinz WJ, Herbrecht R, Heussel CP, Kibbler CC, Klimko N, Kullberg BJ, Lange C, Lehrnbecher T, Löffler J, Lortholary O, Maertens J, Marchetti O, Meis JF, Pagano L, Ribaud P, Richardson M, Roilides E, Ruhnke M, Sanguinetti M, Sheppard DC, Sinkó J, Skiada A, Vehreschild M, Viscoli C, Cornely OA (2018) Diagnosis and management of Aspergillus diseases: executive summary of the 2017 ESCMID-ECMM-ERS guideline. Clin Microbiol Infect 24(Suppl 1):e1–e38

Vincenti F, Luggen M (2007) T cell costimulation: A rational target in the therapeutic armamentarium for autoimmune diseases and transplantation. Annu Rev Med 58:347–358

Wagener G, Bezinover D, Wang C, Kroepfl E, Diaz G, Giordano C, West J, Kindscher JD, Moguilevitch M, Nicolau-Raducu R,

Planinsic RM, Rosenfeld DM, Lindberg S, Schumann R, Pivalizza EG (2021) Fluid management during kidney transplantation: a consensus statement of the committee on transplant anesthesia of the american society of anesthesiologists. Transplantation 105(8): 1677–1684

Webster AC, Playford EG, Higgins G, Chapman JR, Craig JC (2004) Interleukin 2 receptor antagonists for renal transplant recipients: a meta-analysis of randomized trials. Transplantation 77(2):166–176

Webster AC, Woodroffe RC, Taylor RS, Chapman JR, Craig JC (2005a) Tacrolimus versus cyclosporin as primary immunosuppression for kidney transplant recipients. Cochrane Database Syst Rev (4): CD003961

Webster AC, Woodroffe RC, Taylor RS, Chapman JR, Craig JC (2005b) Tacrolimus versus ciclosporin as primary immunosuppression for kidney transplant recipients: meta-analysis and meta-regression of randomised trial data. BMJ 331(7520):810

Wiesner RH, Demetris AJ, Belle SH, Seaberg EC, Lake JR, Zetterman RK, Everhart J, Detre KM (1998) Acute hepatic allograft rejection: incidence, risk factors, and impact on outcome. Hepatology 28(3): 638–645

Wohlschlaeger J, Laenger F, Gottlieb J, Hager T, Seidel A, Jonigk D (2019) Lungentransplantation. Pathologe 40(3):281–291

Wong F, Blei AT, Blendis LM, Thuluvath PJ (2003) A vasopressin receptor antagonist (VPA-985) improves serum sodium concentration in patients with hyponatremia: a multicenter, randomized, placebo-controlled trial. Hepatology 37(1):182–191

Yoshiyasu N, Sato M (2020) Chronic lung allograft dysfunction post-lung transplantation: the era of bronchiolitis obliterans syndrome and restrictive allograft syndrome. World J Transplant 10(5):104–116

Zachary AA, Leffell MS (2016) HLA mismatching strategies for solid organ transplantation – a balancing act. Front Immunol 7:575

Zafar SY, Howell DN, Gockerman JP (2008) Malignancy after solid organ transplantation: an overview. Oncologist 13(7):769–778

Zuckermann A, Osorio-Jaramillo E, Aliabadi-Zuckermann AZ (2018) mTOR inhibition and clinical transplantation: heart. Transplantation 102(2S Suppl 1):S27–S29

# Teil XVI

## Spezielle Notfälle

# Hämorrhagischer Schock

Patrick Meybohm und Kai Zacharowski

## Inhalt

| | | |
|---|---|---|
| **1** | **Einleitung – Definition und Schockformen** | 1587 |
| **2** | **Pathophysiologie des hämorrhagischen Schocks** | 1588 |
| 2.1 | Sympathoadrenerge Reaktion | 1588 |
| 2.2 | Störungen der Makro- und Mikrozirkulation | 1588 |
| 2.3 | Säure-Basen-Haushalt | 1589 |
| 2.4 | Blutgerinnung | 1589 |
| 2.5 | Systemic Inflammatory Response Syndrome (SIRS) | 1590 |
| 2.6 | Lunge | 1590 |
| 2.7 | Gehirn | 1590 |
| 2.8 | Niere | 1590 |
| 2.9 | Gastrointestinaltrakt/Leber | 1590 |
| **3** | **Klinik und Diagnostik** | 1591 |
| 3.1 | Allgemeine Schockzeichen | 1591 |
| 3.2 | Ursachen für Blutverlust | 1591 |
| 3.3 | Beziehung zwischen Blutverlust und klinischen Symptomen | 1592 |
| **4** | **Therapie des hämorrhagischen Schocks** | 1594 |
| 4.1 | Allgemeine Übersicht | 1594 |
| 4.2 | Volumentherapie | 1594 |
| 4.3 | Permissive Hypotension | 1596 |
| 4.4 | Vasopressoren | 1596 |
| **5** | **Bluttransfusion** | 1596 |
| 5.1 | Allgemeines | 1596 |
| 5.2 | Praktische Anwendung und Transfusionsrisiken | 1597 |
| 5.3 | Transfusionstrigger | 1597 |
| **6** | **Management der Massivtransfusion im hämorrhagischen Schock** | 1598 |
| 6.1 | Definition der Massivtransfusion | 1598 |
| 6.2 | Allgemeine organisatorische Maßnahmen | 1598 |
| 6.3 | Ziele bei der Massivtransfusion | 1599 |
| **Literatur** | | 1602 |

P. Meybohm (✉)
Klinik und Poliklinik für Anästhesiologie, Intensivmedizin, Notfallmedizin und Schmerztherapie, Universitätsklinikum Würzburg, Würzburg, Deutschland
E-Mail: Meybohm_P@ukw.de

K. Zacharowski
Klinik für Anästhesiologie, Intensivmedizin und Schmerztherapie, Universitätsklinikum Frankfurt a. M., Goethe-Universität, Frankfurt am Main, Deutschland
E-Mail: kai.zacharowski@kgu.de

## 1 Einleitung – Definition und Schockformen

Der Begriff Schock bezeichnet eine akut bis subakut einsetzende länger anhaltende Störung des Kreislaufs. Hierbei liegt ein vital bedrohlicher Zustand vor, bei dem ein Abfall des Herzzeitvolumens zu einem Missverhältnis zwischen

Sauerstoffangebot und Sauerstoffverbrauch mit Störung des oxidativen Zellstoffwechsels bis hin zum Zelltod führt.

Die primäre Ursache für das Eintreten eines Schocks kann ganz verschieden sein. Im Wesentlichen liegt die Ursache aber in einer absoluten oder relativen Verminderung des zirkulierenden Blutvolumens oder in einem Pumpversagen des Herzens. Je nach primär zugrunde liegender Pathophysiologie kommt es letztendlich aber zu einer kritischen Abnahme der Organdurchblutung bzw. des zellulären Sauerstoffangebots mit nachfolgender Zellhypoxie und Anhäufung saurer Metabolite. Unbehandelt führt der Schock zum kompletten Zusammenbruch des Zellstoffwechsels und der Mikrozirkulation und schließlich zum irreversiblen Organversagen.

Die einzelnen Schockformen verlaufen initial sehr unterschiedlich, führen aber im weiteren Verlauf durch die Zellhypoxie bzw. Gewebeischämie und Anhäufung toxischer Metabolite zu vergleichbaren Reaktionen und Störungen der Organfunktion.

Allen Schockformen gemeinsam ist der initiale Versuch, durch eine pathophysiologische Gegenreaktion des Körpers den Blutdruck irgendwie zu stabilisieren. Bei unzureichender Therapie tritt letztendlich dann aber doch das Versagen der physiologischen Zellfunktion lebenswichtiger Organe ein.

Insgesamt werden die in der Übersicht gelisteten Schockformen allgemein unterschieden.

*Schockformen*
- **Hypovolämischer Schock** durch Volumenverluste (Diarrhöen, Erbrechen, polyurisches Nierenversagen, Verbrennungen) oder Blutverluste (= **hämorrhagischer Schock**).
- **Kardiogener Schock** durch ein primäres oder sekundäres Pumpversagen des Herzens (akuter Myokardinfarkt, dekompensierte Herzinsuffizienz, maligne Herzrhythmusstörungen, Kardiomyopathie, akute Herzklappeninsuffizienz, Lungenarterienembolie, Perikardtamponade).
- **Septischer Schock** durch eine Infektion (Bakterien, Viren, Pilze) und Freisetzung von Entzündungsmediatoren oder Endotoxinen.
- **Anaphylaktischer Schock** durch eine IgE-abhängige anaphylaktische oder IgE-unabhängige anaphylaktoide Überempfindlichkeitsreaktion mit Histaminausschüttung.
- **Neurogener Schock** durch eine generalisierte Vasodilatation mit relativer Hypovolämie bei neurologischen Erkrankungen.

## 2 Pathophysiologie des hämorrhagischen Schocks

Die meisten klinischen Symptome beim Schock (Hypotonie, Tachykardie, zentralisierte Extremitäten, Tachypnoe und Bewusstseinsstörung) sind Ausdruck gegenregulatorischer pathophysiologischer Mechanismen des Organismus gegen den drohenden irreversiblen Schockzustand.

### 2.1 Sympathoadrenerge Reaktion

Der Organismus reagiert auf den akuten Blutverlust mit zahlreichen hormonellen und neurohumoralen Kompensationsmechanismen.

Der Blutdruckabfall hemmt die afferenten Signale der arteriellen Barorezeptoren, was zur Aktivierung pressorischer Areale im ZNS führt und v. a. eine sympathoadrenerge Reflexreaktion auslöst, die primär zur **Blutdruckkompensation** führt. Hier werden innerhalb weniger Sekunden Adrenalin aus dem Nebennierenmark und Noradrenalin aus den peripheren sympathischen Nervenendigungen freigesetzt. Die Folge ist eine arterielle Vasokonstriktion mit Umleitung des verminderten Blutvolumens/Herzzeitvolumens von der Haut (→ Blässe), von den Bauchorganen (→ gastrointestinale Transportstörung mit Reflux), von der Niere (→ Oligurie) hin zu den lebenswichtigen Organen wie Gehirn und Herz. Zusätzlich steigen die Herzfrequenz und die Kontraktilität des Myokards, um das Herzzeitvolumen kompensatorisch aufrechtzuhalten.

Neben der sympathikusbedingten arteriellen Vasokonstriktion kontrahieren sich außerdem kompensatorisch die venösen Gefäße. Der venöse Rückstrom nimmt dadurch vorübergehend zu. Zudem fällt der effektive kapilläre Filtrationsdruck ab, sodass interstitielle Flüssigkeit in das Gefäßsystem leichter rückströmt. Damit steigt das intravasale Volumen kurzzeitig weiter an und führt zur **Volumenkompensation**. Ein ausgeprägter Volumenmangel führt zusätzlich zu einer Stimulation der Volumenrezeptoren im Vorhof und in den Lungengefäßen, was wiederum eine ADH-Sekretion auslöst (Henry-Gauer-Reflex). ADH (= antidiuretisches Hormon; Arginin-Vasopressin) wirkt über den V1-Rezeptor direkt vasokonstriktorisch sowie wasserretinierend. Über den renalen Blutdruckabfall wird zusätzlich Renin ausgeschüttet, das die Bildung von Angiotensin II stimuliert und letztendlich über den Signalweg der Renin-Angiotensin II-Aldosteron-Aktivierung zum Durstgefühl, zur weiteren Vasokonstriktion sowie zur renalen Wasserrückresorption führt.

Da die oben beschriebenen Mechanismen zur Steigerung des intravasalen Blutvolumens von bis zu 30 % beitragen können, wird in diesem Zusammenhang auch von der „Zentralisation" bzw. „Autotransfusion" gesprochen.

### 2.2 Störungen der Makro- und Mikrozirkulation

Die initiale Zentralisation des Kreislaufs stellt eine angeborene sinnvolle Kompensationsreaktion des Organismus dar, um die

Perfusion der lebenswichtigen Organe aufrechtzuerhalten. Bleibt die Zentralisation jedoch längere Zeit bestehen, so bilden sich selbst verstärkende Mechanismen, die zu einem Teufelskreis (Circulus vitiosus; Abb. 1) führen und letztendlich in einem therapierefraktären Schock enden.

Im Mittelpunkt steht die Störung der Mikrozirkulation mit Abnahme des Blutflusses und einer inhomogenen Verteilung der Perfusion. Für die Mikrozirkulation bilden Arteriolen, Kapillaren und Venolen eine funktionelle Einheit. Während die Arteriolen v. a. den peripheren Blutfluss regulieren, findet im Bereich der Kapillaren und Venolen der Stoffaustausch zwischen Blut und Gewebe statt.

Im frühen Schockgeschehen kontrahieren sich die Widerstandsgefäße beiderseits des Kapillarbetts. Hierdurch wird der Einstrom extrazellulärer Flüssigkeit in das Gefäßsystem begünstigt. Im weiteren Schockverlauf ändert sich jedoch die Reaktivität der Gefäße: Die Arteriolen erweitern sich (verstärkt durch saure Metabolite) trotz anhaltender Ausschüttung endogener Katecholamine, während die postkapilläre Vasokonstriktion erhalten bleibt. Die Folge ist ein Anstieg des hydrostatischen Drucks mit Transsudation von Flüssigkeit aus dem Plasma in das Gewebe.

Zusätzlich steigern zirkulierende vasoaktive Substanzen wie Histamin und andere Mediatoren die Kapillarpermeabilität, sodass weitere Flüssigkeitsverluste aus dem Gefäßsystem hinzukommen. Die Flüssigkeitsverluste führen zur Hämokonzentration. Schließlich tritt eine generalisierte Verlangsamung des Blutstroms bis hin zur Stase mit Aggregation von Erythrozyten und Thrombozyten im Bereich der Mikrozirkulation auf (Sludge-Phänomen; „sludge" = engl. Schlamm).

Die Mikrozirkulationsstörungen breiten sich zunehmend aus und schränken die Durchblutung verschiedener Organe ein, sodass Gewebeischämie und Zellhypoxie eintreten. Die Folgen sind schließlich die irreversible Schädigung der Zellfunktionen sowie ein konsekutives Organ- und Kreislaufversagen.

## 2.3 Säure-Basen-Haushalt

Relativ schnell entwickelt sich bei einem hämorrhagischen Schock aufgrund des Ungleichgewichts zwischen zellulärem Sauerstoffangebot und Sauerstoffverbrauch eine metabolische Azidose. Sie beruht auf dem anaeroben Stoffwechsel der Gewebe mit Anhäufung von Laktat (→ Laktatazidose).

## 2.4 Blutgerinnung

Ein hämorrhagischer Schock mit einem Blutvolumenverlust von 2–3 l kann bereits zu einer disseminierten intravasalen Gerinnungsaktivierung mit konsekutiver Verbrauchskoagulopathie führen. Kennzeichnend hierfür sind ein akuter Abfall der Fibrinogenkonzentration, der Blutgerinnungsfaktoren sowie Thrombozytenzahl. Die Koagulopathie wird in der Regel durch die parallel vorliegende metabolische Azidose, leichte Hypothermie, Anämie und Hyperfibrinolyse relevant verstärkt (Lier et al. 2008). Vor diesem Hintergrund müssen bei der Gerinnungstherapie vor der Substitution von Gerinnungsfaktoren diese Rahmenbedingungen nahezu immer im

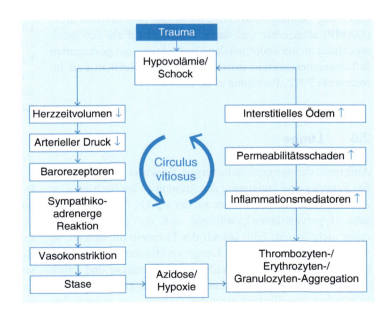

**Abb. 1** Circulus vitiosus des hämorrhagischen Schocks

physiologischen Bereich liegen (Fries et al. 2009; Lier et al. 2011).

## 2.5 Systemic Inflammatory Response Syndrome (SIRS)

Die im Rahmen des hämorrhagischen Schocks ausgeprägte Hypotonie, Hypovolämie, Mikrozirkulationsstörung sowie Organischämie führen zu einer unspezifischen systemischen nicht-bakteriellen Inflammationsreaktion, einem sog. „systemic inflammatory response syndrome". Neben den typischen Ischämieschäden tritt dann zusätzlich bei Wiederherstellung des Blutflusses mit oxygeniertem Blut und Freisetzung freier toxischer Sauerstoffradikale eine strukturelle Schädigung der Blutgefäße und der Gewebe auf (= Reperfusionsschaden).

Die Freisetzung von Stickstoffmonoxid führt zu einer ausgeprägten Vasodilatation. Gleichzeitig induzieren die freien Sauerstoffradikale die Expression endothelialer Adhäsionsrezeptoren, sodass eine Adhäsion und Transmigration aktivierter Granulozyten in das Gewebe folgt. Hierdurch werden die Membran- und Gewebeschäden weiter verstärkt. Die Konsequenzen sind eine gesteigerte Endothelbarrierestörung mit interstitiellem Ödem (= „capillary leak") und eine gesteigerte Inflammationsreaktion mit dem Anstieg pro- und antiinflammatorischer Mediatoren.

Eine interessante Rolle scheinen sog. „toll-like" Rezeptoren zu spielen, die die angeborene Immunantwort mit regulieren. Der „toll-like" Rezeptor vom Typ 4 ist primär an der Erkennung von bakteriellem Lipopolysaccharid (LPS) beteiligt. Er scheint aber ebenso beim hämorrhagischen Schock durch sog. „damage-associated molecular pattern molecules" (DAMP) aktivierbar und damit entscheidend als Schlüsselsignalweg an der endothelialen Dysfunktion und gesteigerten Inflammationsreaktion involviert zu sein (McGhan und Jaroszewski 2012; Pantalone et al. 2021).

## 2.6 Lunge

Aufgrund der sympathoadrenergen Reaktion ist zu Beginn des Schocks eine Steigerung der Atmung zu beobachten: Das Atemminutenvolumen nimmt zu, der $p_aCO_2$ fällt (reflektorische Hyperventilation), während sich der $p_aO_2$ zunächst meist nicht ändert. Fällt jedoch das Herzzeitvolumen ab, so wird die Durchblutung der Lunge vermindert und das Verhältnis von pulmonaler Ventilation zu Perfusion und damit auch der pulmonale Gasaustausch erheblich gestört.

Klinisch manifestiert sich die Störung des pulmonalen Gasaustausches als Hypoxie. Bei anhaltendem Schockgeschehen treten bereits in der Frühphase des Schocks funktionelle und morphologische Lungenveränderungen auf, die im weiteren Verlauf zu einem akuten Lungenversagen (= „acute respiratory distress syndrome"; ARDS → Schocklunge) führen können.

## 2.7 Gehirn

Im hämorrhagischen Schock tritt in Phasen mit verminderter systemischer Perfusion unterhalb der zerebralen Autoregulationsschwelle eine kritische Reduktion des zerebralen Blutflusses auf. In Abhängigkeit der individuellen zerebrovaskulären Vorerkrankungen und damit einhergehend der individuellen Kompensationsmechanismen tritt dann eine kritische Absenkung der zerebralen Perfusion ein.

Die Folgen sind eine zerebrale Ischämie bzw. Hypoxie mit einem anaeroben Stoffwechsel, Anstieg von zerebralem Laktat sowie neuronaler Zellschädigung. Klinische Symptome sind aufgrund der Sympathikusaktivierung paradoxerweise initial gesteigertes Wachsein und Agitiertheit. Bei protrahiertem Schockgeschehen zeigen sich aber schwere Bewusstseinsstörungen, die im Worst-case-Szenario bis hin zu irreversiblen hypoxie-/ischämiebedingten Hirnschädigungen reichen können.

## 2.8 Niere

Im schweren hämorrhagischen Schock kontrahieren sich die durch sympathische Nervenfasern versorgten Nierengefäße, sodass die Nierendurchblutung und die glomeruläre Filtrationsrate abnehmen. Die Folge ist eine Oligurie oder Anurie, die als physiologischer Kompensationsmechanismus zunächst dazu dient, Flüssigkeit im Körper zurückzuhalten. Unter normalen Bedingungen tolerieren gesunde Nieren eine Ischämie-/Hypoxiezeit von bis zu 2 h. Nach Ablauf der Ischämietoleranz treten zu den funktionellen Störungen abhängig von der Ischämiezeit aber zunehmend morphologische Veränderungen hinzu. In letzter Konsequenz droht die Gefahr einer akuten Nierendysfunktion (→ Schockniere).

## 2.9 Gastrointestinaltrakt/Leber

Bereits kurze Ischämiephasen können die Integrität der hypoxie-/ischämieempfindlichen Darmmukosa beeinträchtigen. Wird eine kritische Zeitspanne von wenigen Stunden überschritten, treten irreversible Schädigungen auf, besonders im Bereich der Zotten. Dadurch können Bakterien und Endotoxine vom Darmlumen nahezu ungehindert in den Kreislauf gelangen. Weitere Folgen sind Ulzera im Magen-Darm-Trakt mit Blutungen sowie gastrointestinale Transportstörungen mit gastralem Reflux.

Funktionelle und morphologische Schäden der Leber sind in der Regel erst bei länger anhaltender Ischämie zu erwarten. Die klinischen Zeichen umfassen einen Anstieg von

Transaminasen, Bilirubin, Ammoniak sowie eine Synthesestörung von Gerinnungsfaktoren (→ Schockleber).

## 3 Klinik und Diagnostik

### 3.1 Allgemeine Schockzeichen

Typische klinische Symptome bei Patienten mit einem fortgeschrittenen Blutvolumenverlust sind in der Übersicht dargestellt.

*Typische klinische Symptome bei Patienten mit einem fortgeschrittenen Blutvolumenverlust*
- Systolischer Blutdruckabfall < 90 mmHg
- Tachykardie > 120/min
- Fadenförmiger Puls
- Kalte und blasse Haut
- Schwitzen
- Periphere Zyanose
- Tachypnoe > 20/min
- Bewusstseinsstörung
- Oligurie

> Wichtig ist, dass die Verdachtsdiagnose eines hämorrhagischen Schocks häufig erst dann in den Fokus rückt, wenn die hypotensive Phase eingetreten ist. Zu diesem Zeitpunkt sind jedoch bereits zahlreiche pathophysiologische Gegenregulationsmechanismen aktiv.

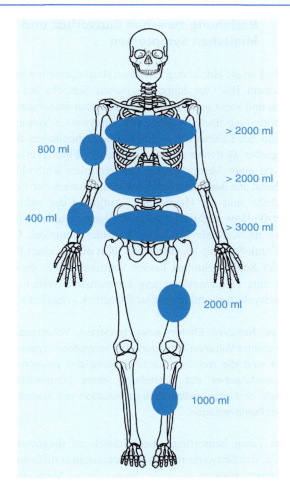

**Abb. 2** Zu erwartender Blutverlust bei Trauma. Es sind jeweils die Frakturlokalisation und der zu erwartende Blutverlust angegeben

### 3.2 Ursachen für Blutverlust

Im Rahmen eines Traumas können akute äußere und innere Blutungen entstehen. Äußere Blutungen als Ursache des hämorrhagischen Schocks sind gewöhnlich leicht zu erkennen, während bei stumpfen Traumata oder nicht traumatisch bedingten inneren Blutungen die Diagnose zunächst erschwert sein kann. Blutverluste bei geschlossenen Extremitätenverletzungen werden oft durch eine lokale Tamponade begrenzt.

Die zu erwartende Blutverlustmenge ist von der Lokalisation der Fraktur(-en) bzw. des Traumas abhängig. In Abb. 2 sind verschiedene Anhaltswerte für den zu erwartenden Blutverlust bei Trauma zusammengestellt.

> Bei stumpfen Traumata sollte immer an die Möglichkeit okkulter innerer Blutungen in die Körperhöhlen gedacht werden, insbesondere, wenn weitere klinische Zeichen den Verdacht erhärten, z. B. eine angespannte Bauchdecke, freie intraabdominelle Flüssigkeit, ein einseitig abgeschwächtes Atemgeräusch etc.

*Die wichtigsten nicht traumatischen Blutungsursachen*
- **Gastrointestinale Blutungen:**
  - Ulcus duodeni oder ventriculi
  - Magen- oder Dickdarmtumoren
  - Ösophagusvarizenblutung
  - Angiodysplasien
- **Gefäßchirurgie:**
  - Ruptur eines Aortenaneurysmas
  - Aneurysma spurium
- **Gynäkologie und Geburtshilfe:**
  - Placenta praevia
  - Extrauteringravidität
  - postpartale Uterusatonie
- **Sonstige Blutungsursachen:**
  - Gefäßarrosionen bei Tumoren oder chronischen Entzündungen
  - Nasenblutungen
  - Varizenblutungen usw

## 3.3 Beziehung zwischen Blutverlust und klinischen Symptomen

In Tab. 1 ist die Beziehung zwischen Blutvolumenverlust und klinischem Bild des hämorrhagischen Schocks bei einem jungen und sonst gesunden Patienten zusammengestellt.

Beurteilung und Steuerung des intravasalen Volumenstatus sind bei Patienten mit einem hämorrhagischen Schock von großer Bedeutung. Das intravasale Flüssigkeitsdefizit führt zu einer Verminderung des zentralen Blutvolumens, bestehend aus dem zirkulierenden Blutvolumen der Lungenstrombahn und der Herzhöhlen. Aufgrund der reduzierten biventrikulären enddiastolischen Füllung resultiert eine geringere myokardiale Vordehnung beider Ventrikel. Gemäß dem Frank-Starling-Mechanismus führt dies zu einer Reduktion der Schlagvolumina beider Ventrikel. Kann dies nicht durch eine Frequenzsteigerung kompensiert werden, fallen Herzzeitvolumen und arterieller Blutdruck konsekutiv ab.

▶ **Cave** Negative Effekte einer forcierten Volumengabe bzw. einer Volumenüberladung bei vermuteter Hypovolämie sind die mögliche Einschränkung des pulmonalen Gasaustausches mit Entstehung eines Lungenödems sowie eine myokardiale Gefügedilatation mit konsekutivem Pumpversagen.

Um einen hämorrhagischen Schock zu diagnostizieren und v. a. den Schweregrad des Schockzustands differenzieren zu können, können folgende diagnostische Methoden von Nutzen sein:

### 3.3.1 Hämodynamik
*Herzfrequenz*
In der Frühphase ist die Hypovolämie schwer zu erkennen, da Herzfrequenz und Blutdruck bei Verlusten von ca. 10 % des Blutvolumens zunächst ansteigen. Bei weiteren Blutverlusten entwickelt sich eine Tachykardie, und der arterielle Blutdruck fällt ab. Beim hämorrhagischen Schock gilt: Je größer der Blutverlust, desto höher die Herzfrequenz. Allerdings steigt die Herzfrequenz meist nicht über 150/min an. Wird ein kritischer Volumenverlust überschritten, fällt im dekompensierten hämorrhagischen Schock die Herzfrequenz innerhalb kurzer Zeit progredient ab, bis letztendlich eine Bradykardie bzw. Asystolie eintritt.

*Blutdruck*
Ein systolischer Blutdruck von < 80–90 mmHg bzw. ein arterieller Mitteldruck von < 50 mmHg gilt als Indikator für einen kritischen Kreislaufzustand. Anhaltende systolische Blutdruckwerte von < 70 mmHg können die Koronardurchblutung beeinträchtigen und führen zu Myokardischämie und myokardialem Pumpversagen, das wiederum wesentlich zur Irreversibilität eines Schockzustands beiträgt.

Isoliert betrachtete Blutdruckwerte haben allerdings eine begrenzte Aussagekraft. Zum einen sind die kritischen Grenzen des Perfusionsdruckes für die einzelnen Organe nicht genau definiert. Zum anderen ist im Schockzustand wegen der Zentralisation der Blutdruck in einer zentralen Arterie häufig deutlich höher als in einer peripheren Arterie. Vor diesem Hintergrund kann die Überwachung des Schockzustands/Blutverlustes sowie der Erfolg der Therapiemaßnahmen nicht allein anhand der Höhe des Blutdrucks definiert werden.

> Die Schwere des hämorrhagischen Schocks darf nicht allein anhand der Höhe des systolischen Blutdrucks abgeschätzt werden!

*Herzzeitvolumen*
Das Herzzeitvolumen ist einer der entscheidenden Parameter im Schockzustand. Im Frühstadium des Schocks liegt das Herzzeitvolumen, bedingt durch die sympathoadrenerge Kompensationsreaktion, oft im Normbereich, fällt jedoch mit zunehmendem Blutverlust ab.

*Volumenreagibilität*
Im klinischen Bereich werden verschiedene Parameter des makrohämodynamischen Monitorings, wie die Erfassung von Blutdruck, Herzzeitvolumen, kardiale Füllungsdrücke

**Tab. 1** Beziehung zwischen Blutvolumenverlust und klinischen Symptomen. Die auftretenden Zeichen sind allerdings individuell unterschiedlich stark ausgeprägt. Vor allem reagieren Kinder und ältere Patienten empfindlicher auf geringere Blutvolumenverluste als gesunde Patienten. (Nach American College of Surgeons (ACS) Committee on Trauma – ATLS 1993; Rossaint et al. 2023)

| Stadium | I | II mild | III moderat | IV schwer |
|---|---|---|---|---|
| Blutverlust ca (ml) | > 750 ml | 750–1250 ml | 1250–2000 ml | > 2000 ml |
| Blutverlust (%) | < 15 % | 15–30 % | 31–40 % | > 40 % |
| Herzfrequenz | ↔ | ↔/↑ | ↑ | ↑/↑↑ |
| Blutdruck | ↔ | ↔ | ↔/↓ | ↓ |
| Atemfrequenz | ↔ | ↔ | ↔/↑ | ↑ |
| Urinproduktion | ↔ | ↔ | ↓Oligurie | ↓↓Anurie |
| GCS | ↔ | ↔ | ↓ | ↓ |
| Bedarf für Blutprodukte? | Monitoring | Evtl. | Ja | Massiv-Transfusions-Protokoll |

(z. B. zentraler Venendruck), die echokardiografische Quantifizierung der linksventrikulären enddiastolischen Fläche, die Bestimmung des globalen enddiastolischen Volumens mittels Thermodilution oder eine semi-invasive Pulskonturanalyse, zur Abschätzung der kardialen Vorlast, Vorhersage der Volumenreagibilität und der Steuerung der Flüssigkeitstherapie herangezogen.

Daneben gewinnen zunehmend dynamische Parameter an Bedeutung. In zahlreichen experimentellen und klinischen Studien konnte gezeigt werden, dass sie eine bessere Vorhersage erlauben, ob ein Patient tatsächlich noch Volumenbedarf hat bzw. ob der Patient nach der Volumengabe sein Schlagvolumen steigern kann und damit von der Volumentherapie tatsächlich profitiert. Beispielsweise sind große Schwankungen der arteriellen Druckkurve unter der Beatmung ein Maß für positive Volumenreagibilität, d. h. für den positiven Effekt von infundierter Flüssigkeit auf das Schlagvolumen. In den vergangenen Jahren wurden ganz verschiedene dynamische Parameter zur Abschätzung der Volumenreagibilität untersucht (Jozwiak et al. 2018; Monnet und Teboul 2020) – Dazu gehören:

- Schlagvolumenvariation (SVV),
- Pulsdruckvariation (PPV),
- systolische Druckvariation (SPV) oder
- plethysmografischer Variabilitäts-Index (PVI).

Der sonografisch gemessene Durchmesser der Vena cava inferior und deren atemabhängige Veränderungen werden nach einer aktuellen Meta-Analyse eher kontrovers diskutiert (Orso et al. 2020).

Das ▶ Kap. 19, „Hämodynamisches und respiratorisches Monitoring" in diesem Buch beleuchtet die Anwendbarkeit dieser Parameter und ihre Limitationen beim beatmeten und nicht-beatmeten Patienten ausführlich.

### 3.3.2 Metabolismus

Der Schockzustand gilt noch als kompensiert, solange durch die aerobe und anaerobe Glykolyse noch ausreichend ATP für den Funktionsstoffwechsel bereitgestellt werden kann. Erst wenn dies nicht mehr möglich ist, d. h. nicht mehr ausreichend ATP für die Zellfunktion und -struktur zur Verfügung steht, treten irreversible Schäden der Gewebe auf. Eine entscheidende Rolle spielt hierbei die Zeit:

> Je länger der Schockzustand andauert, desto ausgeprägter die zellulären Schädigungen und desto größer die Gefahr der Irreversibilität!

#### Laktat, „base excess", Bikarbonat

Ein erhöhtes Serumlaktat (> 2 mmol/l), ein niedriger „base excess" (unter −5 mmol/l) und/oder ein niedriges Bikarbonat (< 20 mmol/l) sind Zeichen eines anaeroben Stoffwechsels infolge globaler Ischämie bzw. Hypoxie, die mit der Sterblichkeit des Patienten korrelieren. Wichtiger als die absoluten Initialwerte scheint der weitere Verlauf der Werte zu sein: Je länger Laktat erhöht und „base excess" sowie Bikarbonat erniedrigt sind, desto höher ist die Sterblichkeit von Patienten im hämorrhagischen Schock. Umgekehrt ist aber auch ein schneller Abfall von Laktat und Normalisierung von „base excess" und Bikarbonat ein günstiger Prognosefaktor.

> Aus diesem Grund wird die Laktatclearance (> 10 % Abfall pro Stunde) für die Steuerung der hämodynamischen Therapie empfohlen (Napoli und Seigel 2011; Kluge et al. 2018). Gut belegt ist die prognostische Bedeutung der Laktatclearance auch beim septischen Schock, bei schweren Verbrennungen und beim kardiogenen Schock (Debaty et al. 2017; Ryoo et al. 2018).

#### Zentralvenöse Sauerstoffsättigung

Die Höhe der zentralvenösen Sauerstoffsättigung steht in direkter Beziehung zum Herzzeitvolumen: Je geringer die zentralvenöse Sauerstoffsättigung, desto niedriger das Herzzeitvolumen bei konstanter Sauerstoffextraktion. Unter der Voraussetzung nahezu gleichbleibender Inotropie und pulmonaler Oxygenierung lässt sich insofern bei reduzierter zentralvenöser Sauerstoffsättigung auf ein reduziertes Schlagvolumen respektive reduziertes intravasales Blutvolumen schließen, sodass die Therapieentscheidung zur weiteren Volumensubstitution gestützt wird.

#### Endexspiratorischer Kohlenstoffdioxidpartialdruck (pCO$_2$)

Fällt das Herzzeitvolumen ab, so wird auch weniger CO$_2$ ausgeatmet, und der endexspiratorische pCO$_2$ fällt ab. Im schweren hypovolämischen Schock mit einem Minimalkreislauf kann in Abhängigkeit vom Herzzeitvolumen der pCO$_2$ sogar bis auf 10 mmHg abfallen. Wird Volumen zugeführt und steigt hierdurch das Herzzeitvolumen wieder an, so wird auch wieder mehr pCO$_2$ ausgeatmet, und das endexspiratorische pCO$_2$ steigt entsprechend wieder an. Insofern kann mit der kontinuierlichen Kapnometrie der Erfolg therapeutischer Maßnahmen beim schweren hypovolämischen Schock grob „überwacht" werden.

#### Hämatokrit

Bei akuten Blutverlusten korreliert der Hämatokrit nur schlecht mit dem Ausmaß des Blutvolumenverlustes, da sich die relativen Anteile von Plasma und Zellvolumen zunächst nicht wesentlich ändern. Wenngleich eine Hypovolämie infolge des akuten Blutverlustes vorliegt, werden initial falsch-hohe Hämotokritwerte gemessen. Ohne relevante Flüssigkeitszufuhr würde der Hämatokrit erst im Verlauf von 8–12 h abnehmen, sobald die Niere mit einer effektiven Natrium- und Wasserretention beginnen würde.

„Eselsbrücke": Trinkt man aus einem Glas Orangensaft die Hälfte aus, so enthält die übrig gebliebene Glashälfte immer noch die gleiche Saftkonzentration (≈ normaler Hämatokrit). Erst durch das Auffüllen mit klarem Wasser tritt eine Verdünnung ein (≈ Anämie).

Jeder Patient im hämorrhagischen Schock erhält aber spätestens nach Eintreffen des Notarztes eine Flüssigkeitssubstitution mit kristalloiden und/oder kolloidalen Infusionslösungen, sodass der Effekt dieser therapeutischen Maßnahmen bei der Interpretation beachtet werden muss, denn die Zufuhr erythrozytenfreier Volumenersatzmittel erniedrigt zwangsläufig den Hämatokritwert.

> In der initialen Phase der Hypovolämie gibt der falschhohe Hämatokritwert den Erythrozytenmangel nicht korrekt wieder. Umgekehrt gilt: Der Abfall des Hämatokritwerts unter der Zufuhr erythrozytenfreier Infusionslösungen beruht auf einem Verdünnungseffekt und darf nicht als Zeichen eines anhaltenden Blutverlustes interpretiert werden.

### 3.3.3 Urinausscheidung

Mit dem Abfall des Herzzeitvolumens im Schock nehmen auch die Urinausscheidung und die Ausscheidung von Natrium ab, während zunächst die Urinosmolarität ansteigt. Im schweren Schock tritt eine Anurie auf. Eine Urinausscheidung von > 0,5–1 ml/kg KG/h weist auf eine höchstwahrscheinlich ausreichende Nierendurchblutung bzw. ausreichenden Volumenstatus hin.

### 3.3.4 Bildgebung

Zum modernen diagnostischen Standard von Patienten mit einem (unklaren) hämorrhagischen Schock gehört initial die systematische, sonografische Untersuchung nach dem (Focused Assessment with Sonography for Trauma (FAST)-Konzept) (Netherton et al. 2019; Stengel et al. 2018). Insbesondere nach Abdominaltrauma sollte aufgrund der hohen Sensitivität und Spezifität in der Diagnostik intraabdomineller Verletzungen immer zusätzlich die Mehrschicht-Spiral-CT durchgeführt werden.

## 4 Therapie des hämorrhagischen Schocks

### 4.1 Allgemeine Übersicht

Für eine erfolgreiche Therapie muss der Schock frühzeitig überwunden werden. Vorrangiges Ziel ist die Wiederherstellung einer ausreichenden Herz-Kreislauf-Funktion und Organdurchblutung. Häufig sind therapeutische Maßnahmen nur dann wirksam, wenn auch rasch die Ursache des Schocks beseitigt wird. Dies gilt ganz besonders für schwere Traumata, bei denen die Blutungen so massiv sind, dass die Volumenzufuhr mit den Verlusten nicht Schritt halten kann: In dieser Situation muss umgehend eine operative Blutstillung oder zumindest eine chirurgische Blutungskontrolle (Damage-control-Konzept) erfolgen, auch wenn der Schockzustand durch therapeutische Maßnahmen noch nicht kompensiert werden konnte.

> Wichtigste Maßnahmen beim hämorrhagischen Schock sind die (meist operative) Blutstillung und der ausreichende Ersatz von Volumen!

### 4.2 Volumentherapie

Jahrzehntelang galt die Infusion großer Flüssigkeitsmengen als therapeutischer Goldstandard in der Behandlung des hämorrhagischen Schocks. Jedoch kann eine übermäßige Flüssigkeitszufuhr in einer unkontrollierbaren Blutungssituation zu Verdünnungseffekten, einer zusätzlichen Beeinträchtigung der Gerinnung und Störung der Gerinnselbildung führen, sodass daraus nach Erhöhung des arteriellen Blutdrucks durch die Infusionstherapie ein noch stärkerer Blutverlust resultieren kann (Ertmer et al. 2011).

### 4.2.1 Physiologie

Blut ist ein komplexes Organ, das u. a. den Organismus mit Sauerstoff, Flüssigkeit und Nährstoffen versorgt sowie Gerinnungsfaktoren und Thrombozyten enthält. Ein Erwachsener verfügt über ca. 5–6 l Blut (ca. 70–80 ml/kg KG). Bei einem akuten Blutverlust muss dieser mit Komponenten des Blutes, v. a. Flüssigkeit, schnellstmöglich ausgeglichen werden. Die Menge und Wahl des Volumen- oder Blutersatzes hängt v. a. von der Schwere des Blutverlustes ab (Tab. 2).

Der menschliche Körper besteht zu ca. 60 % aus Wasser, von dem ca. 1/3 extrazellulär und 2/3 intrazellulär vorliegen. Der extrazelluläre Pool wiederum liegt zu 75 % interstitiell

**Tab. 2** Wahl des Volumen- oder Blutersatzes in Abhängigkeit von der Menge des Blutverlustes

| Höhe des Blutverlustes | Ersatz |
| --- | --- |
| 10–20 % | Kristalloide |
| 20–30 % | Zusätzlich Kolloide |
| 30–40 % | Zusätzlich Erythrozytenkonzentrate |
| 40–50 % | Zusätzlich Frischplasma (im militärischen Bereich Vollblut) |
| 60–80 % | Zusätzlich Thrombozytenkonzentrate (im militärischen Bereich Vollblut) |

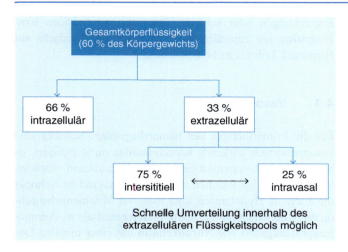

**Abb. 3** Verteilung der Gesamtkörperflüssigkeit

und zu 25 % intravasal vor (Abb. 3). Innerhalb des extrazellulären Pools ist eine schnelle Umverteilung möglich. Alle in Wasser gelösten Ionen wie Proteine oder Elektrolyte können Wasser binden und erzeugen so einen osmotischen Druck. Der intravasale Anteil wird v. a. durch den kolloidosmotischen Druck der Plasmaproteine, die den Intravasalraum nicht verlassen können, aufrechterhalten. Sie binden Wasser und verhindern so eine Umverteilung in den extravasalen, interstitiellen Raum. Wasser und Elektrolyte können jedoch das Gefäßsystem frei verlassen.

Es stehen zwei große Gruppen von Volumenersatzmitteln zur Verfügung. Wichtigste Eigenschaft zur Differenzierung von kristalloiden und kolloidalen Volumenersatzmitteln ist der Volumeneffekt, definiert als der Anteil des infundierten Volumens, welches tatsächlich intravasal verbleibt.

### 4.2.2 Kristalloide Infusionslösungen

Kristalloide Infusionslösungen sind Elektrolytlösungen, die keinen kolloidosmotischen Druck aufbauen können, da die Elektrolyte nur zu 25 % im Intravasalraum verbleiben und zu 75 % in den Extravasalraum umverteilt werden (Volumeneffekt 25 %). Zentrale Probleme von Kristalloiden sind die ggf. unphysiologischen Chloridkonzentrationen und die Gefahr einer Verdünnungsazidose.

Ein einfaches Kristalloid ist die isotonische (= normoosmolare) Natriumchloridlösung. Chlorid übernimmt hier die Aufgaben der negativ geladenen Plasmaproteine. Diese unphysiologische hohe Chloridkonzentration supprimiert aber zum Einen das Renin-Angiotensin-Aldosteron-System, und zum Anderen ist die Niere physiologischerweise nicht in der Lage, so hohe Chloridmengen wieder zu eliminieren (→ renale Chloridintoleranz). Aus diesem Grund gibt es Vollelektrolytlösungen (z. B. Ringer-Laktat-Lösung), die sich an der Ionenverteilung des Blutes orientieren (sog. balancierte Elektrolytlösungen).

Die Säuresalze Azetat, Laktat oder Malat können Protonen aufnehmen und minimieren; dadurch besteht die Gefahr einer Verdünnungsazidose mit nachfolgender kompensatorischer Alkalose. Laktat wird allerdings in der Leber unter hohem Sauerstoffverbrauch verstoffwechselt und würde bei einer bereits bestehenden Laktatazidose im Rahmen des Schocks weiter ansteigen, weshalb azetat- oder malathaltige Vollelektrolytlösungen bevorzugt werden sollten.

Durch Zufuhr zu großer Mengen von Kristalloidlösungen kann die interstitielle Flüssigkeitsansammlung den pulmonalen Gasaustausch, die Darmperfusion und die Sauerstoffversorgung der Gewebe beeinträchtigen.

Glukoselösungen haben nur einen minimalen Volumeneffekt und verteilen sich rasch im Interstitium. Sie spielen bei der Volumentherapie des Erwachsenen keine Rolle. Glukoselösungen sind auf die Therapie oder Prophylaxe (insbesondere Neugeborene) einer Hypoglykämie, aber auch bei hypertoner Dehydratation mit Hypernatriämie beschränkt, da Glukose komplett zu Wasser verstoffwechselt wird, wobei allerdings ein zu schnelles Absinken der Natriumkonzentration zu Hirnödemen und zentraler pontiner Myelinolyse führen kann. Schon ein S-Natrium unter 126 mmol/L sollte unbedingt vermieden werden, erst recht eine schwere Hyponatriämie von < 120 mmol/L. Ein erniedrigtes S-Natrium sollte nur langsam ausgeglichen werden mit 0,5 mmol/h bzw. 12 mmol/L/Tag (Lambeck et al. 2019).

### 4.2.3 Kolloidale Infusionslösungen

Kolloidale Lösungen beinhalten hochmolekulare Substanzen wie Proteine oder Polysaccharide, die Wasser durch ihren kolloidosmotischen Druck binden und das Gefäßsystem nicht verlassen können, sodass zumindest bei intakter Kapillar-Endothel-Barriere nahezu 90–100 % der infundierten Menge intravasal zur Verfügung stehen (Volumeneffekt bis zu ca. 100 %).

Häufig verwendete Kolloide sind Derivate der Hydroxyethylstärke (HES), die nach Molekulargewicht (kDa) und molarem Substitutionsgrad (Anzahl der Seitenketten) eingeteilt werden (z. B. HES 130/0,4 6 %). Je schwerer und verzweigter die Stärkemoleküle vorliegen, desto länger hält die Wirkung an, desto mehr unerwünschte Arzneimittelwirkungen sind aber auch zu befürchten. HES wird langsam durch Serumamylasen abgebaut, bis es renal abfiltriert werden kann (< 50 kDa). Über die Anlagerung an Thrombozyten hemmt HES die Thrombozytenaggregation. Zusätzlich kann HES die Polymerisation von Fibringerinnseln stören, sodass bei zu großen Mengen (> 30–40 ml/kg KG/Tag) die

Blutgerinnung kompromittiert wird. Daher ist eine strikte Dosiseinhaltung zwingend notwendig.

Weiterhin können sich große Mengen HES in Zellen des retikuloendothelialen Systems einlagern und darüber hinaus zu Juckreiz und zu akutem Nierenversagen führen.

*Hydroxyethylstärke (HES)*
HES-haltige Infusionslösungen sollen nur für die Behandlung einer Hypovolämie aufgrund akuten Blutverlustes verwendet werden, wenn die Gabe von kristalloiden Infusionslösungen allein nicht als ausreichend betrachtet wird.

HES-haltige Infusionslösungen sind kontraindiziert bei Sepsis, Verbrennungen, eingeschränkter Nierenfunktion oder bei Nierenersatztherapie, zerebraler Blutung, bei kritisch kranken Patienten (in der Regel auf der Intensivstation), Dehydratation, schwerer Gerinnungsstörung, schweren Leberfunktionsstörungen (Quelle: Rote-Hand-Brief „Anwendungsbeschränkung für HES", 12.11.2013. http://www.akdae.de/Arzneimittelsicherheit/RHB/Archiv/2013/20131118.pdf).

Andere Kolloide sind Dextrane und Gelatinelösungen, die aber ebenso aufgrund des Risikos von anaphylaktischen Reaktionen nur zurückhaltend eingesetzt werden dürfen.

*Volumentherapie im hämorrhagischen Schock*
Zum Ersatz größerer Mengen Volumen beim hämorrhagischen Schock sind primär kristalloide Lösungen indiziert. Aufgrund der spezifischen Nebenwirkungen von isotoner Kochsalzlösung (Verdünnungsazidose) sollten als Kristalloide v. a. azetat- oder malathaltige balancierte Elektrolytlösungen eingesetzt werden.

Bei den kolloidalen Lösungen sind prinzipiell HES, Gelatine und Albumin verfügbar, die jedoch nur nach individueller Nutzen-Risiko-Abwägung angewendet werden sollten.

## 4.3 Permissive Hypotension

Bei Traumata mit initial unstillbarer Blutung in den Bauch- oder Brustraum wird ein zurückhaltender Volumenersatz mit permissiver Hypotension (systolischer Blutdruck von 70–80 mmHg, mittlerer arterieller Blutdruck < 50 mmHg) empfohlen, um weitere Blutverluste durch den ansteigenden Blutdruck zu vermeiden. Weitere Ziele dieser Strategie sind

- die Unterstützung der Thrombusbildung,
- die Verringerung der Gefahr frühzeitiger Gerinnselablösung und
- die Vermeidung der iatrogenen Dilution.

Bei diesem Konzept sind allerdings mögliche Begleiterkrankungen wie koronare Herzkrankheit, zerebrovaskuläre Erkrankungen oder schwere Traumata mit Schäden bzw. Eingriffen am zentralen Nervensystem und Verdacht auf Hirndruck kritisch zu berücksichtigen.

## 4.4 Vasopressoren

Für die Primärtherapie des hämorrhagischen Schocks sind vasopressorisch wirkende Katecholamine nicht indiziert, da bereits eine kompensatorische Vasokonstriktion vorliegt. Wenn jedoch im Rahmen eines hämorrhagischen Schocks die arterielle Hypotension trotz massiver Volumensubstitution nicht beherrschbar ist, sollte präferenziell ein $\alpha_1$-Adrenorezeptorenagonist wie **Noradrenalin** mit einer initialen Dosierung von 0,05–0,5 µg/kg KG/min eingesetzt werden.

Die Rolle von Vasopressin im hämorrhagischen Schock ist nach wie vor unklar und es gibt keine klaren Guidelines über Timing, Art und Dosierung von Vasopressoren im hämorrhagischen Schock (Gupta et al. 2017). Eine Alternative stellt möglicherweise **Arginin-Vasopressin** dar, das durch mindestens 4 bislang bekannte Mechanismen den Blutdruck wieder herstellen kann:

- Modulation der ATP-abhängigen Kalium-Kanäle,
- Aktivierung der V1-Rezeptoren,
- Beeinflussung des Stickstoffmonoxid Stoffwechsels und
- Potenzierung der Wirkung von adrenergen Substanzen.

**Adrenalin** spielt bei Traumapatienten i. d. R. keine Rolle, da es proarrhythmogene Wirkungen mit tachykarden Herzrhythmusstörungen und einen Anstieg des myokardialen Sauerstoffverbrauchs induziert.

# 5 Bluttransfusion

## 5.1 Allgemeines

Die begrenzten Ressourcen der aus freiwilligen Blutspenden gewonnenen Blutprodukte verpflichten jeden Arzt zu einer kritischen Indikationsstellung und einem besonders sorgfältigen Umgang von Blutkomponenten zur Transfusion. Entsprechend dem Transfusionsgesetz gemäß §§ 12a und 18 enthalten die Querschnitts-Leitlinien der Bundesärztekammer Empfehlungen zur Auswahl von Blutkomponenten und Plasmaderivaten, zu deren Indikationsstellung sowie zur therapeutischen Anwendung (Bundesärztekammer 2020).

Um potenzielle lagerungsassoziierte Schäden zu minimieren, müssen Erythrozytenkonzentrate (EK) bei + 4 bis ± 2 °C in speziell geeigneten Kühlschränken oder -räumen mit fortlaufender Temperaturregistrierung gelagert werden. Die Temperatur muss auch während des EK-Transports zwischen

+ 1 und + 10 °C liegen. Nach der Transfusion ist die Konserventüte mit dem Restblut steril zu verschließen und 24 h bei + 4 bis ± 2 °C aufzubewahren.

## 5.2 Praktische Anwendung und Transfusionsrisiken

Die Identitätssicherung am Patientenbett umfasst die korrekte Zuordnung der Blutkonserve zum Patienten. Neben der Prüfung und Dokumentation von Blutgruppe, Konservennummer, Verfallsdatum und Unversehrtheit der Konserve muss zusätzlich unmittelbar vor Transfusion von jedem transfundierenden Arzt der AB0-Identitätstest („Bedside-Test") beim Empfänger vorgenommen werden.

Da Sauerstoff im Blut schwer löslich ist, kommt den Erythrozyten als Träger des Hämoglobins eine entscheidende Rolle beim Transport von an Hämoglobin gebundenem Sauerstoff zu. Bei einem normalgewichtigen Erwachsenen führt die Gabe von einem EK zu einem Hämoglobinanstieg von ca. 1 g/dl bzw. des Hämotokritwertes um ca. 3 %.

> Die Hauptursache für schwere Transfusionsreaktionen sind Verwechslungen. Daher ist die Patientenidentitätssicherung bei jedem Schritt der Transfusionsvorbereitung und Transfusionsdurchführung unerlässlich!

Die Transfusion von allogenen Blutkonserven bringt trotz der modernen Transfusionsmedizin und Blutpräparateherstellung eine Vielzahl von unterschiedlichen potenziell lebensbedrohlichen Risiken, Nebenwirkungen und Komplikationen mit sich (Klein et al. 2007). Hierzu zählen die in der Übersicht genannten Faktoren.

*Risiken bei der Transfusion von allogenen Blutkonserven*
- Lagerungsassoziierte Erythrozytenschäden
- Blutgruppeninkompatibilität
- Unspezifische Immunreaktionen („febrile non-haemolytic transfusion reaction")
- Unspezifische Immunmodulationen („transfusion-related immune modulation")
- Infektionsgefahr von Viren, Bakterien und ggf. Prionen (selten)

Darüber hinaus zeigen seit einigen Jahren zahlreiche, meist retrospektive Studien (Bernard et al. 2009; Glance et al. 2011; Murphy et al. 2007; Rao et al. 2004; Althoff et al. 2019) in nahezu allen klinischen Bereichen einen assoziativen Zusammenhang zwischen der Transfusion bereits von nur 1 oder 2 Blutkonserven und einer erhöhten Komplikationsrate, insbesondere

- eine erhöhte Infektionsrate (z. B. Pneumonie, Sepsis),
- eine erhöhte myokardiale und zerebrale Infarktrate,
- längere Intensiv- und Krankenhausaufenthaltsdauer sowie
- eine erhöhte perioperative Letalität.

Ursache und Wirkung sind hierbei nur schwer von einander zu trennen. Auf den ersten Blick könnte die „Transfusionspflichtigkeit" ein einfacher Marker für einen allgemein schlechteren Gesundheitszustand und damit einhergehend für eine höhere Morbidität und Letalität darstellen. In nahezu allen verfügbaren Studien gelang es aber trotz der unterschiedlichen Begleitumstände und Risikoprofile der unterschiedlichen Patientenkohorten, die Bluttransfusion als unabhängigen Risikofaktor herauszuarbeiten.

Vor diesem Hintergrund ist ein rationales Vorgehen mit strenger Indikationsstellung und individueller Entscheidung notwendig.

## 5.3 Transfusionstrigger

Am „einfachsten" wäre es im klinischen Alltag, den Transfusionstrigger nach dem typischen „Gießkannenprinzip" für alle Patienten gleich bei einem Hämatokrit von z. B. 30 % anzusetzen. Nicht nur vor dem Hintergrund der oben genannten potenziellen Risiken einer einzelnen Blutkonserve, sondern auch aufgrund zunehmend knapper Blutbankressourcen bei kontinuierlich ansteigendem individuellem Transfusionsbedarf aufgrund des zunehmenden Patientenalters, der Begleiterkrankungen und der komplexeren operativen Eingriffe verbietet sich solch ein liberaler pauschaler Transfusionsansatz.

Vielmehr limitieren bei dem einzelnen Individuum vorbestehende Begleiterkrankungen (z. B. kardiale, vaskuläre, pulmonale Erkrankungen) die individuelle Kompensationsfähigkeit bei akuter Anämie. Verschiedene Patienten haben in Abhängigkeit von ihren Begleiterkrankungen/Risikofaktoren einen individuell unterschiedlich niedrigen kritischen Schwellenwert des Sauerstoffangebotes, bei dem ein Ungleichgewicht zwischen Sauerstoffverbrauch und Sauerstoffangebot und damit eine anaerobe Stoffwechsellage eintritt.

### 5.3.1 Patienten mit gesunder Herz-Kreislauf-Funktion

Patienten mit einer unauffälligen Herz-Kreislauf-Funktion tolerieren einen normovolämischen Abfall der Hämoglobinkonzentration auf bis zu ca. (5–)6 g/dl ohne klinische Hinweise auf eine kritische Verminderung der globalen Sauerstoffversorgung (Lieberman et al. 2000). Bei Absinken der Hämoglobinkonzentration unter 6 g/dl können jedoch auch bei jungen, gesunden Personen EKG-Veränderungen auftreten, kognitive Funktionen und Gedächtnisleistungen beeinträchtigt sein sowie subjektiv Erschöpfung und Müdigkeit empfunden werden. Die Gabe von 100 % Sauerstoff wird daher als Sofortmaßnahme bei akuter Anämie empfohlen.

Eine Hämoglobinkonzentration von < 5 g/dl muss in der Regel als kritischer Grenzwert und Indikation zur Transfusion von mindestens 1 EK angenommen werden.

### 5.3.2 Patienten mit kardiovaskulären Erkrankungen

Patienten mit kardiovaskulären Erkrankungen, besonders solche mit bekannter koronarer Herzkrankheit, Herzinsuffizienz oder zerebrovaskulärer Erkrankung, stellen eine Hochrisikogruppe dar. Solche Patienten können aufgrund der vorliegenden Gefäßsklerose ihren regionalen Blutfluss (z. B. koronarer Blutfluss bei KHK) bei reduziertem Sauerstoffgehalt im Rahmen eines hämorrhagischen Schocks nur unzuverlässig steigern. Liegen keine der in Tab. 3 genannten **physiologischen Transfusionstrigger** vor, dann werden Hämoglobinwerte von 7–8 g/dl bei stabilen kardiovaskulären Risikopatienten sehr gut toleriert (Carson et al. 2011). Die Frankfurter Konsensus Conference zum Patient-Blood-Management definierte als Transfusionstrigger einen Hb von < 7,5 g/dl für herzchirurgische Patienten und für kritisch Kranke, aber von < 7 g/dl für stabile Patienten (Mueller et al. 2019).

**Tab. 3** Physiologische Transfusionstrigger. (Adaptiert nach den Querschnittsleitlinien der Bundesärztekammer zur Therapie mit Blutkomponenten und Plasmaderivaten; Bundesärztekammer 2020)

| Transfusionstrigger | Symptome |
|---|---|
| Kardiopulmonale Symptome | Tachykardie |
| | Hypotension |
| | Blutdruckabfall unklarer Genese |
| | Dyspnoe |
| Ischämietypische EKG-Veränderungen | Neu auftretende ST-Senkungen oder ST-Hebungen |
| | Neu auftretende Rhythmusstörungen |
| Echokardiogramm | Neu auftretende regionale Kontraktionsstörungen |
| Globale Indizes einer unzureichenden Sauerstoffversorgung | Anstieg der globalen $O_2$-Extraktion > 50 % |
| | Abfall der $O_2$-Aufnahme > 10 % vom Ausgangswert |
| | Abfall der gemischtvenösen $O_2$-Sättigung < 50 % |
| | Abfall des gemischtvenösen $pO_2$ < 32 mmHg |
| | Abfall der zentralvenösen $O_2$-Sättigung < 60 % |
| | Laktazidose (Laktat > 2 mmol/l + Azidose) |

## 6 Management der Massivtransfusion im hämorrhagischen Schock

Nachdem in Abschn. 5.3 die allgemeinen Aspekte zur Bluttransfusion erörtert wurden, soll im Folgenden nun auf die spezielle Situation der Massivtransfusion bei Patienten im hämorrhagischen Schock eingegangen werden.

Da die massive Blutung mit einem hämorrhagischen Schock und einer Koagulopathie ein lebensbedrohliches Krankheitsbild darstellt, wird seit 2010 mit der Helsinki-Deklaration zur Patientensicherheit der Europäischen Gesellschaft für Anästhesiologie (ESA, European Society of Anaesthesiology) die Einführung eines klinikspezifischen Protokolls zur Behandlung einer Massivblutung gefordert (Mellin-Olsen et al. 2010; Weber et al. 2013). Im Folgenden werden wichtige Bestandteile der Vorgehensweise bei einer Massivblutung am Beispiel des Universitätsklinikums Frankfurt vorgestellt (Weber et al. 2013).

### 6.1 Definition der Massivtransfusion

Die Massivtransfusion ist definiert als der Ersatz von mindestens einem Äquivalent des normalen Blutvolumens (75 ml/kg KG) des betroffenen Patienten [**> 10 Erythrozyten-Konzentrate (EK)] innerhalb von 24 h** bezogen auf einen Erwachsenen mit normalem Körpergewicht. Weil diese Definition nur retrospektiv verwendbar ist, wird empfohlen, von der Entwicklung einer Massivtransfusion dann auszugehen, wenn die Transfusion von **> 5 EK pro Stunde** notwendig ist und von einem **weiteren Blutverlust** ausgegangen werden muss. Das Erreichen der Blutstillung sowie eine ausreichende Gewebeoxygenierung sind dabei die übergeordneten therapeutischen Ziele.

### 6.2 Allgemeine organisatorische Maßnahmen

Während der Akutphase einer Massivblutung gilt es, mehrere Aufgaben gleichzeitig oder unmittelbar nacheinander abzuarbeiten. Das Vorliegen einer Verfahrensanweisung oder eines Massivtransfusionsprotokolls für Klinik, Labor und Blutbank wird empfohlen (Mellin-Olsen et al. 2010; Weber et al. 2013; Rossaint et al. 2023).

*Beispiel einer Verfahrensanweisung/eines Massivtransfusionsprotokolls für Klinik, Labor und Blutbank des Universitätsklinikums Frankfurt*

- **Erstellung eines Protokolls zur schnellen Bereitstellung von Blutprodukten**
  - Schnelle Einsendung der Blutproben ins immunhämatologische Labor sicherstellen (Blutgruppenbestimmung, Antikörpersuchtest).
  - Etablierung eines Schemas zur blutgruppenungleichen, aber -kompatiblen Transfusion (ggf. zentrale Vorhaltung eines festen Sets für Massivtransfusion [z. B. 10 EK, 6 GFP (gefrorenes Frischplasma), 3 TK (Thrombozytenkonzentrate)]).

- Optimalerweise ausschließlich gekreuzte Erythrozytenkonzentrate transfundieren, schnelle Proben- und Patientenidentifikation (z. B. 2 namensgleiche Verletzte aus demselben Unfallfahrzeug), schnellstmögliche Umstellen auf AB0- und Rh-gleiche bzw. -kompatible Blutkomponenten.
- **Venöse Zugänge**
  - Etablierung mehrerer großlumiger periphervenöser Zugänge.
  - Anlage von zentralen Venenkathetern (mehrlumig, ermöglichen Applikation von Katecholaminen über eigenes Lumen), Schleuse oder Shaldon-Katheter.
- **Monitoring**
  - Laboranalysen (Blutgruppe, Antikörpersuchtest und Kreuzprobe, Hämoglobin, Hämatokrit, Leukozyten, Elektrolyte, konventionelle Gerinnungsanalyse (aPTT, INR, Quick, Thrombozytenzahl, Fibrinogen), Laktat.
  - Arterielle Kanülierung (arterielle Blutgasanalyse, invasive Blutdruckmessung).
  - Zentraler Venenkatheter (venöse Sauerstoffsättigung).
  - Temperatur [bestenfalls Körperkerntemperatur (Blase bzw. rektal)].
  - Blasendauerkatheter.
  - Echokardiografie (transthorakal, transösophageal) zur Überprüfung der Indikation für Inotropika und zur Abschätzung des Volumenstatus.
- **Vorhaltung und äußerst frühzeitige Verwendung von**
  - Infusionswärmegeräten (Hotline, Level one).
  - Wärmedecken.
  - Verfahren zur autologen Hämotherapie (Maschinelle Autotransfusion).
- **Dokumentation**
  - Namen und Funktion der beteiligten Ärzte und Pflegekräfte.
  - Datum und Uhrzeit des Beginns der Massivtransfusion.
  - Vitale Indikation der Massivtransfusion.
  - Trigger für EK-Transfusion beschreiben, ebenso für TK und GFP bzw. Gerinnungsfaktorenkonzentrate.

## 6.3 Ziele bei der Massivtransfusion

Beim Management des Blutungsnotfalls und der Massivtransfusion sind die folgenden 4 Ziele als gleichwertig anzusehen und müssen daher parallel verfolgt werden.

### 6.3.1 Aufrechterhaltung der Normovolämie

Die Toleranzgrenze hinsichtlich einer Anämie ist höher als diejenige hinsichtlich eines abnehmenden zirkulierenden Blutvolumens. Vor diesem Hintergrund haben die Blutstillung und der Volumenersatz oberste Priorität.

- Primäres Ziel ist die Blutstillung. Diese kann abhängig von Blutungsursache und patientenspezifischen Faktoren interventionell (z. B. Coiling), chirurgisch (ggf. Packing), pharmakologisch (z. B. PPSB bei Phenprocoumon-induzierter Blutung) oder durch Kombination dieser Methoden erfolgen.
- Regelmäßige Reevaluation der Blutungsdynamik in enger interdisziplinärer Zusammenarbeit (**Cave:** okkulte Blutungen nach stumpfen Traumata).
- Permissive Hypotension nach Ausschluss von schwerem Schädel-Hirn-Trauma oder instabiler KHK (systolischer Blutdruck 70–80 mmHg, mittlerer arterieller Druck 50 mmHg).
- Regelmäßige Überprüfung von Urin (Volumen, Konzentration, ggf. Hämaturie).
- Primär Verwendung von kristalloiden Infusionslösungen (restriktive Verwendung von Kolloiden).
- EK und GFP gewärmt und über eigenen Schenkel transfundieren (GFP ab dem 6. EK im Verhältnis GFP:EK wie 1:1–2).
- Rechtzeitig an die Transfusion von TK denken [< 100.000/µl oder Verdacht auf (erworbene) Thrombozytenaggregationsstörung].

### 6.3.2 Bereitstellung von Sauerstoffträgern

Aufgrund der günstigen Effekte höherer Hämatokritwerte auf die primäre Hämostase ist es bei Patienten im hämorrhagischen Schock in der Akutphase sinnvoll, einen Hb-Trigger von 7–9 g/dl und damit Ziel-Hämoglobinwerte im Bereich von 9–10 g/dl anzustreben. Die Gabe von EK bei Hämoglobinwerten > 10 g/dl ist nicht indiziert.

Sobald die Blutungssituation jedoch stabil ist, sind die in Abschn. 5.3 beschriebenen physiologischen Transfusionstrigger in Abhängigkeit des individuellen Risikoprofils wieder zu beachten, d. h. ein Zielhämoglobinwert von 7–9 g/dl ist bei stabilen Patienten in aller Regel ausreichend.

### 6.3.3 Korrektur physiologischer Rahmenbedingungen

Eine intakte Gerinnung ist an enge Rahmenbedingungen bezüglich Körpertemperatur, Hämatokrit, Säure-Basen-Haushalt und Plasmakalziumspiegel geknüpft (Lier et al. 2008).

Bei massivtransfundierten Patienten kann eine gestörte Thermoregulation durch die Narkose, die Exposition in einer kühlen Umgebungstemperatur und die Infusion nicht vorgewärmter Infusionslösungen und Blutprodukte begünstigt werden. Maßnahmen zur Vermeidung der Auskühlung und Erzielung der **Normothermie** müssen frühzeitig ergriffen werden (z. B. die Infusion vorgewärmter Lösungen, Anwendung von Infusionswärmegeräten).

**Tab. 4** Rahmenbedingungen für die Aufrechterhaltung der Hämostase

| Parameter | Angestrebter Wert |
|---|---|
| Körperkerntemperatur | > 35 °C |
| pH-Wert | 7,35–7,45 |
| Ionisiertes Kalzium | > 1–1,2 mmol/l |
| Hämatokrit | ca. 25–30 % |

Die schockbedingte Laktatazidose kann durch die Transfusion von gelagerten EK und citrathaltigen Blutprodukten aggraviert werden. Es muss ein **pH-Wert ≥ 7,2** angestrebt werden (regelmäßige Überprüfung der Indikation für Natriumbikarbonat bzw. Hyperventilation), um eine azidosebedingte Beeinträchtigung der Hämostase und Thrombozytenfunktion als auch eine Minderaktivität aller Gerinnungsfaktoren zu vermeiden.

Im Rahmen der Massivtransfusion führt die zügige Transfusion von EK bzw. GFP durch die Zufuhr von Citrat und die Bindung mit Kalzium zu einer Hypokalzämie. Erniedrigte Plasmaspiegel des ionisierten Kalziums haben eine Beeinträchtigung der Hämostase zur Folge, sodass ein ionisiertes **Kalzium > 1–1,2 mmol/l** angestrebt werden sollte. Ebenso führt ein erhöhtes Laktat zu einer linearen Abnahme des ionisierten Kalziums.

Die in Tab. 4 dargestellten Rahmenbedingungen müssen zur Aufrechterhaltung der Hämostase berücksichtigt werden.

### 6.3.4 Diagnostik und Therapie einer Koagulopathie

Im hämorrhagischen Schock entwickeln sich häufig komplexe, in der Regel multifaktoriell bedingte Störungen der Blutgerinnung. Klinisch manifestiert sich die Gerinnungsstörung als diffuse Blutung, Petechien, Hämaturie sowie Blutungen aus Punktionsstellen.

Lagen vor dem Schock noch keine Störungen der Blutgerinnung vor, so kommen im Rahmen der Schocktherapie als wichtigste Ursachen der vermehrten Blutungsneigung folgende Faktoren in Frage:

- Verlust und Verdünnung von Gerinnungsfaktoren,
- Funktionsstörung von Gerinnungsfaktoren und Thrombozyten durch suboptimale Rahmenbedingungen,
- disseminierte intravasale Gerinnung mit Verbrauchskoagulopathie,
- hämolytische Transfusionsreaktion.

> Eine Koagulopathie hat sich als unabhängiger Prädiktor für die Sterblichkeit nach einem hämorrhagischen Schock erwiesen. Deshalb wird die Erhaltung einer stabilen Gerinnungssituation als eine wichtige Voraussetzung angesehen, um die schockassoziierte Morbidität und Letalität zu reduzieren (Lier et al. 2011; Schöchl et al. 2010).

Blutstillung und aggressive Korrektur der hämostaseologischen physiologischen Rahmenbedingungen (Tab. 4) sind Grundvoraussetzungen für eine effiziente Hämotherapie. Die konventionelle Gerinnungsanalytik sollte um bettseitig verfügbare Verfahren zur Gerinnungsdiagnostik [Point-of-Care (POC)-Verfahren] erweitert werden (Meybohm et al. 2013; Weber et al. 2013; Sahli et al. 2020). Die sich im 2. Schritt anschließende Hämotherapie sollte algorithmusbasiert erfolgen.

#### Diagnostik der Koagulopathie

Zwischen Laborparametern und dem tatsächlichen Ausmaß der Koagulopathie besteht nur eine mäßige Korrelation. Die Klinik ist absolut (mit)entscheidend!

- Bei folgenden Ergebnissen der Standard-Gerinnungsanalytik ist mit einer beginnenden Koagulopathie zu rechnen:
  - aPTT 1,5-fach verlängert.
  - INR > 1,5
  - Thrombozyten < 75.000/μl
  - Fibrinogen < 1,5 g/l (bei großer Wundfläche < 2g/l).
- Bei folgenden Ergebnissen viskoelastischer Verfahren ist mit einer Koagulopathie zu rechnen:
  - Verlängerte „Clotting-Zeit" (im ROTEM $CT_{EXTEM}$ > 80 s, $CT_{INTEM}$ > 240 s)
  - Eingeschränkte Clot-Stabilität (im ROTEM $MCF_{EXTEM/INTEM}$ < 50 mm) bzw. (A10 < 40 mm, $MCF_{FIBTEM}$ < 8–10 mm)
  - (Hyper)-Fibrinolyse (im ROTEM $CLI_{EXTEM}$ < 85 %).
- Bei folgenden Ergebnissen aggregometrischer Verfahren ist mit einer Koagulopathie zu rechnen:
  - Eingeschränkte Thrombozytenaggregation (im Multiplate ASPItest und/oder ADPtest < 40 U)

#### Therapie der Koagulopathie

Gefrorene Frischplasmen (GFP) enthalten prinzipiell alle pro- und antikoagulatorischen Faktoren im physiologischen Gleichgewicht. Insofern erscheint die primäre Gabe von GFP zunächst intuitiv folgerichtig. Nach Aufbereitung von GFP beträgt die Konzentration der Gerinnungsfaktoren aber nur noch zwischen 70 und 100 %. Mit dem Auftauen der gefrorenen Plasmen nimmt die Konzentration der Gerinnungsfaktoren sogar weiter ab. Zudem ist die Fibrinogenkonzentration zu niedrig.

Vor diesem Hintergrund ist eine primär GFP-basierte Therapie der Koagulopathie als völlig unzureichend anzusehen. Vielmehr erfordert die Komplexität der zugrunde liegenden Koagulopathien ein zielgerichtetes sowie standardisiertes Vorgehen (Fries et al. 2009; Meybohm et al. 2013; Murad et al. 2010; Schöchl et al. 2010).

Hierbei kann im Alltag eine Bleeding-Card die Umsetzung der Diagnostik und Therapie unterstützen (Beispiel Universitätsklinikum Würzburg Abb. 4).

# 93 Hämorrhagischer Schock

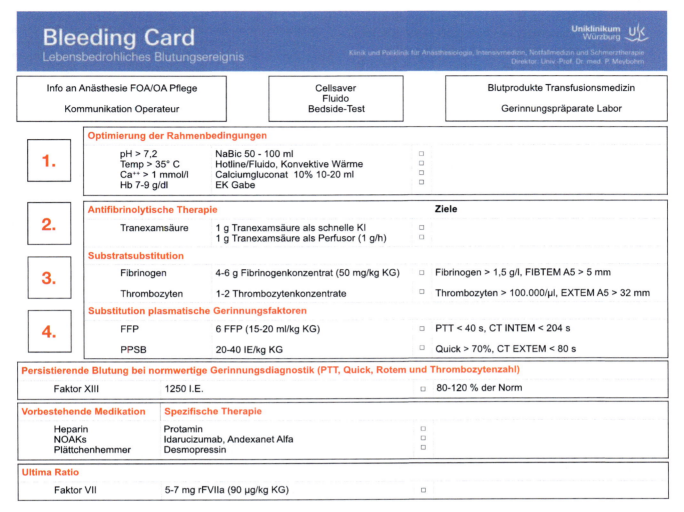

**Abb. 4** Bleeding Card für das Management einer akuten Blutung. (Beispiel Uniklinikum Würzburg, ©Dr. A. Nassen/Prof. P. Meybohm)

### Therapeutisches Management bei Koagulopathie

- Blutstillung (interventionell, chirurgisch, pharmakologisch).
- Physiologische Rahmenbedingungen regelmäßig überprüfen und ggf. aggressiv korrigieren (Tab. 4).
- Frühzeitig (präklinische) Gabe eines Antihyperfibrinolytikums (z. B.: Tranexamsäure; 1 g als schnelle Kurzinfusion, 1 g als Perfusor (1 g/h))
- Medikamentenanamnese berücksichtigen – Was ist bei welcher Vormedikation indiziert?
  - Aspirin: 0,3–0,4 µg/kg KG Minirin, ggf. TK-Transfusion,
  - duale Plättchenhemmung (Aspirin/Clopidogrel): 0,3–0,4 µg/kg KG Minirin, ggf. TK-Transfusion
  - neue orale Antikoagulanzien: bei Dabigatran 20–40 IE/kg KG PPSB oder 5 g Idarucizumab; bei Rivaroxaban, Apixaban, Edoxaban 20–40 IE/kg KG PPSB oder Andexanet Alfa i.v. Bolus 400–800 mg über 30 min (ca. 30 mg/min), gefolgt von einer Dauerinfusion von 480–960 mg über 120 min (8 mg/min) (Arzneimittelkommission der Dtsch Ärzteschaft 2019)
  - Marcumar: 30 IE/kg KG Prothrombinkomplexkonzentrate (PPSB)
  - Heparin: Protamin
- Frühzeitig potenzielle Hyperfibrinolyse therapieren (1–2 g Tranexamsäure).
- GFP-Transfusion ab dem 6. EK.
- Ratio GFP:EK 1:1,5–2, im hämorrhagischen Schock 1:1.
- Potenzielles Fibrinogendefizit therapieren (25–75 mg/kg KG Fibrinogenkonzentrat).
- Potenzielles Defizit F XIII substituieren (1250 IE).
- Potenzielles extrinsisches Faktorendefizit therapieren (20–40 IE/kg KG PPSB, ggf. GFP-Transfusion); kein Antithrombin III parallel zu PPSB
- TK-Transfusion (Thrombozytenzahl > 50.000–100.000/µl anstreben).

- **Cave:** Hereditäre (z. B. von Willebrand-Syndrom) oder erworbene Thrombozytopathien (z. B. ASS) werden in der Standardgerinnungsanalytik nicht abgebildet!
- Ultima Ratio: Gabe von aktiviertem Faktor VII (rVIIa, 90 µg/kg KG).

## Literatur

Althoff FC, Neb H, Herrmann E, Trentino KM, Vernich L, Füllenbach C, Freedman J, Waters JH, Farmer S, Leahy M, Zacharowski K, Meybohm P, Choorapoikayil S (2019) Multimodal patient blood management program based on a three-pillar strategy: a systematic review and meta-analysis. Ann Surg 269(5):794–804. https://doi.org/10.1097/SLA.0000000000003095

American College of Surgeons (ACS) Committee on Trauma (1993) Advanced trauma life support instructor's manual, 1993 Aufl. ACS, Chicago

Arzneimittelkommission der deutschen Ärzteschaft – AkdÄ (2019) Leitfaden der Arzneimittelkommission der deutschen Ärzteschaft (AkdÄ): Empfehlungen zum Einsatz der direkten oralen Antikoagulanzien Dabigatran, Apixaban, Edoxaban und Rivaroxaban, 3., Überarb. Aufl., November 2019. AkdÄ

Bernard AC, Davenport DL, Chang PK et al (2009) Intraoperative transfusion of 1 U to 2 U packed red blood cells is associated with increased 30-day mortality, surgical-site infection, pneumonia, and sepsis in general surgery patients. J Am Coll Surg 208:931–937

Bundesärztekammer (BÄK) (2020) Cross-sectional Guidelines for Therapy with Blood Components and Plasma Derivatives/Querschnitts-Leitlinien zur Therapie mit Blutkomponenten und Plasmaderivaten. Gesamtnovelle 2020. Vorstand der Bundesärztekammer auf Empfehlung des Wissenschaftlichen Beirats. http://www.bundesaerztekammer.de

Carson JL, Terrin ML, Noveck H et al (2011) Liberal or restrictive transfusion in high-risk patients after hip surgery. N Engl J Med 365:2453–2462

Debaty G, Babaz V, Durand M, Gaide-Chevronnay L, Fournel E, Blacher M, Bouvaist H, Chavanon O, Maignan M, Bouzat P, Albaladejo P, Labarere J (2017) Prognostic factors for extracorporeal cardiopulmonary resuscitation recipients following out-of-hospital refractory cardiac arrest. A systematic review and meta-analysis. Resuscitation 112:1–10. https://doi.org/10.1016/j.resuscitation.2016.12.011

Ertmer C, Kampmeier T, Rehberg S et al (2011) Fluid resuscitation in multiple trauma patients. Curr Opin Anaesthesiol 24:202–208

Fries D, Innerhofer P, Schobersberger W (2009) Time for changing coagulation management in trauma-related massive bleeding. Curr Opin Anaesthesiol 22:267–274

Glance LG, Dick AW, Mukamel DB et al (2011) Association between intraoperative blood transfusion and mortality and morbidity in patients undergoing noncardiac surgery. Anesthesiology 114:283–292

Gupta B, Garg N, Ramachandran R (2017) Vasopressors: do they have any role in hemorrhagic shock? J Anaesthesiol Clin Pharmacol 33:3–8. https://doi.org/10.4103/0970-9185.202185

Jozwiak M, Monnet X, Teboul J-L (2018) Prediction of fluid responsiveness in ventilated patients. Ann Trans Maed 18:352–363. https://doi.org/10.2137/atm.2018.05.03

Klein HG, Spahn DR, Carson JL (2007) Red blood cell transfusion in clinical practice. Lancet 370:415–426

Kluge S, de Heer G, Jarczak D, Nierhaus A, Fuhrmann V (2018) Lactic acidosis – update 2018. Dtsch Med Wochenschr 143(15):1082–1085. https://doi.org/10.1055/a-0585-7986

Lambeck J, Hieber M, Dreßing A, Niesen W-D (2019) Zentrale pontine myelinolyse und osmotische Demyelinisierunbgssyndrome. Dtsch Ärztebl 116:600–606. https://doi.org/10.3238/aerztebl.2019.09600

Lieberman JA, Weiskopf RB, Kelley SD et al (2000) Critical oxygen delivery in conscious humans is less than 7.3 ml $O_2 \times kg(-1) \times min(-1)$. Anesthesiology 92:407–413

Lier H, Krep H, Schroeder S et al (2008) Preconditions of hemostasis in trauma: a review. The influence of acidosis, hypocalcemia, anemia, and hypothermia on functional hemostasis in trauma. J Trauma 65:951–960

Lier H, Bottiger BW, Hinkelbein J et al (2011) Coagulation management in multiple trauma: a systematic review. Intensive Care Med 37:572–582

McGhan LJ, Jaroszewski DE (2012) The role of toll-like receptor-4 in the development of multi-organ failure following traumatic haemorrhagic shock and resuscitation. Injury 43:129–136

Mellin-Olsen J, Staender S, Whitaker DK et al (2010) The Helsinki Declaration on Patient Safety in Anaesthesiology. Eur J Anaesthesiol 27:592–597

Meybohm P, Zacharowski K, Weber CF (2013) Point-of-care coagulation management in intensive care medicine. Crit Care 17:218

Monnet X, Teboul J-L (2020) Prediction of fluid responsiveness in spontaneously breathing patients. Ann Trans Med 12:790–800. https://doi.org/10.21037/atm-2020-hdm-18

Mueller MM, Van Remoortel H, Meybohm P, Aranko K, Aubron C, Burger R, Carson JL, Cichutek K, De Buck E, Devine D, Fergusson D, Follea G, French C, Frey KP, Gammon R, Levy JH, Murphy MF, Ozier Y, Pavenski K, So-Ossman C, Seifried E, ICC PBM Frankfurt 2018 Group (2019) Patient blood management_Recommendations from the 2018 Frankfurt Consensus Conference. JAMA 32(10):983–997. https://doi.org/10.1001/jama.2019.0554

Murad MH, Stubbs JR, Gandhi MJ et al (2010) The effect of plasma transfusion on morbidity and mortality: a systematic review and meta-analysis. Transfusion 50:1370–1383

Murphy GJ, Reeves BC, Rogers CA et al (2007) Increased mortality, postoperative morbidity, and cost after red blood cell transfusion in patients having cardiac surgery. Circulation 116:2544–2552

Napoli AM, Seigel TA (2011) The role of lactate clearance in the resuscitation bundle. Crit Care 15:199

Netherton S, Milenkovic V, Taylor M, Davis PJ (2019) Diagnostic accuracy of eFAST in the trauma patient: a systematic review and meta-analysis. Can J Emerg Med CJEM 21(6):727–738. https://doi.org/10.1017/cem.2019.381

Orso D, Paoli I, Piani T, Cilenti FL, Cristiani L, Guglielmo N (2020) Accuracy of ultrasonographic measurements of inferior vena cava to determine fluid responsiveness: a systematic review and meta-analysis. J Intensive Care Med 35(4):354–363. https://doi.org/10.1177/0885066617752308

Pantalone D, Bergamini C, Martellucci J, Alemanno G, Bruscino A, Maltinti G, Sheiterle M, Viligiardi R, Panconesi R, Guagni T, Prosperi P (2021) The role of DAMPS in Burns and hemorrhagic shock immune response: pathophysiology and clinical issues. Review. Int J Mol Sci 22(13):7020. https://doi.org/10.3390/ijms22137020

Rao SV, Jollis JG, Harrington RA et al (2004) Relationship of blood transfusion and clinical outcomes in patients with acute coronary syndromes. JAMA 292:1555–1562

Rossaint R, Afshari A, Bouillon B, Cerny V, Cimpoesu D, Curry N, Duranteau J, Filipescu D, Grottke O, Grønlykke L, Harrois A, Hunt BJ, Kaserer A, Komadina R, Madsen MH, Maegele M, Mora L, Riddez L, Romero CS, Samama C-M, Vincent J-C, Wiberg S, Spahn DR (2023) The European guideline on management of major bleeding and coagulopathy following trauma: sixth edition. Crit Care 27(1):80. https://doi.org/10.1186/s13054-023-04327-7

Rote-Hand-Brief „Anwendungsbeschränkung für HES". http://www.akdae.de/Arzneimittelsicherheit/RHB/Archiv/2013/20131118.pdf. Zugegriffen am 12.11.2013

Ryoo SM, Lee JB, Lee Y-S, Lee JH, Lim KS, Huh JW, Hong SB, Lim CM, Koh Y, Kim WY (2018) Lactate level versus lactate clearance for predicting mortality in patients with septic shock defined by sepsis-3. Crit Care Med 46(6):e489–e495. https://doi.org/10.1097/CCM.0000000000003030

Sahli SD, Rössler J, Tscholl DW, Studt J-D, Spahn DR, Kaserer A (2020) Point-of-Care Diagnostics in coagulation management. Sensors 2020:4254. https://doi.org/10.3390/s20154254

Schöchl H, Nienaber U, Hofer G et al (2010) Goal-directed coagulation management of major trauma patients using thromboelastometry (ROTEM)-guided administration of fibrinogen concentrate and prothrombin complex concentrate. Crit Care 14:R55

Stengel D, Leisterer J, Ferrada P, Ekkernkampo A, Mutze S, Hoenning A (2018) Point-of-care ultrasonography for diagnosing thoracoabdominal injuries in patients with blunt trauma. Cochrane Database Syst Rev 12(12):CDO12669. https://doi.org/10.1002/14651858.CD012669.pub2

Weber CF, Meybohm P, Müller M et al (2013) Deklaration von Helsinki zur Patientensicherheit in der Anästhesiologie. Teil 5: Management des Blutungsnotfalls und der Massivtransfusion. Anasthesiol Intensivmed Notfallmed Schmerzther 48:314–317

# Schwangere in der Intensivmedizin

Michael K. Bohlmann

## Inhalt

1 Einleitung .................................................................................................. 1605
2 Ethische Aspekte ....................................................................................... 1606
3 Diagnostik in der Schwangerschaft .......................................................... 1606
3.1 Bestimmung des Gestationsalters .............................................................. 1606
3.2 Kardiotokogramm (CTG) .......................................................................... 1606
3.3 Untersuchungsintervalle ............................................................................ 1606
4 Frühgeburtlichkeit ..................................................................................... 1607
4.1 Lebensfähigkeit des Kindes ....................................................................... 1607
4.2 Induktion der fetalen Lungenreife ............................................................. 1607
5 Schwangerschaftsspezifische Besonderheiten .......................................... 1607
5.1 Thromboembolisches Risiko ..................................................................... 1607
5.2 Beatmungsaspekte ..................................................................................... 1608
5.3 Harnwegsinfektionen ................................................................................. 1608
5.4 Bildgebung in der Schwangerschaft .......................................................... 1608
6 Spezielle peri- und postpartale Krankheitsbilder mit häufig intensivpflichtiger mütterlicher Kompromittierung ............................................................ 1609
6.1 Fruchtwasserembolie ................................................................................. 1609
6.2 Uterusatonie und postpartale Hämorrhagie ............................................... 1609
6.3 Puerpuralsepsis .......................................................................................... 1610
6.4 COVID-19 ................................................................................................. 1610
7 Medikamente ............................................................................................. 1611
7.1 Antibiotika ................................................................................................. 1611
7.2 Virustatika ................................................................................................. 1612
7.3 Antimykotika ............................................................................................. 1612
7.4 Analgetika ................................................................................................. 1612
7.5 Antikoagulation – spezielle Aspekte bei Schwangeren ............................. 1612
7.6 Abstillen .................................................................................................... 1618

Literatur ............................................................................................................. 1618

## 1 Einleitung

In Industrieländern machen Schwangere weniger als 2 % der intensivpflichtigen Patienten aus, während diese Rate in Entwicklungsländern mehr als 10 % beträgt (Gatt 2003; Hazelgrove et al. 2001).

Insgesamt findet sich eine höhere Inzidenz der Intensivpflichtigkeit bei Frauen in der Postpartalperiode als in der Schwangerschaft selbst (Vasquez et al. 2007), was durch geburtshilfliche Komplikationen, wie ausgeprägten Blutverlust, hypertensive Krisen oder postpartale Sepsis, zu erklären ist. Aufgrund der dann möglichen „getrennten" Behandlung von Mutter und Kind, der guten neonatologischen Versorgungsoptionen sowie der Verwendung von Trink- und Sondennahrung für das Neugeborene ist hierbei das Risikoprofil differenziert zu betrachten.

## 2 Ethische Aspekte

Die Behandlung von Schwangeren auf einer Intensivstation sollte naturgemäß in einem Zentrum mit entsprechender Expertise und Ausstattung, z. B. einem Perinatalzentrum mit neonatologischer Versorgungsmöglichkeit, erfolgen (DGGG 2021b). Insgesamt hat sich eine kompetente interdisziplinäre Betreuung durch Intensivmediziner, Geburtshelfer, Neonatologen, Experten weiterer beteiligter Fachdisziplinen sowie ggf. Psychologen im Alltag bewährt. Der Entscheidungsautonomie der – aufgeklärten – Schwangeren muss dabei Rechnung getragen werden. Bei nicht entscheidungsfähiger Patientin sollten die Vorstellungen der Angehörigen in das medizinische Vorgehen einfließen, ggf. kann darüber hinaus ein lokales Ethik-Komitee hilfreiche Stellungnahmen abgeben.

Die Entscheidung zum Abbruch oder zur Vorenthaltung medizinischer Maßnahmen bei terminaler maternaler Erkrankung sollte ebenfalls im interdisziplinären Konsens getroffen werden (Van Bogaert und Dhai 2008). Dieses Dilemma wird besonders deutlich in der Behandlung hirntoter Schwangerer, bei denen durch intensivmedizinische Maßnahmen die Vitalfunktionen der Mutter einzig zur weiteren Entwicklung des Kindes aufrecht erhalten werden.

## 3 Diagnostik in der Schwangerschaft

### 3.1 Bestimmung des Gestationsalters

Bei unbekanntem Graviditätszustand einer – ggf. komatösen – Patientin im gebärfähigen Alter kann eine Schwangerschaft durch eine einfache Bestimmung des Hormons hCG (humanes Choriongonadotropin) im Serum oder Urin bestätigt oder ausgeschlossen werden. Ein positiver Testbefund sagt dabei nichts über Intaktheit oder Lokalisation (Cave: Extrauteringravidität; EUG) der Schwangerschaft aus. Daher sind ggf. weitere apparative Untersuchungen, wie z. B. eine Transvaginalsonografie in frühen Schwangerschaftswochen bzw. ein Transabdominalschall (ab ca. 14 Schwangerschaftswochen) notwendig.

Durch eine per Ultraschall erfolgende Biometrie des Kindes lassen sich auch das Gestationsalter sowie die Intaktheit der Gravidität (positive Herzaktionen spätestens nach 6 + 3 Schwangerschaftswochen post menstruationem) bestimmen. Serologisch kann eine Intaktheit bei Frühestschwangerschaften durch ansteigende hCG -Werte (Verdopplungszeit etwa 2 Tage bis zur 10. Schwangerschaftswoche) vermutet werden. Dabei ist insbesondere bei unbekannter Schwangerschaftsdauer ein einmaliger Wert weniger aussagefähig als die Ergebnisse einer nach 2 Tagen durchgeführten Verlaufskontrolle. Eine gynäkologische Untersuchung – z. B. mit Spekula auf einem speziellen Untersuchungsstuhl – wird sich an den Möglichkeiten zur Mobilisation der Patientin orientieren müssen.

### 3.2 Kardiotokogramm (CTG)

Die parallele Darstellung der fetalen Herzfrequenz in Kombination mit der Ableitung uteriner Kontraktionen wird als CTG bezeichnet, das ggf. noch durch die Darstellung von Kindsbewegungen ergänzt werden kann (sog. Kinetokardiotokogramm). Die nervale Steuerung der fetalen Herzfrequenz wird dabei durch übergeordnete medulläre Zentren gewährleistet (DGGG 2021b), die mannigfaltigen Einflüssen unterliegen (Tab. 1). Bei der Interpretation des CTG ist daher diesen Einflussfaktoren Rechnung zu tragen.

Indikationen zur erstmaligen CTG-Ableitung sind in frühen Schwangerschaftswochen gegeben

- bei drohender Frühgeburtlichkeit,
- Verdacht auf vorzeitige Wehen sowie
- Herzfrequenzalterationen.

In praxi wird sicher aufgrund der einfachen, ungefährlichen Methode die Indikation zur CTG-Ableitung bei Risikoschwangeren großzügiger gestellt werden, wobei sich aus etwaigen Pathologien naturgemäß auch therapeutische Konsequenzen ergeben sollten. Von daher wird vor Erreichen der kindlichen Lebensfähigkeit (Abschn. 4.1) in der Regel auf die Ableitung der fetalen Herzfrequenz verzichtet und ein alleiniges Tokogramm geschrieben.

### 3.3 Untersuchungsintervalle

Die Häufigkeit der klinischen und sonografischen Untersuchungen sowie der CTG-Ableitungen wird von der jeweiligen Situation der Schwangeren determiniert. Normalerweise sind bis zur 34. Schwangerschaftswoche (SSW) Untersuchungen gemäß den Mutterschaftsrichtlinien (Gemeinsamer Bundesausschuss 2009) in 4-wöchentlichen Abständen empfohlen, während danach das Intervall auf 2 Wochen verkürzt wird. Bei Terminüberschreitung werden 2-tägige Untersuchungen gefordert. Die Intervalle sollten bei entsprechender klinischer Symptomatik verkürzt werden, sodass die oben genannten Empfehlungen sicher nicht bei

**Tab. 1** Einflussfaktoren auf das Kardiotokogramm. (Mod. nach DGGG 2013)

| Maternal | Fetal | Fetoplazentar | Exogen |
|---|---|---|---|
| Körperhaltung | Bewegungen | Gestationsalter | Medikamente |
| Fieber | Hypoxämie | Plazentainsuffizienz | Drogen |
| Körperliche Aktivität | Weckreize | Amnioninfektion | Lärm |
| Kreislaufschock | Verhaltenszustände | Nabelschnurkompression | Nikotinabusus |
| Uteruskontraktionen | | | |

intensivpflichtigen Schwangeren anzuwenden sind. Hier sollte die interdisziplinäre Zusammenarbeit mit Geburtshelfern und ggf. Neonatologen das Vorgehen bestimmen.

## 4 Frühgeburtlichkeit

### 4.1 Lebensfähigkeit des Kindes

> Die absolute Untergrenze der kindlichen Lebensfähigkeit wird i. Allg. nach etwa 23 abgeschlossenen SSW post menstruationem angesiedelt, wobei auch nach knappem Überschreiten dieses Zeitfensters von einer hohen neonatalen Mortalität und Morbidität auszugehen ist (Markestad et al. 2005).

In diesem Zeitraum muss daher der Vorteil für das Kind durch eine Tragzeitverlängerung im Verhältnis zu potenziellen Gefahren für die Mutter besonders kritisch abgewogen werden. Wenn es hingegen zu einem wesentlich früheren Schwangerschaftszeitpunkt absehbar sein dürfte, dass nach menschlichem Ermessen der Zeitraum der Lebensfähigkeit des Kindes aufgrund einer lebensbedrohlichen maternalen Konstellation nicht oder nur sehr schwer erreicht werden dürfte, die Schwangerschaft aber das Leben bzw. die Behandlungsmöglichkeiten der Mutter noch stärker gefährdet oder beeinträchtigt, kann nach interdisziplinärem Konsens und Absprache mit der Patientin bzw. deren Angehörigen ein Schwangerschaftsabbruch aus medizinischer Indikation in Erwägung gezogen werden. Umgekehrt verhält es sich bei höheren Schwangerschaftswochen (insbesondere abgeschlossene > 30. SSW), wo die Risiken der Frühgeburtlichkeit signifikant sinken. Hier wird, sofern aus maternaler Sicht möglich, eine (Schnitt-) Entbindung sicher eher erwogen werden.

### 4.2 Induktion der fetalen Lungenreife

Entscheidende Bedeutung für Frühgeborene hat die Lungenentwicklung. Es ist anerkannt, dass durch die Induktion der fetalen Lungenreife das Risiko eines neonatalen Versterbens, eines Atemnotsyndroms sowie einer intraventrikulären Blutung signifikant gesenkt werden kann (DGGG 2019).

*Lungenreifeinduktion*
Gemäß der aktuellen interdisziplinären S2k Leitlinie zur Prävention und Therapie der Frühgeburt wird daher bei drohender Frühgeburtlichkeit zwischen der abgeschlossenen 24. und 34. SSW die 2-malige Gabe von plazentagängigen Kortikosteroiden (Betamethason 12 mg intramuskulär) im Abstand von 24 h gefordert (Prävention und Therapie der Frühgeburt (awmf.org)). Diese Maßnahme dürfte aus geburtshilflicher Sicht aufgrund des guten fetalen Sicherheitsprofils bei intensivpflichtigen Schwangeren großzügig Anwendung finden, sofern keine maternalen Gründe dem entgegenstehen. Auch eine i.v. Gabe ist möglich.

## 5 Schwangerschaftsspezifische Besonderheiten

### 5.1 Thromboembolisches Risiko

Schwangerschaft und Wochenbett gelten als der risikoreichste Zeitraum für das Auftreten thromboembolischer Erkrankungen im Leben einer Frau (Bohlmann et al. 2009). Als ursächlich werden neben veränderten endokrinen Faktoren auch direkte Kompressionseffekte des graviden Uterus auf die Beckengefäße angenommen, das Risiko für Thromboembolien ist dabei in allen Schwangerschaftstrimestern gleich hoch (DGGG 2010) Dieses Risiko wird durch weitere Faktoren, wie z. B. einer dauerhaften Immobilisierung weiter erhöht, sodass dieser Tatsache im therapeutischen Management Rechnung getragen werden muss.

> Sofern keine medizinische Gründe dagegen sprechen, sollte daher bei allen immobilisierten Schwangeren eine konsequente Antikoagulation durchgeführt werden (Abschn. 7.5).

In der Regel kommen dabei aufgrund der fehlenden Plazentagängigkeit Heparine zur Anwendung, während Vitamin-K-Antagonisten in der Schwangerschaft wegen ihres teratogenen Potenzials sowie des Risikos fetaler Hirnblutungen nur äußert zurückhaltend eingesetzt werden sollten. In praxi hat sich in der Schwangerschaft die Anwendung niedermolekularer Heparine aufgrund des im Vergleich zu unfraktioniertem Heparin besseren Sicherheitsprofils bewährt

(Bohlmann et al. 2009). Die Prophylaxe sollte risiko- und gewichtsadaptiert erfolgen (Bauersachs et al. 2007).

## 5.2 Beatmungsaspekte

Im Falle einer notwendigen Beatmung der Schwangeren sind angepasste Schemata aufgrund des Zwerchfellhochstandes sowie des erhöhten intraabdominellen Druckes zu berücksichtigen (Lapinsky et al. 2009). Für Einzelheiten zur Beatmung sei auf die Kapitel verwiesen.

## 5.3 Harnwegsinfektionen

In der Schwangerschaft treten u. a. häufiger Infektionen der ableitenden Harnwege auf (Salomon et al. 2009), die eine bedeutsame Ursache maternaler Morbidität und sepsisbedingter Mortalität darstellen (Millar und Cox 1997). Durch aszendierende Infektionen besteht darüber hinaus ein signifikant erhöhtes Risiko einer vorzeitigen Wehentätigkeit mit der Gefahr der Frühgeburtlichkeit. Daher müssen auch asymptomatische Harnwegsinfekte in der Schwangerschaft konsequent zur Verhinderung von Komplikationen behandelt werden. Insbesondere ist bei Schwangeren mit intermittierender transurethraler Katheterisierung (Salomon et al. 2009) bzw. mit liegendem transurethralem Dauerkatheter (Foxman 2002) von einer erhöhten Prävalenz von Harnwegsinfektionen auszugehen, sodass diese Patientinnen ein besonderes Risikokollektiv darstellen. Eine prophylaktische Antibiotikatherapie kann in diesen Fällen erwogen werden (Salomon et al. 2009). Dies geschieht in der Regel mit Penicillin-Derivaten oder Cephalosporinen

## 5.4 Bildgebung in der Schwangerschaft

Normalerweise sind durch bildgebende Untersuchungen wichtige ergänzende Informationen bei intensivpflichtigen Patienten zu erwarten. Dabei sollte bei Schwangeren möglichst auf die Verwendung ionisierender Strahlung verzichtet werden oder aber, soweit möglich, der Fetus außerhalb des Strahlenfeldes zu liegen kommen sowie das Strahlenfeld möglichst klein gehalten werden. Dennoch lassen sich Streustrahlungen nicht vollständig vermeiden. In Abhängigkeit von der Schwangerschaftswoche sind verschiedene Auswirkungen einer vom Fetus absorbierten Strahlung zu erwarten (Tab. 2).

In Tab. 3 ist die auf den Fetus einwirkende Strahlenbelastung verschiedener Röntgenuntersuchungen aufgeführt. Insbesondere auf klinisch wenig aussagefähige Verlaufskontrollen unter Verwendung ionisierender Strahlung sollte verzichtet werden.

**Tab. 2** Effekte einer direkten Bestrahlung auf die Schwangerschaft (SSW = Schwangerschaftswoche, p.m. = post menstruationem, mGy = Milli-Gray). (Adaptiert nach Patel et al. 2007)

| Schwangerschaftswoche | Auswirkungen | Geschätzter Grenzwert |
|---|---|---|
| Implantationsphase – (2–4 Wochen p.m.) | Tod des Embryos oder keine Konsequenz („alles oder nichts") | 50–100 mGy |
| Organogenese – (4.–10.SSW p.m.) | Kongenitale Anomalien (Skelett, Auge, Extremitäten) | 200 mGy |
|  | Wachstumsrestriktion | 200–250 mGy |
| Fetalperiode – (10.–17. SSW p.m.) | Schwere Oligophrenie | 60–310 mGy |
|  | Mikrozephalie | 200 mGy |
| – (18.–27. SSW p.m.) | Schwere Oligophrenie | 250–280 mGy |

**Tab. 3** Zu erwartende fetale Dosis bei verschiedenen diagnostischen Maßnahmen und suffizienter Abschirmung (mGy = Milli-Gray). (Mod. nach Patel et al. 2007)

| Maßnahme | Fetale Dosis (in mGy) |
|---|---|
| Kraniales CT | < 0,1 mGy |
| Thoraxröntgenaufnahme | < 0,1 mGy |
| Extremitätenröntgenaufnahme (ohne Hüfte und Becken) | < 0,1 mGy |
| Thorax-CT | 1 mGy |
| Abdomen (a.-p.) | 2,5 mGy |
| Becken (a.-p.) | 3 mGy |
| i.v.-Pyelogramm | 6 mGy |
| Lumbale Wirbelsäule (a.-p.) | 7 mGy |
| Abdomen-/Becken-CT | 30 mGy |

Weitere Maßnahmen, wie z. B. ein Spiralangio-CT des Thorax zur Diagnose einer Lungenembolie, gehen mit einer signifikanten fetalen Strahlenbelastung einher. Ultraschalluntersuchungen werden in der Schwangerschaft als vollkommen harmlos angesehen, während auf Doppler-Untersuchungen des Kindes im 1. Trimenon möglichst verzichtet werden sollte. Zu Magnetresonanzuntersuchungen ohne Kontrastmittel liegen bis dato keine sicheren Hinweise auf eine fetale Kompromittierung vor, wobei allerdings mögliche Erwärmungseffekte sowie der Einfluss der methodenimmanenten Lautstärke auf den Fetus bis dato nicht ausreichend beurteilt sind (Patel et al. 2007). Zur Verwendung von Gadolinium liegen im Tierversuch Hinweise auf teratogene Effekte vor (Patel et al. 2007).

▶ **Cave** Daher muss bei der Anwendung bildgebender Verfahren in der Schwangerschaft eine besondere Risiko-Nutzen-Abwägung erfolgen.

# 6 Spezielle peri- und postpartale Krankheitsbilder mit häufig intensivpflichtiger mütterlicher Kompromittierung

## 6.1 Fruchtwasserembolie

Die peri- und postpartal auftretende Fruchtwasserembolie stellt eine seltene, aber lebensbedrohliche Komplikation dar, deren Inzidenz mit zwischen 1,6 und 6,1 pro 100.000 Schwangerschaften angegeben wird (Knight et al. 2012). Die mütterliche Sterblichkeit liegt dabei zwischen 11 und 43 % (Knight et al. 2012). Prädisponierende Faktoren für diese Verschleppung von Fruchtwasser oder sonstigem Schwangerschaftsmaterial in die Lungenstrombahn sind in Tab. 4 zusammengefasst.

Klinisch werden die Patientinnen mit Dyspnoe, Hypotension aufgrund einer kardiovaskulären Kompromittierung und Gerinnungsstörungen auffällig. Insbesondere ein foudroyanter peri- oder postpartaler Verlauf sollte dabei an eine Fruchtwasserembolie denken lassen.

Die Diagnose wird in der Regel klinisch gestellt, da der beweisende Befund von in die Lungenbahn eingeschwemmtem Schwangerschaftsmaterial nur im Rahmen einer Obduktion gelingt. Differenzialdiagnostisch muss insbesondere eine Lungenarterienembolie ausgeschlossen werden, wofür eine notfallmäßig durchgeführte Computertomografie hilfreich sein kann.

> Eine kausale Therapieoption besteht nicht.

Häufig sind aufgrund des Schweregrades der Erkrankung Intubation und mechanische Beatmung notwendig, wobei ein Mittelweg zwischen einer pulmoprotektiven Vorgehensweise durch moderaten Beatmungsdruck einerseits und andererseits erhöhten Drücken zum Eröffnen atelektatischer Lungenareale und einer ausreichenden Oxygenierung gefunden werden muss (Karsten et al. 2012). Die elektrische Impedanztomografie kann dabei zur Optimierung der Beatmung zur Anwendung kommen (Karsten et al. 2012).

**Tab. 4** Risikofaktoren für das Auftreten einer Fruchtwasserembolie. (Adaptiert nach Knight et al. 2012)

| Maternal | Plazentar | Geburtsmechanisch |
|---|---|---|
| Alter > 35 Jahren | Placenta praevia | Sectio caesarea (v. a. sekundär) |
| Uterusruptur | Vorzeitige Lösung | Kristeller-Handgriff |
| Sectio caesarea | Manuelle Lösung | Geburtseinleitung |
| Präeklampsie, Eklampsie | | vaginal-operative Entbindung |

## 6.2 Uterusatonie und postpartale Hämorrhagie

Die postpartale Hämorrhagie (PPH) ist als weiterhin weltweit bedeutsamster Risikofaktor für etwa 25 % der Todesfälle im Zusammenhang mit Schwangerschaft und Wochenbett verantwortlich (Khan et al. 2006).

**Definition**

*Atonie*
„Atonie" bezeichnet einen inadäquaten Kontraktionszustand des Uterus mit verstärkter Blutung.

*Primäre postpartale Hämorrhagie*
Als primäre postpartale Hämorrhagie (PPH) wird ein Blutverlust über den Genitaltrakt von 500 ml innerhalb der ersten 24 h nach Geburt bezeichnet.

*Schwere postpartale Hämorrhagie*
Eine „schwere" PPH liegt bei einem Blutverlust >1000 ml vor.

Die weltweiten Prävalenzen liegen bei 6 % bzw. 1,9 % (schwere PPH) aller Geburten (Übersicht bei Rath et al. 2012). Ein Großteil der mütterlichen Todesfälle erscheint aufgrund eines häufig festzustellenden (60–80 %) unzureichenden Managements vermeidbar (RCOG 2016; Dupont et al. 2009, Postpartum Haemorrhage, Prevention and Management (Green-top Guideline No. 52) (rcog.org.uk)).

Neben der Prävention der PPH durch aktive Leitung der Plazentaperiode (Gabe von Uterotonika,) kommt der Antizipation von Risikofaktoren, dem regelmäßigen Training zum interdisziplinären Management dieser Hochrisikokonstellation, auch dem Vermeiden von Organisationsdefiziten eine besondere Bedeutung zu. Auch bei frühzeitigem Erkennen einer Gefahrensituation stellt der organisierte Ablauf von Einzelschritten mittels intravenöser Uterotonikagabe, Volumensubstitution, mechanischer, invasiv nichtchirurgischer und chirurgischer Vorgehensweise den wichtigsten Baustein zur Stabilisierung der Patientin dar (Übersicht bei Rath et al. 2012). Zu Einzelheiten sei auf geburtshilfliche Lehrbücher verwiesen. In aller Regel finden diese Schritte in einem operativen Setting statt, sodass die Patientin erst nach primärer Stabilisierung auf eine Intensivstation verlegt wird.

Der nach einem bedeutsamen Blutverlust häufig festzustellenden Gerinnungsentgleisung wird in üblicher Weise mit der Gabe von Erythrozyten- und Fibrinogenkonzentraten, Kalzium, Tranexamsäure, „fresh-frozen plasma" oder rekombinantem Faktor VII begegnet. Falls bei schwerer PPH eine notfallmäßige Hysterektomie vermieden werden konnte, stellt die weitere Gabe intravenöser Uterotonika (Prostaglandin E$_2$-Präparat Sulproston 4 μg/min bis kurzfristig maximal 32 μg/min oder Oxytozin 10 IU auf 500 ml 0,9 % NaCl mit bis zu 200 ml/h) einen wichtigen Baustein des weiteren Managements dar. Dabei muss gleichzeitig dem antidiuretischen Effekt von Oxytozin (Cave: Volumenüberladung) Rechnung getragen werden.

## 6.3 Puerpuralsepsis

Die auch unter dem Begriff „Kindbettfieber" bekannte Puerpuralsepsis stellt eine schwerwiegende Komplikation dar, deren Ursache im Eindringen bakterieller Erreger in eine im Rahmen der Geburtsvorgangs entstandene Wunde zu suchen ist. Weltweit ist nach Angaben der WHO die Puerpuralsepsis für ca. 15 % der maternalen Todesfälle verantwortlich [http://whqlibdoc.who.int/publications/2008/9789241546669_6_eng.pdf]. Prädisponierende Faktoren sind in der Übersicht dargestellt.

*Prädisponierende Faktoren für eine Puerpuralsepsis (modifiziert nach* WHO 2008 http://whqlibdoc.who.int/publications/2008/9789241546669_6_eng.pdf*)*

- Vorzeitiger Blasensprung (aszendierende Infektion)
- Protrahierter Geburtsverlauf
- Häufige vaginale Untersuchungen im Geburtsverlauf, insbesondere unter unhygienischen Bedingungen
- Traumatischer Geburtsverlauf
- Ausgedehnte vaginale Verletzungen (Verschleppung endogener Darmkeime)
- Entbindung per Sectio
- In utero verbliebene Plazentareste
- Insuffiziente uterine Rückbildung (große Wundfläche)
- Inkompletter Abort
- Illegale Abtreibung (z. B. unter unhygienischen Bedingungen)
- Anämie
- Unterernährung

Klassische klinische Zeichen sind in einer weiteren Übersicht beschrieben. Die Symptome treten dabei häufig erst nach mehr als 24 h postpartal auf, wobei dieses Intervall durchaus auch, z. B. im Fall eines vorzeitigen Blasensprunges, unterschritten wird.

*Klassische klinische Zeichen der Puerperalsepsis*

- Hohes Fieber
- Schüttelfrost
- Leukozytose
- Unterbauchschmerzen
- Schmerzhafter Uterus mit ggf. übelriechendem Wochenfluss
- Septischer Schock mit Multiorganversagen

Differenzialdiagnostisch müssen Urosepsis, Infektionen der Sectionarbe, Mastitiden und Mammaabszesse, Pneumonie sowie thromboembolische Ereignisse in Erwägung gezogen werden.

Die Übersicht gibt die wichtigsten Erreger wieder.

*Bakterielle Erreger einer Puerpuralsepsis (modifiziert nach* WHO 2008 http://whqlibdoc.who.int/publications/2008/9789241546669_6_eng.pdf*)*

- Streptokokken
- Staphylokokken
- Escherichia coli
- Clostridien (insbesondere C. tetani und C. welchii)
- Chlamydien
- Neisseria gonorrhoeae

Das therapeutische Vorgehen besteht einerseits in der intravenösen Gabe von Antibiotika und ggf. Uterotonika (Oxytozin), wobei naturgemäß auch der chirurgischen Ausräumung von Empyemen und Abszessen sowie der operativen Entfernung etwaiger Plazentareste eine hohe Bedeutung zukommt.

Als Spätkomplikation der Puerpuralsepsis sind Sterilität durch bilateralen Tubenverschluss, chronische Adnexitiden („pelvic inflammatory disease"; PID) und persistierende Unterbauchschmerzen beschrieben (Lucas et al. 2012).

> Im Mittelpunkt der Prävention von Puerpuralsepsitiden steht ein hygienisches Arbeiten, dessen Prinzipien auf den für ihre Zeit bahnbrechenden Erkenntnissen von Ignaz Semmelweis (1818–1865; „Retter der Mütter") beruhen.

## 6.4 COVID-19

Die Folgen der durch Virus SARS-CoV-2 (severe acute respiratory syndrome coronavirus type 2) ausgelösten Pandemie sind zum jetzigen Zeitpunkt weder medizinisch noch wirtschaftlich abschätzbar. Auch kann eine Einschätzung des Verlaufs von intensivpflichtigen, an COVID-19 (Coronavirus disease 19) erkrankten Schwangeren zum Zeitpunkt der Kapitelerstellung (September 2021) naturgemäß nur eine Momentaufnahme sein. Eine direkte kausale Therapie der mittlerweile als Systemerkrankung verstandenen Infektion existiert bis dato nicht.

Mit SARS-CoV2 infizierte Schwangeren weisen im Vergleich zu nicht infizierten Schwangeren ein signifikant erhöhtes Risiko an Schwangerschaftskomplikationen wie Fehlgeburten, Frühgeburtlichkeit, Placentainsuffizienz sowie intrauterinen Fruchttod, Intensivpflichtigkeit der Neugeborenen bzw. Versterben in der Neonatalzeit auf.

In dem nationalen CRONOS (COVID-19 Related Obstetric and Neonatal Outcome Study in Germany) Register (www.dgpm-online.org), einem Zusammenschluss der größten deutschen Geburtskliniken und Perinatalzentren unter dem Mantel der Deutschen Gesellschaft für Perinatalmedizin, sind zum Zeitpunkt der Kapitelerstellung etwa 2900 Fälle einer SARS-CoV-2 Infektion in der Schwangerschaft dokumentiert. In dem naturgemäß altersmäßig „jungen" Kollektiv findet sich eine Hospitalisierungsrate von etwa 12 % sowie eine Intensivpflichtigkeit von etwa 4 % (www.dgpm-online.org, abgerufen am 04.09.2021; Limaye et al. 2021 Predictors of severe and critical disease in pregnant women with SARS-CoV-2 – PubMed (nih.gov)). Transplacentare Infektionen der Ungeborenen wurden ebenso berichtet wie COVID-19-bedingte mütterliche Todesfälle.

Als Risikofaktoren für einen schweren Verlauf bei Infizierten wurden u. a. Nikotinabusus, vorbestehende Atemwegserkrankungen (z. B. Asthma), eine Infektion nach der 22. Schwangerschaftswoche sowie Übergewicht identifiziert (Aabakke et al. 2021). Daten des nationalen CRONOS-Registers weisen zudem bei (Gestations-) Diabetikerinnen einen hohen Anteil an Intensivpflichtigkeit auf (Kleinwechter et al. 2021 Kleinwechter et al., [COVID-19 and pregnancy] – PubMed (nih.gov); SARS-CoV-2 infection in pregnancy in Denmark-characteristics and outcomes after confirmed infection in pregnancy: A nationwide, prospective, population-based cohort study – PubMed (nih.gov)). Hospitalisierte Schwangere mit vermuteter oder bestätigter COVID-19 Erkrankung sollen aufgrund des signifikant erhöhten Thromboserisikos eine Prophylaxe mit einem niedermolekularen Heparin erhalten (Zöllkau et al. 2020; Aktualisierte Empfehlungen zu SARS-CoV-2/COVID-19 und Schwangerschaft, Geburt und Wochenbett (nih.gov)). Regelmäßige Vitalitätskontrollen des Feten erscheinen aufgrund des erhöhten Risikos eines intrauterinen Versterbens notwendig. Das Management mit SARS-CoV-2 symptomatisch infizierter oder gar intensivpflichtiger Schwangerer bedarf somit eines eng abgestimmten, interdisziplinären Vorgehens und sollte ausschließlich in Zentren mit entsprechenden strukturellen Voraussetzungen sowie fachlicher Expertise (Intensivmediziner, Geburtshelfer, Neonatologen) erfolgen.

## 7 Medikamente

*„Off-label use"*
Ein Großteil der Medikamente ist zur Anwendung in der Schwangerschaft nicht zugelassen, sodass ihre Verwendung einem „off-label use" entspricht. Nach gängiger Auslegung ist ein Übergehen entsprechender Warnhinweise der Produktinformationen dann möglich, wenn das nicht für die Anwendung in der Schwangerschaft zugelassene Präparat als unbedenklich und hinreichend wirksam, bei gleichzeitig fehlender zugelassener Alternative, angesehen wird (Schaefer et al. 2006).

Dem Arzt ist es im Sinne der „Therapiefreiheit" jedoch gestattet, auch nicht zugelassene Arzneimittel bzw. Arzneimittel außerhalb ihres Indikationsbereichs im Patienteninteresse anzuwenden Im Sinne eines „informed consent" sollte die Schwangere, wenn möglich, über diese Konstellation informiert werden.

Das embryo-/fetotoxische Potenzial von Medikamenten kann zudem von der SSW abhängig sein, d. h. Präparate, die beispielsweise im 1. Trimenon kontraindiziert sind, können u. U. zu einem späteren Zeitpunkt problemloser angewendet werden. Für Einzelheiten sei auf die entsprechenden Lehrbücher der Pharmakologie verwiesen. Die hier verwendete Darstellung kann diese Lektüre nicht ersetzen.

Wenn möglich, sollte vor der Anwendung von Antiinfektiva eine Resistenzbestimmung erfolgen (Aabakke et al. 2021).

### 7.1 Antibiotika

#### 7.1.1 Penicilline

Penicilline wirken durch eine Hemmung der bakteriellen Zellwandsynthese bakterizid. Aufgrund ihres auf Bakterien beschränkten Wirkmechanismus sowie der jahrzehntelangen Anwendung in der Schwangerschaft ohne Hinweise auf teratogene Effekte werden sie als Antibiotika der 1. Wahl angesehen (Schaefer et al. 2006).

#### 7.1.2 Cephalosporine

Die ebenfalls als β-Laktamantibiotika zu klassifizierenden Cephalosporine weisen wie Penicilline ein sehr gutes Risikoprofil auf und werden ebenso als Mittel der Wahl in der Schwangerschaft angesehen. Dabei sollte Cephalosporinen der 1. und 2. Generation wegen der größeren Erfahrung der Vorzug gegeben werden (Schaefer et al. 2006).

#### 7.1.3 Makrolide

Die bakteriostatisch wirkenden Makrolide finden bei entsprechender Indikation (grampositive Keime) eine breite Anwendung in der Schwangerschaft, insbesondere auch bei Vorliegen einer Penicillinallergie. Erythromycinestolat sollte im 2. und 3. Trimenon wegen hepatischer Nebenwirkungen nicht angewendet werden. Bei einer Clindamycin-Daueranwendung ist das Risiko einer maternalen pseudomembranösen Kolitis zu beachten (Schaefer et al. 2006).

### 7.1.4 Tetracycline

Tetracycline sind nach der 16. SSW wegen kindlicher Zahnverfärbungen, potenzieller Schädigungen der Knochenentwicklung sowie des Risikos maternaler Leberschäden kontraindiziert (Schaefer et al. 2006).

### 7.1.5 Sulfonamide und Trimethoprim

Sulfonamide, auch in Kombination mit Trimethoprim, werden in der gesamten Schwangerschaft als Mittel der 2. Wahl angesehen. Sie finden insbesondere bei Harnwegsinfekten Anwendung und weisen ein gutes Sicherheitsprofil auf (Schaefer et al. 2006).

### 7.1.6 Aminoglykoside

Intravenöse Aminoglykoside gelten aufgrund ihrer fetalen Ototoxizität in der Schwangerschaft als bedenklich und sollten daher nur bei vitaler Indikation und Versagen der Firstline-Therapie gramnegativer Keime verwendet werden (Schaefer et al. 2006).

### 7.1.7 Metronidazol und andere Nitroimidazole

Diese Präparate kommen bei Infektionen mit Anaerobiern zur Anwendung. Immer wieder diskutierte teratogene Effekte konnten bis dato nicht nachgewiesen werden (Schaefer et al. 2006).

### 7.1.8 Gyrasehemmer

Trotz nicht nachgewiesener teratogener Effekte werden Gyrasehemmer in der Schwangerschaft als relativ kontraindiziert angesehen (Schaefer et al. 2006). Ihre Anwendung sollte, wenn überhaupt, nur bei Infektionen mit Enterobacter und Pseudomonaden sowie bei Versagen einer Primärtherapie erfolgen.

## 7.2 Virustatika

Mittel der Wahl bei systemischer Herpes- oder erstmaliger mütterlicher Varizelleninfektionen in der Schwangerschaft ist intravenös appliziertes Aciclovir, wofür bis dato kein Nachweis einer embryo-/fetotoxischen Wirkung vorliegt. Besonders risikoreich sind erstmalige Infektionen um den Geburtstermin, da dann kein suffizienter Nestschutz aufgebaut werden kann. Hinsichtlich der Anwendung weiterer Virustatika sei auf entsprechende Lehrbücher der Geburtshilfe verwiesen. Zur Verhinderung einer vertikalen Transmission bei HIV-positiven Schwangeren liegt eine spezielle Leitlinie vor (DGGG 2021a).

## 7.3 Antimykotika

Antimykotika der Wahl in der Schwangerschaft sind Clotrimazol und Nystatin. Weitere Präparate sollten nur nach sorgfältiger Risiko-Nutzen-Abwägung appliziert werden (Schaefer et al. 2006).

## 7.4 Analgetika

> Als Mittel der 1. Wahl gilt in jedem Trimenon Paracetamol in üblicher Dosierung.

Bei der Gabe von Acetylsalicylsäure (ASS) in analgetischer Dosierung ist neben der Plazentagängigkeit, einer die Thrombozytenfunktion beeinträchtigenden Wirkdauer von etwa 10 Tagen zusätzlich mit einem erhöhten Risiko peripartaler Blutungen zu rechnen. Darüber hinaus ist insbesondere nach der 30. SSW das Risiko eines vorzeitigen Verschlusses des kindlichen Ductus arteriosus Botalli zu beachten, sodass ASS in diesem Zeitfenster nur eingeschränkt zur Anwendung kommen sollte (Bohlmann et al. 2009).

Nichtsteroidale Antiphlogistika sind mit keinem erhöhten Risiko kindlicher Fehlbildungen assoziiert. Allerdings ist bei ihrer Anwendung im 3. Trimenon das Risiko eines vorzeitigen Verschlusses des kindlichen Ductus arteriosus Botalli ebenso signifikant erhöht wie das Risiko kindlicher Nierenschäden (Schaefer et al. 2006).

Opiatderivate werden bei geburtshilflichen Operationen häufig eingesetzt. Sie sind in der Schwangerschaft bei gegebener Indikation einsetzbar. Bei einer direkten präpartalen Anwendung ist das Risiko einer fetalen Atemdepression zu beachten. Zudem können maternal applizierte Opioide zu charakteristischen CTG-Veränderungen (Amplitudenverlust) sowie zu einer Entzugssymptomatik beim Neugeborenen führen.

## 7.5 Antikoagulation – spezielle Aspekte bei Schwangeren

Im Verlauf der Schwangerschaft kommt es zu bedeutsamen Änderungen im mütterlichen Organismus, die wesentliche Einflüsse auf die Wirksamkeit medikamentöser Substanzen haben. Der Anstieg des extrazellulären und des intravasalen Volumens, die erhöhte Nierendurchblutung sowie die Steigerung der glomerulären Filtrationsrate haben ebenso Einfluss auf die Pharmakokinetik bestimmter Medikamente wie die schwangerschaftsassoziierte Induktion hepatischer Enzyme oder eine veränderte Zusammensetzung der Plasmaeiweiße. Zudem kommt es zu einer quantitativen Veränderung einzelner Gerinnungsfaktoren, sodass sich das prägravide Gleichgewicht zwischen Aktivierung und Hemmung nun in Richtung einer gesteigerten Gerinnungsaktivierung verschiebt (Tab. 5).

> Das zur Verminderung des peripartalen Blutverlustes entwicklungsphysiologisch sinnvolle Geschehen geht damit andererseits mit einem erhöhten Thromboserisiko in Schwangerschaft und Wochenbett einher.

**Tab. 5** Veränderung ausgewählter Gerinnungsfaktoren im Verlauf der Schwangerschaft. (Adaptiert nach Tröger et al. 2012)

| Faktor | 1. Trimenon | 2. Trimenon | 3. Trimenon |
|---|---|---|---|
| Fibrinogen | ↑ | ↑↑ | ↑↑↑ |
| Faktor VII | ↑ | ↑↑ | ↑↑↑ |
| Faktor VIII | ↑ | ↑ | ↑ |
| Faktor IX | ↑ | ↑↑ | ↑↑↑ |
| Faktor X | ↑ | ↑↑ | ↑↑↑ |
| Faktor XII | ↑ | ↑↑ | ↑↑↑ |
| Von-Willebrand-Faktor | ↑ | ↑↑ | ↑↑↑ |
| Thrombin-Antithrombin-Komplex | | ↑ | ↑↑ |
| D-Dimere | ↑ | ↑↑ | ↑↑↑ |
| Protein S | ↓ | ↓ | ↓ |
| Thrombozytenzahl | | (↓) | (↓) |
| Fibrinolyseaktivität | ↓ | ↓↓ | ↓↓ |
| Plasminogen-Aktivator-Inhibitor-1 | | ↑↑ | ↑↑↑ |

### 7.5.1 Heparine

Neben dem durch Potenzierung der Antithrombinwirkung beschleunigten Abbau aktivierter Gerinnungsfaktoren binden Heparine an Kalziumionen, was zu einer weiteren Gerinnungshemmung führt.

> Heparine gelten als Standardpräparate zur prophylaktischen und therapeutischen Antikoagulation in der Schwangerschaft. Die aktuelle Leitlinie des American College of Chest Physicians (ACCP) rät dabei aufgrund des Nebenwirkungsprofils dazu, in der Schwangerschaft niedermolekularen Heparinen (NMH) den Vorzug vor unfraktionierten Heparinen (UFH) zu geben (Evidenzgrad 1B; Bates et al. 2012).

Die subkutan oder intravenös zu applizierenden Präparate werden renal ausgeschieden und sind nicht plazentagängig. Es liegt eine geringe Milchgängigkeit vor, wobei Letzteres aufgrund der geringen oralen Verfügbarkeit eine für Neugeborene nur untergeordnete Relevanz hat. In der Stillzeit kann somit gemäß ACCP eine Heparintherapie fortgesetzt werden (Evidenzgrad 1B; Bates et al. 2012). Allgemeine Fakten zur Heparintherapie ▶ Kap. 38, „Hämostase").

### 7.5.2 Vitamin-K-Antagonisten (VKA)

Vitamin-K-Antagonisten sind plazentagängig und können bei der Einnahme im 1. Trimenon zu kindlichen Fehlbildungen wie der Warfarin-Embryopathie (nasale Hypoplasie, epiphysäre Entwicklungsstörungen) und ZNS-Fehlbildungen (z. B. Corpus-callosum-Agenesie, zerebelläre Atrophie) führen. Zudem besteht bei VKA-Einnahme in der Schwangerschaft ein signifikant erhöhtes Risiko für Fehlgeburten sowie fetale intrakranielle Blutungen (Übersicht bei American College of Chest Physicians – ACCP; Bates et al. 2012).

Die aktuelle Leitlinie der ACCP (Bates et al. 2012) empfiehlt bei der Notwendigkeit einer Antikoagulation in der Gravidität daher anstatt Vitamin-K-Antagonisten die Anwendung von niedermolekularen Heparinen im 1. (Evidenzgrad 1A), 2. (Evidenzgrad 1B) und späten 3. (Evidenzgrad 1A) Trimenon. Als Ausnahme hiervon wird die Option einer Sandwich-Therapie beim Vorhandensein mütterlicher mechanischer Herzklappen – NMH oder UFH im 1. Trimenon, VKA im 2. und frühen 3. Trimenon, NMH oder UFH kurz vor der Geburt – angesehen (Evidenzgrad 1A). Vitamin-K-Antagonisten sind nicht relevant milchgängig, sodass eine maternale Einnahme dieser Präparate in der Stillzeit möglich ist (Evidenzgrad 1A).

### 7.5.3 Kardiale Indikationen zur Antikoagulation

Etwa 1,5–3,3 pro 100.000 Schwangere erkranken an einem akuten Koronarsyndrom (Pettiti et al. 1997). Im Vergleich zur nichtschwangeren Bevölkerung finden sich dabei signifikant häufiger Thromben und Dissektionen der Koronararterien. Als Risikofaktoren für akute koronare Ereignisse in der Gravidität müssen das gestiegene Alter der Schwangeren sowie deren zunehmendes artherogenes Risikoprofil angesehen werden (El-Deeb et al. 2011; Kealey 2010).

### 7.5.4 Thrombozytenfunktionshemmer

*Acetylsalicylsäure (ASS)*
ASS blockiert die thrombozytäre Cyclooxygenaseaktivität mit konsekutiver Hemmung der Thromboxanbildung. Dosisabhängig kommt ASS bei Schmerzen und Fieber (ASS 500 mg) bzw. bei instabiler Angina pectoris, akutem Myokardinfarkt, zur sekundären Infarktprophylaxe, nach arteriellen gefäßchirurgischen oder interventionellen Eingriffen sowie zur Vorbeugung transitorisch ischämischer Attacken und von Hirninfarkten (ASS 50–100 mg) zur Anwendung. Im Bereich der Geburtshilfe wird ASS (100 mg) zur Sekundärprophylaxe der Präklampsie, bei hereditärem Faktor-XII-Mangel sowie in Kombination mit Heparin in der Behandlung des Antiphospholipidsyndroms verwendet (Bohlmann 2010).

ASS wird nach Metabolisierung v. a. renal ausgeschieden. ASS ist plazentagängig. Es liegen – widersprüchliche – Hinweise auf ein gering erhöhtes Risiko für kindliche Gaumenspalten, Gastroschisis sowie Herzfehlbildungen bei einer ASS-Einnahme in der Frühgravidität vor (Burdan et al. 2006; Hernandez et al. 2012; Kozer et al. 2002). Im Tierversuch konnten für ASS auch Effekte auf die endometriale Proteinexpression nachgewiesen werden (Zhao et al. 2010).

In analgestisch wirksamen Dosen besteht bei ASS-Einnahme im letzten Schwangerschaftsdrittel durch die Hemmung der Prostagladinsynthese das Risiko einer Übertragung, einer Wehenhemmung und eines vorzeitigen Verschlusses des Ductus arteriosus Botalli. Bei direkter präpartaler Einnahme besteht ebenfalls ein erhöhtes kindliches, z. B. intrakranielles, Blutungsrisiko. Niedrigdosiert (≤ 100 mg) finden sich die Risiken in der Regel nicht.

Zur Verminderung des peripartalen Blutverlusts sowie zur Ermöglichung einer rückenmarknahen Regionalanästhesie sollte ein Absetzen von ASS nach der 34. SSW erwogen werden (Bohlmann et al. 2009).

ASS und seine Metabolite sind gering milchgängig. Die aktuelle Leitlinie des American College of Chest Physicians (ACCP) rät dazu, aus vaskulärer Indikation eingenommene niedrigdosierte ASS auch in der Stillzeit fortzusetzen (Evidenzgrad 2C; Bates et al. 2012). Neonatale Nebenwirkungen wie thrombozytäre Dysfunktionen, Blutungen des Gastrointestinaltrakts, metabolische Azidosen sowie das Auftreten eines Reye-Syndroms sind bei hochdosierter maternaler ASS-Einnahme in der Stillzeit denkbar (ACCP; Bates et al. 2012). Daher sollte ein Abstillen bei höherer Dosierung (z. B. ≥ 100 mg/Tag) in Betracht gezogen werden (Bar-Oz et al. 2003).

### *Kombination aus Dipyridamol und Acetylsalicylsäure*
Dipyridamol kommt in Kombination mit ASS zur Sekundärprävention von ischämischen Schlaganfällen und transitorischen ischämischen Attacken zur Anwendung. Dabei führt Dipyridamol zu einer reduzierten Thrombozytenaggregation über eine verringerte thrombozytäre Adenosinaufnahme mit konsekutiver Hemmung der Phospodiesterase.

Dipyridamol wird hepatisch metabolisiert und im Wesentlichen biliär ausgeschieden. Es liegen für die Präparatekombination keine ausreichenden Daten zur Anwendung in der Schwangerschaft vor. Beide Stoffe gehen in die Muttermilch über (*Fachinformation Aggrenox*).

### Intravenöse Glykoprotein-(GP)-IIb/IIIa- Inhibitoren
Eptifibatid

Das intravenös zu applizierende Medikament wird bei drohendem Myokardinfarkt bei instabiler Angina pectoris oder einem Nicht-Q-Wellen-Myokardinfarkt eingesetzt, bei dem EKG-Auffälligkeiten und/oder erhöhte Myokardenzyme vorliegen. Zudem kommt es beim akuten Koronarsyndrom im Rahmen einer perkutanen Intervention zur Anwendung und soll mit Heparin und oralen Thrombozytenaggregationshemmern kombiniert werden (*Fachinformation Eptifibatid*). Die Datenlage über die Anwendung von Eptifibatid in der Gravidität beschränkt sich auf einzelne Kasuistiken (Al-Aqeedi und Al-Nabti 2008; Bauer et al. 2012; Serna Candel et al. 2019 Management of a decompensated acute-on-chronic intracranial venous sinus thrombosis – PubMed (nih.gov)) und ist somit nicht repräsentativ. Im Tierversuch ergaben sich keine Hinweise auf eine verminderte Fertilität oder eine Schädigung des Feten durch Eptifibatid. Das embryo- oder fetopathische Risiko beim Menschen ist ebenso wenig bekannt wie Ergebnisse über eine potenzielle Milchgängigkeit. Eine Unterbrechung des Stillens wird daher während des Behandlungszeitraums empfohlen (*Fachinformation Eptifibatid*).

### Tirofiban
Das intravenös zu applizierende Medikament wird bei drohendem Myokardinfarkt, bei instabiler Angina pectoris oder einem Nicht-Q-Wellen-Myokardinfarkt eingesetzt, bei dem EKG-Auffälligkeiten und/oder erhöhte Myokardenzyme vorliegen. Zudem kommt es beim akuten Koronarsyndrom im Rahmen einer perkutanen Intervention zur Anwendung und soll mit Heparin und oralen Thrombozytenaggregationshemmern kombiniert werden (*Fachinformation Tirofiban*). Die Datenlage über die Anwendung von Tirofiban in der Gravidität beschränkt sich auf einzelne Kasuistiken (Boztosun et al. 2008; Hajj-Chahine et al. 2010; Argentiero et al. 2020; Ticagrelor and tirofiban in pregnancy and delivery: beyond labels – PubMed (nih.gov)) und ist somit nicht repräsentativ. Gemäß Fachinformation sollte Tirofiban in der Schwangerschaft nicht angewendet werden. Im Tierversuch ist das Präparat milchgängig, Daten zur Milchgängigkeit beim Menschen liegen nicht vor (*Fachinformation Tirofiban*).

### Abciximab
Das unter dem Wirkstoffnamen Abciximab vertriebene FAB-Fragment eines gegen den GP-IIb/IIIa-Rezeptor gerichteten monoklonalen Antikörpers ist zur Anwendung bei drohenden ischämischen Komplikationen während kardiointerventioneller Eingriffe sowie zur kurzfristigen Ischämieprophylaxe bei instabiler Angina pectoris zugelassen (*Fachinformation Abciximab*). Abciximab wird intravenös appliziert. Publizierte Anwendungen in der Schwangerschaft beschränken sich auf wenige Fallberichte (Santiago-Diaz et al. 2009; Sebastian et al. 1998), sodass hinsichtlich des Sicherheits- und Nebenwirkungsprofil des Präparats in der Gravidität keine suffiziente Aussage getroffen werden kann. Der Hersteller empfiehlt ein Abstillen.

### *Thienopyridinderivate*
Das Wirkprinzip dieser Präparate besteht in der Bindung ihres aktiven Metaboliten an den Adenosindiphosphat (ADP-) Rezeptor (P2Y$_{12}$) der Thrombozyten. Hierdurch kommt es zu einer irreversiblen Hemmung der über den Glykoprotein-IIb/IIIa-Rezeptor vermittelten thrombozytären Bindung an Fibrinogen und damit zu einer Einschränkung der Thrombusbildung.

Durch die Kombination der Thienopyridinderivate mit ASS ergibt sich generell ein erhöhtes Blutungsrisiko, was schwangerschaftsspezifische Fragen in Hinblick auf den peripartalen Blutverlust sowie Optionen der Regionalanästhesie unter der Geburt aufwirft. Auch können aufgrund des Wirkmechanismus Komplikationen, wie z. B. eine vorzeitige Plazentalösung, nicht ausgeschlossen werden.

*Ticlopidin*
Die klinische Bedeutung dieses Thrombozytenaggregationshemmers ist aufgrund seines im Vergleich zu Alternativpräparaten schlechteren Nebenwirkungsprofils in den letzten Jahren zurückgegangen. Anwendungsindikationen liegen v. a. bei Unverträglichkeiten gegenüber ASS und anamnestisch transitorischen ischämischen Attacken, ischämischen Hirninfarkten sowie bei Hämodialysepatienten mit Shuntkomplikationen vor. Ticlopidin wird oral eingenommen und hepatisch metabolisiert.

Zur Anwendung von Ticlopidin in der Gravidität liegen nur kasuistische Berichte vor (Sebastian et al. 1998), sodass das Sicherheitsprofil nur unzureichend beurteilt werden kann. Supraphysiologische Dosen führten im Tierversuch zu Wachstumsretardierungen und Störungen der Skelettentwicklung. Publikationen zur Anwendung von Ticlopidin in der Stillzeit bei Menschen liegen nicht vor, so dass aufgrund der in Tierversuchen nachgewiesenen Milchgängigkeit seitens der Fachinformation ein Abstillen empfohlen wird.

*Clopidogrel*
Clopidogrel ist gemäß Fachinformation indiziert zur Prävention atherothrombotischer Ereignisse: Als Monotherapie bei bestehender peripherer arterieller Verschlusserkrankung bzw. nach einem kurz zuvor aufgetretenen Herzinfarkt sowie in Kombination mit ASS bei akutem Koronarsyndrom (instabile Angina pectoris bzw. STEMI und NSTEMI). Nach Datenlage ist die Kombination aus ASS und Clopidogrel einer ASS-Monotherapie bei instabiler Angina überlegen, bei allerdings erhöhtem Blutungsrisiko (Bhatt und Topol 2000). Besondere Bedeutung hat Clopidogrel in Kombination mit ASS zudem in der Prophylaxe von In-Stent-Thrombosen nach perkutaner transluminaler koronarer Angioplastie. Auch bei Vorhofflimmern kann – bei Kontraindikationen für Vitamin-K-Antagonisten – eine prophylaktische Kombinationstherapie mit ASS indiziert sein (*Fachinformation Clopidogrel*).

Clopidogrel wird hepatisch metabolisiert und sowohl renal als auch biliär ausgeschieden. In Bezug auf die Anwendung von Clopidogrel in der Schwangerschaft liegt eine Reihe von Kasuistiken vor (Bauer et al. 2012, weitere Übersicht bei De Santis et al. 2011), die z. T. eine Einnahme auch im 1. Trimenon beinhalten: Bei 11 ausgewerteten Anwendungen einer Übersichtsarbeit kam es in 2 Fällen zu fetalen Komplikationen (persistierendes Foramen ovale und Mitralinsuffizienz bzw. intrauteriner Fruchttod während Bypass-Operation). Der Nachweis direkter embryo- oder fetotoxischer Effekte lässt sich aus diesen Einzelberichten nicht ableiten. Eine neuere Übersichtsarbeit beschreibt die Einnahme von Clopidogrel bei 37 Schwangeren, so dass auch für diesen Wirkstoff keine ausreichenden Informationen zur Anwendung in der Gravidität vorliegen.(Nana et al. 2021: Antiplatelet therapy in pregnancy: A systematic review – PubMed (nih.gov)) Im Tierversuch zeigten sich keine teratogenen Effekte. Im Tierversuch erwies sich Clopidogrel als milchgängig, es liegen keine diesbezüglich ausreichenden Erkenntnisse beim Menschen vor. Vom Hersteller wird daher ebenso ein Abstillen empfohlen wie eine Vermeidung der Einnahme in der Schwangerschaft.

*Prasugrel*
Prasugrel ist bei Patienten mit akutem Koronarsyndrom [instabile Angina pectoris, Myokardinfarkt ohne (NSTEMI) oder mit ST-Strecken-Hebung (STEMI)] in Kombination mit Acetylsalicylsäure zur Prävention atherothrombotischer Ereignisse zugelassen. Das oral einzunehmende Präparat wird hauptsächlich renal ausgeschieden. Zur Anwendung von Prasugrel in der Schwangerschaft liegen zwei Kasuistiken vor (Tello-Montoliu et al. 2012; Pop et al. 2020; Treatment with flow diverter stent during pregnancy – PubMed (nih.gov)), die einen unauffälligen Verlauf beschreibt. Im Tierversuch fanden sich keine relevanten embryo- oder fetopathischen Effekte. Es ist nicht bekannt, ob Prasugrel – wie im Tierversuch nachgewiesen – auch beim Menschen milchgängig ist, zur Applikation in der Stillzeit finden sich derzeit keine Medline-Veröffentlichungen. Daher wird seine Anwendung in der Stillzeit nicht empfohlen. (Fachinformation Prasugrel)

*Ticagrelor*
Ticagrelor interagiert ebenfalls mit dem thrombozytären ADP-Rezeptor ($P2Y_{12}$) und reduziert dabei durch reversible Bindung die Gerinnungsaktivierung. Ticagrelor ist bei Erwachsenen mit akutem Koronarsyndrom [instabile Angina pectoris, Myokardinfarkt ohne (NSTEMI) oder mit ST-Strecken-Hebung (STEMI)] in Kombination mit Acetylsalicylsäure zur Prävention atherothrombotischer Ereignisse zugelassen. Das oral einzunehmende Präparat wird hauptsächlich hepatisch metabolisiert.

Zu Ticagrelor und den Begriffen „Schwangerschaft" bzw. „Stillzeit" finden sich drei Medline-Einträge (Use of ticagrelor in human pregnancy, the first experience – PubMed (nih.gov) (Verbruggen et al. 2015).

Management of a decompensated acute-on-chronic intracranial venous sinus thrombosis – PubMed (nih.gov)

Ticagrelor and tirofiban in pregnancy and delivery: beyond labels – PubMed (nih.gov))

Gemäß Fachinformation weist Ticagrelor in Tierversuchen fetopathische Effekte (Wachstumsverzögerung, verzögerte Skelettentwicklung, verringertes Geburtsgewicht, reduzierte Lebensfähigkeit) auf. Das Präparat ist im Tierversuch milchgängig. Die Fachinformation rät zur Anwendung adäquater Maßnahmen zur Kontrazeption, um den Eintritt einer Schwangerschaft unter Ticaprelor zu verhindern (*Fachinformation Ticagrelor*).

### Phosphodiesteraseinhibitor Cilostazol
Cilostazol ist zur Gehstreckenverlängerung bei peripherer arterieller Verschlusskrankheit (Fontaine-Stadium II) indiziert. Als Phosphodiesterase-3-Inhibitor hemmt es u. a. auch die Thrombozytenaggregation.

Für das Präparat liegen mit Ausnahme einer Kasuistik keine Daten zur Anwendung in der Schwangerschaft beim Menschen vor (Burrows et al. 2013). Neue Erkenntnisse weisen auf einen kontrazeptiven Effekt von Cilostazol hin (Albarzanchi et al. 2012; Gupta et al. 2020). Im Tierversuch zeigten sich fetotoxische Effekte (erhöhte Rate an viszeralen und skelettalen Fehlbildungen, Wachstumsretardierung, intrauterinen Fruchttoden). Auch zur Anwendung des Präparats in der Stillzeit liegen keine ausreichenden Erkenntnisse beim Menschen vor, im Tierversuch ist es milchgängig. Seitens des Herstellers wird von einer Anwendung in der Gravidität abgeraten (*Fachinformation Cilostazol*).

### 7.5.5 Neuere orale Antikoagulanzien
*Apixaban*
Der Indikationsbereich dieses selektiven direkten Faktor-Xa-Inhibitors umfasst die Prävention

von Schlaganfällen und systemischen Embolien bei Erwachsenen mit nicht-valvulärem Vorhofflimmern und einem oder mehreen cardiovaskulären Risikofaktoren. Zudem wird er zur Behandlung von tiefen Venenthrombosen (TVT) und Lungenembolien (LE) sowie Prophylaxe von rezidivierenden TVT und LE bei Erwachsenen eingesetzt *Fachinformation Apixaban*).

Apixaban wird biliär (75 %) und renal (25 %) eliminiert. Zur Anwendung in Schwangerschaft und Stillzeit beim Menschen liegen für Apixaban nur kasuistische (Komori et al. 2020) – und somit keine ausreichenden – Daten vor, im Tierversuch ist es plazenta- und milchgängig (Wang et al. 2011). (Fachinformation Apixaban)

Die aktuelle Leitlinie des American College of Chest Physicians (ACCP) rät von einer Anwendung des Medikamentes in Schwangerschaft ab (Bates et al. 2012). In der Stillzeit sollte gemäß ACCP anderen Antikoagulanzien der Vorzug gegeben werden (Evidenzgrad jeweils 1C).

### 7.5.6 Rivaroxaban
Der Indikationsbereich dieses selektiven direkten Faktor-Xa-Inhibitors umfasst die Prävention thromboembolischer Ereignisse bei nicht valvulärem Vorhofflimmern mit weiteren Risikofaktoren (koronare Herzerkrankung, Hypertonus, Zustand nach Apoplex) sowie der rezidivierend auftretenden tiefen Venenthrombose. Zudem ist der Wirkstoff zur Behandlung der akuten tiefen Venenthrombose und der Lungenembolie ebenso wie zu deren Rezidivprophylaxe zugelassen. Rivaroxaban wird hepatisch und renal eliminiert. Zur Anwendung in Schwangerschaft und Stillzeit beim Menschen liegen für Rivaroxaban keine ausreichenden publizierten Daten vor (*Fachinformation Rivaroxaban*). Aus Tierversuchen existieren Hinweise auf eine fetotoxische Wirkung; Rivaroxaban erwies sich im Tierversuch als milchgängig.

Die aktuelle ACCP-Leitlinie rät von einer Anwendung des Medikamentes in der Schwangerschaft ebenso ab wie der Hersteller selbst. In der Stillzeit sollte gemäß ACCP anderen Antikoagulanzien der Vorzug gegeben werden (Evidenzgrad jeweils 1C; Bates et al. 2012).

### 7.5.7 Dabigatran
Der Indikationsbereich dieses oralen Thrombininhibitors umfasst die Prävention von Schlaganfall und systemischer Embolie bei nicht valvulärem Vorhofflimmern und einem oder mehreren cardiovaskulären Risikofaktoren. Zudem kommt es zur Primärprävention von venösen thromboembolischen Ereignissen (VTE) bei erwachsenen Patienten nach elektivem chirurgischem Hüft- oder Kniegelenksersatz sowie in der Behandlung von tiefen Venenthrombosen (TVT) und Lungenembolien (LE) sowie Prävention von rezidivierenden TVT und LE zum Einsatz.

Dabigatran wird v. a. renal eliminiert. Zur Anwendung in Schwangerschaft und Stillzeit beim Menschen liegen für Dabigatran keine ausreichenden Daten vor. Aus Tierversuchen sind bei supraphysiologischen Dosen eine verringerte Implantationsrate, erhöhte Raten an Fehlbildungen und intrauteriner Wachstumsrestriktion sowie eine erhöhte höhere fetale Mortalität bekannt (*Fachinformation Dabigatran*).

Die aktuelle Leitlinie des ACCP rät von einer Anwendung des Medikamentes in der Schwangerschaft ab. In der Stillzeit sollte gemäß ACCP anderen Antikoagulanzien der Vorzug gegeben werden (Evidenzgrad jeweils 1C; Bates et al. 2012).

Die Datenlage zur Anwendung direkter oraler Antikoagulantien in der Schwangerschaft ist somit insgesamt nicht ausreichend. Eine u. a. auf Pharmovigilanz-Daten der Hersteller basierende Übersichtarbeit aus dem Jahr 2020 wies in etwa 4 % der unter der Einnahme eines direkten oralen Antikoagulanz (Rivaroxaban, Dabigatran, Apixaban oder Edoxaban) eingetretenen und dann auch ausgetragenen Schwangerschaften – bei einer je 22 %igen Abtreibungs- sowie Fehlgeburtenrates – schwere kindliche Fehlbildungen nach, die potenziell mit der Medikamenten-Einnahme zusammenhängen könnten (Beyer-Westendorf et al. 2020). (Safety of direct oral anticoagulant exposure during pregnancy: a retrospective cohort study – PubMed (nih.gov).

### 7.5.8 Präparate zur Antikoagulation bei Schwangeren mit heparininduzierter Thrombozytopenie (HIT)

*Argatroban*

Argatroban ist ein synthetischer, direkter Thrombininhibitor, der zur Antikoagulation bei Erwachsenen mit einer HIT II zugelassen ist. Argatroban wird intravenös appliziert und hauptsächlich biliär ausgeschieden. Die Erfahrung zur Anwendung in der Schwangerschaft ist auf wenige Kasuistiken begrenzt (Young et al. 2008; Tanimura et al. 2012; Chaudhary et al. 2015; Management and Outcome of Heparin-Induced Thrombocytopenia in Pregnancy: A Systematic Review – PubMed (nih.gov)), eine Langzeittherapie mit Argatroban dürfte aus Praktikabilitätsgründen mit der Notwendigkeit zur intravenösen Applikation des Präparats kontrastieren.

Im Tierversuch in Argatroban milchgängig, der Hersteller rät zum Abstillen, wenn Argatroban appliziert wird (Fachinformation Argatroban 2017).

Wegen nicht ausreichender Datenlage rät die aktuelle ACCP-Leitlinie nur dann zu einer Anwendung von Argatroban in der Schwangerschaft, wenn eine schwere Allergie (inkl. HIT II) gegen Heparin vorliegt und eine Danaparoid-Anwendung nicht möglich ist (Evidenzgrad 2C; Bates et al. 2012).

**Hirudinanaloga**
Bivalirudin

Das Hirudinanalogon Bivalirudin ist ein direkter Thrombininhibitor und kommt u. a. bei Patienten mit einer HIT-Problematik intravenös zur Anwendung (*Fachinformation Bivalirudin*). Zu dem intravenös zu applizierendem Präparat liegen keine publizierte Erfahrungen über die Applikation in der Schwangerschaft oder Stillzeit vor.

**Lepirudin**

Das rekombinant hergestellte Lepirudin weist eine sehr hohe Strukturanalogie zu dem aus dem Speichel von Blutegeln extrahierten Hirudin auf und ist ebenso wie dieses ein direkter Thrombininhibitor. Lepirudin kann subkutan (Halbwertszeit 120 min) oder intravenös appliziert werden (Bates und Weitz 2003), wobei die deutsche Zulassung für den intravenösen Weg vorlag. Lepirudin wird fast vollständig renal ausgeschieden und kommt bei Heparinunverträglichkeit (inkl. HIT) zur Anwendung. Einzelne Fallberichte über die Applikation in der Schwangerschaft ergaben keinen Hinweis auf eine fetale Kompromittierung (Chapman et al. 2008; Übersicht bei Furlan et al. 2006; Plesinac et al. 2013). Bei einer Applikation in der Schwangerschaft war in Tierversuchen jedoch die Überlebensrate von Nachkommen und Müttern reduziert. Über die Anwendung von Lepirudin in der Stillzeit liegen keine publizierten Erfahrungen vor (*Fachinformation Lepirudin*). Es wurde inzwischen vom Markt genommen.

Wegen nicht ausreichender Datenlage rät die aktuelle ACCP-Leitlinie jedoch nur dann zu einer Anwendung von Hirudin (-Derivaten) in der Schwangerschaft, wenn eine schwere Allergie (inkl. HIT II) gegen Heparin vorliegt und eine Anwendung von Danaparoid nicht möglich ist (Evidenzgrad 2C; Bates et al. 2012).

### 7.5.9 Heparinoide

*Danaparoid*

Das Heparinoid Danaparoid kommt bei der Notwendigkeit einer Antikoagulation zur Prophylaxe thromboembolischer Ereignisse und bekannter Heparinallergie (anamnestischer oder akute HIT II) zur Anwendung. Das subkutan bzw. intravenös auch in der Schwangerschaft zu applizierende Gemisch (Magnani 2010) aus Heparansulfat, Dermatansulfat und Chondroitinsulfat weist keine relevante Plazentagängigkeit oder Milchgängigkeit auf. Danaparoid wird überwiegend renal ausgeschieden (*Fachinformation Danaparoid*).

Danaparoid wird bei Schwangeren durch die ACCP anderen Präparaten bei anamnetischer oder aktueller HIT im Falle der Notwendigkeit einer Antikoagulation vorgezogen; bei klinischer Notwendigkeit kann Danaparoid gemäß ACCP-Leitlinie auch in der Stillzeit angewendet werden (Evidenzgrad 1B; Bates et al. 2012).

### 7.5.10 Antikoagulatorisch wirksame Pentasaccharide

*Fondaparinux*

Das Pentasaccharid Fondaparinux ist ein selektiver Faktor-Xa-Inhibitor, der einen antithrombinvermittelten Wirkmechanismus aufweist. Der Indikationsbereich des subkutan zu applizierenden Präparats umfasst die Prophylaxe thromboembolischer Ereignisse nach orthopädischen und chirurgischen Eingriffen sowie bei internistischen Erkrankungen. Zudem ist Fondaparinux zur Therapie von tiefen Beinvenenthrombosen, Lungenembolien und des akuten Koronarsyndroms zugelassen. Aufgrund fehlender Bindung an den Plättchenfaktor IV ist das Risiko einer heparininduzierten Thrombozytopenie (HIT) zu vernachlässigen, weswegen Fondaparinux ebenfalls zur Antikoagulation im Falle einer anamnestischen HIT Typ II zur Anwendung kommen kann. Fondaparinux wird renal eliminiert. (Fachinfo Fondaparinux 2013).

Fondaparinux wurde in geringer Konzentration im Nabelschnurblut von in utero exponierten Kindern nachgewiesen (Dempfle 2004).

Wegen nicht ausreichender Datenlage rät die aktuelle ACCP-Leitlinie nur dann zu einer Anwendung von Fondaparinux in der Schwangerschaft, wenn einer schwere Allergie (inkl. HIT II) gegen Heparin vorliegt und eine Anwendung von Danaparoid nicht möglich ist (Bates et al. 2012). Fondaparinux erwies sich im Tierversuch als milchgängig; daher sollte gemäß ACCP bei Stillenden anderen Antikoagulanzien der Vorzug gegeben werden (Evidenzgrad jeweils 2C).

## 7.6 Abstillen

Beim Abstillen ist zwischen einem primären und sekundären Vorgehen zu unterscheiden. In der Regel kommt beim primären Abstillen kurz nach der Geburt die Einfachgabe Cabergolin (2 Tabletten) zur Anwendung, während nach bereits erfolgtem Milcheinschuss normalerweise Bromocriptin (4 × 1,25 mg/Tag) über zumindest 10 Tage verwendet wird. Hierbei ist das erhöhte Auftreten zentralnervöser Nebenwirkungen bei der Mutter zu beachten.

## Literatur

Aabakke et al (2021) SARS-CoV-2 infection in pregnancy in Denmark-characteristics and outcomes after confirmed infection in pregnancy: a nationwide, prospective, population-based cohort study – PubMed (nih.gov)

Al-Aqeedi RF, Al-Nabti AD (2008) Drug-eluting stent implantation for acute myocardial infarction during pregnancy with use of glycoprotein IIb/IIIa inhibitor, aspirin and clopidogrel. J Invasive Cardiol 20: E146–E149

Albarzanchi AM, Sayes CM, Ridha Albarzanchi MT, Fajt VR, Dees WL, Kraemer DC (2012) Cilostazol blocks pregnancy in naturally cycling mice. Contraception 87(4):443–448. https://doi.org/10.1016/j.contraception.2012.09.008, pii: S0010-7824(12)00818-9

Argentiero et al (2020) https://pubmed.ncbi.nlm.nih.gov/31471774/

Bar-Oz B, Bulkowstein M, Benyamini L, Greenberg R, Soriano I, Zimmerman D, Bortnik O, Berkovitch M (2003) Use of antibiotic and analgesic drugs during lactation. Drug Saf 26:925–935

Bates S, Greer IA, Middeldorp S, Vennstra DL, Prabulos AM, Vandvik PO (2012) VTE, thrombophilia, antithrombotic therapy, and pregnancy. Antithrombotic therapy and prevention of thrombosis. 9th ed American College of Chest Physicians. Evidence-based clinical practice guidelines. Chest 142:e691S–e736S

Bates SM, Weitz JI (2003) Emerging anticoagulant drugs. Arterioscler Thromb Vasc Biol 23:1491–1500

Bauer ME, Bauer ST, Rabbani AB, Mhyre JM (2012) Peripartum management of dual antiplatelet therapy and neuraxial labor analgesia after bare metal stent insertion for acute myocardial infarction. Anesth Analg 115:613–615

Bauersachs RM, Dudenhausen J, Faridi A, Fischer T, Fung S, Geisen U, Harenberg J, Herchenhan E, Keller F, Kemkes-Matthes B, Schinzel H, Spannagl M, Thaler CJ (2007) Risk stratification and heparin prophylaxis to prevent venous thromboembolism in pregnant women. Thromb Haemost 98:1237–1245

Beyer-Westendorf et al (2020) Safety of direct oral anticoagulant exposure during pregnancy: a retrospective cohort study – PubMed (nih.gov)

Bhatt DL, Topol EJ (2000) Antiplatelet and anticoagulant therapy in the secondary prevention of ischemic heart disease. Med Clin North Am 84:163–179

Bohlmann MK (2010) Thrombophilie und Antikoagulation in der Schwangerschaft. Gynacol Geburtsmed Gynacol Endokrinol 6: 30–42

Bohlmann MK, Luedders DW, Baumann K, Thill M, Hornemann A (2009) Indikationen zur Antikoagulation in der Schwangerschaft. Geburtshilfe Frauenheilkd 69:730–732

Boztosun B, Olcay A, Avci A, Kirma C (2008) Treatment of acute myocardial infarction in pregnancy with coronary artery balloon angioplasty and stenting: use of tirofiban and clopidogrel. Int J Cardiol 127:413–416

Burdan F, Szumilo J, Dudka J, Korobowicz A, Klepacz R (2006) Congenital ventricular septal defects and prenatal exposure to cyclooxygenase inhibitors. Braz J Med Biol Res 39:925–934

Burrows et al (2013) Pregnancy and short-coupled torsades de pointes – PubMed (nih.gov)

Chapman ML, Martinez-Borges AR, Mertz HL (2008) Lepirudin for treatment of acute thrombosis during pregnancy. Obstet Gynecol 112:432–433

Chaudhary et al (2015) Management and outcome of heparin-induced thrombocytopenia in pregnancy: a systematic review – PubMed (nih.gov)

De Santis M, De Luca C, Mappa I, Cesari E, Mazza A, Quattrocchi T, Caruso A (2011) Clopidogrel treatment during pregnancy: a case report and a review of literature. Intern Med 50:1769–1773

Dempfle CE (2004) Minor transplacental passage of fondaparinux in vivo. N Engl J Med 350:1914–1915

Deutsche Gesellschaft für Gynäkologie und Geburtshilfe – DGGG (2010) S3-Leitlinie Prophylaxe der venösen Thromboembolie (VTE). Zugegriffen in Feb 2018

Deutsche Gesellschaft für Gynäkologie und Geburtshilfe – DGGG (2013) Anwendung des CTG während Schwangerschaft und Geburt Microsoft Word – 015-036l_S1_CTG_Schwangerschaft_Geburt_2014-06.docx (greenbirth.de)

Deutsche Gesellschaft für Gynäkologie und Geburtshilfe – DGGG (2019) Prävention und Therapie der Frühgeburt (awmf.org). Zugegriffen im August 2021

Deutsche Gesellschaft für Gynäkologie und Geburtshilfe – DGGG (2021a) HIV-Therapie in der Schwangerschaft und bei HIV-exponierten Neugeborenen. AWMF: Detail

Deutsche Gesellschaft für Gynäkologie und Geburtshilfe – DGGG (2021b) Leitlinie: Empfehlungen für die strukturellen Voraussetzungen der perinatologischen Versorgung in Deutschland. Zugegriffen im August 2021

Dupont C, Touzet S, Colin C, Deneux-Tharaux C, Rabilloud M, Clement HJ, Lansac J, Colle MH, Rudigoz RC (2009) Incidence and management of postpartum haemorrhage following the dissemination of guidelines in a network of 16 maternity units in France. Int J Obstet Anesth 18:320–327

El-Deeb M, El-Menyar A, Gehani A, Sulaiman K (2011) Acute coronary syndrome in pregnant women. Expert Rev Cardiovasc Ther 9: 505–515

Fachinformation Abciximab. Janssen Lilly, Stand Juli 2016
Fachinformation Aggrenox. Boehringer Ingelheim, Stand Juni 2015
Fachinformation Apixaban. Bristol-Myers Squibb & Pfizer Pharma, Stand April 2021
Fachinformation Argatroban. Accord Healthcare, Stand November 2017
Fachinformation Bivalirudin. Accord Healthcare, Stand Oktober 2016
Fachinformation Cilostazol. Hexal, Stand August 2018
Fachinformation Clopidogrel. Sanofi, Stand Mai 2021
Fachinformation Dabigatran. Boehringer Ingelheim, Stand Januar 2021
Fachinformation Danaparoid. Aspen, Stand November 2019
Fachinformation Eptifibatid. Glaxo Smith Kline, Stand September 2020
Fachinformation Fondaparinux. Glaxo Smith Kline, Stand April 2013
Fachinformation Lepirudin. Celgene, Stand August 2011
Fachinformation Prasugrel. Aliud Pharma, Stand März 2020
Fachinformation Rivaroxaban. Bayer Pharma AG, Stand Juli 2021
Fachinformation Ticagrelor. Astra Zeneca, Stand September 2019
Fachinformation Tirofiban. Hexal, Stand März 2016

Foxman B (2002) Epidemiology of urinary tract infections: incidence, morbidity, and economic costs. Am J Med 113(Suppl 1A):5S–13S

Furlan A, Vianello F, Clementi M, Prandoni P (2006) Heparin- induced thrombocytopenia occurring in the first trimester of pregnancy:

successful treatment with lepirudin. A case report. Haematologica 91(8 Suppl):ECR40

Gatt S (2003) Pregnancy, delivery and the intensive care unit: need, outcome and management. Curr Opin Anaesthesiol 16:263–267

Gemeinsamer Bundesausschuss (2009) Richtlinien des Bundesausschusses der Ärzte und Krankenkassen über die ärztliche Betreuung während der Schwangerschaft und nach der Entbindung („Mutterschafts-Richtlinien") https://www.g-ba.de/downloads/62-492-2676/Mu-RL_2021-09-16_iK-2022-01-01.pdf. Zugegriffen im Feb 2014

Gupta et al (2020) https://pubmed.ncbi.nlm.nih.gov/32663542/

Hajj-Chahine J, Jayle C, Tomasi J, Corbi P (2010) Successful surgical management of massive pulmonary embolism during the second trimester in a parturient with heparin-induced thrombocytopenia. Interact Cardiovasc Thorac Surg 11:679–681

Hazelgrove JF, Price C, Pappachan VJ, Smith GB (2001) Multicenter study of obstetric admissions to 14 intensive care units in southern England. Crit Care Med 29:770–775

Hernandez RK, Werler MM, Romitti P, Sun L, Anderka M (2012) Nonsteroidal antiinflammatory drug use among women and the risk of birth defects. Am J Obstet Gynecol 206:228.e1–228.e8

Karsten J, Bohlmann MK, Sedemund-Adib B, Wnent J, Paarmann H, Iblher P, Meier T, Heinze H (2012) Electrical impedance tomography may optimize ventilation in a postpartum woman with respiratory failure. Int J Obstet Anesth. https://doi.org/10.1016/j.ijoa.2012.09.002, pii: S0959-289X(12)00123-9

Kealey A (2010) Coronary artery disease and myocardial infarction in pregnancy: a review of epidemiology, diagnosis, and medical and surgical management. Can J Cardiol 26:185–189

Khan KS, Wojdyla D, Say L, Gülmezoglu AM, Van Look PF (2006) WHO analysis of causes of maternal death: a systematic review. Lancet 367:1066–1074

Kleinwechter et al (2021) [COVID-19 and pregnancy] – PubMed (nih.gov)

Knight M, Berg C, Brocklehurst P, Kramer M, Lewis G, Oats J, Roberts CL, Spong C, Sullivan E, van Roosmalen J, Zwart J (2012) Amniotic fluid embolism incidence, risk factors and outcomes: a review and recommendations. BMC Pregnancy Childbirth 12:7

Komori et al (2020) Apixaban therapy in a pregnant woman with heparin-induced thrombocytopenia and venous thromboembolic events caused by congenital antithrombin deficiency: a case report – PubMed (nih.gov)

Kozer E, Nikfar S, Costei A, Boskovic R, Nulman I, Koren G (2002) Aspirin consumption during the first trimester of pregnancy and congenital anomalies: a meta-analysis. Am J Obstet Gynecol 187:1623–1630

Lapinsky SE, Posadas-Calleja JG, McCullagh I (2009) Clinical review: ventilatory strategies for obstetric, brain-injured and obese patients. Crit Care 13:206

Limaye et al (2021) Predictors of severe and critical disease in pregnant women with SARS-CoV-2 – PubMed (nih.gov)

Lucas DN, Robinson PN, Nel MR (2012) Sepsis in obstetrics and the role of the anaesthetist. Int J Obstet Anesth 21:56–67

Magnani HN (2010) An analysis of clinical outcomes of 91 pregnancies in 83 women treated with danaparoid (Orgaran). Thromb Res 125:297–302

Markestad T, Kaaresen PI, Ronnestad A, Reigstad H, Lossius K, Medbo S, Zanussi G, Engelund IE, Skjaerven R, Irgens LM, Norwegian Extreme Prematurity Study Group (2005) Early death, morbidity, and need of treatment among extremely premature infants. Pediatrics 115:1289–1298

Millar LK, Cox SM (1997) Urinary tract infections complicating pregnancy. Infect Dis Clin North Am 11:13–26

Nana et al (2021) Antiplatelet therapy in pregnancy: a systematic review – PubMed (nih.gov)

Patel SJ, Reede DL, Katz DS, Subramaniam R, Amorosa JK (2007) Imaging the pregnant patient for nonobstetric conditions: algorithms and radiation dose considerations. Radiographics 27:1705–1722

Pettiti D, Sidney S, Quesenberry CP, Bernstein A (1997) Incidence of stroke and myocardial infarction in women of reproductive age. Stroke 28:280–283

Plesinac et al (2013) Successful pregnancy after pulmonary embolism and heparin-induced thrombocytopenia – case report – PubMed (nih.gov)

Pop et al (2020) Treatment with flow diverter stent during pregnancy – PubMed (nih.gov)

Rath W, Hackethal A, Bohlmann MK (2012) Second-line treatment of postpartum haemorrhage (PPH). Arch Gynecol Obstet 286:549–561

RCOG (2016) Green – top Guideline No. 52: prevention and management of post partum haemorrhage. RCOG, London

Salomon J, Schnitzler A, Ville Y, Laffont I, Perronne C, Denys P, Bernard L (2009) Prevention of urinary tract infection in six spinal cord-injured pregnant women who gave birth to seven children under a weekly oral cyclic antibiotic program. Int J Infect Dis 13:399–402

Santiago-Diaz P, Arrebola-Moreno AL, Ramirez-Hernandez JA, Melgares-Moreno R (2009) Platelet antiaggregants in pregnancy. Rev Esp Cardiol 62:1193–1205

Schaefer C, Spielmann H, Vetter K (2006) Arzneiverordnung in Schwangerschaft und Stillzeit, 7. Aufl. Elsevier/Urban & Fischer, München

Sebastian C, Scherlag M, Kugelmass A, Schechter E (1998) Primary stent implantation for acute myocardial infarction during pregnancy: use of abciximab, ticlopidine, and aspirin. Cathet Cardiovasc Diagn 45:275–279

Serna Candel et al (2019) Management of a decompensated acute-on-chronic intracranial venous sinus thrombosis – PubMed (nih.gov)

Tanimura K, Ebina Y, Sonoyama A, Morita H, Miyata S, Yamada H (2012) Argatroban therapy for heparin-induced thrombocytopenia during pregnancy in a woman with hereditary antithrombin deficiency. J Obstet Gynaecol Res 38:749–752

Tello-Montoliu A, Seecheran NA, Angiolillo DJ (2012) Successful pregnancy and delivery on prasugrel treatment: considerations for the use of dual antiplatelet therapy during pregnancy in clinical practice. J Thromb Thrombolysis 36:348–51

Tröger B, Härtel C, Manner D, Eckey T, Bohlmann MK (2012) Kongenitale Gerinnungsstörungen – gynäkologische und neonatologische Aspekte. Gynakologe 45:383–390

Van Bogaert LJ, Dhai A (2008) Ethical challenges of treating the critically ill pregnant patient. Best Pract Res Clin Obstet Gynaecol 22:983–996

Vasquez DN, Estenssoro E, Canales HS, Reina R, Saenz MG, Das Neves AV, Toro MA, Loudet CI (2007) Clinical characteristics and outcomes of obstetric patients requiring ICU admission. Chest 131:718–724

Verbruggen et al (2015) Use of ticagrelor in human pregnancy, the first experience – PubMed (nih.gov)

Wang L, He K, Maxwell B, Grossman SJ, Tremaine LM, Humphreys WG, Zhang D (2011) Tissue distribution and elimination of [14C] apixaban in rats. Drug Metab Dispos 39:256–264

WHO (2008) Managing puerpural sepsis. http://whqlibdoc.who.int/publications/2008/9789241546669_6_eng.pdf. Zugegriffen im Feb 2014

Young SK, Al-Mondhiry HA, Vaida SJ, Ambrose A, Botti JJ (2008) Successful use of arbatroban during the third trimester of pregnancy: case report and review of the literature. Pharmacotherapy 28:1531–1536

Zhao M, Chang C, Liu Z, Chen LM, Chen Q (2010) Treatment with low-dose aspirin increased the level LIF and integrin β3 expression in mice during the implantation window. Placenta 31:1101–1105

Zöllkau et al (2020) Aktualisierte Empfehlungen zu SARS-CoV-2/COVID-19 und Schwangerschaft, Geburt und Wochenbett (nih.gov)

# Schwangerschaftsassoziierte Notfälle

Peter Kranke, Dorothee Bremerich und Benedikt Schmid

## Inhalt

| | | |
|---|---|---|
| 1 | Präeklampsie, Eklampsie und HELLP-Syndrom | 1621 |
| 1.1 | Pathophysiologie | 1621 |
| 1.2 | Symptomatik | 1622 |
| 1.3 | Therapeutisches Vorgehen | 1624 |
| 1.4 | Sectio caesarea und Anästhesie | 1627 |
| 2 | Peripartale Blutungen | 1628 |
| 3 | Fruchtwasserembolie | 1631 |
| 4 | Peripartale Kardiomyopathie | 1632 |
| | Literatur | 1633 |

## 1 Präeklampsie, Eklampsie und HELLP-Syndrom

Weltweit sterben jährlich mehr als 300.000 Schwangere an den Folgen hypertensiver Schwangerschaftserkrankungen wie der Präeklampsie, einer auftretenden Eklampsie oder dem HELLP-Syndrom („hemolysis, elevated liver enzymes, low platelet count"). Mit einem Anteil von bis zu 17 % an der peripartalen mütterlichen Letalität stellen diese Erkrankungen seit 1985 in Industrienationen nach den Blutungskomplikationen und neben den thrombembolischen Ereignissen die zweit- bzw. dritthäufigste direkte Todesursache dar (Say et al. 2014). Die Größenordnung der Zahlen ist derzeit vergleichsweise stabil, auch wenn über die Zeit und in Abhängigkeit von der betrachteten Region geringfügige Unterschiede zu verzeichnen sind (Knight et al. 2021).

Die intensivmedizinische Herausforderung besteht darin, kardiorespiratorische, zerebrale und renale Komplikationen der schwangerschaftsassoziierten, hypertensiven Multiorganerkrankung (Abb. 1) frühzeitig zu erkennen, ein adäquates, ggf. invasives, Monitoring der Patientin zu ermöglichen und die intensivtherapeutische Behandlung unter besonderer Berücksichtigung der schwangerschaftsspezifischen Veränderungen durchzuführen. Dabei müssen potenzielle, medikamenteninduzierte Veränderungen der uteroplazentaren Perfusion und die daraus resultierenden Konsequenzen für den Fetus berücksichtigt werden. Eine enge interdisziplinäre und interprofessionelle Abstimmung trägt dabei wesentlich zur Verbesserung des maternalen und kindlichen Outcomes bei.

### 1.1 Pathophysiologie

Die Pathogenese der Präeklampsie ist nach wie vor nicht vollständig geklärt. Eine Schlüsselrolle spielt möglicherweise eine Störung der Implantation und Plazentation in der Frühschwangerschaft mit Hypoxie des Trophoblasten durch eine ungenügende Invasion des Endometriums und den mangelhaften Umbau von Spiralarterien. Der Trophoblast ist die äußere Zellschicht der Keimblase (Blastozyste) und verbindet diese mit dem Endometrium der Gebärmutterwand.

P. Kranke (✉) · B. Schmid
Klinik und Poliklinik für Anästhesiologie, Intensivmedizin, Notfallmedizin und Schmerztherapie, Universitätsklinikum Würzburg, Würzburg, Deutschland
E-Mail: kranke_p@ukw.de; Schmid_B@ukw.de

D. Bremerich
Klinik für Anästhesiologie, Helios Kliniken Schwerin, Schwerin, Deutschland
E-Mail: Dorothee.Bremerich@helios-gesundheit.de

© Springer-Verlag GmbH Deutschland, ein Teil von Springer Nature 2024
G. Marx et al. (Hrsg.), *Die Intensivmedizin*, Springer Reference Medizin,
https://doi.org/10.1007/978-3-662-68699-7_104

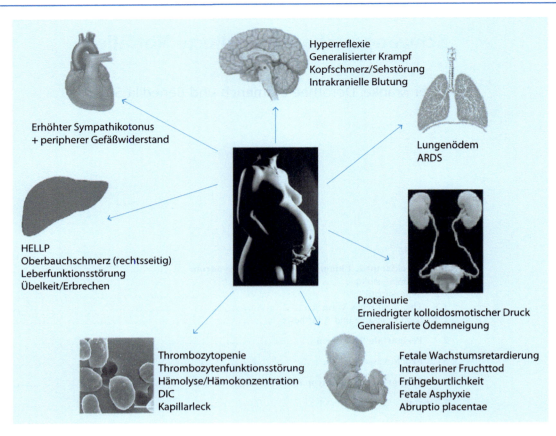

**Abb. 1** Potenzielle Organmanifestationen bei der Präeklampsie

Die Perfusionsstörung des Trophoblasten führt zu einem Ungleichgewicht zwischen der Freisetzung von Sauerstoffradikalen und den antioxidativen Schutzmechanismen des mütterlichen Organismus. In der Folge kommt es zu einer ischämiebedingten Freisetzung potenziell toxischer Substanzen und zellulärer Transmitter aus der Plazenta, z. B. von löslicher fms-ähnlicher Tyrosinkinase-1 (sFlt-1), endothelialem Wachstumsfaktor, plazentarem Wachstumsfaktor und freien Radikalen. Diese initial lokalisierte inflammatorische Reaktion verursacht eine generalisierte Endothelzellschädigung mit verminderter Synthese vasodilatierender Transmitter wie Stickoxid (NO) und Prostazyklin ($PGE_2$), was zum relativen Überwiegen vasokonstriktorisch wirkender Substanzen und konsekutiver Perfusionsreduktion der Organsysteme führt. Gleichzeitig wird vermehrt vasokonstriktorisch wirkendes und Thrombozyten aktivierendes Thromboxan $A_2$ freigesetzt.

Diese endotheliale Dysfunktion in Kombination mit einer Vielzahl anderer immunologischer, inflammatorischer und genetisch bedingter Ursachen führt letztlich zur generalisierten Multiorganminderperfusion bei Patientinnen mit Präeklampsie (Abb. 2).

## 1.2 Symptomatik

Die Präeklampsie ist mit einer Inzidenz von bis zu 5 % eine schwangerschaftsassoziierte Multisystemerkrankung (Abb. 1), die sich ab der 20. Schwangerschaftswoche manifestiert und folgendermaßen charakterisiert ist:

- mütterliche Hypertonie (RR systolisch $\geq$ 140 mmHg und/oder RR diastolisch $\geq$ 90 mmHg sowie
- Proteinurie (> 300 mg/Tag) oder einem
- Protein/Kreatinin-Quotient $\geq$ 30 mg/mmol als Indikator für eine signifikante Proteinurie

Dabei zeichnet sich ab, dass den mütterlichen Blutdruckwerten im klinischen Kontext ein zunehmend größerer Stellenwert zugemessen wird, zumal Mütter mit Hypertonie in der Schwangerschaft ein erhöhtes Langzeitrisiko für andere Gefäßerkrankungen wie eine koronare Herzerkrankung oder zerebrovaskuläre Erkrankungen aufweisen. Eine schwere hypertensive Schwangerschaftserkrankung liegt vor, wenn eine Hypertonie mit oralen Antihypertensiva nicht ausreichend therapiert werden kann bzw. ein hypertensiver Notfall vorliegt. Letzter liegt vor,

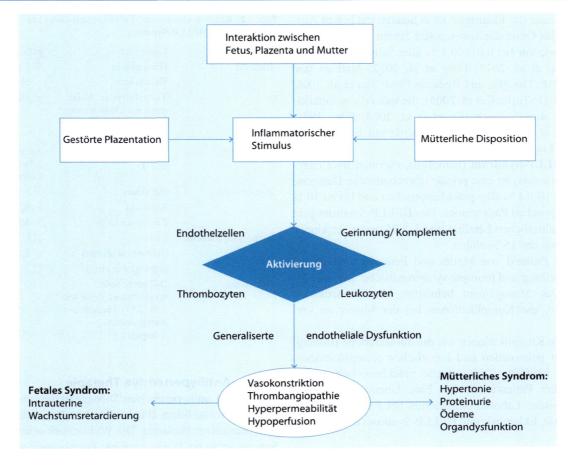

**Abb. 2** Pathogenese der Präeklampsie

wenn zusätzlich zu einer schweren Hypertonie klinische Zeichen für eine akute Endorganschädigung vorliegen.

> Ein hypertensiver Notfall in der Schwangerschaft liegt bei RR $_{syst}$ ≥ 170 mmHg und/oder RR diast. ≥ 110 mmHg vor. Jeder Blutdruckanstieg systolisch > 160 mmHg oder diastolisch > 100 mmHg sollte behandelt werden.

Man unterscheidet verschiedene Schweregrade der Präeklampsie (Tab. 1), wobei sich eine schwere Präeklampsie langsam über Tage aus einer leichten Präeklampsie entwickeln, aber auch ohne Prodromalstadium binnen kurzer Zeit auftreten kann.

Die **Eklampsie** ist durch generalisierte, tonisch-klonische Krampfanfälle charakterisiert, wobei die beiden charakteristischen Symptome der Präeklampsie, Hypertonie und Proteinurie, bei bis zu 40 % der Patientinnen fehlen können. Als Ursache der generalisierten Krampfanfälle sind hypertensive Enzephalopathien, Vasospasmen, ein Hirnödem, Hirnblutungen oder Ischämien wahrscheinlich, wobei die Eklampsie prä-, intra- und nicht zuletzt bis zu 7 Tage postpartal auftreten kann.

**Tab. 1** Einteilung der Präeklampsie nach Schweregrad. (Schlembach und Stepan 2019)

| Schweregrad | Parameter |
|---|---|
| leichte Präeklampsie | RR systolisch ≥ 140 mmHg |
| | RR diastolisch ≥ 90 mmHg |
| | Proteinurie ≥ 300 mg/24 h |
| schwere Präeklampsie | RR systolisch ≥ 160 mmHg |
| | RR diastolisch ≥ 110 mmHg |
| | Proteinurie ≥ 5 g/24 h |
| | Oligurie 400 ml/24 h |
| | Thrombozytopenie |
| | Erhöhte Aminotransferasen |
| | Erhöhtes Serumkreatinin |
| | Hyperreflexie, Kopfschmerzen, Sehstörungen, Oberbauchschmerzen, Nausea, Erbrechen |
| | Intrauterine Wachstumsretardierung |

> Dem klinischen Bild eines Krampfanfalls gehen in vielen Fällen Prodromalsymptome bzw. Frühwarnzeichen voraus, so zum Beispiel neben einer möglichen Hypertonie auch Kopfschmerzen oder Visusstörungen.

Die Inzidenz der Eklampsie ist in Staaten mit hohen Ausgaben für das Gesundheitswesen seit Jahren rückläufig, tritt aber nach wie vor bei 0,015–0,1 % aller Schwangerschaften auf (Schaap et al. 2019; Fong et al. 2013; Jaatinen und Ekholm 2016; Douglas und Redman 1994; Tan et al. 2006; Liu et al. 2011; Tuffnell et al. 2005); die mütterliche Letalität ist mit bis zu 2 % hoch (Zwart et al. 2008; Sibai 1990; Mackay et al. 2001), die fetale Letalität mit bis zu 12 % sehr hoch (Liu et al. 2011).

Das **HELLP-Syndrom** (hemolysis, elevated liver enzymes, low platelets) ist eine primär laborchemische Diagnose und betrifft 10–14 % aller präklamptischen und bis zu 30 % aller eklamptischen Patientinnen. Das HELLP-Syndrom geht mit einer mütterlichen Letalität von 3–5 % und einer kindlichen Letalität um 15 % einher.

Für den Zustand von Mutter und Fetus ist eine zügige Diagnosestellung und prompte symptomatische Therapie essenziell. Das Management beinhaltet blutdrucksenkende Maßnahmen, um Komplikationen bei der Mutter zu verhindern.

Zerebrale Komplikationen wie die intrazerebrale Blutung, gefolgt von pulmonalen und hepatischen Komplikationen, stellen die häufigste Todesursache präklamptischer bzw. eklamptischer Patientinnen dar. Eine Übersicht über klinisch-chemische Laborkonstellationen bei Patientinnen mit Präklampsie, Eklampsie und HELLP-Syndrom bieten Tab. 1 und 2.

> Die Zielblutdruckwerte sollten zwischen 130–150 mmHg systolisch und 80–100 mmHg diastolisch betragen.

Neben der regelmäßigen klinischen Untersuchung ist die Beurteilung des Fetus (Kindsbewegungen, Kardiotokographie) täglich empfehlenswert

## 1.3 Therapeutisches Vorgehen

### 1.3.1 Symptomatische Therapie

Die Behandlung einer Präklampsie, Eklampsie oder eines HELLP-Syndroms ist symptomatisch und richtet sich nach Ausprägung und Progredienz der Erkrankung, einzelnen Organmanifestationen und dem Gestationsalter des Fetus. Dabei gilt:

> Ein beobachteter eklamptischer Anfall sollte zeitnah unterbrochen werden! Bei einem ausgeprägten Abfall der Thrombozytenzahl im Rahmen eines HELLP-Syndroms ist zeitnah die Entbindung anzustreben!

**Tab. 2** Klinisch-chemische Laborkonstellation bei Präklampsie, Eklampsie und HELLP-Syndrom

| Parameter | Laborwert | pathologisch |
|---|---|---|
| Blutbild | Hämoglobin | > 13 g/dl |
|  | Hämatokrit | > 38 % |
|  | Thrombozyten (Abfall muss innerhalb weniger Stunden kontrolliert werden!) | < 100.000/µl |
| Leberwerte | SGOT | Anstieg über das 2-fache des Referenzbereiches |
|  | SGPT |  |
| Nierenwerte | Harnsäure | > 5,9 mg/dl |
|  | Kreatinin | > 0,9 mg/dl |
|  | Eiweiß im Urin | > 300 mg/24 h |
| Hämolyseparameter | LDH | ↑↑↑ |
|  | Bilirubin (indirekt) | > 1,2 mg/dl |
|  | Haptoglobin (frei) | ↓↓↓ |
| Gerinnung | D-Dimere (oder vergleichbare Tests wie z. B. TAT: Thrombin-Antithrombin-Komplex) | ↑↑↑ |

### 1.3.2 Antihypertensive Therapie

Das Ziel der antihypertensiven Therapie ist die vorsichtige Senkung des mütterlichen Blutdrucks ohne Beeinträchtigung der uteroplazentaren Perfusion. Die Wirksamkeit antihypertensiver Substanzen ist bei Patientinnen mit Präklampsie reduziert. Die Wahl des Antihypertensivums sollte sich nach klinischer Erfahrung mit den jeweiligen Substanzen und dem Nebenwirkungsprofil richten (Tab. 3). Ein aktuelle Übersicht und Gegenüberstellung der einzelnen Substanzen bietet die systematische Cochrane-Analyse von Duley et al. (Duley et al. 2013). Jede Schwangere mit einem länger bestehenden systolischen Blutdruck von ≥ 160 mmHg bedarf der antihypertensiven Therapie.

Ziel der antihypertensiven Therapie ist nicht die Einstellung des mütterlichen Blutdrucks auf Normalwerte, da jede zu rasche oder zu ausgeprägte mütterliche Blutdrucksenkung zur Gefährdung des Fetus führen kann.

▶ **Cave** Jede initiale antihypertensive Behandlung einer schweren Präklampsie sollte unter Kardiotokographie (CTG)-Überwachung erfolgen, da ein ausgeprägter Blutdruckabfall mit akuter fetaler Gefährdung verbunden sein kann.

In Deutschland stehen nach den aktuellen Leitlinien der Deutschen Gesellschaft für Gynäkologie und Geburtshilfe zur Akuttherapie des hypertensiven Notfalls Urapidil (z. B. Ebrantil®), Nifedipin und Dihydralazin (z. B. Nepresol®) zur Verfügung. Auch wenn mit Dihydralazin grundsätzlich eine wirksame Therapie zur Verfügung steht, sollten

**Tab. 3** Auswahl der in Deutschland zur Verfügung stehenden Antihypertensiva zur Behandlung der Präeklampsie und Eklampsie

| Wirkstoff | Wirkmechanismus | Indikation | Dosierung | Kommentar |
|---|---|---|---|---|
| Nifedipin (z. B. Adalat) oder Nicardipin (z. B. Antagonil) | Kalziumkanalblocker | Kurzzeitgabe bei schwerer Eklampsie möglich; auch in retadierter Form verfügbar | Nifedipin: 10-mg-Kapsel alle 20 min (max. 30 mg); Wechsel auf retardierte Applikationsform möglich Nicardipin: 5–10 mg/h per infusionem (gewichtsunabhängig) | Cave: Reflextachykardie, Palpitationen, Flush. Nicardipin ist gefäßselektiver! Cave: Bei Magnesiumgabe additiver Effekt der neuromuskulären Blockade! |
| Urapidil (z. B. Ebrantil) | $\alpha_1$-Blocker, periphere Vasodilatation | 1. Wahl zur akuten Intervention | i.v.; 10 mg weise bis 50 mg; anschließend 5–25 mg/h über Perfusor | |
| Dihydralazin | arterioläre Vasodilatation | Alternative zu Urapidil | i.v., 5 mg über 20 min; anschließend 2–20 mg/h | Bei Volumenmangel ausgeprägte, überschießende Hypotonie, fetale Beeinträchtigung, verzögerter Wirkeintritt (10–20 min nach i.v.-Applikation) |
| α-Methyldopa | Hemmung der zentralen Sympathikusaktivität | 1. Wahl zur Dauertherapie | p.o.; 2 × 250 mg/Tag | nur oral verfügbar, langsame Anschlagzeit, daher zur akuten Intervention nicht geeignet |
| Nitroglycerin | Wirkeintritt: 2–5 min, HWZ: 1–4 min | Kompensation des hypertensiven Effekts bei Intubation/Extubation, pulmonaler Hypertonie oder myokardialer Ischämie. Bei Versagen der Medikamente der 1. Wahl | 0,4 bis 0,8 mg sublingual; i.v.: 5 µg/min, Dosissteigerung um 5 µg/min alle 5 min, max. 100 µg/min | |
| Furosemid (2. Wahl) | Schleifendiuretikum | | 10–20 mg i.v. | Ggf. Widerholung mit erhöhter Dosis |

aufgrund des Nebenwirkungsspektrums zunächst vorrangig Nifedipin und Urapidil zum Einsatz kommen. Von einem Einsatz von Dihydralazin wird in der derzeit noch gültigen Leitlinie abgeraten: „Dihydralazin ist zur antihypertensiven Therapie in der Schwangerschaft zugelassen, weist aber gegenüber Urapidil (Anmerkung: und Nifedipin) signifikant häufiger maternale Nebenwirkungen (vor allem starke Kopfschmerzen, Reflextachykardie) auf, die die differenzialdiagnostische Abgrenzung gegenüber der Progredienz einer Präeklampsie erschweren können" (Schlembach und Stepan 2019).

Im angloamerikanischen Bereich wird wegen ausgeprägter mütterlicher Blutdruckabfälle und Reflextachykardien, fetalen Bradykardien und fetalen Azidosen vor Dihydralazin ausdrücklich gewarnt. Ein weiterer Nachteil von Dihydralazin besteht im verzögerten Wirkungseintritt (> 10–20 min nach i.v.-Gabe) nach Überführung der Substanz in den pharmakologisch aktiven Metaboliten.

> Urapidil und Nifedipin können derzeit als Mittel der 1. Wahl für die Akuttherapie der Hypertension im Rahmen hypertensiver Schwangerschaftserkrankungen angesehen werden.

### 1.3.3 Prophylaxe eines Krampfanfalls

Magnesiumsulfat ist das Medikament der Wahl zur Prophylaxe und Therapie von Krampfanfällen bei Präklampsie und Eklampsie. Magnesiumsulfat senkt das Risiko und die Inzidenz zerebraler Krampfanfälle und ist Substanzen wie z. B. Phenytoin oder Diazepam in der antikonvulsiven Wirksamkeit überlegen. Die initiale Therapie mit Magnesiumsulfat sollte unter engmaschiger klinischer Überwachung und EKG-Kontrolle folgendermaßen durchgeführt werden:

- Initialdosierung: Magnesiumsulfat 4–6 g i.v. über 15–20 min
- Erhaltungsdosis 1–2 g/h während der ersten 24 h
- Therapeutisches Ziel: Serumkonzentration zwischen 2–3,5 mmol/l (4–8 mg/dl).

Zu den erwünschten Begleiteffekten von Magnesiumsulfat bei präklamptischen Patientinnen zählt die Verbesserung der mütterlichen Hämodynamik durch Abnahme des systemvaskulären Widerstands und Steigerung des Herzzeitvolumens.

Häufige Nebenwirkungen der Magnesiumtherapie sind Übelkeit und Schwindel und eine Hyporeflexie tiefer Sehnenreflexe. Treten diese auf ist insbesondere eine ausreichende Diurese engmaschig zu kontrollieren.

*Überprüfung einer Magnesiumüberdosierung*
Der Patellarsehnenreflex ist ein geeigneter klinischer Parameter zur Überprüfung einer Magnesiumüberdosierung! Bei Verlust eines vorher auslösbaren Patellarsehnenreflexes ist eine Überdosierung mit Magnesium wahrscheinlich!

Da die Niere das Regulationsorgan des Magnesiumstoffwechsels und einziger Exkretionsort ist, sind insbesondere oligurische Patientinnen mit Präeklampsie und Eklampsie durch eine iatrogene Magnesiumintoxikation gefährdet.

▶ **Cave** Eine Atemdepression wird bei Serumspiegeln über 10 mmol/l beobachtet.

Eine Hypermagnesiämie mit Serumkonzentrationen um 12 mmol/l kann zur Asystolie führen.

Die Therapie einer Magnesiumintoxikation besteht in der i.v.-Gabe von 1 g Kalziumglukonat, ggf. repetitiv (1 Ampulle = 10 ml Kalziumglukonat 10 % = 1 g Kalziumglukonat).

Das Antidot von Magnesium ist Kalzium i.v.!

### 1.3.4 Volumenmanagement bei präeklamptischen Patientinnen

Das Plasmavolumen von Patientinnen mit Präeklampsie ist im Vergleich zu gesunden Schwangeren reduziert, bei leichten Formen allerdings nur um ca. 10 %. Erst mit Zunahme der Symptomatik und schwerer Verlaufsform kann das intravasale Volumendefizit bis zu 40 % betragen. Das Volumenmanagement präeklamptischer Patientinnen ist eine Gratwanderung, und es besteht die Gefahr eines Lungenödems

- durch eine erhöhte pulmonale Gefäßpermeabilität, insbesondere unter tokolytischer Therapie und bei Gabe von Glukokortikoiden zur Lungenreifung und ferner
- durch den erniedrigten kolloidosmotischen Druck.

Etwa 2,5 % der Patientinnen mit Präeklampsie entwickeln ein Lungenödem. Die intensivmedizinische Überwachung ist auch nach der Entbindung notwendig, da 80 % der Patientinnen das Lungenödem erst in der postpartalen Phase entwickeln (Übersicht).

*Monitoring bei Patientinnen mit Präeklampsie und Eklampsie*
- EKG, Pulsoxymetrie, kontinuierliche Blutdrucküberwachung
- ggf. PiCCO (Pulmonalarterienkatheter nur nach sorgfältiger Nutzen-Risiko-Analyse) und ZVD im Verlauf
- Blutgasanalyse
- Urinbilanz, Gesamtproteinausscheidung, Kreatininclearance
- Laborparameter:
  Kreatinin, Harnstoff, Harnsäure im Serum, Transaminasen, Bilirubin, γ-GT, LDH
  Blutbild mit Hb, Hkt, Leukozyten, Haptoglobin, freiem Hb, Schistozyten als Zeichen der Hämolyse
  Quick, PTT, TZ, Fibrinogen, D-Dimere, Antithrombin Protein C
  Blutzucker
- ggf. Sonographie und CT zur Beurteilung eines Leberhämatoms
- ggf. EEG (Krampfpotenziale), ggf. CT oder MRT (zerebrale Ischämie, Blutungen, Hirnödem)

Die fetale Exposition beträgt bei einer Thoraxröntgenaufnahme (z. B. im Rahmen einer ZVK-Lagekontrolle) ≤0,01 mGy, allerdings stellt das intraatriale EKG (z. B. Alphacard) als elektrokardiographische und direkte Möglichkeit bei der Anlage eines zentralen Venenkatheters die Lagekontrolle der Wahl, nicht nur bei Schwangeren, dar.

Ursächlich für das Lungenödem sind die schwangerschaftsassoziierte Hypertonie und der erhöhte systemvaskuläre Widerstand, die insbesondere bei forcierter Volumengabe zu einer eingeschränkten linksventrikulären Funktion beitragen. Zusätzlich bewirken die Proteinurie, die verminderte Albuminsynthese bei eingeschränkter Lebersyntheseleistung und die damit verbundene Abnahme des kolloidosmotischen Drucks sowie die endotheliale Dysfunktion ein Kapillarlecksyndrom.

Vorsichtige Volumensubstitution, Kontrolle der mütterlichen Hypertension und die antikonvulsive Therapie stehen bei der intensivmedizinischen Behandlung der hypertensiven Schwangerschaftserkrankungen im Vordergrund.

Nach vorsichtiger Volumengabe und Normalisierung der rechts- und linkskardialen Füllungsdrücke kommt es zu einer Verbesserung des Herzzeitvolumens, einer Abnahme der Herzfrequenz und des systemvaskulären Widerstands. Klinisch beobachtet man bei schwerer Präeklampsie nach adäquater Volumentherapie eine Zunahme der Urinproduktion.

Der ZVD als Trendanzeiger im Verlauf zur Steuerung der Volumentherapie ist bei Patientinnen mit Präeklampsie, Eklampsie und HELLP-Syndrom bedingt nur dann geeignet, wenn andere Variablen konstant sind. Herzzeitvolumen, systemvaskulärer Widerstand und die therapeutische Beeinflussbarkeit durch Volumengabe, Diuretika und vasodilatierende Substanzen sollten mittels kontinuierlicher Pulskonturanalyse (z. B. PiCCO-Messung) überwacht werden.

> **Hämodynamisches Monitoring bei hypertensiven Schwangerschaftserkrankungen**
> Die wenig invasive PiCCO-Messung gilt heute als Monitoring der Wahl bei Patientinnen mit schweren Verlaufsformen der Präeklampsie, bei denen eine intensivere Überwachung der kardiozirkulatorischen Funktion erforderlich erscheint.
> Die Anlage eines Pulmonalarterienkatheters erfordert eine sehr sorgfältige Nutzen-Risiko-Abwägung!
> Darüber hinaus könnten neuere nichtinvasiver Lösungen zur kontinuierlichen Bestimmung des arteriellen Blutdrucks und weiterer hämodynamischer Parameter gerade auch für das Patientenkollektiv der Schwangeren bei Überwachung in Kreißsaalnähe oder im Kreißsaal hilfreich sein.

## 1.4 Sectio caesarea und Anästhesie

Die einzige kausale Therapie der Präeklampsie ist die Beendigung der Schwangerschaft nach vorheriger Stabilisierung der Patientin und simultaner intrauteriner Optimierung des fetalen Outcomes entsprechend dem erreichbaren Schwangerschaftsalter. Im Kreißsaal stellt dieses Unterfangen eine der schwierigsten interdisziplinären Herausforderungen für Geburtshilfe, Intensivmedizin und Neonatologie dar. Bei leichter Präeklampsie und einem Gestationsalter zwischen der 25.–32. Schwangerschaftswoche sollte die Patientin in einem Perinatalzentrum konservativ behandelt werden, um die Überlebenschancen für das Kind zu verbessern. Nach der 34. Schwangerschaftswoche und bei schweren Verläufen von Präeklampsie, Eklampsie und HELLP-Syndrom sollte aus geburtshilflicher und intensivmedizinischer Sicht die Indikation zur Entbindung großzügig gestellt werden (Übersicht). Dabei ist die bestmögliche intensivmedizinische Adressierung aller Symptome **vor** der Sectio stets vordringliches Ziel, da hierdurch mütterliches und kindliches Outcome positiv beeinflusst werden. Das Auftreten einer intrazerebralen Blutung, einer Plazentalösung sowie ggf. das Auftreten eines (subkapsulären) Leberhämatoms sind mit größerer zeitlicher Brisanz vergesellschaftet.

*Indikationen zur Kaiserschnittentbindung*
**Mütterliche Indikation**
- Z. n. eklamptischem Anfall, drohende Eklampsie
- Schwer therapierbare Hypertonie
- Volumen- und therapierefraktäre Oligurie/Anurie > 4 h
- Lungenödem
- (Subkapsuläres) Leberhämatom
- Progrediente Thrombozytopenie
- Progrediente Leberfunktionsstörung, V. a. Leberruptur
- Abruptio placentae (Häufigkeit bei HELLP-Syndrom bis zu 15 %!)
- Zerebrale Blutung

**Fetale Indikation**
- Pathologisches CTG (z. B. wiederholte Spät- und schwere variable Dezelerationen)
- Schwere fetale Wachstumsretardierungen ($\leq$ 5.–10. Perzentile)
- Ausgeprägtes Oligohydramnion

Aus kindlicher Sicht ist das pathologische CTG die einzige Indikation für eine schnelle Intervention hinsichtlich einer Schwangerschaftsbeendigung durch eine Schnittentbindung. Vor der geplanten Entbindung steht die Stabilisierung der Mutter im Vordergrund, da sonst schwerwiegende Komplikationen wie eine mütterliche zerebrale Blutung oder ein eklamptischer Krampfanfall auftreten können.

Die Kaiserschnittentbindung kann bei Präeklampsie und Eklampsie sowohl in Allgemeinanästhesie, in Spinalanästhesie als auch in Periduralanästhesie erfolgen. Hier spielen Gerinnungssituation und Sectiodringlichkeit die entscheidende Rolle. Eine Entscheidungshilfe unter Einbeziehung der Dringlichkeit und der klinischen bzw. Gerinnungssituation liefert die gegenwärtige S2k Leitlinie Diagnostik und Therapie hypertensiver Schwangerschaftserkrankungen (Schlembach und Stepan 2019). Ist eine rückenmarknahe Regionalanästhesie aufgrund der zeitlichen Vorgaben möglich, dann stellt die Spinalanästhesie bei engmaschiger Blutdruckkontrolle (minütlich oder kontinuierlich) gerade bei schwerer Präeklampsie das geeignetste Verfahren dar, zumal Blutdruckabfälle aufgrund der sympathoadrenergen Stimulation bei Patientinnen mit hypertensiven Schwangerschaftserkrankungen nach neuraxialen Verfahren seltener auftreten bzw. geringer ausgeprägt sind. Auf diese Weise können Blutdruckspitzen im Rahmen der Intubation und operativen Maßnahmen vermieden werden und ein zerebrales Monitoring ist aufgrund des Vigilanzstatus kontinuierlich möglich.

> Gerade bei Vorliegen hypertensiver Schwangerschaftserkrankungen bietet sich die Durchführung der Anästhesie für eine Schnittentbindung in Regionalanästhesie an, da Blutdruckspitzen vermieden werden. Voraussetzung ist insbesondere eine noch kompensiert klinische Gerinnungssituation.

Ziel eines jüngst publizierten Konsensus Statements im Auftrag der Society for Obstetric Anesthesia and Perinatology

(SOAP) war die Einschätzung von Risiken und Vorteilen einer neuraxialen Analgesie/Anästhesie bei bestehender Thrombozytopenie (Bauer et al. 2021). Unter der Voraussetzung, dass keine auffällige Blutungsanamnese besteht, wurde auch im Rahmen der hypertensiven Schwangerschaftserkrankungen ein Thrombozytenwert über 70.000/μl als ausreichend für ein neuraxiales Verfahren angesehen („Likely to be low risk for spinal epidural hematoma; may be reasonable to proceed with neuraxial procedure"). Bei Werten zwischen 50.000 und 70.000 – und bei HELLP-Syndrom Thrombozytenwerte nicht älter als 6 Stunden – gilt es eine besonders sorgfältige Nutzen-Risiko-Abwägung zu treffen und zu dokumentieren („There may be scenarios when competing risks/benefits justify proceeding with neuraxial procedure").

Erfolgt die Kaiserschnittentbindung in Allgemeinanästhesie, dann muss mit einer erschwerten Intubation durch ödematöse Schleimhäute gerechnet werden. Die Intubationsnarkose bei Patientinnen mit Präeklampsie und Eklampsie sollte als modifizierte „rapid sequence induction" (RSI) durchgeführt werden. Blutdruckspitzen durch die Laryngoskopie und Intubation bei zu flacher Narkose sollten unbedingt vermieden werden, z. B. durch die Gabe von Opioiden, Antihypertensiva oder β-Blockern. Aufgrund der exzellenten Steuerbarkeit und der in der Regel bestehenden hohen Vertrautheit mit der Substanz sowie der oftmals ohnehin erfoderlichen Opioidsubstitution im Verlauf der Sectioeignet sich in diesem Kontext besonders Remifentanil, das bereits zur Induktion in Dosen von ca. 1 μg/kg Körpergewicht zusätzlich zum Hypnotikum bzw. Muskelrelaxans appliziert wird.

> Die i.v.-Gabe von Remifentanil zur Narkoseeinleitung (ca. 1 μg/kg KG) ist eine geeignete pharmakologische Intervention zur Kupierung von Blutdruckspitzen bei der Intubation im Rahmen der Schnittentbindung bei erforderlicher Allgemeinanästhesie.

Die engmaschige Blutdruckkontrolle einer Patientin mit schwerer Präeklampsie zur Kaiserschnittentbindung in Intubationsnarkose sollte – wenn immer es der zuträgliche zeitliche Vorlauf erlaubt – durch eine kontinuierliche arterielle Blutdruckmessung erfolgen. Wegen der Gefahr einer hypertensiven Krise muss die Gabe von Uterotonika bei Patientinnen mit Präeklampsie und Eklampsie mit besonderer Vorsicht erfolgen. So sollten Oxytocin, Carbetocin und andere Uterotonika immer unter engmaschiger mütterlicher Blutdruckkontrolle appliziert werden. Zu weiteren Details der Anästhesieführung bei Präeklampsie und Eklampsie wird auf die zitierte Leitlinie (Schlembach und Stepan 2019), einschlägige Übersichtsartikel (Neuhaus et al. 2021) sowie die entsprechenden Buchkapitel (3, 20 und 24) in „Die geburtshilfliche Anästhesie" (Kranke 2018) verwiesen.

## 2 Peripartale Blutungen

Weltweit nehmen peripartale Blutungen den ersten Platz der direkten mütterlichen Todesursachen ein und mehr als ein Drittel der mütterlichen Todesfälle ist auf Blutungsnotfälle zurückzuführen (Say et al. 2014; Paxton und Wardlaw 2011). Auch in den Ländern mit hohen Ausgaben für das Gesundheitswesen, gemessen am Bruttoinlandsprodukt, rangieren Blutungsursachen an erster Stelle bei den Gründen für maternale Morbidität und Mortalität und etwa 16 % der mütterlichen Todesfälle sind den Blutungsnotfällen anzulasten (Say et al. 2014). Peripartale Blutungen stellen weltweit eine wichtige Herausforderung an ein simultanes, interdisziplinäres und interprofessionelles Behandlungskonzept dar, da hierdurch, sowie durch ein gemeinsames Vorgehen anhand von evidenzbasierenden Vorgaben Verbesserungen in Hinblick auf die mütterliche Mortalität und Morbidität erzielt werden können.

In Hinblick auf die Definition einer postpartalen Blutung mehren sich die Stimmen und Initiativen, die eine Definition der postpartalen Blutung ab einem Blutverlust über 500 ml, unabhängig vom Geburtsmodus, favorisieren. Gleichwohl wird in der noch gültigen S2k-Leitlinie zum Thema „Peripartale Blutungen, Diagnostik und Therapie" eine Peripartale Blutung (Peripartum Hemorrhage = PPH) als ein Blutverlust $\geq$ 500 ml nach Spontanpartus und ein Blutverlust $\geq$ 1000 ml nach Schnittentbindung definiert.

Klinisch werden Blutverluste zwischen 500 und 1500 ml in der Regel ohne weitere Schocksymptome toleriert. Klinische Symptome wie Agitiertheit, Bewusstseinstrübung, Kaltschweißigkeit, blasses Hautkolorit, Tachykardie, Hypotension, Hyperventilation und Oligo-/Anurie, sind bereits Ausdruck eines schweren hämorrhagischen Schocks. Dennoch ist gerade im interdisziplinären und interprofessionellen Setting des Kreißsaales eine frühzeitige Deklaration eines Blutungsnotfalls unabdingbar, um ein stringentes Handeln aller beteiligten Akteure sicher zu stellen, damit klinische Auswirkungen des Blutverlustes tunlichst erst gar nicht auftreten.

> Von einer postpartalen Blutungskomplikation spricht man (derzeit noch), wenn der Blutverlust nach vaginaler Entbindung über 500 ml und nach einer Sectio caesarea über 1000 ml beträgt.

In den letzten Jahren gab es vermehrte Anstrengungen, um die Behandlung peripartaler Blutungen insbesondere durch Therapiealgorithmen zu verbessern. So hat die Deutsche Gesellschaft für Gynäkologie und Geburtshilfe eine Leitlinie zur Diagnostik und Therapie peripartaler Blutungen publiziert, die nun in überarbeiteter Auflage vorliegt (https://register.awmf.org/de/leitlinien/detail/015-063; zuletzt aufgerufen am 29.12.2022). Darüber hinaus hat bereits 2012 ein Exper-

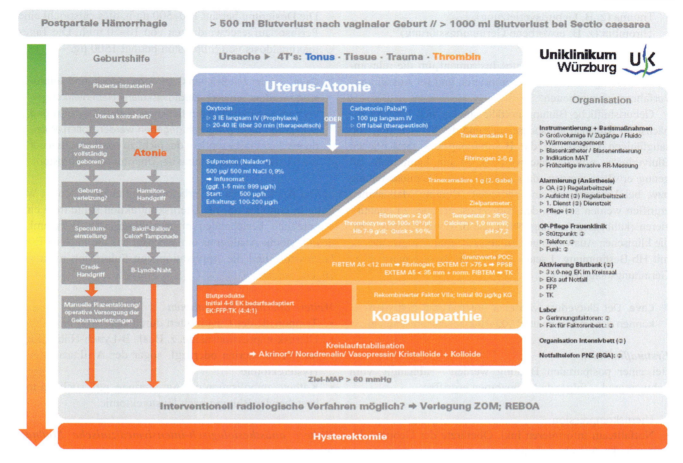

**Abb. 3** Handlungsalgorithmus bzw. -memo zur peripartalen Blutung mit Adaptation aufgrund örtlicher Spezifika aus Helmer et al. (Heömer et al. 2022 PPH und PBM in der Schwangerschaft, in press)

tenforum „Peripartale Hämorrhagie" mit Mitgliedern aus Deutschland, Österreich und der Schweiz ein Stufenschema zum Vorgehen bei peripartaler Blutung erarbeitet.[1]

Neben diesen allgemeingültigen Algorithmen und Handlungsschemata empfiehlt es sich, lokale Spezifika, Grenzwerte und Telefonnummern in Memo-Tafeln, Algorithmen oder Standard Operating Procedures zu integrieren, um gerade in zeitkritischen Situationen essenzielle Informationen parat zu haben. Beispiele hierfür wurden rezent in einschlägigen Journalartikeln (Heömer et al. 2022 PPH und PBM in der Schwangerschaft, in press) (Abb. 3) oder Buchbeiträgen (Kaufner & von Heymann „Gerinnung in der Schwangerschaft und peripartale Blutung" in (Kranke 2018)) publiziert.

Bei der Abarbeitung von Handlungsalgorithmen ist stets zu berücksichtigen, dass diese niemals eine Blaupause für jedwede Situation sein können und stets individuelle Überlegungen beim Transfer auf den konkreten Behandlungsfall inkludiert werden müssen.

### Ursachen einer peripartalen Blutung

Diese können folgendermaßen geordnet werden:

- **Uterus**: Atonie, Ruptur.
- **Plazenta**: Plazentalösung, Placenta praevia, verbliebene Plazentareste (daher Plazentakontrolle nach der Geburt, ggf. Nachtastung und Kürettage!).
- **Gerinnung**: angeborene oder erworbene Gerinnungsstörungen, Amnioninfektionssyndrom, Sepsis, Fruchtwasserembolie, HELLP-Syndrom.
- **Sonstige**: Trauma im Geburtskanal (dann Spekulumeinstellung), Gefäßverletzungen nach (Not-)Sectio u. a.

Die sogenannte „4 T-Regel":

- Tonus (z. B. Uterusatonie)
- Tissue (z. B. Gewebereste),

---

[1] https://sgar-ssar.ch/fileadmin/user_upload/interessengruppen/SAOA/PPH_Alg2g.pdf.

- Trauma (z. B. Geburtsverletzung),
- Thrombin (z. B. erworbene Gerinnungsstörung)

ist nach wie vor ein geeignetes Instrument um die relevantesten Blutungsursachen zu memorieren und im Ausschlussverfahren „abzuarbeiten".

Geburtshilfliche Blutungsnotfälle spielen sich vielfach zunächst im Kreisbett ab, sodass aufgrund der Verwendung von saugfähigen Unterlagen die Bestimmung des tatsächlichen Blutverlustes oftmals erschwert ist. Mithin kann nicht oft genug erwähnt werden, dass zeitnah nach Diagnosestellung bzw. bei Verdacht auf eine peripartale Blutung Maßnahmen ergriffen werden sollten, den Blutverlust genauer zu quantifizieren (kalibrierte Auffangbehältnisse bzw. -unterlagen) bzw. die klinischen Auswirkungen zu objektivieren (Blutgasanalyse mit Hb-Bestimmung, Lactat- und BE/pH Bestimmung, POC Gerinnungsdiagnostik).

▶ **Cave** Der Blutverlust wird eher unterschätzt! Außerdem können sich im Cavum uteri 500–1000 ml Blut ansammeln.

### Erstmaßnahmen

Bei einer postpartalen Blutung werden – abhängig vom Schweregrad – folgende Maßnahmen ergriffen:

- Uteruskompression
- Notfallteam informieren inkl. Oberärzte der Geburtshilfe sowie der Anästhesiologie
- Ursachenforschung: Was ist der wahrscheinlichste Grund für die Blutung (➔ 4-T Merkregel)?

Parallel dazu:

- Oxytocingabe (z. B. Syntocinon): Das vollsynthetisch hergestellte Medikament entspricht dem Hypophysenhinterlappenhormon Oxytocin und ist kurz wirksam, die Halbwertszeit wird mit 3–10 min angegeben. Dosierung: 3 IE als langsame IV-Injektion bzw. als Kurzinfusion, anschließend ggf. Oxytocinperfusor.

Alternativ: Carbetocin 100 µg als langsame IV-Injektion bzw. Kurzinfusion. Vorteil hierbei ist die länger währende Wirksamkeit, wodurch sich die weiterführende kontinuierliche Applikation erübrigt und bei unzureichender Wirkung zeitnah auf die nächste Eskalationsstufe (Sulproston) gewechselt werden kann.

- Sulprostongabe: Sulproston stimuliert v. a. die glatte Muskulatur des Uterus. Dosierung: 1 Amp. Sulproston enthält 500 µg und wird mit 50 ml NaCl 0,9 % in einer 50-ml-Perfusorspritze aufgezogen; damit enthält 1 ml = 10 µg.

Die Dosierung beträgt 100–500 µg/h, dies entspricht einer Perfusorlaufgeschwindigkeit von 10–50 ml/h. Die Tagesmaximaldosis von Sulproston beträgt 1500 µg.

▶ **Cave** Bei der zeitgleichen Gabe von Oxytocin und Sulproston wurden schwere kardiovaskuläre Nebenwirkungen bis zum Kammerflimmern berichtet, sodass Oxytocin und Sulproston nicht zeitgleich gegeben werden sollen. Wichtig erscheint insbesondere der nicht zu späte Wechsel auf die nächste Eskalationsstufe der Uterotonika (Sulproston).

Bei Applikation von Carbetocin und unzureichender Wirkung in Hinblick auf die Uteruskontraktion sollte trotz einer mutmaßlich bestehenden pharmakologischen Wirksamkeit des Oxytocin-Analogons ein Wechsel auf die nächste Eskalationsstufe und die Applikation von Sulproston nicht verzögert werden.

### Weitere operative Maßnahmen

- Tamponade des Cavum uteri durch Bakri-Ballon®
- Uteruskompressionsnähte, z. B. als B-Lynch-Nähte, Ligatur der A. uterina oder ggf. sogar der A. iliaca interna, Hysterektomie
- Katheterembolisation der Aa. uterinae, ggf. auch bei fortbestehender Blutung nach Hysterektomie.

### Weitere anästhesiologisch-intensivmedizinische Maßnahmen

- Tranexamsäure: 1 g über 10 min als langsame Injektion bzw. Kurzinfusion, dann Wiederholung der Gabe nach 1–2 h bzw. Infusion von 1 g über 8 h.
- Transfusion von EK, FFP, Thrombozyten, Fibrinogen und PPSB, ggf. rFVIIa-Gabe erwägen
- Als Zielkriterien bei lebensbedrohlicher Blutung können herangezogen werden:
  - systolischer Blutdruck > 100 mmHg
  - Temperatur > 36 °C
  - pH > 7,2
  - ionisiertes Kalzium > 1,0 mmol/l
  - Hämoglobin 9 g/dl (in der akuten und unkontrollierten Blutungssituation)
  - Thrombozyten > 100.000/µl
  - Fibrinogen > 1,5 g/l, bzw. gemäß Zielwerte der POC Gerinnungsdiagnostik (z. B. ROTEM)

Da die Patientinnen vielfach keine relevanten, insbesondere kardialen, Vorerkrankungen und eine diesbezügliche Medikation aufweisen, ist auch die Herzfrequenz im Zeitverlauf bzw. der klassische Schockindex ein geeigneter Parameter, um die schwere der Blutung und das Greifen der initiierten Therapiemaßnahmen abzuschätzen.

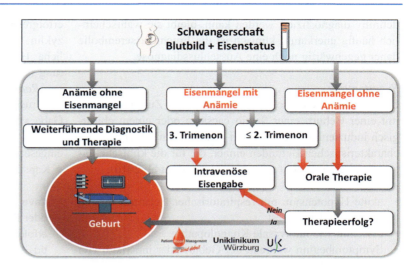

**Abb. 4** Algorithmus zum Patient Blood Management während der Schwangerschaft

Frühzeitig ist zu überlegen, ob die Patientin ggf. in ein Zentrum verlegt werden muss. Hierzu kann eine effektive Tamponade des Cavum uteri einen Zeitgewinn bedeuten.

Der Wärmeerhalt spielt eine bedeutsame Rolle in der Prävention bzw. Therapie der peripartalen Blutung. Der Hinweis auf diesbezügliche präventive Maßnahmen (Einsatz konvektiver Wärmemaßnahmen) kann nicht oft genug betont werden, zumal eine Korrektur bei eingetretener Hypothermie ausgesprochen schwierig ist und die Hypothermie neben dem Gerinnungsfaktorenmangel und der Azidose Bestandteil der sogenannten „lethal triad" ist.

Zur zielgerichteten Therapie ist die verlässliche Bestimmung des Blutdrucks ebenso bedeutsam wie eine engmaschige Überprüfung der Gerinnungssituation. Aus Sicht der Autoren ist gerade in dynamischen Behandlungssituation hierfür eine Point-of-Care-Gerinnungsdiagnostik (POC) nahezu unerlässlich, um einerseits sich abzeichnende Kompromittierungen der Gerinnung neben der klinischen Einschätzung auf objektivierbare Parameter zu stützen und andererseits, aufgrund des inhärenten Thromboserisikos bei überschießender Therapie, zielgerichtet und möglichst bedarfsadaptiert vorzugehen.

Zur Abschätzung des Volumenstatus und Vermeidung einer Hypervolämie ist im Kontext der peripartalen Blutung aber auch der anderen geburtshilflichen Notfälle die Ultraschalldiagnostik als TEE oder TTE ein unerlässliches Tool geworden und sollte frühzeitig nach Absolvierung der Basismaßnahmen insbesondere in jenen Situationen zum Einsatz kommen, in denen Fragen nach einem adäquaten Volumenstatus bzw. der Inotropie aufgeworfen werden.

*Prävention*
Neben der Risikoeinschätzung und entsprechenden Vorsorge bei Risikopatientinnen kommt der bestmöglichen Konditionierung bei bestehender Anämie ein bedeutsamer Stellenwert zu. Die Anämie der Schwangeren ist in der Mehrzahl der Fälle eine Anämie aufgrund eines Eisenmangels. Die Implementierung eines Patient Blood Management (PBM) wird zunehmender Standard in der operativen Medizin. Konsequenterweise gilt das Interesse seit einiger Zeit auch dem vulnerablen Kollektiv der Schwangeren und Neugeborenen. Da die anästhesiologische Aufklärung der Schwangeren schon weit vor Entbindung stattfinden sollte, bietet sich in diesem Zusammenhang eine gute Möglichkeit das PBM dabei einzubinden und das 3. Trimenon im Bedarfsfall für eine effektive intravenöse Eisensubstitution zu nutzen (Abb. 4). Bereits während der Schwangerschaft sollte eine anästhesiologische Risikoeinschätzung, sowie die Abklärung und Therapie einer potenziellen Anämie erfolgen. Des Weiteren sollen Blutverluste in Antizipation von Blutungskomplikationen durch interdisziplinäre Präventivmaßnahmen reduziert und eine individuell abgestimmte postpartale Betreuung organisiert werden. Auf diese Weise gelingt frühzeitig die Erkennung einer Anämie oder eines Eisenmangels mit resultierender Therapie.

## 3 Fruchtwasserembolie

Nach Sepsis, Präklampsie und Eklampsie und thromboembolischen Komplikationen ist die Fruchtwasserembolie derzeit die fünfthäufigste direkte mütterliche Todesursache (Say et al. 2014). Die maternale Letalität wird mit bis zu 86 % angegeben, nach Beginn der Symptomatik versterben 50 % der Patientinnen innerhalb der ersten Stunde. Die Inzidenz der Fruchtwasserembolie beträgt in Europa und Nordamerika etwa zwischen 1:15.000 und 1:50.000 Geburten (Clark 2014).

Da eine Fruchtwasserembolie mit der momentan verfügbaren Routinediagnostik weder intravital noch postmortal definitiv diagnostiziert werden kann, bleibt sie wahrscheinlich häufig unerkannt; klinisch ist die Fruchtwasserembolie daher gegenwärtig noch eine Ausschlussdiagnose.

### Symptomatik
Die Fruchtwasserembolie tritt in zeitlichem Zusammenhang mit einer Geburt, einer Sectio caesarea oder einem chirurgisch induzierten Abort auf und geht mit den folgenden vier charakteristischen Befunden einher, die für die klinische Diagnose allesamt erfüllt sein müssen (Clark et al. 2016):

- akute Hypotension mit respiratorischer Beeinträchtigung oder kardialem Arrest
- disseminierte intravasale Koagulopathie
- Symptombeginn während der Geburt oder innerhalb von 30 min nach Geburt der Plazenta
- kein Fieber ($\geq 38\,°C$) während der Geburt

Die hämodynamischen Veränderungen bei einer Fruchtwasserembolie verlaufen biphasisch: Während die erste Phase durch die plötzlich einsetzende pulmonale Hypertonie und das Rechtsherzversagen gekennzeichnet ist, stehen in der zweiten Phase das Linksherzversagen und die disseminierte intravasale Koagulopathie (DIC) im Vordergrund.

### Differenzialdiagnosen zur Fruchtwasserembolie (mod. nach (Conde-Agudelo und Romero 2009))
- Lungenembolie
- Luftembolie
- Regionalanästhesiologische Komplikationen („hohe Spinale")
- Anaphylaktische oder anaphylaktoide Reaktion
- Myokardinfarkt
- Peripartale Kardiomyopathie
- Aortendissektion
- Herzrhythmusstörungen
- Aspiration
- Lokalanästhetikaintoxikation
- Transfusionsreaktion
- Sepsis
- Postpartale Blutungskomplikation
- Uterusruptur
- Abruptio placentae
- Eklampsie

### Therapeutisches Vorgehen
Die Intensivtherapie ist symptomatisch: Primäres Behandlungsziel ist die Korrektur von Hypoxie und Hypotension durch adäquate Oxygenierung und ausreichende mütterliche Zirkulation. Eine transthorakale oder transösophageale Echokardiographie kann in der Akutphase zielführend sein und das weitere hämodynamische Management erleichtern. In publizierten Fallberichten wurden folgende Behandlungsoptionen erfolgreich angewandt: Antifibrinolytika, inhalatives Prostazyklin als selektiver pulmonaler Vasodilatator, kontinuierliche Hämodiafiltration, extrakorporale Membranoxygenierung u. v. a. m.; eine gute Übersicht geben *Conde-Agudelo und Romero* (Conde-Agudelo und Romero 2009). Die häufig bei Fruchtwasserembolie beobachtete Uterusatonie macht die Gabe von Uterotonika erforderlich (Abschn. 2). Bei einer „echten" DIC mit Hyperfibrinolyse sollte Tranexamsäure eingesetzt werden, die weitere Behandlung erfolgt wie in ▶ Kap. 5, „Intensivpflege" dargestellt.

▶ **Cave** Eine echte DIC ist sehr selten! Bei aktiver Blutung oder Blutungsgefahr kein Heparin geben. Allenfalls nach erfolgter bei Stabilisierung der Blutungssituation vorsichtig Antithrombin substituieren auf einen Zielwert von $\geq 70\,\%$.

## 4 Peripartale Kardiomyopathie

Die peripartale Kardiomyopathie ist eine schwangerschaftsassoziierte dilatative Kardiomyopathie, die im letzten Schwangerschaftsmonat bis zu 6 Monate nach der Entbindung auftreten kann, ohne dass ein präexistierendes Herzversagen vorliegt oder andere Ursachen identifizierbar sind. Die peripartale Kardiomyopathie ist immer eine Ausschlussdiagnose. Für die Diagnosestellung sollte eine neu aufgetretene linksventrikuläre systolische Dysfunktion mit einer echokardiographisch gemessenen Ejektionsfraktion $< 45\,\%$ im letzten Monat der Schwangerschaft oder bis zu fünf Monate nach Entbindung ohne andere Ursache auftreten (Hibbard et al. 1999).

Die mütterliche Letalität bei peripartaler Kardiomyopathie ist mit 50 % sehr hoch; insgesamt tritt sie in den USA und Europa bei etwa 1:4000 Schwangerschaften auf und ist für etwa 8 % aller mütterlichen Todesfälle verantwortlich.

In den 2018 aktualisierten ESC-Leitlinien zu kardiovaskulären Erkrankungen in der Schwangerschaft werden aktuelle diagnostische und therapeutische Konzepte zusammengefasst (Regitz-Zagrosek et al. 2018).

### Pathomechanismus
Der genaue Pathomechanismus ist unklar, neben Markern einer oxidativen Stressreaktion scheinen insbesondere Prolactin und dessen Abbauprodukte eine Schlüsselrolle zu spielen. Weitere mögliche Entstehungsmechanismen sind allgemeine Entzündungsreaktionen, virale Infektionen, Autoimmunerkrankungen und eine genetische Disposition. Da die Prävalenz einer Präeklampsie bei Patientinnen mit peripartaler Kardiomyopathie deutlich höher ist als im Vergleichskollektiv (22 vs. 5 %) scheinen der Pathogenese

beider Erkrankungen u. U. gemeinsame Mechanismen zugrunde zu liegen.

### Symptome

Frühe Symptome der peripartalen Kardiomyopathie sind häufig unspezifisch und werden als normale physiologische Schwangerschaftsveränderungen fehlinterpretiert: Knöchelödeme, Atemnot in Ruhe und bei Anstrengung, persistierender Husten, abdominelle Beschwerden, Schwindel, Palpitationen, Abgeschlagenheit und Erschöpfung.

Später kann bei einigen Patientinnen eine orthostatische Hypotension beobachtet werden. Zum Zeitpunkt der Erstdiagnose befinden sich die meisten Patientinnen im NYHA-Stadium III–IV; im EKG können Zeichen der linksventrikulären Hypertrophie, Arrhythmien und ST-Streckenveränderungen auftreten. Laborchemisch finden sich erhöhte BNP- oder NT-proBNP-Werte.

### Therapeutisches Vorgehen

Die Therapie der peripartalen Kardiomyopathie folgt den allgemeinen Leitlinien zur Behandlung des akuten bzw. chronischen Herzversagens. Präpartal muss zusätzlich die Verträglichkeit der Medikation für den Fetus berücksichtigt werden. So sind z. B. präpartal ACE-Hemmer und Aldosteronantagonisten kontraindiziert, Diuretika können die uteroplazentaren Durchblutung reduzieren, so dass ein entsprechendes Monitoring ratsam ist. Zur Thromboseprophylaxe sollte unfraktioniertes oder niedermolekulares Heparin verwendet werden. Eine gesicherte peripartale Kardiomyopathie kann in Abhängigkeit vom Gestationsalter auch eine Indikation zur Sectio caesarea darstellen.

Einen neuen spezifischen Therapieansatz könnte die Gabe von Bromocriptin als Prolactinantagonist darstellen. Es gibt schwache Empfehlungen zur Bromocriptingabe (abh. von der linksventrikulären Ejektionsfraktion 1–2 × 2,5 mg/Tag) in den aktuellen ESC-Leitlinien (Regitz-Zagrosek et al. 2018). Andere Expertengruppen sehen hierin nach wie vor lediglich eine experimentelle Therapieoption (Davis et al. 2020).

Die ESC weist ebenfalls einschränkend darauf hin, dass die bisherigen Erfahrungen unzureichend sind und die Anwendung allenfalls im Rahmen eines individuellen Heilversuchs erfolgen sollte. Darüber hinaus ist Bromocriptin mit postpartalen Myokardinfarkten in Verbindung gebracht worden, sodass gerade bei den Patienten mit peripartaler Kardiomyopathie und damit reduzierter Pumpfunktion auf eine ausreichende Antikoagulation geachtet werden muss.

> Bromocriptin stellt möglicherweise eine spezifische Therapieoption bei peripartaler Kardiomyopathie dar. Gleichzeitig muss auf eine ausreichende Antikoagulation geachtet werden, um thromboembolische Komplikationen zu verhindern!

## Literatur

Bauer ME, Arendt K, Beilin Y, Gernsheimer T, Botero JP, James AH et al (2021) The society for obstetric anesthesia and perinatology interdisciplinary consensus statement on neuraxial procedures in obstetric patients with thrombocytopenia. Anesth Analg 132(6): 1531–1544

Clark SL (2014) Amniotic fluid embolism. Obstetrics Gynecol 123(2, PART 1):337–348

Clark SL, Romero R, Dildy GA, Callaghan WM, Smiley RM, Bracey AW et al (2016) Proposed diagnostic criteria for the case definition of amniotic fluid embolism in research studies. Am J Obstet Gynecol 215(4):408–412

Conde-Agudelo A, Romero R (2009) Amniotic fluid embolism: an evidence-based review. Am J Obstet Gynecol 201(5):445. e1–445.e13

Davis MB, Arany Z, McNamara DM, Goland S, Elkayam U (2020) Peripartum cardiomyopathy JACC state-of-the-art review. J Am Coll Cardiol. 75(2):207–221

Douglas KA, Redman CWG (1994) Eclampsia in the United Kingdom. Bmj 309(6966):1395

Duley L, Meher S, Jones L (2013) Drugs for treatment of very high blood pressure during pregnancy. Cochrane Db Syst Rev (7): CD001449

Fong A, Chau CT, Pan D, Ogunyemi DA (2013) Clinical morbidities, trends, and demographics of eclampsia: a population-based study. Am J Obstet Gynecol 209(3):229.e1–229.e7

Heömer et al (2022) Postpartale Hämorrhagie. Der Anaesthesist 71:181–189

Hibbard JU, Lindheimer M, Lang RM (1999) A modified definition for peripartum cardiomyopathy and prognosis based on echocardiography. Obstetrics Gynecol 94(2):311–316

Jaatinen N, Ekholm E (2016) Eclampsia in Finland; 2006 to 2010. Acta Obstet Gyn Scan 95(7):787–792

Knight M, Bunch K, Tuffnell D, Patel R, Shakespeare J, Kotnis R et al (2021) Saving lives, improving mothers' care: Lessons learned to inform maternity care from the UK and Ireland confidential enquiries into maternal deaths and morbidity 2017–19 (MBRRACE-UK) [Internet]. National Perinatal Epidemiology Unit, University of Oxford. https://www.npeu.ox.ac.uk/mbrrace-uk. Zugegriffen am 29.12.2022

Kranke P (Hrsg) (2018) Die geburtshilfliche Anästhesie. Springer, Berlin/Heidelberg, S 682

Liu S, Joseph KS, Liston RM, Bartholomew S, Walker M, León JA et al (2011) Incidence, risk factors, and associated complications of eclampsia. Obstetrics Gynecol 118(5):987–994

Mackay AP, Berg CJ, Atrash HK (2001) Pregnancy-related mortality from preeclampsia and eclampsia. Obstetrics Gynecol 97(4): 533–538

Neuhaus S, Neuhaus C, Weigand MA, Bremerich D (2021) Spezielle intensivmedizinische Krankheitsbilder der schwangeren Patientin. Der Anaesthesist 70(8):1–13

Paxton A, Wardlaw T (2011) Are we making progress in maternal mortality? New Engl J Med 364(21):1990–1993

Regitz-Zagrosek V, Roos-Hesselink JW, Bauersachs J, Blomström-Lundqvist C, Cífková R, Bonis MD et al (2018) 2018 ESC guidelines for the management of cardiovascular diseases during pregnancy. Eur Heart J 39(34):3165–3241

Say L, Chou D, Gemmill A, Tunçalp Ö, Moller A-B, Daniels J et al (2014) Global causes of maternal death: a WHO systematic analysis. Lancet Global Heal 2(6):e323–e333

Schaap TP, Akker T, Zwart JJ, Roosmalen J, Bloemenkamp KWM (2019) A national surveillance approach to monitor incidence of eclampsia: The Netherlands obstetric surveillance system. Acta Obstet Gyn Scan 98(3):342–350

Schlembach D, Stepan H (2019) S2k-Leitlinie Hypertensive Schwangerschaftserkrankungen: Diagnostik und Therapie [Internet].

Arbeitsgemeinschaft der Wissenschaftlichen Medizinischen Fachgesellschaften e.V. (AWMF). https://www.awmf.org/leitlinien/detail/ll/015-018.html

Sibai, BM Eclampsia VI (1990) Maternal-perinatal outcome in 254 consecutive cases. Am J Obstet Gynecol 163(3):1049–1054

Tan KH, Kwek K, Yeo GSH (2006) Epidemiology of pre-eclampsia and eclampsia at the KK Women's and Children's Hospital, Singapore. Singap Med J 47(1):48–53

Tuffnell DJ, Jankowicz D, Lindow SW, Lyons G, Mason GC, Russell IF et al (2005) Outcomes of severe pre-eclampsia/eclampsia in Yorkshire 1999/2003. Bjog Int J Obstetrics Gynaecol 112(7):875–880

Zwart JJ, Richters A, Öry F, de Vries JIP, Bloemenkamp KWM, van Roosmalen J (2008) Eclampsia in the Netherlands. Obstetrics Gynecol 112(4):820–827

# Anaphylaxie – Diagnostik und Therapie unter intensivmedizinischen Gesichtspunkten

Christoph Steup und Kai-Henrik Peiffer

## Inhalt

1 Definition .................................................................. 1635
2 Epidemiologie und Ätiologie ............................................. 1636
2.1 Allergene und typische Auslöser der Anaphylaxie ...................... 1636
2.2 Risikofaktoren für einen schweren Anaphylaxieverlauf ................. 1636
3 Pathogenese ............................................................... 1636
4 Klinik der Anaphylaxie ................................................... 1637
4.1 Prodromalstadium ......................................................... 1637
4.2 Hauterscheinungen ........................................................ 1637
4.3 Gastrointestinale Symptome ............................................... 1637
4.4 Respiratorische Symptome ................................................. 1638
4.5 Kardiovaskuläre Symptome ................................................. 1638
4.6 Zentralnervöse Symptome .................................................. 1638
4.7 Symptomatik der Anaphylaxie beim beatmeten Patienten .................. 1638
5 Diagnostik und Differenzialdiagnostik der Anaphylaxie ................. 1638
6 Therapie der Anaphylaxie ................................................. 1639
6.1 Initialkontakt mit Ersteinschätzung, Unterbrechen der Allergenzufuhr, Organisation von Hilfe und Patientenlagerung .................................................... 1639
6.2 Medikamentöse Differenzialtherapie ...................................... 1640
6.3 Leitsymptomorientierte Differenzialtherapie ............................. 1642
7 Entlassmanagement und Nachbetreuung ..................................... 1644
Literatur .................................................................... 1644

## 1 Definition

Die Anaphylaxie ist eine lebensbedrohliche systemische Hypersensivitätsreaktion auf Basis einer allergischen Sofortreaktion. Sie ist durch ein akutes Auftreten nach Kontakt mit einem, per se harmlosen, Allergen gekennzeichnet. Sie stellt zudem eine chronische Erkrankung im Sinne einer Dysregulation des Immunsystems dar, die auch mit einer psychischen und sozialen Belastung der betroffenen Patienten einhergeht (Ring et al. 2021). Die Definition der Anaphylaxie ist weltweit nicht einheitlich. Neuere Definitionen beschreiben sie als potenziell lebensbedrohliche Einschränkung von Atmung und Kreislauf durch eine allergische Sofortreaktion, die mit (nicht obligaten) Hauterscheinungen einhergehen kann (Turner et al. 2019). Frühere Definitionen berücksichtigten nur Reaktionen, die 2 oder mehr Organsysteme zeitgleich betreffen (Sampson et al. 2006). Allergische Symptome können auf jeder Stufe der Symptomatik sistieren, aber auch unter leitliniengerechter Therapie voranschreiten.

C. Steup (✉)
Medizinische Klinik 1, Gastroenterologie, Hepatologie, Pneumologie, Endokrinologie, Universitätsklinikum Frankfurt, Frankfurt am Main, Deutschland
E-Mail: Christophdaniel.Steup@kgu.de

K.-H. Peiffer
Klinik für Innere Medizin B: Gastroenterologie, Hepatologie, Endokrinologie und Klinische Infektiologie, Universitätsklinikum Münster, Münster, Deutschland
E-Mail: Kai-Henrik.peiffer@ukmuenster.de

## 2 Epidemiologie und Ätiologie

Die Inzidenz der Anaphylaxie wird nach aktuellen Daten auf 7–50/100.000 Einwohner pro Jahr geschätzt, wobei von einer großen Dunkelziffer durch eine uneinheitliche Definition der Anaphylaxie auszugehen ist (Lee et al. 2017). Insgesamt weisen aktuelle Daten auf eine steigende Inzidenz bei konstanter Mortalität in den letzten Jahrzehnten hin (Turner et al. 2015). Die Mortalität wird mit 1–3/1 Mio. Einwohner/Jahr geschätzt. Es wird angenommen, dass ca. 1–2 % aller Vorstellungen in Notaufnahmen von maximalversorgenden Krankenhäusern aufgrund einer anaphylaktoiden Reaktion erfolgen (Beyer et al. 2012) (Für eine Übersicht der häufigsten Auslöser s. Tab. 1). In der Kindheit sind Jungen häufiger von anaphylaktischen Reaktionen betroffen als Mädchen. Dieser Unterschied gleicht sich allerdings zum Ende der Adoleszenz an (Worm et al. 2012).

### 2.1 Allergene und typische Auslöser der Anaphylaxie

Anaphylaktische Reaktionen können per definitionem durch jedes Agens und jede Kontaktform ausgelöst werden, wobei der Allergenkontakt zumeist oral oder parenteral stattfindet. In seltenen Fällen erfolgt auch eine pulmonale oder transdermale Aufnahme (Fleischer et al. 2019). Zu den häufigsten Auslösern schwerer Reaktionen gehören insbesondere Arzneimittel, Insektengifte (insbesondere Bienen und Wespen) und Nahrungsmittel (s. auch Tab. 1).

Unter Augmentation versteht man das Auftreten einer anaphylaktischen Reaktion bei Kombination eines Antigens mit einem verstärkenden Faktor, wie z. B. einer körperlichen oder psychischen Belastung, Alkoholgenuss, einer Infektion oder einer Begleitmedikation. Eine häufige Unterform stellt die nahrungsmittelinduzierte anstrengungsgetriggerte Anaphylaxie, zumeist auf Weizen, dar (Scherf et al. 2016).

### 2.2 Risikofaktoren für einen schweren Anaphylaxieverlauf

Zu den wichtigsten Risikofaktoren für schwere allergische Reaktionen gehören ein hohes Lebensalter und das männliche Geschlecht (Odds Ratio, OR: 1,2, Konfidenzintervall, CI: 1,1–1,3). Weitere wichtige Risikofaktoren für einen schweren Verlauf sind die Einnahme von ACE (*angiotensin converting enzyme*)-Hemmern (OR: 1,28, CI: 1,05–1,51), β-Adrenorezeptorantagonisten (OR: 1,9, CI: 1,5–2,2) und nichtsteroidale Antirheumatika (Worm et al. 2018). Pathophysiologisch wird dieser Effekt bei den β-Blockern durch die Blockade der kardiostimulatorischen- und mastzellstabili-

**Tab. 1** Häufige Auslöser anaphylaktischer Reaktionen im Kindes- und Erwachsenenalter. (Mod. nach Worm et al. 2018)

| Auslöser/Allergen | Anteil an allen Reaktionen im Kindesalter (%) | Anteil an allen Reaktionen im Erwachsenenalter (%) |
|---|---|---|
| Nahrungsmittel | 60 | 16 |
| Insektengifte | 22 | 52 |
| Medikamente | 7 | 22 |
| Sonstige | 5 | 3 |
| Unbekannt | 7 | 6 |

sierenden Effekte des Adrenalins erklärt. Bei Einnahme von ACE-Hemmern kommt es hingegen zu einem verminderten Bradykininabbau und in der Folge zu einer verstärkten Vasodilatation (Ring et al. 2021). Auch eine starke körperliche (OR: 1,5, CI: 1,3–1,7) oder psychische Belastung (OR: 1,4, CI: 1,2–1,6) erhöht das Risiko für eine schwere Anaphylaxie (Worm et al. 2018).

Als besonders anfällig für einen schweren Verlauf einer anaphylaktischen Reaktion gelten Patienten mit einer erhöhten Serumtryptase (Ruëff et al. 2009) sowie einer Mastozytose (Schuch und Brockow 2017). Erhöhte Serumtryptasespiegel zeigten einen nichtlinearen Zusammenhang mit schweren anaphylaktischen Reaktionen (Ruëff et al. 2009), wobei eine erhöhte Serumtryptase, v. a. bei Kindern, nicht obligat für eine allergische Reaktion ist (De Schryver et al. 2016) (Tab. 2).

## 3 Pathogenese

Pathophysiologisch liegt der Anaphylaxie eine IgE-vermittelte immunologische Reaktion zugrunde. Zentrale Effektorzellen der Anaphylaxie sind Mastzellen und basophile Granulozyten, durch die es zu einer Ausschüttung des Transmitters Histamin kommt. Histamin allein kann durch intravenöse Applikation eine anaphylaktische Reaktion auch beim Gesunden auslösen (Reber et al. 2017). IgE-Rezeptoren sind auf Mastzellen und Basophilen exprimiert und werden durch Kreuzvernetzung aktiviert (Ring et al. 2021). Neben Histamin spielen allerdings noch viele weitere Transmitter wie Prostaglandine, Leukotriene (LTB4, LTC4, LTD4), Tryptase, plättchenaktivierender Faktor (PAF), Heparin, Proteasen, Serotonin und verschiedene Zytokine (Reber et al. 2017) eine Rolle. In welchem Umfang die Transmitter zur anaphylaktischen Reaktion beitragen, ist bis dato nicht abschließend geklärt.

Aktuelle Daten deuten zudem auf die Möglichkeit einer IgE-unabhängigen, komplementvermittelten Auslösung einer Anaphylaxie hin, z. B. durch Dextran. Hierbei werden die Komplementfaktoren C3a, C4a und C5a als besonders relevant erachtet. Als Effektorzellen werden Neutrophile und Makrophagen diskutiert, die über Komplementrezeptoren aktiviert werden (Finkelman et al. 2016).

**Tab. 2** Risikofaktoren der (schweren) Anaphylaxie. (Mod. nach Ring et al. 2021)

| Begleiterkrankungen | Augmentationsfaktoren | Weitere Faktoren |
|---|---|---|
| Asthma bronchiale | Körperliche Anstrengung | Allergen (Art und Menge) |
| Kardiale Erkrankungen | Infektionen | Alter |
| Mastozytose | Psychische Belastung | Männliches Geschlecht |
| Schilddrüsenerkrankungen | Medikamente (β-Blocker, ACE-Hemmer) | Sensibilisierungsgrad |
|  | Alkohol | Höhe des sIgE |

*ACE* (Angiotensin coverting enzyme), *sIgE* (Soluble IgE)

Des Weiteren treten anaphylaktoide Reaktionen auf, bei denen keine vorherige Sensibilisierung stattgefunden hat. Sie werden daher auch als „pseudoallergische Reaktionen" bezeichnet (Johansson et al. 2004). Die zugrunde liegenden Mechanismen dieser Reaktionen sind nur unzureichend verstanden. Letztlich werden über verschiedene Mechanismen (Aktivierung des Komplementsystems, Kallikrein-Kinin-System, Arachidonsäurestoffwechsel und psychogene Reflexmechanismen) vasoaktive Mediatoren freigesetzt (Ring et al. 2021).

## 4 Klinik der Anaphylaxie

Anaphylaktische Symptome sind mannigfaltig und treten meist akut nach Exposition gegenüber einem Allergen auf. Die Hauptmanifestationsorte sind die Haut, die Atemwege, der Gastrointestinaltrakt und das kardiovaskuläre System. Auch unspezifische neurologische Symptome werden beobachtet.

Zu beachten gilt, dass je nach Weg der Allergenzufuhr auch eine zeitverzögerte anaphylaktische Reaktion auftreten kann. Bei intravenöser Applikation ist im Allgemeinen rascher mit einer Reaktion zu rechnen als bei einer oralen Allergenzufuhr. Des Weiteren scheint die Zeitspanne abhängig vom Allergen zu sein (Blumchen et al. 2014; Weins et al. 2019) und kann bis zum Symptombeginn mehrere Stunden betragen, was insbesondere bei sicherer oraler Aufnahme eines Allergens bei bekannter Allergie mit vorhergegangener anaphylaktischer Reaktion beachtet werden sollte.

In etwa 5–20 % der Fälle kommt es nach erfolgreicher Initialtherapie zu einem biphasischen Verlauf mit erneuter Symptomatik nach 6–24 h (Rohacek et al. 2014), was für die Planung eines gegebenenfalls notwendigen Überwachungsintervalls berücksichtigt werden muss.

Klassisch werden anaphylaktische Reaktionen nach Schweregraden (I–IV) eingeteilt (s. auch Tab. 5). Es existieren verschiedene Klassifikationssysteme, wobei in der deutschsprachigen Leitlinie die modifizierte Version nach Stark und Sullivan empfohlen wird (Stark und Sullivan 1986). Zu beachten ist, dass die Reaktion jedoch keinem festen chronologischen Ablauf folgen muss. So kann es zu schweren kardiovaskulären Reaktionen (Stufe IV) auch ohne klassische Hautsymptome (Stufe I) kommen und die Anaphylaxie kann auf jeder Stufe spontan sistieren.

### 4.1 Prodromalstadium

Vor dem Auftreten der klassischen anaphylaktischen Reaktion kommt es häufig zu unspezifischen Initialsymptomen wie einem Jucken/Brennen an Handinnenflächen, an den Fußsohlen, perioral oder im Genitalbereich. Hinzu kommen fakultativ ein metallischer Geschmack, Angstempfinden, Kopfschmerzen und Verwirrtheit/Desorientierung. Im Kindesalter manifestiert sich das Prodromalstadium v. a. bei jüngeren Kindern aufgrund der fehlenden Fähigkeit zum Ausdruck der Beschwerden häufig in Form von Rückzugsverhalten und Unruhe (Ring et al. 2021).

### 4.2 Hauterscheinungen

Die Haut ist das durch die Anaphylaxie am häufigsten betroffene Organsystem und ist zu über 90 % beteiligt. Klassische Symptome sind Juckreiz, Erythem (Flush), Urtikaria (Quaddelbildung) und Angioödem (Quincke-Ödem). Das Quincke-Ödem manifestiert sich in einer umschriebenen teigig-ödematösen Schwellung des subkutanen Gewebes und betrifft besonders die Perioral- und Periorbitalregion, das Genital und die gelenksnahen Extremitäten. Wichtig ist bei den Hauterscheinungen, dass es sich bei der Anaphylaxie um eine systemische Reaktion handelt und die Hautsymptomatik daher auch an Hautarealen ohne Allergenkontakt auftreten bzw. auch gänzlich ausbleiben kann (Ring et al. 2021).

### 4.3 Gastrointestinale Symptome

Zu den gastrointestinalen Symptomen gehören Übelkeit, Erbrechen, Durchfälle, krampfartige abdominelle Schmerzen, verstärkte Darmmotorik, Meteorismus, Stuhldrang und spontane Defäkation. Pathophysiologisch beruht dies auf der Permeabilitätsstörung durch Vasodilatation und auf einer Stimulation der Darmmotorik über Histaminrezeptoren (Ring et al. 2021).

## 4.4 Respiratorische Symptome

Im Bereich der oberen Atemwege kommt es häufig zu unspezifischem Brennen, Jucken und Kribbeln der Zunge und des Gaumens. Hinzu können eine Schwellung der Zunge und der Uvula im Oropharynx kommen. Dies manifestiert sich klinisch in Form einer kloßigen Sprache, Globusgefühl, eines inspiratorischen Stridors, Schluckbeschwerden und Hypersalivation/Pseudohypersalivation. Besonderes Augenmerk gilt es, auf die Entwicklung eines Larynxödems zu richten, da dieses innerhalb von Minuten zur Verlegung der oberen Atemwege und in der Folge zu einer lebensbedrohlichen Hypoxie führen kann. Hier ist in vielen Fällen die konventionelle endotracheale Intubation von oral oder nasal erschwert oder gar unmöglich und kann daher eine notfallmäßige Koniotomie/Tracheotomie erforderlich machen. Das Larynxödem präsentiert sich klinisch ebenfalls durch einen Stridor und neu aufgetretene Heiserkeit und stellt die häufigste Todesursache im Rahmen der anaphylaktischen Reaktion dar (Ring et al. 2021).

Führendes Symptom des unteren Respirationstraktes ist die Bronchokonstriktion. Dies tritt insbesondere bei Patienten mit vorbestehendem (allergischen) Asthma bronchiale auf und kann insbesondere bei Kindern zu lebensbedrohlichen Ventilationsstörungen führen. Klinisch manifestiert sie sich in Form einer Tachypnoe und Dyspnoe. Auskultatorisch kommt es zu Giemen und einem verschärften und verlängerten Exspirium (Ring et al. 2021). Zum einen kann sich die bei der anaphylaktischen Reaktion führende Vasodilatation und Permeabilitätsstörung im Bereich der unteren Atemwege als Lungenödem manifestieren. Andererseits kann es aufgrund einer pulmonalen Vasokonstriktion auch zu einer akuten Erhöhung des pulmonalarteriellen Widerstandes kommen (Fisher 1986).

▶ Respiratorische Symptome deuten immer auf einen schwerwiegenden Verlauf der Anaphylaxie hin, da ein Larynxödem und ein Bronchospasmus innerhalb kürzester Zeit zu einer Verlegung der Atemwege und in der Folge zu einer schweren Hypoxie und zum Tod führen können.

## 4.5 Kardiovaskuläre Symptome

Aufgrund der generalisierten Vasodilatation in Kombination mit einem Kapillarleck kann hieraus eine intravasale Hypovolämie mit Hypotonie und reaktiver Tachykardie entstehen. Weitere kardiale Symptome umfassen brady- und tachykarde Rhythmusstörungen (Ring et al. 2021). Insbesondere kardial vorerkrankte Patienten haben ein erhöhtes Risiko für maligne Herzrhythmusstörungen (Fisher 1986).

## 4.6 Zentralnervöse Symptome

Die neurologische Symptomatik ist zumeist unspezifisch und reicht von den oben genannten Prodromalsymptomen (Angst, Unruhe, Rückzugsverhalten, Kopfschmerz, Verwirrtheit, „Gefühl des drohenden Unheils") bis hin zu Krampfanfällen und einer qualitativen und quantitativen Bewusstseinseinschränkung. Es ist ungeklärt, ob die Symptomatik direkte Folge der Mediatorfreisetzung oder Begleitphänomen bei zerebraler Minderdurchblutung im Rahmen des kardiovaskulären Versagens ist.

## 4.7 Symptomatik der Anaphylaxie beim beatmeten Patienten

Das Risiko einer anaphylaktischen Reaktion im perioperativen Rahmen wird auf 1/10.000 bis 1/20.000 Allgemeinanästhesien geschätzt (Gouel-Chéron et al. 2016). Das Erkennen einer anaphylaktoiden Reaktion bei Patienten in Allgemeinanästhesie (operatives Setting, Intensivstationen) stellt den Behandler vor besondere Herausforderungen. Dabei ist gerade unter Berücksichtigung der oben genannten Auslöser (Muskelrelaxanzien, Latex, Antibiotika, Anästhetika) die Wahrscheinlichkeit anaphylaktischer Reaktionen deutlich erhöht, die klassischen Frühsymptome können vom Patienten jedoch nicht aktiv geäußert werden. Besonders auf die Entwicklung von Hauterscheinungen ist daher zu achten. Häufig sind im Rahmen der Anästhesie oder einer eventuell zusätzlich vorhandenen Grunderkrankung die Kompensationsfähigkeiten des Patienten eingeschränkt, was die Symptomatik verstärken kann (Gouel-Chéron et al. 2016). Typische, aber sehr unspezifische Symptome umfassen v. a. eine Hypotonie und Tachykardie, sowie als Zeichen des Bronchospasmus einen Anstieg des Atemwiderstandes sowie einen verminderten exspiratorischen Fluss (Timmermann et al. 2019). Differenzialdiagnostisch sollte neben vielen weiteren möglichen Ursachen (s. Tab. 3) in diesen Fällen auch an die Anaphylaxie gedacht werden.

## 5 Diagnostik und Differenzialdiagnostik der Anaphylaxie

Im Rahmen des hochakuten Geschehens ist die mannigfaltige Symptomatik oft nicht sicher zuzuordnen, weshalb die Diagnose der Anaphylaxie herausfordernd sein kann. Hilfreich ist es, die Symptome an einem einzelnen Organsystem abzugrenzen (Tab. 3), wofür Kriterien definiert wurden, die die Diagnose einer Anaphylaxie wahrscheinlicher machen (Sampson et al. 2006):

**Tab. 3** Wichtige Differenzialdiagnosen der Anaphylaxie. (Mod. nach Ring et al. 2021)

| | |
|---|---|
| Kardiovaskuläre Symptome | Vasovagale Synkope |
| | Kardiogener Schock (Myokardinfarkt, Herzrhythmusstörungen) |
| | Lungenarterienembolie |
| | Hämorrhagischer Schock |
| | Aortendissektion |
| | Spannungspneumothorax |
| Pulmonale Symptome | Status asthmaticus |
| | Akute stenosierende Laryngotracheitis (Krupp-Anfall) |
| | Fremdkörperaspiration |
| Endokrinologische Erkrankungen | Karzinoidsyndrom |
| | Phäochromozytom |
| | Thyreotoxische Krise |
| | Hypoglykämie |
| Dermatologische Symptome | Urtikariaerkrankungen |
| | Angioödem |
| Neuropsychiatrische Symptome | Hyperventilationssyndrom |
| | Angst- und Panikstörungen |
| | Dissoziative Störungen |
| | Psychosen |
| | Münchhausen-Syndrom |
| | Somatoforme Störungen |
| | Epilepsie |
| Pharmakologische/ toxikologische Reaktionen | Ethanolintoxikation |
| | Opiatintoxikation |

- Kombination aus plötzlich auftretenden Hautsymptomen zusammen mit respiratorischen und/oder kardiovaskulären Symptomen (insbesondere Blutdruckabfall)
- Plötzliches Auftreten von Symptomen an 2 oder mehr Organsystemen nach Kontakt mit einem wahrscheinlichen Allergen oder Anaphylaxietrigger
- Blutdruckabfall nach Kontakt mit einem für den Patienten bekannten Allergen oder einem anderen Anaphylaxietrigger

## 6 Therapie der Anaphylaxie

### 6.1 Initialkontakt mit Ersteinschätzung, Unterbrechen der Allergenzufuhr, Organisation von Hilfe und Patientenlagerung

Patienten mit dem Verdacht auf eine Anaphylaxie sind sofortig ärztlich zu sehen und zu behandeln. In der Notaufnahme vorstellige Patienten mit der Verdachtsdiagnose Anaphylaxie müssen priorisiert versorgt werden (Ring et al. 2021). Bei Initialkontakt sollte eine fokussierte Untersuchung nach dem ABCDE-Schema und eine kurze Anamnese erfolgen (Lodier 2018). Bei der Erfassung der Vitalparameter sollten wichtige Alarmgrenzen, die mit einem schweren Verlauf assoziiert sind, identifiziert werden (Tab. 4). Im Falle eines Herz-Kreislauf-Stillstands muss sofort leitliniengerecht eine kardiopulmonale Reanimation begonnen werden. Grundsätzlich sollte der Patient u. a. in Hinblick auf mögliche Augmentationen (s. Abschn. 2.2) beruhigt werden. Dies gilt insbesondere für Kinder, welche im Beisein/auf dem Arm der Eltern untersucht werden sollten, um eine endogene Augmentation der Symptomatik durch Stress zu reduzieren. Eine Manipulation im Mund ist bei Gefahr einer stärkeren Schwellung zu vermeiden. Die Anaphylaxie sollte nach den Ergebnissen der Erstuntersuchung einem Schweregrad zugeordnet werden. Idealerweise kann die Symptomatik einem der 6 klassischen Verläufe (s. Tab. 5) zugeordnet werden.

Die Allergenzufuhr muss, sofern möglich, sofort gestoppt werden, z. B. durch Pausieren einer als Allergen in Betracht kommende Infusion. Für eventuelle supportive Maßnahmen wie das Abbinden einer Extremität oder die subkutane Unterspritzung mit Adrenalin (z. B. bei Insektenstichen) ist die Datenlage ungenügend und sollten daher nicht erfolgen (Ring et al. 2021).

Eine Applikation von Sauerstoff mit einem $F_iO_2$ von > 50 % wird empfohlen, z. B. über eine Sauerstoffmaske mit Reservoir. Beim bewusstseinsgetrübten Patienten ist der Mund auf Erbrochenes zu inspizieren und die Atemwege durch den Esmarch-Handgriff/die Überstreckung des Kopfes in stabiler Seitenlage freizulegen.

Die Lagerung des Patienten sollte entsprechend des Leitsymptoms erfolgen. Grundlegend wird die Flachlagerung mit Vermeidung weiterer schneller Lageveränderungen oder Anstrengungen empfohlen (Gefahr des „venösen poolings" und Gefahr der Augmentation durch Stress und Belastung). Bei eingeschränkter Bewusstseinslage ist eine stabile Seitenlage anzustreben. Bei führender Hypotonie kann durch die Trendelenburg-Lagerung die hämodynamische Situation stabilisiert werden. Bei führender pulmonaler Symptomatik kann eine sitzende/halbsitzende Position vorteilhaft sein.

Bereits in der initialen Phase sollte die Etablierung von 2 peripheren Venenverweilkanülen erfolgen, um die notwendige Medikamenten- und Volumengabe sicherzustellen. Dies sollte auch bei vermeintlich milder Symptomatik erfolgen, um auf eine dynamische Änderung des Krankheitsverlaufes adäquat reagieren zu können. Alle Patienten mit einer anaphylaktischen Reaktion, die eine ambulante oder stationäre Nutzung eines Adrenalinautoinjektors notwendig machte, sollten für eine 24-stündige stationäre Überwachung aufgenommen werden (Ring et al. 2021).

**Tab. 4** Orientierende Alarmgrenzen für Vitalparameter nach Patientenalter. (Nach Ring et al. 2021)

| Alarmgrenzen nach Alter | Bis 1 Jahr | 1–5 Jahre | 6–14 Jahre | >14 Jahre |
|---|---|---|---|---|
| Herzfrequenz (/min) | > 160 | > 130 | > 120 | > 110 |
| Systolischer Blutdruck (mmHg) | < 50 | < 60 | < 60 | < 70 |
| Atemfrequenz (/min) | > 40 | > 35 | > 30 | > 25 |
| Sauerstoffsättigung (%) | < 92 | < 92 | < 92 | < 92 |

**Tab. 5** Klassische Szenarien der Anaphylaxie. (Mod. nach Ring et al. 2021)

| Klassische Anaphylaxieszenarien | Schweregrad |
|---|---|
| Anaphylaxie mit Herz-Kreislauf-Versagen | IV |
| Anaphylaxie mit führender Herz-Kreislauf-Reaktion | II/III |
| Anaphylaxie mit führender Obstruktion der oberen Atemwege | II/III |
| Anaphylaxie mit führender Obstruktion der unteren Atemwege | II/III |
| Anaphylaxie mit führender gastrointestinaler Symptomatik | II |
| Anaphylaxie mit systemisch vermittelter, generalisierter Hautmanifestation und subjektiver Symptomatik | I |
| Perioperative Anaphylaxie | I–IV |

## 6.2 Medikamentöse Differenzialtherapie

Der folgende Abschnitt gibt einen Überblick über klinisch relevante Medikamente, Wirkmechanismen und aktuelle Datenlagen. Für die klinische Anwendung wird auf Tab. 6 verwiesen.

### 6.2.1 Adrenalin/Epinephrin

Zentrales Medikament in der Akutbehandlung der Anaphylaxie ab Stufe II ist das Adrenalin, da es über eine Aktivierung der α- und β-Adrenozeptoren die zentralen Pathomechanismen der Anaphylaxie antagonisiert. Durch periphere Vasokonstriktion mit verminderter Gefäßpermeabilität, Bronchodilatation und positiv inotroper kardialer Wirkung soll eine Verbesserung der Herz-Kreislauf- und pulmonalen Situation erreicht werden. Die Applikation kann intramuskulär (i.m.), intravenös (i.v.) oder pulmonal/inhalativ erfolgen.

Die intramuskuläre Gabe von 0,15–0,6 mg Adrenalin in den M. vastus lateralis ist Mittel der Wahl beim nichtreanimationspflichtigen Patienten mit einer Anaphylaxie II. Grades oder höher. Sie sollte bei fehlender klinischer Besserung alle 5–10 min wiederholt werden. Bei klinisch stabilen Patienten ist die intramuskuläre Gabe der intravenösen Gabe, insbesondere außerhalb von Intensivstationen, bei niedrigerem Nebenwirkungsrisiko vorzuziehen (Ring et al. 2018).

Bei fehlendem klinischem Ansprechen auf die intramuskuläre Therapie sollten die weiteren Gaben intravenös unter intensivmedizinischem Monitoring erfolgen. Hierfür wird Adrenalin in einer Lösung von 10 µg/ml in einzelnen Boli von 1 µg/kg KG (1 mg Adrenalin auf 100 ml Natriumchlorid 0,9 %) titriert. Patienten unter Therapie mit β-Blockern zeigen u. U. ein vermindertes Ansprechen auf Adrenalingaben, weshalb gegebenenfalls eine Therapie mit Glukagon zur Hochregulation der β-Adrenozeptoren auf den Kardiomyozyten erwogen werden kann (Thomas und Crawford 2005).

Bei reanimationspflichtigen Patienten wird bei Erwachsenen 1 mg Adrenalin i. v. oder bei Kindern 0,01 mg/kg KG alle 3–5 min entsprechend dem Reanimationsalgorithmus verabreicht (Rott et al. 2021).

Bei klinisch führendem Larynxödem oder Bronchospasmus kann zusätzlich, jedoch niemals als Ersatz der i.m.-/i.v.-Gabe, die inhalative Gabe von 3–5 ml unverdünnter Adrenalinlösung (1 mg/ml) über einen Vernebler mit Atemmaske erfolgen. CAVE: Die Sauerstofftherapie sollte hierfür nicht beendet werden (Timmermann et al. 2019).

In einer großen französischen, retrospektiven Studie, die nichtreanimationspflichtige Patienten mit einer intraoperativen Anaphylaxie verglich, zeigte die Zeitspanne bis zur Adrenalingabe keinen signifikanten Unterschied in Bezug auf die Letalität. Allerdings erhielten Patienten mit letalem Ausgang (ca. 5 % der Fälle) höhere Dosen Adrenalin (5 vs. 3 mg, p > 0,0001), was nach Meinung der Autoren auf eine adrenalinresistente Form der Anaphylaxie hindeutet, die mit einem schlechten Outcome verbunden sei (Guerci et al. 2020). Dies kann potenziell durch eine nicht erkannte kardiale Vorerkrankung mit fehlender Möglichkeit der kardialen Leistungssteigerung unter Adrenalin begünstigt werden. Deshalb sollte bei fehlendem Blutdruckanstieg nach ca. 1 mg Adrenalin eine weitere Diagnostik (u. a.) mittels transthorakaler Echokardiografie erfolgen und gegebenenfalls frühzeitig die Indikation für ein extrakorporales Unterstützungssystem evaluiert werden (Gouel-Chéron et al. 2016).

Aufgrund einer Erhöhung des kardialen $O_2$-Verbrauchs bei bestehender koronarer Herzkrankheit kann Adrenalin u. a. zu Angina-pectoris-Beschwerden und Myokardischämien mit konsekutiven Herzmuskelnekrosen führen sowie Arrhythmien begünstigen. Eine Monitorüberwachung ist daher obligat. Trotz des bekannten Nebenwirkungsprofils von Adrenalin gibt es keine absoluten Kontraindikationen bei einer schweren, lebensbedrohlichen Anaphylaxie. In Fällen mit bekannter koronarer Herzerkrankung sollte die Gabe aber kritisch geprüft werden (Ring et al. 2021).

**Tab. 6** Medikamentöse Therapie der Anaphylaxie im ambulanten, stationären und intensivmedizinischen Setting

Pharmakotherapie der Anaphylaxie nach Gewicht bei Kindern, Jugendlichen und Erwachsenen

| Wirkstoff | Spezielle Indikation | Applikationsweg | Dosis | < 15 kg KG | 15–30 kg KG | > 30–60 kg KG | > 60 kg KG |
|---|---|---|---|---|---|---|---|
| Adrenalin 1:1000 (1 mg/ml) | Respiratorische Symptome Schock | i.m. | 10 µg/kg KG | 0,05–0,1 ml | 0,15–0,3 ml | 0,3–0,6 ml | 0,3–0,6 ml |
| Für die intramuskuläre Anwendung wird die unverdünnte Stammlösung verwendet (Adrenalin 1:1000, 1 mg/ml) | | | | | | | |
| Adrenalin 1:10.000 (1 mg/10 ml) | Herz-Kreislaufstillstand | i.v./i.o. | 10 µg/kg KG | 0,1 ml/kg KG | 0,1 ml/kg KG | 0,1 ml/kg KG | 1 mg |
| Adrenalin 1:10.000 (1 mg/10 ml) | Bei schwerem Schock (oder wenn i.m. nicht möglich) | titrierend i.v./i.o. | 1 µg/kg KG | 0,01 ml/kg KG | 0,01 ml/kg KG | 0,01 ml/kg KG | 0,1–0,6 mg |
| Für die i.v./i.o.-Anwendung wird 1 ml der 1:1000-Lösung (handelsübliche Lösung 1 mg Adrenalin in 1 ml) mit 9 ml NaCl 0,9 % verdünnt. Es resultiert eine Endkonzentration von 1:10.000 = 0,1 mg/ml. Alternativ werden Adrenalinfertigspritzen (1 mg/10 ml) verwendet. | | | | | | | |
| Adrenalin | | Dauerinfusion (nach hausinternem Perfusorschema aufziehen) | 0,05–1,0 µg/kg KG/min | 0,05–1,0 µg/kg KG/min | 0,05–1,0 µg/kg KG/min | 0,05–1,0 µg/kg KG/min | 0,05–1,0 µg/kg KG/min |
| Adrenalin 1:1000 (1 mg/ml) | | Pulmonal über Vernebler | Unverdünnte Stammlösung 1 mg/ml | 3 ml | 4 ml | 5 ml | 5 ml |
| Für die inhalative Anwendung wird die unverdünnte Stammlösung verwendet (Adrenalin 1:1000, 1 mg/ml). | | | | | | | |
| Dimetinden | | i.v. | 0,1 mg/kg KG | 1 ml | 2–3 ml | 4 ml | 8 ml oder 1 ml/10 kg KG |
| Handelsübliche Stammkonzentration von 1 mg/ml Dimetinden. | | | | | | | |
| Prednisolon | | i.v. | 2 mg/ml | 25 mg | 50 mg | 100 mg | 250–1000 mg |
| Salbutamol oder Terbutalin | | Pulmonal, Dosieraerosol (DA) | 4–8 Hübe DA per Spacer | 4–8 Hübe DA per Spacer | 4–8 Hübe DA per Spacer | 4–8 Hübe DA per Spacer | 2–4 Hübe DA per Spacer |
| Reproterol | | Dauerinfusion (alternativ wiederholte Bolusgabe möglich) | 0,1 µg/kg KG/min | 0,1 µg/kg KG/min | 0,1 µg/kg KG/min | 0,1 µg/kg KG/min | 0,1 µg/kg KG/min |
| Volumen | | Dauerinfusion (Vollelektrolytlösung) wiederholte Bolusgaben bis zur hämodynamischen Stabilisierung | 10–20 ml/kg KG | 10–20 ml/kg KG | 10–20 ml/kg KG | 10–20 ml/kg KG | 500–1000 ml |
| Sauerstoff | | Maske mit Reservoir | 2–12 l/min | 2–12 l/min | 2–12 l/min | 2–12 l/min | 2–12 l/min |

### 6.2.2 Noradrenalin

Im Rahmen der intensivmedizinischen Betreuung wird bei unter Adrenalin therapierefraktärer Anaphylaxie zumeist Noradrenalin verwendet. Als potenter Agonist der α-Adrenozeptoren bei zugleich niedriger Potenz am β-Adrenorezeptor führt Noradrenalin zu einer peripheren Vasokonstriktion mit Zunahme des arteriellen Mitteldruckes. Unter permanenter Intensivüberwachung kann Noradrenalin in einer Dosierung von 0,02–0,15 µg/kg KG/min bei der adrenalinrefraktären Hypotonie eingesetzt werden und ist das Medikament der 2. Wahl (Ring et al. 2021).

### 6.2.3 Volumenmanagement

Neben der Adrenalingabe ist die forcierte intravenöse Volumengabe zentrales Element des klinischen Managements der Anaphylaxie. Sie sollte über großvolumige intravenöse Zugänge oder im Einzelfall über einen intraossären Zugang erfolgen. Hierbei können, je nach klinischer Präsentation, bei Erwachsenen in kurzer Zeit 1–3 l balancierter Vollelektrolytlösung benötigt werden. Bei Kindern wird ein initialer Bolus von 20 ml/kg KG empfohlen mit weiteren äquivalenten Bolusgaben bis zur hämodynamischen Stabilisierung (Ring et al. 2021).

Hydroxyethylstärke(HES-)Präparate sind kontraindiziert. Gelantine- und dextranhaltige Lösungen können potenziell Histamin freisetzen und damit die Anaphylaxie verstärken und sollten daher ebenfalls nicht angewandt werden (Schneck et al. 2021).

### 6.2.4 Sauerstofftherapie:

Da es sich bei jeder Anaphylaxie um ein hochakutes Geschehen handelt, sollte bei Anaphylaxie (insbesondere kardiovaskulärer und pulmonaler) die Applikation von 100 % Sauerstoff erfolgen, z. B. über eine Sauerstoffmaske mit Reservoirbeutel. So können im Falle einer drohenden Atemwegsverlegung oder kardiovaskulären Dekompensation wichtige Minuten gewonnen und eine Hypoxie vermieden werden.

### 6.2.5 Histamin-$H_1$-Rezeptorantagonisten

Nach den lebensrettenden Initialmaßnahmen Adrenalin, Sauerstoff und Volumen sind die Antihistaminika die Medikamente der Wahl. Die Wirkung auf Urtikaria und Rhinokonjunktivitis ist gut belegt, wissenschaftliche Belege für einen Effekt auf die Hämodynamik und die Bronchokonstriktion liegen allerdings nicht vor (Sheikh et al. 2007). Es werden insbesondere der i.v.-Histamin-H1-Antagonist Dimetinden (0,1 mg/kg KG) und Clemastin (0,05 mg/kg KG) verwendet. Das Nebenwirkungsprofil ist prinzipiell günstig, der sedierende Effekt der Antihistaminika 1. Generation ist bekannt. Weitere, potenziell schwerwiegende Nebenwirkungen sind durch den antimuskarinergen Effekt bedingt (Mundtrockenheit, Darmatonie, Harnverhalt, Tachykardie, erhöhter Augeninnendruck, paradoxe Erregungszustände) (Pragst et al. 2006). Die Antihistaminika der 2. Generation (z. B. Loratadin, Cetirizin) sind offiziell nicht für die Indikation Anaphylaxie zugelassen, es sind keine i.v. anwendbaren Präparate erhältlich. Für die orale Notfalltherapie im ambulanten Setting werden dennoch häufig die neueren Präparate empfohlen. Es sollte primär die maximal oral zugelassene Dosis des Präparates eingenommen werden. Ebenfalls kann eine kombinierte Gabe mit Histamin-$H_2$-Antagonisten versucht werden (Ranitidin), die Datenlage beschränkt sich allerdings auf Einzelfallberichte (Ring et al. 2021).

### 6.2.6 Glukokortikoide

Glukokortikoide spielen im Akutmanagement der Anaphylaxie eine untergeordnete Rolle und sollten niemals die Adrenalin-, Sauerstoff- oder Volumentherapie verzögern. Glukokortikoide haben einen verzögerten Wirkeintritt und vermitteln ihre Wirkung vermutlich über unspezifische membranstabilisierende Effekte. Sie sollten in einer Dosierung von 2 mg/kg KG Prednisolonäquivalent in entsprechender Formulierung – i.v., oral (auch als Saft) oder rektal – verabreicht werden (Choo et al. 2010). Es gibt keine systematischen klinischen Studien zur Wirksamkeit von Steroiden bei Anaphylaxie (Ring et al. 2021). Sie werden, ähnlich wie die Antihistaminika, aufgrund des vermuteten pathophysiologischen Zusammenhanges und der möglichen Verhinderung einer biphasischen Reaktion nach der initialen Stabilisierung angewendet (Alqurashi und Ellis 2017).

## 6.3 Leitsymptomorientierte Differenzialtherapie

Wie in Tab. 5 dargestellt, unterscheidet man 6 klassische klinische Verläufe der Anaphylaxie sowie die perioperative Anaphylaxie, die gegebenenfalls eine differenzierte symptomorientierte Therapie notwendig machen (Dosierung s. Tab. 6).

### 6.3.1 Herz-Kreislauf-Stillstand

Bei Herz-Kreislauf-Stillstand (Anaphylaxie Schweregrad IV) muss eine sofortige kardiopulmonale Reanimation nach den gültigen ERC-Leitlinien erfolgen (Rott et al. 2021). Auf eine adäquate Volumensubstitution ist hierbei zu achten.

### 6.3.2 Führende Herz-Kreislauf-Reaktion

Vorwiegender Behandlungsschritt ist die gewichtsadaptierte Behandlung mit Adrenalin (s. Abschn. 6.2.1). Im ambulanten Setting bietet sich die Verwendung von Adrenalinautoinjektoren in Dosen von 0,15, 0,3 und 0,5 mg wegen ihrer laiengerechten Handhabung an. Bei Nichtansprechen kann die Gabe nach 5–10 min wiederholt werden.

Alle weiteren Schritte setzen einen großvolumigen parenteralen Zugang voraus. Es sollte die forcierte Volumengabe mit kristalloider Infusionslösung erfolgen. Hierfür sollten in den ersten 5 min beim Erwachsenen 500–1000 ml Volumen appliziert werden. Bei Kindern werden 20 ml/kg KG empfohlen. Bei persistierendem Schock sollte eine fraktionierte intravenöse oder intraossäre Adrenalingabe (0,1 μg/kg KG) einer 1:10.000 verdünnten Adrenalinlösung (1 mg/10 ml) erfolgen. Die Gabe von Antihistaminika und Glukokortikoiden sollte nach der initialen Stabilisierung erfolgen. Eine intensivmedizinische Überwachung ist so zeitnah wie möglich anzustreben. Unter Monitorkontrolle kann die weitere Kreislaufstabilisierung mittels Noradrenalins erwogen werden (Ring et al. 2021).

### 6.3.3 Obere Atemwegsobstruktion
Von entscheidender Bedeutung ist die frühzeitige Identifikation einer klinisch relevanten Schwellung der oberen Atemwege. Eine Verlegung des Larynx muss immer als potenziell lebensbedrohlich angesehen werden. Die initiale Therapie besteht ebenfalls aus Adrenalin- und Sauerstoffgabe. Ergänzend kann die inhalative Gabe von Adrenalin über einen Vernebler erfolgen (s. Tab. 6) (Ring et al. 2021). Bei Nichtansprechen ist die Atemwegssicherung entsprechend der S1-Leitlinie für prähospitales Atemwegsmanagement (Timmermann et al. 2019) empfohlen. Die Koniotomie ist als lebensrettende Maßnahme bei führender oberer Atemwegobstruktion frühzeitig zu berücksichtigen.

### 6.3.4 Untere Atemwegsobstruktion
Die Obstruktion der unteren Atemwege ist eines der häufigsten Symptome der Anaphylaxie (Ring et al. 2021). Adrenalin ist bei allen schweren Verläufen das Mittel der 1. Wahl in Kombination mit der Sauerstofftherapie. Einen hohen Stellenwert hat auch die topische, inhalative antiobstruktive Therapie mit $\beta_2$-Adrenorezeptoragonisten (z. B. Salbutamol, Terbutalin) mit kurzer Wirksamkeit. Bei drohendem Therapieversagen sollte eine subkutane Gabe von z. B. Terbutalin oder intravenöse Gabe von z. B. Reproterol angewandt werden. Beim Status asthmaticus mit drohender muskulärer Erschöpfung ist u. U. eine Beatmung notwendig, die – sofern möglich – nicht-invasiv erfolgen sollte (Ring et al. 2021).

### 6.3.5 Gastrointestinale Symptomatik
Die Anaphylaxie mit gastrointestinaler Symptomatik wird wie die Anaphylaxie mit Hauterscheinungen behandelt. Es sollte (mindestens) ein venöser Zugang etabliert werden und systemisch Antihistaminika und Glukokortikoide verabreicht werden. Bei therapierefraktärer Symptomatik kann eine symptomatische Therapie nach Leitsymptom erfolgen.

Hierfür ist bei führender Übelkeit die Gabe von Metoclopramid, Dimenhydrinat oder von Serotonin-Antagonisten (5-HT$_3$) der Standard. Bei ausgeprägten abdominellen Krämpfen können Anticholinergika wie Butylscopolamin eingesetzt werden (Ring et al. 2021).

### 6.3.6 Hautsymptomatik
Bei ausschließlicher Hautsymptomatik mit vermutetem allergischem Ursprung stellt das Legen eines venösen Zuganges mit Verabreichung von Antihistaminika und Glukokortikoiden das zentrale Vorgehen dar. Der Patient sollte regelmäßig auf weitere Symptome der Anaphylaxie untersucht werden.

### 6.3.7 Perioperative Anaphylaxie
Wegen der fehlenden Kommunikationsfähigkeit beim Patienten in Allgemeinanästhesie/Analgosedierung steht die Überwachung der Vitalparameter im Vordergrund. Bei neuer Hypotonie und Tachykardie ist immer auch die Anaphylaxie zu bedenken. Hierfür sollte die Haut, soweit zugänglich, auf Erythem und Urtikaria untersucht und die Beatmungsparameter (Anstieg der notwendigen Beatmungsdrücke? Abfall des exspiratorischen Gasflusses und/oder Sättigungsabfall?) beachtet werden. Bei abdominalchirurgischen Operationen ist das seltene Eventerationssyndrom („mesenteric traction syndrome"), welches ebenfalls mit Flush, Tachykardie und Hypotonie einhergeht differenzialdiagnostisch abzugrenzen (Duda et al. 2003). Die perioperative Anaphylaxie wird entsprechend des Standards mit intravenös titrierten Adrenalinboli, intravenösem Volumen, Antihistaminika und Glukokortikoiden behandelt.

### 6.3.8 Besonderheiten auf der Intensivstation
Eine Anaphylaxie im Rahmen eines intensivmedizinischen Aufenthalts kann durch das engmaschige Monitoring frühzeitig erkannt werden. Allerdings ist die Kompensationsfähigkeit des bereits kritisch kranken Intensivpatienten durch die akute Erkrankung und z. T. schwerwiegenden Komorbiditäten häufig eingeschränkt. Ein potenzieller Auslöser (i.v.-Medikamente, Blutprodukte) sollten identifiziert und die Allergenzufuhr unterbunden werden. Die restliche Therapie unterscheidet sich nicht grundlegend vom allgemeinen Vorgehen. Bei schweren Anaphylaxien ist aber unbedingt auf die Erweiterung der Therapie um Adrenalin und ausreichend Volumen zu achten. Adrenalin sollte intravenös verabreicht werden, da die muskuläre Perfusion v. a. bei bereits etablierter Vasopressortherapie eingeschränkt sein kann und die Resorption somit u. U. deutlich verzögert einsetzt (Ring et al. 2021). Es wird beim Erwachsenen eine titrierende zentrale Adrenalingabe von 0,05-mg-Boli empfohlen. Bei Kindern sollte Adrenalin mit 1 μg/kg KG titriert werden (Monsieurs et al. 2015).

**Tab. 7** Maßnahmen nach durchgemachter Anaphylaxie. (Nach Ring et al. 2021)

| Entlassmanagement nach durchgemachter Anaphylaxie | |
|---|---|
| Identifikation des Auslösers | Allergologische Anamnese |
| | Allergiediagnostik (spezifische IgE und/oder Hauttest) |
| Verhinderung erneuter Reaktionen | Nahrungsmittelallergie → Individuelle therapeutische Eliminationsdiät |
| | Insektengifte → Indikation für allergenspezifische Immuntherapie prüfen |
| | Arzneimittelallergie → Allergiepass und Vermeidungsempfehlung |
| Medikamentöses Selbstmanagement | Anaphylaxiepass (schriftlicher Plan zum medikamentösen Selbstmanagement) |
| | Verordnung Notfallmedikamente (gewichtsadaptiert) |
| | Anwendungsschulung |
| Alltagsmanagement | Verweis auf Patientenorganisationen wie den Deutschen Allergie- und Asthmabund |
| | Warnhinweise auf Lebensmitteln beachten |
| | Anbindung bei einem Allergologen empfohlen |

## 7 Entlassmanagement und Nachbetreuung

Nach der erfolgreichen Behandlung einer Anaphylaxie sollten folgenden Maßnahmen erfolgen, um das Rezidivrisiko zu senken und abwendbar schwere Verläufe zu verhindern. Zentral ist eine adäquate Dokumentation des Vorfalls mit Symptomatik, Auslösern und Therapie. Der Patient sollte ausführlich aufgeklärt werden und bei bekanntem Auslöser einen Allergiepass (besonders bei Medikamentenallergien) erhalten bzw. einer Allergiediagnostik zugeführt werden. Bei vermuteter Nahrungsmittelallergie sollte eine allergologisch begleitete Eliminationsdiät durchgeführt werden – Adressen zertifizierter Fachkräfte können beim Deutschen Allergie- und Asthmabund (DAAB) erfragt werden. Bei nicht sicher vermeidbaren Allergenen (z. B. Pollen, Nahrungsmitteln oder Insektenstiche) mit extrakutanen Symptomen einer Anaphylaxie sollte ein Notfallset zur Verfügung gestellt werden. Dies gilt auch bei kutanen Reaktionen auf ein potentes Allergen (z. B. Erdnuss). Bei schweren und rezidivierenden Verläufen ist gegebenenfalls eine langfristige Therapie mit Anti-IgE-Antikörpern oder Antihistaminika indiziert (Lieberman und Chehade 2013; Simons 2010) (Tab. 7).

## Literatur

Alqurashi W, Ellis AK (2017) Do corticosteroids prevent biphasic anaphylaxis? J Allergy Clin Immunol Pract 5:1194–1205. https://doi.org/10.1016/j.jaip.2017.05.022

Beyer K, Eckermann O, Hompes S, Grabenhenrich L, Worm M (2012) Anaphylaxis in an emergency setting – elicitors, therapy and incidence of severe allergic reactions. Allergy 67:1451–1456. https://doi.org/10.1111/all.12012

Blumchen K, Beder A, Beschorner J, Ahrens F, Gruebl A, Hamelmann E, Hansen G, Heinzmann A, Nemat K, Niggemann B, Wahn U, Beyer K (2014) Modified oral food challenge used with sensitization biomarkers provides more real-life clinical thresholds for peanut allergy. J Allergy Clin Immunol 134:390–398. https://doi.org/10.1016/j.jaci.2014.03.035

Choo KJL, Simons E, Sheikh A (2010) Glucocorticoids for the treatment of anaphylaxis: Cochrane systematic review. Allergy 65:1205–1211. https://doi.org/10.1111/j.1398-9995.2010.02424.x

De Schryver S, Halbrich M, Clarke A, La Vieille S, Eisman H, Alizadehfar R, Joseph L, Morris J, Ben-Shoshan M (2016) Tryptase levels in children presenting with anaphylaxis: temporal trends and associated factors. J Allergy Clin Immunol 137:1138–1142. https://doi.org/10.1016/j.jaci.2015.09.001

Duda D, Lorenz W, Celik I (2003) Mesenteric traction syndrome during the operation of aneurysms of the abdominal aorta – histamine release and prophylaxis with antihistaminics. Anaesthesiol Reanim 28:97–103

Finkelman FD, Khodoun MV, Strait R (2016) Human IgE-independent systemic anaphylaxis. J Allergy Clin Immunol 137:1674–1680. https://doi.org/10.1016/j.jaci.2016.02.015

Fisher MM (1986) Clinical observations on the pathophysiology and treatment of anaphylactic cardiovascular collapse. Anaesth Intensive Care 14:17–21. https://doi.org/10.1177/0310057X8601400105

Fleischer DM, Greenhawt M, Sussman G, Bégin P, Nowak-Wegrzyn A, Petroni D, Beyer K, Brown-Whitehorn T, Hebert J, Hourihane JO, Campbell DE, Leonard S, Chinthrajah RS, Pongracic JA, Jones SM, Lange L, Chong H, Green TD, Wood R, Cheema A, Prescott SL, Smith P, Yang W, Chan ES, Byrne A, Assa'ad A, Bird JA, Kim EH, Schneider L, Davis CM, Lanser BJ, Lambert R, Shreffler W (2019) Effect of epicutaneous immunotherapy vs placebo on reaction to peanut protein ingestion among children with peanut allergy: The PEPITES randomized clinical trial. JAMA 321:946–955. https://doi.org/10.1001/jama.2019.1113

Gouel-Chéron A, Harpan A, Mertes P, Longrois D (2016) Management of anaphylactic shock in the operating room. Presse Med 45:774–783. https://doi.org/10.1016/j.lpm.2016.04.002

Guerci P, Tacquard C, Chenard L, Millard D, Soufir L, Malinovsky J, Garot M, Lalot J, Besch G, Louis G, Thion L, Charpentier C, Kimmoun A, Danguy Des Déserts M, Carreira S, Plantefeve G, Novy E, Abraham P, Mertes P (2020) Epidemiology and outcome of patients admitted to intensive care after anaphylaxis in France: a retrospective multicentre study. Br J Anaesth 125:1025–1033. https://doi.org/10.1016/j.bja.2020.08.024

Johansson SGO, Bieber T, Dahl R, Friedmann PS, Lanier BQ, Lockey RF, Motala C, Ortega Martell JA, Platts-Mills TAE, Ring J, Thien F, Van Cauwenberge P, Williams HC (2004) Revised nomenclature for allergy for global use: Report of the Nomenclature Review Committee of the World Allergy Organization, October 2003. J Allergy Clin Immunol 113:832–836. https://doi.org/10.1016/j.jaci.2003.12.591

Lee S, Hess EP, Lohse C, Gilani W, Chamberlain AM, Campbell RL (2017) Trends, characteristics, and incidence of anaphylaxis in 2001–2010: a population-based study. J Allergy Clin Immunol 139:182–188.e2. https://doi.org/10.1016/j.jaci.2016.04.029

Lieberman JA, Chehade M (2013) Use of omalizumab in the treatment of food allergy and anaphylaxis. Curr Allergy Asthma Rep 13:78–84. https://doi.org/10.1007/s11882-012-0316-x

Lodier F (2018) ABCDE, a new approach to patient management in emergency departments. Soins 63:27–29. https://doi.org/10.1016/j.soin.2018.03.006

Monsieurs KG, Nolan JP, Bossaert LL, Greif R, Maconochie IK, Nikolaou NI, Perkins GD, Soar J, Truhlář A, Wyllie J, Zideman DA (2015) European Resuscitation Council Guidelines for Resuscitation 2015: Section 1. Executive summary. Resuscitation 95:1–80. https://doi.org/10.1016/j.resuscitation.2015.07.038

Pragst F, Herre S, Bakdash A (2006) Poisonings with diphenhydramine – a survey of 68 clinical and 55 death cases. Forensic Sci Int 161: 189–197. https://doi.org/10.1016/j.forsciint.2006.01.019

Reber LL, Hernandez JD, Galli SJ (2017) The pathophysiology of anaphylaxis. J Allergy Clin Immunol 140:335–348. https://doi.org/10.1016/j.jaci.2017.06.003

Ring J, Klimek L, Worm M (2018) Adrenalin in der Akutbehandlung der Anaphylaxie. https://www.aerzteblatt.de/archiv/199280/Adrenalin-in-der-Akutbehandlung-der-Anaphylaxie. Zugegriffen am 12.09.2021

Ring J, Beyer K, Biedermann T, Bircher A, Fischer M, Heller A, Huttegger I, Jakob T, Klimek L, Kopp MV, Kugler C, Lange L, Pfaar O, Rietschel E, Rueff F, Schnadt S, Seifert R, Stöcker B, Treudler R, Vogelberg C, Werfel T, Worm M, Sitter H, Brockow K (2021) Leitlinie zu Akuttherapie und Management der Anaphylaxie – update 2021. Allergo J 30:20–49. https://doi.org/10.1007/s15007-020-4750-0

Rohacek M, Edenhofer H, Bircher A, Bingisser R (2014) Biphasic anaphylactic reactions: occurrence and mortality. Allergy 69: 791–797. https://doi.org/10.1111/all.12404

Rott N, Dirks B, Böttiger BW (2021) Die neuen Reanimationsleitlinien 2021 in der deutschen Übersetzung – die BIG-FIVE-Überlebensstrategien gewinnen deutlich an Bedeutung. Notfall Rettungsmed 24(4):271–273

Rueff F, Przybilla B, Biló MB, Müller U, Scheipl F, Aberer W, Birnbaum J, Bodzenta-Lukaszyk A, Bonifazi F, Bucher C, Campi P, Darsow U, Egger C, Haeberli G, Hawranek T, Körner M, Kucharewicz I, Küchenhoff H, Lang R, Quercia O, Reider N, Severino M, Sticherling M, Sturm GJ, Wüthrich B (2009) Predictors of severe systemic anaphylactic reactions in patients with Hymenoptera venom allergy: importance of baseline serum tryptase-a study of the European Academy of Allergology and Clinical Immunology Interest Group on Insect Venom Hypersensitivity. J Allergy Clin Immunol 124:1047–1054. https://doi.org/10.1016/j.jaci.2009.08.027

Sampson HA, Muñoz-Furlong A, Campbell RL, Adkinson NF, Bock SA, Branum A, Brown SGA, Camargo CA, Cydulka R, Galli SJ, Gidudu J, Gruchalla RS, Harlor AD, Hepner DL, Lewis LM, Lieberman PL, Metcalfe DD, O'Connor R, Muraro A, Rudman A, Schmitt C, Scherrer D, Simons FER, Thomas S, Wood JP, Decker WW (2006) Second symposium on the definition and management of anaphylaxis: summary report – Second National Institute of Allergy and Infectious Disease/Food Allergy and Anaphylaxis Network symposium. J Allergy Clin Immunol 117:391–397. https://doi.org/10.1016/j.jaci.2005.12.1303

Scherf KA, Brockow K, Biedermann T, Koehler P, Wieser H (2016) Wheat-dependent exercise-induced anaphylaxis. Clin Exp Allergy 46:10–20. https://doi.org/10.1111/cea.12640

Schneck E, Sander M, Saugel B, Reuter DA, Habicher M (2021) Kommentar zur aktualisierten S3-Leitlinie zur intravasalen Volumentherapie beim Erwachsenen. Anaesthesist 70(5):413–419

Schuch A, Brockow K (2017) Mastocytosis and anaphylaxis. Immunol Allergy Clin N Am 37:153–164. https://doi.org/10.1016/j.iac.2016.08.017

Sheikh A, Ten Broek V, Brown SGA, Simons FER (2007) H1-antihistamines for the treatment of anaphylaxis: Cochrane systematic review. Allergy 62:830–837. https://doi.org/10.1111/j.1398-9995.2007.01435.x

Simons FER (2010) World Allergy Organization survey on global availability of essentials for the assessment and management of anaphylaxis by allergy-immunology specialists in health care settings. Ann Allergy Asthma Immunol 104:405–412. https://doi.org/10.1016/j.anai.2010.01.023

Stark BJ, Sullivan TJ (1986) Biphasic and protracted anaphylaxis. J Allergy Clin Immunol 78:76–83. https://doi.org/10.1016/0091-6749(86)90117-x

Thomas M, Crawford I (2005) Best evidence topic report. Glucagon infusion in refractory anaphylactic shock in patients on beta-blockers. Emerg Med J 22:272–273. https://doi.org/10.1136/emj.2005.023507

Timmermann A, Böttiger BW, Byhahn C, Dörges V, Eich C, Gräsner JT et al (2019) S1-Leitlinie (AMWF). Prähospitales Atemwegsmanagement. Anästh Intensivmed 60:316–336

Turner PJ, Gowland MH, Sharma V, Ierodiakonou D, Harper N, Garcez T, Pumphrey R, Boyle RJ (2015) Increase in anaphylaxis-related hospitalizations but no increase in fatalities: an analysis of United Kingdom national anaphylaxis data, 1992–2012. J Allergy Clin Immunol 135:956–963.e1. https://doi.org/10.1016/j.jaci.2014.10.021

Turner PJ, Worm M, Ansotegui IJ, El-Gamal Y, Rivas MF, Fineman S, Geller M, Gonzalez-Estrada A, Greenberger PA, Tanno LK, Sánchez-Borges M, Senna G, Sheikh A, Thong BY, Ebisawa M, Cardona V (2019) Time to revisit the definition and clinical criteria for anaphylaxis? World Allergy Organ J 12:100066. https://doi.org/10.1016/j.waojou.2019.100066

Weins AB, Eberlein B, Biedermann T (2019) Diagnostics of alpha-gal syndrome: current standards, pitfalls and perspectives. Hautarzt 70: 36–43. https://doi.org/10.1007/s00105-018-4288-1

Worm M, Edenharter G, Rueff F, Scherer K, Pföhler C, Mahler V, Treudler R, Lang R, Nemat K, Koehli A, Niggemann B, Hompes S (2012) Symptom profile and risk factors of anaphylaxis in Central Europe. Allergy 67:691–698. https://doi.org/10.1111/j.1398-9995.2012.02795.x

Worm M, Francuzik W, Renaudin J, Bilo MB, Cardona V, Scherer Hofmeier K, Köhli A, Bauer A, Christoff G, Cichocka-Jarosz E, Hawranek T, Hourihane JO', Lange L, Mahler V, Muraro A, Papadopoulos NG, Pföhler C, Poziomkowska-Gęsicka I, Ruëff F, Spindler T, Treudler R, Fernandez-Rivas M, Dölle S (2018) Factors increasing the risk for a severe reaction in anaphylaxis: an analysis of data from The European Anaphylaxis Registry. Allergy 73: 1322–1330. https://doi.org/10.1111/all.13380

# Rheumatologische Notfälle

Sylvia Pemmerl und Boris Ehrenstein

## Inhalt

1 Akute Dislokation im Halswirbelsäulenbereich bei rheumatoider Arthritis (RA) .............. 1647
2 Arteriitis temporalis – akute Ischämie ............................................................. 1648
3 Systemische Sklerose – renale Krise ............................................................... 1649
4 Das katastrophale Antiphospholipidantikörpersyndrom (APS) .................................. 1650
5 Goodpasture-Syndrom ................................................................................ 1650
6 Lupuskrise .............................................................................................. 1651
7 Komplikationen der rheumatologischen Therapie ................................................ 1652
7.1 Septische Arthritis .................................................................................... 1652
7.2 Pneumocystis-jiroveci-Pneumonie ................................................................. 1653
7.3 Methotrexat-Pneumonitis ........................................................................... 1654

Literatur .................................................................................................... 1654

## 1 Akute Dislokation im Halswirbelsäulenbereich bei rheumatoider Arthritis (RA)

Bei der RA handelt es sich um eine chronisch-entzündliche Erkrankung, bei der es durch eine Synovialitis zur Arthritis, Bursitis und Tendovaginitis kommt. Die Erkrankung verläuft meist schubförmig und mündet langfristig bei nicht optimaler medikamentöser Behandlung in einen Funktionsverlust verschiedenster Gelenke. Innere Organe können ebenfalls betroffen sein.

*Epidemiologische und pathophysiologische Aspekte*
Neben dem „klassischen" Befall der Hand- und Fingergelenke tritt bei einem Teil der Patienten bereits sehr früh eine Destruktion und Instabilität im Bereich der Halswirbelsäule auf (Paimela et al. 1997). Nach 10 Jahren Krankheitsverlauf finden sich bei > 50 % der Patienten entzündliche Veränderungen im Halswirbelsäulenbereich. Insgesamt liegt die Prävalenz zwischen 19 und 70 % (Pickenpack et al. 2001; Halla et al. 1989).

Als besondere Risikofaktoren für einen Befall der Halswirbelsäule gelten ausgeprägte erosive Gelenkveränderungen, ein positiver Rheumafaktorennachweis und ein hohes CRP zum Zeitpunkt der Diagnosestellung (Paimela et al. 1997; Casey et al. 1997).

Am häufigsten findet sich eine Zerstörung des atlantoaxialen Übergangs mit der Folge einer anterior-posterioren Subluxation unter Beteiligung des Dens axis (Kauppi et al. 1996). Etwas seltener kommt es zu Veränderungen im Facettengelenk C1 und C2 sowie der Massae laterales im Bereich des atlantookzipitalen Übergangs, die zu Lateral-, Vertikal- und Rotationsinstabilitäten führen können und die sich bei 5–34 % der RA-Patienten im Verlauf der Erkrankung entwickeln (Casey et al. 1997).

S. Pemmerl (✉)
Medizinisch-Ärztliche Direktion, Ärztliche Leitung Klinikhygiene, Caritas-Krankenhaus St. Josef, Regensburg, Deutschland
E-Mail: spemmerl@csj.de

B. Ehrenstein
Klinik und Poliklinik für Rheumatologie, Asklepios Klinik Bad Abbach, Bad Abbach, Deutschland
E-Mail: boris.ehrenstein@ukr.de

## Klinik

RA-Patienten mit einem Befall der Halswirbelsäule äußern häufig Schmerzen im Kopf- und Nackenbereich, insbesondere in den frühen Morgenstunden. Kommt es zur Instabilität und Subluxation, können Kompressionen von Nervenwurzeln und des Myelons auftreten, die neurologische Symptome bis hin zu einer Querschnittssymptomatik hervorzurufen vermögen. Penetriert beispielsweise der Dens axis das Foramen ovale im Rahmen einer sog. vertikalen Subluxation, können Myelonkompressionen resultieren, die mit anfallartigen bulbären Symptomen wie Schwindel, Erbrechen, Tachykardien oder Dyspnoe einhergehen. Durch Kompression der Medulla oblongata kann es zudem zum Auftreten von Nystagmus, zerebellären Ataxien und peripheren Paresen kommen.

> Kernaussage für jeden Notfallmediziner ist, dass bei jedem Patienten mit einem schweren Verlauf einer RA eine Instabilität im Halswirbelsäulenbereich bestehen kann und dass Manipulationen wie z. B. im Rahmen der Intubation oder Maskenbeatmung für den Patienten aufgrund einer drohenden vertikalen Subluxation vital gefährdend sein können. Daher sollte die Anamnese jedes RA-Patienten die Frage nach Beschwerden im Halswirbelsäulenbereich enthalten.

## Diagnostik

Basisdiagnostik ist die Durchführung von Röntgenaufnahmen der Halswirbelsäule (a.-p., lateral), wobei nach Frakturausschluss Funktionsaufnahmen zur Beurteilung einer atlantodentalen Distanzierung besonders hilfreich sind (Abb. 1). Goldstandard ist inzwischen das MRT der HWS, das zusätzlich Aufschluss über die entzündlichen Knochen- und Weichteilveränderungen im Spinalkanal und im Bereich des Foramen ovale gibt.

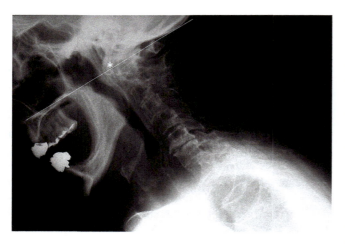

**Abb. 1** Zervikalarthritis. Kompression im atlantoaxialen Gelenk, zu erkennen an der abnehmenden Distanz im Röntgenbild (Stern)

Basisdiagnostik der Wahl sind konventionelle Röntgenaufnahmen der Halswirbelsäule mit Funktionsuntersuchung, die im Idealfall vor einer Intubation oder Beatmung durchgeführt werden sollten. In Abhängigkeit von den zeitlichen Erfordernissen ist zusätzlich die Durchführung eines MRT der HWS zu empfehlen.

## Therapie

Alle neurologischen Kompressionssymptome stellen eine Notfallindikation zum operativen Vorgehen dar, die in der Regel eine transorale Resektion des Dens axis und posteriore Fusion beinhaltet (Pickenpack et al. 2001). Inwiefern Patienten mit einer Instabilität oder Subluxation ohne Myelonkompression einer chirurgischen Stabilisierung unterzogen werden sollten, wird kontrovers diskutiert. Hier sollte ein unfallchirurgischer Kollege hinzugezogen werden. Die konservative Stabilisierung mittels angepasster Halskrause, ebenso wie physiotherapeutische Maßnahmen, können die Progression bei manchen Patienten positiv beeinflussen (Halla et al. 1989).

# 2 Arteriitis temporalis – akute Ischämie

Bei der Arteriitis temporalis handelt es sich um eine nekrotisierende Vaskulitis, die sich häufig im Bereich der supraaortalen großen bis mittelgroßen Arterien manifestiert und an der insbesondere Personen nach dem 50. Lebensjahr erkranken.

## Epidemiologische und klinische Aspekte

Die Prävalenz der Erkrankung wird bei Personen nach dem 50. Lebensjahr auf 200 pro 100.000 geschätzt (Lawrence et al. 1998). Es kommt meist schlagartig zur Entwicklung von Symptomen wie Allgemeinzustandsminderung mit Fieber, Abgeschlagenheit sowie depressiven Stimmungsschwankungen, v. a. aber zu Kopfschmerzen, Schmerzen beim Kauen und Sehstörungen. Gerade die ophthalmologischen Symptome müssen ernst genommen werden bzw. ein unmittelbares Handeln nach sich ziehen. Augenflimmern, Motilitätsstörungen der Augen, v. a. jedoch plötzlich eintretende Sehverschlechterungen müssen differenzialdiagnostisch immer auch an eine Arteriitis temporalis denken lassen. Ursache für die Beschwerden sind die entzündlichen Veränderungen im Bereich der Aa. centrales retinae, die mit der Gefahr einer Erblindung einhergehen.

Einzelne Patienten mit einer Arteriitis temporalis entwickeln auch heute noch einen ein- oder beidseitigen Visusverlust, der bei raschem Therapiebeginn bei den meisten Personen verhinderbar wäre (Aiello et al. 1993).

**Tab. 1** Klassifikationskriterien für die Arteriitis temporalis. (Nach Hunder et al. 1990)

| | Kriterium |
|---|---|
| 1 | Alter über 50 Jahre |
| 2 | Neu aufgetretener Kopfschmerz |
| 3 | Palpabel veränderte A. temporalis oder Pulsabschwächung, dabei druckschmerzhaft und nicht durch eine Arteriosklerose der Halsarterien erklärt |
| 4 | BSG > 50 mm/h |
| 5 | Histologisch granulomatöse Veränderungen |

Die Erkrankung gilt als gesichert, wenn 3 von 5 Kriterien erfüllt sind (Sensitivität 93 %, Spezifität 91 %)

> Bei plötzlichen Sehstörungen – insbesondere bei Frauen über dem 50. Lebensjahr – muss differenzialdiagnostisch immer an eine Arteriitis temporalis gedacht und bei Verdacht auf die Erkrankung unmittelbar eine Therapie eingeleitet werden!

*Diagnostik*

Besteht der Verdacht auf eine Arteriitis temporalis, stehen zur Diagnosesicherung die Duplexsonografie der A. temporalis (Nachweis eines Gefäßwandödems sowie vaskulärer Stenosen) sowie eine Biopsie der A. temporalis (Nachweis einer granulomatösen Riesenzellarteriitis) zur Verfügung (Dejaco et al. 2018). Die Klassifikationskriterien der Erkrankung sind in Tab. 1 aufgeführt. Die Erkrankung gilt als gesichert, wenn 3 von 5 Kriterien erfüllt sind (Sensitivität 93 %, Spezifität 91 %).

*Therapie, Prognose*

Therapie der Wahl ist die hoch dosierte Gabe von Kortikosteroiden (100 mg/Tag Prednisolonäquivalent bzw. bei bereits eingetretenen Visusproblemen 500 mg für die ersten 3 Tage), die innerhalb weniger Tage zur Besserung der Klinik führt und unmittelbar eingeleitet werden sollte.

Nach Ansprechen der Therapie, die neben der klinischen Besserung auch in einem Absinken der initial meist drastischen erhöhten BSG und/oder des CRP-Wertes laborchemisch nachvollzogen werden kann, ist eine Dosisreduktion auf 1 mg/kg KG der Steroidmedikation möglich. Die Erhaltungsdosis liegt bei 5–7,5 mg Prednisolonäquivalent pro Tag, die für mindestens 6–12 Monate unter Beschwerdefreiheit fortgesetzt werden sollte (Hellmich et al. 2020).

Bei bis zu 50 % der Patienten kommt es unter dem anschließenden vollständigen Ausschleichen der medikamentösen Therapie zum Rückfall, sodass eine längerfristige immunsuppressive Therapie notwendig wird. Seit 2017 steht mit Tocilizumab nun erstmals eine hochwirksame, spezifisch für das Krankheitsbild zugelassene immunsuppressive Basistherapie zur Steroideinsparung zur Verfügung (Stone et al. 2017).

## 3 Systemische Sklerose – renale Krise

Ausgelöst durch ein Autoimmungeschehen kommt es bei der systemischen Sklerose oder Sklerodermie zur Kollagenanhäufung und Fibrosierung der Haut sowie zahlreicher innerer Organe.

*Epidemiologische und pathophysiologische Aspekte*

Die Prävalenz der Erkrankung wird auf bis zu 50 Fälle pro 1 Mio. Personen beziffert, wobei regionale Unterschiede bestehen (Chifflot et al. 2008). Die parallel entstehende obliterierende Angiopathie (sog. Zwiebelschalenangiopathie) führt bei den Erkrankten zudem nicht selten zu Haut-, aber auch Organinfarkten. So entstehen u. a. Veränderungen des renalen Stromgebiets mit Stenosen der Aa. arcuatae und interlobulares. Hierdurch können Ischämien des juxtaglomerulären Apparates induziert werden, die in einer gegenregulatorischen Reninproduktion mündet, die sich auch im Blut der betroffenen Patienten nachweisen lässt und einen deutlichen Blutdruckanstieg bewirkt (Steen 1996). Hypertensive Episoden verschlechtern die renale Hypoperfusion weiter, indem lokale Vasospasmen („renales Raynaud-Syndrom") ausgelöst werden, und führen schlussendlich zu einer zusätzlichen Verstärkung der Reninproduktion.

Dieser Circulus vitiosus muss möglichst frühzeitig therapeutisch durchbrochen werden, da es bei den Patienten zu einer progredienten Verschlechterung der renalen Funktion bis hin zum akuten Nierenversagen kommen kann. Bei niedrigen Thrombozyten sollte differenzialdiagnostisch auch an eine mögliche thrombotische Mikroangiopathie gedacht werden (Yamashita et al. 2019).

*Klinik*

Klinisch verlaufen diese sog. renalen Krisen zunächst meist symptomarm. Im Rahmen von kurzfristigen Blutdruckanstiegen können Symptome wie Kopfschmerzen, Schwindelgefühle, bei kardial vorgeschädigten Patienten auch eine Angina-pectoris-Symptomatik auftreten. 75 % der renalen Krisen sind in den ersten 4 Jahren nach Diagnosestellung zu verzeichnen (Steen 1996), wobei auch eine hoch dosierte Kortikosteroidtherapie, wie sie beispielsweise im Rahmen der Grunderkrankung bestehen kann, eine Risikoerhöhung für diese Komplikation darzustellen scheint (Steen und Medsger 1998).

*Therapie*

Mittel der Wahl der renalen Krise sind kurzwirksame ACE-Hemmer, die bei ausbleibender Blutdrucksenkung durch weitere Substanzen ergänzt werden sollten (Tab. 2). Auch nach suffizienter Blutdrucksenkung ist häufig noch ein weiterer Anstieg der Retentionsparameter zu beobachten, der erst 7–10 Tage nach Therapiebeginn sein Maximum erreicht.

**Tab. 2** Therapie der renalen Krise bei der systemischen Sklerose

| Ziel der Blutdrucksenkung | Systolischer Blutdruck 120 mm Hg |
|---|---|
| Mittel der Wahl | ACE Hemmer (z. B. Captopril 150–200 mg/Tag) |
| Alternativen bzw. Eskalationsmöglichkeiten | – Calziumantagonisten (z. B. Amlodipin 10 mg/Tag) |
| | – Urapidil (Eprantil 12,5–50 mg Bolusweise i.v., alternativ kontinuierlicher Perfusor 5–10 mg/h) |
| | – Dihydralazin (Reserveantihypertensiva 25 mg alle 8 h i.v.) |

Bei 20–50 % der Sklerodermiepatienten mit Entwicklung einer renalen Krise kommt es trotz suffizienter Blutdrucksenkung zur Entwicklung einer progredienten Niereninsuffizienz mit Dialyseindikation (Penn et al. 2007; Abbott et al. 2002). Die Prognose dieser Patienten ist insgesamt schlecht. In einer Studie mit 820 Sklerodermiepatienten, die einer dauerhaften Dialysetherapie nach renaler Krise bedurften, lag die 2-Jahres-Überlebensrate lediglich bei 49 % (Abbott et al. 2002).

## 4 Das katastrophale Antiphospholipidantikörpersyndrom (APS)

Das katastrophale APS ist definiert durch das Auftreten von mindestens 3 Thrombosen in mindestens 3 verschiedenen Organsystemen zum gleichen Zeitpunkt oder in kurzer zeitlicher Abfolge (Cervera et al. 2018).

### Epidemiologische und pathophysiologische Aspekte
Bedingt durch die Mikrothromben in insbesondere kleineren Gefäßen kommt es zum Funktionsverlust der betroffenen Organe sowie zur Hyperkoagulabilität mit Auslösung eines disseminiert intravasalen Gerinnungsversagens (▶ Kap. 38, „Hämostase").

Aus pathophysiologischer Sicht scheinen Antiphospholipidantikörper, die gegen Thrombozyten und Endothelzellen gerichtet sind, ursächlich beteiligt zu sein. Die Aktivierung von Endothelzellen, wie sie bei Schädigungen des Endothels bei u. a. septischen Geschehnissen auftreten kann, führt möglicherweise zur Expression membranassoziierter prokoagulatorischer Proteine als Zielantigene für Antiphospholipidantikörper (Asherson et al. 1998).

So kann es bei APS-Patienten durch Infektionen verstärkt zur Entstehung eines katastrophalen APS kommen. Bei einem Großteil der Patienten treten die Veränderungen aber spontan, ohne vorhergehende Warnsymptome auf.

### Diagnose
Neben der klinischen Präsentation tragen laborchemische Befunde zur Diagnose der katastrophalen APS bei. Neben einer Thrombozytopenie, Anämie und Gerinnungsveränderungen im Sinne einer Verbrauchskoagulopathie lassen sich bei den meisten Patienten Phospholipidantikörper („Lupusantikoagulans" und Autoantikörper gegen Cardiolipin sowie β$_2$-Glykoprotein I) nachweisen.

### Therapie, Prognose
Von 1000 APS-Patienten entwickeln 8 % ein katastrophales APS und bedürfen einer unmittelbaren intensivmedizinischen Behandlung mit Antikoagulation (Vollheparinisierung mit 2- bis 3-fach verlängerter PTT), Kortikosteroidgabe (> 2 mg/kg KG) und Plasmapherese zur Eliminierung der zirkulierenden Antikörper. Zur Vermeidung eines Rezidivs nach Plasmapheresebehandlung wird eine Therapie mit Cyclophosphamid empfohlen (Asherson et al. 1998). Möglicherweise kann auch durch eine B-Zelldepletion mit Rituximab eine Remission erzielt werden.

Die Prognose ist aber leider auch unter diesen intensiven Therapiemaßnahmen schlecht. 50–80 % der Patienten sterben (Asherson et al. 1998). Insbesondere eine Prophylaxe durch eine adäquate Antikoagulation der Patienten mit bekanntem APS (Cumarinderivate mit Ziel-INR 2,5–3,5) hilft, das katastrophale APS zu verhindern und damit die mit der Komplikation einhergehende hohe Mortalität zu minimieren.

## 5 Goodpasture-Syndrom

Beim Goodpasture-Syndrom kommt es durch die Bildung von Anti-Basalmembran-Autoantikörpern zu teilweise vital bedrohlichen Hämoptysen und der Entwicklung einer rapid progressiven Glomerulonephritis mit rasch einsetzendem Nierenversagen.

### Epidemiologische und ätiologische Aspekte
Es handelt sich um eine sehr seltene Erkrankung mit einer Inzidenz von 0,5–1,8 pro 1.000.000 Einwohner und Jahr in Asien und Europa, sie betrifft mehr Männer als Frauen. Nicht selten entwickelt sich das Krankheitsbild nach grippeähnlichen Erkrankungen oder Infekten der oberen Atemwege (McAdoo und Pusey 2017; Kaewput et al. 2020).

### Klinik, Komplikationen
Erstmanifestation des Goodpasture-Syndroms sind meist Hämoptysen (Abb. 2), die teilweise vital bedrohliches Ausmaß annehmen können und einer unmittelbaren intensivmedizinischen Therapie bedürfen.

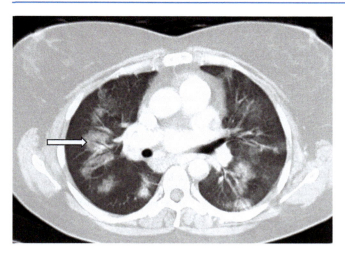

**Abb. 2** Computertomografieschnitt bei diffusen Lungenblutungen (Pfeil) bei Goodpasture-Syndrom

*Exkurs akute Maßnahmen bei ausgeprägten Hämoptysen*
- Ausgleich Volumendefizit:
- Großlumiger peripherer Zugang
- Gabe von Volumen (z. B. 1 l Vollelektrolytlösung)
- Engmaschige Kontrolle des Hämoglobingehalts
- Durchführung einer Kreuzprobe und Bereitstellung von Erythrozytenkonzentraten bzw. in Abhängigkeit vom Hämoglobingehalt und der hämodynamischen Situation Substitution von Erythrozytenkonzentraten
- Stabilisierung der Atemwege bzw. Verhinderung von Aspiration des Blutes:
- Bei Bewusstseinsminderung und hämodynamischer Instabilität großzügige Indikation zur frühzeitigen Intubation mit Doppellumentubus
- Blutstillung
- Durchführung einer flexiblen Bronchoskopie
- Frühzeitige Kontaktaufnahme mit Thoraxchirurgie

Die Nierenschädigung läuft hingegen klinisch zunächst eher unbemerkt ab. Nur selten treten Symptome eines nephrotischen Syndroms in den Vordergrund. Umso wichtiger ist es daher, eine entsprechend kontinuierliche Überwachung bei betroffenen Patienten durchzuführen (Urinuntersuchungen, Kontrolle der Serumretentionsparameter). Kommt es zu einem renalen Befall, entwickelt sich das Bild einer rapid progressiven Glomerulonephritis mit rasch einsetzendem akutem Nierenversagen und häufig Hämodialysebedarf.

*Diagnostik*
Bei einer rapid progressiven Glomerulonephritis (RPGN) bzw. beim fulminanten Nieren- und Lungenversagen wird hier immunserologisch nach Antibasalmembranantikörpern (anti-GBM-AK) gesucht. Diagnostisch empfiehlt sich die Durchführung einer Nierenbiopsie, um zum einen differenzialdiagnostisch andere Erkrankungen auszuschließen und andererseits auch die Krankheitsaktivität beurteilen zu können (z. B. Prozentsatz der beteiligten Glomeruli). In der indirekten Immunfluoreszenz lassen sich IgA-Ablagerungen entlang der Basalmembran der Glomeruli und Alveolen nachweisen. Zudem weisen bis zu 30 % der Patienten im Serum erhöhte ANCA-Titer auf.

*Therapie, Prognose*
Zum Erhalt oder zumindest zur Verbesserung der Nierenfunktion sollte möglichst frühzeitig eine Therapie eingeleitet werden. Neben einer Kortikosteroidbehandlung (250 mg/Tag Prednisolonäquivalent für 3 Tage) hat sich hier das extrakorporale Plasmaphereseverfahren in Kombination mit der Gabe von Cyclophosphamid (2 mg/kg KG) bewährt (für mindestens 14 Tage mit einem Plasmaaustausch von mindestens 4 l Plasma pro Plasmapherese).

Mit Hilfe des Plasmaaustauschs gelingt es, zirkulierende Anti-Basalmembran-Autoantikörper ebenso wie andere inflammatorische Mediatoren (v. a. Komplementfaktoren) zu eliminieren; die Gabe von immunsuppressiven Medikamenten minimiert die Antikörperneubildung. Von diesem Vorgehen profitieren 40–45 % der Patienten (Madore et al. 1996), wobei die Prognose auch hier mit dem Zeitpunkt der Therapieeinleitung korreliert. Präsentieren sich Patienten bei Erstdiagnose unter dem Bild eines akuten Nierenversagens, kommt es meist zu keiner Erholung der Nierenfunktion im Verlauf, sodass hier frühzeitig an eine Nierentransplantationslistung gedacht werden muss.

> Eine rechtzeitige Diagnosestellung und frühzeitige Therapieeinleitung können beim Goodpasture-Syndrom die Organfunktionen erhalten und damit die Prognose der Erkrankung wesentlich verbessern.

## 6 Lupuskrise

Der Lupus erythematodes gehört zur Gruppe der Kollagenosen. Die Patienten entwickeln eine Vaskulitis bzw. Perivaskulitis der kleinen Arterien und Arteriolen, verbunden mit Ablagerungen von Immunkomplexen, die aus DNA, Anti-DNA, Komplement und Fibrin bestehen. Neben einem Befall der Haut können die Gelenke, Nieren, Lungen, das Nervensystem, aber auch jedes andere Organ betroffen sein.

*Epidemiologische und klinische Aspekte*
Die Erkrankung tritt v. a. bei Frauen zwischen dem 20. und 40. Lebensjahr auf. Die Prävalenz liegt dabei zwischen 20 und 150 Fällen auf 100.000 Einwohner (Chakravarty et al. 2007).

Fast alle Patienten zeigen initial Allgemeinbeschwerden wie Müdigkeit, Schwäche und Gewichtsverlust. Bis zu 50 % der Patienten haben zudem mehr oder minder ausgeprägte Fieberepisoden (Cervera et al. 2002). Nahezu jedes Organ kann bei dieser Erkrankung beteiligt sein, wobei es gerade im Rahmen der Erstmanifestation zur krisenhaften Organmanifestation mit Entwicklung eines kritischen Krankheitsbildes kommen kann. Diese sog. Lupuskrise geht dann häufig mit der Entstehung einer Polyserositis mit nicht selten hämodynamisch relevanten Pleura- und Perikardergüssen einher.

Aber auch ein ausgeprägter ZNS-Befall mit Krampfanfällen oder die Entwicklung einer sterilen Endokarditis (Libman-Sachs-Endokarditis) als Manifestation eines sekundären Antiphospholipidantikörpersyndroms können zu einer Aufnahme auf der Intensivstation führen. Bedingt durch die Leukozytopenie und generelle Immunschwäche, v. a. aber durch die immunsuppressive Therapie im Verlauf entwickeln des Weiteren nicht wenige Patienten septische Komplikationen.

*Diagnostik*
Tab. 3 zeigt die 2019 neu überarbeiteten international gültigen Klassifikationskriterien.

*Therapie*
Eine Lupuskrise mit Entwicklung von intensivmedizinisch zu behandelnden Organmanifestationen bedarf einer immunsuppressiven Therapie sowie symptomatischer Maßnahmen, die auf den Organbefall abgestimmt sind (Tab. 4).

# 7 Komplikationen der rheumatologischen Therapie

Weitere rheumatologische Notfälle ergeben sich nicht selten als Komplikationen der rheumatologischen Therapie, v. a. durch die mittlerweile vielschichtige Anwendung diverser immunsupprimierender Medikamente. Beispielhaft soll das Kapitel daher noch mit 3 häufigen dieser Folgezustände abgeschlossen werden, die dem Notfall- und Intensivmediziner vertraut sein sollten.

## 7.1 Septische Arthritis

*Epidemiologische und ätiologische Aspekte*
Septische Arthritiden treten insbesondere in vorgeschädigten Gelenken und beim immunkompromittierten Patienten auf. In bis zu 70 % der Fälle werden sie durch eine septische Streuung bedingt, selten nur durch eine per continuitatem fortgeleitete Infektion. Auch die Einschleppung von Keimen durch operative Eingriffe oder Gelenkpunktionen und -injektionen ist seltener als vermutet. Das Risiko für eine punktionsbedingte septische Arthritis liegt bei RA-Patienten bei ca. 1:10.000–1:12.000 Injektionen (Hunter und Blyth 1999). Häufigster Erreger sind Staphylokokken, gefolgt von Streptokokken und gramnegativen Erregern.

*Klink*
Patienten mit einer septischen Arthritis weisen meist monoartikulär auftretende, dolente Gelenkschwellungen v. a. im Knie-, Hüft- und Schulterbereich auf, die in aller Regel mit einer deutlichen Bewegungseinschränkung einhergehen. Zudem kommt es zur Entwicklung von fluktuierendem, remittierendem Fieber bis teilweise über 40 °C.

Abb. 3 zeigt das dopplersonografische Bild einer Arthritis des proximalen Interphalangealgelenks.

**Tab. 3** Klassifikationskriterien für den Lupus erythematodes. (Aringer et al. 2019)

| Klinische Domäne und Kriterien | | Punkte |
|---|---|---|
| Konstitutionelle Symptome | Fieber | 2 |
| Haut | nicht vernarbende Alopezie | 2 |
| | orale Ulzera | 2 |
| | subakut-kutaner (SCLE) oder diskoider LE (DLE) | 4 |
| | akuter kutaner LE (ACLE) | 6 |
| Arthritis | Synovitis in ≥ 2 Gelenken oder Druckschmerz in ≥ 2 Gelenken + Morgensteifigkeit ≥ 30 min. | 6 |
| Neurologie | Delirium | 2 |
| | Psychose | 3 |
| | Krampfanfälle | 5 |
| Serositis | Pleura- oder Perikarderguss | 5 |
| | Akute Perikarditis | 6 |
| Hämatologie | Leukopenie | 3 |
| | Thrombopenie | 4 |
| | Autoimmunhämolyse | 4 |
| Nieren | Proteinurie > 0,5 g/24 h | 4 |
| | Lupusnephritis (histologisch) Typ II, V | 8 |
| | Lupunephritis (histologisch) Typ III, IV | 10 |
| Immunologische Domänen und Kriterien: | | |
| Antiphospholipid-Antikörper | Anticardiolipin-Antikörper (aCL): > 40 GPL oder Beta-2-Glykoprotein I (aβ2-GPI): > 40 GPL oder Lupus-Antikoagulans (LA): + | 2 |
| Komplement | C3 ODER C4 vermindert | 3 |
| | C3 UND C4 vermindert | 4 |
| Hochspezifische Auto-Ak | anti-ds-DNA-AK oder anti-Sm-AK | 6 |

Im Vergleich zu früheren Klassifikationen ist u. a. neu die Gewichtung (2–10 Punkte) der Einzelkriterien. Mindestens ein Kriterium muss gegeben sein und innerhalb jeder Domäne geht nur der höchste Score in den Gesamtscore ein, ab ≥ 10 Punkten kann ein Patient als SLE klassifiziert werden

# 97 Rheumatologische Notfälle

**Tab. 4** Therapie der Lupuskrise

| Immunsuppression | | Hochdosierte Prednisolon-Stoßtherapie (initial bis zu 500 mg/Tag), bei schweren Fällen in Kombination mit weiteren immunsuppressiven Substanzen wie Cyclophosphamid/(Rituximab) |
|---|---|---|
| Verfahren zur Elimination von Immunkomplexen, Auto-AK und proinflammatorischen Mediatoren | | Plasmapherese |
| Symptomatische Therapie | Krampfanfall: | akut Benzodiazepin (z. B. Lorazepam 1–5 mg i.v. oder s.l.), im Verlauf ggf. zusätzlich Antiepileptikum (z. B. Levetiracetam nach Spiegel) |
| | Serositis: | ggf. Punktion, v. a. bei hämodynamischer Einschränkung |
| | Endokarditis: | Antibiotika |

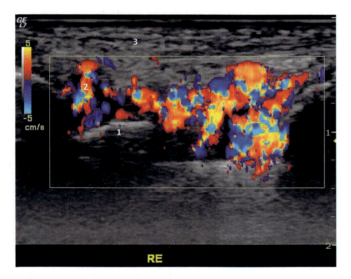

**Abb. 3** Arthritis des proximalen Interphalangealgelenks. Ultraschallbild einer Arthritis mit massiver Hyperämie im Synovialspalt (2). 1 = Gelenkoberfläche, 3 = Hautniveau

### Therapie

Als infektiologischer Notfall bedarf die septische Arthritis einer unmittelbaren antibiotischen Therapie, möglichst allerdings nach Blutkulturanlage und Gelenkpunktion zur Erregersuche. Als empirische Therapie beim abwehrgeschwächten Patienten kommt beispielsweise eine Kombination aus Piperacillin und Sulbactam (oder Tazobactam) in Frage. Die medikamentöse Therapie wird durch die arthroskopische und ggf. offene chirurgische Gelenkspülung ergänzt, die den Funktionserhalt des Gelenks verbessert. Bei Persistenz der Infektion muss über eine offene chirurgische Synovektomie nachgedacht werden.

## 7.2 Pneumocystis-jiroveci-Pneumonie

### Epidemiologische und ätiologische Aspekte

Während die Pneumocystis-jiroveci-Pneumonie (PCP-Pneumonie) bis vor 10 Jahren eine Erkrankung war, die man v. a. bei HIV-Patienten nachweisen konnte, steigt die Zahl der HIV-negativen Erkrankungsfälle in den letzten Jahren kontinuierlich an und betrifft immer häufiger auch Patienten unter einer modernen immunsuppressiven Therapie (Blaas 2017). So entwickeln geschätzte 1–2 % aller rheumatologischen Patienten im Verlauf ihrer Erkrankung eine PCP-Pneumonie (Godeau et al. 1994). Ähnlich wie bei den HIV-Patienten ist bei diesem Patientenkollektiv medikamentös induziert die T-Helferzellzahl bzw. -funktion gestört, sodass opportunistische Infektionen mit Pneumocystis jiroveci auftreten können.

PCP-Pneumonien treten insbesondere unter einer Kombinationsbehandlung mit Cyclophosphamid bzw. Methotrexat auf. Aber auch die Applikation von Glukokortikoiden, insbesondere in Kombination mit anderen immunsuppressiven Medikamenten, scheint das Risiko für die Entstehung einer PCP-Pneumonie deutlich zu erhöhen. So konnte in einer Fallserie aus der Mayo-Klinik bei 91 % der Nicht-HIV-Patienten mit PCP eine vorausgegangene Steroidgabe dokumentiert werden (Yale und Limper 1996).

### Klinik und Diagnostik

Klassische klinische Symptome einer PCP-Pneumonie sind ein trockener, unproduktiver Husten, Dyspnoe, Tachypnoe und Fieber, wobei sich auskultatorisch häufig ein unauffälliger Befund ergibt. Erst im Thoraxröntgenbild zeigen sich im Verlauf häufig retikulonoduläre Veränderungen, typischerweise mit einer „schmetterlingsförmigen" bihilären michglasartigen oder fleckigen Verschattung (Abb. 4).

Diagnostiziert wird die PCP-Pneumonie mit Hilfe mikrobiologischer Verfahren aus Sputum oder Lavageflüssigkeit. Bei einer Sensitivität von 85 % ist hier v. a. die PCP-PCR zu nennen (Pinlaor et al. 2004). Ein Großteil der Patienten bedarf intensivmedizinischer Behandlungsmaßnahmen und nicht selten einer Intubation und Beatmung.

### Therapie, Prognose

Mittel der Wahl bei dieser Erkrankung ist nach wie vor die hoch dosierte Gabe von Trimethoprim/Sulfamethoxazol für mindestens 14 Tage. Bei HIV-Patienten mit einer PCP soll laut Leitlinien eine adjuvante Prednisolon-Therapie erfolgen. Bislang fehlen prospektive Daten zur zusätzlichen Steroidgabe bei PCP-Pneumonie Patienten ohne HIV-Erkrankung. Im

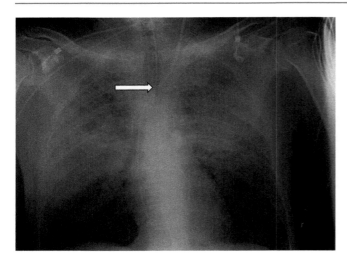

**Abb. 4** Pneumocystis-jiroveci-Pneumonie. Schmetterlingsförmige, retikuläre Zeichnungsvermehrung bei einem invasiv beatmeten Patienten (Pfeil = Tubus) mit PCP-Pneumonie

Rahmen retrospektiver Aufarbeitungen kam man zu widersprüchlichen Ergebnissen bezüglich eines möglichen Vorteils dieser Steroidtherapie (Delclaux et al. 1999; Pareja et al. 1998). Gerade beim beatmungspflichtigen Nicht-HIV-PCP-Pneumonie-Patienten wird eine Prednisolon-Applikation jedoch auch ohne entsprechende evidenzbasierte Daten von den meisten Fachgesellschaften empfohlen. Als alternative antibiotische Substanzen zu Trimethoprim/Sulfamethoxazol stehen Atovaquon oder Pentamidin zur Verfügung.

#### Standardtherapie bei PCP Pneumonie
- Trimethoprim 15–20 mg/kg KG/Tag und
- Sulfamethoxazol 75–100 mg/kg KG in 3–4 Dosen über den Tag verteilt, mit ggf. zusätzlicher Steroidtherapie.

Insgesamt scheint die Prognose der rheumatologischen Patienten mit PCP-Pneumonie weitaus schlechter zu sein als die der HIV-Patienten mit demselben Krankheitsbild (Green et al. 2007). Daher wird aktuell auch über eine antibiotische Prophylaxe unter gewissen immunsuppressiven Therapieregimes diskutiert, eine generelle Empfehlung gibt es allerdings noch nicht (Blaas 2017).

### 7.3 Methotrexat-Pneumonitis

#### Epidemiologische und ätiologische Aspekte und Klinik
Methotrexat (MTX) ist ein Folsäureantagonist, der u. a. ein pulmonales Nebenwirkungsspektrum besitzt. Bis zu 11 % der RA-Patienten entwickeln unter einer MTX-Therapie eine akute Pneumonitis (Drosos et al. 1990), die mit trockenem Husten, leicht erhöhter Temperatur, Dyspnoe und Tachypnoe einhergeht. Bei einigen Patienten bildet sich jedoch auch ein intensivmedizinisch zu behandelndes Krankheitsbild mit Entwicklung einer respiratorischen Insuffizienz aus (Pickenpack et al. 2001).

Als Risikofaktoren für eine MTX-Pneumonitis gelten hohes Alter, vorbestehende interstitielle Lungenerkrankung und das Auftreten von Nebenwirkungen unter anderen Basistherapeutika in der Anamnese (Golden et al. 1995; Ohosone et al. 1997). Die Komplikation scheint unabhängig von der applizierten Dosis oder Zeitdauer aufzutreten, was ein immunologisches Geschehen als Ursache wahrscheinlich macht.

#### Therapie
Nach Ausschluss einer infektiologischen Ursache für die pulmonalen Symptome sollte die MTX-Therapie beendet werden. Möglicherweise ist die zusätzliche Applikation von Kortikosteroiden sinnvoll (Whitcomb et al. 1997); evidenzbasierte Daten hierzu existieren bislang allerdings nicht.

## Literatur

Abbott KC et al (2002) Scleroderma at end stage renal disease in the United States: patient characteristics and survival. J Nephrol 15(3): 236–240

Aiello PD et al (1993) Visual prognosis in giant cell arteritis. Ophthalmology 100(4):550–555

Aringer M, Costenbader K, Daikh D, Brinks R, Mosca M, Ramsey-Goldman R, Smolen JS, Wofsy D, Boumpas DT, Kamen DL, Jayne D, Cervera R, Costedoat-Chalumeau N, Diamond B, Gladman DD, Hahn B, Hiepe F, Jacobsen S, Khanna D, Lerstrøm K, Massarotti E, McCune J, Ruiz-Irastorza G, Sanchez-Guerrero J, Schneider M, Urowitz M, Bertsias G, Hoyer BF, Leuchten N, Tani C, Tedeschi SK, Touma Z, Schmajuk G, Anic B, Assan F, Chan TM, Clarke AE, Crow MK, Czirják L, Doria A, Graninger W, Halda-Kiss B, Hasni S, Izmirly PM, Jung M, Kumánovics G, Mariette X, Padjen I, Pego-Reigosa JM, Romero-Diaz J, Rúa-Figueroa Fernández Í, Seror R, Stummvoll GH, Tanaka Y, Tektonidou MG, Vasconcelos C, Vital EM, Wallace DJ, Yavuz S, Meroni PL, Fritzler MJ, Naden R, Dörner T, Johnson SR (2019) European League Against Rheumatism/American College of Rheumatology Classification Criteria for Systemic Lupus Erythematosus. Arthritis Rheumatol 71(9):1400–1412. https://doi.org/10.1002/art.40930. Epub 2019 Aug 6. PMID: 31385462; PMCID: PMC6827566

Asherson RA et al (1998) Catastrophic antiphospholipid syndrome. Clinical and laboratory features of 50 patients. Medicine (Baltimore) 77(3):195–207

Blaas S (2017) Pneumocystis-jirovecii-Pneumonie bei Patienten mit Autoimmunerkrankungen [Pneumocystis jirovecii pneumonia in patients with autoimmune diseases]. Z Rheumatol 76(9):761–766. German. https://doi.org/10.1007/s00393-017-0390-5. PMID: 29079915

Casey AT et al (1997) Vertical translocation: the enigma of the disappearing atlantodens interval in patients with myelopathy and rheumatoid arthritis. Part I. Clinical, radiological, and neuropathological features. J Neurosurg 87(6):856–862

Cervera R et al (2002) Lessons from the „Euro-Lupus Cohort". Ann Med Interne (Paris) 153(8):530–536

Chakravarty EF et al (2007) Prevalence of adult systemic lupus erythematosus in California and Pennsylvania in 2000: estimates obtained using hospitalization data. Arthritis Rheum 56(6):2092–2094

Cervera R, Rodríguez-Pintó I, Espinosa G (2018) The diagnosis and clinical management of the catastrophic antiphospholipid syndrome: A comprehensive review. J Autoimmun 92:1–11. https://doi.org/10.1016/j.jaut.2018.05.007. Epub 2018 May 18. PMID: 29779928

Chifflot H et al (2008) Incidence and prevalence of systemic sclerosis: a systematic literature review. Semin Arthritis Rheum 37(4):223–235

Delclaux C et al (1999) Corticosteroids as adjunctive therapy for severe Pneumocystis carinii pneumonia in non-human immunodeficiency virus-infected patients: retrospective study of 31 patients. Clin Infect Dis 29(3):670–672

Dejaco C, Ramiro S, Duftner C, Besson FL, Bley TA, Blockmans D, Brouwer E, Cimmino MA, Clark E, Dasgupta B, Diamantopoulos AP, Direskeneli H, Iagnocco A, Klink T, Neill L, Ponte C, Salvarani C, Slart RHJA, Whitlock M, Schmidt WA (2018) EULAR recommendations for the use of imaging in large vessel vasculitis in clinical practice. Ann Rheum Dis 77(5):636–643. https://doi.org/10.1136/annrheumdis-2017-212649. Epub 2018 Jan 22. PMID: 29358285

Drosos AA et al (1990) Methotrexate therapy in rheumatoid arthritis. A two year prospective follow-up. Clin Rheumatol 9(3):333–341

Godeau B et al (1994) Pneumocystis carinii pneumonia in the course of connective tissue disease: report of 34 cases. J Rheumatol 21(2):246–251

Golden MR et al (1995) The relationship of preexisting lung disease to the development of methotrexate pneumonitis in patients with rheumatoid arthritis. J Rheumatol 22(6):1043–1047

Green H et al (2007) „Prophylaxis of Pneumocystis pneumonia in immunocompromised non-HIV-infected patients: systematic review and meta-analysis of randomized controlled trials". Mayo Clin Proc 82(9):1052–1059. https://doi.org/10.4065/82.9.1052

Halla JT et al (1989) Involvement of the cervical spine in rheumatoid arthritis. Arthritis Rheum 32(5):652–659

Hellmich B, Agueda A, Monti S et al (2020) 2018 Update of the EULAR recommendations for the management of large vessel vasculitis. Ann Rheum Dis 79:19–30

Hunder GG et al (1990) The American College of Rheumatology 1990 criteria for the classification of giant cell arteritis. Arthritis Rheum 33(8):1122–1128

Hunter JA, Blyth TH (1999) A risk-benefit assessment of intra-articular corticosteroids in rheumatic disorders. Drug Saf 21(5):353–365

Kauppi M et al (1996) Pathogenetic mechanism and prevalence of the stable atlantoaxial subluxation in rheumatoid arthritis. J Rheumatol 23(5):831–834

Kaewput W, Thongprayoon C, Boonpheng B, Ungprasert P, Bathini T, Chewcharat A, Srivali N, Vallabhajosyula S, Cheungpasitporn W (2020) Inpatient burden and mortality of goodpasture's syndrome in the United States: nationwide inpatient sample 2003–2014. J Clin Med 9(2):455. https://doi.org/10.3390/jcm9020455. PMID: 32041346; PMCID: PMC7074028

Lawrence RC et al (1998) Estimates of the prevalence of arthritis and selected musculoskeletal disorders in the United States. Arthritis Rheum 41(5):778–799

Madore F, Lazarus JM, Brady HR (1996) Therapeutic plasma exchange in renal diseases. J Am Soc Nephrol 7(3):367–386

McAdoo SP, Pusey CD (2017) Anti-glomerular basement membrane disease. Clin J Am Soc Nephrol 12(7):1162–1172. https://doi.org/10.2215/CJN.01380217. Epub 2017 May 17. PMID: 28515156; PMCID: PMC5498345

Ohosone Y et al (1997) Clinical characteristics of patients with rheumatoid arthritis and methotrexate induced pneumonitis. J Rheumatol 24(12):2299–2303

Paimela L et al (1997) Progression of cervical spine changes in patients with early rheumatoid arthritis. J Rheumatol 24(7):1280–1284

Pareja JG, Garland R, Koziel H (1998) Use of adjunctive corticosteroids in severe adult non-HIV Pneumocystis carinii pneumonia. Chest 113(5):1215–1224

Penn H et al (2007) Scleroderma renal crisis: patient characteristics and long-term outcomes. QJM 100(8):485–494

Pickenpack A et al (2001) Notfälle in der Rheumatologie: Häufig verkannte Komplikationen systemischer Erkrankungen und ihrer Therapie Teil 2: Komplikationen der Rheumatoiden Arthritis und Pulmonale Notfälle. Intensivmedizin 38:412–423

Pinlaor S et al (2004) PCR diagnosis of pneumocystis carinii on sputum and bronchoalveolar lavage samples in immuno-compromised patients. Parasitol Res 94(3):213–218

Steen VD (1996) Scleroderma renal crisis. Rheum Dis Clin North Am 22(4):861–878

Steen VD, Medsger TA Jr (1998) Case-control study of corticosteroids and other drugs that either precipitate or protect from the development of scleroderma renal crisis. Arthritis Rheum 41(9):1613–1619

Stone JH, Tuckwell K, Dimonaco S, Klearman M, Aringer M, Blockmans D, Brouwer E, Cid MC, Dasgupta B, Rech J, Salvarani C, Schett G, Schulze-Koops H, Spiera R, Unizony SH, Collinson N (2017) Trial of tocilizumab in giant-cell arteritis. N Engl J Med 377(4):317–328. https://doi.org/10.1056/NEJMoa1613849. PMID: 28745999

Whitcomb ME, Schwarz MI, Tormey DC (1997) Methotrexate pneumonitis: case report and review of the literature. Thorax 27(5):636–639

Yale SH, Limper AH (1996) Pneumocystis carinii pneumonia in patients without acquired immunodeficiency syndrome: associated illness and prior corticosteroid therapy. Mayo Clin Proc 71(1):5–13

Yamashita H, Kamei R, Kaneko H (2019) Classifications of scleroderma renal crisis and reconsideration of its pathophysiology. Rheumatology (Oxford) 58(12):2099–2106. https://doi.org/10.1093/rheumatology/kez435. PMID: 31566243

# Hämatologische und onkologische Notfälle

Johannes Atta, Salem Abdulfatah Ajib und Stefanie Froh

## Inhalt

1 Hyperleukozytose und Leukostase .................................................. 1657
2 Tumorlysesyndrom .................................................................... 1659
3 Hyperkalzämie bei Malignomen ..................................................... 1660
4 Thrombotische Mikroangiopathie ................................................... 1661
5 Intensivmedizinische Probleme nach CART-Zelltherapie (CRS und ICANS) ..... 1667
Literatur .................................................................................. 1671

## 1 Hyperleukozytose und Leukostase

Der Begriff „Hyperleukozytose" beschreibt einen Zustand leukämiebedingter, ausgeprägter Leukozytose im peripheren Blut mit Leukozytenwerten oberhalb 100.000/µl. Unter „Leukostase" wird eine Notfallsituation verminderter Gewebeperfusion verstanden, die durch einen extrem erhöhten Leukozyten-Anteil im peripheren Blut und damit verbundener Hyperviskosität im Kontext vor allem der akuten myeloischen Leukämie (AML) sowie der chronischen myeloischen Leukämie (CML) verursacht wird. Das Vorliegen einer Leukostase muß klinisch insbesondere dann vermutet werden, wenn bei einem Leukämiepatienten mit Hyperleukozytose neurologische oder respiratorische Symptome auftreten.

Die Inzidenz der Hyperleukozytose und Leukostase variiert in Abhängigkeit unterschiedlicher Leukämietypen. Grundsätzlich wird das Auftreten einer Leukostase durch das Vorliegen großer, schwer verformbarer myeloischer Vorläuferzellen im peripheren Blut, wie sie vor allem bei der AML und auch bei der CML vorkommen, begünstigt.

**Akute myeloische Leukämie:** Auftreten einer Hyperleukozytose bei 10–20 % der Patienten mit neudiagnostizierter AML (Cuttner et al. 1980). Die Hyperleukozytose wird dabei hauptsächlich im Rahmen monozytär differenzierter morphologischer Subtypen der AML, der akuten myelomonozytären (FAB-M4) und monozytären (FAB-M5) Leukämien, beobachtet.

**Akute lymphatische Leukämie:** Hyperleukozytose wird bei 10–30 % der Patienten mit neudiagnostizierter ALL, insbesondere bei Kindern und jungen Patienten zwischen 10 und 20 Jahren sowie bei Patienten mit T-ALL, beobachtet (Porcu et al. 2000). Symptome der Leukostase als Komplikationen einer Hyperleukozytose treten bei der ALL aufgrund der deutlich geringeren Blastengröße seltener als bei der AML auf.

**Chronische lymphatische Leukämie:** Hyperleukozytose findet sich bei einem Großteil der Patienten mit chronischer lymphatischer Leukämie (CLL). Aufgrund der hier charakteristischen, morphologisch reifen und kleinen Lymphozyten im peripheren Blut ist das Auftreten von Symptomen der Leukostase bei Leukozytenwerten unterhalb 400.000/µl äußerst selten.

**Chronische myeloische Leukämie:** Bei Patienten mit neudiagnostizierter chronischer myeloischer Leukämie (CML) ist das Vorliegen einer ausgeprägten Leukozytose

(> 100.000/μl) charakteristisches Phänomen. Gleichwohl sind Symptome der Leukostase bei Patienten mit CML in chronischer Phase eher selten, da das periphere Differenzialblutbild hier von einer linksverschobenen, jedoch ausreifenden Granulopoese bestimmt wird. Bei extrem erhöhten peripheren Leukozytenwerten (> 250.000/μl), oder im Falle eines Übergangs in eine Blastenkrise, was dann dem Bild einer akuten Leukämie entspricht, kann eine Leukostase jedoch auftreten.

**Symptome und Diagnosestellung**
Unter den Organveränderungen, die bei Patienten mit Leukostase gefunden werden, ragt als Ursache klinischer Symptome sowie der damit assoziierten Frühmortalität die Beteiligung des zentralen Nervensystems (ca. 40 %) sowie der Lungen (ca. 30 %) heraus (Cuttner et al. 1980; Porcu et al. 2000).

Pulmonale Symptome: Dyspnoe, Oxygenierungsstörung in der arteriellen Blutgasanalyse, radiologischer Nachweis interstitieller oder alveolärer Infiltrate.

Neurologische Symptome: Cephalgien, akute Visusänderung, Schwindelgefühl, Tinnitus, Verwirrtheit, Vigilanzminderung.

Bei der Mehrzahl der Patienten mit Leukostase (ca. 80 %) tritt Fieber auf, das Ausdruck einer Leukostase-assoziierten Entzündungsaktivität oder im Rahmen der vorliegenden funktionellen Immunsuppression infektbedingt sein kann. Häufig ist eine differenzialdiagnostische Unterscheidung situationsbedingt klinisch nicht sicher möglich. Eine empirische antiinfektive Therapie sollte daher in allen symptomatischen Fällen begonnen werden.

Seltenere klinische Phänomene einer vorliegenden Leukostase können elektrokardiografische Zeichen einer myokardialen Ischämie oder einer Rechtsherzbelastung, eine Verschlechterung der Nierenfunktion, Priapismus, akute Extremitätenischämie oder ein Mesenterialinfarkt sein.

Die klinische Diagnose einer vorliegenden Leukostase wird empirisch gestellt, wenn ein Patient mit einer Leukämie und Hyperleukozytose (> 100.000/μl) Symptome einer Gewebshypoxie, insbesondere respiratorische oder neurologische Symptome, aufweist. Zu beachten ist, dass eine klinisch relevante Leukostase in selteneren Fällen auch bei Leukozytenwerten unterhalb 100.000/μl auftreten kann, allerdings nicht bei der chronischen lymphatischen Leukämie.

**Therapie**
Das Vorliegen einer Leukostase stellt einen klinischen Notfall dar. Die Frühmortalität innerhalb der ersten Woche ab Diagnosestellung von Patienten mit symptomatischer Hyperleukozytose liegt bei 20–40 % (Dutcher et al. 1987; Bug et al. 2007; Porcu et al. 2002). Eine direkte Korrelation zwischen Zellzahl und Mortalitätsrate ist nicht festzustellen, doch haben Patienten mit respiratorischen oder neurologischen Symptomen eine deutlich schlechtere Prognose als solche mit alleiniger Hyperleukozytose. Mit Diagnosestellung einer symptomatischen Hyperleukozytose sollten daher rasch eine Hyperhydratation des Patienten und zytoreduktive Maßnahmen eingeleitet werden, verbunden mit einer konsequenten Tumorlyseprophylaxe. Die Transfusionsindikation insbesondere von Erythrozytenkonzentraten sollte streng gestellt werden. Zytoreduktive Maßnahmen umfassen dabei chemotherapeutische Strategien sowie die Leukapherese.

**Zytoreduktive Chemotherapie**
Die rasche und effektive Reduktion der Masse zirkulierender myeloischer Vorläuferzellen orientiert sich an der Grundkrankheit. In der häufigsten Situation, der behandlungsbedürftigen Hyperleukozytose der AML, stehen grundsätzlich die Einleitung einer Induktions-Chemotherapie sowie eine rein zytoreduktive Therapie mit Hydroxyurea zur Verfügung.

Da die intensive Therapie der AML immer im Rahmen klinischer Studienkonzepte an einem dafür ausgewiesenen Behandlungszentrum unter Federführung eines in dieser Therapie erfahrenen Hämatologen erfolgen muss und die spezifische, molekulargenetische Diagnostik der Erkrankung über die korrekte Therapie und damit über die Prognose des Patienten entscheidet, sollte vor Einleitung einer intensiven Induktionstherapie Kontakt mit einem solchen Zentrum gesucht werden. Die Einleitung einer Induktionstherapie bei manifester Hyperleukozytose ist durch die Freisetzung von intrazellulären Mediatoren mit einem hohen Risiko auf ein Tumorlyse-Syndrom verbunden. Zudem können myeloische Blasten Entzündungsmediatoren und gerinnungsaktive Substanzen freisetzen. Daher ist der Beginn einer Induktionstherapie in dieser Situation häufig durch Verschlechterung der Organfunktion (Lungenfunktionsstörung) und/oder durch komplexe Gerinnungsstörungen verkompliziert.

Die orale Gabe von Hydroxyurea ist wesentlich weniger komplikationsträchtig und führt dosisabhängig meist zu einer raschen Reduktion zirkulierender Blasten, ohne dass die weitere Diagnostik der Erkrankung dadurch erschwert wird oder ein Tumorlyse-Syndrom oder eine Organschädigung zu befürchten wäre. Die empfohlene kumulative Tagesdosis liegt hier bei 50–100 mg/kg, um die periphere Blastenzahl innerhalb 24 bis 48 Stunden um 50 bis 80 % zu senken (Grund et al. 1977). Als praktikabel hat sich eine Dosierung von 2 bis 4 g alle 12 Stunden bis zum Erreichen eines Leukozytenwertes unterhalb 50.000/μl erwiesen.

Die Einleitung der Induktionstherapie bei manifester Hyperleukozytose sollte nur in enger Abstimmung mit dem behandelnden hämatologischen Zentrum erfolgen, wenn irgend möglich nach Senkung der Leukozytenzahlen. Wenn dies durch Hydroxyurea nicht zu erreichen war, so steht als geeignetes Verfahren die Leukapherese zur Verfügung (s.u.) Insgesamt sollten von Diagnosestellung bis zum Beginn der Induktions-Chemotherapie vor allem bei jüngeren Patienten nicht mehr als 72 h verstreichen. Die Behandlung der Patienten sollte also so rasch wie möglich in einem geeigneten Zentrum erfolgen.

### Leukapherese

Die Durchführung einer Leukapherese mittels Zellseparator über einen großlumigen Dialysezugang stellt eine wichtige Maßnahme bei stark proliferierenden Fällen der AML dar, wenn die Zytoreduktion mit Hydroxyharnstoff nicht rasch gelingt und die Induktionstherapie eingeleitet werden muss. Prospektiv erhobene Daten zum Wert der Leukapherese in Bezug auf die Senkung der Frühmortalitätsrate liegen zwar nicht vor. Angesichts der hohen Mortalitätsrate von Patienten mit symptomatischer Hyperleukozytose und verzögerter Einleitung einer zytoreduktiven Therapie (Porcu et al. 1997, 2002; Bug et al. 2007) sollte bei Patienten mit einer leukämischen Blastenzahl von 50.000–100.000/µl und Leukostase-assoziierten Organsymptomen und immer bei Leukozytenzahlen > 100.000/µl begleitend zur Einleitung der Induktionstherapie die Leukapherese durchgeführt werden, bis die Leukozytenzahlen stabil unter 50.000 Leukozyten/µl liegen. Zu beachten ist, daß es im Rahmen der Leukapherese zu einer Verstärkung der im Vollbild einer akuten Leukämie in der Regel vorliegenden Thrombozytopenie kommen kann.

Einen Sonderfall stellt die seltene Akute Promyelozytenleukämie dar, die insbesondere bei Hyperleukozytose von einem sehr hohen Risiko für komplexe plasmatische Gerinnungsstörungen begleitet ist, resultierend in einer massiven Blutungsneigung der Patienten. Für die Einleitung einer spezifischen Therapie der Erkrankung besteht eine dringende Notfallindikation. Die Leukapherese ist bei diesem Subtyp der AML wegen der Gerinnungsstörung unbedingt kontraindiziert.

### Zusammenfassende Überlegungen

Die Hyperleukozytose stellt eine vital bedrohliche Notfallsituation insbesondere im Rahmen myeloischer Leukämien dar, die eine unverzügliche Einleitung zellsenkender Maßnahmen in Form von zytoreduktiver Therapie erfordert. Die Indikation zur -ergänzenden- Leukapherese sollte bei der AML mit Leukozytenzahlen > 100.000/µl großzügig gestellt werden. Parallel sollten die Patienten großzügig hydriert werden. Transfusion von Erythrozytenkonzentraten darf nur unter kritischer Indikationsstellung erfolgen. Die Hyperleukozytose ist – insbesondere bei aggressiver Chemotherapie – häufig mit komplexen Gerinnungsstörungen sowie einem Tumorlysesyndroms assoziiert.

## 2 Tumorlysesyndrom

Das Tumorlysesyndrom ist eine onkologische Notfallsituation, die als metabolische Entgleisung durch Freisetzung großer Mengen an Kalium, Phosphat sowie Nukleinsäuren in den Systemkreislauf im Rahmen massiven Tumorzellzerfalls entsteht. Der Abbau frei werdender Nukleinsäuren zu Harnsäure führt zur Hyperurikämie; der erhebliche Anstieg der Harnsäureausscheidung führt schließlich zur Ausfällung von Harnsäurepräzipitaten im Tubulussystem der Niere mit Uratnephropathie und konsekutivem akuten Nierenversagen, das ferner aus der entstehenden Hyperphosphatämie mit Ablagerung von Kalzium-Phosphatverbindungen in den renalen Tubuli entstehen kann. Tumorlysesyndrome werden spontan oder nach Einleitung einer zytotoxischen Chemotherapie hauptsächlich bei Patienten mit hoch aggressiven lymphoproliferativen Erkrankungen (aggressive Lymphome, insbesondere Burkitt-Lymphom; akute lymphatische Leukämie) beobachtet, kommen jedoch auch bei anderen hoch aggressiven Tumoren mit raschem Tumorwachstum, großer Tumormasse oder hoher Sensitivität gegenüber zytotoxischer Chemotherapie vor.

### Diagnosestellung

Laborchemisch sind eine erhöhte Harnsäure, erhöhte Kalium- und Phosphatwerte sowie sekundär erniedrigte Kalziumwerte diagnostisch wegweisend. Eine erhöhte LDH gibt Hinweise auf eine rasch proliferierende Tumorerkrankung mit spontaner Tumorlyse. Bei neu diagnostiziertem, ausgedehntem Tumorleiden muß daher jeder Patient klinisch und laborchemisch auf das Vorliegen eines Tumorlysesyndroms untersucht werden. Eine bedeutende Komplikation des Tumorlysesyndroms ist die Entwicklung eines akutes Nierenversagens im Rahmen der Uratnephropathie mit Entwicklung einer metabolischen Azidose. Eine akute Niereninsuffizienz, vor allem wenn darüber hinaus klinische Symptome einer ausgeprägten Elektrolytstörung (Muskelkrämpfe, zerebrale Krämpfe, Herzrhythmusstörungen) vorliegen, muß daher als Hinweis auf die Entstehung eines Tumorlysesondroms gewertet werden.

### Therapie

> Ausgedehnte intravenöse Hydrierung ist die wichtigste sowohl prophylaktische als auch therapeutische Maßnahme zur Beherrschung des Tumorlysesyndroms. Ziel der Hydrierung ist das Erreichen einer hohen Urinausscheidung, um die Wahrscheinlichkeit einer Harnsäurepräzipitation im Tubulussystem zu reduzieren. Die Wahl der intravenösen Flüssigkeit folgt situativen Erfordernissen. Nach den Consensus-Empfehlungen eines Experten-Panels zum Tumorlysesyndrom (Coiffier et al. 2008) sollten erwachsene Patienten 2–3 l/m² intravenöse Flüssigkeitszufuhr pro Tag erhalten. Die Urinausscheidung sollte engmaschig monitorisiert werden und bei 80–100 ml/m² pro Stunde liegen. Vor allem bei nieren- oder herzinsuffizienten Patienten ist eine genaue Volumenbilanzierung zur Vermeidung einer Flüssigkeitsüberladung erforderlich.

> Zur Forcierung der Diurese und Senkung des Kaliumspiegels kann Furosemid (20–100 mg i.v.) verabreicht werden.

Die Harnalkalisierung durch Gabe von Bikarbonat zur Verbesserung der Harnsäureausscheidung im Rahmen eines Tumorlysesyndroms ist in ihrer Wirksamkeit unklar und wird, da sie zu einer vermehrten Ablagerung von Kalziumphosphat in der Niere führen kann, gegenwärtig nicht mehr empfohlen (Conger und Falk 1997; Kremer Hovinga et al. 2010).

Allopurinol ist ein Hypoxanthin-Analogon, das durch kompetitive Hemmung der Xanthinoxidase den Metabolismus von Hypoxanthin und Xanthin zu Harnsäure blockiert. Hierdurch wird die weitere Bildung von Harnsäure effektiv reduziert und die Inzidenz der Uratnephropathie gesenkt (Goldman et al. 2001). Allerdings wird durch Allopurinol die Menge von bereits angefallener Harnsäure nicht beeinflußt. Daher wird bei vor Therapiebeginn bereits deutlich erhöhter Harnsäure (Harnsäurespiegel im Serum $\geq$ 7,5 mg/dl), insbesondere sofern bereits Zeichen einer eingeschränkten Nierenfunktion vorliegen, die Gabe von Rasburicase empfohlen. Rasburicase, ein rekombinant hergestelltes Urat-Oxidase-Analogon, katalysiert die Oxidation von Harnsäure in das wasserlösliche Allantoin, das anschließend über den Urin ausgeschieden werden kann. Für Patienten mit hohem oder mittlerem Risiko für ein Tumorlysesyndrom oder einem Serum-Harnsäurespiegel $\geq$ 7,5 mg/dl wird die Gabe von Rasburicase in der Dosierung von 0,2 mg/kg empfohlen. Rasburicase ist kontraindiziert bei schwangeren oder stillenden Frauen und bei Patienten mit Glucose-6-Phosphat-Dehydrogenasemangel (Shatzel und Taylor 2017). Ferner ist zu beachten, daß der Rasburicase-vermittelte Oxidationsprozeß nach der Blutentnahme in vitro fortgesetzt wird, weshalb nach Gabe von Rasburicase in unter Raumtemperatur gelagerten und entnommenen Blutproben ein falsch niedriger Harnsäurespiegel gemessen wird. Für ein zuverlässiges Harnsäure-Monitoring unter Rasburicasetherapie müssen Blutröhrchen daher auf Eis gekühlt gelagert und transportiert werden.

Bei Zeichen einer Niereninsuffizienz oder ausgeprägten Elektrolytstörungen sollte die Indikation zur Nierenersatztherapie großzügig gestellt werden, da die Prognose des durch das Tumorlysesyndrom bedingten Nierenversagens gut ist. Um mögliche Komplikationen wie Herzrhythmusstörungen oder zerebrale Krampfanfälle frühzeitig zu erkennen, müssen die Vitalzeichen engmaschig kontrolliert und initial während der Hochrisikophase laborchemische Kontrollen alle 4–6 Stunden durchgeführt werden.

## 3 Hyperkalzämie bei Malignomen

Eine Hyperkalzämie als klinische Komplikation maligner Erkrankungen tritt vor allem beim Mammakarzinom, Lungenkarzinom, Nierenzellkarzinom sowie beim Multiplen Myelom auf. Sie ist in ca. 75 % durch eine Überproduktion von PTHrP (Parathormon-related Peptid) (Nakamura et al. 1992; Rieger et al. 2005), seltener durch ossäre Metastasen (Horwitz und Stewart 2006) bedingt.

▶ Eine tumorbedingte Hyperkalzämie liegt bei Kalziumwerten von 2,6 mmol/l im Serum vor.

Pathophysiologisch kommt es zu einer Osteoklastenaktivierung und zu renaler Kalziumreabsorption und renalem Phosphatverlust durch die Kreuzreaktion von PTHrP mit PTH-Rezeptoren. Zusätzlich kann eine tumorassoziierte Calcitriolfreisetzung vorliegen, oder Zytokine können, wie beim Multiplen Myelom (Roodman 2010), zur Osteoklastenaktivierung führen.

### Klinische Symptomatik

Die klinische Symptomatik ist von der Geschwindigkeit der Entwicklung der Hyperkalzämie und von der Höhe des Kalziumspiegels abhängig. Bei schwerer Hyperkalzämie leiden die Patienten unter Desorientiertheit und Verwirrung, Somnolenz, Adynamie und Muskelschwäche, unter gastrointestinalen Symptomen wie Übelkeit und Erbrechen, sowie unter einer Polyurie. Seltener kann eine Hyperkalzämie peptische Ulzera und eine akute Pankreatitis auslösen. Im EKG können sich QT-Zeit-Verkürzungen und eine Verbreiterung der T-Welle zeigen. ST-Segment-Erhöhungen führen manchmal zur Fehldiagnose eines akuten Myokardinfarkts.

### Diagnostik

Differenzialdiagnostisch kommt der primäre Hyperparathyreoidismus in Frage, bei dem das intakte PTH erhöht ist, im Gegensatz zur tumorbedingten Hyperkalzämie, bei der es supprimiert ist. Seltenere Differenzialdiagnosen sind medikamentös bedingte Hyperkalzämien, ausgelöst durch Lithium, Tamoxifen oder Vitamin D, oder Hyperkalzämien im Rahmen granulomatöser Erkrankungen (Sarkoidose, Tuberkulose) oder Immobilisation.

Die tumorassoziierte Hyperkalzämie kann durch die Bestimmung von PTHrP bestätigt werden. Zusätzlich bestimmt man Kalzium und Phosphat im Serum und Urin sowie die Retentionswerte.

### Therapie

Neben der kausalen Tumortherapie ist die wichtigste symptomatische therapeutische Maßnahme die Volumensubstitution (NaCl 0,9 % 200–500 ml/h) unter Kontrolle des Volumenstatus, der Elektrolyte und der Retentionswerte. Bei unzureichender Diurese können Schleifendiuretika (Furosemid 20–80 mg i.v.) zur Steigerung der Kalziumausscheidung eingesetzt werden. Bei Kalziumwerten von 3–4,5 mmol/l sollten unverzüglich Bisphosphonate sowie forcierte Diurese zum Einsatz kommen. Aminobisphosphonaten (Pamidronsäure 60–90 mg i.v. als Infusion 0,5–1 mg/min, Zoledronat 4 mg i.v. über 15 min, Ibandronat 2–6 mg i.v. über 1 h) sollte der

Vorzug gegeben werden, um eine Nierenschädigung zu vermeiden. Bei Kalziumwerten > 4,5 mmol/l und an- oder oligurischem Nierenversagen muss eine Nierenersatztherapie diskutiert werden. Weitere Therapiemöglichkeiten sind der Einsatz von Glukokortikoiden oder Calcitonin.

## 4 Thrombotische Mikroangiopathie

**Grundlage der thrombotischen Mikroangiopathien (Abb. 1)**

- Der Begriff thrombotische Mikroangiopathien (TMA) umfasst ein Spektrum klinischer Syndrome, deren gemeinsames pathologisches Merkmal in einer ausgeprägten hyalinen Mikrothrombosierung der kleinen Gefäße (Arteriolen, Kapillaren und Venulen) besteht. Die klinisch-laborchemische Triade der Thrombotischen Mikroangiopathien (TMA) umfasst: (i) die Mikroangiopathische hämolytische Anämie (MAHA), (ii) die nicht-immune Thrombozytopenie, (iii) den ischämisch-occlusiven Endorganschaden mit resultierender Organdysfunktion (George und Nester 2014).

- Die Mikroangiopathische hämolytische Anämie (MAHA) ist eine nicht-immunologisch, mechanisch ausgelöste intravaskuläre hämolytische Anämie, die durch die Präsenz fragmentierter roter Blutkörperchen sog. Fragmentozyten, im peripheren Blutausstrich gekennzeichnet ist (Tab. 1).

- Fragmentozyten (Abb. 2) entstehen aus regelrecht gebildeten Erythrozyten. Durch eine mechanische Verletzung der Erythrozytenmembran werden Teile abgespalten oder abgerissen. Die quantitative Erfassung der Fragmentozyten sollte als Prozentsatz von mindestens 1000 in einem peripheren Blutausstrich ausgezählten Erythrozyten angegeben werden. Ein Wert von > 1 % Fragmentozyten weist auf eine TMA hin. Normalerweise werden im Blutausstrich 0–1 Fragmentozyten pro Gesichtsfeld gefunden. Werte über 5 Fragmentozyten pro Gesichtsfeld gelten als pathologisch. Grundsätzlich ergibt sich beim Nachweis von Fragmentozyten im peripheren Blutausstrich die Differenzialdiagnose einer MAH gegenüber einer i. e. S. mechanischen Schädigung der Erythrozyten, etwa infolge Herzklappenersatz, ECMO, Impella, Dialyse, Aortenaneurysma, oder im Rahmen einer Aortenklappenstenose.

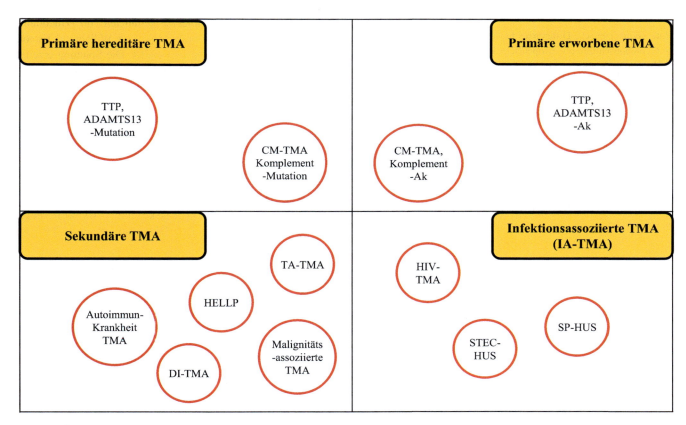

**Abb. 1** Ätiologie der Thrombotischen Mikroangiopathie. TMA: thrombotische Mikroangiopathie; TTP: thrombotisch-thrombozytopenische Purpura; STEC: Shiga-Toxin produzierende E. Coli; HUS: Hämolytisch-urämisches Syndrom; ADAMTS13: A Disintegrin And Metalloprotease with a ThromboSpondin type 1 motif, member 13; Ak: Antikörper; CM-TMA: Komplement-vermittelte thrombotische Mikroangiopathie; TA-TMA: transplantationsassoziierte thrombotische Mikroangiopathie; DI-TMA: Medikamenten-induzierte thrombotische Mikroangiopathie

- Die charakteristischen Laborbefunde der MAHA sind
  - Anämie (↓ Erythrozyten-Masse)
  - negativer direkter Coombs-Test (DAT)
  - erhöhte Laktatdehydrogenase (LDH)
  - erhöhtes indirektes Bilirubin
  - erniedrigtes Haptoglobin

## Klassifikation der thrombotischen Mikroangiopathien (Schatzel und Taylor 2017)

Die TMA-Klassifikation (Abb. 3) basiert historisch auf der jeweils dominanten klinischen Leitsymptomatik: (i) hämolytisch-urämisches Syndrom (HUS) bei führend renaler Erkrankung, (ii) thrombotisch-thrombozytopenische Purpura (TTP) bei überwiegender neurologischer Beteiligung. Ein schwerer ADAMTS13-Mangel definiert die TTP. Die Präsenz von Shiga-Toxin-produzierenden Bakterien begründet die Diagnose eines Shiga-Toxin-assoziierten HUS (typisches STEC-HUS), alle anderen Ätiologien der TMA könnten als atypisches HUS (aHUS) klassifiziert werden. Die aktuelle Klassifikation der TMA umfasst vier Gruppen:

**Tab. 1** Differenzialdiagnose der Mikroangiopathischen hämolytischen Anämie

| Intensivmedizinische Differenzialdiagnose der MAHA |
|---|
| • Thrombotisch-thrombozytopenische Purpura (TTP) |
| • Disseminierte intravasale Koagulopathie (DIC) |
| • Schwere Infektion z. B. Meningokokken, Pneumokokken, HIV |
| • Maligne Hypertonie (SBP > 220 mmHg; DBP > 100 mmHg) |
| • Hämolytisch-urämisches Syndrom (HUS) |
| • Katastrophales Antiphospholipid-Syndrom (CAPS) |
| • Autoimmunhämolyse und Immunthrombozytopenie (Evans-Syndrom) |
| • Schwerer Vitamin-B12-Mangel (Perniziöse Anämie) |
| • Autoimmun: Systemischer Lupus erythematodes (SLE), Lupus Nephritis, Akute Sklerodermie-renale Krise |
| • Schwangerschaftsassoziiert: Präeklampsie, HELLP-Syndrom (hemolysis, elevated liver enzymes, low platelets) |

- primär hereditäre TMA (Komplementmutationen, ADAMTS13-Mutationen)
- primär erworbene TMA (Faktor-H-Autoantikörper, ADAMTS13-Autoantikörper)
- infektionsassoziierte TMA
- sekundäre TMA

## Thrombotisch-thrombozytopenische Purpura (TTP)

Einführung: (Rieger et al. 2005; Kremer Hovinga et al. 2010; George et al. 2012; Hassan et al. 2015; Cuker et al. 2021)

- Die TTP ist eine TMA infolge eines schweren Aktivitätsdefizits der ADAMTS13-Metalloprotease (Aktivität < 10 %).
- Die Definitionskriterien der „TTP-Pentade" (MAHA, Thrombozytopenie, Fieber, akutes Nierenversagen, schwere neurologische Symptome) sind selten vollständig gegeben (< 5 %). Die ADAMTS13 (A Disintegrin And Metalloprotease with a ThromboSpondin type 1 Motif, Member 13) ist eine Plasmaprotease, die in hepatischen, perisinusoidalen Ito-Zellen (Hepatic stellate cells (HSCs)), sowie von Endothelzellen, renalen glomerulären Podozyten und Megakaryozyten synthetisiert wird und welche die zunächst als sehr große Moleküle gebildeten von Willebrand-Faktor-Multimere (unusually large von Willebrand Factor, UL-vWF) in kleinere Dimere spaltet. Die Spaltung erzeugt einen kleineren von-Willebrand-Faktor, der im normalen Blutfluss nicht zu einer Adhäsion und Aggregation der Thrombozyten führt (Abb. 4).
- Ein ADAMTS13-Mangel kann entweder durch ein hereditär-kongenitales ADAMTS13-Protease-Defizit (Upshaw-Shulman-Syndrom) oder durch erworbene, die ADAMTS13-Aktivität hemmende Autoantikörper („klassische" TTP) hervorgerufen werden.
  - ADAMTS13-Aktivitätsdefizit:
    - Ein schwerer Mangel (Aktivität < 10 %) bestätigt typischerweise die Diagnose einer TTP im

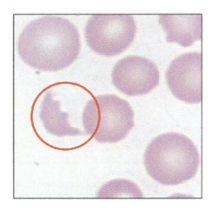 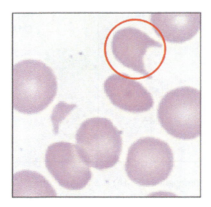 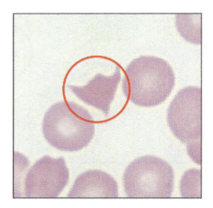

**Abb. 2** Typische Fragmentozyten in einem peripheren Blutausstrich

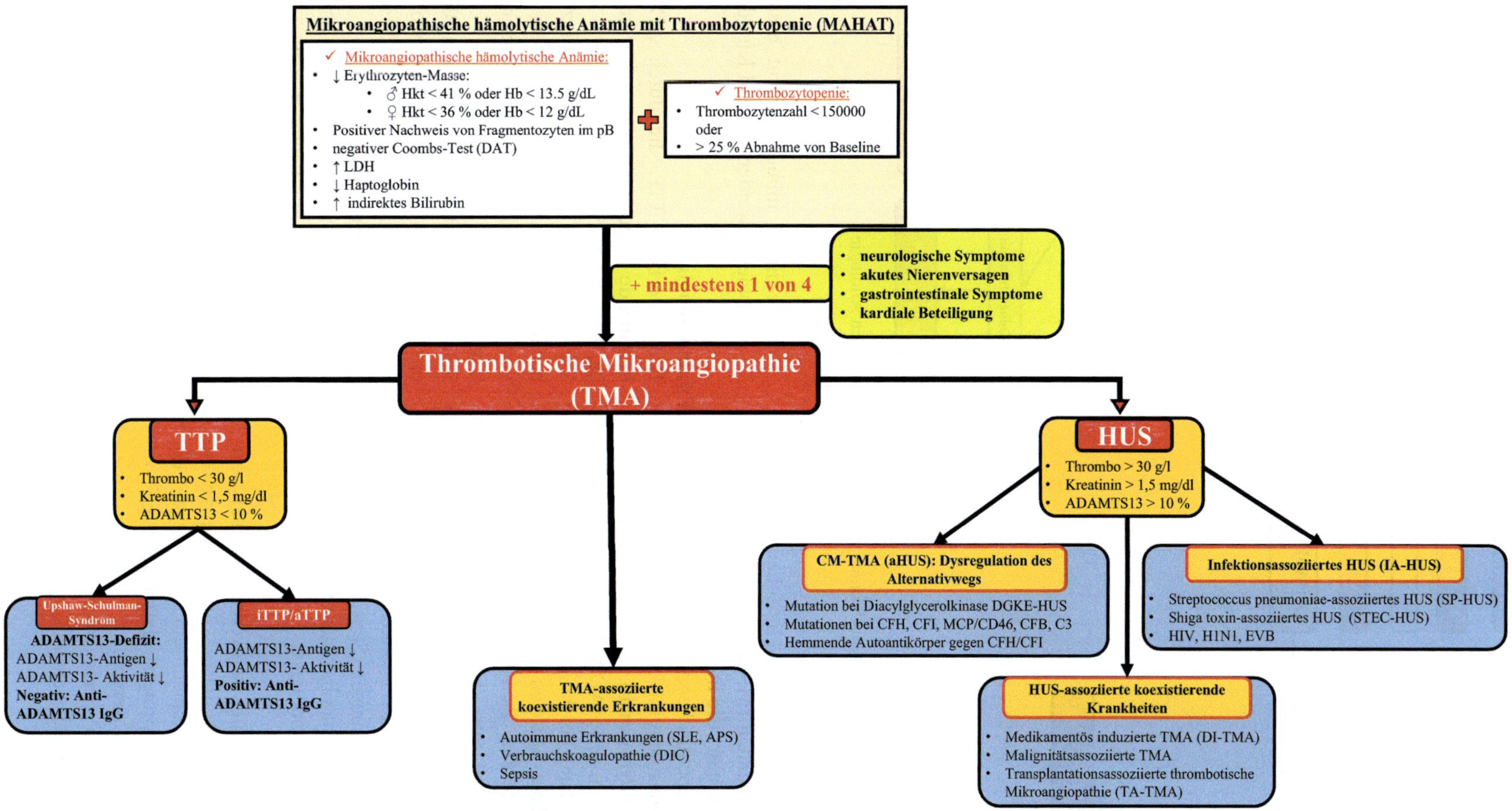

## 98 Hämatologische und onkologische Notfälle

**Mikroangiopathische hämolytische Anämie mit Thrombozytopenie (MAHAT)**

✓ Mikroangiopathische hämolytische Anämie:
- ↓ Erythrozyten-Masse:
  - ♂ Hkt < 41 % oder Hb < 13,5 g/dL
  - ♀ Hkt < 36 % oder Hb < 12 g/dL
- Positiver Nachweis von Fragmentozyten im pB
- negativer Coombs-Test (DAT)
- ↑ LDH
- ↓ Haptoglobin
- ↑ indirektes Bilirubin

**+**

✓ Thrombozytopenie:
- Thrombozytenzahl < 150000
- oder
- > 25 % Abnahme von Baseline

**+ mindestens 1 von 4**
- neurologische Symptome
- akutes Nierenversagen
- gastrointestinale Symptome
- kardiale Beteiligung

⬇

**Thrombotische Mikroangiopathie (TMA)**

**TTP**
Thrombo < 30 g/l
Kreatinin < 1,5 mg/dl
ADAMTS13 < 10 %

- **Upshaw-Schulman-Syndrom**
  ADAMTS13-Defizit:
  ADAMTS13- Antigen ↓
  ADAMTS13- Aktivität ↓
  Negativ: Anti-ADAMTS13 IgG

- **iTTP/aTTP**
  ADAMTS13- Antigen ↓
  ADAMTS13- Aktivität ↓
  Positiv: Anti-ADAMTS13 IgG

**HUS**
Thrombo > 30 g/l
Kreatinin > 1,5 mg/dl
ADAMTS13 > 10 %

- **Infektionsassoziiertes HUS (IA-HUS)**
  - Streptococcus pneumoniae-assoziiertes HUS (SP-HUS)
  - Shiga toxin-assoziiertes HUS (STEC-HUS)
  - HIV, H1N1, EVB

- **CM-TMA (aHUS): Dysregulation des Alternativwegs**
  - Mutation bei Diacylglycerolkinase DGKE-HUS
  - Mutationen bei CFH, CFI, MCP/CD46, CFB, C3
  - Hemmende Autoantikörper gegen CFH/CFI

- **HUS-assoziierte koexistierende Krankheiten**
  - Medikamentös induzierte TMA (DI-TMA)
  - Malignitätsassoziierte TMA
  - Transplantationsassoziierte thrombotische Mikroangiopathie (TA-TMA)

**TMA-assoziierte koexistierende Erkrankungen**
- Autoimmune Erkrankungen (SLE, APS)
- Verbrauchskoagulopathie (DIC)
- Sepsis

**Abb. 3** Differenzialdiagnose der Mikroangiopathischen hämolytischen Anämie mit Thrombozytopenie

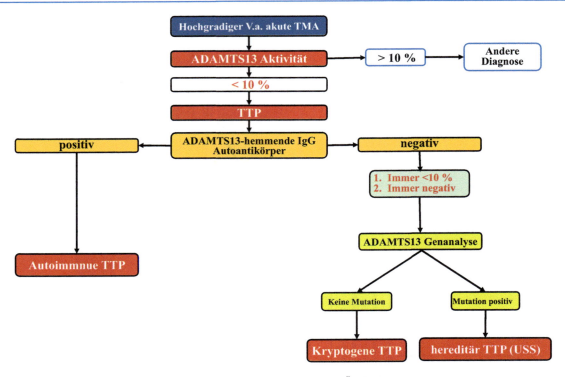

**Abb. 4** Differenzialdiagnose der Thrombotisch-thrombozytopenischen Purpura nach Ätiologie

Zusammenhang mit weiteren klinischen und laborchemischen Befunden (MAHA und Thrombozytopenie) und begründet die Indikation zu einer Therapie mittels therapeutischen Plasmaaustauschs (TPA) und einer immunsuppressiven Therapie (z. B. Glukokortikoide und Rituximab).
- Eine mäßig reduzierte ADAMTS13-Aktivität von 10 % bis 20 % kann bei Patienten mit TTP auftreten, die mehrere Transfusionen oder eine TPA erhalten haben. Es sollte eine Probe für die ADAMTS13-Aktivitätsmessung vor FFP-Transfusion und/oder Beginn einer TPA entnommen werden.
- Ebenso kann eine reduzierte ADAMTS13-Aktivität (10 % bis 60 %) bei vielen Krankenhauspatienten mit entzündlichen Erkrankungen (Sepsis, Malignität) beobachtet werden (Ayanambakkam et al. 2017).
– ADAMTS13-aktivitätshemmende IgG-Autoantikörper:
    - TTP-Patienten, die einen schweren Aktivitätsmangel (ADAMTS13-Aktivität < 10 %) aufweisen, sollten auf das Vorhandensein von gegen die ADAMTS13 Metalloprotease gerichteten IgG-Autoantikörpern getestet werden.
    - In 78 %–95 % dieser Patienten können ADAMTS13 aktivitätshemmende IgG-Autoantikörper mittels enzyme-linked immunosorbent assay (ELISA) nachgewiesen werden (United Kingdom TTP Registry).

**Epidemiologie:**
- Die erworbene TTP, die durch ADAMTS13-Aktivität hemmende Autoantikörper verursacht wird, umfasst ca. 70 % bis 80 % aller TTP-Fälle.
- Die erworbene TTP hat eine höhere Inzidenz bei Erwachsenen im Vergleich zu Kindern, mit einem Inzidenzgipfel in der vierten Lebensdekade, das Geschlechterverhältnis (m/w) beträgt 3:2.
- Schwangerschaft ist ein häufiger auslösender Faktor für das klinische Bild einer TTP, sowohl bei erworbener, autoimmunologischer (15 % bis 30 %), als auch bei genetischer, kongenitaler Ätiologie.
- Das Auftreten einer TTP im Rahmen einer Schwangerschaft entwickelt sich am häufigsten im zweiten oder dritten Schwangerschaftstrimester, einhergehend mit einer Abnahme der ADAMTS13-Aktivität sowie einem Anstieg von vWF und Faktor VIII, wie sie auch in einer regelrecht verlaufenden Schwangerschaft beobachtet werden können.
- Die hereditär-kongenitale TTP (Upshaw-Schülman-Syndrom) ist deutlich seltener als die autoimmunologisch verursachte TTP. Weltweit wurden weniger als 100 Fälle publiziert.

**Tab. 2** Klinische Symptome. (Scully et al. 2008; George 2010)

| Klinische Symptome | Charakterisierung der klinischen Zeichen |
|---|---|
| Thrombozytopenie | Epistaxis, Petechien, Zahnfleischbluten, Hämaturie, Menorrhagie, gastrointestinale Blutungen, Netzhautblutungen, Hämoptysen |
| Neurologische Zeichen (Oklahoma TTP Registry) | • Neurologische minor-Symptome:<br>- mentale Konfusion und Kopfschmerzen (27 %)<br>• Transiente fokale neurologische Symptome:<br>- Aphasie, Dysarthrie, Taubheitsgefühl (40 %)<br>- Krampfanfälle (15 %)<br>- kleiner silent-Infarkt (10 %)<br>- Koma (8 %)<br>- Enzephalopathie (PRES/RPLS) |
| Fieber | > 37,5 °C |
| Unspezifische Symptome | Blässe, Müdigkeit, Arthralgie und Myalgie |
| Ikterus | Folge der MAHA |
| Nierenfunktionsstörung (Oklahoma TTP Registry) | • erhöhtes Serum-Kreatinin (↑ Kreatinin bis < 1,5 mg/dL)<br>• Mikrohämaturie<br>• Proteinurie (Proteinausscheidung > 150 mg/d)<br>• Akutes Nierenversagen (AKI) (↑ Kreatinin um ≥ 0,3 mg/dL innerhalb 48 h) (5 %) |
| Kardial (Oklahoma TTP Registry) | AP-/Brustschmerzen (20 %), Herzinsuffizienz, Hypotonie, kardiale Ischämie (EKG-Veränderungen, erhöhtes Troponin, LV-Dysfunktion), kardiogener Schock |
| Gastrointestinaltrakt | Abdominelle Schmerzen, Übelkeit, Erbrechen |

**Tab. 3** Laborchemische Untersuchungen. (Paydary et al. 2020; Bendapudi et al. 2015)

| Laborchemische Untersuchungen | Rationale und Indikation |
|---|---|
| Transaminasen und Bilirubin, Haptoglobin | Hämolyse, Transaminitis |
| LDH | Marker für Hämolyse und Gewebsischämie |
| Troponin und CK | Myokardschädigung |
| ANA, Anticardiolipin-Antikörper | SLE kann TTP auslösen |
| C3/C4/CH50/sC5b-9/Anti-CFH-AK | Differenzialdiagnose des HUS |
| Schwangerschaftstest | Schwangerschaft kann TTP auslösen |
| PT, aPTT, Fibrinogen, D-Dimere, INR, AT-III | Differenzialdiagnose einer Koagulopathie (DIC) |
| ADAMTS13-assay (Aktivität und Autoantikörper) | Bestätigung der TTP-Diagnose |
| Großes Blutbild (BB) | Thrombozytopenie and Anämie |
| Manuelles Differenzialblutbild | Nachweis von Fragmentozyten/MAHA |
| Retikulozyten und RPI | Bestätigung der Hämolyse |
| Direkter Antiglobulin Test (DAT) | Positiv bei AIHA und Evans-Syndrom |
| Bestimmung der Blutgruppe und x-Blut | Bei Indikation für TPA und FFP-Transfusion |
| Hepatitis Serologie (HBsAg, anti-Hep. C) | soll vor RRT (CVVHD/F) kontrolliert werden |
| HIV-Test | HIV kann TTP auslösen |
| Urinstatus/Urinstix/Urinsediment/ Urin-Elektrolyte und Eiweiss | Differenzialdiagnose des ANV |
| Stuhlkultur für E.coli O157 falls Diarrhoen und GI-Symptome | HUS-assoziierte E.coli O157 |
| EKG + 2D Echokardiografie | Kardiale Manifestationen der TTP |
| Rö-Thorax | Differenzialdiagnose des Fiebers, Fokussuche |

## Klinische Manifestationen und Diagnostik der TTP: (George 2017; Sadler et al. 2004)

- In der akuten Notfallsituation (Tab. 2) sind ADAMTS13-Aktivität/-Ak nicht rund um die Uhr verfügbar. Daher wurde ein prädiktives Scoringsystem zur Wahrscheinlichkeit eines vorliegenden, schweren ADAMTS13-Mangels etabliert. Die Scores sollen bei der Aufnahme auf die Intensivstation kalkuliert werden (Tab. 3).
  - Coppo Score: (Coppo et al. 2006)
    - Drei Kriterien: Kreatinin < 2,2 mg/dl; Thrombozytenzahl < 30/nl und positive ANA.
    - Der Coppo-Score hat einen positiven prädiktiven Wert (PPV) von ~ 99 %, eine Spezifität von ~ 98 % sowie eine Sensitivität von 46 %.
  - PLASMIC Score: (Bendapudi et al. 2017)
    - Sieben Kriterien: Thrombozytenzahl < 30/nl (1 Punkt); INR < 1,5 (1 Punkt); Kreatinin < 2 mg/dl (1 Punkt); MCV < 90 fl (1 Punkt); Hämolyse (Haptoglobin < 2 mg/dl; Bilirubin > 2 mg/dl; Retikulozyten > 2,5 %) (1 Punkt); kein aktives Malignom (1 Punkt); keine Organ- oder Stammzelltransplantation in der Anamnese (1 Punkt).
    - Interpretation (Risiko eines schweren ADAMTS13-Mangels): 0–4 Punkte niedrig; 5 Punkte intermediär; 6–7 Punkte hoch.
    - Der PLASMIC Score weist einen vergleichbaren PPV wie der Coppo-Score auf, kann jedoch einen schweren ADAMTS-13-Mangel besser vorhersagen.

## Differenzialdiagnose: (Cataland und Wu 2014; Camilleri et al. 2012)

- Infektionsassoziierte TMA
  - Bakterielle, virale und mykotische Infektionen können eine akute TTP-Episode, insbesondere bei älteren Patienten, auslösen.

- Die ADAMTS13-Aktivität ist normalerweise niedrig normal (20 %–40 %). Insbesondere eine schwere Sepsis, Dengue-Fieber, Endokarditis und Sepsis induzierte DIC können einen ADAMTS13-Mangel ohne Nachweis hemmender Autoantikörper verursachen.
- DIC-assoziierte TMA
  - Intensivmedizinische Patienten, die auf dem Boden schwerer Traumata, einer Sepsis, Malignität oder eines HELLP-Syndroms eine DIC entwickeln, können das klinisches Bild einer TMA aufweisen. Typische Parameter für den Nachweis einer Verbrauchskoagulopathie (DIC) in dieser Situation sind ↑ PT, ↑ Thrombinzeit, ↑ aPTT, ↑ Fibrinabbauprodukte (D-Dimere), sowie ein reduziertes Fibrinogen.
  - Zwei etablierte Scoring-Systeme unterstützen die Diagnose einer DIC:
    - International Society on Thrombosis and Haemostasis (ISTH -Score)
      - Das ISTH-Scoring-System hat eine Sensitivität von 91 % bei einer Spezifität von 97 %
      - ISTH-Kriterien:
        - Thrombozytenzahl (> 100/nl 0 Punkte; 50/nl bis100/nl 1 Punkt; < 50/nl 2 Punkte)
        - PT (< 3 sec 0 Punkte; 3 bis 6 sec 1 Punkt; > 6 sec 2 Punkte)
        - FDP (D-Dimere) (moderater Anstieg 1 Punkt; starker Anstieg 3 Punkte),
        - Fibrinogen (> 100 mg/dL 0 Punkte; < 100 mg/dL 1 Punkt)
      - Interpretation: ≥ 5 Punkte kompatibel mit der Diagnose DIC.
    - Japanese Association for Acute Medicine (JAAM score)
      - JAAM-Kriterien:
        - SIRS-Score (0 bis 2 Kriterien 0 Punkte; ≥ 3 Kriterien 1 Punkt)
        - INR (≥ 1,2 1 Punkt; < 1,2 0 Punkte)
        - Fibrinogen (< 35 mg/dl 1 Punkt; ≥ 35 mg/dl 0 Punkte)
        - Fibrin/FDP (≥ 25 mcg/mL 3 Punkte; 10 bis 24 mcg/mL 1 Punkt; < 10 mcg/ml 0 Punkte)
        - Thrombozytenzahl:
          - < 80/nl oder > 50 % Abnahme in 24 Stunden 3 Punkte
          - 81/nl bis 120/nl oder 30 % bis 50 % Abnahme in 24 Stunden 1 Punkt
          - ≥ 120/nl 0 Punkte
      - Interpretation: ≥ 4 DIC-Diagnose bestätigt
- Malignitätsassoziierte TMA
  - Die Mechanismen der Pathophysiologie der Malignitätsassoziierten TMA sind multifaktoriell: Obstruktion der Mikrozirkulation wiesen zum Diagnosezeitpunkt der TMA eine metastasierende Tumorerkrankung auf; 25 % der Patienten mit renaler oder neurologischer Beteiligung; 35 % hatten leukoerythroblastische Veränderungen im peripheren Blutausstrich; 35 % erfüllten Kriterien einer tumorassoziierten DIC.
  - Die Plasma-ADAMTS13-Aktivität bei malignitätsassoziierter TMA ist in der Regel normal oder leicht reduziert (> 35 %). In wenigen Fällen wurde über einen schweren Mangel an ADAMTS-13-Aktivität (< 10 %) mit Nachweis von IgG-Autoantikörpern berichtet.
- APS induzierte TMA:
  - Das Antiphospholipid-Syndrom (APS) beschreibt ein klinisches Autoimmunsyndrom, das durch venöse oder arterielle Thrombosen und/oder wiederkehrende Fehlgeburten/intrauterinen Fruchttod bei Präsenz von persistierenden Antiphospholipid-Antikörpern (aPL: Anticardiolipin (aCL), Anti-β2 glycoprotein I (anti-β2GPI), Lupus anticoagulant (LA)) gekennzeichnet ist.
  - Katastrophales Antiphospholipid-Syndrom (CAPS): intensivmedizinische lebensbedrohliche Form eines APS, definiert durch sich rasch entwickelnde, TMA-assoziierte Komplikationen, die zu einem Multiorganversagen führen.
  - Intensivmedizinische Therapie:
    - Antikoagulation (UFH in Notfallsituationen, AVK-Marcumar)
    - systemische Steroide (Methylprednisolon: 0,5 g–1 g iv für 3 Tage)
    - Plasmaaustausch (TPA) und/oder IVIG (IVIG-Dosis 400 mg/kg. tgl. für 5-Tage), IVIG wird üblicherweise nach dem letzten Tag des TPA verabreicht, um eine vorzeitige Elimination von IVIG durch den TPA zu vermeiden.
    - Bei therapieresistentem CAPS: Salvage-Therapie (Anti-CD20-Ak Rituximab; C5-Komplementinhibitor Eculizumab). Wenige Berichte zeigen eine Wirksamkeit von Eculizumab bei CAPS hin (Kronbichler et al. 2014; Yelnik et al. 2020).
- medikamentös induzierte TMA (DI-TMA): (Grange et al. 2017)
  - Medikamente können auf zwei Wegen eine thrombotische Mikroangiopathie auslösen:
    - Antikörper-vermittelt, dosisunabhängig, klinische Manifestationen: ANV und Lebertoxizität
      - Chinin: Ak gegen Blutplättchen und Endothelzellen
      - Oxaliplatin: Ak gegen Thrombozyten
      - Ticlopidin: AK gegen ADAMTS13 mit Ausbildung einer TTP
    - Dosisabhängige toxische Endothelschädigung, klinische Manifestationen: AHL und HUS

Gemcitabin, Bevacicumab, Mitomycin C, Interferon, Ciclosporin A und Tacrolimus
– Therapie der DI-TMA:
  • Vermeidung bzw. Beendigung der Medikamenten-Exposition.
  • Bei Nachweis von ADAMTS13-Antikörper ist eine Therapie wie bei TTP angezeigt.

**Prinzipien der Therapie und Prognose: (Amarosi und Ultmann 1966; Scully et al. 2017)**
• Empfohlen wird, bereits bei Verdacht auf eine TTP innerhalb der ersten 4–8 Stunden einen therapeutischen Plasmatausch (TPA) (Empfehlungsgrad 1B) (Schwartz et al. 2016) zu unternehmen. Der TPA erhöht die ADAMTS13-Aktivität im Blut und eliminiert ADAMTS13-neutralisierende Antikörper. TPA soll täglich bis zum Ausschluss der TTP-Diagnose oder Feststellung einer alternativen Diagnose fortgesetzt werden.
• Intensivmedizinische Stratifizierung der TTP-Patienten: (niedrig Risiko-TTP vs hoch Risiko-TTP)
  – Hoch Risiko TTP; mindestens eines der folgenden Kriterien erfüllt:
    • Neurologische Symptome
    • Deutliche Bewusstseinsstörung (GCS < 12 Punkte)
    • Anstieg der kardialen Enzyme (Troponin T oder I)
  – Therapie der hoch Risiko-TTP (bei gravierenden neurologischen und/oder kardialen Symptomen)
    • TPA: Das empfohlene tägliche Plasmatauschvolumen bei jedem Eingriff beträgt ca. 40 ml/kg/KG.
    • Methylprednisolon 1000 mg iv täglich für 3 Tage, gefolgt von Prednison 1 mg/kg täglich iv.
    • Rituximab: 375 mg/m$^2$ nach dem TPA intravenös einmal wöchentlich für vier aufeinanderfolgende Wochen (Zwicker et al. 2019)
    • Anti-VWF Caplacizumab: (Goshua et al. 2021)
      – Tag 1 (zwei Dosen): 10 mg iv 15 Minuten vor dem TPA und 10 mg sc nach dem TPA
      – Ab Tag- 2: 10 mg sc nach dem TPA
  – Therapie der niedrig Risiko-TTP (keine hoch Risiko-TTP Kriterien)
    • TPA: Das empfohlene tägliche Plasmatauschvolumen bei jedem Eingriff ist ca. 40 ml/kg/KG.
    • Prednison 1 mg/kg täglich iv.
• Monitoring-Parameter der Therapie auf der Intensivstation: täglich Differenzialblutbild und wöchentlich ADAMTS13-Aktivität
• Faktoren, die einen schweren Verlauf sowie eine ungünstige Prognose der TTP vorhersagen, sind:
  – Präsenz von Anti-ADAMTS-13-IgG mit schwerem ADAMTS-13-Mangel (< 5 %)
  – Erhöhter Troponinspiegel bei der intensivstationären Aufnahme
  – Ausgeprägte neurologischen Symptome bei der intensivstationären Aufnahme
  – Ältere Patienten
  – Niedriger ADAMTS-13-Antigenspiegel
• Die Letalität der unbehandelten TTP ist hoch, ältere Publikationen ohne effektive Therapie beschreiben eine Mortalität von 72–94 %.

## 5 Intensivmedizinische Probleme nach CART-Zelltherapie (CRS und ICANS)

Als essenzieller Bestandteil des erworbenen Immunsystems spielen T-Zellen eine zentrale Rolle bei der Eliminierung von Tumorzellen. Durch lentivirale/retrovirale Vektoren (LVV/RVV) genetisch modifizierte autologe oder allogene T-Zellen, die einen chimären Antigenrezeptor (CAR, chimeric antigen receptor) exprimieren, können Target-Antigene auf Tumorzellen hochspezifisch erkennen und an diese binden (Hartmann et al. 2017; June und Sadelain 2018). Der chimäre Antigen-Rezeptor (CAR) ist ein gentechnisch erzeugtes Hybridprotein, das auf den Oberflächen der T-Zellen (CAR-T-Zellen) verankert ist. Der chimäre Antigen-Rezeptor (CAR, Abb. 5) besteht aus drei Domänen: (Batlevi et al. 2016; Subklewe et al. 2019)

• extrazelluläre antigenerkennende Domäne, die dem antigenbindenden Teil eines monoklonalen Antikörpers (single chain variable fragment (scFv)) entspricht
• Transmembrandomäne
• intrazelluläre Domäne
  – für die Aktivierung der Signaltransduktion zur T-Zell-Aktivierung (CD3ζ, CD3zeta)
  – kostimulatorische Domäne, z. B. CD28- oder 4-1BB-Sequenz, die neben einer verbesserten T-Zell-Aktivierung auch zum längeren Überleben und effektiverer Vermehrung der CAR-T-Zellen im Körper des Patienten führt

Nach der Bindung an das Target erfolgt eine Aktivierung der CART-Zellen, die zu einer proinflammatorischen Zytokinfreisetzung, zur Apoptose der Tumorzellen und zu einer massiven Expansion der CAR-T-Zellen führt. Die Freisetzung von Tumorantigenen aus apoptotischen Tumorzellen kann die Antitumor-Immunantwort weiter verstärken, wobei sowohl CAR-T-Zellen als auch normale endogene T-Zellen stimuliert werden (Cross-Priming). Fünf Tage vor der CART-Zell-Infusion erhält der Patient typischerweise eine lymphozytendepletierende Chemotherapie (LDC: Cyclophosphamid/Fludarabin) (Turtle et al. 2016). LDC fördert die homöostatische Proliferation der infundierten CAR-T-Zellen, limitiert die Host-immun-vermittelte Abstoßung der CAR-

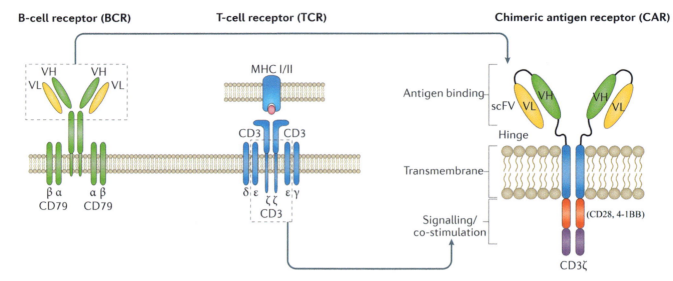

**Abb. 5** Schematische Darstellung des CAR-T-Rezeptors

T-Zellen und gewährleistet eine überbrückende Krankheitskontrolle, bis die CAR-T-Zellen intrakorporal vollständig expandieren. Die antitumorale Wirkung der CAR-T-Zell-Therapie wird oftmals von intensivmedizinischen Nebenwirkungen begleitet, insbesondere von einem Zytokinfreisetzungssyndrom (CRS, cytokine release syndrome) sowie Neurotoxizität (ICANS, Immune effector cell-associated neurotoxicity syndrome) (Bonifant et al. 2016; Azoulay et al. 2020).

## Zytokinfreisetzungssyndrom (CRS, cytokine release syndrome)

- CRS ist gekennzeichnet durch eine unphysiologische Überaktivierung des Immunsystems nach der Aktivierung und Expansion von CAR-T-Zellen, die mit ihrem Zielantigen interagieren (Tab. 4). Die aktivierten CAR-T-Zellen, endogene T-Zellen und Immuneffektorzellen (z. B. Makrophagen) setzen beim CRS proinflammatorischer Zytokine (IL-6, IL-2, IL-1, TNF α, IFN γ) frei. IL-6 stimuliert die hepatische CRP-Synthese, daher kann CRP als Surrogatmarker für IL-6 mit verzögertem Beginn (12 Stunden) verwendet werden. Das CRS ist sehr häufig und tritt frühzeitig im Therapieverlauf (median Tag + 3 bis + 5 nach CART-Infusion) auf. In den Zulassungsstudien entwickelten 79 % (Kymriah®, 4-1BB-CAR) bzw. 94 % (Yescarta®, CD28-CAR) der Patienten ein CRS (Neelapu et al. 2017; Yakoub-Agha et al. 2020)
- Die Diagnose eines CRS basiert auf klinischen Symptomen (Abramson et al. 2020)
- Tocilizumab bindet sowohl an lösliche als auch an membrangebundene IL-6-Rezeptoren und hemmt so die IL-6 vermittelte Signalübertragung. Endogenes IL-6 wird durch inflammatorische Stimuli induziert und vermittelt verschiedene immunologische Reaktionen. Die Hemmung von IL-6-Rezeptoren durch Tocilizumab führt zu einer Reduktion der Produktion von Zytokinen und Akutphase-Proteinen.
- Plasmapherese/Plasmaaustausch (TPA): die TPA-Applikation stützt sich auf Daten aus der Behandlung der Patienten mit Autoimmunenzephalitis sowie auf einen Fallbericht, der auf eine mögliche Effektivität des TPA bei Steroid-refraktärem, schwergradigem CRS hinweist.
- Salvage Therapie des CRS-IV: Anti-IL6-Siltuximab (1 × 11 mg/kg KG iv); JAK1-/JAK2-Inhibitor Ruxolitinib (2 × 20 mg oral); Cyclophosphamid (1 × 1,5 g/m² iv); IL1-Rezeptorantagonist-Anakinra (2 × 100 mg sc).

## Neurotoxizität (Immune effector cell-associated neurotoxicity syndrome, ICANS)

Einführung: (Rubin et al. 2019; Tallantyre et al. 2021)

- Neurotoxizität ist eine charakteristische und klinisch hoch signifikante Nebenwirkung der Immuntherapie mit CAR-T-Zellen.
  Die Inzidenz der schwergradigen Neurotoxizität (ICANS ≥ Grad 3) war in den klinischen Zulassungsstudien von Yescarta® (CD28-CAR) höher als bei Kymriah® (4-1BB-CAR) (28 % vs. 12 %). Neurotoxizität tritt, je nach CAR-T-Zell-Produkt, typischerweise 5–6 Tage nach Infusion der CAR-T-Zellen auf und erstreckt sich über einen Zeitraum von median 6–17 Tagen.
- Pathophysiologisch proinflammatorische, systemische CRS-Zytokine (IL-1, IL-6 IL-15, TNF α, IFN γ) führen zu einer dysfunktionellen Aktivierung von Endothelzellen (EC) und cerebralen Perizyten, was zu einem Integritätsverlust der Gefäßversorgung der Blut-Hirn-Schranke

**Tab. 4** Grading und empfohlene intensivmedizinische Therapie des CART-induzierten CRS

| CRS-Schweregrad | Charakterisierung und empfohlene Therapie |
|---|---|
| **Prodromalsyndrom:** Fatigue, Appetitlosigkeit, Fieber > 38 °C, keine Hypotonie, keine Hypoxie<br>SBP < 90 mmHg oder ↓ SBP > 40 mmHg von baseline<br>**Definition:**<br>**Hypotonie:** SBP < 90 mmHg oder ↓ SBP > 40 mmHg von baseline<br>**Hypoxie:** PaO$_2$ < 60 mmHg oder SpO$_2$ < 92 % | Patient soll engmaschig untersucht werden; eine bakterielle, virale oder mykotische Infektion sollte ausgeschlossen werden; Antibiotika-Therapie gemäß den nationalen Leitlinien; intravenöse Antipyretika (Paracetamol, Novalgin) |
| | **Tocilizumab** \| **Kortikosteroide**<br>keine \| keine |
| **CRS grad II, ICU- Intervention erforderlich**<br>• Hypotonie: Flüssigkeits-responsiv oder<br>• Hypoxie: O$_2$ Bedarf < 6 L/min | akute Situation, der Patient benötigt eine engmaschige Überwachung auf CAR-T-zertifizierter IMC-Station |
| | **Tocilizumab**: -Gewicht < 30 kg: 12 mg/kg iv über 1 Stunde. -Gewicht > 30 kg: 8 mg/kg iv über 1h (max. Dosis 800 mg) -Maximal 4 Dosen über 24h \| **Kortikosteroide**: wenn innerhalb von 24 h nach Beginn von Tocilizumab keine Besserung eintritt, behandeln wie CRS-III |
| **CRS grad III, ICU- Intervention erforderlich**<br>• Hypotonie: Norepinephrin benötigt oder<br>• Hypoxie: O2 Bedarf > 6 L/min | Kritische Situation, der Patient ist intensiv (ICU)-pflichtig |
| | **Tocilizumab**: -Gewicht < 30 kg: 12 mg/kg IV über 1 Stunde. -Gewicht > 30 kg: 8 mg/kg iv über 1 h (max. Dosis 800 mg) -Maximal 4 Dosen über 24 h \| **Kortikosteroide**: Methyl-PND 1 mg/kg iv bid oder äquivalente Dexamethason-Dosis (10 mg iv/6 h). Steroidgabe fortführen, bis das Ereignis Grad I erreicht, anschließend ausschleichen |
| **CRS grad IV, ICU-Intervention erforderlich**<br>• Hypotonie: multiple Vasopressoren benötigt oder<br>• Hypoxie: NPPV (NIV), ETI mit BIPAP | Lebensbedrohliche Symptome: der Patient ist intubiert, maschinell beatmet und hämodynamisch instabil |
| | **Tocilizumab**: -Gewicht < 30 kg: 12 mg/kg iv über 1 Stunde. -Gewicht > 30 kg: 8 mg/kg iv über 1 h (max. Dosis 800 mg) -Maximal 4 Dosen über 24 h \| **Kortikosteroide**: Methyl-PND 1000 mg iv, bei Besserung wie Grad III behandeln. Wenn keine Besserung eintritt, Salvage-Therapie des CRS-IV in Betracht ziehen |

führt. ZNS-spezifische Zytokine (IL-6, IL-8, MCP-1, CXCL-10), CAR-T-Zellen und normale Leukozyten diffundieren bzw. migrieren in den Liquor cerebrospinalis (CSF) und triggern die ICANS-Manifestationen. Darüber hinaus finden sich im Liquor von Patienten mit ICANS vermehrt exzitatorische Neurotoxine (Glutamat und Chinolinsäure), was das erhöhte Krampfanfallsrisiko dieser Patienten erklären kann.

Risikofaktoren für Auftreten eines ICANS:

- Early onset CRS (vor Tag + 4 nach CART-Zell-Infusion)
- Schwergradiges CRS
- Vorbestehende neurologische Komorbiditäten
- Hohe Tumorlast vor CART-Zelltherapie
- ALL als maligne Grunderkrankung, die zu einer CAR-T-Zelltherapie führt

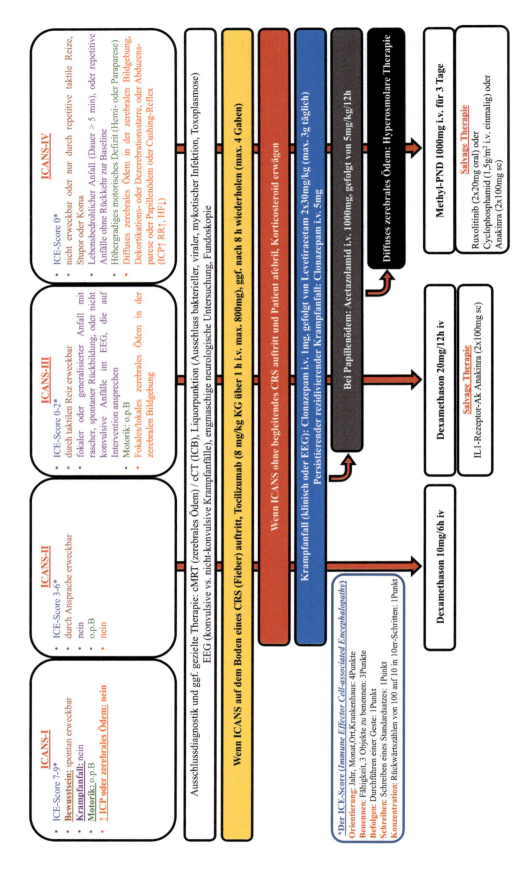

Abb. 6 Differenzialdiagnose und -Therapie des Immune effector cell-associated neurotoxicity syndrome (ICANS)

- ↑ LDH, Thrombozytopenie, Endothelaktivierungssyndrom (↑ Ang2:Ang1 Ratio) vor CAR-T-Therapie
- ↑ Ferritin < 72 Stunden nach CAR-T-Zell-Infusion
- CAR-Design: ICANS wahrscheinlicher bei CD28-Konstrukt-basierten CD19-CART
- Infusion von hoch dosierten CART-Zellen (ab $2 \times 10^7$/kg)
- ICANS wahrscheinlicher unter CD19-CART im Vergleich zu BCMA- und CD22-CART

Klinische Manifestationen (Abb. 6):

- In der Regel ist ein ICANS innerhalb von 4 Wochen nach Beginn der Symptome vollständig reversibel. Die neurologischen Symptome sind besonders in den frühen Stadien fluktuierend.
- ICANS manifestiert sich klinisch als Enzephalopathie mit Symptomen wie Dysphasie, Aphasie, Agitation oder Delir. Eine expressive Aphasie findet sich bei bis zu 85 % von Patienten, die später ein schwergradiges ICANS entwickeln.
- Unspezifische Symptome eines ICANS können kognitive und mnestische Defizite, Veränderungen des Schriftbildes (Dysgrafie), Sprachstörungen (Aphasie, Dysarthrie), Desorientierung, Tremor, Vigilanzminderung, Schläfrigkeit, und Krampfanfälle (generalisiert oder fokal) sein.
- Ein diffuses zerebrales Ödem als seltene fatale Komplikation der CART-Immuntherapie kann rapide verlaufen und innerhalb von 24 Stunden zum Tod führen, wenn nicht rasch und adäquat intensivmedizinisch behandelt wird.
- Der Schweregrad eines ICANS korreliert mit CRP, Ferritin und proinflammatorischen Zytokinen.

## Literatur

Abramson JS, Palomba ML, Gordon LI et al (2020) Lisocabtagene maraleucel for patients with relapsed or refractory large B-cell lymphomas (TRANSCEND NHL 001): a multicentre seamless design study. Lancet 396:839–852

Amarosi EL, Ultmann JE (1966) Thrombotic thrombozytopenic purpura: report of 16 cases and review of the literature. Medicine 45:139–160

Ayanambakkam A, Kremer Hovinga JA et al (2017) Diagnosis of thrombotic thrombocytopenic purpura among patients with ADAMTS13 Activity 10 %–20. Am J Hematol 92:644

Azoulay E, Darmon M, Valade S (2020) Acute life-threatening toxicity from CAR-T cell therapy. Intensive Care Med 46:1723–1726

Batlevi CL, Matsuki E et al (2016) Novel immunotherapies in lymphoid malignancies. Nat Rev Clin 13:25–40

Bendapudi PK, Li A, Hamdan A et al (2015) Impact of severe ADAMTS13 deficiency on clinical presentation and outcomes in patients with thrombotic microangiopathies: the experience of the Harvard TMA Research Collaborative. Br J Haematol 171:836

Bendapudi PK, Hurwitz S, Fry A et al (2017) Derivation and external validation of the PLASMIC score for rapid assessment of adults with thrombotic microangiopathies: a cohort study. Lancet Haematol 4:e157

Bonifant CL et al (2016) Toxicity and management in CAR T-cell therapy. Mol Ther Oncolytics 3:16011

Bug G, Anargyrou K, Tonn T et al (2007) Impact of leukapheresis on early death rate in adult acute myeloid leukemia presenting with hyperleukpcytosis. Transfusion 47:1843

Camilleri RS, Scully M, Thomas M et al (2012) A phenotype-genotype correlation of ADAMTS13 mutations in congenital thrombotic thrombocytopenic purpura patients treated in the United Kingdom. J Thromb Haemost 1792:801

Cataland SR, Wu HM (2014) How I treat: the clinical differentiation and initial treatment of adult patients with atypical hemolytic uremic syndrome. Blood 123:2478

Coiffier B, Altman A, Pui CH et al (2008) Guidelines for the management of pediatric and adult tumor lysis syndrome: an evidence-based review. J Clin Oncol 26:2767

Conger JD, Falk SA (1997) Intrarenal dynamics in the pathogenesis and prevention of acute urate nephropathy. J Clin Invest 59:786

Coppo P, Wolf M, Veyradier A et al (2006) Prognostic value of inhibitory anti-ADAMTS-13 antibodies in adult-acquired thrombotic thrombocytopenic purpura. Br J Haematol 132:66–74

Cuker A, Cataland SR, Coppo P et al (2021) Redefining outcomes in immune TTP: an international working group consensus report. Blood 137:1855

Cuttner J, Conjalka MS, Reilly M et al (1980) Association of monocytic leukemia in patients with extreme leukocytosis. Am J Med 69:555

Dutcher JP, Schiffer CA, Wiernik PH (1987) Hyperleukocytosis in adult acute nonlymphocytic leukemia: impact on remission rate and duration, and survival. J Clin Oncol 5:1364

George JN (2010) How I treat patients with thrombotic thrombocytopenic purpura. Blood 116:4060

George JN (2017) The importance of clinical judgment for the diagnosis of thrombotic thrombocytopenic purpura. Transfusion 57:2558

George JN, Nester CM (2014) Syndromes of thrombotic microangiopathy. NEJM 371:654

George JN, Chen Q et al (2012) Ten patient stories illustrating the extraordinarily diverse clinical features of patients with thrombotic thrombocytopenic purpura and severe ADAMTS13 deficiency. J Clin Apher 27:302

Goldman SC, Holcenberg JS, Finklestein JZ et al (2001) A randomized comparison between rasburicase and allopurinol in children with lymphoma or leukemia at high risk for tumor lysis. Blood 97:2998

Goshua G, Sinha P, Hendrickson JE et al (2021) Cost effectiveness of caplacizumab in acquired thrombotic thrombocytopenic purpura. Blood 137:969

Grange S, Coppo P, Centre de référence des microangiopathies thrombotiques (CNR-MAT) (2017) Thrombotic microangiopathies and antineoplastic agents. Nephrol Ther 13(Suppl 1):109–113

Grund FM, Armitage JO, Burns P (1977) Hydroxyurea in the prevention of the effects of leukostasis in acute leukemia. Arch Intern Med 137:1246

Hartmann J et al (2017) Clinical development of CAR T cells – challenges and opportunities in translating innovative treatment concepts. EMBO Mol Med 9:1183–1197

Hassan S, Westwood JP, Ellis D et al (2015) The utility of ADAMTS13 in differentiating TTP from other acute thrombotic microangiopathies: results from the UK TTP Registry. Br J Haematol 171:830

Horwitz MJ, Stewart AF (2006) Hypercalcemia associated with malignancy. In: Primer on the metabolic bone diseases and disorders of mineral metabolism, Bd 31. American Society of Bone and Mineral Research, Washington/DC, S 195

June CH, Sadelain M (2018) Chimeric antigen receptor therapy. N Engl J Med 379:64–73

Kremer Hovinga JA, Vesely SK, Terrell DR et al (2010) Survival and relapse in patients with thrombotic thrombocytopenic purpura. Blood 115:1500

Kronbichler A, Frank R, Kirschfink M et al (2014) Efficacy of eculizumab in a patient with immunoadsorption-dependent catastrophic antiphospholipid syndrome: a case report. Medicine 93:e143

Nakamura Y, Bando H, Shintani Y et al (1992) Serum parathyroid hormone-related protein concentrations in patients with hematologic malignancies or solid tumors. Acta Endocrinol 127:324

Neelapu SS, Locke FL, Bartlett NL et al (2017) Axicabtagene Ciloleucel CAR-T cell therapy in refractory large B-cell lymphoma. N Engl J Med 377:2531–2544

Paydary K, Banwell E, Tong J et al (2020) Diagnostic accuracy of the PLASMIC score in patients with suspected thrombotic thrombocytopenic purpura: a systematic review and meta-analysis. Transfusion 60:2047

Porcu P, Danielson CF, Orazi A et al (1997) Therapeutic leukapheresis in hyperleukocytic leukemias: lack of correlation between degree of cytoreduction and early mortality rate. Br J Haematol 98:433

Porcu P, Cripe LD, Ng EW et al (2000) Hyperleukocytic leukemias and leukostasis: a review of pathophysiology, clinical presentation and management. Leuk Lymphoma 39:1

Porcu P, Farag S, Marcucci G et al (2002) Leukocytoreduction for acute leukemia. Ther Apher 6:15

Rieger M, Mannucci PM, Kremer Hovinga JA et al (2005) ADAMTS13 autoantibodies in patients with thrombotic microangiopathies and other immunomediated diseases. Blood 106:1262

Roodman GD (2010) Pathogenesis of myeloma bone disease. J Cell Biochem 109:283

Rubin DB, Danish HH, Ali AB et al (2019) Neurological toxicities associated with chimeric antigen receptor T-cell therapy. Brain 142:1334–1348

Sadler JE, Moake JL et al (2004) Recent advances in thrombotic thrombocytopenic purpura. Hematol Am Soc Hematol Educ Program 2004:407

Schwartz J, Padmanabhan A, Aqui N et al (2016) Guidelines on the use of therapeutic apheresis in clinical practice-evidence-based approach from the writing committee of the American society for apheresis: the seventh special issue. J Clin Apher 31:149–146

Scully M, Yarranton H, Liesner R et al (2008) Regional UK TTP registry: correlation with laboratory ADAMTS 13 analysis and clinical features. Br J Haematol 142:819

Scully M, Cataland S, Coppo P et al (2017) International Working Group for Thrombotic Thrombocytopenic Purpura. Consensus on the standardization of terminology in thrombotic thrombocytopenic purpura and related thrombotic microangiopathies. J Thromb Haemost 2:312–322

Shatzel JJ, Taylor JA (2017) Syndromes of thrombotic microangiopathy. Med Clin North Am 101:395–415

Subklewe M, von Bergwelt-Baildon M, Humpe A (2019) Chimeric antigen receptor T cells: a race to revolutionize cancer therapy. Transfus Med Hemother 46:15–24

Tallantyre EC, Evans NA, Parry-Jones J et al (2021) Neurological updates: neurological complications of CAR-T therapy. J Neurol 268:1544–1554

Turtle CJ, Hanafi L-A, Berger C et al (2016) Immunotherapy of non-Hodgkin's lymphoma with a defined ratio of CD8+ and CD4+ CD19-specific chimeric antigen receptor–modified T cells. Sci Transl Med 8:1–12

Yakoub-Agha I, Chabannon C, Bader P et al (2020) Management of adults and children undergoing chimeric antigen receptor T-cell therapy: best practice recommendations of the European Society for Blood and Marrow Transplantation (EBMT) and the joint accreditation committee of ISCT and EBMT (JACIE). Haematologica 105:297–316

Yelnik CM, Miranda S, Mékinian A et al (2020) Patients with refractory catastrophic antiphospholipid syndrome respond inconsistently to eculizumab. Blood 136:2473

Zwicker JI, Muia J, Dolatshahi L et al (2019) Adjuvant low-dose rituximab and plasma exchange for acquired TTP. Blood 134:1106

# Intensivtherapie bei Vergiftungen

## 99

Herbert Desel und Martin Ebbecke

## Inhalt

| | | |
|---|---|---|
| 1 | Einleitung | 1673 |
| 2 | Toxikologische Grundlagen | 1675 |
| 2.1 | Toxizität, Exposition und Risiko | 1675 |
| 2.2 | Toxikokinetik | 1675 |
| 3 | Diagnostik | 1676 |
| 3.1 | Anamnese | 1677 |
| 3.2 | Inspektion des Auffindeortes | 1677 |
| 3.3 | Identifizierung von Noxen | 1677 |
| 3.4 | Toxikologische Wirkstoffbewertung | 1677 |
| 3.5 | Expositionsbewertung | 1677 |
| 3.6 | Klinische Untersuchung | 1678 |
| 3.7 | Labordiagnostik | 1678 |
| 3.8 | Risikobewertung/Vergiftungsdiagnose | 1679 |
| 4 | Therapie | 1680 |
| 4.1 | Erste-Hilfe-Maßnahmen | 1680 |
| 4.2 | Sicherung der Vitalfunktionen/Intensivüberwachung | 1680 |
| 4.3 | Dekontamination – primäre Giftentfernung | 1680 |
| 4.4 | Förderung der Elimination – sekundäre Giftentfernung | 1683 |
| 4.5 | Antidottherapie | 1684 |
| 5 | Rolle der Giftinformationszentren | 1685 |
| | Literatur | 1686 |

Manuskript für Gernot Marx, Elke Muhl, Kai Zacharowski und Stafan Zeuzem (Hrsg.) „Die Intensivmedizin", 13. Aufl., gemäß Einladung Prof. Zeuzem v. 16.11.2020

basierend auf Beitrag H. Desel: „Intensivtherapie bei Vergiftungen" in: Die Intensivmedizin, 12. Aufl., Gernot Marx, Elke Muhl und Kai Zacharowski (Hrsg.) Springer Reference Medizin 2015. 10.1007/978-3-642-54675-4_108-1

H. Desel (✉)
Abteilung Exposition, Fachgruppe „Expositionsbewertung von gefährlichen Produkten", Bundesinstitut für Risikobewertung, Berlin, Deutschland
E-Mail: herbert.desel@posteo.de

M. Ebbecke
Giftinformationszentrum-Nord der Länder Bremen, Hamburg, Niedersachsen und Schleswig-Holstein (GIZ-Nord) und Toxikologisches Labor, Universitätsmedizin Göttingen, Göttingen, Deutschland
E-Mail: mebbecke@giz-nord.de

## 1 Einleitung

Die Häufigkeit lebensbedrohlicher Vergiftungen mit langer intensivmedizinischer Behandlungsdauer, insbesondere Vergiftungen durch ältere Schlafmittel oder Pestizide sowie durch andere akuttoxische chemische Stoffe und Gemische, hat in den letzten Jahrzehnten stark abgenommen. Dennoch verursachen Vergiftungen auch heute einen erheblichen Anteil medizinischer Behandlungsfälle.

Etwa 50.000 chemische Stoffe werden heute industriell verwendet und sind in Produkten enthalten, mit denen

Menschen in Kontakt kommen. Jeder Stoff besitzt ein eigenes toxikologisches Profil, verursacht eine „eigene" Vergiftung mit charakteristischer Symptomatik, typischem Zeitverlauf und Komplikationsrisiken. Die Definition und Beschreibung toxikologischer Syndrome (Toxidrome) hilft, Stoffe in humantoxikologischer Hinsicht zu gruppieren und so das Vergiftungsmanagement zu erleichtern (Tab. 1). Viele Vergiftungen beim Menschen sind allerdings bis heute noch nicht oder nicht ausreichend gut dokumentiert. Tierversuche, die im Rahmen chemikalienrechtlicher Registrierungen durchgeführt werden, geben nur in beschränktem Maße Hinweise auf mögliche Symptome beim Menschen. Der wissenschaftlichen Dokumentation von Einzelfällen kommt daher in der klinischen Toxikologie eine große Bedeutung zu.

Die Mehrzahl aller Vergiftungen wird in Deutschland früher wie heute durch Alkohol (Ethylalkohol, Ethanol) verursacht, alle anderen Vergiftungen sind vergleichsweise selten. Eigene klinische Erfahrung kann daher nur mit einem sehr kleinen Teil von Vergiftungen erworben werden.

In der Vergangenheit wurde der genauen Vergiftungsdiagnostik eine eher untergeordnete Rolle zugedacht (die Entität „Tablettenvergiftung" gab und gibt es nicht) und die Vergiftungstherapie nach weitgehend von der Art des Wirkstoffs unabhängigen, schematischen Regeln („immer Magenentleerung") durchgeführt. Heute hingegen haben eine differenzierte toxikologische Einschätzung der beteiligten Fremdstoffe (der stofflichen Noxe) als Vergiftungsursache und die toxikologische Risikobewertung unter Berücksichtigung des

**Tab. 1** Intensivmedizinisch wichtige Toxidrome. (Neben den hier aufgelisteten Toxidromen werden für Pilze und für Fische/Meeresfrüchte weitere Toxidrome beschrieben)

| Toxidrom | Leitsymptome | Ursachen | Antidot |
|---|---|---|---|
| Acetaldehydsyndrom | Erregung, Tachykardie, Flush, Paraesthesie, Hypotonie | Disulfiram, Kalziumcyanamid, Coprin (Tintlinge), nur in Kombination mit Ethanol | |
| Anticholinerges Syndrom | Unruhe, Agitiertheit, Verwirrtheit, optische oder szenische Halluzination; weite Pupillen, **heiße und trockene Haut**, trockene Schleimhäute, reduzierte Darmgeräusche; Harnverhalt; mäßige (Sinus-)Tachykardie, Flush, Krampfanfall, Hyperthermie | Atropin, Biperiden, Scopolamin (z. B. Engelstrompete: Brugmansia), Antihistaminika der 1. Generation (z. B. Diphenhydramin), trizyklische Antidepressiva | Physostigmin |
| China-Restaurant-Syndrom | Kopfschmerz, Parästhesien, Taubheitsgefühl, Tachykardie | Glutamathaltige Gerichte | - |
| Cholinerges Syndrom | **Tränenfluss, Magenschmerzen**, Miosis, Schwitzen, Bronchorrhoe, Erbrechen, Diarrhoe, Bradykardie (initial auch Tachykardie); Bewusstseinseinschränkung, Muskelfaszikulationen, Atmungsstörungen; Krampfanfälle; Laborbefund: Cholinesteraseaktivität vermindert auf unter 30 % des Referenzwertes | Alkylphosphate, Methyl-Carbamate, Physostigmin, Muskarin-haltige Pilze (Trichterlinge: Clitocybe, Risspilze: Inocybe) | Atropin |
| Extrapyramidal-motorisches Syndrom | Charakteristische Bewegungsstörung der willkürlichen Muskulatur (hyperkinetisch-hypoton): Zungen-Schlund-Krampf, Tortikollis, Ballismus; Ataxie, Tremor | Metoclopramid, Neuroleptika (häufig unter Dauertherapie) | Biperiden |
| Malignes Neuroleptika syndrom | Verlangsamte Bewegung, starke Hyperthermie; akutes Nierenversagen, Gerinnungsstörungen | Seltene Komplikation bei Neuroleptikatherapie | |
| Opioidsyndrom | Sehr enge Pupillen, Ateminsuffizienz, Bewusstseinseinschränkung; verringerte Darmmotilität | Opiate (Morphin, Heroin u. v. m.), synthetische Opioide | Naloxon |
| Sedativa-/Hypnotika-/Narkotikasyndrom | Sedierung, (milde) Euphorie, entaktogene Wirkung, Narkose, Atemstörung (bei schwerer Vergiftung tendenziell Hypotonie, Bradykardie, Hypothermie, Hyperreflexie) | Ethanol, Barbiturate, Benzodiazepine, 4-Hydroxybuttersäure (GHB), γ-Butyrolacton (GBL) u. a. organische Lösemittel | |
| Serotoninsyndrom | Bewusstseinseinschränkung, Hyperthermie, generalisierte Krampfanfälle, Muskelfaszikulationen, Rhabdomyolyse | Verschiedene Antidepressiva und Stimulanzien in kontraindizierter Kombination oder in Überdosis | |
| Stimulanziensyndrom | Unruhe, Agitiertheit, Krampfanfall, **Tachykardie**/Tachyarrhythmie, Bluthochdruck, Mydriasis, **heiße und feuchte Haut**, Hyperreflexie (Kopfschmerz, Flush, Hyperthermie) | Amfetamine, Kokain; Ephedrin, Coffein, Cathin; Cathinonderivate und viele weitere neue Designerdrogen | Benzodiazepin |

Applikationspfades und der absorbierbaren Dosis in der modernen klinischen Toxikologie erheblich an Bedeutung gewonnen; die Indikation für ein spezifisches Behandlungsverfahren, insbesondere die Gabe eines hochwirksamen Antidots, kann so auf verlässlicher Basis gestellt werden.

## 2 Toxikologische Grundlagen

Toxikologie hat in den letzten Jahrzehnten stark an Bedeutung gewonnen. Die Mehrzahl der Toxikologinnen und Toxikologen arbeitet heute in den Bereichen toxikologische Testung, Stoffbewertung und Produktsicherheit. Bei der Beschreibung von Vergiftungen beim Menschen hat sich die genaue Anwendung der toxikologischen Terminologie bewährt, um Missverständnisse im interdisziplinären Dialog zu vermeiden.

### 2.1 Toxizität, Exposition und Risiko

In der Regel werden in der Toxikologie die unerwünschten Wirkungen stofflicher Noxen auf den Körper untersucht. Als stoffliche Noxen werden meist chemisch definierte Stoffe betrachtet. In zunehmendem Maße werden auch komplexe Stoffgemische (z. B. Schlangengifte) oder Produkte mit speziellen physikalischen Eigenschaften toxikologisch untersucht (z. B. Nanomaterialien, Sprayaerosole).

**Definitionen**
*Toxizität*
Die Toxizität ist eine Noxeneigenschaft. Sie beschreibt qualitativ die Art der durch die Noxe ausgelösten Schädigung (z. B. Hepatotoxizität) und quantitativ eine Dosis, die zur Auslösung definierter toxischer Effekte erforderlich ist (z. B. Letaldosis durch Erfahrung beim Menschen oder im Tierversuch). Als Gifte werden Noxen mit hoher Toxizität bezeichnet. In Sinne des europäischen Chemikalienrechtes sind z. B. Stoffe mit einer im Tierversuch bestimmten oralen Letaldosis unter 300 mg/kg Körpergewicht als „Giftig bei Verschlucken" zu kennzeichnen.
*Exposition*
Die Exposition charakterisiert den Kontakt zwischen einer toxischen Noxe und dem Patienten. Qualitativ beschreibt die Exposition die Art des Kontaktes (den Expositionspfad, z. B. orale Aufnahme, intravenöse Gabe) und quantitativ die Dosis der Noxe, der gegenüber ein Patient exponiert war.
*Vergiftungsrisiko*
Die toxikologische Risikobewertung in der regulatorischen, vorwiegend prophylaktisch orientierten Toxikologie (z. B. behördliche Einrichtungen des Verbraucherschutzes und der Lebensmittelsicherheit) ergibt sich aus einer zusammenschauenden Betrachtung von Toxizität und Exposition.

In der klinischen Toxikologie stellt eine Risikobewertung unter zusätzlicher Berücksichtigung der Symptomatik bis zum Untersuchungszeitpunkt und der labordiagnostischen Ergebnisse die Voraussetzung für die Diagnosestellung und die Entscheidung für die optimale Therapie dar.

Nicht jede Exposition, die zu einem Vergiftungsverdacht Anlass gibt, verursacht eine lebensbedrohliche Symptomatik, die eine intensivmedizinische Behandlung erfordert. Die Zahl der (zu Beginn einer medizinischen Behandlung) besorgniserregenden Expositionen ist daher deutlich größer als die Zahl der manifesten Vergiftungen. Bei der quantitativen Beschreibung von Vergiftungsrisiken ist deshalb die Dokumentation des Schweregrades einer Vergiftung (oder allgemeiner: einer Exposition) von großer Bedeutung. Die Schwere einer Vergiftung wird heute meist durch den 5-stufigen **Poisoning Severity Score** ausgedrückt (Tab. 2).

### 2.2 Toxikokinetik

**Definitionen**

*Toxikokinetik*
Die Toxikokinetik, im Englischen oft als ADME bezeichnet, beschreibt

- A – die Aufnahme (Absorption, auch: Resorption) einer Noxe in die Blutbahn,
- D – die Verteilung (Distribution) in die Körperorgane,
- M – (bei vielen Stoffen) die chemische Umwandlung im Körper und
- E – deren Ausscheidung (Exkretion).

#### 2.2.1 Expositionspfade und Absorption
Etwa 90 % aller medizinisch zu versorgenden Vergiftungen werden durch die orale Aufnahme einer Noxe verursacht. Seltener werden toxische Noxen inhaliert (am häufigsten

**Tab. 2** Poisoning Severity Score. (Nach Persson et al. 1998)

| Schweregrad | | Erklärung |
|---|---|---|
| 0 | symptomlos | keine Symptome → somit keine Vergiftung |
| 1 | leicht | Symptome geringgradig und vorübergehend → in der Regel keine ärztliche Behandlung erforderlich |
| 2 | mittelschwer | Symptome, die in der Regel eine ärztliche Versorgung erforderlich machen |
| 3 | schwer | lebensbedrohliche Symptome |
| 4 | tödlich | Vergiftung mit tödlichem Ausgang |

Brandgase), auf die Haut aufgetragen oder parenteral verabreicht (z. B. Biss, Stich oder intravenöser Konsum von Suchtstoffen [im Weiteren als Drogen bezeichnet]).

Lokale Wirkungen, Absorption und Möglichkeiten zur Dekontamination („Giftentfernung") unterscheiden sich erheblich zwischen den verschiedenen Expositionspfaden:

- Die empfindlichsten Strukturen für toxische Lokalwirkungen (Reizung, Verätzung) finden sich in den Atemwegen, am Auge und im Gastrointestinaltrakt, während die äußere Haut vergleichsweise gut geschützt ist.
- Aufgrund des hepatischen *First-pass*-Metabolismus ist die Bioverfügbarkeit nach oraler Aufnahme vieler Stoffe geringer als nach inhalativer Aufnahme.
- Eine Dekontamination vor Entfaltung einer lokalen Schädigung oder Absorption ist bei Haut- oder Augenkontakt gut möglich und wirksam, nach oraler Aufnahme wenig wirksam und risikoreich und bei inhalativer Exposition fast immer unmöglich.

### 2.2.2 Verteilung

Nach der Absorption werden die Noxen im Körper verteilt. Viele Noxen werden dabei in Geweben („tiefen Kompartimenten") angereichert.

> **Virtuelles Verteilungsvolumen**
>
> Das virtuelle Verteilungsvolumen $V_d$ eines Stoffes errechnet sich als Quotient aus bioverfügbarer Dosis $D_{bv}$ und Plasmaspiegel $C_p$:
>
> $$V_d = \frac{D_{bv}}{C_p}$$
>
> $V_d$ ist ein Maß dafür, welcher Anteil einer Noxe sich nach Absorption und Verteilung im Blut befindet und damit einem Blutreinigungsverfahren (zur Förderung der Elimination) prinzipiell zugänglich ist:
>
> - Ein $V_d$ von 0,1 l/kg KG entspricht einer Verteilung ausschließlich im Blut.
> - Ein $V_d$ von 0,7 l/kg KG entspricht einer Verteilung im wässrigen Kompartiment des Körper (z. B. Alkohole, d. h. ca. 14 % im Blut, 86 % im wässrigen Anteil von Geweben).
> - Bei einem (z. B. für Trizyklische Antidepressiva typischen) $V_d$ von 20 l/kg KG finden sich nur 0,5 % der aufgenommenen Dosis im Blut. Auch ein Behandlungsverfahren, das die aufgenommene Noxe vollständig aus dem Blut entfernte, könnte den „Körperbestand" der Noxe daher nur unwesentlich reduzieren.

### 2.2.3 Fremdstoffmetabolismus

Durch die chemische Umwandlung eines aufgenommenen Stoffes im Körper können

- giftige Stoffe in ungiftige Metabolite **entgiftet** (metabolische Desaktivierung) und
- ungiftige Stoffe in toxische Metabolite **gegiftet** werden (metabolische Aktivierung).

Eingriffe in den Fremdstoffmetabolismus (z. B. Förderung der Entgiftung durch Acetylcystein bei Paracetamol-Überdosierung oder Hemmung der Giftung durch Fomepizol bei Ethylenglycol-Vergiftung) stellen wirksame Verfahren für die spezifische Vergiftungsbehandlung dar.

Das wichtigste Organ des Fremdstoffmetabolismus ist die Leber. Viele Reaktionen, insbesondere viele durch Esterasen katalysierte Reaktionen, finden auch im Blut oder der anderen Organen statt.

> Die entgiftenden Stoffwechselreaktionen stellen eine wichtige Form der Elimination dar.

### 2.2.4 Elimination

Elimination bezeichnet in pharmakologischem Sinne alle Prozesse, die eine Entfernung einer toxischen Noxe aus dem Blut bewirken. Eine Elimination kann erfolgen durch

- renale Ausscheidung,
- biliäre Ausscheidung,
- metabolische Entgiftung

sowie (von seltener klinischer Bedeutung) durch

- pulmonale Ausscheidung oder
- dermale Ausscheidung.

Die physiologische Elimination kann durch therapeutische Maßnahmen beschleunigt werden („sekundäre Giftentfernung"). Dies kann die Vergiftungsdauer verkürzen und Vergiftungskomplikationen vermeiden. Allerdings werden heute bei der Indikationsstellung für eliminationsfördernde Maßnahmen immer die Risiken von Komplikationen der z. T. invasiven Behandlungen mit dem zu erwartenden Nutzen für den Patienten sorgfältig abgewogen (unten).

## 3 Diagnostik

Die Diagnostik einer Vergiftung unterscheidet sich in einigen Aspekten von der Diagnostik anderer Erkrankungen.

Während – wie eingangs erwähnt – historisch eher von einer Krankheitsentität „Vergiftung" ausgegangen wurde, die nach einem festen Schema medizinisch zu versorgen war (Idealfall: mit einem Panantidot), wurde in den letzten Jahrzehnten erkannt, dass eine genaue Kenntnis und Beschreibung der Exposition wichtige Voraussetzungen für die optimale Therapie darstellen.

## 3.1 Anamnese

In der Mehrzahl aller Vergiftungsfälle und Vergiftungsverdachtsfälle kann aufgrund der durch die Anamnese erhobenen Daten eine ausreichend verlässliche Diagnose gestellt werden.

Voraussetzung dafür ist allerdings neben der Erhebung der aktuellen und bisherigen Beschwerden eine Erfragung und Dokumentation der Exposition:

- Gegenüber welchen Noxen fand eine Exposition statt (s. unten)?
- Welche Menge (Dosis) wurde aufgenommen oder wie lange dauerte der Giftkontakt (insbesondere bei inhalativer oder dermaler Exposition)?
- Welche Zeit ist seit Beginn oder Ende der Exposition vergangen?

Die seit der Exposition verstrichene Zeit ist für eine Risikobewertung bedeutsam, da besonders bei oraler Aufnahme von Noxen, die ihre toxischen Wirkungen erst nach Absorption und Verteilung im Kreislauf entfalten, fast immer mit einer symptomarmen oder -freien Latenzzeit zu rechnen ist. Gleiches gilt für die Inhalation bestimmter Reizgase vom Latenztyp, z. B. Phosgen.

## 3.2 Inspektion des Auffindeortes

Bei Vergiftung oder Vergiftungsverdacht ist auch bei glaubhafter Anamnese die Umgebung des Patienten nach Verpackungen und Behältern sowie anderen Indizien für eine Exposition zu untersuchen. Dies ist erforderlich, da häufig, besonders in Fällen mit suizidalem Hintergrund, nicht alle aufgenommenen Noxen erinnert oder angegeben werden.

Alle Produkte und (auch leere) Behältnisse sollten asserviert und im ärztlichen Bericht genau und vollständig dokumentiert werden.

## 3.3 Identifizierung von Noxen

Die Identifikation und Dokumentation der Noxen, denen gegenüber der Patient exponiert war, ist der Kern jeder toxikologischen Diagnostik. Eine Ungenauigkeit an dieser Stelle kann die nachfolgenden Therapieentscheidungen erschweren und zu vermeidbarer Übertherapie führen.

Insbesondere nach einer Ingestion von biologischen Noxen (z. B. Pflanzen oder Pilzen) kann eine hinreichend genaue Noxenidentifizierung aufwendig sein. Gleiches gilt für eine Identifizierung umgefüllter Produkte, z. B. Brennstoff in Lampen. Eine Beteiligung sachkundiger Dritter, ggf. vermittelt durch Giftinformationszentren, ist oft erforderlich.

Nach Identifizierung der Noxe stellt sich in den meisten Fällen die Frage nach chemisch definierten Inhaltsstoffen. Qualitative Angaben hierzu finden sich auf vielen Produktetiketten. Oft beziehen sich die Etikettenangaben allerdings nur auf die Wirkstoffe für die dem Produkt zugedachte Anwendung, die Angabe von Begleitstoffen kann fehlen. Insbesondere auf die Erkennung des Vorhandenseins eines organischen Lösemittels, das z. B. bei manchen Pestizidpräparaten toxischer ist als der Wirkstoff, muss geachtet werden. Oft therapieentscheidungsrelevante quantitative Gehaltsangaben sind in der Regel nur über Giftinformationszentren und die Rezeptur herstellende Unternehmen zugänglich (Ausnahme: Arzneimittel).

## 3.4 Toxikologische Wirkstoffbewertung

Der nächste Schritt der toxikologischen Diagnostik stellt die Bewertung der Gefährlichkeit der identifizierten chemischen Inhaltsstoffe dar. Bei Ethanol und häufig angewandten Arzneimittelwirkstoffen gelingt dies erfahrungsgemäß mit ärztlicher Kenntnis und Erfahrung, bei vielen anderen Stoffe sind dafür ergänzende Datenquellen (toxikologische Datenbanken oder Fachliteratur) oder – meist im Notfall praktikabler – eine konsiliarische Beratung durch ein Giftinformationszentrum erforderlich (unten).

## 3.5 Expositionsbewertung

Im häufigsten Fall einer oralen Aufnahme stellt die aufgenommene Stoffdosis (oder die aufgenommenen Dosen bei Aufnahme mehrerer Stoffe mit toxischem Potenzial) den Ausgangspunkt der Expositionsbewertung dar.

Bei lückenhafter Anamnese, oft z. B. bei kindlichen Ingestionsfällen, oder nach Erbrechen ist die absorbierbare Dosis oft nicht genau feststellbar. In diesen Fällen muss die maximal mögliche Dosis (z. B. Zahl der fehlenden Dragees in einer Blisterverpackung) für die weitere Risikobewertung des Falles angenommen werden.

> Bei inhalativer oder dermaler Exposition ist die resorbierte Dosis oft schwer zu bestimmen.

## 3.6 Klinische Untersuchung

Die klinische Untersuchung bei einem Vergiftungsverdacht ist besonders auf vergiftungstypische Zeichen zu richten. Leicht erkennbar sind häufig Bewusstseins- oder Ventilationsstörungen sowie Magen-Darm-Symptome (z. B. Motilitätsstörung), die typischerweise mit Latenz zum Expositionsbeginn auftreten.

> Von besonderer Bedeutung ist der Zustand der Augen oder die Lichtreagibilität der Pupillen.

### 3.6.1 Bewusstseinszustand

Der Bewusstseinszustand des Patienten kann durch eine Vielzahl von Wirkstoffen beeinträchtigt werden. Insbesondere nach der Einnahme von Arzneimitteln, Drogen oder organischen Lösemitteln ist in vielen Fällen mit einer Beeinträchtigung des Bewusstseins zu rechnen. Eine Untersuchung des Bewusstseinszustands und die Dokumentation der Untersuchungsergebnisse im zeitlichen Verlauf können für eine diagnostische Gesamteinschätzung (alle Noxen dokumentiert?) bedeutsam sein.

### 3.6.2 Foetor ex ore

Ein ungewöhnlicher Mundgeruch kann bei anamnestisch unklarer Situation den Verdacht auf eine Vergiftung lenken. Andererseits schließt das Fehlen eines Foetor die Aufnahme einer toxischen Dosis eines stark riechenden Produktes oft aus, was insbesondere in vielen pädiatrischen Verdachtsfällen hilfreich ist.

### 3.6.3 Hautveränderungen

Diagnostisch bedeutsam sind ferner der Zustand der Haut und der Schleimhäute sowie das Vorhandensein frischer oder vernarbter Venenpunktionsstellen.

Bei Verdacht auf Reizung oder Verätzung der Haut ist bei Entscheidung über die Notwendigkeit einer Dekontamination zu beachten, dass Hautveränderungen in vielen Fällen mit Latenz auftreten.

> Bei Kontamination der Haut im Gesicht ist in jedem Fall der Zustand der Augen genau zu prüfen.

## 3.7 Labordiagnostik

Der Labordiagnostik kommt ein hoher Stellenwert bei der Vergiftungsdiagnostik zu. Laboruntersuchungen können eingesetzt werden, um das Ausmaß der Aufnahme toxischer Stoffe oder ihrer Stoffwechselprodukte festzustellen („Belastungsmonitoring" in arbeitsmedizinischem Sinne) oder bereits eingetretene toxische Wirkungen quantitativ zu erfassen („Effektmonitoring"). Die gezielte Anwendung und Interpretation laborchemischer Basisuntersuchungen sind von spezieller toxikologischer Analytik zu unterscheiden.

### 3.7.1 Basisdiagnostik – toxikologische Interpretation

Störungen des Elektrolyt- oder Glukosehaushalts sowie der Blutgerinnung und der Leber- und Nierenparameter können als Vergiftungszeichen durch eine Vielzahl stofflicher Noxen ausgelöst werden und auf zunächst nicht erkannte Ursachen hinweisen.

Von besonderer Bedeutung bei der Diagnostik von intensivmedizinisch zu behandelnden Vergiftungen ist die Untersuchung des Säure-Base-Haushalts: eine Vielzahl von Noxen kann eine metabolische Azidose verursachen.

Hinweise auf eine toxische Ursache einer Azidose kann zudem die Berechnung der osmotischen Lücke (OL) und der Anionenlücke (AL) geben (Übersicht).

> **Berechnung der osmotischen Lücke und der Anionenlücke**
>
> **Berechnung der osmotischen Lücke (OL):**
>
> OL = gemessene Osmolalität – errechnete Osmolalität (Normalbereich: unter 10 mOsmol/L)
>
> Errechnete Osmolalität: $2 \times (Na^+\text{-} + \text{Glukose-} + \text{Harnstoff-Konzentration, jeweils in mmol/L})$
>
> **Berechnung der Anionenlücke (AL):**
>
> $AL = Na^+ - (Cl^- + HCO_3^-)$ (Normalbereich: 3 – 16 mmol/L)
> ($HCO_3^-$ = Hydrogenkarbonatkonzentration in mmol/L)

Hilfreich ist ferner die Bestimmung der Cholinesterase, sofern eine Vergiftung mit einem Alkylphosphat- oder Carbamat-Insektizid oder einem Nervenkampfstoff vermutet wird oder ausgeschlossen werden soll.

### 3.7.2 Toxikologische Analytik

Unter toxikologischer Analytik werden alle Laborverfahren zusammengefasst, die spezifisch und ausschließlich für die Diagnostik eines Vergiftungsverdachtsfalls oder der Dokumentation des Verlaufs einer Vergiftung angewandt werden. Ganz überwiegend handelt es sich dabei um Verfahren zum Nachweis eines toxischen Stoffes in Blut (qualitativ oder quantitativ) oder Urin (sehr empfindlich, jedoch in der Regel nur qualitativ).

Die wichtigste und am häufigsten angewandte Methode der toxikologischen Analytik ist die Bestimmung der Blut(ethyl)alkoholkonzentration. Ebenfalls weit verbreitet und bei der Vergiftungsdiagnostik bedeutsam sind immunchemische Nachweise weiterer häufig gebrauchter Drogen wie Cannabis, Kokain, Amphetamine, aber auch von Opiaten, Barbituraten und Benzodiazepinen.

Bei der Interpretation dieser Drogenanalytik ist umfassender analytischer Sachverstand erforderlich, der in den technisch bedingten Limitierungen der angewandten immunchemischen Verfahren begründet ist und über den das direkt mit der Patientenbehandlung befasste medizinische Personal in der Regel **nicht** verfügt. Grundsätzlich sind die Ergebnisse immunchemischer Untersuchungen nur als diagnostischer Hinweis zu deuten. Ein positives Ergebnis im immunchemischen Test auf – beispielsweise – Benzodiazepine bedeutet nicht in jedem Fall, dass tatsächlich ein Benzodiazepin aufgenommen wurde und schon gar nicht, dass eine Benzodiazepin-Vergiftung vorliegt. Andererseits schließt ein negatives Testergebnis für Benzodiazepine eine Benzodiazepin-Vergiftung **nicht** sicher aus. Im Zweifelsfall sollte konsiliarisch eine Interpretationshilfe eingeholt werden (Laborpersonal oder Giftinformationszentrum).

▶ **Cave** Eine Entscheidung über eine Therapie, die ein schweres Komplikationsrisiko umfasst, sollte im Regelfall nicht allein auf Basis eines immunchemischen Testergebnisses getroffen werden.

Vergleichsweise verlässlich sind die immunchemischen Tests auf Knollenblätterpilztoxine (Amanitine) im Urin und (auch in Überdosis) auf viele Arzneimittelwirkstoffe, für die üblicherweise therapeutische Blutspiegelkontrollen durchgeführt werden (z. B. Antiepileptika). Diese Tests erlauben zudem eine quantitative Aussage und vermögen zwischen einer geringen oder therapeutischen Dosierung und einer Vergiftung zu unterscheiden.

Ein verlässlicher Nachweis der oben erwähnten Drogen und ein Nachweis seltener Noxen, unter denen niedermolekulare Glykole wie z. B. Ethylenglycol und andere toxische Alkohole wie z. B. Methanol die größte Bedeutung besitzen, kann derzeit nur mit aufwendigen chromatographischen Verfahren erbracht werden (qualitativ wie quantitativ). Dies ist nur in wenigen Speziallaboratorien möglich. Die Giftinformationszentren verfügen über Datenbanken, die parameterabhängig die Auswahl des am besten geeigneten Speziallabors ermöglichen.

Eine Sonderform der toxikologischen Laboruntersuchung ist die Systematische Toxikologische Analytik (STA), die auch als (umfassendes) toxikologisches Screening bezeichnet wird (Maurer 2012).

> **Toxikologisches Screening**
> Eine Systematische Toxikologische Analytik (STA) ermöglicht eine Suche nach toxischen Agenzien, ohne einen konkreten Stoff im Verdacht zu haben. Durch Einsatz eines (molekül-)massenselektiven Detektors nach chromatographischer Auftrennung eines Stoffgemischs in einer Urin- oder Serumprobe werden mehrere tausend Stoffe in einer Untersuchung erkannt und mit hoher analytischer Verlässlichkeit unterschieden.
>
> Die STA erfasst deutlich mehr als 90 % aller Noxen bei akuten Vergiftungsfällen und kann somit – bei geringer diagnostischer Restunsicherheit – als einzige Labormethode auch zum Ausschluss einer Vergiftung verwendet werden.

## 3.8 Risikobewertung/Vergiftungsdiagnose

Eine verlässliche Vergiftungsdiagnose kann erst nach Anamneseerhebung, Expositionsbewertung, klinischer Untersuchung und häufig nach einer Interpretation spezifischer Laborwerte durchgeführt werden. Die klinisch-toxikologische Risikobewertung führt die Daten zur Toxizität der aufgenommen Stoffe und zur Exposition (Dosis) im konkreten Fall zusammen und charakterisiert so das Vergiftungs- und Komplikationsrisiko. Bei der Zusammenschau der Befunde ist kritisch zu überprüfen, ob das klinische Bild mit der Anamnese und den Untersuchungsergebnissen zusammenpasst. Hierfür kann in vielen Fällen konsiliarischer Sachverstand eines Giftinformationszentrums notwendig sein. Bei Diskrepanzen zwischen erwartetem und tatsächlich vorliegendem klinischem Befund muss die initiale Risikobewertung kritisch hinterfragt werden. Weitere Noxen oder – bei lückenhafter Anamnese – gänzlich andere Ursachen für vorliegende Symptome müssen in diesen Fällen sorgfältig erwogen werden. Oft kann in einer solchen Situation die Indikation zu toxikologischer Analytik auch nachträglich gestellt werden.

> Die zusammenschauende klinisch-toxikologische Risikobewertung bildet die Grundlage aller Therapieentscheidungen, insbesondere zur spezifischen Therapie und zur Indikation und Dauer einer intensivmedizinischen Überwachung. Hierzu sind Kenntnisse zur Toxikokinetik der aufgenommenen Stoffe nötig.

## 4 Therapie

Neben den spezifischen Behandlungsverfahren spielen die Standardmethoden moderner Intensivmedizin in der Therapie von Vergiftungen eine bedeutsame Rolle. Auch viele Vergiftungen, bei denen bis heute keine spezifische Behandlung bekannt ist (kein Antidot verfügbar und keine Giftentfernungsmaßnahme wirksam, z. B. Colchicin-Vergiftung), haben heute unter symptomorientierter, intensivmedizinischer Behandlung eine deutlich bessere Prognose als noch vor 30 Jahren.

Prinzipiell besteht bei der Behandlung vergifteter Patienten ein Vergiftungsrisiko für das medizinischen Personal. Von praktischer Bedeutung ist das Kontaminationsrisiko allerdings nur bei sehr wenigen flüchtigen oder über die Haut oder die Augen wirkenden Noxen, z. B. Exposition gegenüber chemischen Kampfstoffen. Im Zweifelsfall kann auch hierzu ein Giftinformationszentrum befragt werden.

### 4.1 Erste-Hilfe-Maßnahmen

Eine Kontamination mit Gefährdung des Ersthelfenden besteht prinzipiell bei der Atemspende nach Ingestion flüchtiger Gifte sowie bei Aufnahme reizender oder ätzender Stoffe. Diesbezügliche Fallberichte sind rar, das Vergiftungsrisiko für den Helfenden kann in der Mehrzahl der Fälle als gering eingestuft werden.

### 4.2 Sicherung der Vitalfunktionen/Intensivüberwachung

Typischerweise entwickeln sich Symptome nach einer oralen, inhalativen oder dermalen Vergiftung mit oft mehrstündiger Latenz. Lebensbedrohliche Symptome wie Herzrhythmusstörungen oder Störungen der Atmungsregulation können auch aus einem Zustand völliger Beschwerdefreiheit auftreten. Eine intensivmedizinische Überwachung des Patienten muss sichergestellt werden, sofern die toxikologische Risikobewertung das Auftreten solcher Symptome möglich erscheinen lässt.

Bei manchen oralen Vergiftungen tritt eine Bewusstseinseinschränkung als führendes Symptom ein, ohne dass im typischen Fall eine bedrohliche Störung der Atmungsregulation auftritt (z. B. Benzodiazepinvergiftung, aber auch akute Ethanolvergiftung). In diesem Fällen hat sich die kontinuierliche Überwachung der arteriellen Sauerstoffsättigung bewährt.

### 4.3 Dekontamination – primäre Giftentfernung

Die Entfernung der toxischen Noxe von der Körperoberfläche oder aus dem Körper stellt ein bedeutsames spezifisches Therapieprinzip bei Vergiftungen dar, um die Vergiftungsschwere zu verringern oder die Dauer einer Vergiftung zu verkürzen. So plausibel dieses seit Jahrhunderten etablierte Behandlungsprinzip auch scheint, so dürftig sind die Beweise seiner Wirksamkeit.

Als „primäre Giftentfernung" bezeichnete man traditionell alle Maßnahmen, die die Absorption einer Noxe verhindern oder vermindern (sollen). Im engeren und üblichen Sinne wird der Begriff nur auf die Therapie oraler Vergiftungen bezogen. Unter dem Begriff „sekundäre Giftentfernung" wurden alle therapeutische Maßnahmen zusammengefasst, die eine Elimination beschleunigen (sollen).

Da es für die Begriffe „primäre Giftentfernung" und „sekundäre Giftentfernung" in der englischsprachigen Fachliteratur keine Entsprechungen gibt und (daher) ihre Bedeutung auch in der deutschsprachigen Fachsprache abnimmt, werden sie im Folgenden vermieden.

#### 4.3.1 Absorptionsverminderung bei oraler Exposition

Die längste Tradition unter den Maßnahmen zur Absorptionsverminderung hat das induzierte Erbrechen. Ein früher Bericht über die Anwendung ist aus dem 13. Jahrhundert überliefert (Lewin 1920). Im 20. Jahrhundert wurde die Magenspülung zur Standardbehandlungsmethode für die Mehrzahl akuter oraler Vergiftungen, sie hat jedoch heute ihre Bedeutung weitestgehend verloren. Auch die Gabe von Laxanzien und die anterograde Darmspülung sind traditionelle Behandlungsverfahren, die nur noch sehr selten eingesetzt werden. Hingegen hat in jüngerer Zeit die orale Gabe von **Aktivkohle** im Vergleich mit anderen Absorptionsminderungsmaßnahmen größere Bedeutung gewonnen. Die Entleerung des Magens oder des Dickdarms unter endoskopischer Kontrolle und die laparoskopische Giftentfernung bleiben seltenen Indikationen vorbehalten.

Die Indikation für absorptionsvermindernde Maßnahmen hat sich seit dem Ende der 1990er-Jahre stark gewandelt und orientiert sich heute an diesbezüglichen „position statements" maßgeblicher klinisch-toxikologischer Fachgesellschaften, die im Folgenden dargestellt werden (American Academy for Clinical Toxicology, European Association of Poisons Centres and Clinical Toxicologists 1997/2004/2013). Für keine der Maßnahmen zur Absorptionsverminderung wurde bei umfassender Literaturdurchsicht ein hinreichender klinischer Wirksamkeitsnachweis gefunden. Zudem ist jede der Behandlungsmaßnahmen mit z. T. lebensbedrohlichen Komplikationsrisiken behaftet. Keine dieser Maßnahmen gilt heute daher mehr als Routinebehandlungsverfahren. Über die Indikationsstellung muss in jedem Einzelfall nach kritischer Kriterienprüfung entschieden werden.

### Magenspülung

Die Magenspülung erfolgt durch orales Einführen und Vorschieben eines großlumigen Kunststoffschlauchs in den Magen und wiederholtes Einspülen und Ablaufenlassen von körperwarmem Wasser (500–1000 ml/Spülportion), bis die auslaufende Spülflüssigkeit keine festen Bestandteile oder Verfärbungen mehr enthält.

In experimentellen Untersuchungen wurde festgestellt, dass die Ausbeute einer Magenspülung im Verlauf der ersten Stunde nach Ingestion schnell abfällt. In mehreren kontrollierten klinischen Studien der 1990er-Jahre wurde zudem gezeigt, dass die Durchführung einer Magenspülung das Risiko für das Auftreten einer Aspirationspneumonie stark erhöht.

Außerdem betonen die klinisch-toxikologischen Fachgesellschaften hinsichtlich der Magenspülung, dass keine klinische Studie bisher zeigen konnte, dass hierdurch die Schwere einer Vergiftung, die Krankheitsdauer oder den Ausgang einer Vergiftung positiv beeinflusst werden kann, auch wenn sie frühzeitig durchgeführt wurde.

Die zahlreichen Komplikationen, die mit der Durchführung der Magenspülung verbunden sind, und ihre nicht unerheblichen Kontraindikationen rechtfertigen ihren Einsatz nicht als Routinemaßnahme. Ferner sollte sie nur von erfahrenem Personal durchgeführt werden, welches in Anbetracht ihrer beschränkten Anwendung häufig nicht verfügbar ist.

Eine Magenspülung sollte daher, falls erwogen, mit einem Giftinformationszentrum (siehe Tab. 4) besprochen werden.

### Magensonde

Toxische Flüssigkeiten können über eine Sonde schonend aus dem Magen abgesaugt werden. Zu diesem Verfahren liegen keine Bewertung von Nutzen und Risiken und keine Vergleiche mit anderen absorptionsvermindernden Maßnahmen vor. Toxikokinetische Untersuchungen lassen vermuten, dass Flüssigkeiten im Regelfall schneller aus Magen und Darm absorbiert werden als feste Stoffe.

Eine Giftentfernung über eine Magensonde muss daher als experimentelles Verfahren bewertet werden. Eine Anwendung ist allenfalls innerhalb von 60 min nach Ingestion einer Flüssigkeit plausibel.

### Oesophagogastroskopie

Manche Arzneimittel können, insbesondere nach Einnahme in Überdosis, im Magen verklumpen, sich so einem peristaltischen Weitertransport widersetzen und zu langanhaltender Nachabsorption führen. Dadurch kann die Vergiftung deutlich länger andauern, als nach der Eliminationshalbwertszeit des aufgenommenen Wirkstoffs zu erwarten wäre. Am häufigsten wird dieses Phänomen bei Carbamazepin und bei retardierten Psychopharmaka beobachtet. Um den Prozess der Nachabsorption zu unterbrechen, kann das verklumpte Material endoskopisch zerkleinert und entfernt werden.

Eine endoskopische Untersuchung kann zudem nach Ingestion ätzender Noxen durchgeführt werden, wobei auch bei dieser Methode nur zu einem frühen Zeitpunkt die Möglichkeit zur Minderung des lokalen Schadens und ggf. der Absorption besteht. Sinnvoll erscheint eine endoskopische Giftentfernung bei Ingestion hoher Dosen, wie sie typischerweise bei suizidaler Ingestion zu erwarten sind. Erst eine späte Ösophagogastroskopie (frühestens 6 h nach Ingestion) ermöglicht hingegen die medizinisch notwendige Beurteilung des vollständigen Ausmaßes der Schleimhautschädigung und des Perforationsrisikos. Sowohl durch die frühe als auch durch die spät durchgeführte Endoskopie kann das Risiko für eine Perforation der geschädigten Organwand erhöht werden; sie sollte daher durch sehr erfahrene Untersuchende erfolgen.

Kontrollierte Studien zur Anwendung endoskopischer Methoden liegen nicht vor.

### Induziertes Erbrechen

Das induzierte Erbrechen, meist ausgelöst durch die Gabe von Sirupus ipecacuanha (Ipecac, oral), aber auch durch Apomorphin (i. m.) oder Kochsalzlösung (oral), war bis fast zum Ende des 20. Jahrhundert eine Standardmethode zur Verminderung der Absorption nach oraler Aufnahme toxischer Stoffe, insbesondere im Kindesalter. Bei Ipecac-Gabe setzt das Erbrechen im zeitlichen Mittel nach 20 min ein und dauert durchschnittlich 60 min an.

Kontraindikationen dieser Maßnahme sind Vergiftungen mit rasch einsetzender Wirkung, die im Verlauf die Schutzreflexe beeinträchtigen, was bei einsetzendem Erbrechen das Aspirationsrisiko erhöht. Weitere Einschränkung ist die Aufnahme von schäumenden Substanzen, deren vorrangige Gefahr ebenfalls in der Aspiration liegt. Auch nach Aufnahme ätzender Produkte darf kein Erbrechen ausgelöst werden, da die Schleimhaut des Ösophagus empfindlicher als die Magenschleimhaut und diese durch Erbrechen doppelt exponiert würde. Im Anbetracht der zahlreichen Einschränkungen und Umstände, die das induzierte Erbrechen verbieten, gilt dieses Verfahren mittlerweile praktisch als obsolet.

### Einmalige Aktivkohlegabe

Die pharmakologischen Eigenschaften der medizinischen Kohle (Aktivkohle, Carbo medicinalis) wurden vielfach untersucht: Aktivkohle bindet viele organische und wenige anorganische Stoffe sehr effektiv. Bei Stoffen, die aufgrund vergleichsweise geringer Toxizität erst nach Ingestion von Dosen über 50 g Vergiftungen auslösen (wichtigstes Beispiel: Ethanol), ist die Gabe von Aktivkohle wegen ihrer begrenzten Bindungskapazität im Regelfall nicht effektiv. Die Gabe von Aktivkohle in üblicher therapeutischer Dosis (1 g/kg KG) ruft oft Erbrechen hervor, das eine Aspiration verursachen kann (selten bei erhaltenen Schutzreflexen).

Kohlegabe (Standarddosis: 0,5–1,0 g/kg KG in wässriger Suspension) gilt ebenfalls nur als indiziert nach oraler Aufnahme einer toxischen Giftdosis, wenn die Behandlung innerhalb von 60 min nach Ingestion durchgeführt werden kann und bekannt ist, dass die applizierte Kohle einen wesentlichen Anteil der ingestierten Giftdosis effektiv bindet. Als kontraindiziert gilt die Gabe von Aktivkohle bei eingeschränktem Bewusstsein – es sei denn, die Atemwege wurden durch Intubation hinreichend vor Aspiration geschützt. Nach Aufnahme ätzend wirkender Stoffe sollte ebenfalls auf eine Kohlegabe verzichtet werden, da diese Maßnahme eine nachfolgende endoskopische Diagnostik erschwert. Nach induziertem Erbrechen wird die Gabe von Aktivkohle nicht mehr als sinnvoll erachtet.

**Laxanzien und anterograde Darmspülung**
Ein Laxans als Zusatz zur Aktivkohle stellte über viele Jahre die Standardbehandlung oraler Vergiftung dar. Durch die Gabe des Laxans sollte die giftbeladene Aktivkohle schneller enteral ausgeschieden und eine durch Aktivkohle verursachte Obstipation vermieden werden. Wegen des Fehlens jeglichen Wirksamkeitsnachweises aus klinischen Studien gilt die Verwendung von Laxanzien zur Absorptionsverminderung heute als obsolet (zum Zusatz von Laxans bei wiederholter Kohlegabe zur Eliminationsbeschleunigung s. u.).

Eine zurückhaltende Bewertung gilt auch für die anterograde Darmspülung („whole bowel irrigation"), die besonders in Nordamerika früher oft zur Absorptionsverhinderung angewandt wurde.

### 4.3.2 Verminderung der Absorption und eines lokalen Schadens nach Augen- oder Hautexposition

Bei dermalem Kontakt mit einem toxischen Agens steigt die lokale Schädigung oder die absorbierte Dosis mit der Dauer der Einwirkung an. Es ist daher als plausibel anzusehen, dass eine frühzeitige Beendigung der Exposition das Ausmaß der Beschwerden reduziert.

Die Dekontamination von Haut und leicht zugänglichen Schleimhäuten, insbesondere der Augen, besitzt im Gegensatz zur Magen-Darm-Dekontamination auch heute noch eine große therapeutische Bedeutung, da das Komplikationsrisiko für diese Behandlung als sehr gering ist. Dieses günstige Nutzen-Risiko-Profil gilt auch für die frühzeitige Dekontamination durch Ersthelfende, die dazu telefonisch angewiesen werden können.

Begründet werden die im Folgenden beschriebenen Maßnahmen unter Verweis auf experimentelle Untersuchungen; klinische Daten aus kontrollierten Studien sind nicht verfügbar.

**Dekontamination der Haut**
Die Dekontamination der Haut wird durch die vollständige Entfernung von kontaminierter Kleidung eingeleitet. Anschließend wird der betroffene Hautbereich mit fließendem, möglichst körperwarmem Wasser gespült. An vielen Arbeitsplätzen, an denen mit gefährlichen Stoffen umgegangen wird, steht für die Spülung eine Notdusche bereit. Die Dauer der Spülung richtet sich nach der Art des Stoffes und der Dauer der Einwirkung auf die Haut. Zum Beispiel sollte nach mehrminütiger Einwirkung einer ätzenden Lauge mindestens 15 min gespült werden, um eine ausreichende Dekontamination zu erzielen.

Bei Hautkontamination mit lipophilen Agenzien, z. B. Phenol, kann die Spülung mit Wasser auch bei nur oberflächlichem Eindringen in die Haut nur wenig Schadstoff entfernen. In diesem Fällen scheint es plausibel, ein lipophiles, aber dennoch hautverträgliches Lösungsmittel zur Spülung zu verwenden. Traditionell wird für diesen Zweck Polyethylenglykol 400 (PEG-400) empfohlen. Auf augenscheinlich unverletzter Haut scheint auch eine Verwendung von handelsüblichem Speiseöl zu Spülung vertretbar zu sein, sofern PEG-400 nicht verfügbar ist.

Eine stoffspezifische und hochwirksame dermale Dekontamination bei Einwirkung von Flusssäure oder Lost-Kampfstoffen ist mit Kalziumgluconat bzw. Tosylchloramid-Natrium (Chloramin T) möglich.

**Dekontamination der Augen**
Sinngemäß gelten bei Augenexpositionen die gleichen Spülempfehlungen mit Wasser wie für die Haut beschrieben (oben). Die Dekontamination der Augen wird häufig durch einen Blepharospasmus erschwert, der erst nach lokaler oberflächlicher Anwendung eines Lokalanästhetikums durchbrochen werden kann.

Zurückhaltung kann bei der Augenkontamination mit Brandkalk (ätzend wirkendes Kalziumoxid) geboten sein, da bei blepharospasmusbedingtem ungenügendem Spülerfolg eine chemische Reaktion mit Wasser unter starker Wärmeentwicklung induziert werden kann, die das Auge zusätzlich schädigt.

### 4.3.3 Dekontamination nach inhalativer Exposition

Im Gegensatz zu den Verhältnissen bei oralem, Haut- oder Augen-Expositionspfad ist bei inhalativer Exposition eine Dekontamination nur eingeschränkt möglich.

Traditionell wird nach Inhalation einer größeren Dosis Babypuder bei ausgeprägter initialer Atemwegssymptomatik eine Bronchiallavage empfohlen, da in Einzelfällen eine deutliche Verbesserung des klinischen Zustandes erreicht werden konnte. Klinische Untersuchungen hierzu fehlen für diese heute sehr seltene Exposition.

## 4.4 Förderung der Elimination – sekundäre Giftentfernung

Nach Einführung der Hämodialyse in die Intensivmedizin Anfang der 1960er-Jahre entwickelte sich dieses Verfahren schnell zu einer wichtigen Methode der Vergiftungsbehandlung. Durch Hämodialyse kann eine absorbierte Noxe beschleunigt aus der Blutbahn eliminiert werden. Eine Indikation zur Hämodialyse wurde in den 1980er-Jahren bei bis zu 140 verschiedenen Vergiftungen gesehen.

Weitere intensivmedizinische Methoden zur Beschleunigung der Giftelimination kamen während der folgenden Jahrzehnte hinzu, von denen der Hämoperfusion seit den 1970er-Jahren eine besondere therapeutischen Bedeutung zugedacht wurde (Jaeger 2004). Weniger invasive Methoden zur Beschleunigung der Elimination stellen die kontrollierte Hyperventilation, die forcierte Diurese, die Urinalkalisierung, die Urinansäuerung und die wiederholte Gabe von Aktivkohle dar.

Eine große Zahl von Fallberichten und Fallserien wurde dokumentiert, in den meisten Fällen jedoch, ohne dass der Nutzen der Behandlungen für die Patienten hinsichtlich des Verlaufs der Vergiftung systematisch dokumentiert wurde. Übersichtsarbeiten jüngeren Datums, in denen diese Aspekte methodenspezifisch untersucht wurden, führten zu einem erheblich eingeschränkten Indikationsspektrum (Jaeger 2004). Dieses soll im Folgenden, aufsteigend sortiert nach dem Ausmaß der Invasivität der Methodik, erläutert werden.

### 4.4.1 Urinalkalisierung
Die Alkalisierung des Urins ist ein vergleichsweise verträgliches und einfach anzuwendendes Verfahren zur Eliminationsbeschleunigung schwacher Säuren. Durch intravenöse Gabe von Natriumhydrogenkarbonat wird eine leichte „metabolische" Alkalose induziert, die der Körper durch vermehrte renale Elimination basischer Stoffe kompensiert: Im alkalisch eingestellten Primärurin (Glomerulumfiltrat, pH-Wert 7,5–9,0) liegen schwach saure Agenzien überwiegend in Form ihrer hydrophilen Säureanionen vor und werden in dieser Form praktisch nicht rückabsorbiert.

Klinische Untersuchungsergebnisse deuten darauf hin, dass die Urinalkalisierung bei Aufnahme toxischer Dosen von Salicylaten, Barbituraten, Herbizidwirkstoffen vom Chlorphenoxykarbonsäure-Typ, Fluoriden, Methotrexat, Diflunisal und Chlorpropamid wirksam ist. Zudem wird eine Urinalkalisierung oft bei toxisch induzierter Rhabdomyolyse durchgeführt (nur bei saurem Urin-pH-Wert, pH nur bis auf 7 anheben).

### 4.4.2 Urinansäuerung
In Analogie zur besser untersuchten Alkalisierung des Urin stellt auch das Ansäuern des Urins ein verträgliches und einfach anwendbares Verfahren dar und wird gelegentlich angewandt, um die Elimination schwacher Basen zu beschleunigen : Durch intravenöse Gabe von z. B. Methionin. Argininhydrochlorid oder anderer Säuren wird eine leichte metabolische Azidose induziert, die der Körper durch vermehrte renale Elimination saurer Stoffe kompensiert: Im sauer eingestellten Primärurin (pH-Wert 4–5) liegen schwach alkalische Agenzien überwiegend in Form ihrer hydrophilen Ammoniumkationen vor und werden in dieser Form praktisch nicht rückabsorbiert.

Das Verfahren ist pharmakologisch plausibel, seine klinische Bedeutung ist jedoch nicht evaluiert, systematische Untersuchungen zur Wirksamkeit fehlen.

### 4.4.3 Forcierte Diurese
Ziel der forcierten Diurese ist eine Steigerung der Ausscheidung renal eliminierter toxischer Stoffe durch Steigerung des Harnvolumens. Dies wird durch eine intravenöse Zufuhr großer Volumina von Kristalloidlösungen, ggf. in Kombination mit Diuretika, erreicht. Durch Zugabe von Natriumhydrogenkarbonat oder Argininhydrochlorid kann zusätzlich eine Alkalisierung bzw. Ansäuerung erreicht werden (s. oben). Bei Durchführung der forcierten Diurese besteht das Risiko einer Überwasserung mit Elektrolytentgleisung, insbesondere bei eingeschränkter Nierenfunktion. Eine engmaschige Elektrolytkontrolle ist daher erforderlich.

Die Wirksamkeit der forcierten Diurese zur Eliminationsbeschleunigung bei Vergiftungen konnte in klinischen Studien nicht nachgewiesen werden. Gleichsam konnte eine Überlegenheit der forcierten alkalischen Diurese gegenüber der Urinalkalisierung **ohne** Volumenbelastung ausschließlich für Chlorphenoxykarbonsäuren nachgewiesen werden. Für alle anderen Vergiftungen gelten alle Diureseverfahren wegen des vergleichsweise ungünstigen Nutzen-Risiko-Verhältnisses heute als kontraindiziert.

### 4.4.4 Wiederholte Aktivkohlegabe
Neben der Anwendung zur Absorptionsverminderung (s. oben) wird die orale Gabe von Aktivkohle in wässriger Suspension bei einer kleinen Zahl von Stoffen eingesetzt, um die Elimination zu beschleunigen. Dazu wird die Kohle 2-stündlich in einer Dosis von 500 mg/kg KG oral verabreicht. Bei der 1. Dosis wird bei erwachsenen Patienten der Suspension ein Laxans, z. B. Natriumsulfat, zugesetzt, um eine Obstipation zu vermeiden. Der Wirkmechanismus besteht in der Elimination der Stoffe durch Rückdiffusion in den Darm entlang eines Konzentrationsgefälles, das durch die niedrige

freie Konzentration des Stoffes in der Umgebung der Kohle erzeugt wird.

Die wiederholte Gabe von Aktivkohle gilt nach aktueller Datenlage klinischer Studien als indiziert nach Aufnahme toxischer Dosen von Carbamazepin, Phenobarbital, Dapson, Chinin und Theophyllin. Bei diesen Vergiftungen hat die wiederholte Kohlegabe hinsichtlich der Beschleunigung der Elimination eine ähnliche Wirksamkeit wie eine Hämoperfusion.

▶ **Cave** Kontraindiziert ist die wiederholte Kohlegabe bei gestörten Schutzreflexen der Atemwege sowie bei Darmobstruktion.

### 4.4.5 Kontrollierte Hyperventilation

Die Verteildauer von Stoffen im Körper, insbesondere von leichtflüchtigen organischen Lösungsmitteln, die wegen ihres hohen Dampfdrucks bei Körpertemperatur zu einem erheblichen Anteil abgeatmet werden, kann durch eine kontrollierte Hyperventilation unter vermindertem Sauerstoffpartialdruck in der Inspirationsluft verkürzt werden.

Klinische Studien zu dieser nur selten indizierten Behandlung liegen nicht vor. Viele organische Lösemittel lösen mitunter lebensbedrohliche Herzrhythmusstörungen aus. Da die kontrollierte Hyperventilation mit erhöhtem Sympathotonus einhergehen kann, der das Auftreten von Herzrhythmusstörungen begünstigt, wird die Anwendung meist kritisch bewertet.

### 4.4.6 Hämodialyse

Viele Fremdstoffe sind dialysierbar, die Wirksamkeit einer Hämodialyse zur wirksamen Beschleunigung der Elimination ist jedoch nur für wenige Stoffe überzeugend gesichert. Als kontraindiziert gilt die Hämodialyse heute bei allen Vergiftungen mit Stoffen, die ein hohes virtuelles Verteilungsvolumen besitzen (wie die meisten Psychopharmaka).

Die Hämodialyse stellt zudem ein invasives Behandlungsverfahren dar, das den Körper erheblich belastet (Blutungsrisiko nach Heparinisierung, Verbrauchskoagulopathie, arterielle Hypotonie, Infektionsrisiko). Die Indikation zur Dialyse zum Zweck der Eliminationsbeschleunigung sollte daher selbst bei gesicherter toxikokinetischer Wirksamkeit nur zurückhaltend gestellt werden (Beispiel: sehr selten indiziert bei akuter Ethylalkoholvergiftung).

Auch heute noch unzweifelhaften Stellenwert hat die Hämodialyse bei der Vergiftung mit Lithiumsalzen und mit Salicylaten sowie bei schweren Vergiftungen mit „toxischen" Alkoholen. Für die Behandlung der Methanol- und Ethylenglykolvergiftung, für die die Hämodialyse über Jahrzehnte als Standardbehandlungsmethode galt, steht mit Fomepizol heute ein gut wirksames Antidot zur Verfügung. Eine Dialyse gilt bei diesen Vergiftungen nur noch als indiziert, wenn Fomepizol nicht verfügbar ist oder die medizinische Behandlung erst begonnen werden kann, nachdem bereits toxische Mengen von Methanol- oder Glykolmetaboliten im Stoffwechsel gebildet wurden.

### 4.4.7 Hämoperfusion

Im Gegensatz zur Hämodialyse kann mit Hämoperfusion die Elimination auch solcher Stoffe beschleunigt werden, die zu einem hohen Anteil plasmaproteingebunden vorliegen. Auch die Hämoperfusion ist ein invasives Behandlungsverfahren, das den Kreislauf und das Gerinnungssystem erheblich belastet (Blutungsrisiko nach Heparinisierung, Leukozytopenie, Thrombozytopenie, Verbrauchskoagulopathie, arterielle Hypotonie, Infektionsrisiko).

Prinzipiell gilt die Wirksamkeit der Hämoperfusion bei schweren Vergiftungen mit Barbituraten (in Ergänzung zur Urinalkalisierung), Carbamazepin und Theophyllin als gesichert. Kontraindiziert ist die Hämoperfusion z. B. bei Knollenblätterpilz- und Paraquatvergiftung sowie in gleicher Weise wie die Hämodialyse bei allen Vergiftungen mit Stoffen, die ein hohes virtuelles Verteilungsvolumen besitzen.

Die noch junge Erkenntnis der letzten Jahre, dass die weniger invasive, wiederholte orale Gabe von Aktivkohle in ihrem Wirksamkeitsspektrum und ihrer Effektivität der Hämoperfusion nicht nachzustehen scheint, lässt eine Hämoperfusion möglicherweise zukünftig nur noch dann als indiziert erscheinen, wenn eine wiederholte Kohlegabe indiziert, aber nicht durchführbar wäre.

## 4.5 Antidottherapie

Die Gabe eines Antidots gilt von je her als die wichtigste spezifische Behandlung einer Vergiftung. Die Vorstellung, die Wirkung eines Giftes durch ein Gegengift schnell und vollständig aufheben zu können, faszinierte die Menschheit seit mehr als 2000 Jahren (Valle et al. 2009). Antidote, die in ihrer Wirkung diesem Idealbild entsprechen, gibt es heute für wenige Vergiftungen.

Der modernen Intensivmedizin steht nur eine gut überschaubare Zahl von Arzneimitteln als Antidote zur Verfügung. Bei weitem nicht jede Vergiftung lässt sich mit einem verfügbaren Antidot behandeln, wobei eine Abschätzung des Anteils der mit Antidoten behandelbaren Vergiftungen von der Antidotdefinition abhängt.

Fasst man im weiten Sinne alle bei Vergiftungen symptomorientiert wirkenden Arzneimittel wie etwa Benzo-diazepine, Sympathotonika (z. B. Clonidin), Natriumhydrogenkarbonat (zur Alkalisierung von Blut und Urin), Atropin oder Sauerstoff (zur Verdrängung von Kohlenmonoxid) unter den Antidotbegriff, so kann die Mehrzahl der Vergiftungen mit Antidoten behandelt werden. Beschränkt man den Begriff auf

**Tab. 3** Antidota zur Behandlung von Vergiftungen und Empfehlung zu ihrer Bevorratung in Notarztkoffer, Klinik oder Klinikverbund. (Empfehlung des Giftinformationszentrums-Nord)

| Antidot | Toxische Agenzien (Beispiele) | Notarzt | Klinik | Klinikverbund |
|---|---|---|---|---|
| Acetylcystein | Paracetamol | | + | |
| Aktivkohle | Diverse | + | + | |
| Atropin (100 mg) | Alkylphosphate, Methylcarbamate | + | + | |
| Beclometasondipropionat | Reizgase | + | + | |
| Biperiden | Neuroleptika | | + | |
| Botulinum-Antitoxin | Botulinumtoxin | | | + |
| Kalziumglukonat | Flusssäure | (+) | + | |
| Dantrolen | Inhalationsnarkotika (maligne Hyperthermie) | | + | |
| Deferoxamin | Eisensalze | | + | |
| Diazepam | Chloroquin | + | + | |
| Digitalisantitoxin F$_{ab}$ (Digitalisantidot) | Digoxin, Digitoxin | | + | |
| Dimethylaminophenol (4-DMAP) | Blausäure, Zyanide | + | + | |
| Dimercaptopropansulfonsäure (DMPS) | Quecksilber | | + | |
| Eisen(III)-hexacyanoferrat(II) | Thallium | | | + |
| Flumazenil | Benzodiazepine | + | + | |
| Folinsäure | Methotrexat | | + | |
| Folsäure | Methanol, Formiat | | + | |
| Fomepizol | Methanol, Ethylenglycol | | + | + |
| Glucagon | Betablocker | | + | |
| Hydroxocobalamin | Blausäure, Zyanide | (+) | (+) | |
| Kreuzotterantitoxin oder -antiserum | Kreuzotter-Venin | | | + |
| Levocarnitin | Valproat | | + | |
| Magnesiumsulfat | Terfenadin, Aconitin | + | + | |
| Naloxon | Opioide | + | + | |
| Natriumsulfat | Bariumsalze | | + | |
| Natriumthiosulfat | Blausäure, Zyanide | (+) | + | |
| Obidoxim | Alkylphosphate | (+) | + | |
| Physostigmin | Scopolamin | + | + | |
| Phytomenadion | Antikoagulanzien | | + | |
| Polyethylenglycol-400 | Phenole (dermal) | (+) | + | |
| Protamin | Heparin | | + | |
| Pyridoxin | Isoniazid | | + | |
| Sauerstoff | Kohlenmonoxid | + | + | |
| Silibinin | Amanitine | | | + |
| Simethicon | Schaumbildner | + | + | |
| Toloniumchlorid | Methämoglobinbildner | + | + | |
| Tosylchloramid-Natrium (Chloramin T) | Lost-Kampfstoffe | | | + |
| Tranexamsäure | Fibrinolytika | (+) | + | |

Arzneimittel, die ausschließlich zur Behandlung einer spezifischen Vergiftung angewandt werden (z. B. Digitalis-Antitoxin oder Naloxon), so kann nur ein geringer Teil aller Vergiftungen als antidotbehandelbar gelten.

Zurzeit sind knapp 40 zugelassene Arzneimittel als Antidote (im weiteren Sinne) zur Vergiftungsbehandlung in Deutschland verfügbar. In Tab. 3 werden diese Arzneimittel zusammen mit Beispielindikationen aufgelistet. Ferner ist in dieser Tabelle angegeben, welche Antidote für den Notarzt, in jeder Klinik, die Vergiftungen behandelt, oder in einem Klinikverbund vorrätig gehalten werden sollten.

## 5 Rolle der Giftinformationszentren

Rund 80 staatliche Giftinformationszentren (GIZ, Giftnotrufe) wurden seit Mitte des letzten Jahrhunderts in Europa eingerichtet. In den deutschsprachigen Ländern sind neun GIZ rund um die Uhr mit toxikologisch qualifizierten Ärztinnen und Ärzten besetzt (Tab. 4).

Wesentlicher Inhalt der Giftnotrufberatung ist die toxikologische Risikobewertung des Einzelfalls als Beitrag zur Diagnostik und daraus abgeleitet Empfehlungen zur

**Tab. 4** Giftinformationszentren in Deutschland, Österreich und der Schweiz

| GIZ | geographische Zuständigkeit | Telefon |
|---|---|---|
| Berlin | BE, BB | 030/19 240 |
| München | BY | 089/19 240 |
| Göttingen | HB, HH, NI, SH | 0551/38 31 80 (Fachpersonal) 0551/19 240 |
| Bonn | NW | 0228/19 240 |
| Mainz | RP, HE, SL | 06131/19 240 |
| Erfurt | TH, SN, ST, MV | 0761/730 730 |
| Freiburg | BW | 0761/19 240 |
| Wien | Österreich | +43 1 406 43 43 |
| Zürich | Schweiz | +41 44 251 51 51 |

bestmöglichen medizinischen Behandlung nach dem aktuellen Stand der Wissenschaft. Oft werden die GIZ sehr früh nach einem Expositionsereignis von Betroffenen selbst oder von Begleitpersonen kontaktiert. Dadurch können Ersthelfende sinnvoll angeleitet und auf diese Weise Fehlverhalten mit Komplikationen (Sekundärprävention) und viele unnötige medizinischen Behandlungen vermieden werden

Alle Beratungsfälle werden in den GIZ dokumentiert, einschließlich der die Vergiftung auslösenden Noxen (Produkte). In einem Teil der Fälle werden der weitere klinische Verlauf und der Ausgang der Vergiftung verfolgt und ebenfalls dokumentiert. Dieser Datenbestand an Humankasuistiken wird zur Verbesserung der Beratungsgrundlagen fortlaufend ausgewertet. Dabei werden zur schnelleren Bewertung der Humantoxizität neuer Wirkstoffe, Produkttypen oder sehr seltener Noxen oft die Falldaten mehrerer GIZ zusammengeführt. Die Falldokumentation der GIZ wird zudem in steigendem Maße genutzt, um neu auftretende Vergiftungsrisiken oder Trendentwicklungen frühzeitig zu erkennen und zu verifizieren (auf Veranlassung von oder in Zusammenarbeit mit verschiedenen Überwachungsbehörden).

## Literatur

American Academy for Clinical Toxicology, European Association of Poisons Centres and Clinical Toxicologists (1997/2004/2013) The AACT/EAPCCT Position Statements on Gastrointestinal Decontamination. J Toxicol Clin Toxicol 35 (7): 695–762 (1997); J Toxicol Clin Toxicol 43 (2004); Clin Toxicol 51 (3): 134–146 (2013)

Jaeger A (2004) Changes in the approaches to drug elimination in poisoning over the last 40 years. J Toxicol Clin Toxicol 42(4): 412–414

Lewin L (1920) Giftentfernung bei der Behandlung Albrecht I. von Habsburg (1255–1308); zit. nach Lewin L: Gifte in der Weltgeschichte. Springer, Berlin, S 49

Maurer HH (2012) How can analytical diagnostics in clinical toxicology be successfully performed today? Ther Drug Monit 34(5):561–564

Persson HE, Sjöberg GK, Haines JA, de Pronczuk GJ (1998) Poisoning severity score. Grading of acute poisoning. J Toxicol Clin Toxicol 36(3):205–213

Valle G et al (2009) Mithridates VI Eupator, Father of empirical toxicology. Clin Toxicol 47:433

# Teil XVII

# Pädiatrische Intensivmedizin

# Intensivmedizin bei Früh- und Neugeborenen

**100**

Johannes Wirbelauer und Christian P. Speer

## Inhalt

| | | |
|---|---|---|
| **1** | **Reanimation Früh- und Neugeborener** | 1690 |
| 1.1 | Temperaturregulation des Neugeborenen und Schutz vor Unterkühlung | 1691 |
| 1.2 | Maßnahmen der Neugeborenenreanimation | 1693 |
| **2** | **Perinatale Schäden und ihre Folgen** | 1696 |
| 2.1 | Asphyxie | 1696 |
| 2.2 | Hypoxisch-ischämische Enzephalopathie (HIE) | 1698 |
| **3** | **Das Frühgeborene** | 1698 |
| 3.1 | Grundlagen | 1698 |
| 3.2 | Prognose | 1699 |
| 3.3 | Prävention | 1699 |
| 3.4 | Atemnotsyndrom Frühgeborener | 1700 |
| 3.5 | Persistierender Ductus arteriosus Botalli (PDA) | 1702 |
| 3.6 | Chronische Lungenkrankheit oder bronchopulmonale Dysplasie (BPD) | 1703 |
| 3.7 | Retinopathia praematurorum (ROP) | 1705 |
| 3.8 | Hirnblutungen des Frühgeborenen | 1706 |
| 3.9 | Periventrikuläre Leukomalazie (PVL) | 1709 |
| 3.10 | Frühgeborenenapnoe | 1709 |
| 3.11 | Grundzüge der mechanischen Beatmung bei Neugeborenen | 1711 |
| **4** | **Lungenerkrankungen des Neugeborenen** | 1713 |
| 4.1 | Transitorische Tachypnoe | 1713 |
| 4.2 | Mekoniumaspirationssyndrom (MAS) | 1714 |
| 4.3 | Pneumothorax | 1715 |
| 4.4 | Lobäres Emphysem | 1716 |
| 4.5 | Lungenhypoplasie | 1716 |
| 4.6 | Zwerchfellhernie (Enterothorax) | 1717 |
| 4.7 | Neonatale Pneumonien | 1718 |
| 4.8 | Persistierende pulmonale Hypertonie des Neugeborenen früher: persistierende fetale Zirkulation | 1718 |
| 4.9 | Lungenblutung | 1720 |
| 4.10 | Chylothorax | 1720 |
| 4.11 | Obstruktion der oberen Atemwege | 1720 |
| **5** | **Bluterkrankungen** | 1721 |
| 5.1 | Fetale Erythropoese | 1721 |
| 5.2 | Neonatale Anämie | 1721 |
| 5.3 | Polyzythämie, Hyperviskositätssyndrom | 1722 |
| 5.4 | Pathologische Hyperbilirubinämie | 1723 |
| 5.5 | AB0-Erythroblastose | 1723 |
| 5.6 | Rh-Erythroblastose | 1724 |
| 5.7 | Kernikterus, Bilirubinenzephalopathie | 1725 |

J. Wirbelauer (✉) · C. P. Speer
Kinderklinik und Poliklinik, Universitätsklinikum Würzburg,
Würzburg, Deutschland
E-Mail: wirbelauer_j@ukw.de; speer_c@ukw.de

| | | |
|---|---|---|
| 5.8 | Weitere hämolytische Erkrankungen | 1726 |
| 5.9 | Neonatale Thrombozytopenie | 1726 |
| 5.10 | Koagulopathien | 1727 |
| **6** | **Fehlbildungen und Erkrankungen des Magen-Darm-Trakts** | **1727** |
| 6.1 | Ösophagusatresie | 1727 |
| 6.2 | Intestinale Obstruktionen | 1728 |
| 6.3 | Bauchwanddefekte | 1730 |
| 6.4 | Nekrotisierende Enterokolitis (NEC) | 1730 |
| **7** | **Neugeborenenkrämpfe** | **1732** |
| 7.1 | Klinik | 1732 |
| 7.2 | Ätiologie und Diagnostik | 1733 |
| 7.3 | Therapie | 1733 |
| **8** | **Sepsis des Früh- und Neugeborenen** | **1733** |
| 8.1 | Verlaufsform der Sepsis | 1733 |
| 8.2 | Klinik | 1734 |
| 8.3 | Diagnostik | 1734 |
| 8.4 | Differenzialdiagnose | 1734 |
| 8.5 | Therapie | 1735 |
| 8.6 | Meningitis | 1735 |
| **9** | **Metabolische Störungen** | **1735** |
| 9.1 | Hypoglykämie | 1735 |
| 9.2 | Hyperglykämie | 1736 |
| 9.3 | Hypokalzämie | 1737 |
| 9.4 | Hyponatriämie | 1737 |
| 9.5 | Hypernatriämie | 1738 |
| 9.6 | Hyperkaliämie | 1738 |
| 9.7 | Hypokaliämie | 1739 |
| **10** | **Analgesie bei Früh- und Neugeborenen** | **1739** |
| 10.1 | Beurteilung der Schmerzintensität bei Neugeborenen | 1739 |
| 10.2 | Analgetische Therapie für wenig schmerzhafte diagnostische und therapeutische Eingriffe bei Neugeborenen | 1739 |
| 10.3 | Schmerztherapie bei kleinen operativen Eingriffen | 1740 |
| 10.4 | Indikationen für Opioidanalgetika (Morphin und Fentanyl) in der Neonatologie | 1740 |
| | Literatur | 1741 |

# 1 Reanimation Früh- und Neugeborener

**Voraussetzungen für die Durchführung einer Reanimation**

Die meisten Neugeborenen durchlaufen eine unproblematische kardiorespiratorische Adaptation. Bei ca. 10 % der Kinder können allerdings mehr oder weniger intensive Reanimationsmaßnahmen erforderlich sein. Ungefähr 2/3 dieser Patienten lassen sich aufgrund definierter Risiken in enger Kommunikation zwischen Geburtshelfer und Neonatologe bereits vor der Geburt identifizieren, bei 1/3 der Neugeborenen tritt die Reanimationssituation völlig unerwartet auf.

Diese Tatsache unterstreicht die Notwendigkeit, dass die essenziellen Wiederbelebungsmaßnahmen zu jeder Zeit differenziert und kompetent durch ein geschultes neonatologisches Reanimationsteam durchgeführt werden können. Weitere Voraussetzungen sind eine optimale Information über maternale und fetale Risiken sowie eine gezielte Vorbereitung auf die spezielle Reanimationssituation (Speer 2014, 2021).

▶ Sind die personellen, organisatorischen und apparativen Möglichkeiten in einer Geburtsklinik nicht vorhanden, um ein Frühgeborenes oder Risikoneugeborenes optimal zu versorgen, so muss die Mutter – wenn immer medizinisch vertretbar – in ein Perinatalzentrum verlegt werden. Dieses medizinisch gut begründete Postulat ist inzwischen durch den gemeinsamen Bundesausschuss verbindlich festgelegt.

Der präpartale Transport von Schwangeren und damit die pränatale Verlegung von Risikofrüh- und Neugeborenen in ein Perinatalzentrum Level 1 ist bei folgenden Störungen obligat:

- Frühgeborene mit einem Gestationsalter < 29 + 0 Wochen (geschätztes Gewicht < 1250 g).
- Höhergradige Mehrlinge (> 2) < 33 + 0 Gestationswochen.
- Alle pränatal diagnostizierten Erkrankungen, bei denen nach der Geburt eine unmittelbare Notfallversorgung

erforderlich ist. Dies betrifft Erkrankungen der Mutter mit fetaler Gefährdung sowie angeborene Fehlbildungen.

### Postnatale Beurteilung
#### Apgar-Schema

Für die postnatale Beurteilung reifer Neugeborener hat sich das Apgar-Schema bewährt (Tab. 1). Frühgeborene lassen sich aufgrund des vom Gestationsalter abhängigen Muskeltonus und der Reflexerregbarkeit allerdings nicht adäquat beurteilen. Eine allzu schematische Erfassung der einzelnen Apgar-Kriterien bei der Erstversorgung eines deprimierten reifen Neugeborenen birgt darüber hinaus die Gefahr, dass die Wiederbelebungsmaßnahmen nur verzögert einsetzen (Maier und Obladen 2017; German Resuscitation Council 2021).

*Säure-Basen-Status* Die Bestimmung des Säure-Basen-Status aus dem Blut der Nabelschnurgefäße ist als ein fester Bestandteil und eine wesentliche Ergänzung der kindlichen Zustandsbeurteilung anzusehen. Interferenzen durch Störungen des maternalen Säure-Basen-Status müssen ausgeschlossen werden. Diese nur mit einer zeitlichen Latenz verfügbare Diagnostik ist jedoch für die initialen therapeutischen Entscheidungen in der Regel nicht relevant.

## 1.1 Temperaturregulation des Neugeborenen und Schutz vor Unterkühlung

Die Geburt bedeutet für das Neugeborene eine akut einsetzende Kältebelastung: Die Umgebungstemperatur liegt 15–20 °C unter der Körpertemperatur und damit treten ungesteuerte Wärmeverluste durch Strahlung (kühle Raumwände), Konvektion (kühle, bewegte Luft) und Verdunstung (Fruchtwasser auf der Haut) auf.

### 1.1.1 Temperaturregulation des reifen Neugeborenen

Als Gegenregulation auf die postnatale Kälteeinwirkung verringert das reife Neugeborene die Wärmeverluste an der Körperoberfläche durch Vasokonstriktion der Hautgefäße und steigert seine endogene Wärmeproduktion. Die Wärmeproduktion erfolgt im braunen Fettgewebe, das nur Neugeborene besitzen. Das braune Fettgewebe liegt zwischen den Schulterblättern, hinter dem Herzen und um die großen Blutgefäße, damit die dort produzierte Wärme rasch im Körper verteilt werden kann (Speer 2019).

Die Braunfärbung des Gewebes entsteht durch den hohen Anteil an Mitochondrien. Die dort stattfindende Fettoxidation ist durch das sog. „uncoupling protein" von der Atmungskette abgekoppelt, damit die Energie ausschließlich in Form von Wärme frei wird. Durch die Aktivierung des braunen Fettgewebes kann das reife Neugeborene seine Wärmeproduktion von 23 auf 45 cal/kg KG/min steigern.

Trotzdem übertreffen die Wärmeverluste eines unbekleideten reifen Neugeborenen bei Raumtemperatur seine Wärmeproduktion (Abb. 1). Ohne wärmeschützende Maßnahmen kann ein Abfall der Körpertemperatur um > 1,5 °C in der 1. Lebensstunde beobachtet werden. Asphyktische reife Neugeborene haben eine verringerte Fähigkeit zur Wärmeproduktion.

### 1.1.2 Temperaturregulation des Frühgeborenen

Beim Frühgeborenen ist das Risiko einer Unterkühlung sehr viel größer als beim Reifgeborenen und die Wärmeverluste übersteigen die Wärmeproduktion bei weitem (Abb. 2). Dies hat folgende Ursachen:

- 5-mal größere Körperoberfläche im Verhältnis zur Körpermasse als beim Erwachsenen,
- kein subkutanes Fettgewebe,
- kaum braunes Fettgewebe,
- hohe Wasserdurchlässigkeit der Haut und damit hoher transkutaner Wasser- und Wärmeverlust.

Aufgrund seiner minimalen Fähigkeit zur Gegenregulation verhält sich das sehr unreife Frühgeborene wie ein wechselwarmer Organismus.

### 1.1.3 Schutz vor Unterkühlung

Akute Hypothermie beeinträchtigt eine Vielzahl von Organfunktionen (Tab. 2). Sie muss deshalb bei der Erstversorgung von Neu- und Frühgeborenen vermieden werden.

Von einer induzierten Hypothermie zur Neuroprotektion nach Asphyxie scheint ein Teil der Neugeborenen mit moderaten Symptomen der hypoxisch-ischämischen Enzephalopathie zu profitieren. Ebenfalls vermieden werden sollte eine akzidentelle Hyperthermie bei der Erstversorgung von

**Tab. 1** Apgar-Schema zur Beurteilung der postnatalen Adaptation

| Apgar-Kriterium | 0 Punkte | 1 Punkt | 2 Punkte |
| --- | --- | --- | --- |
| Aussehen | Blass oder zyanotisch | Stamm rosig, Akrozyanose | Ganz rosig |
| Puls (Herzfrequenz) | Kein/e | < 100/min | > 100/min |
| Gesichtsmimik bei Stimulation | Keine | Grimassieren | Schreien |
| Aktivität | Schlaff | Geringe Extremitätenflexion | Kräftig, aktiv |
| Respiration | Keine | Langsam, unregelmäßig | Regelmäßig, kräftig |

**Auswertung**: 8–10 Punkte = gut, 5–7 Punkte = beeinträchtigt, 0–4 Punkte = schwer beeinträchtigt.
Ein vitales und lebensfrisches Neugeborenes weist Apgar-Werte von ≥ 8 in der 1. Lebensminute und ≥ 9 nach 5 min und 10 min auf.

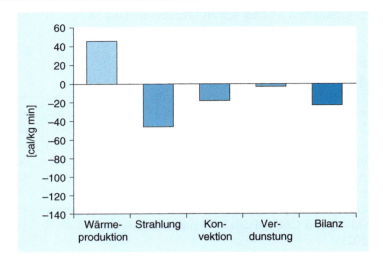

**Abb. 1** Wärmebilanz eines reifen unbekleideten Neugeborenen bei Zimmertemperatur

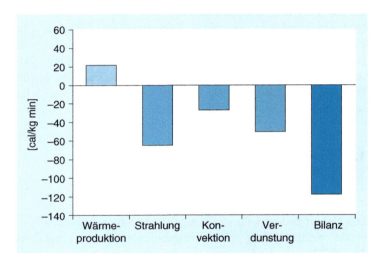

**Abb. 2** Wärmebilanz eines unbekleideten Frühgeborenen von 1000 g Geburtsgewicht bei Zimmertemperatur

**Tab. 2** Symptome der akuten Hypothermie beim Neugeborenen

| Rektaltemperatur | Symptome |
|---|---|
| 31–35 °C | Zunahme des $O_2$-Verbrauchs, Vasokonstriktion, Akrozyanose, Tachykardie |
| 29–31 °C | Abnahme des $O_2$-Verbrauchs, Azidose oder Alkalose, Ödeme, Bradykardie, arterielle Hypotonie, Lethargie, Trinkschwäche |
| 25–29 °C | Bradykardie, Asystolie, Herzrhythmusstörungen, Vasodilatation in der Haut, Ödeme, Koma, Apnoe |

Neugeborenen. Die Aufrechterhaltung einer normalen Körpertemperatur spielt auch in der weiteren Therapie von Neugeborenen eine entscheidende Rolle.

### 1.1.4 Wärmeschutz bei reifen, gesunden Neugeborenen

Beim reifen gesunden Neugeborenen genügen einfache Maßnahmen zum Schutz vor Unterkühlung: Das Neugeborene wird gut abgetrocknet, und die nassen Tücher werden entfernt. Danach kann das gesunde Reifgeborene in direkten Hautkontakt auf die Brust der Mutter gelegt und mit einem trockenen Tuch zugedeckt werden (Tab. 3).

### 1.1.5 Wärmeschutz bei der Reanimation von Neugeborenen

Wärmeschutz ist ein wichtiger Bestandteil bei der Reanimation von Neugeborenen, deshalb ist die Überwachung der Rektaltemperatur während der Reanimation notwendig. Zu Beginn der Reanimation müssen die Neugeborenen gut abgetrocknet und die nassen Tücher entfernt werden. Die Erstversorgung erfolgt dann unter einem Wärmestrahler. Der Erstversorgungsraum sollte zugluftfrei und kein Durchgangsraum sein.

### 1.1.6 Wärmeschutz bei der Erstversorgung von unreifen Frühgeborenen

Bei der Erstversorgung von Frühgeborenen sollte der Erstversorgungsraum durch zusätzliche Wärmelampen

**Tab. 3** Schutz vor Unterkühlung im Kreißsaal

| Reifgeborenes | Asphyktisches/dystrophes Reifgeborenes | Frühgeborenes |
|---|---|---|
| – Abtrocknen<br>– Nasse Tücher entfernen<br>– Hautkontakt zur Mutter | – Abtrocknen<br>– Nasse Tücher entfernen<br>– Wärmestrahler | – Abtrocknen<br>– Nasse Tücher entfernen<br>– Wärmestrahler<br>– Tücher, Plastikfolie<br>– Rumpf und Kopf gegenüber dem Wärmestrahler exponieren |

aufgeheizt und der Wärmestrahler über dem Reanimationstisch auf maximale Strahlungsleistung gestellt werden. Die Anwendung von Plastiksäcken, in die das Frühgeborene nach kurzem Abtrocknen verbracht wird, hat sich bewährt. Der feuchte Nabel mit der Metallklemme darf nicht am Kind anliegen (Abb. 3).

Nach der Erstversorgung sollte das unreife Frühgeborene möglichst schnell in einen Inkubator gelegt werden, in dem hohe Lufttemperaturen und eine hohe Umgebungsfeuchte eingestellt werden können.

### 1.1.7 Vermeidung einer akzidentellen Hypothermie

Die Vermeidung einer akzidentellen Hypothermie hat hohe Priorität. Um ein akzidentell unterkühltes Neugeborenes aufzuwärmen, wird im Inkubator initial eine Lufttemperatur von 37 °C eingestellt und Manipulationen, die ein Öffnen der Inkubatorklappen erfordern, werden auf ein Minimum beschränkt. Die Rektaltemperatur muss kontinuierlich überwacht werden, um eine überschießende Hyperthermie durch rechtzeitige Reduktion der Inkubatortemperatur zu vermeiden.

Hypotherme Neugeborene benötigen eine kontinuierliche intravenöse Glukosezufuhr.

## 1.2 Maßnahmen der Neugeborenenreanimation

Drei klinische Kriterien – nämlich Hautfarbe, Atmung und Herzfrequenz – geben ausreichende Informationen, um das akute Vorgehen zu planen und die Maßnahmen, die in 3 Stufen erfolgen sollten, weder zu spät noch zu voreilig durchzuführen (Abb. 4).

### 1.2.1 Stufe 1: Basismaßnahmen

Die einfachen Basismaßnahmen der Reanimation umfassen **Abtrocknen, Stimulation** und **Absaugen** des Neugeborenen. Während dieser Maßnahmen ist eine schnelle Beurteilung zum Ausschluss von schweren Fehlbildungen erforderlich.

Das Legen eines Venenzugangs ist in Abschn. 4.1 beschrieben.

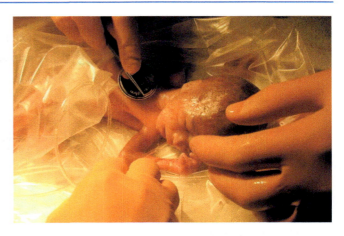

**Abb. 3** Erstversorgung eines Frühgeborenen unter einem Wärmestrahler in einem Plastik-Sack

*Abtrocknen* Nach dem Abtrocknen wird das Neugeborene in angewärmte, trockene Tücher gehüllt. Die Erstversorgung erfolgt unter einem Heizstrahler, Zugluft im Raum ist zu vermeiden! Bei sehr kleinen Frühgeborenen und extrem hypotrophen Neugeborenen ist ein zusätzlicher Wärmeschutz durch verschiedenste Folien (u. a. Plastikfolien oder -säcke) oder Warmluftdecken erforderlich.

*Stimulation* Durch die taktile Stimulation, u. a. von Rücken und Fußsohlen, wird die kindliche Atmung stimuliert. Die Mehrzahl der Neugeborenen beginnt innerhalb von 10 s nach der Geburt spontan zu atmen, allerdings ist damit zu rechnen, dass ca. 10 % der Neugeborenen nach 1 Lebensminute noch keine regelmäßige Atemtätigkeit aufweisen.

*Absaugen* Bei entsprechender Indikation wie Verlegung der Atemwege durch Fruchtwasser, Blut oder Mekonium sollten zuerst der Oropharynx und dann die Nasenwege des Neugeborenen mit einem ausreichend großlumigen Katheter (Ch 8–10) abgesaugt werden.

▶ **Cave** Mund vor Nase absaugen! Es besteht eine erhöhte Aspirationsgefahr durch die Stimulation der kindlichen Eigenatmung nach nasalem Absaugen!

Weiterhin ist unbedingt darauf zu achten, dass beim Absaugen keine Bradykardie durch Vagusstimulation auftritt. Der Sog am Absauggerät ist als Standard auf 200 mbar zu begrenzen, um Verletzungen der Schleimhaut zu vermeiden. Ein routinemäßiges Absaugen aller Neugeborenen ist nicht indiziert.

### 1.2.2 Stufe 2: Zusatzmaßnahmen bei insuffizienter Spontanatmung

*Führen die beschriebenen Basismaßnahmen nicht zum Einsetzen der Spontanatmung, so sind zur Vermeidung*

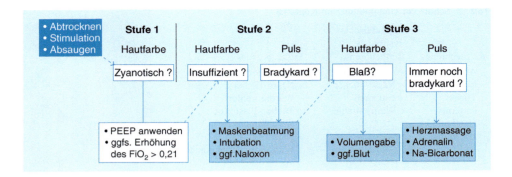

**Abb. 4** 3-Stufen-Modell der Neugeborenenversorgung. (Modifiziert nach Speer 2014)

*von Bradykardie und Hypoxie weitere Schritte erforderlich.* Neueste Empfehlungen internationaler Fachgesellschaften raten auch bei zentraler Zyanose reifer Neugeborener während der ersten Lebensminuten zur pulmonalen Stabilisierung mit Raumluft (21 % $O_2$). Der Sauerstoffpartialdruck beträgt in fetalem Blut physiologisch durchschnittlich nur 25 mm Hg. Daher kann eine postnatale Hyperoxygenierung des deprimierten Neugeborenen durchaus problematisch sein. Dies gilt besonders für Hochrisikofrühgeborene, bei denen sich nicht nur ein Mangel an protektiven Antioxidanzien zum Zeitpunkt der Geburt findet, sondern auch eindeutige Spuren einer Gewebeschädigung durch Sauerstoffradikale nachweisbar sind.

Aktuell wird angenommen, dass während der ersten 5 Lebensminuten ein Anstieg der präduktal pulsoxymetrisch gemessenen Sauerstoffsättigung auf 85 bis 90 % im Rahmen der Adaptation reifer Neugeborener akzeptabel ist (Dawson et al. 2010).

Zurzeit wird in multzentrischen Studien weiterhin geprüft, wie das optimale Sauerstoffangebot für sehr kleine Frühgeborene und reanimationspflichtige Neugeborene aussehen sollte. Bis die Ergebnisse vorliegen, sollte eine postnatale Stabilisierung sehr unreifer Frühgeborener < 28 SSW mit $FiO_2$ 0,3 erfolgen. Eine weitere Sauerstofftherapie sollte nur unter kontinuierlicher Messung der Sauerstoffsättigung durchgeführt und eine Hyperoxygenierung ($SpO_2$ > 95 %) bereits während der Stabilisierungsphase und darüber hinaus bei beatmeten Frühgeborenen während der ersten Lebenswochen vermieden werden (Saugstad und Aune 2011; Saugstad et al. 2021a, b).

*Masken-Beatmung und CPAP* Früh- und Neugeborene mit unzureichender Eigenatmung werden mittels CPAP (engl. Continuous Positive Airway Pressure) unterstützt. Ziel dieser Beatmungsstrategie ist, die intraalveoläre Lungenflüssigkeit in das pulmonale Lymph- und Gefäßsystem zu pressen und somit, in Analogie zur Atemtechnik Neugeborener, eine funktionelle Residualkapazität herzustellen. Zunehmend finden hierzu Apparaturen Anwendung, bei denen manometrisch die eingesetzten Drücke kontrolliert appliziert werden können.

Diese Maßnahme sollte unter Auskultationskontrolle erfolgen und bei Bedarf in eine den Bedürfnissen des Neugeborenen angepasste assistierte (ggf. auch nichtivasive) Beatmung übergehen können.

Wenn keine Eigenatmung festgestellt werden kann, ist unmittelbar eine Atemhilfe, beispielsweise auch mit Beatmungsbeutel und Maske, zu beginnen. Runde Silikonmasken eignen sich für die Maskenbeatmung am besten; sie erlauben eine optimale Abdichtung. Auch bei sehr kleinen Frühgeborenen, die postnatal keinen Atemantrieb zeigen, sollte sofort mit einer solchen Atemunterstützung begonnen werden, um eine hypoxisch bedingte Bradykardie und somit das Risiko von Fluktuationen des zerebralen Blutflusses zu vermeiden (**Cave**: Hirnblutung).

Allerdings ist bei sehr kleinen Frühgeborenen mit unreifen Lungenstrukturen auf einen äußerst sensiblen Umgang mit Atemwegsdrücken zu achten; durch inadäquat hohe Beatmungsvolumina und Beatmungsdrücke können folgenschwere Lungenverletzungen ausgelöst werden (Abschn. 3.6). Das in der Vergangenheit propagierte „sustained inflation" ist obsolet.

▶ **Cave** Durch falsche Kopfposition oder fehlerhafte Maskenhaltung kann die Atemtätigkeit des Früh- und Neugeborenen unterdrückt werden („Erstickung unter der Maske")! Auch die Anwendung eines nasopharyngealen Tubus unter manuellem Verschluss der kontralateralen Narine wird praktiziert. Unabhängig von dem angewandten Verfahren kann eine forcierte Beatmung zu einem Baro- und Volutrauma mit Schädigung der Alveolen führen; mögliche Komplikationen sind ein iatrogenes pulmonales interstitielles Emphysem oder ein Pneumothorax.

Eine primäre nasotracheale Intubation sollte bei folgenden Erkrankungen des Neugeborenen erfolgen:

- Mekonium- und Blutaspiration,
- Zwerchfellhernie,
- schwerste Asphyxie.

Diese Kinder werden abgesaugt bzw. ohne Absaugen sofort intubiert.

***Surfactantapplikation unter CPAP*** In den letzten Jahren konnte gezeigt werden, dass ein Teil der unreifen Frühgeborenen mit einem idiopathischen Atemnotsyndrom (RDS) von einer Surfactant-Applikation unter Spontanatmung profitiert. Hierzu wird ein dünner Applikationskatheter bei klinischen Zeichen des RDS in die Trachea eingeführt und eine gewichtsadaptierte Dosis einer Surfactantpräparation unter Spontanatmung und CPAP-Atemhilfe über Minuten in die Atemwege instilliert (Göpel et al. 2011).

***Intubation*** Besteht bei dem Neugeborenen trotz einer solchen nichtinvasiven Beatmung (Maske oder nasopharyngealer Tubus) die Apnoe oder Bradykardie fort, so wird es umgehend endotracheal intubiert (Aziz et al. 2021; Escobedo et al. 2020). Für die Gruppe sehr kleiner Frühgeborener ist inzwischen eindeutig belegt, dass die Vermeidung von postnataler Hypoxie zu einer Reduktion der Inzidenz des Atemnotsyndroms und der Sterblichkeit beiträgt. Dieses Therapieziel wird bei einem Teil der Patienten mit der Intubation und Beatmung erreicht. Allerdings können gerade bei sehr vitalen Frühgeborenen unter der Intubation transistorische hypoxämische Phasen und Störungen der zerebralen Zirkulation auftreten. Mitunter ist auch bei sehr unreifen Frühgeborenen diese Stabilität durch den frühzeitigen und konsequenten Einsatz binasaler CPAP-Systeme erreichbar.

Auch während der Intubation soll eine kontinuierliche Überwachung der kindlichen Herzfrequenz und $O_2$-Sättigung (Pulsoxymeter) erfolgen.

Bei einer Bradykardie ist der Intubationsversuch unverzüglich abzubrechen und das Kind mit erneuter Masken-Beatmung zu stabilisieren (**Cave:** Hyperoxie).

### 1.2.3 Komplikationen

Die häufigsten Komplikationen im Verlauf der Intubation sind die Fehlpositionen des Tubus in den Ösophagus und eine einseitige Intubation, besonders die des rechten Hauptbronchus; durch entsprechende Korrektur der Tubuslage sind diese Situationen leicht zu beheben. Ernsthafte Komplikationen stellen die Perforation des Ösophagus und Hypopharynx dar; tracheale Perforationen wurden durch Führungsstäbe von Endotrachealtuben beobachtet. Magenrupturen wurden nach Reanimation Neugeborener mit tracheoösophagealer Fistel beschrieben. Subglottische Stenosen können sich als chronische Komplikationen eines Intubationsschadens ausbilden.

***Naloxon*** Durch die verbreitete Anwendung der Peridural- und Spinalanästhesie ist die systemische Opioidtherapie der Gebärenden zunehmend selten geworden. Neugeborene, deren Mütter unter der Geburt Opioide erhalten haben, fallen jedoch häufig durch einen fehlenden Atemantrieb nach der Geburt auf. Durch die intravenöse Gabe des Opioidantagonisten Naloxon kann die atemdepressive Wirkung diaplazentar übergetretener Morphinderivate aufgehoben werden (Dosierung: 0,01 mg/kg KG).

Da die Opioidanalgetika eine längere Halbwertszeit als Naloxon haben, muss mit symptomatischen Rebound-Effekten beim Kind gerechnet werden; ggf. werden wiederholte Gaben von Naloxon erforderlich.

▶ **Cave** Kinder opiatabhängiger (beispielsweise Heroin) Mütter dürfen kein Naloxon erhalten, da schwerste akute Entzugserscheinungen ausgelöst werden können.

### 1.2.4 Stufe 3: Zusatzmaßnahmen bei insuffizienter Kreislauffunktion

Da Bradykardien bei Neugeborenen in der Regel durch eine Hypoxie bedingt sind, lassen sich die meisten Kreislaufprobleme durch eine suffiziente Oxygenierung beheben. Besteht die Bradykardie trotz ausreichender Lungenbelüftung fort, so sind weitere Maßnahmen wie extrathorakale Herzmassage, Adrenalingabe, Volumensubstitution und Azidosekorrektur angezeigt.

***Herzmassage*** Eine externe Herzmassage sollte bei allen Neugeborenen durchgeführt werden, bei denen die Herzfrequenz auch nach Beginn der adäquaten Ventilation weiterhin unter 60 Schlägen/min liegt und kein Anstieg der Herzfrequenz zu beobachten ist. Bei einer der möglichen Techniken wird der Thorax des Kindes von beiden Seiten umfasst und das Sternum 1 Querfinger unterhalb der Intermamillarlinie mit einer Frequenz von 120/min um 1–2 cm komprimiert.

Diese Art der Herzmassage stellt die effektivste Maßnahme zur Aufrechterhaltung der Kreislauffunktion dar, sie setzt aber voraus, dass zwei in der Reanimation Neugeborener erfahrene Personen die kardiozirkulatorische und respiratorische Reanimation durchführen. Eine Einzelperson ist gezwungen, durch Sternumkompression mit 2 Fingern eine wirksame Herzmassage und gleichzeitig eine effiziente Beatmung zu gewährleisten (Sawyer 2021; Schwindt et al. 2011).

▶ Es wird derzeit ein Verhältnis von 3 Herzkompressionen zu 1 Beatmung empfohlen.

Trotz wirksamer Herzmassage muss die Ursache der Bradykardie rasch erkannt und wenn möglich kausal behandelt werden.

***Adrenalin*** Besteht die Bradykardie trotz ausreichender Lungenbelüftung fort, so wird Suprarenin über die katheterisierte Nabelvene oder eine periphere Vene (0,01–0,03 mg/kg/KG) appliziert. Der intraossäre Zugangsweg kann im Einzelfall ebenfalls gewählt werden. Es muss zwingend darauf geachtet werden, dass die intraossäre Nadel mit der Spitze im Markraum zu liegen kommt, um ein Paravasat zu vermeiden. Ist kein Gefäßzugang möglich, so sollte Adrenalin (0,1–0,3 ml/kg/KG in einer Verdünnung von 1:10.000) über den endotrachealen Tubus verabreicht werden.

Intrakardiale Injektionen sind obsolet. Die Wirkung von Adrenalin wird durch die bestehende Azidose eingeschränkt.

***Natriumbikarbonat*** Die Indikation für die Gabe von Natriumbikarbonat ist nur bei schwerer protrahierter metabolischer Azidose z. B. nach intrauteriner Hypoxie und nach längerdauernden Reanimationsmaßnahmen, insbesondere bei schlechtem Ansprechen auf Adrenalin, indiziert. Die Gabe von Natriumbikarbonat erfolgt intravenös in einer mindestens 1:1 verdünnten Lösung (Aqua dest.) und über einen längeren Zeitraum – über 15 min bei Neugeborenen und über Stunden bei Frühgeborenen – (Initialdosis: 1–3 mmol NaHCO$_3$/kg KG). Da Natriumbikarbonat 8,4 % hyperosmolar ist, besteht die Gefahr, dass Frühgeborene im Rahmen der Serumosmolalitätspitzen und -schwankungen eine Hirnblutung entwickeln.

***Volumengabe*** Bei anamnestischem und klinischem Verdacht auf einen akuten Blutverlust sollte unverzüglich Volumen zugeführt werden. Für eine initiale Volumensubstitution bietet sich isotone Kochsalzlösung (10–20 ml/kg KG) an. Als effektivste Maßnahme ist unter kritischer Indikationsstellung die Gabe von rhesusnegativem, lysinfreiem Erythrozytenkonzentrat anzusehen. Eine entsprechende Notfallkonserve, die ohne Kreuzprobe transfundiert werden kann, sollte heute für Risikosituationen unmittelbar nach der Geburt sofort verfügbar sein; bei hämorrhagischem Schock ist die Transfusion bis zu einer Stabilisierung des kindlichen Zustands fortzuführen.

In der Übersicht sind sämtliche Schritte der Reanimation zusammengefasst.

> **Praktisches Vorgehen bei der Neugeborenenreanimation**
> - Basismaßnahmen
>   - Adäquate Wärmezufuhr; Abtrocknen und Zudecken des Neugeborenen
>   - Luftwege freimachen (Mund vor Nase gezielt absaugen)
>   - Auskultation (Stethoskop)
> - nicht invasive Beatmung (O$_2$-Zufuhr: 21 %, bis 100 % wählbar), CPAP (3–8 mbar), ggf. erweitert um assistierte Beatmung (Beatmungsfrequenz 40–60/min) Bei Apnoe und/oder Bradykardie (Herzfrequenz 60–80/min unter Beutel-Masken-Beatmung)
>   - Endotracheale Intubation (Tubus-Innendurchmesser: 2,0–3,5 mm)
>   - Herzmassage; Verhältnis Kompression zu Beatmung 3:1
>   - Bei Bedarf Suprarenin 0,01–0,03 mg/kg/KG i.v.
>   - Eventuell Natriumbikarbonat 8,4 % (1:1 mit Aqua pro inj. verdünnt), 1(–3) mmol/kg KG sehr langsam i.v.
> - Eventuell Nabelvenenkatheter, Volumenzufuhr (isotone Kochsalzlösung, Blut; 10–20 ml/kg KG)

## 2 Perinatale Schäden und ihre Folgen

### 2.1 Asphyxie

Perinatale Asphyxie bedeutet einen durch eine Hypoxie und/oder Ischämie mit begleitender Azidose vor oder unter der Geburt bedingten Insult, der für den Fetus oder das Neugeborene zu einer stark gestörten postnatalen kardiorespiratorischen Adaptation führt. Besonders gefürchtet ist das Risiko für eine dauerhafte neurologische Schädigung (Bruckner et al. 2021).

### 2.1.1 Pathophysiologie

Antenatal kann eine Beeinträchtigung des Feten durch plazentare Insuffizienz, maternale Infektionen oder Blutungen bedingt sein.

> **Risikofaktoren für eine Asphyxie prä- oder perinatal**
> - maternale Erkrankungen:
>   - Hypertension, Hypotension, Diabetes mellitus, Infektion, andere Grunderkrankung
> - plazentare Auffälligkeiten:
>   - Chorioamnionitis, Infarzierung, Fibrose, vorzeitige Lösung, Plazenta praevia
> - Nabelschnurzwischenfälle:
>   - Prolaps, Knoten, Kompression, Insertio velamentosa mit Gefäßriss
> - fetale Ursachen:
>   - Frühgeburtlichkeit, Infektion, Wachstumsrestriktion, Übertragung, Fehlbildungen

Die auslösenden Faktoren führen zu einer Bradykardie, Hypotension, verminderten Herzauswurfleistung und metabolischen Azidose. Das Ausmaß einer Asphyxie ist umso ausgeprägter, je langsamer ein asphyktisches Kind auf Reanimationsmaßnahmen reagiert.

Untersuchungen beim Versuchstier zeigen eine typische Sequenz nach einer experimentell induzierten Hypoxie: Nach einigen heftigen Atemzügen folgt eine Phase der primären Apnoe, welche von einer Bradykardie begleitet wird. In dieser Situation lassen sich die Tiere oft durch einfache taktile Maßnahmen zur Atmungsaufnahme stimulieren, unter der es wiederum auch zum Anstieg der Herzfrequenz kommt.

Bei weitergehender Hypoxie folgt eine Phase mit erneuten heftigen Atemzügen, die schließlich sistieren und in eine terminale Apnoe übergehen. In dieser Phase ist das Tier schwer deprimiert, azidotisch, bradykard und bedarf der intensiven kardiopulmonalen Reanimation. Formen der fetalen Depression, bei denen eine ausreichende kardiorespiratorische Adaptation nach taktiler Stimulation oder kurzfristiger Maskenbeatmung zu erreichen sind, können also nicht als schwere perinatale Asphyxie bezeichnet werden.

### 2.1.2 Klinik
Eine prä- oder perinatale Hypoxie/Ischämie kann sich durch Auffälligkeiten im Kardiotokogramm äußern. Bei einer perinatalen Hypoxie/Ischämie präsentiert sich das Kind klinisch unter einer stark gestörten kardiorespiratorischen Adaptation nach der Geburt: es ist bradykard, zyanotisch, zeigt eine Apnoe, ist hypoton, bewegungslos und bedarf der Reanimation.

Der Apgar-Score ist eine gute und brauchbare Zustandsbeschreibung der kardiopulmonalen Adaptation nach der Geburt. Ein niedriger Score zeigt die Notwendigkeit von Reanimationsmaßnahmen an, ist aber kein sicherer Indikator für eine perinatale Asphyxie (= Hypoxie/Ischämie + Azidose) und allein auch kein Prognosekriterium für die Entwicklung einer Zerebralparese. Ansteigende Werte unter der Reanimation geben einen Hinweis auf den Erfolg der durchgeführten Maßnahmen.

Kinder mit einer für die Prognose relevanten Asphyxie unter der Geburt zeigen in der Regel folgende Störungen:

- eine schwere Azidose im Nabelschnurblut (< 7,0),
- einen 10-min-Apgar-Wert von ≤ 5,
- eine verzögerte Aufnahme der Eigenatmung (> 10 min),
- Symptome der hypoxisch-ischämischen Enzephalopathie (Abschn. 2.2), d. h. neonatale neurologische Symptome einschließlich Krampfanfälle,
- hypoxisch-ischämisch bedingte Funktionsstörungen anderer Zielorgane.

### 2.1.3 Zielorgane der Asphyxie
Hypoxisch-ischämische Läsionen können sich an verschiedenen Organsystemen manifestieren (% Häufigkeit):

- **Niere:** 50 %, Oligurie bis Anurie. Genaue Flüssigkeitsbilanz! Vorsicht bei nephrotoxischen Medikamenten.
- **ZNS:** 28 %, hypoxisch-ischämische Enzephalopathie.
- **Herz:** 25 %, postasphyktische Kardiomyopathie mit schlechter Herzauswurfleistung, niedriger Blutdruck! Diagnose durch Echokardiographie.
- **Lunge:** 23 %, postasphyktische Lungenkrankheit vom ARDS-Typ oder pulmonale Hypertension, Echokardiographie.
- **Leber:** Transaminasenanstieg, Produktionskoagulopathie, später Cholestase.
- **Mikrozirkulation:** disseminierte intravasale Gerinnung mit Thrombozytenabfall.

### 2.1.4 Differenzialdiagnose
Eine nicht asphyxiebedingte postnatale Beeinträchtigung der Atmung kann in folgenden Situationen beobachtet werden:

#### Massiver Vagusreiz
Bei einem massiven Vagusreiz aufgrund einer fetalen Kopfkompression oder Zug an der Nabelschnur bei Entwicklung ist der Nabelarterien-pH-Wert meist normal (d. h. > 7,2), das Kind bradykard und atemdeprimiert (niedriger 1-min- und ggf. 5-min-Apgar-Wert), reagiert aber sofort und anhaltend auf Maskenbeatmung.

Anschließend finden sich keine Hinweise auf neurologische Beeinträchtigung; Spontanatmung, Spontanmotorik, Muskeltonus und Blutdruck sind normal. Diese Kinder müssen postnatal lediglich beobachtet werden. Blutdruck, klinisch-neurologische Symptome und Schädelsonographie müssen registriert werden, eine Therapie ist nicht erforderlich.

### 2.1.5 Anästhetika
Fetale Atemdepression aufgrund von Auswirkungen der maternalen Anästhesie oder anderer Medikamente (z. B. $MgSO_4$): guter Nabelarterien-pH-Wert, fehlende Spontanatmung, schnelles Ansprechen auf Reanimationsmaßnahmen, jedoch auch nach Intubation und Beatmung wenig Spontanatmung und -motorik.

#### Weitere Ursachen
- Neuromuskuläre Erkrankung des Neugeborenen: Symptomatik wie bei Anästhetika,
- ZNS-Fehlbildung oder -trauma, spinales Trauma: Symptomatik wie bei Anästhetika,
- Larynx-/Tracheafehlbildung, Lungenhypoplasie, Zwerchfellhernie, Pleuraerguss: oft guter Nabelarterien-pH-Wert, jedoch postnatal ausgeprägte Zyanose bei meist anfangs noch regem Kind,
- fetale Infektion: variable Werte für Nabelarterien-pH-Wert und Reaktion auf Reanimationsmaßnahmen je nach fetaler Beeinträchtigung.

Neugeborene mit zyanotischen Vitien sind selten unmittelbar postnatal auffällig. Die Kinder adaptieren sich in der Regel gut und werden, wenn die Lungen- oder Körperperfusion Ductus-abhängig ist, erst bei Verschluss des Ductus arteriosus Botalli symptomatisch.

Eine Gruppe von Neugeborenen weist bei der Geburt eine ausgeprägte Azidose auf (pH-Wert < 7,0), zeigt jedoch klinisch keine Symptome und eine ungestörte kardiopulmonale Adaptation. Es besteht eine Assoziation mit einer Sectioentbindung und/oder einer Spinalanästhesie. Diese Kinder sind nicht asphyktisch, die Prognose ist gut. Sie sollten jedoch nicht zu früh entlassen, sondern für ca. 24 h überwacht werden (einschließlich Blutzuckerkontrolle).

## 2.2 Hypoxisch-ischämische Enzephalopathie (HIE)

Tierexperimentelle Untersuchungen ischämischer Hirnläsionen haben gezeigt, dass die Gewebeschädigung während der Hypoxie bzw. Ischämie beginnt und in der Reperfusionsphase noch weiter zunehmen kann.

Wesentliche Schädigungsmechanismen im Bereich der Mikrozirkulation laufen erst ab, wenn die Blutversorgung wiederhergestellt ist. Die Hauptmediatoren dieses Reperfusionsschadens sind freie $O_2$-Radikale, neutrophile Granulozyten und vom Endothel stammende Faktoren. Die Folge einer Ischämie ist zunächst eine Entzündung der Mikrovaskulatur. Der Entzündungsprozess mündet mitunter in einen Zusammenbruch der Blut-Hirn-Schranke. Aus lädierten Zellen werden dann neurotoxische exzitatorische Aminosäuren freigesetzt (Glutamat und Aspartat). Diese Substanzen aktivieren einen Ionenkanal (NMDA-Kanal, N-Methyl-D-Aspartat), was zu einem $Ca^{2+}$-Influx in die Zelle führt. Durch Aktivierung von Proteasen kann der Zelltod eingeleitet werden.

Während sich meist alle anderen Organe vom asphyktischen Insult erholen, ist dies beim Gehirn nicht immer der Fall. Die Schädigung des Gehirns verläuft in verschiedenen Phasen: Auf die Hypoxie/Ischämie folgt die initiale Gefäßläsion im Rahmen der Reperfusion. Daran schließt sich eine Latenzzeit an, die dann gefolgt wird von einer Verminderung energiereicher Phosphate (Phosphokreatinin und ATP). Dieses sekundäre Energieversagen ist in der Regel erst nach 24–72 h in voller Ausprägung vorhanden.

Je nach Ausmaß der Schädigung entwickelt sich eine lokale Hirnläsion oder eine diffuse neuronale Nekrose mit schwerem Hirnödem oder Hirntod. Tierexperimentelle Untersuchungen haben gezeigt, dass die Latenzphase möglicherweise ein therapeutisches Fenster zur Behandlung der hypoxisch-ischämischen Enzephalopathie darstellt. Dies bildet die Basis für die Hypothermiebehandlung (unten).

### 2.2.1 Klinik

Die typischen klinischen Symptome einer HIE sind:

- Beeinträchtigung der Bewusstseinslage (Hyperexzitabilität, Lethargie oder Koma),
- Änderung des Muskeltonus (Hyper- oder Hypotonie),
- Änderung des Reflexverhaltens (fehlender Moro-Reflex, fehlender Greif- und Saugreflex),
- Auftreten von Krampfanfällen.

Das EEG zeigt typische Veränderungen in Abhängigkeit vom Schweregrad der Hirnschädigung. Die **Sarnat-Klassifikation** erlaubt oft die Prognoseeinschätzung aufgrund klinischer Parameter.

### 2.2.2 Therapie

*Hypothermiebehandlung* Die Kühlung des Körpers und damit des Gehirns auf eine Temperatur von 33–34 °C für eine Zeit von 72 h mit Beginn in der Latenzphase (bis spätestens 6 h nach dem Insult) führt bei Neugeborenen mit moderater Enzephalopathie offenbar zu einer Verminderung der Hirnschädigung. Bei Neugeborenen mit schwerer Enzephalopathie verbessert diese Behandlung die Prognose meist nicht. Zunehmend wird diese Therapie regelhaft bei Neugeborenen und älteren Frühgeborenen ≥ 36 + 0 SSW mit nachgewiesener HIE eingesetzt.

Bei unregelmäßiger Atmung oder Apnoen sollte eine frühzeitige Intubation und Beatmung erfolgen. Sowohl $pO_2$ als auch $pCO_2$ sollten in normalen Grenzen gehalten werden; eine Hyperventilation ist nicht sinnvoll. Bei ausgeprägter metabolischer Azidose sollte langsam und vorsichtig gepuffert werden.

*Kreislauf* Wichtigste Größe für eine ausreichende Hirnperfusion ist der Blutdruck. Bei Kindern mit schwerer Asphyxie soll bereits im Kreißsaal ein sicherer intravenöser Zugang gelegt werden, bei instabilem Blutdruck erfolgt die Gabe von Katecholaminen (Dobutrex oder Suprarenin).

*Analgo-Sedierung* Analgetika und Sedativa sollen mit dem Ziel eingesetzt werden, das Neugeborene vor zusätzlichem Stress zu schützen und die Homöostase zu sichern. Bei Auftreten von Krampfanfällen kann eine medikamentöse Therapie mit Phenobarbital, Phenytoin, Levotiracetam oder Lorazepam u. a. erforderlich werden (Abschn. 7).

*Weitere Maßnahmen* Bei einer HIE kann ein Hirnödem auftreten. Wie bei allen anderen Anoxie-bedingten Formen eines Hirnödems gibt es jedoch keine spezifische „Hirnödemtherapie", da es sich um ein zytotoxisches Hirnödem handelt. Glukokortikosteroide sowie Mannit sind aus diesen Gründen nicht indiziert.

## 3 Das Frühgeborene

## 3.1 Grundlagen

Ungefähr 6,5 % aller Geburten erfolgen vor der vollendeten 37. Schwangerschaftswoche (< 37 + 0 SSW); etwa 1–1,5 % der Kinder sind sehr kleine Frühgeborene (Geburtsgewicht

< 1500 g bzw. Gestationsalter < 32 + 0 SSW vollendete Gestationswochen). Die Frühgeburtlichkeit trägt als wesentlicher Faktor zur perinatalen und neonatalen Sterblichkeit bei.

Die Ursachen der Frühgeburtlichkeit lassen sich nur bei einem Teil der Patienten eruieren:

- vorzeitige Wehen,
- vorzeitiger Blasensprung,
- Amnioninfektionssyndrom,
- Mehrlingsschwangerschaft,
- akute Plazentalösung,
- Polyhydramnie,
- mütterliche Erkrankungen wie EPH-Gestose u. a.

## 3.2 Prognose

Die Überlebenschance Frühgeborener mit einem Geburtsgewicht von < 1500 g hat sich im letzten Jahrzehnt weiter verbessert. Während in den frühen 1970er-Jahren nur 15–40 % dieser Risikopatienten die Neonatalperiode überlebten, ist 10 Jahre später der Anteil überlebender Frühgeborener auf mehr als 90 % angestiegen. Die günstigere Prognose ist zu einem großen Teil auf die Verbesserung der Betreuung und des perinatalen Managements von Risikoschwangeren sowie die Fortschritte der neonatologischen Intensivmedizin zurückzuführen.

Das Grundproblem sehr kleiner Frühgeborener bleibt jedoch bestehen – die Unreife von Organsystemen und -funktionen, die postnatal zu einer Reihe von akuten Erkrankungen und chronischen pulmonalen und neurologischen Folgeschäden führen können:

- Apnoe, Atemnotsyndrom, chronische Lungenerkrankung, bronchopulmonale Dysplasie,
- Hypothermie, Hypoglykämie, Bradykardie,
- persistierender Ductus arteriosus,
- nekrotisierende Enterokolitis,
- erhöhte Infektionsdisposition, nosokomiale Sepsis,
- intrazerebrale Blutung, periventrikuläre Leukomalazie, Frühgeborenenretinopathie, Taubheit, psychomotorische Retardierung, neurologische Schädigung.

In den letzten Jahren gibt es eine zunehmende Anzahl von experimentellen Untersuchungen sowie von klinischen Beobachtungen und Studien, die eine Assoziation zwischen maternaler Chorioamnionitis und dem Auftreten einer bronchopulmonalen Dysplasie sowie Hirnblutungen bzw. periventrikulärer Leukomalazie nahelegen. Eine Chorioamnionitis lässt sich bei > 50 % aller sehr unreifen Frühgeborenen in der Vorgeschichte nachweisen. Vermutlich führt die im Rahmen einer Chorioamnionitis beschriebene intrauterine Zytokinexposition des Feten zu einer Entzündungsreaktion in der kindlichen Lunge sowie zu einer ersten Schädigung der unreifen vaskulären Endothelstrukturen, dem sog. „first hit".

Sind unmittelbar nach der Geburt weitere schicksalhafte oder auch vermeidbare Ereignisse zu verzeichnen, die zu einer Veränderung des zerebralen Blutflusses führen, so kann eine Hirnblutung oder Minderperfusion vulnerabler Gehirnstrukturen auftreten. Die intrauterine pulmonale Entzündungsreaktion wird durch postnatale Sauerstofftoxizität, Baro-/Volutrauma sowie Infektionen verstärkt und kann in eine bronchopulmonale Dysplasie einmünden.

## 3.3 Prävention

Für eine optimale Betreuung von Risikofrühgeborenen muss eine Reihe von Bedingungen erfüllt sein. Risikoschwangere und Frühgeborene sollten nur in personell und technisch optimal ausgestatteten Perinatalzentren betreut werden. Ein in-utero-Transport eines gefährdeten Frühgeborenen ist mit ungleich geringeren Risiken verbunden als eine postnatale Verlegung. Die Inzidenz von bleibenden Behinderungen ist – wie in vielen Studien belegt – bei einer Behandlung in Perinatalzentren deutlich geringer als in Einrichtungen, die über eine geringere Erfahrung in der Behandlung der Patienten und/oder eine unzureichende personelle bzw. apparative Ausstattung verfügen.

▶ Bei einer drohenden Geburt vor der 34. Gestationswoche ist unter maximaler tokolytischer Therapie eine Lungenreifungsbehandlung mit Betamethason oder Dexamethason durchzuführen.

Die Geburt dieser Risikopatienten sollte so atraumatisch wie möglich erfolgen. Daher ist oft eine primäre Sectio caesarea bei unreifen Frühhgeborenen mit Beckenendlage, drohender intrauteriner Asphyxie, Verdacht auf Amnioninfektionssyndrom sowie jedweder Form relevanter mütterlicher oder kindlicher Pathologie in diesem Reifealter vorzuziehen.

Durch eine schonende Spontangeburt selbst kleinster Frühgeborener scheint die Komplikationsrate, insbesondere zerebraler Schädigungen, nicht erhöht zu sein. Während der mütterlichen Anästhesie muss eine intrauterine und postnatale Depression des Kindes unbedingt vermieden werden. Dies setzt eine enge Abstimmung von Anästhesieverfahren, chirurgischem Vorgehen und unmittelbar postnataler Versorgung der Frühgeborenen voraus. Wenn immer möglich, so sollte eine „späte" Abnabelung des unreifen Frühgeborenen nach > 60 sek. erfolgen.

Nach der Erstversorgung der Frühgeborenen im Kreißsaal erfolgt die weitere zeit- und personalaufwendige Behandlung und Pflege der Kinder auf einer neonatologischen Intensivstation. Einzelheiten sind den Lehrbüchern der Pädiatrie und Neonatologie zu entnehmen.

## 3.4 Atemnotsyndrom Frühgeborener

Die Surfactant-Substitution stellt einen entscheidenden Durchbruch in der Behandlung des Atemnotsyndroms Frühgeborener dar. Durch diese kausale Therapiemaßnahme konnten die akuten pulmonalen Komplikationen beatmeter Frühgeborener um 2/3 reduziert und die Sterblichkeit von Frühgeborenen mit Atemnotsyndrom deutlich gesenkt werden (Speer und Sweet 2012; Sweet et al. 2019).

### 3.4.1 Epidemiologie

Etwa 1 % aller Neugeborenen erkrankt an einem Atemnotsyndrom [„respiratory distress syndrome" (RDS), hyalines Membransyndrom]. Die Inzidenz steigt mit abnehmendem Gestationsalter; bis zu 60 % der Frühgeborenen < 30. Gestationswoche entwickeln ein RDS.

### 3.4.2 Pathogenese

Wesentliche Ursache des RDS ist der Mangel eines pulmonalen oberflächenaktiven Surfactant-Systems, das die Oberflächenspannung der Alveolen vermindert und somit zur Stabilität des Alveolarsystems beiträgt; es beugt einem Alveolarkollaps in der Exspiration vor (Surfactant = „surface active agent"). Surfactant wird von Pneumozyten des Typs II gebildet, in den Alveolarraum sezerniert und besteht überwiegend aus verschiedenen Phospholipiden und Proteinen.

### 3.4.3 Hyaline Membranen

Das Surfactant-Defizit wird typischerweise durch eine postnatal einsetzende intraalveoläre Akkumulation von Plasmaproteinen kompliziert, die nach Schädigung des Alveolarepithels und Kapillarendothels die Alveoli auskleiden und die Surfactant-Wirkung direkt hemmen (hyaline Membranen). Eine ausreichende Surfactant-Synthese besteht in der Regel von der 35. Gestationswoche an.

Kinder diabetischer Mütter, Neugeborene mit Asphyxie oder schwerer Erythroblastose können eine verzögerte Lungenreifung aufweisen. Eine beschleunigte Lungenreifung wird bei Präeklampsie und Wachstumsrestriktion, bei intrauterinem Stress durch vorzeitigen Blasensprung (2–7 Tage) und durch mütterliches Amnioninfektionssyndrom beobachtet.

### 3.4.4 Pathophysiologie

Bei einem Surfactant-Mangel entwickeln sich in den Lungen der Frühgeborenen unmittelbar nach der Geburt zunehmende diffuse Atelektasen. Die alveoläre Minderbelüftung führt zu einer Hypoxämie/Hypoxie und zu einem Anstieg des $CO_2$-Partialdruckes.

Die Folgen sind eine systemische Hypotension und Vasokonstriktion der pulmonalen Gefäße, die eine pulmonale Minderperfusion sowie eine Ausbildung intrapulmonaler Shunts und eines Rechts-Links-Shunts auf Vorhofebene (Foramen ovale) bzw. über den Ductus arteriosus nach sich

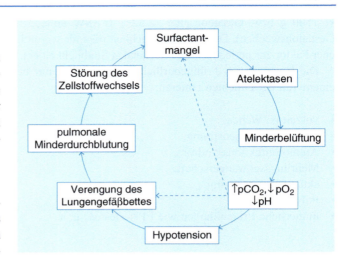

**Abb. 5** Circulus vitiosus des Surfactant-Mangels

ziehen kann; der pulmonale Metabolismus wird erheblich eingeschränkt.

Azidose, Hypoxie und der veränderte Lungenstoffwechsel hemmen die postnatal einsetzende de novo-Synthese von Surfactant. In Abb. 5 ist der Circulus vitiosus des Atemnotsyndroms dargestellt.

### 3.4.5 Klinik

Die **klinischen Symptome** treten unmittelbar nach der Geburt oder innerhalb der ersten 3–4 h postnatal auf:

- Tachypnoe > 60/min,
- Nasenflügeln,
- exspiratorisches Stöhnen,
- sternale, juguläre und interkostale Einziehungen,
- abgeschwächtes Atemgeräusch,
- Mikrozirkulationsstörungen mit blass-grauem Hautkolorit,
- Temperaturinstabilität,
- evtl. Zyanose (bei insuffizienter Behandlung).

Bei der **röntgenologischen Untersuchung** des Thorax finden sich typische Veränderungen des RDS. Unter zunehmender Verdichtung des Lungenparenchyms mit Auslöschung der Herz- und Zwerchfellkonturen entwickelt sich eine sog. „weiße Lunge" (Abb. 6).

▶ Man beachte folgende Differenzialdiagnose: Eine neonatale Infektion mit β-hämolysierenden Streptokokken der Gruppe B (*S. agalactiae*) *kann* sich unter den klinischen und radiologischen Zeichen eines RDS manifestieren!

### 3.4.6 Akute Komplikationen

Im Verlauf der Erkrankung können folgende Komplikationen auftreten:

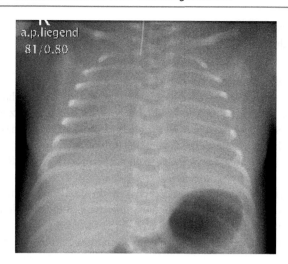

**Abb. 6** Radiologische Veränderungen eines schweren Atemnotsyndroms. Verdichtetes Lungenparenchym, Auslöschung der Zwerchfell- und Herzkonturen, positives Aerobronchogramm

- extraalveoläre Luftansammlung, pulmonales interstitielles Emphysem,
- Pneumothorax,
- Pneumomediastinum,
- Pneumoperitoneum,
- Pneumoperikard.

Als Folge der Lungenunreife, der Langzeitbeatmung und der $O_2$-Toxizität (durch die hohe inspiratorische $O_2$-Konzentration) kann sich bei Risikopatienten eine chronische Lungenerkrankung, die **bronchopulmonale Dysplasie (BPD)**, entwickeln.

### 3.4.7 Therapie

*Symptomatische Behandlung* Die Therapie des RDS wird vom Schweregrad der pulmonalen Erkrankung bestimmt. Bei leichtem RDS erfolgt eine $O_2$-Zufuhr über einen Nasen-CPAP (binasaler Prong), bei deutlicher Ventilations- und Oxygenierungsstörung müssen die Kinder z. T. maschinell beatmet werden. Die Überwachung erfolgt mittels kontinuierlicher transkutaner $pO_2$- und $pCO_2$-Messung, Pulsoxymetrie, regelmäßiger Blutgasanalysen und engmaschiger Blutdruckkontrollen; evtl. ist eine Plasma- bzw. Bluttransfusion erforderlich.

Grundprinzip der Behandlung ist das sog. „minimal handling", d. h. die möglichst geringe Belastung des Frühgeborenen durch diagnostische und therapeutische Maßnahmen.

*Kausale Behandlung: Surfactant-Substitution* In den letzten 30 Jahren ist mit der Substitution mit natürlichem und synthetischem Surfactant ein entscheidender Fortschritt in der Behandlung des Atemnotsyndroms Frühgeborener erzielt worden.

Natürliche Surfactant-Präparate werden durch Lavage von Kälber- und Rinderlungen (Alveofact®, Infasurf®) oder Homogenisierung von Rinderlungen (Surfactant-TA, Survanta®) oder Schweinelungen (Curosurf®) extrahiert oder aber wurden für klinische Studien aus dem menschlichen Fruchtwasser isoliert. Die Präparate unterscheiden sich in der Zusammensetzung der Phospholipidfraktionen sowie im Apoproteinmuster. Zurzeit gibt es auf dem Markt keine synthetischen Surfactant-Präparate.

Alle Surfactantpräparationen werden als Emulsion appliziert, die sich nach intratrachealer Gabe über den Bronchialbaum bis zur Alveole ausbreitet. Wurde in den ersten Jahren die Surfactantsubstitution immer beim beatmeten Frühgeborenen durchgeführt, so konnte in den letzten Jahren auch die Wirksamkeit der LISA-Methode (less invasive surfactant application) gezeigt werden, bei der das spontanatmende Frühgeborene mit RDS über einen dünnen, in die Trachea eingeführten Katheter das Surfactant unter CPAP-Atemhilfe erhält. Ob eine Intubation und maschinelle Beatmung erforderlich ist oder das Surfactant auch mit gleichem Erfolg unter kontinuierlichem CPAP und nach nur kurzzeitiger gezielter trachealer Instillation appliziert werden kann, wird von der klinischen Symptomatologie, dem $O_2$-Bedarf und der Einschätzung des erfahrenen Neonatologen bestimmt. Unmittelbar nach intratrachealer Applikation natürlicher Surfactant-Präparate konnte bei Frühgeborenen mit manifestem RDS in allen kontrollierten Studien eine – wenn auch recht unterschiedliche – Verbesserung der Oxygenierung und der Beatmungssituation erzielt werden. Synthetische Präparate zeigen im Vergleich zu natürlichen Surfactant-Präparationen eine wesentlich langsamere Verbesserung des pulmonalen Gasaustausches und des Beatmungsverlaufs.

Sowohl nach prophylaktischer als auch nach therapeutischer Surfactant-Gabe konnte die Pneumothoraxinzidenz um 50–70 % und die Sterblichkeit um ca. 40 % reduziert werden. Alle anderen akuten und chronischen mit Atemnotsyndrom assoziierten Komplikationen wurden durch eine Surfactant-Therapie in diesem Reifealter nicht beeinflusst. Direkte Vergleichsstudien zwischen natürlichen und synthetischen Surfactant-Präparaten belegen bislang eine bessere klinische Wirksamkeit natürlicher Präparate.

Neuere Untersuchungen weisen darauf hin, dass eine Surfactant-Behandlung Frühgeborener < 28 Gestationswochen in der frühen Phase des Atemnotsyndroms einer Therapie in einer späteren Erkrankungsphase überlegen ist. Generell sollten alle Frühgeborenen < 32 Gestationswochen nach suffizienter kardiorespiratorischer Stabilisierung zu einem Zeitpunkt mit Surfactant behandelt werden, an dem die ersten klinischen Zeichen eines RDS nachweisbar sind (Tab. 4).

*„Surfactant-Non-Responder"* Eine Reihe von Grunderkrankungen kann den Effekt einer Surfactant-Therapie negativ beeinflussen. So muss bei Frühgeborenen mit struktureller Lungenunreife oder Lungenhypoplasie, z. B. nach längerem vorzeitigem Blasensprung, sowie bei Kindern mit konnataler oder neonataler Pneumonie mit einem fehlenden oder deutlich geringeren Therapieerfolg gerechnet werden.

**Tab. 4** Empfehlungen zur postnatalen Surfactant-Behandlung

| Zeitpunkt | – Möglichst frühe Behandlung bei ersten Anzeichen eines RDS während der ersten Lebensstunde (z. B. im Kreißsaal); gilt für sehr unreife Frühgeborene < 28 Gestationswochen nach postnataler Stabilisierung (Voraussetzung: erfahrenes Reanimationsteam)<br>– Frühe Surfactant-Substitution bei Frühgeborenen < 32 Gestationswochen mit klinischen Zeichen des RDS und einem $FiO_2 > 0,3$<br>– Spätere Surfactant-Behandlung bei „reiferen" Frühgeborenen mit RDS, maschineller Beatmung und einem $FiO_2 > 0,4$ |
|---|---|
| Dosis | – Initialdosis für die prophylaktische Behandlung mit natürlichen Surfactant-Präparaten ca. 100 mg/kg KG<br>– Initialdosis für die Behandlung des manifesten RDS 100 bis 200 mg/kg KG |
| Mehrfachbehandlung | – Innerhalb von 48 h wiederholte Surfactant-Gaben bei erneutem Anstieg des $FiO_2 > 0,3$ (kumulative Dosis: 400 mg/kg KG) |
| Applikation, Therapievoraussetzungen | – Unabhängig von der Art der Surfactant-Präparation muss der behandelnde Neonatologe mit allen Aspekten der intratrachealen Surfactant-Applikation, der maschinellen Beatmung sowie allen anderen Maßnahmen der neonatologischen Intensivmedizin vertraut sein |

Aber auch die perinatale Hypoxie, Hypothermie und nicht zuletzt die systemische Hypotension haben unmittelbaren Einfluss auf die initiale Wirksamkeit der Surfactant-Behandlung. Eine nur transitorische Verbesserung der Oxygenierung und des Gasaustausches wird bei Frühgeborenen beobachtet, die im Rahmen eines hämodynamisch signifikanten persistierenden Ductus arteriosus ein intraalveoläres Ödem entwickeln.

***Nebenwirkungen*** Unmittelbare Nebenwirkungen einer Behandlung mit natürlichen Surfactant-Präparaten sind – von Fehlern bei der Anpassung der maschinellen Beatmung abgesehen – bisher nicht beschrieben worden.

▶ **Cave** Nach Applikation natürlicher Surfactant-Präparate kann eine ungenügende Adjustierung der Beatmungsdrücke zur akuten Überblähung des Lungenparenchyms („Hyperexpansion") und dadurch zu schwerwiegenden Ventilations- und Zirkulationsstörungen führen.

***Andere Indikationen für eine Surfactant-Therapie*** Neben dem neonatalen Atemnotsyndrom ist eine Surfactant-Behandlung auch bei Erkrankungen als off-label use sinnvoll, in deren Verlauf ein sekundärer Surfactant-Mangel auftritt: bei konnataler Pneumonie, Mekoniumaspirationssyndrom u. a.

### 3.4.8 Prävention

Die sog. Lungenreifungsbehandlung durch Betamethason oder andere Glukokortikoidderivate kann die Inzidenz und den Schweregrad des RDS Frühgeborener durch eine Enzyminduktion vermindern. Betamethason sollte möglichst 48 h vor der Geburt der Schwangeren verabreicht werden. Repetitive Gaben sind obsolet.

Als weiterer bedeutsamer Faktor in der Prävention des RDS ist eine schonende Geburtseinleitung und optimale primäre Reanimation der Risikokinder anzusehen.

Pränatale Kortikosteroide in Kombination mit der postnatalen Surfactant-Therapie reduzieren die Sterblichkeit sowie die Inzidenz pulmonaler und extrapulmonaler Komplikationen (Hirnblutung).

## 3.5 Persistierender Ductus arteriosus Botalli (PDA)

▶ Ein hämodynamisch wirksamer persistierender Ductus arteriosus stellt das häufigste kardiovaskuläre Problem unreifer Frühgeborener dar.

### 3.5.1 Pathogenese und Pathophysiologie

Bei reifen Neugeborenen setzt mit ansteigenden $O_2$-Partialdrücken nach der Geburt eine Konstriktion des Ductus arteriosus und nachfolgend der Verschluss ein. Der Ductus arteriosus Frühgeborener reagiert schwächer auf die postnatalen Kontraktionsreize; wesentliche Faktoren dürften die unreife Muskulatur des Ductus und der persistierende vasodilatatorische Effekt hoher Prostaglandinkonzentrationen ($PGE_2$) bei Frühgeborenen sein. Der Einsatz von Diuretika (insbeondere Schleifendiuretika wie Furosemid) verhindert die Kontraktion. Bei ausbleibendem Ductusverschluss entwickelt sich in der akuten Phase des RDS ein Shunt zwischen pulmonaler und systemischer Zirkulation (Rechts-Links-Shunt).

Mit Rückbildung des RDS sinkt der pulmonale Gefäßwiderstand ab; in dieser Phase kann sich ein hämodynamisch signifikanter Links-Rechts-Shunt über den PDA entwickeln. Die Folge ist eine akute pulmonale Überflutung mit **hämorrhagischem Lungenödem** und akuter kardialer Insuffizienz. Die Beatmungssituation der Patienten verschlechtert sich akut, durch Intensivierung der Beatmung und Erhöhung der inspiratorischen $O_2$-Konzentration nimmt die Lungenschädigung zu und kann zur Entstehung einer bronchopulmonalen Dysplasie beitragen.

Auch bei protrahierter Manifestation eines PDA können u. a. ein interstitielles Lungenödem und Veränderungen der Organperfusion (Nieren, Magen-Darm-Trakt) auftreten.

### 3.5.2 Klinik

Ein PDA manifestiert sich häufig zwischen dem 3. und 5. Lebenstag mit folgender Charakteristik:

- präkordiale Hyperaktivität,
- systolisches Herzgeräusch, gelegentlich kontinuierlich systolisch-diastolisch (ca. 20 % der Frühgeborenen mit hämodynamisch signifikantem PDA haben kein Geräusch!),
- Pulsus celer et altus („springende Pulse"), Tachykardie,
- Verschlechterung der Beatmungssituation, evtl. feinblasige Rasselgeräusche,
- evtl. Hepatomegalie,
- renale Ausscheidungsstörungen,
- Zirkulationsstörungen.

Ein mehr als 7 Tage bestehender hämodynamisch signifikanter PDA ist ein wesentlicher Risikofaktor für die Entwicklung einer bronchopulmonalen Dysplasie. Die klinische Verdachtsdiagnose wird durch die direkte Darstellung in der zweidimensionalen Echokardiographie und den direkten Shuntnachweis mit Hilfe der Dopplertechnik und Farbdopplerverfahren bestätigt. Veränderte Dopplerspektren in Cerebralarterien und peripheren Widerstandsgefäßen ergänzen wie die Röntgen-Aufnahme des Thorax die Diagnosestellung.

### 3.5.3 Therapie

Eine frühzeitige medikamentöse Therapie des nicht oder wenig kontrahierten Ductus Botalli am 2. oder 3. Lebenstag mit Prostaglandinsynthesehemmern bietet die beste Aussicht auf einen erfolgreichen Verschluss. Durch die Hemmung der Prostaglandinsynthese wird der gefäßerweiternde Effekt von Prostaglandin $E_2$ antagonisiert.

Kontraindikationen dieser Behandlung sind: Thrombozytopenie, Serumkreatinin > 1,8 mg/dl und Oligurie. Etwa 40 % aller mit Indometacin behandelten Frühgeborenen sprechen auf diese konservative Behandlung nicht an. Neben der älteren Therapie mittels Indometacin wurden in den letzten Jahren vermehrt Ibuprofen und zuletzt auch Paracetamol mit dem selben Therapieziel eingesetzt. Möglicherweise ist die Nebenwirkungsrate bei der Therapie mit Ibuprofen geringer als bei der mit Indometacin. Allerdings ist die niedrigste effektive Dosis weiterhin Gegenstand von Therapiestudien.

Die Echokardiographie hilft einzuschätzen, ob ein nicht vollständig verschlossener Ductus Botalli auch nach medikamentöser Therapie toleriert und beobachtet werden kann. Weitere wesentliche Therapieprinzipien bei symptomatischem PDA können sein:

- Flüssigkeitsrestriktion,
- katheterinterventioneller Verschluß,
- operativer PDA-Verschluss.

## 3.6 Chronische Lungenkrankheit oder bronchopulmonale Dysplasie (BPD)

1967 beschrieb Northway erstmalig eine Gruppe von Frühgeborenen, die nach maschineller Beatmung wegen eines Atemnotsyndroms keine Besserung der Lungenfunktion zeigten. Die Kinder blieben über lange Zeit respiratorabhängig und waren schlecht von der Beatmung zu entwöhnen oder starben unter der Beatmung. Diese vorher nicht beobachtete chronische Lungenkrankheit wurde als bronchopulmonale Dysplasie bezeichnet. Anfangs wurde die BPD ausschließlich aufgrund radiologischer Veränderungen diagnostiziert. Später wurden v. a. klinische Befunde ($O_2$-Bedarf und Atemnotsymptomatik) sowie ein Zeitfaktor für die Diagnosestellung herangezogen.

Von einer milden BPD spricht man, wenn mit einem postnatalen Alter von 28 Tagen Sauerstoff erforderlich ist, um die pulsoxymetrische Sauerstoffsättigung > 90 % zu halten. Persistiert dieser Sauerstoffbedarf bis zum postkonzeptionellen Alter von 36 Wochen, so liegt eine moderate BPD vor. Bei einer schweren BPD besteht zu diesem Zeitpunkt die Notwendigkeit einer Atemhilfe (CPAP oder maschinelle Beatmung) oder ein erhöhter Sauerstoffbedarf ($FiO_2 > 0,35$).

### 3.6.1 Pathogenese

Die BPD ist eine chronische Lungenkrankheit Frühgeborener. Grundvoraussetzung für die Entstehung ist die Unreife der Lunge, die sowohl die anatomischen Stukturen als auch funktionelle Systeme betrifft: Das Surfactant-System, Enzyme zur $O_2$-Detoxikation (Superoxiddismutase, Katalase, Glutathionperoxidase) sowie notwendige Faktoren zur Epithelregeneration (Vitamin A).

Bestimmte, oft nicht vermeidbare Noxen führen zu einer akuten Lungenläsion. Dazu gehören eine erhöhte $O_2$-Zufuhr, ein mechanisches Beatmungstrauma, eine pränatale Chorioamnionitis, insbesondere Infektionen mit Ureaplasma urealyticum, postnatale pulmonale und systemische Infektionen, ein hohes Flüssigkeitsangebot, eine pulmonale Hyperperfusion bei offenem Ductus arteriosus u. a.. Dabei besteht zumeist eine gesteigerte pulmonale mikrovaskuläre Permeabilität, wahrscheinlich aufgrund einer persistierenden Entzündungsreaktion. Die Folge ist eine abnorme Lungenentwicklung mit einer Beeinträchtigung der Alveolarisierung und Vaskularisierung der sich entwickelnden Lunge.

Bei anhaltender Exposition gegenüber den Noxen wird der normale Gewebereparaturprozess in der Lunge gestört. Es kommt zur Ausbildung einer interstitiellen Fibrose und eines Lungenemphysems. Die Pulmonalgefäße sind durch diesen Umbauprozess ebenfalls betroffen, sie sind rarifiziert und zeigen eine Mediahypertrophie.

Die Folge kann ein ausgeprägter pulmonaler Hypertonus sein. Für die Entwicklung einer BPD ist häufig ein Atemnotsyndrom in den ersten Lebenstagen verantwortlich, aber keine unabdingbare Voraussetzung. Ein Teil der sehr unreifen Frühgeborenen entwickelt eine BPD auch bei initial offenbar gesunder Lunge. Eine pränatale fetale Inflammationsreaktion im Rahmen einer Chorioamnionitis, postnatale systemische Infektionen oder ein persistierender Ductus arteriosus können dabei ursächlich beteiligt sein. Unterschiedliche therapeutische Praktiken (bilanzierte Flüssigkeitszufuhr, restriktive Indikation zur mechanischen Beatmung) haben einen deutlichen Einfluss auf die Inzidenz der BPD.

### 3.6.2 Klinik

Kinder mit einer BPD zeigen die folgenden klinischen Symptome:

- Sie lassen sich schwer von der Beatmung entwöhnen.
- Sie haben nach der Extubation eine persistierende Atemnot mit anhaltendem $O_2$-Bedarf, sternalen und kostalen Einziehungen und einer Tachypnoe.
- Oft besteht eine kardiopulmonale Instabilität mit Neigung zu häufigen $O_2$-Sättigungsabfällen und Bradykardien.
- Es findet sich ein typisches radiologisches Bild in Form von fleckig-streifigen röntgendichten Veränderungen in Abwechslung mit Regionen erhöhter Strahlentransparenz oder zystisch-emphysematösen Bereichen. Die Veränderungen werden nach Northway in verschiedene Stadien (I–IV) eingeteilt (Abb. 7).

### 3.6.3 Prävention

Prinzipiell ist die Prävention der BPD erstes Ziel. Wichtige Maßnahmen sind in der Übersicht aufgeführt.

> **Allgemeine Maßnahmen zur Prävention der bronchopulmonalen Dysplasie**
> - Pränatale Steroidbehandlung über die Schwangere.
> - Frühzeitige CPAP-Applikation, adäquate $O_2$-Gabe.
> - Frühzeitige Surfactant-Therapie bei Vorliegen eines Atemnotsyndroms.
> - Frühzeitige Behandlung eines relevanten offenen Ductus arteriosus.
> - Vermeidung einer Flüssigkeitsüberladung.
> - Niedrigstmögliche Beatmungsunterstützung zur Aufrechterhaltung eines ausreichenden Gasaustausches.
> - Falls möglich, Verzicht auf eine maschinelle Beatmung, frühzeitige Extubation und nCPAP-Behandlung.
> - Gewährleistung einer ausreichenden Ernährung, frühestmöglich enteral statt parenteral. Versorgung mit Spurenelementen und Vitaminen. Die intramuskuläre Verabreichung von Vitamin A in einer Dosis von 5000 IE 3-mal/Woche soll zu einer mäßiggradigen, aber signifikanten Senkung der BPD-Rate führen.
> - Lichtschutz von parenteral zugeführten Lipidlösungen, um die Bildung toxischer Lipidhydroperoxide zu vermeiden.
> - Die Bedeutung der Behandlung einer pulmonalen Ureaplasmenbesiedlung bei der Geburt auf die Entwicklung einer BPD ist noch nicht endgültig geklärt. Bei Besiedlung und anhaltenden pulmonalen Problemen des Kindes ist eine Behandlung mit Makrolidantibiotika zu erwägen.
> - Die Behandlung mit Coffein zur Therapie von Apnoen senkt signifikant das Risiko, eine BPD zu entwickeln.
> - Weitere Maßnahmen: siehe Lehrbücher der Neonatologie

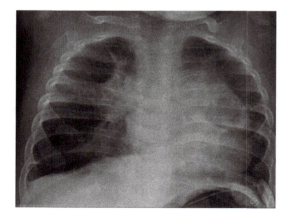

**Abb. 7** BPD Stadium IV nach Northway: diffus über beide Lungen verteilte ausgeprägte zystische Aufhellungen sowie streifig-fleckförmige Verdichtungen

### 3.6.4 Therapie

*Flüssigkeitreduktion* Bei klinischen Symptomen einer BPD sollte eine Beschränkung der Flüssigkeitszufuhr angestrebt werden. Dann muss ein Ausgleich durch Kaloriensupplementierung geschaffen werden.

*Diuretika* Diuretika verbessern die Lungenfunktion und den Gasaustausch bei Frühgeborenen mit Symptomen einer BPD. Die Wirkung beruht offenbar auf einer Verminderung des Lungenwassers. Die Wirkung hält für ca. 8 Wochen an. Aufgrund der Kalziurie ist die Anwendung von Furosemid jedoch problematisch, da sich eine Nephrokalzinose entwickeln kann. Eine Langzeitbehandlung mit Diuretika ist nicht indiziert.

*Dexamethason* Unter einer Behandlung mit Dexamethason kommt es zu einer Verminderung des pulmonalen Wassergehaltes, zu einem Anstieg der Compliance und zu einer

Verbesserung des Gasaustausches. Die Therapie ermöglicht innerhalb von 2–5 Tagen bei der Mehrzahl der behandelten beatmeten Patienten eine Extubation. Der Effekt ist möglicherweise bedingt durch eine Abnahme der pulmonalen Entzündungsreaktion sowie der mikrovaskulären Permeabilität der Lunge.

Dexamethason hat eine Fülle von Nebenwirkungen und ungünstigen Langzeiteffekten. Insbesondere sind die Auswirkungen auf die Lungenentwicklung und die Hirnentwicklung nicht geklärt.

Alarmierend sind die bisherigen Ergebnisse von Nachuntersuchungen Frühgeborener, die eine sehr frühe oder sehr lange postnatale Kortikosteroidtherapie erhalten haben: Es wurde ein deutlich erhöhtes Risiko für eine beeinträchtige neurologische und kognitive Entwicklung festgestellt. Offenbar werden die kurz- bis mittelfristigen Vorteile einer postnatalen Glukokortikoidtherapie mit erheblichen langfristigen Nachteilen erkauft. Glukokortikoide sollten daher postnatal nur noch in lebensbedrohlichen Situationen mit einer niedrigstmöglichen Dosis und möglichst nur über wenige Tage eingesetzt werden.

Inhalative Steroide werden zur Prophylaxe einer BPD nicht empfohlen. Bei manifester Erkrankung kann die topische Steroidbehandlung erwogen werden.

### 3.6.5 Bronchodilatatoren
Bei pulmonaler Obstruktion oder radiologischem Nachweis emphysematöser Veränderungen können inhalative oder systemische Bronchodilatatoren eingesetzt werden.

### 3.6.6 O₂-Gabe
Bei etablierter BPD, insbesondere bei schweren Verläufen, entwickelt sich über Wochen eine deutliche Mediahypertrophie der Pulmonalgefäße. In dieser Situation sollte O$_2$ nicht zu niedrig dosiert werden, um die Entwicklung bzw. Zunahme einer pulmonalen Hypertonie zu vermeiden (SO$_2$ > 92 %, pO$_2$ > 55 mm Hg). Eine ausreichende O$_2$-Zufuhr ist ebenfalls erforderlich für eine befriedigende Gewichtszunahme. Die regelmäßige echokardiographische Überwachung zur Beurteilung des Lungengefäßwiderstandes ist hilfreich. Gegebenenfalls wird der zusätzliche Einsatz vasodilatatorischer Substanzen erforderlich.

### 3.6.7 Prognose
In den meisten Fällen kommt es zu einer Reparatur der pulmonalen Veränderungen, erkennbar am Rückgang der Atemnotsymptomatik und des O$_2$-Bedarfs. Nur wenige Kinder benötigen auch zum Zeitpunkt der Entlassung aus der Klinik noch O$_2$ und erhalten eine entsprechende häusliche Therapie, die in der Regel nicht länger als 3–6 Monate erforderlich ist.

Einzelne Kinder lassen sich nicht von der Beatmung entwöhnen oder müssen nach Spontanatmungsphasen reintubiert werden und sterben an der Beatmung. Kinder mit BPD sind stark anfällig für pulmonale Infektionen, insbesondere auch eine RSV-Bronchiolitis, die teilweise als nosokomiale Infektion noch im Krankenhaus akquiriert wird. Diese Infektion kann bei BPD-Patienten zu einem lebensbedrohlichen Krankheitsbild führen.

Weiterhin haben Kinder mit BPD nicht selten ein hyperreagibles Bronchialsystem und erkranken innerhalb der ersten 2 Lebensjahre häufig an einer obstruktiven Bronchitis. Störungen der Lungenfunktion (reversible oder fixierte Obstruktionen, erhöhtes intrathorakales Gasvolumen) sind bis ins Erwachsenenalter nachweisbar. In der Regel sind die Kinder jedoch körperlich später gut belastbar und in der Lage, Sport zu treiben.

## 3.7 Retinopathia praematurorum (ROP)

### 3.7.1 Definition und Pathogenese
Die „retinopathy of prematurity" (ROP) ist eine multifaktorielle vasoproliferative Netzhauterkrankung, deren Inzidenz und Schweregrad mit zunehmender Unreife ebenfalls zunimmt. 10 % der Frühgeborenen mit einem Geburtsgewicht unter 1750 g, aber fast 80 % aller Kinder unter 1000 g entwickeln irgendein Stadium dieser Erkrankung. Die ROP führt bei 1 % bzw. 5 % zu einer erheblichen Visuseinschränkung. Die ROP ist heute in den Industriestaaten die häufigste Ursache von Blindheit bei Kindern unter 6 Jahren.

Wichtigster Risikofaktor für die ROP-Entwicklung ist die Unreife bei Geburt. Die Gefäßversorgung der Netzhaut entwickelt sich ab der 16. Gestationswoche von der Optikusscheibe aus und ist erst mit Erreichen der Reife um den errechneten Termin abgeschlossen. Verschiedene postnatale Situationen können diese Gefäßentwicklung an der Netzhaut unreifer Frühgeborener dadurch stören, dass entweder eine retinale Minderperfusion oder auch ein erhöhtes retinales O$_2$-Angebot entsteht: Hyperoxie; beatmungsbedingte Hypokapnie; Hyperkapnie; Hypotension, z. B. bei Sepsis; rezidivierende Apnoen; persistierender Ductus arteriosus.

Die Erkrankung ist intensivmedizinisch relevant, da die Vermeidung bzw. adäquate Behandlung dieser Risiko-Situationen von Bedeutung ist.

Bei der **Pathogenese** der Erkrankung werden unterschieden

- Eine Phase des primären Insults (relative retinale Hyperoxie), die zu einer Vasokonstriktion mit Stillstand der Gefäßentwicklung führt (Verminderung der Expression retinaler Wachstumsfaktoren wie VEGF und IGF-1).
- Eine Phase der relativen retinalen Ischämie, auf die durch erneute Produktion von VEGF und IGF-1 eine Neovaskularisierung folgt. Die Gefäße wachsen in den Glaskörper ein, aufgrund einer vermehrten Permeabilität kann es zu Blutungen und Ödembildung kommen.

- Eine Phase der Narbenbildung. Mit den Gefäßzellen kommt es zur Neubildung von Fibroblasten mit kontraktilen Elementen. Diese neovaskulären Elemente durchsetzen den Glaskörper. Durch narbige Kontraktion kann die Retina, an denen das Gewebe anheftet, abgehoben werden. Bei völliger Ablösung der Netzhaut und massiver narbiger Kontraktion bildet die Retina ein retrolental gelegenes tunnelartiges Gebilde, das mit Narbengewebe durchsetzt ist.

### 3.7.2 Diagnose

Typische klinische Symptome zeigen sich nicht während der ROP-Entwicklung. Aus diesem Grund sind v. a. bei kranken, intensivbehandelten Frühgeborenen regelmäßige ophthalmologische Kontrolluntersuchungen des Augenhintergrundes notwendig. Der Zeitpunkt des Auftretens hängt von der retinalen Gefäßentwicklung und somit vom postkonzeptionellen Alter ab. Der Median des Auftretens der ersten Veränderungen ist die 34. Woche, der ersten Proliferationen die 36. Woche.

Um eine Retinopathie nicht zu übersehen, sollte die Erstuntersuchung bei unreifen Frühgeborenen im Alter von 6 postnatalen Wochen, frühestens mit 31 + 0 postmenstruellen Wochen erfolgen. Kontrolluntersuchungen werden je nach Befund alle 7–14 Tage durchgeführt, bis die Netzhautvaskularisierung abgeschlossen ist.

### 3.7.3 Verlauf und Prognose

Die meisten Kinder mit ROP in niedrigem Krankheitsstadium zeigen eine Regression. Bei ausgeprägter Fibroplasie ist die Prognose schlecht. Das Risiko für eine Erblindung beträgt in einigen berichteten Kollektiven bei Frühgeborenen unter 750 g 5–9 %, unter 1000 g 2 % und über 1000 g 0,1 %.

### 3.7.4 Prävention und Therapie

Eine sicher wirksame Prävention der ROP besteht nicht. Notwendig ist die Überwachung der $O_2$-Zufuhr, der Sauerstoffsättigung und ggf. des $pO_2$. Die Sauerstoffsättigung sollte 90 bis 95 % betragen. Weiterhin sind die Vermeidung einer Hyperoxie bei $O_2$-Zufuhr im Rahmen von Apnoe-assoziierten Hypoxien sowie die Vermeidung von Hypokapnie bei der maschinellen Beatmung von Bedeutung.

**Therapeutisch** wird die Lasertherapie angewendet. Ziel der Photokoagulation ist die Zerstörung des angiogenen Granulationsgewebes zur Unterbindung der Gefäßneubildung. Die Behandlung vermindert die Wahrscheinlichkeit eines Visusverlustes um über 50 %. In jüngster Zeit wird auch die intravitreale Injektion von anti-VEGF mit Erfolg angewandt, insbesondere bei sehr zentral liegenden Manifestationen der ROP.

## 3.8 Hirnblutungen des Frühgeborenen

Die intrazerebrale (genauer: intraventrikuläre) Hämorrhagie (IVH) ist eine typische und häufige Komplikation der Frühgeburtlichkeit. Inzidenz und Schweregrad sind direkt abhängig von der Reife der Kinder, sie wird bei bis zu 20 % der Frühgeborenen mit einem Geburtsgewicht unter 1500 g beobachtet. Bei Frühgeborenen älter als 32 Wochen bei Geburt wird eine IVH nur im Ausnahmefall beobachtet (Volpe 2008).

Die typische Hirnblutung Frühgeborener entsteht in der germinalen Matrix, einer subependymal gelegenen, gelatinösen, gefäßreichen Zone über dem Kopf des Nucleus caudatus. Diese Region ist Ausgangspunkt der Migration zerebraler Neuroblasten auf die Hirnoberfläche. Weiterhin stellt sie ein Grenzgebiet der vaskulären Versorgung der vorderen und mittleren Hirnarterie dar.

### 3.8.1 Subependymale Hämorrhagie (IVH Grad I)

Nach einer Endothelläsion im Bereich des Gefäßnetzes der germinalen Matrix kommt es zur Blutung, die subependymal begrenzt bleiben kann (subependymale Hämorrhagie, IVH Grad 1 nach Papile und Burstein).

### 3.8.2 Intraventrikuläre Hämorrhagie

Die Ruptur des über dem Kopf des Nucleus caudatus liegenden Ependyms führt zu einer intraventrikulären Ausdehnung der Blutung (intraventrikuläre Hämorrhagie, IVH, Grad II).

Bei intraventrikulärer Ansammlung großer Mengen an Blut mit deutlicher Dilatation des Ventrikels liegt eine Grad-III-Blutung vor.

### 3.8.3 Intraparenchymatöse Hämorrhagie

Größere Ventrikelblutungen behindern den venösen Abfluss und können zu einem begleitenden hämorrhagischen venösen Infarkt führen (intraparenchymatöse Hämorrhagie, früher Grad IV nach Papile und Burstein (Abb. 8). Bei einer Ventrikelblutung ist daher der begleitende Infarkt in der Regel einseitig auf der Seite der ausgedehnteren Blutung zu finden.

### 3.8.4 Pathogenese

Hirnblutung können bereits intrauterin auftreten. Für die Entstehung einer Hirnblutung sind verschiedene Faktoren von Bedeutung:

- prä- und perinatal: Zytokinexposition bei Chorioamnionitis mit möglicher Endothelschädigung,
- postnatal: zerebrale Hyper- und Hypoperfusion,
- anatomisch und unreifeassoziiert: entwicklungsbedingte, besondere Anfälligkeit der Gefäße der germinalen Matrix für Noxen.

### 3.8.5 Prä- und perinatale Faktoren

Neuere Untersuchungen sprechen dafür, dass eine pränatale Zytokinexposition im Rahmen einer Chorioamnionitis zu einer Schädigung der Gefäße in der germinalen Matrix führt

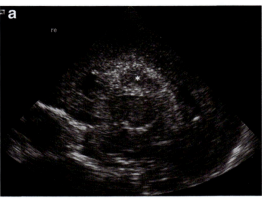 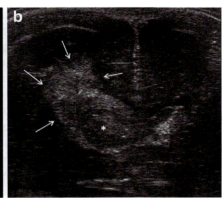

**Abb. 8** Sonographische Darstellung einer massiven Ventrikelausgussblutung im sagittalen Längsschnitt bei einem extrem unreifen Frühgeborenen (**a** Grad III) sowie einer Ventrikelblutung mit begleitendem hämorrhagischem Infarkt im Hirnparenchym (**b** sagittaler Längsschnitt, „Grad IV")

und dadurch eine Hirnblutung auslösen kann. Die Mechanismen sind noch nicht hinreichend geklärt.

### 3.8.6 Postnatale Faktoren

Aufgrund der Gefäßarchitektur liegt eine gesteigerte Vulnerabilität der Mirkovaskulatur im Bereich der germinalen Matrix sowohl bei Hypotension als auch bei Hypertension vor. Obwohl auch bereits bei Frühgeborenen eine Autoregulation vorhanden ist, kann dieser Kompensationsmechanismus bei einzelnen sehr kranken Kindern beeinträchtigt sein.

Eine zerebrale Hyperperfusion kann zu einer mechanischen Ruptur der Matrixgefäße führen. Neben einer gesteigerten Perfusion auf der arteriellen Seite ist ein erhöhter venöser Druck ebenfalls von Bedeutung. Die postnatalen Ursachen sind in der folgenden Übersicht zusammengefasst:

**Postnatale Ursachen von Hirnblutungen bei Frühgeborenen**
- Zerebrale arterielle Hypo- oder Hyperperfusion
- Inadäquate Katecholamintherapie oder arterielle Hypotension
- Rapide Volumenexpansion
- Massive Hyperkapnie oder Hypokapnie
- Rasche Änderungen des pH
- Ausgeprägte Azidose oder Alkalose
- Erhöhter venöser Gefäßdruck
- Pneumothorax
- Erhöhtes intrathorakales Gasvolumen bei inadäquater Beatmung
- Bolusinjektion von Anästhetika bei Hypovolämie
- Zerebrales Stealsyndrom durch Windkesselleck bei symptomatischem Ductus arteriosus

Eine zerebrale Hypoperfusion führt zu einer ischämieinduzierten Läsion der Matrixgefäße. Durch postnatale Faktoren induzierte Hirnblutungen hängen z. T. von der Qualität der neonatologischen Versorgung ab und sind aufgrund der Fortschritte in der neonatologischen Therapie in den letzten Jahren seltener geworden.

Merke: Die pränatale Kortikoidtherapie des Feten zur Lungenreifeinduktion durch eine Therapie der Schwangeren verbessert nicht nur die Lungenfunktion in der Gruppe der so vorbehandelten Frühgeborenen. Auch die Rate der Frühgeborenen mit IVH wird so gesenkt. Ebenso senkt das sogenannte späte Abnabeln (engl.: late cord clamping) die IVH-Rate der Frühgeborenen.

### 3.8.7 Klinik

Schwere Hirnblutungen (Grad III und IV) führen bei sehr kleinen Frühgeborenen praktisch immer zu akuten klinischen Symptomen. Diese zeigen sich an

- einer plötzlichen Änderung der Hauptperfusion („septisches Aussehen"),
- einer plötzliche Änderung des respiratorischen Status mit erhöhtem $O_2$-Bedarf, Apnoen oder erhöhtem Ventilationsbedarf bei beatmeten Patienten,
- Instabilität des Blutdrucks,
- Metabolische Azidose oder Glukoseunverträglichkeit,
- bei massiven Blutungen füllige oder gespannte Fontanelle, Krampfanfälle, selten auch Nackensteifigkeit
- Abfall der Hb-Konzentration bzw. des Hkt,
- muskuläre Hypotonie und Hypomotorik.

Bei entsprechenden Syptomen gehört die zerebrale Sonographie zur Notfalluntersuchung; bei fehlender Blutung müssen andere Ursachen für die Zustandsverschlechterung gesucht werden. Eine weitergehende bildgebende Diagnostik ist nicht indiziert. 80–90 % der Hirnblutungen treten – unabhängig vom Gestationsalter – innerhalb der ersten 48 h nach der Geburt auf.

### 3.8.8 Therapie und Prävention

Eine kausale Therapie gibt es nicht. Symptomatisch erfolgen eine Stabilisierung des Kreislaufs und die Transfusion von

Erythrozytenkonzentrat. Ein hoher Qualitätsstandard der geburtshilflichen und neonatologischen Versorgung ist Grundvoraussetzung für die Prävention potenziell vermeidbarer Hirnblutungen. Die pränatale Behandlung mit Glukokortikoiden ist eine wichtige präventive Maßnahme. Die frühzeitige Behandlung des PDA (Abschn. 3.5; Ductus arteriosus) führt zu einer signifikanten Senkung der Rate an schweren Hirnblutungen, überraschenderweise jedoch nicht zu einer Verminderung der neurologischen Spätfolgen.

Ein verzögertes Abnabeln („late clamping", Abnabelung ca. 30 bis 60 s nach Entwicklung des Neugeborenen) führt ebenfalls zu einer Verringerung der Rate an schweren Hirnblutungen und ist als präventive Maßnahme zu empfehlen.

### 3.8.9 Komplikationen

Die Folge der Hirnblutung ist eine Destruktion der germinalen Matrix mit möglicher Läsion der glialen Präkursorzellen. Bei intraventikulärer Blutung kann es zu einer Behinderung des Liquorabflusses oder der Liquorresorption kommen. Die resultierende Ventrikeldilatation kann sich wieder zurückbilden, stabil persistieren oder progressiv weiterentwickeln. Ein solcher posthämorrhagischer Hydrozephalus mit Druckentwicklung muss chirurgisch mittels Rickham-Kapsel oder ventrikulo-peritonealem Shunt drainiert werden

#### Posthämorrhagischer Hydrozephalus (HC)

**Entstehung**
Liquor wird in den Plexus choroidei der Seitenventrikel und des Daches des 3. Ventrikels produziert. Der Liquor fließt über die Foramina Monroi in den 3. Ventrikel, weiter über den Aquädukt in den 4. Ventrikel und die Foramina Luschkae und Magendii in die Cisterna magna. Von dort erfolgt eine Verteilung über die Hemisphären sowie den Spinalkanal und eine Reabsorption in den Blutstrom.

Der Mechanismus der Liquorreabsorption ist noch nicht eindeutig geklärt, insbesondere sind bei Säuglingen keine Pacchionischen Granulationen in der Arachnoidea nachweisbar. Die täglich produzierte Liquormenge beträgt ca. 10 ml/kg KG, der normale Hirndruck liegt bei 4–5 cm $H_2O$.

Nach einer Ventrikelblutung kann die Liquorzirkulation entweder durch Verlegung der ableitenden Wege (obstruktiver HC) oder durch Resorptionsbehinderung aufgrund einer blutungsbedingten sterilen Arachnoiditis in der hinteren Schädelgrube oder der Hirnkonvexität beeinträchtigt sein (HC aresorptivus, kommunizierender HC). Die Zuordnung kann durch die Ultraschalluntersuchung erfolgen. Bei Obstruktionen lässt sich oft der verlegende Clot nachweisen, bei kommunizierendem HC liegt eine deutliche Dilatation des 4. Ventrikels vor.

Nach einer Ventrikelblutung kommt es bei 1/3 der Patienten zu einer zunehmenden Ventrikeldilatation als Ausdruck eines Hydrozephalus. Die Wahrscheinlichkeit einer HC-Entwicklung sowie das Ausmaß der Dilatation hängen v. a. von der Menge des intraventrikulär vorhandenen Blutes ab. Bei 65 % der Kinder mit HC ist die Dilatation passager und es kommt innerhalb von 4 Wochen zum spontanen Stillstand oder zur Rückbildung der Ventrikelerweiterung. 35 % zeigen eine progressive Zunahme der Ventrikeldilatation (Druck-HC).

**Klinik und Therapie**
Um die Entwicklung eines progressiven Druckhydrozephalus frühzeitig zu erkennen, sind nach einer Ventrikelblutung folgende regelmäßige Untersuchungen notwendig:

**Kopfumfangskurve**
Kopfumfangszunahmen über 2 cm/Woche sind Ausdruck eines Druckhydrozephalus. Der Kopfumfang wird über die grösste fronto-okzipitale Zirkumferenz und von Ohr-zu-Ohr (über die Sagittalnaht) bestimmt.

**Sonographie**
Sonographische Kontrolluntersuchungen, je nach Befund 1- bis 2-mal pro Woche. Ausdruck eines Druck-HC sind zunehmende Dilatation mit Verlust der „Taillierung" der Seitenventrikel im Koronarschnitt, die Seitenventrikel wirken „balloniert".

**Klinische Druckzeichen**
Füllige, gespannte oder vorgewölbte Fontanelle. Zunehmende Dehiszenz der Schädelnähte. Bei stark erhöhtem Druck Sonnenuntergangsphänomen.

Kinderneurochirurgische Therapie
Bei klinischen Symptomen von Hirndruck erfolgt die Anlage eines Ventrikelkatheters mit Rickham-Reservoir oder einer Ableitung nach außen. Das Reservoir erlaubt eine 1- bis 2-malige sterile Punktion täglich, die Punktionsmenge beträgt 10 (–15) ml/kg KG/Tag. Bei der Ableitung nach außen in ein geschlossenes System können häufiger kleinere Mengen bei gleicher Gesamtmenge drainiert werden, allerdings ist die Möglichkeit einer Infektion höher.

Die Punktionsmenge wird nach dem Fontanellenbefund und der Entwicklung der sonographischen Ventrikelweite gesteuert. Bei persistierender Punktionsnotwendigkeit über 4 Wochen wird ein ventrikuloperitonealer Shunt angelegt. Da hohe Liquoreiweißwerte (bei Blutungen bis zu 300 mg/dl) zu einer Okklusion des Ableitungsventils führen können, wird vor der definitiven Versorgung in der Regel ein Wert unter 100 mg/dl angestrebt.

**Verlauf und Prognose**
Die anfänglich echodichte Blutung wird im Verlauf zunehmend echoärmer als Zeichen der Liquifizierung, bis sie nicht mehr darstellbar ist. Zum Zeitpunkt der Entlassung aus der Klinik sind bei den meisten Frühgeborenen nach

Hirnblutungen vom Grad I oder II keine Residuen nachweisbar. Bei ca. 30 % der Patienten mit Ventrikelblutung kommt es zu einer Ventrikeldilatation; Blutungen im Parenchymbereich hinterlassen eine porenzephale Zyste.

Die Prognose der Hirnblutungen bei Frühgeborenen hängt v. a. vom Vorhandensein einer Parenchymläsion ab. Während die Wahrscheinlichkeit einer neurologischen Folgeschädigung bei einer I.- oder II.-gradigen Blutung nur geringfügig gegenüber Kindern der gleichen Reife ohne Blutung erhöht ist (5–15 %), nimmt die Rate bei Grad-III-Blutungen deutlich zu (35 %) und ist nahezu die Regel bei Kindern mit Hirnparenchymläsionen (90 %).

## 3.9 Periventrikuläre Leukomalazie (PVL)

Als PVL wird eine Nekrose mit nachfolgender zystischer Umwandlung der weißen Substanz lateral der Seitenventrikel bezeichnet, die durch eine Ischämie im Grenzgebiet vaskulärer Versorgungsgebiete entsteht. Die PVL ist eine typische Läsion Frühgeborener mit einem Maximum um die 28. SSW. Die Inzidenz beträgt bei Frühgeborenen unter der 32. SSW zwischen 3 und 9 %. Die Diagnose wird durch die zerebrale Ultraschalluntersuchung gestellt (Abb. 9).

Eine zerebrale Ischämie kann bei Frühgeborenen durch eine Vielzahl von Faktoren bedingt sein, die pränatal, perinatal oder postnatal ihren Ursprung haben. Pränatale Ursachen sind zirkulatorische Beeinträchtigungen aufgrund maternaler Blutungen während der Schwangerschaft, Komplikationen bei Zwillingsgravidität oder einer Chorioamnionitis. Postnatal kann eine PVL bei schweren kardiorespiratorischen Beeinträchtigungen auftreten. Dazu gehören u. a. ein persistierender Ductus arteriosus mit signifikantem Windkesselleck, Blutdruckabfälle im Rahmen einer Sepsis oder eine Hirnminderdurchblutung.

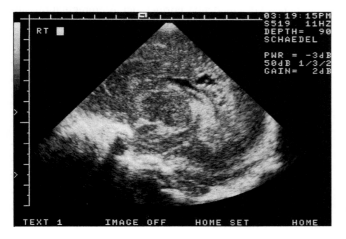

**Abb. 9** Periventrikuläre Zystenbildung nach Leukomalazie im posterioren Trigonumbereich, darunter Anschnitt des Seitenventrikels sowie als echodichte Struktur der Plexus chorioideus

### 3.9.1 Klinik

Akut zeigt die PVL selten klinische Symptome. Eine muskuläre Hypotonie und Hypomotorik wird nur bei ausgedehnten Befunden beobachtet und findet sich auch bei kranken Frühgeborenen ohne PVL. In den meisten Fällen von prä- und perinatal entstandener PVL sind die betroffenen Frühgeborenen bis zu einem korrigierten Alter von acht bis 16 Wochen zunächst asymptomatisch. Die klinischen Spätfolgen der PVL sind eine spastischen Diplegie, bei ausgedehnteren Befunden kommt es oft zu einer Beeinträchtigung der Funktion der oberen Extremität und des Intellekts.

## 3.10 Frühgeborenenapnoe

Frühgeborene, insgesondere sehr unreife Frühgeborene mit einem Geburtsgewicht < 1000 g, zeigen nach der Geburt über eine lange Zeit eine ausgeprägte kardiorespiratorische Instabilität. Häufig kommt es zu rezidivierenden, plötzlichen auftretenden Apnoen, Bradykardien und Hypoxämien, obwohl keine wesentliche andere Grundkrankheit vorliegt.

Aufgrund der Unreife zentraler Steuerungsstrukturen sind Apnoen bei Frühgeborenen regelhaft zu beobachten (Frühgeborenenapnoen). Sie werden pathologisch durch ihre Dauer oder die begleitende Bradykardie und Hypoxämie. Seltener werden auch isolierte Bradykardien beobachtet. Ereignisse mit relevanten Bradykardien und Hypoxämien sind behandlungsbedürftig.

**Frühgeborenenapnoe**
- Apnoe
  - Atempause > 20 s oder
  - Atempause < 20 s mit begleitender Bradykardie/Hypoxämie
- Bradykardie
  - Abfall < 80/min oder
  - Herzfrequenzabfall von mehr als 1/3 des Ausgangswerts
- Hypoxämie
  - $S_aO_2$-Abfall < 80 %, mindestens für 4 s

Da die Herzauswurfleistung bei Neugeborenen im Wesentlichen durch die Herzfrequenz bestimmt wird, kommt es bei solchen Ereignissen stets zu einer beträchtlichen Verminderung der Hirnperfusion mit einem erhöhten Risiko für ischämische Hirnläsionen sowie für eine Retinopathie (ROP).

**Idiopathische Apnoen**
Die Neurone des Atemzentrums in der Medulla oblongata zeigen bei Frühgeborenen eine verminderte Myelinisierung sowie eine verminderte Anzahl von Synapsen und Dendriten. Funktionell weist das Atemzentrum bei Frühgeborenen eine

verminderte $CO_2$-Reaktivität auf. Im Gegensatz zum reifen Neugeborenen reagiert das Frühgeborenen auch auf eine Hypoxie – beispielsweise nach einer kurzen Hyperpnoe – mit einer Apnoe. Diese Apnoen werden pathologisch durch ihre Dauer oder die begleitende Bradykardie und Hypoxämie. Seltener werden auch isolierte Bradykardien beobachtet. Ereignisse mit relevanten Bradykardien und Hypoxämien sind behandlungsbedürftig.

Symptomatische Apnoen

Neben dieser unreifebedingten Genese von Apnoen können prolongierte Atempausen jedoch auch Symptome einer Grunderkrankung sein (symptomatische Apnoen). Insbesondere bei systemischen Infektionen kommt es häufig zur Beeinträchtigung der Atemregulation. Prinzipiell sind Apnoen solange verdächtig auf eine Sepsis, bis diese klinisch, laborchemisch oder kulturell ausgeschlossen werden kann.

### 3.10.1 Pathogenese

Von unreifebedingten Frühgeborenenapnoen kann erst nach Ausschuss symptomatischer Apnoen gesprochen werden.

Die möglichen Ursachen symptomatischer Apnoen, Bradykardien und Hypoxämien sind in der Übersicht aufgeführt.

**Ursachen symptomatischer Apnoen**
- Sepsis (besonders bei neu auftretenden Apnoen)
- Hypoglykämie
- Medikamentengabe (z. B. Sedativa) oder Substanzentzug (z. B. Opiate)
- Persistierender Ductus arteriosus (oft auch subklinisch, daher ist eine Echokardiographie sinnvoll; Apnoen sind manchmal Symptom bei Wiedereröffnung eines bereits verschlossenen PDA)
- Apnoen als Symptom einer beginnenden respiratorischen Insuffizienz bei Atemnotsyndrom oder Pneumonie
- Die Bedeutung einer Anämie als Ursache für Apnoen ist noch nicht eindeutig geklärt
- Zentrale Atemregulationsstörung bei Asphyxie, Hirnblutung, Hirnfehlbildung
- Gastroösophagealer Reflux
- Obere Luftwegsobstruktion bei Choanalstenose, nasaler Stenose oder Stimmbandlähmung (Chiari-Symptomatik bei Meningomyelozele)
- Fütterungsbedingte Bradykardien durch Vagusreiz bei Magendehnung oder Hypoxien durch Atmungsunterbrechung während des Trinkens

***Pathophysiologische Sequenz*** Frühgeborenenapnoen sind komplexer Genese. Zugrunde liegt eine Kombination unreifebedingter Ursachen ganz verschiedener Organsysteme: des Atemzentrums, der oberen Luftwege, des Thorax und der Lunge.

***Zentrale Unreife*** Die Neurone des Atemzentrums in der Medulla oblongata zeigen bei Frühgeborenen eine verminderte Myelinisierung sowie eine verminderte Anzahl von Synapsen und Dendriten. Funktionell weist das Atemzentrum bei Frühgeborenen eine verminderte $CO_2$-Reaktivität auf. Im Gegensatz zum reifen Neugeborenen reagiert das Frühgeborenen auch auf eine Hypoxie, nach einer kurzen Hyperpnoe, mit einer Apnoe.

***Obere Luftwege*** Das Offenhalten der oberen Luftwege ist ein aktiver Prozess. Bei schwachem Gegenzug des M. genioglossus nach vorn können die oberen Luftwege bei Zwerchfellzug kollabieren.

***Thorax*** Bedingt durch die geringe Mineralisierung der Rippen ist der Thorax instabiler. Dieses bedingt eine erhebliche Steigerung der Atemarbeit. Bei Zwerchfellermüdung können Apnoen auftreten, die als zentral bedingt imponieren. Es besteht ebenfalls eine bemerkenswerte Parallelität zwischen der Dauer des Auftretens von Apnoen und der Thoraxstabilität im Laufe des Wachstums kleiner Frühgeborener.

***Lunge*** Eine subklinische neonatale chronische Lungenkrankheit geht oft mit einem interstitiellen Ödem einher. Dadurch kann eine regionale Hypoventilation mit intrapulmonalem Rechts-Links-Shunt hervorgerufen werden. Die Folge sind rezidivierende Hypoxien. Zentral bedingte Schwankungen des Atemminutenvolumens bei periodischer Atmung können ebenfalls zu einer intermittierenden Hypoventilation führen.

### 3.10.2 Diagnose

Mit Hilfe der gleichzeitigen Registrierung von thorakaler und nasaler Atmung, Herzfrequenz und $O_2$-Sättigung (Oxykardiorespirographie) können bei Frühgeborenen die oben beschriebenen verschiedenen Formen der Atemregulationsstörung dargestellt werden.

***Inaktive Apnoe (häufig synonym als Zentrale Apnoe bezeichnet)*** Thorakale Atmungsaktivität und nasaler Luftstom sistieren parallel, Herzfrequenz und $O_2$-Sättigung fallen anschließend ab.

***Obstuktive Apnoe*** Thorakale Atmungsaktivität hält an, nasaler Luftstrom sistiert, Herzfrequenz und $O_2$-Sättigung fallen ab. Wird häufig bei anatomischen Obstruktionen der oberen Atemwege beobachtet (z. B. Syndrome mit Mittelgesichtshypoplasie). Allerdings auch Auftreten bei einer Zentralen Apnoe möglich.

***Gemischte Apnoe*** Erst obstruktive, dann inaktive Apnoe oder umgekehrt.

***Primäre Hypoxämie*** Primärer Abfall der $O_2$-Sättigung, dann ggf. Abfall von Herzfrequenz und unregelmäßige Atmung.

Aufgrund der Häufigkeit von Apoen, Bradykardien und Hypoxämien bei Frühgeborenen müssen die Vitalparameter dieser Kinder in der Regel über lange Zeit intensiv überwacht werden. Da die unterschiedlichen Ursachen auch eine differenzierte Therapie erfordern, sollte stets versucht werden, die Natur der Atemregulationsstörung genau zu diagnostizieren. Im Rahmen des üblichen Monitorings wird mit Hilfe der Impedanzmethode nur die thorakale, nicht aber die nasale Atmung registriert. Daher sind obstuktive Apnoen oft nicht leicht zu diagnostizieren. Sie können sich hinter isolierten Hypoxien und/oder Bradykardien verbergen.

### 3.10.3 Therapie

Zur Behandlung des Apnoe-Bradykardie-Hypoxämie-Syndroms Frühgeborener stehen, je nach der vorherrschenden Ursache, verschiedene Optionen zur Verfügung.

> **Differenzialtherapeutische Maßnahmen bei Frühgeborenenapnoen**
> - Bei allen Formen der Apnoen: taktile Stimulation
>   – Taktile Stimulation, besonders auch paraspinal, führt in einer Vielzahl von Fällen zur Wiederaufnahme der Atmung
> - Klärung, ob symptomatische Apnoe. Dann Ursachen behandeln!
> - Zentrale Apnoen: Atemstimulation durch Methylxanthine (oder seltener Doxapram)
> - Obstruktive Apnoen: Nasen-CPAP, ggf. Highflow-Systeme
> - Pulmonale/thorakale Ursachen: Nasen-CPAP, Methylxanthine, geringfügige Anhebung der inspiratorischen $O_2$-Konzentration (um 5 bis 10 %)
> - Periodische Atmung: geringfügige Anhebung der inspiratorischen $O_2$-Konzentration
> - Bei Versagen dieser Maßnahmen kann eine maschinelle Beatmung erforderlich sein.

Weiterhin hängt die Wahl der Therapiemaßnahme von der Häufigkeit und Schwere der Atemregulationsstörung ab. Wenn bei schweren Apnoen wiederholt eine Maskenbeatmung zur Behandlung der Bradykardie und Hypoxie notwendig ist, besteht in der Regel die Indikation zur maschinellen Beatmung. Prinzipiell würde eine prolongierte maschinelle Beatmung zu einer erheblichen Besserung der kardiorespiratorischen Instabilität bei kleinen Frühgeborenen führen. Diese Maßnahme ist jedoch mit einem hohen Risiko für eine bronchopulmonale Dysplasie belastet (Abschn. 3.6).

Es gibt derzeit keine sicheren Angaben, wieviele und welcher Schweregrad von Apnoen toleriert werden können. Klare Indikationen sind somit nicht bekannt, wann die konservative Behandlung beendet und eine maschinelle Beatmung begonnen werden soll. Folgende therapeutische Maßnahmen werden bei Frühgeborenenapnoen angewendet:

- **Coffein:** Durch zentrale Stimulation kommt es zum Anstieg der Atemfrequenz. Weitere Effekte: gesteigerte Zwerchfellkontraktilität, Bronchodilatation, verstärkte Diurese, verbesserte $CO_2$-Antwort.
- **Doxapram:** Bei zentralen Apnoen und nicht ausreichender Wirkung von Coffein kann die Gabe von Doxapram (zentrales Analeptikum) indiziert sein.
- **Nasen-CPAP:** binasale CPAP-Systeme verhindern den Alveolarkollaps im Endexspirium, verbessern die regionale Verteilung der Ventilation und erhöhen die funktionelle Residualkapazität. Durch Öffnung der oberen Luftwege werden gemischte und obstruktive Apnoen wirksam behandelt. Weiterhin werden pulmonal bedingte Ursachen von Atemregulationsstörungen therapeutisch beeinflusst. Sogenannte Highflow-Systeme werden bei sehr guter Akzeptanz durch Patienten und Pflegepersonal in den letzten Jahren vermehrt eingesetzt.
- **$O_2$-Gabe:** Die geringfügige Anhebung der inspiratorischen $O_2$-Konzentration unter pulsoxymetrischer Überwachung vermindert die Häufigkeit von pulmonal bedingten Hypoxämien und beeinflusst die periodische Atmung. Diese Maßnahme führt in der Regel nicht zu einer Hyperoxie. Eine große Hyperoxiegefahr besteht jedoch, wenn während einer Hypoxämie $O_2$ in erhöhter Konzentration zugeführt wird, um die $O_2$-Mangelsituation so kurz wie möglich zu halten. Diese Maßnahme kann zu einer reaktiven Hyperoxie mit der Gefahr der Ausbildung einer Retinopathie führen und sollte daher mit großer Vorsicht erfolgen.

## 3.11 Grundzüge der mechanischen Beatmung bei Neugeborenen

Ziel der mechanischen Beatmung ist die Aufrechterhaltung eines ausreichenden Gasaustausches für $O_2$ und $CO_2$ mit einem Minimum an mechanischer und $O_2$-toxischer Schädigung für die Lunge. Insbesondere bei Frühgeborenen stellt die Beatmung einen wichtigen Risikofaktor für die Ausbildung einer bronchopulmonalen Dysplasie dar.

Die Beatmung muss angepasst werden an:

- das Alter und die Größe des Kindes, insbesondere an das Lungenvolumen sowie die altersabhängig unterschiedlichen Atemfrequenzen,
- die Schwere der zugrundeliegenden Erkrankung,
- die Art und intrapulmonale Ausdehnung der Erkrankung.

Die Oxygenierung und die Elimination von $CO_2$ werden von unterschiedlichen Faktoren beeinflusst und daher getrennt behandelt. Die Bewertung der Lungenauskultation trägt trotz aller modernen maschinellen Hilfen wesentlich zur Steuerung der Beatmungstherapie bei.

### 3.11.1 Oxygenierung

Bei der Beatmung ist die Versorgung des Blutes mit $O_2$ abhängig vom Sauerstoffpartialdruck in der Alveole, der wiederum beeinflusst wird:

- von der Höhe der eingeatmeten $O_2$-Konzentration ($FiO_2$ $1,0 = 100\ \%\ O_2$),
- von der Höhe des Diffusionsdrucks, der durch den mittleren Atemwegsdruck beeinflusst wird.

Der mittlere Atemwegsdruck wird bestimmt durch die Fläche unterhalb der Beatmungskurve (Druck-Zeit-Kurve). Diese Kurve lässt sich auf einem Monitor mittels eines Druckwandlers bei jedem Beatmungsgerät darstellen und ist nützlich bei der Beatmungssteuerung.

Faktoren, die in den mittleren Atemwegsdruck eingehen, sind:

- PEEP,
- Spitzendruck (PIP),
- Inspirationszeit ($t_{insp}$),
- Atemfrequenz,
- Gasfluss [l/min]. Dieser bestimmt die Anstiegssteilheit der Beatmungsdruck-Zeitkurve sowie die Ausbildung eines Plateaus im Spitzendruckbereich. Ein Plateau bedeutet eine bessere intrapulmonale Gasverteilung, jedoch auch eine höhere Barotrauma-Gefahr. Insbesondere Frühgeborene sollten, wenn möglich, ohne oder mit sehr kurzem Plateau beatmet werden.

Durch Erhöhung bzw. Verlängerung aller dieser Variablen wird der mittlere Atemwegsdruck erhöht. Viele dieser Maßnahmen haben jedoch ebenfalls einen Einfluss auf die $CO_2$-Elimination, eine gleichsinnige Verbesserung beider Anteile des Gasaustausches ist jedoch oft notwendig und erwünscht.

▶ An erster Stelle der Maßnahmen zur Verbesserung der Oxygenierung steht die Erhöhung der $FiO_2$, dann folgen Adjustierungen des mittleren Atemwegsdrucks mit einer Erhöhung des PIP, PEEP bzw. Verlängerung von $t_{insp}$.

Die Erhöhung des mittleren Atemwegsdrucks führt nur bis zu einem gewissen Grad zu einer Verbesserung der Oxygenierung (sog. optimaler mittlerer Atemwegsdruck, dieser liegt häufig bei ca. 14 cm $H_2O$ bei einem schweren Atemnotsyndrom). Bei Erhöhung über diesen Wert überwiegt wieder der Überblähungseffekt mit Kompression des Herzens und Behinderung des Blutflusses.

### 3.11.2 CO₂-Elimination

$CO_2$ ist ein rasch diffundierendes Gas. Aus diesem Grund hängt die $CO_2$-Elimination von der Menge des pro Zeiteinheit in der Alveole verfügbaren Atemgases und damit von der Höhe des Atemminutenvolumens ab.

Die $CO_2$-Elimination wird bei Druck-Zeit-gesteuerten Respiratoren bestimmt durch

- den PIP (der PIP bestimmt das Tidalvolumen),
- die Atemfrequenz (AF).

Bei volumengesteuerten Geräten wird die $CO_2$-Elimination über das Atemminutenvolumen reguliert, das gezielt eingestellt werden kann.

### 3.11.3 Lungenmechanik

Für die optimale Anpassung der Beatmung ist die Abschätzung der zugrundeliegenden Lungenmechanik des behandelten Patienten notwendig, besonders bei Verwendung druckgesteuerter Beatmungsgeräte.

Die **Lungendehnbarkeit = Compliance** gibt die Änderung des Lungenvolumens pro verwendeten Beatmungsdruck an. Wird ein normales Atemzugvolumen ($V_T = 4$–$6$ ml/kg KG) bei einer gesunden Lunge verabreicht, so beträgt wegen der guten Lungendehnbarkeit der Atemwegsspitzendruck (= notwendiger Beatmungsdruck) ca. 10–14 cm $H_2O$. Wird das gleiche Volumen einem Patienten mit niedriger Compliance verabreicht, so steigt wegen der Steifheit der Lunge der Atemwegsdruck erheblich höher an (z. B. 20–25 cm $H_2O$). Aus diesem Grund ist das Monitoring des Tidalvolumens tubusnah mittels eines Pneumotachographen eine wichtige Maßnahme zur Dosierung des Beatmungsdrucks bei druckkontrollierter Beatmung.

Die **Resistance** gibt an, wie hoch der notwendige Druck ist, um ein Atemgas mit einer konstanten Flussrate durch die Luftwege zu bewegen. Bei Erkrankungen, die mit einem hohen Atemwegswiderstand und somit einer hohen Resistance einhergehen, sind oft hohe Beatmungsdrücke notwendig, um das erforderliche Gasvolumen in einer bestimmten Zeit in die Lunge zu bringen.

> Das Produkt aus Compliance und Resistance gibt die Zeitkonstante an:
>
> - $T = R \times C$

T ist ein Maß für die Zeit, in der es zu einem Druckausgleich zwischen Munddruck und Alveolardruck gekommen ist. Bei niedriger Compliance und normaler Resistance ist das Produkt ebenfalls niedrig, d. h. die Zeitkonstante ist kurz. Der Druckausgleich zwischen Mund und Alveole erfolgt rasch, In- und Exspiration sind bereits nach sehr kurzer Zeit beendet. Bei hoher Resistance und normaler Compliance ist die Zeitkonstante lang, d. h. das Atemgas braucht lange zur Füllung und Entleerung der Lunge.

> **Beatmungsbeispiel RDS**
> Beim Atemnotsyndrom ist die Zeitkonstante niedrig (C stark erniedrigt, R nur gering erhöht). Somit ist eine Beatmung mit hohen Atemfrequenzen (kurze In- und Exspiration) möglich. Die funktionelle Residualkapazität (FRC) ist niedrig, daher ist die Anwendung von PEEP sinnvoll. Der Beatmungsdruck wird bei druckgesteuerten Geräten soweit erhöht, bis ein Tidalvolumen von 4–5 ml/kg KG erreicht ist. Die $FiO_2$-Anpassung erfolgt nach der pulsoxymetrisch gemessenen Sauerstoffsättigung.

> **Beatmungsgeräteinstellung**
> - Inspirationszeit: 0,35 s (Faustregel: je jünger, umso kürzer. Bei 24 Gestationswochen auch 0,25 s)
> - I:E-Ratio 1:2
> - resultierende Exspirationszeit: 0,65 s,
> - Atemfrequenz 60/min
> - PEEP: 4–5 cm $H_2O$
> - Beatmungsspitzendruck: je nach $V_T$ (oben), z. B. 18–25 cm $H_2O$
> - Gasflow (geräteabhängig): oft 4–6 l/min

### 3.11.4 Druck-Zeit-gesteuerte Continuous-flow-Geräte

Dieser Gerätetyp wird vorwiegend in der Neonatologie verwendet. Die Inspiration erfolgt, bis ein vorgegebener Druck innerhalb einer vorgegebenen Zeit erreicht ist, unabhängig vom zugeführten Volumen. Continuous flow bedeutet, dass im Schlauchsystem ständig ein Gasfluss vorliegt, auch wenn keine Inspiration erfolgt. Auf diese Weise sind neben den verabreichten maschinellen Atemzügen spontane Atemzüge möglich (intermittierend mandatorische Beatmung, IMV).

Zeitgemäße Geräte ermöglichen eine Triggerfunktion durch spontane Atemaktivität.

## 4 Lungenerkrankungen des Neugeborenen

### 4.1 Transitorische Tachypnoe

Die transitorische Tachypnoe (synonym: transientes Atemnotsyndrom des Neugeborenen, „fluid lung" = Flüssigkeitslunge) entwickelt sich in den ersten Lebensstunden nach der Geburt überwiegend bei reifen Neugeborenen oder „älteren" Frühgeborenen. Charakteristisch ist die deutlich beschleunigte Atemfrequenz mit minimalen Einziehungen und gelegentlich auftretender leichter Zyanose.

Die Erkrankung bildet sich in der Regel innerhalb der ersten 2–3 Lebenstage spontan zurück. Es werden jedoch auch Neugeborene beobachtet, die ein Lungenversagen entwickeln (neonatales ARDS).

#### 4.1.1 Pathogenese

Die transitorische Tachypnoe wird vermutlich durch eine verzögerte Resorption der kindlichen Lungenflüssigkeit über die pulmonalen Lymph- und Blutgefäße oder aber einen vermehrten pulmonalen Flüssigkeitsgehalt ausgelöst. Prädisponierende Faktoren, die mit einer normalen Flüssigkeitsresorption interferieren oder aber zu einer Erhöhung des pulmonalen Flüssigkeitsgehalts führen, sind Sectio caesarea, perinatale Asphyxie, exzessive mütterliche Analgesie, Oxytocin und vermehrte Flüssigkeitszufuhr bei der Mutter, verspätetes Abnabeln u. a.

#### 4.1.2 Klinik

Die Neugeborenen fallen durch eine kurze Zeit nach der Geburt einsetzende **Tachypnoe** (bis zu 120 Atemzüge/min) auf, die nur von geringen Einziehungen und wechselnd ausgeprägtem inspiratorischem **Stöhnen** begleitet ist; die Lungen sind häufig überbläht.

Bei Hypoxämie ist in der Regel eine Zufuhr von 30–40 % $O_2$ in der Inspirationsluft ausreichend, um eine suffiziente Oxygenierung zu erzielen. Das Thoraxröntgenbild zeigt typischerweise vermehrte zentrale Verdichtungen mit einer peripheren Überblähung der Lunge und mitunter interlobären Flüssigkeitsansammlungen oder kleinen Pleuraergüssen. Gelegentlich entwickelt sich auf dem Boden einer massiven pulmonalen Überblähung eine pulmonale Hypertonie mit Rechts-Links-Shunt, die in das gefürchtete Krankheitsbild der **persistierenden pulmonalen Hypertonie (PPHN)** einmünden kann.

#### 4.1.3 Diagnose

Die Diagnose der transitorischen Tachypnoe basiert häufig auf dem Ausschluss anderer akuter pulmonaler Erkrankungen und wird oft erst retrospektiv gestellt. Neonatale Pneumonien, insbesondere mit β-hämolysierenden Streptokokken der Gruppe B, können initial unter einer identischen Dynamik verlaufen.

#### 4.1.4 Therapie

Bei Atemfrequenzen > 80/min wegen Aspirationsgefahr keine orale Ernährung, intravenöse Flüssigkeitszufuhr, bei Bedarf $O_2$-Gabe; wegen der zunächst bestehenden Differentialdiagnose einer neonatalen bakteriellen Pneumonie ist häufig eine antibiotische Behandlung indiziert, die bei fehlender Verifizierung der bakteriellen Infektion im Verlauf auch rasch wieder beendet werden muss.

## 4.2 Mekoniumaspirationssyndrom (MAS)

Mekoniumhaltiges Fruchtwasser ist bei 10–18 % aller Geburten nachzuweisen. Nur bei einem Teil der Kinder entwickelt sich nach der Aspiration von Mekonium die pathogenetisch komplexe Erkrankung eines MAS, das durch eine akute Atemnotsymptomatik der überwiegend übertragenen oder reifen hypotrophen Neugeborenen und einen entsprechenden radiologischen Lungenbefund charakterisiert ist.

### 4.2.1 Inzidenz

Die Inzidenz des schweren MAS liegt zwischen 0,2–6 erkrankten Neugeborenen/1000 Lebendgeborenen. Es bestehen erhebliche geographische und regionale Unterschiede in der Erkrankungshäufigkeit.

### 4.2.2 Ätiologie/Pathogenese

Mekonium besteht aus eingedickten intestinalen Sekreten und Zellen sowie löslichen und zellulären Fruchtwasserbestandteilen. Die wasserlöslichen Festsubstanzen bestehen u. a. aus Mukopolysacchariden, Plasmaproteinen, Proteasen und konjugiertem Bilirubin. Die fettlöslichen Bestandteile resultieren u. a. aus Bilirubin, Bilirubinoiden, freien Fettsäuren, Cholesterin und Glykolipiden. Mekonium wird bereits ab der 10.–16. Gestationswoche im fetalen Gastrointestinaltrakt gefunden.

Aufgrund einer intestinalen Hypomotorik wird nur selten ein Mekoniumabgang bei Frühgeborenen beobachtet.

Die Häufigkeit des Auftretens von mekoniumhaltigem Fruchtwasser ist direkt mit der Reife der Neugeborenen verbunden und mit höheren Serumspiegeln des properistaltischen Hormons Motilin assoziiert.

Bei fehlenden Hinweisen auf eine intrauterine oder intranatale Gefährdungssituation dürfte ein Mekoniumabgang v. a. ein reifeabhängiges Phänomen reflektieren. Eine akute intrauterine oder intranatale kindliche Hypoxie kann, gerade in den letzten Gestationswochen, einen vorzeitigen Mekoniumabgang auslösen, der besonders bei einem Oligohydramnion ein sehr zähes „erbsbreiartiges" Fruchtwasser hinterlassen kann.

Der Abgang von partikelhaltigem und dickflüssigem Mekonium prädisponiert zur Entstehung eines Mekoniumaspirationssyndroms und zu komplizierten Erkrankungsverläufen.

### 4.2.3 Pathophysiologie

Im Verlauf einer intrauterinen oder intranatalen Hypoxie, die zu einer Vasokonstriktion mesenterialer Gefäße, Darmischämie, konsekutiver Hyperperistaltik und Sphinkterrelaxation führt, tritt ein frühzeitiger Mekoniumabgang auf. Die Aspiration von Mekoniumpartikeln kann durch eine hypo-xieinduzierte vorzeitige Atemtätigkeit, die ein bestimmtes Muster aufweist, bereits in utero erfolgen; häufiger findet die Aspiration von Mekonium jedoch unmittelbar nach der Geburt statt.

Bei mehr als 50 % aller Neugeborenen mit mekoniumhaltigem Fruchtwasser lassen sich Mekoniumbestandteile im Trachealaspirat nachweisen, die bei der Mehrzahl der Kinder folgenlos eliminiert werden. Größere Mekoniumpartikel, die mit den ersten Atemzügen in die kleineren Luftwege gelangen, führen zu einer partiellen Bronchusobstruktion und Verlegung der Alveolen. Die Folgen sind die Ausbildung von Atelektasen, überblähten emphysematösen Arealen („air trapping") und extraalveolären Luftansammlungen (interstitielles Emphysem, Pneumothorax, Pneumomediastinum etc. (Abb. 10).

Die konnatale Listerieninfektion kann eine Ursache für den vorzeitigen Mekoniumabgang bei Frühgeborenen sein. Durch im Mekonium enthaltene Substanzen (z. B. Fettsäuren) entwickelt sich innerhalb von 24–48 h eine chemische Pneumonie.

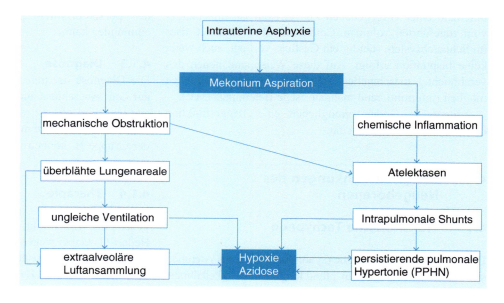

**Abb. 10** Pathogenetische Sequenz der Mekoniumaspiration. Neben mechanischen Faktoren, die zu einer schweren Beeinträchtigung der Lungenfunktion beitragen, begünstigt die chemische pulmonale Entzündungsreaktion die Entwicklung von Hypoxie und Azidose

Darüber hinaus führen verschiedene Proteine und Phospholipasen zu einer direkten Inaktivierung des Surfactant-Systems. Häufig bilden sich intrapulmonale Shunts und eine durch eine Konstriktion der Lungengefäße bedingte persistierende pulmonale Hypertonie aus, die zur Wiederherstellung fetaler Zirkulationsverhältnisse führen kann.

### 4.2.4 Klinik

Das klinische Bild wird vom Schweregrad der intrauterinen Asphyxie und dem Ausmaß der Mekoniumaspiration bestimmt. Die Neugeborenen fallen unmittelbar nach Geburt durch schwere Atemdepression, Schnappatmung, Bradykardie, Hypotonie und Schocksymptome auf; die Haut ist mit Mekonium bedeckt, Fingernägel und Nabelschnur können grünlich verfärbt sein.

Neugeborene mit Spontanatmung weisen eine Tachypnoe, ausgeprägte Dyspnoezeichen und evtl. eine Zyanose auf. Die Thoraxröntgenaufnahme zeigt dichte fleckige Infiltrate neben überblähten Arealen, abgeflachte Zwerchfelle und häufig extraalveoläre Luft (Abb. 11).

### 4.2.5 Prävention

Durch sorgfältiges fetales Monitoring sind die Warnzeichen der intrauterinen Hypoxie meist zu erkennen. Bestehen Hinweise auf eine kindliche Gefährdung, so ist die sofortige Geburtsbeendigung obligat.

Bei allen Geburten, die durch mekoniumhaltiges Fruchtwasser auffallen, sollte umgehend ein erfahrener Kinderarzt zur Versorgung des Neugeborenen hinzugezogen werden. Beim Abgang von mekoniumhaltigem Fruchtwasser müssen Geburtshelfer oder Hebamme prüfen, ob Mekonium aus dem Oropharynx entfernt werden kann.

Findet sich bei einem klinisch auffälligen Neugeborenen während der laryngoskopischen Inspektion des Kehlkopfs Mekonium unterhalb der Stimmbänder, so sollte es unverzüglich mit einem dicklumigen Katheter oder evtl. direkt über einen Endotrachealtubus abgesaugt werden. Bei größeren Mengen erbsbreiartigen Mekoniums in den Luftwegen sollte eine Bronchiallavage durchgeführt werden.

Tierexperimentelle Untersuchungen und einzelne klinische Erfahrungsberichte aus jüngster Zeit weisen darauf hin, dass eine Bronchiallavage mit einer verdünnten Lösung einer natürlichen Surfactant-Präparation (5 mg Phospholipide/ml) zu einer deutlichen Verbesserung der Oxygenierung und Ventilation führt. Auf eine primäre Maskenbeatmung sollte – wenn möglich – verzichtet werden.

### 4.2.6 Therapie

Die z. T. außerordentlich schwierige Behandlung der Hypoxämie bei Neugeborenen mit Mekoniumaspirationssyndrom kann eine konventionelle Beatmungstherapie, die Hochfrequenzoszillationsbeatmung, die Surfactant-Substitutionstherapie und den Einsatz von inhalativem Stickstoffmonoxid (iNO) einschließen.

Als Ultima-ratio-Therapie ist eine extrakorporale Membranoxygenierung (ECMO) zu erwägen. Einzelheiten der Therapie sind den Lehrbüchern der Neonatologie zu entnehmen.

## 4.3 Pneumothorax

Ein spontaner asymptomatischer Pneumothorax tritt bei ca. 0,5–1 % aller Neugeborenen auf. Ursächlich dürften Atemwegsdrücke bis 150 cm $H_2O$ sein, die bei ersten Atemzügen unter Spontanatmung gemessen wurden. Die Pneumothoraxinzidenz bei maschinell beatmeten Frühgeborenen mit Atemnotsyndrom betrug vor Einführung der Surfactant-Therapie 15–30 %. Inzwischen wird diese Komplikation bei 3–6 % aller beatmeten Frühgeborenen beobachtet.

### 4.3.1 Ätiologie

Ein symptomatischer Pneumothorax kann bei einer Reihe pulmonaler Erkrankungen von Früh- und Neugeborenen auftreten: Atemnotsyndrom, Mekoniumaspiration, Lungenhypoplasie, kongenitale Zwerchfellhernie, transitorische Tachypnoe, Aspirationspneumonie, Staphylokokkenpneumonie mit Pneumatozele, lobäres Emphysem, weiterhin nach Thorakotomie, nach (unsachgemäßer) Reanimation und maschineller Beatmung.

### 4.3.2 Pathogenese

Ein hoher intraalveolärer Druck, der durch erhöhten Spitzendruck und positiven endexspiratorischen Druck (PEEP) bei

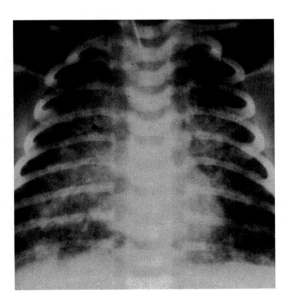

**Abb. 11** Radiologische Veränderungen bei einem schweren Mekoniumaspirationssyndrom. Neben verdichteten dystelektatischen Arealen finden sich typische überblähte Lungenanteile

maschineller Atmung oder aber bei tachypnoeischen, spontan atmenden Kindern durch einen erhöhten sog. „Auto-PEEP" entsteht, kann besonders in ungleich belüfteten Lungenarealen zu einer Überblähung von Alveolen mit nachfolgender Ruptur der Alveolarwand führen. Die extraalveoläre Luft kann durch das interstitielle Gewebe und entlang der perivaskulären Gefäßscheiden sowie der peribronchialen Lymphgefäße entweichen.

In Abhängigkeit von der Ausbreitung der Luft ist mit einer Reihe von Komplikationen zu rechnen: interstitielles Emphysem, Pneumomediastinum, Pneumothorax, Pneumoperitoneum, Pneumoperikard und subkutanes, zervikales oder thorakales Emphysem. Ein Spannungspneumothorax entwickelt sich bei einer druckwirksamen Ansammlung von Luft im Pleuraspalt. Ein einseitiger Spannungspneumothorax führt nicht nur zu einer schweren Ventilationsstörung der betroffenen, gelegentlich kollabierten Lungenseite, sondern durch die Mediastinalverlagerung auch der kontralateralen Lunge.

Daneben wird durch Kompression der V. cava oder Torsion der großen Gefäße der venöse Rückfluss erheblich beeinträchtigt. Bei der Entstehung des interstitiellen Emphysems scheinen nicht nur physikalische Faktoren von Bedeutung zu sein, sondern auch pulmonale Entzündungsvorgänge und proteolytische Lungengerüstschädigungen, die u. a. nach pränatalen Infektionen beobachtet wurden.

### 4.3.3 Klinik

Die klinischen Leitsymptome des gefürchteten Spannungspneumothorax sind plötzlich einsetzende Atemnot, Zyanose, Hypotension, Schocksymptome, Bradykardie, Thoraxasymmetrie, Verlagerung der Herztöne und seitendifferentes Atemgeräusch. Gerade bei kleinen Frühgeborenen kann die Diagnose eines Spannungspneumothorax schwierig sein, da bei maschinell beatmeten Patienten nicht immer ein fehlendes oder abgeschwächtes Atemgeräusch nachweisbar ist. Bei linksseitigem Spannungspneumothorax sind die Herztöne nach rechts verlagert.

### 4.3.4 Diagnose, Therapie

In lebensbedrohlichen Situationen darf keine Zeit verloren werden. Die Transillumination des Thorax mit einer fiberoptischen Kaltlichtlampe erlaubt eine rasche Identifizierung des illuminierten lufthaltigen Pleuraraums. Häufig ist eine sofortige Pleurapunktion mit Entlastung des Pneumothorax oder Einbringung einer Pleuradrainage durchzuführen, bevor eine Röntgenaufnahme des Thorax angefertigt wird.

## 4.4 Lobäres Emphysem

Das kongenitale lobäre Emphysem ist durch eine Überblähung einer oder mehrerer Lungenlappen charakterisiert; meistens sind die Oberlappen oder der rechte Mittellappen betroffen. Etwa 10 % der betroffenen Kinder haben zusätzlich ein Vitium cordis oder andere Fehlbildungen.

### 4.4.1 Ätiologie

Als Ursachen des lobären Emphysems, das mit zunehmender Überblähung normales Lungengewebe komprimiert, werden Störungen im Aufbau der Bronchialwand (z. B. Fehlen des bronchialen Knorpels), intraluminale Bronchusobstruktionen (eingedicktes Sekret, Schleimhautfalten) oder extraluminale Bronchusobstruktionen (z. B. Kompression durch aberrierende Gefäße) gefunden.

### 4.4.2 Klinik, Therapie

Häufig entwickelt sich die klinische Symptomatologie, gekennzeichnet durch eine progrediente Tachypnoe und anderen Dyspnoezeichen, innerhalb der ersten Lebenswochen. Einige Neugeborene erkranken allerdings unmittelbar postnatal an einer akuten progredienten Atemnotsymptomatik. Bei diesen Kindern ist eine sofortige Bronchoskopie und/ oder Resektion des betroffenen überblähten Lungenteils lebensrettend. Bei vital milder, aber progredienter Symptomatik, ist eine chirurgische Therapie angezeigt.

Nur bei asymptomatischen Kindern kann unter regelmäßiger Kontrolle auf eine invasive Behandlung verzichtet werden, da sich ein lobäres Emphysem gelegentlich zurückbildet.

## 4.5 Lungenhypoplasie

Eine Lungenhypoplasie ist entweder Ausdruck einer gestörten Organanlage oder einer Ausreifungsstörung der fetalen Lunge, die durch verschiedene mit der normalen Lungenentwicklung interferierende Faktoren ausgelöst werden kann.

### 4.5.1 Ätiologie, Pathogenese

Eine Anlagestörung der Lunge wird bei seltenen Chromosomenaberrationen beobachtet. Wesentlich häufiger entwickelt sich eine Lungenhypoplasie im Rahmen fetaler Grunderkrankungen oder Störungen, die mit der normalen Ausbildung der Alveolen interferieren. Ein Mangel an Fruchtwasser, der zu einem Verlust intraalveolärer Flüssigkeit in der vulnerablen Phase der Lungenentwicklung (vor der 26. Gestationswoche) führt, kann eine schwere Lungenhypoplasie nach sich ziehen. Eine bilaterale Nierenagenesie (Potter-Sequenz), Anhydramnie bei vorzeitigem Blasensprung oder Fruchtwasserverlust nach Amniozentese sind als Ursache der Lungenhypoplasie definiert.

Aber auch fehlende intrauterine Atembewegungen des Fetus, wie sie bei neuromuskulären Erkrankungen, Myasthenia gravis, Anenzephalie und anderen Erkrankungen beobachtet werden, können die normale Entwicklung nachhaltig beeinflussen. Eine Kompression der fetalen Lunge nach Malformation des Thorax führt bei verschiedenen Skeletterkrankungen (u. a.

asphyxierende Thoraxdysplasie) zu einer Lungenhypoplasie. Auch andere Fehlbildungen wie die Zwerchfellhernie und Chylothorax können über eine Kompression des Lungengewebes die normale Wachstumsdynamik nachhaltig beeinträchtigen.

### 4.5.2 Klinik, Diagnose

Die schwere Lungenhypoplasie manifestiert sich entweder unter dem Bild einer Asphyxie oder aber einer schwersten respiratorischen Insuffizienz. Die hypoplastischen Lungen lassen sich häufig auch unter intensiven Beatmungsmaßnahmen nicht wirksam eröffnen. Häufig treten bilaterale Pneumothoraces auf; einige Patienten entwickeln auf dem Boden einer primären pulmonalen Hypertonie eine persistierende fetale Zirkulation. Bei ausgeprägten Formen der Lungenhypoplasie ist die Prognose infaust. Die Thoraxröntgenaufnahme zeigt typischerweise schmale Lungen mit einem glockenförmigen Thorax (Abb. 12).

Die Diagnose ist allerdings häufig nur zu vermuten und wird anhand anamnestischer Risiken sowie des postnatalen Verlaufs nicht selten retrospektiv gestellt. Post mortem kann durch Bestimmung des Lungengewichts sowie mit Hilfe morphometrischer Techniken die Verdachtsdiagnose verifiziert werden.

### 4.5.3 Therapie

Nur bei weniger ausgeprägten Formen der Lungenhypoplasie kann durch differenzierte Beatmungstechniken, Einsatz von Stickstoffmonoxid (NO) und ggf. Surfactant-Substitution (sekundärer Surfactant-Mangel) eine nachhaltige Stabilisierung der Lungenfunktion erzielt werden. Der vielversprechende theoretische Ansatz in der Behandlung der Lungenhypoplasie, die sog. „liquid ventilation", eine Beatmung mit flüssigen Perfluorcarbonen, hat sich in der klinischen Anwendung nicht durchsetzen können.

## 4.6 Zwerchfellhernie (Enterothorax)

### 4.6.1 Inzidenz

Die Inzidenz einer Zwerchfellhernie beträgt ca. 0,25/1000 Lebendgeborene, 80–90 % der Hernien treten auf der linken Seite auf.

### 4.6.2 Pathogenese

Ein Zwerchfelldefekt kann zu einer Verlagerung sämtlicher Bauchorgane in die Thoraxhöhle führen (Abb. 13). Infolge der Lungenkompression und Herzverlagerung kann sich eine schwerste, rasch progrediente, respiratorische und kardiozirkulatorische Insuffizienz mit persistierender pulmonaler Hypertonie (PPHN) entwickeln.

### 4.6.3 Klinik

Die Leitsymptome der Zwerchfellhernie sind:

- zunehmende Atemnot,
- Zyanose,
- Schocksymptome,
- Verlagerung der Herztöne,
- asymmetrisch vorgewölbter Thorax ohne Atemexkursion,

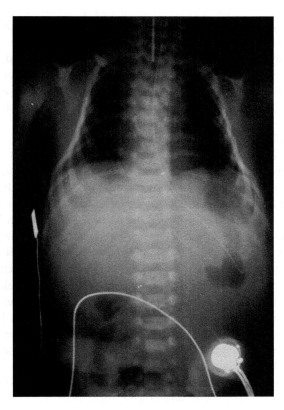

**Abb. 12** Radiologischer Befund einer ätiologisch ungeklärten Lungenhypoplasie bei einem Frühgeborenen der 34. Gestationswoche

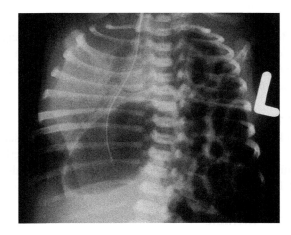

**Abb. 13** Beidseitiger Zwerchfelldefekt mit intrathorakal gelegenem Magen rechts und Darmanteilen links, massive Verlagerung des Herzens nach rechts

- fehlendes Atemgeräusch,
- evtl. Darmgeräusche im Thorax,
- eingesunkenes „leeres" Abdomen.

### 4.6.4 Therapie

Da mit zunehmender Luftfüllung des intrathorakal gelegenen Darms Lunge, Herz und Mediastinum verdrängt werden und somit eine Spannungssymptomatik entstehen kann, ist eine primäre Maskenbeatmung nicht angezeigt. Die Neugeborenen werden umgehend intubiert, erhalten eine offene Magensonde und werden bereits im Kreißsaal auf die betroffene Seite gelagert.

### 4.6.5 Prognose

Die Prognose der Zwerchfellhernie wird entscheidend vom Grad der Lungenhypoplasie, der optimalen Erstversorgung, der intensivmedizinischen Behandlung und schließlich der chirurgischen Therapie beeinflusst. Die Diagnose kann bei bereits zum Untersuchungszeitpunkt vorliegendem Enterothorax pränatal gestellt werden.

## 4.7 Neonatale Pneumonien

Eine neonatale Pneumonie entwickelt sich auf dem Boden einer intrauterinen, intra- oder postnatalen Infektion mit mütterlichen oder nosokomialen Erregern, u. a. durch Aspiration infizierten Fruchtwassers. Pathogenese, Risikofaktoren und Erregerspektrum werden in Abschn. 8 (Neugeborenensepsis) abgehandelt.

Beatmete und intensivmedizinisch behandelte Früh- und Neugeborene sind besonders durch eine Pneumonie mit Pseudomonas- oder Klebsiella-spp. gefährdet. Chlamydien und Ureaplasmen kommen ebenfalls als Erreger von Pneumonien Frühgeborener vor. Seltener treten Mykoplasmen als Erreger auf.

▶ Bei langzeitbeatmeten Frühgeborenen, die über längere Zeit antibiotisch behandelt wurden, ist immer an eine Pilzpneumonie, insbesondere mit Candida spp., zu denken.

### 4.7.1 Klinik

Die klinische Symptomatik einer in den ersten Lebenstagen oder auch später auftretenden neonatalen Pneumonie verläuft häufig unter dem Bild eines progredienten Atemnotsyndroms mit Tachypnoe, Einziehungen und Nasenflügeln.

### 4.7.2 Therapie

Die primäre antibiotische Behandlung muss gegen die potenziellen Mikroorganismen gerichtet sein (Abschn. 8; neonatale Sepsis). Bei Atem- und/oder Kreislaufinsuffizienz der erkrankten Neugeborenen wird die erforderliche Supportivtherapie durchgeführt.

## 4.8 Persistierende pulmonale Hypertonie des Neugeborenen früher: persistierende fetale Zirkulation

Die persistierende pulmonale Hypertonie des Neugeborenen (PPHN; früher: persistierende fetale Zirkulation, PFC) ist ein lebensbedrohliches Krankheitsbild, das auf dem Boden eines anhaltend erhöhten pulmonalen Gefäßwiderstandes durch einen signifikanten Rechts-Links-Shunt über das offene Foramen ovale und/oder über den persistierenden Ductus arteriosus sowie durch intrapulmonale Shunts (ohne Hinweise auf eine strukturelle Herzerkrankung) gekennzeichnet ist.

### 4.8.1 Ätiologie

Die PPHN tritt überwiegend bei reifen oder übertragenen Neugeborenen auf. Nach intrauteriner und intranataler Hypoxie oder mütterlicher Aspirin- und Indometacin-Einnahme während der Schwangerschaft wurde eine Verdickung und Ausdehnung der Gefäßmuskulatur bis in kleine Pulmonalarterien hinein beschrieben. Am häufigsten entwickelte sich eine PPHN sekundär bei Neugeborenen nach Mekoniumaspiration.

Weitere Erkrankungen, in deren Folge sich eine PPHN entwickeln kann, sind die intranatale und postnatale Hypoxie, die neonatale Sepsis mit β-hämolysierenden Streptokokken der Gruppe B oder Listerien, die Zwerchfellhernie, die Lungenhypoplasie, Pneumothorax, Hyperviskositätssyndrom, Hypoglykämie und Hypothermie sowie ein Atemnotsyndrom. Die PPHN ist nicht selten idiopathisch. Die Prävalenz der Erkrankung wurde auf 1/1000 Lebendgeborene geschätzt.

### 4.8.2 Pathophysiologie

Bei intranataler oder postnataler Hypoxie entwickelt sich rasch eine metabolische und/oder respiratorische Azidose. Die normalerweise durch Anstieg des $p_aO_2$ und Abfall des $p_aCO_2$ unmittelbar nach der Geburt einsetzende Dilatation der Lungenarterien bleibt aus; die Azidose induziert über eine pulmonale Vasokonstriktion eine pulmonale Hypertonie, die über das Foramen ovale, den Ductus arteriosus Botalli und intrapulmonale Shunts die Entwicklung eines persistierenden Rechts-Links-Shunts nach sich zieht. Es kommt zu einem zunehmenden $O_2$-Mangel des arteriellen Bluts, der mit der postnatal einsetzenden Vasodilatation interferiert (Abb. 14).

Bei einigen dieser Patienten liegen bereits pulmonale Gefäßveränderungen im Sinne einer Mediahypertrophie vor, die Ausdruck einer chronischen intrauterinen Hypoxie sein könnten (primärer pulmonaler Hochdruck; andere Kinder haben als Grunderkrankung eine mehr oder weniger ausgeprägte Lungenhypoplasie). Potente Stimuli der pulmonalen Vasokonstriktion sind Leukotriene und weitere

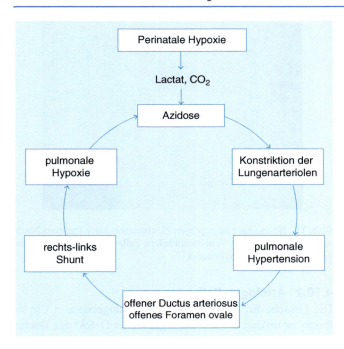

**Abb. 14** Circulus vitiosus der perinatalen Hypoxie

Lipidmediatoren, deren Freisetzung bei allen sekundären Formen der PPHN durch Hypoxie, Infektionen und die im Verlauf verschiedener Grunderkrankungen einsetzende Entzündungsreaktion gefördert wird.

### 4.8.3 Klinik

Die Neugeborenen erkranken in der Regel innerhalb der ersten 12 Lebensstunden. In Abhängigkeit von der Grunderkrankung stellen entweder die Zyanose (Polyzythämie, idiopathische PPHN u. a.) oder die schwere Atemnotsymptomatik mit Zyanose (Mekoniumaspiration, Zwerchfellhernie u. a.) im Vordergrund. Die Patienten können innerhalb kurzer Zeit ein Multiorganversagen oder eine Myokardischämie entwickeln.

Die klinische Verdachtsdiagnose einer PPHN kann durch die prä- und postduktale $O_2$-Differenz und nicht zuletzt durch die Echokardiographie (einschließlich Dopplerdiagnostik) bestätigt werden. Der Röntgenthoraxbefund ist bei einigen Erkrankungen unauffällig (Asphyxie, Hyperviskositätssyndrom etc.), bei anderen zeigt er die typischen Veränderungen der Grunderkrankung.

### 4.8.4 Therapie

Zu einer optimalen Behandlung gehört – wenn immer möglich – eine Korrektur der Grundproblematik sowie eine gezielte Supportivtherapie und Behandlung aller im Verlauf der Erkrankung aufgetretenen Komplikationen, wie z. B. Hypotension, myokardiale Dysfunktion, Azidose. Die Kinder müssen für die intensive Therapie sediert und ggf. relaxiert werden.

Der entscheidende therapeutische Ansatz ist eine suffiziente maschinelle Beatmung mit ausreichender Oxygenierung sowie eine moderate Alkalisierung des Blutes (ggf. Natriumbikarbonat-Infusion). Bei besonders schweren Verläufen kann durch eine milde Hyperventilationsbehandlung mit Senkung des $paCO_2$ auf 35–40 mm Hg die Vasokonstriktion pulmonaler Gefäße möglicherweise aufgehoben werden.

Die früher geübte Hyperventilationstherapie mit $pCO_2$- < 25 mm Hg gilt wegen erheblicher pulmonaler und zerebraler Nebenwirkungen heute als obsolet.

Wenn auch das kurzzeitig wirksame und gut steuerbare Prostacyclin, auch in inhalativer Form, erfolgreich eingesetzt werden kann, so gilt dennoch die inhalative Behandlung mit Stickstoffmonoxid (iNO) heute als Therapie der Wahl; iNO führt zu einer selektiven Vasodilatation der Pulmonalgefäße in den ventilierten Lungenarealen.

In allen Studien konnte eine deutlich verbesserte Oxygenierung unter iNO-Therapie beobachtet werden. Ebenso war die Notwendigkeit, iNO-behandelte Neugeborene mit pulmonaler Hypertonie einer extrakorporalen Membranoxygenierung zu unterziehen, in allen Studien deutlich reduziert. Die Rate an akuten pulmonalen und extrapulmonalen Komplikationen sowie neurologischen und auditiven Langzeitfolgen unterschied sich nicht zwischen der Gruppe NO-behandelter Neugeborener und den unbehandelten Kontrollpatienten. Eine initiale Konzentration von 20 ppm iNO, die kontinuierlich reduziert werden soll, führt in der Regel zu einer effektiven Vasodilatation, ohne eine potenziell gefährliche Methämoglobinämie zu induzieren. Inhalatives NO sollte nicht mit anderen selektiven Vasodilatatoren kombiniert werden.

Neugeborene, die auf keine dieser Maßnahmen ansprechen, werden einer Hochfrequenzoszillationsbeatmung zugeführt. Kann mit diesen Maßnahmen keine ausreichende Oxygenierung erreicht werden, so kann der Patient mit einer extrakorporalen Membranoxygenierung (ECMO) behandelt werden.

Die international anerkannten Kriterien für eine ECMO-Therapie sind in der folgenden Übersicht zusammengefasst:

**International anerkannte Kriterien für eine ECMO-Therapie**
- Gestationsalter > 34 Wochen
- Geburtsgewicht > 2,0 kg KG
- Keine Gerinnungsstörung
- Fehlendes Ansprechen auf alle erwähnten therapeutischen Maßnahmen
- Modifizierter Oxygenierungsindex (OI) von > 25–40
  - OI=mittlerer Atemwegsdruck [cm $H_2O$] × $FiO_2$ × $100/p_aO_2$ [mm Hg]

### 4.8.5 Prognose

Die neonatale Sterblichkeit der PPHN liegt bei 20–30 %. In den wenigen Langzeituntersuchungen der überlebenden

Kinder wird deutlich, dass nur ca. 40 % diese Erkrankung unbeschadet überstehen; die restlichen Patienten weisen neurologische Folgeschäden in unterschiedlichster Ausprägung auf. Bei 20 % der Kinder wurde ein neurosensorischer Hörverlust diagnostiziert.

## 4.9 Lungenblutung

Eine akute, von den Alveolen ausgehende Lungenblutung tritt überwiegend bei Frühgeborenen und hypotrophen Neugeborenen auf, die an verschiedensten Erkrankungen der Neonatalperiode leiden.

Während bei mehr als 10 % verstorbener Neugeborener eine Lungenblutung autoptisch diagnostiziert wird, entwickelt sich dieses lebensbedrohliche Ereignis bei weniger als 5 % aller Frühgeborenen mit einem Geburtsgewicht von < 1500 g, die an einem Atemnotsyndrom erkrankt sind.

### 4.9.1 Ätiologie
Prädisponierende Faktoren für eine Lungenblutung sind eine neonatale Streptokokkenpneumonie, die perinatale Asphyxie, Hypothermie, Azidose, Hypoglykämie, Gerinnungsstörungen, Herzversagen, PDA, schwere Erythroblastose, Surfactant-Therapie und $O_2$-Toxizität.

### 4.9.2 Klinik
Akute Blutung aus Mund, Nase und den Atemwegen mit rasch progredientem Kreislauf- und Atmungsversagen. In den Thorax-Röntgenaufnahmen zeigt sich eine zunehmende Verdichtung der Lunge.

### 4.9.3 Therapie
Unverzügliche Stabilisierung der Beatmungs- und Kreislaufsituation mit allen zur Verfügung stehenden intensivmedizinischen Maßnahmen sowie – wenn immer möglich – Behandlung der Grundstörung. Die durch die Lungenblutung induzierte Inaktivierung des endogenen Surfactant-Systems kann durch hohe Dosen natürlicher exogener Surfactant-Präparate wirksam behandelt werden.

## 4.10 Chylothorax

Unter Chylothorax wird eine Ansammlung von chylöser Flüssigkeit im Pleuraraum verstanden (Abb. 15).

### 4.10.1 Epidemiologie
Ein angeborener Chylothorax ist ein seltenes Ereignis; häufiger werden erworbene Ansammlungen chylöser Flüssigkeit nach thoraxchirurgischen Eingriffen beobachtet. Als Folge parenteraler Langzeiternährung über einen zentralen Venenkatheter wurden Thrombosierungen der oberen Hohlvene und sekundärem Chylothorax beschrieben.

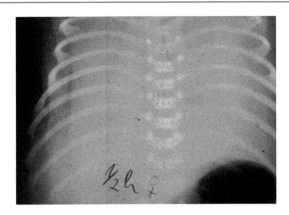

**Abb. 15** Beidseitiger ausgeprägter Pleuraerguss. Nach Punktion Nachweis von mehr als 90 % mononukleären Zellen (Lymphozyten). Diagnose: linksseitiger Chylothorax

### 4.10.2 Ätiologie, Pathogenese
Die Ursache für die Entstehung eines angeborenen Chylothorax ist unklar; es wird ein angeborener Defekt des Ductus thoracicus vermutet. Bei Neugeborenen mit Down-, Noonan- und Turner-Syndrom sowie bei Hydrops fetalis tritt gelegentlich ein Chylothorax auf; ebenso wurde nach Geburtstraumata die Entwicklung chylöser Effusionen beobachtet.

### 4.10.3 Klinik und Diagnostik
Die Neugeborenen fallen unmittelbar postnatal oder innerhalb der ersten Lebenstage durch mehr oder minder ausgeprägte Zeichen der Atemnot auf. Vor Beginn einer oralen Ernährung enthält die serumähnliche Pleuraflüssigkeit mehrere Tausend Leukozyten/µl, mehr als 90 % sind mononukleäre Zellen (Lymphozyten). Nach Milchernährung nimmt die Pleuraflüssigkeit eine weißliche, typisch chylöse Farbe an.

### 4.10.4 Therapie und Prognose
Die kontinuierliche Ableitung der chylösen Flüssigkeit führt bei den meisten Kindern zu einer Ausheilung. Es treten aber z. T. erhebliche Eiweiß-, Antikörper- und Lympho-zytenverluste auf. Eine orale Ernährung mit mittelkettigen Triglyzeriden reduziert die Chylusproduktion.

Bei den meisten Formen eines Chylothorax kann man von einer sich selbst begrenzenden Erkrankung ausgehen. Selten werden Versuche chirurgischer Korrekturmaßnahmen oder eine intraperitoneale Shuntableitung, allerdings mit unsicherem Ausgang, nötig.

## 4.11 Obstruktion der oberen Atemwege

Angeborene Obstruktionen der oberen Luftwege gehen häufig mit akuter unmittelbar postnatal auftretender Atemnot einher.

## 4.11.1 Ätiologie, Pathogenese und Therapie
Da Neugeborene für eine suffiziente Ventilation auf eine ungehinderte Nasenatmung angewiesen sind, führen sämtliche anatomische und funktionelle Obstruktionen der oberen Luftwege zu einer akuten Atemnotsymptomatik.

## 4.11.2 Choanalatresie, Pierre-Robin-Sequenz
Trotz deutlicher Atemexkursionen unmittelbar nach der Geburt können Neugeborene mit Choanalatresie oder Pierre-Robin-Sequenz (Mikrognathie, Glossoptose, Gaumenspalte) kein adäquates Atemzugvolumen aufbauen. Diese bedrohliche Situation ist durch Einführen eines passenden Guedel-Tubus häufig akut zu beheben.

Die Bauchlage kann das Zurückfallen der Zunge bei Neugeborenen mit Pierre-Robin-Sequenz häufig verhindern und die Luftnotsymptomatik verbessern. Eine frühe, dem individuellen Befund angepasste kieferorthopädische Behandlung mit einer speziellen Gaumenplatte, die einen posterioren Bügel oder Sporn zur Verhinderung der Glossoptose aufweisen sollte, sowie selten chirurgische Maßnahmen können langfristig zu einer Ausheilung der Fehlbildung führen.

## 4.11.3 Larynx- und Trachealatresien
Beide sehr seltenen Fehlbildungen werden meist nicht pränatal diagnostiziert und verlaufen überwiegend letal. Der kongenitale laryngeale Stridor auf dem Boden einer Laryngomalazie heilt bei den meisten Kindern im Verlauf des 1. Lebensjahres aus.

## 4.11.4 Subglottische Stenose
Schwieriger gestaltet sich die Behandlung einer kongenitalen oder häufig durch prolongierte Intubation oder Intubationsschäden erworbenen subglottischen Stenose. Bei dieser Problematik können langwierige tracheale Dilatationen, Lasertherapien oder auch laryngotracheale Rekonstruktionen angezeigt sein. Selten wird schon beim Neugeborenen ein Tracheostoma unumgänglich.

# 5 Bluterkrankungen

## 5.1 Fetale Erythropoese

### 5.1.1 Physiologische Besonderheiten
Die Erythropoese, die am 20. Gestationstag beginnt, findet in der Fetalzeit überwiegend in Leber und Milz statt. Erst im letzten Trimenon wird das Knochenmark zum Hauptbildungsort der Erythropoese. Die Hämoglobinkonzentration steigt von 8–10 g/dl im Alter von 12 Gestationswochen auf 16,5–20 g/dl im Alter von 40 Gestationswochen an. Nach einem kurzen postnatalen Anstieg der Hämoglobinkonzentration innerhalb von 6–12 Lebensstunden fällt sie kontinuierlich auf 10 g/dl im Alter von 3–6 Monaten ab.

Frühgeborene unterhalb der 32. Gestationswoche haben niedrigere Ausgangshämoglobinkonzentrationen und erfahren einen schnelleren Abfall der Hämoglobinkonzentration; der Tiefpunkt ist 1–2 Monate nach der Geburt erreicht. Während dieser physiologischen Anämisierung lässt sich kaum Erythropoetin im Plasma nachweisen.

### 5.1.2 Besonderheiten fetaler Erythrozyten
Fetale und neonatale Erythrozyten weisen eine kürzere Überlebenszeit (70–90 Tage) und ein größeres mittleres korpuskuläres Volumen auf (MCV 110–120 fl) als Erythrozyten Erwachsener. In den ersten Tagen nach der Geburt besteht in der Regel eine Retikulozytose von 50–120 ‰. Die Erythrozyten enthalten überwiegend fetales Hämoglobin F, das aus zwei α-Ketten und zwei γ-Ketten besteht. Unmittelbar vor der Geburt setzt bei einem reifen Neugeborenen die Synthese von β-Hämoglobinketten und damit adultem Hämoglobin ein (zwei α-Ketten und zwei β-Ketten).

Zum Zeitpunkt der Geburt enthalten die Erythrozyten reifer Neugeborener 60–90 % fetales Hämoglobin; diese Konzentration sinkt bis zum Alter von 4 Monaten auf < 5 % ab.

> **Blutvolumen**
> Das Blutvolumen reifer Neugeborener beträgt etwa 85 ml/kg KG; Plazenta und Nabelgefäße enthalten ca. 20–30 ml/kg KG Blut. Eine späte Abnabelung kann zu einem vorübergehenden Anstieg des neonatalen Blutvolumens innerhalb der ersten Lebenstage führen (Abschn. 5.3), eine zu frühe Abnabelung zu einer Anämie. Um diese Komplikationen zu vermeiden, sollte die Abnabelung wenn möglich 60 sek. nach der Geburt erfolgen.

## 5.2 Neonatale Anämie
Eine Anämie Neugeborener ist durch Hämoglobinkonzentrationen (Hb) von < 14 g/dl sowie einen Hämatokrit (Hkt) von < 40 % charakterisiert. Sie kann durch akuten oder chronischen Blutverlust, eine verminderte Bildung sowie durch eine immunologisch vermittelte oder nicht immunologisch bedingte Hämolyse der Erythrozyten verursacht sein (Tab. 5).

Nach einem akuten Blutungsereignis sind die Hämoglobinkonzentration und der Hämatokrit Früh- und Neugeborener häufig normal und fallen erst im Rahmen der Hämodilution kontinuierlich ab. Das zirkulierende Blutvolumen kann jedoch bereits während der Blutungsereignisse bedrohlich vermindert sein. Ein chronischer Blutverlust kann u. a. durch fetomaternale Transfusion zustande kommen, die bei ca. 50 % aller Schwangerschaften beobachtet wird; der fetale Blutverlust kann erheblich sein.

**Tab. 5** Ätiologie der neonatalen Anämie

| Blutverlust | Verminderte Blutbildung | Hämolyse |
|---|---|---|
| – Fetomaternale Blutung<br>– Plazenta praevia Blutung<br>– Vorzeitige Plazentalösung<br>– Fetofetale Transfusion<br>– Nabelschnureinriss<br>– Vasa praevia<br>– Neonatale Blutung: intrakraniell, gastrointestinal u. a.<br>– Frühgeborenenanämie | – Konnatale und perinatale Infektionen<br>– Blackfan-Diamond-Anämie<br>– Konnatale Leukämie<br>– Frühgeborenenanämie | – Rh-Erythroblastose<br>– AB0-Erythroblastose<br>– Andere Blutgruppeninkompatibilitäten<br>– Erythrozytenmembrandefekte<br>– Erythrozytenenzymdefekte<br>– Selten: Hämoglobinopathien |

Die Diagnose einer fetomaternalen Transfusion wird durch den Nachweis von HbF-haltigen kindlichen Erythrozyten im mütterlichen Blut erbracht.

### 5.2.1 Klinik

Leitsymptome der akuten Blutungsanämie sind Blässe, Tachykardie, schwache oder nicht tastbare periphere Pulse, Hypotension, Tachypnoe und bei massivem Blutverlust Schnappatmung und Schock. Die klinischen Symptome bei chronischem Blutverlust sind Blässe bei erhaltener Vitalität, Tachykardie und normaler Blutdruck. Häufig besteht eine Herzinsuffizienz mit Hepatomegalie. Die gelegentlich nachweisbare Splenomegalie ist Ausdruck der extramedullären Blutbildung. Selten entwickelt sich ein Hydrops fetalis.

Eine neonatale Anämie, die durch eine verminderte Bildung von Erythrozyten verursacht wird, wie z. B. bei Blackfan-Diamond-Anämie, ist durch niedrige Retikulozytenzahlen und Fehlen von Erythrozytenvorstufen im Knochenmark charakterisiert. Häufigste Ursachen für eine immunologisch vermittelte Hämolyse der Neugeborenen sind Inkompatibilitäten zwischen mütterlicher und kindlicher Blutgruppe (Abschn. 5.5 und 5.6 u. a.).

Nichtimmunologische Erkrankungen, die mit einer Hämolyse einhergehen, sind Defekte der Erythrozytenmembran (hereditäre Sphärozytose), Erythrozytenenzymdefekte (Glukose-6-Phosphat-Dehydrogenase- und Pyruvat-Kinase-Mangel), seltene Hämoglobinopathien sowie die α-Thalassämie.

### 5.2.2 Therapie

▶ Neugeborene mit ausgeprägtem akutem Blutverlust (hämorrhagischer Schock, „weiße Asphyxie") werden notfallmäßig ohne vorherige Kreuzprobe mit Erythrozytenkonzentrat der Blutgruppe O Rhesus negativ (CMV-negativ) transfundiert.

Bei allen anderen Indikationen ist vor der Transfusion eine kindliche Blutgruppenbestimmung und Kreuzprobe durchzuführen. Bei Verdacht auf Störung der Erythropoese und hämolytische Anämien ist vor Gabe von Blutprodukten kindliches Blut für die entsprechende Spezialdiagnostik abzunehmen (Abschn. 5.6 u. a.). Eine klinisch signifikante Anämie Frühgeborener wird durch Transfusion von CMV-negativen Erythrozytenkonzentrat behandelt.

### 5.2.3 Erythropoietin

Eine Erythropoietin-Therapie kann, wie in mehreren randomisierten und kontrollierten Studien belegt, die Spätanämisierung Frühgeborener zu einem gewissen Grad verhindern. Da noch eine Reihe klinisch relevanter Fragen der Erythropoietin-Substitution ungeklärt sind (optimaler Zeitpunkt des Behandlungsbeginns, Dosis, Therapiedauer, optimale Eisensubstitution u. a.), kann diese Therapie derzeit noch nicht als Standardtherapie empfohlen werden.

## 5.3 Polyzythämie, Hyperviskositätssyndrom

Unter einer Polyzythämie (synonym: neonatale Polyglobulie) wird ein venöser Hämatokrit > 65 % (Hämoglobin > 22 g/dl) verstanden, der unter dem Bild eines Hyperviskositätssyndroms zu einem Anstieg der Blutviskosität, zur vaskulären Stase mit Mikrothrombosierung, zu Hypoperfusion und zur Ischämie von Organen führen kann.

### 5.3.1 Ätiologie

Etwa 3–5 % aller Neugeborenen weisen nach der Geburt einen Hkt von > 65 % auf. Risikokollektive sind reife oder hypotrophe Neugeborene (intrauterine Wachstumsrestriktion, chronische fetale Hypoxie), Patienten nach fetofetaler oder maternofetaler Transfusion, Neugeborene nach später Abnabelung, Kinder diabetischer Mütter, Nikotinabusus während der Schwangerschaft, Neugeborene mit Hyperthyreose oder Kinder mit angeborenen Erkrankungen (adrenogenitales Syndrom, Trisomie 21, Beckwith-Wiedemann-Syndrom). Bei einem Hkt-Wert von > 65 % steigt die Blutviskosität exponentiell an.

### 5.3.2 Klinik

Die klinische Symptomatik ist außerordentlich vielfältig und reflektiert die Mikrozirkulationsstörungen und manifesten Durchblutungsstörungen der betroffenen Organsysteme. Die Neugeborenen fallen häufig durch ihr plethorisches oder auch blass-graues Hautkolorit und eine Belastungszyanose auf. Daneben finden sich Hyperexitabilität, Myoklonie, Hypotonie, Lethargie und zerebrale Krampfanfälle.

Bei einigen Kindern steht die kardiopulmonale und renale Symptomatik im Vordergrund:

## 100 Intensivmedizin bei Früh- und Neugeborenen

- Atemnotsyndrom,
- persistierende pulmonale Hypertonie des Neugeborenen (PPHN),
- Herzinsuffizienz,
- Oligurie,
- Hämaturie
- Nierenversagen.

Die Neugeborenen können foudroyante Verlaufsformen einer nekrotisierenden Enterokolitis sowie einen Ileus entwickeln. Daneben treten z. T. gravierende Thrombozytopenien, Hypoglykämien, Hypocalzämien und ausgeprägte Hyperbilirubinämien auf.

### 5.3.3 Therapie

Beim Auftreten erster Symptome muss unverzüglich eine **partielle modifizierte Austauschtransfusion** durchgeführt werden. Zur Senkung des Hkt auf 55 % wird kindliches Vollblut gegen kristalloide Infusionslösung ausgetauscht (Hämodilution). Plasma oder eine Albuminlösung wird nur in Ausnahmefällen eingesetzt.

**Tab. 6** Ätiologie der indirekten Hyperbilirubinämie (Erhöhung des unkonjugierten Bilirubins)

| Erkrankungen bzw. Störungen | |
|---|---|
| Mit gesteigerter Hämolyse | Ohne Hämolyse |
| **Blutgruppeninkompatibilität:** <br> – Rh, AB0, Kell, Duffy u. a. <br> **Neonatale Infektionen (bakteriell, viral)** <br> **Genetisch bedingte hämolytische Anämien:** <br> – Enzymdefekte: Glukose-6-Phosphat-Dehydrogenase, Pyruvatkinase <br> – Membrandefekte: Sphärozytose u. a. <br> – Hämoglobinopathien (homozygote α-Thalassämie) | **Verminderte Bilirubinkonjugation:** <br> – Physiologischer Ikterus <br> – Muttermilchikterus <br> – Kinder diabetischer Mütter <br> – Crigler-Najjar-Syndrom (genetisch bedingter Glukuronyltransferasemangel) <br> – Gilbert-Meulengracht-Syndrom (verminderte Bilirubinaufnahme in die Leberzelle) <br> – Hypothyreose <br> – Medikamente (Pregnandiol) <br> **Vermehrter Bilirubinanfall:** <br> – Polyzythämie <br> – Organblutungen, Hämatome <br> **Vermehrte enterale Rückresorption von Bilirubin:** <br> – intestinale Obstruktion <br> – unzureichende Ernährung (verminderte Peristaltik) |

## 5.4 Pathologische Hyperbilirubinämie

Die Besonderheiten des Bilirubinstoffwechsels Neugeborener sind in den Lehrbüchern der Pädiatrie dargestellt.

Neben Erkrankungen, die mit einer gesteigerten Hämolyse einhergehen, können pathologische Erhöhungen des indirekten Bilirubins bei angeborenen Defekten der Glukuronidierung, bei erhöhtem Bilirubinanfall durch vermehrten Erythrozytenabbau sowie durch eine vermehrte enterale Rückresorption von Bilirubin erfolgen. Die wesentlichen Ursachen sind in Tab. 6 dargestellt.

## 5.5 AB0-Erythroblastose

Mit einer AB0-Unverträglichkeit ist bei ca. 1 von 200 Neugeborenen zu rechnen. Im Gegensatz zur Rh-Inkompatibilität tritt die AB0-Erythroblastose häufig bereits in der ersten Schwangerschaft auf. Mütter mit der Blutgruppe 0 haben natürlich vorkommende Anti-A- und Anti-B-Antikörper (Isoagglutinine), die zur Gruppe der IgM-Antikörper gehören und deshalb nicht die Plazenta passieren. Dennoch bilden einige Schwangere plazentagängige IgG-Antikörper, die gegen die kindliche Blutgruppeneigenschaft A, B oder AB gerichtet sind. Die mütterliche IgG-Antikörperbildung kann vermutlich durch exogene Ursachen, wie z. B. Darmparasiten, stimuliert werden.

Als weitere Ursache wird der Übertritt kindlicher Erythrozyten in die mütterliche Zirkulation vermutet, da die Antigenität der kindlichen Blutgruppeneigenschaften erst gegen Ende der Schwangerschaft voll ausgebildet ist. So erklärt sich der im Vergleich zur Rh-Inkompatibilität milde Verlauf der hämolytischen Erkrankung beim ersten Neugeborenen sowie die Tatsache, dass Frühgeborene nur extrem selten an einer AB0-Inkompatibilität erkranken.

Der Schweregrad der hämolytischen Erkrankung Neugeborener nimmt bei nachfolgenden Schwangerschaften in der Regel nicht zu. Der Grund liegt vermutlich in einer Suppression der IgG-Antikörperbildung durch die natürlich vorkommenden IgM-Anti-A- oder Anti-B-Antikörper.

### 5.5.1 Klinik

Die Neugeborenen weisen meistens nur eine geringgradige Anämie auf; es besteht nur selten eine Hepatosplenomegalie; die Kinder entwickeln keinen Hydrops. Im peripheren Blut finden sich neben Retikulozyten und Erythroblasten als Ausdruck der gesteigerten Erythropoese Sphärozyten, die infolge der komplementvermittelten Hämolyse durch Fragmentation entstehen. Erkrankte Neugeborene sind lediglich durch die Hyperbilirubinämie und das damit verbundene Risiko einer Bilirubinenzephalopathie gefährdet.

### 5.5.2 Diagnose und Therapie

Durch eine rechtzeitig begonnene und konsequent durchgeführte Phototherapie können bei den meisten Kindern kritische Bilirubin-Serumkonzentrationen vermieden werden. Eine Austauschtransfusion ist so nur extrem selten durchzuführen. Durch zirkulierende Antikörper kann sich in den ersten Lebenswochen eine in der Regel blande verlaufende Anämie entwickeln.

## 5.6 Rh-Erythroblastose

Etwa 15 % der europäischen Bevölkerung sind Rh-negativ, ca. 5 % der amerikanischen schwarzen Bevölkerung. Vor Einführung der **Anti-D-Prophylaxe** betrug die Prävalenz der Rh-Inkompatibilität 45 erkrankte Kinder pro 10.000 Lebendgeborene. Die Erkrankungshäufigkeit konnte um weit mehr als 90 % reduziert werden.

### 5.6.1 Ätiologie, Pathogenese

Das erythrozytäre Rhesus-Antigensystem besteht aus 5 Antigenen: C, D, E, c und e; d hat keine antigenen Eigenschaften. Bei ca. 90 % der Rhesusinkompatibilität sensibilisiert das D-Antigen des Fetus die Rh(d)-negative Mutter, die in der Folge IgG-Antikörper (Anti-D-Antikörper) bildet.

Da in der Frühschwangerschaft nur ausnahmsweise kindliche Erythrozyten in den Kreislauf der Mutter gelangen, bildet die Mutter keine oder nur geringe Mengen an Anti-D-Antikörpern. Das erste Kind bleibt entweder gesund oder entwickelt nur eine hämolytische Anämie und/oder Hyperbilirubinämie, vorausgesetzt, dass eine frühere Sensibilisierung durch Aborte oder Bluttransfusionen ausgeschlossen ist.

Unter der Geburt und bei der Plazentalösung können eine größere Menge kindlicher Erythrozyten in die mütterliche Blutbahn übertreten. Die Rh-Erythroblastose bei unterlassener Rh-Prophylaxe manifestiert sich typischerweise während der zweiten und weiteren Schwangerschaften mit zunehmendem Schweregrad der fetalen Erkrankung, die in einen **Hydrops fetalis** einmünden kann.

### 5.6.2 Klinik

In Abhängigkeit vom Schweregrad der Erkrankung bestehen:

- eine mehr oder weniger ausgeprägte **Anämie**,
- ein **Icterus praecox** (Gesamtbilirubin > 7 mg/dl innerhalb der ersten 24 Lebensstunden),
- ein **Icterus gravis** (Gesamtbilirubin > 15 mg/dl bei reifen Neugeborenen),
- und als Ausdruck der extramedullären Blutbildung eine **Hepatosplenomegalie**.

Als Zeichen der gesteigerten Hämatopoese sind Erythroblasten und Retikulozyten im peripheren Blut in großer Zahl nachweisbar.

### 5.6.3 Hydrops fetalis

Bei schwerer fetaler Anämie (Hämoglobin < 8 g/dl) können sich eine intrauterine Hypoxie und Hypoproteinämie infolge einer verminderten Albuminsynthese entwickeln. Veränderungen der Zellpermeabilität und Verminderungen des onkotischen Drucks führen zu generalisierten Ödemen, Höhlenergüssen (Aszites, Pleuraerguss, Perikarderguss), Hypervolämie und Herzinsuffizienz. Beim generalisierten Hydrops kann bereits ein intrauteriner Fruchttod oder eine irreparable zerebrale Schädigung auftreten.

### 5.6.4 Diagnose

Im Rahmen der Schwangerschaftsvorsorge wird bei allen Frauen im Verlauf der Schwangerschaft nach irregulären Antikörpern gesucht, um Inkompatibilitäten in Rh-, Duffy-, Kell- oder anderen Blutgruppensystemen zu erkennen. Mit dem indirekten Coombs-Test werden plazentagängige IgG-Antikörper nachgewiesen. Bei vorhandenen Antikörpern ist eine engmaschige fetale Ultraschalldiagnostik unabdingbar.

Da keine Korrelation zwischen der Konzentration vorhandener Antikörper und dem Schweregrad der möglichen kindlichen Erkrankung besteht, ist bei vorhandenen Antikörpern eine sequenzielle Bestimmung der fetalen Hirndurchblutung indiziert. Die dopplersonographische Messung der Flussgeschwindigkeit korreliert mit dem Grad der Anämisierung. Nur noch selten wird eine Fruchtwasseruntersuchung (Amniozentese) zur Bilirubinbestimmung durchgeführt. Das Ausmaß der Hämolyse lässt sich durch spektrophotometrische Analyse der optischen Dichte (450 nm) des Fruchtwassers ablesen (Liley-Diagramm). Durch Zuordnung in 3 Gefahrenzonen können der kindliche Zustand beurteilt und entsprechende therapeutische Maßnahmen eingeleitet werden.

Nach der Geburt sind beim Neugeborenen unverzüglich folgende Bestimmungen durchzuführen:

- Hämoglobinkonzentration,
- Serumbilirubinwert,
- Blutgruppenbestimmung,
- Coombs-Test,
- Retikulozytenzahl,
- Blutausstrich.

Bei Neugeborenen mit Rh-Erythroblastose ist, neben den beschriebenen hämatologischen Auffälligkeiten, regelmäßig ein positiver direkter Coombs-Test zu finden (Nachweis von inkompletten, an kindliche Erythrozyten gebundenen Antikörpern). Unmittelbar nach der Geburt kann die Konzentration des indirekten Bilirubins stark ansteigen; daher sind äußerst engmaschige Bilirubinbestimmungen erforderlich.

### 5.6.5 Intrauterine Therapie des Fetus

Bei ausgeprägter fetaler Anämie ist eine **intrauterine Transfusion** in die kindliche Bauchhöhle oder neuerdings durch Kordozentese in die Nabelvene möglich; bei ersten Zeichen eines Hydrops fetalis ist eine vorzeitige Beendigung der Schwangerschaft durch Sectio caesarea erforderlich.

### 5.6.6 Phototherapie

Bei leichten Verläufen (einer Rh-Inkompatibilität) kann eine Phototherapie u. U. in zwei Ebenen zur Behandlung der Hyperbilirubinämie ausreichen. Durch sichtbares Licht (Wellenlänge 425–475) wird das in der Haut vorhandene Bilirubin zu nicht toxischen Bilirubin-Isomeren umgeformt und mit der Galle und dem Urin ausgeschieden. Die Indikation für den Beginn einer Phototherapie hängt von Gestationsalter, Lebensalter, Höhe der Bilirubinkonzentration, Dynamik des Bilirubinanstieges sowie vom Ausmaß der Anämie und anderen Risikofaktoren ab.

### 5.6.7 Austauschtransfusion

Zur Vermeidung der Bilirubinenzephalopathie wird nach wie vor eine Austauschtransfusion reifer Neugeborener bei Bilirubinserumkonzentrationen von > 30(25) mg/dl empfohlen; bei schweren Grunderkrankungen (Asphyxie, neonatale Sepsis, hämolytische Anämie u. a.) sowie eine Hyperbilirubinämie in den ersten 3 Lebenstagen liegt die Austauschgrenze auch in dieser Gruppe niedriger.

> Eine Austauschtransfusion kann insbesondere bei Frühgeborenen < 1500 g eine erhöhte Morbidität und Mortalität begründen und wird deshalb bei frühzeitigem Erkennen einer Hyperbilirubinämie selten notwendig und angewandt.
>
> - Frühgeborene mit einem Gewicht von < 1500 g: > 15 mg/dl,
> - Frühgeborene < 1000 g: > 10 mg/dl.

Der Blutaustausch erfolgt mit kompatiblem Spendervollblut in 5- bis 20-ml-Portionen (5ml/kgKG pro Portion) über einen Nabelvenenkatheter. Durch diese Maßnahme wird das 2- bis 3-fache Blutvolumen eines Neugeborenen ausgetauscht, d. h. ca. 90 % der kindlichen Erythrozyten werden neben mütterlichen Antikörpern und verfügbarem Bilirubin eliminiert.

### 5.6.8 Mögliche Komplikationen

Als Komplikationen der Blutaustauschtransfusion können Infektionen (u. a. Sepsis), Katheterperforation, Pfortaderthrombose, Hypotension, Azidose, nekrotisierende Enterokolitis und Elektrolytentgleisungen auftreten. Nach einem Blutaustausch besteht häufig eine Anämie und Thrombozytopenie; durch eine zusätzliche, kontinuierlich durchgeführte Phototherapie kann die Zahl von mehrfachen Austauschtransfusionen gesenkt werden.

### 5.6.9 Prävention

Durch Gabe eines **Anti-D-Immunglobulins** an die Rh-negative Schwangere im letzten Trimenon und einer weiteren Gabe innerhalb von 72 h nach der Geburt eines Rh-positiven Neugeborenen kann die Sensibilisierung einer Rh-negativen Mutter durch die Rh-positiven kindlichen Erythrozyten häufig vermieden werden. Die Anti-D-Prophylaxe muss bei Rh-negativen Frauen auch nach Aborten, Amniozentesen oder unsachgemäßer Transfusion mit Rh-positivem Blut durchgeführt werden. Durch dieses Konzept kann die Sensibilisierung auf weniger als 1 % reduziert werden.

Nach bisherigen Kenntnissen scheint die im letzten Trimenon durchgeführte Anti-D-Prophylaxe beim Neugeborenen keine klinisch signifikante Hämolyse auszulösen.

### 5.6.10 Prognose

Trotz adäquater Initialbehandlung entwickeln die Kinder mit Rh-Erythroblastose aufgrund der noch vorhandenen Anti-D-Antikörper häufig eine über mehrere Wochen anhaltende Spätanämie. Bei erhöhten Retikulozytenzahlen und asymptomatischem Kind ist keine weitere Therapie erforderlich. Stellen sich eine persistierende Tachykardie sowie andere Zeichen der chronischen Anämie ein, so ist eine weitere Transfusion indiziert. Selten wird eine Pfortaderthrombose nach Austauschtransfusion beobachtet; diese schwerwiegende Komplikation ist therapeutisch nicht zu beeinflussen.

## 5.7 Kernikterus, Bilirubinenzephalopathie

Unkonjugiertes, nicht an Albumin gebundenes Bilirubin kann aufgrund seiner lipophilen Eigenschaften leicht in das zentrale Nervensystem eindringen. Es hemmt den neuronalen Metabolismus (eine Hemmung der oxidativen Phosphorylierung) und hinterlässt eine irreversible Schädigung im Bereich der Basalganglien, des Globus pallidus, des Nucleus caudatus (Kernikterus), des Hypothalamus, einiger Kerngebiete von Hirnnerven und auch der Großhirnrinde. Bei einer erhöhten Permeabilität der Blut-Hirn-Schranke (schwere Anämie, Hypoxie, Hydrops) kann auch an Albumin gebundenes Bilirubin in das Hirngewebe übertreten.

### 5.7.1 Pathogenese

Die Entstehung einer Bilirubinenzephalopathie wird von folgenden Faktoren beeinflusst: Lebensalter und Reifegrad der Kinder, Überschreiten der Albuminbindungskapazität durch zu hohe Bilirubinspiegel, Verminderung der Bindungskapazität bei Hypalbuminämie, Verdrängung des Bilirubins durch Gallensäuren, freie Fettsäuren (Cave: Hypoglykämie!) oder Medikamente und Veränderungen bzw. Schädigung der Blut-Hirn-Schranke nach Asphyxie, Hypoxie, neonataler Meningitis und weiteren Erkrankungen.

### 5.7.2 Klinik und Therapie

Die Frühsymptome der Bilirubinenzephalopathie sind: Apathie, Hypotonie, Trinkschwäche, Erbrechen, abgeschwächte

Neugeborenenreflexe und schrilles Schreien. Danach fallen die Neugeborenen durch eine vorgewölbte Fontanelle, eine opisthotone Körperhaltung, muskuläre Hypertonie und zerebrale Krampfanfälle auf. Überlebende Kinder weisen häufig eine beidseitige Taubheit, choreoathetoide Bewegungsmuster sowie eine mentale Retardierung auf.

### 5.7.3 Therapie

Keine therapeutische Maßnahme kann diese irreversible Schädigung rückgängig machen. In der heutigen Zeit sollte diese vermeidbare Komplikation aber nicht mehr auftreten.

Gerade in den westlichen Industrienationen wird aber inzwischen eine zunehmende Anzahl von Kindern beobachtet, die an den Folgen einer Bilirubinenzephalopathie leiden. Es wird vermutet, dass dies Folge eines leichtfertigen Umgangs mit der neonatalen Hyperbilirubinämie ist. Ziel aller in der Peri- und Neonatalmedizin tätigen Ärzte, Hebammen und Kinderkrankenschwestern muss es weiterhin sein, die Früh- und Neugeborenen mit einem erhöhten Risiko für eine Hyperbilirubinämie frühzeitig zu identifizieren und einer adäquaten Therapie zuzuführen.

> **Ursachen der neonatalen Thrombozytopenie**
> - Mütterliche Ursachen:
>   - idiopathisch thrombozytopenische Purpura der Mutter
>   - Lupus erythematodes der Mutter
>   - Medikamente während der Schwangerschaft
>   - Thrombozyteninkompatibilität: Alloimmunthrombozytopenie
> - Kindliche Ursachen:
>   - konnatale Infektionen: Toxoplasmose, Röteln, Zytomegalie, Herpes simplex, Lues
>   - neonatale Infektionen: Sepsis neonatorum
>   - disseminierte intravaskuläre Gerinnungsstörung nach Asphyxie, Schock etc.
>   - nekrotisierende Enterokolitis
>   - stattgehabte Austauschtransfusion
>   - selten: aplastische Anämie, kongenitale Leukämie, Wiskott-Aldrich-Syndrom, Riesenhämangiom u. a.
>   - intrauterine Wachstumsretardierung
>   - Polyzythämie

## 5.8 Weitere hämolytische Erkrankungen

Blutgruppenunverträglichkeiten gegen andere Erythrozytenantigene [c, E, Kell (K), Duffy u. a.] sind für weniger als 5 % aller hämolytischen Erkrankungen der Neonatalperiode verantwortlich. Der direkte Coombs-Test ist bei diesen Unverträglichkeiten immer positiv. Kongenitale Infektionen mit verschiedenen Erregern sowie neonatale Infektionen können eine nichtimmunologische Hämolyse induzieren.

Die homozygote α-Thalassämie kann sich ebenfalls unter dem Bild einer schweren hämolytischen Anämie mit Hydrops fetalis präsentieren; auch bei dieser und den folgenden Erkrankungen ist der direkte Coombs-Test negativ. Hämolytische Anämie und ausgeprägte Hyperbilirubinämie mit Gefahr der Bilirubinenzephalopathie werden bei Neugeborenen mit **hereditärer Sphärozytose** oder angeborenen **Enzymdefekten**, wie dem Pyruvatkinase- oder Glukose-6-Phosphat-Dehydrogenase-Mangel beobachtet.

## 5.9 Neonatale Thrombozytopenie

Die wesentlichen maternalen und kindlichen Ursachen und Erkrankungen, die eine neonatale Thrombozytopenie (< 150.000 Thrombozyten/µl) auslösen können, sind in der folgenden Übersicht dargestellt.

Im Rahmen einer aktiven idiopathischen thrombozytopenischen Purpura (ITP) oder eines Lupus erythematodes können die maternalen Autoantikörper durch diaplazentaren Übertritt beim Neugeborenen eine Immunthrombozytopenie induzieren. Bei Müttern, die sich gegen Medikamente sensibilisiert haben, wurde nach Anlagerung des Antigen (Medikament-)Antikörperkomplexes an fetale Blutplättchen von der Entwicklung einer Thrombozytopenie berichtet.

Bei der neonatalen Alloimmunthrombozytopenie handelt es sich um eine **fetomaternale Thrombozyteninkompatibilität**. Die Inzidenz der Alloimmunthrombozytopenie wird mit 1: 2000–3000 Neugeborenen angegeben. Verantwortlich für die mütterliche Sensibilisierung ist in mehr als 75 % der Fälle das plättchenspezifische Antigen $PL_{A1}$, das bereits in der 19. Schwangerschaftswoche von den fetalen Thrombozyten exprimiert wird. 98 % der Bevölkerung besitzen $PL_{A1}$-positive Thrombozyten. Unter den kindlichen Ursachen ist das **Wiskott-Aldrich-Syndrom** hervorzuheben. Aufgrund eines intrinsischen Thrombozytendefekts ist die Überlebenszeit der Blutplättchen deutlich vermindert. Die Thrombozyten sind bei dieser Erkrankung deutlich kleiner als bei allen anderen Formen der neonatalen Thrombozytopenie.

### 5.9.1 Klinik

Klinisch symptomatische Neugeborene mit Thrombozytopenie fallen durch Petechien, Purpura und gelegentlich Schleimhautblutungen auf. Neben renalen und gastrointestinalen Blutungen ist die gefürchtete Komplikation eine innerhalb der ersten Lebenstage auftretende Hirnblutung. Einige Neugeborene sind auch bei ausgeprägten Thrombozytopenien symptomlos. Die Diagnose wird durch Nachweis spezifischer Thrombozytenmerkmale und Antikörpernachweis bei Mutter und Kind gestellt.

### 5.9.2 Therapie

Klinische Blutungszeichen erfordern eine sofortige Transfusion eines Thrombozytenkonzentrats. Ob eine Thrombozytenkonzentration von < 50.000/µl eine Transfusion begründet, muss im Einzelfall und unter Berücksichtigung der Genese der Thrombopenie entschieden werden. Bei der Alloimmunthrombozytopenie stellt jedoch die Selektion geeigneter Thrombozytenspender ein logistisches Problem dar, da 98 % der Bevölkerung $PL_{A1}$-positive Thrombozyten besitzen und somit als Spender ausscheiden. Eine Thrombozytentypisierung potenzieller Spender ist nur in wenigen Blutbanken vorhanden. Als idealer Spender kompatibler Thrombozyten kommt daher nur die Mutter in Frage. Das Verfahren der Thrombozytenisolierung durch Zellseparation wird auch unmittelbar nach der Geburt von der Wöchnerin gut toleriert.

## 5.10 Koagulopathien

In der Neonatalperiode werden nicht selten Störungen der plasmatischen Blutgerinnung beobachtet; sie können Ausdruck eines angeborenen Mangels an Gerinnungsfaktoren (Hämophilie A u. a.), eines Vitamin-K-Mangels oder einer disseminierten intravasalen Gerinnungsstörung (DIC) sein. Neugeborene weisen erniedrigte Plasmakonzentrationen nahezu aller Gerinnungsfaktoren auf; besonders die Synthese der Vitamin-K-abhängigen Faktoren II, VII, IX und X ist gestört.

▶ Es gibt keinen diaplazentaren Übertritt von Gerinnungsfaktoren.

## 6 Fehlbildungen und Erkrankungen des Magen-Darm-Trakts

## 6.1 Ösophagusatresie

Die Ösophagusatresie ist mit 1:3000 Geburten nicht selten. Anatomisch besteht eine Unterbrechung des Organs mit proximalem und distalem Blindsack und zumeist einer tracheoösophagealen Fistel. Die häufigste Form dieser Malformation geht mit einer Fistel zwischen distalem Blindsack und der Trachea einher (85 %), gefolgt von einer Form ohne Fistel, jedoch mit oft größerem Abstand zwischen beiden Blindsäcken.

### 6.1.1 Diagnose und Klinik

In der Schwangerschaft findet sich bei der Ultraschalluntersuchung häufig ein Polyhydramnion, da der Fetus kein Fruchtwasser schlucken kann. Weiterhin lässt sich bei wiederholten Untersuchungen der Magen nicht darstellen oder es findet sich ein dilatierter oberer Blindsack im Thorax.

Nach der Geburt kommt es zur Ansammlung von oropharyngealen Sekreten, die nicht verschluckt werden können und sich aus dem Mund entleeren. Husten und Atemnotsymptome sind weitere frühe Auffälligkeiten. Das Kind erbricht sofort oder hustet beim ersten Trinken. Eine über die Nase eingeführte, nicht zu dünne Magensonde (Gefahr des Aufrollens im Blindsack) stößt nach ca. 11–13 cm auf einen Widerstand. Über die Sonde kann Luft als Kontrastmittel gegeben werden.

Radiologisch findet sich im Thorax-Abdomen-Röntgenbild ein luftgefüllter oberer Blindsack mit Darstellung der Magensonde im Blindsack. Bei Bedarf kann eine vorsichtige Füllung mit einem wasserlöslichen Röntgenkontrastmittel durchgeführt werden. Prinzipiell sollte jede Röntgenthorax-Erstaufnahme bei Neugeborenen mit liegender Magensonde erfolgen, um sofort eine Aussage über die Kontinuität des Ösophagus treffen zu können.

Bei einer Ösophagusatresie ohne Fistel (zweithäufigster Typ) ist das Abdomen luftleer (Abb. 16).

### 6.1.2 Therapie

Wenn die Diagnose pränatal bekannt ist, sollte keine Maskenbeatmung oder Anlage eines Nasen-CPAP erfolgen, um den Magen nicht zu überblähen.

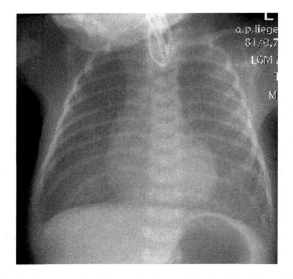

**Abb. 16** Kontrastmittelfüllung des oberen Blindsacks bei einem Neugeborenen mit Ösophagusatresie

> **Übersicht**
>
> Einführen eines Absaugkatheters in den oberen Blindsack und Anwendung eines Dauersogs zur Sekretentfernung.
>
> Hochlagerung des Oberkörpers zur Verhinderung des Reflux von Magensekreten über die Fistel in die Trachea.
>
> Wenn das Kind beatmet werden muss, kann eine Bauchlagerung sinnvoll sein, damit der Magen komprimiert wird und sich nicht so leicht mit Luft füllt.
>
> Flüssigkeitstherapie und Ernährung über eine Dauertropfinfusion.

Bei kardiopulmonaler Stabilität erfolgt die operative Behandlung am 1. Lebenstag. Wenn das Kind krank ist oder eine schwere Aspiration vorliegt, kann die Operation unter den oben genannten Maßnahmen einige Tage verschoben werden.

Bei sehr schlechtem Zustand: Ausschließliche Anlage einer Gastrostomie zur Magendekompression als Erstmaßnahme.

Postoperativ wird die frühestmögliche sichere Extubation angestrebt und das Neugeborene intravenös ernährt. Über eine Duodenalsonde kann bei Darmtätigkeit vorsichtig Nahrung gegeben werden. 8–10 Tage nach der Operation erfolgt eine radiologische Kontrastmitteldarstellung der Anastomose zum Ausschluss einer Fistel. Anschließend kann der orale Nahrungsaufbau begonnen werden.

Viele Kinder haben eine residuale Striktur, die eine Bougierung erfordert, sowie über längere Zeit eine Störung der Ösophagusmotilität und Schluckprobleme. Weiterhin liegt sehr häufig eine tracheale Instabilität vor, im Extremfall kann es zu einem Trachealkollaps mit Apnoen kommen („blue spells"). Bei einigen Kindern wird diese Symptomatik durch eine Pexie der Aorta am Sternum wesentlich verbessert.

## 6.2 Intestinale Obstruktionen

Alle (hohen) intestinalen Atresien und Obstruktionen anderer Genese können pränatal ebenfalls zu einem Polyhydramnion führen. Die klinischen Hauptsymptome nach der Geburt hängen von der Höhe der Obstruktion ab.

Sehr selten tritt eine Pylorusatresie auf. Atresien im Bereich des Duodenums und des oberen Jejunums führen zum meist **galligen Erbrechen** relativ kurz nach der Geburt. Atresien im unteren Dünndarm und Kolon haben als Leitsymptom ein **geblähtes Abdomen** und fehlenden Abgang von Mekonium. In der Regel wird bei reifen Neugeborenen innerhalb der ersten 24 h Mekonium abgesetzt. Abgang von Mekonium schließt jedoch eine Obstruktion im Oberen Magen-Darm-Trakt nicht aus.

Die Erstuntersuchung besteht in einer Abdomenübersichtsaufnahme. Nach der Geburt füllt sich der Magen und Darm rasch mit Luft und erreicht innerhalb von 24 h das Kolon. Bei einer intestinalen Atresie oder einer anderen Durchgängigkeitsstörung sistiert die Gasfüllung vor der Obstruktion. Ein Kontrasteinlauf zeigt bei Dünndarmatresie oder Mekoniumileus ein Mikrokolon. Eine Analatresie ist von außen bei der körperlichen Untersuchung sichtbar.

### 6.2.1 Duodenalatresie

Bei dieser Fehlbildung lassen sich bei der pränatalen Ultraschalluntersuchung oft zwei flüssigkeitsgefüllte Blasen bei fehlender Darstellung des Restdarms nachweisen. Neben der Atresie können eine Duodenalstenose, ein Pancreas anulare oder eine Malrotation zu Obstruktionen in diesem Bereich führen. Häufig sind diese Fehlbildungen mit einer Trisomie 21 verbunden, klinisch muss nach entsprechenden Symptomen gesucht werden.

Postnatal tritt sehr frühzeitig Erbrechen auf, auch schon ohne Fütterung. Je nach Höhe der Unterbrechung ist das Erbrochene gallig. Das Abdomen ist oft eingefallen. Die Röntgenaufnahme des Abdomens ist typisch, es zeigen sich bei Duodenalatresie zwei luftgefüllte Hohlräume (Magen und Bulbus duodeni, „Double-bubble-Phänomen") bei luftleerem Abdomen.

Bei einer Duodenalstenose oder Malrotation ist zumeist noch etwas Luft distal der Enge zu finden (Abb. 17). Die fehlende Flüssigkeitzufuhr und das Erbrechen können rasch zu einer Dehydratation und metabolischen Alkalose führen.

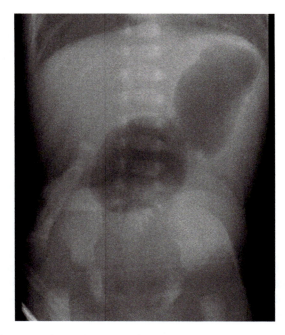

**Abb. 17** Typisches luftleeres Abdomen mit Darstellung zweier isolierter Luftblasen (sog. Double-bubble-Phänomen) im Magenfundus und Bulbus duodeni bei Duodenalatresie

Als Erstbehandlung wird eine Magensonde gelegt, um das Sekret abzusaugen; weiterhin Anlage eines venösen Zugangs zur Flüssigkeitstherapie, Ernährung und evtl. Korrektur von Elektrolytstörungen. Die chirurgische Behandlung (Duodenojejunostomie oder Duodenoduodenostomie) wird in der Regel frühzeitig durchgeführt. Postoperativ liegt häufig eine Motilitätsstörung des Duodenums vor, die den oralen Nahrungsaufbau verzögern kann. Über den offenen Pylorus können größere Sekretmengen in den Magen zurückfließen und sich über die Magenablaufsonde entleeren.

### 6.2.2 Malrotation

Dieser Fehlbildung liegt embryologisch eine inkomplette Darmdrehung zugrunde. Anstatt im rechten Unterbauch kommt das Zökum meist im rechten Oberbauch zu liegen, verwächst mit der seitlichen Bauchwand und obstruiert über Ladd'sche-Bänder komplett oder meist partiell das Duodenum.

Weiterhin ist bei dieser Fehlbildung die Fixation des Mesenteriums gestört. Anstelle der üblichen, posterioren Fixation von links kranial nach rechts kaudal liegt ein schlecht fixiertes Mesenterium commune vor, das leicht torquieren kann (**Volvulus**).

In solchen Fällen entsteht rasch über eine Abdrosselung der mesenterialen Blutgefäße ein ausgedehnter Darminfarkt. Je nach Grad der duodenalen Obstruktion und der Beeinträchtigung der mesenterialen Perfusion resultiert bei der Malrotation keine Symptomatik (manchmal Zufallsbefund), eine intermittierende oder permanente duodenale Obstruktion mit galligem Erbrechen oder eine lebensbedrohliche Situation mit akutem Abdomen bei Volvulus.

▶ Galliges Erbrechen bei Neugeborenen ist ein Hinweis auf eine mechanische Obstruktion und erfordert immer eine sorgfältige Diagnostik einschließlich des Ausschlusses einer Malrotation, um die Entwicklung eines Volvulus zu verhindern.

Röntgenologisch finden sich in der Abdomenübersichts Befunde einer meist inkompletten duodenalen Obstruktion und einer pathologischen Darmgasverteilung distal der Stenose. Der Kontrasteinlauf zeigt ein malpositioniertes Zökum im rechten oder mittleren oberen Abdomen, bei der Kontrastmitteldarstellung von oral her lässt sich die Fehlposition des Duodenums darstellen. Bei einem Volvulus ist das Abdomen oft luftleer.

Dieses Krankheitsbild manifestiert sich als lebensbedrohliche Situation mit akutem Abdomen, Hämatemesis und Schock. Mit massiver Flüssigkeitssubstitution und Notfalloperation wird versucht, den ischämischen Darm noch zu retten.

### 6.2.3 Dünndarmobstruktion

Die Ursachen einer Dünndarmobstruktion bestehen in einer angeborenen Atresie oder Obstruktion durch Mekonium. Je nach Höhe der Obstruktion resultiert galliges Erbrechen oder ein innerhalb der ersten 12–48 h nach der Geburt auftretendes gebläht Abdomen mit fehlendem Mekoniumabgang.

### 6.2.4 Dünndarmatresie

Die Dünndarmatresie geht, im Gegensatz zu den Atresien des oberen Magen-Darm-Trakts, nicht gehäuft mit weiteren Fehlbildungen oder einer chromosomalen Anomalie einher. Von der Entstehung her liegt in der Regel eine frühe intrauterine Perfusionseinschränkung eines Darmanteils vor. Postnatal finden sich in der Abdomenübersichtsaufnahme stark dilatierte Dünndarmschlingen und ein luftleeres Rektum.

Die Aufnahme im Hängen zeigt Flüssigkeitsspiegel in den dilatierten Schlingen. Beim Kontrasteinlauf ist ein Mikrokolon darstellbar. Kritisch ist bei der intestinalen Obstruktion die konstante Darstellung einer isolierten geblähten Darmschlinge.

Die fehlende Dekompression kann dabei zu einer Beeinträchtigung der vaskulären Versorgung des dilatierten Darmanteils führen; es resultieren eine Beeinträchtigung der Mukosaintegrität sowie ein massiver Volumenverlust in den Darm. Präoperativ ist daher bei allen Kindern mit intestinalen Obstruktionen und Darmblähung eine reichliche Volumenzufuhr mit Vollelektrolytlösung notwendig, um Flüssigkeitsverluste in den „3. Raum" zu ersetzen.

Postoperativ kann aufgrund eines Lumenunterschiedes zwischen proximalem und distalem Anteil die Darmmotilität stark beeinträchtigt sein, was den Nahrungsaufbau verzögern und so eine parenterale Ernährung über längere Zeit erforderlich werden lassen kann.

### 6.2.5 Mekoniumobstruktion

Eingedicktes Mekonium kann zu einer vollständigen Verlegung des Darms führen.

### 6.2.6 Mekoniumpfropfsyndrom

Von einem Mekoniumpfropfsyndrom spricht man, wenn die Obstruktion im Kolon gelegen und durch rektale Spülungen zu mobilisieren ist. Ein Kontrasteinlauf sichert die Diagnose (Fehlen von Mikrokolon, Nachweis von Mekoniumpartikeln) und wirkt gleichzeitig therapeutisch.

### 6.2.7 Mekoniumileus

Ein Mekoniumileus ist durch diese konservativen Maßnahmen nicht zu beheben, die Obstruktion liegt in der Regel im Bereich des distalen Ileums. Die Symptomatik ist typisch für die zystische Fibrose (CF), jedoch präsentiert sich nur ein Teil der Neugeborenen mit CF nach der Geburt mit einem Mekoniumileus.

Die mukösen Drüsen dieser Kinder produzieren ein extrem zähes Mekonium, das eine höhere Konzentration an Proteinen enthält. Der erhöhte Nachweis von Albumin im Stuhl wurde einige Zeit als Suchtest für die CF verwendet, hat sich jedoch wegen der bei Frühgeborenen häufig falsch-positiven Resultate nicht durchsetzen können. Der Mekoniumileus bei CF kann kompliziert sein durch eine pränatale Perforation mit Mekoniumperitonitis, im Röntgenbild finden sich dann intraabdominelle Kalzifizierungen.

Durch die gesunkene Mortalität sehr kleiner Frühgeborener stellen heute Kinder mit extrem niedrigem Geburtsgewicht (< 1000 g) und gleichzeitiger schwerer intrauteriner Wachstumsrestriktion (< 3. Perzentile) eine wesentliche Gruppe der Patienten mit Mekoniumileus dar, ohne dass eine CF vorliegt. Die Ursache liegt neben der Unreife wohl in einer intestinalen Hypomotorik, bedingt durch mesenteriale Hypoperfusion bei chronischer intrauteriner Hypoxie im Rahmen der Dystrophie.

## 6.3 Bauchwanddefekte

Bauchwanddefekte umfassen die **Omphalozele** und die **Gastroschisis**. Sie treten bei etwa 1 von 4000 Geburten auf, mit einer höheren Inzidenz der Gastroschisis.

Bei der Omphalozele liegt der Abdominalwanddefekt periumbilikal, die aus dem Abdomen heraustretenden Darmschlingen sind von einem Bruchsack umgeben und die Nabelschnur setzt an der Spitze des hernierten Darms an. Die Fehlbildung stellt eine Persistenz der physiologischen Herniation des fetalen Darms dar, die sich üblicherweise bis zur 10. Woche wieder zurückbildet. Bei der Gastroschisis liegt der Bauchwanddefekt lateral vom normal ansetzenden Nabel und die Darmschlingen liegen frei in der Amnionhöhle.

Die Diagnose beider Erkrankungen erfolgt oft schon pränatal. Da der Darm physiologischerweise in der Frühschwangerschaft herniert ist, kann die Ultraschalldiagnose allerdings erst nach der 14. Woche gestellt werden. Bei Bauchwanddefekten (wie bei Neuralrohrdefekten und Ösophagus- oder Duodenalatresie) finden sich im maternalen Blut erhöhte Werte für $\alpha_1$-Fetoprotein (AFP), das vom Fetus produziert wird und diaplazentar in das mütterliche Blut übertritt.

Nach der Geburt können sich in seltenen Fällen differenzialdiagnostische Schwierigkeiten zwischen beiden Bauchwanddefekten ergeben, wenn der Herniensack der Omphalozele prä- oder perinatal rupturiert ist. In solchen Fällen muss der genaue Ansatz der Nabelschnur aufgesucht werden. Im Gegensatz zur Gastroschisis ist die Omphalozele häufig mit Begleitfehlbildungen assoziiert (ca. 40 %, oft gastrointestinal oder kardial) sowie mit einer chromosomalen Aberration verbunden (nicht selten Trisomie 18).

Die Erstmaßnahmen bei Bauchwanddefekten sind in der Übersicht dargestellt.

> **Erstmaßnahmen bei Bauchwanddefekten**
> - Versorgung auf steriler Unterlage und mit sterilen Handschuhen.
> - Kind nach der Geburt sofort in Seitenlage bringen, bei Gastroschisis ist ein Abknicken der mesenterialen Gefäßversorgung unbedingt zu vermeiden, ggf. Lösung einer Torsion, keinen Zug auf den Darm ausüben.
> - Steriles Abdecken der Darmschlingen bzw. des Bruchsackes mit angefeuchteten Bauchtüchern (warme NaCl-0,9 %-Lösung).
> - Bei Atemstörung keine Maskenbeatmung, sondern primäre Intubation zur Vermeidung der Darmüberblähung.
> - Anlage einer großlumigen Magensonde zur Dekompression, Sonde offen lassen.
> - Anlage einer Infusion (Vollelektrolylösung, Glukosezusatz nach Bedarf).

Die Plazenta sollte in einem sterilen Gefäß zur operativen Versorgung mitgebracht werden, da bei großen Defekten ein passagerer Verschluss der Bauchwand mit Amnion erfolgen kann.

## 6.4 Nekrotisierende Enterokolitis (NEC)

Die NEC ist eine akut auftretende entzündliche Erkrankung des Dünn- und Dickdarms, welche im Verlauf zu einem septischen Krankheitsbild mit disseminierten Darmnekrosen führt. Die Ursache ist multifaktoriell. Die NEC ist die häufigste gastrointestinale Notfallsituation Neugeborener; betroffen sind v. a. Frühgeborene mit einem Geburtsgewicht < 1500 g. Neben einzelnen sporadischen Fällen wird häufig ein gruppenweises Auftreten der Erkrankung beobachtet.

### 6.4.1 Pathogenese

Verschiedene Faktoren sind für die Genese der Erkrankung verantwortlich:

- Unreife der intestinalen Abwehrmechanismen,
- bakterielle Überwucherung des Darms,
- orale Ernährung,
- Hypoxie oder Ischämie des Darms.

Zur Unreife der lokalen Abwehr tragen eine verminderte Ausstattung mit sekretorischem IgA auf der Darmschleimhaut, eine geringe Menge an intestinalen T-Lymphozyten und ein relativ hoher pH-Wert der Magensäure bei. Die geringe Darmmotilität begünstigt die Bakterienadhäsion.

*Darmbakterien* Die bakterielle Besiedlung des Darms ist ebenfalls von Bedeutung. Die Epidemiologie mit gruppenweisem Auftreten der Erkrankung und das klinische, septische Krankheitsbild legen eine Infektion als beteiligten

Faktor nahe. Bei einer NEC lassen sich häufig bakterielle Erreger, v. a. gramnegative Keime wie Klebsiella, Enterobacter, Escherichia coli oder Pseudomonas aus der Peritonealflüssigkeit, der Blutkultur oder aus dem Stuhl isolieren.

Andere Fälle gehen mit einer Sepsis durch Staphylokokkus epidermidis oder einer Rotavirus-Infektion einher. Die Pneumatosis als pathognomonisches Zeichen entsteht durch intraluminale Ausbreitung der bakteriellen $H_2$-Bildung im Rahmen der Kohlenhydratvergärung des Darminhalts.

*Orale Ernährung* Die orale Ernährung ist ein weiterer pathogenetischer Faktor. Eine NEC tritt praktisch nur bei oral ernährten Neugeborenen auf. Eine zu rasche Steigerung der Nahrung (> 20 kcal/kg KG/Tag) kann bei der bestehenden Unreife des Verdauungsapparates zu einer Verbesserung der Wachstumsbedingungen von Bakterien mit nachfolgender bakterieller Überwucherung führen. Bei Fütterung mit Frauenmilch kommt eine NEC seltener vor als bei Ernährung mit einer Kuhmilchpräparation.

*Mesenteriale Hypoperfusion* Eine mesenteriale Hypoperfusion mit nachfolgender Ischämie kann zu einer NEC führen. Allerdings ist die postasphyktische Genese einer NEC selten. Wahrscheinlich ist die Ischämie ein sekundäres Ereignis, möglicherweise hervorgerufen durch die infektionsbedingte Produktion vasokonstriktorischer Mediatoren.

### 6.4.2 Klinik und Diagnostik

Kinder mit NEC zeigen folgende Symptome:

- geblähtes, meist druckschmerzhaftes Abdomen,
- Absetzen blutiger Stühle,
- Erbrechen oder Nahrungs- und Sekretrückstau im Magen,
- häufig lokalisierte Resistenz im Abdomen palpabel,
- evtl. livide oder rötliche Verfärbung der darüberliegenden Bauchhaut,
- bei fortschreitender Erkrankung mit diffuser Peritonitis gesamte Bauchhaut glänzend und ödematös,
- Fehlen von Darmgeräuschen.

Neben den lokalen Befunden finden sich Symptome einer systemischen Infektion:

- Temperaturinstabilität,
- Apnoen,
- Muskelhypotonie,
- Hypomotorik bis Lethargie,
- Hypotension,
- Azidose,
- disseminierte intravasale Gerinnung mit Thrombopenie.

*Röntgendiagnostik* Radiologisch findet sich in den frühen Stadien der Erkrankung eine lokalisierte oder generalisierte Dilatation von Darmschlingen sowie eine Verdickung der Darmwand. Das typische Zeichen einer NEC ist die Pneumatosis intestinalis mit einer perlschnurartigen Ansammlung von Gasblasen in der Darmwand. Bei Ausbreitung dieser Gasansammlung über die Mesenterialgefäße in die Lebervenen lässt sich intrahepatische Luft nachweisen.

Eine Perforation des Darms führt zum Auftreten freier Luft im Abdomen. Das Pneumoperitoneum stellt sich in Rückenlage oft als rundliche strahlentransparente Figur in Bauchmitte dar („football sign"); die Perforation lässt sich meist besser bei einer Aufnahme in Linksseitenlage als sichelartige Luftdarstellung über der Leber nachweisen (Abb. 18).

Die Erkrankung verläuft progressiv; von Bell ist der Verlauf in 3 Stadien beschrieben worden:

- **Verdacht auf NEC (Stadium 1):** Systemische Symptome (oben) und Distension des Darms (A ohne, B mit blutigen Stühlen).
- **Definitive NEC (Stadium 2):** Zunahme der systemischen Symptome, Ileus, als diagnostisches Symptom Nachweis einer Pneumatosis intestinalis. (A ohne, B mit deutlichem abdominellen Lokalbefund: Abwehrspannung, Bauchwandinfiltration, abdominelle Resistenz, Aszites).
- **Fortgeschrittene NEC (Stadium 3):** Schwere systemische Infektionssymptome, sehr krankes Kind, deutliche Zeichen der Peritonitis, (A ohne, B mit Darmperforation).

### 6.4.3 Therapie

Die Behandlung der NEC hängt von der Schwere der Erkrankung ab. Bei Patienten im Stadium 1 nach Bell erfolgt eine konservative Behandlung mit Nahrungspause (keine oralen Medikamente), Magenablaufsonde und breiter antibiotischer

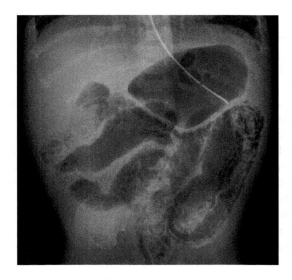

**Abb. 18** Massive Darmdilatation, schaumiger Darminhalt sowie perlschnurartige Ansammlung von Gasblasen in der Darmwand (Pneumatosis intestinalis) bei einem Neugeborenen mit nekrotisierender Enterokolitis

Therapie (Enterobacteriaceae und Anaerobier berücksichtigen). Die Flüssigkeits- und Elektrolyttherapie ist von besonderer Bedeutung, da es zu erheblichen Verlusten von Flüssigkeit in den Darm kommen kann (sog. 3. Raum).

In der Regel ist die Gabe isotoner Elektrolytlösung erforderlich. Beim Stadium 1B oder Ileussymptomatik ist unbedingt eine Mitbeurteilung des klinischen Befundes durch einen Kinderchirurgen notwendig, um rechtzeitig die Indikation zum operativen Vorgehen stellen zu können. Eine Operationsindikation ist gegeben bei Perforation, klinischen Peritonitissymptomen oder deutlichen Pneumatosiszeichen. Ein toxisches Krankheitsbild erfordert eine notfallmäßige operative Therapie.

### 6.4.4 Postoperative Probleme bei NEC

Intraoperativ werden die gangränösen Darmbereiche reseziert, in vielen Fällen jedoch Organabschnitte mit noch unklarer Erholungsprognose belassen. Der postoperative Nahrungsaufbau des Neugeborenen mit NEC muss daher die folgenden Besonderheiten berücksichtigen:

- größere Bereiche der Darmwand können noch entzündlich verändert sein
- im weiteren Verlauf können aufgrund von Narbenbildungen lokale Strikturen und Stenosen auftreten
- nach ausgedehnten Darmresektionen kann ein Malabsorptionssyndrom resultieren (Kurzdarmsyndrom).

Das Risiko für die Ausbildung eines solchen Kurzdarmsyndroms hängt von der Länge und anatomischen Struktur des verbliebenen Restdarms ab; es ist hoch bei Resektion von über 50 % der Darmlänge. Dies entspricht einer Restdarmlänge bei reifen Neugeborenen von 70–150 cm (normale Darmlänge 140–300 cm) und von 40–50 cm bei Frühgeborenen in der 26. Schwangerschaftswoche (ca. die Hälfte der Länge reifer Neugeborener).

Von besonderer Bedeutung für die Darmfunktion ist der Verbleib der Ileozäkalklappe, bei Verlust kommt es zu einer weiteren Verkürzung der Transitzeit sowie verstärkten Flüssigkeits- und Nahrungsverlusten. Weiterhin dient diese Struktur physiologisch als Barriere zwischen dem sterilen Dünndarm und dem bakteriell besiedelten Dickdarm. Eine bakterielle Überwucherung des Dünndarms führt zu einer chronischen Entzündung der Darmwand mit weiterer Beeinträchtigung der resorptiven Funktion.

Wenn postoperativ die Darmmotilität wieder in Gang kommt, können bei sehr kurzem Darm große Mengen Flüssigkeit und Elektrolyte verloren gehen, die ersetzt werden müssen. Nach Normalisierung der Darmmotilität wird mit der Zufuhr von oraler Nahrung begonnen.

## 7 Neugeborenenkrämpfe

Im Gegensatz zu Krampfanfällen bei älteren Säuglingen und Kindern sind Krampfanfälle beim Neugeborenen in der überwiegenden Mehrzahl nicht idiopathisch – und damit wahrscheinlich genetischer Ursache, sondern beruhen auf einer akuten zerebralen Funktionsbeeinträchtigung. Die Inzidenz wird mit 0,5 % aller Neugeborenen angegeben.

Die klinische Diagnose neonataler Krampfanfälle ist nicht immer einfach, aus diesem Grund ist immer eine genaue Beobachtung und Beschreibung der registrierten Phänomene erforderlich.

Die meisten Neugeborenenkrämpfe sind wahrscheinlich zu kurz, um zu iktogenen Schäden zu führen (Dauer in 97 % der Fälle unter 10 min). Dies ist erst bei einem Status epilepticus zu befürchten, d. h. bei einem Krampfanfall von > 30 min Dauer oder bei intermittierender Krampfaktivität über 1 h.

### 7.1 Klinik

Klinisch können spezifische Typen neonataler Krampfanfälle unterschieden werden.

*Klonische Krämpfe* Rhythmische Zuckungen auf einer oder beiden Körperseiten (fokal oder generalisiert) mit einer Frequenz von 1–2/s, wobei Hin- und Rückbewegung eine unterschiedliche Geschwindigkeit aufweisen (meist schnelle Hin- und langsamere Rückbewegung). Sie gehen in der Regel mit einer EEG-Veränderung einher und können Ausdruck einer strukturellen Hirnläsion oder einer metabolischen Störung (Hypoglykämie) sein.

Muskelkloni im Rahmen einer Hyperexzitabilität sind keine Krampfanfälle, sondern ein oszillatorisches Zittern; Hin- und Rückbewegung sind gleichschnell.

*Tonische Krämpfe* Fokale tonische Anfälle manifestieren sich als einseitige anhaltende tonische Beugung oder Streckung einer Extremität, des Halses oder Rumpfes. Bei der generalisierten Form betreffen diese Bewegungen beide Körperseiten, z. T. mit Streckung der Beine und Beugung der Arme. Fokale tonische Krämpfe gehen, im Gegensatz zu generalisierten Form, mit EEG-Veränderungen einher.

*Myoklonische Krämpfe* Plötzlich einschießende rasche Kontraktion eines Beugemuskels, entweder fokal oder multifokal, d. h. asynchrone alternierende Myoklonien unterschiedlicher Körperteile. Myoklonische Krämpfe gehen in der Regel nicht mit EEG-Veränderungen einher. Im Schlaf werden fokale Myoklonien bei Neugeborenen, insbesondere bei Frühgeborenen, sehr häufig gesehen. Diese Schlafmyoklonien sind physiologisch und kein Ausdruck einer Hirnfunktionsstörung.

*Subtile Krämpfe* Hierzu gehören orale Automatismen, stereotype komplexe Bewegungsmuster wie Pedalieren der Beine und tonische Augendeviationen. Selten können sich Krämpfe auch als Apnoe präsentieren, die dann in der Regel mit einer Tachykardie einhergeht (differenzialdiagnostisch wichtiges Kriterium zu anderen Apnoeformen!). Subtile Krämpfe sind nicht selten mit anderen Krampfphänomenen assoziiert.

## 7.2 Ätiologie und Diagnostik

Sehr verschiedene Grundkrankheiten können sich mit Krämpfen in der Neugeborenenperiode präsentieren (Tab. 7). Die Prognose der Kinder wird in der Regel durch diese zugrundeliegenden Erkrankungen bestimmt. Die basale Diagnostik bei Neugeborenenkrämpfen umfasst neben der klinischen Untersuchung und der Anamnese bestimmte Laboruntersuchungen (Blutzucker, Elektrolyte, Kalzium, Blutbild, Blutgasanalyse, CRP, IgM, Urinstatus), die Sonographie des Gehirns und das EEG. Weitere Untersuchungen erfolgen entsprechend spezifischer Auffälligkeiten.

## 7.3 Therapie

▶ Bei Neugeborenenkrämpfen müssen Diagnostik und Therapie parallel erfolgen.

**Tab. 7** Ursache von Neugeborenenkrampfanfällen

| | |
|---|---|
| Akute metabolische Störungen | – Hypoglykämie<br>– Hypokalzämie<br>– Hyponatriämie<br>– Hypernatriämie<br>– Hypomagnesiämie |
| Asphyxie, ZNS-Infektion | – Meningitis<br>– Enzephalitis |
| Hirnblutung, Hirnfehlbildungen<br>Angeborene<br>Stoffwechselerkrankungen | – Aminoazidopathien<br>– Organoazidurien |
| Benigne Neugeborenenkrämpfe | – Familiär<br>– „Fifth-day-fits" (Krämpfe am 5. Lebenstag) |
| Pyridoxinabhängige Krämpfe | |
| Angeborene peroxysomale Erkrankungen | |
| Neurokutane Syndrome | |
| Toxine | – Bilirubin<br>– Heroin<br>– Kokain<br>– Lokalanästhetika |

Da die Hypoglykämie sofort behandelbar und ihre Folgen schwerwiegend sind, erfolgt als erste Maßnahme die Bestimmung des Blutzuckers als kapillärer Schnelltest und sofort nach Blutabnahme die Verabreichung von Glukose 10 % i. v., 2 ml/kg KG. Unter der Glukosezufuhr sollte der Krampfanfall beobachtet und beschrieben werden: Krampftyp, ein- oder beidseitig, vegetative Symptome, Dauer. Kurzfristiges Überprüfen des erfolgreichen Blutzuckeranstiegs mit Blutabnahme für die Bestimmung von Kalzium, Natrium, Magnesium und Kalium. Wenn der Krampfanfall nicht innerhalb von einigen Minuten sistiert, werden Antikonvulsiva verabreicht (Mittel der 1. Wahl ist nach Ansicht einiger Autoren intravenös Phenobarbital, in jüngerer Vergangenheit vermehrt Levetirazetam, dann Phenytoin, Clonazepam, Diazepam, Lorazepam,).

Die antikonvulsive Behandlung erfordert obligatorisch eine Überwachung von Herzfrequenz, Atmung und Oxygenierung. Bei Hypokalzämie muss Kalziumglukonat 10 %, 0,5 ml/kg KG sehr langsam i. v., zugeführt werden. Manchmal ist die Hypokalzämie von einer Hypomagnesiämie begleitet (Bestimmung von $Mg^{2+}$ im Blut), Behandlung mit Magnesiumsulfat 15–30 mg/kg KG.

Bei persistierenden Krämpfen Gabe von Pyridoxin 50–100 mg i. v.

## 8 Sepsis des Früh- und Neugeborenen

Die neonatale Sepsis stellt nach wie vor eines der Hauptprobleme der Neugeborenenmedizin dar. Es handelt sich um eine disseminierte mikrobielle Erkrankung, die durch die klinischen Symptome einer systemischen Infektion und die Septikämie, d. h. den kulturellen Nachweis pathogener Erreger in der Blutkultur, charakterisiert ist. Im Rahmen des septischen Schocks kann sich ein Multiorganversagen ausbilden.

10–25 % der Patienten sterben an den Komplikationen dieser oftmals foudroyant verlaufenden Infektion, bis zu 1/4 der Kinder entwickelt als Folge einer zu spät diagnostizierten Sepsis eine eitrige Meningitis. Besonders kritisch ist die Situation auf neonatologischen Intensivstationen; hier kann bei 25 % der Kinder im Verlauf der Intensivtherapie eine Sepsis nachgewiesen werden.

## 8.1 Verlaufsform der Sepsis

Die neonatale Sepsis manifestiert sich in zwei Verlaufsformen:

- Die **früh einsetzende Form** zeichnet sich durch den Krankheitsbeginn in den ersten Lebenstagen, das typische Erregerspektrum (unten) und die fulminante Verlaufsform

aus. Häufig entwickelt sich die systemische Infektion auf dem Boden einer neonatalen Pneumonie. Bei vielen Kindern sind geburtshilfliche Risikofaktoren vorhanden: vorzeitiger Blasensprung, Amnioninfektionssyndrom, Fieber, Bakteriämie der Mutter und Frühgeburtlichkeit.
- Die **spät einsetzende Form** tritt in der Regel nach dem 3. Lebenstag auf; der klinische Verlauf kann entweder foudroyant oder langsamer fortschreitend sein; die Neugeborenen erkranken häufig an einer Meningitis. Die Erreger stammen häufig aus dem postnatalen Umfeld. Besonders intensivmedizinisch behandelte Früh- und Neugeborene sind gefährdet, an einer späteinsetzenden nosokomialen Sepsis zu erkranken.

Die wesentlichen Erreger der früh oder spät einsetzenden neonatalen Sepsis sind in der Übersicht zusammengefasst

---

**Wesentliche Erreger der früh und der spät einsetzenden neonatalen Sepsis**
- Früh einsetzende Sepsis
  - Streptokokken der Gruppe B
  - Escherichia coli
  - Staphylococcus aureus
  - Listeria monocytogenes
  - Enterokokken u. a.
- Spät einsetzende Sepsis
  - Escherichia coli
  - Staphylococcus epidermidis
  - Streptokokken der Gruppe B
  - Klebsiella-Enterobacter-Spezies
  - Pseudomonas aeruginosa
  - Proteus-Spezies
  - Candida albicans u. a.

---

## 8.2 Klinik

Die klinische Symptomatik der Neugeborenensepsis ist uncharakteristisch und variabel; bleiben die oftmals diskreten klinischen Zeichen unerkannt, so kann sich innerhalb kurzer Zeit das Vollbild des septischen Schocks entwickeln (Tab. 8).

Einer der wichtigsten Hinweise ist das von einer erfahrenen Kinderkrankenschwester registrierte „schlechte Aussehen" des Neugeborenen. Neben Störungen der Temperaturregulation und der Atmungsfunktion werden gastrointestinale Symptome beobachtet. Phasenweise nachweisbare Veränderungen des Hautkolorits weisen auf die im Rahmen der Bakteriämie auftretende Mikrozirkulationsstörung hin. Daneben können Hyperexzitabilität, Hypotonie, Apathie und zerebrale

**Tab. 8** Wesentliche Symptome der neonatalen Sepsis

| | |
|---|---|
| Temperaturinstabilität | Hyper-, Hypothermie |
| Atemstörungen | Tachypnoe, Dyspnoe, Apnoe |
| Gastrointestinale Symptome | Trinkschwäche, Erbrechen, abdominelle Distension |
| Zirkulatorische Insuffizienz | Periphere Mikrozirkulationsstörungen, Blässe, grau-marmoriertes Hautkolorit, septischer Schock, Multiorganversagen, DIC |
| Neurologische Störungen | Hyperexzitabilität, Lethargie, Krampfanfälle |

Krampfanfälle auftreten. Petechien, verstärkte Blutungsneigung, Hypotension und septischer Schock entwickeln sich im Verlauf der Erkrankung.

▶ **Cave** Bei klinischen Warnzeichen muss solange der Verdacht auf eine neonatale Sepsis bestehen, bis das Gegenteil bewiesen ist, d. h. eine Infektion ausgeschlossen oder eine andere Ursache für die Verschlechterung des kindlichen Zustands gefunden wurde. Der Verlauf der Neugeborenensepsis wird entscheidend vom Zeitpunkt der Diagnose bzw. des Behandlungsbeginns beeinflusst.

## 8.3 Diagnostik

Untersucht werden Blutkulturen (aerob, ggf. auch anaerob), ggf. Liquorkulturen, Urinstatus und -kultur, Haut- und Schleimhautabstriche und Magensekret. Bei jedem isolierten Erreger ist eine Resistenztestung durchzuführen. Verschiedene Entzündungsparameter können als Warnzeichen einer neonatalen Infektion angesehen werden und zur Früherkennung der neonatalen Sepsis beitragen.

## 8.4 Differenzialdiagnose

Verschiedene Erkrankungen Früh- und Neugeborener können sich unter nahezu identischer Symptomatologie manifestieren wie die neonatale Sepsis. Bei Frühgeborenen kann eine Infektion mit Streptokokken der Gruppe B unter dem Bild eines Atemnotsyndroms verlaufen.

Weitere Erkrankungen sind:

- akute pulmonale Erkrankungen des Neugeborenen,
- persistierende fetale Zirkulation,
- Hyperviskositätssyndrom,
- kardiale Erkrankungen,
- nekrotisierende Enterokolitis,
- zerebrale Blutungen,
- metabolische Störungen,
- intrauterine Infektionen u. a.

## 8.5 Therapie

Bei der Frühsepsis wird von vielen klinischen Gruppen an einer Kombinationsbehandlung mit Ampicillin und einem Aminoglykosid (z. B. Gentamycin) festgehalten; alternativ wird eine empirische Therapie mit Ampicillin und einem Cephalosporin der 3. Generation (z. B. Cefotaxim) praktiziert. Beide Therapiekonzepte wurden von der American Academy of Pediatrics empfohlen.

Der Hauptgrund für die Gabe von Ampicillin ist die unzulängliche Aktivität der Cephalosporine gegen Listeria monocytogenes und Enterokokken. Bei Verdacht auf eine Staphylokokken-Infektion muss die verwendete Kombination um ein Staphylokokken-wirksames Mittel erweitert werden. Ergeben sich aufgrund bakteriologischer Untersuchungen der Mutter Hinweise auf einen selteneren Erreger der Frühsepsis (Klebsiella, Pseudomonas, Serratia etc.), sollte eine Kombinationstherapie mit einem Cephalosporin und einem Aminoglykosid gewählt werden.

Vor einigen Jahren wurde im Rahmen einer Standardtherapie mit Cefotaxim eine rasche Selektion von Cefotaxim-resistenten Enterobacter-Species (Enterobacter cloacae) nachgewiesen; diese Erreger waren auch gegen neuere Cephalosporine resistent. Eine Anwendung von Cephalosporinen sollte daher nur unter strenger Indikationsstellung erfolgen. Sind bei der Mutter multiresistente Bakterienspezies wie MRGN-Enterobacteriacae, MRSA o. a. nachgewiesen, so ist das bei der empirischen Therapie der Neugeborenensepsis ebenfalls zu berücksichtigen.

## 8.6 Meningitis

Die neonatale Meningitis ist eine mikrobielle Infektion der Hirnhäute, des Gehirns und häufig auch der Ventrikel; sie wird durch die typischen Erreger neonataler Infektionen verursacht.

### 8.6.1 Pathogenese, Risikofaktoren

Die bekannten geburtshilflichen, pränatalen und postnatalen Risikofaktoren der neonatalen Sepsis lassen sich uneingeschränkt bei der Meningitis Neugeborener nachweisen. Neugeborene mit Liquor-Shunt-Systemen sind besonders gefährdet, über eine Bakteriämie eine Ventilinfektion zu entwickeln; der häufigste Erreger ist Staphylococcus epidermidis.

### 8.6.2 Klinik

Die klinischen Zeichen der neonatalen Meningitis sind unspezifisch und in der Regel nicht von den Symptomen der Neugeborenensepsis zu unterscheiden. Als zusätzliche Symptome können Berührungsempfindlichkeit, spärliche Spontanbewegungen und schrilles Schreien hinzukommen. Eine gespannte Fontanelle, die opisthotone Körperhaltung oder gar Nackensteifigkeit treten insgesamt selten und erst im fortgeschrittenen Stadium der Meningitis auf.

Krampfanfälle werden bei ca. 15 % der erkrankten Neugeborenen beobachtet. Aufgrund der uncharakteristischen Symptomatologie sollte bei jedem Patienten, bei dem eine neonatale Sepsis zu vermuten ist, eine Liquoruntersuchung erfolgen. Bei ausgeprägter Instabilität der Kinder kann man jedoch gezwungen sein, die erforderliche Lumbalpunktion erst nach Therapiebeginn durchzuführen.

Die Besonderheiten der Liquordiagnostik im Neugeborenenalter sind an anderer Stelle ausgeführt. Wiederholte Sonographien und eventuell NMR-Untersuchungen werden zur Erfassung von Komplikationen durchgeführt.

### 8.6.3 Therapie

Die Prognose der neonatalen Meningitis wird entscheidend vom Therapiebeginn und der Wahl der Antibiotika bestimmt; die antibiotische Behandlung muss sich gegen das besondere Spektrum der zu vermutenden Erreger neonataler Infektionen richten (oben). Eine zuverlässige Liquorgängigkeit sowie eine ausreichende Dosierung der Antibiotika sind unbedingt zu beachten; die Dosierung der verschiedenen Präparate liegt in der Regel höher als bei der neonatalen Sepsis.

## 9 Metabolische Störungen

## 9.1 Hypoglykämie

Die Hypoglykämie ist die häufigste metabolische Störung bei Neugeborenen. Eine symptomatische Hypoglykämie ereignet sich bei 1–3 von 1000 Neugeborenen. Deutlich höher ist das Hypoglykämierisiko bei hypotrophen Neugeborenen (5–15 %) und bei Frühgeborenen.

Weitere Risikofaktoren für eine Hypoglykämie sind:

- Hypothermie,
- Hypoxie,
- mütterlicher Gestationsdiabetes,
- Diabetes mellitus,
- Polyzythämie.

### 9.1.1 Pathogenese

Hypoglykämien bei Neugeborenen können folgende Ursachen haben:

*Unzureichende Glukosezufuhr* Der Glukoseverbrauch übersteigt die Glukosezufuhr bzw. die Glukoseproduktion. Der Glukosebedarf von Neugeborenen beträgt 4–8 mg/kg KG/min und ist damit deutlich höher als bei Erwachsenen. Gleichzeitig haben Neugeborene nur einen geringen Glykogenvorrat (1 % des Körpergewichts). Deshalb kommt es bei Ausbleiben einer exogenen Glukosezufuhr rasch zu Hypoglykämien.

Dies ist die häufigste Ursache von Hypoglykämien beim Neugeborenen.

**Hyperinsulinismus** Ein Hyperinsulinismus liegt bei Kindern diabetischer Mütter (transient), beim Beckwith-Wiedemann-Syndrom und bei der Nesidioblastose (diffuse Inselzellhyperplasie) vor.

**Kongenitale Stoffwechseldefekte** Aminosäurestoffwechselstörungen (z. B. Ahornsirupkrankheit) stören die Glukoneogenese. Glykogenspeicherkrankheiten, Galaktosämie und Fruktoseintoleranz verringern die Verfügbarkeit von Glukose aus Glykogen. Typischerweise treten hier rezidivierende oder persistierende Hypoglykämien auf.

**Polyglobulie** Die Ursache der Hypoglykämien bei Polyglobulie ist nicht bekannt.

### 9.1.2 Klinik

Die Symptome der Hypoglykämie sind unspezifisch (Übersicht), deshalb muss die Hypoglykämie in die Differenzialdiagnose vieler Symptome des Neugeborenen einbezogen werden.

> **Symptome der neonatalen Hypoglykämie**
> - Zittrigkeit
> - Krampfanfälle
> - Apnoen
> - Zyanose
> - Trinkschwäche
> - Apathie
> - Muskuläre Hypotonie
> - Tachypnoe

**Tab. 9** Laborchemische Definition der Hypoglykämie

|  | Zeit postnatal [h] | Glukose (im Plasma) [mg/dl] (mmol/l) |
|---|---|---|
| Reife Neugeborene | 1–3 | < 35 (1,9) |
| Reife Neugeborene | 4–24 | < 40 (2,2) |
| Reife Neugeborene | > 24 | < 45 (2,5) |
| Frühgeborene | < 24 | < 25 (1,4) |
| Frühgeborene | > 24 | < 45 (2,5) |

die eine enterale Zufuhr vertragen, kann dies ggf. auch mit Maltodextrin (25 g Glukose/100 ml) erfolgen, dabei ist anfangs vor jeder Mahlzeit eine Blutzuckerkontrolle anzuraten.

Frühgeborene, die nur eine geringe enterale Zufuhr vertragen, sollten eine kontinuierliche Infusion einer 10 %igen Glukoselösung mit 3–4 ml/kg KG/h erhalten. Bei einer Hypoglykämie mit klinischer Symptomatik ist eine intravenöse Gabe von 2 ml/kg KG Glukose 10 % über 10 min, direkt gefolgt von einer Glukoseinfusion mit 8 mg Glukose/kg KG/min erforderlich.

Das therapeutische Vorgehen ist in der folgenden Übersicht zusammengefasst:

> **Prophylaxe und Therapie der neonatalen Hypoglykämie**
> - **Prophylaxe** bei asymptomatischen Risikoneugeborenen
>   - Hypotrophe/hypertrophe Reifgeborene: Frühfütterung, ggf. mit Maltodextrin (25 g Glukose in 100 ml), 8 Mahlzeiten à 5 ml/kg KG
>   - Frühgeborene: Infusion von 10 %-iger Glukose 3 ml/kg KG/h
> - **Therapie** der symptomatischen Hypoglykämie
>   - Glukose 10 %-Bolus: 2 ml/kg KG i. v.
>   - dann Glukoseinfusion: 8 mg/kg KG/min

### 9.1.3 Diagnose

Die laborchemische Definition der Hypoglykämie beim Neugeborenen ist schwierig, da Neugeborene auch bei niedrigen Blutzuckerwerten häufig asymptomatisch sind. Sie hängt außerdem von der Reife und vom Alter des Neugeborenen ab (Tab. 9).

Risikokinder sollten auch ohne klinische Symptome 1 h postnatal eine Blutzuckerbestimmung erhalten und danach dreistündliche Blutzuckerkontrollen für die nächsten 24 h. Bei persistierender Hypoglykämie sollten nach einem angeborenen Stoffwechseldefekt gesucht und Insulin, Kortisol und Wachstumshormon bestimmt werden.

### 9.1.4 Prophylaxe und Therapie

Neugeborene mit einem besonderen Risiko für eine Hypoglykämie sollten eine Frühfütterung erhalten. Bei Neugeborenen,

### 9.1.5 Prognose

Wenn die Hypoglykämie nur kurz dauert, ist die Prognose gut. Prolongierte oder tiefe Hypoglykämien können mit neurologischen Folgeschäden assoziiert sein.

## 9.2 Hyperglykämie

Eine symptomatische neonatale Hyperglykämie kommt bei Sepsis, Asphyxie, postoperativem Katabolismus oder extremer Unreife als Folge einer gestörten Glukosehomöostase vor. Wesentlich seltener ist der transiente neonatale Diabetes mellitus.

## 9.2.1 Diagnose

Laborchemisch besteht eine Hyperglykämie bei einem Nüchternblutzucker von > 126 mg/dl (bzw. > 7 mmol/l). Klinische Symptome sind Polyurie, Glukosurie und Dehydratation. Bei der symptomatischen Hyperglykämie besteht keine Ketonurie.

## 9.2.2 Therapie

Die Therapie der symptomatischen Hyperglykämie besteht in einer Reduktion der Glukosezufuhr und einer vorsichtigen Rehydratation. Beim neonatalen Diabetes mellitus ist eine Insulintherapie erforderlich.

## 9.3 Hypokalzämie

Die Ursache für die frühe Hypokalzämie (Lebenstag 1–3) ist das plötzliche Ausbleiben der hohen intrauterinen Kalziumzufuhr. Ein erhöhtes Risiko für eine frühe Hypokalzämie besteht bei Neugeborenen diabetischer Mütter, bei Sepsis und nach Asphyxie.

Die frühe Hypokalzämie ist meist asymptomatisch. Die späte Hypokalzämie (nach dem 3. Lebenstag) kann durch hohe Phosphatzufuhr mit der Nahrung bei verfrühter Kuhmilchfütterung oder durch Vitamin-D-Mangel verursacht werden. Sie ist wesentlich seltener als die frühe Hypokalzämie, dafür aber häufig symptomatisch.

### 9.3.1 Diagnose

Laborchemisch liegt eine Hypokalzämie vor, wenn das Serumkalzium weniger als 1,8 mmol/l bzw. das ionisierte Kalzium weniger als 0,63 mmol/l beträgt. Die klinischen Symptome der Hypokalzämie sind unspezifisch (Zittrigkeit, Tremor, Hyperexzitabilität oder Krampfanfälle).

In die Differenzialdiagnose müssen Hypoglykämie und Hypomagnesiämie einbezogen werden. Bei Neugeborenen mit einem erhöhten Risiko für eine frühe Hypokalzämie sollte das Serumkalzium anfangs täglich kontrolliert werden.

### 9.3.2 Therapie

Bei klinischer Symptomatik langsame intravenöse Gabe von 0,5 ml/kg KG Kalziumglukonat 10 % (1 ml Kalziumglukonat 10 % = 0,22 mmol $Ca^{2+}$).

Vorsicht: Schnelle intravenöse Kalziumgabe führt zur Bradykardie und paravenöse Kalziumgabe zu schweren Gewebenekrosen.

Persistiert die Symptomatik trotz Kalziumsubstitution, kann eine Hypomagnesiämie vorliegen. Bei asymptomatischer Hypokalzämie Erhöhung der täglichen Kalziumzufuhr um 5 ml/kg KG Kalziumglukonat 10 %.

## 9.4 Hyponatriämie

Bei der Differenzialdiagnose der Ursachen einer Hyponatriämie ist es wichtig festzustellen, ob die Hyponatriämie mit einer Gewichtszu- oder -abnahme einhergeht.

**Ursachen der Hyponatriämie**
- Hyponatriämie mit Gewichtszunahme (Verdünnungshyponatriämie)
  - iatrogene Überwässerung
  - inadäquate, zu hohe ADH-Sekretion nach Asphyxie, bei Hirnblutung, Sepsis, Meningitis
- Hyponatriämie mit Gewichtsabnahme (Natriumdefizit)
  - gesteigerte Natriurese
  - gestörte tubuläre Natriumrückresorption bei sehr unreifen Frühgeborenen
  - Diuretikatherapie
  - adrenogenitales Syndrom
  - erhöhte extrarenale Natriumverluste
  - Erbrechen, Diarrhö
  - Magenablaufsonde
  - Liquorverluste
  - mangelnde Zufuhr
  - verzögerter oraler Nahrungsaufbau
  - elektrolytarme Infusionslösungen

Das adrenogenitale Syndrom ist eine seltene Ursache der Hyponatriämie im Neugeborenenalter. Es handelt sich um einen angeborenen Enzymdefekt mit verminderter Bildung von Mineralokortikoiden. Gleichzeitig besteht eine Hyperkaliämie und bei Mädchen eine Virilisierung des Genitales.

### 9.4.1 Klinische Symptome

Muskuläre Hypotonie, Apnoen, Apathie, Hyperexzitabilität, Krampfanfälle. Bei gleichzeitigem Gewichtsverlust häufig Zeichen der Dehydratation (verringerter Hautturgor, Oligurie, Tachykardie)

### 9.4.2 Diagnose

Serumnatrium < 130 mmol/l. Zusätzlich sollten Kalium, Chlorid, Kreatinin im Serum und Natrium, Kalium, Chlorid und Kreatinin im Urin bestimmt werden. Damit ist die Berechnung der fraktionellen Natriumexkretion möglich. Zusätzliche wertvolle Hinweise liefern der Gewichtsverlauf und die Flüssigkeitsbilanzierung.

### 9.4.3 Therapie

Bei Verdünnungshyponatriämie ist die adäquate Therapie die Flüssigkeitsrestriktion und nicht eine zusätzliche Natriumsubstitution.

Besteht dagegen ein Natriumdefizit, so erfolgt ein Ausgleich dieses Defizits nach der folgenden Formel:

**Übersicht**
- [Na$_{soll}$ (mmol)−Na$_{ist}$ (mmol)]×kg KG×0,5[a]

Anmerkung: [a] Frühgeborene und Neugeborene haben einen größeren Extrazellulärraum (ca. 500 ml/kg KG) als Erwachsene, deshalb wird der Faktor 0,5 anstelle von 0,3 zur Berechnung des Extrazellulärvolumens aus dem Gewicht benutzt.

Der physiologische Natriumtagesdarf eines Neugeborenen beträgt 2–4 mmol/kg KG.

## 9.5 Hypernatriämie

Eine Hypernatriämie entsteht durch erhöhten Wasserverlust oder eine zu hohe Natriumzufuhr.

**Ursachen der Hypernatriämie beim Neugeborenen**
- Erhöhter Wasserverlust (hypertone Dehydratation)
  - hoher transepidermaler Wasserverlust bei unreifen Frühgeborenen
  - geringe Konzentrationsfähigkeit der unreifen Niere
  - osmotische Diurese bei Glukosurie
  - Diarrhö
- Zu hohe Natriumzufuhr
  - iatrogen bei Infusionstherapie
  - durch falsche Zubereitung von Säuglingsnahrung (zu hohes Pulver-Wasser-Verhältnis)

### 9.5.1 Diagnose
Serumnatrium > 150 mmol/l. Bei ausgeprägter hypertoner Dehydratation Kreislaufschock, Krampfanfälle, Apathie, Koma.

### 9.5.2 Therapie
Bei Dehydratation mit Kreislaufschock rascher Ausgleich des intravasalen Volumenmangels durch isotone Kochsalzlösung. Die anschließende Rehydratation und Senkung des Serumnatriums soll dann langsam erfolgen, um die Entstehung eines Hirnödems zu vermeiden.

## 9.6 Hyperkaliämie

Verschiedene Ursachen der Hyperkaliämie sind in der folgenden Übersicht zusammengestellt.

**Ursachen der Hyperkaliämie**
- Überhöhte Zufuhr
  - Fehlinfusion
  - Bluttransfusion
  - Blutaustauschtransfusion
- Verschiebung aus dem Intrazellulärraum
  - extrem unreife Frühgeborene
  - Azidose
  - ausgedehnte Gewebenekrosen
- Veminderte renale Ausscheidung bei Niereninsuffizienz
  - adrenogenitales Syndrom

Bei extrem unreifen Frühgeborenen kann sich, ohne das Vorliegen einer Azidose oder Oligurie, in den ersten 12 Lebensstunden rasch eine lebensbedrohliche Hyperkaliämie entwickeln. Die Ursache dieser Verschiebung von Kalium aus dem Intra- in den Extrazellulärraum ist unbekannt. Innerhalb der nächsten 24 Lebensstunden normalisieren sich die Kaliumwerte dann spontan wieder.

### 9.6.1 Diagnose
Serumkalium > 6 mmol/l in einer nicht hämolytischen Blutprobe. Häufig asymptomatisch, besonders unreife Frühgeborene sind noch bei hohen Kaliumwerten von > 7 mmol/l asymptomatisch. Klinische Symptome sind muskuläre Hypotonie, Darmatonie oder Herzrhythmusstörungen. Typische EKG-Veränderungen sind schmale, spitze T-Welle, ST-Senkung und QRS-Verbreiterung.

### 9.6.2 Therapie
Die Therapie der Hyperkaliämie muss rasch erfolgen und engmaschig überwacht werden.

**Therapie der Hyperkaliämie**
- Beenden jeglicher Kaliumzufuhr, auch Bluttransfusionen stoppen
- Anheben des Serumkalziums (antagonisiert die elektrophysiologischen Effekte der Hyperkaliämie)
  - Gabe von Kalziumglukonat 10 % 0,5–1 ml/kg KG langsam i.v.
- Alkalisierung (vorübergehende Senkung des Kaliums, Wirkeintritt nach 30 min)
  - NaHCO$_3$ 8,4 %-Kurzinfusion 1–2 ml/kg KG
- Glukose-Insulin-Infusion (vorübergehende Senkung des Kaliums, Wirkeintritt nach 30 min)
  - 0,5 g/kg KG Glukose + 0,1 IE/kg KG Altinsulin über 1 h infundieren
- Peritonealdialyse

## 9.7 Hypokaliämie

Eine Hypokaliämie entsteht meist durch mangelnde Zufuhr oder gesteigerte Verluste (Diuretikatherapie, Erbrechen, Diarrhoe, Drainageverluste).

### 9.7.1 Diagnose

Serumkalium < 3,6 mmol/l. Symptome entstehen erst relativ spät (muskuläre Hypotonie, Darmatonie, Herzrhythmusstörungen). Typische EKG-Veränderungen sind flaches (negatives) T, ST-Senkung und U-Welle.

### 9.7.2 Therapie

Das Kaliumdefizit lässt sich am Serumkalium nur ungenau ablesen, da Kalium ganz überwiegend intrazellulär vorkommt. Die Substitution muss wegen der Gefahr von Herzrhythmusstörungen langsam erfolgen (maximale Zufuhr 0,5 mmol/kg KG/h). Der Kaliumtagesbedarf des Neugeborenen liegt bei 1–2 mmol/kg KG.

## 10 Analgesie bei Früh- und Neugeborenen

Neugeborene und Frühgeborene verspüren Schmerz, weil sich die neuroanatomischen Grundlagen der Schmerzleitung bereits im 2. Schwangerschaftsdrittel entwickeln. Deshalb ist bei schmerzhaften Maßnahmen bei Früh- und Neugeborenen eine adäquate analgetische Therapie indiziert. Neuere Untersuchungen konnten erhöhte Vassopressin-Konzentrationen bei Geburt nachweisen, die bei notwendigen Reanimationsbemühungen analgetisch wirksam sind.

### 10.1 Beurteilung der Schmerzintensität bei Neugeborenen

Eine wirksame Schmerztherapie kann nur dann erfolgen, wenn ÄrztInnen und Pflegekräfte Schmerzreaktionen von Neu- und Frühgeborenen erkennen und beurteilen können. Akuter Schmerz lässt sich bei reifen Neugeborenen an typischen physiologischen und metabolischen Parametern sowie Verhaltensveränderungen gut erkennen (Tab. 10). Sehr viel schwieriger zu erkennen ist akuter Schmerz bei Frühgeborenen, da ihre sichtbaren Schmerzreaktionen schwächer ausgeprägt sind.

In der klinischen Praxis ist die Verhaltensbeobachtung entscheidend für das Erkennen von Schmerzen. In die Beurteilung von Schmerzreaktionen sollten folgende Fragen einbezogen werden:

- Welches Gestationsalter hat das Neugeborene?
  – Je unreifer ein Neugeborenes ist, desto weniger ausgeprägt sind seine Schmerzreaktionen.

**Tab. 10** Schmerzreaktionen bei Neu- und Frühgeborenen

| Veränderung physiologischer Parameter | Anstieg der Herzfrequenz Blutdruckanstieg Anstieg der Atemfrequenz Abnahme der $O_2$-Sättigung |
|---|---|
| Veränderung metabolische Parameter | Hyperglykämie Proteinkatabolismus |
| Veränderung des Verhaltens | Schmerzschrei – ungerichtete Grobmotorik – Ausweichbewegungen Schmerzmimik: – Stirnrunzeln – Zukneifen der Augen – Vertiefung der Nasolabialfalte – Anspannen der Lippen |

- In welchem Bewusstseinszustand ist das Neugeborene?
  – Schlafende oder sedierte Neugeborene haben wesentlich weniger ausgeprägte Schmerzreaktionen, obwohl sie Schmerzen empfinden.
- In welchem Allgemeinzustand ist das Neugeborene?
  – Schwerkranke Neugeborenen haben wesentlich schwächer ausgeprägte Schmerzreaktionen.
- Hat das Neugeborene tatsächlich Schmerzen, oder ist es aus anderen Gründen unruhig?
  – Mögliche Ursachen von Unruhe können unter anderem Hyperkapnie bei unzureichender Beatmung, Tubusobstruktion durch Sekret, schlechte und deshalb unbequeme Lagerung oder ein Infusionsextravasat sein.
- Bestehen belastungsverstärkende Faktoren (Lärm, Licht, häufige Störungen), die reduziert werden können?
- Hat das Neugeborene bereits sedierende/analgetische Medikamente erhalten?
  – Sedierung kann Schmerzreaktionen deutlich abschwächen, ohne den Schmerz zu lindern.
  – War die bisherige Schmerztherapie adäquat?

### 10.2 Analgetische Therapie für wenig schmerzhafte diagnostische und therapeutische Eingriffe bei Neugeborenen

Bei wenig schmerzhaften diagnostischen und therapeutischen Eingriffen wie Blutentnahme (kapillär, venös, arteriell), Lumbalpunktion oder Anlage eines intravenösen Zugangs sind gerade für Frühgeborene die damit verbundenen an sich schmerzlosen Manipulationen viel destabilisierender als der kurze Schmerz. Deshalb sollten solche Eingriffe auf das notwendige Mindestmaß beschränkt und den Frühgeborenen möglichst lange ungestörte Ruhepausen gegönnt werden („minimal handling").

Zur Analgesie können eine nicht pharmakologische Schmerztherapie oder die topische Applikation von Lokalanästhetika eingesetzt werden.

### 10.2.1 Nichtpharmakologische Schmerztherapie

Zur nicht pharmakologischen Schmerztherapie gehören Schnullernlassen und orale Saccharose- oder Glukosegabe.

*Schnullernlassen* Durch Schnullernlassen beruhigen sich Früh- und Neugeborene bei einer kapillären Fersenblutentnahme schneller, jedoch ist die analgetische Wirkung gering.

*Orale Saccharose- oder Glukosegabe* Saccharose ist ein wirksames Analgetikum bei einer kapillärer Blutentnahme aus der Ferse oder bei einer periphervenösen Blutentnahme. Die wirksame Einzeldosis für Neugeborene beträgt 0,24 g (2 ml einer 12 %igen Lösung) und sollte etwa 2 min vor dem Schmerz durch langsames Einträufeln aus einer 2-ml-Spritze direkt in den Mund oder in einen Flaschensauger verabreicht werden. Die gleichen Effekte konnten für die Anwendung von Glukoselösung nachgewiesen werden, welche am effektivsten als 30 %ige Lösung (bis 1–2 ml/kgKG fraktioniert) eingesetzt wird. Die Wirkung wird über Endorphinrezeptoren vermittelt, die durch die intensive Süße stimuliert werden.

### 10.2.2 Topische Applikation von Lokalanästhetika

Die topische Applikation einer eutektischen Mischung von Lokalanästhetika (EMLA) als Öl-in-Wasser-Emulsion mit 2,5 %igem Lidocain und 2,5 %igem Prilocain wird bei Kindern zur Lokalanästhesie bei Blutentnahmen, beim Legen von intravenösen Zugängen und bei der Lumbalpunktion erfolgreich eingesetzt.

Die normale Dosis für Kinder beträgt 1–2 g und wird 1 h vor dem Eingriff unter einem Okklusivverband am geplanten Punktionsort aufgebracht. Insbesondere bei Früh- und Neugeborenen soll diese Form der topischen Applikation von Lokalanästhetika auf Ausnahmesituationen beschränkt bleiben, da eine Resorption und systemische Wirkung befürchtet werden muss.

## 10.3 Schmerztherapie bei kleinen operativen Eingriffen

Für kleine operative Eingriffe (Zirkumzision, Thoraxdrainage, Venae sectio) ist die topische Anwendung von Lokalanästhetika nicht ausreichend. Die richtige Analgesie bei der Zirkumzision ist eine Leitungsanästhesie des N. dorsalis penis. Bei Anlage einer Thoraxdrainage und bei Venae sectio sollte eine lokale Infiltrationsanästhesie mit Lidocain vorgenommen werden, zusammen mit einer i.v.-Injektion, z. B. von Morphin (0,1 mg/kg KG) als systemische Analgesie/Sedierung.

## 10.4 Indikationen für Opioidanalgetika (Morphin und Fentanyl) in der Neonatologie

Die Opioidwirkung ist bei Neugeborenen extrem variabel, da sich die Verteilung der Opiatrezeptoren, die Entwicklung des schmerzleitenden Systems und der Opioidmetabolismus mit zunehmendem Gestationsalter und postnatalen Alter ändern. Die Halbwertszeit von Opioidanalgetika ist bei Frühgeborenen länger als bei reifen Neugeborenen und bei reifen Neugeborenen wiederum länger als bei Erwachsenen. Dosisangaben können deshalb nur Hinweise für den Therapiebeginn sein, danach muss individuell nach Wirkung dosiert werden.

Opioidanalgetika sollen bei Früh- und Neugeborenen nur nach strenger Indikationsstellung eingesetzt werden. Sichere Indikationen sind die postoperative Schmerztherapie, die Therapie starker akuter Schmerzen, wie sie z. B. beim Legen einer Thoraxdrainage auftreten, die Analgesie während ECMO-Therapie und die Analgesie/Sedierung bei sterbenden Neugeborenen.

Eine Beatmungstherapie nach endotrachealer Intubation wird bei Früh- und Neugeborenen im Gegensatz zu älteren Kindern regelmäßig ohne erkennbare Schmerzhinweise toleriert. Problematisch bleibt daher der Einsatz von Opioidanalgetikainfusionen wegen mechanischer Beatmung, da es keine Studien zur Sicherheit und Wirksamkeit von Opioiden in dieser Indikation bei Neugeborenen gibt.

### 10.4.1 Morphin

Der Morphinmetabolismus bei Neugeborenen und Frühgeborenen ist extrem variabel. Schon Frühgeborene mit einem Gestationsalter von 24–25 SSW glukuronidieren Morphin, wenn auch nur sehr langsam. Deshalb liegt die Halbwertszeit von Morphin bei Frühgeborenen in den ersten Lebenstagen bei 9–11 h und bei reifen Neugeborenen bei 7–8 h. Die Halbwertszeit nimmt mit zunehmendem postnatalem Alter ab und erreicht in den ersten Lebensmonaten Erwachsenenwerte.

Das Auftreten von Nebenwirkungen ist bei Neugeborenen genauso häufig wie bei Erwachsenen.

*Morphininfusion* Die Morphininfusion sollte auf der Neugeborenenintensivstation nur mit eindeutiger Indikation

**Tab. 11** Wirkcharakteristika von Morphin bei Neugeborenen

| Bolusgabe | |
|---|---|
| Indikation | Akute, starke Schmerzen, postoperative Analgesie |
| Einzeldosis | 0,05–0,2 mg/kg KG alle 2–6 h, langsam i.v. geben |
| Wirkeintritt | 3–5 min |
| Wirkdauer | 40–90 min, bei Frühgeborenen auch deutlich länger |
| Nebenwirkungen | Atemdepression, Blutdruckabfall, Darmmotilitätsstörungen, Harnverhalt |
| Vergleich | Wirkeintritt langsamer, Wirkdauer länger als bei Fentanyl |
| Antidot | Naloxon |
| **Dauerinfusion** | |
| Indikation | Enge Indikationsstellung, kurzfristig zur postoperativen Analgesie |
| Dosierung | Aufsättigungsdosis 50 μg/kg KG, gefolgt von Infusion mit: |
| | 10– 50μg/kg KG/h — Frühgeborenes < 37. SSW |
| | 10– 20–100 μg/kg KG/h — Reifes Neugeborenes < 7 Tage |
| | 20– 40–100 μg/kg KG/h — Reifes Neugeborenes > 7 Tage |

**Tab. 12** Wirkcharakteristika von Fentanyl

| Bolusgabe | |
|---|---|
| Indikation | Akute starke Schmerzen, postoperative Analgesie |
| Einzeldosis | 2–4 μg/kg KG alle 2–4 h langsam i.v. geben; bei kleineren operativen Eingriffen 2–10 μg/kg KG |
| Wirkeintritt | Sofort |
| Wirkdauer | 20–40 min |
| Halbwertzeit | 6–32 h |
| Nebenwirkungen | Atemdepression, Thoraxrigidität, Glottisspasmus, Bronchospasmus, Blutdruckabfall, Darmmotilitätsstörungen |
| Vergleich | Weniger sedierend und schlafinduzierend als Morphin, kürzer wirksam, weniger kardiovaskuläre Nebenwirkungen, schnellere Toleranzentwicklung |
| Antidot | Naloxon |
| **Infusion** | |
| Indikation | Kurzfristig zur postoperativen Analgesie, ECMO-Therapie |
| Dosierung | 1–5 μg/kg KG/h |

eingesetzt werden, da die Auswirkungen auf die zerebrale Entwicklung unbekannt sind, die Pharmakokinetik extrem variabel ist und Toleranzentwicklung auftritt. Die Toleranzentwicklung und die Entwicklung einer körperlichen Abhängigkeit beginnen nach etwa zehntägiger Morphintherapie. Sie entwickelt sich bei Dauerinfusion schneller als bei intermittierenden Bolusgaben.

Die einzig sichere Indikation für die Morphininfusion ist die kurzdauernde postoperative Analgesie (Tab. 11).

### 10.4.2 Fentanyl

Fentanyl, ein synthetisches Opioidanalgetikum, ist das derzeit gebräuchlichste intravenöse Medikament bei der Anästhesie von Frühgeborenen, und deshalb hat auch sein Einsatz in der Neonatologie deutlich zugenommen. Die analgetische Potenz von Fentanyl ist im Vergleich zu Morphin um den Faktor 100 höher (Tab. 12).

Die Halbwertszeit von Fentanyl ist mit 6–32 h bei Neugeborenen verlängert und zeigt eine hohe interindividuelle Variabilität im Vergleich zur Halbwertszeit von 4–7 h bei älteren Kindern. Die Nebenwirkungen sind denen von Morphin ähnlich, allerdings sediert Fentanyl weniger und weist geringere kardiovaskuläre Nebenwirkungen auf. Eine spezifische Nebenwirkung von Fentanyl ist das Auftreten von Muskelrigidität, die auch bei Neugeborenen zu Brustkorbstarre und Laryngospasmus führen kann. Toleranz und Abhängigkeit entwickeln sich wegen der kurzen Wirkdauer von Fentanyl bereits nach einer Therapiedauer von nur 3–5 Tagen.

Um Entzugssymptome wie Kreislaufinstabilität, Temperaturschwankungen, Agitation, Schreien und Unruhe, Trinkschwäche, Erbrechen und Durchfall zu vermeiden, ist ein mehrtägiges Ausschleichen von Fentanyl erforderlich.

***Fentanylinfusion*** Fentanyl ist das Opioidanalgetikum der Wahl für die intraoperative Anästhesie Neugeborener, besonders in der Herzchirurgie, da es nur geringe Nebenwirkungen auf das Herzkreislaufsystem hat. Indikationen auf der Neugeborenenintensivstation sind die postoperative Analgesie Neugeborener, die ECMO-Therapie und das PFC-Syndrom, da Fentanyl den pulmonalen Gefäßwiderstand senkt.

Die Fentanylinfusion wird häufig mit einer Benzodiazepininfusion kombiniert, da Fentanyl nur eine geringe sedierende Wirkung hat. Die Sicherheit und Wirksamkeit von Fentanyl zur Analgesierung/Sedierung beatmeter Frühgeborener ist nicht nachgewiesen.

## Literatur

Aziz K, Lee CHC, Escobedo MB et al (2021) Part 5: neonatal resuscitation 2020 American heart association guidelines for cardiopulmonary resuscitation and emergency cardiovascular care. Pediatrics 147 (Suppl 1):e2020038505E

Bruckner M, Lista G, Saugstad OD, Schmölzer GM (2021) Delivery room management of asphyxiated term and near-term infants. Neonatology 118(4):487–499

Dawson JA, Kamlin CO, Vento M et al (2010) Defining the reference range for oxygen saturation for infants after birth. Pediatrics 125: e1340–e1347

Escobedo MB, Aziz K, Kapadia VS et al (2020) 2019 American heart association focused update on neonatal resuscitation: an update to the American heart association guidelines for cardiopulmonary resuscitation and emergency cardiovascular care. Pediatrics 145(1): e20191362

German Resuscitation Council (2021) Versorgung und Reanimation des Neugeborenen. https://www.grc-org.de/downloads/NLS%20Algo%20GRC_10.06.2021.pdf. Zugegriffen am 05.06.2022

Göpel W, Kribs A, Ziegler A, German Neonatal Network et al (2011) Avoidance of mechanical ventilation by surfactant treatment of spontaneously breathing preterm infants (AMV): an open-label, randomised, controlled trial. Lancet 378:1627–1634

Maier RF, Obladen M (Hrsg) (2017) Neugeborenenintensivmedizin. Evidenz und Erfahrung. Unter Mitarbeit von Brigitte Stiller, 9. Aufl. Springer, Berlin/Heidelberg/New York

Saugstad OD, Aune D (2011) In search of the optimal oxygen saturation for extremely low birth weight infants: a systematic review and meta-analysis. Neonatology 100:1–8

Saugstad OD, Kapadia V, Oei JL (2021a) Oxygen in the first minutes of life in very preterm infants. Neonatology 118(2):218–224

Saugstad OD, Robertson NJ, Vento M (2021b) A critical review of the 2020 International Liaison Committee on Resuscitation treatment recommendations for resuscitating the newly born infant. Acta Paediatr 110(4):1107–1112

Sawyer T (2021) Neonatal resuscitation: airway, breathing, and then chest compressions. Resuscitation 158:275–276

Schwindt JC, Heinzel O, Hoffmann F, Heimberg E für die Arbeitsgruppe PAEDSIM (2011) Versorgung und Reanimation des Neugeborenen. Zusammenfassung der Leitlinien des European Resuscitation Council (ERC) 2010. Monatsschrift Kinderheilkunde 159:865–874

Speer CP (2014) Reanimation des Neugeborenen. In: Reinhardt D (Hrsg) Therapie der Krankheiten im Kindes- und Jugendalter, 9. Aufl. Springer, Berlin/Heidelberg/New York, S 3–10

Speer CP (2019) Neonatologie. In: Speer CP, Gahr M, Dötsch J (Hrsg) Pädiatrie, 5. Aufl. Springer, Berlin/Heidelberg/New York, S 77–133

Speer CP (2021) Physiologie und Pathologie des Neugeborenen. In: Rath W, Gembruch U, Schmidt S (Hrsg) Geburtshilfe und Perinatalmedizin, 3. Aufl. Thieme, Stuttgart/New York, im Druck

Speer CP, Sweet DG (2012) Surfactant replacement: present and future. In: Bancalari E (Hrsg) The newborn lung, 2. Aufl. Elsevier Saunders, Philadelphia, S 283–299

Sweet DG, Carnielli V, Greisen G et al (2019) European consensus guidelines on the management of respiratory distress syndrome – 2019 update. Neonatology 115(4):432–450

Taeusch HW, Ballard RA (2004) Avery's diseases of the newborn, 8. Aufl. Elsevier Health Science, London/Philadelphia

Volpe JJ (2008) Neurology of the newborn, 5. Aufl. WB Saunders/Elsevier Health Science, London/Philadelphia

# Sachwortverzeichnis

## A
AB0-Erythroblastose 1723
Abacavir 1265
abbreviated burn severity index 1382, 1383
ABCDEF-Bündel 184
Abciximab 1614
Abdomen
    akutes siehe akutes Abdomen
    bretthartes 1110
    distendiertes 1104
    luftleeres 1728
    offenes 1357, 1366
    sonografisch gesteuerte Punktion 1111
    unklares 362
Abdomen-Computertomografie 351, 361
    Abszessnachweis 1518
    Darmdiagnostik 361
    Entzündungsfokussuche 364
    Ileusnachweis 1100, 1101
    Indikation 361
    kontrastmittelgestützte 363
    Peritonitis 1111
    Polytrauma 1350
    Sigmadivertikulitis 1517
    toxisches Megakolon 1105
Abdomen-Sonografie 354
    Abszessnachweis 1518
    Flüssigkeitsnachweis 361
    Ileusnachweis 1100
    posttraumatische 361, 1349
    toxisches Megakolon 1105
Abdomen-Übersichtsaufnahme 348, 349, 362
    Ileusnachweis 1100
    Nachweis freier Luft 351
    toxisches Megakolon 1105
    Weichteilschatten 352
Abdominalchirurgie 1493
    Monitoring 1494
Abdominallavage 1518
Abdominalschmerz 1110
    anaphylaktische Reaktion 1637
    Porphyrie 1169
Abdominalverletzung 1347
    Behandlungsziel 1354
    Damage-Control-Maßnahme 1355
    Damage-Control-Surgery 1356
    FAST-Konzept 1594
    Fast-track-Rehabilitation 1366
    Frühsterblichkeit 1348
    Kontaminationskontrolle 1355
    Mitverletzung 1349
    nichtoperatives Management 1353
    operatives Management 1353
    penetrierende siehe penetrierende Abdominalverletzung
    stumpfe 1348, 1349
    Therapieentscheidung 1352
    übersehene 1348
    Versorgungsstrategie 1297
abdominelles Kompartmentsyndrom 820, 1117, 1125, 1350, 1351, 1356, 1519
    Ätiologie 1356, 1519
Abführmaßnahme, postoperative 1508
abgelehnte Maßnahme 22
Abrechnung eines Patienten 122
Absaugsystem 70, 1229
Absaugung
    endotracheale 53, 230, 1228
    Neugeborenes 1693
    pharyngeale 229
    subglottische 694
Absencenstatus 788, 793
ABSI (Abbreviated Burn Severity Index) 100
ABSI-Score (abbreviated burn severity index) 1382, 1383
Abstillen 1618
Abszess 78
    hepatischer 1069
    intraabdomineller 361, 364, 1515, 1518
    intraparenchymatöser 364
    perirenaler 360
    retroperitonealer 364, 365
Abszessdrainage 364
Abszesshöhlenevakuierung 1518
ACE-Hemmer 876, 971, 972, 1189
    bei renaler Krise 1649, 1650
    Wechselwirkung mit Polyacrylnitrilmembran 744
Acetaldehydsyndrom 1674
Acetaminophen-Intoxikation 1067
Acetylcholinesterasehemmer 702, 836
Acetylcholinrezeptor-Autoantikörper 835, 836
Acetylsalicylsäure 884, 905, 906, 908, 909, 996
    Schwangerschaft 1612, 1613
    thrombozytenhemmende Wirkung 647, 658, 913
Aciclovir 137
Acinetobacter spp. 60
Actionable Patient Safety Solutions 60
acute kidney injury 743
acute lung injury 279
Acylaminopenicillin 1203
ADAMTS13-Aktivität 1662, 1664
ADAM-TS13-Protease 132, 133

Addison-Krise 762, 1151, 1152
  Schwangerschaft 1163
Adenokarzinom
  gastroösophagealer Übergang 1497
  ösophageales 1494
Adenosin 938
Adenosindiphosphat, Thrombozytenhemmung 648
ADH-Antagonist 1158
Adhäsion, pleurale 344
ADH-Sekretion 1422, 1588
Adipositas 349
  Ernährungstherapie 618
  Liegendthorax 322
  Medikamentendosierung 600
  Thomboseprophylaxe 696
ADL-Training 218, 219
ADP-Antagonist 1461
ADP-Test 647, 650
Adrenalin 580, 631, 632, 635, 871, 1053, 1451, 1452
  bei anaphylaktischer Reaktion 1640, 1641
  beim Neugeborenen 1695
  Indikation 635
Adrenalinautoinjektor 1639
Adrenalin-Infusion 933
Adrenomedullin 1248
Advance Care Planning 232
Advance Life Support 577
Advanced Practice Nurse 43, 44
Advanced Trauma Life Support 1380
Aerobilie 352, 366
Aeson Total Artificial Heart 733, 734
Aggregationseinheit 647
Aggression 800
AIDS 137
AIH-Score 1070, 1071
air trapping 298
AISA-Klassifikation 1439
Akademisierung der Pflege 40, 45
AKIN-Kriterien 743, 749, 1180, 1181
aktiv rekanalisierende Thrombosetherapie 988, 989
Aktivität
  Assessment 196
  elektrische, kardiale, pulslose 574
  getriggerte, Herzrhythmusstörung 930
  Therapieziel 199
Aktivkohle 670, 1068, 1681, 1683
akut-auf-chronisches Leberversagen 1072
akut-auf-chronisches Nierenversagen 1179
Akutbehandlung, neurologische 846
akute disseminierte Enzephalomyelitis 810
akute Extremitätenischämie 1528
  Symptome nach Pratt 1528
akute mesenteriale Ischämie siehe mesenteriale Ischämie, akute
akute Nierenfunktionsstörung 743
akute Niereninsuffizienz 1076
akute Pankreatitis 907, 1121
  Analgesie 1127
  Antibiotikabehandlung 1127
  Atlanta-Klassifikation 1122, 1123
  Bildgebung 1128
  hämorrhagisch-nekrotisierende 1122
  interstitiell-ödematöse 1122
  Schweregradbeurteilung 1124
  Volumensubstitution 1123, 1124
akute respiratorische Insuffizienz 467
  Atemantrieb 503
  hyperkapnische 467, 468, 471, 472, 474

  hypoxämische 467, 468, 474, 475
  Pathomechanismus bei COPD 473
  postoperative 477
  S3-Leitlinie 1051
  schwere, Kriterien 1015
akute tubuläre Nekrose nach Transplantation 1562
akutes Abdomen 1110, 1174, 1515
  Gefäßverschluss 366
  Laparotomieindikation 1515
akutes Koronarsyndrom 574, 582, 871, 896
  Diagnose 900, 904
  Echokardiografie 903, 904
  Elektrokardiografie 902
  Entscheidungsalgorithmus 915
  Herzinsuffizienz 874
  Kriterien 900
  Prähospitalphase 905
  Prognose 905
  Risikomerkmale 906
  Risikostratifizierung 904
  Sekundärprophylaxe 917, 918
  Sofortmaßnahme 905
  Statinwirkung 918, 919
akutes Leberversagen 735, 1064, 1065, 1565
  bakteriell induziertes 1069
  infektionsbedingtes 1079
  laborchemische Diagnostik 1066
  medikamentös induziertes 1068
  protahiertes 1065
  schwangerschaftsassoziiertes 1071
  toxisches 1068
  Ursache 1066
akutes Lungenversagen. Siehe auch ARDS 714, 1039
  Beatmung 494, 495, 1043
  Beatmungseinstellung 1041
  Beatmungsverfahrenswahl 496
  Berlin-Definition 1039, 1040
  Diagnose 1042
  Flüssigkeitsbilanz 1044
  Gasaustauschverbesserung 1043, 1044
  Kreislaufunterstützung 1043, 1044
  Lagerung 1045
  Risikofaktor 1040, 1043
  systemische Erkrankung 1043
  Thorax-CT 1041
  transfusionsassoziiertes 1039
  Verlauf 1041
akutes Nierenversagen 181, 360, 743
  Blutdruckentgleisung 970
  Ernährung 1190
  hämolytisch-urämisches Syndrom 132
  intrarenales 1179, 1181, 1182, 1186
  ischämisches 1179, 1182, 1186
  nach Lungenresektion 1487
  postrenales 1179, 1181, 1184
  prärenales 1179, 1180, 1181, 1186
  Prophylaxe 1188
  RIFLE-Kriterien 1180, 1181
  Sklerodermie 1649
  toxisches 1183, 1186
Akutphase 609
  Kalorienzufuhr 610
  parenterale Ernährung 618
  Proteinzufuhr 613
Akutrehabilitation 190
Akutschmerztherapie, unzureichende 1481
Albumindialyseverfahren 1070

Aldosteronantagonist 877
    nach Myokardinfarkt 919, 920
alfa1-Rezeptor-Blocker 972, 973
Alglucosidase-alpha 839
Alkalose 413, 414, 417, 418
    chloridresistente 417
    chloridsensitive 417
    metabolische 414, 417, 420, 421, 424
    respiratorische 414, 418, 422, 424
Alkoholentzugsdelir 796, 798
Alkoholhepatitis 1078
Alkoholvergiftung 1674
Allergen 1636, 1639
Alloimunisierung 655
Allopurinol 1660
alpha2-Adrenorezeptoragonist 681, 684, 703
Alpha-Methyldopa 970, 1625
Alpha-Rezeptoren-Blockade 1154, 1155
Alpha-Thalassamie 1726
Alteplase 775, 912
Amantadin 136, 852, 853
Amaurosis fugax 1529
Ambiguitätstoleranz 53
Ambu-Beutel 471
Amenorrhö, querschnittbedingte 819
Amidotrizoat 230
Amikacin 1206
Aminoglykosid 1612
Aminopenicilin 807
Aminopyridin 838
Aminosäurelösung 618
    Glutamin-Dipeptid-haltige 618
Aminosäurenverlust, dialysebedingter 613
Aminosäurenzufuhr 617
    parenterale Substrate 619
Amiodaron 580, 922, 936, 944, 946
Ammoniakausscheidung 1567
Ammoniakspiegel 1074, 1075
Amnesie 796
Amoxicillin/Clavulansäure 1036, 1115
Ampicillin 808, 958, 960
Ampicillin/Sulbactam 1036, 1115
Amputation 1278, 1279
Amputationsverletzung 1299
amyotrophe Lateralsklerose 835
Anakinra 885
Analgesie 869
    adjuvante Substanz 681
    Frühgeborenes 1739
    Monitoring 678
    Neugeborenes 1739
Analgetikum 679
    Schwangerschaft 1612
Analgetikumapplikation 679, 680
    regionales Katheterverfahren 681
    rückenmarksnahe 681
Analgosedierung 1388
    Atemantriebsmodulation 503
    Neugeborenes 1698
    Weaning 505
Analkontraktion 814
Analsphinkterverletzung 1365
Analytik, toxikologische 1678
Anämie 254
    Blutgerinnungsstörung 661
    hämolytische, mikroangiopathische 1661, 1662
    mikrozytäre 1175

    neonatale 1721, 1722
    Schwangerschaft 1631
anaphylaktischen Schock 635, 1588
anaphylaktoide Reaktion 627
Anaphylaxie 1635, 1643
    Augmentation 1636, 1639
    Auslöser 1636
    Differenzialdiagnose 1639
    Nachbetreuung 1644
    perioperative 1643
    Risikofaktor 1636, 1637
    Schweregrad 1640
    Therapie 1639, 1641
    Volumenmanagement 1642
Anästhesie
    Fachweiterbildung 42
    maternale 1697
    maternale, Frühgeborenenschutz 1699
    Sectio caesarea 1627
Anästhesiedauer 69
Anästhetikum 792
    volatiles 683
    ZNS-Wirkung 1426
Anastomose
    biliodigestive 1507
    biliodigestive, insuffiziente 1509
    hepatovenöse 1568
    intestinale, insuffiziente 1110, 1113
    tracheobronchiale 1484, 1485
Anastomoseninsuffizienz 1510
    Intraabdominelle 1503
    intrathorakale 1500, 1501
    nach Lungenresektion 1484
    Ösophaguschirurgie 1500
    Pankreaschirurgie 1509
    unerkannte 1518
    zervikale 1500, 1501
Anastomosenstenose, ösophageale 1505
Andexanet Alfa 670, 1601
Aneurysma
    linksventrikuläres 925
    zerebrales 778, 781
Aneurysmaausschaltung, Komplikation 1434
Aneurysma-Clipping 781, 782
Aneurysma-Coiling 781, 782
Aneurysmaruptur 1433
    intrakranielle 372
Aneurysmektomie 925
Anfall
    dissoziativer 788
    epileptischer 377, 1175
Anfallsprophylaxe, postoperative 1427
Angehörige 10, 30, 35, 184, 703
Angehörigenbesprechung 10
Angehörigenbetreuung, psychologische 34
Angehörigenkonferenz 36
Angehörigentelefonat 56
Angina pectoris
    atypische 900
    Belastungstest 903
    Bivalirudintherapie-Ergebnis 912
    Heparintherapie-Ergebnis 912
    instabile 896, 897
    instabile, EKG 902
    instabile, Therapie 913
    Labordiagnostik 903
    Schmerzcharakteristik 900

Angio-CT, venöses 986, 987
Angiodysplasie 404
Angioembolisation 1358, 1359
    hepatische, selektive 1360
    renale, selektive 1363
Angiografie 995
    interventionelle 1092
    mesenteriale 1004, 1005
    Schädel-Hirn-Trauma 1310
    sekundärprophylaktische, nach Ulkusblutung 1092
Angiopoietin 2 1043
Angiotensin 1452
Angiotensin-1-Antagonist 919, 920
Angiotensin-converting- enzyme-Inhibitor 919, 920
Angiotensin-Rezeptor-Neprilysin-Inhibitor 920
Angstreduktion 34
Angststörung 182, 799
Anionenlücke 416, 1136, 1678
Anisokorie 313, 389, 760, 1437
Anistreplase 912
Anorektumverletzung 1365
Antiarrhythmikum 580, 937, 938, 944
Anti-Basalmembran-Autoantikörper 1650, 1651
Antibiotic Stewardship 74
Antibiotikaprophylaxe
    Indikation 1210
    perioperative 1208
Antibiotikaresistenz 1203
Antibiotikatherapie 1201
    akute mesenterialer Ischämie 1006
    Brandverletzung 1390
    COPD 1054
    Dauer 1207
    empirische 62, 1430
    erregerspezifische 1206
    Fournier-Gangrän 1275
    gezielte 958, 1028
    Inhalationstrauma 1390
    intraabdominelle Infektion 1116
    kalkulierte 957, 1018, 1027, 1032, 1034, 1202, 1481
    Leitsätze 1202
    Nebenwirkung 1207
    nekrotisierende Pankreatitis 1116
    nekrotisierende Weichgewebsinfektion 1274, 1275
    postoperative Meningitis 1430
    Procalcitonin-Steuerung 1247
    Schwangerschaft 1611
    Surveillance 117
    Tarragona-Strategie 1252
    toxisches Megakolon 1106
Antibiotikum 1036
    Dosierung 1207
    Gewebegängigkeit 1206
    Interaktionj 1208
    konzentrationsabhängige Wirkung 1205
    Leberschädigung 1068
    Thrombozytenfunktionsstörung 658
    Wirksamkeitsspektrum 1204
    zeitabhängige Wirkung 1205
anticholinerges Syndrom 1674
Anticholinergikum 797, 1051
Antidepressivum 853
Antidiabetikum, orales 1142
antidiuretisches Hormon 1153, 1155, 1170
    Antagonist 1158
    inadäquate Sekretion 1155, 1157

Antidot 1684, 1685
Anti-D-Prophylaxe 1724, 1725
Antieepileptikum, prophylaktisches 1313
Antiemetikum 230
Anti-Faktor-Xa 987
antifungale Substanz 1036
Antigenrezeptor, chimärer 1667, 1668
Antihistaminikum 231, 1642
Antihypertensivum 779, 965, 971
    Eklampsie 1625
    intravenös applizierbares 972
    oral applizierbares 971
    Präeklampsie 1625
Antiinfektiva
    Mikrobiomschädigung 60
    rationaler Einsatz 61
antiinflammatorische Reaktion 1285
Antikoagulans 988, 989
    Antidot 780
    orales siehe orales Antikoagulans
Antikoagulation 255, 671
    Aorteneingriff 1527
    Blutung 989
    Bridging 697
    Budd-Chiari-Syndrom 1071
    dauerhafte 914
    Dialyse 1196
    ECMO 718
    Kardioversion 936
    katastrophales Antiphospholipidantikörpersyndrom 1650
    Kornarintervention 910, 914
    Left ventricular assist device 729
    Monitoring 430
    Neurotrauma 1425
    Nierenersatztherapie 672, 750
    postoperative 698
    postoperative, bei LVAD 731
    regionale 751
    respiratorische Insuffizienz 1020
    Schädel-Hirn-Trauma 1313
    Schwangerschaft 991, 1612, 1616
    therapeutische 988
    Vorhofflimmern 1458
Antikonvulsivum 788, 789, 791, 792, 1427
    Schädel-Hirn-Trauma 1437
Antikörper, monoklonale 1549, 1555
Antikörperpräparat 1553, 1554
Antimykatherapie
    empirische 1210
    gezielte 1211
Antimykotikum 1211, 1612
Antiphlogistika, nicht-steroidale 884
    Schwangerschaft 1612
Antiphospholipid-Syndrom 1666
    katastrophales 1650, 1666
Antiproliferativum 1551
Antipsychotikum 800, 802
antiretrovirale Therapie 1264, 1265
Antisynthetasesyndrom 838
Antithrombin 666, 1256
Antithymozytenglobulin 1554
antivirale Substanz 135, 1036
Anurie 749, 1594
Anxiolyse 869
Aorta-abdominalis-Verschluss 366

Aortenaneurysma
　　abdominelles Kompartmentsyndrom 1525
　　degeneratives 1525
　　suprarenales 1526
　　thorakoabdominelles 1524
Aorten-Ballon-Okklusion 1360
　　resuszitative endovaskuläre 1349
Aortenchirurgie, thorakoabdominelle 530
Aorten-CTA 347
Aortendissektion 286, 969, 970, 1525
　　akute 907, 970
Aortenklappenersatz 1459
Aortenklappeninsuffizienz, traumatische 1340
Aortenklappenstenose 269, 659
Aortenklemmung 1526
Aortenlumenkompression, dissektionsbedingte 1525
Aortenprothese, endovaskuläre 1526
Aortenrekonstruktion, thorakoabdominelle 1525
Aortenruptur
　　gedeckte 1341
　　traumatische 1340, 1348
Aortenverschluss 996
APACHE-III-Score 99, 101
APACHE-II-Score 99, 101, 194
　　ROC-Kurve 108
APACHE-IV-Score 99
apallisches Syndrom 849, 1536
Apgar-Score 1691, 1697
Apixaban 1616
Apnoe 767
　　Frühgeborenes 1709
　　Hirntodfeststellung 1536, 1538
Apnoe-Hypopnoe-Index 1478
Apnoephase 1418, 1419
Apoplex siehe Schlaganfall
Appendektomie 534
Appendizitis 361
Aprotinin 431
APSF (Australian Patient Safety Foundation) 247
APSS (Actionable Patient Safety Solutions) 60
Äquilibrierungshalbwertszeit 595
ARAS (aszendierendes retikuläres aktivierendes System) 757
Arbeitsorganisation 56
Arbeitsplatzmethode 149
Arbeitsplatzzufriedenheit 152
Arbeitsrecht 149
Arbeitsschutz 65
ARDS (acute respiratory distress syndrome) 280, 335, 714
　　Berlin-Definition 335
　　ECMO-Einsatz 717
　　Endstadium 337
　　Frühphase 336
　　Intermediärphase 336
　　nach Lungenresektion 1485, 1486
　　nach Lungentransplantation 1577
　　Schweregrad 1485
　　Spätphase 337
　　Therapie bei akutem Nierenversagen 1192
　　Zusatzentgeltermittlung 124
Areflexie 837
Argatroban 656, 989
　　Schwangerschaft 1617
Arginin-Vasopressin 1596
Armvenenrekanalisation 991
Armvenenthrombose 990

Arrhythmie 929, 1399
　　bei ZVK-Anlage 555
　　supraventrikuläre 930
　　ventrikuläre 1459
Arrosionsblutung 1510, 1511
Arteria
　　axillaris, Kanülierung 725
　　brachialis, Punktion 562
　　carotis, Fehlpunktion 548, 553
　　carotis interna, Operation 1529
　　carotis interna, Stenose 1529
　　dorsalis pedis, Punktion 562
　　femoralis, Fehlpunktion 550
　　femoralis, Kanülierung 725
　　femoralis, Punktion 562, 565
　　hepatica, Arrosionsblutung 1511
　　mesenterica superior, Astverschluss 1005
　　mesenterica superior, Desobliteration 1007
　　radialis, Punktion 562
　　subclavia, Fehlpunktion 549
　　temporalis, Biopsie 1649
　　temporalis, Duplexsonografie 1649
Arteria-carotis-Verschluss 997
Arteria-hepatica-Thrombose 1173
Arteria-poplitea-Entrapmentsyndrom 994
Arteria-vertebralis-Verschluss 997
arterielle Hypertonie 779
　　Endorganschaden 1154
　　langjährige 966, 967
　　Phäochromozytom 1154
　　postoperative 1455
　　Schwangerschaft 970, 1163, 1627
　　Ursache 966
arterielle Verschlusserkrankung 993
arterieller Blutdruck 282
　　mittlerer 528, 1190
　　zerebrale Autoregulation 528
arterieller Katheter 72, 542, 561
　　Komplikation 562, 563
arterieller Notfall 972
arterieller Verschluss 993
　　akuter 993
　　embolischer 994
　　supraaortaler 997
Arteriitis temporalis 1648
　　Klassifikationskriterien 1649
Artesunate 143
Arthritis
　　rheumatoide 1647, 1648
　　septische 1652
Arzneimittelexanthem 1380
Arzneimittelinteraktion 603, 604
　　erwünschte 603
Arzt
　　aufklärender 21, 22
　　Belastung 31
　　Burnout-Syndrom 32
Arztassistenz ohne Pflegefokus 44
Arzthaftungsprozess 20
ärztliche Maßnahme, Ablehnung 22
ärztliche Tätigkeit
　　Basisaufwand 150
　　Delegation 51
　　Übertragung auf Pflegekraft 41
　　Zusatzaufwand 150
Arzt-Patienten-Verhältnis 17, 18, 226

Arzt-Patient-Zahlenverhältnis 151
Arzt-Pflege-Zahlenverhältnis 151
Arztpräsenz 148
Asepsis 542
Aspergillose 377, 811
Asphyxie, perinatale 1696, 1717
Aspiration 339
Aspirationspneumonie 1019
Aspirationsschweregrad 196, 198
Aspirationsthrombektomie 995, 997
ASPI-Test 647, 650
assessment drives learning 166
Assessmentsystem 194
Assistenzsystem 57
assistierte Beatmung 470
    Entwöhnung 497
    Trigger 489
Asterixis 765
Asthma bronchiale 1047
    Differenzierung von COPD 1048
    Exazerbation 1048
    Kontrollgrad 1048
    nichtinvasive Beatmung 1056
    S2-Leitlinie 1050
    S3-Leitlinie 1051
    Schwangerschaft 1053
    Therapieprinzip 1051
Asthmaanfall 1048, 1051
    bakterielle Infektion 1053
    Entlassungskriterien 1058
    Erstversorgung 1051, 1052
    Therapie-Algorithmus 1052
Asystolie 574
aszendierendes retikuläres aktivierendes System 757
Aszites 361, 362, 365, 1080, 1081
    Medikamentendosierung 599
    Punktion 1080, 1081
Atazanavir 1265
Atelektase 338, 339, 343, 496, 497, 1040
    exspiratorische 491
    Größe 443
    Mekoniumaspirationssyndrom 1714
    nach Lungentransplantation 1577
    postoperative 1479, 1498
    Prophylaxe 855
    Surfactant-Mangel 1700
Atemantrieb 298, 505
    stimulierter 503
Atemarbeit 299, 500
    beatmungsbedingte 501, 506
    Minderung 869
    mögliche 502
    patientenabhängige 501
    Sauerstoffverbrauch 504
    tubusbedingte 506
Atemdepression, fetale 1697
Atemdruckkurve 292
Atemfrequenz 485, 495, 496
Atemgasdruckkurve 294
Atemgasflusskurve 294, 298
Atemgasklimatisierung, aktive 1399
Ateminsuffizienz 832
    amyotrophe Lateralsklerose 835
    Guillain-Barré-Syndrom 833
    hepatische Porphyrie 834
    Myopathie 838

Atemmuster 299
    ataktisches 1419
Atemnotsyndrom
    des Erwachsenen siehe ARDS
    Frühgeborener 1700
Atemregulationsstörung 1418
Atemstillstand 574, 575
Atemstörung 1420
    querschnittbedingte 818, 819
    zentralnervöse 1418
Atemtherapie 202, 203
Atemweg
    Freimachen 575
    oberer 436
    schwieriger siehe schwieriger Atemweg
Atemwegsdruck 484, 485
    BIPAP 488
    druckunterstützte Beatmung 488
    Frühgeborenes 1694
    mittlerer 1712
    PAV 490
    PEEP 487
    PPS 490
    SIMV 487
Atemwegsinfektion, nosokomiale 492
Atemwegsmanagement 447, 448, 856
Atemwegsobstruktion 1050
    akute 1049
    Anaphylaxie 1643
    angeborene 1720
    Beatmung 1056, 1057
    chronische 1048
    Krankenhausaufnahme 1050
    Notfalltherapie 1055
    rezidivierende 1478
Atemwegsokklusionsdruck 504
Atemwegssicherung 70, 578
Atemwegsverlust bei Tracheotomie 463
Atemwegsverschlussdruck 299
Atemwegswiderstand 295
Atemzugvolumen 494, 496
Atenolol 913
AT-III-Mangel 1001
Atlanta-Klassifikation, akute Pankreatitis 1122, 1123
Atmung
    apneuistische 760
    Assessment 197
    ataktische 760
    Transportrisiko 90
Atmungsinsuffizienz, terminale Erkrankungsphase 478
Atmungstherapie 855
atrial natriuretic peptide 1157
Atropin 581, 817, 922, 933
ATS-Minorkritieren 1015
aufklärende Person 21
Aufklärung 23, 802
    Alternativverfahren 22
    Delegation 21
    entscheidungsunfähiger Patient 23
    mündliche 23
    ordnungsgemäße 21
Aufklärungsbogen 23
Aufklärungspflicht 18, 21, 22
    Adressat 22
Aufklärungsverzicht 22
Auftauchen 1405

Augendekontamination 1682
Augenhintergrunduntersuchung 1706
Augmentation, anaphylaktische Reaktion 1636, 1639
Ausbildung 167
    Score-Funktion 105
Ausscheidungskapazität, renale, Individuelle 598
Austauschtransfusion 144, 1725
Australian Patient Safety Foundation 247
Auswaschverfahren 301
Autoantikörper
    gegen Acetylcholinrezeptor 835
    gegen Glykolipide 832
    gegen präsynaptische Kalziumkanäle 837
Autoimmunerkrankung, Infektion 1261
Autoimmunhepatitis 1070
Autoimmunmarker 1066
Automatiezentrum, kardiales, abnormes 930
Automatismen, spinale 760
autonome Funktionsstörung 833
    potenziell letale 834
Autonomieprinzip 5
Auto-PEEP 292, 298
Autoregulation, zerebrovaskuläre 392, 393, 528, 782, 1415
Autotriggerung 293
AV-Block
    kompletter 934, 938
    nach Aortenklappenersatz 1459
    nach Myokardinfarkt 922, 933, 934
AV-Dissoziation 931
AV-Knoten-Reentry-Tachykardie 930, 931, 938
AV-Knoten-Rhythmus 267
Axialpumpe 727
Azathioprin 1549, 1551
Azetylsalizylsäure 1601
    postoperative 1463
    thrombozytenhemmende Wirkung 650
Azidose 413, 414, 417, 421
    Blutgerinnungsstörung 661
    hyperchloräme 417
    metabolische 414, 420, 421, 424, 749, 1187
    Polytrauma 1283, 1291
    postnatale 1698
    Pufferung 415, 581
    renale 417
    renal-tubuläre 1157
    respiratorische 414, 422, 424, 1479
    respiratorische, postnatale 1718
    Schwerstverletzung 1355
Azithromycin 1018, 1036

# B

Baclofen 1441
Badetod 1400, 1402, 1403
bakterielle Infektion 80, 129
    Asthmaanfall 1053
    COPD-Exazerbation 1054
    nach Organtransplantation 1557
bakterielle Pneumonie bei HIV-Infektion 1267
Bakteriurie, asymptomatische 1230, 1232
BAL-Flüssigkeit, Untersuchung 1032
Ballondilatation 1435
    nach Zgoda 461
Ballon-Enteroskopie 406
Ballonierung, linksventrikuläre, transiente 876

Ballonkatheter 297
    Fernthrombembolektomie 995
Ballonokklusionskatheter 560
Ballonperikardiotomie, perkutane 527
Barbiturat 392, 792, 1426
Barotrauma 491, 1404
BAR-Phasenmodell 846
Barrett-Karzinom 1495
Barrierepflege 79
Basalinsulin 1143
base excess 416, 417, 418, 1593
Basendefizit
    Polytrauma 1288, 1291
    Volumentherapie 1288
Basic Life Support 574
Basiliximab 1554, 1555
Basisbetreuung 10
Basismonitoring
    hämodynamisches 263
    respiratorisches 284, 287
    zerebrales 307
Battle's sign 1314
Bauchaortenaneurysma 1525
Bauchdeckeninfektion 1515
Bauchdeckenphlegmone 1516
Bauchdeckenverschluss, temporärer 1355, 1357, 1518, 1519
Bauchhöhlenspülung 1116
Bauchlagerung 695
    bei ARDS 1045
Bauchschmerz, akuter 1002
Bauchwanddefekt 1730
Baxter-Parkland-Formel 1388
Beatmung 576
    akute Atemwegsobstruktion 1055
    Alarmgrenze 288
    amyotrophe Lateralsklerose 835
    anaphylaktische Reaktion 1638
    assistierte siehe assistierte Beatmung 489
    außerklinische 513
    Beendigung 500
    druckkontrollierte 292, 484, 485
    druckunterstützte siehe druckunterstützte Beatmung
    ECMO 718
    Einstellung 302, 1056
    Entwöhnung siehe Weaning
    Fachkompetenz 52
    Herzinsuffizienz 870
    Indikation 1056
    ineffektive Triggerung 293
    invasive 1082, 1475
    kontrollierte 469, 484, 497
    Kreislaufzusammenbruch 1339
    künstliche 284
    Leberinsuffizienz 1082
    Luftembolie 1339
    lungenprotektive 496, 1044
    Myasthenia gravis 837
    Neugeborenes 1694, 1719
    neuronal gesteuerte 489
    nichtinvasive siehe nichtinvasive Beatmung
    Parameter 1228
    Patientenentlassung 515
    perkutane Tracheotomie 456
    Sauerstoffkonzentration 579
    Schädel-Hirn-Trauma 1311
    Schwangere 1608

Beatmung (*Fortsetzung*)
  Transportrisiko 90
  Transportvorbereitung 92
  unterstützte 292
  Verfahrenswahl 496
  volumenkontrollierte 292, 484, 485
  Zeitkonstante 1712
beatmungsassoziierte Pneumonie 69, 330, 331, 492, 692, 1021, 1201
  Diagnose 1225
  Erreger 1225
  Prävention 1226, 1228
  Risikofaktor 1224
Beatmungsbeutel-Masken-System 576
Beatmungsdruck, konstanter 470, 476
Beatmungseinstellung, Stressindex 296
Beatmungsfilter 1229
Beatmungsgerät 469
  Einstellung 1713
  portables 469
Beatmungsgerät-Patient-Asynchronizität 297, 299
Beatmungshelm 470, 471
Beatmungskurve 292, 294
Beatmungspneumonie 1021
Beatmungsschlauch 1228, 1229
Beatmungsverfahren 469
Beatmungszugang 470
Becken-Bein-Venenthrombose 367
Beckenvenenthrombose 986, 987
Beckenverletzung
  Begleitverletzung 1298
  Polytrauma 1297, 1298
Beck's Trias 879
Beck-Trias 526
Beckwith-Wiedemann-Syndrom 1736
Beeinträchtigung
  kognitive 183
  physische 181
  psychische 182
Behandlung
  fehlgeschlagene 18
  im Voraus Planen 232
  Wohl des Patienten 24
Behandlungsalgorithmus 175
  evidenzbasierter 167
Behandlungseinheitengröße 125
Behandlungsergebnis 115, 117
Behandlungsfehler 20
Behandlungsprotokoll 678
Behandlungsprozess, standardisierter 120
Behavioural Pain Scale 679
Beinaheereignis 238, 245
Beinaheereignissammlung 243, 244
Beinaheertrinken 1400
Beinarterienverschluss, akuter 996
Beinvenenthrombose, tiefe 978
Belastung
  behandlungsbedingte 28
  krankheitsbedingte 28
  milieubedingte 28
  psychische 27
  soziale 29
Belastungskapazität, präoperative 1480
Belastungsmonitoring 1678
Belastungsstörung
  akute 33, 801
  posttraumatische 29, 34, 181, 801, 1466

Belatacept 1555
Bell-NEC-Stadieneinteilung 1731
Belüftungsstörung, pulmonale 338
Benchmarking 115, 117, 244
Benzodiazepin 683, 790, 792, 1426
Benzodiazepinentzugsdelir 799
Benzodiazepinmissbrauch 797
Berlin-Definition des ARDS-Schweregrades 1485
Berliner Polytraumadefinition 1283
Bestrahlung, direkte, Schwangerschaft 1608
Beta-2-Sympathomimetikum 1051, 1053
Beta-D-Glucan 1556
Betalaktam 1018
Betalaktam-Allergie 959
Betarezeptorenblocker 876, 905, 906, 913, 971, 972
  Kontraindikation 973
  nach Myokardinfarkt 919, 920
  präoperativer 1457
  thyreotoxische Krise 1150
Beta-trace Protein-Konzentration im Liquor 1331
Beta-Zell-Ersatz 1563
Betreuungsgericht 24
Betreuungsgesetz 802
Betreuungsschlüssel 31
Bettendesinfektion 81
Bettenzahl 148
Beugesynergismus 760
Bewegungsunfähigkeit 28
Bewusstlosigkeit 1535
Bewusstsein, minimales 764, 849
Bewusstseinslage 758
  Vergiftung 1678
Bewusstseinsminderung 1423
Bewusstseinsquantität, Score 194
Bewusstseinsstörung 758, 809, 849
  Klassifikation 849, 850
  metabolisch bedingte 762
  Polytrauma 1283
  Schädel-Hirn-Trauma 1308
Bewusstseinstrübung 796
Beziehungsgestaltung, professionelle 56
Bilanzierung, postoperative 1499, 1512
Bildanalyse, systematische 324
Bildarchivierungssystem, digitales 319, 322
bildgebende Diagnostik 319, 320
  abdominelle 348
Bildnachbearbeitung, digitale 322
Bilhämie 1360
Biliom 1514
Bilirubinenzephalopathie 1723, 1725
Bilirubin-Konzentration im Serum 736
Biobrane 1385
Biokompatibilität 519
Biomarker
  Herzinsuffizienz 866
  mesenteriale Ischämie 1003
Biostabilität 519
Biot-Atmung 1419
Biotransformation, hepatische 594
Biotrauma 492
Biotsche Atmung 760
Bioverfügbarkeit 592, 601
BIPAP (biphasic positive airway pressure) 486, 496
  bei Weaning 507
biphasic positive airway pressure siehe BIPAP 486

Bisacodyl 230
Bivalirudin 909, 910, 912, 914
   Schwangerschaft 1617
Biventricular assist device 729, 732, 733
BK-Polyomavirusinfektion 1562
Bleeding Card 1601
Bleivergiftung 1168, 1170, 1175
Blockade, neuromuskuläre, persistierende 838
Blue Dolphin 461
Blue-Rhino-Dilatationstracheotomie 458
Blutdruckanstieg
   akuter 966
   intraopeativer 967
Blutdruckbehandlung bei Schlaganfall 773
Blutdruckkompensation 1588
Blutdruckkontrolle 968
   Karotischirurgie 1530
Blutdruckkrise bei Phäochromozytomresektion 1154
Blutdruckmanagement, intrazerebrale Blutung 1432
Blutdruckmanschette 264
Blutdruckmessung
   invasive 265, 266, 1474
   nichtinvasive 264
   oszillometrische 264
Blutdrucksenkung 779
   Schlaganfall 773, 969
   sofortige 967
Blutentnahmehäufigkeit 254
Blutentnahmesystem, geschlossenes 255
Blutersatz 1594
Blutfluss
   Messung 275
   postinterventioneller 908, 909
   Pulsdruckanalyse 272
   zerebraler 307, 312, 314, 386, 563, 1307, 1415
Blutflusskurve, aortale 275
Blutgasanalyse 290, 413, 561, 866
   Hirntoddiagnostik 1538
   Hypothermie 1398
   nach Myokardinfarkt 916
Blutgefäße, peripankreatische 1505
Blutgerinnung. Siehe auch Gerinnung 645
   Monitoring 987
   plasmatische 430
   postoperative 996
Blutgerinnungsfaktor 644
   gezielte Therapie 1288
   schwangerschaftsbedingte Veränderung 1613
Blutgerinnungsfaktorensubstitution 667
Blutgerinnungsfaktorkonzentrat 648, 652
Blutgerinnungskaskade 644
Blutgerinnungsstörung 655, 1288
   Differenzialdiagnose 646
   infektionsgetriggerte 672
   medikamentenbedingte 667
   Polytrauma 1283
Blutkultur 72, 807, 950
Blut-Liquor-Schranke 805
Blutprodukt 654, 663
Blutproduktbereitstellung 1598
Blutproduktsicherheit 253
Blutstillung 643
   hämorrhagischer Schock 1594
   interventionell-angiografische 347

Blutstrominfektion
   Device-assoziierte 71
   katheterbedingte 557
Bluttransfusion siehe Transfusion
Blutung
   abdominelle 1290, 1296
   akute 661, 1601
   bei Antikoagulation 989
   bei LVAD 731
   diffuse 666
   epidurale, akute 372
   Fibrinogenspiegel 652
   fibrinolysebedingte 911
   gastrointestinale siehe gastrointestinale Blutung
   Herztransplantation 1574
   hyperakute 371
   intraabdominelle, fulminante 1510
   intrakranielle 308, 371, 1535
   intrakranielle, traumabedingte 1306
   intraoperative 462
   intrapulmonale 1344
   intrazerebrale siehe intrazerebrale Blutung
   koagulopathische 648
   lebensbedrohliche 1630
   Lebertransplantation 1569
   mikrovaskuläre, postoperative 1462
   MRT-Darstellung 371
   peripartale 1628, 1629
   postpartale 1609
   posttraumatische, aus der Nase 1331
   schwere 662
   spinale 1438
   typische hypertone 371
   unter Dabigatran 670
   unter Vitamin-K-Antagonist 780
   unter Xaban 670
   Ursache 1591
   zerebrale, atypische 375
Blutungskontrolle, chirurgische 1354
Blutungsquellensuche, nuklearmedizinische 382
Blutungsrisiko
   Thromboseprophylaxe 696
   UFH-Dosierung 988
Blutungsscore 1090
Blutungsursache 646
   4 T-Regel 1629
Blutungszeit, erhöhte 1187
Blutverlust 254, 1591, 1609
   Gerinnungsentgleisung 1609
   Hämodynamik 1592
   Neugeborenes 1722
   peripartaler 1628, 1630
   sympathoadrenerge Reaktion 1588
   Ursache 1591
   Volumenreagibilität 1592, 1593
Blutvolumen
   Bestimmung 272
   intrakranielles 277
   intrathorakales 273, 279, 297
   Neugeborenes 1721
   pulmonales 279, 333
Blutzuckerentgleisung 765
Blutzuckerkonzentration 617, 619
   perioperative 1143
BNP (B-type natriuretic peptide) 866, 903
Bobath-Behandlungstechnik 855

Bocksbeutelherz 882
Body packing 401
Body-Mass-Index 601
Boerhave-Syndrom 907
Bolusobstruktion 400, 403
Bolusthermodilution 270
Bottom-up-Methode 122
Botulismus 838
Boyle-Gesetz 288
BPS (Behavioural Pain Scale) 679
Bradykardie 930, 931
    Frühgeborenes 1709
    Klinik 932
    nach Myokardinfarkt 916, 933
    postoperative 1459
    posttraumatische 817
brain natriuretic peptide 1157
Branch-patch-Technik 1569
Brandverletztenzentrum 1389
Brandverletzung. *Siehe auch* Verbrennung 1369
    Begleitverletzung 1376
    Elektrolythaushalt 1392
    Ernährungstherapie 1391
    Erstversorgung 1380
    Flüssigkeitsmanagement 1388
    geriatrischer Patient 1392
    Leitlinie 1370
    Operationsindikation 1383
    organsystemische Folge 1375
    Rehabilitation 1392
    Two-Hit-Konzept 1376
Brandwundenkühlung 1380
Braunwald-Klassifikation der instabilen Angina pectris 898, 905
Breitspektrumantibiotikum 1251
Brescia-Cimino-Fistel 1192
Bridge-To-Decision-Therapie 729
Bromocriptin 1618, 1632
Bronchialtoilette 1344
Bronchiektasien, infizierte 811
Bronchiolitis-obliterans-Syndrom 1578
Bronchitis, chronisch obstruktive 1048
Bronchodilatator 1053, 1054, 1705
Bronchokonstriktion 1638
Bronchopneumogramm, positives 331, 335, 336
Bronchopneumonie 332
    rezidivierende 1504
Bronchoskopie 397, 398, 1025
    nach Thorakotomie 1344
    Sekretabsaugung 1480
    Sekretentfernung 1054
Bronchospasmus, Clomethiazol-bedingter 799
Bronchusblocker 1343
Brooke-Formel, modifizierte 1389
Brückenvenenblutung 371
Brustschmerz 574
Brustschmerzeinheit 903
B-type natriuretic peptide 866, 903
Budd-Chiari-Syndrom 1071
Bulbusdivergenz 760
Bulbus-jugularis-Katheter 563, 564
Bundle-branch-block-Tachykardie 943
Burch-Wartofsky-Score 1148, 1149
Burnout 32, 152
Bypassimplantation 996
    kardiopulmonale 1102
Bypassversorgung 912

# C
Cabergolin 1618
Calcineurin-Inhibitor 1549, 1550, 1552, 1555
Calcineurininhibitor, Nephrotoxizität 1562
Calcitonin 1161
Calzium-Sensitizer 637
CAM-ICU (Confusion Assessment Method for the ICU) 1465
Campylobacter jejuni 831
Candida Colonisation Index 1210
Candida Score 1210
Candida-Endokarditis 957
Candida-Infektion 1390, 1560
Candidämie 811
Candidiasis 1209, 1211
Cangrelor 908
Cannabis-Konsum 1174
Caplacizumab 1667
Captopril 971
Carbapenem 1036, 1203
Carbapenem-Resistenz 79, 1029
Carbetocin 1630
Carboxyhämaglobin 291
Cardiac resynchronization therapy 877
Carotis-Cavernosus-Fistel 373
CARS (compensatory antiinflammatory response syndrome) 1285
CART-Zellen 1667
Caspofungin 1036
Casts, biliäre 1065
Cause-effect-Diagramm 248
Cava-Filter 989
CC16 (Clara-Cell-Protein 16) 1286
Cefazolin 1209
Cefepim 1036
Cefiderocol 1029
Cefotaxim 807, 1036, 1115, 1203
Ceftazidim 807, 1036, 1190, 1203
Ceftazidim/Avibactam 1029, 1115
Ceftolozan/Tazobactam 1029, 1115
Ceftriaxon 807, 811, 960, 1036, 1115
    Wirksamkeit 1209
Cefuroxim 1115, 1209
centre of gravity index 301
Cephalosporin 1036, 1203
    der 3. Generation 807
    Schwangerschaft 1611
    Wirksamkeit 1209
Certoparin 989
CESAR 714
CeVOX-Sonde 276
CHADS$_2$-Score 698
Charcot-Trias 358
Chemotherapie
    Induktionstherapie 1658
    zytoreduktive 1658
Cheyne-Stokes-Atmung 760, 1418
Chilaiditi-Syndrom 351
Child-Score 599
China-Restaurant-Syndrom 1674
Chinidin 937
Chinin 1666
Chinindihydrochlorid 143
Chirurgie
    bariatrische 1497
    kolorektale 534
    rekonstruktive, kraniomaxillofaziale 1332
    septische 1514

Chlorhexidine 693
Choanalatresie 1721
Cholangiodrainage, perkutane transhepatische 397, 407, 408
Cholangiografie, endoskopisch-retrograde 1128
Cholangiopankreatikografie, endoskopisch-retrograde 397, 406, 1128
   bei Abdominalverletzung 1352
Cholangiosepsis 1069
Cholangitis 407
   eitrige, akute 358
   sekundär sklerosierende 182, 358, 1065
Cholchicin 884
Choledocholithiasis 357, 407, 409
Cholestase 358
   Sepsis-induzierte 1064
   Transaminasenerhöhung 1064
Cholesterinemboliesyndrom 1184, 1186
Cholesterinsyntheseenzymhemmer 918, 919
Cholezystektomie 1129, 1517
   Drainagenanlage 534
   laparoskopische 1361
Cholezystitis 357, 365, 366, 1516
   akalkulöse 1361, 1516
   emphysematöse 1516
Cholezystolithiasis 356
   akalkulöse 357
Cholezystostomie, perkutane, endosonografisch gesteuerte 1361
cholinerges Syndrom 1674
Cholinesterasehemmer 836
Chronic Liver Failure 1073
chronisch entzündliche Darmerkrankung 697
chronische Erkrankung 4
   Immunsuppression 1262
chronische kritische Erkrankung 181
Chylothorax 337, 521, 1504
   angeborener 1720
Ciaglia-Dilatationstracheotomie 457, 458
Ciclosporin A 1106, 1549, 1550, 1552, 1562
Cidofovir 139, 811
Cilostazol 1616
Cimetidin 700
Cinacalcet 1161
Ciprofloxacin 1036, 1115, 1190, 1203
Circus-movement-Tachykardie 931, 941
CIRS (critical incident reporting system) 247
Citratantikoagulation, regionale 751
CKD-Epi-Formel 596, 597
CK-MB-Massenkonzentration 1462
Clarithromycin 1036
Claudicatio intermittens 996, 1527
Clearance, renale 743
Clemastin 231, 1642
Clevidipin 773
Clichy-Kriterien
   Hepatitis-B-induziertes Leberversagen 1072
   Lebertransplantation 1566
CLIF-C-Score 1074
CLIF-SOFA-Score 1074
Clindamycin 1036
Clinical Pulmonary Infection Score, modifizierter 1024
Clomethiazol 799, 801
Clonazepam 790, 792
Clonidin 681, 773, 799, 971, 972, 1417, 1456
   bei hypertensivem Notfall 974
Clopidogrel 648, 658, 908, 909, 910, 913
   Schwangerschaft 1615

Clostridioides difficile 73, 1237
   Übertragung 74
Clostridioides-difficile-Infektion 61, 73, 1104, 1237
   Hygienmaßnahmen 74
   KRINKO-Empfehlung 75
   Leitlinie 1239
   Meldepflicht 74
   Prävention 74
Clot-Amplitude 652
ClotPro 646, 647, 649
CMV-Enzephalitis 1267
Cockroft/Gault-Formel 596, 597, 1185
Coffein 1711
Colestyramin 1149, 1150
Colistin 1036
compensatory antiinflammatory response syndrome 1285
Compliance
   aortale 273
   intrakranielle 387
   perikardiale 879
   pulmonale 294, 335, 1712
   statische, des respiratorischen Gesamtsystems 294
   venöses System 266
Computertomografie
   abdominelle 1004
   Augenlinsenschutz 368
   Darmdiagnostik 362
   Gefäßdiagnostik 366
   Gesichtsschädelverletzung 1327
   Hirnabszessnachweis 811
   Hirninfarktnachweis 775
   Hirntoddiagnostik 378
   Ileusnachweis 350, 362
   kontrastmittelgestützte 359, 363, 368, 1350
   kranielle 368, 774
   Pankreatitisabklärung 359
   Perikardergussdiagnostik 884
   Pleuraergussnachweis 521
   Schädel-Hirn-Trauma 1308, 1309
   Subarachnoidalblutung 780, 1433
   subdurales Empyem 812
   Thrombosenachweis 986
   Traumapatient 346
   Verfügbarkeit 320
   Wirbelsäulenverletzung 815
Confusion Assessment Method 685
CO-Oxymeter 291
COPD (chronische obstruktive Lungenerkrankung) 1048, 1538
   ARI-Pathomechanismus 473
   Beatmungsparameter 472
   Beatmungsverfahrenswahl 497
   Differenzierung von Asthma bronchiale 1048
   entzündlich-infektiöses Krankheitsbild 1049
   extrapulmonale Manifestation 1048
   Pseudomonas-aeruginosa-Kolonisation 1054
   Schlaf-Apnoe-Syndrom 1478
   Schweregrad 1048, 1049
   Stockley-Typ 1049
   Therapieprinzip 1051
   Weaning 1057
COPD-Exazerbation 472, 1048, 1049
   Behandlung 1054
   Entlassungskriterien 1058
   nichtinvasive Beatmung 1056
Coppo Score 1665
Core-10-TISS 99

Coronavirus 2 332
cortical spreading depolarization 1417
cortical spreading depression 1436
Cotrimoxazol 1036, 1267
COVID-19-Infektion 797, 1559
    Atemwegsmanagement 447
    Lungenszintigrafie 381
    perkutane Tracheotomie 455
    Porphyrie 1175
    respiratorische Insuffizienz 479
    Schwangerschaft 1610, 1611
    Thomboseprophylaxe 697
COVID-19-Pneumonie 332, 333
    Thorax-CT 345, 346
CPAP (continuous positive airway pressure) 470, 475, 476, 872, 1477
    postoperative 1478
    Weaning 506, 507
CPOT (Critical-Care-Pain-Observation-Tool) 679
CPP (zerebraler Perfusionsdruck) 386
CPP-Management 392
Crawford-Aortenaneurysmaklassifikation 1524
CRB-65 Score 1015
Creatinkinase 995
Cresecendo-Symptomatik 1529
Crew Ressource Management 57, 169
    Kernkompetenzen 174
Crew Ressource Managements Trainings 242
Critical Incident Reporting System 57
critical incident reporting system 247
Critical-Care-Pain-Observation-Tool 679
Critical-illness-Myopathie 181, 182, 191, 192, 830, 839
    Prognose 840
Critical-illness-Polyneuropathie 69, 181, 182, 191, 192, 379, 830, 839, 840
    Frührehabilitation 846
CRP siehe Protein, C-reaktives 254
CRRT (continuous renal replacement therapy) 745, 747, 750
Crusade-Risk Score 905
Crushsyndrom 1289
Cryptococcus neoformans 809
CT-Angiografie 366, 374, 406, 1094
    abdominelle 1112
    Aortenverletzung 1341
    bei Extremitätenischämie 1529
    Hirntoddiagnostik 1539
Cuff-Druck 209, 694
Cuffing, peribronchiales 334
Curriculum 170
    Implementierungsphase 171
Cushing, Morbus 1429
Cushing-Reflex 1307
Cushing-Trias 389
Cyclophosphamid 837
Cystatin C 596, 608, 1180, 1185
Cytochalasin 431
Cytochrom-$P_{450}$-Enzym 593
Cytochrom-$P_{450}$-Oxidase 802
Cytomegalovirus siehe Zytomegalievirus

# D

Dabigatran 669, 1616
    Antagonisierung 1461
Dabigatranblutung 670
Dalteparin 697, 989
damage associated molecular patterns 1284

Damage Control Orthopedics 1291, 1292
Damage Control Resuscitation 663, 1287
Damage-control-Chirurgie 1290, 1291
    abdominelle 1291, 1356
Damage-Control-Konzept 1291
Damage-Control-Laparatomie 1291
Damage-control-Thorakotomie 1343
Dammverletzung 1365
DAMPs (damage associated molecular patterns) 1284
Danaparoid 657, 989, 1617
Daptomycin 958
Darmatonie 361
    postoperative 1508
Darmbakterientranslokation 1289
Darmdekontamination
    mechanische 69
    selektive 1227, 1229
Darmentzündung 363
Darmerkrankung, chronisch entzündliche 1104
Darmgasverteilung 349
Darminfarkt 1729
Darmischämie 1527
Darmlähmung, neurogene 820
Darmmotilität 361
Darmmukosaschädigung 1590
Darmnekrose 366
Darmparalyse, opioidinduzierte 1508
Darmperforation 1363
Darmresektion 1007
Darmsonografie, hochauflösende 1105
Darmspülung, anterograde 1682
Darmwandverdickung 363, 364
Darunavir 1265
Datenbank, Score-Entwicklung 106
Datenerfassungsstruktur 115
Datenhoheit 244
Datenschutz, Teleintensivmedizin 162
Datensicherung 119
Dauertachykardie 931
DDAVP (Desmopressin) 650, 658
D-Dimer-Plasmaspiegel 981, 986
Debridement, enzymatisches 1386
Deckungsbeitragsrechnung 125
Deeskalationsstrategie 1027
Defibrillation 946
    Adrenalinapplikation 580
    automatische, externe 576, 578
    Einschockstrategie 578
    erfolglose 580
Defibrillator, implantierbarer 877
Defibrotide 1064
Defizit, neurologisches siehe neurologisches Defizit
Dehydratation 763
Dekanülierung 203, 206, 210, 211
    Kontraindikation 210, 211
Dekompensation, kardio-pulmonale 979
Dekompression, endoskopische 1106
Dekompressionskraniektomie 1417
Dekompressionskrankheit 1404, 1405, 1406
Dekompressionstrepanation 393, 1316, 1317
Dekompressionsunfall 1404
Dekontamination 1676, 1680
    selektive oropharyngeale 1227
Dekubitus 202, 704, 820, 1441
    Prophylaxe 704, 853
    Risikoassessment 705

delayed cerebral ischemia 314
Delir 28, 191, 221, 684, 702, 795, 796
    Ätiologie 796, 797
    Dauer 221
    drogeninduziertes 796
    Management 678
    medikamenteninduziertes 796
    Monitoring 685
    perioperatives 1465
    Prophylaxe 184, 702, 798
    subsyndromales 685
    Therapie 221, 796
Delirium Detection Score 685, 686
Demenz 796, 797, 798
Demers-Katheter 1192
Denguevirus 141
De-novo-Absencenstatus 788
De-novo-Herzinsuffizienz 868, 873
Depersonalisierung 32
Depression 853
    chronische Herzinsuffizienz 1466
    nach Intensivtherapie 182, 184
Desaturation 309, 311
    zerebrale 277
Desfluran 1426
Desinfektion 80, 81
Desinfektionsmittel 79
Desinfektionsplan 64, 83
Desmopressin 650, 658, 660, 661, 1154, 1422
    Nebenwirkung 651
Desorientiertheit 796
Detoxifikationssystem 736
    extrakorporales 1069
detrimental drugs 852
Dettli-Proportionalitätsregel 597
Deutsche Gesellschaft Fachkrankenpflege 51
Deutsche Gesellschaft für angewandte Hygiene in der Dialyse 65
Deutsche interdisziplinäre Vereinigung für Intensiv- und Notfallmedizin 54
    Leitlinie Polytrauma 1287
Deutsche Stiftung Organtransplantation 1547
Deutsches Netzwerk für Qualitätssicherung in der Pflege 53
Déviation conjugée 760
Device-assoziierte Harnwegsinfektion 70, 71
Device-assoziierte Infektion 62
Device-assoziierte Pneumonie 69, 70
Device-Kolonisation 71
Dexamethason 808, 1430, 1704, 1705
Dexmedetomidin 681
Diabetes insipidus centralis 1153, 1422
Diabetes mellitus 920
    Akutkomplikation 1135
    insulinpflichtiger 1564
    perioperatives Management 1141, 1142
    Typ 1 1144
diabetische Ketoazidose 1135, 1136, 1138
    Schwangerschaft 1138
Diagnose 123
    Codierung 122
    Kontextfaktor 193
Diagnostik
    abdominelle 348
    mikrobiologische 1017, 1024
    nephrologische 1186
Diagnostisches und Statistisches Manual Psychischer Störungen 684
Dialysat 750, 1195

Dialyse 549, 1077
    Brandverletzung 1389
Dialysedosis 749
Dialysefilter, Siebkoeffizient 1192
Dialysekatheter 565, 743, 1192
    Blutflussrate 566
    Komplikation 566, 567
Dialysemembran 1195
Dialyseshuntverschluss 996
Dialyseverfahren, kontinuierliches 1194
dialysierbare Substanz, Überdosierung 1191
Diaphanoskopie, Tracheapunktion 457
Diaphragma-Aktivität, elektrische 299
Diarrhö 616, 617
    Antibiotika-assoziierte 73
    Clostridioides-difficile-assoziierte 73, 1208, 1238
    hämorrhagische 132
    postoperative 1366
Diät, ketogene 792
Diazepam 790, 799, 800
Dickdarmileus 1111
DIC-Score 665, 667
Dienststruktur 152
Diffusionsmembran 716
Diffusions-MRT 376
digitale Subtraktionsangiografie
    Subarachnoidalblutung 780, 1433
    Vasospasmusnachweis 782
Digoxin 937
DIG-Score 1437
Dihydralazin 773, 970, 972, 1625
Dihydroxyphenylalanin 632
Dilatationstracheotomie 457
    bronchoskopisch gesteuerte 398
    frühzeitige 502
    Kind/Jugendlicher 453
    Komplikation 452, 462
    Kontraindikation 453
    progressive 457, 458
Dilatator PercuTwist 460
Dilutionsazidose 421, 625
Dimenhydrinat 230
Dimetinden 1642
Dipeptidyl-peptidase 3, zirkulierende 1248
Dipyridamol/Acetylsalicylsäure-Kombination 1614
Disopyramid 937
disseminierte intravasale Gerinnung 664, 665, 1589, 1650
    sepsisassoziierte 664
    thrombotisch-thrombozytopenische Purpura 1666
Disseminierte-intravasale-Gerinnung-Score, modifizierter 1437
Dissoziation, zytalbuminäre, im Liquor 1175
Dissoziationsgleichgewicht 419
distributiver Schock 638, 639
Diurese, forcierte 872, 1289, 1683
Diuretikum 971, 972, 1191, 1704
    bei Aszites 1081
    bei Herzinsuffizienz 870
    bei hypertensivem Notfall 973
    bei Perikarderguss 880
Divertikelblutung 405
Divertikulitis, rezidivierende 1518
Divertikulose 404
DNA, freie 1286
DNA-Synthesehemmer 1549
DNR (do not resuscitate) 5
Do Not Intubate 478

do not resuscitate 5
DO₂ (arterielle Sauerstoffangebot) 275
DO₂/VO₂-Verhältnis 275, 276
DOAK siehe orales Antikoagulans, direktes
Dobutamin 631, 632, 636, 871, 874, 1451, 1452
Dokumentation 10
    ärztliche 118
    digitale 24, 158
    handschriftliche 24
    pflegerische 118
    rechtliche Bedeutung 25
    Umfang 24
    Zeitpunkt 24
Dokumentation Therapiebegrenzung 10, 11
Dokumentationsbogen 10
Dokumentationspflicht 18, 24
Domperidon 1101, 1508
Dopamin 393, 635, 1190, 1451
    Nebenwirkung 636
Dopaminantagonist 1101
Dopamin-Rezeptor 635
Doppelbehandlung, interdisziplinäre 192
Doppelflintenphänomen 358
Doppelindikatormethode 296
Doppellumendialysekatheter 565, 566
Dopplerechokardiografie 883
Dopplersonografie 275, 276, 355
    Thrombosennachweis 994
    Vasospasmusnachweis 782
Dosieraerosol 1053
Dosierungsberechnung 1190
Dosis, effektive 590
Dosis-Wirkungs-Kurve 590
Double-bubble-Phänomen 1728
Doxapram 1711
Drainage 518
    Allgemeinchirurgie 531
    Anlage 518
    CT-gesteuerte 347, 367, 409
    Entfernung 535
    Flexibilität 519
    harnableitende 535
    Indikatorfunktion 535
    Peritonitis 1117
    postoperative Indikation 533
    Seldinger-Technik 367, 369
    sonografiegesteuerte 347, 367, 409
    Viszeralchirurgie 531
Drainagekatheter 347
Drainagelagerung 203
Drei-Komponenten-Nährlösung 618
Dreißig-Grad-Lagerung 705, 772, 820, 853, 854, 905
DRG (Diagnosis Related Group) 123
    Aufbau 124
DRG-Katalog, neurologische Frührehabilitation 846
DRG-System 122
    Anreizproblem 125
    Patientendatenmanagementsystem 120
    Strukturproblem 125
Driving pressure 294
Drogenintoxikation 800
Dropizol 617
Druck 1474
    aortaler 266
    endexpiratorischer, positiver siehe PEEP 203
    intraabdomineller siehe intraabdomineller Druck
    intrakranieller siehe intrakranieller Druck
    intraperikardialer 878, 879
    intraperitonealer, erhöhter 1365
    intrathorakaler 266
    intrathorakaler, erhöhter 490
    intrazerebraler 308
    linksatrialer 560, 564
    pulmonalarterieller siehe pulmonalarterieller Druck
    rechtsventrikulärer 268, 559
    rechtsventrikulärer, enddiastolischer 266, 268
    transpulmonaler 297, 501
    zentralvenöser siehe zentralvenöser Druck
Druckgradient
    intrakranieller 389
    transpulmonaler 502
Druckkammerbehandlung 1407, 1408
Druckmessung
    epidurale 388
    subdurale 389
Druckmonitoring, zerebrales 308
Drucktrigger 489
druckunterstützte Beatmung 486, 497, 506
Druckunterstützung, inspiratorische 469, 470
Druck-Volumen-Kurve, pulmonale 295
Druck-Zeit-Produkt 299
Drug Monitoring 1205, 1206
Ductus
    arteriosus, persistierender 1702, 1703
    arteriosus, Verschluss 1697, 1702
    Botalli siehe Ductus arteriosus 1702
    choledochus 356
    hepatocholedochus 358
    pancreaticus 359
    thoracicus, Verletzung 555
Duke-Kriterien, modifizierte 954
Dünndarmatresie 1729
Dünndarmileus 1103
Dünndarmresektion 1365
Dünndarmspiegel 349, 362
Dünndarmverletzung 1364
Duodenalatresie 1728
Duodenalverletzung 1364
Duodenojejunostomie 1507
Duodenoskopie 1364
Duplexsonografie
    farbkodierte 1528
    Hirntoddiagnostik 1539
    Thrombosenachweis 986, 991, 994
    transkranielle 1530
Duraerweiterungsplastik 393
Durchblutung, plazentare 970
Durchflusszytometrie 1286
Durchgangssyndrom 684, 795
Dysarthrie 836
Dysästhesie 833
Dysbiose 1022
Dysfibrinogenämie 646
Dysfunktion
    autonome, querschnittbedingte 817
    kardiovaskuläre, postoperative 1449
    myokardiale 279
    pulmonale, nach Herzoperation 1464
    rechtsventrikuläre 867, 1453
    renale, bei akutem Leberversagen 1076
    systolische, postoperative 1449

Dysphagie 207
    Algorithmus 207
    Assessment 197
    kausale, restituierende Therapie 211
    kompensatorische Therapie 211
    Pneumonierisiko 70
    querschnittbedingte 819
    senso-motorische Schwerpunkte 197
    Standardisierung 199
    therapeutische Empfehlung 213
Dysplasie, bronchopulmonale 1701, 1703, 1704
Dyspnoe 521
    akute 520
    akutes Lungenversagen 1041
    kardiale Genese 866
    Lungenarterienembolie 978
    nichtmedikamentöse Maßnahme 229
    pulmonale Genese 868
    Therapie 228
Dysregulation
    autonome 818
    autonome, querschnittbedingte 817
Dysregulationskrankheit 1169
Dystelektase 339
    postoperative 1479

## E
early total care 1290
Early-onset-Pneumonie 1021
Easy-Flow-Drainage 532, 533
EBM (evidence based medicine) 285, 286
Ebolavirus 141
Echokardiografie 526, 866, 904, 924, 1448
    akutes Koronarsyndrom 903, 904
    Endokarditis 952, 953
    Herzzeitvolumen-Monitoring 876
    intraventrikulärer Thrombus 924
    Lungenarterienembolie 979
    Myokardinfarkt 1463
    Perikardergussnachweis 882, 925
    Scheibensummationsmethode 867
    Schnittebenen 285, 286
    transösophageale 283, 286, 547, 884, 979, 1448, 1475
    transthorakale 283, 285, 882, 1448, 1475
    ZVK-Lagekontrolle 547
ECMELLA 728
ECMO (extrakorporale Membranoxygenation) 717, 872, 983, 1057, 1345, 1455, 1719
    Antikoagulation 672
    bei ARDS 1045
    Bridging 1045
    Entwöhnung 718
    Ernährung 620
    Indikation 716, 872
    Kanülierung 714
    Komplikation 719
    Kontraindikation 717
    Management 726
    nach Herztransplantation 1572
    Rezirkulation 715
    Thoraxchirurgie 1472
    Thrombozytenschädigung 657
    veno-arterielle 725, 726, 729
    veno-venöse 714
    vor Lungentransplantation 1576

ECMO-Impella-Kombination 728, 729
ECMO-Kanüle 350
ECMO-Konsole 726
ECPELLA 728, 729
Eculizumab 134, 837
Efavirenz 1265
EfCCNa (European federation of Critical Care Nursing associations) 52
Effektmonitoring 1678
Eilbetreuung 802
Einflussstauung, obere 526
Einklemmung
    Foramen magnum 766
    transtentorielle 765, 766, 1432
    zerebrale 370, 1307, 1432
Einlungenbeatmung bei Lungentransplantation 1576
Einschlusskörpermyositis 838
Einsichtsrecht des Patienten 25
Einwegsystem 83
Einwilligung 802
    entscheidungsunfähiger Patient 23
    rechtlich wirksame 21
Einzelindikatormethode 296, 297
Eisenmangelanämie 254
Ejektionsfraktion
    linksventrikuläre 724, 865, 867
    rechtsventrikuläre 280, 281
EKG-Monitoring 264
Eklampsie 970, 1621, 1623
Eklampsie 974
Eklampsie
    Krampfanfallprophylaxe 1625
    Monitoring 1626
ELAD-System (Extracorporeal Liver Assist Device) 738
Elastance, intrakranielle 386
Elektrische Impedanztomografie 1042
Elektroenzephalografie 790
    apallisches Syndrom 851
    Hirntoddiagnostik 1539
    Karotischirurgie 1530
    Monitoring 790
    postoperative Überwachung 1428
    Spike-Wave-Komplexe 788
Elektrokardiografie 896, 931
    akutes Koronarsyndrom 902
    Herzinsuffizienz 866
    Herzrhythmusstörung 932
    Hyperkalzämie 1660
    instabile Angina pectoris 902
    Kreislaufstillstand 574
    Monitoring nach Myokardinfarkt 916
    ST-Hebungs-Infarkt 897
    ZVK-Lagekontrolle 547
elektrokonvulsive Therapie 792
Elektrokortikogramm 1417
Elektrolytentgleisung 1155
Elektrolytlösung
    balancierte 1152
    kalziumfreie isotone 1161
Elektrolytstörung 830, 833, 1421
    subarachnoidaler Vasospasmus 1436
Elektrolytsubstitution 1123
Elektromyografie 839
Elektroneutralität 419
elektronische Gedächtnis- und Entscheidungshilfe für Notfälle in der Anästhesiologie 176

Elimination 1676
Eliminationshalbwertszeit 595
Eliminationsverfahren, extrakorporales 1192
   kontinuierliches 1194
ELISA-Test 138, 656
Ellagsäure 431
Embolektomie
   mesenterialarterielle 1007
   pulmonalarterielle 983
Embolie
   arterioarterielle 994
   septische 952, 955
EMLA 1740
Empyem 811
   subdurales 811
Emtricitabin 1265
Enalapril 971, 972, 1456
Endokarditis
   bakterielle 811
   Blutkultur-negative 951, 958
   Echokardiografie 952, 953
   infektiöse siehe infektiöse Endokarditis
   septische Embolie 952, 955
endokrine Entgleisung 1537
Endoskopie 198, 397
   bei Oberbauchatonie 1100
   Kolondekompression 1102
Endosonografie 397
Endosonografie 408
endotracheale Absaugung 53, 213, 1228
endotracheale Intubation 435, 436, 442, 579
   Checkliste kritisch Kranker 442
Endotrachealtubus 436, 438, 578
   Atemarbeit 502, 506
   Druckverlust 507
   Lagekontrolle 579
Endo-VAC-Therapie 1503
End-stage-Herzinsuffizienz 872
Engpaßsyndrom 994
Enoxaparin 696, 906, 909, 989
Enoximon 637, 871
Enriched Environment 217
enterale Ernährung 613, 614
   akute Pankreatitis 1125, 1126
   Ileus 1101
   Kontraindikation 614
   Polytrauma 1289
   postoperative, frühe 1499
Enterobakterien, multiresistente, Pneumonie 1019, 1029
Enterococcus
   faecalis 78
   faecium 78
Enterokokken 78
Enterokokkenendokarditis 958, 960
Enterokolitis, nekrotisierende 1730
Enteroskopie 406
Enterothorax 1717
Enthemmungsphänomen, supraspinales 214
Entlastungsgespräch 33, 34
Entlastungstrepanation 776
Entrustable Professional Activities 173
Entscheidung, intensivmedizinische 231, 232
entscheidungsunfähiger Patient 23
Entwöhnung von Beatmung siehe Weaning
Entzugssyndrom 798

Entzündungsfokussuche
   Abdomen-Computertomografie 364
   kranielle 375
   nuklearmedizinische 381
Entzündungsmarker 1286
Entzündungsparameter, laborchemische 1556
Entzündungsreaktion
   generalisierte 1285
   posttraumatische 1284, 1285
Enzephalitis 797, 809
   Tollwut 139
   Varizelleninfektion 136
   virale 806, 809, 1268
   Zytomegalovirusinfektion 138
Enzephalomyelitis, disseminierte, akute 810
Enzephalopathie 788, 1671
   hepatische 378, 739, 1065, 1074, 1567
   hypertensive 966, 969
   hypoxisch-ischämische 1698
   posthypoxische 788
   postinfektiöse 810
   septische 763, 765
   West-Haven-Kriterien 1074
Enzephalopathie-Syndrom, posteriores reversibles 377
Epidermis-Ersatzmaterial 1384
Epiduralanästhesie, thorakale 1481
Epilepsie 788, 789, 797
Epilepsiechirurgie 1429
Epinephrin 1053, 1640
Episode, hypoxische, zerebrale 311
Eplerenon 920
EQ-5d (EuroQol) 180
ERAS-Konzept 1099, 1568
Erbrechen 229
   galliges 1728, 1729
   induziertes 1681
   opioidbedingtes 230
Ereignis
   gefährliches 241
   Kommunikation 246
   Prävention 250
   unerwünschtes 238, 239
Ereigniserzählung 243
Ereignisinterpretation 243
Ereignismeldesystem 244
Ereignismonitoring 238, 243, 245, 248
   Anonymität 246
   Netzwerk 247
Ereignisort 250
Ereignissammlung 243, 245
Ereignisursache 240
Ergebnisqualität 112, 114, 117, 118
   Kriterium 115
   Messung 168
Erholung, prophylaktische 152
Erlöszuordnung 125
Ernährung 1126
   akutes Nierenversagen 1190
   frühenterale 820
   Leberresektion 1512
   Myokardinfarkt 917
   orale 613
   Pankreaschirurgie 1508
   parenterale 613, 616, 619
   S2k-Leitlinie 1126
   Weaning 501

Ernährungsprotokoll 608
Ernährungssonde, Lagekontrolle 330
Ernährungstherapie
    Brandverletzung 1391
    kalorisches Ziel 610, 612, 616
    Proteinziel 610, 616
    stadienabhängige 608
Ernährungszustand 608, 611
Erreger
    Biofilmbildung 1117
    Carbapenem-resistenter 79
    Extended-Spectrum-Betalactamase-resistente 79
    multiresistenter siehe multiresistenter Erreger 77
    resistente siehe resistente Erreger
Erregungszustand 800
Ertapenem 1115
Ertrinken 1400, 1402
    Ätioilogie 1401, 1402
    Kind 1400
    Reanimation 1403
    Salzwasser 1402, 1403
    sekundäres 1401
    Süßwasser 1402, 1403
    Tauchen 1404
Erysipel 1272, 1275, 1277
Erythromycin 1091, 1508
    bei Ileus 1101
Erythropoese, fetale 1721
Erythropoietin 1722
Erythrozyten, fetale 1721
Erythrozytenkonzentrat 256, 654, 660, 1596, 1598
    nach Herzoperation 1461
Erythrozytenkonzentrat-FFP-Thrombozytenkonzentrat-
    Kombination 664
Escharotomie 1383
Escherichia coli 78
    enterohämorrhagische 132
Escitalopram 853
Esmarch-Handgriff 575
Esmolol 913, 972
Essensbegleitung, pflegetherapeutische 212
Ethambutol 131
Ethik 231
Ethikberatung, klinische 231
Ethik-Fallberatung 12
Etomidat 1426
Euler-Liljestrand-Reflex 868
European Diploma in Anaesthesiology and Intensive
    Care 166
European federation of Critical Care Nursing
    associations 52
EuroQol 180
euthyroid sick syndrome 1151, 1164
EV-1000-Plattform 273
Evaluation, kardiovaskuläre, präoperative 1525
Everolimus 1549, 1552, 1553
Eversionsthrombendarteriektomie 1530
evidence based medicine 285, 286
evozierte Potenziale 761, 768
Exanthem, Varizelleninfektion 136
Exartikulation 1278
Excor-System 732
Exophthalmus, posttraumatischer 373
Exsikkose 1159
Exsudat 521, 526
Extended-Spectrum-Betalactamase-resistenter Erreger 79

externe Person, Hygienemaßnahme 66
externe Ventrikeldrainage 528, 530, 531, 777, 780, 783
    Infektionsrisiko 530
    Sondenplatzierung 529
Extracorporeal Life Support 714, 725, 726
Extracorporeal Liver Assist Device 738
extrakorporale Kreislaufunterstützung 585
extrakorporale Leberunterstpützung 738, 740
extrakorporale Membranoxygenation siehe ECMO
extrakorporale Zirkulation 659, 737
    Thrombozytenschädigung 657
extrakorporales Leberersatzverfahren 736
extrapyramidalmotorisches Syndrom 1674
Extrasystolen, ventrikuläre 922
Extremitätenischämie, akute 1528
Extremitätenlagerung 202
Extremitätenverletzung, Polytrauma 1299
Extubation 447
    postoperative 1499
    Stridorprophylaxe 446


**F**
F18-Fluordesoxyglukose 381
FABP (fatty acid binding proteins) 1286
Facharztstandard 19
Facharztweiterbildung 165, 168
Fachgutachter 18
Fachkompetenz 52
    intensivmedizinische 227
    palliativmedizinische 226
Fachkrankenpflege 53
Fachweiterbildung Notfallpflege 51
Faktor-IX-Hemmkörper 661
Faktor-VIIa, rekombinanter 653, 661
Faktor-VIII-Hemmkörper 661
Faktor-Xa-Inhibitor 670
    Konzentrationsmessung 669
Faktor-XIII-Konzentrat 653
Faktor-XIII-Konzentrationsbestimmung 653
Faktor-XIII-Mangel 666
Familienbesprechung 12
Familienkonferenz 36
Fantoni-Tracheotomie 459, 461
Farbdopplersonografie 356, 360, 551
FAST (Focused Assessment Sonography for Trauma) 354, 361,
    1349, 1350
    hämorrhagischer Schock 1594
Fast-track-Chirurgie 1466
Fast-track-Rehabilitation 1366
Fasziennekrose, abdominelle 1518
FATE-Protokoll 283, 285
fatty acid binding proteins 1286
Fazialisparese 198, 214
FBI-EKGs 941
FDG (F18-Fluordesoxyglukose) 381
FDG-PET/CT 381, 382
Fehler, traditioneller Umgang 241
Fehlerart 246, 248
Fehlerbeschreibung 238, 239
Fehlerbewirtschaftung 249
Fehlererfassungssystem 241
Fehlerhäufigkeit 237
Fehlerklassifikation 238, 239
Fehlerkultur 168, 237, 242
Fehlermonitoring 240, 242

Fehlerursache 242
Fehlervermeidung 56
Fehlintubation 325
Fehlpunktion, arterielle 547, 548, 555
FEIBA (aktivierter PPSB-Komplex) 661
Fenestriertes endovaskuläres Aorten-Repair 1526
Fentanyl beim Neugeborenen 1741
Fentanylinfusion 1741
Fernthrombembolektomie 995
Fertigkeit
   nichttechnische 174
   technische 174
Fettgewebe, epikardiales 882
Fettzufuhr 617, 619
feuchte Nase 506
fiberoptische Intubation 443
   Indikation 444
Fibrinogenkonzentrat 652
Fibrinogenmessung 645
Fibrinogensubstitution 652, 664
Fibrinolyse 644, 911
   intraperikardiale 884
Fibrinolytikum 912
Fibrinpolymerisationstest 648, 663, 666
Fibrogammin P 653
Fidaxomicin 1107
Fieber
   hämorrhagisches, virales 140, 141
   infektiöse Endokarditis 950
   neurogenes 1421
   Pankreaschirurgie 1509, 1510
   Therapie bei akutem Nierenversagen 1192
   thyreotoxische Krise 1148
Fingerplethysmografie 264, 265
Fisher-Einteilung der Subarachnoidalblutung 1424
Fistel
   arteriovenöse 1192
   bilioarterielle 1360
   bronchopleurale 1344
   pleurale, prolongierte 1483
fixateur externe 1298, 1299
Fixierung 800
   mandibulo-maxilläre 1324
flapping tremor 765, 797
Flecainid 936, 944
FloTrac-System 274
Flowkurve, intrinsischer PEEP 497
Flowtrigger 489
Flucloxacillin 958
Fludrocortison 1154
Fluorchinolon 1036, 1203
Flüssigkeit
   intraabdominelle, freie 352, 361, 1350, 1352
   pleurale 346, 347
Flüssigkeit-Luft-Spiegel, intraabdomineller 349
Flüssigkeitsbedarf, täglicher 1388
Flüssigkeitsbilanz bei ARDS 1044
Flüssigkeitsgabe bei kardiopulmonaler Reanimation 581
Flüssigkeitskollektion, intraabdominelle 363
Flüssigkeitsstatus 624
   Dialysebeginn 749
Flüssigkeitstherapie 257
Flüssigkeitsvolumenbilanzierung 1189
Foetor ex ore 1678
Fokussanierung 1112, 1116
   laparoskopische 1117

Fondaparinux 657, 909, 989
   Schwangerschaft 1617
Fontaine-pAVK-Klassifikation 1527
Foramen magnum, Hirngewebeeinklemmung 766
Formoterol 1053
Forrest-Klassifikation 1091, 1092
Forschung, Score-Einsatz 103
Fortbildung 167
   Pflege 39
Fosamprenavir 1265
Foscarnet 139, 1036
Fosfomycin 1036, 1115
Fournier-Gangrän 1273, 1278
   Antibiotikatherapie 1275
fractional shortening 867
Fragmentozyten 1661, 1662
fraktionierte Plasmaseparation 737
Fraktur
   frontobasale 1295, 1314
   laterobasale 1314
   nasoorbitoethmoidale 1332
   offene 1299
   panfaziale 1330
Frank-Starling-Mechanismus 1449
free drug hypothesis 592
Fremdkörper 519
   intrakranieller 1318
Fremdkörperaspiration 575
Fremdkörper-Ingestion 400, 403, 404
Fremdkörperverweildauer 61
Fremdmaterial, radiologische Diagnostik 319
Fremdstoffelimination 1676, 1683, 1684
Fremdstoffmetabolismus 1676
Fresh Frozen Plasma 652, 1082
Frischplasma 255, 654
Frontalhirnsyndrom 389
Frontobasisfraktur 1295, 1314
Froschzeichen 931
Frova/Quintel-Tracheotomie 460
Fruchtwasserembolie 1609, 1631, 1632
Frühgeborenenapnoe 1709
Frühgeborenes 1698
   In-utero-Transport 1699
Frühmobilisation 202, 204, 205, 856
   Hilfsmittel 206
   Medikamente 206
   Monitoring 206
   Robotik-Einsatz 57
Frührehabilitation 185, 192
   Medikamente 852
   motorische 215
   neurochirurgische 845, 847
   neurologische 845, 846, 847
Frührehabilitations-Barthel-Index 848, 850
Frührehabilitationsskala 194
Führungsaufgabe, multiprofessionelle 54
Fünf D's 838
Funktionsparameter, kardiale 868
Furosemid 971, 972, 1659
Fürsorge 5
Fusioninhibitor 1265

## G

Galactomannan 1557
Gallefistel, posttraumatische 1360
Galleleckage der Leberresektionsfläche 1513

Gallenblasendrainage 1068
Gallenblasenempyem 1516
Gallenblasenhydrops 357
Gallenblaseninfektion 1361
Gallenblasenperforation 1516
Gallenblasensonografie 356
Gallenblasenwandverdickung, kontrastmittelaffine 365
Gallengangsanastomose 1568
    Stenose 1570
Gallengangsdrainage 1129
    endoskopische, transpapilläre 1361
    endosonografisch gesteuerte 397, 408
Gallengangserweiterung 358
Gallengangstoilette 1065
Gallenstein 356, 1128
Gallenwegsokklusion 1065
Gallestau 358
gaming 118
Ganciclovir 139, 1036, 1558
Ganzkörperplethysmografie 301
Ganzkörperwaschung 854, 855
Gasaustausch
    pulmonaler 288
    Weaning 505
Gasbrand 1272, 1273
Gaseinschluss, intramuraler 352
Gasembolie, arterielle 1405
Gasfluss 484, 485
    BIPAP 488
    druckunterstützte Beatmung 488
    PAV 490
    PEEP 487
    PPS 490
    SIMV 487
Gastrektomie 1495
    Substituion 1499
    subtotale 1497
    totale 1497
Gastric-Sleeve-Resection 1497, 1498
Gastro-Enterostomie 1497
gastrointestinale Blutung 366, 382, 383, 399, 406, 699, 700, 1089
    Anamnese 1089, 1090
    endoskopische Therapie 1091
    Forrest-Klassifikation 1091, 1092
    hämodynamische Stabilisierung 1091
    Hochrisikokonstellation 1090
    mittlere 1094
    nichtvariköse 1090, 1093
    präendoskopische Therapie 1092
    Rezidivrisiko 1091
    Risikofaktor 1092
    Sekundärprophylaxe 1092
    unter antithrombotischer Therapie 1090
    untere 1094
    variköse 1090, 1092, 1093, 1094, 1095
    Vitalparameter 1090
Gastrointestinalsonde, Lagekontrolle 330
Gastrointestinaltrakt
    Brandverletzungauswirkung 1376
    Komplikation nach Herzoperation 1464, 1465
    transmurale Läsion 1356
Gastrojejunostomie 1497, 1507
Gastroparese, querschnittbedingte 819
Gastroschisis 1730
Gastrostomie, perkutane endoskopische 613
G-DRG-Finanzierung, Personalkalkulation 150

Gefäßanastomose, Leberchirurgie 1511, 1513
Gefäßautoregulation 967
Gefäßinversion, pulmonale 333
Gefäßkaliber-Angleichung, pulmonale 333
Gefäßkatheter 1217
    Indikationsstellung 1218
    Komplikationsrisiko 1219
    Wechsel 1220
Gefäßpunktion, ultraschallgestützte 550, 551
Gefäßrekonstruktion, Leberresektion 1513
Gefäßstatus, peripherer, postoperativer 1524
Gefäßverletzung
    Abdominaltrauma 1359
    penetrierende, thorakale 1341
    Polytrauma 1299
Gefäßverschluss
    mesenterialer 366
    postoperativer 1524
Gefäßwiderstand
    pulmonaler 282
    systemischer 282
Gefäßwiderstandindex
    pulmonaler 282
    systemischer 282
Gefäßzugang, total implantierter 1219
gefrorenes Frischplasma 654
Gegenpulsation, intraaortale 564, 1454, 1455
Gehirn-Computertomografie 369
Gehirnstoffwechsel, Mikrodialyse 314
Gelatine 626
    anaphylaktoide Reaktion 627
Gelbfiebervirus 141
Generationslarynxmaske 440
Gentamicin 808, 811, 958, 960, 1190
    Drug Monitoring 1206
Geräteeinweisung 176
Gerätemonitoring 287
Gerätetauchen 1404
Gerätetechnik 28
Gerinnselbildung 428
gerinnungsaktive Substanz 648
Gerinnungsaktivierung 430, 431
Gerinnungsdiagnostik. *Siehe auch* Blutgerinnung 645, 1437
    konventionelle 428
    Point-of-care-Methode 427, 428, 646
    viskoelastische 430
Gerinnungskomponenten-Transfusion 1462
Gerinnungsstörung
    Blutverlust 1609
    Herzoperation 1461
    Schädel-Hirn-Trauma 1437
    thrombelastogrammgesteuerte Therapie 1463
Gerinnungstherapie 1288
Gerinnungszeit, aktivierte 430
Gesamtkörperclearance 593, 594
Gesamtkörperflüssigkeit 1595
Gesamtkosten 121
Gesetz zur Reform des Vormundschafts- und Betreuungsrechts 232
Gesichtsachädelabriss 1328
Gesichtslähmung, zentrale 214
Gesichtsmaske 436, 437, 470, 471, 497
Gesichtsschädel 1325
    Weichteil-Knochen-Verletzung 1331
    Zugangsweg 1330
Gesichtsschädel-CT 1327

Gesichtsschädelfraktur 1325
Gesichtsweichteilverletzung 1324
Gesprächskompetenzdefizit 221
Gestationsalterbestimmung 1606
Gestationshyperthyreose 1162
Gesundheitskomponente 193
Gesundheitsstörung, Kontextfaktor 193
Gewebegerinnungsfaktor 431
Gewebe-Plasminogen-Aktivator 432
Gewebesauerstoff-Partialdruck, zerebraler 308
Gewicht, angepasstes 601
GFP:EK-Ratio 1601
Gift, Dialysierbarkeit 1196
Giftinformationszentrum 1679, 1685, 1686
Giftnotrufzentrale 1378
Ginkgo 659
Givosiran, small interferening RNA-Therapie 1173
Glasgow Alcoholic Hepatitis Score 1078
Glasgow Coma Scale 100, 103, 194, 759, 1305, 1307, 1423
Glasgow Outcome Scale Extended 1318
Glasgow-Blatchford-Score 399, 1090
Gliedmaßenablation 1278
global inhomogeneity index 301
globaler longitudinaler Strain 867
glomeruläre Filtrationsrate 596, 1183, 1184, 1185
    Adipositas 601
    Antibiotikumdosierung 1204
    Antiinfektivumdosierung 1207
Glomerulonephritis 360, 1184
    nekrotisierende, rapid-progressive 1184
    rapid progressive 1651
GLP-1-Rezeptoragonist 1142
Glukagon 1141
Glukokortikosteroid 807, 1106, 1642
    Asthmaanfall 1052
    COPD-Exazerbation 1054
    inhalatives 1051
    intravenöse Zufuhr 1152
    niedrig-dosiertes 884
    Organtransplantation 1550, 1552
    Spinaltrauma 1439
Glukokortikosteroidsubstitution, kritisch Kranker 1164
Glukokortikosteroidtherapie, prophylaktische 1266
Glukoseinfusion 761
Glukose-Insulin-Infusion 1738
Glukoselösung 1141
Glukosespiegel 821
    zerebraler 314
Glukosezufuhr 619
Glyceroltrinitrat 905, 971, 972, 1625
    hypertensiver Notfall 973
Glycopyrrolat 229
Glykopeptid 1036
    Wirksamkeit 1209
Glykoprotein-IIb/IIIa-Antagonist 909, 914
    intravenöser 1614
Glykoprotein-IIb/IIIa-Rezeptor 1614
Good-Lung-Down-Lagerung 857
Goodpasture-Syndrom 1650
G-Protein 590
G-Protein-Aktivierung 633
Granulozytenexpressionsprofil 1286
Griggs-Tracheotomie 458, 460
Grippepandemie 134
Guedel-Tubus 436, 437
Guideline der Global Initiative for Asthma 1050

Guillain-Barré-Syndrom 830, 833, 1175
    Kriterien 834
    Therapie 834
Gyrasehemmer 1612


## H

H1N1-Influenzavirus 134
Haarentfernung, präoperative 1237
Haemophilus-influenzae-Impfung 134
Halbmond-Lagerung 858
Haloperidol 686, 796, 799, 800
    bei Übelkeit 230
Halsgefäße 546
Halsvenenstauung 879
Halswirbeldislokation 1647
Halswirbelsäule
    Lagerung 202
    Röntgendiagnostik nach SHT-Trauma 1310
Halswirbelsäulentrauma 575, 1437
Hämarginat 1173
Hämathothorax 1336
Hämatokrit 1593
Hämatom
    abdominales 366
    Echogeniität 371
    epidurales 371, 1314
    intrazerebrales 1428
    intrazerebrales, traumatisches 1316
    retroperitoneales 1350
    subdurales siehe Subduralhämatom
Hämatomausräumung, intrazerebrale 778
hämatopoetische Stammzelltransplantation 1035
Hämatothorax 328, 337, 347, 521
    Polytrauma 1295
    Vena-subclvia-Punktion 549
Hämaturie 1363
Hämoabsorption 671
Hämobilie 1360
Hämodiafiltration 747, 748, 750, 1193
Hämodialyse 549, 746, 1192, 1193
    Antikoagulation 1196
    bei Intoxikation 1196
    Dabigatranentfernung 670
    Dosis 749
    Fremdstoffelimination 1684
    heparinfreie 1196
    Intensität 1195
    intermittierende 744, 746, 750
    kontinuierliche 745, 746
    Proteinzufuhr 613
    Substitutionslösung 1195
    Transportvorbereitung 93
    venovenöse, kontinuierliche 748
Hämodilution 629, 777
Hämodynamik
    bei Weaning 503
    Monitoring 542
    nach Myokardinfarkt 916
    Normalwerte 282
hämodynamische Instabilität 283
Hämofilter 744
Hämofiltration 747, 1193, 1300, 1519
    Transportvorbereitung 93
    Wiedererwärmung 1399
Hämofiltration, venovenöse, mit Postdilution 598

Hämoglobin
 oxygeniertes 289
 Sauerstoffbindungskurve 288, 289
Hämoglobingehalt 275
Hämoglobinkonzentration 271
 kritische 256
 transkutane Bestiimung 255
 Zielwert 1599
Hämoglobinpuffersystem 414
Hämolyse 133
hämolytisch-urämisches Syndrom 132, 133, 378, 1184
Hämoperfusion 1194
 Fremdstoffelimination 1197, 1684
Hämoperikard 330
Hämoptyse 1650
Hämorrhagie siehe Blutung
hämorrhagischer Schock 1090, 1587
 Circulus vitiosus 1589
 FAST-Konzept 1594
 Koagulopathie 1600
 Metabolismus 1593
 Volumentherapie 1594, 1596
Hämostase 427, 643
 Optimierung 255
 primäre 427, 429
 Rahmenbedingung 1599
 zellbasiertes Modell 644, 646
hämostatische Substanz 648
hämostatische Therapie, frühe 663
Hämotherapie 429
 algorithmusbasierte 255
 zentralvenöser Druck 267
Hämotherapiekonzept 253
Händedesinfektion
 Durchführung 64
 indikationsgerechte 61
 Reduktion 63
 WHO-Indikation 62
Händedesinfektionsmittel-Spender 63
Händehygiene 60, 62, 63
Handflächenregel 1372
Handschuhe 60, 64
Harn, mikrobiologische Diagnostik 71
Harnblasendrainage, suprapubische 71
Harnblasenkatheter 61, 70, 567
 Biofilmbildung 569
 Diskonnektion 71
 Erregereinschleppung 1230
 Indikation 71, 567
 Komplikation 1231
 suprapubischer 536, 568
 suprapubischer, primärer 569
 transurethraler 535, 567, 568, 820
 Wahl 1233
 Wechsel 1232
Harnblasenlähmung, querschnittbedingte 820
Harnblasen-Mastdarm-Störung 378
Harnblasenverweilkatheter 71, 820
Harnsäurespiegel, erhöhter 1660
Harnstoffkonzentration im Serum 596, 745, 746, 1180
Harnstreifenschnelltest 669
Harnwegsinfektion 61, 71
 antibiotische Initialtherapie 1080
 Device-assoziierte 70
 Erreger 1231
 katheterassoziierte siehe katheterassoziierte Harnwegsinfektion
 Schwangere 1608

Hautemphysem 462, 1273
Hauterkrankung, blasenbildende, großflächige 1380
Hautinfektion 1271
 antibiotische Initialtherapie 1080
 nekrotisierende 1271
Hauttransplantation 1386
Hawthorne-Effekt 63, 117
HbA1$_c$ 1142
Healthcare Infection Control Practices Advisory
 Committe 66
Heile-Welt Hypothese 242
Heimbeatmung 513
 Indikation 514, 515
 Überleitmanagement 516
Heimlich-Manöver 575
Heimlich-Ventil 93
Heiserkeit 446
HELIOS-Studie 737
Heliumdilutionsmethode 301
Helium-Sauerstoff-Therapie 1058
HELLP-Syndrom 970, 1621, 1624
Hemihepatektomie 1511
Hemikolektomie 1365
Hemikraniektomie, dekompressive 393, 773
Hemiparese, sensomotorische 772
Hemisphäreninfarkt 774, 775
Hemisphärenschädigung 772
Hemmkörperhämophilie 653, 661, 662
Hemosphere® Plattform 273
Henderson-Hasselbalch-Gleichung 413, 414, 416
Henry-Gauer-Reflex 1588
Heparin 905, 906, 909
 Dosierung 987
 Extremitätenischämie 1529
 niedermolekulares 671, 695, 906, 912, 914, 987, 989
 Schwangerschaft 1607, 1613
 Steuerung 718
 unfraktioniertes 671, 695, 718, 750, 906, 987, 989
Heparinase 431
Heparinasetest 648
Heparinisierung, regionale 1196
Heparinoid 989, 1617
Heparinresistenz 671
Heparintherapie, Thrombozytensturz 656
Heparinwirkung 651
 Monitoring 430
Hepatitis
 akute alkoholtoxische 739
 alkoholische 1078
 ischämische 1064
 virale 1069
Hepatitis-B-Virus-Infektion
 nach Organtransplantation 1559
 Reaktivierung 1069
Hepatitis-C-Virus-Infektion nach Organtransplantation 1559
Hepatopathie 797
hepato-pulmonales Syndrom 1567
hepatorenales Syndrom 1076, 1566
Hepatosplenomegalie, neonatale 1724
Hepatotoxizität, schwere 1068
Herniation
 foraminale 766
 inverse transtentorielle 389
 kardiale 1482
 subfalxiale 765
 transtentorielle 765, 766
 zerebrale 370, 389

Herpes-simplex-Virus-Enzephalitis 810
Herpesvirusenzephalitis 809, 810
Herpesvirusmeningitis 809
Herzchirurgie
    letalitätsrelevanter Faktor 1466
    Prehabiliation 1466
herzchirurgischer Eingriff 1445
    hämodynamisches Monitoring 1447
    Komplikation 1446
    Routineüberwachung 1446
Herzdruckmassage 576
    externe 575
    Hypothermie 1399
    Komplikation 575
Herzfrequenz, Blutverlust 1592
Herzfrequenzkontrolle, pharmakologische 936
Herzfrequenzvariabilität 834
Herzfrequenzziel unter Betarezeptorenblocker 920
Herzfreqzenzkontrolle 1458
Herzfunktion
    Brandverletzungauswirkung 1376
    Graduierung 286
    Scoring-System 1449
Herzgeräusch, Frühgeborenes 1703
Herzherniation 1482
Herzhöhlendimension 867
Herzindex 282
Herzinsuffizienz 723
    akut dekompensierte 868, 872, 874
    akute 725, 863, 922
    Basistheapie 870
    Biomarker 866
    chronische 729, 868
    chronische, dekompensierte 864
    Definition 724, 863
    Dekompensationszeichen 867
    Diagnostik 865, 873
    diastolische 865
    Dobutamineinsatz 636
    Echokardiografie 866
    Elektrokardiografie 866
    fortgeschrittene 14
    hyperdyname 1148
    hypertensive 874
    insuffizienter Herzanteil 867
    INTERMACS-Kriterien 724, 725
    ischämiebedingte 864
    Kausaltherapie 870
    Killip-Klassifikation 869, 906
    Labordiagnostik 866
    Langzeittherapie 865, 876
    Levosimendan-Einsatz 638
    linksventrikuläre Ejektionsfraktion 865
    medikamentöse Therapie 870
    myopathische 864
    nach Myokardinfarkt 922
    Nebenerkrankung 1571
    optimale medikamentöse Therapie 724
    Organminderperfusion 871
    palliative Behandlung 14
    Patientenmanagement 872
    PDE-III-Inhibitor-Einsatz 637
    peripartale 876
    prognosebestimmende Entscheidung 14
    rechtsventrikuläre 868
    stressinduzierte 876
    Subarachnoidalblutung 1436
    Symptomatik 868
    Therapie 869, 874
    Therapiestufenschema 725
    Ursache 864, 867
    valvulär bedingte 864
    Verlauf 13
    zentralvenöser Druck 268
Herzkatheteruntersuchung 868, 884
Herzklappenoperation 697
Herzklappenvegetation 954
Herzklappenverletzung 1340
Herzkontusion 1339
Herz-Kreislauf-Stillstand
    Anaphylaxie 1642
    Herzrhythmusstörung 930
    Perikardtamponade 526
    Spannungspneumothorax 520
    Vorhofflimmern 934
Herz-Kreislauf-Störung, Transportrisiko 90
Herz-Kreislauf-System, Monitoring 263
Herz-Kreislauf-Therapie 1449
Herzleistung bei maschineller Beatmung 490
Herz-Lungen-Maschine
    Aortenklemmung 1526
    Wiedererwärmung 1399
Herz-Lungen-Tod 1536
Herzmarker 903
Herzmassage, Neugeborenes 1695
Herzoperation 1189
Herzrhythmusstörung 929
    bradykarde 635, 1440
    Clonidin-bedingte 799
    Diagnostik 931
    Elektrokardiografie 931, 932
    hyperkaliämiebedingte 1187
    klinische Parameter 931
    Myokardinfarkt 922
    Myokardischämie 902
    nach Thorakotomie 1487
    plötzlicher Herztod 930
    postoperative 1456
    Pulmonalarterienkatheter 269
    Risikoprofil 932
    Rückenmarkverletzung 1440
    supraventrikuläre 930, 1488
    tachyykarde, dopaminbedingte 636
    ventrikuläre 930
Herzruptur 1340
Herzschattenvergrößerung 881
Herzschrittmacher siehe Schrittmacher
Herztamponade siehe Perikardtamponade
Herztod, plötzlicher 877, 906, 913, 921
    bei Dialysepflicht 1561
    Genese 943
    Herzrhythmusstörung 930
    supraventrikuläre Tachyarrhythmie 941
    ventrikuläre Tachykardie 942
Herztransplantat
    diastolische Funktionsstörung 1572
    frühes Versagen 1572
    globales Pumpversagen 1572
    Reperfusionsödem 1572
Herztransplantation 877, 1570
    Ablaufkoordination 1571
    Bridging 732

hämodynamische Zielgrößen 1572
immunsuppressive Therapie 1575
Indikation 1570, 1571
Monitoring 1572
Herzüberlastung, transfusionsassoziierte 654
Herzunterstützung
biventrikuläre 1455
mechanische 871, 1454
minimalinvasive, temporäre 727
univentrikuläre 1455
Herzunterstützungssystem, implantiertes 872, 901
Herzverbreiterung 334
Herzverletzung, stumpfe 1339
Herzversagen
biventrikuläres 286, 728, 732
linksventrikuläres 286
rechtsventrikuläres 286
Herzzeitvolumen 282, 291, 864, 865
Blutverlust 1592
Brandverletzung 1375
echokardiografische Berechnung 876
erniedrigtes 879, 1375
kontinuierlicher Katheter 560
Monitoring 874
Herzzeitvolumenmessung 270, 271, 273, 1447
beim Kind 272
bettseitige 275
indirekte 272
schnelle 273
HE-Wert 366
HICPAC-Guidelines (Healthcare Infection Control Practices Advisory Committe) 66
High Volume low Pressure Cuff 694
High-cut-off-Filter 744
High-Fidelity-Simulator 173
High-flow-CPAP 497, 502, 503
High-flow-Sauerstofftherapie 872
bei akuter Atemwegsobstruktion 1055
nasale 1477
High-flux-Filter 744
high-risk clinical features 1094
High-urgency-Lebertransplantation 1070, 1071, 1566
High-Volume-Plasmaaustausch 737
Hintergrund-Verschattung, pulmonale 343
Hinterwandinfarkt 902, 908, 922
Hirnabszess 376, 811
Hirnblutung
Frühgeborenes 1706
infratentorielle 1539
postnatale Ursache 1707
Hirndruck, Frühgeborenes 1708
Hirndruckkurve 529
Hirndruckmonitoring 491
Hirndruckparameter, Frühmobilisation 206
Hirndruckprophylaxe 1075
Hirndrucksonde 529, 531
epidurale 529, 531
intraparenchymatöse 529, 531
Hirndurchblutung 386, 563, 1415
Hirnfunktion bei maschineller Beatmung 491
Hirnfunktionsausfall, irreversibler. Siehe auch Hirntod 765, 767, 1538
apparative Zusatzuntersuchung 768
Diagnostik 767, 768
Musterprotokollbogen 767
Hirngewebe-Sauerstoffpartialdruck 310
erniedrigter 311, 312

Hirnhautinfektion 805
Hirninfarkt 374
hämorrhagischer, Frühgeborenes 1706, 1707
ischämischer siehe ischämischer Hirninfarkt
Hirnischämie 374
Hirnkontusion 373, 852, 1437
Hirnnervenausfall, postoperativer 1429
HIrnödem 765, 766
Hirnödem 371, 374, 378, 388, 1138
bei CART-Immuntherapie 1671
fulminantes Leberversagen 1567
hypoxiebedingtes 1698
perifokales 1432
postischämisches 776
postoperatives 1428
posttraumatisches 1306
Prophylaxe 1075
Hirnparenchym-Druckmessung 388
Hirnperfusion, posttraumatische 1307
Hirnschaden
hypoxischer 374, 1339
sekundärer 767, 1307
traumabedingter 1306
Hirnschädigung 849
primäre 1537
schwere, akute 1536
sekundäre 1537
Hirnstammareflexie 767, 1538
Hirnstammläsion 772
Hirnstammreflex, Ausfall 852, 1536, 1537
HIrntod. Siehe auch Hirnfunktionsausfall, irreversibler 387, 583, 766, 1535, 1698
ärztliche Pflichten 1540
dissoziierter 852
Feststellung 767
irreversible Symptome 1538
Symptomtrias 1537
Hirntoddiagnostik 378, 1536
Hirntodfeststellung 1535
ärztliche Qualifikation 1536
Neugeborenes 1539
Hirntodsyndrom 767, 1537
Hirnverletzung
offene 1331
penetrierende 1317
Hirudinanalogum 1617
Histamin-2-Rezeptorblocker 700
Histamin-H1-Rezeptorantagonist 1642
HIV-Enzephalopathie 1268
HIV-Infektion 1262
berufliche 1266
gastrointestinale Komplikation 1268
Hepatitiskoinfektion 1268
nach Organtransplantation 1559
Pneumonie 1031
Postexpositionsprophylaxe 1266
Staging 1264
ZNS-Manifestation 1267
Hochdosis-Barbiturattherapie 392
Hochdosis-Konditionierungschemotherapie 1064
Hochfrequenz-Oszillations-Ventilation 496
Hochrasanztrauma 1526
Hochrisikolungenembolie 979, 982
Hochrisikoorganisation 169
Hochschulstudium Pflege 40
Hochsicherheitsbereich 245

Hohlorganperforation 351, 1497, 1516, 1517
   gedeckte 1515
Hohlorganverletzung 1350
   stumpfe 1363
Horovitz-Quotient 291, 331, 336, 1485
Howard-Kelly-Zange, modifizierte 459
Humanalbumin 626, 1081
Humane neutrophile Elastase 1040
Hungerdarm 350, 1100, 1101, 1103
Hungry-bone-Syndrom 1162
Hunt/Hess-Skala 1423
HUS (hämolytisch-urämisches Syndrom 132, 133, 378, 1184
Hustenreflex 1538
Hustenstoß, posttraumatisch schwacher 818
hyaline Membranen 1700
Hyalosafe 1385
Hydrierung
   intravenöse 1659
   vor Röntgenkontrastmittel-Applikation 4, 1188
Hydrocephalus. *Siehe auch* Hydrozephalus
   aresorptivus 783
   malresoptivus 530
   occlusus 1432
   occlusus, postoperativer 1428
Hydrocortison 1150, 1460
   bei septischem Schock 1254
Hydrocortisoninfusion 1151, 1152
   bei Sepsis 1164
Hydrokolloid-Verband 1384
Hydrops fetalis 1724
Hydroxyethylstärke 627, 628, 1595, 1596, 1642
Hydroxyethylstärke-Lösung, hochdosierte 628
Hydroxyurea 1658
Hydrozephalus. *Siehe auch* Hydrocephalus 377, 783
   posthämorrhagischer 1708
   postoperativer 1428
   Subarachnoidalblutung 1434
Hygiene 60
Hygienemaßnahme 61
   multiresistenter Erreger 77
   unnötige 82
Hygieneplan 64
   Inhalt 65
   KRINKO-Empfehlung 65
   Leitlinie 66
   Rahmenbedingungen 64
   Verfahrensanweisung 64
Hygrom, subdurales 1428
Hypalbuminämie 1080
   Medikamentendosierung 599
Hyperaktivität, präkordiale, Frühgeborenes 1703
Hyperaldosteronismus 417
Hyperämie 309
   zerebrale 1417
Hyperbilirubinämie, neonatale 1723
Hyperemesis-Cannabis-Syndrom 1174
Hyperfibrinolyse 255, 664
Hyperglykämie 762, 797, 1737
   neonatale 1736
   perioperative 1141
   Subarachnoidalblutung 1436
Hyperinsulinismus 1735
Hyperkaliämie 582, 618, 749
   akutes Nierenversagen 1187
   Brandverletzung 1392
   neonatale 1738

Hyperkalzämie 763, 1160, 1161
   tumorbedingte 1660
Hyperkapnie 467, 496, 718, 1476
   kardiogenes Lungenödem 476
   permissive 1044
hyperkatabole Erkrankung 1126
Hyperlaktatämie, adrenalinbedingte 635
Hyperleukozytose 1657, 1658
Hypernatriämie 618, 763, 1159
   iatrogene 1160
   neonatale 1738
   Symptome 1422
hyperosmolares Koma 1135, 1137
Hyperoxalurie 1184
Hyperoxie, retinale, relative 1705
Hyperparathyreoidismus, primärer 1162
Hyperperfusionssyndrom, zerebrales 1530, 1707
Hyperphosphatämie 618, 1161, 1187
Hyperpyrexie 142
Hyperreflexie, autonome 1441
Hypersekretion, bronchiale 1054, 1057
Hypersensitivitätsreaktion 1068
   posttraumatische 1376
Hypersomnie, prolongierte 764
Hypertension
   intraabdominelle 1350, 1356
   intrakranielle 387, 389, 1436
   portale 1566
hypertensive Dringlichkeit 965
hypertensive Entgleisung 965
hypertensiver Notfall 965
   Blutdruckentgleisung 971
   Labordiagnostik 968
   Schwangerschaft 1623
   Therapieleitlinie 968
Hyperthyreose 797, 800, 1147
   Schwangerschaft 1162
Hypertonie
   arterielle siehe arterielle Hypertonie
   maligne 966, 970
   mütterliche 1622
   porto-pulmonale 1566
   posttraumatische 817
   pulmonalarterielle 344, 639, 1042, 1453
   pulmonalarterielle, fixierte 1571
   pulmonale, persistierende 1713, 1718
   pulmonalvenöse 333, 334
Hypertrophie, myokardiale 269
Hyperurikämie 1184
Hyperventilation 391, 576, 760
   Angststörung 800
   kontrollierte 1684
   zentrale 1419
Hyperventilationssyndrom 1161
Hyperventilationstherapie 1416
Hyperviskositätssyndrom, neonatales 1722
Hypervolämie 623
   Minderung 869
Hypnotikasyndrom 1674
Hypodensität, zerebrale 375
Hypofibrinogenämie 652
Hypoglykämie 761, 797
   Anfall 789
   Behandlung 1143
   neonatale 1735
   Ursache 1139

hypoglykämisches Koma 1139, 1140
Hypogonadismus, sekundärer 1153
Hypokaliämie 582, 763, 835
    Brandverletzung 1392
    neonatale 1739
Hypokalzämie 763, 1161
    Blutgerinnungsstörung 661
    neonatale 1737
Hypokapnie 1416, 1419
Hyponatriämie 763, 1077, 1155, 1156, 1422
    Addison-Krise 1152
    akute Porphyrie 1170
    Brandverletzung 1392
    Differenzialdiagnose 1156, 1158
    neonatale 1737
Hypoparathyreoidismus, postoperativer 1162
Hypoperfusion, mesenteriale 1731
Hypophosphatämie 612
Hypophysenapoplexie 1153
Hypophyseninsuffizienz 1153
    Schwangerschaft 1163
Hypophysennekrose, ischämische 1163
Hypophysitis 1153
    lymphozytäre 1163
Hypotension
    peripartale, akute 1632
    permissive 663, 1596
hypothalamisch-hypophysäre Achse, Störung 1165
Hypothermie 1150, 1395, 1537
    akzidentelle 1397, 1693
    Blutgerinnungsstörung 661, 663
    Kofaktor 1397
    kontrollierte 393, 566, 582, 773, 774
    Laborbefund 1398
    milde 1417
    Neugeborenes 1692
    Postreanimationsphase 584
    Prognose 1400
    Reanimation 1399
    Schweizer Klassifizierungssystem 1396
    Schwerstverletzung 1355
    systemische 777
    Thrombozytopathie 657
    Wiedererwärmung 1399
Hypothermiebehandlung 1698
Hypothermometer 1397
Hypothyreose 762, 1150, 1151
    querschnittbedingte 819
    Schwangerschaft 1162
Hypotonie
    adrenalinrefraktäre 1642
    anaphylaktische Reaktion 1638
    Blutverlust 1591
    intradialytische 1196
    katecholaminrefraktäre 638
    Levosimendan-bedingte 638
    Lungenarterienembolie 982
    nach Myokardinfarkt 916
    orthostatische 817
    permissive 1287
    Polytrauma 1283
    posttraumatische 817
    sepsisbedingte 1253
Hypoventilation 467, 760
    chronische 835
    posttraumatische 818, 1338
    schmerzbedingte 1338

Hypovolämie 582, 1153, 1452
    Brandverletzung 1376
    Hämatokrit 1594
Hypoxämie 467, 476
    akutes Lungenversagen 1040, 1041
    Ausmaß 1040
    Frühgeborenes 1709, 1711
    kardiogenes Lungenödem 476
Hypoxie 582, 762, 765, 868
    anämische 257
    Badetod 1403
    Ertrinken 1400, 1401
    Hirnschädigung 1698
    intranatale 1714
    intrauterine 1714, 1718
    Leukostase 1658
    perinatale 1697, 1718, 1719
    systemische 797
    zerebrale 310, 314
    zerebrale, intraoperative 309


I
Ibutilid 936
ICF (International Classification of Functioning, Disability
    and Health) 194
    Kontextfaktor 193
    Rehabilitationsablauf 193
ICP siehe intrakranieller Druck
ICP-Sonde 1312, 1317
ICU-acquired weakness 191, 830, 839
Idarucizumab 670
Idealgewicht 601, 619
I/E-Ratio (Inspirations-Exspirations-Verhältnis) 486, 495, 496
IgG-Antikörper gegen paranodale Proteine 835
Ikterus 1065
    Alkoholhepatitis 1078
    neonataler 1724
Ileo-Koloskopie 402
Ileus 349, 354, 1097
    Bildgebung 1100
    Computertomografie 362
    Leitsymptome 1099
    mechanischer 1098
    nach Lungentransplantation 1577
    paralytischer 350, 362, 1098, 1110, 1125
    postoperativer 1098
    prokinetische Therapie 1101
Ileuseinleitung 443
Iloprost 872
Imipenem 1080, 1115, 1203
Immobilisation 202
    mandibulomaxilläre, intraoperative 1329
Immobilität 829
Immundefekt
    Enzephalitis 810
    Hirnabszess 811
    Meningitis 808
    T-zellulärer 811
Immundefizienz, Zytomegalovirusinfektion 137
Immune effector cell-associated neurotoxicity syndrome 1668, 1669
Immunglobulin, Wirkungsspektrum 1256
Immunglobulintherapie 832, 835, 837
    hochdosierte 838
    intravenöse 1275
Immunmodulation 792
    transfusionsassoziierte 256

Immunmodulator 1300
immunmodulierende Substanz 617
Immunrekonstitutionsyndrom, inflammatorisches 1264, 1265
Immunstatus 1292
Immunsuppression 1202
    Antibiotikaprophylaxe 1209
    antiinfektive Therapie 1560
    Antikörper-basierte Induktionstherapie 1549
    chronische Erkrankung 1262
    dauerhafte 837
    Herztransplantation 1575
    Infektion 1555
    kombinierte Nieren-Pankreas-Transplantation 1564
    lebenslange 1563
    Lungentransplantation 1578
    Nierentransplantation 1563
    Pneumonie 1014, 1030
    posttraumatische 1376
    Tuberkuloseerkrankung 130
    Tumorerkrankung 1561
    Zytomegalovirusinfektion 138
Immunsuppressivum 661, 1549, 1555
    Interaktionj 1552
    Organtransplantation 1548
    Wirkungsmechanismus 1551
Immunsystem
    posttraumatischer Aktivierungsstatus 1286
    Überaktivierung 1668
Immuntherapie, Neurotoxizität 1668, 1669
Immuvsuppressivum 885
Impedanzaggregometrie 1462
Impedanztomografie, elektrische 301, 302, 495
Impella-System 727, 728, 729, 901
Impfstatus, Organempfänger 1560
Impinem/Cilastatin 1036
Implantable cardioverter-defibrillator 877
Impressionsfraktur, kranielle 1313
Incentive spirometer 1480
Indikation
    medizinische 6, 7, 8
    Überprüfung 9
Indikatorverfahren, transpulmonales 271, 279
Indocyaningrün 279, 312
Indocyaningrün-Clearance 599
Indocyaningrün-Pulsdensitometrie 271
Induktionstherapie, chemotherapeutische 1658
infarktbedingter Schock 636
Infektion 1201
    akutes Leberversagen 1079
    Ausbruch 80
    Autoimmunerkrankung 1261
    beatmungsassoziierte 492
    Diagnostik 1558
    empirische Initialtherapie 1556
    Expositionskontrolle 1555
    gefäßkatheterassoziierte 1217, 1218, 1220, 1222
    Immunsuppression 1555
    intraabdominelle 1109, 1112, 1116
    intrakranielle, postoperative 1429
    katheterassoziierte siehe katheterassoziierte Infektion
    nach Herzoperation 1466
    nach Nierenensplantation 1562
    nach Organtransplantation 1262
    nosolkomiale siehe noskomiale Infektion 60
    parasitäre 142
    polymikrobielle 1277, 1279
    posttraumatische 1313
    Prophylaxe 1557
    Reaktivierung 1262
    rheumatologische Erkrankung 1261
    systemische 1273
    tropische 1069
    urogenitale 568, 569
    virale siehe virale Infektion
    zerebrale 375
    ZVK-assoziierte 1219, 1220, 1223
Infektionserkrankung 129
    Hygienemaßnahme 80
    Isolierung 75
    Massenanfall 80
    Webseite für Hilfestellung 129
Infektionsprävention 60, 74
Infektionsschutzgesetz 67
infektiöse Endokarditis 811, 949
    antibiotische Therapie 957
    Erregerspektrum 951
    operative Therapie 956
    Organmanifestation 950
    Risikofaktor 950
Inflammationskaskade 1459
Inflammationssyndrom, systemisches. *Siehe auch* SIRS 1452
    extrakorporale Zirkulation 1464
    postoperatives Vorhofflimmern 1457
Inflammatorisches Immunrekonstitutionssyndrom 1264, 1265
Infliximab 1106
Influenza
    aviäre 134
    bakterielle Superinfektion 135
    Prävention 135
    Therapie 135, 136
Influenza-Impfung 917
Influenzapneumonie 135, 1019
Influenzavirusinfektion 134
    Meldepflicht 135
    Mortalitätsrate 134
Influenzavirusstämme 134
Informationsbedürfnis 28
Informationsbeschaffung, fachbezogene 53
Informationspflicht 802
Informationsweitergabe 153
informed consent 227
infratentorieller Eingriff 1428
Infusion 92
Infusionsbesteck 83
Infusionsfilter 558
Infusionslösung
    hyperosmolare 1312
    kolloidale siehe kolloidale Lösung
    kristalloide siehe kristalloide Lösung
    Natriumgehalt 1159
Infusionstherapie
    Ileus 1101
    Messparameter 1288
    Polytrauma 1287
    Zielgrößen 1288
Inhalationsanästhetikum 792
Inhalationstherapie, antiobstruktive 1058
Inhalationstrauma 1377, 1381, 1390
Initialtherapie, antibiotische 1080
Inkurabilität 231
Inodilatator 637, 871, 874
Inotropikum 631, 638, 870, 871, 874

In-plane-Technik 551, 552, 553
Inselzelltransplantation 1563, 1564
In-situ-Split-Leberresektion 1512
Inspirations-Exspirations-Verhältnis 486, 495, 496
Inspirationsunterstützung, maschinelle 293
Inspriationsdruck 494
Instabilität, hämodynamische 283, 979
Installationskontrolle, radiologische 325, 349
Insuffizienz, ventilatorische 1476, 1479
Insulin
    gewichtsbasierte Dosierung 1143
    prandiales 1143
Insulinbedarf, maximal täglicher 612
Insulininfusion, kontinuierliche 1144
Insulinpumpe, subkutane, kontinuierliche 1144
Insulinresistenz 612, 1139
Insulintherapie 619, 1137, 1139, 1142
    intensivierte, postoperative 1255, 1256
Insult. Siehe auch Schlaganfall, zerebraler 969
Integraseinhibitor 1265
Intensivarbeitsplatz 176
Intensivcurriculum 175
Intensive Care Delirium Screening Checklist 685
Intensivgallenblase 1361
Intensivmedizin
    Entscheidungsfindung 232
    Entwicklung 225
    medizinisch-ethisch Vertretbares 226
    neurochirurgische 1415
    Paradigmenwechsel 226
    Praxis 173
    Sinnhaftigkeit 7
    Ziel 25, 226
    Zielerreichung 168
Intensivmediziner-Patienten-Verhältnis 151
Intensivmedizinerpräsenz 148, 150
intensivmedizinische Maßnahme 200
    Begrenzung 4, 5
Intensivpflege. Siehe auch Pflege 42, 49, 51
    DGF-Definitioin 50
    Fachweiterbildung 42
    Interaktionj 50
    Kompetenz 52
    Leitlinie 50
    Masterstudiengang 51
    Positionspapier 51
    wissenschaftliche Weiterentwicklung 51
Intensivpflegepersonal 30, 45
Intensivpflichtigkeit, postpartale 1605
Intensivrespirator 469
Intensivstation
    Auslastung 151
    Erlös 124
    familienorientierte 35
    Gesamtkosten 121
    Kommunikation 154, 222
    Leitung 151, 249
    Patienteneindruck 515
Intensivstationsleiter 148
Intensivtagebuch 34
Intensivtherapie
    erste Phase 191
    Langzeitfolge 179
    patientenzentrierte 167
    Überleben 180
Intensivtransport siehe Transport

Intensivtransporthubschrauber 94
Intensivtransportwagen 94
Interaktion 11
Interhospitaltransfer 94
Interkostalausstreichung 855, 857
Interkostalblockade 1481
Interleukin-1-Rezeptorantagonist 885
Interleukin-6 1248
Interleukin-6-Wert
    posttraumatischer 1286
    SIRS 1461
International Standard for Neurological Classification of Spinal Cord Injury 814, 816
Intervention
    hepatobiläre 406
    therapeutische 100
interventionelle Radiologie
    abdominelle 367
    thorakale 347
Interventionsbündel 71
Intestinal Fatty Acid-Binding Protein 1527
intestinale Motilitätsstörung 1102
Intoxikation. Siehe auch Vergiftung 417, 582, 1537
    Anfall 789
    extrakorporales Eliminationsverfahren 1196
intraabdomineller Druck 266, 1125
    erhöht 1350, 1356
    Messung 1351
intraaortale Ballonpumpe 329, 564, 728, 729, 871, 901, 922, 924
    Lagekontrolle 329
    nach Herztransplantation 1572
    Transportvorbereitung 94
intrakranieller Druck 307, 385, 528, 1416
    erhöhter 386, 528, 773, 789, 1075, 1436
    erhöhter, Behandlung 1417, 1567
    Grenzwert 307
    intraparenchymale Messung 528
    medikamentöse Kontrolle 1312
    Messung 388, 389, 528
    Monitoring 528, 1312
    Monroe-Kellie-Doktrin 1307
    Normalwert 386
    point of no return 766
    Reboundphänomen 392
    Senkung 390
    ventrikuläre Messung 528
    Wellenformen 386
    Zielwert 528
intrakranielles Volumen 1307
intratubuläre Obstruktion 1184
    Prophylaxe 1188
intrazerebrale Blutung 772, 776, 777
    Blutdruckmanagement 1432
    Eklampsie 1624
    Nachblutung 779
    Operationsindikation 779
    Präklampsie 1624
    Prognose 1431
    spontane 779, 1431
    Sterblichkeit 777, 1431
    traumatische 1317, 1331
Intubation
    Brandverletzung 1381
    fiberoptische 443
    Indikation 836
    nasotracheale 447, 1694

Intubation (*Fortsetzung*)
  Neugeborenes 1694, 1695
  orotracheale 443
  Spinaltrauma 1440
  translaryngeale, prolongierte 452
  Vermeidung durch NIV 499
Intubationsschaden 445
invasive Beatmung 285, 468, 514, 1056
  Nachteil 469
  Vorteil 469
invasive Maßnahme 28
Ionenkanal, angreifende Pharmaka 590
Ioniogramm 420
Ipratropium 1053
Isavuconazol 1036
Ischämie
  akute 993
  endokardiale 269
  mesenteriale siehe Mesenterialischämie
  myokardiale 896
  retinale 1705
  spinale 378, 1341
  spinale, bei Aortenaneurysmaoperation 1525
ischämischer Hirninfarkt 772, 774
  Rekanalisation 775, 776
  therapeutisches Fenster 774
  vasospasmenbedingter 782
ISNCSCI (International Standard for Neurological Classification of Spinal Cord Injury) 814, 816
Isofluran 792, 1426
isohydrische Lösung 625
isoionische Lösung 625
Isolierung 29, 75, 80
  offene Tuberkulose 131
Isoniazid 131
isoonkotische Lösung 625
Isoproterenol 631, 632, 636
isotonische Lösung 625
ISTH-Score 1666
ITS-Syndrom 684

## J
JAAM-Score 1666
Janeway-Läsion 951
Jejunalkatheter 1502
Jejunostomie, perkutane endoskopische 613
Jervell-Lange-Nielsen-Syndrom 944, 945
Jochbeinfraktur 1327
Jochbeintrümmerfraktur 1327
Jochbogenfraktur 1327
Joint Commission on Accreditation of Healthcare Organizations 238, 240
Jugularvenenstauung 901

## K
Kalciumantagonist 971, 973
Kaliumspiegel nach Myokardinfarkt 922
Kaliumsubstitution 1137, 1138
  beim Neugeborenen 1739
Kalorienzufuhr, individuelle Steuerung 615
Kalorienzufuhrrate 610
Kalorimetrie, indirekte 275, 618, 619
Kalottenfraktur 1313

Kalzium
  Blutgerinnung 652
  Indikation 580
  ionisiertes 255, 652
Kalziumantagonist 913, 922, 937, 1458
Kalziumchlorid 652
Kalziumgluconat 652, 1161
Kalziumglukonat 1187, 1737, 1738
Kalzium-Sensitizer 1453
Kalziumspiegel im Serum, Brandverletzung 1392
Kammerflattern 934, 942, 946
Kammerflimmern 574, 578, 583, 877, 906, 941, 942, 946
  nach Myokardinfarkt 922, 934
  therapierefraktäres 580
Kammertachykardie, polymorphe, katecholaminerge 944
Kanülierung
  arterielle 1446
  infektionsverdächtige 72
Kapillardrainage 532
Kapnografie 91, 290
  Endotrachealtubuslagekontrolle 579
Kapnometrie 290
Kapselendoskopie 397, 406
Kardiakarzinom 1495
kardiale Vorlast 279, 564
  erniedrigte 286
kardiogener Schock 863, 869, 871, 916, 1588
  hämodynamische Therapie 875
  infarktbedingter 875, 901, 921
  Kriterien 874
  Levosimendan-Einsatz 638
  Lungenarterienembolie 982
  Milrinon-Wirkung 637
  Perikardentlastung 886
  Therapie 874, 1453
  Therapiezielparameter 874
Kardiomegalie 526, 866
Kardiomyopathie, peripartale 1632
kardiopulmonale Reanimation 573
  Beendigung 583
  Effektivitätskontrolle 575
  HITS 581
  Maßnahmenkoordination 581, 584
  Prognose 584
  Zugang 579
Kardiotokografie 1606, 1624
  Einflussfaktor 1607
Kardioversion 922
  Antikoagulation 936
  elektrische 936, 1458
  elektrische, R-Zacken-getriggerte 938, 944
  pharmakologische 936
Kardioverter-Defibrillator-Implantation, prophylaktische 921
Karotisoperation 1529
Karotisrekonstruktion, Frühverschluss 1530
Karotissinusmassage 938
Karotisstenose 1529
Karzinom, hepatozelluläres 1170
Katabolie 608
  sepsisinduzierte 1300
  traumainduzierte 1300
Katecholamin 392, 393, 631, 632, 634, 871, 1190
  Inaktivierung 633
  molekulare Wirkung 634
Katecholaminexzess 970
Katecholaminrezeptor 633

Katecholamintherapie 1289, 1389
Katheter 542
　antimikrobiell beschichteter 545, 557, 569
　arterieller, peripherer 1219
　intravasaler 541
　linksatrialer 564
　mehrlumiger 544, 545
Katheterablation 940
katheterassoziierte Harnwegsinfektion 535, 1229
　Klassifikation 1232
　Prävention 1233
katheterassoziierte Infektion 542, 546, 556, 563
　eingestreute 556
　extraluminale 556
　intraluminale 556
　Komplikation 554
　Vermeidung 556
Katheterfehllage 326, 555
Katheterisierung, suprapubische 536
Katheterlagekontrolle, radiologische 325, 349
Kathetersepsis 1220
Katheterthrombembolektomie 995, 996
Kausch-Whipple-Operation 1507
KDIGO (kidney disease improving global outcomes Guideline) 751
KDIGO-Kriterien, hepatorenales Syndrom 1076
Keratinozytentransplantation 1387
Kerley-Linien 334
Kernikterus 1725
Kernkompetenz 55
Kernspinresonanz-Spektroskopie, zerebrale 810
Ketamin 681, 792, 1425
　ZNS-Wirkung 1426
Ketoazidose 417
　euglykämische 1138
Ketonurie 1136
kidney injury molecule-1 1185
Kieferabszess 811
Kieferklemme 1327
Killip-Herzinsuffizienzklassifikation 869, 906
King's-College-Kriterien 1566
　Lebertransplantation 1566
　Paracetamol-induziertes Leverversagen 1072
KISS (Krankenhaus-Infektions-Surveillance-System) 67, 117, 542, 568, 693, 1216
Klebsiella pneumoniae 61
Klebsiella spp 78
Klebsiella-Pneumonie 332
Kleinhirnblutung 778
Kleinhirninfarkt 777
Klimatisierung 82
Knochendestruktion 353
Knochentransplantation, primäre 1324
Knorpelspangenruptur 462
Koagulationszone 1371
Koagulopathie 655, 1065, 1081, 1599
　bei Niereninsuffizienz 657
　intravasale, disseminierte siehe disseminierte intravasale Gerinnung
　neonatale 1727
　Schwerstverletzung 1355
　Therapiemanagement 1601
　traumainduzierte 662, 663
　Vormedikation 1601
kognitive Funktion, Assessment 196
kognitive Störung nach Intensivtherapie 183, 184
Kohlendioxid 289
Kohlendioxidelimination, extrakorporale 479, 494, 714

Kohlendioxidkonzentration
　endexspiratorische 575
　endtidale 290, 561
Kohlendioxidpartialdruck 289, 290, 419, 467
　endexspiratorischer 1593
　erhöhter 1479
　Hirndurchblutung 387
Kohlendioxidpartialdruckdifferenz, arterioendtidale 290
Kohlenhydratzufuhr 617
　parenterale 619
Kohlensäure-Bikarbonat-Puffersystem 414
Kohlenstoffmonoxidvergiftung 1377
Kohortenisolierung 76
Kolektomie, subtotale 1107
Kolitis 403
　fulminante, Glukokortikoiddosierung 1106
　ischämische 406, 1094
　neutropenische 363
　pseudomembranöse 74, 363, 405, 1103, 1238
　therapierefraktäre 1104
Kolloid 1595, 1596
kolloidale Lösung 626, 1595, 1596
　balancierte 625
　Einsatz 627
Kolondilatation 1099, 1105
Koloninterponat 351, 1496, 1497
Kolonparalyse 616
Kolonperforation 1577
Kolonverletzung 1365
Koloskopie 397, 402, 1189
　Blutungsdiagnostik 1094
　Kontraindikation 404
Koma 473, 757, 767, 849, 1423
　bildgebende Diagnostik 761
　hepatisches 762
　Hirntod 1537
　hyperglykämisches 1135
　hyperosmolares, nichtketoazidotisches 1139
　hypoglykämisches siehe hypoglykämisches Koma
　hypophysäres 1153, 1163
　ketoazidotisches 762
　metabolisch bedingtes 764, 765
　postanoxisches 765
　urämisches 762
　Ursache 758
komaähnliches Syndrom 761
Komagrad 1423
Koma-Remissionsskala 849
Kombinationstherapie
　antimikrobielle 1206
　antiretrovirale 1264
　immunsuppressive 1555
Kommunikation 11, 35, 221
　Anfangsphase 222
　elektronische 157
　nuklearmedizinische Diagnostik 321
　Palliativmedizin 228
　radiologische Diagnostik 319
　Rehabilitation 222
　Schwerstereignis 250
　sprachliche, Verlust 28
Kommunikationsbarriere 678
Kommunikationskompetenz 175
Kommunikationskultur 242
　positive 168
Kommunikationsproblem 154

Kommunikationsprozess 50
Komorbidität 4, 1472
   psychische 27
Kompartment
   Druckmessung 1528
   intrakranielles 1416
Kompartmentmodell 594
Kompartmentsyndrom
   abdominelles siehe abdominelles Kompartmentsyndrom
   untere Extremität 996, 1528
Kompensationsmechanismus
   pulmonaler, bei pH-Wert-Verschiebung 415
   renaler, bei pH-Wert-Verschiebung 415, 416
Kompetenz, psychosoziale 53
Kompetenzvermittlung 166
Kompetenzziel 170
Komplexbehandlung Intensivmedizin 151
Komplikationsnachweis, radiologischer 378
Kompression, pneumatische, intermittierende 696, 988
Kompressionsatelektase 338
Kompressionssonografie 986
Kompressionssyndrom, kostoklavikuläres 991
Kompressionstherapie 988
Konfokalmikroskopie, intravitale 493
Konkrement 352
   Sonografie 356
Konsiliarius, psychologischer 33
Kontaktatmung 855, 857
Kontrakturprophylaxe 202, 203, 856
Kontrastmittel
   enterales 363
   wasserlösliches 354, 362
Kontrastmittel-Echokardiografie 1567
Kontrastmittelsonografie 356
Kontrolle, posturale 196
Kontrollverlust 28
Kontusionsblutung, zerebrale 1316
Konversionslaparotomie 1352
Kopfschmerz 806, 809
   retroorbitaler 1429
Koproporphyrie, hereditäre 1170
Korkenzieherstenose, tracheale 463
Kornealreflex 1538
Koronarangiografie 914
Koronararteriendissektion, spontane 900
Koronararterienverletzung 1339
Koronardurchblutung 575
Koronarintervention, perkutane 581, 896, 897
   Antikoagulationstherapie 910
   Begleittherapie 908, 909
Koronarsyndrom, akutes siehe akutes Koronarsyndrom
Koronarthrombose 899
Körperfunktion
   Assessment 197
   Therapieziel 199
Körpergewicht 601, 608
   angepasstes 601
Körperkerntemperatur 1396, 1397, 1537
Körpermaße 601, 602
Körperoberfläche 601
Körperstruktur
   Assessment 197
   Therapieziel 199
Körpertemperatur, Postreanimationsphase 584
Körperverletzung 21, 232
   schwere 249

Körperwaschung, antimikrobielle, präoperative 68
Korrekturinsulin 1143
Kortikosteroid 581, 639
   hochdosiertes 821
   hohchdosiertes 835
   pränatales 1702
   Wirkung bei Myasthenia gravis 837
Kortikosteroidtherapie 1070
   Alkoholhepatitis 1078
   Arteriitis temporalis 1649
   probatorische 1068
   SIRS 1460
   Spinaltrauma 1439
Kosten 121
   nicht-Patienten-spezifische 121
Kosten-Effizienz-Betrachtung 122
Kostenkalkulation 121
Kostenkategorie 121
Kraft, Assessment 197
Kraftgrad 814
Krampfanfall 377, 1732
   Eklampsie 1623
   Neugeborenes 1732, 1735
   Schädel-Hirn-Trauma 1437
   Subarachnoidalblutung 1436
Kraniektomie 1316
Kraniotomie 1313
Krankenakte 25
Krankenhausbudget 147
Krankenhausdirektverlegung 846
Krankenhaushygiene 67
Krankenhaus-Infektions-Surveillance-System 67, 117
Krankenhauskomponente, baulich-funktionelle 75
Krankenhausneuplanung 77
Krankenhaustodesfall 5
Krankheitsprozess, unumkehrbarer 238
Krankheitsverarbeitung 33
Kreatininclearance 598
   endogene 596
   totale 598
Kreatininkonzentration im Serum 596, 608, 1180, 1184
Kreislaufersatzverfahren, extrakorporales 672
Kreislaufinstabilität 772
Kreislaufinsuffizienz
   Neugeborenes 1695
   postoperative 1449, 1450
Kreislaufschock siehe Schock
Kreislaufsitutation, hyperdyname 1566
Kreislaufstillstand 573
   Basismaßnahmen 574
   Ursache 574
   zerebraler 766
Kreislaufunterstützung
   bei akutem Lungenversagen 1043
   mechanische 723, 724, 871, 1571
Krikoiddruck nach Sellink 443
Krim-Kongo-Fieber 141
KRINKO-Empfehlung, Evidenzkategorie 68
Krise
   cholinerge 837
   hyperkalzämische 1161
   myasthene 836, 837
   renale 1649
   thyreotoxische 1147, 1148
Krisenintervention 34
   palliativmedizinische 227

Krisenteam 249
kristalloide Lösung 625, 1595
    balancierte 625
Kritikkultur 242, 244
kritisch Kranker 283
    Checkliste Intubation 442
    Extubation 447
    Glukokortikoidsubstitution 1164
    Insulininfusion 1143, 1144
    Transport 90
kritische Erkrankung
    Ernährung 617
    Phaseneinteilung 609
Kryptokokkenmeningitis 808, 1267, 1268
Kryptokokkose 377
Kunstherz 872
Kupfersubstitution 621
Kussmaul-Atmung 142

**L**
Labetalol 971, 972
Lacosamid 791, 792
Lagerung 853
    Frührehabilitation 201
    Pneumonieprophylaxe 695
    Ziel 201
Lagerungsunterlage 705
Lähmung 1169
    hyperkaliämische, periodische 835
    hypokaliämische, periodische 835
    Wirbelsäulenverletzung 1439
Laktatazidose 417, 1416
    biguanidinduzierte 1141
Laktatclearance 639, 1249
Laktatdehydrogenase, erhöhte 1266, 1659
Laktatspiegel im Serum
    hämorrhagischer Schock 1593
    Polytrauma 1288, 1291
    Volumentherapie 1288
Laktulose 1075
Lambert-Eaton-Syndrom 837
    paraneoplastisches 837
Lamivudin 1265
Landeshygieneverordnung 64
Landouzy-Sepsis 1262
Langzeitantikoagulation 984
Langzeitbeatmung 833
    invasive 477
    Ösophaguschirurgie 1506
Langzeitimmunsuppression 1555
Langzeitüberleben 115
Laparoskopie, diagnostische 1102, 1352
Laparotomie
    on demand 1366
    entlastende 1357
    explorative 1352, 1515
Lappenatelektase 339
Lärmbelastung 28, 31
Laryngoskopie 437, 444
    Intubation 579
Larynxatresie 1721
Larynxmaske 440, 456
Larynxtubus 440
Lassavirusinfektion 141
Late-onset-Pneumonie 1021
Lateralsklerose, amyotrophe 835

Laugeningestion 401
Lavage
    bronchoalveoläre 135, 138, 399
    bronchoalveoläre, Flüssigkeitsuntersuchung 1032
    peritoneale 1352
Laxans 230, 1682
Lazarus-Zeichen 760
LDL-Cholesterin-Senkung nach Myokardinfarkt 914
Lean body weight 601
Leapfrog Group 117
Lebensende
    ärztliche Herausforderung 226
    Entscheidungen 6
    Schmerztherapie 229
    Therapie 6
    Therapieentscheidung 233
Lebenserhaltungsprinzip 231
Lebensfähigkeit, kindliche, postnatale 1607
Lebensqualität 180
    gesundheitsbezogene 194
    Parameter 115
    subjektive 232
    Testinstrument 180
lebensverlängernde Maßnahme 4
    Limitation 4
Leberabszess 1069, 1516
    Sonografie 355, 369
Leberbiopsie 1066, 1078
Leberchirurgie 1511
    Gefäßanastomose 1513
Leberenzyme 1513
Lebererkrankung
    chronische, operativer Eingriff 1082
    Nierenschädigung 1566
    Thrombozytenfunktionsstörung 657
Leberersatztherapie 600
Leberfibrose 182
Leberfunktion 599, 660
    postoperative Parameter 1508
Leberfunktionsstörung 1064
    Gerinnungsstörung 660
    postoperative 1512
    protrahierte 1514
Lebergefäße, Dopplersonografie 355
Leberhämatom 355
Leberinsuffizienz
    Medikamentendosierung 599
    nach Resektion 1512
    neuropsychologische Störung 1074
Lebermalignom 1565
Leberparenchym, echogenitätserhöhtes 354
Leberperfusionsstörung, postoperative 1513
Leberregeneration 736
Leberresektion 1360, 1511
    Drainageanlage 534
Leberresektionsfläche, Galleleckage 1513
Leberruptur 1296, 1351
Leberschädigung
    hämorrhagischer Schock 1590
    medikamentenassoziierte 1067
Lebersonografie 354, 1064
Leberstauung bei maschineller Beatmung 491
Lebertransplantat
    adäquate Funktion 1569
    Allokationspriorität 1566
    chronische Abstoßung 1570

Lebertransplantatdysfunktion 1568
   frühe 1569
Lebertransplantation 182, 356, 1071, 1173, 1564, 1565
   Clichy-Kriterien 1566
   Dringlichkeit 1074
   High-Urgency-Listung 1566
   Indikation 1565
   King's-College-Kriterien 1072, 1566
   Komplikation 1065, 1569
   Kontraindikation 1074
   Match-MELD-Score 1566
   MELD-Score 1072
   neurologische Komplikation 1567
   orthotope 735
   postoperative hämodynamische Steuerung 1568
   präoperative Intensivtherapie 1567
   Rechtsherzversagen 1566
Lebervenenthrombose 1071
Leberverletzung 1359
   Komplikation 1360
   Schweregradeinteilung 1359
   stumpfes Trauma 1353, 1359
Leberversagen
   akut-auf-chronisches 1072
   bakteriell induziertes 1069
   fulminantes 1567
   Hepatitis-B-induziertes 1072
   laborchemische Diagnostik 1066
   medikamentös induziertes 1066
   Paracetamol-induziertes 1066, 1072, 1076
   toxisches 1068
   vaskulär bedingtes 1071
Leberwerterhöhung 1063
   toxische 1064
Leberzirrhose 1064, 1565
   akute Niereninsuffizienz 1077
   dekompensierte 1081
   hämodynamischer Effekt 1566
   Medikamentendosierung 599, 600
Le-Fort-I-Fraktur 1328
Le-Fort-II-Fraktur 1328
Le-Fort-III-Fraktur 1328, 1329
Left ventricular assist device 729, 730
   Antikoagulation 729
   Bridge-To-Decision-Therapie 729
   Driveline 731
   Gerinnungsmanagement 731
   Low-Flow-Alarm 731
   Monitoring 730
Legionella pneumophila 1018
Legionellen, Wasseruntersuchung 81
Lehrerausbildung, ärztliche 166
Lehrkompetenz, medizinische 167
Lehrkonzept 172
Lehrmethode 171
Leistungszahl 150
Leitlinie. Siehe auch S3-Leitlinie 19
   der Deutschen Gesellschaft für Kardiologie 888
   periphere arterielle Verschlusskrankheit 1528
   Pulmonalarterienkatheter 1447
Leitlinienerstellung, Score-Einsatz 105
Leitung, pflegerische 54
Leitungsbahn, akzessorische 931, 933, 934, 938, 941, 943
Lepirudin 1617
Leptospirose 1070

Leriche-Syndrom 366, 996
Lernen
   Einflussfaktor 216
   motorisches 215, 216
Lernphase 216
Lernzieldefinition 171
Letalitätsprognose, Score-Qualitätsmerkmal 107
Letalitätsrisiko 179
Leukämie 1657
Leukapherese 1659
Leukomalazie, periventrikuläre 1709
Leukostase 1657, 1658
Leukotrienrezeptorantagonist 1053
Leukozytopenie, Polytrauma 1285
Levetiracetam 791, 792
Levofloxacin 1036, 1115
Levosimendan 637, 871, 1451, 1453
Levothyroxin 1151
LiDCOplus 273
LiDCOrapid 274
Lidocain 580, 946
Liegendthorax 322, 323, 330
   Aufnahmefehler 323
   Engramm 323
   Pneumothoraxbeurteilung 341
   veränderte Verhältnisse 324
Ligamentum hepatoduodenale 1511, 1512
Ligamentum-arcuatum-Syndrom 1000
Lille-Score, Therapieansprechen 1078
Linezolid 1036
Linksherzdekompensation, akute 966
Linksherzendokarditis 952, 957
Linksherzinsuffizienz 867
   nach Myokardinfarkt 916
Linksherzkatheter 868
Linksherzunterstützungssystem 657
Linksherzversagen 1452
Links-rechts-Shunt 271
Linksschenkelblock 896
linksventrikuläre Funktion 864
   nach Myokardinfarkt 921
   systolische, Quantifizierung 867
linksventrikuläres Schlagvolumen 272, 281, 282
   Bestimmung 270
   totales 275
   Volumenreagibilität 278
Linton-Sonde 1094
lipidhaltige Lösung, Infusionsfilter 558
Lipidsenker 918
liposomales Amphotericin B 1036
Lippenbremse 497
liquid ventilation 1717
LiquoGuard-System 531
Liquor cerebrospinalis
   Beta-trace-Protein-Konzentration 1331
   Erregerdiagnostik 805, 809
   zytalbuminäre Dissoziation 1175
Liquorbefund 806
   bakterielle Infektion 1430
Liquordrainage 390, 780
   ICP-kontrollierte 528
   intermittierende 531
   lumbale 530
Liquorfistel 1427, 1429
Liquorpunktion 806, 807
   Frühgeborenes 1708

Liquorüberdrainage 1427
Listerieninfektion, konnatale 1714
Listerienmeningitis 808, 1431
Lithiumdilutionsverfahren 271, 273
Livestock-MRSA 78
Lobärpneumonie 331
Locked-in-Syndrom 763, 850, 1536
Logopädie 206, 221
Lokomotion, Assessment 196
Long-QT-Syndrom, Erythromycin-bedingtes 1091
Lopinavir 1265
Lorazepam 228, 790, 792, 793, 800
Lordoseaufnahme 323
Lösung, bikarbonatfreie 625
low cardiac output 982
Low-dose-Computertomografie 365
Low-dose-Heparinisierung 1020
Low-flow-System, extrakorporales, rollerpumpengetriebenes 1345
Low-output-Syndrom 564, 1449, 1453
    Ursache 1450
Luft
    Intraabdominale, freie 351, 1350, 1497, 1517
    intrathorakale, pathologische 340
    mediastinale 342
    portale 366
    retroperitoneale, freie 353
Lufteinschluss
    Ileumwand 1112
    subpleuraler 1112
Luftembolie
    paradoxe 1428
    systemische 1338
Luftweg
    oberer 436
    Penetrationsschweregrad 196, 198
Lumbaldrainage 780
Lumbalpunktion 143, 761, 1439
    Risiko 531
Lumineszenzradiografie, digitale 322
Lund/Browder-Tabelle 1373, 1374
Lung Rest-Strategie 718
Lunge
    posttraumatische Entzündungsreaktion 1288
    weiße 336, 1700
Lungenabszess 338, 811, 1019
Lungenallokations-Score 1576
Lungenarterienembolie 340, 582, 977, 985
    akute 907
    Algorithmus 982
    bei Schwangerschaft 381
    Echokardiografie 979
    Embolusquelle 978
    Labordiagnostik 980
    Letalität 977
    multisegmentale 380
    Pulmonalis-CTA 340, 344, 345
    Rezidivprophylaxe 984
    Risikofaktor 978
    Risikostratifizierung 979
    Thrombolyse 983
    Ventilations-Perfusions-Szintigrafie 379
    zentrale 978
Lungenarterienthrombus 344
Lungenaufhellung 340

Lungenblutung
    Frühgeborenes 1720
    Goodpasture-Syndrom 1651
    interventionell-angiografische Stillung 347
Lungendehnbarkeit 1712
Lungenemphysem 343, 1048
    lobäres 1716
    postoperatives ARDS 1484
Lungenersatz, extrakorporaler 1056, 1473
Lungenfibrose, interstitielle 337
Lungenfunktion 284
    Brandverletzungauswirkung 1376
    COPD 1048
    hämorrhagischer Schock 1590
Lungenfunktionsstörung
    nach Herztransplantation 1574
    neurogene 1420
Lungengefäßdilatation 333, 1567
Lungenhilus, unscharfer 333, 336
Lungenhypoplasie 1701, 1716
Lungeninfarkt 328
Lungeninfiltrat 331, 343
    alveoläres 331
    bilaterales 335, 336
    fleckiges, konfluierendes 332, 336
Lungenkollaps 340, 520
Lungenkontusion 1335
Lungenkrankheit
    chronische, Frühgeborener 1701, 1703, 1710
    postasphyktische 1697
Lungenlappentorsion 1482
Lungenödem 331
    akutes 868, 872
    alveoläres 333, 335
    Frühgeborenes 1710
    fulminantes, posttraumatisches 1340
    hämorrhagisches, Neugeborenes 1702
    interstitielles 333, 334
    kardiogenes 333, 475, 476, 491, 901
    nach Subarachnoidalblutung 1436
    neurogenes 819, 1288, 1420, 1440
    postoperatives 1498
    Präeklampsie 1626
    Quantifizierung 279
    Therapie 874
    virales hämorrhagisches Fieber 141
Lungenperfusion
    Kranialisierung 333
    Liegendthorax 324
Lungenreifungsbehandlung 1607, 1702
Lungenresektion
    akutes Nierenversagen 1487
    postoperative Pneumonie 1481
    postoperatives ARDS 1485, 1486
    Rechtsherzversagen 1487
    Stumpfinsuffizienz 1484
Lungenruptur 347
Lungenschaden
    akuter 467, 1703
    beatmungsassoziierter 491, 493, 496, 1040
    Marker 1286
    Northway-Einteilung 1703
    second hit 492
    transfusionsassoziierter 654, 655
Lungensonografie 287, 379
    Stauungsnachweis 867, 868

Lungentransplantatdysfunktion 1577
Lungentransplantation 1575, 1576
    immunsuppressive Therapie 1578
    Indikation 1575
    intestinale Komplikation 1577
    minimalinvasive 1576
    unilaterale 1576
Lungentumorresektion 1472
Lungenüberdehnung, beatmungsassoziierte 491, 497
Lungenunreife 1701
Lungenunterstützungsverfahren, extrakorporales 714, 715
Lungenversagen
    akutes siehe akutes Lungenversagen
    fulminantes 1651
    posttraumatisches 1344, 1345
    traumaassoziiertes 1288
    ventilatorinduziertes 285
Lungenverschattung 331
    abgegrenzte, mit Spiegelbildung 338
    bogenförmige 338
    milchglasartige 335, 346
    schmetterlingsförmige 1653
Lungenvolumen 300
    endexspiratorisches 300
Lungenwasser, extravaskuläres 273, 279, 296
Lupus erythematodes 1651, 1652, 1726
Lupuskrise 1651, 1653
Lusitropie, positive 637
luzides Intervall 1314
Lymphadenektomie, mediastinale 1504
Lymphfistel, thorakale 1504
Lymphom 1561
Lysetest 648
Lysetherapie 775
Lyssavirus 139

# M
MACOCHA-Score 441
Macrogol 230
Maddrey-Score 1078
Magenanastomose 1499
Magenbeatmung 576
Magenchirurgie 1497
Magen-Darm-Passage 353
Magenentleerungsstörung 1142, 1503
Magenhochzug 1496
    Anastomosenstenose 1505
Mageninterponat 1496
Magenkarzinom 402
Magenlymphom 402
Magenperforation 1503
    traumatische 1364
Magenschlauch 1496
Magenschlauchnekrose 1502
Magenschlauchresektion 1502
Magenschleimhautschädigung, stressbedingte 698
Magensonde 1127
    bei Vergiftung 1681
    Fehllage 330
    Sahneapplikation 1505
Magenspülung 1681
Magenteilresektion, distale 1497
Magenvarizen 1093
Magenwandverletzung 1364
Magnesium 580
    Überdosierung 1626

Magnesiuminfusion 1053
Magnesiumsulfat 1051, 1625
Magnet-Resonanz-Angiografie 1005
Magnetresonanztomografie
    apallisches Syndrom 851
    Blutungsdarstellung 371
    Hirninfarktnachweis 774
    Hirntoddiagnostik 378
    Hydrozephalusnachweis 377
    Ischämienachweis 374
    kranielle 968
    kranielle, posttraumatische 373
    Perikardergussdiagnostik 884
    Schädel-Hirn-Trauma 1309
    Wirbelsäulenverletzung 815
    zerebrale 810
Makrolid 1036
    Schwangerschaft 1611
Makrozirkulationsstörung 1589
Malaria 142, 143, 144
malignes Neuroleptika-Syndrom 1674
Malignom, Hyperkalzämie 1660
Mallampati-Test 441
Malrotation 1729
Management, multimodales 678
Mangelernährung 610, 612, 613
    Diagnostik 611
    parenterale Ernährung 613
Mannit 391
Mannitol 1191
Mantelpneumothorax 519
MAP (arterieller Mitteldruck) 264, 730
Maraviroc 1265
Marburg-Virus 141
Marcumar 996, 1601
Maribavir 139
MARS (molecular adsorbents recirculatory system) 736, 737, 1069
MARS-Monitoring-Einheit 736
maschinelle Beatmung 468, 483, 1043
    Herzleistung 490
    Indikation 483, 484
    infektiöse Komplikation 492
    Nebenwirkung 490
    Organfunktion 491
    proinflammatorischer Stimulus 493
    Verfahrenswahl 494
Masken-Beatmung
    mit Sauerstoff, Tidalvolumen 576
    Neugeborenes 1694
Massenanfall, infektiologischer 80
Massenverschiebung, intrakranielle 765, 766
Massivblutung 663, 1598
Massivtransfusion 255, 663, 1312, 1598
Masterprogramm für Medical Education 167
Mastoiditis, intrakraniell fortgeleitete 376
Match-MELD-Score 1566
Maximaltherapie 14, 232
May-Thurner-Punkt 989
MCT-Diät 1504
MDRD-Formel 596, 1185
Mechanische Power 717, 718
Mediainfarkt, maligner 776
Mediastinaldrainage, Lagekontrolle 329
Mediastinalemphysem 343, 462, 528
    Barotrauma 1405
Mediastinalphlegmone 342

Mediastinitis 1500
Mediastinumverlagerung 342
Mediatoren, proinflammatorische 493
Medical Chart Review 246
Medical futility 8
Medical Outcomes Study Survey-Form 36-Fragebogen 180
Medical Research Council 192
Medikament. Siehe auch Pharmakon 83
    Bezug zur Porphyrie 1172
    extrarenale Eliminationsfraktion 600
    falsches 237
    Gesamtclearance 598
    hepatische Clearance 601
    Interaktionj 603, 604
    kardiovaskuläres 1451
    kreislaufwirksames 92
    lipophiles 601
    Natriumgehalt 1159
    Notfallkoffer 91
    porphyrieauslösendes 834
    renal eliminiertes 1189
    Schwangerschaft 1611
    Transportvorbereitung 92
    Überdosierung 604
Medikamentendosierung
    alte Patienten 602
    bei Nierenersatztherapie 597
    bei Niereninsuffizienz 597, 1190
    Säugling/Kleinkind 602
Medikamentenkonzentrationen im Blut 598
Medikamentenliste des Europäischen Porphyrienetzwerkes 1172
Medikamentenvernebler 1228, 1229
Medikamentenzufuhr
    orale 591
    Zugang 579
medizinische Ernährungstherapie 608
    Applikation 613
    elektrolytfreie 618
    enterale 613, 614
    hypokalorische 618
    Indikation 610
    Leber-spezifische 618
    Monitoring 614
    nach bariatrischer Operation 618
    parenterale 618
    supplementäre parenterale 618
    Technik 616
Megakolon, toxisches siehe toxisches Megakolon
Mehrfachverletzung 1438
Mehrschicht-Spiral-Computertomografie 1350
Mekoniumaspirationssyndrom 1714
Mekoniumileus 1729
Mekoniumobstruktion 1729
Mekoniumpfropfsyndrom 1729
Melatonin 801
MELD-Na-Score 1565, 1566
MELD-Score (Model of end-stage liver disease-Score) 1072, 1074, 1565
Melperon 796
Membranoxygenation, extrakorporale siehe ECMO
Meningismus 760, 805, 806
Meningismussyndrom, aseptisches, postoperatives 1431
Meningitis 797, 805
    aseptische 809, 1436
    bakterielle 806, 1430, 1436

    bakterielle, extrakranielle Komplikation 1431
    Meldepflicht 1430
    neonatale 1735
    postoperative 1429
    tuberkulöse 806
    virale 806, 809
Meningoenzephalitis 805
    bakterielle, CCT-Befund 1430
Meningokokken-Impfung 134
Meningokokkenmeningitis 808, 1431
Menschenrechte Sterbender 53, 54
mentale Funktion, Assessment 196
Mentorenprogramm 167
Meropenem 807, 1036, 1080, 1203
Meropenem/Vaborbactam 1029
Mesenterialarterienembolie 1002, 1003, 1009
Mesenterialarterienthrombose 1002, 1009
Mesenterialarterienverschluss 366, 999, 1526
mesenteriale Durchblutungsstörung 999
    Komorbidität 1001
Mesenterialischämie 366, 367, 1526
    akute 999, 1002
    Basistherapie 1006
    chronische 1000
    Diagnose 1003
    interventionelle Therapie 1007
    nach Herzchirurgie 1102
    nichtokklusive 1000, 1001
Mesenterialvenenthrombose 999, 1002, 1008, 1009
    Lysetherapie 1008
    Risikofaktor 1001
Mesenterialvenenverschluss 366
Messprinzip, viskoelastisches 646
Messsonde, intrazerebrale 308
metabolische Entgleisung 1537
metabolische Störung 761, 762, 764
    HIrnparenchymveränderung 765
Metabolismus-Monitoring, zerebrales 315
Metallgitterstent, vollummantelter 1094
Metanephrinplasmaspiegel 1154, 1164
Metformin 1141
Methämoglobinbildner 1378
Methicillin-resistenter Staphylococcus aureus 68, 77, 808
    Eradikation 78
    Kolonisationsort 78
    Pneumonie 1020
    Screening 78
Methicillin-sensibler Staphylococcus aureus 68, 808
    PVL-positiver 78
Methodenfreiheit des Arztes 19
Methodenkompetenz 52, 53
Methotrexat 1654
Methotrexat-Pneumonitis 1654
Methylenblau 639, 1452
Methylnaltrexon 1102
Methylprednisolon 1667
    Extubation 446
    hochdosiertes 821
    Rückenmarkverletzung 1439
Methylxanthin 1053
Metoclopramid 230, 1101, 1508
Metoprolol 913, 971, 972, 1150, 1155, 1417
Metronidazol 807, 811, 1107, 1115
    Schwangerschaft 1612
Midazolam 790, 791, 792
Midline-Katheter 1219

Mikroangiopathie, thrombotische siehe thrombotische Mikroangiopathie
Mikroaspiration 1022
Mikroatelektasen 336
Mikrobiom 1022
Mikrodialyse 314
   bettseitige 314
   zerebrale 314
Mikrokolon 1729
Mikronährstoffbedarf 620
Mikronährstoffzufuhr 617, 621
Mikrozirkulation 875, 1248
Mikrozirkulationsstörung 1589
   sepsisassoziierte 1248
Milchglas-Infiltrat, bipulmonales, seitensymmetrisches 332
Milrinon 637, 871, 873, 1451
Milzabszess 359
Milzabzess 955
Milzhämatom 358
   subkapsuläres 1357
Milzruptur 1351
   zweizeitige 358
Milzsonografie 358
Milzverletzung
   Kindesalter 1358
   Polytrauma 1296
   Schweregradeinteilung 1357
   stumpfes Trauma 1353
Milzverlust 1359
Minderdurchblutung
   globale 1450
   mesenteriale 1731
   zerebrale 307
Mineralokortikoidgabe 1154
Mini-Redon-Drainage 532
Minithorakotomie 523, 1472
Minitracheotomie, prophylaktische 1480
MINOCA (Myokardinfarkt mit nicht obstruierter Koronararterie) 899
Miosis 760
Mitarbeit
   integrierte 33
   psychologische 33
Mitralklappeninsuffizienz 924
   traumatische 1340
Mitralklappenvegetation 952
Mitteldruck
   arterieller 264, 871, 1416
   arterieller, LVAD 730
   pulmonalvenöser 333
Mittelgesichtsabrissfraktur, transversale 1325
Mittelgesichtsaussprengung, pyramidenförmige 1328
Mittelgesichtsfraktur 1324, 1326
   laterale 1327
   Osteosynthese 1329, 1331
   Sofortversorgung 1329
Mittelgesichtstrümmerfraktur 1329
Mittelgesichtsverletzung 1295
Mittelhirnschädigung 765
Mittelhirnsyndrom 214
Mittellinieneingriff 1429
Mobilisation 821
   Delirprophylaxe 703
   nach Myokardinfarkt 917
   neurodynamische 204
Model of end-stage liver disease-Score 1565
MOF (Multiple Organ Failure), Score 99

molecular adsorbents recirculatory system siehe MARS
Monaldi-Position 520
Monitoring 275
   Bluttransfusion 1599
   Eklampsie 1626
   Frühmobilisation 206
   hämodynamisches 263, 275, 875, 1447, 1627
   hämodynamisches, erweitertes 265, 1474
   infektiologisches 1556
   makrohämodynamisches 1592
   Patientendatenmanagementsystem 119
   Präeklampsie 1626
   respiratorisches 263, 284, 286
   zerebrales 308, 1417
Monotherapie, antimikrobielle 1206
Monroe-Kellie-Doktrin 385, 1307, 1416
Morbiditätskonferenz 246
Morbus Addison 1151
Morbus Basedow, Schwangerschaft 1162
Morbus Wilson 1070
Morphin 471, 593, 905
   akute Pankreatitis 1127
   Asthmaanfall 1054
   beim Neugeborenen 1740, 1741
Morphininfusion 1740
Mortalitätskonferenz 246
Mortalitätsrate, standardisierte 105, 117
Motorspiralenteroskopie 406
Moxifloxacin 1036, 1115
MRE siehe multiresistenter Erreger
MRSA siehe Methicillin-resistenter Staphylococcus aureus
MSSA siehe Methicillin-sensibler Staphylococcus aureus
mTOR-Inhibitor 1549, 1552, 1553
   Wirkung 1554
Multidetektor-Computertomografie, kontrastmittelgestützte 1004
Multidetektor-CT-Pulmonalisangiografie 980
Multi-Elektroden-Aggregometrie 647
Multiorgandysfunktion 838
Multiorgandysfunktionssyndrom 1289
   prolongiertes 1285
Multiorganminderperfusion 1622
Multiorganversagen 869
   Pathophysiologie 1293
   Polytrauma 1284, 1285
   Risikofaktor 1286
   Therapie 1293
Multiplate 647
multiple breath nitrogen washout 301
multiresistenter Erreger 77, 78, 1079
   Antibiotikaresistenz 78
   Bauchrauminfektion 1113
   gramnegativer 78, 1203
   grampositiver 1203
   hausinterner Status 79
   Hygienemaßnahme 77
   nach Organtransplantation 1557
   Pneumonie 1023
   Selektion 1022
Multislice Angio-CT, mesenteriale Ischämie 1005
Multisystemerkrankung 835
Mundhygiene 213
Mund-Nasen-Maske 1056
Mund-zu-Mund-Beatmung 576
Mund-zu-Nase-Beatmung 576
Muromonab-CD3 1554
Murphy-Zeichen 357

Muskelaktivierung 855
Muskelaktivität, Zytokinmodulation 204
Muskelbiopsie 838
Muskeleigenreflex 192
Muskelerschöpfung, inspiratorische 500
Muskelrelaxans 838, 1537
    nichtdepolarisierendes 840
Muskelschwäche 831, 834
    fluktuierende, belastungsabhängige 836
    proximale 837
Muskeltonussteigerung 214
Musterhygieneplan 66
Musterweiterbildungsordnung 166
Mutismus, akinetischer 764, 850
Myasthenia gravis 835
    medikamentenbedingte Exazerbation 836
    therapierefraktäre 837
Mycobacterium tuberculosis 130, 131
Mycophenolat mofetil 1549, 1553
Mydriasis 760
    bilaterale 389
Mydriatikum 1437
Myelinolyse, pontine 797, 1172, 1567
Myelitis 378
Myelomalazie, ischämische 378
Myelomniere 1189
Myelonprotektion 530
Myocardial stunning 1449
Myoglobin 995
Myoglobinämie, posttraumatische 1289
Myoglobinurie 1379
Myokardinfarkt 869, 1462
    Behandlungskosten 917
    Definition 897
    Diagnose 898
    hämodynamischer Zustand 916
    Intensivüberwachung 915
    Labordiagnostik 903
    Laborparameter 916
    Lebensstiländerung 918
    Letalität 899
    Lokalisation 902
    Lysetherapie 911
    mit nicht obstruierter Koronararterie 899
    nach Herzoperation 1462
    Rechtsherzbeteiligung 907
    rechtsventrikulärer 902, 916
    Rehabilitation 917
    reperfundierende Maßnahme 903, 907
    Sinusbradykardie 933
    Thoraxtrauma 1339
    tödlicher 897
Myokardinsuffizienz, transiente 564
Myokardischämie, akute 896
Myokardkontraktilität 636
Myokardmarker, enzymatische 1462
Myokardperforation 330
Myokardruptur 922
Myokardschädigung, chronische 898
Myoklonien, epileptische 760
Myonekrose, anaerobe siehe Gasbrand 1278
Myopathie
    nekrotisierende 840
    primäre 838
my-Opioidrezeptor-Antagonist 1102, 1508
Myosinverlust 840
Myxödemkoma 1150

**N**
N-Acetylcystein 1067, 1068
Nachblutung 1462
Nachdepolarisation 930
Nachfolge-Effekt 63
Nachlast, rechtsventrikuläre 1453
Nachlastsenkung 872
Nachsorge, psychologische 29
Nackensteifigkeit 780, 806
Nadroparin 989
Nahinfrarotspektroskopie 309, 312
    zerebrale 277, 278
Nährlösung
    enterale 615
    immunmodulierende 617
Nahrungskarenz 1125
Nahrungsmittelbotulismus 838
Naloxegol 1102
Naloxon 231, 1508, 1695
Narkosetiefenindex 684
Narkotikasyndrom 1674
Nasen-CPAP, Frühgeborenes 1701, 1711
Nasenmaske 470, 471, 497, 1056
Nasenskelettfraktur 1326
Natriumbikarbonat 423, 581
    beim Neugeborenen 1695
Natriumchloridlösung
    hyperosmolare 1172
    hypertone 392, 1158, 1312
    kalte 296
Natriumgehalt von Infusionslösungen 1159
Natriumkonzentration im Serum 1565, 1566
Natriumpicosulphat 230
Natriumzufuhr beim Neugeborenen 1738
Natriurese 1155
NAVA (neuronal gesteuerte Beatmung) 489
N-Butylscopolamin 229
NearInfraread Spectroscopy 1530
Near-miss-Ereignis 245
Nebendiagnose 123
Nebenmilz 358
Nebennierenrindeninsuffizienz
    primäre 1151
    relative 1164
    Schwangerschaft 1163
    sekundäre 1153
Nebenschilddrüsenadenom 1162
Negativdruckbeatmung 468
Nekrolyse, toxisch-epidermale 1380
Nekrosektomie 1386
    Endosonografie-gesteuerte 409
    laparoskopisch assistierte 1129
    transduodenale endoskopische 1130
    transgastrische 1130
nekrotisierende Fasziitis 1272, 1273, 1276, 1277
    Antibiotikatherapie 1080, 1275
    Debridement 1276
    Keimgewinnung 1274
nekrotisierende Pankreatitis 409, 1114
    Antibiotikatherapie 1116
    Operationsindikation 1129
Nelaton-Katheter 567
Neostigmin bei Ileus 1101, 1102
Neostigminperfusor 837, 1508
Nephritis 360, 364
    tubulointerstitielle, akute 1186, 1189
Nephropathie 797

Nephrostomie, perkutane 536
nephrotoxische Substanz 1183
Nephrotoxizität, Calcineurininhibitor-assoziierte 1562, 1563
Nervdurchtrennung 1325
Nervus
    laryngeus recurrens inferior 1495, 1496
    oculomotorius 312
Nervus-facialis-Verletzung 1324
Nervus-infraorbitalis-Traumatisierung 1327
Nettojahresarbeitszeit 150
Netzwerk, kardiorespiratorisches 1419
Neue Untersuchungs- und Behandlungsmethoden 124
Neugeborenenkrämpfe 1732, 1733
Neugeborenenreanimation 1690, 1691, 1695
Neugeborenensepsis 1733, 1734
Neugeborenenversorgung 1694
Neuner-Regel 1372, 1373
neurally adjusted ventilatory assist 489
Neuraminidasehemmer 135, 1036
neurochirurgischer Patient, Überwachung 1427
Neurografie 839
Neuroleptika 686, 702, 796
neurologische Symptome
    Dekompressionskrankheit 1405
    nach Herztransplantation 1574
neurologischer Patient 214
neurologisches Defizit 793
    akut fokales 1434
    Guillain-Barré-Syndrom 832
    ischämisches, verzögertes 782, 1434, 1435
    nach Herzoperation 1465
Neuromonitoring 308
    Karotischirurgie 1530
    lokales, intermittierendes 315
    multimodales 311
    Schädel-Hirn-Trauma 1312
neuromuskuläre Erkrankung 476, 829, 833
    generalisierte 763
    Intubation 833
neuromuskuläre Symptome 1160
Neuropathie 830
    autonome 1142
    axonale, motorische, akute 830
    axonale, motorische, periphere 1169, 1170
    axonale, motorische und sensorische, akute 830
    sensorische, periphere 1142
Neuroprotektion 584, 821, 1425
neuroprotektive Substanz 1313
Neuroradiologie 367
neuroregenerative Therapie 822
Neurorehabilitation 195, 214
Neurostatus 814
Neurotoxizität, immuntherapiebedingte 1668, 1669
Neutropenie, Pneumonie 1033
neutrophil gelatinase associated Lipocalin 1185
Nevirapin 1265
Nexobrid 1386
Nichteinwilligungsfähigkeit 232, 233
Nichtfacharzt 20
nichtinvasive Beatmung 467, 468, 497, 1055, 1225
    Abbruchkriterien 474
    Asthma bronchiale 1056
    außerklinische 514
    COPD-Exazerbation 1056
    Erfolgsprädiktoren 499

    Ernährung 614
    exspiratorischer Druck 476
    Herzinsuffizienz 872
    Indikation 472, 498
    inspiratorischer Druck 476
    Intubationsvermeidung 499
    Kontraindikation 468, 1057
    mit extrakorporaler Kohlendioxidauswaschung 479
    Monitoring 473
    Nachteil 469
    Non-Responder 1056
    periinterventionelle 476
    perioperative 476
    Postextubationsphase 477, 1058
    postoperative 1478
    prophylaktische 1480
    S3-Leitlinie 472, 1056
    Versagerquote 474
    vor Intubation 475
    vor Lungentransplantation 1576
    Voraussetzung 472, 498
    Vorteil 469
    Weaning 499, 508, 1057
nichtokklusive mesenteriale Ischämie 1000, 1009
    Angiografie 1004, 1005, 1007
    Risikofaktor 1001
Nicht-Opioidanalgetikum 680
Nicht-ST-Hebungsinfarkt 896, 899
    Antiplättchen-Therapie 911
    Bivalirudintherapie-Ergebnis 912
    Blutungsrisikobeeinflussung 914
    EKG 902
    Entscheidungsalgorithmus 915
    Heparintherapie-Ergebnis 912
    Risikostratifizierung 905
    Therapie 912
Niedrigdrucktamponade, perikardiale 881
Niedrigflusssyndrom, systemisches 1001
Nierenabszess 360
Nierenarterienrekonstruktion 1526
Nierenarterienstenose 1184
Nierenarterienverletzung 1363
Nierenarterienverschluss 997
Nierendurchblutung, verminderte 1182
Nierenechogenität, verminderte 360
Nierenersatztherapie 255, 743
    Antikoagulation 672, 750
    Beginn 1191
    Hybridverfahren 748
    Indikation 749
    kontinuierliche 746, 747
    Medikamentendosierung 597, 599
    Proteinzufuhr 613
Nierenfunktion 596
    Antiinfektivumwahl 1207
    Brandverletzungauswirkung 1376
    hämorrhagischer Schock 1590
    maschinelle Beatmung 491
    zentralvenöser Druck 268
Nierenfunktionsstörung
    akutes Leberversagen 1076
    permanente 181
    postoperative 1464
Nierengefäßverschluss 360, 1526
Nierenhämatom 368
Niereninfarkt 1186

Niereninsuffizienz 920, 1188
  akute 1076
  chronische, Blutdruckentgleisung 971
  Medikamentendosierung 597, 599
  terminale 1561
  Thomboseprophylaxe 697
  Thrombozytenfunktionsstörung 657
Nieren-Pankreas-Transplantat, Abstoßung 1564
Nieren-Pankreas-Transplantation, kombinierte 1563, 1564
Nierenrindenechogenität, erhöhte 359
Nierenruptur 1351
Nierenschädigung
  bei Lebererkrankung 1566
  Goodpasture-Syndrom 1651
Nierensonografie 359, 1185
  posttraumatische 360
  Transplantationsdiagnostik 360
Nierenstein 365
Nierentransplantatabstoßung 1563
Nierentransplantatdysfunktion, frühe 1562
Nierentransplantation 1561
  Monitoring 1562
  primäre Oligurie 1562
Nierenverletzung 1362, 1363
Nierenversagen
  fulminantes 1651
  nach Herzoperation 1463
  nach Herztransplantation 1575
  Polytrauma 1289
  Risikofaktor 1464
Nifedipin 971, 973, 1625
Nimodipin 782
Nitrat 870, 906, 913, 972
Nitrendipin 973
Nitritteststreifen 1231
Nitroglyzerin siehe Glyceroltrinitrat
Nitroprussid 870
Nitroprussid-Natrium 974
No-blame-Kultur 242
NOMI siehe nichtokklusive mesenteriale Ischämie
Non-Hodgkin-Lymphom 1268
Noradrenalin 393, 631, 634, 871, 874, 982, 1451
  bei anaphylaktischer Reaktion 1642
  bei hämorrhagischem Schock 1596
  Indikation 634
Normalgewicht, vorhergesagtes 601
Normalpflegestation, thoraxchirurgische 1474
Normetanephrinplasmaspiegel 1154
Normovolämie 663
Northway-Klassifikation, Lungenschaden 1703
nosokomiale Infektion 60, 492
  Big-5 60
  Definition 1215
  Hauptursache 60, 61
  Prävention 66, 68, 492
  Punktprävalenz 61
  Surveillance 67, 1216
  Überträger 67
  Vermeidung 60, 542, 1217
  zu erfassende 67
nosokomiale Pneumonie 331, 492, 692, 807, 1014, 1021
  Differenzialdiagnose 1024
  Erreger 1023
  Genese 70, 1021, 1022
  Leitlinie 1030

Letalität 1026
resistenter Erreger 1029
Risikofaktor 1023
Notfall
  hypertensiver siehe hypertensiver Notfall
  infektiologischer 1653
  mutmaßlicher Patientenwille 7
  neurologischer 789
  onkologischer 1659
  Pneumonie 1015
  Porphyriediagnostik 1173
  rheumatologischer 1647
  schwangerschaftsassoziierter 1621
  zerebrovaskulärer siehe zerebrovaskulärer Notfall
Notfallechokardiografie 583
Notfallendoskopie 398
Notfalllaparotomie 1353, 1354, 1358, 1359
Notfalloperation, abdominelle 1354
Notfallpatient, Transport 95
Notfallpflege 51
Notfalltasche 91
Notfallthorakotomie 1296, 1339, 1340
NRS (numerische Rating Skala) 678
N-terminal pro B-type natriuretic peptide 866, 903
NUB (Neue Untersuchungs- und Behandlungsmethoden) 124
Nuklearmedizin 379
nuklearmedizinische Diagnostik 321
Nukleinsäureamplifikation 130
Nukleosid 1265
Nukleosidanaloga 1069
Nukleotidanaloga 1069, 1265
Nulllinien-EEG 768
Nursing Delirium Screening Scale 685
Nutritional Risk Screening 207

O
Oberflächendesinfektion 81
Oberflächenreinigung 81
Oberkörperhochlagerung 70, 695, 853, 854, 870, 905, 1424
Obstipation 230
  Prophylaxe 230
Obstruktion, intestinale, neonatale 1728
Obstruktionsaatelektase 338
obstruktive Ventilationsstörung 496, 497
Octreotid 1094, 1509
Ocular bobbing 760
Ocular dipping 760
Ödem
  Brandverletzung 1375
  generalisiertes, fetales 1724
Ogilvie-Syndrom 1099
Okklusionsdruck
  Atemweg 299
  pulmonalarterieller siehe pulmonalarterieller Okklusionsdruck
Okklusionsmethode, Auto-PEEP-Messung 298
Okklusivhydrozephalus 783
Ökonomie 120
Omeprazol 399
Omphalozele 1730
Ondansetron 231
On-demand-Relaparotomie 1118
Operabilität, funktionelle 1472
Operation
  bei chronischer Lebererkrankung 1082
  intrakranielle 1427
  Timing bei Polytrauma 1290

Operationstechnik, fissurlose 1483
Opiatderivat 1612
Opioid 1425
    Dyspnoebehandlung 228
    Herzinsuffizienz 871
    Neugeborenes 1740
    Obstipationsprophylaxe 230
    Schmerztherapie 229
Opioidanalgetikum 680, 1695
Opioidantagonist 231
Opioidsyndrom 1674
opportunistische Erkrankung 1263
optimale medikamentöse Therapie 724
orales Antikoagulans 696
    direktes 403, 432, 668, 669, 988, 1458
    neues 1601, 1616
Orbitafraktur 1330
Orciprenalin 817
Organ, allogenes, Reperfusion 1548
Organ Failure score system 1073
Organ Injury Scale 1357
Organdysfunktion
    erhöhter intraabdomineller Druck 1351
    Polytrauma 1285
    Subarachnoidalblutung 1436
    thrombotische Mikroangiopathie 1661
Organempfänger, hochimmunisierter 1574
Organisationsverschulden 20
Organprotektion 1541, 1542
Organspende
    Kontraindikation 1540
    Umsetzung des Patientenwillens 1541
Organspender 1541
    CMV-seronegativer 1558
    Infektionsdiagnostik 1556
    Konditionierung 1541
Organspendewunsch 1540
Organsspendetauglichkeit 1540
Organtransplantation 1546
    antiinfektive Prophylaxe 1557
    antiinfektive Therapie 1560
    Immunreaktion 1548
    Impfstatus 1560
    Infektion 1262
    Infektionserreger 1556, 1557
    Infektionsrisiko 1556
    Kontraindikation 1547
    Langzeitfolgenminimierung 1550
    Pneumonie 1032, 1033
    Schutz vor SARS-CoV-2-Infektion 1559
Organverletzung
    parenchymatöse 1350, 1357
    Polytrauma 1289
Organversagen
    hämolytisch-urämisches Syndrom 132
    nosokomiale Peritonitis 1119
    posttraumatisches 1286, 1301
    Score 99, 100
Orientierung
    fördernde Maßnahme 687
    Hilfe 703
    zeitliche 32
Orthopnoe 868
Oseltamivir 135, 136, 1036
Osmodiuretikum 391
Osmoregulation 1422

Osmotherapie 773, 1417
osmotischen Lücke 1678
Ösophagektomie 1495
    offene transthorakale 1495
    postoperatives Monitoring 1498
    thorakoskopische 1497
Ösophagogastroduodenoskopie 397, 399, 1090, 1094
Ösophagogastroskopie bei Vergiftung 1681
Ösophagoplastik 1495
Ösophagusatresie 1727
Ösophaguschirurgie 1434
    Anastomoseninsuffizienz 1500
    Komplikation 1500
    Langzeitbeatmung 1506
    postoperatives Monitoring 1498
    Überwachungsparameter 1400
Ösophagusdoppler 270
Ösophagusdopplersonde 275
Ösophagusdruck 297, 299
Ösophaguskarzinom 1494, 1495, 1500
Ösophagusperforation 330
Ösophagusrekonstruktion, Anastomosenstenose 1505
Ösophagusruptur 907
Ösophagus-Temperaturmesssystem 1397
Ösophagusvarizen 401, 1093
Ösophagusvarizenblutung 660, 1081
Ösophagusverletzung 342, 1338
Östrogenmangel 876
Oszillation, endobronchiale 1480
Outcome
    chirurgischer Risikopatienten 277
    funktionelles 194
Outcomeevaluation, Score 103
Out-of-plane-Technik 551, 552
Overpacing 937
Over-the-scope-clip 1091, 1092
Oxaliplatin 1666
Oxandrolon 1392
Oxcarbazepin 792
Oxygenierung 869, 1712
    arterielle, hochnormale, kontrollierte 1567
    hyperbare 1275
    zerebrale, Monitoring 308
Oxygenierungsindex 291
Oxygenierungsstörung 93, 1476
Oxymetrie
    jugularvenöse 308
    zerebrale 277
Oxymetriekatheter, zentralvenöser 276
Oxytocin 1630


## P
P2Y-12-Rezeptorhemmer 647, 658, 908, 996
Paceport-Pulmonalarterienkatheter 268
packed cell volume 271
Packing, thorakales 1343
PACS (digitales Bildarchivierungssystem) 319, 322
Palliativdienst 227
Palliativmedizin 225, 408
    Behandlungsangebot 227
    Entwicklung 225, 227
    Kommunikation 228
    WHO-Definition 227
    Ziel 226

Palliativpflege 226
Palliativtherapie 10
    optimierte 4
Palpitationen 868, 938, 945
Pancuronium 838
Pandemiezeit, Patient Blood Management 258
Panhypopituitarismus 1163
Panikattacke 800
Pankolitis 403
Pankreasabszess 1130
Pankreaschirurgie 1506
    Blutungskontrolle 1507
    Gefäßrekonstruktion 1508
Pankreaskarzinom 1506, 1507
Pankreasnekrose 364
    infizierte 1127, 1130
    Pilzbesiedelung 1128
Pankreasneoplasie, intraduktal papillär muzinöse 1506
Pankreaspseudozyste 364
Pankreaspunktion, Endosonografie-gesteuerte 409
Pankreasresektion 534
Pankreassonografie 359
Pankreastransplantation 1563, 1564
Pankreasverletzung 359, 1361
    Komplikation 1362
    Schweregradeinteilung 1362
    übersehene 1361
Pankreatektomie, distale, elektive 534
Pankreatitis 359, 364, 1121
    akute siehe akute Pankreatitis
    biliäre 409, 1128, 1129
    chronische 1506, 1507
    nekrotisierende siehe nekrotisierende Pankreatitis
    querschnittbedingte 820
Pankreatoduodenektomie, partielle 1507
Pankreatojejunostomie 1507
    Insuffizienz 1509
Panton-Valentine-Leukocinidase-bildende MRSA 78
Pantoprazol 399
PAOP siehe pulmonalarterieller Okklusionsdruck
Papaverin 1007, 1008
Papillarmuskelabriss 922
Papillotomie, endoskopische 1128
Paracetamol 1612
Paradigmenwechsel 226
Paragangliom 1154
Paralyse
    gastrale 616
    intestinale 616
    schlaffe, akute 830
Paraparese 378
Paraplegie 814
Parästhesie, distale 831
parasympathische Störung 837
Parathormon-related Peptid 1660
Paravertebralblockade 1481
Parazentese 1081
    diagnostische 1080
Parenchymdruckmessung, zerebrale 388
Parenchymsonde, zerebrale 529
Parese 215
    schlaffe 832
    schlaffe, akute 831
Partizipation
    Assessment 196
    Therapieziel 199

Passive Leg Rasing 257
Passy-Muir-Ventil 208, 209
pathogen associated molecular patterns 1284
Patient, nicht einwilligungsfähiger 232
Patient Blood Management 253
    Pandemiezeit 258
Patient-Beatmungsgerät-Synchronisation 502
Patientenbetroffenheit, ganzheitliche 56
Patientendatenmanagementsystem 118, 153
    Funktion 119
    Kosten 119
    Norm 119
Patientenmonitoring 287, 288
Patientenrechte-Gesetz 18, 20, 22, 802
Patientensicherheit 120, 238, 239
Patiententagebuch 184
Patientenübergabe 154
Patientenverfügung 5, 7, 231, 232, 233, 802
Patientenverfügungsgesetz 18, 232
Patientenverweildauer 125
Patientenwille 6, 7, 8, 26, 226, 231
    Heimbeatmung 515
    mutmaßlicher 7, 802
    Umsetzung 1541
Patient-Ventilator-Desynchronisation 486
PCI siehe Koronarintervention, perkutane
PCR
    Pneumonieerregernachweis 1018
    Tuberkulosediagnostik 130
    Zytomegalovirusnachweis 138
PDMS siehe Patientendatenmanagementsystem 118
PEEP (Positive End-Expiratory Pressure) 203, 208, 297, 487, 494, 1424, 1477
    Auto-PEEP 298
    Einstellung 495
    Einstellung bei ARDS 1044
    Einstellung mittels Atemwegsverschlussdruck 299
    Einstellung mittels Druck-Volumen-Kurve 295
    Einstellung mittels Ösophagusdruck 297
    externer 497
    intrinsischer 292, 298, 497, 498
PEEP-Titrierung 495
Peer Support 250
Peer-Review-Verfahren 55, 117
    Qualitätsindikator 55
PEG-Sonde 476
Penaz-Prinzip 264, 265
Penetrationsschweregrad 196, 198
penetrierende Abdominalverletzung 1348, 1349, 1354
    Damage-Control-Konzept 1291
    Laparoskopie 1352, 1354
Penicillin 960, 1036
    Schwangerschaft 1611
    Thrombozytenfunktionsstörung 658
Penicillin G 808, 811
Penicillinallergie 958, 960
Penrose-Drainage 532, 533
Pentamidin 1036, 1267
Pentasaccharid 989
Penumbra 310, 1417, 1418
Penumbrakonzept 774
Penumonektomie
    Herzrhythmusstörung 1488
    postoperatives ARDS 1486
    Stumpfinsuffizienz 1484
PEPTIC trial 1092

Peptid, natriuretisches 866
Peramivir 135, 136
Perchlorat 1150
PercuTwist-Schraube 460
Perforation, intubationsbedingte 445, 447
Perfusions-CT
    Hirninfarktnachweis 776
    zerebrales 374
Perfusionsdruck
    koronarer 575
    zerebraler siehe zerebraler Perfusionsdruck
Perfusionsszintigrafie 379
    Hirntoddiagnostik 1539
Pericarditis constrictiva 526
Periduralanalgesie, thorakale 1127, 1338
Periinfarktkomplikation 921
Perikarddrainage 526, 884
    CT-geführte Einlage 887
    Lagekontrolle 329
Perikardektomie 888
Perikarderguss 525, 877
    assoziierte Erkrankung 885
    Ätiologie 878
    Basisdiagnostik 881
    CT-geführte Punktion 887
    Differenzialdiagnose 882
    Diuretikatherapie 880
    Echokardiografie 882, 925
    hämorrhagischer 526, 527
    MRT-gesteuerte Punktion 887
    Patientenmanagement 885
    Polytrauma 1350
    Therapie 884
Perikardergussentlastung 886
Perikardfensterung 527, 887
Perikardflüssigkeit 886, 887
    Untersuchung 888
perikardiales Syndrom 877
Perikardioskopie 887
Perikardiotomie 343, 1340
Perikardiozentese 526, 582, 884, 886, 887, 1340
    echokardiografisch kontrollierte 527
    fluoroskopisch geführte 886
    Komplikation 887
    Kontraindikation 527
    perkutane 527
    ultraschallgeführte 886
Perikarditis 877
    akute respiratorische Insuffizienz 879
    eitrige 884
    nach Myokardinfarkt 924
    rezidivierende kortikosteroidabhängige 885
Perikardkonstriktion 879
Perikardtamponade 526, 555, 582, 878, 879, 886
    chirurgische Versorgung 886
    Damage Control 1342
    nach Thorakotomie 1344
    nach Thoraxtrauma 1340
Perinatalzentrum 1606, 1699
periphere arterielle Verschlusskrankheit 1527
    Leitlinie 1528
Peritonealdialyse 1193
    ambulante, chronische 351
Peritonealdialysekatheter 1193
Peritoneallavage, diagnostische 1352
Peritonismus 1509

Peritonitis 1008, 1109
    ambulant erworbene 1113, 1115
    antimikrobielle Therapie 1113
    Bildgebung 1111
    Diagnostik 1111
    Drainagenanlage 1117
    Erregerspektrum 1112, 1115
    Fokussanierung 1112, 1116, 1117
    Initialtherapie 1115
    interventionelle Therapie 1116
    Klassifizierung 1110
    kotige 1517, 1518
    nosokomiale 1113, 1115
    postoperative 1109, 1113
    sekundäre Organfunktionsstörung 1111, 1112
    spontan-bakterielle 1080, 1189
    Sterberisiko 1119
    Therapie 1112, 1114
perkutane Tracheotomie 451, 454
    Beatmung 456
    Indikation 452
    Infektionsrisiko 455
    Komplikation 462
    Kontraindikation 453
    nach Frova/Quintel 460
    Punktionsort 456
    Tracheaidentifikation 455
Permapanel 792
Permeabilitätsindex, pulmonalvaskulärer 279
Personalausfallzeit 149, 150
Personalbedarf 148
    Anhaltszahl 149
    Arbeitsplatzmethode 149
    Leistungszahl 150
Personaleinsatzplanung 54
Personalentwicklung 55
    Anleitungsprozess 56
Personalkalkulation, G-DRG-Finanzierung 150
Personalkosten 121, 125
Personalschutz 65
Personaluntergrenze 45
Personaluntergrenzenverordnung 151
Persönlichkeitsveränderung 809
Pflege. *Siehe auch* Intensivpflege
    Akademisierung 40, 45
    Fortbildung 39
    ICN-Definition 49
    Score 99
    therapeutisch-aktivierende 853
    Weiterbildung 39, 40
Pflegebudget 123
Pflegeintensität, Score 194
Pflegekraft
    akademisch auszubildende 40, 45
    kurzfristiege Übertragung ärztlicher Tätigkeit 42
    Übernahme ärztlicher Tätigkeit 51
    Übertragung ärztlicher Tätigkeit 41
Pflege-Patienten-Zahlenverhältnis 151
Pflegepersonalkosten 123
Pflegepersonalqualifikationsmix 123
Pflegepersonal-Stärkungsgesetz 123
Pflegepersonaluntergrenze 123, 149
Pflegetechnik, hygienisch adäquate 61
Pflegevisite 55
Pfortaderthrombose nach Lebertransplantation 1569
Pfortaderthrombus 356

Phagenyx®-Stimulation 211, 212
Phäochromozytom 1154
    Schwangerschaft 1163
Phäochromozytomkrise 970, 1154, 1155
Pharmakasynergismus 591
Pharmakodynamik 589
Pharmakokinetik 591, 594
    Kind 602, 603
Pharmakon. *Siehe auch* Medikament
    Affinität 590
    ANV-Induktion 1184
    Dosis-Wirkungs-Beziehung 590
    effektive Dosis 590
    Gewöhnung 591
    Halbwertszeit 595
    Intrinsische Aktivität 590
    an Ionenkanal angreifendes 590
    Konzentration am Wirkort 594
    Konzentrations-Zeit-Kurve 592
    letaler Effekt 591
    Maximaleffekt 590
    Plasmakonzentration 592
    Proteinbindung 592, 601
    renale Ausscheidung 595
    Resorption 591
    submaximaler Effekt 590
    Verteilungsraum 592, 601
    Wirkdauer 595
Pharmakonelimination 593
    Einflussfaktor 598
Pharmakonwirkung 589
    toxische 591
Phasenkontrastangiografie, venöse 375
Pheniramin 231
Phenobarbital 791, 792
Phenoxybenzamin 1154, 1155
Phenprocumon 996
Phenytoin-Infusionskonzentrat 791, 792
Phlebografie 990, 995
Phlegmasia
    alba dolens 994
    coerulea dolens 988, 994
Phlegmone, abdominelle 1516
Phosphat-Konzentration 612
Phosphatnephropathie, akute 1184
Phosphatpuffer 415
Phosphatsubstitution 621, 1138
Phosphodiesterasehemmer 1452, 1616
Phosphodiesterase-III-Inhibitor 636, 871
    Indikation 637
    molekulare Wirkung 634
Photochemotherapie 231
Photokoagulation, retinale 1706
Phototherapie 1725
pH-Wert 1599
pH-Wert-Verschiebung 414, 415
Physician Assistant 44
Physiotherapie 215, 855
    postoperative 1480
    präoperative 1480
    reaktivierende 917
    rekonditionierende 917
Phytopräparat 658
PiCCO-Monitoring 1475
PiCCO-System 876
PiCCO-Technologies®-System 273

Pierre-Robin-Sequenz 1721
Pigtail-Katheter 568
Pilzendokarditis 959
Pilzinfektion 811
    Brandverletzung 1390
    hepatische 355
    Immunsuppression 1556
    Peritonitis 1113
Pilzpneumonie 332, 333
Pilzsepsis 1128
Pilzvergiftung 1068
Pinch-off-Syndrom 554
Piperacillin 1190, 1203
Piperacillin/Tazobactam 1036, 1080, 1115
Plamodieninfektion 142
Plan-Do-Check-Act-Zyklus 168
Plaqueruptur 897, 898, 899
Plasma, lyophilisiertes 654
Plasmahalbwertszeit 595
Plasmapherese 133, 738, 740, 832, 835, 837, 838, 1070, 1194
    bei katastrophalem Antiphospholipidantikörpersyndrom 1650
    bei Zytokinfreisetzungssyndrom 1668
    Indikation 1195
Plasmaseparation 1194
    bei Intoxikation 1197
Plasmatausch, therapeutischer 1667
Plasmatransfusion 654, 660, 664, 667
Plasmavolumenberechnung 1194
PLASMIC Score 1665
PLASMIC-Score 133
Plasminogenaktivator 1529
Plasminogenaktivatorinhibitor 665
Plasmozytom 1161
Plastizität, neuronale 852
Plateaudruck 292
Plateaudruck-PEEP-Differenz 294
Platelet Function Analyzer 646, 647, 651
Platelet-Mapping 648, 651
Plattenatelektase 339
Plattenepithelkarzinom
    bei Immunsuppression 1561
    ösophageales 1495, 1505
Platzbauch 1518
Pleuradrainage
    CT-gesteuerte 347
    Fehllage 328
    Lagekontrolle 328
Pleuraempyem 338, 347, 521
    bei Thoraxdrainage 524
Pleuraerguss 337, 343, 345, 521, 868
    abgekapselter 347
    Differenzialdiagnose 882
    Dopplerechokardiografie 883
    Liegendthorax 324
    Neugeborenes 1720
    postoperativer 883, 1498
    rezidivierender 521
Pleurapunktion 522, 548
    sonografisch gesteuerte 523
Pleuritis 345
Pleurodese 1484
Pneumatosis intestinalis 352
Pneumatozephalus 1331, 1426, 1427
Pneumektomie 524
Pneumocystis-jirovecii-Infektion, hepatische 355

Pneumocystis-jirovecii-Pneumonie 346, 1031, 1202, 1261, 1266, 1653
    antimikrobielle Substanz 1036
    nach Organtransplantation 1559
    Therapie 1266, 1267
Pneumokokken-Impfung 134
Pneumokokkeninfektion 1019
Pneumokokkenmeningitis 808, 1431
Pneumomediastinum 325, 342
Pneumonie 61, 330, 467, 692, 1013
    alveoläre 331
    ambulant erworbene 331, 1013, 1015, 1016, 1201
    ambulant erworbene, Letalität 1018, 1019
    antibiotische Initialtherapie 1080
    antibiotische Therapie 70, 1035, 1036
    ARDS 337
    atypische 346, 1014
    beatmungsassoziierte siehe beatmungsassoziierte Pneumonie
    Device-assoziierte 69
    Diagnose 331, 1481
    Ernährungssondenfehllage 330
    Erreger 332
    HIV-assoziierte 1031
    Inhalationstrauma 1377
    Intensivtherapie 1017
    interstitielle 136, 331
    kalkulierte Antibiotikatherapie 1018
    Komorbidität 1016
    komplizierte 345
    leichtgradige 1015
    Leitlinie 1020
    Leitlinie-2021 1015
    mikrobiologische Diagnostik 1017
    mittelschwere 1015
    multiresistente Erreger 1023
    nach hämatopoetischer Stammzelltransplantation 1035
    nach Lungentransplantation 1577
    nach Organtransplantation 1032, 1033
    nach Ösophagektomie 1505
    nach Subarachnoidalblutung 1436
    nach Thoraxoperation 1479, 1481
    neonatale 1718
    Neutropenie 1033
    nosokomiale siehe nosokomiale Pneumonie
    postoperative, Risikofaktor 1481
    radiologische Diagnostik 1025
    Röntgenbefund 331
    schwere 1014, 1015
    Schweregradbestimmung 1015
    Therapieversagen 1020
    tubusassoziierte 492
    typische 1014
    unter Immunsuppression 1014, 1030
    Verlaufsbeurteilung 345
    Virusinfektion 1016
    Zytomegalovirusinfektion 137
Pneumonieprophylaxe 692, 855
    Maßnahmenbündel 693
Pneumonitis, radiogene 1505
Pneumoperikard 343
Pneumothorax 325, 340, 519
    Barotrauma 1405
    bei Vena-subclvia-Punktion 548
    bei ZVK-Anlage 554
    bilateraler 1717
    Liegendthorax 324
    Neugeborenes 1715

Polytrauma 1295, 1350
    Symptom 555
    Thoraxerletzung 1335, 1336
Pneumothorax-Entlastungsnadel 520
Point-of-care Pupillometrie 313
Point-of-care-Diagnostik 427
Point-of-care-Gerinnungsanalytik 427
Point-of-Care-Transfusionssteuerung 1312
Point-of-care-Ultraschall 581
Poisoning Severity Score 1675
Polyacrylnitrilmembran 744
Polymyositis 838
Polyneuropathie
    chronische 835
    inflammatorische, demyelinisierende, chronische 835
Polypharmazie 1208
Polyradikuloneuropathie, inflammatorische, demyelinisierende, akute 830
Polyradikulopathie 138
Polytrauma
    Abdominalverletzung 1348
    Abdominalverletzung, übersehene 1348
    anerkannte Therapieprinzipien 1301
    antiinfektiöse Therapie 1289
    Behandlung 1284
    Behandlungsphasen 1293, 1294
    Blutgerinnungsstörung 662
    Blutungdiagnostik 1290, 1296
    day 1 surgery 1290
    Definition 1283
    DIVI-Leitlinie 1287
    dringlicher Primäreingriff 1291
    dringlicher thorakaler Eingriff 1296
    Ernährung 1289
    Frühstabilisierung 1290
    Gerinnungstherapie 1288
    immunmodulierende Therapie 1300
    Immunstatus 1292
    metabolismusmodulierende Therapie 1300
    Operations-Timing 1290, 1292
    operatives Stufenkonzept 1290
    Organverletzung 1289
    Primärversorgung 1294
    S3-Leitline 1290, 1349
    S3-Leitlinie 1290, 1307, 1350
    Schädel-Hirn-Trauma 1289, 1294
    Therapie 1286
    Transfusionstherapie 1287
    Verletzungsmuster 1284
    Volumentherapie 1287
Polyzythämie, neonatale 1722
Porphyria variegata 1170
Porphyrie 1168
    akute 1168, 1169
    akute, hepatische 1169
    akute, intermittierende 1169, 1174
    auslösendes Medikament 834
    COVID-19 1175
    Enzymdefekt 1168
    hepatische, akute 834
    Impfung 1175
    Selbsthilfegruppe 1176
    toxische 1170
Porphyrieausweis 1174
Porphyrinausscheidung, erhöhte 1170
Porphyrinogen-Synthese, maximierte 1169

Port 1219
porto-pulmonale Hypertonie 1566
Portsystem, implantiertes 545
Positionseffekt, serieller 154
Positivdruckbeatmung 468, 469, 475
Positive End-Expiratory Pressure siehe PEEP
Positronen-Emissions-Tomografie 884
Postakutphase 609
    Kalorienzufuhr 612
    parenterale Ernährung 618
    Proteinzufuhr 613
Post-Cardiac-Arrest-Syndrom 583
Postdilution 598
Posteriore-reversible-Enzephalopathie-Syndrom 377, 1175
Postextubationsphase 477
    nichtinvasive Beatmung 1058
Postextubationsstridor 446
Postextubationsversagen 477
Postinfarktangina 922
Postinfarktkomplikation 922
Postinfarktphase 917
Post-Intensive Care Syndrome 181
    multimodales Rehabilitationskonzept 185
    Prävention 183
Postpartalperiode, Intensivpflichtigkeit 1605
Postpneumonektomieödem 1486
Postreanimationsbehandlung 583
    Maßnahmenkoordination 584
Postsplenektomie-Impfempfehlung 1359
Posttransplantationslymphom 1555
posttraumatische Belastungsstörung 29, 34, 181, 801
Potenziale, evozierte 1539
Prädilution 598
Präeklampsie 970, 974, 1621, 1622
    Krampfanfallprophylaxe 1625
    Monitoring 1626
    Organmanifestation 1622
    Schwangerschaftsbeendigung 1627
    Schweregrad 1623
    Volumenmanagement 1626
Präoxygenierung 442
Prasugrel 658, 908, 909, 910, 913
    Schwangerschaft 1615
Pratt-Extremitätenischämiesymptome 1528
Praxisanleiter, qualifizierte 55
Prednisolon 1150
    bei Hyperkalzämie 1161
Pressure recording analytical method 274
pressure support ventilation 470
Pressure-volume-Index 387
Primäreingriff, dringlicher 1291
Prinzip von der Erhaltung der Masse 419
Prinzmetal-Angina 907
ProAQT 274
Probiotika 70, 695, 1128
Procalcitonin 1247, 1556
    Polytrauma 1286
    postoperatives 1481
Process control charts 248
Prognosebestimmung 179
Prognose-Score 105, 107, 116, 179
PROGRESS 1255
proinflammatorische Reaktion 1285
Prokinetikum 1101
Proktorektoskopie 1351
Prometheus-Verfahren 737

PROmoting Global Research Excellence in Severe Sepsis 1255
Prompt Individualized Safe Management 1290, 1291
Propafenon 936, 944
Prophylaxe 692
Propofol 231, 683, 791, 792, 1425
    ZNS-Wirkung 1426
Propofolinfusionssyndrom 683, 791, 1426
proportional assist ventilation 470, 488
proportional pressure support 488
Proportionalitätsregel 597
Propranolol 1150
Propylthiouracil 1150
Prostagladin-$E_1$-Infusion 1007
Protamin 651
Proteaseinhibitor 1265
Protein
    C-reaktives 254, 1111, 1247, 1286, 1556
    C-reaktives, hohes 1647
    Lipopolysaccharid-bindendes 1248
Protein S 665
Protein-C-Aktivierung 665
Protein/Kreatinin-Quotient 1622
Proteinpuffer 415
Proteinsubstitution, intravenöse 1389
Proteinurie 1622
Proteinverlust, intestinaler 613
Proteinzufuhr bei intestinalen Verlusten 613
Proteinzufuhrrate 613
Prothesenendokarditis 954, 956, 959
Prothrombinkomplexkonzentrat 255, 652, 660, 667, 670, 671, 1082
    Dosierung 653
Protonenpumpeninhibitor 700, 701, 909, 1091, 1093
Prozessqualität 112
Prucaloprid 1102, 1508
Pruritus 231
    cholestatischer 739
Pseudoaneurysma 563
Pseudodivertikel 1517
Pseudomonas aeruginosa 61
Pseudomonas-aeruginosa-Kolonisation bei COPD 1054
Pseudomonaspneumonie 332, 1019, 1020
Pseudoobstruktion, intestinale, akute 1099
Pseudothrombozytopenie 656
Pseudozyste, zerebrale 377
Psoas-Abszess 381
Psoaskontur 352
psychische Störung 795
    organisch bedingte 795, 796
Psychoedukation 34
Psychopharmakon 802
    paradoxe Reaktion 800, 802
Psychose 800
psychosoziale Situation 27
psychotisches Symptom 799
Puerpuralsepsis 1610
Pufferbase 418
Pufferlösung, Wirkmechanismus 423, 424
Puffersystem 414
    zerebrales 1417
Puffertherapie 423
pulmonalarterieller Druck 282
    invasive Messung 268
pulmonalarterieller Okklusionsdruck 269, 282
    Bestimmung 270, 560
    Interpretation 269

Pulmonalarterienkaliber, vergrößertes 344
Pulmonalarterienkatheter 268, 269, 291, 542, 558, 876, 1474
- Dateninterpretation 558
- Einschwemmung 559, 560
- Fehllage 328
- Herzoperation 1447
- Indikation 558
- Komplikation 268, 561, 1219
- Lagekontrolle 327, 328
- Leitlinie 1447
- Management 560
- Material 559
- Pflege 560
- Punktionsort 559
- Schleuse 559, 560
- Transportvorbereitung 93

Pulmonalarterienthrombus 285
Pulmonalis-CT-Angiografie 340, 344, 986
- Kontrastmittelrückstrom 345

Pulmonalis-MR-Angiografie 340
Pulsdruckanalyse 272, 274
Pulsdruckvariation 273
- Volumenreagibilität 278

Pulsindex 730
PulsioFlex-Plattform 273
Pulskontur, zentralvenöse 267
Pulskonturanalyse 272, 1447
- kalibrierte 273
- pulmonalarterielle 273
- visuelle 266, 267

pulslose elektrische Aktivität 574
Pulsoxymetrie 275, 285, 289, 561
- Beatmung 580

Pulsstatus 994, 1528
Pulsus
- celer et altus 1703
- paradoxus 526, 880, 1340

Pulverinhalator 1053
Pumpensystem, intrakorporales 734
Pumpenthrombose 730, 732
Punktion, arterielle, sonografisch gestützte 554
Pupillenreaktion 312
Pupillen-Reaktivitätsindex 313
Pupillometrie, quantitative 312
Purinsynthesehemmer
- T-Zell-selektiver 1553
- unselektiver 1551, 1552

Purpura
- thrombotisch-thrombozytopenische siehe thrombotisch-thrombozytopenische Purpura
- thrombozytopenische, idiopathische 1726

Push-Enteroskopie 406
Pyelonephritis 360
Pyramidenbahnzeichen 761
Pyrazinamid 131
Pyridostigmin 836

## Q

QRS-Komplex
- breiter 933, 944, 945
- schmaler 932, 937, 938

$QT_c$-Verlängerung 802
QT-Zeit-Bestimmung 944
QT-Zeit-Verlängerung 930, 1150
- angeborene 944

Qualifikationsschnittstelle 55

Qualifizierung
- medizinbezogene 44
- pflegebezogene 42

Qualität
- Definition 112
- Dimension 112
- Evaluation 113

Qualitätsindikator 114, 116
- Entwicklung 115

Qualitätsmanagement 20, 111
- Leitungsaufgabe 113
- scorebasierter Vergleich 104
- Teamansatz 113

Qualitätsmanagementprogramm, Implementierung 113
Qualitätsmessung 111
Qualitätssicherung
- externe 114
- Patientendatenmanagementsystem 120
- Score-Einsatz 104
- Weiterbildung 166

Qualitätssicherungsprogramm 113
Qualitätssicherungsprojekt 117
Qualitätsverbesserung 167
Qualitätsvergleich, externer 115
Qualitätsziel 116, 117
Qualitätszirkel 244
Qualitätszyklus. 115
Quantra 646, 649
Quarantäne 80
Querschnittlähmung 813
- Affektionshöhe 814
- ASIA-Kriterien 814, 815
- assoziierte Pathologie 817
- Atmungsstörung 817
- Auifklärung 822
- Begleitverletzung 816
- Ernährung 820
- Harnblasenfunktion 820
- Herzfunktionsstöörung 817
- Hormonhaushaltsstörung 819
- inkomplette 814
- klinische Untersuchung nach ISNCSCI 814
- Mobilisation 821
- neurologische Untersuchung nach ISNCSCI 814, 816
- neurologisches Niveau 814
- neurophysiologische Diagnostik 815
- Neuroprotektion 821
- nicht traumatisch bedingte 816
- präklinische Versorgung 816
- Prognose 822
- Schmerzmanagement 821
- Spastikmanagement 821
- Thermoregulation 820
- Thromboseprophylaxe 821
- traumatisch bedingte 815
- Umlagerungsintervall 820

Querschnittsymptomatik, Polytrauma 1295
Querschnittzentrum 823, 824
Quick SOFA 100

## R

Radiochemotherapie 1495
Radiografie-System, digitales 322
radiologische Diagnostik 319
- klinische Information 320
- rechtfertigende Indikation 320

Radiopharmakon 321, 379
Rahmenhygieneplan 66
Raltegravir 1265
Ranitidin 700
Ranolazin 913
rapid shallow breathing index 504
Rapid-Response-Team 154
Rapid-response-Thermistor 280
Rasburicase 1660
Rasseln, terminales 229
Rauchgasintoxikation 1377
Raumdesinfektion 81
Raumforderung
    hintere Schädelgrube 1428
    intrakranielle 387
raumlufttechnische Anlage 82
Raumreinigung 81
Realangst 800
REALITY-trial 256, 257
Reanimation
    Algorithmus 175
    Frühgeborenes 1690
    Hypothermie 1399
    Neugeborenes 1690
ReCell-Verfahren 1387
Rechtschenkelblock 896
Rechtsherzbelastung 345
Rechtsherzdekompensation bei LVAD 730
Rechtsherzendokarditis 953
Rechtsherzherzbelastung 980, 981
Rechtsherzinfarkt 903
Rechtsherzinsuffizienz 345, 867, 869, 1573
    Therapie 874
    Vasopressinwirkung 639
Rechtsherzkatheter 868, 1567
Rechtsherzversagen 1453, 1566
    akutes 982
    isoliertes 868, 872
    nach Herztransplantation 1572
    nach Lungenresektion 1487
    operationsbedingtes 1573
    Therapie 1455, 1573
Rechts-Links-Shunt 1702, 1713, 1718
    intrapulmonaler 291, 476
Rechtspflege 249
Rechtsschenkelblock 896, 902, 979
rechtsventrikuläre Dysfunktion 867
rechtsventrikuläre Funktion, systolische Quantifizierung 867
rechtsventrikuläre Funktionsstörung 279
rechtsventrikulärer Druck 559
Recruitment, pulmonales 295
Redon-Drainage 531, 532
Reduktion, Score-bedingter 98
Reentry-Mechanismus 930, 937
Reexpansionsödem, pulmonales 523
Refeeding-Syndrom 612
Refinanzierung 122
Reflex
    okulozephaler 760
    tonischer 202
    vestibulookulärer 1538
regional ventilation delay index 301
Regionalanästhesie 1481
regionale Wandbewegungsstörung, linksventrikuläre 867
Regulationsmechanismus, zentralnervöser 1415
Regulationsstörung, zentrale 1418

Rehabilitation 1392
    Kommunikation 222
    Medikamente 852
    negative Prädiktoren 858
    neurologische 182, 846, 848, 849, 852
    standardisierter Ablauf 193
Rehabilitationseinrichtung, MRE-positive Person 79
Rehabilitationsprognose 857
Rehabilitationsteam 192
Reinigungsplan 64
Reintubation 447, 477
Reizerguss, interpleuraler 1498
Rejektion
    Antikörper-vermittelte 1570, 1574
    chronische 1570, 1574
    Herztransplantation 1574
    hyperakute 1574
    Lebertransplantation 1570
    Lungentransplantation 1577
    Organtransplantation 1548, 1549, 1563
    T-Zell-vermittelte 1570, 1574
Rekompressionsbehandlung 1407
rekonstruktive kraniomaxillofaziale Chirurgie 1332
Rekonvaleszenz 609
Rekrutierungspotenzial 495
Rektosigmoidoskopie 1105
Rektumverletzung 1365
Rekurrensparese 1504
Relaparotomie, programmierte 1366
Relaxation 1537
Reliabilität 106
RELIEF-Studie 737
Remifentanil 1628
Remobilisierung 205
Reperfusion, Transplantat 1548
Reperfusionsarrhythmie 903
Reperfusionssyndrom 995, 996
Repetition 217, 852
Rescue-TIPSS 1094
Reserve-Desinfektionsmittel 79
Residualkapazität, funktionelle 300
    postoperativ verminderte 1477
Residualvolumen, gastrales 614
Resistance, pulmonale 1712
resistance index 360
Resistance -Messung 295
resistente Erreger
    Cholezystitis 1517
    intraabdomineller Abszess 1518
Resistenzstatistik 62
Respiratorentwöhnung siehe Weaning
respiratorische Insuffizienz 1475
    akute siehe akute respiratorische Insuffizienz
    Covid-19 479
    CPAP-Therapie 1477
    nach Thoraxchirurgie 1475
    Pneumothorax 520
    Therapie 1020
respiratorischer Quotient 501
respiratorisches Monitoring 263, 284, 287
    erweitertes 285, 286
respiratorisches System
    Compliance 294, 335, 501, 1712
    Mechanik 501
respiratory distress syndrome 280
    Frühgeborenes 1700

Restriktives Allograft-Syndrom 1578
Resuszitative endovaskuläre Ballon-Okklusion der Aorta 1349
Resynchronisationstherapie, kardiale 877
Reteplase 912
Retinopathia praematurorum 1705
Retinopathie, hypertensive 966
Rettungs-Bergungskette 816
Revaskularisation, myokardiale 914
reverse transcriptase polymerase chain reaction 140
Revised Geneva Score 981
Revised Injury Severity Classification 100
Rezeptor, G-Protein-gekoppelter 590
Rezeptorprotein 589
Rezirkulation 715
Rhabdomyolyse 838, 959, 996, 1183, 1188
Rh-Erythroblastose 1724
Rhesus-Antigensystem 1724
Rheumafaktorennachweis 1647
rheumatologischen Erkrankung, Infektion 1261
Rhinoliquorrhö, posttraumatische 1331
Ribavirin 140, 141
Richmond Agitation-Sedation Scale 505, 682
Richtlinie der Bundesärztekammer zur Qualitätssiche- rung laboratoriumsmedizinischer Untersuchungen 428
Riesenzellarteriitis, granulomatöse 1649
Rifampicin 131, 958
Rifaximin 1075
RIFLE-Kriterien 743, 1180, 1181
Right ventricular assist device 729, 732
    temporärer 731, 732
Riluzol 835
Ringer-Laktat-Lösung 625
Rippenfraktur 1335
Rippenserienfraktur 1335
Risiko, methodentypisches 22
Risikoanalyse 65, 248
Risikoaufklärung 22
    ärztliche 21
Risikofrühgeborenes 1699
Risikomanagement 20, 151, 237, 247
Risikopatient, hämodynamische Optimierung 282
Risk Assessment 247
Rituximab 837, 1554, 1555
Rituximab 1667
Rivaroxaban 670, 1527
    extrakorporale Elimination 670
    Schwangerschaft 1616
Robinson-Drainage 532
Robotik 57
Rockall-Score 1090, 1091
ROC-Kurve (receiver operating characteristic) 108
Romano-Ward-Syndrom 944, 945
Röntgenbildanalyse, systematische 324
Röntgendiagnostik
    abdominelle 348
    Aufnahmequalität 348
    Halswirbelsäule 1310
    kranielle 1310
    Schwangerschaft 1608
    SHT-Diagnostik 1310
    tägliche 321
Röntgengerät, mobiles 321, 348
Röntgenkontrastmittel-Applikation, Hydrierung 4, 1188
Röntgenthorax 321, 881
    Bettaufnahme 322
    im Stehen 324, 341

Inspirationstiefe 323
Installationskontrolle 325
Pneumonienachweis 330, 1025
Pneumothoraxzeichen 341
Standardeinstellung 322
täglicher 320, 321
Röntgen-Übersichtsaufnahme 348
ROTEM 646, 647, 649
Routinegerinnungsdiagnostik, konventionelle 428
Roux-Y 1507
rt-PA 983
Rückenlagerung 854
Rückenmarkeingriff 1438
Rückenmarkverletzung 1438
    hämodynamische Stabilisierung 1440
    kardiovaskuläre Komplikation 1440
Rückwärtsversagen, linkskardiales 868
Rumack-Matthew-Normogramm 1067
RUMBA-Regel 114
Ruptur, tracheobronchiale 1482
Rutherford-pAVK-Klassifikation 1527

**S**
S2k-Leitlinie für Ernährung 1126
S3-Leitlinie. *Siehe auch* Leitlinie
    hämodynamische Therapie 283
    intestinale Motilitätsstörung 1102, 1508
    Polytrauma 1290, 1307, 1349, 1350
    postoperative Kreislaufstörung 1451
    Therapie des ischämiebedingten kardiogenen Schocks 1453
    Versorgung herzchirurgischer Patienten 1449
    Volumentherapie 1253
SA-Block 933
Sacubitril/Valsartan 920
Safe Definitive Surgery 1290, 1291
Salvage-Therapie 1032
Salzverlustniere 1157
Salzverlustsyndrom, zerebrales 1157, 1422
SAPS-III-Score 99, 101, 116
    Entwicklung 106
    Parameter 117
SAPS-II-Score 98, 99, 102, 103, 194
Sarkopenie-Index 608
Sarnat-Klassifikation 1698
SARS (schweres akutes Atemnotsyndrom) 332
SARS-CoV-2-Infektion
    Atemwegsmanagement 447
    nach Organtransplantation 1559
    Schwangerschaft 1610
SARS-CoV-2-Pneumonie 332, 333
SARS-CoV2-Pneumonie 1019
Sauerstoff, physikalisch gelöster 289
Sauerstoffangebot, arterielles 275
Sauerstoffauswaschmethode 301
Sauerstoffbedarf 275
Sauerstoffbindungskurve des Hämoglobins 288, 289
Sauerstoffbrille 1477
Sauerstoffdruckdifferenz, alveolo-arterielle 1567
Sauerstoffgabe
    bronchopulmonale Dysplasie 1705
    Devices 1477
    Frühgeborenenapnoe 1711
    kontrollierte 1055
    nach Thoraxchirurgie 1475
    Rauchgasintoxikation 1377

Sauerstoffgehalt, arterieller 275, 289, 1477
Sauerstoffgehalts-Differenz, arteriovenöse 276, 865
Sauerstoffindex 291
Sauerstoffkonzentration, inspiratorische 579, 1712
Sauerstoffmaske 1477
Sauerstoffpartialdruck 288, 1712
    arterieller 288, 467, 1419
    inspiratorischer 288
    Mikrosensor 310
    zerebraler 310
Sauerstoffpartialdruckdifferenz, alveoloarterielle 291
Sauerstoffsättigung
    arterielle 275, 561
    gemischtvenöse 276, 282, 866, 1448
    postnatale 1694
    zerebrale 277
    zerebrovenöse 563
Sauerstoffschuld 281
Sauerstoffsonde 1477
Sauerstofftherapie 870, 872, 905, 982
    akute Atemwegsobstruktion 1055
    anaphylaktische Reaktion 1642
    hyperbare 1378
    Indikatiion 1055
    S3-Leitlinie 1051
    Tauchunfall 1406
Sauerstofftoxizität 1701
Sauerstofftransport 865
Sauerstoffverbrauch 275
    Atemarbeit 504
    Weaning 503
Sauerstoffverbrauchsindex 1291
Sauerstoffversorgung, zerebrale 309
Sauerstoffvorrat, Transportvorbereitung 92
Säure-Basen-Haushalt 414
    Analytik 418, 422
    quantitative Analytik 416
    Stewart-Theorem 418, 419, 421
Säure-Basen-Status, Neugeborenes 1691
Säure-Basen-Störung 414, 415, 1421
    Erkennung 423
    metabolische 414
    pulmonale Kompensation 415
    renale Kompensation 415, 416
    respiratorische 413, 422
Saure-Maltase-Mangel 838
Säureningestion 401
Schädelbasiseingriff 1429
Schädelbasisfraktur 1314
Schädel-Hirn-Trauma 308, 373, 797, 816, 1305, 1436
    Angiografie 1310
    Antikoagulationsrisiko 1313
    Basistherapie 1311
    CPP-orientierte Therapie 393
    CT-Indikation 1308, 1309
    Einteilung 1305, 1306
    Fieber 1421
    Hirndruck-Monitoring 528
    Hirnschaden 1306
    ICP-gesteuerte Therapie 1312
    komatöser Patient 1309
    Kontroll-cCT 529
    Labordiagnostik 1311
    Leitlinie 1307
    Magnetresonanztomografie 1309
    medikamentöse Therapie 1312
    neurologische Untersuchung 1311
    neurologischer Erstbefund 1308
    neurologisches Outcome 1318
    Neuromonitoring 1312
    Patiententransport 1308
    Polytrauma 1289, 1294
    Prognose 1318
    schweres 1310
    Studien 1318, 1319
    Therapie 1310
    Thrombembolierisiko 1313
    Thrombozytentransfusion 655
    Vitalparameter 1308
    wacher Patient 1308
Schadensereignis 238
    traditioneller Umgang 241
Schadensvermeidung 5
Schädigung eines Patienten 18
Schallkopf 551
Schenkelblock-Tachykardie 943
Scherkräfte, pulmonale 491
Scherverletzung 373
Schilddrüsenchirurgie, Drainagenanlage 533, 534
Schilddrüsenhormonspiegel, Senkung 1150
Schilddrüsenresektion 534
Schlaf 703
    fragmentierter 801
Schlaf-Apnoe-Syndrom
    COPD 1478
    obstruktives 1477
    querschnittbedingtes 819
Schlafstörung 801
Schlaf-Wach-Rhythmus, gestörter 796
Schlag, präkordialer 577
Schlaganfall 969, 1529
    Blutdrucksenkung 773, 969
    Frührehabilitation 846
    hämorrhagischer 969, 1431
    ischämischer 968
    nach Herzoperation 1465
    negative Rehabilitationsprädiktoren 858
    Ursache 774
Schlagvolumenvariation 273, 278
Schleifendiuretikum 870, 872
Schleimhautverletzung, gastrointestinale 404
Schleuse, venöse 327
Schluckakt, Evaluierung 198
Schluckapraxie 198, 214
Schluckempfehlung 212
Schluckstörung
    Myopathie 838
    trachealkanülenbedingte 462
schlucktechnische Maßnahme 212
Schlüsselintervention 582
Schmerz
    Assessment 197
    Interventionsgrenze 679
    Management 678, 821
    Monitoring 678
    muskuloskelettaler 1405
    postoperativer, chronischer 1481
Schmerzintensität beim Neugeborenen 1739, 1740
Schmerzniveau 678
    Fremdeinschätzungsinstrument 679
Schmerzskala 678, 680

Schmerztherapie 679, 1388
    adäquate 184
    evidenzbasierte 228
    Extremitätenischämie 1529
    Lebensende 229
    nichtpharmakologische 1740
    postoperative 1481
    WHO-Stufenschema 229
Schmetterlingsödem 335
Schnüffelposition 442
Schock 1537, 1587
    anaphylaktischer 635, 1588
    hämorrhagischer siehe hämorrhagischer Schock
    hypovolämischer 1588
    kardiogener siehe kardiogener Schock
    Metabolismus 1593
    neurogener 817, 1588
    Pulsoxymetriebeeinflussung 290
    septischer siehe septischer Schock
    spinaler 1440
    traumatisch-hämorrhagischer 1287
    Vasopressinwirkung 638
Schockgallenblase 1516
Schockleber 1064
Schocktherapie 1389
    Blutungsneigung 1600
Schrittmacherelektrode, Lagekontrolle 329, 330
Schrittmacherimplantation 903
    biventrikuläre 1571
    passagere 922, 933
Schrittmacherionenkanalblocker 877
Schrittmacherkatheter 560
Schrittmacherstimulation 1456
    externe, temporäre 1459
Schrittmacher-Therapie 877
Schulter, plegische 202
Schürfwunde im Gesicht 1324
Schussverletzung
    abdominelle 1352
    thorakale 1338
    zerebrale 1317
Schutzausrüstung, persönliche 79, 448
Schutzintubation 1082
Schwäche
    Critical-Illness-assoziierte 182, 183, 191
    ITS-erworbene 703
    neuromuskuläre 831
Schwangerschaft 583, 1605
    antihypertensive Therapie 1624
    Antikoagulation 991
    arterielle Hypertonie 970, 1163
    Asthma bronchiale 1053
    Bildgebung 1608
    Blood Management 1631
    diabetische Ketoazidose 1138
    Diagnostik 1606
    direkte Bestrahlung 1608
    Gerinnungsfaktorenveränderung 1613
    Harnwegsinfektion 1608
    hypertensiver Notfall 1623
    Hyperthyreose 1162
    Hypophyseninsuffizienz 1163
    Hypothyreose 1162
    Medikamentenanwendung 1611
    Nebennierenrindeninsuffizienz 1163
    Phäochromozytom 1163
    Terminüberschreitung 1606
    thromboembolische Erkrankung 1607
    tiefe Venenthrombose 991
    Untersuchungsintervall 1606
Schwangerschaftsabbruch 1606
Schwangerschaftsfettleber 1071
Schwartz-Bartter-Syndrom 1170, 1422
Schwefelhexafluorid-Auswaschverfahren 301
Schweinegrippe 134
Schweizer-Käse-Modell 242
Schwellendosis 590
Schweregradklassifikation, Score 99, 100, 105, 106
schweres akutes Atemnotsyndrom siehe SARS
Schwerstereignis 249
    erkennen 249
    Prävention 250
Schwerstverletztenversorgung 1355
schwieriger Atemweg 438, 439, 441, 443
    Management 445, 446
Scopolamin-Pflaster 229
Score 97
    Aktualität 109
    allgemeiner 101
    Anwendbarkeit 107
    Anwendungsgefahr 108
    Anwendungsziel 101, 102
    Ausbildungseffekt 105
    Bewertung 106
    Einmalerhebung 101
    Entwicklung 106
    Fehlerquelle 108
    HIT-Wahrscheinlichkeit 656
    klinische Relevanz 107
    Komponente 109
    physiologischer 98
    prognostischer 116, 179
    Reliabilität 106
    Sensitivität 107
    spezifischer 100
    Spezifität 107
    Validität 106
    Verlaufsbeobachtung 101
    Zusammensetzung 98
Scoringsystem 52, 194
Screening
    infektiologisches 1066
    toxikologisches 1066
Sechs P nach Pratt 993, 1528
second hit 609
Sectio caesarea 1627
Sedativasyndrom 1674
Sedativum 767, 1053
Sedativum-Entzug 800
Sedierung 472, 678, 682
    inhalative 1425
    kontrollierte Beatmung 486
    minimierte 184
    Neurotrauma 1425
    symptomorientierte 684
    tiefe 682, 683
Sedierungsprotokoll 1228
Sedierungsscore 194, 505

Sedierungstiefe 682
Seitenlagerung 853
    intermittierende 1045
Sekretabsaugung
    bronchoskopische 1480
    subglottische 1227
sekretlösende Maßnahme 203
Sekretmanagement 856
    Physiotherapie 1480
    Thoraxchirurgie 1479
Sekretmobilisation 1057, 1480
Sekretolytikum 1480
Selbstbestimmungsaufklärung 21
Selbstbestimmungsrecht 232
Selbstkostendeckungsprinzip 123
Selbsttötung, Beihilfe 6
Selbsttriggerung 489
Selbstüberhöhung 63
Seldinger-Draht, Lagekontrolle 552
Seldinger-Technik 367, 369
    Blue-Rhino-Dilatationstracheotomie 459
    perkutane Tracheotomie 454, 457, 460
    translaryngeale Tracheotomie 459, 461
    zentraler Venenkatheter 544, 547
selektive Darmdekontamination 694, 1227
selektive oropharyngeale Dekontamination 1227
Selensubstitution 621
    septischer Schock 1257
Sella-Bildgebung 1153
Sellick-Handgriff 576
Sengstaken-Sonde 1094
Senkungsabszess 1515
Sensibilität, perianale 814
Sensibilitätsstörung, dissoziierte 772
Sensitivität, Score 107
Sepsis 61, 797, 1201, 1245, 1254
    adjunktive Therapie 1256
    Antibiotikatherapie 1203, 1252
    Antikoagulation 672
    ATS-Kriterien 1015
    Brandverletzung 1376, 1391
    Bündelmaßnahmen 1250
    disseminierte intravasale Gerinnung 664
    Erreger 1734
    Erregernachweis 1252
    Fokussanierung 1250, 1251
    Frühgeborenes 1733
    gefäßkatheterassoziierte 1218
    hämodynamische Therapie 284
    Hydrocortisoninfusion 1164
    Immunsuppression 1556
    Langzeitüberleben 1246
    Leberzirrhose 1081
    Leitlinie 1246, 1274
    Letalität 1253
    neonatale 1733, 1734
    pneumogene 69
    primäre 1218
    sekundäre 1218
    Stressulkusprophylaxe 699
    supportive Therapie 1253
    Therapie 1249
    Thrombozytopenie 655
    Volumenzufuhr 1253
    Zeitmanagement 1250

Sepsis Management Bundle 1251
Sepsis Resuscitation Bundle 1250
Sepsis-Kit 1204
septischer Schock 1588
    ATS-Kriterien 1015
    Hydrokortisonsubstitution 1254, 1255
    Leberzirrhose 1081
    Noradrenalineinsatz 634
    Selensubstitution 1257
    Steroidtherapie 1251
    Volumentherapie 624
Serotoninsyndrom 1674
Sevofluran 792, 1426
SF-36 (Medical Outcomes Survey Short-Form 36-Fragebogen) 180
SGLT-2-Inhibitor 877, 1138
Shaldon-Katheter 567, 1192
Shaping 217, 852
shared decision making 173
Sheehan-Syndrom 1163
Shigatoxin 133
Shoemaker-Konzept 281
Shuntperfusion, intrapulmonale 1014, 1042
Sicherheitskultur 60, 241
Sicherheitssystem 241
Sicherheitstaxonomie 238
Siebkoeffizient 1192
Sigmadivertikulitis 1517
Sigmoidoskopie 1351
Silibinin 1068
Simplified Acute Physiology Score 3 116
Simulator 172, 173
SIMV (synchronisierte intermittierende Ventilation) 203, 486
    bei Weaning 507
Sinnlosigkeit der Behandlung 7, 9
Sinusbradykardie 932
    nach Myokardinfarkt 922
Sinusitis 492
sinusoidales Obstruktionssyndrom 1064
Sinustachykardie 937
Sinusvenenthrombose 375, 376
    infizierte 811
Sirolimus 1549, 1552, 1553
SIRS (Systemic Inflammatory Response Syndrome)
    akute Pankreatitis 1122
    Brandverletzung 1376, 1391
    Critical-illness-Polyneuropathie 839
    hämorrhagischer Schock 1590
    nach Herzoperation 1459
    Polytrauma 1285, 1287
    postoperatives 1460
    Score 99, 103
    Therapie 1460
Sitzbett 858
Skills-Trainer 174
Sklerodermie 1649
Slit-Drainage 531
slow-extended daily dialysis 748
slow-release pellets 1435
small interfering RNA-Therapie mit Givosiran 1173
Smart Assist-System 728
SOFA (Sequential Organ Failure Assessment) 99
SOFA-Score 183, 1246
Sog, interpleuraler 1483
soluble Receptor for Advanced Glycation Endproducts 1043
Solvent-Detergent-Plasma 654

Somatostatin 1094, 1509
Somnolenz 758, 805, 1423
Sonde 531
    intrakranielle 529
    nasogastrale 1101
Sondenernährung, enterale 1126
Sondenlagekontrolle, radiologische 349
Sonnenuntergangsphänomen 1708
Sonografie. Siehe auch Ultraschall 354, 551
    abdominelle 1003
    Fetusbiometrie 1606
    Herzherniationsnachweis 1482
    Pleuraergussnachweis 521
    thorakale 321, 339, 343, 1042, 1485
    Thrombosenachweis 986
    zerebrale 1707
SOP (Standard Operating Procedure) 64
Sopor 758, 1423
Sorgfaltspflicht, ärztliche 18
Sorgfaltspflichtverletzung 18
Sotalol 944
Spalthauttransplantat 1386
Spannungspneumoperikard 881
Spannungspneumothorax 342, 519, 520, 583
    Frühgeborenes 1716
    Thoraxerletzung 1336, 1337
    Vena-subclvia-Punktion 548
Spastik 853, 1441
Spastikmanagement 821
Speichelmanagement, medikamentöses 209
Speichelpooling, pharyngo-hypopharyngeales 209, 212
Spektrofotometrie 277
Spezifität, Score 107
Spiegelbildung
    intestinale 362
    intrapulmonale 338
Spinal Cord Disorder 816
spinal cord injury without radiographic abnormality 1438
Spiralkanüle 208
Spironolakton 920
Spitzenpneumothorax 341
Splenomegalie 358
Spontanatmung
    assistierte 298, 502
    insuffiziente, Neugeborenes 1693
Spontanatmungsverlust 1537, 1538
Spontanatmungsversuch 503, 504, 505
spontan-bakterielle Peritonitis 1080, 1189
Spontanpneumothorax 519, 520, 907
Sprachfähigkeit, Bedside-Screening 222
Sprachkompetenz, Fragebogen 196
Sprachstörung 221
Sprech-Dyspnoe 1048
Sprechstörung 221
Sprechventil 208, 211
Spüldrainage 532, 1510
Spülkatheter, transurethraler 535, 567
Spurenelementsubstitution 617
sRAGE-Serumspiegel 1043
Stammzelltransplantation, hämatopoietische 138, 1064
Standard, fachlicher, allgemein anerkannter 19
Standard Operating Procedure 64
Standard-base-excess 418
Standardbikarbonat 417
Standardgerinnungstest 645
    unter DOAK 668

standardisierte Mortalitätsrate 105, 117
Stanford-Aortendissektionsklassifikation 1525
Staphlokokken-TSS 1272
Staphylococcus aureus 68
Staphylokokkenendokarditis 949, 951, 958, 959
Staphylokokkenmeningitis 808
Staphylokokkenpneumonie 332
Starkstromverletzung 1389
Stasezonen nach Jackson 1370
Statin 914, 918
    prophylaktisches 1461
Status
    kardiovaskulärer 264
    neurologischer 1439
Status epilepticus 787
    alkoholassoziierter 790
    Basismaßnahmen 790
    Durchbrechung 790
    etablierter 790
    generalisiert tonisch-klonischer Anfälle 788
    konvulsiver, fokaler 788, 793
    konvulsiver, generalisierter 789, 790, 792
    kranielle Bildgebung 789
    Laboruntersuchung 789
    nonkonvulsiver 1437
    nonkonvulsiver, fokaler 788, 793
    nonkonvulsiver, generalisierter 788
    Pharmakotherapie 790
    Prognose 793
    refraktärer 791
    superrefraktärer 792
    Ursache 789
Stauung
    pulmonalvenöse 332, 333
    systemische 872
Stauungspapille 389
Steal-Phänomen, koronares 974
Stehbett 205
STEMI siehe ST-Hebungs-Infarkt
Stenose, subglottische 1721
Stent, intestinaler 1501
Stentgraftimplantation, transkutane, endovaskuläre 1341
Stent-in-Stent-Versorgung 1502
Stent-PTA 1530
Sterbebegleitung 6
Sterbehilfe 5
Sterbender
    Menschenrechte 53, 54
    Therapieentscheidung 234
Sterbenlassen 6
Sterbeprozess, verlängernde Maßnahme 9
Sterblichkeit
    transfusionsassoziierte 253
    Vergleich 117
Sterblichkeitsreduktion durch Teleintensivmedizin 159
Stewart-Hamilton-Gleichung, modifizierte 876
ST-Hebungs-Infarkt 896
    Antiplättchen-Therapie 911
    chirurgische Revaskularisation 912
    EKG-Stadien 897
    Lysetherapie 911
    Sinusbradykardie 933
Stichverletzung, thorakoabdominelle 1352
Stickoxydul 1426
Stickstofflösung im Blut 1405

Stickstoffmonoxid 1103, 1452
    inhalatives 872, 1044, 1717
stiff joint syndrome 1142
Stimulanziensyndrom 1674
Stimulation 200
    akustische 200
    basale 200
    funktioinelle 193
    sensible 193
    taktile 200
    vestibuläre 200
    visuelle 201
Stockley-COPD-Typ 1049
Stoffwechseldefekt, kongenitaler 1736
Stoffwechselstörung, querschnittbedingte 819
Strafverfahren 18
Strahlenbelastung 321
    fetale 1608
Strahlenschaden 320
Strahlenschutz 320, 321, 379
Strangulationsileus 1098
Strecksynergismus 760
streptococcal toxic shock syndrome 1272
Streptococcus pneumoniae 332
    Antigentest 1018
Streptokinase 912, 983
Streptokokkenendokarditis 958, 960
Streptokokkenmyositis 1272, 1278
    Antibiotikatherapie 1275
Stressechokardiografie 636
Stressindex 296
Stressreaktion, sympathikoadrenerge 1432
Stressreduktion 684
Stressulkusprophylaxe 698, 909, 1092, 1227, 1229, 1430
    bei neurogenem Schock 820
Strommarke 1379
Stromverletzung 1378
strong ion difference 419, 420
strong ion gap 420
Strukturqualität 112
ST-Strecken-Analyse, kontinuierliche 264, 902
ST-Strecken-Hebung 896, 902, 924
Stumpfinsuffizienz nach Penumonektomie 1484
Stupor 758
Subarachnoidalblutung 772, 780, 1432
    akute 372
    aneurysmatische 308, 372
    CCT-Befund 1424
    Hirndruck-Monitoring 529
    klinische Stadien 1424
    Mikrodialyse 314
    Nachblutung 781
    Prognose 1433
    Schweregrad 781, 1423
Subduralhämatom 371, 372, 1315, 1428
    akutes 1315
    chronisches 1316
    subakutes 1316
Subjective Global Assessment 611
Subkutanemphysem 1405
Subluxation, vertikale 1648
Substratverwertungsstörung 612
subtle Status epilepticus 788
Succinylcholin 1440
Sucralfat 701
Suizidalität 801

Sulfamethoxazol 1653, 1654
Sulfmethoxazol/Pyrimethamin 1036
Sulfonamid 811
    Schwangerschaft 1612
Sulproston 1630
Summationsgalopp 901
SUP-ICU trial 1092
supratentorieller Eingriff 1428
supratentorieller Prozess 1429
Suprathel 1385
Surfactant-Mangel 1700
Surfactant-Non-Responder 1701
Surfactant-Präparat 1701
Surfactant-Substitution 1695, 1700, 1701, 1717
    Einflussfaktor 1702
    Indikation 1702
    Nebenwirkung 1702
Surgical Safety Checklist 242
Surveillance-System 542
Surviving Sepsis Campaign 1250, 1251
Symptomkontrolle 228, 230
    evidenzbasierte 228
    optimale 226
Syncronized Intermittend Mandatory Ventilation 203, 486, 507
Syndrom
    der Hemisphären 772
    der inadäquaten ADH-Sekretion 1155, 1157
    des minimalen Bewusstseins 764, 849
    des Oberen Motoneurons 214
    infratentorielles 772
    reaktionsloser Wachheit 763, 764, 849
Synkope, rhythmogene 789
Systematische Toxikologische Analytik 1679
Systemfehler 248
Systemic Inflammatory Response Syndrome siehe SIRS
Systemkenntnis 176
Systolikum 901
systolische linksventrikuläre Funktion, Quantifizierung 867
Szintigrafie, Blutungsquellensuche 382, 383


T
Tachyarrhythmie
    isoproterenolbedingte 636
    supraventrikuläre 934, 935, 941
    ventrikuläre 935, 942
Tachykardie 580, 930, 931
    atriale 938, 941
    breiter QRS-Komplex 933, 944, 945
    Herz-Kreislauf-Stillstand 930
    Notfalltherapie 938
    postoperative 1456, 1459
    pulslose ventrikuläre 574
    Reentry-Mechanismus 930
    schmaler QRS-Komplex 932, 937, 938
    supraventrikuläre 931
    Therapie 1459
    thyreotoxische Krise 1149
    unaufhörliche 931, 940, 944
    ventrikuläre siehe ventrikuläre Tachykardie
Tachykardiefrequenz 931, 934
Tachyphylaxie 591
Tachypnoe, neonatale 1713
Tacrolimus 1106, 1549, 1551, 1552, 1562
Tako-Tsubo-Kardiomyopathie 876, 907
TAPSE (tricuspid anular plane systolic excursion) 867

Tarifrecht 150
Tarragona-Strategie 1027, 1252
Tätigkeit, ärztliche siehe ärztliche Tätigkeit 41
Tauchunfall 1404
    Behandlung 1409, 1410
    Differenzialdiagnose 1406
    Outcome-Einflussfaktor 1410
    Symptome 1406
Tazobactam 1190
T-Drainage 532, 533
Teamarbeit 113
    Implementierung 113
Teambesprechung 12
Teamsupervision 35
Teamtraining 176
Technisierung 176
TEG 646, 647, 649
TEG 6s 646
Teicoplanin
    Drug Monitoring 1206
    Wirksamkeit 1209
Teleintensivmedizin 157
    Akzeptanz 161
    Datenschutz 162
    Evidenz 158
    Finanzierung 162
    Nutzennachweis 160
    Schlüsselfaktoren 161
    Sterblichkeitsreduktion 159
    Volumeneffekt 160
    Wirkweise 160
Teleintensivmedizinnetzwerk 158
Telemedizinzentrum 158
Temperature Management 584
Temperaturregulation, postnatale 1691
Temperaturregulationsstörung
    querschnittbedingte 820
    zentrale 1421
Temperatursonde 567
Temperatursteuerung, intravasale 566
Tenecteplase 912
Tenofovir 1265
Tensilontest 836
Terlipressin 1077, 1094
Terminalphase
    Atmungsinsuffizienz 478
    Rasseln 229
Territorialinfarkt 389
Tetracyclin 1612
Tetraparese 772, 838, 852
Tetraplegie 814, 838
    Guillain-Barré-Syndrom 831
    hepatische Porphyrie 834
THAM (Trishydroxymethylaminomethan) 423
Theophyllin 1053
therapeutische Breite 591
    geringe 603, 605
therapeutische Intervention, Score 100
therapeutischer Prozess 190, 191
Therapie 1027
    antihypertensive 1624
    antimykotische 1209
    antiretrovirale 1264
    antivirale 1069
    elektrokonvulsive 792

    endovaskuläre 995
    hämodynamische 281, 283
    interdisziplinäre 192
    kinetische 1288
    rheumatologische, Komplikation 1652
    Score 99
    thyreostatische 1149
    thyreostatische, Schwangerschaft 1162
    zytotoxische, Infektion 1263
Therapieabbruch 6, 233
    Score-Einfluss 108
Therapieansprechen, Lille-Score 1078
Therapiebeendigung 5
Therapiebegrenzung 5, 9, 10
    Angehörigenkonferenz 36
Therapieentscheidung
    Lebensende 233
    Score-Einfluss 108
Therapieerhalt 233
Therapieplan, individueller 228
Therapieraum 193
Therapiereduktion 5, 233
Therapieversagen 1020, 1029, 1034
Therapieversuch, zeitlich begrenzter 12
Therapieverzicht 233
    primärer 5
Therapieziel 6
    Definition 198
    nicht erreichbares 9
    Teambesprechung 12, 198
Therapiezieländerung 5, 9, 233
    Patientenwille 231
Thermalvolumen, pulmonales 297
Thermistor 280, 559
Thermodiffusion 312
Thermodilution
    pulmonalarterielle 270, 271
    transkardiopulmonale 1447, 1475
    transpulmonale 270, 273, 279, 1475
Thermodilutionskatheter 560
    fiberoptischer 560
Thermodilutionsmethode 876
Thermovolumen
    intrathorakales 279
    pulmonales 279
Thiamazol 1150
Thiamin 761, 790
Thiazid 870
Thick-filament-Myopathie 840
Thienopyridinderivat 1614
Thiopental 773, 791, 792
    ZNS-Wirkung 1426
Thromboseprophylaxe 695, 696
Thoracic-outlet-Syndrom 994
Thorakoskopie 1472
Thorakotomie
    abgekürzte 1343, 1344
    Herzrhythmusstörung 1487
    linksseitige 1343
    zentrale 1342
Thorakozentese 521, 522
Thoraxchirurgie 1472
    hämodynamisches Monitoring 1474
    Nachblutung 1485
    non-intubated Verfahren 1472

postoperativer Schmerz 1481
Sekretmanagement 1479
Todesursache 1473
Überwachungsintensität 1473
Thorax-CT 344, 345, 1295
  kontrastmittelgestützte 346
Thoraxdrainage 519, 523, 1295
  Fisteln 524
  Indikation 522
  Ösophaguschirurgie 1501
  Pendeln 524
  postoperative 522
  posttraumatische 1338
  Transportvorbereitung 93
Thoraxkompression 575
Thorax-Liegendröntgenaufnahme. *Siehe auch* Röntgenthorax
  Auswertung 1026
  Qualitätssicherung 1025
Thoraxperkussion 1480
Thoraxradiologie, interventionelle 347
Thoraxsaugdrainage 549
Thoraxschmerz
  akuter 896, 900
  ausstrahlender 899
  Differenzialdiagnose 905, 907
  Lungenarterienembolie 978
Thoraxtrauma 346, 1295, 1296, 1333
  Analgesie 1338
  Blutstillung 1342
  Damage Control 1342
  penetrierendes 1338, 1348
  präklinische Versorgung 1334
  pulmonale Komplikation 1338
  Röntgenbefund 1337
  Scherkräfte 1340
  stumpfes 1334
  Todesursache 1333, 1335
Thoraxwanddicke 334
Thoraxwandinstabilität 1335
Thrombektomie 776, 1569
  aortale 996
  arterielle 995, 996
  kathetergestützte 1529
  venöse, interventionelle 989
Thrombelastogramm 1462, 1463
Thrombembolie 1607
Thrombembolierisiko 698
Thrombendarteriektomie, Arteria carotis interna 1530
Thrombin 665
Thrombin-Antithrombin-Komplex 665
Thrombinbildung, Augmentierung 664
Thrombingenerierung 428, 430
Thrombininhibitor 669, 989
Thrombinzeit 645
Thrombolyse 581, 582
  arterielle 995
  intraoperative 1529
  Kontraindikation 983
  Lungenarterienembolie 983
Thrombolytikum 911, 983
Thromboplastinzeit 430
  aktivierte, verlängerte 661
  aktivierte partielle 430
  partielle, intraaortale Ballonpumpe 565
Thrombopoietinagonist 660

Thrombose 582, 985
  aktiv rekanalisierende Therapie 989
  arterielle 994
  arterielle, nach Lebertransplantation 1569
  katheterassoziierte 990
  Schwangerschaft 991
  venöse siehe Venenthrombose
  ZVK-bedingte 557
Thromboseprophylaxe 671, 821, 987, 1313
  Milzverletzung 1358
  Neurotrauma 1425, 1437
Thromboseprophylaxestrümpfe 696, 1313
thrombotische Mikroangiopathie 132, 967, 968, 1661, 1663
  Laborbefund 1662
  medikamentös induzierte 1666
  Risikoabschätzung 133
thrombotisch-thrombozytopenische Purpura 967, 968, 1184, 1662, 1665
  APS-induzierte 1666
  DIC-assoziierte 1666
  Differenzialdiagnose 1664, 1665
  Einflussfaktor 1667
  immunvermittelte 132, 133, 1664
  laborchemische Untersuchung 1665
  malignitätsassoziierte 1666
  Stratifizierung 1667
  Therapie 1667
Thromboxan 648
Thrombozytenaggregationshemmer 403, 646, 648, 658, 910, 1601
  leitliniengerechter Einsatz 910
  Schwangerschaft 1613
Thrombozytenaggregationshemmung 996
  Iloprost-Einfluss 873
Thrombozytenagonist 647
Thrombozytenaktivierung 646
Thrombozytenfunktion, bettseitige Diagnostik 430
Thrombozytenfunktionshemmung, Messung 648
Thrombozytenfunktionsstörung
  globale 650
  medikamentenbedingte 658
  Nachweis 1462
  traumainduzierte 662
Thrombozytenfunktionstestung 646
  Point-of-care-taugliche 647
Thrombozyteninhibierung 431
Thrombozyteninkompatibilität, fetomaternale 1726
Thrombozytenkonzentrat 655
Thrombozytenschädigung, mechanische 657
Thrombozytensubstitution 667
Thrombozytopathie 657
Thrombozytopenie 655, 1081
  hämolytisch-urämisches Syndrom 132
  heparininduzierte 653, 656, 718, 911, 1196
  heparininduzierte, Schwangerschaft 1617
  medikamentenbedingte 656
  neonatale 1726
  nicht-immune 1661, 1663
  Ursache 655, 656
  virales hämorrhagisches Fieber 141
Thrombus
  intraventrikulärer 924
  rechts-kardialer 345
Thrombusfragmentation, katheterassoziierte 982
Through-the-scope-clip 1091, 1092
Thymektomie 837
Thyreoidektomie 1150

Thyreostatikum 1149
Thyreotoxikose 762, 835
Ticagrelor 658, 908, 909, 910, 913
    Schwangerschaft 1615
Ticlopidin 1615, 1666
Tidalvolumien, ultraprotektives 718
tiefe Venenthrombose 985
    diagnostischer Algorithmus 987
    Prophylaxe 987
    Therapie 988
Tieman-Katheter 567
Tigecyclin 1115
Time-of-flight Angiografie 375
Tinzaparin 697, 989
TIPSS (transjugulärer intrahepatischer portosystemischer Stent-Shunt) 1077, 1094, 1567
Tirofiban 1614
TISS (Therapeutic Intervention Scoring System) 99
TISS-28 99, 104
Tissue-Faktor 644
Tissue-Plasminogen-Aktivator 432, 665
TLR-Rezeptorkomplex 1300
TNF-Rezeptor 1 1286
Tobramycin 1206
Tocilizumab 1649, 1668
Tod, würdiger 4
Tokolyse 1699
Toll-like-Rezeptor 1590
Tollwut 139
    Prävention 140
Tolvaptan 1158
Tonus
    Assessment 197
    Lagerungseinfluss 202
Top-down-Methode 122
Topiramat 792
Torsade-de-pointes-Tachykardie 943, 945
Total Artificial Heart 733, 734
Totalatelektase 339, 1479
Totraumfraktion, pulmonale 300
Totraumventilation 1014
Totraumvolumenmessung 300
Tötung auf Verlangen 6
toxic shock syndrome 1275
Toxidrom 1674
Toxikokinetik 1675
Toxinelimination 737, 1068
toxische Noxe 1674, 1675
    Absorption 1675
    Absorptionsverminderung 1680, 1682
    ätzende 1681
    Augenexposition 1682
    Elimination 1676
    Eliminationsförderung 1683
    Exposition 1675
    Expositionsbewertung 1677
    inhalative Exposition 1682
    Verteilungsvolumen 1676
toxisches Megakolon 74, 403, 1103, 1104
    Allgemeinmaßnahmen 1106
    CED-assoziiertes 1104, 1106
    Clostridium-difficile–assoziiertes 1104, 1107
    Dekompression 1106
    Operationsindikation 1107
    Ursache 1104

Toxizität 1675
    systemische 1103
Toxoplasmose, zerebrale 811, 1267
Tracheadilatation nach Zgoda 461
Trachealabsaugsystem, geschlossenes 83
Trachealatresie 1721
Trachealhinterwandverletzung 462
Trachealkanüle 208, 452, 453, 458
    Durchmesser 455
    Fehllage 326, 463
    Kind/Jugendlicher 455
    Komplikation 462
    Lagekontrolle 457, 459
    Wechsel 209, 461
    Wendemanöver 460
Trachealkanülenmanagement 206, 207
Trachealleck, postoperatives 1504
Trachealperforation 325
Trachealpunktion 456
    bronchoskopisch gesteuerte 455
    Ultraschall-gesteuerte 455, 457
Trachealruptur 326, 1337, 1482
Trachealstenose 456, 463
Trachealtubus
    Fehllage 325, 338
    Pneumonieerregerdeszension 1022
    Replatzierung 457
    Rückzugsmanöver 463
Tracheapalpation 455
Tracheaverletzung 342
    iatrogene 1482
Tracheobronchialbaum-Verletzung 1337
Tracheobronchialsekret 1025
Tracheostoma 207, 452
    dauerhaftes 70
    plastisches epithelialisiertes 452
    Pneumomediastinum 326
Tracheotomie 446, 833, 1057
    bronchoskopisch kontrollierte 459
    chirurgische 452
    dilatative siehe Dilatationstracheotomie
    frühzeitige 1506
    Infektionsrisiko 455
    Kind/Jugendlicher 453
    perkutane siehe perkutane Tracheotomie
    S3-Leitlinie 454
    translaryngeale 459, 461
    Zeitpunkt 454
    Ziel 451
Training 218
    aufgabenorientiertes 218
    mentaler Funktionen 221
    motorischer Fähigkeiten 220
Trainingsanpassung 220
Trainingsmodell 175
Trajektoriensystem des Gesichtsschädels 1325
Traktionsbronchiektase 346
Tranexamsäure 255, 648, 649, 779, 1082, 1313, 1630
Transaminasenerhöhung 1063, 1064
Transfusion 255, 1388, 1596
    allogene 254
    Indikationsstellung 257
    intrauterine 1724
    Monitoring 1599
Transfusionsprotokoll, restriktives 1091

Transfusionsrisiko 1596
Transfusionsstrategie
　restriktive 256
　sichere 256
Transfusionstherapie, Polytrauma 1287
Transfusionstrigger 256, 257, 1596
　Leitlinienkonformität 257
　physiologischer 1598
Translokation, bakterielle 1098
Transplantatabstoßung 1548, 1564, 1570
Transplantatabstoßungsreaktion
　akute 1550
　steroidrefraktäre 1554
Transplantatdysfunktion 1558, 1568, 1577
　chronische 1577
　frühe 1562, 1569
　progrediente 1548
Transplantationsgesetz 1547
Transplantationsmedizin 1536, 1546, 1547
Transplantationspankreatitis 1563
Transplantatvaskulopathie, chronische 1548, 1549, 1574
Transplantatversagen, akutes 1549
Transport
　Notfallpatient 95
　Patientenvorbereitung 91
　personelle Voraussetzung 91
　präpartaler 1690
　Schädel-Hirn-Trauma-Patient 1308
　Überwachung 92
Transportausrüstung 90
Transportbeatmungsgerät 90, 91
　Einstellung 92
Transportmittel 94
Transportmonitor 90, 92
Transportrisiko 89
Transportvorbereitung 94
Transsudat 521, 526
TRAP-Test 647, 650
Trauma
　spinales 1438
　stumpfes 1348, 1349, 1591
traumatisches Biliom 1360
Traumatisierung, stellvertretende 32
Tremor 765
Trendelenburg-Lagerung, laterale 695
Trias des neurogenen Schocks 817
tricuspid anular plane systolic excursion 867
triggering receptor on myeloid cell-1 1248
Triggerschwelle 489
Trikuspidalklappeninsuffizienz
　Herzzeitvolumenmessung 271, 281
　nach Herztransplantation 1574
　traumatische 1340
　zentralvenöse Pulskontur 267
Trikuspidalklappenvegetation 953
Trimethoprim 1612, 1653, 1654
Triple-H-Therapie 783, 1422, 1435
TRIS-Pufferung 1044
Trombolytikum 583
Troponin 903
Troponin I 896, 904
　nach Herzoperation 1462
Troponin T 896, 904
Troponinwert 898, 904
Truncus-brachiocephalicus-Arrosion 462

T-Stück-Versuch 504, 505
Tuberkulose 129, 130, 1264
　Komplikation 130
　Leitlinie 132
　Meldepflicht 130
　Therapie 131
Tuberkulosemeningitis 808
Tubulusnekrose, akute 1182
　nach Transplantation 1562
Tubus
　nasopharyngealer 436
　oropharyngealer 436
Tubuskompensation, automatische 506
Tumorerkrankung 227
　bei Immunsuppression 1561
Tumorlyse-Syndrom 1659
Tumornekrosefaktorinhibitor 1261
Two-Hit-Konzept, Brandverletzung 1376
Tympanothermometer 1397
Typhlitis 363
Tyrosin 632

**U**
Übelkeit 229
　opioidbedingte 230
Übergriff, physischer 31
Übernahmeverschulden 20
Überstimulation
　atriale 937
　kardiale 938, 944
Überstrahlungsartefakt 363
Überversorgung 225
Überwachung, postoperative 1523
Überwässerung 749, 763, 1080, 1187
Überwucherung, bakterielle, intestinale 1097
Ulcus ventriculi 402
Ulkusblutung, sekundärprophylaktische Angiografie 1092
Ulkusexzision 1497
Ulkusperforation 1517
Ulkusübernähung 1497, 1498
Ultrafiltrat 750
Ultrafiltration 1192, 1194
Ultraschall siehe auch Sonografie
Ultraschalldilution 272
　transpulmonale 280
Ultraschallgerät, mobiles 348
Ultraschallsonde, ösophageale 275
Umgebungshygiene 60
Umweltschutz 82
Undines Fluch 760
Unruhe, psychomotorische 796
Unsicherheit, diagnostische 1028
Unterbauchschmerz, linksseitiger 1517
Unterdruck-Verbandsystem 1385
Unterkieferfraktur 1325
Unterkühlung 1192, 1395
　Schutz des Neugeborenen 1691, 1692
Unterstützung
　kardiale, mechanische 871, 1454
　ventrikuläre 729, 872
Untersuchung, neurologische 1423
Upper Lip Bite Test 441
Urämie 749, 1187
Urapidil 773, 972, 973, 1154, 1155, 1625
Urethraverletzung, katheterassoziierte 536

Uricult 1231
Urinalkalisierung 1289, 1529, 1683
Urinanalytik 1186
Urinansäuerung 1683
Urokinase 983, 1529
Urosepsis, antibiotische Initialtherapie 1080
Ursodeoxycholsäure 1065, 1360
U.S. Navy-Druckkammer-Behandlungstabelle 1408, 1409
Uterusatonie 1609

## V
Vagotomie 1499
Vagusmanöver 938
Vagusnervstimulator 792
Valganciclovir 139, 1558
Validität 106
Valproat 790, 792
Valsalva-Manöver 938
Vancomycin 807, 811, 958, 1036, 1107, 1190
    Drug Monitoring 1206
    Wirksamkeit 1209
Varizella zoster 136
Varizella-zoster-Enzephalitis 810
Varizellenpneumonie 136
Varizen, gastroösophageale 1093
Vascular-pedicle-Verbreiterung 333
Vaskulitis, renale 1186
vasoaktive Substanz bei Varizenblutung 1094
Vasodilatator 870, 971, 972, 1455
    bei hypertensivem Notfall 974
    direkter 974
    Freisetzung bei portaler Hypertension 1566
    Inhalation 1044
Vasokonstriktion 1451
    hypoxisch-pulmonale 868
    intrarenale 1101, 1183
    mesenteriale 1006, 1007
Vasokonstriktor, präendoskopischer 400
Vasoplegie
    postoperative 1451, 1460
    therapierefraktäre 639
Vasoplegiereaktion 1446
vasoplegisches Syndrom 639
Vasopressin 580, 638, 1254, 1451, 1596
Vasopressinanaloga 255
Vasopressor 631, 695, 871, 874
Vasopressortherapie
    hämorrhagischer Schock 1596
    Organtransplantation 1546
Vasospasmus, subarachnoidaler 782, 1433, 1434
Vecuronium 838
vegetative Symptome 799
Vena
    anonyma, Punktion 546, 549
    anonyma, ultraschallunterstützte Punktion 553
    basilica, Katheteranlage 546
    brachiocephalica, Punktion 549
    brachiocephalica, ultraschallunterstützte Punktion 553
    femoralis, Punktion 550, 551
    jugularis externa, Punktion 543, 546, 547
    jugularis interna, Dialysekatheterzugang 743, 744
    jugularis interna, Punktion 546
    jugularis interna, ultraschallunterstützte Punktion 552
    subclavia, Punktion 546, 548
    subclavia, ultraschallunterstützte Punktion 553
Vena-cava-Ausklemmung, partielle 1568

Vena-cava-Thrombose 1071
Venendruck, zentraler siehe zentralvenöser Druck
Venenkatheter 544
    peripherer 1219
    Thrombose 990
Venenpunktion 543, 554
    ultraschallunterstützte 546, 551, 552
    vorbereitende Sonografie 551
Venenthrombose 994
    aktiv rekanalisierende Therapie 988, 989
    arterielle Embolie 994
    Lysetherapie 989
    Risikofaktor 986
    tiefe siehe tiefe Venenthrombose
    ZVK-bedingte 557
Venenverweilkanüle, Medikamentenzufuhr 579
Veno-occlusive disease 1064
venöses System, Compliance 266
Ventilation, intermittierende, synchronisierte 486
ventilation-associated pneumonia 1021
Ventilations-Perfusions-Mismatch 1567
Ventilations-Perfusions-Szintigrafie 340, 379
Ventilationsszintigrafie 379
Ventilationsungleichverteilung 301, 302
Ventilationsunterstützung 484
    vollständige 484
Ventilationsverteilung, inhomogene 1040
Ventilator, portabler 469
ventilator induced lung injury siehe Lungenschaden, beatmungsassoziierter
ventilatorische Insuffizienz 1476, 1479
ventilatorisches Versagen 1049, 1476
Ventricular Assist Device 729, 872
Ventrikelausgussblutung 1707
Ventrikeldrainage, externe 1312, 1317
    Indikationsstellung 1432
Ventrikeldruckmessung 388, 528
Ventrikelinnendruck, zerebraler 387
Ventrikelkatheter 1708
Ventrikelseptumdefekt, infarktassoziierter 924
Ventrikelseptumruptur 1340
Ventrikelseptumshift 978, 980
Ventrikelseptumverschiebung, inspiratorische 883
Ventrikelvolumetrie 867
Ventrikelwandruptur 922
ventrikuläre Tachykardie 877, 931, 934, 942
    monomorphe 943
    polymorphe 944
    postoperative 1459
    pulslose 574
ventrikuläres Unterstützungssystem 729, 872
Ventrikulografie 923
Venturi-Maske 1477
Verapamil 938
Verätzung 1378, 1379, 1678
Verbrauchskoagulopathie 1589
Verbrennung. Siehe auch Brandverletzung 797, 1370
    Analgosedierung 1388
    chemische 1378
    Flächenausdehnung 1371
    großflächige 1376
    Immunantwort 1375
    Leitlinie 1370
    Nachtiefen 1389
    Operationsindikation 1383
    Pathophysiologie 1373

Prognose 1373
  respiratorisches Management 1390
  Temperaturmanagement 1389
Verbrennungsbad 1381, 1382
Verbrennungsgrad 1371
Verbrennungstiefe 1371
Verbrennungswunde
  Exzision 1390, 1391
  Keimflora 1390
Verbrennungszentrum, Zuweisungskriterien 1381
Verbrennungszonen 1370
Verdünnungshyponatriämie 1078, 1737
Vergiftung. *Siehe auch* Intoxikation 1673
  Erste Hilfe 1680
  Labordiagnostik 1678
  Schweregrad 1675
Vergiftungsrisiko 1675
Verkalkung, Intraabdominelle 352
Verkohlung 1373
Verletzung
  akzidentelle, bei Tracheotomie 463
  intraabdominelle, übersehene 1353
  tracheobronchiale 1337
  tracheobronchiale, iatrogene 1482
Vernakalant 936
Vernebler 1053
Vernichtungskopfschmerz 1433
Verschluss, arterieller siehe arterieller Verschluss
Verschlussdruck, pulmonalarterieller siehe pulmonalarterieller Okklusionsdruck
Verschlusszeit 647
Versorgung, palliativmedizinische 227
Versorgungsprozess, Evaluation 52
Versorgungsqualität 160
Verständigungstraining, alltagsrelevantes 222
Verteilungshalbwertszeit 595
Verteilungsvolumen, virtuelles, eines Stoffes 1676
Verweildauer, postoperative 1494
Verweilkanüle
  Durchflussrate 543
  Komplikation 544
  Liegedauer 544
  Maßeinheit 543
  Medikamentenzufuhr 579
  periphervenöse 72, 542
Verwirrtheitszustand 795
Vesikel, extrazelluläre 1286
Videolaryngoskop 437
Videolaryngoskopie 579
Videotelefonie 56
Vier-Augen-Prinzip 241
Vier-T-Regel, Blutungsursache 1629
Vier-T-Scoring-System 656, 657
Vigilanz 772
  Frühmobilisation 206
Vigilanzstörung 783
Vigileo-Monitoring 1475
virale Infektion 80, 134
  Pneumonie 1016
  Schwerbrandverletzte 1391
virales hämorrhagisches Fieber 140
  Behandlungsmöglichkeit 141
  Kontaktadresse 141
  Maßnahmen 141
Virchow'sche Trias 994
Virtual Reality 176

Virusmeningitis 806, 809
Virustatikum 1612
Visite
  Empfehlung 154
  Kompetenzvermittlung 169
  multiprofessionelle 55
Visitenstruktur 153
viskoelastische Testmethode 646, 648, 663, 669
Viskoelastometrie 430, 431
visually enlarged and laminated NRS 678
Visusverlust 1429, 1648
Viszeralarterienstenose 1001
Viszeralarterienverschluss 995
Vitaldatenübertragung, elektronische 158
Vitalfunktionensicherung bei Vergiftung 1680
Vitalparameter
  Alarmgrenze 1640
  Monitoring 790
  nichtinvasive Messung 255
  Schädel-Hirn-Trauma 1308
Vitamin B1 639
Vitamin C 621
  Katecholaminproduktion 639
Vitamin K 667
Vitamin-B1-Substitution 621
Vitamin-B12-Mangel 1499, 1503
Vitamin-D-Substitution 621
Vitamin-K-Antagonist 430, 432, 652, 667, 780, 914, 984, 1458
  Teratogenität 1607, 1613
Vitamin-K-Mangel 660
Vitaminsubstitution 617
Vitium, zyanotisches 1697
VO2 (Sauerstoffbedarf) 275
Vollblut, rekonstituiertes 654
Vollblutverfahren, viskoelastisches 430
Vollelektrolytlösung 1407, 1642
  isotone 1388
Volume View 273
Volumen, global enddiastolisches 273, 279
Volumenbedarf 623
Volumenersatz 623, 1588
Volumenersatzlösung 1287
Volumenersatzmittel 624, 1594, 1595
  Anforderung 625
  Elektrolytzusammensetzung 625
  körperfremdes 624
Volumenmangel 257, 623
Volumenoptimierung 282
Volumenreagibilität 278, 1592, 1593
  dynamische Parameter 1593
Volumenregulation 1422
Volumensubstitution
  akute Pankreatitis 1123, 1124
  bei anaphylaktischer Reaktion 1642
  diabetische Ketoazidose 1136
  hyperosmolares, nichtketoazidotisches Koma 1139
  Ileus 1101
  Leitlinie 1253
  Messparameter 1288
  Neugeborenes 1695
  Polytrauma 1287
  Sepsis 1253
  Zielgrößen 1288
Volumentherapie
  hämorrhagischer Schock 1594, 1596
  Organtransplantation 1546

Volumenüberladung 334, 1454
Volumetrie 279
Volvulus 1729
Von-Willebrand-Faktor 659
Von-Willebrand-Konzentrat 653, 660
Von-Willebrand-Syndrom 653, 659
    Desmopressin-Dosierung 650
    erworbenes 659
    postoperatives 659
    Therapie 660
Vorderwandinfarkt 902, 903, 922
    intraventrikulärer Thrombus 924
Vorhofflattern 937
Vorhofflimmern 909, 934
    EKG 935
    intraoperatives 1488
    nach Myokardinfarkt 922
    nichtvalvuläres 697, 698
    postoperatives 1456, 1457, 1488
    thyreotoxische Krise 1149
    zentralvenöse Pulskontur 267
Voriconazol 1036
Vorlastevaluation 875
Vorlastoptimierung 1452
Vorlastparameter, dynamische 273, 278
Vorlastsenkung 872

## W

Wachheit, reaktionslose 763, 849
Wachkoma, Remissionszeichen 849
Wandbewegungsstörung, regionale, linksventrikuläre 867
Wärmebilanz
    Frühgeborenes 1692
    Neugeborenes 1692
Wärmeschutz
    Frühgeborenes 1692
    Neugeborenes 1692
Warnblutung 1433
Wasserhygiene 81
Wasseruntersuchung auf Legionellen 81
Waterhouse-Friderichsen-Syndrom 1152
Weaning 192, 202, 203, 285, 500, 856
    Analgosedierung 505
    Beatmungsverfahrenswahl 507
    Beginn 505
    Dyspnoebehandlung 228
    Gasaustausch 505
    neurologische Frührehabilitation 847
    nichtinvasive Beatmung 499
    Protokoll 506, 1228
    schwieriges 477, 500, 502, 503, 830
    schwieriges, neuromukulär bedingtes 839
    Zielgrößen 504
Wechseldruckmatratze 853
Wechsellagerung 705
Wedgedruck siehe pulmonalarterieller Okklusionsdruck
Weichgewebsinfektion 1271
    abdominelle 1515
    antibiotische Initialtherapie 1080
    multiresistenter Erreger 1275
    nekrotisierende 1271, 1273
    polymikrobielle 1279
    Polytrauma 1289
Weichteilemphysem 325

Weichteil-Knochen-Verletzung, Gesichtsschädel 1331
Weichteilverletzung, Polytrauma 1299
Weiterbildung 165
    ärztliche, zertifizierte 166
    Erfolgsfaktor 169
    nachhaltige 169
    Pflege 39, 40
    Qualitätssicherung 166, 172
    stationsinterne 35
Weiterbildungsassistent 20, 171
Wells-Score 986
Wendl-Tubus 436, 437
Wernicke-Enzephalopathie 761, 797, 799
Wertrationalität 8
West-Haven-Kriterien, Enzephalopathieschweregrad 1074
Whipple-Operation 1507
Widerstand, pulmonalarterieller 1571
Wiedererwärmung 1399
Wille des Verstorbenen 1540
Wind Chill Index 1397
Wirbelsäulenimplantat, metallisches 815
Wirbelsäulenverletzung 815, 1438
    Atmungsstörung 817
    Begleitverletzung 816
    Herzfunktionsstörung 817
    instabile 1295
    Komplikation 1440
    neurophysiologische Diagnostik 815
    Polytrauma 1295
    thorakolumbale 1438
    zervikale 816
Wirkstoffbewertung, toxikologische 1677
Wiskott-Aldrich-Syndrom 1726
Wissenstransfer 169, 170
Wissensvermittlung 165, 167
withdrawing treatment siehe Therapiebeendigung
Wolff-Parkinson-White-Syndrom 941, 942
Wunde, septische 1516
Wundinfektion 61, 1234
    chirurgische Revision 1236
    Erreger 1235, 1236
    Polytrauma 1289
    postoperative 68, 1234
    Risikofaktor 1234, 1235
    Surveillance 69
    Surveillance 1236
    Verbrennung 1390
Wundspülung 1382
Wundverband, Chlorhexidin-getränkter 557
Wundverschluss 1343
Wundversorgung, Gesichts-Hals-Bereich 1324
Würgereflex 1538

## X
Xaban 670

## Z
Zahnreinigung 693
Zahnschaden, intubationsbedingter 445
Zahnstatus 213
Zanamivir 135, 136
Zentrale Anlaufstelle für die Vermittlung von Krankenhausbetten für Schwerbrandverletzte 1381

zentraler Venenkatheter 544, 546, 565
  assoziierte Infektion 1219, 1220, 1223
  Ausbildung 556
  Explantation 990
  Fehllage 326, 327, 542, 555
  Fixierung 550
  getunnelter 545, 1219
  herzchirurgischer Eingriff 1446
  Indikation 544, 545
  Insertionsstelle 545
  Katheterspitzenlage 547, 548
  Komplikationsrate 550
  Komplikationsrisiko 1219
  KRINKO-Empfehlung 72
  Lagekontrolle 326, 547
  Liegedauer 557
  Material 545
  Medikamentenzufuhr 579
  mehrfacher Punktionsversuch 554
  Nutzen-Risiko-Abschätzung 545
  peripher inserierter 1219
  Punktionsort 546
  Risikofaktor 554
  Thrombose 990
  ultraschallgestützte Anlage 550, 552
  Wechsel 557
  Wundverband 557
Zentrallochkatheter 995
zentralvenöse Sauerstoffsättigung 276, 282, 544, 866, 1448
  hämorrhagischer Schock 1593
zentralvenöser Druck 266, 282, 528, 544, 1416, 1474
  Flüssigkeitsstatus 624
  klinische Beurteilung 268
Zentrifugalpumpe 732
  intraperikardial implantierbare 729
zerebrale Ischämie 1416
  akute 934
  Mikrodialyse 315
zerebraler Blutfluss 307, 386
  Messung 312
  regionaler 314
  ungenügender, Grenzwert 312
zerebraler Perfusionsdruck 307, 386, 528, 782, 783, 1307, 1415, 1417
  Grenzwert 307
  Optimierung 1417
  Zielwert 529, 1417
Zerebraloxymeter 277
zerebrovaskulärer Notfall 771
  Akutversorgung 773
  Intensivmedizin 772

Zervikalarthritis 1648
Zgoda-Ballondilatation 461
Zidovudin 1265
Zielvereinbarung 56
Zinksubstitution 621
Zirkulation, extrakorporale 1460, 1464
Zirrhose, biliäre, sekundäre 1360
Zivilrecht 18
ZNS-Infektion 805
Zoledronsäure 1161
Zone mit partiell erhaltener Funktion 814
Zoonose 141
ZTB (zeitlich begrenzter Therapieversuch) 12
Zugang
  arterieller, Komplikation 266, 562
  intraossärer 544, 579
  intravenöser 579
  jejunaler 613
  Medikamentenzufuhr 579
Zusatzbezeichnung Intensivmedizin 167
Zusatzentgelt 124
Zweckrationalität 8
Zweihöhleneingriff 1505
Zwei-Komponenten-Nährlösung 618
Zwerchfellaktivität 496, 497
Zwerchfellbewegung 344
Zwerchfellhernie 1717
Zwerchfellhochstand 336, 338, 344, 1337
Zwerchfellruptur 1336, 1365, 1366
Zwerchfelltiefstand 1337
Zwerchfellverletzung 1365
Zwischenfall 238, 239
  Systemanalyse 241
Zwischenfallanalyse 238
Zyanwasserstoffvergiftung 1377
Zytokin 1248
Zytokinfreisetzungssyndrom 1668
  CART-induziertes 1668, 1669
Zytokinmodulation, muskelaktivitätsbedingte 204
Zytomegalievirus 137
  DNA-Nachweis im Blut 139
Zytomegalievirus-Enzephalitis 1267
Zytomegalievirus-Infektion
  nach Organtransplantation 1558
  präsymptomatische Therapie 1558
Zytomegalievirus-Pneumonie 1032, 1033
Zytomegalievirus-Virämie, kontinuierliche, kontrollierte 1558